中国肿瘤整合诊治指南

CACA Guidelines for Holistic Integrative Management of Cancer

（下）

樊代明 / 主编

天津出版传媒集团

天津科学技术出版社

CONTENTS

目录

脑胶质瘤

第一章　概述 ……005

第二章　流行病学 ……006

第三章　诊断与评估 ……007
　第一节　临床表现 ……007
　第二节　影像学检查 ……008
　第三节　组织病理与分子病理整合诊断 ……009

第四章　常规治疗策略 ……018
　第一节　总体建议 ……018
　第二节　外科手术治疗 ……018
　第三节　放疗 ……024
　第四节　药物治疗 ……028
　第五节　特殊建议 ……031
　第六节　临床疗效评估与随访 ……034
　第七节　肿瘤复发与进展 ……038

第五章　新型辅助治疗策略 ……041
　第一节　肿瘤电场治疗 ……041

第二节　分子靶向治疗 ……042
第三节　免疫治疗 ……043

第六章　中医药治疗 ……046

第七章　康复及缓和治疗 ……048
第一节　常见康复治疗策略 ……048
第二节　脑胶质瘤患者的缓和治疗 ……050

参考文献 ……054

髓母细胞瘤

第一章　概述 ……063

第二章　流行病学 ……064

第三章　预防 ……065
第一节　环境因素 ……065
第二节　遗传因素 ……065

第四章　早诊和筛查 ……067
第一节　遗传咨询和遗传检测 ……067
第二节　定期颅脑MRI检查 ……067

第五章　诊断 ……068
第一节　临床表现 ……068
第二节　影像学诊断 ……068
第三节　髓母细胞瘤病理组织学诊断 ……070
第四节　髓母细胞瘤分子分型 ……072
第五节　髓母细胞瘤分期评估和临床分期 ……074
第六节　危险分层 ……075

第六章　初诊髓母细胞瘤的治疗 ……077

第一节　髓母细胞瘤手术治疗 ……077
第二节　髓母细胞瘤的放疗 ……078
第三节　髓母细胞瘤的常规化疗 ……082
第四节　自体造血干细胞支持下超大剂量化疗 ……084
第五节　初诊髓母细胞瘤的治疗流程 ……085
第六节　结合分子亚型危险分层的临床研究 ……086

第七章　复发髓母细胞瘤治疗 ……087
第一节　手术 ……087
第二节　放疗 ……087
第三节　挽救化疗 ……088
第四节　靶向治疗 ……089
第五节　免疫治疗 ……089

第八章　康复 ……090
第一节　肿瘤本身和治疗所致的远期副作用 ……090
第二节　远期副作用的管理 ……090

第九章　中医 ……091
第一节　病因病机 ……091
第二节　中医治疗 ……091
第三节　脊髓转移瘤的治疗 ……092

第十章　随访 ……093

参考文献 ……094

中枢神经系统生殖细胞肿瘤

前言 ……102

第一章　概述 ……103
第一节　发病率 ……103
第二节　病理 ……103

第三节　诊断与分型 ……106
第四节　治疗原则 ……108
第五节　首程治疗与后继探查手术 ……114
第六节　脑积水的处理 ……115

第二章　松果体区GCT ……116
第一节　临床表现 ……116
第二节　影像学表现 ……116
第三节　诊断与鉴别诊断 ……117
第四节　治疗 ……117

第三章　鞍区GCT ……119
第一节　临床表现 ……119
第二节　影像学表现 ……119
第三节　诊断与鉴别诊断 ……120
第四节　治疗 ……120

第四章　丘脑基底节区GCT ……124
第一节　临床表现 ……124
第二节　影像学表现 ……124
第三节　诊断与鉴别诊断 ……125
第四节　治疗 ……125

第五章　双灶或多灶GCT ……127

第六章　治疗后复发或播散的GCT ……128
第一节　初次诊断为纯生殖细胞瘤 ……128
第二节　初次诊断为分泌型GCT ……128

第七章　GCT的中医辨证诊治 ……131
第一节　中医病因病机 ……131
第二节　中医治疗 ……131
第三节　治疗后的辨证治疗 ……133

参考文献 ……134

中枢神经系统转移瘤

第一章　脑转移瘤 ……141
第一节　脑转移瘤的筛查和诊断 ……141
第二节　BM的治疗 ……146
第三节　随访与监测 ……155

第二章　椎管内转移瘤 ……156
第一节　椎管内转移瘤的筛查和诊断 ……156
第二节　椎管内转移瘤的治疗 ……158
第三节　随访与监测 ……160

参考文献 ……161

原发性中枢神经系统淋巴瘤

第一章　流行病学 ……173

第二章　预防 ……174

第三章　早诊筛查 ……175

第四章　诊断 ……176
第一节　临床表现 ……176
第二节　影像学表现 ……176
第三节　鉴别诊断 ……178
第四节　病理学检查 ……178
第五节　小结 ……181

第五章　治疗 ……183
第一节　治疗前评估 ……183
第二节　外科治疗 ……184
第三节　内科治疗 ……186

第四节　放疗 ……192
第五节　中医治疗 ……194
第六节　PCNSL治疗反应评估 ……199

第六章　康复预后 ……202
第一节　预后 ……202
第二节　康复治疗 ……204

第七章　随访 ……205
第一节　随访意义 ……205
第二节　随访时间 ……205
第三节　随访项目 ……205

参考文献 ……208

脑膜瘤

前言 ……215

第一章　流行病学 ……216

第二章　病因与危险因素 ……217
第一节　电离辐射 ……217
第二节　激素 ……217
第三节　基因突变 ……218
第四节　年龄与性别 ……218
第五节　代谢状况 ……218
第六节　其他 ……218

第三章　病理学 ……219
第一节　大体组织特点 ……219
第二节　显微组织特点 ……219
第三节　分子病理特点 ……220
第四节　脑膜瘤分级 ……220

第四章　临床表现 ……222

第五章　影像学评估 ……223
第一节　常规影像学检查 ……223
第二节　分子影像 ……225
第三节　鉴别诊断 ……226
第四节　无症状脑膜瘤的影像学评估 ……227
第五节　人工智能技术辅助的智能诊断 ……228

第六章　治疗策略 ……229
第一节　观察 ……229
第二节　手术治疗 ……229
第三节　放疗 ……230
第四节　药物治疗 ……231
第五节　中医治疗 ……231
第六节　治疗流程图 ……232

第七章　随访及预后 ……233
第一节　随访策略 ……233
第二节　预后 ……233

第八章　特殊人群脑膜瘤 ……235
第一节　妊娠合并脑膜瘤 ……235
第二节　儿童脑膜瘤 ……236
第三节　老年脑膜瘤 ……236

参考文献 ……237

鼻咽癌

第一章　流行病学 ……247

第二章　病因危险因素 ……248

第三章　鼻咽癌筛查 ……249

第四章　诊断 ……251
第一节　临床表现及体征 ……251
第二节　实验室及影像学检查 ……252
第三节　病理检查及免疫组化 ……253
第四节　鼻咽癌中医证候诊断 ……254

第五章　多学科与整合诊治（MDT to HIM） ……255
第一节　评估主体 ……255
第二节　诊断与鉴别 ……262
第三节　预后相关因素 ……263
第四节　治疗 ……264
第五节　护理 ……296

第六章　治疗后的随访及复查 ……303
第一节　总体目标 ……303
第二节　严密随访 ……303

第七章　特殊类型鼻咽癌 ……306

第八章　治疗后的康复 ……308
第一节　治疗后的康复手段 ……308
第二节　常见远期副反应及处理 ……310
第三节　治疗后生活方式建议 ……317

第九章　鼻咽癌诊疗展望 ……320

参考文献 ……323

口腔颌面黏膜恶性黑色素瘤

第一章　概述 ……351

第二章　口腔颌面黏膜黑色素瘤流行病学 ……352
第一节　危险因素及预防 ……352
第二节　OMM的科普宣教和监测筛查 ……353

第三章　口腔颌面黏膜黑色素瘤临床病理学特点 ……354

第四章　口腔颌面黏膜黑色素瘤的临床分期 ……356

第五章　口腔颌面黏膜黑色素瘤的临床诊断 ……358

第六章　口腔颌面黏膜黑色素瘤的临床治疗 ……360
第一节　冷冻消融治疗 ……360
第二节　外科治疗 ……362
第三节　辅助治疗 ……362
第四节　放射治疗 ……364
第五节　中医药治疗 ……364
第六节　复发或转移性口腔颌面黏膜黑色素瘤的治疗 ……367
第七节　支持和营养治疗 ……368

第七章　口腔颌面黏膜黑色素瘤全程康复与随访 ……369

第八章　诊治流程图 ……370

参考文献 ……371

头颈肿瘤

第一章　下咽癌 ……383
第一节　下咽癌的筛查和诊断 ……383
第二节　早期下咽癌的治疗 ……386
第三节　局部中晚期下咽癌的治疗 ……388
第四节　复发/转移性下咽癌的诊疗 ……389
第五节　下咽癌合并同期食管癌的诊疗 ……390
第六节　下咽癌患者的康复、随访 ……392

第二章　喉癌 ……393
第一节　喉癌的筛查和诊断 ……393
第二节　喉癌的治疗及预后 ……399
第三节　喉癌的康复及治疗后管理 ……402

第三章　鼻腔鼻窦恶性肿瘤 ……403
第一节　概述 ……403
第二节　病变部位及病理特征 ……404
第三节　颈部淋巴结的处理 ……407
第四节　鼻腔鼻窦恶性肿瘤中其他少见恶性肿瘤 ……408
第五节　鼻腔鼻窦恶性肿瘤的鼻内镜手术 ……408
第六节　鼻腔鼻窦恶性肿瘤放疗-化疗-整合治疗的应用 ……409
第七节　生物治疗 ……410
第八节　预后和随访 ……410

第四章　头颈部肉瘤 ……412
第一节　头颈部骨源性肉瘤 ……412
第二节　头颈部软组织肉瘤 ……418

第五章　头颈肿瘤围术期静脉血栓栓塞症 ……428
第一节　前言 ……428
第二节　诊断 ……429
第三节　筛查与预防 ……431
第四节　治疗 ……435
第五节　康复与随访 ……440

第六章　头颈部恶性肿瘤的中医诊治 ……443
第一节　中医辨证思路 ……443
第二节　中医分证论治 ……444
第三节　中医外治法 ……444

参考文献 ……446

眼睑皮脂腺癌

第一章　眼睑皮脂腺癌流行病学和发病机制 ……467
第一节　流行病学 ……467
第二节　发病机制 ……467

第二章　SC的检查和诊断 ……469
第一节　SC的症状与体征 ……469
第二节　SC的检查 ……470
第三节　SC病理检查 ……471
第四节　SC分期分级 ……472
第五节　SC鉴别诊断 ……472

第三章　孤立性SC的治疗 ……474
第一节　原发灶治疗 ……474
第二节　区域性淋巴结清扫 ……477
第三节　术后辅助治疗 ……477

第四章　局部复发SC的治疗 ……479

第五章　远处转移性SC的治疗 ……480

第六章　SC的多学科整合诊治（MDT to HIM） ……481

第七章　SC随访 ……482
第一节　总体目标 ……482
第二节　随访节点 ……482
第三节　随访内容 ……482

参考文献 ……483

视网膜母细胞瘤

第一章　视网膜母细胞瘤病因和发病机制 ……491

第二章 RB检查和诊断……492
第一节 RB临床表现……492
第二节 RB辅助检查……493
第三节 RB分期……495
第四节 RB鉴别诊断……499

第三章 RB治疗……501
第一节 眼内期RB治疗……501
第二节 眼外期RB治疗……504
第三节 转移期RB治疗……505

第四章 随访……507

第五章 早期筛查、早期诊断和科普宣传……508

第六章 关注患儿康复，提高生活质量……509

参考文献……510

结膜黑色素瘤

第一章 结膜黑色素瘤流行病学……515

第二章 CM危险因素和需警惕的因素……516
第一节 危险因素……516
第二节 需警惕的因素……516

第三章 CM诊断……517
第一节 CM临床表现……517
第二节 CM专科检查……517
第三节 CM影像检查……518
第四节 CM病理检查……518
第五节 CM临床分期分级……522

第四章　局限性CM治疗 ……524
第一节　手术治疗 ……524
第二节　术中或术后辅助治疗 ……525

第五章　局部浸润或局部转移性CM治疗 ……526
第一节　手术治疗 ……526
第二节　二期整复治疗 ……526
第三节　区域性淋巴结清扫 ……527
第四节　辅助治疗 ……527

第六章　局部复发或转移的治疗 ……529

第七章　远处转移的治疗 ……530

第八章　CM多学科整合诊治 ……531
第一节　MDT to HIM设置 ……531
第二节　MDT人员组成及资质 ……531

第九章　CM的康复及随访策略 ……532
第一节　总体目标 ……532
第二节　随访手段 ……532
第三节　常见问题处理 ……532

参考文献 ……534

泪腺腺样囊性癌

第一章　泪腺腺样囊性癌流行病学和发病机制 ……543

第二章　LGACC诊断 ……544
第一节　LGACC症状 ……544
第二节　LGACC诊断 ……545

第三章 LGACC的CT检查 ······547
第一节 LGACC的CT特点 ······547
第二节 影像鉴别 ······547

第四章 LGACC的MRI检查 ······549
第一节 LGACC的MRI特点 ······549
第二节 影像鉴别 ······549

第五章 LGACC病理检查 ······551
第一节 LGACC病理亚型 ······551
第二节 LGACC组织病理学报告内容 ······552
第三节 免疫组化和分子病理检测 ······552
第四节 LGACC分期 ······552

第六章 LGACC治疗 ······554
第一节 LGACC治疗原则 ······554
第二节 LGACC手术治疗 ······554
第三节 LGACC放疗 ······555
第四节 LGACC化学治疗 ······556

第七章 LGACC局部复发与转移诊疗 ······558
第一节 LGACC术后复发与转移的检查及评估 ······558
第二节 LGACC复发与转移的治疗 ······559

第八章 LGACC多学科整合诊疗 ······560
第一节 MDT to HIM设置 ······560
第二节 MDT人员组成及资质 ······560

第九章 LGACC患者随访与康复 ······561
第一节 总体目标 ······561
第二节 随访节点 ······561
第三节 随访内容 ······561

参考文献 ······563

葡萄膜黑色素瘤

第一章　葡萄膜黑色素瘤流行病学 ……573

第二章　葡萄膜黑色素瘤的发病机制 ……574

第三章　葡萄膜黑色素瘤的诊断与鉴别诊断 ……576
　第一节　临床表现 ……576
　第二节　眼部检查 ……577
　第三节　影像学检查 ……577
　第四节　病理学诊断 ……579
　第五节　鉴别诊断 ……580
　第六节　临床分期 ……581

第四章　葡萄膜黑色素瘤的治疗 ……584

第五章　葡萄膜黑色素瘤的康复随访管理 ……587

参考文献 ……589

甲状腺癌

第一章　前言 ……595

第二章　甲状腺癌的流行病学与筛查 ……597
　第一节　流行病学 ……597
　第二节　甲状腺癌的筛查 ……598

第三章　甲状腺癌的诊断 ……599
　第一节　临床表现 ……599
　第二节　影像学诊断 ……599
　第三节　实验室诊断 ……600
　第四节　穿刺 ……601
　第五节　分子检测 ……603

第六节 人工智能 ……604

第四章 甲状腺癌的治疗 ……605
第一节 多学科整合诊疗原则 ……605
第二节 治疗目标 ……605
第三节 外科治疗 ……606
第四节 术后评估 ……619
第五节 分化型甲状腺癌的术后^{131}I治疗 ……624
第六节 术后内分泌治疗 ……631
第七节 放射治疗 ……635
第八节 热消融治疗 ……636
第九节 系统治疗 ……638
第十节 中医药治疗 ……643

第五章 甲状腺癌的术后随访与康复 ……646

参考文献 ……652

肺癌

第一篇 非小细胞肺癌

第一章 流行病学 ……679

第二章 早期发现 ……681

第三章 肺癌的诊断 ……682

第四章 LC的治疗 ……690

第五章 LC的康复 ……731

第六章 LC整合治疗原则 ……733

第七章 LC的护理 ……734

参考文献 ······741

第二篇　小细胞肺癌

第一章　SCLC的流行病学······752

第二章　SCLC的早期发现······753

第三章　SCLC的诊断······754

第四章　SCLC的治疗······758

第五章　SCLC的康复······773

参考文献 ······774

胸腺肿瘤

第一章　前言 ······783

第二章　流行病学 ······784
　第一节　纵隔占位常见类型 ······784
　第二节　胸腺上皮源性肿瘤的流行病学特征 ······784

第三章　纵隔占位的预防与筛查 ······786

第四章　诊断与分期 ······787
　第一节　纵隔占位的临床鉴别诊断 ······787
　第二节　胸腺上皮源性肿瘤的病理诊断 ······789
　第三节　胸腺上皮源性肿瘤的临床病理分期 ······791

第五章　胸腺上皮源性肿瘤的治疗 ······792
　第一节　手术治疗 ······792
　第二节　辅助治疗 ······796
　第三节　进展期肿瘤的治疗方式 ······797

第六章　康复 ……801
第一节　术后康复 ……801
第二节　中医药的应用 ……801

第七章　随访策略 ……802

第八章　附录 ……803

参考文献 ……808

乳腺癌

第一章　乳腺癌筛查指南 ……817
第一节　乳腺癌筛查的定义、目的及分类 ……817
第二节　女性参加乳腺癌筛查的起始和终止年龄 ……817
第三节　用于乳腺癌筛查的措施 ……818
第四节　一般风险女性乳腺癌筛查指南 ……819
第五节　乳腺癌高危人群筛查意见 ……819

第二章　常规乳腺X线检查和报告规范 ……821
第一节　乳腺X线检查技术规范 ……821
第二节　诊断报告规范 ……822
第三节　病灶的定位 ……825
第四节　乳腺X线报告的组成 ……825

第三章　乳腺超声检查和报告规范 ……828
第一节　超声检查的仪器 ……828
第二节　超声检查的方法 ……828
第三节　超声检查的程序 ……828
第四节　超声诊断报告的规范 ……829
第五节　乳腺超声评估分类 ……832
第六节　乳腺超声检查报告的组成 ……834
第七节　报告范例 ……835

第四章　常规乳腺MRI检查和报告规范 ……836
第一节　乳腺MRI检查适应证 ……836
第二节　乳腺MRI检查的禁忌证 ……837
第三节　乳腺MRI检查技术规范 ……837
第四节　诊断报告书写规范 ……839
第五节　乳腺MRI报告的组成 ……840

第五章　影像学引导下的乳腺活体组织病理学检查指南 ……842
第一节　适应证 ……842
第二节　对影像学引导乳腺活检设备的要求 ……843
第三节　影像引导下钢丝定位手术活检 ……843
第四节　影像引导下的乳腺微创活检 ……844

第六章　乳腺癌病理学诊断报告规范 ……846
第一节　标本类型及固定 ……846
第二节　取材及大体描述规范 ……846
第三节　病理学诊断分类、分级和分期方案 ……850

第七章　浸润性乳腺癌保乳治疗临床指南 ……854
第一节　浸润性乳腺癌保乳治疗的外科技术 ……854
第二节　保乳手术标本的病理学检查取材规范 ……859
第三节　乳腺癌保乳术后的放疗 ……860

第八章　乳腺癌前哨淋巴结活检临床指南 ……863
第一节　开展SLNB的必要条件 ……863
第二节　SLNB指征 ……864
第三节　SLNB操作规范 ……865
第四节　SLN的病理组织学、细胞学和分子生物学诊断 ……867
第五节　SLN转移灶类型判定标准、预后意义及临床处理 ……867
第六节　SLNB替代ALND患者的随访及处理 ……869

第九章　乳腺癌全乳切除术后放疗临床指南 ……870
第一节　适应证 ……870

第二节　与全身治疗的时序配合 ……870
第三节　照射靶区 ……871
第四节　照射剂量和照射技术 ……871
第五节　乳腺癌新辅助治疗、改良根治术后放疗 ……873
第六节　乳房重建术与术后放疗 ……873

第十章　乳腺癌全身治疗指南 ……875
第一节　乳腺癌术后辅助全身治疗临床指南 ……875
第二节　乳腺癌新辅助治疗临床指南 ……886
第三节　晚期乳腺癌解救性全身治疗 ……891
第四节　终末期乳腺癌姑息治疗临床指南 ……898

第十一章　乳腺癌患者康复管理共识 ……903
第一节　生理康复状态的评估及管理 ……903
第二节　心理功能康复 ……913
第三节　社会功能康复 ……914

第十二章　乳房重建与整形临床指南 ……916
第一节　乳房重建的目的 ……916
第二节　乳房重建的指征 ……916
第三节　乳房重建的类型 ……916
第四节　乳房重建的原则与注意事项 ……917
第五节　术后放疗与乳房重建的关系 ……919
第六节　乳房重建术后评价系统 ……919

第十三章　乳腺原位癌治疗指南 ……921
第一节　乳腺原位癌的诊断 ……921
第二节　LCIS初诊的治疗 ……923
第三节　DCIS初诊的治疗 ……924
第四节　原位癌复发的风险和处理 ……926
第五节　乳腺DCIS治疗方式选择的参考 ……926

第十四章　乳腺癌局部和区域淋巴结复发诊治指南 ……927
第一节　局部和区域复发的定义 ……927

第二节　诊断 ……927
第三节　治疗原则 ……928

第十五章　乳腺癌骨健康管理和骨转移的临床诊疗指南 ……931
第一节　早期乳腺癌女性患者的骨健康管理临床指南 ……931
第二节　乳腺癌骨转移患者的骨健康管理临床指南 ……933

第十六章　乳腺癌患者*BRCA1/2*基因检测与临床应用 ……939
第一节　*BRCA1/2*基因突变与乳腺癌发病风险 ……939
第二节　*BRCA1/2*基因突变与乳腺癌患者的治疗决策 ……939
第三节　对乳腺癌患者进行*BRCA*基因检测的建议 ……940
第四节　*BRCA1/2*基因突变检测流程、质控及报告内容和解读规范 ……940

第十七章　乳腺癌多基因精准检测和精准治疗指南 ……941

第十八章　乳腺肿瘤整合医学的其他问题 ……943
第一节　乳腺癌的中医治疗 ……943
第二节　乳腺癌营养治疗指南 ……944
第三节　乳房再造手术整合护理 ……946

附录 ……952

参考文献 ……971

食管癌

第一章　总论 ……979

第二章　食管癌流行状况与防筛及早诊 ……981
第一节　我国食管癌流行状况与特点 ……981
第二节　我国食管癌主要病因 ……981
第三节　我国食管癌主要防治措施 ……982
第四节　注释 ……983

第三章　食管癌的诊断与鉴别诊断 ……987
第一节　概述 ……987
第二节　诊断常用方法和应用原则 ……987
第三节　食管癌检查流程图 ……988
第四节　注释 ……990

第四章　食管癌TNM分期和治疗建议 ……993
第一节　食管鳞癌UICC第八版分期 ……993
第二节　食管腺癌UICC第八版分期 ……995
第三节　不同期别治疗建议及流程图 ……996

第五章　食管癌患者风险评估与术前准备 ……1001
第一节　概况 ……1001
第二节　术前风险评估和术前准备 ……1001
第三节　风险评估和术前准备流程 ……1002
第四节　注释 ……1003
第五节　食管癌常规术前准备措施和特殊病人准备措施 ……1008

第六章　可切除食管癌的外科治疗原则 ……1010
第一节　手术入路选择 ……1010
第二节　可切除食管肿瘤的手术选择 ……1012
第三节　手术切除范围 ……1013
第四节　淋巴结清扫原则 ……1013
第五节　食管重建方式 ……1020
第六节　食管重建路径 ……1023
第七节　吻合方式选择原则 ……1024
第八节　随访原则 ……1026

第七章　腔镜食管癌手术技术要点 ……1027
第一节　胸、腹部操作 ……1027
第二节　左右喉返神经旁淋巴结清扫与神经保护 ……1028
第三节　右侧肺门迷走神经肺丛和胸导管显露与保护 ……1029
第四节　腹腔胃游离路径与胃壁和血运保护 ……1031

第五节　腹部淋巴结清扫范围 ……1033
第六节　管胃的制作与加固包埋方法 ……1034
第七节　不同吻合方法与吻合口瘘及狭窄预防 ……1035

第八章　机器人食管癌切除手术技术要点 ……1038
第一节　胸、腹部操作 ……1038
第二节　机器人手术能量器械应用选择原则 ……1039
第三节　机器人手术胸腹部淋巴结清扫与器官保护原则 ……1039
第四节　机器人辅助食管微创手术的优势与劣势 ……1039

第九章　经纵隔入路食管癌手术技术要点 ……1041
第一节　概述 ……1041
第二节　纵隔镜食管癌切除的适应证和禁忌证 ……1041
第三节　充气式纵隔镜食管癌手术术前准备 ……1042
第四节　充气式纵隔镜食管癌手术操作方式 ……1042

第十章　食管癌术后并发症诊断与处理 ……1044
第一节　吻合口瘘 ……1044
第二节　代食管撕裂/坏死 ……1045
第三节　喉返神经麻痹 ……1046
第四节　肺部感染 ……1047
第五节　急性肺损伤 ……1048
第六节　乳糜胸 ……1049
第七节　幽门梗阻 ……1050

第十一章　食管癌病理 ……1052
第一节　食管癌的病理分型 ……1052
第二节　新辅助治疗后病理学评估 ……1054
第三节　病理报告质控要求 ……1054

第十二章　早期食管癌内镜治疗 ……1056
第一节　概述 ……1056
第二节　早期食管癌内镜下治疗 ……1056

第十三章 晚期食管癌的化疗、靶向治疗及免疫治疗 ……1061
第一节 概述 ……1061
第二节 晚期食管癌诊治原则 ……1061
第三节 晚期食管癌的药物治疗 ……1062

第十四章 食管癌的放疗/放化疗 ……1071
第一节 概述 ……1071
第二节 放疗技术实践 ……1071
第三节 放疗流程图 ……1073
第四节 放疗策略 ……1073
第五节 注释 ……1076

第十五章 食管癌新辅助治疗及手术注意事项 ……1078
第一节 概述 ……1078
第二节 新辅助治疗的种类与原则 ……1078
第三节 新辅助治疗流程 ……1079

第十六章 食管癌营养支持 ……1083
第一节 概述 ……1083
第二节 营养支持原则 ……1083
第三节 营养支持治疗方案 ……1084

第十七章 食管癌的中医中药治疗 ……1087
第一节 概述 ……1087
第二节 中医治疗总体原则 ……1087
第三节 治疗流程 ……1087

第十八章 食管胃结合部腺癌的治疗原则 ……1091
第一节 概述 ……1091
第二节 食管胃结合部腺癌的治疗原则 ……1091
第三节 食管胃交界部腺癌（EGJA）治疗方案 ……1092

第十九章 食管癌的转化治疗 ……1096
第一节 概述 ……1096

第二节　转化治疗要点 ……1096
第三节　治疗效果评价 ……1097

参考文献 ……1099

肝癌

前言 ……1125

第一章　流行病学概述 ……1126

第二章　防——肝癌的病因与预防 ……1128
第一节　肝癌的病因 ……1128
第二节　肝癌的预防 ……1131

第三章　筛——筛查及遗传学 ……1136
第一节　肝癌的筛查 ……1136
第二节　肝癌的遗传相关因素 ……1137

第四章　诊——肝癌的诊断 ……1139
第一节　临床表现 ……1139
第二节　体格检查 ……1139
第三节　实验室检查 ……1140
第四节　肿瘤标志物 ……1141
第五节　影像学检查 ……1141
第六节　肝癌的病理学诊断 ……1146
第七节　肝癌的临床诊断及路线图 ……1150
第八节　肝癌的分期 ……1151

第五章　治——肝癌的治疗 ……1153
第一节　肝癌的外科治疗 ……1153
第二节　肝移植术 ……1158
第三节　局部消融治疗 ……1159
第四节　经动脉化疗栓塞术 ……1162

第五节 肝动脉灌注化疗 ……1166
第六节 放射治疗 ……1166
第七节 系统治疗 ……1169
第八节 其他治疗 ……1173
第九节 肝癌的护理 ……1175

第六章 康——全程康复管理 ……1179
第一节 随访 ……1179
第二节 全程康复管理 ……1180

附录 经动脉介入治疗进展 ……1183

参考文献 ……1186

胃癌

第一章 胃癌的预防与筛查 ……1209
第一节 流行病学 ……1209
第二节 病因学 ……1209
第三节 高风险人群 ……1210
第四节 人群筛查 ……1211
第五节 胃癌的三级预防 ……1212

第二章 胃癌的诊断 ……1213
第一节 临床表现 ……1213
第二节 血清学检查 ……1214
第三节 内镜诊断 ……1214
第四节 影像学检查与诊断 ……1216
第五节 腹腔镜诊断与分期 ……1218
第六节 病理诊断 ……1219

第三章 胃癌的治疗 ……1225
第一节 内镜治疗 ……1225
第二节 外科手术治疗 ……1226

第三节　胃癌的药物治疗 ······1239
第四节　放疗 ······1250
第五节　特殊类型胃癌的治疗 ······1254
第六节　多学科诊疗 ······1256

第四章　胃癌的康复 ······1257
第一节　随访 ······1257
第二节　营养评估与治疗 ······1258
第三节　快速康复 ······1260
第四节　术后护理 ······1265
第五节　中医中药治疗 ······1267
第六节　心理康复 ······1270

参考文献 ······1272

胰腺癌

第一章　流行病学 ······1291

第二章　预防及筛查 ······1292
第一节　危险因素 ······1292
第二节　预防 ······1294
第三节　筛查 ······1294

第三章　诊断 ······1296
第一节　临床表现 ······1296
第二节　实验室检查 ······1296
第三节　影像学检查 ······1297
第四节　内镜检查 ······1299
第五节　腹腔镜探查 ······1299
第六节　病理学诊断 ······1300
第七节　临床诊断标准 ······1300

第四章　治疗 ……1301
第一节　分期和整合评估 ……1301
第二节　外科治疗 ……1304
第三节　化疗 ……1307
第四节　放疗 ……1309
第五节　靶向和免疫治疗 ……1311
第六节　其他治疗 ……1313
第七节　合并远处转移PC治疗的整合决策 ……1317
第八节　局部进展期PC治疗的整合决策 ……1319
第九节　可切除PC治疗的整合决策 ……1321
第十节　交界可切除PC治疗的整合决策 ……1323

第五章　康复 ……1325
第一节　术后康复 ……1325
第二节　术后随访 ……1325
第三节　术后复发的治疗 ……1326

参考文献 ……1328

胆囊癌

前言 ……1343

第一章　流行病学 ……1344

第二章　预防及筛查 ……1346
第一节　胆囊结石 ……1346
第二节　胆囊息肉样病变 ……1347
第三节　黄色肉芽肿性胆囊炎 ……1347
第四节　瓷化胆囊 ……1348
第五节　萎缩胆囊 ……1348

第三章　诊断 ……1349
第一节　临床症状 ……1349

第二节　实验室诊断 ……1349
第三节　影像学诊断 ……1349
第四节　术中病理诊断 ……1350
第五节　肿瘤分期 ……1350

第四章　治疗 ……1353
第一节　外科治疗 ……1353
第二节　GBC系统治疗方案 ……1357

参考文献 ……1362

胃肠间质瘤

第一章　概述 ……1373

第二章　流行病学 ……1374

第三章　胃肠间质瘤的诊断与鉴别诊断 ……1375
第一节　胃肠间质瘤的临床表现 ……1375
第二节　胃肠间质瘤的影像学表现 ……1375
第三节　胃肠道间质瘤的内镜诊断 ……1377
第四节　胃肠间质瘤的病理诊断 ……1378

第四章　小胃肠间质瘤 ……1386
第一节　小胃肠间质瘤的定义和流行病学 ……1386
第二节　小胃肠间质瘤的诊断 ……1387
第三节　小胃肠间质瘤的治疗 ……1387
第四节　小GIST的监测和随访 ……1389

第五章　手术治疗 ……1391
第一节　活检原则 ……1391
第二节　手术适应证 ……1392
第三节　手术原则 ……1392
第四节　手术方式 ……1393

第五节　GIST 并发症及手术并发症的处理 ……1396
第六节　酪氨酸激酶抑制剂新辅助治疗 ……1397

第六章　术后辅助治疗 ……1398

第七章　复发转移性胃肠间质瘤药物治疗 ……1399
第一节　一线治疗 ……1399
第二节　伊马替尼标准剂量失败后的治疗选择 ……1399
第三节　三线治疗 ……1400
第四节　四线治疗 ……1400
第五节　影像学疗效评估 ……1401

第八章　胃肠间质瘤患者的营养治疗 ……1402
第一节　概述 ……1402
第二节　医学证据 ……1402
第三节　推荐意见 ……1406

第九章　胃肠间质瘤患者的心理护理 ……1407
第一节　概述 ……1407
第二节　实施细则 ……1407

第十章　GIST的多学科整合诊疗 ……1409
第一节　MDT to HIM 学科组成 ……1409
第二节　协作目的及临床获益 ……1409
第三节　各学科在MDT to HIM诊疗中的作用 ……1410
第四节　原发局限性及复发和（或）转移性GIST的MDT to HIM 策略 ……1413

第十一章　随访 ……1416

参考文献 ……1417

神经内分泌肿瘤

第一章　概述 ……1429

第二章　临床表现 ……………………………………………………………1431
第一节　功能性神经内分泌肿瘤（Functional neuroendocrine neoplasms，F-NENs）
……………………………………………………………………………1431
第二节　非功能性NENs的临床表现 ………………………………………1436
第三节　遗传综合征相关性NENs ………………………………………1436

第三章　诊断 …………………………………………………………………1440
第一节　病理学诊断 …………………………………………………………1440
第二节　实验室诊断 …………………………………………………………1445
第三节　常规影像学诊断 ……………………………………………………1447
第四节　分子影像诊断 ………………………………………………………1449
第五节　内镜诊断 ……………………………………………………………1451
第六节　胃神经内分泌肿瘤的分型诊断 ……………………………………1452
第七节　分期诊断 ……………………………………………………………1454
第八节　不明原发灶NENs的诊断 …………………………………………1458

第四章　治疗 …………………………………………………………………1460
第一节　内镜治疗 ……………………………………………………………1460
第二节　外科治疗 ……………………………………………………………1462
第三节　内科治疗 ……………………………………………………………1473
第四节　NENs的介入治疗 …………………………………………………1490
第五节　NENs的放疗 ………………………………………………………1492
第六节　中医治疗 ……………………………………………………………1494
第七节　心理干预 ……………………………………………………………1495

第五章　NENs多学科诊疗原则 ……………………………………………1496

第六章　NENs预防及早筛 …………………………………………………1497

第七章　预后及随访 …………………………………………………………1498

参考文献 ………………………………………………………………………1500

结肠癌

第一章　流行病学 ……1527

第二章　预防与筛查 ……1528

第一节　预防措施 ……1528

第二节　筛查 ……1530

第三章　诊断 ……1532

第一节　临床表现 ……1532

第二节　疾病史和家族史 ……1532

第三节　体格检查 ……1532

第四节　实验室检查 ……1532

第五节　全结肠镜检查 ……1533

第六节　影像学检查 ……1533

第七节　开腹或腹腔镜探查术 ……1534

第八节　病理学诊断 ……1534

第四章　治疗 ……1535

第一节　MDT to HIM 原则 ……1535

第二节　非转移性结肠癌的治疗 ……1535

第三节　结肠癌肝转移的治疗 ……1541

第四节　结肠癌其他部位转移的治疗原则 ……1548

第五节　局部复发结肠癌的治疗 ……1549

第六节　中医药治疗 ……1550

第五章　全程康复管理 ……1552

第一节　随访 ……1552

第二节　全程康复管理 ……1553

参考文献 ……1555

直肠癌

第一章 流行病学 ……1565

第二章 预防与筛查 ……1566
  第一节 预防措施 ……1566
  第二节 筛查 ……1568

第三章 诊断 ……1570
  第一节 临床表现 ……1570
  第二节 疾病史和家族史 ……1570
  第三节 体格检查 ……1570
  第四节 实验室检查 ……1570
  第五节 全结肠镜检查 ……1571
  第六节 影像学检查 ……1571
  第七节 开腹或腹腔镜探查术 ……1572
  第八节 病理学诊断 ……1572

第四章 治疗 ……1574
  第一节 MDT to HIM 原则 ……1574
  第二节 非转移性RC的治疗 ……1574
  第三节 RC肝转移的治疗 ……1583
  第四节 RC其他部位转移的治疗原则 ……1590
  第五节 局部复发RC的治疗 ……1592
  第六节 中医药治疗 ……1593

第五章 全程康复管理 ……1595
  第一节 随访 ……1595
  第二节 全程康复管理 ……1596

参考文献 ……1598

肛管癌

第一章　流行病学 ……1611

第二章　预防与筛查 ……1612
　第一节　一级预防措施 ……1612
　第二节　二级预防措施 ……1612
　第三节　筛查 ……1612

第三章　诊断 ……1613
　第一节　疾病史和家族史 ……1613
　第二节　临床表现 ……1613
　第三节　体格检查 ……1613
　第四节　实验室检查 ……1613
　第五节　影像学检查 ……1614
　第六节　病理学诊断 ……1614

第四章　治疗 ……1617
　第一节　鳞状细胞癌的治疗及评估 ……1617
　第二节　黑色素瘤治疗 ……1619
　第三节　腺癌治疗 ……1621
　第四节　肛管肿瘤的中医药治疗 ……1621

第五章　全程康复管理 ……1622
　第一节　随访 ……1622
　第二节　全程康复管理 ……1623

参考文献 ……1625

腹膜瘤

第一章　腹膜瘤概述 ……1633
　第一节　腹膜瘤分类 ……1633
　第二节　腹膜瘤的发病机制 ……1634

第三节　腹膜瘤临床表现 ……………………………………………1636
第四节　腹膜瘤的诊断 ………………………………………………1636
第五节　腹膜瘤治疗现状 ……………………………………………1636

第二章　腹膜瘤的预防及筛查 ………………………………………1638
第一节　腹膜瘤的预防 ………………………………………………1638
第二节　腹膜瘤的筛查 ………………………………………………1639

第三章　腹膜瘤的诊断 ………………………………………………1642
第一节　原发性腹膜瘤的诊断 ………………………………………1642
第二节　继发性腹膜瘤的诊断 ………………………………………1649
第三节　原发性腹膜瘤相关分期标准及评分量表（继发性腹膜瘤的分期参考原发性腹膜瘤分期） ………………………………………1658

第四章　腹膜瘤的治疗 ………………………………………………1661
第一节　CRS联合HIPEC ……………………………………………1661
第二节　原发性腹膜瘤的治疗 ………………………………………1664
第三节　继发性腹膜瘤的治疗 ………………………………………1667
第四节　腹膜瘤的其他疗法 …………………………………………1683
第五节　CRS联合HIPEC的并发症 …………………………………1686
第六节　CRS联合HIPEC的疗效评价 ………………………………1686

第五章　临床随访及预后 ……………………………………………1687
第一节　腹膜瘤的随访 ………………………………………………1687
第二节　腹膜瘤的预后 ………………………………………………1688

参考文献 ………………………………………………………………1689

肾癌

第一章　流行病学 ……………………………………………………1701

第二章　预防及筛查 …………………………………………………1702
第一节　预防 …………………………………………………………1702

第二节　筛查 ……1702

第三章　诊断 ……1704
第一节　临床表现 ……1704
第二节　实验室及细胞学检查 ……1705
第三节　影像学检查 ……1705
第四节　肾囊性肿物的Bosniak分类 ……1707
第五节　肾肿瘤穿刺活检 ……1707
第六节　组织病理学 ……1709
第七节　肾细胞癌危险因素及分层 ……1714

第四章　局限性RCC的治疗 ……1719
第一节　手术治疗 ……1719
第二节　其他治疗 ……1721

第五章　局部进展期RCC的治疗 ……1724
第一节　手术治疗 ……1724
第二节　肾癌伴静脉癌栓围手术期处理 ……1726
第三节　术前新辅助治疗 ……1726
第四节　术后辅助治疗 ……1728
第五节　康复 ……1729

第六章　晚期/转移性RCC的治疗 ……1731
第一节　预后风险评估 ……1731
第二节　治疗 ……1733

第七章　随访与康复 ……1747
第一节　手术患者的快速康复 ……1748
第二节　晚期患者康复 ……1751

参考文献 ……1754

尿路上皮癌

第一章　概述 ……1769
第一节　相关定义 ……1769
第二节　流行病学 ……1769
第三节　病因及危险因素 ……1771

第二章　UC的病理及组织变型 ……1772
第一节　UC的病理类型 ……1772
第二节　UC组织变型及临床意义 ……1773
第三节　膀胱UC的TNM分期 ……1774
第四节　UTUC的TNM分期 ……1774

第三章　UC的诊断 ……1775
第一节　膀胱UC的诊断 ……1775
第二节　UTUC的诊断 ……1783

第四章　尿路上皮癌的治疗及随访 ……1786
第一节　非肌层浸润性膀胱UC的治疗及随访 ……1786
第二节　肌层浸润性膀胱UC的治疗及随访 ……1796

第五章　上尿路尿路上皮癌的治疗及随访 ……1813
第一节　UTUC的外科治疗 ……1813
第二节　UTUC的新辅助治疗及术后辅助治疗 ……1816
第三节　UTUC的放疗 ……1820
第四节　UTUC的随访 ……1821

第六章　晚期UC的治疗 ……1822
第一节　晚期UC的一线治疗 ……1822
第二节　晚期UC二线及二线后治疗 ……1825

第七章　膀胱非UC的病理分型、治疗及随访 ……1829
第一节　膀胱非UC的病理类型及治疗现状概述 ……1829

第二节　鳞状细胞癌 ……1830
第三节　腺癌 ……1832
第四节　肉瘤 ……1838
第五节　未分化癌（小细胞癌 Small cell carcinoma） ……1840
第六节　混合细胞癌（尿路上皮肿瘤的变异） ……1841
第七节　其他类型 ……1842

参考文献 ……1844

前列腺癌

第一章　前列腺癌流行病学 ……1871

第二章　前列腺癌的筛查和诊断 ……1873
第一节　PC的筛查 ……1873
第二节　PC的症状 ……1875
第三节　PC的诊断方法 ……1875
第四节　前列腺穿刺活检 ……1879
第五节　PC的病理学评价 ……1880
第六节　PC的分期 ……1883

第三章　局限性前列腺癌的治疗 ……1885
第一节　局限性PC危险度分层 ……1885
第二节　等待观察和主动监测 ……1885
第三节　根治性手术 ……1887
第四节　根治性放疗 ……1889
第五节　其他局部治疗：冷冻、消融 ……1891

第四章　PC根治性治疗后复发的诊疗 ……1894
第一节　PC根治性治疗后复发的诊断评估 ……1894
第二节　PC根治治疗后复发的定义 ……1897
第三节　PC根治术后复发的治疗 ……1899
第四节　PC根治性放疗后复发的治疗 ……1901

第五章　晚期前列腺癌的诊疗 ······1902
第一节　转移性激素敏感性PC的诊疗 ······1902
第二节　非转移性去势抵抗性PC（M0CRPC） ······1910
第三节　转移性去势抵抗性PC的诊疗 ······1911
第四节　骨相关事件的预防和治疗 ······1920

第六章　前列腺癌的中医药诊疗 ······1924
第一节　前列腺癌的中医诊断 ······1924
第二节　PC的中医药治疗 ······1925
第三节　PC的其他中医特色疗法 ······1927

第七章　前列腺的康复治疗 ······1929
第一节　心理治疗 ······1929
第二节　癌痛治疗 ······1930
第三节　躯体功能康复 ······1930

参考文献 ······1932

子宫颈癌

第一章　概述 ······1945

第二章　预防 ······1946
第一节　预防策略 ······1946
第二节　预防方法 ······1947

第三章　诊断 ······1952
第一节　临床症状 ······1952
第二节　体格检查 ······1952
第三节　辅助检查 ······1954
第四节　病理诊断 ······1956
第五节　分期 ······1958

第四章　治疗原则 ……1961
第一节　手术治疗 ……1962
第二节　放疗 ……1964
第三节　系统治疗 ……1968

第五章　各期CC治疗选择 ……1969

第六章　复发宫颈癌的治疗 ……1974
第一节　盆腔局部复发的治疗 ……1974
第二节　远处转移复发的治疗 ……1975

第七章　特定情况与特殊类型CC治疗 ……1977
第一节　CC保留生育功能治疗 ……1977
第二节　妊娠期CC治疗 ……1979
第三节　意外发现CC的术后治疗 ……1980
第四节　宫颈神经内分泌癌（NECC）的治疗 ……1981

第八章　营养状态评估及治疗 ……1982

第九章　中医药治疗 ……1984
第一节　CC术后并发症的中医治疗 ……1984
第二节　CC放疗不良反应的中医治疗 ……1986
第三节　CC化疗不良反应的中医治疗 ……1987
第四节　晚期和复发CC的中医辅助治疗 ……1988

第十章　宫颈癌康复 ……1990
第一节　围手术期快速康复 ……1990
第二节　治疗后康复 ……1991

第十一章　随访 ……1995

参考文献 ……1996

卵巢癌

第一章　卵巢癌流行病学 ……2003

第二章　卵巢癌的预防与筛查 ……2004
　第一节　卵巢癌的预防 ……2004
　第二节　卵巢癌的筛查 ……2004

第三章　卵巢癌的诊断与鉴别诊断 ……2007
　第一节　临床表现 ……2007
　第二节　疾病史和家族史 ……2007
　第三节　体格检查 ……2008
　第四节　实验室检查 ……2008
　第五节　影像学检查 ……2010
　第六节　病理学诊断 ……2012
　第七节　鉴别诊断 ……2018

第四章　卵巢癌的治疗 ……2020
　第一节　多学科综合诊疗 ……2020
　第二节　卵巢癌的初始治疗 ……2020
　第三节　卵巢癌转移/复发的治疗 ……2028
　第四节　营养支持治疗 ……2033
　第五节　中医中药治疗 ……2034

第五章　卵巢癌心理护理 ……2037
　第一节　概述 ……2037
　第二节　卵巢癌患者的心理护理 ……2037
　第三节　总结 ……2040

第六章　卵巢癌的康复随访管理 ……2042
　第一节　卵巢癌的康复 ……2042
　第二节　卵巢癌的随访 ……2042

第七章　附录 ……2043

参考文献 ……2044

子宫内膜癌

前言 ……2051

第一章　子宫内膜癌流行病学 ……2052
第一节　流行病学特点 ……2052
第二节　高危因素和保护因素 ……2052

第二章　子宫内膜癌的预防筛查及遗传咨询 ……2054
第一节　预防与筛查 ……2054
第二节　子宫内膜癌的遗传咨询 ……2054

第三章　子宫内膜癌的病理和分子病理 ……2056
第一节　病理分类 ……2056
第二节　肿瘤分级 ……2056
第三节　子宫内膜癌分子分型 ……2057
第四节　影响肿瘤预后的其他病理因素 ……2058
第五节　病理和分子病理评估 ……2058
第六节　分期 ……2059

第四章　子宫内膜癌的诊断与鉴别诊断 ……2061
第一节　临床表现和体格检查 ……2061
第二节　影像学检查 ……2062
第三节　子宫内膜活检病理诊断 ……2063
第四节　鉴别诊断 ……2064
第五节　复发的诊断 ……2065

第五章　子宫内膜癌的治疗 ……2066
第一节　子宫内膜癌治疗前评估 ……2066
第二节　子宫内膜癌的治疗原则 ……2066

第三节　复发治疗 ……2081
第四节　EC保留生育功能治疗 ……2083

第六章　营养治疗与中医调理 ……2086
第一节　营养治疗 ……2086
第二节　中医调理 ……2087

第七章　子宫内膜癌心理健康评估和护理 ……2092
第一节　子宫内膜癌患者的心理问题和评估 ……2092
第二节　子宫内膜癌的护理 ……2094

第八章　子宫内膜癌的康复随访管理 ……2095

参考文献 ……2097

外阴恶性肿瘤

前言 ……2105

第一章　诊断 ……2106
第一节　详细询问病史 ……2106
第二节　全身体格检查 ……2106
第三节　妇科检查 ……2106
第四节　组织病理学检查 ……2106
第五节　辅助检查 ……2107

第二章　分期 ……2109

第三章　治疗 ……2110
第一节　手术治疗 ……2110
第二节　放疗 ……2113
第三节　全身治疗 ……2114

第四章　复发外阴癌的治疗 ……2116
第一节　局限于外阴的临床复发（淋巴结阴性） ……2116
第二节　淋巴结复发或远处转移 ……2116

第五章　其他类型的外阴恶性肿瘤 ……2118
第一节　外阴恶性黑色素瘤 ……2118
第二节　外阴基底细胞癌 ……2122
第三节　外阴前庭大腺癌 ……2123
第四节　外阴前庭大腺的腺样囊性癌 ……2123
第五节　外阴佩吉特病（Vulvar Paget's Disease） ……2124

第六章　营养治疗 ……2126

第七章　中医调理 ……2128
第一节　外阴恶性肿瘤术后中医调理 ……2128
第二节　病因病机 ……2128
第三节　外阴癌术后的中医辨治方法 ……2129
第四节　术后并发症的中医药治疗 ……2131
第五节　常用中成药 ……2133

第八章　随访 ……2134

参考文献 ……2135

阴道恶性肿瘤

第一章　概述 ……2141

第二章　预防与筛查 ……2142
第一节　预防 ……2142
第二节　筛查 ……2142

第三章　阴道癌诊断及治疗 ……2143
第一节　原发性阴道癌 ……2143

第二节　复发性阴道癌 ……2149
第三节　转移性阴道癌 ……2150

第四章　非上皮来源特殊病理类型阴道恶性肿瘤的诊断及治疗 ……2151
第一节　原发阴道恶性黑色素瘤 ……2151
第二节　阴道横纹肌肉瘤 ……2153

第五章　康复 ……2155
第一节　手术后性功能康复 ……2155
第二节　放疗后康复 ……2156
第三节　心理康复 ……2156
第四节　中医辅助康复 ……2157

第六章　预后及随访 ……2158

附录　阴道上皮内瘤变治疗 ……2159
第一节　治疗原则 ……2159
第二节　药物治疗 ……2159
第三节　物理治疗 ……2160
第四节　手术治疗 ……2160
第五节　近距离后装腔内放疗 ……2160
第六节　特殊人群VaIN的治疗 ……2160
第七节　随访 ……2161

参考文献 ……2162

子宫肉瘤

第一章　子宫肉瘤的流行病学、预防与筛查 ……2167

第二章　子宫肉瘤的诊断与鉴别诊断 ……2168

第三章　子宫肉瘤的治疗 ……2172

第四章 子宫肉瘤的心理护理 ……2178

第五章 子宫肉瘤的康复随访管理 ……2180

参考文献 ……2181

妊娠滋养细胞肿瘤

前言 ……2185

第一章 流行病学 ……2186

第二章 诊断 ……2187
  第一节 详细询问病史 ……2187
  第二节 全身体检 ……2189
  第三节 妇科检查 ……2189
  第四节 组织病理学检查 ……2190
  第五节 辅助检查 ……2191
  第六节 GTN的临床诊断 ……2193

第三章 分类及分期 ……2194
  第一节 GTD的病理分类及描述 ……2194
  第二节 GTN分期 ……2197

第四章 治疗 ……2199
  第一节 手术治疗 ……2199
  第二节 化学药物治疗 ……2203
  第三节 放疗 ……2207
  第四节 介入治疗 ……2207

第五章 高危耐药和复发GTN的处理 ……2209
  第一节 高危GTN的耐药和复发标准 ……2209
  第二节 耐药和复发GTN治疗方案选择 ……2209
  第三节 手术治疗在耐药和复发GTN中的价值 ……2210

第六章　随访 ……2211
第一节　葡萄胎清除后的随访 ……2211
第二节　IM和CC化疗后的预后及随访 ……2211
第三节　PSTT的预后及随访 ……2212
第四节　ETT患者的预后及随访 ……2212
第五节　滋养细胞疾病的心理健康评估和护理 ……2212

第七章　其他问题处理 ……2214
第一节　葡萄胎的良性转移问题 ……2214
第二节　再次葡萄胎问题 ……2214
第三节　残余葡萄胎 ……2214
第四节　GTD后的妊娠问题 ……2214
第五节　双胎之一合并葡萄胎的管理 ……2215

第八章　营养治疗与中医论治 ……2216
第一节　营养治疗 ……2216
第二节　中医论治 ……2217

附录 ……2222

参考文献 ……2223

淋巴瘤

第一章　淋巴瘤的诊疗总则 ……2229
第一节　概述 ……2229
第二节　病理分类 ……2229
第三节　分期 ……2239
第四节　治疗前评估 ……2239
第五节　预后评价 ……2240
第六节　疗效评价 ……2241
第七节　随访 ……2241

第二章　弥漫大B细胞淋巴瘤 ……2242
第一节　概述 ……2242

第二节　病理诊断分期 ……2242
第三节　治疗 ……2243
第四节　预后 ……2246

第三章　高级别B细胞淋巴瘤 ……2247
第一节　概述 ……2247
第二节　病理诊断分期 ……2247
第三节　治疗 ……2248
第四节　预后 ……2250

第四章　原发纵隔大B细胞淋巴瘤 ……2251
第一节　概述 ……2251
第二节　病理诊断分期 ……2251
第三节　治疗 ……2252
第四节　预后 ……2253

第五章　原发中枢神经系统淋巴瘤 ……2254
第一节　概述 ……2254
第二节　病理诊断分期 ……2254
第三节　治疗 ……2255
第四节　预后 ……2257

第六章　其他结外淋巴瘤 ……2258
第一节　原发乳腺弥漫大B细胞淋巴瘤 ……2258
第二节　原发睾丸弥漫大B细胞淋巴瘤 ……2260
第三节　原发骨淋巴瘤 ……2262
第四节　原发皮肤淋巴瘤 ……2264

第七章　滤泡性淋巴瘤 ……2272
第一节　概述 ……2272
第二节　病理诊断分期 ……2272
第三节　治疗 ……2273
第四节　预后 ……2276

第八章　套细胞淋巴瘤 ……2277
第一节　概述 ……2277

第二节　病理诊断分期 ……2277
第三节　治疗 ……2278
第四节　预后 ……2280

第九章　边缘区细胞淋巴瘤 ……2281
第一节　概述 ……2281
第二节　病理诊断分期 ……2282
第三节　治疗 ……2283
第四节　预后 ……2286

第十章　慢性淋巴瘤细胞白血病/小淋巴细胞淋巴瘤 ……2288
第一节　概述 ……2288
第二节　病理诊断分期 ……2288
第三节　治疗 ……2290
第四节　预后 ……2297

第十一章　外周T细胞淋巴瘤 ……2298
第一节　概述 ……2298
第二节　病理诊断分期 ……2298
第三节　治疗 ……2300
第四节　预后 ……2303

第十二章　结外NK/T细胞淋巴瘤 ……2304
第一节　概述 ……2304
第二节　病理诊断分期 ……2304
第三节　治疗 ……2305
第四节　预后 ……2307

第十三章　伯基特淋巴瘤 ……2308
第一节　概述 ……2308
第二节　病理诊断分期 ……2308
第三节　治疗 ……2309
第四节　预后 ……2310

第十四章　霍奇金细胞淋巴瘤 ……2311
第一节　概述 ……2311
第二节　病理诊断分期 ……2311
第三节　治疗 ……2312
第四节　预后 ……2316

第十五章　Castleman病 ……2318
第一节　概述 ……2318
第二节　病理诊断分期 ……2318
第三节　治疗 ……2320
第四节　预后 ……2322

第十六章　淋巴瘤的放疗 ……2324
第一节　概述 ……2324
第二节　放疗原则 ……2324
第三节　治疗 ……2325
第四节　评估 ……2330

第十七章　噬血细胞综合征 ……2331
第一节　淋巴瘤相关HLH的定义 ……2331
第二节　淋巴瘤相关HLH的诊断标准 ……2331
第三节　淋巴瘤相关HLH的治疗 ……2331
第四节　淋巴瘤相关HLH的预后 ……2332

第十八章　治疗相关不良反应管理 ……2333
第一节　常见单克隆抗体药物（CD20）不良反应管理 ……2333
第二节　常见小分子靶向药物不良反应管理 ……2335
第三节　常见ADC药物不良反应管理 ……2337
第四节　CAR-T细胞治疗不良反应管理 ……2338
第五节　常见双特异抗体药物不良反应管理 ……2343
第六节　淋巴瘤的整合康复与护理 ……2345
第七节　中医药在淋巴瘤治疗中的应用 ……2348

附录 ······2350

参考文献 ······2364

白血病

第一章　前言 ······2381
第一节　流行病学 ······2381
第二节　预防与筛查 ······2382
第三节　诊断 ······2383

第二章　成人急性髓系白血病 ······2385
第一节　成人急性髓系白血病的诊断 ······2385
第二节　成人急性髓系白血病及其并发症的治疗及护理 ······2387
第三节　成人AML的随访 ······2395

第三章　成人急性淋巴细胞白血病 ······2396
第一节　成人ALL的诊断 ······2396
第二节　WHO 2022（第5版）关于前体淋巴细胞肿瘤分类 ······2399
第三节　成人ALL的治疗 ······2402
第四节　成人ALL的康复和随访 ······2410

第四章　成人慢性髓性白血病 ······2413
第一节　慢性髓性白血病的检查和诊断 ······2413
第二节　CML治疗 ······2415
第三节　CML疗效监测 ······2418
第四节　CML治疗策略调整 ······2419
第五节　CML其他治疗 ······2420
第六节　停止TKI治疗的筛选标准 ······2421
第七节　TKI药物不良反应的管理 ······2422
第八节　TKI药物与其他合并用药的管理 ······2427
第九节　TKI药物治疗期间的妊娠管理 ······2428
第十节　CML心理健康管理 ······2429

第五章　成人慢性淋巴细胞白血病 ……2431
第一节　慢性淋巴细胞白血病的流行病学 ……2431
第二节　慢性淋巴细胞白血病筛查 ……2431
第三节　慢性淋巴细胞白血病诊断 ……2432
第四节　CLL的治疗 ……2435
第五节　慢性淋巴细胞白血病的支持治疗 ……2440
第六节　CLL中医中药治疗 ……2441
第七节　慢性淋巴细胞白血病的疗效标准 ……2443
第八节　CLL的随访与康复 ……2445

参考文献 ……2446

多发性骨髓瘤

第一章　多发性骨髓瘤概述和流行病学 ……2459

第二章　多发性骨髓瘤的筛查和诊断 ……2460
第一节　多发性骨髓瘤的高危因素和筛查 ……2460
第二节　多发性骨髓瘤的临床表现 ……2460
第三节　多发性骨髓瘤诊断所需检测项目 ……2461
第四节　诊断标准 ……2465
第五节　多发性骨髓瘤的分型 ……2466
第六节　多发性骨髓瘤的分期及危险度分层 ……2466

第三章　多发性骨髓瘤的治疗 ……2468
第一节　治疗时机 ……2468
第二节　治疗策略 ……2468

第四章　适合移植的初诊MM的治疗 ……2470
第一节　治疗原则 ……2470
第二节　移植患者的筛选 ……2470
第三节　移植前的诱导治疗 ……2470
第四节　移植时机的选择 ……2471
第五节　自体造血干细胞动员、采集和保存 ……2471

第六节　预处理方案的选择 ……2472
第七节　自体移植后造血重建 ……2472
第八节　自体移植后的巩固治疗 ……2473
第九节　自体移植后的维持治疗 ……2473
第十节　异基因造血干细胞移植 ……2473

第五章　不适合移植初诊MM的治疗 ……2475
第一节　老年人身体状况评估 ……2475
第二节　治疗 ……2476

第六章　复发/难治多发性骨髓瘤 ……2478
第一节　治疗原则 ……2478
第二节　首次复发MM的治疗 ……2479
第三节　多次复发MM的治疗 ……2479

第七章　高危多发性骨髓瘤 ……2481
第一节　高危多发性骨髓瘤的定义 ……2481
第二节　高危多发性骨髓瘤的治疗 ……2481

第八章　多发性骨髓瘤的免疫治疗 ……2483
第一节　单克隆抗体 ……2483
第二节　嵌合抗原受体T细胞（CAR-T）治疗及毒副作用 ……2484

第九章　多发性骨髓瘤的康复和支持治疗 ……2487
第一节　骨病 ……2487
第二节　肾功不全 ……2488
第三节　凝血/血栓 ……2488
第四节　高钙血症 ……2490
第五节　贫血 ……2491
第六节　神经炎 ……2491
第七节　感染 ……2491
第八节　高黏血症 ……2492

第十章 多发性骨髓瘤的中医药治疗 ……2493
第一节 辨证论治 ……2493
第二节 对症论治 ……2494

第十一章 多发性骨髓瘤的疗效评估 ……2495
第一节 传统的IMWG疗效评估……2495
第二节 IMWG微小残留病疗效评估……2497

第十二章 少见浆细胞疾病的诊断与治疗 ……2498
第一节 淀粉样变性 ……2498
第二节 原发浆细胞白血病（PCL） ……2502
第三节 孤立性浆细胞瘤 ……2504
第四节 有临床意义的单克隆免疫球蛋白血症（MGCS） ……2505

第十三章 随访与监测 ……2510
第一节 冒烟型骨髓瘤 ……2510
第二节 孤立性浆细胞瘤 ……2510
第三节 活动性骨髓瘤 ……2510

参考文献 ……2511

软组织肉瘤

第一章 流行病学 ……2515

第二章 诊断与分期 ……2516
第一节 诊断 ……2516
第二节 分期 ……2517

第三章 治疗 ……2520
第一节 外科治疗 ……2520
第二节 药物治疗 ……2520
第三节 放疗 ……2522
第四节 其他治疗 ……2523

第五节　复发及转移的整合诊治 ……2524
第六节　MDT to HIM团队建立和管理实施 ……2525

第四章　护理、康复及随访 ……2529
第一节　软组织肿瘤患者的护理 ……2529
第二节　康复及随访 ……2540

参考文献 ……2541

骨肉瘤

第一章　流行病学 ……2551
第一节　临床特点 ……2551
第二节　预后因素 ……2552

第二章　预防及筛查 ……2553

第三章　诊断 ……2554
第一节　辅助检查 ……2554
第二节　病理学特点 ……2554

第四章　治疗 ……2557
第一节　概述 ……2557
第二节　外科治疗详解 ……2562

第五章　康复 ……2571

参考文献 ……2572

骨巨细胞瘤

第一章　流行病学 ……2587

第二章　预防及筛查 ……2588

第三章　诊断 ……2589
　第一节　影像学诊断 ……2589
　第二节　活检及病理学诊断 ……2589

第四章　治疗 ……2591
　第一节　治疗原则 ……2591
　第二节　治疗方法 ……2591
　第三节　不同分期GCT的治疗原则 ……2593
　第四节　四肢病灶外科治疗 ……2593
　第五节　骨盆环GCT（骨盆、骶骨）……2596
　第六节　脊柱GCT……2600
　第七节　随访与监测 ……2601

第五章　康复 ……2602

参考文献 ……2603

软骨肉瘤

第一章　流行病学 ……2615

第二章　筛查及预防 ……2616

第三章　诊断 ……2617
　第一节　临床诊断 ……2617
　第二节　病理学诊断 ……2618

第四章　治疗 ……2620
　第一节　治疗原则 ……2620
　第二节　治疗方法 ……2621
　第三节　不同部位的外科手术 ……2623

第五章　预后及康复 ……2629

参考文献 ……2630

尤文肉瘤

第一章 流行病学 ······2643
第一节 概述 ······2643
第二节 预后因素 ······2644

第二章 预防及筛查 ······2646

第三章 诊断 ······2647

第四章 治疗 ······2649
第一节 治疗原则 ······2649
第二节 随访与监测 ······2649
第三节 治疗方法说明 ······2650
第四节 治疗步骤 ······2653
第五节 复发或难治性疾病 ······2653
第六节 不同部位ES的外科手术 ······2655

第五章 康复 ······2663

参考文献 ······2665

黑色素瘤

第一章 黑色素瘤的流行病学和病因学 ······2681
第一节 黑色素瘤的流行病学 ······2681
第二节 黑色素瘤的病因 ······2683

第二章 黑色素瘤的筛查与诊断 ······2686
第一节 黑色素瘤的早期筛查 ······2686
第二节 黑色素瘤的临床诊断 ······2688
第三节 黑色素瘤的临床鉴别诊断 ······2690

第四节　黑色素瘤的病理诊断及临床分期 ……2692
第五节　黑色素瘤的分子诊断 ……2696

第三章　黑色素瘤的内科治疗 ……2699
第一节　Ⅰ-Ⅳ期黑色素瘤术后辅助治疗 ……2699
第二节　晚期黑色素瘤治疗原则 ……2702

第四章　黑色素瘤的外科治疗 ……2709
第一节　原发灶活检 ……2709
第二节　初治恶性黑色素瘤的外科处理流程 ……2710
第三节　Ⅰ/Ⅱ期病变的手术处理 ……2711
第四节　完整的区域淋巴结清扫（CLND） ……2715
第五节　移行转移灶的外科处理 ……2716
第六节　可完全切除的Ⅳ期患者的外科治疗 ……2717

第五章　ⅢB-Ⅳ期可切除黑色素瘤的新辅助治疗 ……2720

第六章　黏膜黑色素瘤的诊疗 ……2723
第一节　黏膜黑色素瘤的诊断原则 ……2723
第二节　黏膜黑色素瘤的手术治疗原则 ……2727
第三节　黏膜黑色素瘤的术后辅助治疗 ……2730
第四节　晚期黏膜黑色素瘤的治疗原则 ……2731

第七章　眼部黑色素瘤的治疗原则 ……2734
第一节　结膜黑色素瘤诊断及治疗指南 ……2734
第二节　葡萄膜黑色素瘤诊断及治疗指南 ……2741

第八章　放疗及其他治疗手段 ……2747
第一节　放疗 ……2747
第二节　放射治疗-重离子放射治疗 ……2751
第三节　皮肤恶性黑色素瘤重离子放疗 ……2753
第四节　黏膜恶性黑色素瘤重离子放疗 ……2754

第九章　皮肤和肢端黑色素瘤健康管理指南 ……2761

参考文献 ……2766

儿童及青少年横纹肌肉瘤

第一章　横纹肌肉瘤概述 ……2789
第一节　病因及流行病学 ……2789
第二节　RMS的基因易感性 ……2789
第三节　RMS的早诊和筛查 ……2790

第二章　RMS的诊断 ……2792
第一节　临床表现 ……2792
第二节　RMS的影像学检查 ……2793
第三节　RMS的活检 ……2795
第四节　RMS的病理诊断 ……2797
第五节　RMS的分子病理分型 ……2797
第六节　RMS分期 ……2799
第七节　RMS的危险度分组 ……2800

第三章　RMS的全身治疗 ……2802
第一节　低危组RMS的化疗 ……2802
第二节　中危组RMS的化疗 ……2803
第三节　高危组RMS的化疗 ……2804
第四节　难治复发RMS的全身治疗 ……2805

第四章　RMS的局部治疗 ……2806
第一节　RMS的手术治疗 ……2806
第二节　RMS转移病灶的手术治疗 ……2807
第三节　RMS的放疗 ……2808

第五章　特殊部位RMS的治疗 ……2811
第一节　头颈部中枢侵犯组RMS的治疗 ……2811

第二节 胆道RMS的治疗 ……2813
第三节 子宫、阴道及外阴RMS的治疗 ……2815
第四节 膀胱前列腺RMS的治疗 ……2819
第五节 睾旁RMS的治疗 ……2820

第六章 RMS的整合康复 ……2822
第一节 肿瘤整合康复的理念 ……2822
第二节 RMS整合康复的治疗 ……2822

第七章 RMS幸存者的长期随访 ……2824
第一节 RMS患者的整体随访 ……2824
第二节 欧洲儿童和青少年横纹肌肉瘤影像指南随访建议 ……2825
第三节 头颈部RMS患者的随访 ……2825
第四节 泌尿系RMS患者的随访 ……2826

第八章 RMS整合护理 ……2827
第一节 一般护理 ……2827
第二节 原发疾病症状护理 ……2828
第三节 RMS的化疗护理 ……2831
第四节 RMS的放疗护理 ……2835
第五节 RMS的手术护理 ……2840

参考文献 ……2843

肝母细胞瘤

第一章 概述 ……2855

第二章 预防 ……2857
第一节 环境因素 ……2857
第二节 遗传因素 ……2857
第三节 孕期其他因素 ……2857

第三章　早诊和筛查 ……2859

第四章　诊断 ……2860
第一节　临床表现 ……2860
第二节　影像学检查 ……2860
第三节　肿瘤标志物 ……2862
第四节　诊断标准 ……2863
第五节　HB临床分期 ……2867
第六节　危险度分组 ……2869

第五章　初诊HB的治疗 ……2873
第一节　手术治疗 ……2873
第二节　化学治疗 ……2875
第三节　肝移植 ……2880
第四节　其他治疗方式 ……2882
第五节　初诊HB的治疗流程 ……2885

第六章　进展/复发HB的治疗 ……2886
第一节　手术治疗 ……2886
第二节　化疗 ……2886
第三节　肝移植 ……2887
第四节　姑息性放疗 ……2887

第七章　随访 ……2888

参考文献 ……2889

神经母细胞瘤

第一章　前言 ……2897

第二章　流行病学与筛查 ……2898
第一节　流行病学 ……2898

第二节　筛查 ……2898

第三章　NB的诊断 ……2899
第一节　临床表现 ……2899
第二节　病理组织学 ……2900
第三节　分子生物学 ……2901
第四节　诊断 ……2902
第五节　治疗前分期及危险度分组 ……2903

第四章　NB的治疗 ……2906
第一节　低危组治疗计划 ……2907
第二节　中危组治疗计划 ……2908
第三节　高危组治疗计划 ……2909
第四节　手术治疗 ……2911
第五节　放疗 ……2913
第六节　免疫治疗 ……2914

第五章　NB的康复与随访 ……2916
第一节　疗效评估标准 ……2916
第二节　治疗并发症 ……2918
第三节　随访策略 ……2919

参考文献 ……2920

多原发和不明原发肿瘤

第一章　原发灶不明肿瘤诊疗总则 ……2927
第一节　概述 ……2927
第二节　流行病学 ……2928
第三节　原发灶不明肿瘤诊断的书写建议 ……2929
第四节　原发灶不明肿瘤的MDT to HIM诊疗模式 ……2929
第五节　原发灶不明肿瘤的MDT to HIM讨论结果模版 ……2929

第二章　原发灶不明肿瘤诊断原则 ……2931
第一节　疑似原发灶不明肿瘤 ……2931
第二节　上皮源性肿瘤、非特定部位 ……2931
第三节　局限性腺癌或非特异性癌 ……2932
第四节　鳞癌 ……2934
第五节　肿瘤标志物谱 ……2934
第六节　放射诊断 ……2936
第七节　PET/CT ……2936
第八节　病理学检查 ……2937
第九节　肿瘤组织起源基因检测 ……2941

第三章　原发灶不明肿瘤的治疗原则 ……2943
第一节　局限性腺癌或非特异性癌 ……2943
第二节　鳞癌 ……2944
第三节　CUP的化疗原则 ……2945
第四节　原发灶不明腺癌的化疗 ……2945
第五节　原发灶不明鳞癌的化疗 ……2948
第六节　原发灶不明肿瘤的特异性治疗 ……2950
第七节　原发灶不明肿瘤的分子靶向和免疫治疗 ……2951
第八节　原发灶不明肿瘤的放疗原则 ……2951

第四章　原发灶不明肿瘤的随访原则 ……2953
第一节　原发灶不明肿瘤的预后 ……2953
第二节　原发灶不明肿瘤的随访 ……2953

第五章　多原发肿瘤的诊疗总则 ……2955
第一节　概述 ……2955
第二节　多原发肿瘤流行病学 ……2955
第三节　多原发肿瘤诊断的书写建议 ……2956

第六章　多原发肿瘤的诊断原则 ……2958
第一节　体检、化验、分子检测 ……2958

第二节　病理检查 ······2960
第三节　分子检测 ······2961
第四节　放射影像学诊断 ······2962
第五节　核医学 ······2962
第七章　CMP的治疗 ······2964
第一节　CMP的治疗原则 ······2964
第二节　CMP的外科治疗 ······2965
第三节　CMP的内科治疗 ······2965
第四节　CMP的放疗 ······2965

第八章　多原发肿瘤患者随访及康复原则 ······2967

参考文献 ······2969

结肠癌

名誉主编

樊代明

主　编

王锡山

副主编

顾　晋　丁克峰　房学东　沈　琳　徐忠法　许剑民　王贵玉　王贵英
顾艳宏　金　晶　梁　洁　王　泠

编　委（按姓氏拼音排序）

巴　一　蔡三军　陈　功　陈小兵　陈瑛罡　戴　勇　丁克峰　方庆霄
房学东　冯　波　顾　晋　顾艳宏　关　旭　韩　宇　韩方海　何国栋
江　波　江晓晖　姜　争　金　晶　鞠海星　孔大陆　匡　毅　李　健
李　军　李　明　李　涛　李德川　梁　洁　刘　骞　刘　正　刘海义
刘洪洲　鲁守堂　孟庆凯　邱　萌　任　黎　沈　琳　宋　纯　隋　红
孙凌宇　汤庆超　唐　源　汪　欣　王　泠　王　猛　王贵英　王贵玉
王莎莎　王锡山　王小强　王自强　吴小剑　武爱文　夏立建　徐阿曼
徐瑞华　徐忠法　许剑民　燕　锦　杨　超　杨　斌　杨　宇　杨熊飞
姚庆华　易　波　应杰儿　俞少俊　袁　瑛　袁维堂　张　俊　张　森
张　昭　张红梅　张寿儒　张苏展　张巍远　赵　任　赵青川　赵紫罡
钟　鸣　钟芸诗　朱　骥　朱玉萍　庄　兢　庄成乐　邹霜梅

校　稿

樊代明　王锡山　王贵玉　吕靖芳　刘恩瑞　杨　明　张　麟　郑朝旭
赵志勋　陶金华　黄海洋　高凡贺

第一章

流行病学

结直肠癌（Colorectal Cancer，CRC）是常见恶性肿瘤，发病率和死亡率均呈上升趋势。国家癌症中心2024年发布的统计数据显示，2022年我国CRC新发病例为57.71万，居恶性肿瘤第二位，发病率为20.1/10万，男性和女性发病人数分别为30.77万和20.94万，男性高于女性。死亡病例24万，死亡率为8.56/10万，居第四位。CRC死亡病例数男性和女性分别为14.26万和9.74万，死亡率分别为10.85/10万和6.48/10万。CRC发病率随年龄增长而上升，40~44岁组之后上升明显，80~84岁组达到高峰；城市地区高于农村地区（标化发病率20.0/10万和14.7/10万），南部地区标化发病率（23.8/10万）最高，西北地区最低（14.5/10万）。

结肠癌（Colon Cancer，CC）在41~65岁人群发病率高，近20年尤其是大城市，该人群发病率明显上升，且有CC多于直肠癌的趋势。

第二章

预防与筛查

第一节　预防措施

CC的确切病因不清，可能与饮食、环境、遗传、精神等因素相关。研究表明：保持健康生活方式，针对不同性别、年龄、不同遗传因素的人群进行健康体检、肿瘤筛查，处理癌前病变可有效降低CC的发病率和死亡率。

1　一级预防措施

（1）健康的饮食习惯，合理和平衡膳食，减少红肉类及腌制品摄入，注重植物性饮食，增加粗粮、蔬菜、水果摄入，据排便状况调整饮食，限制酒精饮料。

（2）健康的生活方式，积极锻炼，保持健康体重；养成良好作息时间；戒烟。

（3）减少环境致癌因素接触，如化学、物理、生物等致癌因素。

（4）注重自体健康管理，了解遗传、免疫、内分泌因素的促瘤作用。

（5）健康乐观心态与良好的社会精神状态。

2　二级预防措施

早期发现癌前病变、早期诊断、早期治疗，减少CC发病率、提升治愈率。

2.1　癌前病变

癌前病变包括传统的腺瘤（管状腺瘤、绒毛状腺瘤、管状绒毛状腺瘤）、锯齿状腺瘤（传统锯齿状腺瘤、无蒂锯齿状病变、无蒂锯齿状病变伴异型增生等）、遗传性综合征（息肉病以及非息肉病）、炎性肠病相关的异型增生（上皮内瘤变）、畸变隐窝灶，尤其伴异型增生者，皆视为癌前病变。

治疗原则：切除腺瘤并随访可明显降低CC发生。对≤5mm病灶的癌变率及预后无明确证据。对≤5mm的隆起型和表浅隆起型腺瘤可能不需积极治疗。而浅表凹陷型病变≤5mm时仍有一定癌变率和黏膜下浸润率，应予切除。大多数结肠腺瘤是良性肿瘤，可经内镜下切除治愈。

2.2 癌前病变的内镜分型（发育形态分型）

（1）隆起型：病变明显隆起于肠腔，基底部直径明显小于病变的最大直径（有蒂或亚蒂）；或病变呈半球形，基底部直径明显大于病变头部。分3个亚型：

1）Ⅰp型，即有蒂型，病变基底部有明显的蒂与肠壁相连。

2）Ⅰsp型，即亚蒂型，病变基底部有亚蒂与肠壁相连。

3）Ⅰs型，病变明显隆起于黏膜面，但基底无明显蒂结构，基底部直径明显小于或大于病变头端最大径。

（2）平坦型：病变高度低平或平坦隆起型统称平坦型，可分5个亚型：

1）Ⅱa型，病变直径小于10mm，平坦型病变或与周围黏膜相比略高。

2）Ⅱb型，病变与周围黏膜几乎无高低差者。

3）Ⅱa+dep型，即在Ⅱa型病变上有浅凹陷者。

4）LST-NG，非颗粒型侧向发育型腺瘤，可分为平坦型（Ⅱa型）及假凹陷型（Ⅱa+Ⅱc型，Ⅱc+Ⅱa型）。

5）LST-G，颗粒型侧向发育型腺瘤，可分为颗粒均一型（Ⅱa型）及结节混合型（Ⅱa型，Ⅰs+Ⅱa型，Ⅱa+Ⅰs型）。

（3）浅表凹陷型：病变与周围黏膜相比明显凹陷，可分如下4型：

1）Ⅱc型：病变略凹陷于周围正常黏膜。

2）Ⅱc+Ⅱa型：凹陷病变中有隆起区域。

3）Ⅱa+Ⅱc型：隆起型病变中有凹陷区域，但隆起相对平坦。

4）Ⅰs+Ⅱc型：隆起型病变中有凹陷区域，但隆起相对较高，该型病变都是黏膜下层高度浸润者，目前不属内镜下治疗的适应证。

2.3 治疗方法

（1）5mm以下的结肠病变可用热活检钳咬除术。

（2）隆起型病变Ⅰp型、Ⅰsp型以及Ⅰs型病变使用圈套器息肉电切切除。

（3）可一次性完全切除的Ⅱa型、Ⅱc型，以及部分Ⅰs型病变，使用内镜黏膜切除术（EMR）治疗。

（4）最大径超20mm须在内镜下一次性切除的病变、抬举征假阴性的腺瘤、>10mm的EMR残留或复发再次行EMR治疗困难，反复活检不能证实为癌的结肠病变推荐内镜黏膜下剥离术（ESD）治疗。

（5）对侧向发育型肿瘤应以亚型为基础选择内镜治疗：假凹陷型LST-NG及结节混合型LST-G容易出现黏膜下浸润，应行ESD整块切除；而平坦型LST-NG及颗粒均一型LST-G可据病变大小选择分片EMR或ESD切除。

第二节　筛查

1　自然人群的结肠癌筛查

1.1　一般人群

建议45~74岁人群接受CC的筛查。推荐每5~10年进行1次结肠镜检查，如筛查对象拒绝结肠镜检，推荐进行高危因素问卷调查和免疫法粪便隐血试验（Fecal immunochemical test，FIT）检测，任一项阳性者需进一步行结肠镜检查。如无法行肠镜检，可考虑多靶点粪便FIT-DNA检测以及血液多靶点甲基化标志物检测。对74岁以上人群是否继续筛查尚存争议。

1.2　高危人群

高危人群指有结直肠腺瘤病史、结直肠癌家族史和炎性肠病等的人群。对高危人群，如筛查对象有2个以上亲属确诊CRC或进展期腺瘤（直径≥1cm，或伴绒毛状结构，或伴高级别上皮内瘤变），建议从40岁开始或比家族中最早确诊CRC的年龄提前10年开始，每5年进行1次结肠镜检。对腺瘤性息肉综合征或致病突变基因携带者，建议每年行结肠镜检。对Lynch综合征家系中携带致病突变者，建议20~25岁开始结肠镜检，每2年1次，直到40岁，然后每年1次结肠镜检查。

1.3　筛查方法

①问卷法；②FIT；③多靶点粪便FIT-DNA检测；④全结肠镜。

2　遗传性结肠癌筛查

约有1/3的CRC患者具有一定遗传背景，其中5%~6%可确诊为由明确可遗传胚系基因突变导致的遗传性CRC。遗传性CC根据有无息肉，大致分为以下两类：非息肉病性CC，包括林奇（Lynch）综合征、家族性CC X型；以息肉病为主要特征，包括家族性腺瘤性息肉病、MUTYH相关性息肉病、黑斑息肉综合征和幼年性息肉综合征等。

2.1　Lynch综合征的临床筛查和基因诊断

Lynch综合征占所有CRC患者中的2%~4%，是最常见的遗传性CRC综合征，常染色体显性遗传，可引起结直肠及其他部位（如子宫内膜、卵巢、胃等）肿瘤。目前已明确的Lynch综合征相关致病基因包括错配修复基因家族中的MLH1、MSH2、MSH6、PMS2基因以及EPCAM基因。

（1）临床筛查：常用筛查标准包括阿姆斯特丹（Amsterdam）诊断标准Ⅰ、Ⅱ等。对中国家庭规模小型化现状，全国遗传性大肠癌协作组于2003年提出中国人Lynch综合征家系标准，家系中至少有2例组织病理学明确诊断的CRC患者，其中至少2例为一级亲属关系，并符合以下任一条件：

1）家系中至少1例为多发性CRC患者（包括腺瘤）。

2）家系中至少1例CRC初诊年龄<50岁。

3）家系中至少一人患Lynch综合征相关肠外恶性肿瘤（包括胃癌、子宫内膜癌、小肠癌、输尿管癌、肾盂癌、卵巢癌和肝胆系统癌）。

（2）分子筛查：通过对Lynch综合征肿瘤组织某些特殊的分子病理特征进行错配修复基因突变的分子筛查，即免疫组化检测错配修复（Mismatch repair，MMR）蛋白是否缺失和PCR检测微卫星不稳定（Microsatellite Instability，MSI）。推荐临床筛查与分子筛查，免疫组化提示错配修复缺陷（Deficiency mismatch repair，dMMR）或微卫星高度不稳定（Microsatellite instability-high，MSI-H）高度怀疑Lynch综合征，进行胚系基因突变的检测。如检测到MLH1、MSH2、MSH6、PMS2或EPCAM中任一基因的胚系致病突变，可确诊为Lynch综合征。

2.2 家族性腺瘤性息肉病

家族性腺瘤性息肉病（Familial adenomatous polyposis，FAP）是一种以结直肠多发息肉为主要临床表现的常染色体显性遗传性肿瘤综合征。FAP最主要的致病基因是APC基因，经典型FAP患者（息肉数超过100枚），还可能同时发生胃息肉、十二指肠息肉以及先天性视网膜色素上皮细胞肥大、硬性纤维瘤、骨瘤等消化道外症状。衰减型FAP临床表型较轻（息肉数10~99枚）。基因检测可明确致病基因和突变位点。若未发现APC基因胚系致病突变，应进一步做MUTYH基因胚系突变检测。对经典型FAP，经常规基因检测仍未发现APC或MUTYH胚系致病突变，则行高通量多基因或全外显子测序以明确致病基因。

第三章 诊断

第一节 临床表现

早期CC可无明显症状，病情发展到一定程度可出现下列症状：①排便习惯改变；②大便性状改变；③腹痛或腹部不适、痉挛性腹痛；④腹部肿块；⑤肠梗阻相关症状；⑥全身症状：如贫血、消瘦、乏力、低热等。

第二节 疾病史和家族史

CC发病可能与结肠息肉、结肠腺瘤、克罗恩病、溃疡性结肠炎、血吸虫病等相关，应详细询问相关疾病史及家族史。

第三节 体格检查

一般状况评价、全身浅表淋巴结特别是腹股沟及锁骨上淋巴结的情况。腹部视诊和触诊，检查有无肠型、肠蠕动波，腹部是否可触及肿块；腹部叩诊及听诊有无移动性浊音及肠鸣音异常。直肠指检了解直肠及盆底情况。

第四节 实验室检查

①血常规；②尿常规；③粪便常规；④粪便隐血试验；⑤生化系列；⑥肿瘤标志物：CC患者在诊断时、治疗前、评价疗效时、随访时可检测外周血CEA、CA19-9；疑有肝转移检测AFP；疑有腹膜、卵巢转移患者检测CA125。

第五节 全结肠镜检查

疑似CC患者均推荐全结肠镜检查。检查报告必须包括：进镜深度、肿物大小、距肛缘位置、形态、局部浸润范围，对可疑病变必须行病理活检。结肠肠管在检查时可能出现皱缩，内镜所见肿物远侧与肛缘距离可能存在误差，建议结合CT或MRI明确病灶部位。对病灶较小，术中可能定位困难者，术前可经内镜下注射纳米碳、亚甲蓝等染色剂行病灶定位。有条件的，可行术中肠镜协助定位。

第六节 影像学检查

1 CT

推荐胸部/腹部/盆腔增强CT检查，评估肿瘤分期、疗效，及随访，内容包括：①原发肿瘤的位置、侵犯范围及浸润深度；②是否伴区域或远处淋巴结转移；③是否伴远处器官转移；④随访中筛查吻合口复发灶及远处转移灶；⑤判断治疗的疗效；⑥是否疑有肠梗阻、肠套叠、肠穿孔等并发症或其他可能影响治疗决策的伴随疾病。

2 MRI

对临床、超声或CT不能确诊的肝转移瘤或肝转移瘤数目影响治疗决策时，推荐MRI增强检查，有条件医院可行肝脏特异性对比剂增强扫描。

3 超声检查

可用于CC肝转移初筛。术中超声用于肝转移灶评估和为射频消融做准备。

4 尿路排泄造影检查

不推荐作为常规检查，仅适于肿瘤较大可能侵及泌尿系统患者。

5 PET-CT

不推荐作为常规检查，对常规影像学无法确诊者可使用；对病情复杂、常规检查不能确诊、分期或可疑复发时可作为辅助检查。对Ⅳ期患者，治疗目标为无疾病状态（No evidence of disease，NED）时，均需PET-CT评估。

第七节 开腹或腹腔镜探查术

以下情况，建议行开腹或腹腔镜探查术明确诊断以及治疗：

①经过各种诊断手段尚不能明确诊断且高度怀疑结肠肿瘤；②出现肠梗阻，进行保守治疗无效；③可疑出现肠穿孔；④保守治疗无效的下消化道大出血。

第八节 病理学诊断

病理检查是诊断CC的金标准，力争在治疗前获得病理诊断。活检诊断为浸润性癌的应进行规范性CC治疗。活检诊断为高级别上皮内瘤变或黏膜内癌的病例，临床医师应当了解，受活检取材深度限制，活检病理可能不能明确有无黏膜下层或更深层的浸润。建议病理标本完善MMR蛋白表达或MSI检测以明确微卫星状态，对病理取材受限患者，如有必要，可选择外周血MSI检测明确MSI状态。转移性CRC的病理检测需明确RAS、BRAF基因状态。术前行新辅助治疗的根治术标本需做肿瘤退缩分级（TRG）描述。

CC总体诊断流程：见图26-3-1。

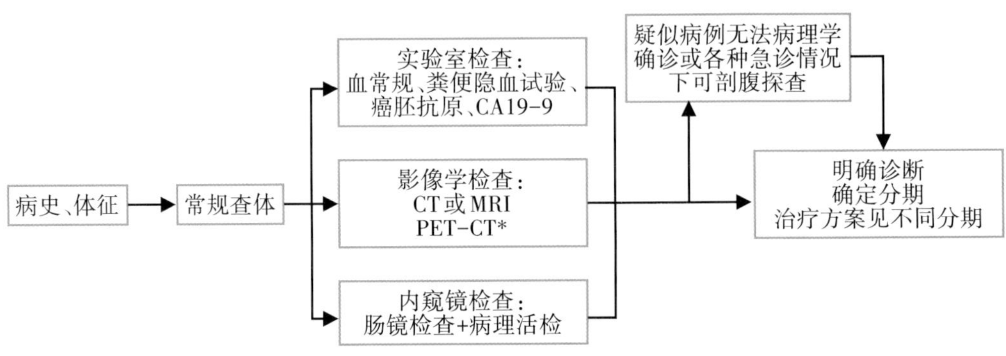

*PET-CT不常规推荐

图26-3-1 结肠癌的诊断流程

第四章

治疗

第一节 MDT to HIM原则

CC的治疗模式是以手术为主的整合治疗。多学科整合诊治团队（MDT to HIM）诊疗模式可有效提升肿瘤诊疗水平，有条件的单位，CC患者应纳入整合诊疗模式。即由结直肠外科/胃肠外科、肝脏外科、肿瘤内科、放疗科、放射科和超声影像科及其他相关专业有一定资质的医生组成团队，定时、定点对患者的一般状况、疾病诊断、分期、发展及预后做出全面评估，并根据当前国内外治疗规范和指南，制订并实施最适合、最优化的整合诊治方案。

第二节 非转移性结肠癌的治疗

1 内镜治疗

（1）治疗原则：内镜治疗应整块切除早期CC病变。内镜治疗前应用超声内镜、CT及MRI等进行临床分期，排除浸润达到/超过肌层、区域淋巴结转移或远处转移的患者。应用pit pattern分型、Sano分型和NICE分型、黏膜下注射是否有抬举征及超声内镜检查综合确定结肠病变浸润深度以指导治疗方案选择。

（2）适应证：Tis以及T1（黏膜下浸润深度<1000μm）的早期CC。

（3）方法：ESD是最适合整块切除的方法，特别是对较大病变。分片EMR可使浸润深度的病理诊断和切除边界的确定变得困难。尽量减少切除肿瘤碎块的数目，且疑癌区域（可在治疗前通过放大内镜观察）不应被分片切除。

（4）对内镜下切除标本，要行规范化的病理分析。有以下情况需追加外科手术：①基底切缘阳性、切缘无法判定，未行整块切除；②组织学分化差的癌（低分化腺癌、未分化癌、印戒细胞癌、黏液腺癌等）；③黏膜下浸润深度≥1000μm；④血管，淋巴管侵犯阳性；⑤肿瘤出芽G2/G3。

2 外科治疗

2.1 手术治疗理念与原则

遵循肿瘤功能外科和手术损伤效益比及无菌、无瘤三个理念。根治手术推荐遵循全结肠系膜切除（Complete mesocolic excision，CME）原则，切除病灶部位及所属区域淋巴结，达到根治和器官功能保护兼顾。手术团队应有丰富腹腔外科经验或在结肠专科医生指导下实施手术。如需扩大手术范围，应有泌尿外科、肝脏外科和妇科等手术团队配合。

2.2 手术技术平台的选择

应基于实施手术医疗单位的实际情况选择手术技术平台。开腹手术是基本选择，也是CC外科治疗的基石。腹腔镜手术对大部分患者是一种安全且微创的选择，开展单位应具备2D高清、3D腹腔镜等设备；“机器人”手术是腹腔镜手术的进阶选择，目前局限于有手术机器人的区域医疗中心。

2.3 手术方式

首选手术切除范围是相应结肠肠段的切除加区域淋巴结清扫。后者必须包括肠旁、中间和系膜根部淋巴结。建议标识系膜根部淋巴结并送病理学检查；如怀疑清扫范围以外的淋巴结、结节有转移，推荐完整切除，无法完整切除者视为姑息切除。

（1）右半结肠癌根治术：适于盲肠、升结肠、结肠肝曲的癌肿。对盲肠和升结肠癌，切除范围包括右半横结肠、升结肠、盲肠以及长15~20cm的回肠末段，行回肠与横结肠吻合，建议有经验的中心常规开展CME（全结肠系膜切除）手术。对结肠肝曲癌肿，除上述范围外，视情况清扫胃网膜右动脉组的淋巴结。

（2）横结肠癌根治术：适用于横结肠癌。切除包括肝曲或脾曲的整个横结肠以及胃结肠韧带的淋巴结组，行升结肠和降结肠吻合。

（3）左半结肠癌根治术：适用于结肠脾曲和降结肠癌。切除包括横结肠左半、降结肠、并根据降结肠癌灶位置高低切除部分或全部乙状结肠，作结肠间或结肠与直肠吻合。

（4）乙状结肠癌根治术：根据乙状结肠的长短和癌肿所在部位，分别采用切除整个乙状结肠和全部降结肠，或切除整个乙状结肠、部分降结肠和部分直肠，作结肠直肠吻合。

（5）全结肠切除术：适用于部分结肠多原发癌及部分遗传性结肠癌。切除范围包括升结肠，横结肠，降结肠及乙状结肠并行回肠-直肠吻合术。

（6）遗传性结肠癌

1）家族性腺瘤性息肉病如已发生癌变，根据癌变部位，行全结直肠切除加回肠储袋肛管吻合术、全结直肠切除加回肠-直肠端端吻合术或全结直肠切除加回肠造口术、保留直肠壶腹的全结肠及部分直肠切除术。未发生癌变者可根据病情选择全结直肠切除或肠段切除。直肠腺瘤<20枚者，可保留部分直肠；直肠腺瘤≥20枚者，建议行全结直肠切除。

2）Lynch综合征应在与患者充分沟通基础上，选择全结肠直肠切除或肠段切除结合肠镜随访。

（7）经自然腔道取标本手术（Natural orifice specimen extraction surgery，NOSES），使用腹腔镜、“机器人”或软质内镜等设备平台完成腹盆腔内各种常规手术操作（切除与重建），经人体自然腔道（直肠、阴道或口腔）取标本的腹壁无辅助切口手术。术后腹壁无取标本切口，仅存留几处微小戳卡疤痕，表现出极佳的微创效果。具备丰富腹腔镜手术经验，并能熟练完成全腔镜下消化道重建的手术团队实施该手术是安全的。NOSES是一种高选择性手术，适应证要求严格，仅限于T2、T3期病灶小，有希望经自然腔道取标本患者。不能用于局部晚期肿瘤；不适用于肿瘤引起的急性肠梗阻和肠穿孔。

（8）结肠癌扩大根治术——联合脏器和多脏器切除，联合脏器切除指因肿瘤侵犯（炎性或癌性）周围脏器，整块切除两个以上相邻脏器的切除术。CC侵犯邻近脏器（如侵犯十二指肠，行右半结肠联合胰十二指肠切除），且无远处转移者。根据肿瘤累及范围，通过切除邻近脏器实现阴性切缘。多脏器切除：指因肿瘤转移至远隔脏器，因根治需求，行两个以上脏器的切除术（如CC同时出现肝转移、局限腹膜转移等），通过多部位同期手术实现R0切除的目的。此类手术难度大，需相应专科手术团队配合，推荐在区域医疗中心实施手术。

（9）急诊手术：对梗阻、穿孔、大出血CC病例，可行急诊手术，原则以挽救生命为主，各种检查可不完善。对已引起梗阻的可切除CC，推荐行一期切除吻合，或一期肿瘤切除近端造口远端闭合，或造口术后二期切除，或结肠自膨式金属支架（SEMS）置入术后限期切除。如肿瘤局部晚期不能切除，建议给予包括手术在内的姑息性治疗，如近端造口术（盲肠、横结肠、回肠等）、短路手术（回肠横结肠、回肠乙状结肠等）、支架置入术等。

2.4 术中用药

术中根据无菌、无瘤原则合理使用抗菌药物及控瘤药物。根据中国《抗菌药物临床应用指导原则（2015年版）》，如手术超过3小时，或失血超过1500ml，术中可给予第二剂抗菌药物。对有高危复发风险的CC，特别是肿瘤侵及浆膜、有淋巴结转移、腹腔冲洗液细胞学检查游离癌细胞阳性或可疑阳性者、术中瘤体被过度挤压或瘤体破裂者可考虑腹腔化疗。术中将化疗药物注入腹腔直接作用于腹腔内种植和脱落的癌细胞，维持腹腔内较高的有效药物浓度，是治疗和预防腹腔种植转移的手段之一。

2.5 标本质量控制与病理分期

局部切除标本及其质量和病理分期对指导术后治疗及预后评估至关重要，为确保病理评估报告内容的准确性，应保证标本固定及保存、取材范围、诊断规范等，病理分期推荐采用AJCC TNM分期（第八版）。

原发肿瘤（T）

Tx：原发肿瘤无法评估

T0：无原发肿瘤证据

Tis：原位癌，黏膜内癌（累及固有层或黏膜肌层）

T1：肿瘤浸润黏膜下层

T2：肿瘤浸润固有肌层

T3：肿瘤浸透固有肌层至肠周组织

T4a：肿瘤浸透脏层腹膜（包括肿瘤导致的肠穿孔，肿瘤炎症区域侵及浆膜）

T4b：肿瘤直接侵犯或粘连其他器官或结构

注：T4包括肿瘤穿透浆膜并侵犯另段肠管，或无浆膜覆盖处直接侵犯邻近器官或结构（如降结肠后壁侵犯肾脏、直肠下段侵犯前列腺等）；肉眼与其他组织结构粘连者T分期取决于镜下浸润最深处。

区域淋巴结（N）

Nx：淋巴结转移无法评估

N0：无区域淋巴结转移

N1a：1个区域淋巴结转移

N1b：2~3个区域淋巴结转移

N1c：肿瘤沉积于浆膜下、肠系膜或非腹膜被覆的结肠周或直肠周组织，不伴区域淋巴结转移

N2a：4~6个区域淋巴结转移

N2b：7个或以上区域淋巴结转移

远处转移（M）

Mx：远处转移无法评估

M1：有远处转移

M1a：一个器官或部位转移，无腹膜转移

M1b：两个或以上器官或部位的转移，无腹膜转移

M1c：腹膜表面转移，伴或不伴其他器官部位转移

表 26-4-1　AJCC　第八版结直肠癌分期系统对应表

T	N	M	分期
Tis	N0	M0	0
T1	N0	M0	Ⅰ
T2	N0	M0	Ⅰ
T3	N0	M0	ⅡA
T4a	N0	M0	ⅡB
T4b	N0	M0	ⅡC
T1-2	N1/N1c	M0	ⅢA
T1	N2a	M0	ⅢA
T3-4a	N1/N1c	M0	ⅢB
T2-3	N2a	M0	ⅢB
T1-2	N2b	M0	ⅢB
T4a	N2a	M0	ⅢC
T3-4a	N2b	M0	ⅢC
T4b	N1-2	M0	ⅢC
任何T	任何N	M1a	ⅣA
任何T	任何N	M1b	ⅣB
任何T	任何N	M1c	ⅣC

cTNM是临床分期，pTNM是病理分期；前缀y用于接受新辅助治疗后的肿瘤分期（如ypTNM），病理学完全缓解的患者分期为ypT0N0M0，可能类似于0期或Ⅰ期。前缀r用于经治疗获得一段无瘤间期后复发的患者（rTNM）。

3　内科治疗

3.1　T4b期结肠癌的术前治疗

T4b期是CC复发的高危因素，建议MDT to HIM讨论决定治疗方案。首先评估是否可以手术切除。可以切除，建议直接手术或选择新辅助治疗再行手术切除，术后无论有无区域性淋巴结转移，均推荐辅助化疗。如判断为潜在可切除，建议使用化疗或化疗联合靶向治疗进行转化治疗，是否增加局部放疗由MDT to HIM讨论决定。如判断为根本无法切除，建议姑息治疗以及最佳支持治疗或进入临床试验。如为dMMR/MSI-H型患者，术前新辅助治疗亦可考虑免疫治疗。

3.2　结肠癌辅助治疗

CC辅助化疗要求患者体力状况评分及主要脏器功能良好，无化疗禁忌的基础疾患或其他并存疾病，一般在术后3~4周开始，不迟于术后8周。总疗程一般为3~6个月。循环肿瘤DNA（circulating-tumor DNA，ctDNA）检测微小残留病灶（minimal residual disease，MRD）在术后辅助化疗决策过程中具有一定价值。

（1）Ⅰ期CC，不推荐术后辅助化疗，建议观察和随访。

（2）Ⅱ期CC，根据有无临床高危因素及微卫星状态，制定方案。高危因素包括：T4、组织学分化差（3/4级，不包括MSI-H者）、血管淋巴管侵犯、神经侵犯、术前肠梗阻或肿瘤部分穿孔、切缘阳性或情况不明、切缘安全距离不足、检出淋巴结不足12枚。

1）无高危因素，如微卫星状态是MSI-H或dMMR，不推荐术后辅助化疗，建议观察和随访；如微卫星状态是MSS或pMMR，推荐单药5-FU/LV持续静脉输注或口服卡培他滨化疗。

2）有高危因素，推荐CapeOx或FOLFOX方案化疗，基于IDEA研究结果，CapeOx方案辅助化疗4周期或FOLFOX方案12周期。不能耐受双药化疗的MSS或pMMR者可行单药5-FU/LV持续静脉输注或口服卡培他滨化疗。

（3）Ⅲ期CC

术后推荐含奥沙利铂的双药联合化疗6个月，不耐受奥沙利铂者，推荐单药5-FU/LV持续静脉输注或口服卡培他滨化疗。基于IDEA研究结果，低危Ⅲ期（T1~3N1）可予CapeOx方案辅助化疗3个月。

不推荐在辅助化疗中使用以下药物：伊立替康、替吉奥、曲氟尿苷替匹嘧啶（TAS-102）、贝伐珠单抗、西妥昔单抗、瑞戈非尼、呋喹替尼和所有的免疫检查点抑制剂，但临床试验除外。

非转移性CC总体处理流程：见图26-4-1。

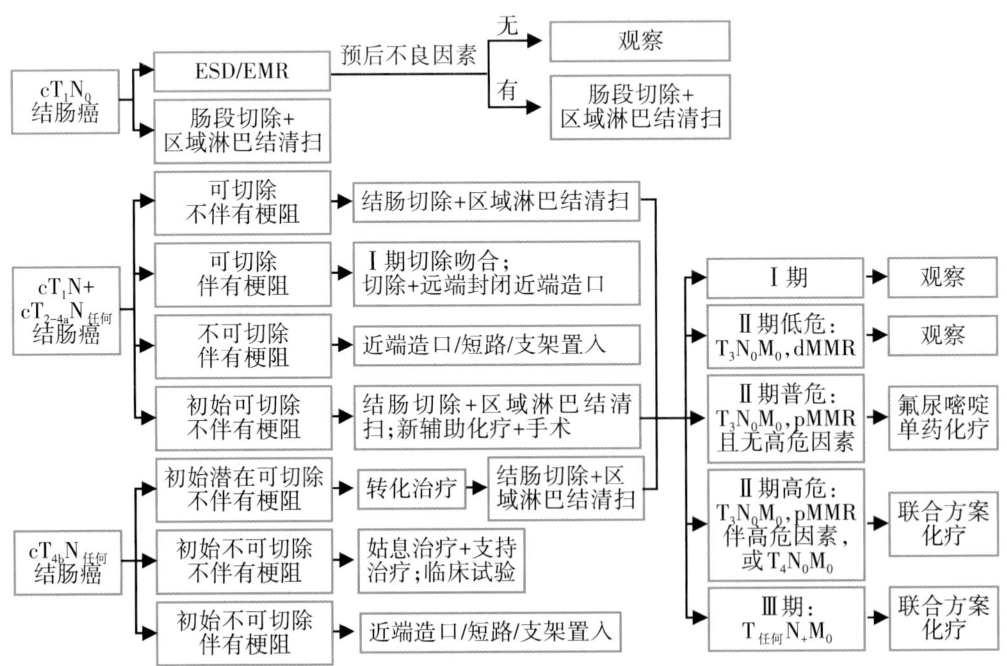

图26-4-1 非转移性结肠癌的处理流程

第三节　结肠癌肝转移的治疗

1　可切除的结肠癌肝转移

1.1　治疗原则及策略

手术完全切除原发灶和肝转移灶，仍是目前治愈CC肝转移的最佳方法。手术适应证：CC原发灶能够或已经根治性切除，肝转移灶可R0切除且保留足够的功能性肝组织，没有不可切除或毁损的肝外转移灶或仅为肺部结节性病灶。手术禁忌证：原发灶不能取得根治性切除，出现不能切除的肝外转移，预计术后残余肝脏容积不足以及患者全身状况不能耐受手术。除了手术切除外，消融、放疗等手段也能彻底毁损肝转移灶。对手术切除难度较大的个别肝转移灶，应积极联合多种治疗手段，使更多患者有机会达到无疾病证据NED状态，提高长期生存率。

1.2　内科治疗

（1）新辅助治疗

目的是为了缩小术前瘤体及减少体内微小转移的发生，也可作为评价化疗方案敏感性的依据，并指导术后化疗方案的选择。推荐对这类患者首先进行复发风险评分（Clinical risk score，CRS），见表26-4-2。

表26-4-2　复发风险评分（CRS）

描述	评分
原发肿瘤淋巴结阳性	1分
同时性转移或异时性转移距离原发灶手术时间<12个月	1分
肝转移肿瘤数目>1个	1分
术前CEA水平>200ng/ml	1分
转移肿瘤最大直径>5cm	1分

注：0~2分为CRS评分低，3~5分为评分高。评分高意味着复发风险高。

具体策略如下：

1）CC确诊时合并初始可根治性切除的肝转移：在原发灶无出血、梗阻或穿孔等症状或原发灶症状解除情况下，CRS评分高，推荐术前新辅助化疗。

2）结肠癌根治术后发生可根治性切除的肝转移：原发灶切除术后未接受过化疗，或化疗12个月前已完成且CRS评分高，推荐术前新辅助化疗；肝转移发现前12个月内接受过化疗，新辅助化疗的作用有限，可直接切除肝转移灶。

3）新辅助化疗的疗程一般为2~3个月，首选奥沙利铂为基础的方案（FOLFOX/CapeOx），不耐受奥沙利铂者也可选择伊立替康为基础的方案（FOLFIRI），一般不推荐联合使用靶向药物，术前、术后化疗总时长为6个月。如为dMMR/MSI-H型患者，术前新辅助治疗亦可考虑免疫治疗。

（2）辅助治疗

无论原发灶有无症状、CRS评分高或低，均应在结肠癌切除术和转移灶局部治疗后行术后辅助化疗。肝转移灶清除后达到NED者，根据术前治疗情况及术后病理，推荐在MDT to HIM讨论下决定是否行术后辅助化疗。

常用辅助化疗方案有：氟尿嘧啶单药方案、奥沙利铂为基础的联合化疗方案。如术前已用含伊立替康方案，且有效，术后可继续沿用。

1.3 局部治疗

（1）手术治疗

可切除的同时性CC肝转移者的术式：CC原发灶与肝转移灶一期同步切除和二期分阶段切除。结肠癌根治术后发生肝转移者，如既往结肠原发灶为根治性切除且不伴有原发灶复发，肝转移灶能切除，并且肝切除量低于70%，应予手术切除肝转移灶。

肝转移灶手术切除应符合R0原则。

切缘至少>1mm，切除术后至少保留3根肝静脉中的1根且残肝容积≥40%（同时性肝切除）或≥30%（异时性肝切除）。

如局限于左半或右半肝，病灶较大且无肝硬化者，可行规则的半肝切除。

采用术中超声，有助于发现术前影像学检查未能诊断的转移病灶。

预计手术切除后剩余肝脏体积不足30%的肝转移，门静脉选择性栓塞（portal vein embolization，PVE）或结扎（Portal vein ligation，PVL）可使术后预期剩余肝脏代偿性增大，增加手术切除可能。联合肝脏离断和门静脉结扎的二步肝切除术（ALPPS）可使残留肝脏的体积在短时间内增大，建议在严格选择的患者中由经验丰富的肝脏外科医师实施手术。

（2）病灶毁损治疗

除手术切除肝转移灶外，射频消融、微波消融、立体定向放疗等也能彻底毁损肝转移灶，所以对手术切除难度较大的个别肝转移灶，应积极联合此类治疗手段，以使更多患者有机会达到NED，改善长期生存。

射频消融（Radiofrequency ablation，RFA）适用于最大直径<3cm、消融边缘>5mm肝转移灶，且一次消融最多5枚。微波消融（MWA），可用于直径>3cm或邻近较大血管的CC肝转移灶。立体定向放疗（Stereotactic body radiation therapy，SBRT），适用于肝转移数目≤5个、最大转移灶直径<6cm。

2　潜在可切除的结肠癌肝转移

2.1　治疗原则

潜在可切除：原发癌灶或肝转移灶在初始诊断时无法达到根治性切除，经积极治疗，可转化为适宜手术根治性切除的状态。经转化治疗后的肝转移切除患者，5年生存率与初始可切除肠癌的患者近似。

由于化疗可能增加肝转移切除术后并发症，转化治疗达到预期目标后尽快实施手术。根治性切除的患者，完成围术期总共半年的治疗，以降低复发风险。术后是否继续应用靶向药物，在MDT to HIM指导下决策。

治疗前原发灶如存在梗阻、穿孔或内科无法控制的出血，应优先处理原发灶，再考虑转化治疗。如经过6个月转化治疗后原发灶或肝转移无法达到根治性切除或NED目标时，建议改为低强度药物维持治疗。

2.2　化疗和/或靶向治疗和/或免疫治疗

检测肿瘤组织KRAS、NRAS、BRAF基因及微卫星状态，以指导制定转化治疗方案。

（1）化疗方案

FOLFOX、CapeOx和FOLFIRI均可提高转化切除率，作为首选推荐，XELIRI方案由于转化治疗证据相对不足，不作为常规推荐。

FOLFOXIRI三药方案较双药具有更高的缓解率与转化率，目前被更多推荐用于体力状况与脏器功能良好的患者。

（2）分子靶向药物

RAS/BRAF野生型：左半结肠癌首选双药联合西妥昔单抗；右半结肠癌推荐FOLFOXIRI联合贝伐珠单抗，但需谨慎选择适用人群与密切监测不良反应。不适合三药方案，右半结肠癌推荐双药联合贝伐珠单抗，也可选择双药联合西妥昔单抗治疗。

RAS突变型：推荐双药化疗联合贝伐珠单抗。三药联合贝伐珠单抗方案具有更高的缓解率，但需要谨慎选择适用人群与密切监测不良反应。

BRAF V600E突变患者预后不佳，少量证据表明手术切除肝转移仍可能带来生存获益。FOLFOXIRI三药联合贝伐珠单抗仍可作为BRAF突变患者推荐方案。

（3）免疫检查点抑制剂治疗

由于MSI-H CC肝转移发生率低，小样本研究显示手术切除可使患者获益，虽然缺乏免疫检查点抑制剂用于此类患者转化治疗的高级别证据，但专家组仍推荐免疫治疗作为MSI-H CC肝转移的方案选择之一。

2.3 评估

（1）潜在可切除的多学科评估

增强CT用于CC原发灶及远处转移的检查；增强MRI、超声造影用于肝脏病灶数量与部位的评估；三维CT与三维数字成像技术等有助于评估残肝体积。

（2）疗效评估

转化治疗建议6~8周行一次影像学评估。RECIST1.1标准评估转化治疗疗效，TRG分级评估转化治疗的病理退缩程度。如联合贝伐珠单抗治疗，则最后一次治疗与手术间隔至少6周，术后6~8周再重新开始贝伐珠单抗治疗。

3 不可切除的结肠癌肝转移

3.1 外科治疗

原发灶处理：

（1）原发灶无出血、梗阻症状或无穿孔时推荐全身治疗。但对合并有始终无法切除的肝或肺转移是否必须切除原发灶目前有争议。

（2）CC原发灶有出血、梗阻症状或穿孔时，应先处理原发灶，继而全身治疗。治疗后每6~8周予以评估，决定下一步治疗方案。原发灶处理包括：原发灶切除、短路手术、单纯造口等，可肠道支架置入处理梗阻、用局部介入栓塞处理原发灶出血。

3.2 内科治疗

（1）姑息一线治疗

首选化疗联合靶向治疗，对有望较长时间肿瘤控制（PFS 4~6个月）的患者，推荐采用诱导化疗-维持治疗策略。

1）治疗前推荐常规检测肿瘤组织KRAS、NRAS、BRAF基因和微卫星状态。

2）对适合强烈治疗的患者：

a）化疗方案：根据患者年龄、体力状况、器官功能和肿瘤负荷选择双药或三药化疗。FOLFOX、CapeOx及FOLFIRI疗效相近，毒性反应存在差异。三药FOLFOXIRI的客观有效率、PFS优于双药化疗，但不良反应尤其骨髓毒抑制更明显，建议限于PS评分0~1分、<70岁、器官功能佳、肿瘤负荷大的患者。如存在严重心脏基础疾病或药物心脏毒性，考虑雷替曲塞替代氟尿嘧啶类。

b）靶向药物：根据基因状态、原发灶部位选择最佳靶向治疗。RAS/BRAF双野生/MSS型，右半肠癌优先推荐两药化疗联合贝伐珠单抗，左半肠癌优先推荐FOLFOX/FOLFIRI联合西妥昔单抗；RAS突变、BRAF野生/MSS型或不能耐受三药化疗的BRAF V600E突变/MSS，优先推荐FOLFOX/CapeOx/FOLFIRI联合贝伐珠单抗；年轻、体力状况好、肿瘤负荷大或生长迅速或BRAF V600E突变患者可选择FOLFOXIRI联合贝伐珠单抗。

c）免疫治疗：不论RAS/BRAF基因状态，对MSI-H/dMMR患者均优先推荐PD-1单抗（帕博利珠单抗）。目前也有证据证实纳武利尤单抗联合伊匹木单抗的双免疗法可获益。不适合免疫治疗者，可参考姑息一线治疗。

d）维持治疗：适于接受一定时长（通常6~8个周期）一线强烈化疗±靶向治疗（即诱导化疗）达到CR/PR/SD，经MDT to HIM评估不适合局部处理。目前主要支持一线含奥沙利铂双药或三药化疗后采用维持治疗策略，优先推荐卡培他滨或5-FU±贝伐珠单抗方案，如不愿继续接受化疗者可单用贝伐珠单抗。

3）不适合强烈治疗者

≥70岁，体力状况或器官功能欠佳和肿瘤负荷小且生长缓慢如仅肺转移者，推荐卡培他滨或5-FU联合贝伐珠单抗，无法耐受卡培他滨手足综合征或不愿接受持续输注5-FU者，可考虑曲氟尿苷替匹嘧啶片联合贝伐珠单抗作为替代选择；也可以考虑减量30%~50%的两药联合方案；不适合贝伐珠单抗者，如近期发生血栓或大出血事件，可考虑单药卡培他滨或5-FU，如为RAS、BRAF野生/MSS型CC，单药西妥昔单抗或联合伊立替康。

（2）姑息二线治疗

1）适合强烈治疗的患者

a）化疗方案：含奥沙利铂和含伊立替康方案可互作为一、二线，mXELIRI方案在中国人群安全有效，较FOLFIRI不良反应更少。雷替曲塞与氟尿嘧啶类药物不完全交叉耐药，可与奥沙利铂或伊立替康联用作为二线治疗。如一线使用三药化疗出现进展者，后续治疗参照三线治疗原则。一线维持治疗中出现进展者，建议优先导入原诱导化疗方案。

b）靶向药物：如一线治疗未使用靶向药物，二线治疗应根据基因型加用靶向药物。RAS或BRAF突变型且一线使用贝伐珠单抗进展者，推荐贝伐珠单抗跨线治疗。RAS、BRAF野生型CC，一线西妥昔单抗进展，推荐二线选择贝伐珠单抗，不建议西妥昔单抗跨线治疗；一线贝伐珠单抗进展，推荐二线贝伐珠单抗跨线或换用西妥昔单抗。一线使用免疫检查点抑制剂的dMMR/MSI-H者，二线治疗推荐化疗联合靶向治疗。BRAF V600E突变者，二线治疗可选择西妥昔单抗+维罗非尼+伊立替康或达拉非尼+西妥昔单抗±曲美替尼。

c）免疫治疗：一线未使用免疫检查点抑制剂的dMMR/MSI-H者，推荐使用PD-1单抗单药或联合CTLA-4单抗作为二线治疗。少见的POLE或POLD基因致病突变者，亦可能是免疫检测点抑制剂敏感人群。

2）不适合强烈治疗的患者

根据体力状况、基因型及既往一线治疗方案选择二线治疗或参加临床研究。PS评分>2分者，建议最佳支持治疗；PS评分0~2分，RAS、BRAF野生型既往未使用抗

EGFR单抗者，推荐西妥昔单抗单药治疗，RAS或BRAF突变者，既往未使用靶向药物，可考虑卡培他滨或5-FU或曲氟尿苷替匹嘧啶片联合贝伐珠单抗。

（3）三线及后线治疗

1）非分子标志物指导的选择：推荐瑞戈非尼、呋喹替尼、曲氟尿苷替匹嘧啶联合或不联合贝伐珠单抗。多线治疗进展后鼓励参与临床试验。。

2）分子标志物指导下的后线治疗选择：

a）如BRAF V600E突变/MSS型且既往未接受抗BRAF治疗者：西妥昔单抗+维罗非尼+伊立替康，或达拉非尼+西妥昔单抗±曲美替尼或参加临床研究；

b）HER2过表达者：曲妥珠单抗+拉帕替尼曲、妥珠单抗+帕妥珠单抗或参加临床研究；

c）dMMR/MSI-H者：推荐PD-1单抗治疗。如存在少见的POLE或POLD基因致病突变者，亦可能是免疫检测点抑制剂敏感人群。

d）RAS/BRAF野生型：既往未使用EGFR单抗者：考虑西妥昔单抗或联合伊立替康；既往使用过西妥昔单抗一线治疗达到客观有效（CR/PR）且PFS时间超过6个月者，ctDNA检测为RAS/BRAF/EGFR均野生型，可考虑西妥昔单抗联合伊立替康再挑战策略。

e）NTRK融合基因者：可考虑NTRK抑制剂。

（4）其他治疗

晚期患者在上述常规治疗不适用前提下，可选择局部治疗，如介入治疗、瘤体内注射、物理治疗或中医药治疗。

CC肝转移整体处理流程：见图26-4-2、图26-4-3。

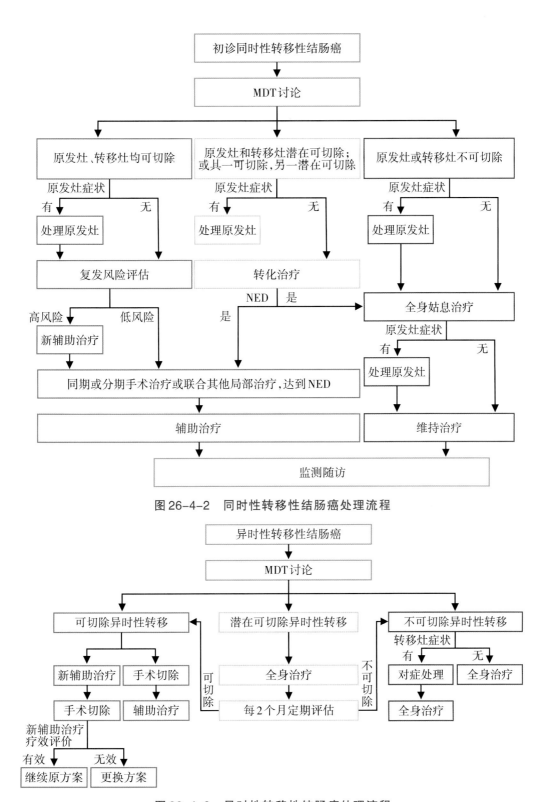

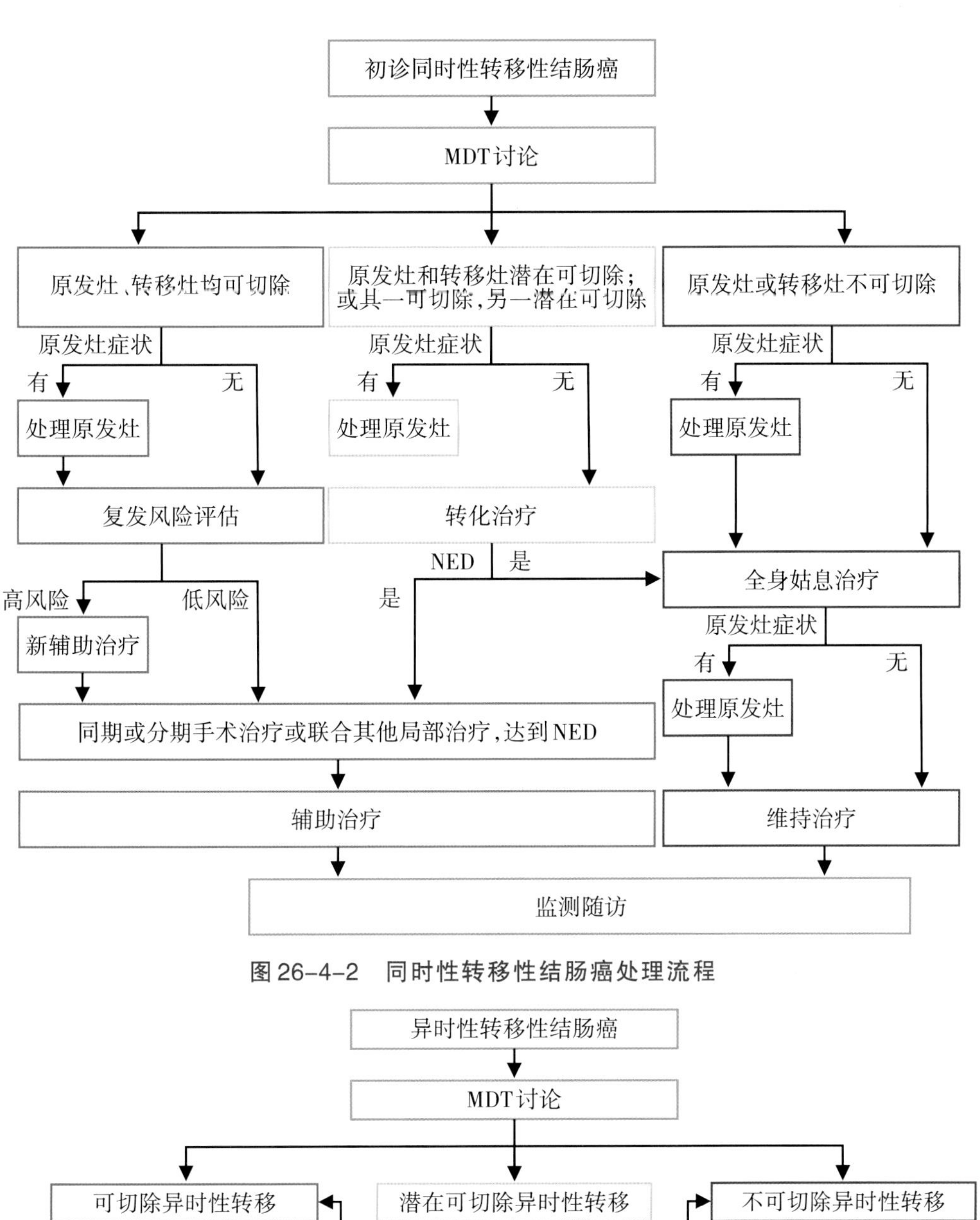

图 26-4-2　同时性转移性结肠癌处理流程

异时性转移性结肠癌
MDT讨论
可切除异时性转移
潜在可切除异时性转移
不可切除异时性转移
转移灶症状
有
无
新辅助治疗
手术切除
全身治疗
对症处理
可切除
不可切除
辅助治疗
每2个月定期评估
新辅助治疗疗效评价
有效
无效
继续原方案
更换方案

图 26-4-3　异时性转移性结肠癌处理流程

第四节　结肠癌其他部位转移的治疗原则

1　肺转移

目前推荐高分辨率胸部CT检查CC肺转移，推荐胸部增强CT检查纵隔及肺门淋巴结转移。对胸部CT检查无法明确性质的肺结节（IPN），结合风险因素、随访情况及病理学检查等整合判断结节性质。

1.1　手术治疗原则

可切除性肺转移，推荐R0切除。肺外有不可切除病灶时不建议行肺转移灶切除。肺转移灶切除后余肺必须能维持足够的肺功能。肺外可切除转移灶可同期或分期处理。

1.2　手术方式

常用方式为楔形切除，其次为肺段切除、肺叶切除及全肺切除。术前检查未怀疑肺门或纵隔淋巴结转移的患者，术中不常规清扫淋巴结；若怀疑淋巴结转移，术中则可考虑行淋巴结活检或清扫。

1.3　其他局部治疗手段

包括射频消融，立体定向放疗等。

（1）射频消融：对转移灶小（最大径<3cm）、远离大血管的肺转移灶，射频消融表现出良好局部控制率（约90%）。

（2）立体定向放疗适应证如下：

1）肺转移灶数目1~3枚，小转移灶≤5枚；最大径≤5cm。

2）肺转移灶分布相对局限，在同一侧肺最优。

1.4　不可切除肺转移的姑息治疗

对不可切除肺转移应行姑息治疗，推荐在MDT to HIM的指导下决定是否行局部病灶的处理。

2　腹膜转移

腹膜是CC常见转移部位之一，有腹膜转移者预后更差。第八版AJCC分期已将腹膜转移作为单独的M1c期，以区别于其他部位的远处转移。

腹膜转移因无特异性临床表现，故临床诊断困难。推荐影像学检查、肿瘤标志物、腹腔积液细胞学或组织学联合检测，必要时行腹腔镜探查，可提高腹膜转移诊断。腹膜肿瘤指数（PCI）评估腹膜转移程度，应当在MDT to HIM指导下制定CC腹膜转移治疗策略。包括手术、化疗、靶向药物及腹腔治疗等。

(1) 局限性腹膜转移

对部分选择性腹膜转移患者，肿瘤细胞减灭术（CRS）联合腹腔热灌注化疗（HIPEC）可延长生存时间。在有HIPEC经验的中心，对局限性腹膜转移（PCI<15）且无远处广泛转移者可考虑行CRS手术，要求达到CC0-1的减瘤程度（即无腹膜残余瘤或残余瘤直径<2.5mm）。在彻底的CRS术后联合HIPEC可达到细胞学减灭目的。

(2) 广泛性腹膜转移或合并有广泛远处转移

全身化疗是治疗CC腹膜转移的重要方法，优于最佳支持治疗。方案参见晚期不可切除CC治疗。完全的细胞减灭术和/或HIPEC可以考虑在有经验的中心开展，用于治疗选择性的、可达到R0切除的局限腹膜癌性播散者。目前国内常用CC腹腔化疗的药物有氟尿嘧啶植入剂、雷替曲塞、奥沙利铂、卡铂、洛铂等，药物剂量原则上以系统化疗用量为标准，可根据患者年龄、身体状况、化疗药物耐受性和骨髓增生能力进行适当调整。

3 卵巢转移、骨转移、脑转移

对于明确CC卵巢转移者，推荐双侧附件切除，如侵犯子宫则加子宫切除，不推荐CC手术时将外观正常的卵巢进行预防性切除。有生育意愿的患者，在初始治疗前咨询生殖医学专业的医生进行评估。

对获得R0切除的卵巢转移患者，推荐术后化疗。对无法通过治疗达到NED的卵巢转移患者，参见晚期不可切除结肠癌治疗。

骨转移诊断主要靠ECT、X线、CT、MRI或PET-CT。ECT常为诊断骨转移的主要手段。CC骨转移综合治疗的目标：改善生活质量，延长生存时间，预防或延缓骨相关事件（Skeletal related events，SREs）。系统治疗中，双膦酸盐是CC骨转移的基础用药。当影像学提示有骨破坏或骨转移时，应采用骨保护药物治疗。在应用双膦酸盐治疗过程中，即使发生SREs仍建议继续用药，用药时间至少持续12个月以上。局部手术治疗应综合考虑，谨慎实施。骨转移灶可行局部放疗。

CC脑转移治疗与其他实体瘤脑转移类似，以控制原发灶为主，以脑转移灶局部治疗为辅。

第五节 局部复发结肠癌的治疗

1 外科治疗原则

对局部复发的CC患者，应行MDT to HIM评估，手术是达到治愈的重要方法，应积极争取再次手术。

（1）复发灶可切除者，建议行R0切除联合围术期化疗的整合治疗，侵犯周围脏器，条件允许应考虑联合脏器切除。

（2）局部可切除但有远处转移者，建议围术期化疗后行手术。

（3）无法切除者，应建议全身治疗，如存在肠道梗阻、消化道出血、穿孔等情况，可先行肠造瘘、复发灶局部切除等姑息性手术。

2 内科治疗原则

应开展MDT to HIM讨论，依据影像和外科评估分可切除、潜在可切和不可切除复发CC，基于不同疾病分类给予内科治疗策略。

（1）可R0切除者，既往无辅助化疗史或仅用氟尿嘧啶单药者建议CapeOx或FOLFOX方案围术期治疗半年或密切随访，如无法耐受双药治疗，建议LV/5-FU或卡培他滨单药化疗半年。

（2）潜在可R0切除者，选择客观有效率高的双药或三药化疗联合靶向药物，复发灶与周围器官、组织粘连固定者，可考虑放化疗。每2~3月评估疗效，MDT to HIM讨论切除可能性。

（3）经MDT to HIM讨论评估不可切除复发者，治疗目标为姑息性，参考不可手术切除转移性结肠癌的内科治疗和方案选择。

第六节 中医药治疗

1 治疗原则

中医治疗应在整合医疗指导下，采用辨病论治与辨证施治相结合的原则开展诊疗，其根本治疗原则遵循扶正祛邪、标本缓急、因人因时、因地制宜、综合治疗。

2 辨证施治

2.1 结肠癌围术期辨证施治

CC患者术前主要表现为腑气不通，具体症状为大便不通，腹部阵痛，脘腹胀满，舌红，苔黄腻，脉滑数；术后主要表现为元气耗伤、脾胃虚弱，具体症状表现为面色淡白或萎黄，唇甲不华，少气乏力，神疲懒言，腹部隐痛，纳呆食少食后腹胀，舌淡，苔薄白，脉弱。故常以理气通腑，补气养血，健脾益胃为主要原则。术后可应用针刺疗法帮助止痛以及胃肠功能的恢复，提高患者对手术的耐受性，缓解术后并发症。

2.2 结肠癌辅助治疗期辨证施治

CC化疗期间常表现为脾胃不和，气血亏虚，肝肾阴虚，脾肾两虚，具体症状为胃脘饱胀，食欲减退，恶心呕吐，腹胀或腹泻，舌胖大，舌苔薄白或腻；或为腰膝酸软，耳鸣，五心烦热，颧红盗汗，舌红苔少，脉细数。故常以健脾和胃、降逆止呕、补气养血、滋补肝肾为主要治则，化疗期可应用针刺、艾灸等疗法改善化疗引起的恶心、呕吐、肢体麻木等，提高患者对化疗的耐受性、减轻化疗的毒副作用、提高化疗完成率。

2.3 结肠癌防变治疗期辨证施治

CC行根治性手术及辅助治疗后的西医随诊阶段，属于中医防变治疗期，可采取中医手段进行巩固性治疗及预防性治疗。此阶段主要表现为脾气亏虚为本、湿热瘀毒为标，基本治法以健脾益气为主，兼化湿祛瘀、清热解毒，以期降低早中期CC术后复发转移风险。

2.4 结肠癌晚期姑息治疗期辨证施治

CC晚期姑息治疗期主要表现为本虚与邪实并存，以脾气亏虚或脾肾两虚为主，夹杂湿、热、瘀、毒等邪实，故常以健脾益气或补脾益肾、清热化湿、祛瘀解毒为主要治则，以带瘤生存、提高生活质量、延长生存期。

3 辨病用药

在辨证施治的基础上，结合现代药理学研究结果，可适当选用下列抗癌解毒中药：苦参、败酱草、刺猬皮、白花蛇舌草、半枝莲等。

第五章

全程康复管理

第一节 随访

（1）病史和体检，CEA、CA199监测，每3个月1次，共2年，第3~5年，每6个月1次，5年后每年1次。

（2）胸部、腹部及盆腔CT或MRI，每6个月1次，共2年，然后每年1次，共5年。

（3）术后1年内行肠镜检查，如有异常，1年内复查；如未见息肉，3年内复查，然后5年1次；随访发现结肠腺瘤均推荐切除。如术前肠镜未完成全结肠检查，建议术后3~6个月行肠镜检查。

（4）PET-CT不是常规推荐的检查项目，对已有或疑有复发及远处转移的患者，可考虑PET-CT，以排除复发转移。

（5）如患者身体状况不允许接受抗肿瘤治疗，则不主张进行常规肿瘤随访。

术后CEA持续升高的处理流程：见图26-5-1。

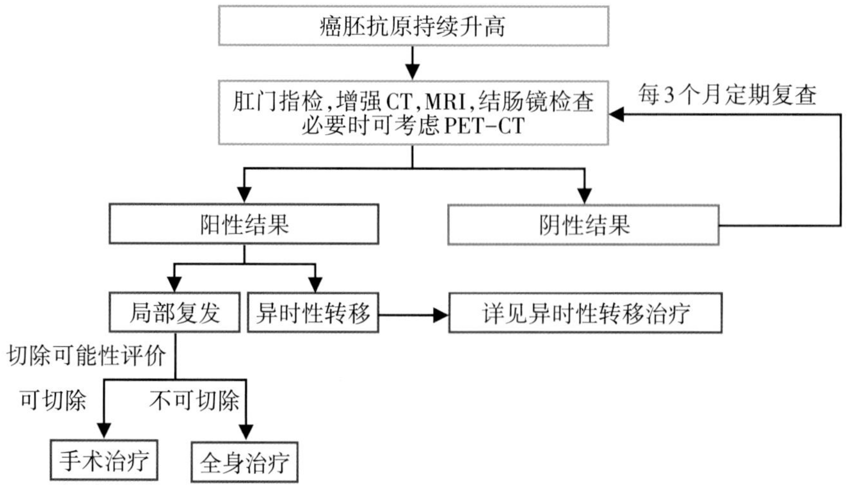

图26-5-1 术后CEA持续升高的处理流程

第二节　全程康复管理

1　营养治疗

营养治疗应贯穿从首诊到完成整个综合治疗的全过程：

（1）CC患者一经确诊，即应进行营养风险筛查及营养状况评估。

（2）CC患者无论接受根治手术还是姑息手术，均应按ERAS原则和流程实施围术期营养管理。

（3）对实施术前新辅助治疗，或术后辅助治疗的CC患者，需要制定营养治疗计划并进行营养治疗。

2　中医肿瘤康复治疗

以辨证康复为指导，综合性治疗手段，包括心理治疗、针灸推拿治疗、饮食疗法、中药治疗、传统体育康复治疗等多种方式，针对患者不同阶段及证候类型，制定合理的中医药康复治疗方案。

3　迟发或长期后遗症的治疗

（1）慢性腹泻或失禁

考虑止泻药、硬化大便药、中医药、调节饮食、盆底康复及成人尿布等。

（2）奥沙利铂引起的神经损伤

度洛西汀仅用于神经痛，对麻木、刺痛和冷觉敏感等无作用。可试中药验方。

（3）疼痛管理

进行全面的疼痛评估，以确定疼痛病因，鉴别诊断应包括癌症复发或疾病进展以及特异性癌症疼痛综合征；可考虑阿片类药物治疗，应在最短时间内使用最低的适当剂量，辅助药物治疗应在阿片类药物的基础上进行。

（4）睡眠障碍

详细了解失眠病程与特点，进行睡眠卫生教育，失眠认知行为治疗作为首选推荐优于药物干预治疗。同时，可考虑针灸、穴位按摩、中药干预等中医肿瘤康复治疗手段进行治疗。

（5）化疗后骨髓抑制

化疗相关中性粒细胞减少，可使用rhG-CSF或PEG-rhG-CSF；化疗相关贫血，可使用EPO，同时应补充铁剂和维生素B_{12}、叶酸等，必要时输注红细胞悬液；化疗相关血小板减少，护理与药物同等重要。患者需要减少活动，防止受伤，必要时绝对卧床、注意通便和镇咳等。可使用TPO和重组人白介素-11升血小板，必要时输注单采血小板。

4 造口管理

（1）人员、任务、架构：有条件的医疗中心推荐配备造口治疗师（专科护士）。其职责包括所有造口（肠造口、胃造口、尿路造口、气管造口等）术前术后的护理、复杂切口的处理、大小便失禁的护理、开设造口专科门诊、联络患者及其他专业人员、组织造口联谊会、开展造口患者随访。

（2）心理护理：对患者进行心理评估，向患者充分解释有关诊断、手术和护理知识，让其接受患病事实，并对即将发生的事情有全面了解，并于术前和术后给予一定心理干预和指导。

（3）造口定位：推荐术前由医师、造口治疗师、家属及患者共同选择造口部位。使患者自己能看到造口，方便护理；有足够的粘贴面积；造口器材贴于造口周围皮肤时无不适感觉。

（4）肠造口护理

1）术后要注意观察造口的血运及有无回缩等情况。

2）造口用品应当具有轻便、透明、防臭、防漏和保护周围皮肤的性能，患者佩戴舒适。

3）保持肠造口周围皮肤清洁干燥。长期服用抗菌药物、免疫抑制剂和糖皮质激素的患者，应特别注意肠造口部位真菌感染。

参考文献

[1]中国抗癌协会，中国抗癌协会大肠癌专业委员会.中国恶性肿瘤整合诊治指南-结肠癌部分[J].中华结直肠疾病电子杂志，2022，11（1）：16.

[2]中国抗癌协会，中国抗癌协会大肠癌专业委员会.中国肿瘤整合诊治指南·结直肠癌、肛管癌.2022[M].天津：天津科学技术出版社，2022.

[3]Wang G，Fan D，Gu J，et al. CACA guidelines for holistic integrative management of rectal cancer[J]. Holistic Integrative Oncology，2023，2（1）.

[4]Han B，Zheng R，Zeng H，et al. Cancer incidence and mortality in China，2022[J]. J Natl Cancer Cent，2024，4（1）：47-53.

[5]Rongshou Zheng S Z，Hongmei Zeng，Shaoming Wang，Kexin Sun，Ru Chen，Li Li，Wenqiang Wei，Jie He. Cancer incidence and mortality in China，2016[J]. Journal of the National Cancer Center，2022，2（1）：9.

[6]Chen X P，Wang J P，Zao J Z. Surgery：9th Edition[M]. Beijing：People's Medical Publishing House，2018.

[7]李鹏，王拥军，陈光勇，等.中国早期结直肠癌及癌前病变筛查与诊治共识[J].中国实用内科杂志，2015，35（03）：211-227.

[8]Ma Q L，Ma X Y，Yu L L，et al. Age-specific Detection Rates of Colorectal Neoplasms by Colonoscopic Screening in High-incidence Rural Area[J]. Chinese Journal of Oncology，2013，35（002）：154-157.

[9]Davidson K W，Barry M J，Mangione C M，et al. Screening for Colorectal Cancer：US Preventive Services Task Force Recommendation Statement[J]. Jama，2021，325（19）：1965-1977.

[10]Cai G，Cai M，Feng Z，et al. A Multilocus Blood-Based Assay Targeting Circulating Tumor DNA Methylation Enables Early Detection and Early Relapse Prediction of Colorectal Cancer[J]. Gastroenterology，2021，161（6）：2053-2056.e2.

[11]国家癌症中心中国结直肠癌筛查与早诊早治指南制定专家组.中国结直肠癌筛查与早诊早治指南（2020，北京）[J].中华肿瘤杂志，2021，43（1）：16-38.

[12]Early Diagnosis and Treatment Group，the Oncology Committee of Chinese Medical Association. Expert Consensus on Early Diagnosis and Treatment of Colorectal Cancer in China[J]. National Medical Journal of China，2020，100（22）：1691-1698.

[13]Yuan Y，Zhang S Z，Zheng S，et al. Implementation Scheme of Screening Standard for Hereditary Colorectal Cancer in China[J]. Chinese Journal of Oncology，2004，26（3）：191-192.

[14]Committee of Colorectal Cancer，Chinses Society of Clinical Oncology. Genetics Group of the Committee of Colorectal Cancer，China Anti-cancer Association. Genetics Committee of the Committee of Colorectal Cancer，Chinese Medical Doctor Association. Consensus on Detection of Microsatellite Instability in Colorectal Cancer and Other Related Solid Tumors in China [J]. Chinese Journal of Oncology，2019，4（10）：734-741.

[15]Yang M，Zhu L，Zhu L，et al. Role of a Rare Variant in APC Gene Promoter 1B Region in Classic Familial Adenomatous Polyposis[J]. Digestion，2020：1-7.

[16]Wang Z，Zhao X，Gao C，et al. Plasma-based microsatellite instability detection strategy to guide immune checkpoint blockade treatment. J Immunother Cancer. 2020；8（2）：e001297.

[17]樊代明.整合肿瘤学•临床卷[M].北京：科学出版社，2021.

[18]樊代明.整合肿瘤学•基础卷[M].西安：世界图书出版西安有限公司，2021.

[19]Tanaka S，Kashida H，Saito Y，et al. Japan Gastroenterological Endoscopy Society guidelines for colorectal endoscopic submucosal dissection/endoscopic mucosal resection[J]. Dig Endosc，2020，32

（2）：219-239.

[20]Pathologic Collaborative Croup，Association of Digestive Endoscopy of Chinese Medical Association. Consensus on Biopsy and Pathologic Examination of Digestive Endoscopy in China（Draft）[J]. Chinese Journal of Digestive Endoscopy，2014，31（9）：481-485.

[21]Wang X S，Li Z F，Su M. An Introduction to Oncology：Edition 2.[M]. Beijing：People's Medical Publishing House，2021.

[22]Xu L，Su X，He Z，et al. Short-term outcomes of complete mesocolic excision versus D2 dissection in patients undergoing laparoscopic colectomy for right colon cancer（RELARC）：a randomised，controlled，phase 3，superiority trial[J]. Lancet Oncol，2021，22（3）：391-401.

[23]Guan X，Hu X，Jiang Z，et al. Short-term and oncological outcomes of natural orifice specimen extraction surgery（NOSES）for colorectal cancer in China：a national database study of 5055 patients[J]. Sci Bull（Beijing），2022，67（13）：1331-1334.

[24]结直肠肿瘤经自然腔道取标本手术专家共识（2019版）[J]. 中华结直肠疾病电子杂志，2019，8（4）：336-342.

[25]Van Hooft J E，Van Halsema E E，Vanbiervliet G，et al. Self-expandable metal stents for obstructing colonic and extracolonic cancer：European Society of Gastrointestinal Endoscopy（ESGE）Clinical Guideline[J]. Endoscopy，2014，46（11）：990-1053.

[26]Foxtrot Collaborative G. Feasibility of preoperative chemotherapy for locally advanced，operable colon cancer：the pilot phase of a randomised controlled trial[J]. Lancet Oncol，2012，13（11）：1152-60.

[27]Qiu B，Ding P R，Cai L，et al. Outcomes of preoperative chemoradiotherapy followed by surgery in patients with unresectable locally advanced sigmoid colon cancer[J]. Chin J Cancer，2016，35（1）：65.

[28]Hu H，Kang L，Zhang J，et al. Neoadjuvant PD-1 blockade with toripalimab，with or without celecoxib，in mismatch repair-deficient or microsatellite instability-high，locally advanced，colorectal cancer（PICC）：a single-centre，parallel-group，non-comparative，randomised，phase 2 trial[J]. Lancet Gastroenterol Hepatol，2022，7（1）：38-48.

[29]Chalabi M，Verschoor Y L，Berg J V D，et al. Neoadjuvant immune checkpoint inhibition in locally advanced MMR-deficient colon cancer：The NICHE-2 study[J]. annals of oncology，2022，33.

[30]Gao P，Huang X Z，Song Y X，et al. Impact of timing of adjuvant chemotherapy on survival in stage Ⅲ colon cancer：a population-based study[J]. BMC Cancer，2018，18（1）：234.

[31]Pagès F，André T，Taieb J，et al. Prognostic and predictive value of the Immunoscore in stage Ⅲ colon cancer patients treated with oxaliplatin in the prospective IDEA France PRODIGE-GERCOR cohort study. Ann Oncol. 2020；31（7）：921-929.

[32]André T，Boni C，Mounedji-Boudiaf L，et al. Oxaliplatin，fluorouracil，and leucovorin as adjuvant treatment for colon cancer[J]. N Engl J Med，2004，350（23）：2343-51.

[33]Tie J，Cohen J D，Lahouel K，et al. Circulating Tumor DNA Analysis Guiding Adjuvant Therapy in Stage Ⅱ Colon Cancer[J]. N Engl J Med，2022，386（24）：2261-2272.

[34]Roth A D，Delorenzi M，Tejpar S，et al. Integrated analysis of molecular and clinical prognostic factors in stage Ⅱ/Ⅲ colon cancer[J]. J Natl Cancer Inst，2012，104（21）：1635-46.

[35]Wells K O，Hawkins A T，Krishnamurthy D M，et al. Omission of Adjuvant Chemotherapy Is Associated With Increased Mortality in Patients With T3N0 Colon Cancer With Inadequate Lymph Node Harvest [J]. Dis Colon Rectum，2017，60（1）：15-21.

[36]Ribic C M，Sargent D J，Moore M J，et al. Tumor microsatellite-instability status as a predictor of benefit from fluorouracil-based adjuvant chemotherapy for colon cancer[J]. N Engl J Med，2003，349（3）：247-57.

[37]Sargent D J，Marsoni S，Monges G，et al. Defective mismatch repair as a predictive marker for lack of efficacy of fluorouracil-based adjuvant therapy in colon cancer[J]. J Clin Oncol，2010，28（20）：

3219-26.

[38]Sinicrope F A，Foster N R，Thibodeau S N，et al. DNA mismatch repair status and colon cancer recurrence and survival in clinical trials of 5-fluorouracil-based adjuvant therapy[J]. J Natl Cancer Inst，2011，103（11）：863-75.

[39]Quah H M，Chou J F，Gonen M，et al. Identification of patients with high-risk stage Ⅱ colon cancer for adjuvant therapy[J]. Dis Colon Rectum，2008，51（5）：503-7.

[40]Schmoll H J，Tabernero J，Maroun J，et al. Capecitabine Plus Oxaliplatin Compared With Fluorouracil/Folinic Acid As Adjuvant Therapy for Stage Ⅲ Colon Cancer：Final Results of the NO16968 Randomized Controlled Phase Ⅲ Trial[J]. J Clin Oncol，2015，33（32）：3733-40.

[41]André T，Boni C，Navarro M，et al. Improved overall survival with oxaliplatin，fluorouracil，and leucovorin as adjuvant treatment in stage Ⅱ or Ⅲ colon cancer in the MOSAIC trial[J]. J Clin Oncol，2009，27（19）：3109-16.

[42]Grothey A，Sobrero A F，Shields A F，et al. Duration of Adjuvant Chemotherapy for Stage Ⅲ Colon Cancer[J]. N Engl J Med，2018，378（13）：1177-1188.

[43]Van Cutsem E，Labianca R，Bodoky G，et al. Randomized phase Ⅲ trial comparing biweekly infusional fluorouracil/leucovorin alone or with irinotecan in the adjuvant treatment of stage Ⅲ colon cancer：PETACC-3[J]. J Clin Oncol，2009，27（19）：3117-25.

[44]Alberts S R，Sargent D J，Nair S，et al. Effect of oxaliplatin，fluorouracil，and leucovorin with or without cetuximab on survival among patients with resected stage Ⅲ colon cancer：a randomized trial [J]. Jama，2012，307（13）：1383-93.

[45]Allegra C J，Yothers G，O′connell M J，et al. Phase Ⅲ trial assessing bevacizumab in stages Ⅱ and Ⅲ carcinoma of the colon：results of NSABP protocol C-08[J]. J Clin Oncol，2011，29（1）：11-6.

[46]De Gramont A，Van Cutsem E，Schmoll H J，et al. Bevacizumab plus oxaliplatin-based chemotherapy as adjuvant treatment for colon cancer（AVANT）：a phase 3 randomised controlled trial[J]. Lancet Oncol，2012，13（12）：1225-33.

[47]Fong Y，Fortner J，Sun R L，et al. Clinical score for predicting recurrence after hepatic resection for metastatic colorectal cancer：analysis of 1001 consecutive cases[J]. Ann Surg，1999，230（3）：309-18；discussion 318-21.

[48]Nordlinger B，Sorbye H，Glimelius B，et al. Perioperative FOLFOX4 chemotherapy and surgery versus surgery alone for resectable liver metastases from colorectal cancer（EORTC 40983）：long-term results of a randomised，controlled，phase 3 trial[J]. Lancet Oncol，2013，14（12）：1208-15.

[49]Bridgewater J A，Pugh S A，Maishman T，et al. Systemic chemotherapy with or without cetuximab in patients with resectable colorectal liver metastasis（New EPOC）：long-term results of a multicentre，randomised，controlled，phase 3 trial[J]. Lancet Oncol，2020，21（3）：398-411.

[50]Van Cutsem E，Cervantes A，Adam R，et al. ESMO consensus guidelines for the management of patients with metastatic colorectal cancer[J]. Ann Oncol，2016，27（8）：1386-422.

[51]中国临床肿瘤学会指南工作委员会. 2024CSCO结直肠癌指南[J]. 人民卫生出版社，2024.

[52]Chinese College of Surgeons，Chinese Medical Doctor Association. Chinese Society of Gastrointestinal Surgery，Chinese Society of Surgery of Chinese Medical Association. Chinese Society of Colorectal Surgery，Chinese Society of Surgery of Chinese Medical Association，etc. China Guideline for Diagnosis and Comprehensive reatment of Colorectal Liver Metastases（2020 Version）[J]. Chinese Journal of Gastrointestinal Surgery，2021，24（01）：1-13.

[53]Adam R. Chemotherapy and surgery：new perspectives on the treatment of unresectable liver metastases [J]. Ann Oncol，2003，14 Suppl 2：ii13-6.

[54]Aloia T，Sebagh M，Plasse M，et al. Liver histology and surgical outcomes after preoperative chemotherapy with fluorouracil plus oxaliplatin in colorectal cancer liver metastases[J]. J Clin Oncol，2006，

24（31）：4983-90.

[55]Fernandez F G，Ritter J，Goodwin J W，et al. Effect of steatohepatitis associated with irinotecan or oxaliplatin pretreatment on resectability of hepatic colorectal metastases[J]. J Am Coll Surg，2005，200（6）：845-53.

[56]Adam R，Bhangui P，Poston G，et al. Is perioperative chemotherapy useful for solitary，metachronous，colorectal liver metastases?[J]. Ann Surg，2010，252（5）：774-87.

[57]Colucci G，Gebbia V，Paoletti G，et al. Phase Ⅲ randomized trial of FOLFIRI versus FOLFOX4 in the treatment of advanced colorectal cancer：a multicenter study of the Gruppo Oncologico Dell'Italia Meridionale[J]. J Clin Oncol，2005，23（22）：4866-75.

[58]Alberts S R，Horvath W L，Sternfeld W C，et al. Oxaliplatin，fluorouracil，and leucovorin for patients with unresectable liver-only metastases from colorectal cancer：a North Central Cancer Treatment Group phase Ⅱ study[J]. J Clin Oncol，2005，23（36）：9243-9.

[59]Souglakos J，Androulakis N，Syrigos K，et al. FOLFOXIRI（folinic acid，5-fluorouracil，oxaliplatin and irinotecan）vs FOLFIRI（folinic acid，5-fluorouracil and irinotecan）as first-line treatment in metastatic colorectal cancer（MCC）：a multicentre randomised phase Ⅲ trial from the Hellenic Oncology Research Group（HORG）[J]. Br J Cancer，2006，94（6）：798-805.

[60]Ye L C，Liu T S，Ren L，et al. Randomized controlled trial of cetuximab plus chemotherapy for patients with KRAS wild-type unresectable colorectal liver-limited metastases[J]. J Clin Oncol，2013，31（16）：1931-8.

[61]Tomasello G，Petrelli F，Ghidini M，et al. FOLFOXIRI Plus Bevacizumab as Conversion Therapy for Patients With Initially Unresectable Metastatic Colorectal Cancer：A Systematic Review and Pooled Analysis[J]. JAMA Oncol，2017，3（7）：e170278.

[62]Ye L C，Wei Y，Zhu D X，et al. Impact of early tumor shrinkage on clinical outcome in wild-type-KRAS colorectal liver metastases treated with cetuximab[J]. J Gastroenterol Hepatol，2015，30（4）：674-9.

[63]Arnold D，Lueza B，Douillard J Y，et al. Prognostic and predictive value of primary tumour side in patients with RAS wild-type metastatic colorectal cancer treated with chemotherapy and EGFR directed antibodies in six randomized trials[J]. Ann Oncol，2017，28（8）：1713-1729.

[64]Tang W，Ren L，Liu T，et al. Bevacizumab Plus mFOLFOX6 Versus mFOLFOX6 Alone as First-Line Treatment for RAS Mutant Unresectable Colorectal Liver-Limited Metastases：The BECOME Randomized Controlled Trial[J]. J Clin Oncol，2020，38（27）：3175-3184.

[65]Cremolini C，Loupakis F，Antoniotti C，et al. FOLFOXIRI plus bevacizumab versus FOLFIRI plus bevacizumab as first-line treatment of patients with metastatic colorectal cancer：updated overall survival and molecular subgroup analyses of the open-label，phase 3 TRIBE study[J]. Lancet Oncol，2015，16（13）：1306-15.

[66]Stein A，Atanackovic D，Hildebrandt B，et al. Upfront FOLFOXIRI+bevacizumab followed by fluoropyrimidin and bevacizumab maintenance in patients with molecularly unselected metastatic colorectal cancer[J]. Br J Cancer，2015，113（6）：872-7.

[67]Margonis G A，Buettner S，Andreatos N，et al. Association of BRAF Mutations With Survival and Recurrence in Surgically Treated Patients With Metastatic Colorectal Liver Cancer[J]. JAMA Surg，2018，153（7）：e180996.

[68]Haddad R，Ogilvie R T，Croitoru M，et al. Microsatellite instability as a prognostic factor in resected colorectal cancer liver metastases[J]. Ann Surg Oncol，2004，11（11）：977-82.

[69]André T，Shiu K K，Kim T W，et al. Pembrolizumab in Microsatellite-Instability-High Advanced Colorectal Cancer[J]. N Engl J Med，2020，383（23）：2207-2218.

[70]Faron M，Pignon J P，Malka D，et al. Is primary tumour resection associated with survival improve-

ment in patients with colorectal cancer and unresectable synchronous metastases? A pooled analysis of individual data from four randomised trials[J]. Eur J Cancer, 2015, 51（2）: 166–76.

[71]Tarantino I, Warschkow R, Güller U. Palliative Primary Tumor Resection in Patients With Metastatic Colorectal Cancer: For Whom and When?[J]. Ann Surg, 2017, 265（4）: e59–e60.

[72]Moritani K, Kanemitsu Y, Shida D, et al. A randomized controlled trial comparing primary tumour resection plus chemotherapy with chemotherapy alone in incurable stage Ⅳ colorectal cancer: JCOG1007（iPACS study）[J]. Jpn J Clin Oncol, 2020, 50（1）: 89–93.

[73]Hu C Y, Bailey C E, You Y N, et al. Time trend analysis of primary tumor resection for stage Ⅳ colorectal cancer: less surgery, improved survival[J]. JAMA Surg, 2015, 150（3）: 245–51.

[74]Tournigand C, André T, Achille E, et al. FOLFIRI followed by FOLFOX6 or the reverse sequence in advanced colorectal cancer: a randomized GERCOR study[J]. J Clin Oncol, 2004, 22（2）: 229–37.

[75]Saltz L B, Clarke S, Díaz–Rubio E, et al. Bevacizumab in combination with oxaliplatin–based chemotherapy as first–line therapy in metastatic colorectal cancer: a randomized phase Ⅲ study[J]. J Clin Oncol, 2008, 26（12）: 2013–9.

[76]Falcone A, Ricci S, Brunetti I, et al. Phase Ⅲ trial of infusional fluorouracil, leucovorin, oxaliplatin, and irinotecan（FOLFOXIRI）compared with infusional fluorouracil, leucovorin, and irinotecan（FOLFIRI）as first–line treatment for metastatic colorectal cancer: the Gruppo Oncologico Nord Ovest[J]. J Clin Oncol, 2007, 25（13）: 1670–6.

[77]Heinemann V, Von Weikersthal L F, Decker T, et al. FOLFIRI plus cetuximab versus FOLFIRI plus bevacizumab as first–line treatment for patients with metastatic colorectal cancer（FIRE–3）: a randomised, open–label, phase 3 trial[J]. Lancet Oncol, 2014, 15（10）: 1065–75.

[78]Venook A P, Niedzwiecki D, Lenz H J, et al. Effect of First–Line Chemotherapy Combined With Cetuximab or Bevacizumab on Overall Survival in Patients With KRAS Wild–Type Advanced or Metastatic Colorectal Cancer: A Randomized Clinical Trial[J]. Jama, 2017, 317（23）: 2392–2401.

[79]Cremolini C, Antoniotti C, Rossini D, et al. Upfront FOLFOXIRI plus bevacizumab and reintroduction after progression versus mFOLFOX6 plus bevacizumab followed by FOLFIRI plus bevacizumab in the treatment of patients with metastatic colorectal cancer（TRIBE2）: a multicentre, open–label, phase 3, randomised, controlled trial[J]. Lancet Oncol, 2020, 21（4）: 497–507.

[80]Le D T, Uram J N, Wang H, et al. PD–1 Blockade in Tumors with Mismatch–Repair Deficiency[J]. N Engl J Med, 2015, 372（26）: 2509–20.

[81]Michael J. Overman H–J L, Thierry Andre, Massimo Aglietta, Mark Ka Wong, Gabriele Luppi, Eric Van Cutsem, Raymond S. Mcdermott, Alain Hendlisz, Dana Backlund Cardin, Michael Morse, Bart Neyns, Andrew Graham Hill, M. Luisa Limon, Pilar Garcia–Alfonso, Anuradha Krishnamurthy, Franklin Chen, Sandzhar Abdullaev, Samira Soleymani, Sara Lonardi. Nivolumab（NⅣO）± ipilimumab（IPI）in patients（pts）with microsatellite instability–high / mismatch repair–deficient（MSI–H/dMMR）metastatic colorectal cancer（mCRC）: Five–year follow–up from CheckMate 142[J]. Journal of Clinical Oncology, 2022, 40.

[82]Xu R H, Shen L, Li J, et al. Expert consensus on maintenance treatment for metastatic colorectal cancer in China[J]. Chin J Cancer, 2016, 35: 13.

[83]Chibaudel B, Maindrault–Goebel F, Lledo G, et al. Can chemotherapy be discontinued in unresectable metastatic colorectal cancer? The GERCOR OPTIMOX2 Study[J]. J Clin Oncol, 2009, 27（34）: 5727–33.

[84]Luo H Y, Li Y H, Wang W, et al. Single–agent capecitabine as maintenance therapy after induction of XELOX（or FOLFOX）in first–line treatment of metastatic colorectal cancer: randomized clinical trial of efficacy and safety[J]. Ann Oncol, 2016, 27（6）: 1074–1081.

[85]Quidde J, Hegewisch–Becker S, Graeven U, et al. Quality of life assessment in patients with metastat-

ic colorectal cancer receiving maintenance therapy after first-line induction treatment: a preplanned analysis of the phase Ⅲ AIO KRK 0207 trial[J]. Ann Oncol, 2016, 27 (12): 2203-2210.

[86]Cunningham D, Lang I, Marcuello E, et al. Bevacizumab plus capecitabine versus capecitabine alone in elderly patients with previously untreated metastatic colorectal cancer (AVEX): an open-label, randomised phase 3 trial[J]. Lancet Oncol, 2013, 14 (11): 1077-1085.

[87]Van Cutsem E, Danielewicz I, Saunders M P, et al. Trifluridine/tipiracil plus bevacizumab in patients with untreated metastatic colorectal cancer ineligible for intensive therapy: the randomized TASCO1 study[J]. Ann Oncol, 2020, 31 (9): 1160-1168.

[88]Cunningham D, Humblet Y, Siena S, et al. Cetuximab monotherapy and cetuximab plus irinotecan in irinotecan-refractory metastatic colorectal cancer[J]. N Engl J Med, 2004, 351 (4): 337-45.

[89]Xu R H, Muro K, Morita S, et al. Modified XELIRI (capecitabine plus irinotecan) versus FOLFIRI (leucovorin, fluorouracil, and irinotecan), both either with or without bevacizumab, as second-line therapy for metastatic colorectal cancer (AXEPT): a multicentre, open-label, randomised, non-inferiority, phase 3 trial[J]. Lancet Oncol, 2018, 19 (5): 660-671.

[90]Thomas R J, Williams M, Garcia-Vargas J. Lessons learned from raltitrexed--quality assurance, patient education and intensive supportive drugs to optimise tolerability[J]. Clin Oncol (R Coll Radiol), 2003, 15 (5): 227-32.

[91]王佳蕾，李进，秦叔逵，等. 雷替曲塞或氟尿嘧啶/亚叶酸钙联合奥沙利铂治疗局部晚期或复发转移性结直肠癌的随机对照多中心Ⅲ期临床试验 [J]. 临床肿瘤学杂志，2012，17（01）：6-11.

[92]Bennouna J, Sastre J, Arnold D, et al. Continuation of bevacizumab after first progression in metastatic colorectal cancer (ML18147): a randomised phase 3 trial[J]. Lancet Oncol, 2013, 14 (1): 29-37.

[93]Van Cutsem E, Tabernero J, Lakomy R, et al. Addition of aflibercept to fluorouracil, leucovorin, and irinotecan improves survival in a phase Ⅲ randomized trial in patients with metastatic colorectal cancer previously treated with an oxaliplatin-based regimen[J]. J Clin Oncol, 2012, 30 (28): 3499-506.

[94]Bennouna J, Hiret S, Bertaut A, et al. Continuation of Bevacizumab vs Cetuximab Plus Chemotherapy After First Progression in KRAS Wild-Type Metastatic Colorectal Cancer: The UNICANCER PRODIGE18 Randomized Clinical Trial[J]. JAMA Oncol, 2019, 5 (1): 83-90.

[95]Innocenti F, Ou F S, Qu X, et al. Mutational Analysis of Patients With Colorectal Cancer in CALGB/SWOG 80405 Identifies New Roles of Microsatellite Instability and Tumor Mutational Burden for Patient Outcome[J]. J Clin Oncol, 2019, 37 (14): 1217-1227.

[96]Kopetz S, Guthrie K A, Morris V K, et al. Randomized trial of irinotecan and cetuximab with or without vemurafenib in BRAF-mutant metastatic colorectal cancer (SWOG S1406) [J], 2021, 39 (4): 285-294.

[97]Corcoran R B, Atreya C E, Falchook G S, et al. Combined BRAF and MEK Inhibition With Dabrafenib and Trametinib in BRAF V600-Mutant Colorectal Cancer[J]. J Clin Oncol, 2015, 33 (34): 4023-31.

[98]Corcoran R B, André T, Atreya C E, et al. Combined BRAF, EGFR, and MEK Inhibition in Patients with BRAF (V600E) -Mutant Colorectal Cancer[J]. Cancer Discov, 2018, 8 (4): 428-443.

[99]Overman M J, Lonardi S, Wong K Y M, et al. Durable Clinical Benefit With Nivolumab Plus Ipilimumab in DNA Mismatch Repair-Deficient/Microsatellite Instability-High Metastatic Colorectal Cancer [J]. J Clin Oncol, 2018, 36 (8): 773-779.

[100]Le D T, Kim T W, Van Cutsem E, et al. Phase Ⅱ Open-Label Study of Pembrolizumab in Treatment-Refractory, Microsatellite Instability-High / Mismatch Repair-Deficient Metastatic Colorectal Cancer: KEYNOTE-164[J]. J Clin Oncol, 2020, 38 (1): 11-19.

[101]Wang F, Zhao Q, Wang Y N, et al. Evaluation of POLE and POLD1 Mutations as Biomarkers for Immunotherapy Outcomes Across Multiple Cancer Types[J]. JAMA Oncol, 2019, 5（10）: 1504-6.

[102]Li J, Qin S, Xu R, et al. Regorafenib plus best supportive care versus placebo plus best supportive care in Asian patients with previously treated metastatic colorectal cancer （CONCUR）: a randomised, double-blind, placebo-controlled, phase 3 trial[J]. Lancet Oncol, 2015, 16（6）: 619-29.

[103]Li J, Qin S, Xu R H, et al. Effect of Fruquintinib vs Placebo on Overall Survival in Patients With Previously Treated Metastatic Colorectal Cancer: The FRESCO Randomized Clinical Trial[J]. Jama, 2018, 319（24）: 2486-2496.

[104]Xu J, Kim T W, Shen L, et al. Results of a Randomized, Double-Blind, Placebo-Controlled, Phase Ⅲ Trial of Trifluridine/Tipiracil （TAS-102） Monotherapy in Asian Patients With Previously Treated Metastatic Colorectal Cancer: The TERRA Study[J]. J Clin Oncol, 2018, 36（4）: 350-358.

[105]Sartore-Bianchi A, Trusolino L, Martino C, et al. Dual-targeted therapy with trastuzumab and lapatinib in treatment-refractory, KRAS codon 12/13 wild-type, HER2-positive metastatic colorectal cancer （HERACLES）: a proof-of-concept, multicentre, open-label, phase 2 trial[J]. Lancet Oncol, 2016, 17（6）: 738-746.

[106]Meric-Bernstam F, Hurwitz H, Raghav K P S, et al. Pertuzumab plus trastuzumab for HER2-amplified metastatic colorectal cancer （MyPathway）: an updated report from a multicentre, open-label, phase 2a, multiple basket study[J]. Lancet Oncol, 2019, 20（4）: 518-530.

[107]Cremolini C, Rossini D, Dell'aquila E, et al. Rechallenge for Patients With RAS and BRAF Wild-Type Metastatic Colorectal Cancer With Acquired Resistance to First-line Cetuximab and Irinotecan: A Phase 2 Single-Arm Clinical Trial[J]. JAMA Oncol, 2019, 5（3）: 343-350.

[108]Cocco E, Scaltriti M, Drilon A. NTRK fusion-positive cancers and TRK inhibitor therapy[J]. Nat Rev Clin Oncol, 2018, 15（12）: 731-747.

[109]结直肠癌肺转移多学科综合治疗专家共识（2018版）[J]. 中国实用外科杂志，2018（12）: 1325-1338.

[110]Koppe M J, Boerman O C, Oyen W J, et al. Peritoneal carcinomatosis of colorectal origin: incidence and current treatment strategies[J]. Ann Surg, 2006, 243（2）: 212-22.

[111]Passot G, Dumont F, Goéré D, et al. Multicentre study of laparoscopic or open assessment of the peritoneal cancer index（BIG-RENAPE）[J]. Br J Surg, 2018, 105（6）: 663-667.

[112]Elias D, Mariani A, Cloutier A S, et al. Modified selection criteria for complete cytoreductive surgery plus HIPEC based on peritoneal cancer index and small bowel involvement for peritoneal carcinomatosis of colorectal origin[J]. Eur J Surg Oncol, 2014, 40（11）: 1467-73.

[113]Ceelen W P, Påhlman L, Mahteme H. Pharmacodynamic aspects of intraperitoneal cytotoxic therapy [J]. Cancer Treat Res, 2007, 134: 195-214.

[114]Zhou H Y, Yuan M, Min W P, et al. Meta-analysis of Implanting Sustained-releasing 5-fluorouracil in Colorectal Cancer Surgery[J]. China Pharmacy, 2017, 28（3）: 355-359.

[115]Chen J N, Wang Z, Hang A L, et al. Short-term Safety Evaluation of Intraperitoneal Chemotherapy with Raltitrexed for Colorectal Cancer.[J]. Chinese Journal of Colorectal Diseases （Electronic Edition）, 2019, 8（3）: 241-245.

[116]Professional Committee of Peritoneal Neoplasms, Committee of Colorectal Cancer of Chinese Medical Doctor Association. Chinese Expert Consensus for Prophylactic and Therapeutic Intraperitoneal Medication for Peritoneal Metastases from Colorectal Cancer（V 2019）[J/CD]Chinese Journal of Colorectal Diseases（Electronic Edition）, 2019, 8（4）: 329-335.

[117]苏昊，包满都拉，张育荣，等. 洛铂用于结直肠癌术中腹腔灌洗化疗的近期疗效分析[J]. 中华结

直肠疾病电子杂志，2018，007（002）：125-129.

[118]Wang X S，Sun L，Cui S Z，et al. Chinese Experts Consensus on the Management of Ovarian Metastases from Colorectal Cancer（2020 Version）[J]. Chinese Journal of Colorectal Diseases（Electronic Edition），2020，9（2）：13-19.

[119]Liu Z，Xu S F，Liu E R，et al. Chinese Expert Consensus on Multidisciplinary Treatment of Bone Metastasis from Colorectal Cancer（2020 Version）[J]. Chinese Journal of Colorectal Diseases（Electronic Edition），2020，9（3）：217-221.

[120]Committee of Colorectal Cancer，Chinese Medical Doctor Association. Chinese Expert Consensus on Multidisciplinary Treatment of Brain Metastases from Colorectal Cancer（2020 Version）[J]. Chinese Journal of Colorectal Diseases（Electronic Edition），2020，9（2）：109-114.

[121]National Health Commission of the People's Republic of China. Chinese Guidelines of Diagnosis and Treatment of Colorectal Cancer 2020[J]. Chinese Journal of Surgery，2020（8）：561-585.

[122]Huang L Z. Oncology of Integrated Traditional Chinese and Western Medicine[M]. Beijing：China Press of Traditional Chinese Medicine，2020.

[123]Wang X M. Practical Oncology of Integrated Traditional Chinese and Western Medicine[M]. Beijing：China Press of Traditional Chinese Medicine，2014.

[124]Zhou D H. Traditional Chinese Medicine Oncology[M]. Beijing：China Press of Traditional Chinese Medicine，2011.

[125]程海波，贾立群. 中西医结合肿瘤学[M]. 北京：中国中医药出版社，2023.

[126]许云 费，陈楠，张春泽，刁德昌，程建平，初玉平，仓顺东，吴存恩，覃霄燕，杨宇飞. 结直肠癌化疗期中医诊疗指南[J]. 北京中医药，2023，4222（4）：3.

[127]张彤，刘建平，许云，等. 转移性结直肠癌中医诊疗指南[J]. 中国实验方剂学杂志，2023，29（21）：24-31.

[128]张忠涛，董明，李丁，等. 结直肠癌围手术期营养治疗中国专家共识（2019版）[J]. 中国实用外科杂志，2019（6）：533-537.

直肠癌

名誉主编

樊代明

主　编

王锡山

副主编

顾　晋　丁克峰　房学东　沈　琳　徐忠法　许剑民　王贵玉　王贵英

顾艳宏　金　晶　刘　明　吴开春　程海波

编　委（按姓氏拼音排序）

蔡建春　蔡联明　陈　功　陈海鹏　陈建思　程　勇　程海波　程龙伟

池　畔　崔滨滨　戴广海　丁克峰　杜长征　房学东　傅传刚　顾　晋

顾艳宏　郭　伟　何国栋　胡军红　黄　睿　黄忠诚　姜　争　揭志刚

金　晶　鞠海星　李　海　李　健　李　军　李　明　李耀平　李永恒

李云峰　林国乐　刘　明　刘　骞　刘海鹰　潘志忠　彭亦凡　千年松

邱　萌　任　黎　沈　琳　孙跃明　汤坚强　汤庆超　唐　源　陶　敏

陶凯雄　汪正广　王　颢　王　猛　王　辛　王　颖　王贵英　王贵玉

王海江　王锡山　王玉柳明　王泽军　王子卫　王自强　魏少忠

吴开春　邢宝才　熊　斌　徐　烨　徐忠法　许剑民　燕　速　杨　斌

杨春康　姚庆华　叶颖江　袁　瑛　张　宏　张　骞　张国志　张海增

张红梅　章　真　钟芸诗　朱　骥　朱　远　朱玉萍　邹霜梅

校　稿

樊代明　王锡山　王贵玉　吕靖芳　刘恩瑞　杨　明　张　麟　郑朝旭

赵志勋　陶金华　黄海洋　高凡贺

第一章

流行病学

结直肠癌（Colorectal Cancer，CRC）是常见恶性肿瘤，发病率和死亡率均呈上升趋势，国家癌症中心2024年发布的统计数据显示，2022年我国CRC新发病例为51.71万，居恶性肿瘤第二位。发病率为20.1/10万，男性和女性发病人数分别为30.77万和20.94万，男性高于女性。死亡病例24万，死亡率为8.56/10万，居第四位。CRC死亡病例中男性和女性分别为14.26万和9.74万，死亡率分别为10.85/10万和6.48/10万。CRC发病率随年龄增长而上升，40~44岁组之后上升明显，80~84岁组达到高峰；城市地区高于农村地区（标化发病率20.0/10万和14.7/10万），南部地区标化发病率（23.8/10万）最高，西北地区最低（14.5/10万）。

我国直肠癌（Rectal Cancer，RC）发生率与结肠癌发生率接近1∶1；低位RC所占比例高，占RC 60%~75%，近年来，RC比例有下降趋势；青年人RC比例高，占10%~15%。

第二章

预防与筛查

第一节　预防措施

RC的确切病因不清，可能与饮食、环境、遗传、精神等因素相关。研究表明：保持健康生活方式，针对不同性别、年龄、不同遗传因素的人群进行健康体检、肿瘤筛查、处理癌前病变可有效降低RC的发病率和死亡率。

1　一级预防措施

（1）健康饮食习惯，合理和平衡膳食，减少红肉类及腌制品摄入，注重植物性饮食，增加粗粮、蔬菜、水果摄入，据排便状况来调整饮食，限制酒精饮料；

（2）健康的生活方式，积极锻炼，保持健康体重；养成良好作息时间；戒烟；

（3）减少环境致癌因素接触，如化学、物理、生物等致癌因素；

（4）注重自体健康管理，了解遗传、免疫、内分泌等因素的促瘤作用；

（5）健康乐观阳光的心态与良好的社会精神状态。

2　二级预防措施

早期发现RC的癌前病变、早期诊断、早期治疗，减少RC发病率、提升治愈率。

2.1　癌前病变

癌前病变包括传统的腺瘤（管状腺瘤、绒毛状腺瘤、管状绒毛状腺瘤）、锯齿状腺瘤（传统锯齿状腺瘤、无蒂锯齿状病变、无蒂锯齿状病变伴异型增生等）、遗传性综合征（息肉病以及非息肉病）、炎性肠病相关的异型增生（上皮内瘤变）、畸变隐窝灶，尤其伴异型增生者，皆视为癌前病变。

治疗原则：切除腺瘤并随访可明显降低RC的发生。对直径≤5mm病灶的癌变率及预后无明确证据。对≤5mm的隆起型和表浅隆起型腺瘤可能不需积极治疗。而浅表凹陷型病变≤5mm时仍有一定癌变率和一定的黏膜下浸润率，应予切除。大多数直肠良性肿瘤是腺瘤，可通过内镜下切除治愈。

2.2 癌前病变的内镜分型（发育形态分型）

（1）隆起型：病变明显隆起于肠腔，基底部直径明显小于病变的最大直径（有蒂或亚蒂）；或病变呈半球形，基底部直径明显大于病变头部，分3个亚型：

1）Ⅰp型，即有蒂型，病变基底部有明显的蒂与肠壁相连；

2）Ⅰsp型，即亚蒂型，病变基底部有亚蒂与肠壁相连；

3）Ⅰs型，病变明显隆起于黏膜面，但基底无明显蒂结构，基底部直径明显小于或大于病变头端最大径。

（2）平坦型：病变高度低平或平坦隆起型统称平坦型，可分5个亚型：

1）Ⅱa型，病变直径小于10mm，平坦型病变或与周围黏膜相比略高；

2）Ⅱb型，病变与周围黏膜几乎无高低差者；

3）Ⅱa+dep型，在Ⅱa型病变上有浅凹陷者；

4）LST-NG，非颗粒型侧向发育型腺瘤，可分为平坦型（Ⅱa型）及假凹陷型（Ⅱa+Ⅱc型，Ⅱc+Ⅱa型）；

5）LST-G，颗粒型侧向发育型腺瘤，可分为颗粒均一型（Ⅱa型）及结节混合型（Ⅱa型，Ⅰs+Ⅱa型，Ⅱa+Ⅰs型）。

（3）浅表凹陷型：病变与周围黏膜相比明显凹陷，可分如下4型：

1）Ⅱc型，病变略凹陷于周围正常黏膜；

2）Ⅱc＋Ⅱa型，凹陷病变中有隆起区域；

3）Ⅱa＋Ⅱc型，隆起型病变中有凹陷区域，但隆起相对平坦；

4）Ⅰs＋Ⅱc型，隆起型病变中有凹陷区域，但隆起相对较高，该型病变都是黏膜下层高度浸润者，目前不属内镜下治疗的适应证。

2.3 治疗方法

（1）5mm以下直肠病变可用热活检钳咬除术；

（2）隆起型病变Ⅰp型、Ⅰsp型以及Ⅰs型病变使用圈套器息肉电切切除；

（3）可一次性完全切除Ⅱa型、Ⅱc型，及部分Ⅰs型病变，用内镜黏膜切除术（EMR）治疗；

（4）最大径超20mm且须在内镜下一次性切除的病变、抬举征假阴性的腺瘤、>10mm的EMR残留或复发再次行EMR治疗困难，反复活检不能证实为癌的低位直肠病变，推荐内镜黏膜下剥离术（ESD）治疗；

（5）对侧向发育型肿瘤应以亚型为基础选择内镜治疗：假凹陷型LST-NG及结节混合型LST-G容易出现黏膜下浸润，应行ESD整块切除；平坦型LST-NG及颗粒均一型LST-G可据病变大小选择分片EMR或ESD切除。

第二节　筛查

1　自然人群的RC筛查

1.1　一般人群

建议45~74岁人群接受RC的筛查。推荐每5~10年进行1次结肠镜检，如筛查对象拒绝结肠镜检，推荐行高危因素问卷调查和免疫法粪便隐血试验（FIT）检测，任一项阳性者需进一步行结肠镜检。如无法行结肠镜检，可考虑多靶点粪便FIT-DNA检测以及血液多靶点甲基化标志物检测。直肠指检亦可作为RC筛查的手段之一。对74岁以上人群是否继续筛查尚存争议。

1.2　高危人群

高危人群指有结直肠腺瘤病史、CRC家族史和炎性肠病等人群。对高危人群，如有2个以上亲属确诊CRC或进展期腺瘤（直径≥1cm，或伴绒毛状结构，或伴高级别上皮内瘤变），建议从40岁开始或比家族中最早确诊CRC的年龄提前10年开始，每5年1次结肠镜检。对腺瘤性息肉综合征或致病突变基因携带者，每年行结肠镜检。对Lynch综合征家系中携带致病突变者，建议20~25岁开始结肠镜检，每2年1次，直到40岁，然后每年1次结肠镜检。

1.3　筛查方法

①问卷法；②FIT；③多靶点粪便FIT-DNA检测；④直肠指检；⑤直肠镜、全结肠镜。

2　遗传性RC筛查

约有1/3的CRC患者具有一定遗传背景，其中5%~6%可确诊为由明确可遗传胚系基因突变导致的遗传性CRC。遗传性RC根据有无息肉，大致为以下两类：非息肉病性RC，包括林奇（Lynch）综合征、家族性RC X型；以息肉病为主要特征，包括家族性腺瘤性息肉病、MUTYH相关性息肉病、黑斑息肉综合征和幼年性息肉综合征等。

2.1　Lynch综合征的临床筛查和基因诊断

Lynch综合征占所有CRC患者的2%~4%，是最常见的遗传性CRC癌综合征，常染色体显性遗传，可引起结直肠及其他部位（如子宫内膜、卵巢、胃等）肿瘤。目前已明确的Lynch综合征相关致病基因包括错配修复基因家族中的MLH1、MSH2、MSH6、PMS2基因以及EPCAM基因。

（1）临床筛查：常用筛查标准包括阿姆斯特丹（Amsterdam）诊断标准Ⅰ、Ⅱ等。对中国家庭规模小型化现状，全国遗传性大肠癌协作组于2003年提出中国人

Lynch综合征家系标准，家系中至少有2例组织病理学明确诊断的CRC患者，其中至少2例为一级亲属关系，并符合以下任一条件：

1）家系中至少1例为多发性CRC患者（包括腺瘤）；

2）家系中至少1例CRC初诊年龄<50岁；

3）家系中至少一人患Lynch综合征相关肠外恶性肿瘤（包括胃癌、子宫内膜癌、小肠癌、输尿管癌、肾盂癌、卵巢癌和肝胆系统癌）。

（2）分子筛查：通过对Lynch综合征肿瘤组织某些特殊的分子病理特征进行错配修复基因突变的分子筛查，免疫组化检测错配修复（Mismatch repair，MMR）蛋白是否缺失和聚合酶链反应PCR检测微卫星不稳定（Microsatellite instability，MSI）。推荐临床筛查与分子筛查，免疫组化提示错配修复缺陷（Deficiency mismatch repair，dMMR）或微卫星高度不稳定（Microsatellite instability-high，MSI-H）高度怀疑Lynch综合征，进行胚系基因突变的检测。如检测到MLH1、MSH2、MSH6、PMS2或EPCAM中任一基因的胚系致病突变，可确诊为Lynch综合征。

2.2 家族性腺瘤性息肉病

家族性腺瘤性息肉病（FAP）是一种以结直肠多发息肉为主要临床表现的常染色体显性遗传性肿瘤综合征。FAP最主要的致病基因是APC基因，经典型FAP患者（息肉数超过100枚），还可能同时发生胃息肉、十二指肠息肉以及先天性视网膜色素上皮细胞肥大、硬性纤维瘤、骨瘤等消化道外症状。衰减型FAP临床表型较轻（息肉数10~99枚）。基因检测可明确致病基因和突变位点。若未发现APC基因胚系致病突变，应进一步做MUTYH基因胚系突变检测。对经典型FAP，经常规基因检测仍未发现APC或MUTYH胚系致病突变，则行高通量多基因或全外显子测序以明确致病基因。

第三章

诊断

第一节 临床表现

早期RC可无明显症状，病情发展到一定程度可出现下列症状：①排便习惯和性状改变；②大便逐渐变细；③直肠刺激症状；④肿瘤侵犯膀胱、尿道、阴道等周围脏器时可出现相应症状。

第二节 疾病史和家族史

RC发病可能与直肠息肉、直肠腺瘤、克罗恩病、溃疡性结肠炎、血吸虫病等疾病相关，应详细询问患者相关疾病史及家族史。

第三节 体格检查

一般状况评价、全身浅表淋巴结特别是腹股沟及锁骨上淋巴结情况。腹部视诊和触诊，检查有无肠型、肠蠕动波；腹部叩诊及听诊检查有无移动性浊音及肠鸣音异常。

直肠指检：了解直肠肿瘤大小、形状、质地、占肠壁周径的范围、基底部活动度、肿瘤下缘距肛缘距离、肿瘤向肠外浸润状况、与周围脏器的关系、有无盆底种植等，同时观察有无指套血染。直肠指检对了解患者肛门括约肌功能也有一定帮助。

三合诊：对女性RC患者，推荐三合诊，了解肿块与阴道后壁关系。

第四节 实验室检查

①血常规；②尿常规；③粪便常规；④粪便隐血试验；⑤生化系列；⑥肿瘤标

志物：RC患者在诊断时、治疗前、评价疗效时、随访时可检测外周血CEA、CA19-9；疑有肝转移建议检测AFP；疑有腹膜、卵巢转移建议检测CA125。

第五节 全结肠镜检查

直肠镜适用于病变位置较低的直肠病变。疑似RC患者均推荐全结肠镜检查。包括：进镜深度、肿物大小、距肛缘位置、形态、局部浸润范围，对可疑病变必须行病理活检。肠管在检查时可能出现皱缩，内镜所见肿物远侧与肛缘距离可能存在误差，建议结合CT或MRI明确病灶部位。对病灶较小，术中可能定位困难者，术前可经内镜下注射纳米碳、亚甲蓝等染色剂进行病灶定位。有条件的，可行术中肠镜协助定位。

第六节 影像学检查

1 CT

推荐胸部/腹部/盆腔增强CT检查除外远处转移，进行肿瘤初诊分期、随访、治疗的疗效评价。内容包括：①原发肿瘤的位置、侵犯范围及浸润深度；②是否伴区域或远处淋巴结转移；③是否伴远处器官转移；④随访中筛查吻合口复发灶及远处转移灶；⑤判断疗效；⑥是否有肠梗阻、肠套叠、肠穿孔等并发症或其他可能影响治疗决策的伴随疾病。

2 MRI

推荐MRI检查作为RC的常规检查项目。对局部进展期RC患者，需在新辅助治疗前、后分别行基线及术前MRI检查，以评价新辅助治疗的效果。推荐使用MRI结构式报告。对有MRI禁忌证的患者，可行盆腔增强CT检查。具体评价内容包括：①肿瘤大小、位置；②下缘距肛缘（或齿状线）的距离；③肿瘤侵犯肠管周径；④肿瘤侵犯肠壁深度；⑤有无肌壁外静脉侵犯；⑥直肠系膜筋膜的状态；⑦区域及远处淋巴结的情况；⑧是否累及肛管。

对临床、超声或CT不能确诊的肝转移瘤，或肝转移瘤数目影响到治疗决策，或CT不能确诊的直肠癌的局部复发，推荐行MRI增强检查以进一步明确，有条件医院可行肝脏特异性对比剂增强扫描。

3 超声检查

RC患者可行经直肠腔内超声检查，明确早期RC T分期，对淋巴结转移也有一定诊断价值。对影像学检查不能确诊的肝脏可疑病灶可行超声引导下穿刺，获取病理。术中超声用于肝转移灶评估和为射频消融做准备。

4 尿路排泄造影检查

不推荐作为常规检查，仅适于肿瘤较大可能侵及泌尿系统患者。

5 PET-CT

不推荐作为常规检查，对常规影像学无法确诊者可使用；对病情复杂、常规检查不能确诊、分期或可疑复发时作为辅助检查手段。对Ⅳ期患者，治疗目标为无疾病状态（No evidence of disease，NED）时，均需PET-CT评估。

第七节 开腹或腹腔镜探查术

以下情况，建议行开腹或腹腔镜探查术明确诊断以及治疗：①经过各种诊断手段不能确诊且高度怀疑RC；②出现肠梗阻，进行保守治疗无效；③可疑出现肠穿孔；④保守治疗无效的下消化道大出血。

第八节 病理学诊断

病理检查是诊断RC的金标准，是RC治疗依据。力争在治疗前获得病理诊断。指诊可及的肿瘤，如多次活检未能明确病理性质，可经肛手术获取标本明确病理诊断。活检诊断为浸润性癌的病例进行规范性RC治疗；活检诊断为高级别上皮内瘤变或黏膜内癌的病例，临床医师应当了解，受活检取材深度限制，活检病理可能不能明确有无黏膜下层或更深层的浸润。建议病理标本完善MMR蛋白表达或MSI检测以明确微卫星状态，对于病理取材受限的患者，如有必要，可选择外周血MSI检测明确MSI状态。转移性RC的病检需明确RAS、BRAF基因状态。术前行新辅助治疗的根治术标本需做肿瘤退缩分级（TRG）描述。RC总体诊断流程：见图27-3-1。

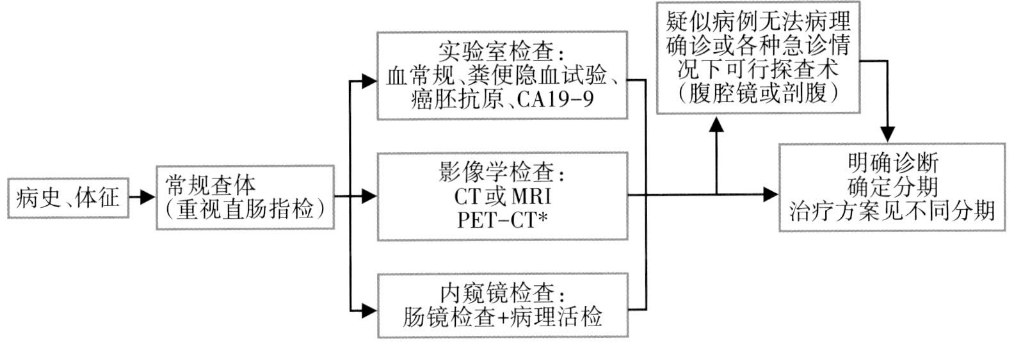

*PET-CT不常规推荐

图 27-3-1　RC 的诊断流程

第四章

治疗

第一节 MDT to HIM原则

RC的治疗模式是以手术为主的整合治疗。多学科整合诊疗（MDT to HIM）模式可有效提升RC诊疗水平，有条件单位，建议RC患者纳入MDT to HIM诊疗模式。即以患者为中心，由结直肠外科/胃肠外科、肝脏外科、肿瘤内科、放疗科、放射科和超声影像科及其他相关专业有一定资质的医生组成整合诊治团队，定时、定点对患者一般状况、疾病诊断、分期、发展及预后做出全面评估，并根据当前国内外治疗规范和指南，制订并实施最适合、最优化的个体整合诊治方案。

第二节 非转移性RC的治疗

1 内镜治疗

（1）治疗原则：内镜治疗应整块切除早期RC病变。内镜治疗前应用超声内镜、CT及MRI等进行临床分期，排除浸润达到/超过肌层、区域淋巴结转移或远处转移的患者。应用pit pattern分型、Sano分型和NICE分型、黏膜下注射是否有抬举征及超声内镜检查来综合确定直肠病变浸润深度以指导治疗方案选择。

（2）适应证：Tis及T1期（黏膜下浸润深度<1000 μm）的早期RC。

（3）方法：ESD是最适合整块切除的方法，特别是对较大病变。分片EMR可使浸润深度的病理诊断和切除边界的确定变得困难。尽量减少切除肿瘤碎块的数目，且疑癌区域（可在治疗前通过放大内镜观察）不应被分片切除。

（4）对内镜下切除标本，要行规范化病理分析。有以下情况需要追加外科手术：①基底切缘阳性、切缘无法判定，未行整块切除；②组织学分化差的癌（低分化腺癌、未分化癌、印戒细胞癌、黏液腺癌等）；③黏膜下浸润深度≥1000μm；④血管，淋巴管侵犯阳性；⑤肿瘤出芽G2/G3。

2 外科治疗

2.1 手术治疗理念与原则

遵循肿瘤功能外科和手术损伤效益比及无菌、无瘤理念。根治手术推荐遵循全直肠系膜切除（Total mesorectal excision，TME）原则，切除病灶部位及所属区域淋巴结，尽可能保留肛门括约肌功能、排尿和性功能，达到根治和器官功能保护兼顾。手术团队应有丰富的盆腔外科经验或在直肠专科医生指导下实施手术。如需扩大手术范围，应有泌尿外科、妇科和骨科等手术团队配合。

2.2 手术技术平台的选择

应基于实施手术医疗单位的实际情况选择手术技术平台。开腹手术是基本选择，也是RC外科治疗的基石；腹腔镜手术对大部分患者是一种安全且微创的选择，开展单位应具备2D高清或3D腹腔镜等设备；"机器人"手术是腹腔镜手术的进阶选择，目前局限于有手术机器人的区域医疗中心。经肛腔镜手术平台包括传统的TEM及基于单孔腹腔镜手术平台的TAMIS，这些平台用于直肠早期肿瘤的局部切除或困难RC的根治手术，对手术团队的技术和硬件要求高。

2.3 术式选择

（1）局部切除术，包括直视下经肛门RC切除和使用TAMIS平台和TEM设备的经肛腔镜手术。适应证同时满足以下条件：肿瘤最大径<3cm；肿瘤侵犯肠周<30%；肿瘤活动，不固定；影像评估临床T1期，无区域淋巴结转移征象；高、中分化。局部切除术后病检具有以下情况之一时，需要补充RC根治术：肿瘤组织学分化差、脉管浸润、切缘阳性、黏膜下浸润深度≥1000μm或T2期肿瘤。

（2）直肠前切除术（Dixon术），是目前应用最多的RC根治术，用于临床T2期以上和/或淋巴结阳性的进展期RC，且预计直肠远切缘1～2cm以上或术中冰冻阴性，保留肛门。手术应遵循TME原则完整切除全直肠系膜，保留盆腔自主神经。如术中发现肿瘤超越TME平面，需考虑联合脏器切除以达到阴性切缘。直肠低位前切除术后不建议常规行回肠保护性造口，如术前存在梗阻，近端肠管水肿，术前放疗或极低位吻合等，存在吻合口漏高危因素时，根据患者情况整合判断，慎重行回肠保护性造口。

（3）腹会阴联合切除术（Miles术），用于低位且无法保留正常肛门功能的RC，切除肛门，近端结肠永久造瘘。手术遵循TME原则，同时为保证直肠下段阴性环周切缘，需根据肿瘤位置适当扩大切除范围。如会阴组织缺损大，可修复重建盆底。

（4）Hartmann术，即经腹切除直肠肿瘤，远端直肠闭合，近端结肠造瘘，用于RC梗阻、穿孔等近端结肠显著水肿无法安全吻合不宜行Dixon手术的患者，或者一般状态很差，高龄体弱不能耐受Miles手术患者。

（5）改良Bacon术，用于无法安全行直肠肛管吻合且不愿行近端肠造瘘的患者，保留肛管和肛门括约肌。需二次手术切除经肛门脱出的结肠。

（6）括约肌间切除术（ISR），用于超低位RC，且肿瘤浸润深度不超过内括约肌。根据内括约肌的切除范围可分部分切除、次全切除和完全切除。完全性内括约肌切除后患者控便功能可能不佳，不推荐高龄体弱术前肛门功能不良患者接受该类手术。

（7）经自然腔道取标本手术（Natural orifice specimen extraction surgery，NOSES），使用腹腔镜、“机器人”、肛门内镜或软质内镜等设备平台完成腹盆腔内各种常规手术操作（切除与重建），经人体自然腔道（直肠、阴道或口腔）取标本的腹壁无辅助切口手术。术后腹壁无取标本切口，仅存留几处微小戳卡疤痕，表现出极佳的微创效果。RC NOSES手术取标本通道只适合直肠或阴道。具备丰富腹腔镜手术经验，并能熟练完成全腔镜下消化道重建的手术团队实施该手术是安全的。NOSES是一种高选择性手术，适应证要求严格，仅限于T2、T3期病灶小，有希望经自然腔道取标本患者。不推荐于局部晚期肿瘤，不适于肿瘤引起的急性肠梗阻和肠穿孔。

（8）经肛全直肠系膜切除术（Transanal total mesorectal excision，taTME），是利用TAMIS手术平台经肛切断肿瘤远端直肠，进行自下向上逆向TME解剖，适用于中低位RC。该手术需严格掌握适应证，推荐在区域医疗中心由经过充分培训的专科医生慎重实施。

（9）RC扩大根治术

1）侧方淋巴结清扫（Lateral lymph node dissection，LLND），用于低位RC，合并或高度怀疑存在髂内外血管引流区域淋巴结转移患者，联合RC切除达到根治目标。该手术技术难度大，发生血管损伤和神经损伤的风险大，多数患者需接受术前放化疗，推荐在区域医疗中心由经过充分培训的专科医生实施。

2）联合脏器和多脏器切除，联合脏器切除指因肿瘤侵犯（炎性或癌性）周围脏器，完整切除两个以上相邻脏器的切除术。适用于RC侵犯邻近脏器（如膀胱、输尿管、子宫或附件等），且无远处转移患者。根据肿瘤累及范围，通过切除邻近脏器实现阴性切缘。多脏器切除指因肿瘤转移至远隔脏器，因根治需求，行两个以上脏器的切除术（如RC同时出现卵巢、肝转移等），通过多器官同期手术实现R0切除，手术难度大，需相应专科手术团队配合，推荐在区域医疗中心实施。

（10）RC急诊手术，主要适于RC合并梗阻、大出血或穿孔病例。对肠梗阻应行胃肠减压、纠正水和电解质紊乱及酸碱失衡等适当准备，有可能治愈RC性梗阻患者，建议外科手术治疗作为首选方法，根据术中情况决定术式，包括Dixon一期吻合、Dixon+回肠保护性造口、Hartmann术、Miles术等，如肿物不能切除，可在梗阻部位近侧造口，术后行辅助治疗，再评估二期行根治性手术的可能性。有条件的医院根据患者具体情况，可考虑结肠自膨式金属支架（SEMS）置入术或经肛肠梗阻导管减压，从而避免危重患者的急诊手术。对出血病例，应根据出血量和对血压等生命指征的影响而采取急诊手术或介入治疗。对穿孔病例应行急诊手术。

（11）遗传性RC

1）家族性腺瘤性息肉病如已发生癌变，根据癌变部位，行全结直肠切除加回肠储袋肛管吻合术、保留直肠壶腹部的全结肠及部分直肠切除+回肠直肠吻合术，全结直肠切除加回肠-直肠端端吻合术或全结直肠切除加回肠造口术。未发生癌变者可根据病情选择全结直肠切除或肠段切除。

2）Lynch综合征应在与患者充分沟通基础上，选择全结直肠切除或肠段切除结合肠镜随访。

2.4 术中用药

术中根据无菌、无瘤原则合理使用抗菌药物及抗瘤药物。根据中国《抗菌药物临床应用指导原则（2015年版）》，如手术超过3小时，或失血超过1500ml，手术中可给予第二剂抗菌药物。对有高危复发风险的RC，特别是肿瘤侵及浆膜、有淋巴结转移、腹腔冲洗液细胞学检查游离癌细胞阳性或可疑阳性者、术中瘤体被过度挤压或瘤体破裂者可考虑腹腔化疗。术中将化疗药物注入腹腔直接作用于腹腔内种植和脱落的癌细胞，维持腹腔内较高的有效药物浓度，是治疗和预防腹腔种植转移的手段之一。

2.5 标本质量控制与病理分期

局部切除标本及其质量及病理分期对指导术后治疗及预后评估至关重要，为确保病理评估报告内容的准确性，应保证标本固定及保存、取材范围、诊断规范等，推荐采用AJCC TNM分期（第八版）。

原发肿瘤（T）

Tx：原发肿瘤无法评估

T0：无原发肿瘤证据

Tis：原位癌，黏膜内癌（累及固有层或黏膜肌层）

T1：肿瘤浸润黏膜下层

T2：肿瘤浸润固有肌层

T3：肿瘤浸透固有肌层至肠周组织

T4a：肿瘤浸透脏层腹膜（包括肿瘤导致的肠穿孔，肿瘤炎症区域侵及浆膜）

T4b：肿瘤直接侵犯或粘连其他器官或结构

注：T4包括肿瘤穿透浆膜并侵犯另段肠管，或无浆膜覆盖处直接侵犯邻近器官或结构（如降结肠后壁侵犯肾脏、直肠下段侵犯前列腺等）；肉眼与其他组织结构粘连者T分期取决于镜下浸润最深处。

区域淋巴结（N）

Nx：淋巴结转移无法评估

N0：无区域淋巴结转移

N1a：1个区域淋巴结转移

N1b：2~3个区域淋巴结转移

N1c：肿瘤沉积于浆膜下、肠系膜或非腹膜被覆的结肠周或直肠周组织，不伴区域淋巴结转移

N2a：4~6个区域淋巴结转移

N2b：7个或以上区域淋巴结转移

远处转移（M）

Mx：远处转移无法评估

M1：有远处转移

M1a：一个器官或部位转移，无腹膜转移

M1b：两个或以上器官或部位的转移，无腹膜转移

M1c：腹膜表面转移，伴或不伴其他器官部位转移

表 27-4-1　AJCC 第八版结直肠癌分期系统对应表

T	N	M	分期
Tis	N0	M0	0
T1	N0	M0	Ⅰ
T2	N0	M0	Ⅰ
T3	N0	M0	ⅡA
T4a	N0	M0	ⅡB
T4b	N0	M0	ⅡC
T1-2	N1/N1c	M0	ⅢA
T1	N2a	M0	ⅢA
T3-4a	N1/N1c	M0	ⅢB
T2-3	N2a	M0	ⅢB
T1-2	N2b	M0	ⅢB
T4a	N2a	M0	ⅢC
T3-4a	N2b	M0	ⅢC
T4b	N1-2	M0	ⅢC
任何T	任何N	M1a	ⅣA
任何T	任何N	M1b	ⅣB
任何T	任何N	M1c	ⅣC

cTNM是临床分期，pTNM是病理分期；前缀y用于接受新辅助治疗后的肿瘤分期（如ypTNM），病理学完全缓解的患者分期为ypT0N0M0，可能类似于0期或1期。

前缀 r 用于经治疗获得一段无瘤间期后复发的患者（rTNM）。

3 内科治疗

3.1 RC的术前治疗

本节内容适于经MRI评估肿瘤下极距肛缘10cm以下的中低位RC。10cm以上的高位RC，治疗原则参见结肠癌。在对危险度分层MRI有很好质控的情况下（具有成熟MDT to HIM综合治疗的中心；有高质量MRI影像及放射诊断医师进行分期），可考虑分层治疗，参考2017年ESMO/2020年ASTRO危险度分层：

极低度风险：cT1，SM1，cN0；

低度风险：cT1~T2，中/高位T3a/b，cN0（或高位cN1）；MRF-；EMVI-；

中度风险：极低位/中/高位cT3a/b，未累及肛提肌；cN1~N2（无结外种植）；MRF-；EMVI-；

高度风险：cT3c/d或极低位，未累及肛提肌；cN1-N2（结外种植）；MRF-；EMVI+；

极高度风险：cT3并MRF+；cT4b，累及肛提肌；侧方淋巴结+。

（1）RC的新辅助治疗

术前同步放化疗+手术+辅助化疗的治疗策略仍是中低位局部晚期RC的标准治疗策略。术前新辅助同步放化疗，有助于器官保留，可获更高完全缓解率（pCR），并降低局部复发率，但可否降低远处转移甚至长期生存无定论。具体原则如下：

1）cT1/2N0M0或有放化疗禁忌的患者推荐直接手术，通常不推荐新辅助治疗；

2）cT3~4和/或N+患者，推荐先行术前新辅助治疗后再评估；

3）在进行新辅助治疗之前，需要先行MMR或MSI检测，明确为pMMR/MSS或dMMR/MSI-H亚型；

4）对于pMMR/MSS，推荐新辅助放疗为基础的综合治疗；

5）对于dMMR/MSI-H，推荐新辅助免疫治疗为基础的综合治疗；

6）对cT3~4和/或N+，但不适合放疗者，推荐在MDT to HIM讨论下决定是否直接根治性手术治疗，或行单纯新辅助化疗后评估手术可能性；

7）对保肛存在困难，但保肛意愿强烈者，可考虑增加间隔期联合化疗，包括全程新辅助治疗（Total neoadjuvant therapy，TNT）模式。

8）对于局部进展期直肠癌患者，尤其是疾病进展程度较高的患者，即使MRI上显示CRM阴性，选择直接手术仍然存在一定风险，推荐先行新辅助放化疗。

（2）cT4b期RC的术前治疗

cT4b期RC患者建议在MDT to HIM指导下进行治疗。在长程同步放化疗或短程放疗之后，建议根据肿瘤退缩情况进行全身化疗，再进行手术。全身化疗方案可根据之前化放疗方案及疗效做出判断，建议间隔期化疗时长为2～6个疗程。如为dMMR/MSI-H型患者，保肛意愿强烈但保肛存在困难者，术前新辅助治疗亦可考虑免疫治疗。

3.2 RC辅助治疗

（1）Ⅰ期（T1~2N0M0）RC：不推荐术后辅助化疗，建议观察和随访。

（2）Ⅱ期RC：根据是否有临床高危因素及微卫星状态制定方案。高危因素包括：T4、组织学分化差（3/4级，不包括MSI-H者）、血管淋巴管浸润、神经侵犯、术前肠梗阻或肿瘤部分穿孔、切缘阳性或情况不明、切缘安全距离不足、检出淋巴结不足12枚。

1）无高危因素，如微卫星状态是MSI-H或dMMR，不推荐术后辅助化疗；建议观察和随访；如微卫星状态是MSS或pMMR，推荐单药5-FU/LV持续静脉输注或口服卡培他滨化疗。

2）高危因素，推荐CapeOx或FOLFOX方案化疗。基于IDEA研究结果，CapeOx方案辅助化疗4周期或FOLFOX方案12周期。不耐受双药化疗的MSS或pMMR患者可行单药5-FU/LV持续静脉输注或口服卡培他滨化疗。

（3）Ⅲ期RC：术后推荐接受含奥沙利铂的双药联合化疗6个月，对不能耐受奥沙利铂的患者，推荐单药5-FU/LV持续静脉输注或口服卡培他滨化疗。

不推荐在辅助化疗中使用以下药物：伊立替康、替吉奥、曲氟尿苷替匹嘧啶（TAS-102）、贝伐珠单抗、西妥昔单抗、瑞戈非尼、呋喹替尼和所有免疫检查点抑制剂，临床试验除外。

存在放化疗禁忌或其他原因未行术前放疗或化疗者，术后应再次评估，如可接受化疗和/或放疗，则进行术后辅助治疗，建议在术后3~4周，不迟于8周进行，术后辅助放疗开始时间可根据患者伤口愈合及肠道功能的恢复等术后情况，进行适当延迟，建议不超过12周。总时长包括化放疗在内不超过6个月。

新辅助放化疗后临床完全缓解（Clinical complete remission，cCR），如建议观察等待，需与患者充分沟通，告知cCR与病理完全缓解（Pathologic clinical complete remission，pCR）之间的判断符合率不高，复发风险高于标准治疗，但复发后挽救成功率较高。出现复发高危时间在2年内，建议2年内每1～2个月1次随访。

4 放疗

4.1 放疗适应证

（1）Ⅰ期RC放疗：Ⅰ期RC局部切除术后，有高危因素者，推荐行根治性手术；如因各种原因无法进一步行根治性手术，建议辅助放疗。

（2）Ⅱ～Ⅲ期RC新辅助放化疗：推荐根据肿瘤位置并结合MRI提示的复发危险

度进行分层治疗。推荐行新辅助放疗或新辅助同步放化疗。

（3）Ⅱ~Ⅲ期RC辅助放化疗：未行新辅助放化疗且术后病理学诊断为Ⅱ~Ⅲ期RC，根据全直肠系膜切除术质量、环周切缘状态、肿瘤距肛缘距离等术后病检结果，依据复发危险度分层，再决定是否行辅助放化疗。

（4）Ⅰ~Ⅲ期RC根治性放疗：因各种原因不能手术的患者，建议行根治性放疗联合同步化疗。主要使用长程同步放化疗；目前不推荐单纯短程放疗用于根治性目的治疗RC。

4.2 放疗剂量及分割模式

（1）新辅助放疗分割模式

短程放疗模式，推荐原发肿瘤和高危区域给予5Gy×5次放疗。短程放疗分割模式不建议用于直肠系膜筋膜阳性或T4期RC患者（即初始不能达到R0切除或无法切除的局部晚期RC）。

长程放化疗模式，推荐对原发肿瘤和高危区域照射肿瘤剂量45.0~50.4Gy，每次1.8~2.0Gy，共25~28次。

（2）辅助放疗剂量

对未行新辅助放疗的Ⅱ~Ⅲ期患者，推荐术后对瘤床和高危区域给予肿瘤剂量45.0~50.4Gy，每次1.8~2.0Gy，共25~28次。对术后有肿瘤残留或切缘阳性者，建议行二次手术；如不能行二次手术或患者拒绝二次手术，建议在全盆腔照射后局部缩野追加照射剂量。

（3）根治性放疗

新辅助放化疗后cCR者，如采用观察等待策略，不需要二程放疗推量；新辅助放化疗后未达cCR者，如放弃手术，可根据两疗程放疗之间的间隔时长及正常组织受照射剂量，酌情给予二程放疗适度推量。治疗前明确放弃手术者，推荐常规分割同步放化疗，照射剂量50~54Gy/25~30f。

（4）姑息放疗

由于高龄或系统性疾病不能耐受化疗和手术者，可给予单纯放疗。

4.3 RC放化疗联合的原则

（1）同步化疗的方案

1）长程放疗期间同步化疗方案推荐以氟尿嘧啶类药物（5FU或卡培他滨）为基础的同步化疗方案。

2）RC的新辅助同步放化疗中，有条件的医院，推荐在UGT1A1*28及UGT1A1*6基因型指导下调整伊立替康剂量的CAPIRI方案同期化疗。

（2）同步放化疗或短程放疗与手术间隔期加入化疗的模式

局部晚期RC，特别是治疗前评估直肠系膜筋膜阳性或T4b期或侧方淋巴结转移的患者，在长程同步放化疗或短程放疗之后，可根据MDT to HIM讨论意见，根据肿瘤退缩情况进行化疗，以增加肿瘤退缩程度，再进行手术。也可以采用FOLFIRINOX方案诱导化疗后序贯同步放化疗，以期最大程度达到肿瘤退缩，再进行手术。

（3）短程放疗方案

对于中低位局部晚期RC，采用5Gy×5次的短程放疗序贯CAPOX方案或FOLFOX方案化疗，或者序贯CAPOX方案化疗联合PD-1单抗治疗，可作为长程同步放化疗的替代方案。

（4）新辅助化疗后序贯手术（选择性放疗）

对于肿瘤相对低危，如位于中上段直肠、cT2-3N+/T3N0，且考虑初始手术可以保留肛门括约肌的患者，在有经验的中心，经MDT to HIM讨论后，可以采用FOLF-OX方案新辅助化疗3个月，新辅助化疗后如果肿瘤缩小≥20%，可直接进行手术；若患者不耐受或肿瘤缩小不明显，需接受盆腔长程同步放化疗后再进行手术，但不建议直接行根治性手术。

（5）新辅助放化疗与化疗的顺序

新辅助同步放化疗后序贯FOLFOX或CAPOX方案化疗，对比新辅助FOLFOX或CAPOX方案化疗后序贯同步放化疗，有更好的肿瘤退缩，相似的长期生存，如果患者要争取cCR后观察等待，推荐新辅助放化疗后序贯化疗。

（6）术后辅助放化疗和辅助化疗的顺序

Ⅱ~Ⅲ期RC根治术后，需要追加盆腔放疗者，推荐先行同步放化疗再行辅助化疗，或先行1~2个周期辅助化疗、同步放化疗再行辅助化疗的夹心治疗模式。对切缘阴性的pN2期患者，也可以考虑先行辅助化疗再行同步放化疗模式。

4.4 直肠癌放化疗后的手术时机

经典的短程放疗后1周手术，长程放化疗后等待5~12周的间歇期再行手术；但越来越多的证据显示，在新辅助放疗/化放疗后增加巩固治疗，能够有效增加肿瘤退缩，甚至CCR后观察等待的机会。因此可以根据治疗的目标延长治疗后的手术预期时间。对于T2-T3abN0M0患者，为了提高患者的生活质量，新辅助放化疗后采用局部切除的治疗模式，或许能在保证生存获益的前提下，更好地实现器官保留。非转移性RC总体处理流程：见图27-4-1。

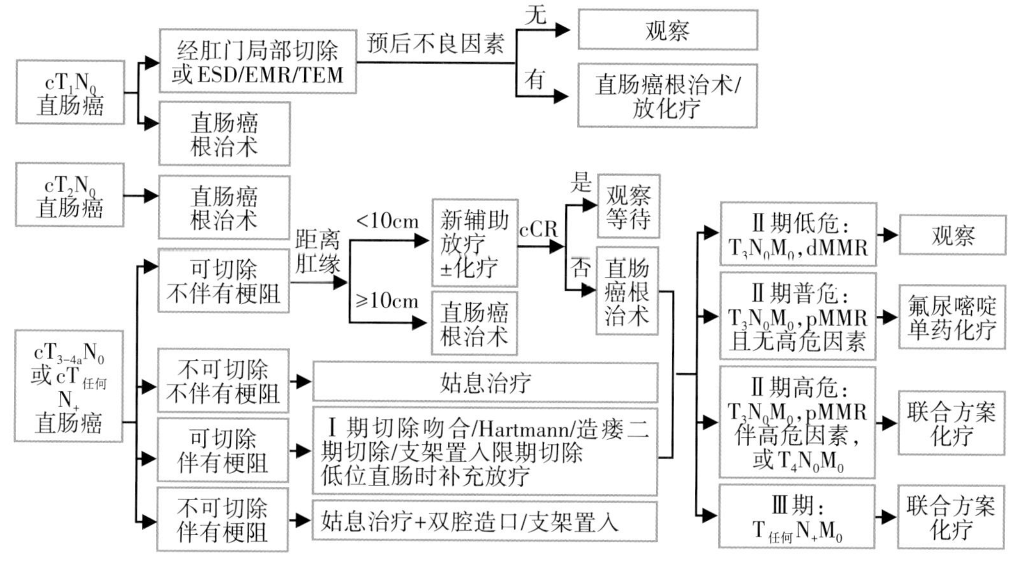

图27-4-1 非转移性直肠癌的处理流程

第三节 RC肝转移的治疗

1 可切除的RC肝转移

1.1 治疗原则

手术完全切除原发灶和肝转移灶，仍是目前治愈RC肝转移的最佳方法，手术适应证：RC原发灶能够或已经根治性切除，肝转移灶可R0切除且保留足够的功能性肝组织，没有不可切除或毁损的肝外转移灶或仅为肺部结节性病灶。手术禁忌证：RC原发灶不能取得根治性切除，出现不能切除的肝外转移，预计术后残余肝脏容积不足，患者全身状况不能耐受手术。除手术切除外，消融、放疗等治疗手段也能彻底毁损肝转移灶。对手术切除难度较大的个别肝转移灶，应积极联合多种手段，使更多患者有机会达到无疾病证据NED状态，提高长期生存率。

1.2 内科治疗

针对可切除的RC肝转移患者，首先进行直肠原发肿瘤局部复发风险的评估，可采用ESMO 2017指南的RC风险度分层：具体可见前述非转移性RC新辅助治疗危险度分层。可切除RC肝转移患者经评估为极低度、低度和中度复发风险，其新辅助治疗和辅助治疗策略如下。

（1）新辅助治疗

目的是为了缩小术前肿瘤体积及减少体内微小转移的发生，也可作为评价化疗方案敏感性的依据，并指导术后化疗方案的选择。推荐对这类患者首先进行复发风险评分（Clinical risk score，CRS）见表27-4-2。

表27-4-2　复发风险评分（CRS）

描述	评分
原发肿瘤淋巴结阳性	1分
同时性转移或异时性转移距离原发灶手术时间<12个月	1分
肝转移肿瘤数目>1个	1分
术前CEA水平>200ng/ml	1分
转移肿瘤最大直径>5cm	1分

注：0~2分为CRS评分低，3~5分为评分高。评分高意味着复发风险高。

具体治疗策略如下：

RC确诊时合并初始可根治性切除的肝转移：在原发灶无出血、梗阻或穿孔等症状或原发灶症状解除，且CRS评分高的情况下，推荐术前新辅助化疗。

直肠癌根治术后发生的可根治性切除的肝转移：原发灶切除术后未接受过化疗，或化疗12个月前已完成且CRS评分高，推荐术前新辅助化疗；肝转移发现前12个月内接受过化疗，一般认为新辅助化疗的作用有限，可直接切除肝转移灶，继而术后辅助治疗。

新辅助化疗疗程一般为2~3个月，化疗方案首选奥沙利铂为基础的方案（FOLFOX/CapeOx），不耐受奥沙利铂患者也可选择伊立替康为基础的方案（FOLFIRI），一般不推荐联合使用靶向药物，术前、术后化疗总时长为6个月。如为dMMR/MSI-H型患者，术前新辅助治疗亦可考虑免疫治疗。

（2）辅助治疗

无论原发灶有无症状、CRS评分高或低，患者均应在直肠癌切除术和转移灶局部治疗后行术后辅助化疗。肝转移灶清除后达到NED者，推荐根据术前治疗情况及术后病理在MDT to HIM讨论下决定是否行术后辅助化疗。

常用RC术后辅助化疗方案有：氟尿嘧啶单药方案、奥沙利铂为基础的联合化疗方案。如术前已用含伊立替康方案，且有效，术后可继续沿用。

（3）可切除RC肝转移患者经评估为高度及极高度复发风险的，推荐同步放化疗（参照cT3/cT4N+ RC患者治疗方案）+全身化疗+手术，手术可以是直肠原发肿瘤和远处转移瘤的同期或分期切除。或在MDT to HIM指导下，根据患者的具体情况，选择全身化疗±同步放化疗+手术的整合治疗方案。

1.3　局部治疗

（1）手术治疗

可切除的同时性RC肝转移患者的术式：RC原发灶与肝转移灶一期同步切除和二期分阶段切除。RC根治术后发生肝转移者，如既往直肠原发灶为根治性切除且不伴有原发灶复发，肝转移灶能切除，且肝切除量低于70%，应予手术切除肝转移灶。

肝转移灶手术切除应符合R0原则。切缘至少>1mm，切除术后至少保留3根肝静脉中的1根且残肝容积≥40%（同时性肝切除）或≥30%（异时性肝切除）。如局限于左半或右半肝，病灶较大且无肝硬化者，可行规则的半肝切除。采用术中超声，有助于发现术前影像学检查未能诊断的转移病灶。

预计手术切除后剩余肝脏体积不足30%的肝转移，门静脉选择性栓塞（Portal vein embolization，PVE）或结扎（Portal vein ligation，PVL）可使术后预期剩余肝脏代偿性增大，增加手术切除可能。联合肝脏离断和门静脉结扎的二步肝切除术（ALPPS）可使残留肝脏的体积在短时间内增大，建议严格选择患者，由经验丰富的肝脏外科医师实施手术。

（2）病灶毁损治疗

除手术切除肝转移灶外，射频消融、微波消融、立体定向放疗等也能使病灶彻底毁损，所以对手术切除难度较大的个别肝转移灶，应积极整合此类治疗手段，以使更多患者有机会达到NED，改善长期生存。

射频消融（Radiofrequency ablation，RFA），适合肝转移灶最大直径<3cm和消融边缘>5mm，且一次消融最多5枚。微波消融（MWA），可用于直径>3cm或邻近较大血管的RC肝转移灶。立体定向体部放疗（Stereotactic body radiation therapy，SBRT），适应于肝转移数目≤5个、最大转移灶直径<6cm。

2　潜在可切除的RC肝转移

2.1　治疗原则

潜在可切除：原发癌灶或肝转移灶在初始诊断时无法达到根治性切除，经积极治疗，可转化为适宜手术根治性切除的状态。经转化治疗后的肝转移切除患者，5年生存率与初始可切除的患者近似。

由于化疗可能增加肝转移切除术后并发症，转化治疗达到预期目标后尽快实施手术。根治性切除患者，完成围术期总共半年的治疗，以降低复发风险。术后是否继续应用靶向药物，在MDT to HIM指导下决策。

治疗前原发灶如存在梗阻、穿孔或内科无法控制的出血，应优先处理原发灶，再考虑转化治疗。如经过6个月转化治疗后原发灶或肝转移无法达到根治性切除或NED目标时，建议改为低强度药物维持治疗。

2.2　化疗和/或靶向治疗和/或免疫治疗

检测肿瘤组织KRAS、NRAS、BRAF基因及微卫星状态，以指导制定转化治疗方案。

（1）化疗方案

FOLFOX、CapeOx和FOLFIRI方案均可提高转化切除率，作为首选推荐，XELIRI方案由于转化治疗证据相对不足，不作为常规推荐。

FOLFOXIRI三药较双药可能具有更高的缓解率与转化率，目前被更多推荐用于体力状况与脏器功能良好的患者。

（2）分子靶向药物

RAS/BRAF野生型：RC的转化治疗，首选推荐双药联合西妥昔单抗；

RAS突变型：推荐双药化疗联合贝伐珠单抗。三药联合贝伐珠单抗方案具有更高的缓解率，但需要谨慎选择适用人群与密切监测不良反应。

BRAF V600E突变患者预后不佳，少量证据表明手术切除肝转移仍可能带来生存获益。FOLFOXIRI三药联合贝伐珠单抗仍可作为BRAF突变患者推荐方案。

（3）免疫检查点抑制剂治疗

由于MSI-H RC肝转移发生率低，小样本研究显示手术切除可使患者获益，虽然缺乏免疫检查点抑制剂用于此类患者转化治疗的高级别证据，但专家组仍推荐免疫治疗作为MSI-H RC肝转移的方案选择之一。

2.3 评估

（1）潜在可切除的多学科评估

增强CT用于RC原发灶及远处转移的检查；增强MRI、超声造影用于肝脏病灶数量与部位的评估；三维CT与三维数字成像技术等有助于评估残肝体积。

（2）疗效评估

转化治疗建议6~8周行一次影像学评估。RECIST1.1标准评估转化治疗疗效，TRG分级评估转化治疗后的病理退缩程度。如联合贝伐珠单抗治疗，则最后一次治疗与手术间隔至少6周，术后6~8周再重新开始贝伐珠单抗治疗。

3 不可切除的RC肝转移

3.1 外科治疗

原发灶处理

（1）RC原发灶无出血、梗阻症状或无穿孔时可以行全身治疗，也可选择先切除原发灶，继而进一步治疗。但对原发灶无出血、梗阻症状或无穿孔但合并有始终无法切除的肝或肺转移是否必须切除原发灶，目前仍有争议。

（2）RC原发灶存在出血、梗阻症状或穿孔时，应先处理原发灶，继而全身化疗。治疗后每6~8周予以评估，决定下一步治疗方案。原发灶处理包括：原发灶切除、短路手术、单纯造口等，可用肠道支架置入处理梗阻、用局部介入栓塞来处理原发灶出血。

3.2 放疗

当有明显局部症状（如疼痛、出血、梗阻等）时，可考虑原发灶姑息放疗。

3.3 内科治疗

（1）姑息一线治疗

首选化疗联合靶向治疗，对有望较长时间肿瘤控制（PFS4~6个月）的患者，推荐采用诱导化疗-维持治疗策略。

1）治疗前推荐常规检测肿瘤组织KRAS、NRAS、BRAF基因和微卫星状态。

2）对适合强烈治疗的患者：

a）化疗方案：根据患者年龄、体力状况、器官功能和肿瘤负荷选择双药或三药化疗。FOLFOX、CapeOx及FOLFIRI疗效相近，毒性反应存在差异。三药FOLFOXIRI的客观有效率、PFS优于双药化疗，但不良反应尤其骨髓抑制更明显，建议限于PS评分0~1分、<70岁、器官功能佳、肿瘤负荷大者。如有严重心脏基础疾病或药物心脏毒性者，考虑雷替曲塞替代氟尿嘧啶类。

b）靶向药物：推荐根据基因状态选择最佳靶向治疗。RAS/BRAF双野生/MSS型，优先推荐FOLFOX/FOLFIRI联合西妥昔单抗；RAS突变、BRAF野生/MSS型或不能耐受三药化疗的BRAF V600E突变/MSS，优先推荐FOLFOX/CapeOx/FOLFIRI联合贝伐珠单抗；年轻、体力状况好、肿瘤负荷大或生长迅速或BRAF V600E突变患者可选择FOLFOXIRI联合贝伐珠单抗。

c）免疫治疗：MSI-H/dMMR患者均优先推荐PD-1单抗（帕博利珠单抗）。目前也有证据证实纳武利尤单抗联合伊匹木单抗的双免疗法可获益。不适合免疫治疗者，可参考姑息一线治疗选择原则。

d）维持治疗：适于接受一定时长（通常6~8个周期）一线强烈化疗±靶向治疗（即诱导化疗）达到CR/PR/SD，经MDT to HIM评估不适合局部处理者。目前主要支持一线含奥沙利铂双药或三药化疗后采用维持治疗策略，优先推荐卡培他滨或5-FU±贝伐珠单抗方案，如不愿继续接受化疗者可单用贝伐珠单抗。

3）不适合强烈治疗者

年龄≥70岁，体力状况或器官功能欠佳和肿瘤负荷小且生长缓慢如仅肺转移者，推荐卡培他滨或5-FU联合贝伐珠单抗，无法耐受卡培他滨手足综合征或不愿接受持续输注5-FU者，可考虑曲氟尿苷替匹嘧啶片联合贝伐珠单抗作为替代选择；也可考虑减量30%～50%的两药联合方案；不适合贝伐珠单抗的患者，如近期发生血栓或大出血事件，可考虑单药卡培他滨或5-FU，如为RAS、BRAF野生/MSS型RC，单药西妥昔单抗或联合伊立替康。

（2）姑息二线治疗

1）适合强烈治疗的患者

a）化疗方案：含奥沙利铂和含伊立替康方案可互为一、二线，mXELIRI方案在中国人群中安全有效，较FOLFIRI不良反应更少。雷替曲塞与氟尿嘧啶类药物不完全交叉耐药，可与奥沙利铂或伊立替康联用作为二线治疗，如一线使用三药化疗出现进展者，后续治疗参照三线治疗原则。一线维持治疗中出现进展者，建议优先导入原诱导化疗方案。

b）靶向药物：如一线治疗未使用靶向药物，二线治疗应根据基因型加用靶向药物。RAS或BRAF突变型且一线使用贝伐珠单抗进展者，推荐贝伐珠单抗跨线治疗。RAS、BRAF野生型RC，一线西妥昔单抗进展，推荐二线选择贝伐珠单抗，不建议西妥昔单抗跨线治疗；一线贝伐珠单抗进展，推荐二线贝伐珠单抗跨线或换用西妥昔单抗。一线使用免疫检查点抑制剂的dMMR/MSI-H患者，二线治疗推荐化疗联合靶向治疗。BRAF V600E突变者，二线治疗可选择西妥昔单抗+维罗非尼+伊立替康或达拉非尼+西妥昔单抗±曲美替尼。

c）免疫治疗：一线未使用免疫检查点抑制剂的dMMR/MSI-H者，推荐使用PD-1单抗单药或联合CTLA-4单抗作为二线治疗。少见的POLE或POLD基因致病突变者，亦可能是免疫检测点抑制剂敏感人群。

2）不适合强烈治疗的患者

根据体力状况、基因型及既往一线治疗方案选择二线治疗或参加临床研究。PS评分>2分者，建议最佳支持治疗；PS评分0~2分，RAS、BRAF野生型既往未使用抗EGFR单抗者，推荐西妥昔单抗单药治疗，RAS或BRAF突变者，既往未使用靶向药物，可考虑卡培他滨或5-FU或曲氟尿苷替匹嘧啶片联合贝伐珠单抗。

（3）三线及后线治疗

1）非分子标志物指导的选择：推荐瑞戈非尼、呋喹替尼、曲氟尿苷替匹嘧啶联合或不联合贝伐珠单抗。多线治疗进展后鼓励参与临床试验。

2）分子标志物指导下的后线治疗选择：

a）如BRAF V600E突变/MSS型且既往未接受抗BRAF治疗者：西妥昔单抗+维罗非尼+伊立替康，或达拉非尼+西妥昔单抗±曲美替尼或参加临床研究；

b）HER2过表达者：曲妥珠单抗+拉帕替尼或曲妥珠单抗+帕妥珠单抗或参加临床研究；

c）dMMR/MSI-H者：推荐PD-1单抗治疗，如存在少见的POLE或POLD基因致病突变者，亦可能是免疫检测点抑制剂敏感人群；

d）RAS/BRAF野生型：既往未使用EGFR单抗者：考虑西妥昔单抗或联合伊立替康；既往使用过西妥昔单抗一线治疗达到客观有效（CR/PR）且PFS时间超过6个月者，ctDNA检测为RAS/BRAF/EGFR均野生型，可考虑西妥昔单抗联合伊立替康再挑战策略；

e）NTRK融合基因者：可考虑NTRK抑制剂。

（4）其他治疗

晚期患者在上述常规治疗不适用时，可选择局部治疗，如介入治疗、瘤体内注射、物理治疗或中医药治疗。RC肝转移整体处理流程：见图27-4-2、图27-4-3。

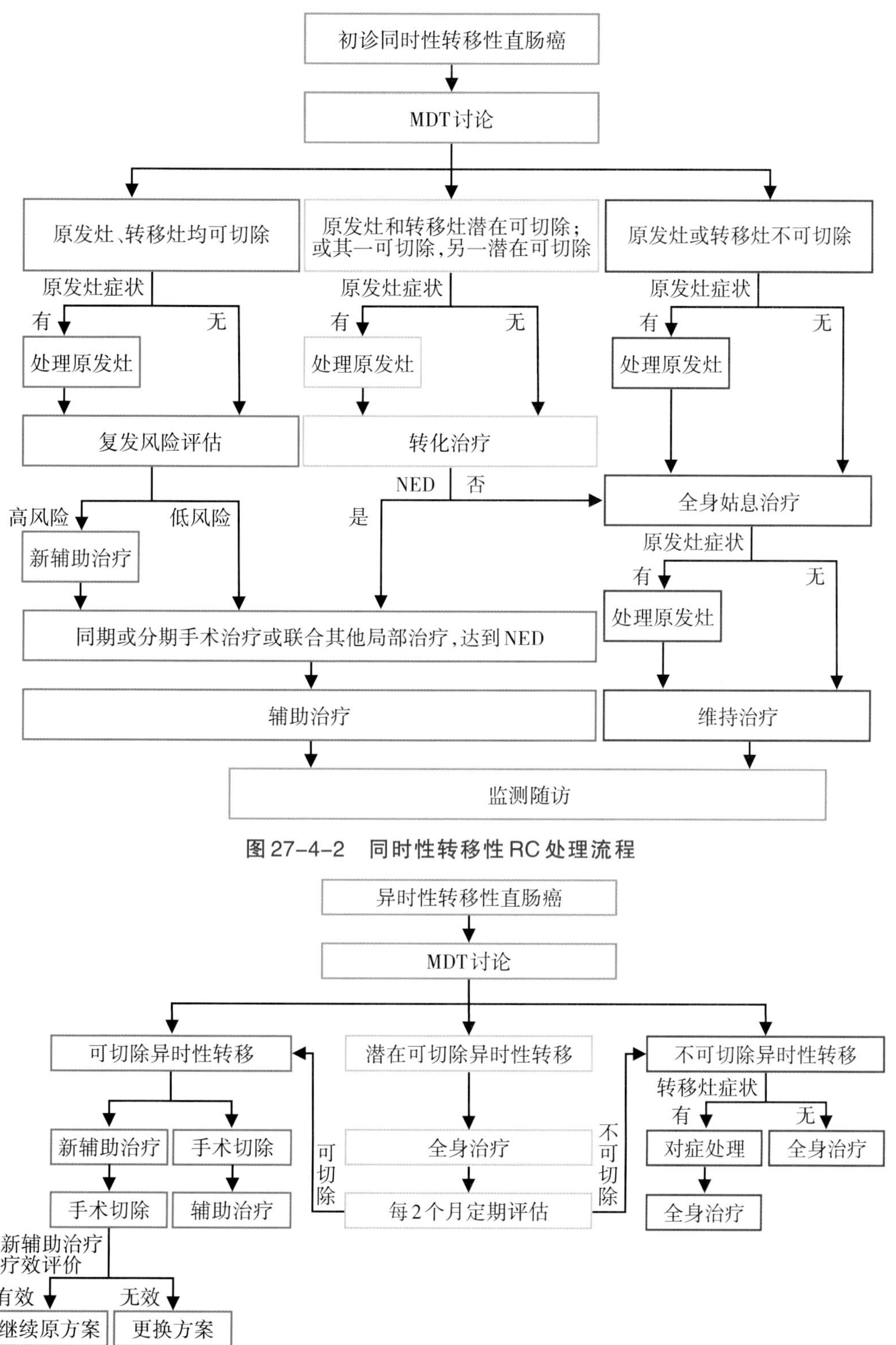

图27-4-2　同时性转移性RC处理流程

图27-4-3　异时性转移性RC处理流程

第四节 RC其他部位转移的治疗原则

1 肺转移

目前推荐高分辨率胸部CT检查RC肺转移，推荐胸部增强CT检查纵隔及肺门淋巴结转移。对胸部CT检查无法明确性质的肺结节（IPN），结合风险因素、随访情况及病理学检查等整合判断结节性质。

1.1 手术治疗原则

可切除性肺转移，推荐R0切除。肺外有不可切除病灶时不建议行肺转移灶切除。肺转移灶切除后余肺必须能维持足够的肺功能。肺外可切除转移灶可同期或分期处理。

1.2 手术方式

常用方式为楔形切除，其次为肺段切除、肺叶切除及全肺切除。术前检查未怀疑肺门或纵隔淋巴结转移的患者，术中可不常规行淋巴结清扫；若怀疑淋巴结转移，术中则可考虑行淋巴结活检或清扫。

1.3 其他局部治疗

手段包括射频消融，立体定向放疗等。

（1）射频消融：对转移灶小（最大径<3cm）、远离大血管的肺转移灶，射频消融表现出良好的局部控制率（约90%）。

（2）立体定向放疗适应证如下：

1）肺转移灶数目1~3枚，小转移灶≤5枚；最大径≤5cm。

2）肺转移灶分布相对局限，在同一侧肺最优；周围型肺转移灶更适合立体定向放疗。

3）原发灶控制稳定，无肺外转移灶或肺外转移灶已控制。

4）患者一般情况好，肺功能正常。

5）预期生存时间≥6个月。

1.4 不可切除肺转移的姑息治疗

对不可切除肺转移应行姑息治疗，推荐在MDT to HIM的指导下决定是否行局部病灶处理。

2 腹膜转移

腹膜是RC常见转移部位之一，有腹膜转移者预后更差。第八版AJCC分期已将腹膜转移作为单独的M1c期，以区别于其他部位的转移。

腹膜转移无特异性临床表现，故临床上诊断困难。推荐影像学检查、肿瘤标志物、腹腔积液细胞学或组织学联合检测，必要时行腹腔镜探查，可提高腹膜转移诊断。腹膜肿瘤指数（PCI）评估腹膜转移程度，应在MDT to HIM指导下制定RC腹膜转移治疗策略。治疗手段包括手术、化疗、靶向药物及腹腔治疗等。

（1）局限性腹膜转移

对部分选择性腹膜转移患者，肿瘤细胞减灭术（CRS）联合腹腔热灌注化疗（HIPEC）可延长生存时间。在有HIPEC经验的中心，对局限性腹膜转移（PCI<20）且无远处广泛转移者可考虑行CRS手术，要求达到CC0-1的减瘤程度（即无腹膜残余瘤或残余瘤直径<2.5mm）。在彻底的CRS术后联合HIPEC可达到细胞学减灭目的。

（2）广泛性腹膜转移或合并有广泛远处转移

全身化疗是治疗RC腹膜转移的重要方法，优于最佳支持治疗。方案参见晚期不可切除RC治疗。

完全的细胞减灭术和/或HIPEC可考虑在有经验的中心开展，用于治疗选择性的、可达到R0切除的局限腹膜癌性播散患者。目前国内常用RC腹腔化疗的药物有氟尿嘧啶植入剂、雷替曲塞、奥沙利铂、卡铂、洛铂等，药物剂量原则上以系统化疗用量为标准，可根据患者年龄、身体状况、化疗药物耐受性和骨髓增生能力进行适当调整。

3 卵巢转移、骨转移、脑转移

对明确RC卵巢转移者，推荐双侧附件切除，如侵犯子宫则加子宫切除，不推荐RC手术时将外观正常的卵巢进行预防性切除。有生育意愿的患者，在初始治疗前咨询生殖医学专业的医生进行评估。

对获得R0切除的卵巢转移患者，推荐术后化疗。对无法通过治疗达到NED的卵巢转移患者，参见晚期不可切除RC治疗。

骨转移诊断主要靠ECT、X线、CT、MRI或PET-CT。ECT常为诊断骨转移的主要手段。

RC骨转移综合治疗的目标：改善生活质量，延长生存时间，预防或延缓骨相关事件（Skeletal related events，SREs）。系统治疗中，双膦酸盐是RC骨转移的基础用药。当影像学提示有骨破坏或骨转移时，应采用骨保护药物治疗。在应用双膦酸盐治疗过程中，即使发生SREs仍建议继续用药，用药时间至少持续12个月以上。局部手术治疗应综合考虑，谨慎实施。骨转移灶可进行局部放疗。

RC脑转移的治疗与其他实体肿瘤脑转移类似，以控制原发灶为主，以脑转移灶局部治疗为辅。

第五节　局部复发RC的治疗

1　外科治疗原则

对局部复发的RC患者，应进行MDT to HIM评估，专家团队除常规RC相关学科参与外，还需纳入泌尿外科、妇瘤科、整形外科等相关科室，对复发病灶可切除的患者建议行以手术为主联合围手术期放化疗的整合治疗；对不可切除的患者建议行放疗和（或）全身系统治疗，治疗后再次评估可切除性。

术前排除相关手术禁忌证。相对禁忌证包括伴有远处转移，初始治疗为Ⅳ期，广泛的盆腔侧壁侵犯，预计仅能行R1或R2切除的，S2~S3交界以上的骶骨受侵。绝对禁忌证包括髂外血管受累，肿瘤超过坐骨切迹（即经坐骨孔向外侵犯），存在因淋巴管、静脉受压而导致的下肢水肿，双侧输尿管梗阻积液。一般情况差。

手术推荐由结直肠外科专科医师根据患者和病变的具体情况，选择适当的手术方案。手术遵循整块切除原则，尽可能达到R0切除。如侵犯周围脏器，条件允许应考虑联合脏器切除。可参考Leeds分类。见表27-4-3。

表27-4-3　Leeds分类及治疗选择

分型	侵犯位置	治疗
中心型	限于盆腔内器官或结缔组织，未累及骨性盆腔	建议行APR以保证切缘阴性；若复发病灶较为局限且有保肛可能，可考虑LAR手术
侧壁型	盆腔侧壁结构	手术可选择切除受累及的输尿管、髂内血管以及梨状肌
骶侧型	位于骶前间隙，可与骶骨粘连或侵犯骶骨	推荐进行腹骶联合切除受侵骶骨；会阴部切口如果较大难以一期缝合可使用大网膜覆盖或生物补片
混合型	累及骶侧和盆腔侧壁	如果一般情况允许，可考虑切除受侵犯器官，行后半盆清扫或全盆器官切除术

2　放疗治疗原则

对既往未接受过盆腔放疗的患者，推荐行术前同步放化疗（尽量在放疗前取得复发病灶的病理学诊断），再考虑行手术；局部病灶可切除者，也可考虑先行手术，再考虑行术后放化疗；也可根据既往放化疗方案考虑是否先行放化疗，然后再行手术。既往接受过盆腔放疗的患者原则上不再进行放疗（再程放疗、质子重离子治疗，可在有经验的中心酌情开展），建议MDT to HIM讨论，制定最合理的治疗方案。对不能耐受手术或外放疗的局部复发患者，放射性粒子植入治疗（如I125粒子）也能起到姑息减症作用。

3 内科治疗及其他治疗原则

开展MDT to HIM讨论，依据影像检查和外科评估分可切除、潜在可切除或不可切除复发RC，讨论应明确是否需要保肛策略，基于不同疾病分类给予内科治疗策略。

（1）可切除且既往未接受过放化疗者，推荐首选术前氟尿嘧啶类同步放化疗。患者体力状况允许情况下，含铂或含伊立替康联合化疗的同步放化疗可能使肿瘤降期更明显，但毒副反应会增加。不能耐受放疗者，可考虑术前双药或三药化疗。靶向治疗用于RC新辅助治疗不增加疗效者，但增加毒副反应，不推荐围术期靶向治疗。

（2）可切除且既往接受过同步放化疗者，建议直接手术或新辅助化疗。化疗方案选择原则同上。

（3）不可切除或潜在可切除者，既往未接受过放化疗则首选强烈化疗（双药化疗）为基础的同步放化疗或诱导强烈化疗后5-FU同步放化疗。接受过放化疗者，则参照转移性RC姑息一线治疗方案原则。每2~3月评估疗效，MDT to HIM讨论肿瘤切除可能性。RC局部复发的整体处理流程：见图27-4-4。

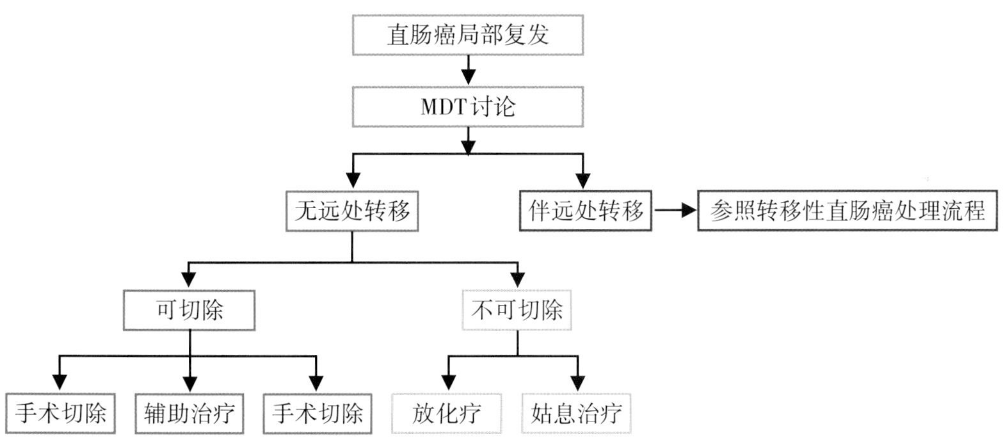

图27-4-4 直肠癌局部复发的处理流程

第六节 中医药治疗

1 治疗原则

中医治疗应在整合医疗指导下，采用辨病论治与辨证施治相结合的原则开展诊疗，其根本治疗原则遵循扶正祛邪、标本缓急、因人因时因地制宜、施行整合治疗。

2 辨证施治

2.1 RC围术期辨证施治

RC患者术前主要表现为腑气不通，具体症状为大便不通，腹部阵痛，脘腹胀满，舌红，苔黄腻，脉滑数；术后主要表现为元气耗伤、脾胃虚弱，具体症状表现为面色淡白或萎黄，唇甲不华，少气乏力，神疲懒言，腹部隐痛，纳呆食少食后腹胀，舌淡，苔薄白，脉弱。故常以理气通腑，补气养血，健脾益胃为主要原则。术后可应用针刺疗法帮助止痛以及胃肠功能的恢复，提高患者对手术的耐受性，缓解术后并发症

2.2 RC辅助治疗期辨证施治

（1）RC化疗期间常表现为脾胃不和，气血亏虚，肝肾阴虚，脾肾两虚，具体症状为胃脘饱胀，食欲减退，恶心呕吐，腹胀或腹泻，舌胖大，舌苔薄白或腻；或为腰膝酸软，耳鸣，五心烦热，颧红盗汗，舌红苔少，脉细数。故常以健脾和胃、降逆止呕、补气养血、滋补肝肾为主要治则，化疗期可应用针刺、艾灸等疗法改善化疗引起的恶心、呕吐、肢体麻木等，提高患者对化疗的耐受性、减轻化疗的毒副作用、提高化疗完成率。

（2）RC放疗期间常表现为气阴两虚、热毒瘀结，具体症状神疲乏力，少气懒言，纳呆，时有便溏，舌红苔少，脉细数；或口渴欲饮、低热盗汗、腹痛腹胀，疼痛拒按，小便频数，下痢赤白，里急后重，舌黯红，苔黄腻，脉弦滑或滑数。故常以益肾滋阴、清肠燥湿、活血解毒为主要治则，同时可配合中药灌肠、肛门熏洗等外治疗法缓解放射性直肠炎引起的肠道黏膜水肿、肛门疼痛等症状，提高患者对放疗的耐受性、降低放疗不良反应。

2.3 RC防变治疗期辨证施治

RC行根治性手术或根治性放疗及辅助治疗后的西医随诊阶段，属于中医防变治疗期，可采取中医手段进行巩固性治疗及预防性治疗。此阶段主要表现为脾气亏虚为本、湿热瘀毒为标，基本治法以健脾益气为主，兼化湿祛瘀、清热解毒，以期降低早中期RC术后或放疗后复发转移风险。

2.4 RC晚期姑息治疗期辨证施治

RC晚期姑息治疗期主要表现为本虚与邪实并存，以脾气亏虚或脾肾两虚为主，夹杂湿、热、瘀、毒等邪实，故常以健脾益气或补脾益肾、清热化湿、祛瘀解毒为主要治则，以实现带瘤生存、提高生活质量、延长生存期的目的。

3 辨病用药

辨证施治的基础上，结合现代药理学研究结果，可适当选用下列抗癌解毒中药：苦参、败酱草、刺猬皮、白花蛇舌草、半枝莲等。

第五章

全程康复管理

第一节 随访

（1）病史和体检，CEA、CA19-9监测，每3个月1次，共2年，第3~5年，每6个月1次，5年后每年1次。

（2）胸部、腹部及盆腔CT或MRI，每6个月1次，共2年，然后每年1次，共5年。

（3）术后1年内行肠镜检查，如有异常，1年内复查；如未见息肉，3年内复查，然后5年1次；随访发现结肠腺瘤均推荐切除。如术前肠镜未完成全结肠检查，建议术后3~6个月行肠镜检查。

（4）PET-CT不是常规推荐的检查项目，对已有或疑有复发及远处转移的患者，可考虑PET-CT，以排除复发转移。

（5）如患者身体状况不允许接受抗肿瘤治疗，则不主张行常规随访。术后CEA持续升高的处理流程：见图27-5-1。

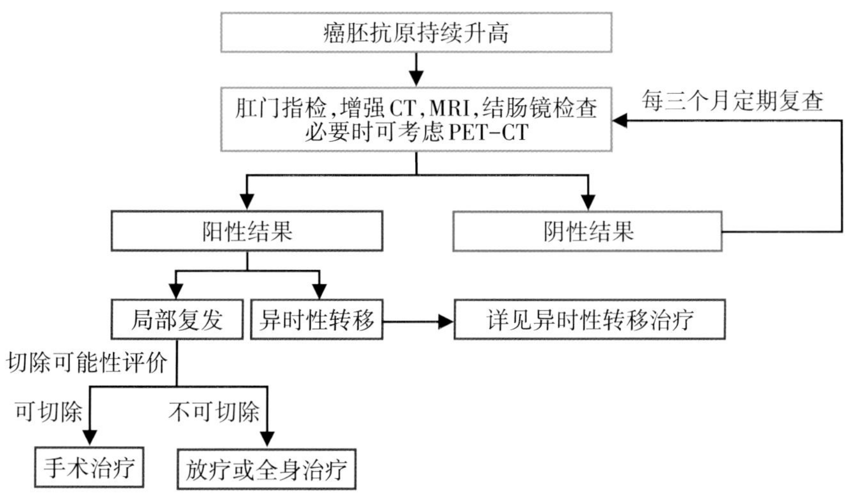

图27-5-1 术后CEA持续升高的处理流程

第二节　全程康复管理

1　营养治疗

营养治疗应贯穿从首诊到完成整个综合治疗的全过程：

（1）RC患者一经确诊，即应进行营养风险筛查及营养状况评估。

（2）RC患者无论接受根治术或姑息术，均应按ERAS原则和流程实施围术期的营养管理。

（3）对实施术前新辅助治疗，或术后辅助治疗的RC患者，需制定营养治疗计划并进行营养治疗。

2　中医肿瘤康复治疗

中医可参与肿瘤康复从首诊到完成整个综合治疗的全过程。中医肿瘤康复治疗以辨证康复为指导，采用整合性康复治疗手段包括心理治疗、针灸推拿治疗、饮食疗法、中药治疗、传统体育康复治疗等多种方式，针对患者不同阶段及证候类型，制定合理的中医药整合治疗方案并予以实施。

3　迟发或长期后遗症的治疗

RC手术或放化疗都可能导致晚期后遗症，影响日常生活质量和脏器功能。常见的后遗症及相关治疗如下：

（1）肠道功能受损相关的后遗症

如慢性腹泻、失禁、便频、里急后重等：考虑使用止泻药、硬化大便药，中医中药，调节饮食，进行盆底康复及使用成人尿布。

（2）奥沙利铂引起的神经病变

仅考虑使用度洛西汀治疗疼痛性神经病变，对麻木、刺痛、和冷觉敏感等无效。可试中药验方。

（3）盆腔手术或放疗后泌尿生殖功能障碍

建议筛查性功能障碍，勃起障碍，性交困难和阴道干涩症状；筛查排尿困难、尿频、尿急；如果症状持续考虑转诊泌尿科或妇科医生。

（4）疼痛管理

进行全面疼痛评估，确定疼痛病因，鉴别诊断应包括癌症复发或疾病进展及特异性癌症疼痛综合征；可考虑阿片类药物治疗，应在最短时间内使用最低适当剂量，辅助药物治疗应在阿片类药物的基础上进行。

（5）睡眠障碍

详细了解失眠病程与特点，对进行睡眠卫生教育，失眠认知行为治疗作为首选推荐优于药物干预治疗。同时，可考虑针灸、穴位按摩、中药干预等中医肿瘤康复治疗手段进行治疗。

（6）盆腔放疗后潜在的盆骨骨折/骨密度减低：建议监测骨密度。

（7）化疗后骨髓抑制

化疗相关中性粒细胞减少，可使用rhG-CSF或PEG-rhG-CSF；化疗相关贫血，可使用EPO，同时应该补充铁剂和维生素B12、叶酸等，必要时输注红细胞悬液；化疗相关血小板减少，护理与药物同等重要。患者需要减少活动，防止受伤，必要时绝对卧床、注意通便和镇咳等。可使用TPO和重组人白介素-11升血小板，必要时输注单采血小板。

4　造口管理

（1）人员、任务、架构：有条件的医疗中心推荐配备造口治疗师（专科护士）。其职责包括所有造口（肠造口、胃造口、尿路造口、气管造口等）术前术后的护理、复杂切口的处理、大小便失禁的护理、开设造口专科门诊、联络患者及其他专业人员、组织造口联谊会、开展造口患者随访。

（2）心理护理：对患者进行心理评估，向患者充分解释有关诊断、手术和护理知识，让其接受患病事实，并对即将发生的事情有全面了解。并于术前和术后给予一定心理干预和指导。

（3）造口定位：术前由医师、造口治疗师、家属及患者共同选择造口部位。使患者自己能看到造口，方便护理；有足够粘贴面积；造口器材贴于造口周围皮肤时无不适。

（4）肠造口护理

1）术后要注意观察造口的血运及有无回缩等情况。

2）造口用品应当具有轻便、透明、防臭、防漏和保护周围皮肤的性能，患者佩戴舒适。

3）保持肠造口周围皮肤的清洁干燥。长期服用抗菌药物、免疫抑制剂和糖皮质激素的患者，应特别注意肠造口部位真菌感染。

参考文献

[1]中国抗癌协会，中国抗癌协会大肠癌专业委员会. 中国恶性肿瘤整合诊治指南-直肠癌部分[J]. 中华结直肠疾病电子杂志，2022，11（2）：15.

[2]中国抗癌协会，中国抗癌协会大肠癌专业委员会. 中国肿瘤整合诊治指南・结直肠癌、肛管癌. 2022[M]. 天津：天津科学技术出版社，2022.

[3]Wang G，Fan D，Gu J，et al. CACA guidelines for holistic integrative management of rectal cancer[J]. Holistic Integrative Oncology，2023，2（1）.

[4]Han B，Zheng R，Zeng H，et al. Cancer incidence and mortality in China，2022[J]. J Natl Cancer Cent，2024，4（1）：47-53.

[5]Rongshou Zheng S Z，Hongmei Zeng，Shaoming Wang，Kexin Sun，Ru Chen，Li Li，Wenqiang Wei，Jie He. Cancer incidence and mortality in China，2016[J]. Journal of the National Cancer Center，2022，2（1）：9.

[6]Chen X P，Wang J P，Zao J Z. Surgery：9th Edition[M]. Beijing：People's Medical Publishing House，2018.

[7]李鹏，王拥军，陈光勇，等. 中国早期结直肠癌及癌前病变筛查与诊治共识[J]. 中国实用内科杂志，2015，35（03）：211-227.

[8]Davidson K W，Barry M J，Mangione C M，et al. Screening for Colorectal Cancer：US Preventive Services Task Force Recommendation Statement[J]. Jama，2021，325（19）：1965-1977.

[9]李其龙，马新源，俞玲玲，等. 农村高发地区大肠癌优化序贯筛查病变年龄别检出分析[J]. 中华肿瘤杂志，2013，35（002）：154-157.

[10]Cai G，Cai M，Feng Z，et al. A Multilocus Blood-Based Assay Targeting Circulating Tumor DNA Methylation Enables Early Detection and Early Relapse Prediction of Colorectal Cancer[J]. Gastroenterology，2021，161（6）：2053-2056.e2.

[11]Early Diagnosis and Treatment Group，the Oncology Committee of Chinese Medical Association. Expert Consensus on Early Diagnosis and Treatment of Colorectal Cancer in China[J]. National Medical Journal of China，2020，100（22）：1691-1698.

[12]国家癌症中心中国结直肠癌筛查与早诊早治指南制定专家组. 中国结直肠癌筛查与早诊早治指南（2020，北京）[J]. 中华肿瘤杂志，2021，43（1）：16-38.

[13]Yuan Y，Zhang S Z，Zheng S，et al. Implementation Scheme of Screening Standard for Hereditary Colorectal Cancer in China[J]. Chinese Journal of Oncology，2004，26（3）：191-192.

[14]Committee of Colorectal Cancer，Chinses Society of Clinical Oncology. Genetics Group of the Committee of Colorectal Cancer，China Anti-cancer Association. Genetics Committee of the Committee of Colorectal Cancer，Chinese Medical Doctor Association. Consensus on Detection of Microsatellite Instability in Colorectal Cancer and Other Related Solid Tumors in China [J]. Chinese Journal of Oncology，2019，4（10）：734-741.

[15]Yang M，Zhu L，Zhu L，et al. Role of a Rare Variant in APC Gene Promoter 1B Region in Classic Familial Adenomatous Polyposis[J]. Digestion，2020：1-7.

[16]Wang Z，Zhao X，Gao C，et al. Plasma-based microsatellite instability detection strategy to guide immune checkpoint blockade treatment. J Immunother Cancer. 2020；8（2）：e001297.

[17]樊代明. 整合肿瘤学•临床卷[M]. 北京：科学出版社，2021.

[18]樊代明. 整合肿瘤学•基础卷[M]. 西安：世界图书出版西安有限公司，2021.

[19]Tanaka S，Kashida H，Saito Y，et al. Japan Gastroenterological Endoscopy Society guidelines for colorectal endoscopic submucosal dissection/endoscopic mucosal resection[J]. Dig Endosc，2020，32（2）：219-239.

[20]Pathologic Collaborative Croup, Association of Digestive Endoscopy of Chinese Medical Association. Consensus on Biopsy and Pathologic Examination of Digestive Endoscopy in China (Draft) [J]. Chinese Journal of Digestive Endoscopy, 2014, 31 (9): 481-485.

[21]Wang X S, Li Z F, Su M. An Introduction to Oncology: Edition 2.[M]. Beijing: People's Medical Publishing House, 2021.

[22]Fang J, Wei B, Zheng Z, et al. Preservation versus resection of Denonvilliers' fascia in total mesorectal excision for male rectal cancer: follow-up analysis of the randomized PUF-01 trial[J]. Nat Commun, 2023, 14 (1): 6667.

[23]Jiang W Z, Xu J M, Xing J D, et al. Short-term Outcomes of Laparoscopy-Assisted vs Open Surgery for Patients With Low Rectal Cancer: The LASRE Randomized Clinical Trial[J]. JAMA Oncol, 2022, 8 (11): 1607-15.

[24]Feng Q, Yuan W, Li T, et al. Robotic versus laparoscopic surgery for middle and low rectal cancer (REAL): short-term outcomes of a multicentre randomised controlled trial[J]. Lancet Gastroenterol Hepatol, 2022, 7 (11): 991-1004.

[25]Chang W, Ye Q, Xu D, et al. Robotic versus open surgery for simultaneous resection of rectal cancer and liver metastases: a randomized controlled trial[J]. Int J Surg, 2023, 109 (11): 3346-3353.

[26]Liu Y, Wang Y, Wang C, et al. Comparison of short-term outcomes of robotic-assisted radical colon cancer surgery using the Kangduo Surgical Robotic System and the Da Vinci Si Robotic System: a prospective cohort study[J]. Int J Surg, 2024, 110 (3): 1511-1518.

[27]Guan X, Hu X, Jiang Z, et al. Short-term and oncological outcomes of natural orifice specimen extraction surgery (NOSES) for colorectal cancer in China: a national database study of 5055 patients[J]. Sci Bull (Beijing), 2022, 67 (13): 1331-1334.

[28]结直肠肿瘤经自然腔道取标本手术专家共识（2019版）[J]. 中华结直肠疾病电子杂志，2019，8（4）：336-342.

[29]Liu H, Zeng Z, Zhang H, et al. Morbidity, Mortality, and Pathologic Outcomes of Transanal Versus Laparoscopic Total Mesorectal Excision for Rectal Cancer Short-term Outcomes From a Multicenter Randomized Controlled Trial[J]. Ann Surg, 2023, 277 (1): 1-6.

[30]Beets-Tan R G H, Lambregts D M J, Maas M, et al. Magnetic resonance imaging for clinical management of rectal cancer: Updated recommendations from the 2016 European Society of Gastrointestinal and Abdominal Radiology (ESGAR) consensus meeting[J]. Eur Radiol, 2018, 28 (4): 1465-1475.

[31]Sauer R, Liersch T, Merkel S, et al. Preoperative versus postoperative chemoradiotherapy for locally advanced rectal cancer: results of the German CAO/ARO/AIO-94 randomized phase Ⅲ trial after a median follow-up of 11 years[J]. J Clin Oncol, 2012, 30 (16): 1926-33.

[32]Gérard J P, Conroy T, Bonnetain F, et al. Preoperative radiotherapy with or without concurrent fluorouracil and leucovorin in T3-4 rectal cancers: results of FFCD 9203[J]. J Clin Oncol, 2006, 24 (28): 4620-5.

[33]Bosset J F, Calais G, Mineur L, et al. Enhanced tumorocidal effect of chemotherapy with preoperative radiotherapy for rectal cancer: preliminary results--EORTC 22921[J]. J Clin Oncol, 2005, 23 (24): 5620-7.

[34]Bosset J F, Collette L, Calais G, et al. Chemotherapy with preoperative radiotherapy in rectal cancer [J]. N Engl J Med, 2006, 355 (11): 1114-23.

[35]Hofheinz R D, Wenz F, Post S, et al. Chemoradiotherapy with capecitabine versus fluorouracil for locally advanced rectal cancer: a randomised, multicentre, non-inferiority, phase 3 trial[J]. Lancet Oncol, 2012, 13 (6): 579-88.

[36]Guideline Working Committee of China Society of Clinical Oncology. Chinese Society of Clinical Oncology (CSCO) Guidelines for Colorectal Cancer 2020[M]. Beijing: People's Medical Publishing House,

2020.

[37]Cercek A, Roxburgh C S D, Strombom P, et al. Adoption of Total Neoadjuvant Therapy for Locally Advanced Rectal Cancer[J]. JAMA Oncol, 2018, 4 (6): e180071.

[38]Petrelli F, Trevisan F, Cabiddu M, et al. Total Neoadjuvant Therapy in Rectal Cancer: A Systematic Review and Meta-analysis of Treatment Outcomes[J]. Ann Surg, 2020, 271 (3): 440-448.

[39]Van Gijn W, Marijnen C A, Nagtegaal I D, et al. Preoperative radiotherapy combined with total mesorectal excision for resectable rectal cancer: 12-year follow-up of the multicentre, randomised controlled TME trial[J]. Lancet Oncol, 2011, 12 (6): 575-82.

[40]Bujko K, Nowacki M P, Nasierowska-Guttmejer A, et al. Long-term results of a randomized trial comparing preoperative short-course radiotherapy with preoperative conventionally fractionated chemoradiation for rectal cancer[J]. Br J Surg, 2006, 93 (10): 1215-23.

[41]Ngan S Y, Burmeister B, Fisher R J, et al. Randomized trial of short-course radiotherapy versus long-course chemoradiation comparing rates of local recurrence in patients with T3 rectal cancer: Trans-Tasman Radiation Oncology Group trial 01.04[J]. J Clin Oncol, 2012, 30 (31): 3827-33.

[42]Garcia-Aguilar J, Chow O S, Smith D D, et al. Effect of adding mFOLFOX6 after neoadjuvant chemoradiation in locally advanced rectal cancer: a multicentre, phase 2 trial[J]. Lancet Oncol, 2015, 16 (8): 957-66.

[43]Li J, Hu Y T, Liu C C, et al. Primary Surgery Followed by Selective Chemoradiotherapy Versus Preoperative Chemoradiotherapy Followed by Surgery for Locally Advanced Rectal Cancer: A Randomized Clinical Trial[J]. Int J Radiat Oncol Biol Phys, 2024.

[44]Zhu J, Liu A, Sun X, et al. Multicenter, Randomized, Phase Ⅲ Trial of Neoadjuvant Chemoradiation With Capecitabine and Irinotecan Guided by UGT1A1 Status in Patients With Locally Advanced Rectal Cancer[J]. J Clin Oncol, 2020, 38 (36): 4231-4239.

[45]Bahadoer R R, Dijkstra E A, Van Etten B, et al. Short-course radiotherapy followed by chemotherapy before total mesorectal excision (TME) versus preoperative chemoradiotherapy, TME, and optional adjuvant chemotherapy in locally advanced rectal cancer (RAPIDO): a randomised, open-label, phase 3 trial[J]. Lancet Oncol, 2021, 22 (1): 29-42.

[46]Hu H, Kang L, Zhang J, et al. Neoadjuvant PD-1 blockade with toripalimab, with or without celecoxib, in mismatch repair-deficient or microsatellite instability-high, locally advanced, colorectal cancer (PICC): a single-centre, parallel-group, non-comparative, randomised, phase 2 trial[J]. Lancet Gastroenterol Hepatol, 2022, 7 (1): 38-48.

[47]Chalabi M, Verschoor Y L, Berg J V D, et al. Neoadjuvant immune checkpoint inhibition in locally advanced MMR-deficient colon cancer: The NICHE-2 study[J]. annals of oncology, 2022, 33.

[48]Cercek A, Lumish M, Sinopoli J, et al. PD-1 Blockade in Mismatch Repair-Deficient, Locally Advanced Rectal Cancer[J]. N Engl J Med, 2022, 386 (25): 2363-2376.

[49]Hu X, Li Y Q, Li Q G, et al. Adjuvant Chemotherapy Seemed Not to Have Survival Benefit in Rectal Cancer Patients with ypTis-2N0 After Preoperative Radiotherapy and Surgery from a Population-Based Propensity Score Analysis[J]. Oncologist, 2019, 24 (6): 803-811.

[50]Roth A D, Delorenzi M, Tejpar S, et al. Integrated analysis of molecular and clinical prognostic factors in stage Ⅱ/Ⅲ colon cancer[J]. J Natl Cancer Inst, 2012, 104 (21): 1635-46.

[51]Wells K O, Hawkins A T, Krishnamurthy D M, et al. Omission of Adjuvant Chemotherapy Is Associated With Increased Mortality in Patients With T3N0 Colon Cancer With Inadequate Lymph Node Harvest [J]. Dis Colon Rectum, 2017, 60 (1): 15-21.

[52]Ribic C M, Sargent D J, Moore M J, et al. Tumor microsatellite-instability status as a predictor of benefit from fluorouracil-based adjuvant chemotherapy for colon cancer[J]. N Engl J Med, 2003, 349 (3): 247-57.

[53]Sargent D J, Marsoni S, Monges G, et al. Defective mismatch repair as a predictive marker for lack of efficacy of fluorouracil-based adjuvant therapy in colon cancer[J]. J Clin Oncol, 2010, 28 (20): 3219-26.

[54]Sinicrope F A, Foster N R, Thibodeau S N, et al. DNA mismatch repair status and colon cancer recurrence and survival in clinical trials of 5-fluorouracil-based adjuvant therapy[J]. J Natl Cancer Inst, 2011, 103 (11): 863-75.

[55]Tejpar S, Saridaki Z, Delorenzi M, et al. Microsatellite instability, prognosis and drug sensitivity of stage Ⅱ and Ⅲ colorectal cancer: more complexity to the puzzle[J]. J Natl Cancer Inst, 2011, 103 (11): 841-4.

[56]Quah H M, Chou J F, Gonen M, et al. Identification of patients with high-risk stage Ⅱ colon cancer for adjuvant therapy[J]. Dis Colon Rectum, 2008, 51 (5): 503-7.

[57]Schmoll H J, Tabernero J, Maroun J, et al. Capecitabine Plus Oxaliplatin Compared With Fluorouracil/Folinic Acid As Adjuvant Therapy for Stage Ⅲ Colon Cancer: Final Results of the NO16968 Randomized Controlled Phase Ⅲ Trial[J]. J Clin Oncol, 2015, 33 (32): 3733-40.

[58]André T, Boni C, Navarro M, et al. Improved overall survival with oxaliplatin, fluorouracil, and leucovorin as adjuvant treatment in stage Ⅱ or Ⅲ colon cancer in the MOSAIC trial[J]. J Clin Oncol, 2009, 27 (19): 3109-16.

[59]Van Cutsem E, Labianca R, Bodoky G, et al. Randomized phase Ⅲ trial comparing biweekly infusional fluorouracil/leucovorin alone or with irinotecan in the adjuvant treatment of stage Ⅲ colon cancer: PETACC-3[J]. J Clin Oncol, 2009, 27 (19): 3117-25.

[60]Alberts S R, Sargent D J, Nair S, et al. Effect of oxaliplatin, fluorouracil, and leucovorin with or without cetuximab on survival among patients with resected stage Ⅲ colon cancer: a randomized trial [J]. Jama, 2012, 307 (13): 1383-93.

[61]Allegra C J, Yothers G, O'connell M J, et al. Phase Ⅲ trial assessing bevacizumab in stages Ⅱ and Ⅲ carcinoma of the colon: results of NSABP protocol C-08[J]. J Clin Oncol, 2011, 29 (1): 11-6.

[62]De Gramont A, Van Cutsem E, Schmoll H J, et al. Bevacizumab plus oxaliplatin-based chemotherapy as adjuvant treatment for colon cancer (AVANT): a phase 3 randomised controlled trial[J]. Lancet Oncol, 2012, 13 (12): 1225-33.

[63]Biagi J J, Raphael M J, Mackillop W J, et al. Association between time to initiation of adjuvant chemotherapy and survival in colorectal cancer: a systematic review and meta-analysis[J]. Jama, 2011, 305 (22): 2335-42.

[64]National Comprehensive Cancer Network. (NCCN) Clinical Practice Guidelines in Oncology. Rectal Cancer, Version 3, 2024.

[65]Chinese W, Wait Database Research Cooperation G, Chinese Association of Surgeons C S O C C M D A, et al. [Consensus on the Watch and Wait policy in rectal cancer patients after neoadjuvant treatment (2020 version)][J]. Zhonghua Wei Chang Wai Ke Za Zhi, 2020, 23 (1): 1-9.

[66]Fernandez L M, São Julião G P, Figueiredo N L, et al. Conditional recurrence-free survival of clinical complete responders managed by watch and wait after neoadjuvant chemoradiotherapy for rectal cancer in the International Watch & Wait Database: a retrospective, international, multicentre registry study [J]. Lancet Oncol, 2021, 22 (1): 43-50.

[67]National Health Commission of the People's Republic of China. Chinese Guidelines of Diagnosis and Treatment of Colorectal Cancer 2020[J]. Chinese Journal of Surgery, 2020 (8): 561-585.

[68]Wo J Y, Anker C J, Ashman J B, et al. Radiation Therapy for Rectal Cancer: Executive Summary of an ASTRO Clinical Practice Guideline[J]. Pract Radiat Oncol, 2021, 11 (1): 13-25.

[69]Jiang P C, Wang S W, Li C, et al. UGT1A1 genotype-guided irinotecan dosing during neoadjuvant chemoradiotherapy for locally advanced rectal cancer: A prospective analysis of SN-38 concentration

[J]. Int J Cancer，2024，154（8）：1484-1491.

[70]Conroy T，Bosset J F，Etienne P L，et al. Neoadjuvant chemotherapy with FOLFIRINOX and preoperative chemoradiotherapy for patients with locally advanced rectal cancer（UNICANCER-PRODIGE 23）：a multicentre，randomised，open-label，phase 3 trial[J]. Lancet Oncol，2021，22（5）：702-715.

[71]Bascoul-Mollevi C，Gourgou S，Borg C，et al. Neoadjuvant chemotherapy with FOLFIRINOX and preoperative chemoradiotherapy for patients with locally advanced rectal cancer（UNICANCER PRODIGE 23）：Health-related quality of life longitudinal analysis[J]. Eur J Cancer，2023，186：151-165.

[72]Jin J，Tang Y，Hu C，et al. Multicenter，Randomized，Phase Ⅲ Trial of Short-Term Radiotherapy Plus Chemotherapy Versus Long-Term Chemoradiotherapy in Locally Advanced Rectal Cancer（STELLAR）[J]. J Clin Oncol，2022，40（15）：1681-1692.

[73]Schrag D，Shi Q，Weiser M R，et al. Preoperative Treatment of Locally Advanced Rectal Cancer[J]. N Engl J Med，2023，389（4）：322-334.

[74]Basch E，Dueck A C，Mitchell S A，et al. Patient-Reported Outcomes During and After Treatment for Locally Advanced Rectal Cancer in the PROSPECT Trial（Alliance N1048）[J]. J Clin Oncol，2023，41（21）：3724-3734.

[75]Fokas E，Schlenska-Lange A，Polat B，et al. Chemoradiotherapy Plus Induction or Consolidation Chemotherapy as Total Neoadjuvant Therapy for Patients With Locally Advanced Rectal Cancer：Long-term Results of the CAO/ARO/AIO-12 Randomized Clinical Trial[J]. JAMA Oncol，2022，8（1）：e215445.

[76]Garcia-Aguilar J，Patil S，Gollub M J，et al. Organ Preservation in Patients With Rectal Adenocarcinoma Treated With Total Neoadjuvant Therapy[J]. J Clin Oncol，2022，40（23）：2546-2556.

[77]Serra-Aracil X，Pericay C，Badia-Closa J，et al. Short-term outcomes of chemoradiotherapy and local excision versus total mesorectal excision in T2-T3ab，N0，M0 rectal cancer：a multicentre randomised，controlled，phase Ⅲ trial（the TAU-TEM study）[J]. Ann Oncol，2023，34（1）：78-90.

[78]Glynne-Jones R，Wyrwicz L，Tiret E，et al. Rectal cancer：ESMO Clinical Practice Guidelines for diagnosis，treatment and follow-up[J]. Ann Oncol，2017，28（suppl_4）：iv22-iv40.

[79]Fong Y，Fortner J，Sun R L，et al. Clinical score for predicting recurrence after hepatic resection for metastatic colorectal cancer：analysis of 1001 consecutive cases[J]. Ann Surg，1999，230（3）：309-18；discussion 318-21.

[80]Nordlinger B，Sorbye H，Glimelius B，et al. Perioperative FOLFOX4 chemotherapy and surgery versus surgery alone for resectable liver metastases from colorectal cancer（EORTC 40983）：long-term results of a randomised，controlled，phase 3 trial[J]. Lancet Oncol，2013，14（12）：1208-15.

[81]Bridgewater J A，Pugh S A，Maishman T，et al. Systemic chemotherapy with or without cetuximab in patients with resectable colorectal liver metastasis（New EPOC）：long-term results of a multicentre，randomised，controlled，phase 3 trial[J]. Lancet Oncol，2020，21（3）：398-411.

[82]Van Cutsem E，Cervantes A，Adam R，et al. ESMO consensus guidelines for the management of patients with metastatic colorectal cancer[J]. Ann Oncol，2016，27（8）：1386-422.

[83]中国临床肿瘤学会指南工作委员会. 2024CSCO结直肠癌指南[J]. 北京：人民卫生出版社，2024.

[84]Chinese College of Surgeons，Chinese Medical Doctor Association. Chinese Society of Gastrointestinal Surgery，Chinese Society of Surgery of Chinese Medical Association. Chinese Society of Colorectal Surgery，Chinese Society of Surgery of Chinese Medical Association，etc. China Guideline for Diagnosis and Comprehensive reatment of Colorectal Liver Metastases（2020 Version）[J]. Chinese Journal of Gastrointestinal Surgery，2021，24（01）：1-13.

[85]Adam R. Chemotherapy and surgery：new perspectives on the treatment of unresectable liver metastases

[J]. Ann Oncol, 2003, 14 Suppl 2: ii13-6.

[86]Aloia T, Sebagh M, Plasse M, et al. Liver histology and surgical outcomes after preoperative chemotherapy with fluorouracil plus oxaliplatin in colorectal cancer liver metastases[J]. J Clin Oncol, 2006, 24 (31): 4983-90.

[87]Fernandez F G, Ritter J, Goodwin J W, et al. Effect of steatohepatitis associated with irinotecan or oxaliplatin pretreatment on resectability of hepatic colorectal metastases[J]. J Am Coll Surg, 2005, 200 (6): 845-53.

[88]Adam R, Bhangui P, Poston G, et al. Is perioperative chemotherapy useful for solitary, metachronous, colorectal liver metastases?[J]. Ann Surg, 2010, 252 (5): 774-87.

[89]Colucci G, Gebbia V, Paoletti G, et al. Phase Ⅲ randomized trial of FOLFIRI versus FOLFOX4 in the treatment of advanced colorectal cancer: a multicenter study of the Gruppo Oncologico Dell'Italia Meridionale[J]. J Clin Oncol, 2005, 23 (22): 4866-75.

[90]Alberts S R, Horvath W L, Sternfeld W C, et al. Oxaliplatin, fluorouracil, and leucovorin for patients with unresectable liver-only metastases from colorectal cancer: a North Central Cancer Treatment Group phase Ⅱ study[J]. J Clin Oncol, 2005, 23 (36): 9243-9.

[91]Souglakos J, Androulakis N, Syrigos K, et al. FOLFOXIRI (folinic acid, 5-fluorouracil, oxaliplatin and irinotecan) vs FOLFIRI (folinic acid, 5-fluorouracil and irinotecan) as first-line treatment in metastatic colorectal cancer (MCC): a multicentre randomised phase Ⅲ trial from the Hellenic Oncology Research Group (HORG) [J]. Br J Cancer, 2006, 94 (6): 798-805.

[92]Ye L C, Liu T S, Ren L, et al. Randomized controlled trial of cetuximab plus chemotherapy for patients with KRAS wild-type unresectable colorectal liver-limited metastases[J]. J Clin Oncol, 2013, 31 (16): 1931-8.

[93]Tang W, Ren L, Liu T, et al. Bevacizumab Plus mFOLFOX6 Versus mFOLFOX6 Alone as First-Line Treatment for RAS Mutant Unresectable Colorectal Liver-Limited Metastases: The BECOME Randomized Controlled Trial[J]. J Clin Oncol, 2020, 38 (27): 3175-3184.

[94]Cremolini C, Loupakis F, Antoniotti C, et al. FOLFOXIRI plus bevacizumab versus FOLFIRI plus bevacizumab as first-line treatment of patients with metastatic colorectal cancer: updated overall survival and molecular subgroup analyses of the open-label, phase 3 TRIBE study[J]. Lancet Oncol, 2015, 16 (13): 1306-15.

[95]Stein A, Atanackovic D, Hildebrandt B, et al. Upfront FOLFOXIRI+bevacizumab followed by fluoropyrimidin and bevacizumab maintenance in patients with molecularly unselected metastatic colorectal cancer[J]. Br J Cancer, 2015, 113 (6): 872-7.

[96]Margonis G A, Buettner S, Andreatos N, et al. Association of BRAF Mutations With Survival and Recurrence in Surgically Treated Patients With Metastatic Colorectal Liver Cancer[J]. JAMA Surg, 2018, 153 (7): e180996.

[97]Haddad R, Ogilvie R T, Croitoru M, et al. Microsatellite instability as a prognostic factor in resected colorectal cancer liver metastases[J]. Ann Surg Oncol, 2004, 11 (11): 977-82.

[98]André T, Shiu K K, Kim T W, et al. Pembrolizumab in Microsatellite-Instability-High Advanced Colorectal Cancer[J]. N Engl J Med, 2020, 383 (23): 2207-2218.

[99]Faron M, Pignon J P, Malka D, et al. Is primary tumour resection associated with survival improvement in patients with colorectal cancer and unresectable synchronous metastases? A pooled analysis of individual data from four randomised trials[J]. Eur J Cancer, 2015, 51 (2): 166-76.

[100]Tarantino I, Warschkow R, Güller U. Palliative Primary Tumor Resection in Patients With Metastatic Colorectal Cancer: For Whom and When?[J]. Ann Surg, 2017, 265 (4): e59-e60.

[101]Moritani K, Kanemitsu Y, Shida D, et al. A randomized controlled trial comparing primary tumour resection plus chemotherapy with chemotherapy alone in incurable stage Ⅳ colorectal cancer:

JCOG1007 (iPACS study) [J]. Jpn J Clin Oncol, 2020, 50 (1): 89-93.

[102]Hu C Y, Bailey C E, You Y N, et al. Time trend analysis of primary tumor resection for stage Ⅳ colorectal cancer: less surgery, improved survival[J]. JAMA Surg, 2015, 150 (3): 245-51.

[103]Sager O, Dincoglan F, Demiral S, et al. A Concise Review of Pelvic Radiation Therapy (RT) for Rectal Cancer with Synchronous Liver Metastases[J]. Int J Surg Oncol, 2019, 2019: 5239042.

[104]Tournigand C, André T, Achille E, et al. FOLFIRI followed by FOLFOX6 or the reverse sequence in advanced colorectal cancer: a randomized GERCOR study[J]. J Clin Oncol, 2004, 22 (2): 229-37.

[105]Saltz L B, Clarke S, Díaz-Rubio E, et al. Bevacizumab in combination with oxaliplatin-based chemotherapy as first-line therapy in metastatic colorectal cancer: a randomized phase Ⅲ study[J]. J Clin Oncol, 2008, 26 (12): 2013-9.

[106]Falcone A, Ricci S, Brunetti I, et al. Phase Ⅲ trial of infusional fluorouracil, leucovorin, oxaliplatin, and irinotecan (FOLFOXIRI) compared with infusional fluorouracil, leucovorin, and irinotecan (FOLFIRI) as first-line treatment for metastatic colorectal cancer: the Gruppo Oncologico Nord Ovest[J]. J Clin Oncol, 2007, 25 (13): 1670-6.

[107]Heinemann V, Von Weikersthal L F, Decker T, et al. FOLFIRI plus cetuximab versus FOLFIRI plus bevacizumab as first-line treatment for patients with metastatic colorectal cancer (FIRE-3): a randomised, open-label, phase 3 trial[J]. Lancet Oncol, 2014, 15 (10): 1065-75.

[108]Venook A P, Niedzwiecki D, Lenz H J, et al. Effect of First-Line Chemotherapy Combined With Cetuximab or Bevacizumab on Overall Survival in Patients With KRAS Wild-Type Advanced or Metastatic Colorectal Cancer: A Randomized Clinical Trial[J]. Jama, 2017, 317 (23): 2392-2401.

[109]Cremolini C, Antoniotti C, Rossini D, et al. Upfront FOLFOXIRI plus bevacizumab and reintroduction after progression versus mFOLFOX6 plus bevacizumab followed by FOLFIRI plus bevacizumab in the treatment of patients with metastatic colorectal cancer (TRIBE2): a multicentre, open-label, phase 3, randomised, controlled trial[J]. Lancet Oncol, 2020, 21 (4): 497-507.

[110]Le D T, Uram J N, Wang H, et al. PD-1 Blockade in Tumors with Mismatch-Repair Deficiency[J]. N Engl J Med, 2015, 372 (26): 2509-20.

[111]Michael J. Overman H-J L, Thierry Andre, Massimo Aglietta, Mark Ka Wong, Gabriele Luppi, Eric Van Cutsem, Raymond S. Mcdermott, Alain Hendlisz, Dana Backlund Cardin, Michael Morse, Bart Neyns, Andrew Graham Hill, M. Luisa Limon, Pilar Garcia-Alfonso, Anuradha Krishnamurthy, Franklin Chen, Sandzhar Abdullaev, Samira Soleymani, Sara Lonardi. Nivolumab (NⅣO) ± ipilimumab (IPI) in patients (pts) with microsatellite instability-high/mismatch repair-deficient (MSI-H/dMMR) metastatic colorectal cancer (mCRC): Five-year follow-up from CheckMate 142[J]. Journal of Clinical Oncology, 2022, 40.

[112]Xu R H, Shen L, Li J, et al. Expert consensus on maintenance treatment for metastatic colorectal cancer in China[J]. Chin J Cancer, 2016, 35: 13.

[113]Chibaudel B, Maindrault-Goebel F, Lledo G, et al. Can chemotherapy be discontinued in unresectable metastatic colorectal cancer? The GERCOR OPTIMOX2 Study[J]. J Clin Oncol, 2009, 27 (34): 5727-33.

[114]Luo H Y, Li Y H, Wang W, et al. Single-agent capecitabine as maintenance therapy after induction of XELOX (or FOLFOX) in first-line treatment of metastatic colorectal cancer: randomized clinical trial of efficacy and safety[J]. Ann Oncol, 2016, 27 (6): 1074-1081.

[115]Quidde J, Hegewisch-Becker S, Graeven U, et al. Quality of life assessment in patients with metastatic colorectal cancer receiving maintenance therapy after first-line induction treatment: a preplanned analysis of the phase Ⅲ AIO KRK 0207 trial[J]. Ann Oncol, 2016, 27 (12): 2203-2210.

[116]Cunningham D, Lang I, Marcuello E, et al. Bevacizumab plus capecitabine versus capecitabine

alone in elderly patients with previously untreated metastatic colorectal cancer (AVEX): an open-label, randomised phase 3 trial[J]. Lancet Oncol, 2013, 14 (11): 1077-1085.

[117]Van Cutsem E, Danielewicz I, Saunders M P, et al. Trifluridine/tipiracil plus bevacizumab in patients with untreated metastatic colorectal cancer ineligible for intensive therapy: the randomized TASCO1 study[J]. Ann Oncol, 2020, 31 (9): 1160-1168.

[118]Cunningham D, Humblet Y, Siena S, et al. Cetuximab monotherapy and cetuximab plus irinotecan in irinotecan-refractory metastatic colorectal cancer[J]. N Engl J Med, 2004, 351 (4): 337-45.

[119]Xu R H, Muro K, Morita S, et al. Modified XELIRI (capecitabine plus irinotecan) versus FOLFIRI (leucovorin, fluorouracil, and irinotecan), both either with or without bevacizumab, as second-line therapy for metastatic colorectal cancer (AXEPT): a multicentre, open-label, randomised, non-inferiority, phase 3 trial[J]. Lancet Oncol, 2018, 19 (5): 660-671.

[120]Thomas R J, Williams M, Garcia-Vargas J. Lessons learned from raltitrexed--quality assurance, patient education and intensive supportive drugs to optimise tolerability[J]. Clin Oncol (R Coll Radiol), 2003, 15 (5): 227-32.

[121]王佳蕾，李进，秦叔逵，等.雷替曲塞或氟尿嘧啶/亚叶酸钙联合奥沙利铂治疗局部晚期或复发转移性结直肠癌的随机对照多中心Ⅲ期临床试验 [J]. 临床肿瘤学杂志，2012，17（01）：6-11.

[122]Bennouna J, Sastre J, Arnold D, et al. Continuation of bevacizumab after first progression in metastatic colorectal cancer (ML18147): a randomised phase 3 trial[J]. Lancet Oncol, 2013, 14 (1): 29-37.

[123]Van Cutsem E, Tabernero J, Lakomy R, et al. Addition of aflibercept to fluorouracil, leucovorin, and irinotecan improves survival in a phase Ⅲ randomized trial in patients with metastatic colorectal cancer previously treated with an oxaliplatin-based regimen[J]. J Clin Oncol, 2012, 30 (28): 3499-506.

[124]Bennouna J, Hiret S, Bertaut A, et al. Continuation of Bevacizumab vs Cetuximab Plus Chemotherapy After First Progression in KRAS Wild-Type Metastatic Colorectal Cancer: The UNICANCER PRODIGE18 Randomized Clinical Trial[J]. JAMA Oncol, 2019, 5 (1): 83-90.

[125]Innocenti F, Ou F S, Qu X, et al. Mutational Analysis of Patients With Colorectal Cancer in CALGB/SWOG 80405 Identifies New Roles of Microsatellite Instability and Tumor Mutational Burden for Patient Outcome[J]. J Clin Oncol, 2019, 37 (14): 1217-1227.

[126]Kopetz S, Guthrie K A, Morris V K, et al. Randomized trial of irinotecan and cetuximab with or without vemurafenib in BRAF-mutant metastatic colorectal cancer (SWOG S1406) [J], 2021, 39 (4): 285-294.

[127]Corcoran R B, Atreya C E, Falchook G S, et al. Combined BRAF and MEK Inhibition With Dabrafenib and Trametinib in BRAF V600-Mutant Colorectal Cancer[J]. J Clin Oncol, 2015, 33 (34): 4023-31.

[128]Corcoran R B, André T, Atreya C E, et al. Combined BRAF, EGFR, and MEK Inhibition in Patients with BRAF (V600E) -Mutant Colorectal Cancer[J]. Cancer Discov, 2018, 8 (4): 428-443.

[129]Overman M J, Lonardi S, Wong K Y M, et al. Durable Clinical Benefit With Nivolumab Plus Ipilimumab in DNA Mismatch Repair-Deficient/Microsatellite Instability-High Metastatic Colorectal Cancer [J]. J Clin Oncol, 2018, 36 (8): 773-779.

[130]Le D T, Kim T W, Van Cutsem E, et al. Phase Ⅱ Open-Label Study of Pembrolizumab in Treatment-Refractory, Microsatellite Instability-High / Mismatch Repair-Deficient Metastatic Colorectal Cancer: KEYNOTE-164[J]. J Clin Oncol, 2020, 38 (1): 11-19.

[131]Wang F, Zhao Q, Wang Y N, et al. Evaluation of POLE and POLD1 Mutations as Biomarkers for Immunotherapy Outcomes Across Multiple Cancer Types[J]. JAMA Oncol, 2019, 5 (10): 1504-6.

[132]Li J, Qin S, Xu R, et al. Regorafenib plus best supportive care versus placebo plus best supportive

care in Asian patients with previously treated metastatic colorectal cancer (CONCUR): a randomised, double-blind, placebo-controlled, phase 3 trial[J]. Lancet Oncol, 2015, 16 (6): 619-29.

[133]Li J, Qin S, Xu R H, et al. Effect of Fruquintinib vs Placebo on Overall Survival in Patients With Previously Treated Metastatic Colorectal Cancer: The FRESCO Randomized Clinical Trial[J]. Jama, 2018, 319 (24): 2486-2496.

[134]Xu J, Kim T W, Shen L, et al. Results of a Randomized, Double-Blind, Placebo-Controlled, Phase Ⅲ Trial of Trifluridine/Tipiracil (TAS-102) Monotherapy in Asian Patients With Previously Treated Metastatic Colorectal Cancer: The TERRA Study[J]. J Clin Oncol, 2018, 36 (4): 350-358.

[135]Sartore-Bianchi A, Trusolino L, Martino C, et al. Dual-targeted therapy with trastuzumab and lapatinib in treatment-refractory, KRAS codon 12/13 wild-type, HER2-positive metastatic colorectal cancer (HERACLES): a proof-of-concept, multicentre, open-label, phase 2 trial[J]. Lancet Oncol, 2016, 17 (6): 738-746.

[136]Meric-Bernstam F, Hurwitz H, Raghav K P S, et al. Pertuzumab plus trastuzumab for HER2-amplified metastatic colorectal cancer (MyPathway): an updated report from a multicentre, open-label, phase 2a, multiple basket study[J]. Lancet Oncol, 2019, 20 (4): 518-530.

[137]Cremolini C, Rossini D, Dell'aquila E, et al. Rechallenge for Patients With RAS and BRAF Wild-Type Metastatic Colorectal Cancer With Acquired Resistance to First-line Cetuximab and Irinotecan: A Phase 2 Single-Arm Clinical Trial[J]. JAMA Oncol, 2019, 5 (3): 343-350.

[138]Cocco E, Scaltriti M, Drilon A. NTRK fusion-positive cancers and TRK inhibitor therapy[J]. Nat Rev Clin Oncol, 2018, 15 (12): 731-747.

[139]结直肠癌肺转移多学科综合治疗专家共识(2018版)[J]. 中国实用外科杂志, 2018 (12): 1325-1338.

[140]Ceelen W P, Flessner M F. Intraperitoneal therapy for peritoneal tumors: biophysics and clinical evidence[J]. Nat Rev Clin Oncol, 2010, 7 (2): 108-15.

[141]Passot G, Dumont F, Goéré D, et al. Multicentre study of laparoscopic or open assessment of the peritoneal cancer index (BIG-RENAPE) [J]. Br J Surg, 2018, 105 (6): 663-667.

[142]Elias D, Mariani A, Cloutier A S, et al. Modified selection criteria for complete cytoreductive surgery plus HIPEC based on peritoneal cancer index and small bowel involvement for peritoneal carcinomatosis of colorectal origin[J]. Eur J Surg Oncol, 2014, 40 (11): 1467-73.

[143]Ceelen W P, Påhlman L, Mahteme H. Pharmacodynamic aspects of intraperitoneal cytotoxic therapy [J]. Cancer Treat Res, 2007, 134: 195-214.

[144]Zhou H Y, Yuan M, Min W P, et al. Meta-analysis of Implanting Sustained-releasing 5-fluorouracil in Colorectal Cancer Surgery[J]. China Pharmacy, 2017, 28 (3): 355-359.

[145]Chen J N, Wang Z, Hang A L, et al. Short-term Safety Evaluation of Intraperitoneal Chemotherapy with Raltitrexed for Colorectal Cancer. [J]. Chinese Journal of Colorectal Diseases (Electronic Edition), 2019, 8 (3): 241-245.

[146]Professional Committee of Peritoneal Neoplasms, Committee of Colorectal Cancer of Chinese Medical Doctor Association. Chinese Expert Consensus for Prophylactic and Therapeutic Intraperitoneal Medication for Peritoneal Metastases from Colorectal Cancer (V 2019) [J/CD]. Chinese Journal of Colorectal Diseases (Electronic Edition), 2019, 8 (4): 329-335.

[147]苏昊, 包满都拉, 张育荣, 等. 洛铂用于结直肠癌术中腹腔灌洗化疗的近期疗效分析[J]. 中华结直肠疾病电子杂志, 2018, 007 (002): 125-129.

[148]Wang X S, Sun L, Cui S Z, et al. Chinese Experts Consensus on the Management of Ovarian Metastases from Colorectal Cancer (2020 Version) [J]. Chinese Journal of Colorectal Diseases (Electronic

Edition)，2020，9（2）：13-19.

[149]Liu Z，Xu S F，Liu E R，et al. Chinese Expert Consensus on Multidisciplinary Treatment of Bone Metastasis from Colorectal Cancer（2020 Version） [J]. Chinese Journal of Colorectal Diseases（Electronic Edition)，2020，9（3）：217-221.

[150]Committee of Colorectal Cancer，Chinese Medical Doctor Association. Chinese Expert Consensus on Multidisciplinary Treatment of Brain Metastases from Colorectal Cancer（2020 Version）[J]. Chinese Journal of Colorectal Diseases（Electronic Edition)，2020，9（2）：109-114.

[151]Boyle K M，Sagar P M，Chalmers A G，et al. Surgery for locally recurrent rectal cancer[J]. Dis Colon Rectum，2005，48（5）：929-37.

[152]Martínez-Monge R，Nag S，Martin E W. 125Iodine brachytherapy for colorectal adenocarcinoma recurrent in the pelvis and paraortics[J]. Int J Radiat Oncol Biol Phys，1998，42（3）：545-50.

[153]Huang L Z. Oncology of Integrated Traditional Chinese and Western Medicine[M]. Beijing：China Press of Traditional Chinese Medicine，2020.

[154]Wang X M. Practical Oncology of Integrated Traditional Chinese and Western Medicine[M]. Beijing：China Press of Traditional Chinese Medicine，2014.

[155]Zhou D H. Traditional Chinese Medicine Oncology[M]. Beijing：China Press of Traditional Chinese Medicine，2011.

[156]程海波，贾立群. 中西医结合肿瘤学[M]. 北京：中国中医药出版社，2023.

[157]许云 费，陈楠，张春泽，刁德昌，程建平，初玉平，仓顺东，吴存恩，覃霄燕，杨宇飞. 结直肠癌化疗期中医诊疗指南[J]. 北京中医药，2023，4222（4）：3.

[158]张彤，刘建平，许云，等. 转移性结直肠癌中医诊疗指南[J]. 中国实验方剂学杂志，2023，29（21）：24-31.

[159]张忠涛，董明，李丁，等. 结直肠癌围手术期营养治疗中国专家共识（2019版）[J]. 中国实用外科杂志，2019（6）：533-537.

[160]Downing A，Morris E J，Richards M，et al. Health-related quality of life after colorectal cancer in England：a patient-reported outcomes study of individuals 12 to 36 months after diagnosis[J]. J Clin Oncol，2015，33（6）：616-24.

肛管癌

名誉主编

樊代明

主　编

王锡山

副主编

顾　晋　丁克峰　房学东　沈　琳　徐忠法　许剑民　王贵玉　王贵英

顾艳宏　金　晶　刘　骞　谢玲女

编　委（按姓氏拼音排序）

陈　功　陈洪生　陈健华　程义鹏　崔书中　丁　轶　丁克峰　房学东

付振明　顾　晋　顾艳宏　何国栋　姜　争　金　晶　鞠海星　李　波

李　健　李　军　李　凯　李　里　李　明　李太原　李旭照　林建江

刘　超　刘　骞　刘凡隆　刘洪俊　罗　军　马　丹　彭　健　邱　萌

任　黎　沈　琳　汤庆超　唐　源　王　猛　王　旻　王　松　王贵英

王贵玉　王锡山　王秀梅　王自强　乌新林　谢玲女　熊德海　徐忠法

许剑民　杨　斌　姚庆华　姚占胜　叶盛威　于志伟　袁　瑛　张　睿

张　勇　张红梅　郑利军　郑阳春　钟芸诗　周　雷　朱　骥　朱玉萍

邹霜梅

校　稿

樊代明　王锡山　王贵玉　吕靖芳　刘恩瑞　杨　明　张　麟　郑朝旭

赵志勋　陶金华　黄海洋　高凡贺

第一章

流行病学

肛管可分为解剖学肛管和外科学肛管。解剖学肛管：指肛缘至齿状线的部分，平均长度约2cm；外科学肛管：指肛缘至肛管直肠环平面部分，3~5cm。肛管癌（Anal Cancer，AC）发病率低，国内数据较少，2019年美国约有8300例新发AC，约占所有消化道肿瘤的3%。虽然AC少见，但发病率在逐年上升，相比1973~1979年，1994~2000年美国男性和女性侵袭性AC发生率分别增加到1.59倍和1.84倍。AC病因尚不清楚，研究发现与人乳头瘤病毒（HPV）感染（肛门-生殖器疣），肛门性交或性传播疾病，宫颈癌、外阴癌、阴道癌，器官移植或HⅣ感染后免疫抑制剂使用、血液系统肿瘤、自身免疫性疾病及吸烟等密切相关。肛管高级别上皮内瘤变是AC的癌前病变。其病理类型大部分为鳞状细胞癌，占80%以上。其他病理类型还包括恶性黑色素瘤、肛管腺癌、基底细胞癌、间质瘤等。AC预后与原发肿瘤大小和淋巴结转移密切相关。本指南主要针对肛管鳞状细胞癌和恶性黑素瘤。

第二章

预防与筛查

AC的确切病因不清，与HPV感染史密切相关。此外，也与不良性生活史、饮食因素、环境因素、遗传因素、精神状态等相关。

第一节　一级预防措施

(1) 肛管鳞状细胞癌常见危险因素包括HPV病史、性传播疾病史、多个性伴侣和肛交、免疫抑制、既往器官移植史、吸烟等。建议保持良好生活方式。研究表明，HPV疫苗可用于预防肛管鳞状细胞癌；

(2) 健康饮食习惯，合理膳食和平衡膳食，减少红肉类及腌制品摄入；注重植物饮食，增加粗粮、蔬菜、水果摄入，据排便状况调整饮食；限制酒精饮料；

(3) 健康生活方式，积极锻炼，保持健康体重；养成良好作息时间；戒烟；

(4) 减少环境致癌因素接触，如化学、物理、生物等致癌因素；

(5) 注重自身健康管理，了解遗传、免疫、内分泌等因素的促瘤作用；

(6) 健康乐观心态与良好的社会精神状态。

第二节　二级预防措施

早期发现癌前病变、早诊断、早治疗，减少发病率、提升治愈率。

第三节　筛查

不建议对全民行肛门发育不良和恶性肿瘤的普及筛查，建议对HIV阳性男性、与男性发生过性行为的男性、免疫功能低下患者、高度宫颈发育不良或有宫颈癌病史的女性等进行肛门筛查。筛查手段以肛门指诊和肛门镜为主。

第三章

诊断

第一节 疾病史和家族史

HPV感染被认为是肛管鳞状细胞癌的首要病因，80%~85%伴HPV感染。肛门性交和多个性伴侣会增加HPV感染机会，因而亦被认为是肛管鳞状细胞癌的高危因素。其他高危因素包括肛门疣、女性宫颈癌、女性外阴癌或阴道癌、男性阴茎癌、HⅣ感染、免疫力低下、长期使用免疫抑制剂或糖皮质激素、吸烟和抑郁状态等。因此对疾病史和家族史的了解有助于诊断。

第二节 临床表现

肛管鳞状细胞癌好发中老年，女性发病率略高于男性。肛管鳞状细胞癌最常见出血，常伴肛周疼痛、肛周瘙痒，肛周肿物也常见。较大肿瘤会影响肛门括约肌功能，表现肛门失禁。部分可扪及腹股沟区或肛周肿大淋巴结。

第三节 体格检查

体格检查包括一般状况、全身浅表淋巴结（特别是腹股沟淋巴结）检查、直肠指检。对疑似AC者必须常规直肠指检，常可扪及肿块，早期呈疣状、可活动，若形成溃疡，可有压痛。对女性应加做三合诊检查以明确有无阴道受侵和妇科疾病。

第四节 实验室检查

①血常规；②尿常规；③粪便常规；④生化系列；⑤HPV、HⅣ检测等。

第五节 影像学检查

1 CT

AC患者治疗前推荐行胸、腹及盆腔增强CT检查，排除远处转移。胸、腹及盆腔增强CT评价标准同结直肠癌。当临床、超声或CT不能确诊肝转移灶，或肝转移灶数目影响治疗决策时，推荐增强MRI。有条件的可考虑肝特异性对比剂增强扫描。

2 MRI

推荐MRI作为AC的常规检查项目。盆腔MRI检查前建议肌注山莨菪碱抑制肠道蠕动（有禁忌证除外），扫描范围包括盆腔与双侧腹股沟。对有MRI禁忌证者，可行盆腔增强CT扫描。

具体评价内容包括：①肿瘤大小、位置；②与肛缘、齿状线关系；③与肛门内外括约肌、肛提肌及邻近器官（如阴道、尿道、前列腺等）的关系；④区域淋巴结及髂血管区、腹股沟、腹膜后淋巴结转移情况。

3 超声检查

肛管内超声检查推荐作为早期AC的常规检查项目，与盆腔MRI联合确定术前分期，判定是否可行局部扩大切除手术。超声检查还可用于临床怀疑肝转移时。对影像学检查不能确诊的肝脏可疑病灶，可行超声引导下穿刺获取病理诊断。

4 PET-CT

不推荐作为常规检查，对病情复杂、常规检查不能确诊或分期时，可推荐使用。欧美国家普遍建议PET-CT评估AC临床分期，但不能取代常规检查。

第六节 病理学诊断

病理学活检是诊断肛管鳞状细胞癌的金标准，也是治疗的依据。因受活检取材深度限制，活检病理可能无法明确有无黏膜下层浸润，浸润性癌活检可能诊断为高级别上皮内瘤变。细针穿刺活检可用于证实肿大淋巴结是否转移。对女性可行宫颈脱落细胞学检查，与宫颈癌鉴别。

为确保病理学报告内容准确性，应保证标本固定及保存、取材范围、诊断规范等，推荐采用AJCC TNM分期（第八版）。

原发肿瘤（T）

Tx：原发肿瘤无法评估

T0：无原发肿瘤证据

Tis：鳞状上皮高级别上皮内瘤变（HSIL）（既往称为原位癌，鲍温病，肛管上皮内瘤变Ⅱ~Ⅲ，高级别肛管上皮内瘤变）

T1：肿瘤最大直径≤2cm

T2：肿瘤最大直径>2cm，≤5cm

T3：肿瘤最大直径>5cm

T4：肿瘤累及周围器官，如阴道、尿道、膀胱

备注：直接侵犯直肠壁、肛周皮肤、皮下组织或括约肌不是T4

区域淋巴结（N）

Nx：淋巴结转移无法评估

N0：无区域淋巴结转移

N1：有区域淋巴结转移

N1a：腹股沟淋巴结、直肠系膜淋巴结、和/或髂内淋巴结转移

N1b：髂外淋巴结转移

N1c：髂外淋巴结和任何N1a淋巴结转移

远处转移（M）

Mx：远处转移无法评估

M0：无远处转移

M1：有远处转移

表 28-3-1　AJCC 第八版肛管癌分期系统对应表

T	N	M	分期
Tis	N0	M0	0
T1	N0	M0	Ⅰ
T1	N1	M0	ⅢA
T2	N0	M0	ⅡA
T2	N1	M0	ⅢA
T3	N0	M0	ⅡB
T3	N1	M0	ⅢC
T4	N0	M0	ⅢB
T4	N1	M0	ⅢC
Any T	Any N	M1	Ⅳ

cTNM 是临床分期，pTNM 是病理分期；前缀 y 用于接受新辅助治疗后的肿瘤分期（如 ypTNM），病理学完全缓解的患者分期为 ypT0N0M0，可能类似于 0 期或 1 期。前缀 r 用于经治疗获得一段无瘤间期后复发的患者（rTNM）。

肛管鳞状细胞癌诊断流程：见图28-3-1。

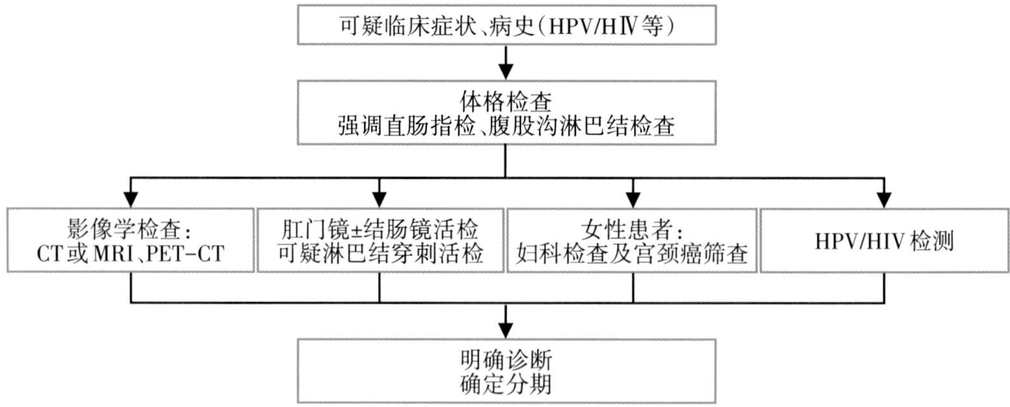

图28-3-1　肛管鳞状细胞癌的诊断流程

第四章

治疗

第一节 鳞状细胞癌的治疗及评估

治疗原则：放化疗为主的整合治疗。

1 手术治疗（局部切除）

在20世纪80年代前，手术曾是肛管鳞状细胞癌的主要治疗模式，绝大多数均需施行腹会阴联合切除术（Abdominoperineal resection，APR），但自从多学科整合治疗模式（Multi-disicipline team，MDT）被认可后，APR手术不再作为治疗初诊肛管鳞状细胞癌的首选治疗方式，而是作为其他治疗手段都无效后的治疗方式。

局部切除适应证：

较小病灶（<2cm）、主要位于肛缘皮肤、能通过局部切除获得>5mm的安全切缘并同时保全肛门括约肌功能。

表浅的肛管鳞状细胞癌，局部切除能获得阴性切缘者，局部切除后应满足基底受侵≤3mm且肿瘤沿肛管纵径侵犯≤7mm，否则应考虑追加放化疗。

中分化以上的T1N0肛周鳞状细胞癌，局部切除应获得≥1cm的阴性切缘。

局部切除标本的质量和病理分期对指导术后治疗及预后评估至关重要。

2 内科治疗

适用人群：

（1）局限性肛管鳞状细胞癌（AJCC Ⅰ~Ⅲ期）同步放化疗。

（2）初治手术治疗后的辅助化疗。

（3）局限性肛管鳞状细胞癌放化疗后失败或复发、无法行解救手术者。

（4）转移性肛管鳞状细胞癌（Ⅳ期）。

治疗方案：

（1）同步放化疗：适于局限性肛管鳞状细胞癌，化疗方案首选5-FU联合丝裂霉素，其他有效方案还包括5-FU或卡培他滨联合顺铂、卡培他滨联合奥沙利铂，不耐受双药方案者，可考虑单药5-FU或卡培他滨同步放疗；不推荐放疗前行诱导化疗。

（2）一线姑息化疗：适用于复发或转移性肛管鳞状细胞癌，方案包括双药（铂类联合紫衫，铂类联合5-FU）及三药方案（标准DCF或改良DCF）。

（3）靶向治疗：目前尚无高级别证据，但可尝试化疗联合表皮生长因子受体单抗治疗。

（4）后线治疗：尚无公认有效二线化疗方案，无活动性自身免疫性疾病患者可考虑帕博利珠单抗和纳武利尤单抗作为复发或转移性肛管鳞状细胞癌的二线治疗方案或参加临床研究。

3 放疗

Ⅰ~ⅢB期肛管鳞状细胞癌的标准治疗是同步放化疗，同时保留肛门功能，推荐调强放疗（IMRT）。放疗靶区原则上应包括：原发肿瘤、肛管、盆腔及腹股沟淋巴结区。一般给予总剂量45~60Gy。丝裂霉素C（MMC）联合5-FU是目前标准的同步化疗方案，其他还包括5-FU联合顺铂。

4 局部复发及放化疗抵抗性肛管癌

对放化疗治疗缓解后出现局部复发的肛管鳞状细胞癌，或前期经过标准局部放疗后并观察6个月以上肿瘤无消退，选择挽救性手术治疗。

4.1 原发灶复发或持续不消退

①APR作为放疗失败后的首选治疗措施；②会阴部切除范围应>标准的APR手术，以保证阴性的皮肤切缘；③会阴伤口感染风险高者，优先选择采取肌皮瓣或筋膜瓣修补。

4.2 腹股沟区域淋巴结复发

①对已接受放疗的患者，应选择腹股沟淋巴结清扫术；②根据肛管病变是否复发，可联合或不联合APR手术。

5 远处转移

远处转移常见部位是肝脏、肺及盆腔外淋巴结，总体原则是全身治疗（见肛管鳞状细胞癌内科治疗），一般不考虑原发灶的局部手术切除，但如原发灶出现破溃、肛周皮肤侵蚀、异味等严重影响生活质量的症状时，若技术上可行，也可考虑原发灶的局部切除，以改善生活质量。

6　肛管鳞状细胞癌治疗后的评估

非转移性肛管鳞状细胞癌在放化疗完成后8~12周时，应重新接受直肠指检、肛门镜检，根据病情是否完全缓解或持续或进展进行分类。

（1）病情持续但无进展迹象者，应密切随访4周，观察病情是否进一步恶化。在完成放化疗后，病情若无进展，应对病情持续的肛管鳞状细胞癌进行长达6个月随访。ACT Ⅱ研究认为，同步放化疗后26周为评价疗效的最佳时机。

（2）完全缓解者，建议每3~6个月进行一次评估，持续5年，包括直肠指检、肛门镜检和腹股沟淋巴结检查。腹股沟区超声检查及经直肠腔内超声检查对判断病情变化有帮助，最初有局部晚期疾病（如T3/T4期）或淋巴结阳性，每年进行一次胸腹部CT+盆腔MRI，持续3年，MRI能较好判断局部结构变化。

（3）肛管鳞状细胞癌复发治疗后评估：在APR治疗后，每3~6个月进行一次包括对淋巴结转移的临床评估，持续5年。此外每年进行一次胸部、腹部和盆腔CT，持续3年。腹股沟淋巴结复发治疗后，每3~6个月进行一次DRE和腹股沟淋巴结触诊，持续5年。同时建议每6~12个月进行一次肛门镜检查，每年进行一次胸部、腹部和盆腔增强CT，持续3年进行比较。

肛管鳞状细胞癌处理流程：见图28-4-1。

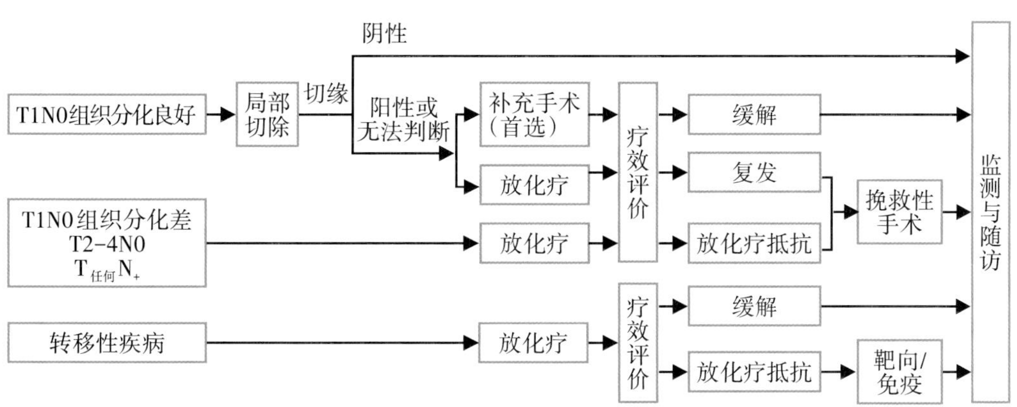

图28-4-1　肛管鳞状细胞癌的处理流程

第二节　黑色素瘤治疗

肛管移行区发生的恶性肿瘤，除肛管鳞状细胞癌、肛管腺癌等外，还包括恶性黑色素瘤。初治肛管恶性黑色素瘤出现远处转移比例较高，故PET-CT作为治疗前的整合评估应推荐采用。肛管恶性黑色素瘤属于黏膜黑色素瘤，目前分期建议为：Ⅰ期为无肌层侵犯，Ⅱ期为有肌层侵犯，Ⅲ期出现区域淋巴结转移，Ⅳ期出现远处转移。对Ⅰ~Ⅲ期可手术的患者首选外科手术。

1 外科治疗原则

（1）原发灶手术治疗

对肛管恶性黑色素瘤，外科治疗仍是目前首选治疗手段。肿瘤的完整切除和获得阴性切缘仍应作为肛管恶性黑色素瘤外科手术治疗的基本原则。临床常用术式主要为腹会阴联合切除和广泛局部切除，但是目前作为首选术式仍具争议。

由于多数肛管恶性黑色素瘤常发展为全身性疾病，因此对可以完整R0切除肿瘤并保证阴性切缘者应首选局部广泛切除。对肿瘤巨大，环周肿瘤或肿瘤侵犯肛门括约肌的患者，局部广泛切除难以实施，可考虑腹会阴联合切除术。

（2）腹股沟淋巴结转移手术治疗

肛管恶性黑色素瘤腹股沟淋巴结转移较常见，但常不推荐行预防性淋巴结清扫，临床发现有确切转移者，再行双侧腹股沟淋巴结清扫。前哨淋巴结检查可帮助诊断是否有腹股沟淋巴结转移，从而帮助决定是否需要治疗性腹股沟淋巴结清扫。

（3）局部广泛切除术后复发

对接受局部广泛切除术后复发者，建议经MDT to HIM讨论后制定最佳方案。

2 内科治疗原则

总体原则以生物治疗、化疗、免疫治疗及靶向治疗为主的整合治疗。建议所有患者治疗前都进行BRAF、CKIT等基因检测，用于指导分型及制定方案。

Ⅰ~Ⅲ期患者术后建议辅助治疗，可用化疗、大剂量干扰素或PD-1单抗治疗。化疗方案可选择替莫唑胺+顺铂。有研究证实辅助化疗优于大剂量干扰素，但后者仍可使部分患者获益。PD-1单抗可选择特瑞普利单抗或帕博利珠单抗。

对不可手术切除的Ⅰ、Ⅱ、Ⅲ期患者以及出现远处转移的Ⅳ期患者，可选择化疗加抗血管生成药物，如达卡巴嗪+恩度、替莫唑胺+恩度、紫杉醇+卡铂±贝伐珠单抗或白蛋白结合型紫杉醇+卡铂±贝伐珠单抗。如BRAF V600E突变，可选择BRAF抑制剂如维罗非尼，也可选择PD-1单抗±阿西替尼，或“双靶”治疗（BRAF抑制剂+MEK抑制剂），如达拉非尼+曲美替尼；如CKIT突变，可选择CKIT抑制剂，如伊马替尼。对NRAS、NTRK等基因突变的患者，也可选择相应的靶向药物。对全身状况不佳者，建议给予最佳支持治疗。

3 放疗原则

无法手术的高龄或有明确手术禁忌者，以及不可切除的局部复发或转移性疾病者，放疗可作为姑息治疗手段，控制局部病灶进展。

第三节　腺癌治疗

诊治同直肠腺癌。

第四节　肛管肿瘤的中医药治疗

中医药治疗应在中医师的指导下，从整体观念出发，根据中医理论，运用四诊等手段，采用辨病论治与辨证施治相结合的方法开展临床诊疗。其根本治疗原则遵循扶正祛邪、标本缓急、因人因时因地制宜、进行整合治疗。包括中医内治法（如中药汤剂、中药注射液、中成药、饮食疗法等）及中医外治法（针灸、穴位贴敷、中药灌肠等）。中医药可在肛管肿瘤的围术期、化疗期、放疗期协同西医治疗，发挥解毒增效，提高患者对手术、化疗及放疗耐受性的作用；在肛管肿瘤根治性手术及辅助治疗后的随诊期，进行中医防变治疗以预防肿瘤复发、转移；在晚期肛管肿瘤姑息治疗期，中医药治疗可实现带瘤生存、提高生活质量、延长生存期。

第五章 全程康复管理

第一节 随访

1 非转移性肛管鳞状细胞癌

1.1 完全缓解患者

治疗后，针对肛管鳞状细胞癌的检测和随访是相同的。在完成放化疗后8~12周接受直肠指检评估。按照是否存在疾病完全退缩、疾病持续或疾病进展分类。疾病持续但无进展证据者可接受密切随访（4周内）以观察是否有进一步退缩发生。

（1）随访时间

前2年，每3~6个月1次；然后每6~12个月1次随访至5年。

（2）随访内容

①直肠指检；②腹股沟淋巴结触诊；③肛门镜或直肠镜检查（必要时取组织活检）；④部分人群需要接受盆腔MRI；⑤部分人群需要接受胸腔、腹腔及盆腔CT检查。

1.2 局部进展或复发性肛管鳞状细胞癌患者

对进展性疾病的临床评估需要组织学证实。

（1）随访时间

建议患者每3~6个月1次接受评估持续5年。

（2）随访内容

①直肠指检；②腹股沟淋巴结触诊；③肛门镜或直肠镜检查（必要时取组织活检）；④部分人群需要接受盆腔MRI；⑤部分人群需要接受胸、腹及盆CT检查（对最初为局部晚期疾病如T3/T4肿瘤，或淋巴结阳性肿瘤者，推荐每年进行胸、腹、盆增强检查，持续3年）；⑥活检病理证实局部进展或复发者需接受PET-CT检查。

2 转移性肛管鳞状细胞癌

最常见的转移部位是肝、肺和盆腔外淋巴结。因手术切除转移性病灶的获益尚无明确证据证实，采用常规CT检查进行转移性肛管鳞状细胞癌的监测仍有争议。孤立性或体积较小转移灶，推荐MDT to HIM讨论，部分可能通过手术或放化疗获益。

第二节 全程康复管理

1 迟发或长期后遗症的治疗

肛管鳞状细胞癌手术或放化疗都可能导致后遗症，影响生活质量和脏器功能。常见的后遗症及相关治疗如下。

（1）肠道功能受损相关后遗症

如慢性腹泻、大便失禁、便频、里急后重等，可考虑使用止泻药、硬化大便药，中医中药，调节饮食，进行盆底康复及使用成人尿布。

（2）盆腔手术或放疗后泌尿生殖功能障碍

建议筛查性功能障碍，勃起障碍，性交困难和阴道干涩症状；筛查排尿困难、尿频、尿急症状；如症状持续考虑转诊泌尿科或妇科医生。

（3）疼痛管理

应进行全面疼痛评估，以确定疼痛病因，鉴别诊断应包括癌症复发或疾病进展以及特异性癌症疼痛综合征；可考虑阿片类药物治疗，应在最短时间内使用最低适当剂量，辅助药物治疗应在阿片类药物的基础上进行。

（4）睡眠障碍

详细了解失眠病程与特点，对患者进行睡眠卫生教育，失眠认知行为治疗作为首选推荐优于药物干预治疗，同时，可考虑针灸、穴位按摩、中药干预等中医肿瘤康复治疗手段进行治疗。

（5）盆腔放疗后潜在的盆骨骨折/骨密度减低建议监测骨密度。

2 中医肿瘤康复治疗

中医肿瘤康复治疗可参与从首诊到完成整个整合治疗的全过程。中医肿瘤康复治疗以辨证康复为指导，采用综合性康复治疗手段，包括心理治疗、针灸推拿治疗、饮食疗法、中药治疗、传统体育康复治疗等多种方式，针对不同阶段及证候类型，制定合理中医药治疗方案并予以实施。

3 造口管理

（1）人员、任务、架构

有条件的医疗中心推荐配备造口治疗师（专科护士）。造口治疗师的职责包括所有造口（肠造口、胃造口、尿路造口、气管造口等）术前术后护理、复杂切口处理、大小便失禁护理、开设造口专科门诊、联络患者及其他专业人员、组织造口联谊会、开展造口患者随访活动。

（2）心理护理

对患者进行心理评估，向患者充分解释有关诊断、手术和护理知识，让其接受患病事实，并对即将发生的事情有全面了解。

（3）造口定位

推荐术前由医师、造口治疗师、家属及患者共同参与选择造口部位。使患者自己能看到造口，方便护理；有足够粘贴面积；造口器材贴于造口周围皮肤时无不适感觉。

（4）肠造口护理

①术后要注意观察造口的血运及有无回缩等情况；②造口用品应当具有轻便、透明、防臭、防漏和保护周围皮肤的性能，佩戴舒适；③保持肠造口周围皮肤清洁干燥。长期服用抗菌药物、免疫抑制剂或糖皮质激素者，应特别注意肠造口部位真菌感染。

参考文献

[1]中国抗癌协会，中国抗癌协会大肠癌专业委员会.中国恶性肿瘤整合诊治指南-肛管癌部分[J].中华结直肠疾病电子杂志，2022，11（1）：6.

[2]Anne N. Young E J，Patrick Willauer，Levi Smucker，Raul Monzon，Luis Oceguera. Anal Cancer[J]. Surgical Clinics of North America，2020，100（3）：629-634.

[3]中国抗癌协会，中国抗癌协会大肠癌专业委员会.中国肿瘤整合诊治指南·结直肠癌、肛管癌.2022[M].天津：天津科学技术出版社，2022.

[4]Wang G，Fan D，Gu J，et al. CACA guidelines for holistic integrative management of rectal cancer[J]. Holistic Integrative Oncology，2023，2（1）.

[5]Johnson L G，Madeleine M M，Newcomer L M，et al. Anal cancer incidence and survival：the surveillance，epidemiology，and end results experience，1973-2000[J]. Cancer，2004，101（2）：281-8.

[6]Glynne-Jones R，Nilsson P J，Aschele C，et al. Anal cancer：ESMO-ESSO-ESTRO Clinical Practice Guidelines for diagnosis，treatment and follow-up[J]. Ann Oncol，2014，25 Suppl 3：iii10-20.

[7]National Comprehensive Cancer Network.（NCCN）Clinical Practice Guidelines in Oncology. Anal Carcinoma，Version 3，2024.

[8]Epidermoid anal cancer：results from the UKCCCR randomised trial of radiotherapy alone versus radiotherapy，5-fluorouracil，and mitomycin. UKCCCR Anal Cancer Trial Working Party. UK Co-ordinating Committee on Cancer Research[J]. Lancet，1996，348（9034）：1049-54.

[9]James R D，Glynne-Jones R，Meadows H M，et al. Mitomycin or cisplatin chemoradiation with or without maintenance chemotherapy for treatment of squamous-cell carcinoma of the anus（ACT Ⅱ）：a randomised，phase 3，open-label，2 × 2 factorial trial[J]. Lancet Oncol，2013，14（6）：516-24.

[10]Ajani J A，Winter K A，Gunderson L L，et al. Fluorouracil，mitomycin，and radiotherapy vs fluorouracil，cisplatin，and radiotherapy for carcinoma of the anal canal：a randomized controlled trial[J]. Jama，2008，299（16）：1914-21.

[11]Peiffert D，Tournier-Rangeard L，Gérard J P，et al. Induction chemotherapy and dose intensification of the radiation boost in locally advanced anal canal carcinoma：final analysis of the randomized UNICANCER ACCORD 03 trial[J]. J Clin Oncol，2012，30（16）：1941-8.

[12]Feliu J，Garcia-Carbonero R，Capdevila J，et al. VITAL phase 2 study：Upfront 5-fluorouracil，mitomycin-C，panitumumab and radiotherapy treatment in nonmetastatic squamous cell carcinomas of the anal canal（GEMCAD 09-02）[J]. Cancer Med，2020，9（3）：1008-1016.

[13]Morris V K，Salem M E，Nimeiri H，et al. Nivolumab for previously treated unresectable metastatic anal cancer（NCI9673）：a multicentre，single-arm，phase 2 study[J]. Lancet Oncol，2017，18（4）：446-453.

[14]Rao S，Guren M G，Khan K，et al. Anal cancer：ESMO Clinical Practice Guidelines for diagnosis，treatment and follow-up[J]. Ann Oncol，2021. 32（9）：1087-1100.

[15]De Bari B，Lestrade L，Franzetti-Pellanda A，et al. Modern intensity-modulated radiotherapy with image guidance allows low toxicity rates and good local control in chemoradiotherapy for anal cancer patients[J]. J Cancer Res Clin Oncol，2018，144（4）：781-789.

[16]Doci R，Zucali R，La Monica G，et al. Primary chemoradiation therapy with fluorouracil and cisplatin for cancer of the anus：results in 35 consecutive patients[J]. J Clin Oncol，1996，14（12）：3121-5.

[17]Peiffert D，Seitz J F，Rougier P，et al. Preliminary results of a phase Ⅱ study of high-dose radiation therapy and neoadjuvant plus concomitant 5-fluorouracil with CDDP chemotherapy for patients with anal canal cancer：a French cooperative study[J]. Ann Oncol，1997，8（6）：575-81.

[18]Gerard J P，Ayzac L，Hun D，et al. Treatment of anal canal carcinoma with high dose radiation thera-

py and concomitant fluorouracil-cisplatinum. Long-term results in 95 patients[J]. Radiother Oncol, 1998, 46（3）: 249-56.

[19]Martenson J A, Lipsitz S R, Lefkopoulou M, et al. Results of combined modality therapy for patients with anal cancer（E7283）. An Eastern Cooperative Oncology Group study[J]. Cancer, 1995, 76（10）: 1731-6.

[20]Glynne-Jones R, Sebag-Montefiore D, Meadows H M, et al. Best time to assess complete clinical response after chemoradiotherapy in squamous cell carcinoma of the anus（ACT Ⅱ）: a post-hoc analysis of randomised controlled phase 3 trial[J]. Lancet Oncol, 2017, 18（3）: 347-356.

[21]Benson A B, Venook A P, Al-Hawary M M, et al. Anal Carcinoma, Version 2.2018, NCCN Clinical Practice Guidelines in Oncology[J]. J Natl Compr Canc Netw, 2018, 16（7）: 852-871.

[22]王锡山. 肛管直肠恶性黑色素瘤诊治指南解读[J]. 中华结直肠疾病电子杂志, 2015（02）: 21-23.

[23]Meguerditchian A N, Meterissian S H, Dunn K B. Anorectal melanoma: diagnosis and treatment[J]. Dis Colon Rectum, 2011, 54（5）: 638-44.

[24]Row D, Weiser M R. Anorectal melanoma[J]. Clinics in colon and rectal surgery, 2009, 22（2）: 120-126.

[25]樊代明. 整合肿瘤学•临床卷[M]. 北京: 科学出版社, 2021.

[26]樊代明. 整合肿瘤学•基础卷[M]. 西安: 世界图书出版西安有限公司, 2021.

[27]Kong Y, Si L, Zhu Y, et al. Large-scale analysis of KIT aberrations in Chinese patients with melanoma[J]. Clin Cancer Res, 2011, 17（7）: 1684-91.

[28]High W A, Robinson W A. Genetic mutations involved in melanoma: a summary of our current understanding[J]. Adv Dermatol, 2007, 23: 61-79.

[29]Curtin J A, Busam K, Pinkel D, et al. Somatic activation of KIT in distinct subtypes of melanoma[J]. J Clin Oncol, 2006, 24（26）: 4340-6.

[30]Curtin J A, Fridlyand J, Kageshita T, et al. Distinct sets of genetic alterations in melanoma[J]. N Engl J Med, 2005, 353（20）: 2135-47.

[31]Mocellin S, Pasquali S, Rossi C R, et al. Interferon alpha adjuvant therapy in patients with high-risk melanoma: a systematic review and meta-analysis[J]. J Natl Cancer Inst, 2010, 102（7）: 493-501.

[32]Eggermont A M M, Blank C U, Mandala M, et al. Adjuvant Pembrolizumab versus Placebo in Resected Stage Ⅲ Melanoma[J]. N Engl J Med, 2018, 378（19）: 1789-1801.

[33]Bai X, Mao L L, Chi Z H, et al. BRAF inhibitors: efficacious and tolerable in BRAF-mutant acral and mucosal melanoma[J]. Neoplasma, 2017, 64（4）: 626-632.

[34]Si L, Zhang X, Xu Z, et al. Vemurafenib in Chinese patients with BRAF（V600）mutation-positive unresectable or metastatic melanoma: an open-label, multicenter phase I study[J]. BMC Cancer, 2018, 18（1）: 520.

[35]Long G V, Stroyakovskiy D, Gogas H, et al. Dabrafenib and trametinib versus dabrafenib and placebo for Val600 BRAF-mutant melanoma: a multicentre, double-blind, phase 3 randomised controlled trial[J]. Lancet, 2015, 386（9992）: 444-51.

[36]Guo J, Si L, Kong Y, et al. Phase Ⅱ, open-label, single-arm trial of imatinib mesylate in patients with metastatic melanoma harboring c-Kit mutation or amplification[J]. J Clin Oncol, 2011, 29（21）: 2904-9.

[37]Dummer R, Schadendorf D, Ascierto P A, et al. Binimetinib versus dacarbazine in patients with advanced NRAS-mutant melanoma（NEMO）: a multicentre, open-label, randomised, phase 3 trial [J]. Lancet Oncol, 2017, 18（4）: 435-445.

[38]Cocco E, Scaltriti M, Drilon A. NTRK fusion-positive cancers and TRK inhibitor therapy[J]. Nat Rev Clin Oncol, 2018, 15（12）: 731-747.

[39]Zhou D H. Traditional Chinese Medicine Oncology[M]. Beijing: China Press of Traditional Chinese Med-

icine，2011.
[40]Wang X M. Practical Oncology of Integrated Traditional Chinese and Western Medicine[M]. Beijing：China Press of Traditional Chinese Medicine，2014.
[41]Huang L Z. Oncology of Integrated Traditional Chinese and Western Medicine[M]. Beijing：China Press of Traditional Chinese Medicine，2020.
[42]程海波，贾立群. 中西医结合肿瘤学[M]. 北京：中国中医药出版社，2023.
[43]Cummings B J. Metastatic anal cancer：the search for cure[J]. Onkologie，2006，29（1-2）：5-6.

腹膜瘤

名誉主编

樊代明

主　编

崔书中　朱正纲　王西墨　陶凯雄　梁　寒　林仲秋

副主编

丁克峰　姜小清　李　雁　王振宁　胡建昆　熊　斌　蔡国响　彭　正

赵　群　季　刚　唐鸿生

编　委（按姓氏拼音排序）

敖建阳　巴明臣　鲍学斌　毕小刚　蔡国响　曹家庆　柴　杰　陈环球

陈笑雷　崔书中　狄茂军　丁克峰　范江涛　方润娅　房学东　冯飞灵

傅聿铭　高雨农　郭培明　何　勉　何显力　洪　莉　侯明星　胡建昆

胡文庆　胡英斌　黄　陈　黄广建　计　勇　季　刚　姜小清　揭志刚

靖昌庆　雷子颖　李　波　李　丰　李　刚　李　晶　李　桑　李　雁

李红雨　李建生　李俊东　李奇灵　李永翔　李玉芝　李云峰　梁　斌

梁　寒　梁　巍　林仲秋　刘德纯　刘建华　刘乃富　刘文韬　刘也夫

逯　宁　罗嘉莉　罗蒲英　马　俊　牟洪超　潘　可　庞明辉　庞志刚

裴　炜　裴海平　彭　正　曲芃芃　覃新干　覃宇周　申　震　石　彦
石卫东　宋　军　宋　展　孙　浩　孙　力　孙建华　孙立峰　谭风波
谭晓冬　唐鸿生　陶凯雄　田艳涛　汪　彪　汪学非　王　冬　王　进
王　晶　王　珂　王　宽　王　莉　王　宁　王　权　王　伟　王道荣
王光伟　王桂华　王敬晗　王曙逢　王西墨　王小忠　王玉彬　王振宁
魏寿江　温珍平　吴川清　吴晓梅　吴印兵　夏小红　夏亚斌　熊　斌
徐泽宽　徐志远　许天敏　薛　敏　严　超　严志龙　杨　振　杨　卓
杨建军　杨贤子　姚德生　叶　峰　叶建新　易为民　尹兰宁　尹清臣
虞伟明　袁亚维　曾玉剑　张　辉　张国楠　张慧峰　张江宇　张明生
张相良　张玉晶　赵　刚　赵　平　赵　群　赵春临　赵晓宁　钟　熹
周岩冰　朱玲华　朱正纲

执　笔

雷子颖　杨贤子　张江宇　袁亚维　唐鸿生　李　晶　钟　熹　敖建阳

秘　书

雷子颖　罗嘉莉

第一章

腹膜瘤概述

腹膜瘤整体预后较差，以前受医疗条件所限，确诊率较低。随着诊疗技术不断完善和病理诊断水平不断提高，确诊人数每年呈上升趋势，越发受到医学界重视。

第一节 腹膜瘤分类

腹膜瘤主要分为原发性和继发性。原发性是一类来源于腹膜的肿瘤，常见有原发性腹膜癌（即苗勒型上皮性肿瘤，主要是浆液性癌）和腹膜恶性间皮瘤（Malignant Peritoneal Mesothelioma，MPM）。继发性包括各种转移癌、肉瘤（Peritoneal Sarcomatosis，PS）、腹膜假黏液瘤（Pseudomyxoma Peritonei，PMP）和胶质瘤病。临床上转移性、上皮源性恶性腹膜瘤多见，原发性、间叶源性肿瘤相对少见，被视为一种罕见疾病。

（1）原发性腹膜瘤

主要指原发于第二苗勒氏管或者腹膜间皮的恶性肿瘤，呈多灶性生长。

原发性腹膜癌，即苗勒型上皮性肿瘤，相对少见，经典组织学特征是浆液性癌（Serous Carcinoma，SC），分高级别和低级别，与原发于卵巢的分化程度相同的同类型肿瘤相一致，术中见双侧卵巢正常大小，或生理性增大，或因良性疾病增大，或仅浅表受累，未见卵巢原发性肿瘤。

MPM是一种源自腹膜间皮细胞的罕见原发性恶性肿瘤，可发生于腹膜壁层或脏层，呈弥漫型或局限型分布，可侵犯腹、盆腔脏器，也可种植于腹、盆腔脏器表面及通过淋巴或血行转移至其他脏器。

（2）继发性腹膜瘤

常指原发病灶癌细胞直接脱落种植生长或经血行/淋巴腹膜转移所致，临床常见，多继发于胃、结直肠、卵巢、阑尾、肝胆、胰腺、子宫和腹膜后的肿瘤，也可继发于肺、乳腺、脑、骨骼、鼻咽部的肿瘤以及皮肤黑色素瘤等。

胃癌、结直肠癌、卵巢癌和阑尾黏液瘤等腹盆腔恶性肿瘤腹膜转移较为常见。

进展期胃癌初诊时约20%已出现腹膜转移，根治术后发生腹膜转移达50%。

进展期结直肠癌初诊时7%~15%已出现腹膜转移，根治术后发生腹膜转移达4%~19%，其中，T4期术后腹膜转移率达20%~36.7%。

卵巢癌初诊时约75%已出现腹膜转移。

PMP主要由分泌黏蛋白的肿瘤破裂致腹腔内大量黏蛋白性腹水积聚及再分布引起，主要累及膈腹膜及大网膜，约90%来源于阑尾，属低恶性黏液性肿瘤。

第二节　腹膜瘤的发病机制

1　原发性腹膜瘤的发病机制

（1）原发性腹膜癌

目前较认可的是第二原发性苗勒管瘤系统（Secondary Mullerian System，SMS）理论。胚胎细胞可分化为女性腹部浆膜和苗勒管上皮细胞，腹部浆膜与苗勒管上皮细胞具有同源性，通过分析组织学特征及肿瘤抗原性进一步显示，女性苗勒管肿瘤与腹膜瘤具有一定共性。另外，苗勒管在胎儿发育过程中与性别无关，该病不限于女性，男性亦可发生，但发病数远少于女性。

（2）MPM

发病多与石棉相关，约90%MPM患者有石棉接触史，潜伏期长达25~70年。石棉经呼吸或消化系统进入体内，在腹膜逐渐积累形成石棉小体，作用于靶细胞或诱发活性氧自由基，引起染色体变异，终致肿瘤发生。MPM发生还一定程度上受遗传因素影响，是环境致癌因素与遗传易感性相互作用的结果。目前致癌因素包括化学致癌因素，如石棉及其他矿物纤维等，物理致癌因素包括慢性腹膜炎和治疗性辐射等。其他理化致癌物包括毛沸石、滑石粉、云母、二甲苯等。

2　继发性腹膜瘤的发病机制

继发性腹膜瘤即各种肿瘤发生的腹膜转移，其核心符合“种子与土壤”学说的经典理论。癌细胞称为“种子”，常为术前或术中从瘤组织中游离的癌细胞（Free Cancer Cells，FCCs），种子常起决定作用；腹膜的微环境则称为“土壤”，由术中腹膜损伤需促进创面愈合释放的生长因子和聚集的炎性细胞、血液残留物、血凝块、裸露的间皮组织和纤维素沉着等共同构成，癌细胞极易在此环境中种植。由于缺乏连续的间皮细胞层，癌细胞容易定植于腹膜的特异结构——淋巴孔和乳斑区。肿瘤腹膜转移是一系列复杂过程，大致可分为3个步骤：

（1）肿瘤细胞脱落或游离形成转移灶

以胃癌和卵巢癌最多，其次为结直肠癌、胰腺癌、胆囊癌、肝癌、子宫内膜癌等。肺癌和乳腺癌等亦可转移到腹膜。

腹腔内肿瘤转移多由于原发部位肿瘤快速生长，局部侵袭穿透脏器表面浆膜组织，脱落至腹腔，在腹膜形成多发性转移灶。

术中未妥善隔离、洛入胃肠腔内的癌细胞随胃肠液经残端流入腹腔。手术区域被切断的血管、淋巴管内癌栓随血流和淋巴液流入腹腔。腹腔内癌细胞被手术区域内纤维素样物凝固后形成保护层，使之不易被免疫细胞杀伤，形成残存小癌灶，加之手术和麻醉等因素，造成机体免疫力下降，癌细胞增殖形成肿块，终致腹腔局部区域复发和转移。

以上两种情况是形成继发性腹膜瘤的主要原因。临床上亦可见来源不明的腹腔转移瘤，经各种检查仍难明确原发病灶。

（2）癌细胞或癌巢在腹腔中扩散

任何因素引起腹腔密闭容积的减小均会升高腹压，从而导致癌细胞或癌巢脱落并播散至腹腔各处。目前认为瘤细胞在腹膜转移扩散过程中发生了一系列生物学改变，并有助于其在腹水中存活及腹膜侵袭。

癌细胞能以单个细胞或多细胞球体（Multicellular Tumor Spheroids，MTCS）形式从原发癌灶分离进入腹腔。与单个癌细胞相比，MTCS可克服单个癌细胞的失巢凋亡现象，迁移和侵袭能力明显增强。这些生物学MTCS特征可显著促进癌细胞生长、转移，是瘤细胞为了在转移部位存活而发生的适应性改变。MTCS的形成与多种因素有关。血管紧张素Ⅱ（AngⅡ）可显著提高卵巢癌细胞系MTCS形成、生长和侵袭能力而促进腹膜转移，主要是通过直接激活丝裂原活化蛋白激酶（MAPK）/细胞外调节蛋白激酶（ERK）通路和由表皮生长因子受体（EGFR）介导实现。

（3）癌细胞或癌巢定植于腹膜

脱落并播散至腹腔的癌细胞或癌巢附着于腹膜，刺激产生炎症，后者产生的黏附分子进一步促进癌细胞“生根发芽”。肿瘤相关成纤维细胞（Cancer Associated Fibroblasts，CAF）能促使腹水中癌细胞包绕在其周围，形成特殊的MTCS。CAF位于MTCS的中心，通过分泌表皮生长因子（EGF）促进癌细胞增生，发生腹膜附着和侵袭。虽然MTCS的拷贝数改变（Copy Number Alterations，CNA）和单核苷酸变异（Single Nucleotide Variant，SNV）与原发灶相比有所差异，但仍能反映原发肿瘤92.3%~100.0%的突变情况，表明附着MTCS与腹部浆膜仍有高度同源性。

转移癌细胞分泌TGF-β直接和间接作用于内皮细胞促进肿瘤微环境（Tumor Microenvironment，TME）中的血管生成、迁移，刺激细胞外基质（Extracellular Matrix，ECM）沉积，改变TME。其中散在各种先天性和适应性免疫细胞，TGF-β可通过调节TME中免疫细胞类群的功能来抑制免疫系统，通过抑制T细胞的活化、增殖、分化和迁移来帮助转移癌细胞抑制肿瘤的适应性免疫，还可通过抑制肿瘤抗原的呈递和DCs的表达来阻断细胞毒性$CD8^+$T细胞的活化和成熟，并通过抑制IFN-γ和IL-2的表达来抑制$CD8^+$T细胞的增殖。TGF-β可促进$CD8^+$T细胞中抗原诱导的程序性细胞死亡蛋白1（PD-1）表达，导致T细胞衰竭，致使转移癌细胞免疫逃逸，实现腹膜定植黏附。

第三节　腹膜瘤临床表现

（1）原发性腹膜瘤

呈隐袭性进展，早期隐匿无明显症状，进展到一定阶段才被发觉。患者可有腹胀、腹痛、腹腔积液、腹部包块等改变，也可伴有纳差、少尿、便秘、体重下降、肠梗阻、恶病质等表现。

（2）继发性腹膜瘤

主要继发于胃癌、结直肠癌、卵巢癌、阑尾黏液瘤等，一般病程较长。根据原发肿瘤病史、体征、影像学证据及病理学结果等整合诊断。诊断为腹膜转移的患者，状况比一般肿瘤病人差，部分因肿瘤负荷较重呈现乏力、消瘦、恶病质、贫血等消耗性体征，表现为精神不振等状态。不同的继发性腹膜瘤，因原发肿瘤不同而有不同的临床表现，但也有相似之处，主要表现为腹部包块、腹胀、腹腔积液、输尿管/肾盂扩张、直肠或膀胱刺激症状、消化系统及全身症状等。

第四节　腹膜瘤的诊断

无论原发性或继发性腹膜瘤，临床表现均缺乏特异性，超声、CT、MRI、PET/CT等各种影像学检查提供参考，腹腔镜探查及剖腹探查在腹膜瘤诊断中应用广泛，而细胞学、组织病理学及免疫组化在腹膜瘤起源及病理类型诊断中起关键作用。

第五节　腹膜瘤治疗现状

腹膜瘤患者数量多、治疗难及效果不佳，其治疗很早就受到学界关注，但疗效一直未取得突破，该病引起的难治性腹水、腹痛、肠梗阻等并发症也未能获得满意疗效。传统观点认为，腹膜瘤属于肿瘤终末期，生存期短，仅能维持3~6个月，只需提供姑息性对症治疗。

20世纪后期开始，随着对腹膜瘤的共识不断更新，经肿瘤学家40余年研究，探索出以细胞减灭术（Cytoreductive Surgery，CRS）联合腹腔热灌注化疗（Hyperthermic Intraperitoneal Chemotherapy，HIPEC）的全新治疗理念。CRS能最大限度切除肿瘤累及的器官及浆膜，HIPEC通过热疗、化疗、热化疗协同及机械冲刷作用清除和控制细小的残余瘤组织和游离癌细胞，可显著提高腹膜瘤的整合疗效。CRS+HIPEC在预防和治疗腹盆腔恶性肿瘤种植播散、复发转移、提高生存率和生存质量方面疗效显著，已在临床广泛推广。

第二章

腹膜瘤的预防及筛查

第一节 腹膜瘤的预防

1 原发性腹膜瘤的预防

原发性腹膜瘤病因尚未完全明确，一级预防为病因预防，包括控烟限酒、减少甚至避免与致癌物接触（包括物理、化学、生物等因素）；提倡合理膳食及良好运动习惯，保持良好健康状况。二级预防为早诊早治，针对高危人群行肿瘤筛查，尽早发现原发性腹膜瘤患者，尽早诊治。三级预防为整合治疗、姑息对症，结合患者病情采取适当治疗策略，积极预防并发症，减轻肿瘤对身体伤害，改善预后。

2 继发性腹膜瘤的预防

胃癌、结直肠癌、卵巢癌、阑尾黏液瘤、肝胆胰腺癌等腹盆腔肿瘤在疾病进展过程中可自发脱落产生FCCs，或手术过程中发生瘤细胞脱落产生FCCs，是发生腹膜转移的病理学基础。术后FCCs的清除可降低腹膜转移的发生率。

（1）一级预防

主要指对原发疾病进行积极治疗，需充分切除原发癌灶，实现R0切除，严格按照无瘤原则规范操作，注意切口保护，避免挤压肿瘤，尽量避免医源性扩散，彻底清扫周围淋巴结。

HIPEC可有效清除FCCs、杀灭手术无法清除的亚临床病灶，降低术后腹膜转移和疾病复发，灌注化疗药物和溶剂的具体选择应根据原发肿瘤类型及药物敏感性调整，以达更好预防效果。多项结果表明HIPEC在根治术后对控制腹膜转移复发有显著疗效，国内外多项前瞻性随机对照Ⅲ期临床试验正在开展中（NCT02614534、NCT04370925、NCT02179489）。

（2）二级预防

主要指腹盆腔原发性恶性肿瘤手术切除后，定期随访复查，进行肿瘤标志物和相关影像学等检测，早期发现腹膜转移，及时行以CRS+HIPEC治疗为主的整合治疗。

（3）三级预防

主要指对晚期患者行相关治疗，此类患者并发症较多（腹腔积液、肠梗阻、恶病质等），癌性疼痛明显，需积极临床对症支持治疗，改善生活质量。

第二节 腹膜瘤的筛查

1 腹膜瘤的筛查内容（见表29-2-1）

表29-2-1 腹膜瘤筛查内容

种类	筛查内容
原发性腹膜瘤 原发性腹膜癌	（1）临床病史 （2）体格检查 （3）腹部/盆腔超声检查 （4）腹部/盆腔CT检查 （5）肿瘤标志物检查 （6）腹水细胞学检查 （7）基因检测
MPM	（1）临床病史 （2）体格检查 （3）胸部X线检查 （4）腹部/盆腔CT检查、MRI、PET/CT检查 （5）肿瘤标志物检查 （6）腹水细胞学检查 （7）基因检测
继发性腹膜瘤	
胃癌	（1）临床病史 （2）体格检查 （3）腹部超声检查 （4）腹部/盆腔CT检查 （5）胃癌相关肿瘤标志物检查 （6）腹腔镜检查 （7）腹水细胞学检查
结直肠癌	（1）临床病史 （2）体格检查 （3）腹部超声检查 （4）腹部/盆腔CT检查 （5）结直肠癌相关肿瘤标志物检查 （6）腹腔镜检查 （7）腹水细胞学检查

续表

种类	筛查内容
卵巢癌	(1) 临床病史 (2) 体格检查 (3) 腹部超声检查 (4) 腹部/盆腔CT检查 (5) 腹水细胞学检查 (6) 卵巢癌相关肿瘤标志物检查 (7) 基因检测
阑尾黏液瘤	(1) 临床病史 (2) 体格检查 (3) 腹部超声检查 (4) 腹部/盆腔CT检查 (5) 相关肿瘤标志物检查 (6) 腹水细胞学检查

2 不同人群筛查建议

2.1 一般风险人群筛查

原发性腹膜瘤在临床上发病率较低，早期体征不明显，确诊较难，常在疾病中后期才能诊治。对一般人群不建议行腹膜瘤筛查，但对有物理化学等致癌因子接触史的人群，建议筛查，每年1次超声检查，必要时行CT检查。

继发性腹膜瘤一般风险人群常患有较明确原发瘤，建议按照各原发瘤的常规进行筛查，术后前2年每3个月1次，后每6个月1次至第5年，5年后每年1次，包括肿瘤标志物、腹部超声、CT等。

2.2 高风险人群筛查

高风险人群指暴露于高危因素环境的人群，视为腹膜瘤筛查的重点人群。为尽早发现腹膜原发瘤，建议高风险人群每半年筛查1次。腹膜转移的高风险人群，建议术后前3年每3个月1次，后每半年1次至第5年，包括腹部超声及增强CT、CA125、CA199、CEA等相关肿瘤标志物检查。

(1) 原发性腹膜瘤的高危因素

原发性腹膜癌的高危险因素：

原发性腹膜癌组织学类型及临床表现等类似于卵巢癌，将其与卵巢癌腹膜转移统一阐述。

①家族遗传史。②BRCA1/BRCA2基因突变。③腹盆腔放疗史。④>60岁。

MPM高危因素：

①石棉粉尘接触史。②家族遗传史。

(2) 继发性腹膜瘤的高危因素

胃癌继发腹膜转移高危因素：

①T3、T4期肿瘤。②腹腔冲洗液中游离癌细胞检查阳性。③印戒细胞癌。④淋

巴结转移。⑤Borrmann分型为Ⅲ、Ⅳ型。⑥Lauren组织学分型为弥漫型。⑦肿瘤穿孔或破裂。⑧伴有血管/淋巴管癌栓、神经侵犯。

结直肠癌继发腹膜转移高危因素：

①T3、T4期肿瘤。②腹腔冲洗液中游离癌细胞检查阳性。③肿瘤穿孔或破裂。④肿瘤引起肠梗阻。⑤切缘阳性。⑥淋巴结转移或淋巴结清扫不彻底（清扫数目不足12枚）。⑦黏液腺癌或印戒细胞癌。⑧伴有血管/淋巴管癌栓、神经侵犯。

阑尾黏液瘤腹膜转移高危因素：

①阑尾黏液瘤破裂。②肿瘤分化程度低。③手术切除范围不足。

第三章

腹膜瘤的诊断

第一节　原发性腹膜瘤的诊断

原发性腹膜瘤呈隐袭性进展，早期无明显症状，病情进展到一定阶段才被发现。患者可有腹胀、腹痛、腹腔积液、腹部包块等腹部改变，也可有纳差、尿少、便秘、体重下降、肠梗阻、恶病质等临床表现。异常的肿瘤指标结合影像学检查结果，可初步诊断。为进一步明确病理类型，最常用的是在B超或CT引导下行肿瘤穿刺病理活检。若伴有腹水，可用创伤较小的腹腔积液细胞学检测方法。但仍需在腹腔镜辅助或开腹探查情况下，行组织活检予以确诊，具体视临床情况而定。

1　临床表现

1.1　原发性腹膜癌的症状（见表29-3-1）

表29-3-1　原发性腹膜癌的症状

腹部症状	腹胀 腹痛 腹围增大 腹部肿块
局部侵犯症状	血便、黑便 里急后重 大便性状改变 肠梗阻 输尿管和肾盂积水 血尿、排尿困难 白带增多、闭经、阴道流血 胸腔积液
全身症状	贫血 水肿 恶病质 远处转移部位症状

（1）早期症状不明显，体征可缺如，当腹部肿瘤发展到一定大小，累及其他重要脏器后才出现症状。其中有三大典型症状：①腹胀：常为首发症状，当肿瘤增大

到一定程度压迫肠道时，或腹腔积液达到一定量，可引起腹部涨满感，出现时间及程度取决于患者的主观感觉和敏感度。②腹痛：初期腹部出现隐痛、坠痛等。肿瘤增大到引起严重的肠道梗阻或压迫尿道出现排尿困难时，表现为腹部绞痛或剧痛。③腹围增大：随着肿瘤变大及腹水增多，开始伴腹围逐渐增大。肿瘤增大到一定程度后，可触及腹部包块。

（2）肿瘤侵犯结肠可引起血使、黑便、里急后重及大便性状改变等症状，肿瘤增大可引起严重肠梗阻，与结肠癌症状相似；压迫输尿管可引起输尿管和肾盂积水，侵犯膀胱可引起血尿，压迫尿道可引起排尿困难；女性局部侵犯双侧子宫附件可引起白带增多、闭经和阴道流血；当肿瘤突破腹腔侵犯胸腔可引起胸腔积液。患者未经治疗或进展到疾病晚期，可出现肺、脑以及肝等远处转移，并出现相应症状。

（3）常有非特异性全身症状，可伴不同程度的贫血及水肿等，部分因疾病进展表现为消耗性体质，出现消瘦、低热等恶病质表现。

1.2　MPM的症状（见表29-3-2）

表29-3-2　MPM的症状

腹部症状	腹痛 腹胀 腹部包块
晚期症状	肠梗阻 乏力、消瘦、纳差不适 局部侵犯症状 贫血 恶病质 远处转移部位症状

（1）MPM多无特异表现，常见有：腹胀、腹痛、腹水和腹部包块。包括：①腹痛：早期多无固定位置，发生与肿瘤累及周围组织及器官、腹水刺激腹膜、腹部占位牵拉痛等因素相关。轻度表现为隐痛或针刺样疼痛。重度可为阵发绞痛或突发剧痛，常位于上腹部，也有位于下腹部甚至出现二便时疼痛。②腹胀：多与腹水、腹部包块等相关，严重时可致呼吸困难。患者多伴有黄色渗出液性腹水或血性黏稠液腹水。③腹部包块：常见临床表现之一，为单发或多发，大小不一，触诊呈结节状、质硬，盆腔包块可通过肛门指检或三合诊发现。

（2）肿瘤挤压胃肠道和肠管粘连均可引起肠梗阻症状。患者多伴纳差、恶心、乏力、呕吐、便秘和消瘦等表现。MPM可通过直接侵犯、淋巴系统或血行转移累及全身各脏器，如腹壁、肝、胆、胰、泌尿系统、心、肺、肾上腺、骨髓及淋巴系统，并出现相应临床表现。

2 原发性腹膜瘤的诊断方法

2.1 实验室检查

血清学检查：原发性腹膜癌和MPM患者CA125多数升高。

腹水检查：

检测腹水中CA125水平具一定诊断价值，当发现腹腔包块、排除卵巢的实质病变时，腹水中CA125含量明显升高常提示原发性腹膜癌和MPM可能，CA125高低与临床病变范围有相关性，病变范围越广，CA125值越高。

CA125增高多见于卵巢癌，也可见于结核、宫颈癌、腹腔转移癌、胰腺癌、胃癌、结肠癌、乳腺癌及子宫内膜异位症等。因此，原发性腹膜癌和MPM应与腹膜结核鉴别，肿瘤CA125值一般比结核升高显著，腹膜结核CA125值一般不高于50 ng/L，进行腹水结核杆菌检测，阳性者可确诊为腹膜结核。单一的CA125检测在原发性腹膜癌及MPM诊断中特异性不高，对鉴别诊断意义不大，只能提供参考。

2.2 影像学检查

（1）超声

原发性腹膜瘤的常用检查方法，较为典型的征象包括：①腹水：腹盆腔见液性暗区，肠管漂浮、蠕动。②“饼状”大网膜：大网膜受侵挛缩，呈饼状、团块片状影。③腹、盆壁结节/肿块：在肠管、腹膜、肠系膜表面见无明显血流信号的中/高回声结节或肿块。④肿大淋巴结：多邻近原发癌灶，也见于肠系膜根部或腹膜后，呈结节状低回声，直径大于1cm；当淋巴结较多、体积较大时可相互融合，易坏死。

（2）CT

CT检查具有普适性、快速性、容积扫描、多平面重建等优点。原发性腹膜瘤的典型CT征象包括：①腹水：腹盆腔见水样密度影，合并出血可出现高密度或分层现象。②大网膜受侵挛缩：网膜脂肪密度增高、边界模糊，见多发粟粒样结节，甚至呈“网膜饼”征。③腹盆腔、腹膜实性结节/肿块：常为多发的软组织密度病灶，增强扫描可见不同程度的强化。④肿大淋巴结：直径大于1cm的软组织结节，增强后边界显示更清晰，实质成分呈轻-中度强化，较大淋巴结易坏死，坏死区域未见强化。但CT对直径<2mm的微小结节检出率较低，采用CT薄层重建有助于提高微小病灶的检出率。

（3）MRI

与CT相比，MRI可提高原发性腹膜瘤诊断的敏感度，尤其是MRI扩散加权成像（DWI）的应用，为评价肿瘤良恶性提供无创方法。实性原发性腹膜瘤，T1WI呈低信号，T2WI呈稍高信号，DWI信号呈等或高信号（恶性肿瘤多为高信号，良性肿瘤多为等信号），T1WI增强可见病变明显强化；当肿瘤发生囊变坏死时，T2WI呈显著高信号，DWI低信号，T1WI增强显示囊变坏死区域无强化，但囊壁可强化。但MRI对<5mm的癌灶检出率较低，MRI阴性时，不能完全排除原发性腹膜瘤。

（4）PET/CT

PET/CT通过检测组织氟代脱氧葡萄糖（Fludeoxyglucose，FDG）摄取程度的差异，用于判别病变的良恶性及侵袭性。

相较于常规CT，PET/CT可提高诊断灵敏度和特异性，在原发性腹膜瘤鉴别诊断中的作用更加突出。但PET/CT检查费用昂贵、设备紧缺、同位素辐射及软组织分辨率较低等限制其作为常规筛选工具；且存在一定"假阳性"，部分代谢旺盛的良性肿瘤及炎性淋巴结也呈FDG高摄取。所以一般作为CT/MRI检查无法达到诊断需求时的备选检查项目。

2.3 病理学检查

（1）原发性腹膜瘤的活检方法

1）腹水瘤细胞检测

癌细胞较少时，难与其他肿瘤细胞鉴别，腹水细胞学检测常灵敏度不高，但可与大多非肿瘤疾病鉴别，具有特异性高、经济、简便、快速等优势，常作为首选检查。

反麦氏点穿刺或腹腔镜穿刺抽取腹水行腹水细胞学检查，可找到癌细胞，必要时可多次检测。亦可将腹水离心，沉渣包埋，制成细胞蜡块，行HE染色观察、诊断，还可通过免疫组化、FISH检测及二代测序帮助诊断、鉴别诊断及指导治疗，但二代测序原则上不作为指导治疗首选，应先行组织标本检测。

2）腹膜活检

对原发性腹膜瘤有决定性诊断意义。常分为腹腔镜辅助下病理活检或剖腹探查活检，相对于其他检查手段，活检更为直观、精确，是诊断的最直接依据。在腹腔镜下或剖腹探查时，能直观了解病变性质、分布、结节/肿块的形状大小及质地等信息，且可直接吸取腹水行检测诊断。但为创伤性检查，一般不作首选。

腹腔镜探查具有创伤小、恢复快等优势，在腹腔镜辅助下取病检还能直观并全面评估腹腔情况，判断能否在腹腔镜下或开腹下行CRS，也可了解需否先行化疗，再制订下一步治疗方案。

剖腹探查取病检，可直观了解腹腔情况，术中取病检可直接行最大限度的CRS，如切除消化道、子宫、卵巢、网膜、系膜、阑尾等病变组织。如腹腔粘连严重，剖腹探查还有较大的灵活性。但剖腹探查有创伤过大、术后恢复慢等不足之处。

（2）原发性腹膜瘤的病理特征

1）原发性腹膜癌

即腹膜浆液性癌，类似于卵巢的低级别或高级别浆液性癌。多为高级别癌，临床及病理学特征明显不同于低级别癌。高级别癌好发生于中位年龄为62岁的女性患者。低级别癌发病平均年龄是52岁。TP53和BRCA突变常见于高级别癌，KRAS和BRAF突变少见。高级别癌应当视为家族性乳腺和卵巢癌综合征的表型之一。相反，低级别癌常有KRAS和BRAF突变，但缺乏TP53突变和BRCA异常。

低级别癌等同于来自交界性/非典型增殖性浆液性肿瘤的浸润性种植，但更广泛，常见与卵巢低级别浆液性癌相似的独特的小巢肿瘤性浆液性细胞。高级别腹膜浆液性癌类似于卵巢的高级别腹膜浆液性癌。

高级别腹膜浆液性癌与低级别的区分主要依据细胞异型性，低级别具有小而一致的核，细胞异型性较小，核分裂象少见。核分裂活性高倾向于诊断高级别癌。肿瘤分期、治疗和预后均类似于卵巢浆液性癌。低级别癌罕见进展为高级别肿瘤。与高级别癌相比，低级别癌对化疗不敏感。手术是更有效的治疗方法，高级别癌可参照卵巢和输卵管的同类肿瘤进行治疗。

2）MPM

MPM是高度恶性肿瘤，一般分为双相性恶性间皮瘤、上皮样恶性间皮瘤和肉瘤样恶性间皮瘤。

①双相性恶性间皮瘤

同时具有恶性上皮性和肉瘤性两种成分，每种亚型至少占10%。组织学与双向分化的滑膜肉瘤类似。恶性上皮成分常呈腺管状、乳头状或裂隙状结构。梭形细胞区域偶见灶性骨和软骨化生，偶见散在或灶性分布的小圆形未分化细胞，梭形细胞和上皮细胞之间有过渡。组织化学和免疫组化对确定间皮瘤的诊断和鉴别诊断很有帮助。组织化学PAS、AB、胶体铁等染色瘤细胞呈阳性，网状纤维在梭形细胞间阳性，在上皮细胞间则阴性。

②上皮样恶性间皮瘤

上皮性恶性间皮瘤瘤组织主要呈小管状、腺泡状、乳头状排列，部分也有呈巢状、条索状、片状、裂隙状、微囊状或网格状，瘤细胞呈立方形或扁平形，具有丰富胞浆，红染，或空泡状似透明、印戒细胞样，部分细胞胞浆充满红染物质，形成玻璃样小体，PAS阳性。瘤细胞核大小不等，异型性大，核分裂多见。

蜕膜样变型间皮瘤属上皮型间皮瘤一种变型，少见，好发于年轻女性腹腔内，具有高度侵袭性。镜下由大圆形或多边形上皮样或组织细胞样细胞组成，胞质丰富，嗜伊红，毛玻璃样，胞界清，核空泡状，可见明显嗜伊红核仁，类似妊娠时蜕膜细胞，细胞轻至中度异型，核分裂象少见，局部可见横纹肌样细胞形态。

③肉瘤样恶性间皮瘤

瘤细胞由条索状或杂乱状排列的纤维母细胞样梭形细胞构成，极似纤维肉瘤。可见典型的间皮瘤成分，部分病例瘤细胞异型性明显，核分裂象易见，并可见多核瘤巨细胞，瘤细胞可呈席纹状排列，类似高级别多形性未分化肉瘤，某些病例可出现类似平滑肌肉瘤、骨肉瘤、软骨肉瘤或其他肉瘤的区域，但病变范围小，若上述病变范围广时，极易与上述肉瘤混淆。

以上三种类型恶性间皮瘤免疫组化特征见表29-3-3。MPM与浆液性癌鉴别常较困难，需借助免疫组化鉴别，鉴别指标见表29-3-4。

表29-3-3 MPM免疫组化学特征

	CK		EMA	Vimentin	CEA	Calretinin	CK5/6
	低分子量	高分子量					
上皮性间皮瘤	+	+	+	−	−	+	+
肉瘤样间皮瘤	+	−	±	+	−	+	+
混合型							
上皮成分	+	+	+	−	−	+	+
肉瘤样成分	+	−	±	+	−	+	−

注：引自刘彤华主编《刘彤华诊断病理学》第4版

表29-3-4 MPM与浆液性癌的免疫组化鉴别

	Calretinin	CK5/6	D2-40	Ber-EP4	MOC-31	ER	WT-1
间皮瘤	+	+	+	−	−	−	+
浆液性癌	−	−	−	+	+	+	+

注：引自刘彤华主编《刘彤华诊断病理学》第4版

3 诊断与鉴别诊断

3.1 原发性腹膜瘤的诊断标准

（1）原发性腹膜癌的诊断标准

原发性腹膜癌的诊断标准，一般用美国妇科肿瘤诊断标准（GOG），主要依据卵巢受累病灶的体积及肿瘤的浸润深度：

①两侧卵巢符合正常生理大小，或仅见良性病变性增大。②双侧卵巢受累病灶体积小于卵巢外的病灶体积。③镜下卵巢内病变有以下表现之一：A.未发现卵巢病变存在。B.瘤结节局限于卵巢表面、未发现间质浸润。C.卵巢表面及其间质受累，间质受累面积小于5mm×5mm。D.组织学和细胞学特征以浆液性为主，类似于卵巢浆液性乳头状腺癌，或与其相同，而分化程度各异。

（2）MPM的诊断标准

患者出现腹胀、腹痛、腹部肿块、腹水及体重减轻等症状和体征，CT或MRI显示弥漫性网膜肿块、肠系膜结节或结节样包块、腹膜弥漫性或局限性增厚，应高度怀疑MPM的可能。

诊断主要依据：①症状：临床上以腹痛、腹胀、腹水、腹部肿块就诊的患者，尤其是有石棉接触史者。②影像学诊断：B超、CT、MRI、PET/CT等影像学证据支持MPM诊断。③腹水检测：腹水/腹腔冲洗液细胞学检出瘤细胞。腹水肿瘤标志物CEA明显升高可排除恶性间皮瘤诊断，透明质酸浓度异常增高则支持恶性间皮瘤的诊断。④病理检查：穿刺活检、腹腔镜下或开腹手术直视下获取组织活检等支持MPM的诊断。⑤排除继发性腹膜瘤。

3.2 原发性腹膜瘤的鉴别诊断

（1）结核性腹膜炎

好发于中青年女性，部分可发现肺或肺外结核证据。结核性腹膜炎的临床表现为低热、盗汗、腹痛、腹部胀满感、腹腔积液及腹部包块等症状及体征，与缺乏特异性临床表现的原发性腹膜瘤鉴别困难。结核性腹膜炎的腹水生化可以检出腺苷脱氨酶（ADA）较正常值升高，腹水细菌培养检出结核分枝杆菌也可确诊。结核菌素试验或T-SPOT试验呈强阳性支持结核性腹膜炎诊断。结核性腹膜炎CA125可轻度升高，但不如原发性腹膜瘤显著，对鉴别结核性腹膜炎有一定帮助。

临床上对诊断暂未明确又高度怀疑结核性腹膜炎可行诊断性治疗，对治疗无效及无法明确诊断者，可行腹腔镜探查及病理活检确诊。

（2）肝硬化腹水

肝硬化失代偿期腹水增多，会有腹胀、腹部不适、腹部膨隆等表现，需与腹膜瘤合并腹水鉴别。肝硬化腹水与门静脉高压和肝功能减退有密切关系，超声、CT及MRI均可发现肝脏形态变化及脾大表现，实验室检查可发现肝功异常。肝硬化腹水大多为漏出液，腹膜瘤多为渗出液，腹水中查出癌细胞可排除肝硬化腹水。

（3）腹膜炎

急性腹膜炎常出现腹痛难忍、反射性恶心呕吐及全身中毒症状，查体有全腹压痛及腹膜刺激征，白细胞及中性粒细胞升高，抗感染治疗有效等。继发性腹膜炎较为多见，可由外伤或脏器穿孔破裂所致，CT有助于鉴别腹膜炎和腹膜瘤，腹腔穿刺可帮助诊断。

原发性腹膜炎腹腔脏器内无原发病灶，其中，肝硬化失代偿期所致自发性腹膜炎较为多见，多出现腹痛、腹胀等非特异性症状，肝功多有减退，诊断性穿刺腹水白细胞升高，可培养出致病菌，但阳性率不高。

（4）卵巢癌腹膜转移

原发性腹膜瘤双侧卵巢实质内无原发病灶，而卵巢癌腹膜转移则可在发现腹膜内肿瘤病灶的同时发现卵巢内癌灶，因为两种疾病组织学类型较为相似甚至相同，因此免疫组化对两者鉴别无太大意义。

（5）阑尾黏液瘤

阑尾黏液瘤，多发中年男性，为低度恶性肿瘤，瘤中分泌黏液的细胞穿破阑尾壁进入腹腔，在腹腔内种植形成PMP。早期常无症状，部分以腹部包块为唯一主诉，形成PMP后，可出现黏液性腹水、腹胀、饼状网膜等并发症。当出现腹部明显膨大症状时，腹部视诊腹外形不似“蛙腹”，叩诊无移动性浊音。腹腔穿刺腹水常难抽出，改用粗针可抽出胶冻样黏稠液体。B超检查具较高特异性，腹腔可见大量絮状回声，暗区内有光点、光斑、光环缓慢晃动。

第二节　继发性腹膜瘤的诊断

继发性腹膜瘤的诊断主要根据原发肿瘤病史、临床体征、腹膜转移影像学证据、病理学检查结果等整合诊断。临床表现均缺乏特异性，超声、CT、MRI、PET/CT各种影像学检查只能在病变累及范围、程度、肿瘤负荷等术前诊断中起参考作用，腹腔镜探查及剖腹探查在病变累及范围、程度、肿瘤负荷等严重程度诊断中起重要作用，细胞学及免疫组化对肿瘤起源及病理类型诊断起关键作用。

1　临床表现

主要表现为腹部包块、腹胀、腹水、消化系统症状及全身症状等。

（1）腹部包块

腹膜转移癌的腹部包块常呈多发散在分布。转移瘤较小时，常不能触及腹部包块，部分肿瘤较大，查体时可在不同区域触及多个活动度各异的腹部包块。因肿瘤所处部位、病理性质不同，活动度、大小、质地等均有差异，腹壁肿瘤可表现为腹壁固定性肿块，质地较硬，明显压痛。

（2）腹胀及腹水

类似于原发性腹膜瘤，腹水及腹胀是继发性腹膜瘤最常见的临床症状。腹部胀痛较早出现，腹水量一般不大。查体，腹水较多者腹部膨隆，甚至呈蛙状腹，移动性浊音阳性。触诊可扪及不规则肿块，腹部穿刺抽取引流腹水为无色或淡黄色，微浑浊，也见血性腹水，提示瘤组织可能侵犯血管出血或局部组织坏死出血。PMP的特征为弥漫性腹腔内“胶状腹水”。腹水细胞学检查可见瘤细胞。

（3）消化系统症状

可表现明显的消化系统症状，腹痛、恶心、呕吐等消化系统症状常为首发症状。肿瘤侵犯腹部消化道及其他脏器，可出现腹痛、恶心、呕吐、食欲不振和腹泻等症状，初期不明显，当疾病进展侵犯消化道引起粘连、梗阻，甚至扭转、套叠时，症状较为明显，表现为明显腹胀、腹痛、恶心呕吐等，严重者出现休克症状，当肿瘤侵犯肝胆、胰等可出现发热、黄疸、肝功不全等表现。

(4) 原发疾病症状

主要继发于胃癌、结直肠癌、卵巢癌、阑尾黏液瘤，可有这些原发肿瘤表现。

原发疾病为胃癌，可出现消化道出血、幽门梗阻、呕吐、腹痛等。为结直肠癌，可表现腹痛、腹胀、呕吐、肛门不排气、不排便等肠道梗阻症状。为卵巢癌，表现为腹胀、腹痛、月经紊乱、阴道不规则流血等，侵犯泌尿系统时可有尿频尿急症状，检查盆腔可触及肿块，因此盆腔检查和直肠指检应作为临床常规检查项目。为阑尾黏液瘤，表现为腹胀、腹痛、腹部包块、食欲不振、消瘦等症状。

2 继发性腹膜瘤的诊断方法

2.1 实验室检查

(1) 肿瘤标志物检查

肿瘤标志物有一定辅助意义，原发病为卵巢癌、胃癌、结直肠癌及阑尾黏液瘤，推荐CEA、CA125、CA199等多种标志物联合检测，为临床诊断提供参考。原发病为胃癌，常用标志物为CEA、CA125、CA199、CA724，这些标志物升高与腹膜转移呈正相关，但对腹膜转移诊断敏感性及特异性较差，仅供临床参考。

可通过CEA判断肿瘤侵袭程度，CA125评估肿瘤负荷及腹水形成，CA199判断瘤细胞增殖活性。CEA在胃肠肿瘤，特别是结直肠癌中高表达，升高明显时倾向为胃肠道来源的转移癌。CA125主要用作卵巢肿瘤的标志物，可根据CA125∶CEA比值是否大于25∶1来评估肿瘤来源。CA199与胰腺和上消化道肿瘤密切相关，但在腹膜恶性肿瘤中也有表达。

(2) 血常规和生化检查

肿瘤负荷大、病程长，多表现为消耗性病状，血液检查可发现红细胞、血红蛋白等减少，血浆白蛋白降低等，常规生化检查可发现不同异常，如转氨酶、胆红素等异常等。

(3) 大便隐血筛查

肿瘤侵犯胃肠道造成出血时，大便隐血多阳性，继发于胃肠道肿瘤的腹膜转移，阳性率更高。

(4) 腹水瘤细胞检测

对可疑患者，行腹水脱落细胞或腹腔灌洗液细胞学检查，也可行腹水细胞沉渣包埋，制成细胞蜡块，石蜡切片，必要时辅助免疫组化行腹水细胞学检查。

检测阳性者多可明确腹膜转移诊断，虽敏感性较低，阳性率50%~80%，但腹腔穿刺具有操作简便、费用低、可行性强、可重复等优点，可作为确诊的有效方式协助判断肿瘤恶性程度等。对PMP，显微镜可显示腹水中伴大量黏液形成，但其黏度较高的胶冻样腹水增加腹腔穿刺难度及影响检查阳性率。

为提高腹水癌细胞检出率可采取以下措施：①尽量取足量的腹水/灌洗液≥500ml。②多次抽取腹水或进行腹腔灌洗。③抽腹水时，嘱患者翻身、改变体位，更易抽出沉淀细胞，进而提高癌细胞检出率。

细胞蜡块技术在病理学中地位日渐突出，是将浆膜腔积液的样品离心，细胞和微小组织块被高度浓缩后用固定剂凝聚、石蜡包埋，再制成切片。除可在光镜下观察癌细胞形态学，还用于免疫细胞化学和基因检测等，对良恶性细胞、组织学类型、癌细胞来源的诊断及鉴别诊断有一定帮助，可提高病理诊断敏感性。对黏液成分较多的腹水，该法较传统细胞学检查阳性率更高。

2.2 影像学检查

（1）超声

超声检查对转移肿瘤性腹水及较大转移灶具有较高检出率，可作为腹膜转移性肿瘤诊断的辅助工具。

继发性腹膜瘤较典型的超声表现为：①腹水：腹、盆腔液性暗区，腹水量大时，可通过腹水作为声窗，较好地观察腹膜增厚、腹膜结节等转移征象。②“网膜饼”状大网膜：大网膜转移性肿瘤病变，超声显示其明显增厚、僵硬，呈“饼”状，称之为“网膜饼”征。③多发转移灶：表现为腹膜上多发、大小不等的低回声结节灶。④原发肿瘤：可发现胃肠、卵巢等脏器内的原发肿瘤。超声检查易受腹壁厚度、胃肠道气体、胃肠蠕动及检查者操作经验影响。但对小于10mm腹膜病灶检出率较低，难以作为腹膜转移的定性诊断依据。

（2）CT

CT是首选诊断方法，可观察转移灶的大小、部位、数量、性质、血供等情况，特异度达90%以上。

CT征象主要包括：①腹水：低密度液体，合并出血时，可呈高密度及分层征象。②腹膜不均匀增厚：条索状增厚或伴结节，增强扫描显示强化。③“网膜饼”状大网膜：大网膜呈结节状、污垢状改变，增厚并强化。④单发或多发转移灶：大小、形状、性质各异；原发肿瘤征象，详见各原发肿瘤对应章节。⑤肠管受侵犯：肠管不对称增厚/狭窄并强化，肠周脂肪间隙模糊、密度增高，肠系膜可见不规则增厚并强化，可合并肠梗阻。⑥其他：侵犯泌尿系统导致肾盂输尿管扩张；侵犯胆系，引起肝内、外胆管扩张等征象；肿瘤浸润使肝包膜扇形凹陷，是PMP特点。可发现腹腔脏器的原发病灶；如PMP、CT显示网膜粘连结块和黏液性腹水外，还能显示阑尾原发灶、阑尾钙化或破裂。但敏感度与癌灶大小密切相关，总体敏感度不高。当转移癌灶小于10mm时，敏感度为9%~50%；而小于5mm的结节敏感度仅为11%。

（3）MRI

一项Meta分析显示，MRI结合DWI能有效提高小转移灶检出率及诊断符合率，敏感度及特异度均达90%，效能优于CT。

MRI征象主要包括：①腹水：呈长T1长T2信号，无强化。②腹膜/网膜增厚：壁层显示稍长T1等T2信号，包括大网膜在内的各区域显示腹膜不规则增厚，T1WI增强扫描可见明显强化。③多发转移灶：结节/肿块体积、形态各异，分布不同区域，T1WI呈低信号，T2WI呈中等至高信号，T1WI增强呈明显强化，边界多不规则。④转移灶DWI：转移灶多表现弥散受限，即DWI呈明显高信号，其衍生的表观扩散系数图呈低信号。不足之处在于成像时间长，易受呼吸和运动伪影干扰，对检查依从性差的患者，MRI检查受到限制。

（4）PET/CT

PET/CT可评估FDG代谢变化，提高转移灶检出率。一项Meta分析显示，PET/CT诊断继发性腹膜瘤的敏感度为87%，特异性为92%。PET/CT显像下，继发性腹膜瘤呈FDG高摄取，常为多发癌灶，大小不一、边界不规则。PMP软组织成分少，FDG摄取低，PET/CT诊断价值有限。

（5）PET/MRI

PET和MRI提供解剖、代谢和功能信息，具有协同作用，可提高腹膜转移诊断效能。PET/ MRI提供的PCI比DWI更接近实际PCI，特别是对未接受化疗的高肿瘤负荷患者。现有证据表明，术前采用PET/MRI评估腹膜转移可降低辐射暴露，但需要放射科和核医学科合作。相比PET/CT和DWI/MRI，PET/MRI的临床应用价值还需进一步研究。

（6）成纤维细胞活化蛋白抑制剂PET/CT

成纤维细胞活化蛋白（FAP）是各种恶性肿瘤诊治的潜在靶点。以68Ga或18F标记的喹啉类（Fibroblast Activation Protein Inhibitor，FAPI）被开发和验证用于腹膜转移诊断。一项Meta分析显示，68 Ga-FAPI PET可能比FDG PET/CT更准确地确定PCI，因此可作为评估腹膜转移患者可切除性的工具，但现有研究具有高偏倚风险。目前，FAPI PET/CT的使用仅限于临床试验。为了确定FAPI的临床价值和优势，还需要大规模的比较研究和长期随访。

（7）光谱光子计数CT

光谱光子计数CT（Spectral Photon Counting CT，SPCCT）通过光子计数传感器实现单个X射线光子的直接转换和多能量窗口的光谱分离，提供了极高的空间分辨率和对比度噪声比，同时降低了辐射剂量，允许多种对比成像，与传统CT相比，SPCCT在小病灶检测方面表现出更高的敏感性和特异性，还需进一步开展相关研究。

（8）影像组学与人工智能

影像组学是一种通过计算机辅助分析图像灰阶分布、像素间关系及空间矩阵排布等肉眼无法识别的物理学信息，采用统计学方法将其转化为定量数字特征的图像分析技术。基于原发肿瘤CT影像组学特征与腹膜转移风险相关性，联合临床因素构建的影像组学模型对胃肠癌腹膜转移风险评估具有潜在应用价值，预测腹膜转移风险效能介于0.7~0.9之间。CT影像组学有潜力提高腹膜转移诊断水平。

2.3 病理学检查

继发性腹膜瘤的确诊主要依靠病理学检查，能明确肿瘤组织学类型，是确诊病理类型最直接准确的手段，对原发肿瘤判断具较高价值。

病理活检可分为影像引导下穿刺活检及腹腔镜活检，前者操作简便，收集样品较易，但少数病例可能有扩散转移风险。经CT或B超引导穿刺活检通常对诊断PMP无帮助，穿刺所获可能是无细胞性黏液，在其他继发性癌中也可能如此，因此经皮穿刺活检被选择性使用。如发现无细胞性黏液则高度提示PMP。

腹腔镜在活检同时对腹、盆腔进行探查，判断转移灶大小、数量、质地、分布情况等，为诊断提供依据。

因原发肿瘤的多样性，继发性腹膜瘤病理类型各异，具体如下。

（1）胃癌腹膜转移

1）乳头状腺癌：具有明显乳头结构，被覆以柱状或立方状癌细胞，间质少至中等，可见腺体囊性扩张。多见于胃癌早期阶段，可演变为乳头管状腺癌（若以管状癌为主，归为管状腺癌）。

2）管状腺癌：按腺管形成程度分为高及中分化型。高分化型，整个肿瘤组织显现完整清晰的腺管结构，瘤细胞呈柱状，间质少至中等。中分化型，腺管结构小或不完整，偶见筛状结构，瘤细胞呈立方形或扁平形，间质数量不等。

3）低分化腺癌：仅在局部区域见腺管形成或黏液分泌，大部分癌细胞呈片状、巢状排列，瘤细胞异型性较大，核分裂象易见，常可见坏死。

4）印戒细胞癌：主要或全部由印戒细胞组成称印戒细胞癌。癌细胞含不等量黏液，核偏位，多呈印戒状，局部可有腺管形成倾向。在腹膜转移癌中最常见。部分黏膜层内与深层浸润部分组织学分型不同，应按优势原则分型。

5）黏液腺癌（胶样癌）：含大量黏液，在间质中形成黏液池。黏液成分超过50%者可称为黏液腺癌，癌细胞飘浮其中。黏液腺癌可含有印戒细胞癌成分。

6）特殊类型：含腺鳞癌、鳞癌、肝样腺癌、未分化癌、伴淋巴样间质的癌和类癌等。

（2）结直肠癌腹膜转移

可分为以下主要类型。

1）管状腺癌：乳头状浸润性生长，呈腺管状结构，按腺管形成占比，分高、中、低分化三类。

2）黏液腺癌：肿瘤中细胞外黏液占比超过50%，两种主要生长方式：A.腺体由柱状黏液分泌上皮组成，间质腺腔中存在黏液；B.细胞呈链状或不规则串状散在漂浮于黏液湖内。腺体间质中也可见到黏液。

3）印戒细胞癌：主要由含有胞质内黏液的癌细胞组成，在腹膜转移癌中更常见，发病更年轻，预后很差。

4）髓样癌：肿瘤组织成实片状、梁状排列，伴明显淋巴细胞浸润。胞质丰富、红染，核仁明显。常伴高微卫星不稳定性（MSI-H），属于低度恶性肿瘤。

5）鳞癌和腺鳞癌：极少见。腺鳞癌由腺癌和鳞癌两种成分组成。

6）未分化癌：呈团块状或弥漫成片生长，无腺样结构及提示向腺体分化的特征。

7）其他罕见类型：如肝样腺癌、锯齿状腺癌、微乳头状腺癌、透明细胞癌等。

（3）卵巢癌腹膜转移

上皮性癌最常见，占80%~90%，分5个亚型：高级别浆液性癌（High Grade Serous Carcinoma，HGSC）占70%~80%、子宫内膜样癌占10%、透明细胞癌占10%、低级别浆液性癌（Low Grade Serous Carcinoma，LGSC）占5%、黏液癌占3%。

1）HGSC：关键特征为明显细胞异型性及突出的核分裂活性。胞核深染，异型性明显，大小为原来三倍以上，常见瘤巨细胞。核分裂象易见，阈值界定为每10个高倍视野核分裂象≥12；若核分裂象少，则须考虑LGSC或其他诊断。

2）卵巢子宫内膜样癌：多为低级别，肉眼表现多样，囊性或实性。组织学上类似于子宫内膜癌的低级别宫内膜样腺癌。大多具有复杂腺状、筛状和（或）绒毛状结构，呈背靠背生长、细长形或圆形腺体，管腔光滑。

3）透明细胞癌：呈囊实性，多累及单侧，较大。胞核深染，有明显异型性，可见特殊的靴钉细胞附于囊内。

4）LGSC：肿瘤呈惰性，实性或囊性，囊内或表面可有易碎乳头状赘生物。LGSC由小乳头组成，被覆癌细胞核大小相对一致，大小变化程度小于3倍。核分裂象较少，远低于HGSC，界定阈值为每10个HPF核分裂象<12。

5）黏液癌：少见，含大量黏液，在间质中形成黏液池。常发生于单侧卵巢，年轻女性较常见，多为早期，通常不引起PMP。

6）卵巢癌的罕见亚型：癌肉瘤及未分化癌，恶性程度高。上皮成分常为高级别浆液性癌。

（4）PMP

以浓聚胶样物质局限或泛发性积聚于腹部和/或盆腔、腹膜腔内为特征。大多是阑尾黏液瘤进展结果。其他原发灶包括胰腺的黏液瘤、膀胱的脐尿管和卵巢的畸胎瘤等。播散性黏液瘤的诊断术语和组织学特征具体见表29-3-5。分述如下：

1）低级别（G1，高分化）：对Ⅳ期阑尾黏液瘤，低级别是高分化和G1级的同义词。低级别（G1，高分化）腹膜瘤定义为具有低级别细胞学形态和缺乏侵袭性浸润的肿瘤。

低级别（G1，高分化）腹膜瘤大都源于原发性低级别黏液瘤（LAMN）。

播散性低级别（G1，高分化）腹膜瘤特征为腹膜腔内以丰富的黏液池为主。肿瘤性黏液上皮成分占肿瘤黏液性成分比例<20%。肿瘤性黏液上皮大多表现为上皮呈条索状或小巢状聚集并伴低级异型细胞学形态。淋巴结转移较罕见，如有淋巴结转移，应考虑黏液腺癌。

在诊断低级别（G1，高分化）腹膜瘤时，不会出现侵袭性浸润、印戒细胞、血管或淋巴管和腹膜侵犯，一旦出现，应考虑黏液腺癌。

播散性低级别（G1，高分化）腹膜瘤常侵入胃肠道壁内，可能累及脾脏、胰腺、卵巢、网膜和肝实质。这些器官内存在肿瘤性黏液上皮和黏液，但不足以诊断为侵袭性浸润，因为这类肿瘤典型显示“推挤性”边界而无明确侵袭性浸润。

2）高级别（G2，中分化）：高级别黏液腺癌定义为存在高级别异型细胞学形态，但缺乏印戒细胞。高级别异型细胞学的细胞结构标准与其他胃肠道相同，包括胞核增大，核圆形，核膜和染色质不规则，显著核仁，核分裂象易见，明显（全层）核复层，核极性丧失和腺体复杂性（筛状腺体、“背靠背”腺体和腔内乳头簇）。

高级别（G2，中分化）黏液腺癌能证实弥漫性高级别异型细胞学或能显示低级别和高级别异型细胞区混合。播散性阑尾黏液瘤内的细胞学分级可能具有异质性，低级别异型细胞区与明确的高级别异型细胞区混合，这种异质性提示腹膜瘤灶需大量取材以行组织学评估。浸润性、破坏性侵犯见于几乎所有高级别（G2，中分化）黏液腺癌中。

在播散性肿瘤内组织学评估破坏性侵犯可能困难。高级别（G2，中分化）黏液腺癌常证实有高的肿瘤细胞密度。后者定义为肿瘤性黏液上皮成分占肿瘤黏液成分比例>20%。整个切片瘤细胞密度的评估最好观察整个病例的所有切片，且最好在低倍镜下确认。低倍镜下评估细胞密度常是诊断高级别（G2，中分化）黏液腺癌的组织学线索。不同于低级别（G1，高分化）肿瘤，约20%高级别（G2，中分化）黏液腺癌可见淋巴结转移。

3）高级别（G3，低分化）黏液腺癌：这种肿瘤通常来源于异质性阑尾腺癌，最常见的特征性表现为存在印戒细胞成分。大多数肿瘤有>95%印戒细胞，少数病例显示腺体和印戒细胞形态混合。

浸润性、破坏性侵犯和高肿瘤密度见于几乎所有高级别（G3，低分化）黏液腺癌中。

不同于高级别（G2，中分化）黏液腺癌，约70%高级别（G3，低分化）黏液腺癌有淋巴结转移，大多数病例有血管及淋巴管和腹膜侵犯。罕见情况下，G3级腺癌呈实性、片状生长。

表29-3-5 播散性黏液性肿瘤的诊断术语和组织学特征

诊断术语	PSOGI同义词	组织学特征
无细胞性黏液	无细胞性黏液	大量黏液但无肿瘤上皮，需要广泛取材进行评估
低级别黏液性肿瘤（G1，高分化）	腹膜低级别黏液性癌或DPAM	含有细胞学低级别黏液性上皮的大量黏液积聚。肿瘤性黏液上皮少，占肿瘤体积<20%
		必须缺乏以下特征：
		高级别细胞学；浸润到邻近组织；血管淋巴管或神经周围侵犯，印戒细胞成分
高级别（G2，中分化黏液性腺癌）	腹膜高级别黏液性癌或PMCA	高级别细胞学特征存在。可显示低级别和高级别细胞学。浸润到邻近组织。肿瘤性黏液上皮丰富（占肿瘤体积>20%）
高级别（G3，低分化黏液性腺癌伴印戒细胞）	腹膜高级别黏液性癌伴印戒细胞或PMCA-S	存在印戒细胞成分（≥10%），也存在浸润到邻近的组织，肿瘤性黏液上皮丰富（占肿瘤体积>20%）
		伴退变改变的肿瘤细胞具有印戒细胞样形态和肿瘤体积<10%不应考虑为G3

注：PSOGI：腹膜表面肿瘤国际协作组联盟；DPAM：播散性腹膜腺黏液病；PMCA：腹膜黏液性癌病；PMCA-S：腹膜黏液性癌病伴印戒细胞

2.4 腹腔探查

（1）腹腔镜探查

腹腔镜技术的临床应用，已成为诊断原发性及继发性腹膜瘤的重要手段。腹腔镜寻找肿瘤结节相对容易，对原发肿瘤侵犯浆膜层或脏层腹膜者具有较高检出率，容易获得病理学样本以确诊。可通过微创技术先行探查、冲洗查找脱落瘤细胞、活检明确诊断，并评估能否在腹腔镜或剖腹下行满意CRS，以及是否进行先期化疗，同时能避免不必要剖腹探查术，指导选择剖腹手术切口及术式。腹腔镜检查创伤小，并发症少，恢复快，被临床广泛认可。

腹腔镜探查术可取组织活检以判断腹膜瘤的来源及病理类型，评估可否进行CRS、CRS程度及后续治疗。亦可对腹膜瘤及其引起的恶性腹水进行置管HIPEC治疗。同时可了解脏器受累及淋巴结转移状况，在取得病理诊断同时可行手术治疗。在诊断、鉴别诊断及治疗中具重要应用，是确诊病理类型最直接、准确的手段，对原发肿瘤的诊断及治疗具较高价值。

腹腔镜可弥补影像学不足，发现肉眼腹膜转移及腹腔内隐蔽性转移，在直视下观察肿瘤部位、大小、浸润范围，进行腹膜瘤指数评分，评估可否进行CRS。但存在以下不足：①少量观察死角，对特殊部位如肠系膜间肿物、结节等观察不清；存在活检假阴性可能。②缺乏触感，无法评估周围脏器受侵程度，对原发灶可切除性评估价值有限。

应注重不同腹膜病变的鉴别。胃癌腹膜转移可表现为散在、不均匀灰白结节，或部分成片融合，常见于膈顶、肠系膜、盆壁等，也可伴有网膜挛缩增厚、深黄色或淡血性腹水。腹膜结核表现为腹膜弥漫密布、均匀的隆起样结节伴表面黏液、草绿色腹水。

需严格按照顺序探查，肿瘤位于胃后壁，探查是否浸透浆膜和累及邻近结构固定，可用电钩切开胃结肠韧带，进入小网膜囊以探查横结肠系膜及胰腺被膜是否受侵。用长直钳将左肝外叶抬起，暴露胃小弯侧，观察肿瘤是否浸透浆膜及小网膜受累等。检查结束后应妥善关闭穿刺孔，注意无瘤操作，防止经穿刺路径形成皮下、肌肉间种植。

（2）剖腹探查术

剖腹探查术是外科医师用来寻找病因或确定病变程度而采取相应手术的检查和/或治疗方法。创伤大应谨慎选择，在腹腔镜探查有困难时可考虑。对临床难以确诊的腹膜肿物，可通过剖腹探查来实现疾病的诊断甚至治疗。

对一些位置较深的腹膜瘤，腹腔镜检查可能无法达到临床所需要求。剖腹探查术可直接观察到腹膜、大网膜、肠系膜及腹腔脏器表面的结节、斑块、肿物，在取得病理诊断同时可行手术治疗。剖腹探查有一定劣势，如开腹手术造成刀口较大，创伤较大，现临床应用越来越少。

3 诊断标准与鉴别诊断

3.1 继发性腹膜瘤的诊断标准

对已接受手术治疗或其他治疗的恶性肿瘤，发生腹膜转移的诊断较为容易，常结合CT等影像学检查能迅速确诊。对出现不明原因腹部肿块、腹水者，尤其腹部肿块多发者，应考虑继发性腹膜瘤可能，结合影像学检查、血清肿瘤标志物、腹水细胞学检查等整合判断，原发肿瘤证据以及病理活检支持则是确诊最重要依据。高度可疑者可尽早行腹腔镜检查或剖腹探查，及早治疗。

诊断主要依据：①原发肿瘤病史：明确原发的腹腔内器官或其他部位的肿瘤史。②症状：腹水、腹痛、腹部包块、贫血和体重进行性下降等。③影像学诊断：CT、MRI、PET/CT等影像学证据支持继发性腹膜瘤诊断。④腹水/腹腔冲洗液细胞学检查：检出瘤细胞。⑤穿刺活检、腹腔镜下或开腹手术直视下组织活检：支持继发性腹膜瘤的诊断。

3.2 继发性腹膜瘤的鉴别诊断

继发性腹膜瘤常有原发瘤病史，或初诊发现原发瘤影像学证据。CT征象类似于MPM，但MPM多有石棉接触史，组织钙化较腹膜转移癌明显，淋巴结转移少见。腹膜转移癌还应与原发性腹膜癌相鉴别，临床上较易将原发性腹膜浆液性腺癌诊断为卵巢浆液性腺癌转移，应当结合病史以及病理活检结果进行排除。

（1）结核性腹膜炎

结核性腹膜炎与继发性腹膜瘤主要有以下区别：①结核可有较长时间低热，行腹水结核杆菌检测阳性、结核菌素试验阳性。②结核性腹膜炎导致肿大淋巴结中心容易发现钙化灶或坏死灶，CT等检查注意分辨。③结核产生的腹水密度较大，CT值多处于20~45 HU之间。④另外结核性腹膜炎可发现肝脾粟粒样微脓肿等征象。

（2）肝癌腹水

部分患者因出现腹水而确诊肝癌，根据患者体征、影像学检查鉴别不难。

（3）腹膜炎性假瘤

主要由纤维成分构成，临床罕见，特征表现为MRI检查T1WI、T2WI均呈低信号。

（4）原发性硬化性腹膜炎

极少见，主要发生于长期腹膜透析者，根据病史及相关影像学检查鉴别不难。

第三节　原发性腹膜瘤相关分期标准及评分量表（继发性腹膜瘤的分期参考原发性腹膜瘤分期）

1　AJCC分期 第八版（适用于卵巢、输卵管肿瘤和原发性腹膜癌，见表29-3-6）

表29-3-6　AJCC分期

T分期		
TNM		FIGO
Tx		原发肿瘤无法评估
T0		无原发肿瘤证据
T1	Ⅰ	肿瘤局限于（单侧或双侧）卵巢（输卵管）
T1a	ⅠA	肿瘤局限于一侧卵巢（输卵管），包膜完整，腹水或腹腔冲洗液中无恶性细胞
T1b	ⅠB	肿瘤局限于一侧或两侧卵巢（输卵管），包膜完整，卵巢或输卵管表面无肿瘤，腹水或腹腔冲洗液中无恶性细胞
T1c	ⅠC	肿瘤局限于一侧或两侧卵巢（输卵管），有下列特征之一
T1c1	ⅠC1	术中包膜破裂
T1c2	ⅠC2	术前包膜破裂或者卵巢（输卵管）表面有肿瘤
T1c3	ⅠC3	腹水或腹腔冲洗液中有恶性细胞
T2	Ⅱ	一侧或两侧卵巢，有盆腔浸润和/或种植
T2a	ⅡA	直接浸润和/或种植到子宫和/或输卵管，和/或卵巢
T2b	ⅡB	直接浸润和/或种植到盆腔其他组织
T3	Ⅲ	一侧或两侧卵巢（输卵管/腹膜癌），伴镜下证实的盆腔以外的腹膜转移，和/或腹膜后（盆腔和/或腹主动脉旁）淋巴结转移
T3a	ⅢA	镜下可见的盆腔外腹腔转移，伴或不伴有腹膜后淋巴结转移

T3b	ⅢB	肉眼可见的盆腔外腹腔转移，转移灶最大径小于或等于2cm，伴或不伴腹膜后淋巴结转移
T3c	ⅢC	肉眼可见的盆腔外腹腔转移，转移灶最大径大于2cm，伴或不伴腹膜后淋巴结转移
N分期		
NX		区域淋巴结情况无法评估
N0		无区域淋巴结转移
N0（i+）		区域淋巴结中发现的肿瘤细胞直径≤0.2mm
N1	ⅢA1	有腹膜后淋巴结转移（组织学证实）
N1a	ⅢA1i	转移灶最大径≤10mm
N1b	ⅢA1ii	转移灶最大径>10mm
M分期		
M0		无远处转移
M1	Ⅳ	远处转移，包括胸腔积液癌细胞学阳性，肝脏、脾脏实质的转移，腹腔外器官的转移（包括腹股沟淋巴结及腹腔外淋巴结），肠壁受累
M1a	ⅣA	胸腔积液癌细胞学阳性
M1b	ⅣB	肝脏、脾脏实质的转移，腹腔外器官的转移（包括腹股沟淋巴结及腹腔外淋巴结），肠壁受累

2　腹膜瘤病理分期（见表29-3-7）

表29-3-7　腹膜瘤病理分期

分期	T	N	M
Ⅰ	T1	N0	M0
ⅠA	T1a	N0	M0
ⅠB	T1b	N0	M0
ⅠC	T1c	N0	M0
Ⅱ	T2	N0	M0
ⅡA	T2a	N0	M0
ⅡB	T2b	N0	M0
ⅢA1	T1/T2	N1	M0
ⅢA2	T3a	N0/N1	M0
ⅢB	T3b	N0/N1	M0
ⅢC	T3c	N0/N1	M0
Ⅳ	AnyT	AnyN	M1
ⅣA	AnyT	AnyN	M1a
ⅣB	AnyT	AnyN	M1b

3　腹膜瘤指数（PCI）分期

腹膜瘤指数（PCI）是目前临床常用的腹膜瘤分期系统。该法将腹部分成13个区域：采用通过两侧肋弓最低点的水平线、两侧髂前上棘最高点的水平线及双侧锁骨中线将腹腔分为9个区域（0~8），即：左、右上腹，上腹部，左、右腰部，中央区，左、右髂窝以及盆底部；小肠分为4个区域（9~12），即：空肠上、下段，回肠上、下段。共分13个区域，对每个区域病灶大小（Lesion Size，LS）进行评分。各区LS分值累加即为PCI评分，总评分为0~39分。

区域内肿瘤LS评分：

（1）无肉眼可见肿瘤，记0分。

（2）瘤径<0.5cm，记1分。

（3）瘤径0.5~5.0cm，记2分。

（4）瘤径>5.0cm或肿瘤融合，记3分。

当PCI>20时则应谨慎考虑手术。PCI指数与长期生存率密切相关，不仅对预测生存率、并发症发生率和病死率有重要参考价值，且与CRS、HIPEC等治疗的疗效密切相关。尽管要检测弥漫性腹膜转移数量缺乏可操作性，但PCI指数仍是相对合理的一种腹膜瘤严重程度评价方法。

第四章

腹膜瘤的治疗

腹膜瘤根据不同来源肿瘤，治疗方式选择不尽相同，但以CRS联合HIPEC为主的外科整合治疗可显著改善预后，获得较为满意疗效。

化疗是最常用的辅助治疗手段，靶向治疗、免疫治疗、放疗、中医药治疗及营养支持等根据患者情况也可选择性应用。

本指南推荐的主要疗法是CRS+HIPEC，其他疗法另行介绍。

表 29-4-1　腹膜瘤的治疗方法

常规方法	
	CRS
	HIPEC
	化疗
其他方法	
	靶向治疗
	免疫治疗
	放疗
	中医中药治疗
	营养支持治疗

第一节　CRS联合HIPEC

CRS联合HIPEC用手术切除、热疗、局部化疗和腹腔灌洗的方法，为腹膜瘤创立了一种全新整合治疗策略。CRS可切除腹腔肉眼可见瘤灶，HIPEC对术后残留微小癌灶有清除杀伤作用，对腹膜瘤及所致恶性腹水有独特疗效。

1　CRS

（1）CRS定义

CRS指通过手术尽可能完全地将腹腔内肉眼可见肿瘤切除，降低肿瘤负荷。即从腹膜壁层和脏层切除所有肿瘤，包括受影响的器官或组织和腹膜，以及相关区域淋巴结清扫，目标是将残余肿瘤最大径减小到0.25cm以下。

整合围术期治疗、患者整体状况、腹膜扩散程度、病灶远处转移及手术风险和并发症等因素，不是所有病灶都能被清除。患者在接受CRS前，应行全面评估并记录PCI。

（2）CRS方法

CRS指肿瘤所受累器官、组织和腹膜的完整切除，推荐CRS肿瘤切除顺序为：肝圆韧带、大网膜、小网膜、右上腹、左上腹、膈面腹膜、侧壁腹膜、右髂窝、左髂窝、盆底腹膜和小肠系膜。

最大程度上CRS需要的操作有：①壁层腹膜行区域性整片剥脱术。②脏层腹膜和病变器官行切除术。③胆囊窝、脾窝、道格拉斯腔等处易形成肿瘤种植，结合患者整体情况，对已发生病变的胆囊、脾脏、直肠及子宫附件等进行切除。

出现脏层腹膜受侵，需联合切除部分胃、小肠或结直肠等器官。如胃窦部在幽门处固定于后腹膜，瘤细胞通过网膜孔常在幽门下间隙聚集，进而造成胃流出道梗阻，当小网膜和幽门下间隙的肿瘤融合时，需行全胃切除术以达满意CRS。回盲部活动度范围较小，出现瘤细胞侵犯时，需切除末段回肠及右半结肠。出现盆腔受侵时，瘤细胞常侵犯至乙状结肠、直肠，盆腔腹膜切除术则需剥离盆腔侧壁腹膜、膀胱表面腹膜，以及切除部分乙状结肠、直肠等。

（3）CRS评价标准

CRS术后进行细胞减灭程度（Completeness of Cytoreduction，CCR）评估，一般采用CCR评分法。

具体评分细则为：①CCR-0分：术后无肉眼可见瘤结节。②CCR-1分：残余瘤直径<0.25cm。③CCR-2分：残余瘤直径0.25~2.5cm。④CCR-3分：残余瘤直径>2.5cm或腹部任何部位存在无法切除的病灶。

残余瘤灶直径小于0.25cm（CCR-0和CCR-1）即视为满意CRS。

2 HIPEC

（1）HIPEC定义

HIPEC指将含化疗药物的灌注液加热到治疗温度、灌注到患者腹腔内并维持一定时间，以预防和治疗腹膜瘤及其引起的恶性腹水的一种治疗技术。已应用于胃癌、结直肠癌、卵巢癌、肝胆胰癌、PMP和MPM等继发及原发性腹膜瘤的治疗。

（2）HIPEC原理

1）癌细胞处于43℃环境中，持续被液体浸泡和冲刷，可出现不可逆热损伤，正常组织能在47℃高温中耐受1小时，利用不同组织温度耐受差异以特定温度进行肿瘤的定向杀伤。

2）HIPEC的多重热效应，可导致肿瘤血管形成血栓、抑制肿瘤血管再生和破坏瘤细胞稳态，造成瘤细胞变性坏死。

3）热疗能增强化疗药物对瘤细胞的毒性，强化药物的敏感性和渗透作用。

4）腹腔持续灌洗，可对腹腔内游离癌细胞和腹膜微小病灶起到物理冲刷作用，清除腹腔残留癌细胞和游离癌灶。

5）热休克蛋白能在温热效应下被进一步激活，诱发机体控瘤免疫作用，导致肿瘤蛋白变性。

（3）HIPEC技术方法

开放式HIPEC和闭合式HIPEC。

开放式是指在开腹治疗或探查结束放置热灌注治疗管，2根出水管及2根进水管共4根，在开放状态下持续腹腔冲洗灌注，过程中可在人为操作下动态搅动腹腔内灌流液，保证灌流液温度均衡和腹腔内间隙充分浸泡。

闭合式用于腹腔镜治疗或探查结束后，在腹腔镜或开腹直视下放置4根灌注管，2进2出，在腹腔关闭状态下持续腹腔冲洗灌注。

（4）HIPEC技术标准参数操作细则

1）开放式或闭合式：开放状态下或关闭腹腔后。

2）化疗药物：原发肿瘤敏感药物，同时穿透性高、分子量大、腹膜吸收率低、与热效应有协同作用、腹膜刺激性小。

3）化疗药物剂量：参考系统化疗剂量。

4）温度：43±0.1℃。

5）时间和次数：60~90min，每次治疗间隔不小于24小时；预防性：1~2次，治疗性：1~3次，可酌情行3~5次。

6）容量：2L/m^2，有效灌注液一般为4~6 L，以腹腔充盈为原则。

7）速度：400~600ml/min。

（5）HIPEC适应证与禁忌证

适应证：①年龄20~75岁，超过75岁但一般情况良好者，也可酌情考虑。②KPS评分>70分。③术中游离癌细胞检测阳性。④腹膜转移（PCI<20）。⑤高危腹膜播散患者，如T3、T4期肿瘤、淋巴结转移、腺癌伴印戒细胞癌、肿瘤穿孔/破裂、侵及邻近器官或伴有血管/淋巴管癌栓、神经侵犯等。

禁忌证：①年龄>75岁或<20岁，为相对禁忌证。②吻合口存在水肿、缺血、张力大等愈合不良因素。③各种原因所致患者腹腔内广泛粘连。④术前常规检查发现远处器官（肝脏、肺、脑或骨等）多处转移。⑤小肠系膜中、重度挛缩或伴有常规手术的明显禁忌证。

（6）HIPEC药物与灌注液选择

腹腔内给药比静脉给药具有更佳药代动力学活性，药物须有直接细胞毒活性，与热疗有协同作用且全身毒性低。根据化疗药物的特性、患者情况、肿瘤敏感性选择合适药物行HIPEC治疗（具体药物详见后续各肿瘤分述）。药物剂量原则上以系统化疗为准，可根据年龄、身体状况、耐受性和骨髓增生能力等适当调整。使用顺铂常规行水化处理，硫代硫酸钠可缓解顺铂肾毒性，使用紫杉醇常规预防过敏。

灌注液一般选择有生理盐水、5%葡萄糖、蒸馏水等，液体总量2L/m^2，有效灌注液控制在4~6L为宜，以保持腹腔充分灌注、构建完整循环系统为原则。卡铂和奥沙利铂由于其特殊性，生理盐水稀释易导致药物疗效不稳，故用5%葡萄糖作为稀释液，但患有糖尿病者，需慎重或不用。

（7）HIPEC治疗模式

HIPEC临床应用逐渐精细化、规范化，国内学者研发了高精度、大容量、恒温灌注、持续循环等优点的中国腹腔热灌注化疗（China Hyperthermic Intraperitoneal Chemotherapy，C-HIPEC）技术，并提出了肿瘤治疗的C-HIPEC模式，包括预防模式、治疗模式和转化模式：

1）预防模式，肿瘤根治术（Curative Intent Surgery，CIS）CIS+HIPEC，即C-HIPEC，适用于接受CIS后的腹膜转移高危人群。HIPEC治疗可预防性清除微小、亚临床病灶及腹腔游离癌细胞，预防腹膜瘤的发生，提高治愈率。

2）治疗模式，CRS+HIPEC，即C-HIPEC，适用接受CRS术后的腹膜瘤患者。经HIPEC治疗，争取使细胞减灭程度满意（CCR-0、CCR-1）者实现临床治愈，非满意（CCR-2、CCR-3）者延长生存期及提高生活质量。

3）转化模式，Conversion+HIPEC，即C-HIPEC，适用首诊伴大量腹水或腹腔广泛转移者。经过HIPEC联合全身治疗后，肿瘤病灶减少和缩小，争取转化为CRS+HIPEC。

第二节 原发性腹膜瘤的治疗

原发性腹膜瘤的治疗包括原发性腹膜癌和MPM的治疗。

1 原发性腹膜癌的治疗

原发性腹膜癌推荐以CRS+HIPEC为主的整合治疗，术后根据病理学诊断进行分期和分级选择化疗方案。全面评估患者情况，能达满意CRS者可先行CRS+HIPEC，再行辅助化疗；不能满意CRS，可先行新辅助化疗（2~3周期），肿瘤退缩达手术要求，及时行CRS+HIPEC，术后继续辅助化疗（共6~8周期）。

1.1 CRS+HIPEC

原发性腹膜癌的术式以CRS为主，力争将腹膜壁层和脏器上所有能肉眼识别的肿瘤彻底切除，达满意CRS。不能彻底切除则应使残余瘤直径尽量控制在1cm以内。行CRS术后，无明显禁忌证，均建议HIPEC治疗。HIPEC常用推荐化疗药物有：奥沙利铂、丝裂霉素、顺铂、多西他赛、吉西他滨、伊立替康等。

1.2 化疗

生物学行为与晚期卵巢癌具相似组织学和临床特征及扩散模式，治疗原则参照卵巢癌化疗方案。根据2024年卵巢癌NCCN指南，卵巢癌的一线化疗为TC方案（紫杉醇175mg/m^2+卡铂 AUC 5~6 ± 贝伐珠单抗7.5mg/m^{2}或15mg/m^2，至少6疗程），化疗达CR/PR者用贝伐珠单抗维持治疗，也被推荐用于原发性腹膜癌患者的治疗。手术风险高者可考虑先行新辅助治疗，方案采用静脉TC方案化疗。

1.3 靶向治疗

铂类药物敏感者，贝伐珠单抗联合以铂类为基础的化疗也可作为该类患者首选。复发患者如对以铂类为基础的化疗+贝伐珠单抗治疗达到CR/PR，可继续使用贝伐珠单抗作为维持治疗。部分患者有BRCA突变或多元重组修复缺陷（Homologous Recombination Deficiency，HRD），可选择聚腺苷二磷酸核糖聚合酶（Poly ADP Ribose Polymerase，PARP）抑制剂维持治疗。

1.4 放疗

放疗在原发性腹膜癌中较少使用，当患者存在手术及化疗禁忌证时，或局部症状较为明显，可考虑使用，多为减轻疼痛及症状的姑息性放疗。方式包括外照射和放射性粒子植入，方案的决定及剂量选择因人而异，建议经过多学科整合诊治（MDT to HIM）团队讨论决策。

30Gy/15F的全腹腔照射治疗（whole abdominal radiation therapy，WART）可能有助于CRS术后患者，但由于肝脏、肾脏和肠道的放疗耐受性严重限制了辐射剂量，WART只在小部分患者中体现显著疗效，特别是CCR-0的早期非浆液性腹膜癌。

2 MPM的治疗

MPM推荐以CRS+HIPEC为主的整合治疗。CRS尽可能切除腹腔内肉眼可见的肿瘤病灶，HIPEC可清除术后残留的游离癌细胞、微小转移结节及亚临床病灶，化疗、放疗及靶向治疗等在MPM的整合治疗中起辅助作用。

2.1 CRS+HIPEC[a]

MPM应尽早行CRS治疗，完整切除肿瘤。瘤体较大且播散程度较广时，尽量切除主要瘤体，减轻肿瘤负荷。病情进展导致肠梗阻，无法切除主要瘤体时，考虑行肠造瘘术，缓解肠梗阻。再次复发如无手术禁忌证，仍可积极手术治疗。

MPM患者CRS手术联合HIPEC疗效显著。MPM行HIPEC的化疗药物种类有：顺铂、培美曲塞等。

注a：

①2009年J Clin Oncol报道一项8个国际多中心405例MPM临床研究（中位PCI评分：20分），372例接受CRS+HIPEC，其中位生存期达56个月。

②2014年在荷兰阿姆斯特丹召开的第九届腹膜表面肿瘤国际大会上，腹膜表面肿瘤国际协作组联盟（Peritoneal Surface Oncology Group International，PSOGI）正式提出了CRS+HIPEC策略作为MPM的标准治疗方案。

③2015年，国际权威医学期刊《CA Cancer J Clin》总结了治疗的最新进展，对接受满意CRS手术联合HIPEC治疗的MPM，平均生存期为38至90个月或以上，接受系统化疗仅为12个月。

2.2 化疗

不能手术的MPM，可参考2024年腹膜间皮瘤NCCN指南推荐，一线方案可选择：培美曲塞+顺铂、培美曲塞+顺铂+贝伐珠单抗。对顺铂不耐受者可选卡铂替代。在特定情况下，一线化疗方案还可选择：吉西他滨+顺铂、培美曲塞单药、长春瑞滨单药治疗。虽然吉西他滨联合顺铂对MPM有效，但3-4级中性粒细胞减少发生率为60%，建议谨慎选择。

二线方案可选择免疫治疗（单药或双免）。如果一线培美曲塞疗效好，二线仍可选择培美曲塞跨线化疗。吉西他滨或长春瑞滨单药也可作为二线化疗药物备选。CRS+HIPEC的术前新辅助和术后辅助化疗是否给患者带来获益仍需证实。

2.3 靶向治疗

靶向治疗未取得突破性进展。患有EGFR基因过表达、ALK、BAP1、NF2和ALK基因突变者，相关药物尼达尼布、EZH2抑制剂、ALK抑制剂Ⅰ/Ⅱ期临床试验都展示良好临床前景，但暂无突破性Ⅲ期临床试验结果。

2.4 免疫治疗

参考胸膜间皮瘤临床研究结果和2024年腹膜间皮瘤NCCN指南推荐，对双相性或肉瘤样间皮瘤，纳武利尤单抗+伊匹木单抗为首选免疫治疗方案。如果MPM患者一线方案选择化疗，二线可选择纳武利尤单抗±伊匹木单抗免疫治疗。

2021年一项PD-L1抑制剂阿替利珠单抗+贝伐珠单抗二线治疗MPM的Ⅱ期临床研究显示，阿替利珠单抗+贝伐珠单抗的ORR为40%，1年OS为85%。目前该方案仅适用于前线未接受免疫治疗者。

2.5 放疗

放疗价值目前仍无法确定。部分研究证实术后或化疗后全腹部放疗能提高中位OS，改善生活质量，但疗效有限，且腹腔重要脏器耐受性差、诸多不良反应（肠黏连、肠梗阻）是阻碍放疗在MPM应用的主要原因。建议使用放疗需经MDT to HIM讨论，以确定相应的放疗技术和剂量。

第三节 继发性腹膜瘤的治疗

1 胃癌腹膜转移的治疗

胃癌腹膜转移常继发于进展期胃癌，由原发灶突破浆膜直接种植或经淋巴结、血行播散形成。病情较为复杂，涉及多个脏器，对多系统造成影响，预后不佳，是造成晚期胃癌死亡的首要原因，转移程度越严重，预后越差。自然病程极短，中位OS一般不超过1年，合并其他转移者OS只有3.3个月。治疗目标主要为减轻痛苦、改善生活质量及延长生存期。选择CRS+HIPEC、全身化疗、腹腔化疗、分子靶向治疗、免疫治疗等为主的整合治疗。

1.1 CRS+HIPEC

满意的CRS常限于早期侵犯区域较小或转移病灶较局限的胃癌腹膜转移，提高早期检出率对能否获得满意手术疗效极为重要。但很多患者发现时已是弥漫性腹膜转移，难达满意手术切除，合并其他脏器转移时更是如此。常用姑息性手术减轻肿瘤负荷，缓解症状，降低原发灶出血、穿孔等并发症风险，为整合治疗争取机会。HIPEC治疗胃癌腹膜转移常选用奥沙利铂、丝裂霉素、顺铂、多西他赛、伊立替康等。

（1）预防模式：CIS+HIPEC

伴腹膜转移高危因素的胃癌，接受根治术切除后，行1~2次HIPEC治疗，可清除术中游离癌细胞和亚临床病灶，目前多项临床研究显示可提高生存率，尚需进一步Ⅲ期研究证实。

（2）治疗模式：CRS+HIPEC[b]

适用于腹膜转移较为局限、PCI分数较低（<20分）及耐受较佳者，CRS联合HIPEC在不增加手术并发症和死亡率情况下，尤其是腹膜转移较局限且获满意CRS者，经过HIPEC治疗可显著提高生存率。

（3）转化模式：Conversion+HIPEC[c]

适用于首诊伴广泛腹膜转移或合并大量腹水的胃癌腹膜转移者，HIPEC作为一种转化治疗，可清除或缩小转移癌结节，联合全身治疗使腹膜转移及原发病灶减少和缩小，转化为CRS+HIPEC，改善生活质量和提高生存率，尚需进一步Ⅲ期研究证实。

注b：

①前瞻性临床研究结果表明，与CRS组6.5个月相比，CRS+HIPEC治疗组中位生

存期明显延长，为11.0个月。

②2019年，J Clin Oncol报道一项胃癌腹膜转移的临床研究，CRS+HIPEC组中位生存时间18.8个月，5年OS达19.9%，显著优于对照组12.1个月及5年OS 6.4%。

③2024年胃癌NCCN指南：HIPEC可能对经严格选择的低负荷腹膜转移患者有效，需进一步开展临床研究。

注c：

①2019年，一项71例胃癌腹膜转移行腹腔镜下HIPEC治疗的报道：腹腔镜腹腔热灌注化疗（LS-HIPEC）是一种治疗胃癌腹膜转移的新策略，对患者是安全的，可能有助于行胃切除术。

②2020年，国内多中心临床数据显示，HIPEC可将胃癌腹膜转移中位生存期从10.8个月提升至15.9个月，3年OS提高了8.3%，有望提高患者转化成功率。

③国内多个专家共识推荐对胃癌腹膜转移行HIPEC治疗。

1.2 化疗

全身系统化疗是晚期胃癌的有效治疗方式，可控制病情进展、缓解症状，降低分期，增加手术切除率，提高总体疗效。以氟尿嘧啶类作为基础，联合铂类和/或紫杉醇类组成两药/三药方案。

（1）一线治疗方案

①XELOX（3周/疗程）：奥沙利铂130mg/m² 静滴 d1；卡培他滨1000mg/m² bid 口服 d1~14。

②FOLFOX（2周/疗程）：奥沙利铂85mg/m² 静滴 d1；亚叶酸钙400mg/m² 静滴 d1；5-Fu 400mg/m² 静滴 d1，后续为2400~3600 mg/（m²·d）civ 46h。

③SOX（3周/疗程）：奥沙利铂130mg/m² 静滴 d1；替吉奥40mg/m² bid 口服 d1~14。

④DF（4周/疗程）：顺铂75~100mg/m² 静滴 d1；氟尿嘧啶75~1000mg/m² 持续泵入 d1~4。

⑤DCF方案（2周/疗程）：

A. 多西他赛40mg/m² 静滴 d1；亚叶酸钙400mg/m² 静滴 d1；5-Fu 400mg/m² 静滴 d1，后续为1000 mg/（m²·d）civ d1-d2；顺铂40mg/m² 静滴 d3。

B. 多西他赛50mg/m² 静滴 d1；奥沙利铂85mg/m² 静滴 d1；5-Fu 1200 mg/（m²·d）civ d1-d2。

注：其他化疗方案参考2024年NCCN胃癌指南的“全身治疗原则”。

（2）二线治疗方案

①紫杉醇/多西他赛单药

A. 多西他赛 75~100mg/m² 静滴 d1，3周一疗程；

B. 紫杉醇 135~250mg/m^2 静滴 d1，3周/疗程；或紫杉醇 80mg/m^2 静滴 d1，每周给药1次，4周一疗程；或紫杉醇 80mg/m^2 静滴 d1，d8，d15，4周/疗程。

②伊立替康单药

伊立替康 250~350mg/m^2 静滴 d1，3周/疗程；或伊立替康 150~180mg/m^2 静滴 d1，2周/疗程；或伊立替康 125mg/m^2 静滴 d1，d8，3周一疗程。

注：其他化疗方案请参考2024年NCCN胃癌指南的“全身治疗原则”。

1.3 腹腔化疗

将化疗药物直接输入腹腔作用于瘤细胞，无需经过血-腹膜屏障，可与病灶充分接触发挥作用。PHOENIX研究是首个关于胃癌腹膜转移行腹腔化疗的Ⅲ期临床研究，提示中等量以上腹水患者可获显著生存获益，为患者提供了一种新的治疗思路，即新辅助腹腔内联合全身化疗（Neoadjuvant Intraperitoneal and Systemic chemotherapy，NIPS），国内多项研究进一步证实了其安全性和有效性，NIPS具有一定应用前景，但需开展大样本前瞻性随机对照临床研究。

1.4 靶向治疗

（1）一线治疗方案

主要作为补充治疗方式。曲妥珠单抗以HER-2为靶点，可诱导瘤细胞死亡，抑制瘤细胞增殖。根据2024年NCCN胃癌诊疗指南，对PD-L1 CPS≥1患者，推荐帕博利珠单抗+曲妥珠单抗+XELOX或DF方案；对PD-L1 CPS<1患者，推荐曲妥珠单抗+XELOX或DF方案。

（2）二线治疗方案

雷莫芦单抗（抗VEGFR2单抗）单药或联合紫杉醇被2024年NCCN胃癌指南（1类证据）推荐为二线治疗方案，具体剂量为：雷莫卢单抗8mg/kg，静滴，d1和d15 + 紫杉醇80mg/m^2，静滴，d1，8，15，每4周为一周期；雷莫卢单抗8mg/kg，单药，静滴，d1，每2周为一周期。此外，根据DESTINY-Gastric 01和02研究结果，针对HER2靶向抗体药物偶联物（ADC）德曲妥珠单抗单药获得了2024年NCCN胃癌诊疗指南的二线及以上治疗推荐。

（3）三线治疗方案

甲磺酸阿帕替尼（VEGFR-2小分子酪氨酸激酶抑制剂）被推荐为晚期胃癌或食管胃结合部腺癌三线或三线以上治疗方案，无论HER2的表达。

根据国产ADC药物维迪西妥单抗的C008研究和德曲妥珠单抗在中国开展的DESTINY-Gastric 06研究结果，目前维迪西妥单抗和德曲妥珠单抗均作为HER2阳性晚期胃癌三线及以上治疗方案。

此外，2024年NCCN胃癌诊疗指南推荐使用恩曲替尼或拉罗替尼、达拉非尼和曲美替尼、赛普替尼分别治疗NTRK基因融合的、BRAF V600E突变、RET基因融合的晚期胃癌患者。

1.5 免疫治疗

近3年国内外多项Ⅲ期RCT研究证实HER2阴性的晚期胃癌一线治疗是免疫联合XELOX或FP方案化疗，其中免疫药物可使用纳武利尤单抗、帕博利珠单抗、信迪利单抗、替雷利珠单抗或舒格利单抗，无论PD-L1的表达状态。

对MSI-H及dMMR的胃癌腹膜转移者，可用帕博利珠单抗、纳武利尤单抗±伊匹木单抗行一线、二线或三线治疗。而国产免疫药物恩沃利单抗、替雷利珠单抗、斯鲁利单抗仅推荐用于二线治疗，无论HER2的表达状态。

1.6 放疗

胃癌腹膜转移一般是多发癌灶，克隆式分布于腹腔多个区域甚至遍布整个腹腔，单纯放疗常达不到满意效果。放疗常作为一种姑息性治疗手段，以缓解症状，改善局部控制及提高生活质量。

考虑行放疗，需经MDT to HIM讨论后确定方案。胃癌姑息性切除术后单独行放疗能有效提高局部控制率。对有较高局部复发风险患者价值较高，胃癌放疗推荐照射剂量为45~50.4 Gy/25~28fx，可在妥善保护邻近肠管等危及器官前提下，对局部或化疗后残留病灶加量至54~60 Gy。更详尽的放疗技术及剂量参考胃癌指南相应部分。

2 结直肠癌腹膜转移的治疗

2.1 CRS+HIPEC

结直肠癌腹膜转移整体预后较差，以全身系统治疗为主，对肿瘤负荷较小患者，除全身系统治疗之外，可考虑CRS+HIPEC为主的整合治疗，能显著延长PFS和OS，已成为标准治疗方式。

（1）预防模式：CIS+HIPEC

伴腹膜转移高危因素的结直肠癌患者，接受根治术后，行预防性HIPEC治疗1~2次，可清除术中游离癌细胞和亚临床病灶，目前多项临床研究显示可提高生存率，尚需进一步Ⅲ期研究证实。

（2）治疗模式：CRS+HIPEC[d]

结直肠癌腹膜转移行CRS尽可能达到满意程度。需切除腹膜转移灶及肿瘤累及脏器组织，需联合脏器切除时据情行胃、部分小肠、结直肠、部分胰腺、部分肝脏、胆囊、脾脏、肾脏、输尿管、膀胱、子宫、卵巢等脏器切除术。

结直肠癌腹膜转移行HIPEC的化疗药物种类：

①铂类化疗药：奥沙利铂。②抗代谢类化疗药：雷替曲塞。③拓扑异构酶抑制剂：伊立替康。④抗生素类化疗药：丝裂霉素。此外，也可合用生物反应调节剂，如重组改构人肿瘤坏死因子（rmhTNF）等。

注d：

①2003年，一项Ⅲ期前瞻性临床研究结果，将结直肠癌腹膜转移随机分成两组，姑息手术+全身静脉化疗组（亚叶酸/5-氟尿嘧啶）和CRS+HIPEC+全身静脉化疗，中位生存时间分别为12.6和22.4个月。

②2014年在荷兰阿姆斯特丹召开的第九届腹膜表面肿瘤国际大会上，PSOGI正式提出CRS+HIPEC策略作为结直肠腹膜转移标准治疗方案。

③国家卫生计生委《中国结直肠癌诊疗规范（2017版）》：CRS+HIPEC联合全身治疗是目前结直肠癌腹膜转移标准疗法，全身治疗包括化疗和或靶向治疗。

④2020年，一项研究显示，rmhTNF在37℃和42℃条件下，对小鼠人结肠癌腹膜肿瘤均有直接杀伤作用，且与顺铂、雷替曲塞联用，能显著促进细胞凋亡；此外，2024年我国一项研究表明，500万IUrmhTNF术中灌注安全性良好，并不增加手术并发症及化疗药的不良反应的发生率，对治疗腹膜肿瘤引起的腹腔积液疗效显著。

2.2 化疗

CRS+HIPEC治疗后，全身化疗不可缺少，可巩固术后治疗、预防复发、延长生存期。达到CCR-0和CCR-1，可行术后辅助化疗；CCR-2或CCR-3患者，应按晚期结直肠癌实施姑息性化疗，推荐术后辅助或姑息性化疗方案有：

（1）一线化疗方案

①mFOLFOX6（2周一疗程）：奥沙利铂85mg/m² 静滴2h d1；亚叶酸钙400mg/m² 静滴2h d1；氟尿嘧啶400mg/m² 静推d1，1200 mg/（m²·d）持续静滴d×2（总量2400mg/m² 持续静滴46~48 h）。

②FOLFIRI（2周/疗程）：伊立替康180mg/m² 静滴>30~90min d1；亚叶酸钙400mg/m² 静滴2h（伊立替康滴注后立即接）d1；氟尿嘧啶400mg/m² 静推d1，1200mg/（m²·d）持续静滴d×2（总量2400mg/m² 持续静滴46~48 h）。

③CAPEOX（3周/疗程）：奥沙利铂130mg/m² 静滴>2h d1；卡培他滨1000mg/m² BID口服d1~14。

④FOLFOXIRI（2周/疗程）：伊立替康165mg/m² 静滴d1；奥沙利铂85mg/m² 静滴d1；亚叶酸钙400mg/m² 静滴d1；氟尿嘧啶总量2400~3200mg/m² d1持续静滴48 h。

⑤FOLFIRINOX（2周/疗程）：奥沙利铂85mg/m² 静滴d1；亚叶酸钙400mg/m²静滴>2h d1；伊立替康150mg/m²静滴>30~90min d1；氟尿嘧啶400mg/m²静推d1；氟尿嘧啶1200 mg/（m²·d）持续静滴d×2（总量2400mg/m² 持续静滴>46 h）。

注：其他化疗方案和剂量请参考2024年NCCN结直肠癌指南的“全身治疗原则”。

（2）二线化疗方案

①mFOLFOX6（2周一疗程）或CAPEOX（3周一疗程）：具体化疗剂量同上，适

用于一线接受伊立替康治疗的患者。

②FOLFIRI（2周一疗程）：具体化疗剂量同上，适用于一线接受奥沙利铂治疗的患者。

③奥沙利铂+雷替曲塞（氟尿嘧啶不能耐受）（2周一疗程）：奥沙利铂85g/m^2 静滴2h d1；雷替曲塞 2mg/m^2 静滴15min d1。

④伊立替康+雷替曲塞（氟尿嘧啶不能耐受）（2周一疗程）：伊立替康180mg/m^2 静滴>30~90min d1；雷替曲塞 2mg/m^2 静滴15min d1。

注：其他化疗方案请参考2024年NCCN结直肠癌指南的“全身治疗原则”

2.3 靶向治疗

（1）一线治疗方案

①贝伐珠单抗（bevacizumab injection，Avastin）：对原发灶位于右侧结肠或KRAS或BRAF突变型，2024年NCCN结直肠癌指南推荐贝伐珠单抗联合双药化疗方案（具体化疗剂量同上）。

A. 7.5mg/kg 静滴 d1（3周一疗程）。

B. 5mg/kg 静滴 d1（2周一疗程）。

②西妥昔单抗（cetuximab，Erbitux）：对原发灶位于左侧结直肠癌且KRAS和BRAF均为野生型，2024年NCCN结直肠癌指南推荐西妥昔单抗联合双药化疗方案（具体化疗剂量同上）。

A. 400mg/m^2 首次静滴>2h，后续为250mg/m^{2}静滴>60min（1周一疗程）。

B. 500mg/m^2 d1 静滴>2h（2周一疗程）。

（2）二线治疗方案

①贝伐珠单抗（Avastin），靶向药物方案和剂量同前。适于一线化疗失败的结直肠癌患者，无论KRAS和BRAF的表型，无论一线是否联合西妥昔单抗或贝伐珠单抗化疗。

②西妥昔单抗（cetuximab，Erbitux），靶向药物方案和剂量同前。仅适用于一线化疗中未联合西妥昔单抗的KRAS和BRAF均为野生型晚期结直肠癌。

③维莫非尼（BRAF抑制剂），针对RAS野生型且BRAF V600E突变患者，2024年NCCN结直肠癌诊疗指南推荐维莫非尼+西妥昔单抗+伊立替康或BRAF抑制剂+西妥昔单抗±MEK抑制剂，作为二线及二线以后的治疗。

注：①若一线化疗采用化疗联合西妥昔单抗，则不推荐二线续用西妥昔单抗；若一线治疗采用化疗联合贝伐珠单抗，二线可考虑更换化疗方案继续联合贝伐珠单抗。②其他二线治疗的靶向药物（如：MEK抑制剂、阿帕西普）的具体化疗方案和剂量请参考2024年NCCN结直肠癌指南的“全身治疗原则”。

（3）三线治疗方案

目前NCCN指南推荐呋喹替尼、瑞戈非尼和曲氟尿苷替匹嘧啶（TAS-102）为三线治疗药物。

①瑞戈非尼：多靶点抗血管生成抑制剂瑞戈非尼160 mg，口服，1天1次，连续服药3周，停药1周，4周一疗程。

②曲氟尿苷替匹嘧啶：TAS-102为口服抗代谢类化疗药物，初始建议剂量为35mg/m²，至多80 mg，每日2次，d1-5和d8-12，4周为一疗程。

③呋喹替尼：国产多靶点抗血管生成抑制剂，是晚期结直肠三线靶向治疗药物，用法为：5mg，口服，1天1次，连续服药3周，停药1周，4周一疗程。

④ 曲氟尿苷替匹嘧啶+贝伐珠单抗：TAS-102为35 mg/m²（单次最大剂量为80mg），至多80 mg，每日2次，d1-5和d8-12，4周为一疗程。或者TAS-102为35 mg/m²（单次最大剂量为80mg），至多80 mg，每日2次，d1-5，2周为一疗程；贝伐珠单抗 5mg/kg，静滴，d1，2周为一疗程。

⑤ 西妥昔单抗±伊立替康：具体化疗剂量同上。对于前线未接受过西妥昔单抗治疗的患者，该方案为1A类证据；对于前线接受过西妥昔单抗治疗的，该方案为3类证据。

⑥HER2抗体和抑制剂：对HER2扩增以及RAS和BRAF野生型患者选择曲妥珠单抗+帕妥珠单抗或曲妥珠单抗+拉帕替尼作为三线治疗方案。基于DESTINY-CRC01 Ⅱ期研究结果，抗HER2 ADC药物德曲妥珠单抗在HER2过表达或扩展的晚期结直肠癌患者二线治疗中显示出有前景的疗效，建议开展Ⅲ期临床试验加以证实。

注：其他三线靶向单药或联合化疗的治疗方案和剂量请参考2024年NCCN结直肠癌指南的“全身治疗原则”。

2.4 免疫治疗

帕博利珠单抗（PD-1抑制剂）已批准用于不可切除或转移性MSI-H/dMMR结直肠癌的一线治疗。2024年NCCN结直肠癌指南认为，除了MSI-H/dMMR外，POLE/POLD1突变患者也是免疫治疗敏感人群。对于一线未使用免疫药物的此类结肠癌患者，二线及以上治疗方案可选择帕博利珠单抗和纳武利尤单抗，也可选择国产免疫药物恩沃利单抗、斯鲁利单抗、替雷利珠单抗和普特利单抗。

2.5 放疗

放疗主要用于局部晚期直肠癌的围术期治疗、姑息性治疗，以及不可切除局部晚期直肠癌的整合治疗。对出现腹膜局部或广泛转移者，若考虑行放疗，需行MDT to HIM讨论决策。放疗技术及剂量参考直肠癌指南相应部分。

3 卵巢癌腹膜转移的治疗

卵巢癌腹膜转移可实现满意减瘤，应先行CRS手术治疗，术后联合全身化疗、HIPEC、放疗等整合治疗。不能实现满意减瘤术或不能耐受手术，可先行新辅助化疗，2~3周期后再次评估，肿瘤达到缓解或稳定者可行中间型肿瘤细胞减灭术（IDS）+HIPEC治疗术后辅以全身化疗或IDS+全身化疗，共计6~8周期。

妇科肿瘤专家推荐通过腹腔镜Fagotti′s评分确定卵巢癌患者是否能接受满意肿瘤细胞减灭术，是确定行初始肿瘤细胞减灭术（PDS）或IDS的方法之一。Fagotti′s评分≥8分，达到满意CRS可能性较低，可考虑行活检和新辅助化疗，然后行IDS。Fagotti′s评分<8分，获得满意CRS可能性较大，可考虑PDS。

卵巢癌患者手术和化疗后达到CR或PR可考虑维持治疗，如贝伐珠单抗、PARP抑制剂、PARP抑制剂联合贝伐珠单抗等。

3.1 CRS+HIPEC

CRS是卵巢癌手术治疗最主要方式，能减轻肿瘤负荷，使生存获益。应尽量实现肉眼无残留，应尽可能清除瘤灶，使残余灶直径在1cm以内，尽最大可能达到0.5cm内。

减瘤手术实施程度对预后有极大影响。如有必要可联合子宫、双附件、部分肠管、部分胃、脾等脏器切除，常涉及多脏器切除，需MDT to HIM合作方能完成满意减瘤。

HIPEC一般在术中或术后进行。初次减瘤手术联合HIPEC总生存期获益，并未增加不良反应发生率。多项随机对照研究提示，CRS+HIPEC能明显提高Ⅲc/Ⅳ期患者及复发性卵巢癌患者3年及5年生存率、降低原发铂耐药和恶性肠梗阻的风险，尤其对BRCA无突变者，获益显著。如无禁忌证，卵巢癌患者CRS后均可考虑增加HIPEC治疗。

推荐卵巢癌行HIPEC治疗次数为1~3次，所需化疗药物有：顺铂、多西他赛和紫杉醇等。需要注意的是，欧美指南推荐的卵巢癌患者HIPEC药物方案和治疗模式并不适用于中国患者，基于中国开展的临床研究，推荐卵巢癌患者首选行闭合式HIPEC。顺铂最大使用剂量为85mg/m^2、紫杉醇联合顺铂HIPEC时，两种药物最大给药剂量分别为175mg/m^{2}和75mg/m^2，如对紫杉醇过敏，可用多西他赛替代，多西他赛最大给药剂量为75mg/m^2。对后续治疗需要使用贝伐珠单抗者，顺铂单药HIPEC最大给药剂量不超过75mg/m^2。

卵巢癌HIPEC治疗模式包括：

（1）预防模式

该模式适用于腹腔种植转移的卵巢癌患者，经满意减瘤术后，行HIPEC可巩固手术疗效。

（2）治疗模式

卵巢癌行CRS术后，行HIPEC能清除微小癌结节和残余病灶，减轻肿瘤负荷，减少腹水，缓解症状等。

（3）转化模式

适用于卵巢癌合并大量腹水或腹膜广泛转移者，行PDS无法获得满意减瘤或不能耐受手术者，可先行HIPEC联合全身化疗做转化治疗，争取达到成功转化后，行IDS联合HIPEC治疗。

注e：

①2018年，《新英格兰医学杂志》报道首个新辅助化疗后IDS达残留病灶小于1cm的患者，加一次HIPEC治疗的Ⅲ期临床试验结果，与对照组IDS联合术后静脉化疗相比，IDS+HIPEC再联合术后静脉化疗组的中位RFS和OS分别延长了3.5个月和11.8个月。

②2019年卵巢癌NCCN指南已将HIPEC纳入行IDS后治疗的指南中。

③2020年，国内多中心回顾性临床研究，对于满意减瘤的Ⅲ期卵巢癌患者，HIPEC治疗可提升3年生存率10.5%。

④推荐使用适合中国患者的药物剂量进行HIPEC治疗，包括单药顺铂、顺铂+紫杉醇、顺铂+多西紫杉醇。

3.2 化疗

（1）卵巢癌全身化疗一线化疗方案

1）紫杉醇+铂类药物（首选卡铂，6~8个疗程）

紫杉醇175mg/m^{2}静滴3h d1，卡铂AUC 5~6静滴1h d1（3周一疗程）。

紫杉醇80mg/m^{2}静滴1h d1、8、15，卡铂AUC 5~6静滴1h d1（3周一疗程）。

2）多西他赛+铂类药物（首选卡铂，6~8个疗程）

多西他赛60~75mg/m^{2}静滴1h d1，卡铂AUC 5~6静滴1h d1（3周一疗程）。

3）脂质体阿霉素+卡铂（6个疗程）

聚乙二醇化脂质体阿霉素30mg/m^{2}静滴d1，卡铂AUC 5静滴1h d1（3周一疗程）。

注：2024年NCCN卵巢癌指南支持紫杉醇腹腔化疗的方案，主要依据GOG 172临床研究结果。方案至今未被广泛应用，主要原因是仅42%患者完成6个周期的腹腔内化疗，患者生活质量较差。

（2）铂敏感复发卵巢癌的化疗方案：

1）含铂化疗方案：可选择卡铂+紫杉醇±贝伐珠单抗，卡铂+多柔比星脂质体±贝伐珠单抗，卡铂/顺铂+吉西他滨±贝伐珠单抗，FOLFOX6/XELOX±贝伐珠单抗，伊立替康+顺铂，紫杉醇+奈达铂等等化疗方案。

2）无铂化疗方案：主要白蛋白紫杉醇、卡培他滨、环磷酰胺、多柔比星脂质体、异环磷酰胺、奥沙利铂、培美曲塞、长春瑞滨等单药化疗。

（3）铂耐药复发卵巢癌的化疗方案：

铂耐药患者预后较差，临床可用的化疗方案较少，包括：多柔比星脂质体±贝伐珠单抗，紫杉醇周疗±贝伐珠单抗，多西他赛，口服VP-16，吉西他滨，奥沙利铂等等。

注：其他化疗方案请参考2024年NCCN卵巢癌指南的“全身治疗原则”。

3.3 靶向治疗

（1）贝伐珠单抗：高复发风险的晚期卵巢癌患者可联合贝伐珠单抗（7.5mg/kg或15mg/kg，静滴）治疗，停止化疗后继续用贝伐珠单抗（7.5mg/kg或15mg/kg，静滴）维持治疗，可延长高复发风险人群的PFS和OS。

（2）PARP抑制剂：BRCA1/2突变或HRD阳性的晚期上皮性卵巢癌患者，不限组织学类型，在初治和复发的患者，以铂为基础的化疗疾病缓解后，可选择PARP抑制剂行进一步维持治疗，可显著延长初治和铂敏感复发卵巢癌的PFS，已成为最佳靶治疗选择之一。而BRCA1/2野生型及HRD阴性者，同样能从PARP抑制剂治疗获益。PARP抑制剂：奥拉帕利（300mg，bid）、帕米帕利（60mg，bid）、氟唑帕利（150mg，bid）以及尼拉帕利（300mg，bid）。

（3）内分泌治疗：对生化复发的卵巢癌患者可推荐内分泌治疗，包括芳香化酶抑制剂（来曲唑、阿那曲唑、依西美坦）、他莫昔芬、氟维司群等。

（4）其他：主要是泛靶点的抑制剂，例如：NTRK基因融合的抑制剂拉罗替尼、恩曲替尼，低级别浆液性癌使用曲美替尼，RET基因融合的抑制剂赛普替尼，BRAF V600E突变阳性的抑制剂达拉非尼和曲美替尼。2024年刚刚获得FDA批准用于治疗叶酸受体α（FRα）阳性、铂耐药复发卵巢癌的首款ADC药物索米妥昔单抗。

注：其他靶向药物请参考2024年NCCN卵巢癌指南的“全身治疗原则”。

3.4 免疫治疗

2023年DUO-O研究结果显示度伐利尤单抗+奥拉帕利+贝伐珠单抗能延长BRCA野生型卵巢癌患者的PFS，首次证实免疫治疗加入卵巢癌的一线维持治疗中可获益，需要更多的Ⅲ期RCT研究证实。MSI-H/dMMR或TMB-H的铂敏感或铂耐药复发的卵巢癌患者，帕博利珠单抗、多塔利单抗、国产的替雷丽珠单抗、恩沃利单抗和斯鲁利单抗均可使用。

3.5 放疗

放疗在卵巢癌中应用范围有限，常作为姑息性治疗手段，以缓解症状、提高生活质量、延长生存期。

对无法手术及化疗耐药等可行放疗，全腹放疗可用于腹膜腔播散。特定部位，如不可切除的阴道断端、颈部淋巴结及纵隔淋巴结等，放疗有助于控制局部病变。调强放疗、立体定向放疗、超分割放疗等新放疗技术，有助于降低治疗毒性。放疗前可行MDT to HIM讨论决策。

4 PMP的治疗

PMP大多数来源于阑尾黏液瘤，分低侵袭性和高侵袭性。低侵袭性及其黏液囊肿在未侵及浆膜层或破裂情况下经手术完整切除，可获临床治愈。但肿瘤破裂，无论低侵袭性或高侵袭性，均易发生PMP。CRS+HIPEC综合治疗策略现已经是PMP患者的标准治疗方案。

4.1 CRS+HIPEC

阑尾黏液瘤是否完整切除对疗效至关重要，手术治疗需保证肿瘤完整性。肿瘤穿孔或破裂，极易播散至腹膜形成种植转移。为避免手术导致的医源性播散，行腹腔镜切除阑尾，发现黏液瘤体积较大则立即转为开腹手术。术前检查已发现存在明显腹腔粘连或种植征象，可行开腹手术。

肿瘤为肠型阑尾癌或低分化阑尾黏液瘤时，需取阑尾淋巴结活检，如阳性，需行预防性右半结肠切除术。

HIPEC在PMP治疗极其重要。PMP行HIPEC的化疗药物种类有：奥沙利铂、丝裂霉素、顺铂、多西他赛和表柔比星等。近年雷替曲塞等药物在结肠癌腹膜转移治疗中取得一定效果，也可应用到PMP治疗。目前，第十三届国际腹膜癌大会最新推荐PMP的HIPEC药物方案为丝裂霉素联合顺铂。

（1）预防模式

阑尾黏液瘤行根治术后，可实现组织水平的根治，但术中操作不当或术前阑尾肿瘤组织已破溃穿孔，不排除细胞水平的腹膜种植转移，可行HIPEC治疗，及时清除腹腔游离癌细胞和亚临床病灶，尚需进一步Ⅲ期研究证实。

（2）治疗模式

CRS+HIPEC疗效显著，可极大延长部分PMP患者的生存期。CRS的彻底性是影响预后的关键因素，CRS获得满意手术者，预后明显优于CCR-2和CCR-3。与消化道其他肿瘤腹膜转移不同的是，即使PCI评分较高者，通过彻底CRS后也可获得良好预后。

CRS常需清除“胶冻状”黏液，但开腹冲洗也难“洗净”腹腔，处理不当易致腹腔广泛转移。术后规范联合HIPEC（1~3次，视情况可增加至5次）治疗，可多次持续性冲洗腹腔每个角落，去除黏液、破碎组织、游离癌细胞、微小癌灶等。

注f：

①2012年J Clin Oncol杂志报道目前国际上最大样本量的临床研究结果，2298例

PMP经CRS+HIPEC治疗后，10年生存率达63%，15年生存率可达59%。

②2014年在荷兰阿姆斯特丹召开的第九届腹膜表面肿瘤国际大会上，PSOGI正式提出了CRS+HIPEC策略作为PMP标准治疗方案。

③2020年，PSOGI正式制订了CRS+ HIPEC治疗PMP的国际指南。

④国内外多个共识均推荐CRS+HIPEC为PMP标准治疗方案。

4.2 术后治疗

（1）术后液体管理

由于CRS术中一般切除范围较广，腹腔创伤较大，术中渗血、渗液丢失蛋白较多，术后3天腹腔引流量常较多，此类患者术后液体管理十分重要。PMP患者术后可考虑借助相关精准化液体管理工具，实现术后患者的个体液体治疗、实时液体出入监测、动态液体质量管理，可降低心血管不良事件风险，改善生存。

（2）术后抗感染治疗

CRS+HIPEC术后预防感染，常需要联合多种抗生素，目前推荐为三联方案：头孢菌素类+抗厌氧菌类+喹诺酮类，同时可根据术后腹腔、胸腔引流液等细菌及药敏培养结果即时更改方案。对药敏结果未出，初步考虑为革兰氏阳性细菌感染者，可尝试经验性应用万古霉素；初步考虑为革兰氏阴性细菌感染者，可尝试经验性应用左氧氟沙星；初步考虑为真菌感染者，可尝试经验性应用氟康唑 。

（3）术后高肌红蛋白血症的治疗

需及时静脉输注碳酸氢钠溶液治疗，常在术后第2天，血清肌红蛋白水平开始明显下降，3~4天后降至正常范围，因此PMP患者术后若出现高肌红蛋白血症，可用碳酸氢钠碱化尿液来减轻氧化应激进而降低急性肾损伤风险。

（4）术后静脉血栓栓塞症的防治

为预防VTE，可行以下措施：

物理预防：①踝关节的背屈-趾屈运动，术后1~10天，每天3次，每次20次；②上肢运动，主要包括双上肢胸泵运动、吹气球、梳头动作，术后1~10天，每天3次，每次20次；③床旁慢走，根据患者术后恢复情况，大概术后3~7天，每天慢走或床旁原地踏步3次，每次至少3min，术后7~10天，每天根据实际情况，病房慢走2次，每次至少30min。

药物治疗：术后D-二聚体水平出现下降后再显著升高，大于3000ng/ml DDU，而下肢静脉血管超声检查未发现深静脉血栓者，评估无出血风险后，可皮下注射低分子肝素0.3ml qd；若下肢静脉血管超声检查发现深静脉血栓者（小腿肌间静脉血栓），评估无出血风险，无肺栓塞后，可皮下注射低分子肝素0.4ml qd；若下肢静脉血管超声检查发现DVT者（腘静脉及以上静脉血栓），建议请专科会诊，考虑溶栓等治疗，若有出血风险等抗凝禁忌，可放置下腔静脉滤器。

4.3 术后化疗

PMP的全身化疗类似于结直肠癌。对接受CRS+HIPEC治疗者，建议行术前或术后辅助化疗，化疗时长为6个月。国内专家建议全身化疗适用于高级别PMP或有淋巴结转移者，而低级别患者无法从全身化疗获益。

（1）手术达到CC-0/1，肿瘤病理为腹膜黏液腺癌病（Peritoneal Mucinous Carcinomatosis，PMCA）和腹膜黏液腺癌病伴印戒细胞（Peritoneal Mucinous Carcinomatosis with Signet ring cells，PMCA-S），方案可采取以5-Fu为基础的化疗，方案有mFOLFOX6、FOLFIRI或CAPEOX等。化疗方案具体如下：

1）mFOLFOX6（2周/疗程）：奥沙利铂85g/m^2 静滴2h d1；亚叶酸钙400mg/m^2 静滴2h d1；氟尿嘧啶400mg/m^2 静推 d1，1200 mg/（m^2·d）持续静滴 d×2（总量2400mg/m^2 持续静滴46~48h）。

2）FOLFIRI（2周/疗程）：伊立替康180mg/m^2 静滴>30~90min d1；亚叶酸钙400mg/m^2 静滴2h（伊立替康滴注后立即接）d1；氟尿嘧啶400mg/m^2 静推 d1，1200 mg/（m^2·d）持续静滴d×2（总量2400mg/m^2 持续静滴46~48h）。

3）CAPEOX（3周/疗程）：奥沙利铂130mg/m^2 静滴>2h d1；卡培他滨1000mg/m^2 BID 口服 d1~14。

（2）手术程度为CCR-2/3，无论何种病理结果，可尝试术后辅助化疗，化疗方案同前。也可联合分子靶向药物协同治疗，如贝伐珠单抗。或者二线可选择贝伐珠单抗+奥沙利铂+环磷酰胺的联合治疗方案（贝伐珠单抗7.5mg/kg静滴d1，奥沙利铂130mg/m^2 静滴d1，环磷酰胺500mg/m^2 静滴d1，3周一疗程）。

5 肝胆胰癌腹膜转移的治疗

5.1 CRS+HIPEC

肝癌自发破裂、医源性操作可致腹膜转移，腹膜是胆管癌和胰腺癌常见转移部位。肝胆胰癌腹膜转移患者整体预后较差，以全身系统治疗为主，对肿瘤负荷较小患者，经严格选择后可考虑积极行CRS+HIPEC为主的整合治疗。

（1）预防模式：CIS+HIPEC

伴腹膜转移高危因素的肝胆胰癌患者，包括：①肝癌破裂出血。②T3、T4期肿瘤。③FCC阳性。③淋巴结转移。④伴有血管/淋巴管癌栓、神经侵犯等。接受根治术后，可考虑行预防性HIPEC治疗1~2次，可清除术中FCCs和亚临床病灶，降低术后腹膜转移发生率，提高远期生存率，但需进一步Ⅲ期研究证实。

（2）治疗模式：CRS+HIPEC[g]

经严格选择的低负荷肝胆胰癌腹膜转移患者，行CRS应在保证手术安全前提下，尽可能切除腹腔内肉眼可见肿瘤病灶，最大限度降低肿瘤负荷，需联合脏器切除时据情行胃、部分小肠、部分结肠、胆囊、脾脏等脏器切除术。

肝胆胰癌腹膜转移HIPEC的化疗药物种类：顺铂、奥沙利铂、吉西他滨、丝裂霉素等。

注g：

①2018年，一项胆道肿瘤的多中心研究发现，CRS+HIPEC组和姑息手术+全身静脉化疗组（FOLFOX/FOLFIRI），中位生存时间分别为21.4和9.3个月。

②2018年，一项PSOGI多中心国际回顾性研究发现，肝癌腹膜转移患者接受CRS+HIPEC治疗，患者中位OS达46.7个月，且安全性可控。

③2021年，国内单中心回顾性临床研究发现，对于胆管癌腹膜转移患者，HIPEC治疗可将患者3年生存率从9.8%提高至28.0%。

5.2 化疗

CRS+HIPEC治疗后，全身治疗不可缺少，可巩固术后治疗、预防复发、延长生存期。达到CCR-0和CCR-1，可行术后辅助化疗；CCR-2或CCR-3患者，应按晚期肝胆胰癌行姑息性化疗，推荐术后辅助或姑息性化疗方案有：

（1）一线化疗方案

1）原发性肝癌

①FOLFOX4（2周一疗程）：奥沙利铂85mg/m^2 静滴 d1；氟尿嘧啶400mg/m^2 静滴d1~2，后续为600mg/m^2，持续静滴22h。

2）胆道恶性肿瘤

①GC（3周一疗程）：吉西他滨1000mg/m^2，顺铂25mg/m^2，静滴 d1，d8。

②GS（3周一疗程）：吉西他滨 1000mg/m^2，静滴，d1，替吉奥40mg/m^2，每日2次，口服 d1~14。

③XELOX（3周一疗程）：奥沙利铂 130mg/m^{2}静脉 d1；卡培他滨 1 000mg/m^2，每日2次，口服 d1~14。

④AG（3周一疗程）：吉西他滨 1000mg/m^{2}静滴，白蛋白结合型紫杉醇 125mg/m^2 d1、d8。

⑤ Nal-IRI+5-FU/LV （2周一疗程）：纳米脂质体伊立替康70 mg/m^2 d1；亚叶酸钙 400 mg/m^{2}静滴 2h d1；氟尿嘧啶 400 mg/m^2 静推 d1，1200 mg/（m^2 · d） 持续静滴 d×2（总量2400 mg/m^2 持续静滴46 ~ 48 h）。

3）胰腺癌

①AG（3周一疗程）：吉西他滨 1000mg/m^{2}静滴，白蛋白结合型紫杉醇 125mg/m^2 d1、d8。

②GC（3周一疗程）：吉西他滨1000mg/m^2，顺铂25mg/m^2，静滴 d1，d8。

③GX（3周一疗程）：吉西他滨1000mg/m^{2}静滴 d1，8；卡培他滨1660mg/m^2，每

日2次，口服 d1~14。

④GS（3周一疗程）：吉西他滨 1000mg/m^2 替吉奥 40mg/m^2，每日2次，口服 d1~14。

⑤FOLFIRINOX（2周一疗程）：奥沙利铂 85mg/m^2，伊立替康 180mg/m^2，亚叶酸钙 400mg/m^2，氟尿嘧啶 400mg/m^2 静滴 d1，后续为氟尿嘧啶 2400mg/m^2，持续静滴 46h。

⑥mFOLFIRINOX（2周五疗程）：奥沙利铂 85mg/m^2，伊立替康 150mg/m^2，亚叶酸钙 400mg/m^2 静滴 d1，后续为氟尿嘧啶 2400mg/m^2，持续静滴 46h。

⑦ Nal-IRI+5-FU/LV （2周一疗程）：纳米脂质体伊立替康 70 mg/m^2 d1；亚叶酸钙 400 mg/m^2 静滴 2h d1；氟尿嘧啶 400 mg/m^2 静推 d1，1200 mg/（m^2 · d） 持续静滴 d×2（总量 2400 mg/m^2 持续静滴 46~48 h）。

注：其他化疗方案和剂量请参考 2024 年 NCCN 肝癌、胆道肿瘤、胰腺癌指南的“全身治疗原则”。

（2）二线化疗方案

1）原发性肝癌

无标准二线化疗方案，一般用靶向和免疫药物替代。

2）胆道恶性肿瘤

①mFOLFOX6（2周一疗程）：奥沙利铂 85g/m^2 静滴 2h d1；亚叶酸钙 400mg/m^2 静滴 2h d1；氟尿嘧啶 400mg/m^2 静推 d1，1200 mg/（m^2 · d）持续静滴 d×2（总量 2400mg/m^2 持续静滴 46~48 h）

②FOLFIRI（2周一疗程）：伊立替康 180mg/m^2 d1；亚叶酸钙 400mg/m^2 静滴 2h d1；氟尿嘧啶 400mg/m^2 静推 d1，1200 mg/（m^2 · d）持续静滴 d×2（总量 2400mg/m^2 持续静滴 46~48 h）

③Nal-IRI+5-FU/LV（2周一疗程）：纳米脂质体伊立替康 70mg/m^2 d1；亚叶酸钙 400mg/m^2 静滴 2h d1；氟尿嘧啶 400mg/m^2 静推 d1，1200 mg/（m^2 · d）持续静滴 d×2（总量 2400mg/m^2 持续静滴 46~48 h）

3）胰腺癌

①一线治疗使用吉西他滨为基础的方案，二线方案建议选择氟尿嘧啶为主的方案，如 FOLFIRINOX、CAPEOX 等。

②一线治疗使用氟尿嘧啶为基础的方案，二线方案建议选择吉西他滨为主的方案，如 AG、GP、GX 等。

③Nal-IRI+5-FU/LV（2周一疗程）：具体剂量和用法同前。

注：其他化疗方案和剂量请参考 2024 年 NCCN 肝癌、胆道肿瘤、胰腺癌指南的“全身治疗原则”。

5.3 靶向治疗

（1）一线治疗方案

1）原发性肝癌

①贝伐珠单抗（bevacizumab injection，Avastin）：贝伐珠单抗联合免疫检查点抑制剂（包括阿替利珠单抗、信迪利单抗）均为原发性肝癌的一线治疗方案。

②多靶点受体酪氨酸激酶抑制剂：多靶点受体酪氨酸酶抑制剂被推荐为一线方案，可选多纳非尼、仑伐替尼、索拉非尼、阿帕替尼+卡瑞丽珠单抗等。

2）胆道肿瘤和胰腺癌

①对具NTRK基因融合阳性的胆道和胰腺肿瘤，一线推荐使用拉罗替尼或恩曲替尼。对有特殊基因变异的胆道和胰腺恶性肿瘤（如ALK基因重排、HER2扩增、RET融合、BRAF V600E突变）等，其对应的靶向治疗具有一定疗效，推荐此类患者参加对应临床研究，也可考虑采用特殊靶点靶向药物的治疗。

②对KRAS野生型，根据NOTABLE研究结果，推荐使用吉西他滨+尼妥珠单抗治疗；而KRAS突变型，该方案为Ⅱ级推荐。

③对存在BRCA1/2突变，在含铂方案化疗大于16周后仍无疾病进展者，可推荐奥拉帕利维持治疗。

（2）二线治疗方案

1）原发性肝癌

可选瑞戈非尼、阿帕替尼、雷莫西尤单抗（血清AFP水平≥400 μg/L）、卡博替尼。

2）胆道肿瘤

可选瑞戈非尼，BRAF V600E突变推荐达拉非尼+曲美替尼，IDH1突变推荐艾伏尼布；FGFR2融合/重排可选佩米替尼，HER2阳性推荐德曲妥珠单抗或者帕妥珠单抗+曲妥珠单抗，RET融合推荐普拉替尼/塞普巷尼。

3）胰腺癌

KRAS G12C突变可选阿达格拉西布和索托拉西布。

对一线接受免疫联合方案、免疫单药或酪氨酸激酶抑制剂单药者，二线方案可根据疾病进展方式和具体一线方案不同，选择批准的二线药物，也可选择未曾使用过的一线药物。

5.4 免疫治疗

免疫治疗已改变治疗方案成为重要基石，双免疫药物在肝癌治疗中也获得了重大进展。

抗血管生成药物联合免疫治疗、靶向药物和/或联合免疫治疗已成为不可切除或中晚期肝、胆道肿瘤的重要治疗方式，也是肝、胆道肿瘤转化治疗的重要手段，免疫检查点抑制剂治疗对部分中晚期胰腺癌也具一定疗效。

采用TACE联合靶向和免疫治疗可延长中晚期肝癌患者生存期，疗效优于单一TACE治疗，CHANCE001研究显示，联合治疗较单纯TACE治疗可显著改善中晚期肝癌患者预后。

双免治疗在晚期肝癌也取得成功。HIMALAYA研究显示，PD-L1抑制剂度伐利尤单抗+CTLA-4抑制剂替西木单抗（STRIDE方案）在亚洲人群中可降低死亡风险29%，HBV阳性患者的死亡风险下降34%。该方案已写入NCCN、EMSO指南推荐，但未获得我国批准。

TOPAZ-1和KEYNOTE-966临床试验显示，免疫治疗联合GC方案可提高晚期胆道肿瘤OS，已被批准用于一线治疗。

5.5 放疗

放疗主要用于局部晚期肝胆胰癌的围术期治疗、姑息性治疗，以及不可切除局部晚期的整合治疗。对出现腹膜局部或广泛转移者，若考虑行放疗，需行MDT to HIM讨论决策。

第四节 腹膜瘤的其他疗法

1 生物疗法

生物治疗是一种利用免疫系统来治疗癌症的方法，如细胞因子、免疫细胞、单克隆抗体、基因重组技术等，通过激活或增强机体免疫反应来攻击和破坏肿瘤细胞。肿瘤生物疗法涉及的领域十分广泛，主要分为：

（1）非特异性免疫治疗

1）一类为通过直接刺激细胞因子实现，如IL-2和α-干扰素和肿瘤坏死因子（TNF），目前证据有限，仅推荐用于开展临床研究。

2）另一类为通过抑制免疫负调控过程发挥作用，但需进一步开展临床研究。

（2）过继性免疫治疗

过继性免疫治疗所用细胞可来源于血液、肿瘤组织、转移淋巴结或恶性腹水等，包括淋巴因子激活的杀伤细胞（Lymphokine-activated killer cell，LAK）、树突状细胞调节的细胞因子诱导的杀伤细胞（Dendritic Cell activated cytokineinduced killer cell，D-CIK）、嵌合抗原受体修饰的T细胞（Chimeric Antigen Receptor T-Cell Immunotherapy，CAR-T）及肿瘤浸润性淋巴细胞（Tumor Infiltrating Lymphocyte，TIL）等，目前处于试验阶段，但费用昂贵，缺乏规范化监管，临床疗效差异甚大，需国家相关政策允许才能在临床推广应用。

在腹膜瘤过继免疫治疗领域，CAR-T细胞疗法展现了优越的抑瘤活性。由于间皮素在恶性间皮肿瘤中高度表达，目前靶向间皮素的CAR-T正在开展Ⅰ/Ⅱ期临床试验。针对消化肿瘤腹膜转移的CEA CAR-T也具有一定前景。双靶点CAR-T细胞治疗可能有助于更好应对腹膜瘤抗原逃逸，值得进一步开展研究。

2 中医药治疗

中医药在改善腹膜瘤患者身体状况、增强免疫力、提高生存质量、减轻肿瘤治疗相关并发症、稳定瘤体、防治肿瘤术后复发等方面发挥重要辅助作用。中医治疗遵循整体观念，以辨证论治为主，辨病为辅，重视辨证与辨病相结合，局部与整体观，扶正与祛邪全方位的治疗体系。

辨病施治

辨病施治是中医治疗的重要方法。根据腹膜瘤的临床表现及病因病机特点，拟定一个基本方，再随症加减。

（1）便秘

1）内治法：以通下为基本治法。基本方：大黄、枳壳、厚朴、芒硝、莱菔子等；临证加减：腹部胀痛、气机阻滞者加川芎、木香、乌药等；短气乏力、气血两亏者加黄芪、当归、阿胶、太子参等；五心烦热，阴虚燥热者加玄参、麦冬、生地等。中成药：麻仁软胶囊、麻仁滋脾丸；枳实导滞丸、莫家清宁丸；芦荟胶囊、通便灵。

2）外治法：针刺内关、合谷、足三里、上巨虚、下巨虚等；耳穴贴压：大肠、直肠、交感等；穴位按摩：足三里、中脘、梁门，天枢等。

（2）腹胀

1）内治法：以行气健脾、消胀除满为基本治法。基本方：川楝子、莱菔子、厚朴、香附、木香、枳壳等；临证加减：腹胀伴大便秘结、腑实证者，加大黄、枳实等；食积不化、呃逆频发者，加旋覆花、代赭石、炒山楂、炒麦芽、丁香、柿蒂等。中成药：柴胡疏肝丸、沉香舒郁片、枳术丸、六味安消散等。

2）外治法：针刺外关、合谷、阳陵泉、足三里、太冲等；隔姜灸神阙、天枢、中脘等；耳穴贴压：胃、肝、交感、皮质下等。

（3）恶心呕吐

1）内治法：以和胃降逆止呕为基本治法。基本方：姜半夏、生姜、陈皮、旋覆花、代赭石、竹茹；临证加减：腹胀反酸、胃气上逆者，加神曲、鸡内金、莱菔子、海螵蛸等；脘腹胀痛、气滞不舒者，加枳壳、砂仁、元胡、川楝子、香附、郁金等。中成药：越鞠保和丸、理中丸、胃肠安等。

2）外治法：针刺攒竹、内关、合谷、膈俞、阳陵泉、太冲等；灸神阙、足三里、中脘等；穴位敷贴：神阙、上脘、中脘、足三里等；耳穴贴压：脾、胃、交感、神门等。

（4）癌因性疼痛和疲乏

穴位按摩和耳穴压豆等中医治法有助于缓解癌痛。2023年NCCN癌因性疲乏治疗指南提出针灸和穴位按摩（包括红外线激光灸和经皮穴位刺激）对癌因性疲乏的恢复有一定疗效，但由于数据有限和异质性，很难对其益处进行明确评估。中医药在肿瘤防治中发挥重要辅助作用，但在腹膜瘤治疗中的临床应用潜力尚需深入研究。

3 营养支持

腹膜恶性肿瘤患者表现营养不良，营养治疗应根据患者病情，胃肠道功能状况选择适当的途径和方法。患者能经口摄入2/3的营养需要量时，可经口补充营养，否则需肠内管饲营养（Tube Feeding）。不能经胃肠道摄入、消化及吸收，则应给予全胃肠道外营养（Total Parenteral Nutrition，TPN）。

HIPEC治疗过程中患者处于应激状态，代谢处于负氮平衡，营养支持要求高。应予高蛋白、高热量、低糖饮食进行相应营养支持，如TPN、胃肠外营养及肠内营养等，同时补充谷氨酰胺、精氨酸制剂。

2024年胃癌NCCN指南，建议对潜在营养风险患者建立适当随访，以进行终身监测和管理，包括但不限于维生素B_{12}、铁、锌、钙和维生素D缺乏。可考虑每日常规补充复合维生素/矿物质、维生素B_{12}、钙和维生素D。

2023年NCCN癌因性疲乏治疗指南，建议针对畏食、腹泻、恶心和呕吐等因素导致的营养不足，提供营养咨询服务有助于患者管理营养状况。富含水果、蔬菜、全谷物和含有大量ω-3多不饱和脂肪酸食物的高纤维和低脂肪饮食有助于改善癌因性疲乏，建议咨询或转介营养师进行营养会诊和营养干预。

关于HIPEC治疗患者的营养支持尚无统一标准，需不断探索。

4 多学科整合诊治

腹膜瘤可起源于腹腔内不同器官，临床表现缺乏特异性，单一科室无法准确诊断，需要通过MDT to HIM为患者制订个体化整合诊疗方案。患者病情复杂，就诊时多已处于晚期，无法通过手术达到根治目的。应根据患者的机体状况，肿瘤的病理类型、侵犯范围和发展趋向，有计划地、合理地整合应用各科治疗手段。不同来源的腹膜瘤患者，治疗方案差异较大，采用MDT to HIM模式能更加深入了解患者病情，为肿瘤患者制订更全面的整合诊治方案。

第五节　CRS联合HIPEC的并发症

CRS并发症主要与患者自身情况、PCI指数、手术团队的技术水平及术后药物使用情况等有关。术中并发症主要包括脏器损伤及血管损伤。脏器损伤中最易波及消化道和泌尿系统。消化道系统最常损伤直肠前壁，为盆腔最低点，术中操作空间狭小，最易造成撕脱损伤。十二指肠、空肠、回肠和结肠损伤多为操作失误带来的机械性损伤。泌尿系统以膀胱和输尿管损伤多见。最直观的发现即为术中出现难控制性稀水样出血。血管损伤也较常发生。肿瘤侵犯血管外膜，或自身血管变异产生新分支，均易导致血管损伤。血液系统中，少数患者可出现白细胞降低等骨髓抑制。

CRS+HIPEC联合治疗对腹腔脏器影响程度较小，部分患者出现纳差、腹胀、腹痛等并发症，一般在结束治疗，拔除腹部灌注管后，都能快速恢复，个别患者胃肠道功能仍未明显好转，主要与自身疾病和手术操作因素相关。HIPEC不增加吻合口漏发生风险，发生多与患者自身营养状态、手术操作水平、吻合口张力和血运等相关。

第六节　CRS联合HIPEC的疗效评价

HIPEC在理论研究和技术层面上不断突破，已成为治疗腹膜瘤的有效辅助手段，很早就得到了国内外学者的广泛关注。HIPEC在治疗原发性腹膜瘤及胃癌、结直肠癌、卵巢癌、阑尾黏液瘤等继发性腹膜瘤其并发的恶性腹水方面具有独特疗效，可显著提高生活质量和长期存活率。

2014年第九届腹膜表面肿瘤国际大会上，PSOGI正式提出了CRS+HIPEC策略作为PMP、结直肠癌腹膜转移、MPM的标准治疗方案；作为卵巢癌、胃癌腹膜转移癌的推荐治疗手段。《2019年卵巢癌NCCN指南》将HIPEC纳入行IDS后治疗的指南中。《2021年胃癌NCCN指南》新增HIPEC内容：HIPEC或腹腔镜辅助下HIPEC可能是经严格选择的Ⅳ期患者的治疗选择。《2024年胃癌NCCN指南》认为HIPEC可能对经严格选择的低负荷腹膜转移患者有效，但需进一步开展临床研究。目前我国多个单位在开展CRS联合HIPEC治疗腹膜瘤的多中心随机对照研究，前期结果令人鼓舞。

第五章

临床随访及预后

第一节 腹膜瘤的随访

经过全面详细的治疗后，均应定期复查，密切检查患者病情，出现病情进展，及时治疗，更改治疗方案。腹膜瘤在完成治疗后，应按时定期行规范检查。

第1年内，每间隔1月，复查1次。第2年内，病情无进展，可适当延长至2~3个月复查1次。第3~5年，每6个月复查1次。5年后，视病情具体情况，延长至每12个月复查1次。

定期复查期间，出现病情进展，应恢复每月复查1次。每次随访，均应详细记录病情情况，治疗效果佳，可维持原方案；病情进展，及时更改方案，并评估后续治疗方案的有效性。

患者每次返院均应进行体检。继发性腹膜瘤可发生淋巴结转移，体检可发现部分远处肿大淋巴结。

（1）血清学检测

CA125已成为原发性腹膜瘤的常规有效检测，腹部结核也有升高，存有一定鉴别难度。但在结核患者中，CA125一般低于50 ng/L，而原发性腹膜瘤明显升高，且表达量高低与腹腔肿瘤的播散程度成正比。血清学在继发性腹膜瘤检测指标则较多，CA125、CA199、CEA、AFP、CA724、HCG皆为可密切监测指标。

（2）影像学检查

B超、CT、MRI及PET/CT都是腹膜瘤常规检查项目。

B超可检出腹水，并行腹水定位穿刺引流术，也可检测出腹膜处低回声结节，但易受周围器官及组织的影响。

CT能清晰显示肿瘤与周围组织的整体位置关系，以及重要血管的毗邻关系。

MRI对腹腔内恶性结节与其周围软组织有更好辨识度。

PET/CT可通过病变组织代谢增强发现微小病灶，能发现其他影像学无法发现的微小病变，在发现全身远处病变转移方面能发挥重要作用。

第二节　腹膜瘤的预后

腹膜瘤整体预后较差，重在预防。对胃癌、结直肠癌、卵巢癌、阑尾黏液瘤等接受根治术后进行早期干预，预防腹膜转移、提高治愈率为重点突破方向。早发现、早诊断并行规范化治疗是获得满意临床疗效的关键。腹膜瘤能否行满意手术治疗和规范HIPEC是影响CRS+HIPEC效果的重要因素。随着对其发病机制和相关治疗的进一步开展，目前已显著改善了腹膜瘤的预后。

参考文献

[1]Han B，Zheng R，Zeng H，et al. Cancer incidence and mortality in China，2022[J]. J Natl Cancer Cent. 2024；4（1）：page.

[2]Bray F，Laversanne M，Sung H，et al. Global cancer statistics 2022：GLOBOCAN estimates of incidence and mortality worldwide for 36 cancers in 185 countries[J]. CA Cancer J Clin. 2024；74（3）：229-263.

[3]樊代明. 整合肿瘤学 · 临床卷[M]. 北京：科学出版社，2021.

[4]崔书中. 体腔热灌注治疗[M]. 北京：人民卫生出版社，2021.

[5]樊代明，崔书中. 中国肿瘤整合诊治指南（CACA）·腹膜肿瘤[M]. 天津：天津科学技术出版社，2022.

[6]樊代明，崔书中. 中国肿瘤整合诊治技术指南（CACA）·C-HIPEC技术[M]. 天津：天津科学技术出版社，2023.

[7]樊代明，徐惠绵. 中国肿瘤整合诊治指南（CACA）·胃癌[M]. 天津：天津科学技术出版社，2022.

[8]樊代明，王锡山. 中国肿瘤整合诊治指南（CACA）·结直肠癌、肛管癌[M]. 天津：天津科学技术出版社，2022.

[9]Lei Z，Wang J，Li Z，et al. Hyperthermic intraperitoneal chemotherapy for gastric cancer with peritoneal metastasis：A multicenter propensity score-matched cohort study[J]. Chin J Cancer Res，2020，32（6）：794-803.

[10]关天培，雷子颖，崔书中. 结肠直肠癌腹膜转移防治临床研究[J]. 外科理论与实践，2021，26（01）：7-10.

[11]Lheureux S，Gourley C，Vergote I，et al. Epithelial ovarian cancer[J]. Lancet，2019，393（10177）：1240-1253.

[12]Chua T C，Moran B J，Sugarbaker P H，et al. Early- and long-term outcome data of patients with pseudomyxoma peritonei from appendiceal origin treated by a strategy of cytoreductive surgery and hyperthermic intraperitoneal chemotherapy[J]. J Clin Oncol，2012，30（20）：2449-2456.

[13]McKenney J K，Gilks C B，Kalloger S，et al. Classification of Extraovarian Implants in Patients With Ovarian Serous Borderline Tumors（Tumors of Low Malignant Potential）Based on Clinical Outcome[J]. Am J Surg Pathol，2016，40（9）：1155-1164.

[14]Spirtas R，Heineman E F，Bernstein L，et al. Malignant mesothelioma：attributable risk of asbestos exposure[J]. Occup Environ Med，1994，51（12）：804-811.

[15]Strauss D C，Hayes A J，Thomas J M. Retroperitoneal tumours：review of management[J]. Ann R Coll Surg Engl，2011，93（4）：275-280.

[16]Pascual-Anton L，Cardenes B，Sainz D L C R，et al. Mesothelial-to-Mesenchymal Transition and Exosomes in Peritoneal Metastasis of Ovarian Cancer[J]. Int J Mol Sci，2021，22（21）.

[17]Mikula-Pietrasik J，Uruski P，Tykarski A，et al. The peritoneal "soil" for a cancerous "seed"：a comprehensive review of the pathogenesis of intraperitoneal cancer metastases[J]. Cell Mol Life Sci，2018，75（3）：509-525.

[18]Spratt J S，Adcock R A，Muskovin M，et al. Clinical delivery system for intraperitoneal hyperthermic chemotherapy[J]. Cancer Res，1980，40（2）：256-260.

[19]樊代明. 整合肿瘤学 · 基础卷[M]. 西安：世界图书出版西安有限公司，2021.

[20]中国抗癌协会腹膜肿瘤专业委员会. 中国腹腔热灌注化疗技术临床应用专家共识（2019版）[J]. 中华医学杂志，2020（02）：89-90.

[21]中国抗癌协会腹膜肿瘤专业委员会，中国抗癌协会肿瘤热疗专业委员会，北京癌症防治学会肿瘤热疗专业委员会. 弥漫性恶性腹膜间皮瘤诊治中国专家共识[J]. 中华医学杂志，2021，101

（36）：2839-2849.

[22]Deraco M，杨智冉.恶性腹膜间皮瘤在米兰国家癌症中心的治疗进展[J].中国肿瘤临床，2022，49（24）：1295-1298.

[23]Kusamura S，Kepenekian V，Villeneuve L，et al. Peritoneal mesothelioma：PSOGI/EURACAN clinical practice guidelines for diagnosis，treatment and follow-up[J]. Eur J Surg Oncol. 2021；47（1）：36-59.

[24]陈万青，李霓，兰平，等.中国结直肠癌筛查与早诊早治指南（2020，北京）[J].中国肿瘤，2021，30（01）：1-28.

[25]Zwanenburg ES，El Klaver C，Wisselink DD，et al. Adjuvant Hyperthermic Intraperitoneal Chemotherapy in Patients With Locally Advanced Colon Cancer（COLOPEC）：5-Year Results of a Randomized Multicenter Trial[J]. J Clin Oncol. 2024；42（2）：140-145.

[26]Rau B，Lang H，Koenigsrainer A，et al. Effect of Hyperthermic Intraperitoneal Chemotherapy on Cytoreductive Surgery in Gastric Cancer With Synchronous Peritoneal Metastases：The Phase III GASTRIPEC-I Trial[J]. J Clin Oncol. 2024；42（2）：146-156.

[27]李晶，吴妙芳，林仲秋.《FIGO 2018妇癌报告》——卵巢癌、输卵管癌、腹膜癌诊治指南解读[J].中国实用妇科与产科杂志，2019，35（03）：304-314.

[28]McCluggage W G，Judge M J，Clarke B A，et al. Data set for reporting of ovary，fallopian tube and primary peritoneal carcinoma：recommendations from the International Collaboration on Cancer Reporting（ICCR）[J]. Mod Pathol，2015，28（8）：1101-1122.

[29]Roushdy-Hammady I，Siegel J，Emri S，et al. Genetic-susceptibility factor and malignant mesothelioma in the Cappadocian region of Turkey[J]. Lancet，2001，357（9254）：444-445.

[30]Glehen O，Passot G，Villeneuve L，et al. GASTRICHIP：D2 resection and hyperthermic intraperitoneal chemotherapy in locally advanced gastric carcinoma：a randomized and multicenter phase III study[J]. BMC Cancer，2014，14：183.

[31]裴炜，熊斌，崔书中，等.结直肠癌腹膜转移预防和治疗腹腔用药中国专家共识（V 2019）[J].中华结直肠疾病电子杂志，2019，8（04）：329-335.

[32]李雁，许洪斌，彭正，等.肿瘤细胞减灭术加腹腔热灌注化疗治疗腹膜假黏液瘤专家共识[J].中华医学杂志，2019（20）：1527-1535.

[33]Kim S J，Kim H H，Kim Y H，et al. Peritoneal metastasis：detection with 16- or 64-detector row CT in patients undergoing surgery for gastric cancer[J]. Radiology，2009，253（2）：407-415.

[34]Bozkurt M，Doganay S，Kantarci M，et al. Comparison of peritoneal tumor imaging using conventional MR imaging and diffusion-weighted MR imaging with different b values[J]. Eur J Radiol，2011，80（2）：224-228.

[35]Low R N，Sebrechts C P，Barone R M，et al. Diffusion-weighted MRI of peritoneal tumors：comparison with conventional MRI and surgical and histopathologic findings--a feasibility study[J]. AJR Am J Roentgenol，2009，193（2）：461-470.

[36]Dromain C，Leboulleux S，Auperin A，et al. Staging of peritoneal carcinomatosis：enhanced CT vs. PET/CT[J]. Abdom Imaging，2008，33（1）：87-93.

[37]Hu J，Zhang K，Yan Y，et al. Diagnostic accuracy of preoperative（18）F-FDG PET or PET/CT in detecting pelvic and para-aortic lymph node metastasis in patients with endometrial cancer：a systematic review and meta-analysis[J]. Arch Gynecol Obstet，2019，300（3）：519-529.

[38]Schmeler K M，Sun C C，Malpica A，et al. Low-grade serous primary peritoneal carcinoma[J]. Gynecol Oncol，2011，121（3）：482-486.

[39]Zuo T，Wong S，Buza N，et al. KRAS mutation of extraovarian implants of serous borderline tumor：prognostic indicator for adverse clinical outcome[J]. Mod Pathol，2018，31（2）：350-357.

[40]Dilani Lokuhetty V A W M. WHO Calssification of tumor（5th Edition）Female Genital Tumors[M]. In-

ternational Agency for Research，2020.

[41]Umetsu SE，Kakar S. Staging of appendiceal mucinous neoplasms：challenges and recent updates[J]. Hum Pathol. 2023，132：65-76.

[42]Yuan Z，Chen W，Liu D，et al. Peritoneal cell-free DNA as a sensitive biomarker for detection of peritoneal metastasis in colorectal cancer：a prospective diagnostic study：A prospective diagnostic study [J]. Clin Epigenetics. 2023；15（1）：65.

[43]Gege Z，Xueju W，Bin J. Head-To-Head Comparison of 68Ga-FAPI PET/CT and FDG PET/CT for the Detection of Peritoneal Metastases：Systematic Review and Meta-Analysis. AJR Am J Roentgenol [J]. 2023；220（4）：490-498.

[44]Fu C，Zhang B，Guo T，et al. Imaging Evaluation of Peritoneal Metastasis：Current and Promising Techniques[J]. Korean J Radiol. 2024；25（1）：86-102.

[45]Dong D，Tang L，Li ZY，et al. Development and validation of an individualized nomogram to identify occult peritoneal metastasis in patients with advanced gastric cancer[J]. Ann Oncol. 2019；30（3）：431-438.

[46]Liu S，He J，Liu S，et al. Radiomics analysis using contrast-enhanced CT for preoperative prediction of occult peritoneal metastasis in advanced gastric cancer[J]. Eur Radiol. 2020；30（1）：239-246.

[47]Huang W，Zhou K，Jiang Y，et al. Radiomics Nomogram for Prediction of Peritoneal Metastasis in Patients With Gastric Cancer[J]. Front Oncol. 2020；10：1416.

[48]刘彤华. 刘彤华诊断病理学[M]. 北京：人民卫生出版社，2018.

[49]曲延峻，赵小阳，董丽娜. 超声诊断卵巢癌腹膜及大网膜转移[J]. 中国医学影像技术，2010，26（07）：1334-1336.

[50]丁平安，刘洋，郭洪海，等. 腹腔镜探查联合腹腔脱落细胞学检查在局部进展期胃癌诊治中的应用. 中华胃肠外科杂志，2020，23（02）：170-176.

[51]Burbidge S，Mahady K，Naik K. The role of CT and staging laparoscopy in the staging of gastric cancer [J]. Clin Radiol，2013，68（3）：251-255.

[52]Van T S I，Engbersen M P，Bhairosing P A，et al. Diagnostic performance of imaging for the detection of peritoneal metastases：a meta-analysis[J]. Eur Radiol，2020，30（6）：3101-3112.

[53]Kim S J，Lee S W. Diagnostic accuracy of（18）F-FDG PET/CT for detection of peritoneal carcinomatosis；a systematic review and meta-analysis[J]. Br J Radiol，2018，91（1081）：20170519.

[54]Valasek M A，Pai R K. An Update on the Diagnosis，Grading，and Staging of Appendiceal Mucinous Neoplasms[J]. Adv Anat Pathol，2018，25（1）：38-60.

[55]Yan TD，Deraco M，Elias D，et al. A novel tumor-node-metastasis（TNM）staging system of diffuse malignant peritoneal mesothelioma using outcome analysis of a multi-institutional database*. Cancer[J]. 2011；117（9）：1855-1863.

[56]Cascales-Campos P A，Gil J，Gil E，et al. Treatment of microscopic disease with hyperthermic intraoperative intraperitoneal chemotherapy after complete cytoreduction improves disease-free survival in patients with stage IIIC/IV ovarian cancer[J]. Ann Surg Oncol，2014，21（7）：2383-2389.

[57]Paul H.Sugarbaker. 腹膜表面肿瘤细胞减灭术与围手术期化疗[M]. 李燕译，北京：科学出版社，2018.

[58]Feldman A L，Libutti S K，Pingpank J F，et al. Analysis of factors associated with outcome in patients with malignant peritoneal mesothelioma undergoing surgical debulking and intraperitoneal chemotherapy[J]. J Clin Oncol，2003，21（24）：4560-4567.

[59]Ceelen W P，Flessner M F. Intraperitoneal therapy for peritoneal tumors：biophysics and clinical evidence[J]. Nat Rev Clin Oncol，2010，7（2）：108-115.

[60]Yan T D，Deraco M，Baratti D，et al. Cytoreductive surgery and hyperthermic intraperitoneal chemotherapy for malignant peritoneal mesothelioma：multi-institutional experience[J]. J Clin Oncol，2009，

27（36）：6237-6242.
[61]杨智冉，苏延冬，杨锐，等.肿瘤细胞减灭术联合腹腔热灌注治疗恶性腹膜间皮瘤的并发症及危险因素分析[J].中国肿瘤临床，2023，50（13）：661-666.
[62]Helm J H，Miura J T，Glenn J A，et al. Cytoreductive surgery and hyperthermic intraperitoneal chemotherapy for malignant peritoneal mesothelioma：a systematic review and meta-analysis[J]. Ann Surg Oncol，2015，22（5）：1686-1693.
[63]Lambert L A. Looking up：Recent advances in understanding and treating peritoneal carcinomatosis[J]. CA Cancer J Clin，2015，65（4）：284-298.
[64]Vogelzang N J，Rusthoven J J，Symanowski J，et al. Phase III study of pemetrexed in combination with cisplatin versus cisplatin alone in patients with malignant pleural mesothelioma[J]. J Clin Oncol，2003，21（14）：2636-2644.
[65]Baas P，Scherpereel A，Nowak A K，et al. First-line nivolumab plus ipilimumab in unresectable malignant pleural mesothelioma（CheckMate 743）：a multicentre，randomised，open-label，phase 3 trial[J]. Lancet，2021，397（10272）：375-386.
[66]Sugarbaker P H. Prevention and Treatment of Peritoneal Metastases from Gastric Cancer[J]. J Clin Med，2021，10（9）.
[67]Hu H，Zhao J，Yuan J，Zhang M. Peripheral PD-1 and Tim-3 percentages are associated with primary sites and pathological types of peritoneal neoplasms[J]. BMC Cancer. 2023；23（1）：287.
[68]Hu H，Zhang M. Correlation analysis between peripheral blood dendritic cell subsets and PD-1 in patients with peritoneal adenocarcinoma[J]. Braz J Med Biol Res. 2024；57：e13192.
[69]Patricia J. Eifel，M.D.，Professor. Role of radiation therapy[J]. Best Practice & Research Clinical Obstetrics and Gynaecology. 2017，41：118-125.
[70]Chan JK，Teoh D，Hu JM，et al. Do clear cell ovarian carcinomas have poorer prognosis compared to other epithelial cell types? A study of 1411 clear cell ovarian cancers[J]. Gynecol Oncol. 2008；109（3）：370-376.
[71]Chan JK，Tian C，Fleming GF，et al. The potential benefit of 6 vs. 3 cycles of chemotherapy in subsets of women with early-stage high-risk epithelial ovarian cancer：an exploratory analysis of a Gynecologic Oncology Group study[J]. Gynecol Oncol. 2010；116（3）：301-306.
[72]中国抗癌协会胃癌专业委员会.胃癌腹膜转移诊治中国专家共识（2023版）.中华胃肠外科杂志，2023，26（08）：717-728.
[73]余涛，马福海，安琦，等.基于倾向性评分匹配分析腹腔热灌注化疗预防性应用于局部进展期老年胃癌患者的安全性和疗效.中华医学杂志，2023，103（36）：2867-2873.
[74]丁平安，杨沛刚，田园，等.腹腔热灌注化疗联合全身系统化疗及阿帕替尼转化治疗对胃癌腹膜转移的疗效[J].中国肿瘤临床，2021，48（08）：409-414.
[75]丁平安，杨沛刚，郭洪海，等.腹壁化疗港在胃癌腹膜转移NIPS化疗应用中的安全性分析[J].中国普通外科杂志，2021，30（10）：1151-1159.
[76]Ba M，Cui S，Long H，et al. Safety and Effectiveness of High-Precision Hyperthermic Intraperitoneal Perfusion Chemotherapy in Peritoneal Carcinomatosis：A Real-World Study[J]. Front Oncol，2021，11：674915.
[77]Yang X J，Huang C Q，Suo T，et al. Cytoreductive surgery and hyperthermic intraperitoneal chemotherapy improves survival of patients with peritoneal carcinomatosis from gastric cancer：final results of a phase III randomized clinical trial[J]. Ann Surg Oncol，2011，18（6）：1575-1581.
[78]Bonnot P E，Piessen G，Kepenekian V，et al. Cytoreductive Surgery With or Without Hyperthermic Intraperitoneal Chemotherapy for Gastric Cancer With Peritoneal Metastases（CYTO-CHIP study）：A Propensity Score Analysis[J]. J Clin Oncol，2019，37（23）：2028-2040.
[79]Newhook T E，Agnes A，Blum M，et al. Laparoscopic Hyperthermic Intraperitoneal Chemotherapy is

Safe for Patients with Peritoneal Metastases from Gastric Cancer and May Lead to Gastrectomy[J]. Ann Surg Oncol, 2019, 26 (5): 1394-1400.

[80]Ishigami H, Fujiwara Y, Fukushima R, et al. Phase III Trial Comparing Intraperitoneal and Intravenous Paclitaxel Plus S-1 Versus Cisplatin Plus S-1 in Patients With Gastric Cancer With Peritoneal Metastasis: PHOENIX-GC Trial[J]. J Clin Oncol, 2018, 36 (19): 1922-1929.

[81]Bang Y J, Van Cutsem E, Feyereislova A, et al. Trastuzumab in combination with chemotherapy versus chemotherapy alone for treatment of HER2-positive advanced gastric or gastro-oesophageal junction cancer (ToGA): a phase 3, open-label, randomised controlled trial[J]. Lancet, 2010, 376 (9742): 687-697.

[82]Boku N, Ryu M H, Kato K, et al. Safety and efficacy of nivolumab in combination with S-1/capecitabine plus oxaliplatin in patients with previously untreated, unresectable, advanced, or recurrent gastric/gastroesophageal junction cancer: interim results of a randomized, phase II trial (ATTRACTION-4) [J]. Ann Oncol, 2019, 30 (2): 250-258.

[83]Kang Y K, Boku N, Satoh T, et al. Nivolumab in patients with advanced gastric or gastro-oesophageal junction cancer refractory to, or intolerant of, at least two previous chemotherapy regimens (ONO-4538-12, ATTRACTION-2): a randomised, double-blind, placebo-controlled, phase 3 trial[J]. Lancet, 2017, 390 (10111): 2461-2471.

[84]Wang F, Wei X L, Wang F H, et al. Safety, efficacy and tumor mutational burden as a biomarker of overall survival benefit in chemo-refractory gastric cancer treated with toripalimab, a PD-1 antibody in phase Ib/II clinical trial NCT02915432[J]. Ann Oncol, 2019, 30 (9): 1479-1486.

[85]Ding P, Yang P, Tian Y, et al. Neoadjuvant intraperitoneal and systemic paclitaxel combined with apatinib and S-1 chemotherapy for conversion therapy in gastric cancer patients with positive exfoliative cytology: a prospective study. J Gastrointest Oncol. 2021; 12 (4): 1416-1427.

[86]Lv J, Wu J, Wu H, et al. Study protocol of a phase II clinical trial evaluating the efficacy of neoadjuvant intraperitoneal and systemic albumin-bound paclitaxel combined with camrelizumab and S-1 in the treatment of patients with exfoliative cell-positive gastric cancer. Front Oncol. 2023; 13: 1201928.

[87]Elias D, Lefevre J H, Chevalier J, et al. Complete cytoreductive surgery plus intraperitoneal chemohyperthermia with oxaliplatin for peritoneal carcinomatosis of colorectal origin[J]. J Clin Oncol, 2009, 27 (5): 681-685.

[88]Elias D, Gilly F, Boutitie F, et al. Peritoneal colorectal carcinomatosis treated with surgery and perioperative intraperitoneal chemotherapy: retrospective analysis of 523 patients from a multicentric French study[J]. J Clin Oncol, 2010, 28 (1): 63-68.

[89]Van Stein R M, Aalbers A, Sonke G S, et al. Hyperthermic Intraperitoneal Chemotherapy for Ovarian and Colorectal Cancer: A Review[J]. JAMA Oncol, 2021, 7 (8): 1231-1238.

[90]Honore C, Gelli M, Francoual J, et al. Ninety percent of the adverse outcomes occur in 10% of patients: can we identify the populations at high risk of developing peritoneal metastases after curative surgery for colorectal cancer?[J]. Int J Hyperthermia, 2017, 33 (5): 505-510.

[91]Hallam S, Tyler R, Price M, et al. Meta-analysis of prognostic factors for patients with colorectal peritoneal metastasis undergoing cytoreductive surgery and heated intraperitoneal chemotherapy[J]. BJS Open, 2019, 3 (5): 585-594.

[92]中华人民共和国国家卫生和计划生育委员会医政医管局. 中国结直肠癌诊疗规范（2017年版）[J]. 中国实用外科杂志，2018，38（10）：1089-1103.

[93]Verwaal V J, van Ruth S, de Bree E, et al. Randomized trial of cytoreduction and hyperthermic intraperitoneal chemotherapy versus systemic chemotherapy and palliative surgery in patients with peritoneal carcinomatosis of colorectal cancer[J]. J Clin Oncol, 2003, 21 (20): 3737-3743.

[94]Botrel T, Clark L, Paladini L, et al. Efficacy and safety of bevacizumab plus chemotherapy compared

to chemotherapy alone in previously untreated advanced or metastatic colorectal cancer: a systematic review and meta-analysis[J]. BMC Cancer, 2016, 16: 677.

[95]Zheng Y, Zhang J, Chen C, et al. Prophylactic hyperthermic intraperitoneal chemotherapy in T4 colorectal cancer: Can it improve the oncologic prognosis? - A propensity score matching study. Eur J Surg Oncol. 2024; 50 (2): 107958.

[96]Wright A A, Bohlke K, Armstrong D K, et al. Neoadjuvant Chemotherapy for Newly Diagnosed, Advanced Ovarian Cancer: Society of Gynecologic Oncology and American Society of Clinical Oncology Clinical Practice Guideline[J]. J Clin Oncol, 2016, 34 (28): 3460-3473.

[97]Safra T, Grisaru D, Inbar M, et al. Cytoreduction surgery with hyperthermic intraperitoneal chemotherapy in recurrent ovarian cancer improves progression-free survival, especially in BRCA-positive patients- a case-control study[J]. J Surg Oncol, 2014, 110 (6): 661-665.

[98]Sioulas V D, Schiavone M B, Kadouri D, et al. Optimal primary management of bulky stage IIIC ovarian, fallopian tube and peritoneal carcinoma: Are the only options complete gross resection at primary debulking surgery or neoadjuvant chemotherapy?[J]. Gynecol Oncol, 2017, 145 (1): 15-20.

[99]Spiliotis J, Halkia E, Lianos E, et al. Cytoreductive surgery and HIPEC in recurrent epithelial ovarian cancer: a prospective randomized phase III study[J]. Ann Surg Oncol, 2015, 22 (5): 1570-1575.

[100]中国抗癌协会宫颈癌专业委员会.妇科肿瘤腹腔热灌注治疗临床药物应用专家共识（2024年版）[J].中国实用妇科与产科杂志，2024，40（01）：62-67.

[101]Van Driel W J, Koole S N, Sikorska K, et al. Hyperthermic Intraperitoneal Chemotherapy in Ovarian Cancer[J]. N Engl J Med, 2018, 378 (3): 230-240.

[102]Lei Z, Wang Y, Wang J, et al. Evaluation of Cytoreductive Surgery With or Without Hyperthermic Intraperitoneal Chemotherapy for Stage III Epithelial Ovarian Cancer[J]. JAMA Netw Open, 2020, 3 (8): e2013940.

[103]Aronson SL, Lopez-Yurda M, Koole SN, et al. Cytoreductive surgery with or without hyperthermic intraperitoneal chemotherapy in patients with advanced ovarian cancer (OVHIPEC-1): final survival analysis of a randomised, controlled, phase 3 trial[J]. Lancet Oncol. 2023; 24 (10): 1109-1118.

[104]Arjona-Sánchez A, Espinosa-Redondo E, Gutiérrez-Calvo A, et al. Efficacy and Safety of Intraoperative Hyperthermic Intraperitoneal Chemotherapy for Locally Advanced Colon Cancer: A Phase 3 Randomized Clinical Trial[J]. JAMA Surg. 2023; 158 (7): 683-691.

[105]Lim MC, Chang SJ, Park B, et al. Survival After Hyperthermic Intraperitoneal Chemotherapy and Primary or Interval Cytoreductive Surgery in Ovarian Cancer: A Randomized Clinical Trial[J]. JAMA Surg. 2022; 157 (5): 374-383.

[106]Falandry C, Rousseau F, Mouret-Reynier M A, et al. Efficacy and Safety of First-line Single-Agent Carboplatin vs Carboplatin Plus Paclitaxel for Vulnerable Older Adult Women With Ovarian Cancer: A GINECO/GCIG Randomized Clinical Trial[J]. JAMA Oncol, 2021, 7 (6): 853-861.

[107]Pignata S, Scambia G, Ferrandina G, et al. Carboplatin plus paclitaxel versus carboplatin plus pegylated liposomal doxorubicin as first-line treatment for patients with ovarian cancer: the MITO-2 randomized phase III trial[J]. J Clin Oncol, 2011, 29 (27): 3628-3635.

[108]Burger R A, Brady M F, Bookman M A, et al. Incorporation of bevacizumab in the primary treatment of ovarian cancer[J]. N Engl J Med, 2011, 365 (26): 2473-2483.

[109]Burger R A, Brady M F, Rhee J, et al. Independent radiologic review of the Gynecologic Oncology Group Study 0218, a phase III trial of bevacizumab in the primary treatment of advanced epithelial ovarian, primary peritoneal, or fallopian tube cancer[J]. Gynecol Oncol, 2013, 131 (1): 21-26.

[110]Chang J S, Kim S W, Kim Y J, et al. Involved-field radiation therapy for recurrent ovarian cancer: Results of a multi-institutional prospective phase II trial[J]. Gynecol Oncol, 2018, 151 (1): 39-45.

[111]Chan CY, Li H, Wu MF, et al. A Dose-Finding Trial for Hyperthermic Intraperitoneal Cisplatin in

Gynecological Cancer Patients Receiving Hyperthermic Intraperitoneal Chemotherapy[J]. Front Oncol. 2021；11：616264.

[112]Wu MF，Cheng XY，Wang DY，et al. Determining the maximum tolerated dose of paclitaxel combined with fixed dose of cisplatin for hyperthermic intraperitoneal chemotherapy in ovarian cancer：A multicenter phase I trial[J]. Gynecol Oncol. 2024；181：125-132.

[113]You ZY，Wu MF，Li H，et al. A phase I dose-finding trial of hyperthermic intraperitoneal docetaxel combined with cisplatin in patients with advanced-stage ovarian cancer[J]. J Gynecol Oncol. 2024；35（1）：e1.

[114]Gouy S，Ferron G，Glehen O，et al. Results of a multicenter phase I dose-finding trial of hyperthermic intraperitoneal cisplatin after neoadjuvant chemotherapy and complete cytoreductive surgery and followed by maintenance bevacizumab in initially unresectable ovarian cancer[J]. Gynecol Oncol. 2016；142（2）：237-242.

[115]Brown AP，Jhingran A，Klopp AH，et al. Involved-field radiation therapy for locoregionally recurrent ovarian cancer[J]. Gynecol Oncol. 2013；130（2）：300-305.

[116]Moran B，Baratti D，Yan T D，et al. Consensus statement on the loco-regional treatment of appendiceal mucinous neoplasms with peritoneal dissemination（pseudomyxoma peritonei）[J]. J Surg Oncol，2008，98（4）：277-282.

[117]Kusamura S，Barretta F，Yonemura Y，et al. The Role of Hyperthermic Intraperitoneal Chemotherapy in Pseudomyxoma Peritonei After Cytoreductive Surgery[J]. JAMA Surg，2021，156（3）：e206363.

[118]Govaerts K，Lurvink RJ，De Hingh IHJT，et al. Appendiceal tumours and pseudomyxoma peritonei：Literature review with PSOGI/EURACAN clinical practice guidelines for diagnosis and treatment[J]. Eur J Surg Oncol. 2021；47（1）：11-35.

[119]Yang R，Fu YB，Li XB，et al. Long-term survival in patients with PMP：a single-institutional retrospective study from China[J]. World J Surg Oncol. 2023；21（1）：347.

[120]Zhang Y，Zhao X，Gao C，et al. Treatment outcome analysis of bevacizumab combined with cyclophosphamide and oxaliplatin in advanced pseudomyxoma peritonei[J]. World J Gastrointest Surg. 2023；15（6）：1149-1158.

[121]雷子颖，丁炳晖，吴启越，等.细胞减灭术联合腹腔热灌注化疗治疗腹膜假黏液瘤的疗效分析[J].中华胃肠外科杂志，2023，26（12）：1179-1186.

[122]Amblard I，Mercier F，Bartlett DL，et al. Cytoreductive surgery and HIPEC improve survival compared to palliative chemotherapy for biliary carcinoma with peritoneal metastasis：A multi-institutional cohort from PSOGI and BIG RENAPE groups[J]. Eur J Surg Oncol. 2018；44（9）：1378-1383.

[123]Mehta S，Schwarz L，Spiliotis J，et al. Is there an oncological interest in the combination of CRS/HIPEC for peritoneal carcinomatosis of HCC? Results of a multicenter international study[J]. Eur J Surg Oncol. 2018；44（11）：1786-1792.

[124]Yu Liu，Qiuyi Huang，Ruijie Wang et al. Efficacy of Hyperthermic Intraperitoneal Chemotherapy Alone for Diffuse Peritoneal Carcinomatosis from Pancreatic Adenocarcinoma：A Single-Centre Retrospective Cohort Study[J]. Research Square. 08 March 2024，PREPRINT（Version 1）.

[125]中国抗癌协会.肝门部胆管癌规范化诊治专家共识（2015）[J].中华肝胆外科杂志，2015，21（8）：505-511.

[126]中国抗癌协会胰腺癌专业委员会.胰腺癌综合诊治指南（2018版）[J].中华外科杂志，2018，56（7）：481-494.

[127]《原发性肝癌诊疗指南（2024年版）》编写专家委员会，周俭.原发性肝癌诊疗指南（2024年版）[J].中国临床医学，2024，31（2）：277-334.

[128]中华人民共和国国家卫生健康委员会医政医管局.胰腺癌诊疗指南（2022年版）[J].中华消化

外科杂志，2022，21（9）：1117-1136.
[129]Zhu HD，Li HL，Huang MS，et al. Transarterial chemoembolization with PD-（L）1 inhibitors plus molecular targeted therapies for hepatocellular carcinoma（CHANCE001）[J]. Signal Transduct Target Ther. 2023；8（1）：58.
[130]Feng F，Gao Q，Wu Y，et al. Cytoreductive surgery combined with hyperthermic intraperitoneal chemotherapy vs. cytoreductive surgery alone for intrahepatic cholangiocarcinoma with peritoneal metastases：A retrospective cohort study[J]. Eur J Surg Oncol. 2021；47（9）：2363-2368.
[131]Qin X，Yang T，Xu H，et al. Dying tumor cells-inspired vaccine for boosting humoral and cellular immunity against cancer[J]. J Control Release. 2023；359：359-372.
[132]Chen C，Jung A，Yang A，et al. Chimeric Antigen Receptor-T Cell and Oncolytic Viral Therapies for Gastric Cancer and Peritoneal Carcinomatosis of Gastric Origin：Path to Improving Combination Strategies[J]. Cancers（Basel）. 2023；15（23）：5661.
[133]Hassan R，Butler M，O'Cearbhaill RE，et al. Mesothelin-targeting T cell receptor fusion construct cell therapy in refractory solid tumors：phase 1/2 trial interim results[J]. Nat Med. 2023；29（8）：2099-2109.
[134]Kamrani A，Nasiri H，Hassanzadeh A，et al. New immunotherapy approaches for colorectal cancer：focusing on CAR-T cell，BiTE，and oncolytic viruses[J]. Cell Commun Signal. 2024；22（1）：56.
[135]Jiang G，Ng YY，Tay JCK，et al. Dual CAR-T cells to treat cancers co-expressing NKG2D and PD1 ligands in xenograft models of peritoneal metastasis[J]. Cancer Immunol Immunother. 2023；72（1）：223-234.
[136]Sangro B，Chan SL，Kelley RK，et al. Four-year overall survival update from the phase III HIMALAYA study of tremelimumab plus durvalumab in unresectable hepatocellular carcinoma[J]. Ann Oncol. 2024；35（5）：448-457.
[137]Marmarelis ME，Wang X，Roshkovan L，et al. Clinical Outcomes Associated With Pembrolizumab Monotherapy Among Adults With Diffuse Malignant Peritoneal Mesothelioma[J]. JAMA Netw Open. 2023；6（3）：e232526.
[138]卢淮武，徐冬冬，赵喜博，等.《2024 NCCN卵巢癌包括输卵管癌及原发性腹膜癌临床实践指南（第1版）》解读[J].中国实用妇科与产科杂志，2024，40（02）：187-197.
[139]Dilawari A，Shah M，Ison G，et al. FDA Approval Summary：Mirvetuximab Soravtansine-Gynx for FRα-Positive，Platinum-Resistant Ovarian Cancer[J]. Clin Cancer Res. 2023；29（19）：3835-3840.
[140]Bella Á，Arrizabalaga L，Di Trani CA，et al. Intraperitoneal administration of a modified vaccinia virus Ankara confers single-chain interleukin-12 expression to the omentum and achieves immune-mediated efficacy against peritoneal carcinomatosis[J]. J Immunother Cancer. 2023；11（11）：e006702.
[141]Di Trani CA，Cirella A，Arrizabalaga L，et al. Intracavitary adoptive transfer of IL-12 mRNA-engineered tumor-specific CD8+ T cells eradicates peritoneal metastases in mouse models[J]. Oncoimmunology. 2022；12（1）：2147317.
[142]Qian S，Chen J，Zhao Y，et al. Intraperitoneal administration of carcinoembryonic antigen-directed chimeric antigen receptor T cells is a robust delivery route for effective treatment of peritoneal carcinomatosis from colorectal cancer in pre-clinical study[J]. Cytotherapy. 2024；26（2）：113-125.
[143]欧阳晓婵.中医特色护理在晚期癌症病人疼痛中的应用[J].循证护理，2021，7（03）：415-418.
[144]余璐.穴位按摩及情志护理干预对癌症患者睡眠障碍及生活质量的影响[J].光明中医，2022，37（13）：2435-2437.
[145]张冉冉，黄喆.一例中医特色耳穴压贴疗法辅助药物镇痛用于晚期癌症患者疼痛管理的临床实践[C]//上海市护理学会.第五届上海国际护理大会论文摘要汇编（上），2022：2.
[146]Lu Y，Xiao Z，Zhao X，et al. Incidence，risk factors，and outcomes of the transition of HIPEC-in-

duced acute kidney injury to acute kidney disease：a retrospective study[J]. Ren Fail. 2024；46（1）：2338482.

[147]Rau B，Lang H，Koenigsrainer A，et al. Effect of Hyperthermic Intraperitoneal Chemotherapy on Cytoreductive Surgery in Gastric Cancer With Synchronous Peritoneal Metastases：The Phase III GASTRIPEC-I Trial[J]. J Clin Oncol. 2024；42（2）：146-156.

[148]Kitaguchi D，Park EJ，Baik SH，et al. Cytoreductive surgery plus hyperthermic intraperitoneal chemotherapy versus R0 resection for resectable colorectal cancer with peritoneal metastases and low peritoneal cancer index scores：a collaborative observational study from Korea and Japan[J]. Int J Surg. 2024；110（1）：45-52.

[149]丁平安，杨沛刚，谢琪，等.全程营养干预在腹腔脱落细胞学阳性胃癌病人转化治疗中的应用价值[J].肠外与肠内营养，2021，28（06）：332-337.

[150]Gong Q，Song C，Wang X，et al. Hyperthermic intraperitoneal chemotherapy with recombinant mutant human TNF-α and raltitrexed in mice with colorectal-peritoneal carcinomatosis[J]. Exp Biol Med（Maywood）. 2020，245（6）：542-551.

[151]陈亚军，姜玉娟，周思成，等.重组改构人肿瘤坏死因子用于进展期结肠癌患者术中腹腔灌注治疗的近期安全性及可行性分析[J].中华结直肠疾病电子杂志，2024，13（02）：94-100.

肾癌

名誉主编

樊代明

主　编

李长岭

副主编

陈立军　齐　隽　李　响　盛锡楠　刘卓炜　韩苏军

编　委（按姓氏拼音排序）

陈方敏　陈国俊　陈　辉　陈惠庆　陈立军　丛明华　种　铁　关有彦

韩苏军　何书明　何卫阳　胡　滨　金百冶　李培军　李　响　李长岭

刘　川　刘跃平　刘卓炜　卢建新　吕家驹　孟宪锋　齐　隽　盛锡楠

孙卫兵　田　军　佟　明　王理伟　王启林　王宗平　邢毅飞　易发现

曾　浩　张　超　张　姬　张　宁　张雪培　朱　刚

执　笔

韩苏军

秘　书

关有彦

第一章

流行病学

肾细胞癌（Renal cell carcinoma，RCC）简称肾癌，是源于肾小管上皮的恶性肿瘤，占肾脏恶性肿瘤的80%~90%。在世界范围，RCC的发病率占成人恶性肿瘤的2%~3%，分布有明显地域差异，北美、西欧等国发病率最高。发病可见于各年龄段，高发在50~70岁，男女比例约为2∶1。据GLOBOCAN 2022统计，全球RCC发病居恶性肿瘤第14位，死亡率居第16位。估计发病人数434840例，死亡155953例，年龄标化发病率4.4/10万，年龄标化死亡率1.5/10万。

据中国肿瘤登记数据显示，2022年，估计中国肾癌发病人数73656人，占恶性肿瘤发病1.5%，居恶性肿瘤第16位；粗发病率为5.22/10万，年龄标化发病率为3.13/10万。死亡人数23991人，占恶性肿瘤死亡0.93%，居恶性肿瘤死亡第17位；粗死亡率为1.70/10万，年龄标化死亡率为0.91/10万。5年患病率为2/10万。

第二章 预防及筛查

第一节 预防

RCC病因不明确，可能与吸烟、肥胖、高血压、长期血透等有关，少数与遗传因素有关。故本指南推荐如下预防建议。

（1）保持良好生活习惯，吸烟者建议戒烟（推荐等级 强）。吸烟是RCC中等危险因素。有吸烟史者RCC相对危险度为1.3；正在吸烟者为1.6。吸烟是目前唯一公认的RCC环境危险因素。

（2）肥胖者建议控制体重（推荐等级 强）。研究显示：RCC风险随体重指数增加而增长，具体机制不明，可能与肥胖增加雄性和雌性激素释放，或与脂肪细胞释放某些细胞因子相关。

（3）预防与控制高血压（推荐等级 弱）。研究显示，高血压及其相关药物使用是RCC发病的可能因素。可使发病风险增加1.4–2倍。

第二节 筛查

不同分期RCC预后差异较大。欧洲泌尿外科学会（European Association of Urology，EAU）指南显示，Ⅰ~Ⅳ期5年肿瘤特异生存（Cancer Specific Survival，CSS）分别为91%、74%、67%、32%，因此早诊早治可明显提高生存率。结合美国泌尿外科协会（American Urological Association，AUA）和EAU指南及相关文献，本指南对RCC早期筛查提出如下推荐意见。

1 对象

推荐对以下RCC高危人群进行筛查。

（1）有家族史或合并遗传性综合征的患者，如VHL综合征（VHL基因突变）、结节性硬化症（TSC1/2突变）、遗传性乳头状RCC（MET基因突变）等遗传性肿瘤患者，以及存在RCC家族史或家族中存在多发肿瘤病史的人群，也推荐积极筛查RCC（推荐等级 强）。

（2）终末期肾病（end stage renal disease，ESRD）患者，RCC风险为普通人的5-35倍，推荐进行RCC筛查（推荐等级 强）。

（3）与ESRD长期透析相关的获得性囊性肾病（Acquired Cystic Kidney Disease，ARCD）患者推荐进行RCC筛查（推荐等级 强）。RCC风险与透析时间成正比。且发病更年轻，肿瘤常为双侧和多发，组织病理学呈现乳头状结构。

（4）肾移植患者，RCC风险比普通人群高10~100倍，可发生在原肾，也可在移植肾，推荐进行RCC筛查（推荐等级 强）。

（5）存在其他RCC危险因素的人群，如吸烟、肥胖、合并高血压等人群，尤其男性应进行筛查（推荐等级 弱）。

2 方案

RCC筛查与诊断主要靠影像学检查，确诊需病理学检查。

（1）肾脏超声检查经济、简便、无辐射，普及率高，是目前最常用的初检手段，适宜人群筛查。灰阶超声能示肿瘤大小、位置、与周围组织的关系。彩色多普勒超声能示肿瘤血供状态，亦能对静脉瘤栓作初步评价。超声检查对囊实性肾肿瘤鉴别有较高敏感性。对高危人群建议每一年一次行肾脏超声检查（推荐等级 强），可疑者建议CT或MRI。

（2）尿常规：约35%RCC出现血尿（肉眼或镜下血尿），简便易行，应常规检查（推荐等级 弱）。

第三章

诊断

第一节 临床表现

1 临床症状

多数患者早期无自觉症状，多在健康查体或其他疾病诊疗中发现。随早期筛查逐步普及，无症状早期RCC收治率显著提高，疗效也显著提升。应常规进行以下临床症状诊断（推荐等级 强）。

（1）原发灶症状：①血尿：通常为间歇性、无痛性全程肉眼血尿或镜下血尿。常于肿瘤穿破肾盏、肾盂后出现。②疼痛：缺乏特异性，常为腰部钝痛或隐痛。常因肿瘤生长牵扯肾包膜或侵犯腰肌及邻近器官所致。血尿严重时会形成血块，后者通过输尿管可引起肾绞痛或肾区疼痛，进一步可致排尿痛、排尿困难，甚至尿潴留。③腹部包块：肾脏较为隐蔽，肿瘤生长较大或位于肾下极时才发现腹部包块。若较为肥胖则更难发现。④RCC“三联征”：肉眼血尿、腰痛和腹部包块同时出现，多数已属中晚期。

（2）转移灶症状：部分患者以转移灶表现为首诊或伴发症状，如骨痛、骨折、咳嗽、咯血等。体检可见颈淋巴结肿大、继发性精索静脉曲张及双下肢水肿等，后者提示肿瘤侵犯肾静脉和下腔静脉可能。晚期也可表现消瘦、乏力、纳差等恶液质症状。

（3）副瘤综合征：临床表现不由原发肿瘤或转移灶所在部位直接引起，而是由肿瘤分泌物质间接引起异常免疫反应或不明原因引起的机体内分泌、神经、消化、造血、骨关节、肾脏及皮肤等系统发生病变，并出现相应临床表现，如高血压、血沉增快、红细胞增多症、肝功异常、高钙血症、高血糖、神经肌肉病变、淀粉样变性、溢乳症、凝血机制异常等，被称为副瘤综合征。

2 体格检查

肾脏解剖部位较深，RCC又起病隐匿，故体检对RCC的诊断价值有限。腹部肾区触及表面光滑的肿块，并随呼吸活动，若肿块固定则提示可能侵犯相邻组织。体检还可发现颈淋巴结肿大、继发性精索静脉曲张及双下肢水肿等，后者提示肿瘤侵犯肾静脉和下腔静脉可能。（推荐等级强）

第二节 实验室及细胞学检查

1 实验室检查

目前尚无公认用于RCC辅助诊断的血清肿瘤标志物，实验室检查可了解和评估肾功及全身系统功能，以助制定相应治疗措施，应常规检查肾功能、肝功能、全血细胞计数、血红蛋白、血钙、血沉、碱性磷酸酶和乳酸脱氢酶、尿常规等项目（推荐等级 强）。常见异常包括血尿、红细胞增多、血沉增快、高血糖、高血钙、Hb低、肝功及肾功异常等。

2 细胞学检查

对靠近或怀疑侵犯肾集合系统的中央型肿物，应考虑尿细胞学检查，必要时考虑输尿管镜检，以排除尿路上皮癌（推荐等级 弱）。

第三节 影像学检查

影像学检查在RCC的筛查、发现、定位、定性、分期，以及治疗后的随访等诊治过程均有重要作用。通过超声、CT、MRI等影像学检查可将RCC分为实性、囊性及囊实性肿瘤。是否具有强化效应是鉴别囊实性肿瘤的一个重要标准。超声检查可在术中应用，辅助肿瘤精准定位。PET-CT主要用于发现远处转移灶及对整合治疗疗效评定，但随着新型放射性示踪剂的运用，可通过PET-CT对肾透明细胞癌进行诊断。影像学检查是患者手术前后及非手术情况下病灶的跟踪、比较、随访和评估的重要手段。

1 CT

CT是RCC术前诊断、分期及术后随访最常用的检查方法，包括CT平扫和多期增强扫描（推荐等级 强）。①CT扫描可对大多数RCC进行定性诊断，具较高的诊断敏感性和特异性。对透明细胞性RCC（clear cell renal cell carcinoma，ccRCC）多具有较典型的造影剂“快进快出”表现：平扫多呈不均匀等/低密度的类圆形肿块，增强后皮髓质期呈中-高度强化，实质期肿瘤密度低于肾实质。肿瘤内坏死、出血较常见。但需注意，CT对部分少见类型RCC与良性肿瘤如嗜酸细胞腺瘤和乏脂型血管平滑肌脂肪瘤鉴别有一定困难。②除定性诊断外，CT还能为术前提供更多信息：肿瘤侵犯范围，包括静脉系统、邻近器官是否受侵（T分期），区域淋巴结是否转移（N分期），扫描范围内有无其他器官转移（M分期），有无变异血管（CTA）及双肾形态及功能的粗略评估等。③胸部CT可为肺部转移患者提供分期依据，但无综合症状、贫血或血小板增多的cT1aN0患者，并不推荐胸部CT。④CT还是治疗后随访的重要手段。

2 MRI

MRI是RCC诊断及随访较常用的检查方法，尤其适于碘造影剂过敏、肾功损害、妊娠或其他不宜行CT检查者，对因放射线暴露而拒绝CT检查的年轻患者，MRI可作为相应的替代检查（推荐等级 强）。与CT相比，MRI诊断肾脏小的占位病变和静脉瘤栓的敏感性和特异性更高。多参数MRI检测可通过透明细胞癌可能性评分系统（clear cell likelihood score，ccLS），将肾透明细胞癌与其他小的实性肾脏肿块区分开来，具有中等敏感性、特异性和阳性预测值。MRI对肾脏囊性病变内结构的显示及出血性肾囊肿的鉴别诊断也更具优势。

3 超声

超声对RCC筛查、诊断、术中治疗及随访等均起重要作用（推荐等级 弱）。①超声诊断对RCC的敏感性及特异性低于CT，但对肾囊性病变的准确性较高。特别是彩色多普勒超声对显示肿瘤内部和周边血流情况、判断瘤内有无坏死液化等具有重要意义。②超声无辐射且灵活便捷，常规用于引导穿刺活检，还常用于术中探查确定手术范围，包括肿瘤位置，对肾静脉、下腔静脉及右心房内瘤栓的范围可作出清晰判断。③超声还可观察淋巴结肿大及脏器转移等情况。但超声检查范围较局限，且易受分辨率、患者条件及操作经验等影响，对肿瘤分期准确性不如CT。

4 超声造影

超声造影（contrast enhanced ultrasonography，CEUS）对RCC良、恶性鉴别敏感性（>88%）较高和特异性（50%~80%）相对高（推荐等级 弱）。肾恶性肿瘤多表现高增强、不均匀增强，消退迅速；良性肿瘤则以低增强、均匀增强，消退缓慢为主。

5 核素肾动态显像

可动态了解肾脏血流灌注、肾小球滤过及泌尿系统的结构和功能，主要用于评价双肾功能，有助于指导手术方案决策（推荐等级 弱）。

6 核素骨扫描

有骨痛或碱性磷酸酶升高者推荐骨扫描以明确有否骨转移（推荐等级 弱）。

7 PET或PET-CT

对RCC原发灶诊断敏感性较低，主要用于远处转移灶评估，具有较高敏感性和特异性（推荐等级 弱）。随着新型示踪剂的使用，逐渐显示其在RCC早期诊断的意义。

第四节 肾囊性肿物的Bosniak分类

表30-3-1 肾囊性肿物Bosniak分类的影像学特征及处理方式

Bosniak分类	影像学特征	恶性肿瘤风险	处理方式
Ⅰ	密度均匀，囊壁光滑，无分隔，无钙化，无强化	<2%	定期随访
Ⅱ	可有小分隔，囊壁或分隔有小钙化，无明显强化；直径<3cm，边缘光滑，无明显强化的高密度囊肿	0~14%	定期随访
ⅡF	可有多个小分隔，有较粗大钙化，囊壁无明显强化，直径>3cm或完全肾实质内无明显强化的高密度囊肿	20%	定期监测
Ⅲ	囊壁或分隔增厚，有粗大钙化，囊壁或分隔有明显强化	30%~60%	手术治疗
Ⅳ	囊壁或分隔不规则增厚，有粗大钙化，多发壁结节或软组织肿块，伴明显强化	90%~100%	手术治疗

Bosniak所提出的肾囊肿分类方法目前已被广泛接受，其中这四类分型恶性程度比例逐渐增高，临床上Ⅰ型、Ⅱ型常不需手术治疗；Ⅲ型、Ⅳ型一般均采取手术治疗，这两类囊肿无法单独通过影像学检查做出准确诊断，其恶性囊肿的概率在31%~100%，Ⅳ型几乎全部为恶性。推荐根据Bosniak分类系统分层处理肾脏囊性病变（推荐等级 弱）。

第五节 肾肿瘤穿刺活检

（1）肾肿瘤穿刺活检对病理诊断有重要价值，但对评估坏死及肉瘤样/横纹肌样改变等不良预后特征有局限性。肾肿瘤穿刺活检可能出现出血、种植转移等潜在风险，虽发生率较低，但仍需综合考虑风险、操作者技术及会否影响当前治疗方案等，由多学科整合诊治（MDT to HIM）团队做整合决定。决定肾肿瘤穿刺活检时，需成立泌尿外科、影像科、超声科、病理科在内的MDT to HIM团队，并充分说明所选方案的获益及风险（推荐等级 强）。

（2）肾脏小肿瘤（small renal masses，SRMs）指最大径≤4cm的RCC。不宜手术治疗的（年迈体弱或有手术禁忌）SRMs，尤其是影像学检查难以定性的SRMs，在拟行消融治疗或等待观察前，可行穿刺活检明确病理诊断，进而制定更适合的治疗方案（推荐等级 强）。一项对542例SRMs行手术切除的多中心研究表明，在行RCC活检的中心，术后病理良性比例小于未行活检的中心（5% vs 16%），表明穿刺活检可降低良性肿瘤的手术概率，避免过度治疗，进而减少相应并发症。

（3）转移性肾细胞癌（metastatic renal cell cancer，mRCC）在系统治疗前，应行穿刺活检病理确诊（推荐等级 强），同时可行组织学基因检测，对制定整合诊疗方案有一定指导价值。

（4）RCC穿刺活检可在超声或CT引导下进行，可用14G、18G、20G穿刺针（推荐等级 强）。用18G穿刺针，在保证穿刺结果准确前提下，可以尽可能减少术后并发症。

（5）同轴技术通过同轴套管行多次活检，尽可能减少肿瘤经针道种植和转移风险。同轴针技术的应用可以降低肾脏穿刺活检的并发症风险，提高其安全性，在行肾肿瘤活检时推荐使用同轴技术（推荐等级 强）。由于穿刺是一种有创性操作，会对患者造成一定程度的损伤，特别是对肾脏这样 血供丰富的器官，减少穿刺次数尤为重要。除减少穿刺次数，同轴针形成的通道还可自然形成血凝块，并可通过通道注入海绵栓塞剂、凝血酶等，有助及时处理出血等并发症。因此，对出血风险较高的肾脏穿刺活检患者，使用同轴针具有明显优势。

（6）肾囊性肿块穿刺活检的诊断率和准确性较低，不建议单独进行（推荐等级 强）。有实性区域（BosniakⅣ型囊肿）者，才可考虑对实性部分在影像引导下实施精准穿刺活检，由于对Ⅲ型、Ⅳ型囊肿的病理诊断 必须将整个囊体切除进行检测，所以过去认为只能取局部标本的穿刺活检在囊肿诊断应用上较为局限，但对不能采取手术治疗的部分患者采取穿刺活检则较为可行。对Ⅲ型囊肿患者，囊壁或囊液内未发现癌细胞、囊内抽出血性囊液者、病理发现非典型性囊壁细胞都不能排除囊肿的恶性可能，由于对这类囊肿患者穿刺诊断的正确率变化较大，所以穿刺活检目前不能作为Ⅲ型囊肿的常规诊断方式，但在实际工作中可考虑对这类恶性可能较大的囊肿进行穿刺活检以选择合适的治疗方式。

（7）拟行手术治疗的RCC患者，由于腹部增强影像诊断准确率很高，无需穿刺活检（推荐等级 弱）。但对拟行术前新辅助治疗者，需行穿刺活检，明确病理类型。经皮肾穿刺活检术后出血的风险因素有多种，主要包含穿刺次数过多、高血压、肾实质厚度、血小板计数低、肾功能不全、贫血、凝血功能障碍、穿刺活检针选择不当、穿刺医生不熟练等。高龄、高血压、肾功能不全、血小板计数低等均与经皮肾穿刺活检术后血肿、出血存在密切关系。因此，明确导致经皮肾穿刺活检术后 出血相关风险因素，对出血预防措施制定、经皮肾穿刺活检术应用安全性提高均具重要意义。

第六节 组织病理学

1 分类

目前RCC病理分类参照2022版WHO RCC分类（表30-3-2）标准，肾细胞癌即肾癌，作为RCC中最常见类型，透明细胞性肾细胞癌（ccRCC）（占70%~90%），乳头状肾细胞癌（pRCC）（占10%~15%），嫌色性肾细胞癌（chRCC）（占3%~5%）仍是常见分类。透明细胞肾细胞癌的预后相对乳头状或嫌色性肾细胞癌而言更为不佳，且易转移。在约90%的病例中，这些肿瘤表现出3号染色体上Von Hippel-Lindau（VHL）肿瘤抑制基因的改变。乳头状肾细胞癌，当前学界建议不再将pRCC细分为类型1和类型2。近年，对pRCC的遗传学及分子生物学研究有了新进展，其少见组织学亚型包括：双相型鳞样腺泡状肾细胞癌（BSARCC）、实体型pRCC、伴有极向反转的乳头状肾肿瘤。透明细胞乳头状肾细胞肿瘤（CCPRCT），由于该肿瘤一致的惰性行为而更名为肿瘤，具有管状-乳头状和囊性结构的低分期，低级别肿瘤，由细胞核沿腔缘线性排列的透明细胞组成。其形态学特征与透明细胞肾细胞癌和乳头状肾细胞癌相同，因此应制定更严格的诊断标准以避免误诊。集合管癌是一种罕见但高度侵袭性的RCC，仅占所有RCC的1%~2%，其起源于肾髓质。由于集合管癌与肾盂系统的尿路上皮癌在组织学上具有相似的浸润性高级别可变形态和重叠的免疫组织化学特征，因此在诊断上可能存在困难。近年来，还有其他几种肿瘤类型被描述，其中嗜酸性实性囊性RCC是一种罕见疾病，在最新版WHO分类中嗜酸性囊实性RCC已被认为是一个单独实体，它最初在结节性硬化症患者中描述，但也能由于TSC1或TSC2突变而散发惰性的肿瘤，不同比例的女性受累，仅有罕见转移的报道。肾黏液小管梭形细胞肾细胞癌（MTSCC）是一种罕见的上皮性肿瘤，具有特征性的组织学特征和低恶性潜能。最早的病例被描述为“来源于髓袢的肾细胞癌具有异常的分化”和“低级别集合小管癌”。从形态学上看，MTSCC由纤维细胞、小管和细胞外黏液或黏液性基质组成。管状囊状肾细胞癌（TCRCC）是一种罕见的肾脏肿瘤，2016年WHO RCC分类纳入其中。TCRCC由小管和囊肿组成，具有典型的免疫表型，表达PAX8、CK19、CD10等标志物。近些年，测序越来越多地用于识别具有异常形态的

RCC的分子改变。

2022年发布的第5版世界卫生组织（WHO）泌尿生殖系统肿瘤分类（WHO“蓝皮书”）对2016年版本的RCC进行了重大修订，除了基于形态的RCC外，还引入了分子分型的RCC分类并试图简化形态学分类。主要变化是由分子定义的RCC包括TFE3重排RCC、ALK重排RCC、TFEB重排和TFEB扩增RCC、FH缺陷RCC（原HL-RCC综合征相关RCC）、SDH缺陷RCC、ELOC（原TCEB1）突变RCC、SMARCB1（INI1）缺陷RCC；嗜酸性粒细胞性实体和囊性RCC是一种形态学上定义的新型RCC。其他罕见RCC类型详情可见表30-3-2。

表30-3-2 WHO肾脏肿瘤分类（2022年版）

肾细胞肿瘤	
透明细胞肿瘤	
透明细胞性肾细胞癌	
低度恶性潜能的多房囊性肾肿瘤	
乳头状肾肿瘤	
乳头状腺瘤	
乳头状肾细胞癌	
嗜酸性和嫌色性肾肿瘤	
嗜酸细胞瘤	
嫌色细胞癌	
其他嗜酸性肾肿瘤	
集合管肿瘤	
集合管癌	
其他类型肾肿瘤	
透明细胞乳头状肾细胞癌	
黏液小管样和梭形细胞肾细胞癌	
管状囊性肾细胞癌	
获得性囊性病相关性肾细胞癌	
嗜酸性囊实性肾细胞癌	
肾细胞癌，分型不明确	
分子分型肾细胞癌	
TFE3重排型肾细胞癌	
TFEB改变型肾细胞癌	
ELOC（原TCEB1）突变型肾细胞癌	
延胡索酸水合酶缺陷型肾细胞癌	
FH缺陷型肾细胞癌	
琥珀酸脱氢酶缺陷型肾细胞癌	
ALK重排型肾细胞癌	
髓样癌，分型不明确	
SMARCB1缺陷型类髓样肾细胞癌	
SMARCB1缺陷型未分化肾细胞癌，分型不明确	
其他类型SMARCB1缺陷型分化不良肾细胞癌，分型不明确	

续表

其他特定亚型	
后肾肿瘤	
后肾腺瘤	
后肾纤维瘤	
后肾间质瘤	
混合性上皮和间质肾肿瘤	
混合性上皮和间质肾肿瘤	
成人囊性肾瘤	
儿童囊性肾瘤	
肾间叶性肿瘤	
成人肾间叶性肿瘤	
血管平滑肌脂肪瘤	
嗜酸细胞性血管平滑肌脂肪瘤	
伴有上皮囊肿的血管平滑肌脂肪瘤	
上皮样血管平滑肌脂肪瘤	
血管母细胞瘤	
肾小球旁细胞瘤	
功能性肾小球旁细胞瘤	
无功能肾小球旁细胞瘤	
肾髓质间质细胞瘤	
儿童肾间叶性肿瘤	
婴儿期骨化性肾肿瘤	
中胚层肾瘤	
典型先天性中胚层肾瘤	
细胞型先天性中胚层肾瘤	
混合型先天性中胚层肾瘤	
肾脏恶性横纹肌样肿瘤	
肾透明细胞肉瘤	
肾脏的胚胎肿瘤	
肾母细胞瘤	
肾源性残余	
肾源性叶周残余	
肾源性叶内残余	
肾母细胞瘤病	
囊性部分分化型肾母细胞瘤	
肾母细胞瘤	
其他肾肿瘤	
肾脏生殖细胞肿瘤	
青春期前型畸胎瘤	
类癌畸胎瘤（神经内分泌肿瘤）	
卵黄囊肿瘤，NOS（分型不明确）	
混合性畸胎瘤-卵黄囊瘤	

2 分级

病理分级是一个重要的预后相关因素，2016版病理分级在原四级分级系统上做了进一步调整，增加了客观评价标准，形成WHO/ISUP病理分级系统（表30-3-3）。该分级主要适于ccRCC和乳头状肾细胞癌，2022年版WHO分类则更详细地说明了此分级的应用范围，详见表30-3-4。对chRCC目前有中心提出新的替代系统，但需进一步临床验证分子病理检测技术及研究领域的发展使得RCC的分类及诊疗方案起进一步推动作用。2020年，中华医学会病理学分会泌尿与男性生殖系统疾病病理专家组在2019年ISUP制定的对RCC分子病理诊断建议的基础上，制定了《肾细胞癌分子病理研究进展及检测专家共识》，对于RCC的诊断、分型、预后及治疗方案制定上具有一定参考价值 。

表30-3-3 WHO/ISUP分级系统

分级	定义
G1级	400×镜下核仁缺如或不明显，呈嗜碱性
G2级	400×镜下核仁明显，嗜酸性；100×镜下可见但不明显
G3级	100×镜下核仁明显，嗜酸性
G4级	明显的细胞核多形性和/或多核巨细胞和/或横纹肌样和/或肉瘤样分化

表30-3-4 WHO/ISUP分级在肾细胞癌中的应用

病理类型	是否应用WHO/ISUP分级
透明细胞癌	是
乳头状肾细胞癌	是
嫌色细胞癌	否，可采用嫌色肿瘤分级系统（CTG）分级或由坏死及肉瘤样改变进行分级
TFE3易位性肾细胞癌	否，3级及以上病例多，与预后无关。但TFE3蛋白表达与预后相关
TFEB改变性肾细胞癌	潜在应用，有助于区分TFEB扩增性肾细胞癌和TFEB易位性肾细胞癌，前者核分级较后者高
SDHB缺陷性肾细胞癌	潜在应用，可分成高级别（3或4级）和低级别（1或2级）两类
黏液小管样梭形细胞癌	潜在应用，高级别（3或4级）易出现局部复发和转移
ELOC/TCEB1突变性肾细胞癌	潜在应用，高分级的病例常与高分期相关，可出现转移
延胡索酸水合酶缺陷性肾细胞癌（包括遗传性平滑肌瘤及肾细胞癌综合征相关性肾细胞癌）	潜在应用。多数肿瘤为高核级伴侵袭性生物学行为，少数肿瘤为低核级伴有潜在惰性生物学行为
肾细胞癌，非特殊型	潜在应用，异质性的疾病，分成高核级和低核级，可用于和临床医师交流
集合管癌	高度侵袭性生物学行为，无需分级
SMARCB1缺陷性肾髓质癌	高度侵袭性生物学行为，无需分级
管状囊性癌	否，肿瘤呈高核级伴有惰性生物学形态的特征。病理分级仅为形态学特征，病理分级会引起临床对肿瘤生物学行为的误判
获得性肾囊肿病相关性肾细胞癌	否，肿瘤呈高核级伴有惰性生物学形态的特征。病理分级仅为形态学特征，病理分级会引起临床对肿瘤生物学行为的误判

病理类型	是否应用WHO/ISUP分级
嗜酸性实性和囊性肾细胞癌及嗜酸性空泡状肿瘤	否，肿瘤呈高核级伴有惰性生物学形态的特征。病理分级仅为形态特征，病理分级会引起临床对肿瘤生物学行为的误判
乳头状腺瘤	低核级为诊断必须，不分级，如出现高核分级等情况，要求病理医师充分取材除外其他类型肾细胞癌，如乳头状肾细胞癌
多房囊性肾细胞性肿瘤伴有低度恶性潜能	低核级为诊断必须，不分级，如出现高核分级等情况，要求病理医师充分取材除外其他类型肾细胞癌，如透明细胞癌
透明细胞乳头状肾细胞性肿瘤	低核级为诊断必须，不分级，如出现高核分级等情况，要求病理医师充分取材除外其他类型肾细胞癌，如透明细胞癌
ALK重排性肾细胞癌	需进一步积累数据，可做核分级描述性诊断
其他嗜酸性肿瘤	需进一步积累数据，可做核分级描述性诊断

3 分期

RCC分期采用最广泛的是美国癌症分期联合委员会（AJCC）制定的TNM分期系统，目前应用的是2017年更新的第8版（见表30-3-5及表30-3-6）RCC的TNM分期系统目前尚不理想。尽管越来越多证据表明大肿瘤经常与肾窦侵犯有关，但TNM分类仍然坚持将7cm和10cm的肿瘤分别分类为T2a和T2b。越来越多的证据表明，在这些较大的肿瘤中，肾外扩散已经形成。同样清楚的是，在较小的肿瘤中，可以证实肾窦的侵犯。这意味着所有被归类为pT2的肿瘤，以及相当数量的pT1b肿瘤，都是分期不足的。因此，建议修改pT1-pT3a分期分类，pT1由直径≤4cm的肿瘤组成，而4~7cm的肿瘤应重新分类为pT2，考虑到可能侵犯肾窦。很明显，几乎所有直径为7cm的肿瘤都有窦性侵，因此将其纳入pT3a分期类别是合适的。目前肾窦侵犯的定义尚不明确，窦内微血管侵犯的存在应明确纳入分期标准。需要解决的其他问题涉及肾内微血管侵入、囊外延伸和肿瘤浸润到肾周脂肪的相对预后意义，以及根据腔静脉受损伤程度对肿瘤进行分层。

表30-3-5 2017年AJCC肾癌TNM分期

分期		标准
原发肿瘤（T）		
TX		原发肿瘤无法评估
T0		无原发肿瘤的证据
T1		肿瘤最大径≤7cm，且局限于肾内
	T1a	肿瘤最大径≤4cm，且局限于肾内
	T1b	4cm<肿瘤最大径≤7cm，且局限于肾内
T2		肿瘤最大径>7cm，且局限于肾内
	T2a	7cm<肿瘤最大径≤10cm，且局限于肾内
	T2b	肿瘤局限于肾脏，最大径>10cm，且局限于肾内
T3		肿瘤侵及主要静脉或肾周围组织，但未侵及同侧肾上腺，未超过肾周围筋膜
	T3a	肿瘤侵及肾静脉或其分支的肾段静脉，或侵犯肾盂系统，或侵犯肾周脂肪和/或肾窦脂肪，但是未超过肾周围筋膜

续表

分期		标准
	T3b	肿瘤侵及膈下的腔静脉
	T3c	肿瘤侵及膈上的腔静脉或侵及腔静脉壁
T4		肿瘤侵透肾周筋膜，包括侵及邻近肿瘤的同侧肾上腺
区域淋巴结（N）		
NX		区域淋巴结无法评估
N0		区域淋巴结无转移
N1		区域淋巴结有转移
远处转移（M）		
M0		无远处转移
M1		有远处转移

表 30-3-6　2017 年 AJCC 肾癌临床分期/预后分组

分期	肿瘤情况		
Ⅰ期	T1	N0	M0
Ⅱ期	T2	N0	M0
Ⅲ期	T3	N0或N1	M0
	T1，T2	N1	M0
Ⅳ期	T4	任何N	M0
	任何T	任何N	M1

第七节　肾细胞癌危险因素及分层

1　肾细胞癌危险因素分类

RCC相关危险因素可分为：解剖学因素、组织学因素、临床因素和细胞分子因素。

1.1　解剖学因素

RCC患者的预后受多种因素影响，其中解剖学特征是重要的预后因素之一。解剖学危险因素主要涉及肿瘤的大小、位置、局部侵犯以及淋巴结侵犯等情况，上述因素常与TNM分期相结合，整合评估患者的总体预后和指导治疗决策。TNM分期越晚，比如肿瘤侵犯周围脂肪组织、肾上腺或其他邻近器官，肿瘤侵犯肾静脉尤其是下腔静脉，常意味着更高的复发和转移风险，预后更差。虽然，在目前的N分期中未纳入转移性的区域淋巴结数量，但有研究表明其是无远处转移患者生存的重要预测因子。此外，解剖因素对肾部分切除术（Partial Nephrectomy，PN）中的热缺血时间和切缘阳性率有显著影响，肿瘤的R.E.N.A.L.（肾脏解剖分级评估）评分越高，手术难度越大，热缺血时间和切缘阳性率会相应提高。

1.2 组织学因素

组织学因素反映了瘤细胞的异型性和侵袭性等微观特征，是预测RCC患者预后的重要因素，包括肿瘤病理分级、组织学亚型、肿瘤坏死、神经侵犯情况和集合系统侵犯情况等。

肿瘤病理分级是RCC最重要的组织学预后因素之一。高分级的RCC（如Fuhrman分级系统中的3级和4级）因更具侵袭性和转移倾向，常预后较差。但目前Fuhrman核分级系统已逐渐被WHO/ISUP分级系统所取代，与Fuhrman分级相比，WHO/ISUP分级提供了更可靠的预后信息，特别是对2级和3级的RCC。WHO/ISUP分级系统仅适用于透明细胞肾细胞癌（Clear Cell Renal Cell Carcinoma，ccRCC）和乳头状肾细胞癌（Papillary Renal Cell Carcinoma，pRCC），其他类型的RCC并不适用，例如对嫌色性肾细胞癌（Chromophobe Renal Cell Carcinoma，chRCC）会造成恶性程度评价过高。其他类型RCC的生物学特征更多取决于组织学亚型而非病理分级。此外，若病理结果中提示存在横纹肌样和肉瘤样改变，常与较差的生存率相关。

组织学亚型被认为是RCC另一重要的预后因素。ccRCC是最常见的亚型，常预后较差，尤其在高分级和晚期患者中。pRCC和chRCC的预后常比ccRCC好。对pRCC，传统分型将其分为Ⅰ型和Ⅱ型。由于部分pRCC患者兼具两种分型特点，且Ⅱ型pRCC患者存在不同的分子学特征和预后，因此WHO（2022年版）RCC分类已不再用pRCC传统分型。通过对肿瘤的分级、分期等多因素分析后发现，组织学亚型并不能作为独立的预后因素。不同亚型RCC之间肿瘤分期和癌症特异性生存率的差异见表30-3-7。

此外，大面积的肿瘤坏死、肾窦及神经侵犯常与肿瘤的快速生长和侵袭性增加相关，提示此类RCC患者预后较差。

表30-3-7 三种不同亚型RCC患者的基线特征和10年癌症特异性生存率

肾细胞癌亚型	肉瘤样改变比例	T3–T4期比例	N1期比例	M1期比例	10年癌症特异性生存率
ccRCC	5%	33%	5%	15%	62%
pRCC	1%	11%	5%	3%	86%
chRCC	8%	15%	4%	4%	86%

ccRCC：透明细胞肾细胞癌；pRCC：乳头状肾细胞癌；chRCC：嫌色性肾细胞癌

1.3 临床因素

影响RCC预后的临床因素主要包括患者的体力/活动状态、肿瘤负荷以及炎症/营养/酶学相关指标。体力/活动状态一般通过东部肿瘤协作组（Eastern Cooperative Oncology Group，ECOG）评分或Karnofsky活动状态量表评估，活动状态较差被认为是晚期患者的不良预后因素。肿瘤负荷包括转移灶数量、转移病灶累及器官和原发灶或转移灶在全身肿瘤的占比等，其中转移病灶累及器官，如骨和脑，是RCC不良预后的独立预测因素。

炎症指标中，C-反应蛋白、中性粒细胞与淋巴细胞比值（NLR）、血小板与淋巴细胞比值（PLR）等升高与RCC患者的不良预后相关；营养和酶学相关指标中，过低或过高的身体质量指数（Body Mass Index，BMI）、低白蛋白水平、乳酸脱氢酶（LDH）/碱性磷酸酶（ALP）水平升高同样与不良预后相关。上述因素及其衍生的如术前红细胞分布宽度/血小板计数比值、血小板综合评分、术前预后营养指数、系统免疫炎症指数等指标反映了患者的全身状况和肿瘤的生物学行为，是RCC患者预后相关的重要因素。此外，基于上述部分指标构建的预后模型及危险分层（如MSKCC和IMDC评分）在临床工作中也被广泛应用。

1.4 细胞分子因素

一些分子标志物的表达与RCC预后相关。例如，VHL基因突变与ccRCC的发生有关，而细胞增殖相关标志物（如Ki67、p53、p21、PTEN等）和缺氧/血管生成通路相关标志物（如CAIX、VEGF家族、HIF-1α等）被广泛研究并报道与晚期RCC预后相关。研究显示，PBRM1突变患者在接受免疫治疗后有更好的生存率，但目前的证据尚不足以支持将其作为独立的预后生物标志物。

近年来，有研究对不同分子亚型RCC的预后和疗效评估进行了初步探索。BIONIKK研究基于35个基因的表达将ccRCC患者分为4个亚组：①免疫沙漠型，具有低免疫肿瘤微环境，对舒尼替尼反应较差，整体预后较差；②促血管生成型，近一半患者高表达血管生成和免疫信号，对舒尼替尼最为敏感；③正常组，分子和病理特征与正常肾组织最接近，对舒尼替尼反应良好；④免疫浸润和炎症型，具有高免疫肿瘤微环境，对舒尼替尼反应较差，对免疫治疗反应较好，无进展生存时间（PFS）较长。

此外，液体活检（如循环肿瘤细胞、循环肿瘤DNA、外泌体等）因其无创性、动态性等优势，近年来逐渐应用于肿瘤的监测和疗效评估。研究表明，较高的循环肿瘤细胞数量是RCC疾病进展和较差预后的指标，而尿液和血浆中的KIM-1表达水平较高也与较差预后相关。针对RCC预后和疗效预测的分子标志物研究多数仍处于探索阶段，目前尚缺乏确凿证据证明分子标记物对转移性肾细胞癌（Metastatic Renal Cell Carcinoma，mRCC）预后和治疗选择的价值，因此不建议在临床实践中常规使用这些标记物。

2 肾细胞癌预后模型危险分层

RCC预后模型危险分层主要根据一系列临床和病理参数，将患者分为不同的风险组，以预测其生存和复发风险。目前，结合独立危险因素的预后模型已被开发并得到了外部验证。在预测临床相关肿瘤预后方面，这些模型比单独的TNM分期或肿瘤病理分级更准确。

2.1 局限和进展性肾细胞癌

目前已开发出不同的评分系统以评估RCC的预后，对局限性和局部进展性RCC常使用梅奥Stage Size Grade and Necrosis（SSIGN）评分（表30-3-8）和改良加州大学洛杉矶分校综合分期系统（UCLA Integrated Staging System，UISS）评分（图30-3-1）。SSIGN评分中0-2分为低风险，3-5分为中风险，≥6分为高风险。改良的UISS评分将患者分为低危、中危和高危组，用于预测患者的五年生存率。

表30-3-8 适用于局限性或局部进展性RCC的SSIGN评分系统

特征	分值
原发肿瘤（T）病理分期	
pT1a	0
pT1b	2
pT2	3
pT3a-pT3c	4
pT4	4
区域淋巴结（N）病理分期	
pNx或pN0	0
pN1或pN2	2
肿瘤大小	
<10cm	0
≥10cm	1
核分级	
1或2	0
3	1
4	3
组织学肿瘤坏死	
无	0
有	1
总分	分层
0-2	低风险
3-5	中等风险
≥6	高风险

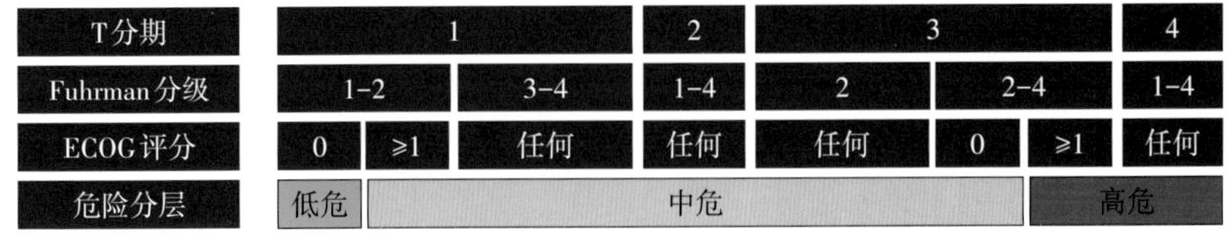

T分期
1
2
3
4
Fuhrman分级
1-2
3-4
1-4
2
2-4
1-4
ECOG评分
0
≥1
任何
任何
任何
0
≥1
任何
危险分层
低危
中危
高危

图30-3-1 适用于局限性或局部进展性RCC的UISS评分系统

2.2 晚期转移性肾细胞癌

纪念Sloan Kettering癌症中心（The Memorial Sloan Kettering Cancer Center，MSKCC）评分和国际转移性肾细胞癌数据库联盟（International Metastatic RCC Database Consortium，IMDC）评分是mRCC常用的预后评估模型（表30-3-9）。MSKCC评分系统是在RCC靶向治疗时代之前开发的，但它仍然被用于评估mRCC患者的预后，并在一定程度上对患者是否适用某些靶向治疗给予参考。MSKCC评分将mRCC患者分为低危、中危和高危组，相应危险分层的中位总生存期分别为30个月、14个月和5个月。

IMDC评分被开发用于评估接受靶向治疗的mRCC患者的预后，其在MSKCC评分的基础上进行了改进，纳入了更多的预后因素，包括血小板和中性粒细胞计数，同样将患者分为低危、中危和高危组。通过增加第7个变量，即是否存在脑、骨和/或肝转移，可以提高IMDC评分的预后预测能力。IMDC评估的中危风险组也可根据是否存在骨转移或血小板计数进行分类。目前，IMDC评分系统已经成为评估接受靶向治疗和免疫检查点抑制剂治疗的mRCC患者预后的标准工具，同时也指导临床医生根据患者的风险分层来选择最合适的治疗方案。目前无确凿的证据表明某一种预测模型比其他模型更准确，因此在实际应用中，需结合患者具体情况使用上述评分系统。

表30-3-9 纪念Sloan Kettering癌症中心（MSKCC）评分标准及国际转移性肾细胞癌数据库联盟（IMDC）评分标准

危险因素	MSKCC标准	IMDC标准
1	诊断到治疗的间隔时间<1年	诊断到治疗的间隔时间<1年
2	卡式（Karnofsky）体能状态<80%	卡式（Karnofsky）体能状态<80%
3	血清钙>正常指标上限	血清钙>正常指标上限
4	血红蛋白<正常指标下限	血红蛋白<正常指标下限
5	乳酸脱氢酶>正常指标上限1.5倍	中性粒细胞>正常指标上限
6		血小板>正常指标上限
危险分层		
低危	0个危险因素	0个危险因素
中危	1-2个危险因素	1-2个危险因素
高危	3-5个危险因素	3-6个危险因素

第四章

局限性RCC的治疗

局限性RCC是指肿瘤局限于肾脏被膜内，包括2017年AJCC-TNM分期为T1-2N0M0期，临床分期为Ⅰ、Ⅱ期的RCC。

第一节 手术治疗

（1）局限性RCC的治愈性治疗首选外科手术，包括肾部分切除术（Partial nephrectomy，PN）和根治性肾切除术（Radical nephrectomy，RN）（推荐等级 强）。要根据肿瘤学结果、肾功能保护和术者经验等整合评估，做出患者获益最大的选择。

（2）T1a期RCC患者，条件允许，首选PN。T1b期RCC患者，条件允许，可采用PN（推荐等级 强）。前瞻性随机对照研究（EORTC-30904）表明，局限性RCC，PN具有与RN相同的肿瘤学结果，但肾功能保护更佳，且因肾功能不全发生心脑血管疾病的风险降低。因此，T1a期RCC条件允许时推荐首选PN。由于PN对术者的技术及经验要求较高，对解剖复杂的RCC，当术者主观判断不能完成PN时，也可选择RN。对术前评估患侧肾脏功能严重不全，或合并严重结石症，或多囊肾等保留肾单位对远期无明显获益时，也可行RN。

（3）影像学肾肿瘤评分系统可用于PN手术的风险评估（推荐等级 弱）。目前对RCC术前评估有三种主流的评分系统，即R.E.N.A.L、PADUA和C-index评分系统，有助于临床医师对肿瘤选择合适术式。其中R.E.N.A.L和PADUA评分系统是通过对肿瘤复杂性进行量化的一类术前评分系统。C-index评分系统是基于CT横截面影像来量化肾肿瘤与肾窦中心的接近度，以评估PN术的复杂性。有文献指出：R.E.N.A.L评分与术后无复发生存率显著相关，R.E.N.A.L评分越低，临床证据更支持选择PN。PADUA评分与R.E.N.A.L评分高度一致，C-index评分可从影像学角度对拟行PN的手术效果进行预测，C-index小于2.5者，术后出现肾功能不全的风险会相对升高。

（4）PN的理想目标是达成三连胜，即完整切除肿瘤保证切缘阴性、最大程度保留正常肾单位功能以及避免并发症，其中最重要的是保证肿瘤切缘阴性（推荐等级强）。术中需要切除的肿瘤周围正常肾实质的厚度并非关键问题，重点是保证手术切缘阴性。

（5）PN发生切缘阳性者应根据肿瘤学特点及患者意愿选择RN或严密随访（推荐等级 弱）。PN术后同侧肿瘤复发率在1%~6%，多由于原发RCC多灶性或切缘阳性（PSM）所致。回顾性研究显示即使PSM，但中期随访未见肿瘤复发风险增加。另有研究表明行补救性肾切除术时，绝大多数都未发现有肿瘤残留。文献报告3%~8%的PN会出现术后病理PSM，但只有高风险肿瘤（Ⅲ-Ⅳ级和/或≥pT3）的复发风险增高。

（6）对遗传性多发肿瘤，如von Hippel-Lindau（VHL）综合征等可合并单发或多发RCC，当后者直径≥4cm时，可选择手术治疗，并优先推荐行PN（推荐等级 强）。

（7）对条件允许的T2期RCC也可选择PN，否则接受RN（推荐等级 弱）。Meta分析显示：PN有利于T2期RCC的OS和肾功能保护，但手术并发症风险较高。最终选择PN或RN，应根据术者的技术水平和经验、医院的条件及患者的体能状态进行整合评估。T2期RCC有以下情况应选择PN：①解剖性或功能性孤立肾；②双肾肿瘤；③家族性或遗传性RCC；④对侧肾功能不全或无功能；⑤健侧肾脏存在某些良性疾病（肾结石、慢性肾炎或肾盂肾炎、肾损伤或重复肾等）或合并有潜在使肾功能恶化的疾病（高血压、糖尿病等）。

（8）临床无肾上腺受累时，不支持同期切除患侧肾上腺（推荐等级 强）。局限性RCC累及同侧肾上腺的风险很低，切除同侧肾上腺难获额外受益。因此，如CT扫描未见肾上腺异常，应保留同侧肾上腺，如术中发现同侧肾上腺异常，应予切除。

（9）不推荐局限性RCC常规开展淋巴清扫术（推荐等级 强）。目前尚无证据表明淋巴结清扫能使患者获益。EORTC开展的随机对照Ⅲ期临床研究显示，对可切除的局限性RCC（N0M0）行淋巴结清扫在DFS和OS方面无明显获益。因此，RCC在行RN时，一般不常规进行区域或扩大淋巴结清扫（extended lymph node dissection，eLND）。若术前影像学显示区域淋巴结肿大或术中触及肿大淋巴结，可行区域淋巴结清扫术或切除以明确病理分期，但不推荐进行eLND。

（10）开放手术、腹腔镜手术或机器人辅助技术均可用于RCC的外科治疗（推荐等级 强）。研究显示，与开放手术相比，腹腔镜手术的优点是切口小、损伤小、出血少、术后恢复快、合并症少、住院时间短，近期肿瘤控制率与开放手术无明显差异。缺点是器械昂贵、技术较复杂、熟练掌握的学习曲线较长、初学阶段手术时间较长。随技术熟练，手术时间会明显缩短，切除的彻底程度则可达到与开放手术完全相同。达芬奇机器人的问世，使腹腔镜下PN的几个关键步骤变得更易掌握，学习曲线更短。目前，在技术条件允许情况下，开放手术、腹腔镜手术或机器人辅助技术都可用于RCC的治疗，选择主要根据医生的经验程度。

（11）局限性RCC一般预后良好，多数以保留器官手术为主，应避免过度治疗，术后辅助放、化疗，靶向治疗均不能提高生存率，且可带来潜在不良反应。因此，T1-2N0M0期RCC患者术后应以随访观察为主，可参加临床试验，不推荐常规使用辅助治疗。如具有预后不良病理结果，可尝试辅助免疫治疗（推荐等级 弱）。KEY-NOTE-564研究（帕博利珠单抗与安慰剂作为肾透明细胞癌术后辅助治疗的多中心、随机、双盲、安慰剂对照的3期临床试验）发现：中、高复发风险的ccRCC患者[pT2以及核分级4级或肉瘤样分化；pT3；pT4；淋巴结转移；寡转移（原发灶及寡转移病灶已切除）]，使用帕博利珠单抗组较安慰剂组在DFS、OS有获益。

第二节 其他治疗

（1）对不能耐受或不接受手术、合并症多或预期寿命较短者可选择主动监测、消融等其他治疗手段。目前尚缺乏大型前瞻性随机对照研究证据，因此，局限性RCC决定实施非手术治疗前，需成立含泌尿外科、影像科、肿瘤内科、超声科、介入科等在内的MDT to HIM团队，并向患者充分说明所选方案的获益及风险（推荐等级 弱）。

（2）存在高危因素及预期寿命不佳SRMs推荐主动监测（AS）（推荐等级 弱），即通过连续影像学检查（超声、CT或MRI）密切监测肿瘤大小变化，暂时不处理肿瘤，随访期间一旦发现肿瘤进展则给予延迟干预。患有偶发性SRMs的老年患者和存在严重合并症者肿瘤特异性死亡率较低，而非肿瘤死亡率较高。一项队列研究显示，127例SRMs进行AS，其中72例接受了穿刺活检。中位随访超过12个月（平均28个月），12%出现局部进展、1.1%出现远处转移，肿瘤直径增加速率约为0.13cm/年。一项前瞻性、非随机、多中心、小肾肿瘤延迟干预及监测（Delayed Intervention and Surveillance for Small Renal Masses，DISSRM）研究共纳入497例SRMs患者，其中274例（55%）选择初始干预，223例（45%）选择AS。选择AS的年龄更大、ECOG评分更低、合并症更多、肿瘤更小、多发性和双侧病变的发生率更高。选择AS的患者中，SRMs总体中位生长率为0.11cm/年，初始干预组和主动监测组2年OS分别为98%和96%，5年OS为92%和75%（P=0.06）。2组5年CSS分别为99%和100%（P=0.3）。

2017年ASCO推荐AS可作为存在高危因素及预期寿命不佳SRMs的首选治疗方案，并明确了适用范围，绝对适应证：存在较高手术麻醉风险或预期寿命<5年；相对适应证：如治疗可致终末期肾病风险，SRMs<1cm或预期寿命<10年。但对年轻无合并其他疾病SRMs不主张行长期AS。

（3）对满足消融治疗适应证的T1a期患者，推荐消融治疗（推荐等级 弱）。消融治疗适应证：有严重合并症和麻醉/手术禁忌、不适合接受手术者，或患有遗传性RCC或双肾RCC、需尽可能保留肾单位、并且肿瘤最大径<4cm者。常用消融技术包

括射频消融、冷冻消融、高强度聚焦超声、不可逆电穿孔等。回顾性研究显示：消融和PN治疗T1a期RCC疗效相当，5年无瘤生存率、复发率、并发症等无显著差异，且消融对肾功能保护具有一定优势。然而，现有研究主要为单中心、小样本、回顾性研究，缺乏多中心、大样本、前瞻性、随机对照研究。一项综述纳入2000-2019年间发表的关于RCC消融治疗的26项非随机比较性研究。评估显示，所有研究均存在较高偏倚风险，且随访时间短；有限数据显示消融具有安全性，但与PN相比，长期肿瘤学结果仍不确定。对现有11项系统综述进行质量评估，发现所有系统综述的可信度均很低。总之，目前数据尚不足以得出消融治疗与PN相比，在治疗T1N0M0期RCC上有效性相当的有力结论。因此，需谨慎考虑将消融作为PN治疗T1N0M0 RCC的替代方案。

（4）消融途径：可选择经皮途径和腹腔镜途径，非必须选择腹腔镜途径时，一般推荐经皮消融治疗（推荐等级 弱）。一般肾脏背侧、外侧及肾下极的肿瘤多选择经皮途径，而对腹侧及上极肿瘤，有时须选择腹腔镜途径。一项对167例腹腔镜下冷冻消融治疗和123例经皮消融治疗的对照研究显示，2组围术期并发症发生率均为10%，但经皮消融组的平均住院时间明显缩短（2.1± 0.5天 vs 3.5 ±3.1天，$P<0.01$）。2组肾小球滤过率下降幅度相当（$P=0.21$）。Kaplan-Meier估计的5年OS和无复发率在腹腔镜下消融组中分别为79.3%和85.5%，而经皮消融组分别为86.3%和86.3%。结果表明，经皮消融和腹腔镜下消融在肿瘤控制、并发症、短期肾功能降低方面均相似，但经皮消融一般可在局麻下进行，且住院时间更短。有2项荟萃分析表明，经皮消融与腹腔镜下消融在肿瘤复发率、总体并发症等方面没有显著差异，但经皮消融的住院时间较短。

（5）肿瘤大小对消融作用的影响：目前研究表明，对射频消融，肿瘤直径应<3cm；对冷冻消融，直径应<4cm（推荐等级 弱）。一项回顾研究显示，106例RCC（112个肿瘤）接受射频消融，中位随访79个月，肿瘤大小平均2.5cm，6年DFS和CSS为89%和96%。而在肿瘤>3cm亚组中，DFS下降至68%。另一项系统综述表明，当T1b期RCC行冷冻消融时，与PN相比，肿瘤特异死亡率增加了2.5倍。

（6）再次消融：多篇文献证实，首次消融后，对增强CT提示消融不彻底或肿瘤复发者，可行再次消融（推荐等级 弱）。

（7）肾原发灶≤10cm无法手术可立体定向放疗（SBRT）（推荐等级 弱）。一项多中心非随机对照Ⅱ期研究（TROG 15.03 FASTRACK Ⅱ）入组70例无法手术或拒绝手术肾单发病灶，多学科讨论需要接受治疗的患者，若肿瘤≤4cm接受26Gy/单次，>4cm但≤10cm，42Gy/3次立体定向放疗，中位随诊43个月，3年局部控制率为100/100，3年无远转生存率97%，3年总生存率为82%，只有7例（10%）出现了3级反应，无4级及以上反应出现。国际肾癌放射外科协会（IROCK）荟萃分析了12个中心治疗的

190例肾原发无转移的肾癌，均使用立体定向放疗，单次中位剂量16Gy，BED10（α/β=10）为87.5Gy，中位随诊5年，5年局部复发率为5.5%，5年PFS为63.6%，5年无远转生存率（DMFS）为87.3%，只有1例病人出现了4级的胃肠毒性，没有3级毒性出现。另一项研究荟萃分析了589例肾局限的原发癌接受立体定向放疗的结果，中位随诊2年，局部控制率>90%，3-4级毒性在0~9%之间。

（8）目前EAU、ESMO、NCCN等指南均推荐SBRT作为不可手术但需要治疗的肾癌原发灶的局部治疗手段之一。接受立体定向放疗前应当取得病理确诊（推荐等级 强）。

第五章

局部进展期RCC的治疗

局部进展期RCC是指肿瘤突破肾脏被膜，累及肾周脂肪或肾窦脂肪但仍局限于Gerota筋膜内，可伴区域淋巴结转移或/和静脉瘤栓，但无远处转移者，包括TNM分期为T1-2N1M0/ T3N0-1M0的RCC，临床分期为Ⅲ期。广义上，T4期肿瘤，在无转移、可完整手术切除情况下，通常也被归入局部进展期RCC范畴。

第一节　手术治疗

（1）RN是局部进展期RCC的主要疗法。应充分评估全身情况、合并疾病、肿瘤侵犯范围和预计手术创伤等，整合判断患者对手术的耐受度和预期获益来制定治疗方案。对可耐受手术者，推荐RN（推荐等级 强）。严格选择后的局部进展性RCC可行PN。对无法耐受手术且局部症状（如血尿）明显者，可行局部栓塞缓解症状。

（2）目前认为淋巴结清扫不能为局部进展期患者带来生存获益，但可提供更准确的分期信息。在术前影像学检查和（或）术中发现有肿大淋巴结（cN+）时考虑进行淋巴结清扫（推荐等级 弱）。目前无证据表明在根治性肾切除时进行区域或扩大淋巴结清扫能使患者生存获益。对合并有特殊不良预后因素的肿瘤（如pT3a-pT4肿瘤、肉瘤样变、>10cm肿瘤等），特殊情况下（如年轻的大的RCC，nccRCC等），可考虑行扩大淋巴结清扫（eLND）。eLND的范围尚存在争议，有研究认为应包括同侧大血管周围、腹主动脉和腔静脉之间，上至膈肌脚，下至主动脉分叉。

（3）合并静脉瘤栓的非转移RCC患者，应完整切除患肾及瘤栓（推荐等级 强）。RCC合并静脉瘤栓，目前国际上常采用Mayo Clinic瘤栓五级分类法（见表30-5-1），RCC合并静脉瘤栓的术式与瘤栓分级密切相关。0级和Ⅰ级瘤栓按常规RN操作，早期结扎动脉，充分游离并依次阻断下腔静脉远心端、对侧肾静脉和下腔静脉近心端之后，一般可以完成瘤栓切除；Ⅱ级需对下腔静脉做更大范围游离，必要时需结扎离断数支腰静脉和肝短静脉；Ⅲ级一般采取翻肝技术，结扎离断更多的肝短静脉，将肝右叶或左右两侧叶翻向左侧以完全暴露肝后下腔静脉，术中下腔静脉近心端阻断需在第二肝门以上，需同时阻断第一肝门；Ⅲ-Ⅳ级一般需请心胸外科协助建立体外循环，在深低温停循环下完成瘤栓切除。进入机器人辅助手术时代后，国内多家单位探索了微创手术下的癌栓分级方法及手术策略。以目前应用较多的“301分级”系统为例（见表30-5-1），该分类系统更加细化地划分了癌栓高度，综合考虑了侧支循环是否建立、下腔静脉壁有无侵犯、近/远心端血栓等诸多影响手术决策的重要因素，为各类癌栓分级案例在术前制定相对应的手术策略提供了更为科学和精准策划的工具。

表30-5-1 Mayo与301腔静脉癌栓的分级标准及比较

分级	Mayo Clinic癌栓五级分类法	301癌栓五级分类法
0级	癌栓局限在肾静脉内	癌栓局限在肾静脉内 0a 左肾静脉癌栓不超过肠系膜上动脉 0b 左肾静脉癌栓超过肠系膜上动脉
Ⅰ级	癌栓侵入下腔静脉内，癌栓顶端距肾静脉开口处≤2cm	癌栓侵入下腔静脉内，第一肝门以下
Ⅱ级	癌栓侵入肝静脉水平以下的下腔静脉内，癌栓顶端距肾静脉开口处>2cm	第一肝门与第二肝门之间
Ⅲ级	癌栓生长达肝内下腔静脉水平，膈肌以下	第二肝门至膈肌水平
Ⅳ级	癌栓侵入膈肌以上下腔静脉内	癌栓侵入膈肌以上下腔静脉内 Ⅳa级 癌栓未进入右心房 Ⅳb级 癌栓进入右心房

（4）下腔静脉瘤栓取出术，特别是Ⅲ级以上瘤栓，手术操作复杂，风险高，需MDT to HIM团队协作，应在有经验的中心开展，根据所在中心技术条件选择开放、腹腔镜或机器人辅助下手术（推荐等级 强）。

（5）一项美国梅奥医学中心的较大规模研究表明，局部进展性肾细胞癌根治性肾切除术的同时常规切除同侧肾上腺并不能带来肿瘤学的获益，且不能防止术后对侧肾上腺转移，术后发生同侧和对侧肾上腺转移的风险相当。因此，对于局部进展期肾细胞癌，除非术前影像学检查发现肾上腺异常或术中发现同侧肾上腺异常，考虑肾上腺转移或直接受侵，否则不建议行根治性肾切除术的同时常规切除同侧肾上腺（推荐等级 强）。

（6）T4期肾细胞癌联合脏器切除，它至少可能缓解与癌症大范围浸润周围器官相关的症状。经验丰富的泌尿科医生应考虑对肿瘤生物学行为良好且无或极少远处转移的患者进行局部广泛切除治疗。局部侵犯邻近器官而无转移的RCC患者适合切除的比例小于1%。T4局部晚期肾细胞癌行根治性切除需要严格筛选患者，进行多学科会诊协作完成（推荐等级 弱）。同时切除受侵的脏器以达到治疗目的在特定患者中是可行的，并且可能带来额外的好处，包括症状控制和生活质量的改善。

第二节 肾癌伴静脉癌栓围手术期处理

（1）癌栓手术前是否行肾动脉栓塞尚有争议。一般认为，不常规进行术前肾动脉栓塞（推荐等级 弱）。对于巨大肿瘤、淋巴结包绕肾血管以及左侧癌栓难以在术中首先控制肾动脉等情况可选择术前肾动脉栓塞。在腹腔镜或机器人手术中，对于左侧肾细胞癌伴下腔静脉癌栓患者，推荐术前左侧动脉栓塞或术中先行左肾动脉离断。

（2）术前是否需要放置下腔静脉滤网存在争议。多数专家认为放置滤网可能增加围手术期并发症，故不推荐常规放置（推荐等级 弱）。

第三节 术前新辅助治疗

新辅助治疗指在实施局部治疗（如手术等）前所做的系统性治疗，以缩小肿瘤、消除微转移，从而利于后续手术治疗，并有助于延长OS。针对局限性或局部进展期RCC的称为新辅助治疗，而针对mRCC则称为术前治疗。

（1）新辅助治疗的潜在价值在于：①改善肿瘤预后；②缩小肿瘤体积，缩小静脉癌栓，降低复杂肿瘤的手术难度及手术风险；③使某些不可切除的肿瘤可被切除，并减少切除毗邻组织器官的风险；④使某些存在PN绝对适应证的患者保留肾脏；⑤消除微小转移灶；⑥评价肿瘤对药物敏感性，作为术后进一步治疗的参考；⑦有研究认为，在原发肿瘤存在情况下，促血管生成和/或促免疫因子可能提高靶向治疗疗效，且较高肿瘤负荷可促进全身炎症反应和更强的免疫系统激活。目前已有回顾性及少量前瞻性研究证实术前新辅助靶向治疗或免疫治疗均可降低肿瘤分期，但尚无随机对照研究证实新辅助治疗可改善局部进展期RCC的预后，推荐开展新辅助治疗临床研究（推荐等级 强）。

（2）表30-5-2为术前新辅助治疗对原发肿瘤的疗效评估。包括TKI药物：索拉非尼，舒尼替尼，阿昔替尼，培唑帕尼和卡博替尼；免疫检查点抑制剂治疗；靶免联合治疗。这些临床研究结果显示，TKI药物，特别是卡博替尼（有两项个案报道），能够让部分病人的肿瘤体积缩小，降低手术并发症，而且切缘阴性。此外，我们还发现在术前使用新辅助TKI药物治疗的患者中，有部分患者得到了治疗后原位肿瘤的部分缓解。表30-5-3为术前新辅助治疗对下腔静脉（ⅣC）瘤栓的疗效评估。多个小样本临床研究表明，免疫治疗单药治疗不能明显降低肿瘤原发灶的体积，但免疫治疗联合传统靶向TKI药物治疗，如阿昔替尼联合阿维鲁单抗治疗，可以看到原位肿瘤体积显著缩小。

通过归纳总结已经公布结果的术前新辅助治疗相关临床研究，可以发现，这些研究大多数为回顾性临床研究，样本量小，并非前瞻性、多中心性、随机、大样本的高质量研究。只有部分患者用药后的影像学显示原发肿瘤能够缩小，相对应的临床证据比较有限，也缺乏对手术并发症、远期预后的研究。特别重要的是缺少可用来预测疗效的生物标志物。因此，针对局部进展性肾癌谨慎开展以缩小肿瘤体积、缩小下腔静脉瘤栓长度为目的的新辅助治疗（推荐等级 弱），而且应告知患者可能存在治疗后无变化、疾病进展以及治疗相关副作用的潜在风险。

表 30-5-2　术前新辅助治疗对原发肿瘤的疗效评估

靶向药物	临床研究	研究人数	原发肿瘤直径或体积中位缩小比例	部分缓解率（PR）	客观缓解率（ORR）
TKI类药物					
索拉非尼	Cowey et al	30	9.60%	2/28（7%）	NA
	Hatiboglu et al	9	29%	NA	NA
舒尼替尼	Thomas et al	19	16%	2/19（11%）	NA
	Hellenthal et al	20	11.80%	1/20（5%）	NA
	Rini et al	28	22%	7/28（25%）	NA
阿昔替尼	Karam et al	24	28%	11/24（45.8%）	NA
	Lebacle et al	18	17%	4/18（22.2%）	NA
	PADRES	26	19%	9/26（33.3%）	NA
培唑帕尼	Rini et al	25	26%	10/25（36%）	NA
	Wood et al	21	22%	8/21（38%）	NA
卡博替尼	Bilen et al	16	24%	5/16（31.2%）	NA
免疫检查点抑制剂					
纳武单抗	Carlo et al	18	NA	NA	NA
	Gorin et al	17	NA	NA	NA
免疫检查点抑制剂联合TKI药物					
司曲替尼+纳武单抗	Karam et a	17	NA	NA	11.80%
阿昔替尼+阿维鲁单抗	Bex et a	40	20%	12/40（30%）	NA
培唑帕尼或阿西替尼联合PD-1/DC-CIK	Zhang et al	16	42.30%	3/16（18.8%）	NA

表 30-5-3　术前新辅助治疗对下腔静脉（ⅣC）瘤栓的疗效评估

靶向药物	临床研究	研究人数	瘤栓高度降低的患者比例	瘤栓缩小的患者比例
TKI类药物				
舒尼替尼	Cost et al	12	44%	NA
	Field et al	19	42.10%	NA
索拉非尼	Zhang et al	5	80%	NA
舒尼替尼/索拉非尼	Bigot et al	14	NA	43%
阿昔替尼	NAXⅣA	20	35%	75%

第四节　术后辅助治疗

（1）局部进展期RCC即使手术切除，术后复发、转移风险仍高，总体生存率和生存时间均较局限性RCC显著下降。4项较早期的随机对照研究（2项新辅助放疗，2项辅助放疗）均未能显示放疗的疗效，这是否与过去常规分割放疗剂量和放疗技术局限有关不得而知，需要目前精准大分割技术下开展更多研究探索。基于mRCC靶向治疗和免疫治疗取得的显著疗效，全球范围内开展了多项针对局部进展期RCC术后辅助治疗的临床试验。目前开展的主要是针对高危ccRCC，此类患者优先推荐参加临床试验（推荐等级 强）。

（2）观察随访的主要目的是检查有无治疗并发症，监控治疗后肾功能改变及有无心血管功能恶化，监测有否复发、转移和新生肿瘤（推荐等级 弱）。研究显示，定期随访者比未定期随访更具生存优势。

（3）局部进展期RCC术后辅助靶向治疗的多个Ⅲ期临床研究结果已公布，包括ASSURE、S-TRAC、PROTECT、ATLAS、SORCE等，涉及舒尼替尼、培唑帕尼、阿昔替尼及索拉非尼等药物。所有研究的OS均为阴性结果，仅有S-TRAC研究使用足量舒尼替尼（50mg/每天，用4周停2周）辅助治疗1年时与安慰剂相比DFS获益（6.8年对5.6年，HR 0.76，95% CI 0.59~0.98，*P*=0.03）。但在改善DFS的同时，患者需要承担明显的药物相关毒副反应及经济负担。不建议把索拉非尼、帕唑帕尼、阿昔替尼或依维莫司作为肾癌辅助治疗药物。仅对高复发风险的ccRCC者，在充分了解辅助治疗相关风险和可能获益情况下，选择术后辅助靶向治疗。辅助靶向治疗应尽量维持舒尼替尼足量（全剂量）、充分（减少剂量中断）和长时间（至少1年）用药，以减少及延缓肿瘤复发和转移（推荐等级 弱）。

（4）局部进展期RCC术后辅助免疫治疗的多个Ⅲ期临床研究也已公布结果，其中IMmotion010是第一个关于PD-L1抑制剂（atezolizumab，阿替利珠单抗）作为术后辅助免疫治疗的临床研究，主要观察指标为DFS和OS；PROSPER是关于围手术期应用PD-1抑制剂（nivolumab，纳武利尤单抗）的3期随机对照试验，患者接受新辅助治疗1周期，术后辅助治疗9周期，主要观察指标为RFS和OS；CheckMate 914评估纳武利尤单抗/伊匹木单抗（NIVO+IPI）对比安慰剂（A部分）或纳武利尤单抗单药对比安慰剂（B部分），用于中高危肾癌辅助治疗的效果，主要观察指标为DFS。但是，这3项研究结果并没有显著改善患者临床结局。KEYNOTE-564是一项随机、双盲、3期研究，中位随访24.1个月，结果显示，与安慰剂相比，帕博利珠单抗显著提高DFS（24个月DFS为68.1%对77.3%，HR 0.68，95%CI 0.53~0.87，*P*=0.001）和OS（24个月OS为93.5%对96.6%，HR 0.54，95%CI 0.3~0.96，*P*=0.0164）。帕博利珠单抗组和安慰剂组的3-5级治疗相关不良事件的发生率分别为18.9%和1.2%。因此，基于帕博利珠单抗的KEYNOTE-564是目前唯一获得阳性结果的临床研究。针对肾透明细胞癌患者，若风险分层为中高危及以上[Keynote-564研究中的定义为：中高风险：① pT2，4级或肉瘤样，N0，M0；② pT3，任何等级，N0，M0；高风险：① pT4，任何等级，N0，M0；② 任何pT、任何等级、N+、M0；M1无疾病证据（NED）：肾切除术后，寡转移灶切除后<1年]，推荐肾切除术后12~16周内予以帕博利珠单抗辅助治疗（推荐等级 强）。由于目前临床上缺乏可用来预测判断患者是否对辅助免疫治疗有效的生物标志物，临床上广泛推广应用受到一定的限制。目前，许多随机对照研究正在进行中，希望能够获得更高等级的循证医学证据，更科学地评价高危肾癌患者辅助免疫治疗的疗效、地位与价值。在开始免疫治疗前，应与患者讨论现有辅助免疫治疗研究的矛盾结果，以促进医患双方共同决策。如果术后考虑辅助免疫治疗，应告知患者过度治疗和免疫相关副作用的潜在风险。

第五节 康复

1 肿瘤康复医学的相关工作

局部进展期肾癌的康复是一个综合性过程，旨在帮助患者尽快恢复身体功能、提高生活质量并预防复发。按阶段可分为术前预康复、围术期及手术（治疗）后（直至终生）的随访阶段。具体的康复措施会因不同阶段、不同手术类型、患者的个体差异和医生的建议而有所不同。建议患者在康复过程中密切与医生和HIM康复团队合作，根据医生的指导和建议，制定和执行个性化的康复计划。

HIM康复团队成员的相关工作包括但不限于：

（1）心理调整：患病与手术可能会带来焦虑、抑郁或其他心理压力，专业心理咨询师可以争取患者家人、朋友的配合，给予有效的心理支持和辅导，减轻患者情绪压力，帮助克服焦虑、担忧或恐惧，提高患者的心理抗压能力，提高康复效果。

（2）营养饮食：患者应遵循均衡饮食，增加蛋白质和维生素的摄入，以提高身体的免疫力和营养状况，支持伤口愈合和身体恢复。有时候，患者可能需要在医生或营养师的指导下进行特殊饮食或补充营养剂。

（3）健康宣教：戒烟和戒酒，减少手术并发症风险。

（4）适度锻炼：改善患者的身体状况和心肺功能，增强免疫力和抵抗力。在手术前，患者可以进行适量的有氧运动，如散步、游泳等。具体的锻炼计划应根据患者的身体状况和医生的指导进行。

（5）疾病管理：应积极管理和控制其他慢性疾病，如高血压、糖尿病等。

（6）镇痛管理：根据患者的疼痛程度和个体差异，合理使用镇痛药物，并根据需要进行调整。有效镇痛，减轻疼痛，提高患者的舒适度。

（7）液体管理：围手术期间，根据患者具体情况，合理调整输液量和类型，确保患者的水电解质平衡和营养供应。

（8）康复护理：根据患者的康复需求和手术类型，提供相关的康复护理措施，促进术后康复、减少并发症的发生，帮助患者尽快恢复正常生活。可能包括功能训练、呼吸训练、肌肉活动、床旁体位转换等，以促进血液循环、预防深静脉血栓形成和促进身体恢复。必要时开展物理治疗、运动疗法和康复操等，帮助恢复肌肉力量、关节灵活性和功能能力。康复训练的内容和强度将根据手术类型、患者的身体状况和医生的建议进行调整。

（9）其他管理：加强伤口护理、监测药物治疗效果，及时发现并处理并发症等。

（10）康复调理：HIM康复团队医生可以提供相关的健康建议和指导，包括中医中药调理。

定期随访也是康复过程中的重要环节。患者应定期复诊，接受体检、影像学检查和实验室检查等，以便及时发现任何复发或其他并发症的迹象。

2 肿瘤康复医学的发展

（1）肿瘤康复医学作为康复医学和肿瘤学的一个分支，秉承全程、全面、全员的原则，由肿瘤外科、肿瘤内科、放疗科、康复科、心理科、疼痛科、营养科的医生，还有康复治疗师、中医师、康复护士等构成MDT to HIM康复团队协作完成（推荐等级 强）。局部进展期RCC的康复，可在临床治疗期、治疗间期、病情平稳期，分别由肿瘤临床治疗科室、康复科室、康复专科医院、中医体系等共同提供一个治疗、康复、随访、回归社会的平台，促进患者的身心康复，提高生命及生活质量。中医药在RCC康复的临床实践中亦有所应用，但目前缺乏高级别支持证据。

（2）加速康复外科（ERAS）指在围术期实施各种已证实有效的方法来减少或减轻患者应激及并发症，减少生理及心理创伤，降低病死率及缩短住院时间，加快术后康复速度（推荐等级 强）。ERAS实施的主要内容包括：术前完善评估、禁烟禁酒、加强营养支持、完善术前教育、优化术前肠道准备方式；术中优化麻醉方式、减少应激反应、术中保温、深静脉血栓预防；术后有效镇痛、早期下床活动、早期肠内营养、如病情允许尽早拔除引流管及导尿管。ERAS的核心仍是强调以服务病人为中心的诊疗理念。ERAS涉及医师、麻醉师、手术护士等人员和护理、营养、康复、医院管理等多个环节，同时也离不开患者及其家属的配合。国内一项随机对照研究表明，ERAS能降低腹腔镜下PN术后的住院天数、住院费用、并发症发生率，并提高患者术后生活质量。更多研究证实，RN围术期实施ERAS能加速康复时间、缩短住院天数、降低住院费用。

第六章

晚期/转移性RCC的治疗

晚期/转移性RCC指肿瘤已突破Gerota筋膜且无法完整切除和/或伴区域外淋巴结转移和/或远处转移，包括TNM分期为T4N0-1M0/ T1-4N0-1M1期，临床分期为Ⅳ期的RCC。mRCC的治疗推荐在预后风险评估的基础上，开展MDT to HIM整合诊疗。

第一节 预后风险评估

mRCC的预后可分为三个层面进行风险评估：组织病理预测因素，临床参数预测因素和分子标记预测因素。由于肿瘤异质性和预后影响因素混杂，临床上往往根据预后预测模型对各层面预测因素进行整合评估和预测。

（1）随着药物治疗进展，mRCC的预后风险模型为危险分层和临床治疗选择发挥作用。目前常用模型包括纪念斯隆-凯特琳癌症中心（Memorial Sloan Kettering Cancer Center，MSKCC）评分和国际转移性肾细胞癌数据库联盟（International Metastatic Renal Cell Carcinoma Database Consortium，IMDC）标准（表30-6-1）（推荐等级 强）。Motzer等通过分析接受细胞因子治疗后的临床数据，提出了MSKCC评分概念，将mRCC分为低危、中危和高危，相应危险分层的中位OS分别为30个月、14个月和5个月。Heng等通过分析接受靶向药物治疗的临床数据，引入了IMDC预后模型，其低危、中危和高危患者的2年OS分别为75%、53%和7%。

（2）影响mRCC预后的组织病理参数包括Fuhrman核分级（ISUP核分级）和病理类型，可利用组织病理参数评估mRCC的预后（推荐等级 弱）。多项回顾研究表明，核分级高（Fuhrman核分级≥3级）是mRCC不良预后的独立预测因素。ISUP核分级4级特别强调横纹肌分化和肉瘤样变对晚期患者预后的独立预测能力。总体而言，不同病理类型RCC预后差异明显，与ccRCC相比，转移性nccRCC对靶向药物及免疫检查点抑制剂的疗效更差，生存期更短。近年来，越来越多证据表明特殊类型RCC，如肾集合管癌、FH缺失型和TFE3易位相关性RCC，因有特征性基因改变，肿瘤进展快，预后极差。

（3）影响晚期mRCC预后的临床参数大致有三方面：患者体力/活动状态、肿瘤负荷、以及炎症/营养/酶学相关指标，可利用临床参数评估mRCC的预后（推荐等级弱）。体力/活动状态一般通过ECOG或Karnofsky活动状态量表评估，活动状态较差被广泛认为是晚期患者的不良预后因素。肿瘤负荷包括转移灶数量、转移病灶累及器官和原发灶或转移灶在全身肿瘤的占比等。其中转移病灶累及器官，如肝脏和脑，是预测晚期RCC不良预后的独立预测因素；而转移灶占比则是预测针对原发病灶减瘤手术是否获益的重要参数之一。营养状况、LDH、Hb、血钙和血清白蛋白，甚至CRP和中性粒细胞-淋巴细胞比值（NLR）等指标异常与预后相关。

（4）不断发展的分子生物学技术在揭示RCC发生发展机制的同时，也提供了许多具有潜在预测价值的分子标志物以指导个体化精准治疗，某些分子标记物可能对评估mRCC预后有帮助（推荐等级 弱）。细胞增殖相关标记（如：Ki67、p53、p21、PTEN等）和低氧/血管生成通路相关标记（如：CAIX、VEGF家族、HIF-1α等）被广泛研究并报道与晚期RCC预后相关。多项研究表明免疫相关标记，如PD-L1，人白细胞抗原（HLA）类型和肿瘤浸润淋巴细胞等对免疫治疗的疗效具有一定预测作用。利用COMPARZ和RECORD3研究的相关检测数据系统分析证实，PBRM1、BAP1、SETD2、KMD5C及TP53等突变基因能预测mRCC预后和对靶向药物酪氨酸激酶抑制剂（tyrosine kinase inhibitor，TKI）药物的差异化反应，并发现上述突变基因能进一步增加MSKCC评分对预后的预测效能。JAVELIN101、IMMOTION151、CheckMate 214等多项前瞻性3期临床试验利用入组人群基因组学数据先后建立了预测不同治疗方案疗效和预后的分子预测模型。然而，上述基于临床试验人群的基因集预测模型尚需经过独立的外部验证，才能真正实现指导临床的实用价值。近年来，特殊类型RCC的分子发病机制和组学研究受到越来越多关注。当然，针对nccRCC预后和疗效预测的分子标记研究多数仍处于探索阶段，一旦明确了不同病理类型RCC独特的分子改变并以此为治疗靶点，必定会给nccRCC预后和疗效带来划时代变革。

表30-6-1 晚期RCC预后风险评估标准

危险因素	MSKCC标准	IMDC标准
1	诊断到治疗的间隔时间<1年	诊断到治疗的间隔时间<1年
2	卡式（Karnofsky）体能状态<80%	卡式（Karnofsky）体能状态<80%
3	血清钙>正常指标上限	血清钙>正常指标上限
4	血红蛋白<正常指标下限	血红蛋白<正常指标下限
5	乳酸脱氢酶>正常指标上限1.5倍	中性粒细胞>正常指标上限
6		血小板水平>正常指标上限
危险分层		
低危组	0个危险因素	0个危险因素
中危组	1-2个危险因素	1-2个危险因素
高危组	3-5个危险因素	3-6个危险因素

第二节 治疗

mRCC的整合治疗，首先需要有效的系统治疗；针对患瘤肾脏、转移灶的局部治疗，其可能的获益包括减轻肿瘤负荷、减缓病情进展，改善局部压迫、疼痛等症状，以及避免或延缓、减轻病灶破坏所导致的严重后果，如脑转移所致脑疝，骨转移所致骨折等。这些临床获益在部分病人可转化为最终的生存获益；但对肿瘤负荷重、恶病质显著、体能状况不佳，以及合并重要器官基础疾病的患者，局部治疗改善生存的价值有限，还可能因过度治疗给病人带来危害。

1 肾原发病灶的局部治疗

需整合mRCC病人的预后风险、肿瘤负荷、身体状况、系统治疗等因素，评估肾原发病灶局部治疗的获益和风险之后，合理选择适当的局部治疗。

（1）无原发灶症状的中危患者，在无充分评估疾病状态和身体状态以及系统治疗前，不推荐行即刻减瘤性肾切除（CN）（推荐等级 弱）；高危患者，不推荐行即刻CN（推荐等级 强）。2018和2019年连续发布了CN的前瞻性临床试验CARMENA和SURTIME研究。CARMENA研究显示：中高危（MSKCC分级）患者，单纯接受舒尼替尼治疗并不比先接受CN再接受舒尼替尼治疗的生存期短。SURTIME研究尽管例数有限，但仍证实在CN之前先行靶向治疗的必要性和价值。几项临床试验表明：与舒尼替尼单用相比，免疫联合免疫或靶向联合免疫组合对中高危转移性ccRCC具有更好效果。但尚缺乏CN能改善免疫联合治疗临床获益的证据。因此，CN需整合评估病情后决定。

（2）仅对谨慎选择的mRCC施行CN（推荐等级 弱）：①无脑转移；②经全身系统治疗获益者可讨论延迟CN的价值；③对体能状态良好且不需接受全身系统治疗者，在患者充分知情同意下，可行即刻CN；④当寡转移灶与原发灶可完整切除时，可即刻CN；⑤CN应经MDT to HIM团队讨论决定。

（3）不适合手术但伴明显局部症状（如肉眼血尿）者，可栓塞介入治疗（推荐等级 弱）。小样本回顾研究显示：肾动脉栓塞可缓解或控制肉眼血尿及腰痛，改善生活质量。

（4）mRCC肾原发灶放疗，建议开展临床研究（推荐等级 弱）。目前没有随机研究证实，mRCC能从原发灶的局部放疗中获益。有回顾性和Ⅰ/Ⅱ期临床研究显示，应用立体定向放疗（Stereotactic body radiation therapy，SBRT）可获优于常规放疗的近期局控率，且安全性好，立体定向放疗可增强肿瘤的免疫原性并存在远隔效应，寡转移肾癌原发灶与转移灶的SBRT全覆盖配合免疫治疗的研究正在开展中，其研究结果可能为不可手术寡转移肾癌治疗带来新的证据。但SBRT只能在有精准放疗技术支持和具备丰富放疗经验的医疗中心开展，期待更多相关临床研究证据支持。

2 转移灶的局部治疗

mRCC针对转移灶的局部治疗，如转移灶切除术或放疗目前仍有争议。近年研究表明，在选择性人群行转移灶局部治疗可改善患者生存，也可控制症状。但所有研究均有一定偏倚和混杂因素，故对这些研究结果应持谨慎态度。

（1）无不良风险因素且可完全切除的mRCC可尝试转移灶完全切除术（推荐等级 弱）。RCC转移灶的完全切除及不同部位病灶手术治疗的价值：Mayo诊所Leibovich BC教授对不同系统治疗时代mRCC接受转移灶手术的疗效进行分析，结果显示，转移灶完整切除的生存均比不完全/未切除者更长。随后的多项荟萃分析亦证实转移灶切除在mRCC中的治疗价值。与CN类似的是，转移灶切除术并非在全人群中获益。在无不良IMDC/MSKCC风险因素、体能状况良好和低转移负荷患者中，CN联合转移灶切除术可改善生存，延缓系统治疗。手术风险和获益需在术前向患者充分告知。

肺部是RCC最常见的转移部位。系统综述表明，肺转移灶切除与生存获益的相关性最强。另有发现伴胰腺、肾上腺和甲状腺转移者接受转移灶切除，生存获益也较大。

肝脏手术并发症较多，故接受肝转移灶切除术的mRCC不多见。肝转移与RCC的不良预后显著相关。两项回顾性分析证实肝转移灶切除的完整程度及转移灶发生时间与治疗效果密切相关。

骨转移临床处理更多用放疗。有回顾性研究表明骨转移灶切除联合系统治疗能进一步改善OS。对骨骼稳定性差、存在脊柱骨折、截瘫高危风险或已发生骨折、出现脊髓压迫症状、估计手术减压后功能有望恢复者，只要条件允许，宜先在骨科接受预防或抢救性手术治疗，术后再加放疗。

（2）对于选择合适的患者，在MDT下可尝试病灶全覆盖放疗（推荐等级 弱）。The RAPPORT Trial入组30例肾透明细胞癌寡转移病例（≤5处转移），通过立体定向放疗覆盖所有转移灶配合8周期帕博丽珠单抗（每3周一周期）治疗，27例接受了原发灶肾切除术，中位随访28个月，2年局部无进展生存率为92%，客观反应率为63%，6个月肿瘤控制率为83%，2年总生存率为74%，2年无进展生存率为45%，只有4例（13%）出现了治疗相关的3级治疗反应，无4级及以上毒性反应出现。

梅奥诊所回顾性分析了71例肾癌89个肺转移灶和31个纵隔转移灶放疗配合系统治疗的结果，中位分割剂量为：10Gy×5次，总体转移灶5年控制率为67.9%，其中肺转移灶控制率为84.5%，纵隔转移灶控制率为43.4%。肺转移灶控制优于纵隔转移灶。另一项研究分析了129例寡转移肾癌病例（≤5个转移灶），共计242个转移灶立体定向放疗综合系统治疗的结果，发现疗效与患者年龄、有无骨转移、是否脑转移密切相关，年龄≤65岁无脑转移，3年OS达82.7%；年龄> 65岁，无骨转移无脑转移3年OS达67.9%；年龄> 65岁伴有骨转移3年OS为37.5%；脑转移预后最差，3年OS只有9.7%。肾癌出现远处转移是否应当原发灶加转移灶全覆盖治疗，选用何种局部治疗手段应当建立在多学科充分讨论的基础之上，选择合适病例应用，获益较大的病例应该是：身体状况良好、相对年轻、转移灶为单发或寡转移（≤5个病灶）、异时转移较同时转移获益大、系统治疗时无进展、Fuhrman分级为Ⅰ-Ⅱ级、病灶能全部覆盖。并且有研究认为肾癌寡转移病灶的SBRT放疗可延长系统用药时间，推迟系统治疗时因肿瘤进展而需要进行的系统新药更换。

（3）骨或脑转移灶可以提供SBRT，以实现局部控制和症状缓解（推荐等级 弱）。包括中山大学肿瘤防治中心在内的多个医学中心先后报道靶向药物治疗基础上联合骨转移灶SBRT，可有效提高骨转移的生活质量并延长生存。中国RCC骨转移专家共识亦推荐对需要局部治疗者，除骨骼稳定性差或脊髓压迫严重需要手术外，其他情况应首选SBRT。

RCC脑转移预后极差，靶向药物和免疫药物临床试验均将脑转移患者排除，目前系统性治疗缺乏足够的脑转移临床获益证据，因此针对脑转移病灶的局部治疗尤为重要。与脑转移手术相比，放疗具有创伤小、可重复且疗效确切等优势。一项来自瑞典的研究证实，脑转移接受放疗能获与手术类似的生存时间。相比全脑照射和常规外照射放疗，SBRT颅内控制效果更好和总体临床获益。

（4）通过放疗或消融对肝转移灶行局部治疗也可取得不错的局部控制效果，为控制局部症状，可行消融治疗或栓塞治疗（推荐等级 弱）。Maciolek等评估2011-2016年间经皮微波消融18例mRCC。消融部位包括腹膜后、对侧肾、肝、肺和肾上腺。局部控制率达93%，中位随访1.6年，5年OS为75%。对治疗选择受限者，还可行栓塞治疗，有助缓解症状。

（5）原发灶及转移灶完全切除达R0者，需否继续行系统治疗尚存争议，优先推荐此类患者参加临床试验（推荐等级 强）。两项前瞻性研究均未显示持续靶向治疗能改善生存。根据局部进展期RCC术后辅助靶向治疗（S-TRAC研究）的结果，术后辅助舒尼替尼治疗可能带来DFS获益，但需权衡治疗不良反应。KEYNOTE-564是一项多中心的随机双盲Ⅲ期研究，旨在评估帕博利珠单抗对比安慰剂用于RCC术后辅助治疗的效果。2022年ASCO-GU大会上报道了在中位随访30个月的疗效与安全性结果。在高危组中包括原发肿瘤+软组织转移灶完全切除的M1期RCC患者，术后≤1年，且无疾病证据，1：1随机接受帕博利珠单抗200mg Q3w或安慰剂Q3w治疗1年，结果显示生存获益（中位DFS未达到与11.6个月，24个月DFS率78.4%与37.9%；HR = 0.28）

3 系统治疗

3.1 晚期/转移性透明细胞为主型RCC的系统治疗

（1）晚期/转移性透明细胞为主型RCC的一线治疗策略

1）根据IMDC或MSKCC风险预后模型进行风险评估（推荐等级 强）。

2）推荐参加临床试验仍是晚期RCC的优先选项（推荐等级 强）。

3）卡博替尼等药物尚未在国内上市，亦未被批准用于RCC治疗。尽管仑伐替尼、纳武单抗、帕博利珠单抗、伊匹单抗均已在国内上市，但均暂无RCC适应证，尤其是免疫联合治疗策略，临床用此治疗策略时应结合考虑超适应证或超说明书使用问题，推荐通过MDT to HIM诊疗模式权衡利弊后行个体化决策（推荐等级 强）。

4）最佳支持治疗包括针对骨转移病灶的放疗、双磷酸盐治疗、RANKL抑制剂治疗，以及对症、止痛治疗，营养支持，心理辅导等（推荐等级 强）。

5）我国药监部门批准治疗RCC的中药制剂不多，治疗适应证多针对多种肿瘤，其中也包括治疗RCC，但这些药物已上市多年，早期实验和临床研究比较薄弱，缺乏高级别证据，需积极进行深入研究。除上市的中成药外，遵从中医辨证论治原则采用中药复方治疗是中医最常用的方法，可根据患者个体差异，开展个体化治疗，具有一定优势；在减轻肿瘤相关并发症，防治靶向或免疫治疗相关毒副反应（例如治疗相关皮疹、腹泻、手足综合征等），改善生活质量方面有一定疗效。但均缺乏相关高质量研究。由于部分中药成分（如连翘类药物）可能影响TKI类药物的肝脏代谢，会降低血药浓度，可能影响靶向药物的抗瘤疗效，正在接受TKI类药物治疗者需谨慎考虑使用（推荐等级 弱）。

6）培唑帕尼（Pazopanib）是一种能抑制血管内皮生长因子受体VEGFR-1、VEGFR-2、VEGFR-3、血小板衍生生长因子受体（PDGFR）和纤维母细胞生长因子受体FGFR-1和FGFR-3、细胞因子受体（Kit）、白介素-2受体可诱导T细胞激酶（Itk）、白细胞特异性蛋白酪氨酸激酶（Lck）、穿膜糖蛋白受体酪氨酸激酶（c-Fms）的多酪氨酸激酶抑制剂。

培唑帕尼治疗mRCC的临床数据来自国际多中心Ⅲ期临床研究，结果显示培唑帕尼的中位PFS为11.1个月，ORR为32%，显著优于安慰剂对照组。另外一项培唑帕尼与舒尼替尼对照用于mRCC一线治疗的国际多中心Ⅲ期临床研究（COMPARZ研究），国内多家中心参与了该临床试验，独立评估显示培唑帕尼与舒尼替尼的中位PFS分别为8.4个月与9.5个月，统计学达到非劣效，次要研究终点方面：ORR分别为31%与25%，中位OS分别为28.4个月与29.3个月。该研究共纳入包含中国受试者在内共计367例的亚洲患者，亚组分析显示亚洲患者培唑帕尼治疗组中位PFS为8.4个月，与欧美人群无显著差异，中国人群结果显示培唑帕尼治疗组PFS为13.9个月，ORR为

41%。推荐培唑帕尼用于透明细胞为主型mRCC低危型（推荐等级 强）或高危型（推荐等级 弱）的一线治疗。

培唑帕尼推荐剂量：800mg口服，每天1次，不和食物同服（至少在进餐前1小时或后2小时）。

7）舒尼替尼（sunitinib）是多靶点受体酪氨酸激酶抑制剂，主要作用靶点为血管内皮生长因子受体1-2（VEGFR1-2）、血小板衍生生长因子受体（PDGFR-α，PDGFR-β）、干细胞生长因子受体（c-KIT）以及FMS样酪氨酸激酶3（FLT-3），具有抗肿瘤血管生成、抑制肿瘤细胞增殖的作用。

2007年新英格兰杂志报道舒尼替尼与α干扰素1：1对比一线治疗转移性ccRCC Ⅲ期临床研究，入组750例，90%为MSKCC中低风险，中位PFS为11个月和5个月（HR 0.42，95% CI 0.32-0.54；*P*<0.001），ORR为31%和6%（*P*<0.001），中位OS为26.4个月和21.8个月（*P*=0.051）。舒尼替尼一线治疗中国mRCC的多中心Ⅳ期临床研究结果显示ORR为31.1%，中位PFS为14.2个月，中位OS为30.7个月。推荐舒尼替尼用于透明细胞为主型mRCC低危型（推荐等级 强）或高危型（推荐等级 弱）的一线治疗。

舒尼替尼用法为：50mg，qd口服，4/2方案（服药4周，停药2周）给药。考虑舒尼替尼4/2给药方案血液学毒性不良反应发生率高，可选择2/1方案（服药2周，停药1周），耐受性提高，疗效未受影响。

8）阿昔替尼联合帕博丽珠单抗：帕博丽珠单抗（pembrolizumab）是一种程序性死亡受体-1（programmed death 1，PD-1）的单克隆抗体；阿昔替尼为新一代的VEGFR1~3的多靶点酪氨酸激酶抑制剂（Tyrosine kinase inhibitors，TKI）。随机对照Ⅲ期研究KeyNote-426评估了阿昔替尼联合帕博丽珠单抗对比舒尼替尼一线治疗转移性ccRCC的疗效和安全性。861名患者被随机分为帕博丽珠单抗（200mg，静脉滴注，每3周1次）联合阿昔替尼（5mg，口服，每日2次）（432例）和舒尼替尼组（50mg，口服，每日1次，给药4周，停药2周）（429例）。最新的5年随访分析结果显示与舒尼替尼相比，阿昔替尼联合帕博丽珠单抗显著改善了中位OS（47.2个月与40.8个月，HR=0.84，95%CI 0.71~0.99）、中位PFS（15.7个月与11.1个月，HR=0.69，95%CI 0.59~0.81）和ORR（60.6%与39.6%，其中CR 11.6%与4.0%）。阿昔替尼联合帕博丽珠单抗在所有亚组中都观察到良好疗效，包括各IMDC亚组和PD-L1表达亚组。治疗相关的3~5级不良反应发生率阿昔替尼联合帕博丽珠单抗组为67.8%，舒尼替尼组为63.8%。此外，2023年ASCO大会公布的最新的随访结果显示，在一线接受阿昔替尼联合帕博丽珠单抗治疗的患者中，有62.7%的患者有机会接受二线治疗，其中有50%的患者有机会接受三线及以后的治疗。基于以上结果，推荐阿昔替尼联合帕博丽珠单抗作为晚期肾癌的一线治疗，具体用法为帕博丽珠单抗200mg，静脉滴注，每3周

1次，联合阿昔替尼5mg，口服，每日2次（推荐等级 强）。

9）阿昔替尼联合特瑞普利单抗：特瑞普利单抗是一种程序性死亡受体-1（programmed death 1，PD-1）的单克隆抗体；阿昔替尼为新一代的VEGFR1~3的多靶点酪氨酸激酶抑制剂（Tyrosine kinase inhibitors，TKI）。随机对照Ⅲ期研究RENOTORCH评估了阿昔替尼联合特瑞普利单抗对比舒尼替尼一线治疗中高危转移性ccRCC的疗效和安全性。421名患者被随机分为阿昔替尼（5mg，口服，每日2次）联合特瑞普利单抗（240mg，静脉滴注，每3周1次）（210例）和舒尼替尼组（50mg，口服，每日1次，给药4周，停药2周）（211例）。研究中期分析的结果显示与舒尼替尼相比，阿昔替尼联合特瑞普利单抗可以显著改善中位PFS（18.0个月与9.8个月，HR=0.65，95%CI 0.49-0.86）和ORR（56.7%与30.8，$P<0.0001$）；OS数据目前尚未成熟，但已经展现出了显著获益的趋势（未达到与26.8个月，HR=0.61，95%CI 0.40~0.92）。阿昔替尼联合特瑞普利单抗在所有亚组中均观察到良好获益，包括IMDC亚组和远处转移亚组。治疗期间出现的任意3级以上AE阿昔替尼联合特瑞普利单抗组为71.2%，舒尼替尼组为67.1%，因AE导致的停药率阿昔替尼联合特瑞普利单抗组为14.4%，舒尼替尼组为8.1%。RENOTORCH研究是我国首个取得成功的晚期肾癌一线靶免联合治疗研究，也是唯一一个基于我国人群的肾癌一线靶免联合治疗研究，基于以上结果，推荐阿昔替尼联合特瑞普利单抗作为晚期肾癌的一线治疗，具体用法为帕博丽珠单抗240mg，静脉滴注，每3周1次，联合阿昔替尼5mg，口服，每日2次（推荐等级 强）。

10）2013年Lancet报道随机对照Ⅲ期临床研究，288例按阿昔替尼与索拉非尼2：1入组一线治疗晚期ccRCC，中位PFS分别为10.1个月和6.5个月（HR 0.77，95%CI 0.56-1.05）。尽管PFS延长了3.6个月，由于例数偏少，统计学无显著差异，但仍表现出阿昔替尼一线治疗晚期ccRCC的有效性。基于临床研究数据，推荐阿昔替尼作为晚期ccRCC的一线治疗，具体用法为5mg，口服，每日2次（推荐等级 弱）。

11）仑伐替尼联合帕博利珠单抗：仑伐替尼（Lenvatinib）是酪氨酸激酶RTK抑制剂，可抑制血管内皮生长因子受体VEGFR1、VEGFR2、VEGFR3、纤维生长因子受体（FGR1-4）、血小板源性生长因子受体α（PDGFRα）、KIT及RET，这些激酶除发挥正常细胞功能外，还参与病理血管生成、肿瘤生长及进展。

随机、对照、Ⅲ期临床研究KEYNOTE-581/CLEAR 纳入1069例未经治疗的晚期ccRCC，按1：1：1比例随机分配接受仑伐替尼（20mg，po，qd）+帕博利珠单抗（200mg，ivgtt，Q3W）或仑伐替尼（18mg，po，qd）+依维莫司（5mg，po，qd）或舒尼替尼（50mg，po，qd，给药4周，停药2周）。结果显示，与舒尼替尼组相比，仑伐替尼联合帕博利珠单抗组显著延长中位PFS（23.9个月与9.2个月，HR=0.39，95%CI：0.32-0.49，$P<0.001$）；不论患者PD-L1表达水平，IMDC风险分层，仑伐替

尼联合帕博利珠单抗均能带来显著PFS获益。中位OS均未达到，但与舒尼替尼组比，仑伐替尼联合帕博利珠单抗组延长OS（HR=0.66，95%CI：0.49~0.88，P=0.005）。仑伐替尼联合帕博利珠单抗组ORR更高（71.0%与36.1%），CR也更高（16.1%与4.2%）。≥3级治疗相关不良反应分别为71.6%和58.8%（推荐等级 强）。

12）卡博替尼联合纳武单抗：纳武单抗（Nivolumab）是一种抗PD-1的单抗。卡博替尼（cabozantinib）是针对VEGFR、MET、AXL等靶点的口服小分子激酶抑制剂。随机、开放、Ⅲ期临床研究Checkmate 9ER评估纳武单抗联合卡博替尼对比舒尼替尼一线治疗转移性ccRCC的疗效和安全性。651例随机分为纳武单抗（240mg，ivgtt，q2w）联合卡博替尼（40mg，po.，qd）组（323例）和舒尼替尼（50mg，po，qd，给药4周，停药2周）组（328例）。与舒尼替尼相比，纳武单抗联合卡博替尼显著改善了中位PFS（17.0个月与8.3个月，HR=0.52，95% CI 0.43~0.64，P<0.0001）、OS（未达到与29.5个月，HR=0.66，95% CI 0.50~0.87，P=0.0034）及ORR（54.8%与28.4%）（推荐等级 强）。

13）索拉非尼（sorafenib）是最早上市用于mRCC的多靶点受体酪氨酸酶抑制剂，具有双重抗瘤作用：一方面通过抑制RAF/MEK/ERK信号传导通路，另一方面作用于VEGFR、PDGFR，以及c-KIT、FLT-3、MET等靶点，抑制肿瘤生长。

2009年临床肿瘤学杂志报道索拉非尼与α干扰素1∶1对比一线治疗转移性ccRCC Ⅱ期临床研究，共189例，索拉非尼400mg每天2次，α干扰素900万单位，每周3次，索拉非尼组进展后可加量至600mg每天2次，干扰素组进展后可交叉到索拉非尼组。索拉非尼与α干扰素中位PFS分别为5.7个月和5.6个月，两组出现肿瘤缩小的比例分别为68.2%和39.0%，索拉非尼组生活质量评分更好，耐受性也更好。但索拉非尼一线治疗缺乏有效的大型研究且替代药物越来越多，目前NCCN不推荐索拉非尼一线治疗晚期ccRCC，主要用于后线治疗。

一项国内多中心研究对845例晚期RCC一线索拉非尼或舒尼替尼治疗后的生存和预后因素进行了回顾性分析，结果显示索拉非尼组与舒尼替尼组的中位PFS时间分别为11.1个月和10.0个月（P=0.028），两组中位OS无差异，均为24个月。由于索拉非尼具有良好耐受性及在亚洲人群显示较高的有效率，因此目前在国内索拉非尼仍在部分mRCC推荐为一线治疗方案（推荐等级 弱）。

14）临床观察中发现小部分mRCC肿瘤进展缓慢，呈惰性发展，权衡RCC治疗药物的疗效与毒性反应，RINI团队开展了一项Ⅱ期临床研究，即对无症状mRCC，在医患双方知情同意情况下采取主动监测（AS）的治疗策略，入组48例，结果证实这部分患者从AS到接受药物治疗的时间可延缓14.9个月。因此，选择部分无症状mRCC接受AS不失为少数mRCC的一种治疗选择（推荐等级 弱）。

15）纳武单抗联合伊匹单抗：伊匹单抗（Ipilimumab）是一种人类细胞毒性T细

胞抗原4（CTLA-4）的阻断抗体。CheckMate214为多中心随机对照Ⅲ期临床研究，评估纳武单抗联合伊匹单抗对比舒尼替尼一线治疗中高危mRCC（1082例）的效果。结果显示在IMDC中高危mRCC，联合治疗组与舒尼替尼组ORR（42%与27%，p<0.001）及中位OS（未达到26个月，*P*<0.001）均有明显获益。因此，2018年FDA批准纳武单抗联合伊匹单抗作为IMDC中高危mRCC的标准一线治疗（推荐等级 强）。

16）一项Ⅱ期多中心随机研究（CABOSUN）比较卡博替尼和舒尼替尼一线治疗中危或高危（Heng氏评分）ccRCC的疗效。157例按1：1随机接受一线卡博替尼（60mg，qd）或舒尼替尼（50mg，4/2方案）治疗，结果显示卡博替尼组PFS显著优于舒尼替尼组，两组中位PFS为8.2个月与5.6个月（*P*=0.012），ORR为46%和18%，OS为30.3个月与21.8个月。

基于国外临床研究数据，推荐卡博替尼可以作为中高危晚期ccRCC的一线治疗（推荐等级 弱），具体用法为60mg，口服，每日1次。

（2）晚期/转移性透明细胞为主型RCC的后线系统治疗

1）推荐参加临床试验仍是mRCC的优先选项（推荐等级 强）。

2）包括卡博替尼和伊匹单抗等药物目前国内尚未上市，亦未获批用于RCC治疗。尽管仑伐替尼、纳武单抗、帕博利珠单抗均已在国内上市，但均暂无RCC适应证，尤其是免疫联合治疗策略，临床应用时应结合考虑超适应证或超说明书使用问题，推荐通过MDT to HIM诊疗模式权衡利弊行个体化决策（推荐等级 强）。

3）最佳支持治疗包括针对骨转移灶的放疗、双磷酸盐治疗、RANKL抑制剂治疗，以及对症、止痛治疗，营养支持，心理辅导等（推荐等级 强）。

4）阿昔替尼：2011年Lancet报道随机对照Ⅲ期临床研究（AXIS研究），针对一线治疗失败（绝大部分为细胞因子或舒尼替尼）的mRCC二线治疗，共723例按1：1接受阿昔替尼或索拉非尼治疗，中位PFS为6.7个月和4.7个月（HR 0.665；95% CI 0.544-0.812；*P*<0.0001），ORR为19%和9%（*P*=0.0001），一线为细胞因子治疗的中位PFS为12.1个月和6.5个月（*P*<0.0001），一线为舒尼替尼的中位PFS为4.8个月和3.4个月（*P*=0.01），中位OS为20.1个月和19.3个月。一项亚洲mRCC患者二线接受阿昔替尼治疗的注册临床研究，其中大部分为中国患者，结果显示阿昔替尼中位PFS为6.5个月，ORR为23.7%。亚组分析显示既往接受舒尼替尼治疗患者二线接受阿昔替尼的中位PFS时间为4.7个月。基于上述临床试验结果，推荐阿昔替尼作为mRCC的二线治疗，用法为阿昔替尼 5mg，bid（推荐等级 强）。

5）伏罗尼布联合依维莫司：2023年发表于European Journal of Cancer的随机对照Ⅲ期临床研究（CONCEPT研究），针对一线治疗失败（酪氨酸激酶抑制剂治疗失败）mRCC二线治疗，共399名患者按1：1：1比例随机分配至伏罗尼布联合依维莫司、依维莫司单药和伏罗尼布单药组，伏罗尼布联合组对比依维莫司单药组中位PFS分别为（10.0个月和6.4个月；HR 0.70；P=0.0171），ORR分别为24.8%和8.3%；P=0.0003），OS尚未成熟。伏罗尼布单药和依维莫司单药PFS和ORR相当（PFS：6.4个月和6.4个月；HR 0.94；P=0.6856，ORR：10.5%和8.3%；P=0.5278）。基于上述临床试验结果，NMPA于2023年6月批准伏罗尼布联合依维莫司用于既往接受过酪氨酸激酶抑制剂治疗失败的晚期肾细胞癌患者。用法为伏罗尼布200mg联合依维莫司5mg，每日1次，持续治疗直至疾病进展或出现不可耐受的毒性（推荐等级 强）。

6）依维莫司（everolimus）：为口服mTOR抑制剂，用于mRCC的临床数据主要来自2008年的一项国际多中心随机对照Ⅲ期临床研究（RECORD-1研究）。经舒尼替尼或索拉非尼治疗后进展的mRCC按2∶1接受依维莫司或安慰剂治疗，最终中位PFS为4.9个月和1.9个月（HR，0.33；P<0.001），安慰剂组进展后80%交叉到依维莫司组，故两组中位OS无明显差异，分别为14.8个月和14.4个月。依维莫司常见的不良反应为胃炎、皮疹和乏力。一项国内患者接受依维莫司治疗的多中心注册临床研究（L2101研究），证实依维莫司作为TKI治疗失败后二线靶向治疗的疗效及安全性，疾病控制率61%，中位PFS为6.9个月，临床获益率66%，1年OS为56%，1年PFS为36%（推荐等级 强）。

基于上述临床试验结果，推荐依维莫司作为mRCC TKI治疗失败后的二线治疗药物，用法为依维莫司10mg，qd。

7）卡博替尼：二线治疗晚期ccRCC与依维莫司比较有明显生存优势，2016年Lancet Oncol报道METEOR研究，针对一线接受VEGFR-TKI治疗后进展的ccRCC，1∶1接受卡博替尼与依维莫司治疗，结果中位OS为21.4个月和16.5个月（HR 0.66，95% CI 0.53~0.83；P=0.00026）（推荐等级 强）。

卡博替尼在中国尚未上市，但基于上述国外临床试验结果，推荐卡博替尼作为mRCC TKI治疗失败后的二线治疗药物，用法为卡博替尼60mg，qd。

8）纳武单抗：2015年CheckMate 025研究结果显示针对接受过1~2种治疗后进展的ccRCC，按1∶1接受纳武单抗和依维莫司治疗，中位OS为25.0个月和19.6个月，ORR为25%和5%，中位PFS为4.6个月和4.4个月。3/4度不良反应发生率为19%和37%（推荐等级 强）。

9）仑伐替尼+依维莫司：2016年Lancet Onco报道仑伐替尼联合依维莫司二线治疗ccRCC的Ⅱ期临床研究，153例随机接受仑伐替尼联合依维莫司治疗、仑伐替尼单药治疗和依维莫司单药治疗，联合组与依维莫司组中位PFS为14.6个月和5.5个月，中位OS为25.5个月和15.4个月，仑伐替尼单药组中位OS 18.4个月（推荐等级 强）。

10）培唑帕尼：一线治疗Ⅲ期试验中有202例为细胞因子治疗后进展患者，培唑帕尼与安慰剂的中位PFS为7.4个月和4.2个月。另一项56例Ⅱ期研究显示，针对舒尼替尼或贝伐珠单抗治疗后失败患者，培唑帕尼治疗有效率27%，中位PFS为7.5个月，2年OS 43%（推荐等级 弱）。

11）舒尼替尼：二线治疗经细胞因子治疗后进展的mRCC同样表现出一定有效性。2006年JCO报道回顾性研究，63例经细胞因子治疗后进展的mRCC二线接受舒尼替尼治疗，有效率达40%，中位PFS为8.7个月。同样，2006年JAMA报道106例回顾性研究，ORR为34%，中位PFS为8.3个月（推荐等级 弱）。

12）索拉非尼：2009年JCO报道Ⅲ期随机对照临床研究，针对一线治疗失败（绝大部分为细胞因子）的晚期ccRCC，一线治疗至少持续8个月，ECOG 0-1分，共903例分别接受索拉非尼和安慰剂治疗，两组的PFS为5.5个月和2.8个月，中位OS为17.8个月和14.3个月（HR = 0.78；P =0.029）（推荐等级 弱）。

13）Ⅱ期研究显示：对一线靶向治疗进展的转移性ccRCC，二线使用靶向TKIs联合免疫（PD-1抑制剂）的ORR、PFS更高，毒副反应可接受。一项我国回顾性研究结果显示，在总计255例一线TKI治疗进展的患者中，二线分别接受阿昔替尼联合PD-1抑制剂（116例）和阿昔替尼单药治疗（139例），阿昔替尼联合PD-1抑制剂显著改善了PFS（11.7个月与7.5个月，P=0.015）和ORR（33.6%与20.1%，P=0.002），并且在不同亚组中均观察到了良好的疗效，包括IMDC亚组和肉瘤样变亚组，此外阿昔替尼联合PD-1抑制剂在二线治疗中的不良反应可控（推荐等级 弱）。

14）中医药治疗尚缺乏高级别证据。可开展个体化治疗，在减轻肿瘤相关并发症，防治靶向或免疫治疗相关毒副反应，改善生活质量方面有一定帮助（推荐等级 弱）。

3.2 晚期/转移性非透明细胞为主型RCC的系统治疗

（1）晚期nccRCC由于样本量少，缺乏相应大宗随机对照临床试验，在任何情况下均首选参加临床试验（推荐等级 强）。

（2）包括卡博替尼等药物目前在国内尚未上市，亦未获批用于RCC治疗。临床上应用卡博替尼或免疫联合治疗策略时应视为超适应证或超说明书使用。根据一些小样本前瞻性研究或回顾性数据分析结果，以不同等级推荐患者接受已获批晚期ccRCC治疗适应证的药物治疗，同时针对这部分患者治疗疗效的不确定性，强烈建议患者接受MDT to HIM模式诊疗（推荐等级 强）。

（3）最佳支持治疗包括针对骨转移灶的放疗、双磷酸盐治疗、RANKL抑制剂治疗，以及对症、止痛治疗，营养支持，心理辅导等（推荐等级 强）。

（4）舒尼替尼：对nccRCC的研究目前多为Ⅱ期临床研究，一项涉及31例的研究中，对nccRCC、舒尼替尼的有效率为36%，中位PFS为6.4个月；另一项53例研究中，舒尼替尼/索拉非尼的有效率为23%，中位PFS为10.6个月（推荐等级 强）。

ASPEN研究，108例nccRCC初治者随机接受舒尼替尼和依维莫司治疗，中位PFS为8.3个月和5.6个月，低和中危组中位PFS为14.0个月与5.7个月、6.5个月与4.9

个月；高危组依维莫司略占优势，但无统计学意义（4.0个月与6.1个月）。

ESPN研究，68例随机接受舒尼替尼和依维莫司，一线治疗两组中位PFS为6.1个月和4.1个月（*P*=0.6），中位OS为16.2个月和14.9个月（*P*=0.18）。

（5）卡博替尼：2019年报道的一项多中心，回顾性队列研究，评估卡博替尼治疗晚期nccRCC的疗效及安全性。结果显示，112例nccRCC接受治疗，其中乳头状癌66例（59%），Xp11.2易位型17例（15%），组织学未分类者15例（13%），嫌色细胞癌10例（9%），集合管型4例（4%）。30例（27%，95%CI 19%~36%）获得客观缓解。中位随访11个月（IQR：6~18个月），至治疗失败的中位时间为6.7个月（95%CI 5.5–8.6个月），中位PFS为7.0个月（95%CI 5.7~9.0个月），中位OS为12.0个月（95%CI 9.2~17.0个月）。最常见的不良事件为疲劳（52%）和腹泻（34%）。最常见的3级不良事件为皮肤毒性（皮疹和手足综合征，4%）和高血压（4%）。未观察到治疗相关性死亡（推荐等级 弱）。

（6）依维莫司：一项Ⅱ期临床研究显示，34例初治的转移性nccRCC接受贝伐珠单抗+依维莫司治疗，中位PFS和OS为11.0个月和18.5个月，ORR为29%（推荐等级 弱）。

（7）仑伐替尼+依维莫司：一项单臂、多中心Ⅱ期研究（Study 221），共31例初治晚期或转移性nccRCC（乳头状n=20，嫌色细胞n=9，未分类n=2），接受lenvatinib（18mg/天）和依维莫司（5mg/天）联合治疗。2020年ASCO–GU会上公布的结果显示：ORR为25.8%（95%CI：11.9~44.6），8例（乳头状n=3，嫌色细胞n=4，未分类n=1）获得部分缓解（PR）。58%（n=18）疾病稳定（SD）。临床受益率（CR+PR+持久SD[持续时间≥23周]）为61.3%。无患者获CR。中位PFS为9.23个月（95%CI：5.49–不可估计[NE]），中位OS为15.64个月（95%CI：9.23–NE）。32.3%的患者出现了导致lenvatinib联合依维莫司撤药或停药的治疗相关不良事件（TEAE）。TEAE导致剂量减少在45.2%的患者中发生、TEAE导致剂量中断发生在67.7%的患者中。最常见的TEAE是疲劳（71%）、腹泻（58.1%）、食欲下降（54.8%）、恶心（54.8%）和呕吐（51.6%）。≥3级TEAE发生率48.4%，最常见高血压（16.1%）、恶性肿瘤进展（12.9%）、腹泻（9.7%）和疲劳、恶心、呕吐、蛋白尿和血小板减少（各6.5%）（推荐等级 弱）。

（8）培唑帕尼：一项意大利的回顾性研究，37例nccRCC一线接受培唑帕尼治疗，疾病控制率81%，有效率27%，中位PFS和OS为15.9个月和17.3个月（推荐等级 弱）。

（9）贝伐珠单抗+厄洛替尼：一项Ⅱ期临床研究显示，41例肾乳头状癌接受贝伐珠单抗+厄罗替尼治疗，其中19例至少接受过一次系统治疗，遗传性平滑肌瘤病RCC综合征相关性RCC（HLRCC）有效率60%，散发乳头状RCC有效率29%，中位PFS

为24.2个月和7.4个月（推荐等级 弱）。

（10）贝伐珠单抗+依维莫司：一项Ⅱ期临床研究显示，34例初治nccRCC接受贝伐珠单抗+依维莫司治疗，中位PFS和OS为11.0个月和18.5个月，有效率29%（推荐等级 弱）。

（11）阿昔替尼联合特瑞普利单抗：一项我国回顾性研究结果显示，在总计65例一线接受TKI治疗失败的nccRCC患者中，21例患者接受了阿昔替尼单药治疗，44例患者接受了阿昔替尼联合特瑞普利单抗治疗，阿昔替尼联合特瑞普利单抗显著改善了PFS（9.2个月与5.4个月，P=0.002）和ORR（50.0%与14.3%，P=0.006）。并且阿昔替尼联合特瑞普利单抗的不良反应可控，两组之间3级以上治疗相关不良反应发生率分别为56.8%和52.4%（推荐等级 弱）。

（12）化疗：集合管癌和肾髓质癌对系统治疗高度耐药，转移后中位OS不足7个月。目前主要以化疗为主，遗憾的是，治疗后集合管癌OS仅提升至10.5~12.5个月，髓质癌OS不超过9个月。基于针对两种病理类型RCC的多组学研究，未来有望开展相应的临床研究，进一步提升生存概率（推荐等级 弱）。

（13）中医药治疗尚缺乏高级别证据。可开展个体化治疗，在减轻肿瘤相关并发症，防治靶向或免疫治疗相关毒副反应，改善生活质量方面有一定帮助（推荐等级 弱）。

4 中医中药治疗

4.1 推荐范围

（1）患者身体条件不耐受或不接受手术/放疗、靶向药物/免疫治疗的。

（2）患者围手术期或西医靶免治疗同时中药辅助治疗的。

（3）带瘤生存者需长期治疗的。

（4）治愈性治疗后需身体调理的。

4.2 病因病机

（1）脾肾亏虚：脾肾先后天之本俱虚，是患病的主要原因。

（2）痰（湿）瘀互结：外感六淫、饮食失节、情志内伤，致使水液代谢失常，酿湿生痰，痰（湿）内蕴，蓄积体内；脾肾亏虚，气机阻滞，络脉不通，血行瘀滞，痰（湿）瘀互结日久成积。

（3）气血两虚：久病气血不足，或年老气血日渐衰弱，肾脉失于气血津液之濡养，易为邪毒所侵而形成本病。

综上，肾癌发病，脾肾亏虚为本，痰（湿）瘀互结为标，本虚标实是本病发病的病理关键。所以治疗上局部与全身并重，重视辨病与辨证相结合。

4.3 中医辨证论治

（1）治疗原则

中医治疗总体以健脾益肾扶正为主，辅以化痰（湿）祛瘀、解毒散结，标本兼顾。

（2）辨证分型与治疗

1）脾肾亏虚型

证候：神疲乏力，形体消瘦，纳呆食少，腹痛便溏，腰膝酸软，畏寒肢冷，小便不利，两下肢浮肿，舌淡，苔白腻，脉沉细无力或沉缓。

治法：健脾益肾，扶正固本

方药：金匮肾气丸合参苓白术散加减。熟地黄、山药、山茱萸、茯苓、牡丹皮、泽泻、桂枝、附子、陈皮、白扁豆、党参、白术、薏苡仁、砂仁等。

2）痰（湿）瘀互结型

证候：腰部或腹部可触及肿块，痛处固定，面色晦暗，四肢麻木，胸闷气短，倦怠乏力，脘腹胀满，舌质紫黯，或见瘀斑或瘀点，苔白腻，脉弦或涩或沉细无力。

治法：化痰（湿）祛瘀，解毒散结

方药：旋覆代赭汤合血府逐瘀汤加减。旋覆花、代赭石、半夏、党参、甘草、桃仁、红花、当归、生地黄、牛膝、川芎、桔梗、赤芍、枳壳等。

3）气血两虚型

证候：可见无痛性血尿，心悸气短，神疲乏力，面色苍白，形体消瘦，纳呆食少，舌质淡或见瘀点，苔薄白，脉沉细数或虚大而数。

治法：益气养血，解毒散结

方药：八珍汤加减。党参、白术、茯苓、甘草、当归、熟地黄、白芍、川芎、生姜、大枣等。

4.4 中西医结合治疗

（1）围手术期的中医药治疗：中医药在加速康复外科多学科模式中具有独特优势。患者手术前的焦虑、恐惧等不良情绪是影响术后康复的重要因素，以中医学整体观念为指导，调神定志，畅达身心，可有效缓解患者肾癌术前紧张、焦虑情绪，提高患者依从性。中药辨证治疗可在肾癌术前开始应用，同时，推荐使用针灸、推拿、导引等中医特色疗法改善患者焦虑情绪；针刺疗法治疗患者术后疼痛也有显著疗效，可采用肾俞、三阴交、太溪、内关、昆仑、次髎等穴位益肾止痛，提高患者痛阈，川芎、延胡索、羌活等中药具有活血止痛之功效，临床也可应用。肾癌术后元气损伤，脾虚无力运化气血，气血亏虚，可见乏力、纳差、便秘等气虚证候，采用健脾扶正方剂可调理脾胃，扶正固本，应用腹部穴位（神阙、天枢、足三里、中脘）贴敷可调理脾胃，益气养血，改善乏力、纳差等症状；以承气汤为基础的中药化裁方可促使胃肠气机通畅，以荡涤脏腑，改善患者术后便秘。

（2）靶免药物的中医药减毒增效治疗：中医学认为肾癌患者靶免治疗后发生的不良反应，与五脏皆相关，但病机总属脾肾两虚，兼有痰、瘀、热等病理因素，属本虚标实之证。故治疗应以健脾益肾为主，兼顾化痰、祛瘀、清热，且需兼顾中焦气机的升降，以达减轻药物毒性、增强药物疗效作用。使用靶向药物的肾癌患者普遍有气虚血瘀之象，舌脉多表现为舌质淡黯、明显齿痕，舌质可见瘀点瘀斑，脉象沉细，即脾虚血瘀之象，治疗上采用健脾活血解毒之法，可获良效。对于免疫药物应用后出现的肝肾功能损害，采用健脾化湿祛浊之法，增加药物的肝肾代谢速率，可减轻肾癌患者的肝肾损伤；针对靶向药物治疗后出现的皮疹，可治以疏风透疹、凉血解毒、益气养血之法；靶向药物所导致的腹泻，多采用健脾化湿、温补脾肾、固肠止泻之法，临床常用参苓白术散、六君子汤、四神丸、金匮肾气丸等方剂。

第七章

随访与康复

随访主要是观察有无术后并发症、监测是否有复发及转移情况、监控术后肾功能及有无心血管事件。目的是及时发现肿瘤复发并及时干预，以延长生存时间，提高生活质量。一项研究表明，与未接受常规随访的患者相比，接受随访的患者似乎有更长的总生存期，按照系统的随访方案进行随访的患者与未系统随访的患者相比，生存获益更加显著。但对于随访策略目前尚无共识，有限的证据表明过于频繁的术后影像学检查并不能提高生存率。因此，并非所有患者都需要进行密集的随访监测，应根据患者肿瘤危险分层、治疗选择、患者预期寿命、身体情况并结合当地医疗条件等因素个体化制定随访方案。有学者提出了一种个性化和基于风险的RCC随访方法。使用竞争风险模型，结合患者年龄、病理分期、复发部位和合并症，计算非RCC死亡风险何时超过RCC复发风险。研究结果显示，对于低风险患者，初次手术后不久非RCC相关死亡的风险就超过了RCC复发的风险。对于中等风险患者，手术后4~5年达到相应的时间点。在高危患者中，RCC复发的风险持续超过非RCC相关死亡的风险。结果支持基于风险的个体化随访方案。此外，随着精准治疗时代到来，基因检测等也有望改进现有的预后分层方式，从而优化随访方案。

常规随访内容包括：①病史询问。②体格检查，除腹部体征外，还应包括颈部淋巴结、精索静脉曲张及下肢水肿等的检查。③实验室检查，包括血常规、尿常规、肝功能、血尿素氮、肌酐、肾小球滤过率、乳酸脱氢酶、碱性磷酸酶和血清钙等。如果术前有碱性磷酸酶异常，需进一步检查。如果持续碱性磷酸酶异常升高伴或不伴有骨转移症状如骨痛，需要进行骨扫描检查。④影像学检查，胸部X线和超声对于检测小的转移或复发病灶的敏感性较差，显著低于CT扫描，故目前推荐胸部平扫CT及腹部CT或MRI检查。正电子发射断层扫描和PET-CT不应常规用于RCC随访，仅推荐用于临床怀疑有复发或转移者。⑤肾肿瘤伴有神经系统症状或体征的患者须进行头颅CT或MRI检查或基于相应节段症候的脊髓扫描。⑥VHL综合征随访应每6个月进行腹部和头部扫描一次，每年进行1次中枢神经系统的MRI、尿儿茶酚胺等测定、眼科和听力检查。

（1）病史询问及体检通常每年1次，可据临床情况调整。体检除腹部外，还包括颈淋巴结、精索静脉曲张及下肢水肿等的检查（推荐等级 弱），

（2）实验室检查：目前尚无公认用于RCC辅助诊断的血清肿瘤标志物。常规检查包括尿常规、血常规、肝肾功能。如术前血碱性磷酸酶异常，常需进一步复查，如持续碱性磷酸酶升高伴（或不伴）骨痛者提示骨转移，需行骨扫描。碱性磷酸酶升高也可是肝转移或副瘤综合征。实验室检查至少每年一次，可据情况调整（推荐等级 弱）。

（3）影像学检查：①对无明显禁忌者，腹部增强CT/MRI优于平扫；②胸片或CT用于肺转移瘤或新发病变排查，胸片敏感性低已逐渐被低剂量CT取代；③可据情况调整，对切缘阳性或高复发风险肿瘤（如伴高级别或肉瘤样成分的RCC）以及怀疑复发或进展者，应缩短复查间隔时间，必要时行穿刺活检（推荐等级 弱）。

（4）应基于肿瘤危险分层、治疗选择、患者身体情况并结合当地医疗条件等因素个体化制定随访方案。①有学者提出个性化的基于风险的RCC随访策略。使用竞争性风险模型计算非RCC死亡危险超过RCC复发风险的时间，结果支持基于风险的随访方案。② VHL综合征随访应每6个月进行腹部和头部CT扫描1次。每年进行1次中枢神经系统的MRI，尿儿茶酚胺测定，眼科和听力检查（推荐等级 弱）。

（5）有临床指证时需完善相关检查：①有神经系统症状者，建议行头颅MRI或CT，MRI对脑转移诊断优于CT；②怀疑有脊柱转移时行MRI；③因碱性磷酸酶持续增高，或伴骨痛而怀疑骨转移时行骨扫描；④PET-CT仅推荐用于临床怀疑复发或转移者，目前不推荐将其列为常规随访手段（推荐等级 弱）。

第一节　手术患者的快速康复

ERAS以循证医学证据为基础，通过外科、麻醉、护理、营养等多学科协作，对涉及围术期处理的临床路径予以优化，达到减少术后并发症、缩短住院时间及促进康复的目的。研究显示ERAS相关路径的实施有助于提高外科病人围手术期的安全性及满意度，缩短术后住院时间，减少术后并发症发生率。

1　术前准备

1.1　术前宣传教育

术前戒烟、戒酒。针对不同病人，采用卡片、手册、多媒体等形式介绍麻醉、手术及围手术期处理等诊疗事项，以缓解病人紧张情绪，更好地配合项目实施，包括术后早期进食、早期下床活动等。

1.2 术前访视和评估

术前应全面筛查病人营养状态、心肺功能及基础疾病，并经相关科室会诊予以针对性处理；审慎评估手术指征、麻醉与手术的风险及病人耐受性等，针对伴随疾病及可能的并发症制定相应预案。老年病人还应进行术前衰弱评估、精神神经及呼吸系统功能评估等。

1.3 术前营养支持

术前应采用营养风险筛查2002（NRS2002）进行营养风险查。对合并营养风险的病人（NRS2002评分>3分）制定营养诊疗计划，包括营养评定、营养干预与监测。术前营养支持时间一般为7~10d，首选经口或肠内营养治疗。存在严重营养问题的病人可能需要更长时间，以改善营养状况，降低术后并发症发生率。

1.4 术前肠道准备

术前机械性肠道准备对于病人是应激因素，特别是老年病人，可致脱水及电解质失衡，术前不推荐机械性肠道准备。

1.5 术前禁食禁饮

缩短术前禁食时间，有利于减少术前病人的饥饿、口渴、烦躁、紧张等不良反应，减少术后胰岛素抵抗，缓解分解代谢，缩短术后的住院时间。除合并糖尿病、急诊手术等病人外，目前术前2h禁饮，之前可口服清流质饮料；禁食时间延后至术前6h，之前可进食淀粉类固体食物。术前推荐口服含碳水化合物的饮品，通常在术前10h饮用12.5%碳水化合物饮品800ml，术前2h饮用≤400ml。

1.6 预防性应用抗菌药物

术前0.5~10h给予抗生素。手术时间>3h、超过抗菌药物半衰期2倍或术中出血量>1500ml，应追加单次剂量。

2 术中管理

2.1 术式选择

术式分为开放、腹腔镜和机器人手术，手术路径分经腹腔和经腹膜后。应根据病人、肿瘤分期以及术者的技术等状况，选择最合适的手术方式。创伤是病人最主要的应激因素，而术后并发症直接影响到术后康复，应注意保障手术质量并通过减少术中出血、缩短手术时间、避免术后并发症等促进术后康复。

2.2 麻醉方案及补液

选择全身麻醉联合硬膜外或椎旁神经阻滞、切口浸润麻醉等可满足手术无痛的需求并抑制创伤所致的应激反应。麻醉药物的选择应以手术结束后病人能够快速苏醒、无药物残留效应和快速气管拔管为原则。维持麻醉推荐在脑电双频谱监测下进行，术中使用低潮气量通气。在保证组织灌注及血容量稳定前提下，进行控制性液体输注；避免静脉液体输注过多致组织水肿，过少致血容量不足。术中避免低体温，可减少对神经内分泌代谢、凝血机制的影响。推荐术中常规监测体温并采用必要保温措施。术中冲洗液体应加温至37℃。

2.3 放置腹腔或腹膜后引流管

由于范围较大，创面渗出较多，临床多预防性使用腹腔或腹膜后引流管，以引流腹腔或腹膜后积液防止感染，早期发现尿瘘及监测术后出血等。建议根据术中情况酌情选择腹腔或腹膜后引流管。

3 术后管理

3.1 术后镇痛

术后术区疼痛对呼吸、早期活动影响较大。有效镇痛可缓解紧张和焦虑，提高早期进食、早期活动等依从性。推荐多模式镇痛方案，非甾体类抗炎药为术后镇痛基础用药，还可选择口服对乙酰氨基酚、切口局部浸润注射罗卡因或联合中胸段硬膜外止痛等。阿片类药物不良反应较大，影响肠功能恢复、呼吸抑制、头晕恶心、呕吐等，应尽量避免或减少应用。

3.2 术后饮食

术后早期恢复进食、饮水可促进肠道功能恢复，有助于维护肠黏膜屏障，防止菌群失调和移位，从而降低术后感染发生率及缩短术后住院时间。因此，术后病人应根据耐受性尽早恢复正常饮食，当经口摄入少于正常量的60%时，应添加口服营养补充，出院后可继续口服营养补充。

3.3 术后贫血

病人血液管理（patient blood management，PBM）是基于循证医学证据围绕纠正贫血、优化止血以及尽量减少失血为目的的一系列管理措施。PBM可减少异体血输注、死亡率和医疗费用，同时有利于缩短住院时间，促进病人康复。因此建议：①所有患者在术后1-3d复查血常规，筛查是否出现术后贫血；②术中大量失血的病人根据术后铁浓度静脉补铁治疗；③如果上述治疗无效，需要按照严格的指标进行输血治疗（维持Hb浓度70~80g/L）；④建立PBM专家小组，对围术期病人进行评估与诊疗。

3.4 术后早期下床活动

术后早期下床活动可促进呼吸、胃肠、肌肉骨骼等多系统功能恢复，有利于预防肺部感染、压疮和下肢深静脉血栓形成。实现术后早期下床活动应建立在术前宣教、多模式镇痛以及早期拔除尿管和腹腔引流管等各种导管的基础之上。推荐根治术后患者麻醉清醒即可半卧位或适量在床上活动，无需去枕平卧6h；术后1d即可开始下床活动，建立每日活动目标逐日增加活动量。而对于部分切除术后患者卧床时间可根据具体情况调整，一般不需要绝对卧床，鼓励床上活动四肢，并可在他人帮助下翻身。

3.5 引流管的管理

尽量减少和尽早拔除各类导管，有助于减少感染等并发症，减少对术后活动的影响。如无特殊情况下床活动后即拔除导尿管。如手术创面存在感染以及出血、漏尿等高风险因素等情况，可延长引流管留置时间。

3.6 术后镇痛

术后镇痛可减少早期活动带来的痛苦，避免因疼痛而导致的活动受限，是促进患者早期下床活动的重要保障。我们目前采用多模式镇痛方式：皮肤切开前预防性应用非甾体药物；术中多采用腰麻或硬膜外镇痛；术毕手术切口使用罗哌卡因局麻镇痛；术后腹横筋膜阻滞镇痛或椎旁神经阻滞镇痛。

3.7 出院标准及随访

应制定以保障病人安全为基础的、可量化的、可操作性的出院标准，如恢复半流质饮食；无需静脉输液治疗；口服镇痛药物可良好止痛；伤口愈合佳，无感染迹象；器官功能状态良好，可自由活动；病人同意出院。

3.8 随访及结果评估

ERAS的开展目标是为了患者的快速康复出院，出院后的随访也是ERAS的重要环节之一。应加强病人出院后的随访，建立明确的再入院的“绿色通道”。在病人出院后24~48h内应常规进行电话随访，术后7~10d应至门诊进行回访，进行伤口拆线、告知病理检查结果、讨论进一步的抗肿瘤治疗等。

鉴于临床实践的复杂性及病人的个体差异性，实施ERAS过程中不可一概而论，应结合病人、医院等实际情况，不可简单、机械地理解和实施ERAS。开展ERAS过程中应秉承安全第一、效率第二的基本原则，使ERAS更为健康、有序地开展。

第二节 晚期患者康复

1 心理支持

肿瘤的诊断往往给患者带来极大的心理压力和焦虑。面对疾病的不确定性、治疗的副作用以及未来的不确定性，患者和家属们常常感到无助、恐惧和沮丧。长期的焦虑和抑郁不仅会影响患者的生活质量，还可能影响到治疗的效果和康复的进程。因此，提供有效的心理支持对于肾癌患者的康复至关重要。心理支持的作用主要包括以下几个方面：

（1）同伴教育是社会支持的一种形式，可以利用肾癌患者微信群，利用朋辈之间的影响力，在彼此间传递积极向上的思想和知识，以此达到共鸣的目的。作为癌症患者社会支持力量来源之一的同伴，在促进癌症患者自我心理调适和自我照护方面扮演了重要的角色。

（2）健康教育也要家属参与。家属积极健康的人生态度会对患者产生潜移默化的影响。家庭关系良好与家庭氛围和谐能够提高患者的客观和主观支持感提高患者对疾病治疗的依从性，使身心更加放松，缓解压抑情绪。

（3）医护人员也要加强对患者的心理支持。告知患者癌症患者普遍存在焦虑、恐惧、压抑的情绪，让患者充分认识到自身及家庭方面的优势，使其对生活及今后的治疗充满信心。

2 营养支持

良好的营养状态对于肾癌患者的康复至关重要。在肾癌的治疗过程中，患者的身体往往会出现不同程度的消耗和虚弱，而充足的营养供应可以帮助患者维持良好的身体状态，增强抵抗力，减少并发症的发生，提高治疗的效果。实施营养支持的策略包括：

（1）个性化营养评估：肿瘤患者一经确诊，即应进行营养风险 筛查及营养评定，包括饮食调查、体重丢失量、体检、人体测量及实验室检查，根据患者的病情、治疗方案和营养需求，进行个性化的营养评估，确定营养支持的方案和目标。

（2）营养补充：根据患者的具体情况，通过口服、静脉输液或其他途径进行营养补充。肿瘤患者的营养支持应首选强化营养，当强化营养使经口进食改善但仍无法满足机体的营养需求时，则给予口服营养补充。无法经口进食或口服营养补充无法满足机体的营养需求时，应及时给予人工营养，确保患者获得足够的营养供应。

（3）饮食指导：提供营养师的饮食指导，根据患者的口味偏好和食物耐受性，制定适合的饮食方案，帮助患者合理选择食物，保证营养摄入。

（4）监测和调整：定期监测患者的营养状态和营养摄入情况，根据监测结果及时调整营养支持方案，确保患者获得有效的营养支持。

3 康复锻炼

肾癌患者在治疗过程中常常会出现身体虚弱、体力下降、肌肉萎缩等情况，这些问题会严重影响患者的生活质量和康复效果。适当的锻炼可以帮助肾癌患者增强身体素质，提高免疫力，加速康复过程。此外，锻炼还可以缓解患者的焦虑和抑郁情绪，改善睡眠质量，提高生活质量。

总之，肾癌患者的康复之路充满了挑战，但也充满了希望。通过心理支持、营养支持和康复锻炼等多种手段的综合应用，可以帮助患者克服各种困难，尽快重返健康的生活轨道。同时，医疗团队的专业指导和支持也至关重要，他们的关怀和帮助将成为患者康复过程中最坚实的后盾。

参考文献

[1]樊代明.整合肿瘤学.北京：科学出版社和世界图书出版社，2021.

[2]Sung H，Ferlay J，Siegel RL，et al. Global Cancer Statistics 2020：GLOBOCAN Estimates of Incidence and Mortality Worldwide for 36 Cancers in 185 Countries. CA Cancer J Clin，2021，71：209-249.

[3]赫捷，魏文强，张思维，等.2019中国肿瘤登记年报[M].北京：人民卫生出版社，2020：178-186.

[4]Tataru OS，Marchioni M，Crocetto F，et al. Molecular Imaging Diagnosis of Renal Cancer Using（99m）Tc-Sestamibi SPECT/CT and Girentuximab PET-CT-Current Evidence and Future Development of Novel Techniques. Diagnostics 2023；13（4）doi：10.3390/diagnostics13040593[published Online First：Epub Date]|.

[5]Voss J，Drake T，Matthews H，et al. Chest computed tomography for staging renal tumours：validation and simplification of a risk prediction model from a large contemporary retrospective cohort. BJU international 2020；125（4）：561-67 doi：10.1111/bju.15001[published Online First：Epub Date]|.

[6]Capogrosso P，Capitanio U，La Croce G，et al. Follow-up After Treatment for Renal Cell Carcinoma：The Evidence Beyond the Guidelines. European urology focus 2016；1（3）：272-81 doi：10.1016/j.euf.2015.04.001[published Online First：Epub Date]|.

[7]Schieda N，Davenport MS，Silverman SG，et al. Multicenter Evaluation of Multiparametric MRI Clear Cell Likelihood Scores in Solid Indeterminate Small Renal Masses. Radiology 2023；306（3）：e239001 doi：10.1148/radiol.239001[published Online First：Epub Date]|.

[8]Roussel E，Capitanio U，Kutikov A，et al. Novel Imaging Methods for Renal Mass Characterization：A Collaborative Review. European urology 2022；81（5）：476-88 doi：10.1016/j.eururo.2022.01.040 [published Online First：Epub Date]|.

[9]Moch H，Amin MB，Berney DM，et al. The 2022 World Health Organization Classification of Tumours of the Ur inary System and Male Genital Organs-Part A：Renal，Penile，and Testic ular Tumours. European urology. 2022/11//；82（5）：458-468.

[10]Leibovich BC，Lohse CM，Crispen PL，et al. Histological subtype is an independent predictor of outcome for patien ts with renal cell carcinoma. The Journal of urology. 2010/4//；183（4）：1309-1315.

[11]Rizzo M，Caliò A，Brunelli M，et al. Clinico-pathological implications of the 2022 WHO Renal Cell Carcinoma classification. Cancer treatment reviews. 2023/5//；116：102558.

[12]Mendhiratta N，Muraki P，Sisk AE，Jr.，Shuch B. Papillary renal cell carcinoma：Review. Urologic oncology. 2021/6//；39（6）：327-337.

[13]Rysz J，Franczyk B，Ławiński J，Gluba-Brzózka A. Characteristics of Clear Cell Papillary Renal Cell Carcinoma（ccpRCC）. International journal of molecular sciences. 2021/12/23/；23（1）：151.

[14]Deng X，Zhang G，Wang H，Zuo Y. Renal collecting duct carcinoma：A case report and literature review. Asian journal of surgery. 2023/9//；46（9）：3873-3874.

[15]Zhou L，Liu Y，Mo J，et al. Clinicopathological characteristics and prognosis of metastatic collec ting duct carcinoma. Urologic oncology. 2022/8//；40（8）：385.e381-385.e388.

[16]Li D，Fu C，You Y，Zhang Q，Zhang X. A Rare Collecting Duct Carcinoma With Widespread Metastasis Visualized by 18F-FDG PET/CT. Clinical nuclear medicine. 2022/1/1/；47（1）：93-95.

[17]Lobo J，Ohashi R，Amin MB，et al. WHO 2022 landscape of papillary and chromophobe renal cell carcinoma. Histopathology. 2022/10//；81（4）：426-438.

[18]Nathany S，Monappa V. Mucinous Tubular and Spindle Cell Carcinoma：A Review of Histopatholog y and Clinical and Prognostic Implications. Archives of pathology & laboratory medicine. 2020/1//；144（1）：115-118.

[19]Cornelis F，Hélénon O，Correas JM，et al. Tubulocystic renal cell carcinoma：a new radiological entity. European radiology. 2016/4//；26（4）：1108-1115.

[20]Moch H，Amin MB，Berney DM，Compérat EM，Gill AJ，Hartmann A，Menon S，Raspollini MR，Rubin MA，Srigley JR，Hoon Tan P，Tickoo SK，Tsuzuki T，Turajlic S，Cree I，Netto GJ. The 2022 World Health Organization Classification of Tumours of the Urinary System and Male Genital Organs-Part A：Renal，Penile，and Testicular Tumours. Eur Urol. 2022 Nov；82（5）：458-468.

[21]Tang，Y.，Shen，Y.，Wang，Z. et al. Next-generation sequencing-guided personalized therapy in renal cell carcinoma. Holist Integ Oncol 3，4（2024）.

[22]郑闪，叶雄俊，左杰，等. 2022年版世界卫生组织肾肿瘤病理分类更新的解读及再认识[J]. 肿瘤研究与临床，2023，35（6）：401-407.

[23]Paner GP，Amin MB，Alvarado-Cabrero I，et al. A novel tumor grading scheme for chromophobe renal cell carcinoma：pro gnostic utility and comparison with Fuhrman nuclear grade. The American journal of surgical pathology. 2010/9//；34（9）：1233-1240.

[24]Cheville JC，Lohse CM，Sukov WR，Thompson RH，Leibovich BC. Chromophobe renal cell carcinoma：the impact of tumor grade on outcome. The American journal of surgical pathology. 2012/6//；36（6）：851-856.

[25]肾细胞癌分子病理研究进展及检测专家共识（2020版）. 中华病理学杂志，2020；49（12）：1232-1241.

[26]Delahunt B，Eble JN，Samaratunga H，Thunders M，Yaxley JW，Egevad L. Staging of renal cell carcinoma：current progress and potential advanc es. Pathology. 2021/1//；53（1）：120-128

[27]American Joint Committee on Cancer. AJCC Cancer Staging Manual-8th Edition. Springer；2017.

[28]Union for International Cancer Control. TNM Classification of Malignant Tumours，8th Edition. Wiley-Blackwell；2017.

[29]van de Pol JAA，George L，van den Brandt PA，et al. Etiologic heterogeneity of clear-cell and papillary renal cell carcinoma in the Netherlands Cohort Study. Int J Cancer. 2021 Jan 1；148（1）：67-76.

[30]Golijanin B，Pereira J，Mueller-Leonhard C，et al. The natural history of renal cell carcinoma with isolated lymph node metastases following surgical resection from 2006 to 2013. Urol Oncol. 2019 Dec；37（12）：932-940.

[31]Kutikov A，Uzzo RG. The R.E.N.A.L. nephrometry score：a comprehensive standardized system for quantitating renal tumor size，location and depth. J Urol. 2009 Sep；182（3）：844-53.

[32]Ficarra V，Novara G，Secco S，et al. Preoperative aspects and dimensions used for an anatomical（PADUA）classification of renal tumours in patients who are candidates for nephron-sparing surgery. Eur Urol. 2009 Nov；56（5）：786-93.

[33]廖文峰，马潞林，卢剑，等. R.E.N.A.L.肾脏肿瘤评分系统在肾脏肿瘤手术治疗中的临床应用价值分析[J]. 中国微创外科杂志，2013，13（7）：592-596.

[34]曾胜，白志杰，李哲，等. 肾癌保留肾单位手术切缘阳性的研究进展[J]. 中华泌尿外科杂志，2020，41（7）：552-554.

[35]Sun M，Shariat SF，Cheng C，et al. Prognostic factors and predictive models in renal cell carcinoma：a contemporary review. Eur Urol. 2011 Oct；60（4）：644-61.

[36]Zhang L，Zha Z，Qu W，et al. Tumor necrosis as a prognostic variable for the clinical outcome in patients with renal cell carcinoma：a systematic review and meta-analysis. BMC Cancer. 2018 Sep 3；18（1）：870.

[37]Fuhrman SA，Lasky LC，Limas C. Prognostic significance of morphologic parameters in renal cell carcinoma. Am J Surg Pathol. 1982 Oct；6（7）：655-63.

[38]Delahunt B，Cheville JC，Martignoni G，et al. The International Society of Urological Pathology（ISUP）grading system for renal cell carcinoma and other prognostic parameters. Am J Surg Pathol.

2013 Oct；37（10）：1490-504.

[39]Dagher J，Delahunt B，Rioux-Leclercq N，et al. Clear cell renal cell carcinoma：validation of World Health Organization/International Society of Urological Pathology grading. Histopathology. 2017 Dec；71（6）：918-925.

[40]Adibi M，Thomas AZ，Borregales LD，et al. Percentage of sarcomatoid component as a prognostic indicator for survival in renal cell carcinoma with sarcomatoid dedifferentiation. Urol Oncol. 2015 Oct；33（10）：427.e17-23.

[41]Kim T，Zargar-Shoshtari K，Dhillon J，et al. Using percentage of sarcomatoid differentiation as a prognostic factor in renal cell carcinoma. Clin Genitourin Cancer. 2015 Jun；13（3）：225-30.

[42]邵彦翔，窦卫超，胡旭，等. 肾细胞癌不同病理组织亚型与预后的关系[J]. 中华泌尿外科杂志，2021，42（2）：89-96.

[43]Cheville JC，Lohse CM，Zincke H，et al. Comparisons of outcome and prognostic features among histologic subtypes of renal cell carcinoma. Am J Surg Pathol. 2003 May；27（5）：612-24.

[44]Patard JJ，Leray E，Rioux-Leclercq N，et al. Prognostic value of histologic subtypes in renal cell carcinoma：a multicenter experience. J Clin Oncol. 2005 Apr 20；23（12）：2763-71.

[45]Capitanio U，Cloutier V，Zini L，et al. A critical assessment of the prognostic value of clear cell，papillary and chromophobe histological subtypes in renal cell carcinoma：a population-based study. BJU Int. 2009 Jun；103（11）：1496-500.

[46]Warren KS，McFarlane J. The Bosniak classification of renal cystic masses. BJU Int. 2005 May；95（7）：939-42.

[47]Frank I，Blute ML，Cheville JC，Lohse CM，Weaver AL，Zincke H. An outcome prediction model for patients with clear cell renal cell carcinoma treated with radical nephrectomy based on tumor stage，size，grade and necrosis：the SSIGN score. J Urol. 2002 Dec；168（6）：2395-400.

[48]Volpe A，Novara G，Antonelli A，et al. Chromophobe renal cell carcinoma（RCC）：oncological outcomes and prognostic factors in a large multicentre series. BJU Int. 2012 Jul；110（1）：76-83.

[49]杨旭凯，郑少斌，周海宽，等. 肿瘤坏死灶与肾嫌色细胞癌预后的关系评估[J]. 解放军医学杂志，2009，34（2）：206-208.

[50]Klatte T，Patard JJ，Goel RH，et al. Prognostic impact of tumor size on pT2 renal cell carcinoma：an international multicenter experience. J Urol. 2007 Jul；178（1）：35-40；discussion 40.

[51]Kresowik TP，Johnson MT，Joudi FN. Combined renal sinus fat and perinephric fat renal cell carcinoma invasion has a worse prognosis than either alone. J Urol. 2010 Jul；184（1）：48-52.

[52]Seçil M，Çullu N，Aslan G，et al. The effect of tumor volume on survival in patients with renal cell carcinoma. Diagn Interv Radiol. 2012 Sep-Oct；18（5）：480-7.

[53]张艳红，马社君，王少芳，等. 肾癌预后影响因素的多因素回归分析[J]. 中华实验外科杂志，2015，32（3）：638-640.

[54]杨宪法. 肾癌术后患者预后因素分析及复发预测模型的构建[D]. 天津医科大学，2015.

[55]Oken MM，Creech RH，Tormey DC，et al. Toxicity and response criteria of the Eastern Cooperative Oncology Group. Am J Clin Oncol. 1982 Dec；5（6）：649-55.

[56]Motzer RJ，Mazumdar M，Bacik J，et al. Survival and prognostic stratification of 670 patients with advanced renal cell carcinoma. J Clin Oncol. 1999 Aug；17（8）：2530-40.

[57]邓薇，冉亮，王刚，等. 基于SEER数据库探讨转移性肾癌预后预测模型的构建与验证[J]. 肿瘤预防与治疗，2022，35（2）：127-133.

[58]王杰，王正，董毅，等. 晚期肾癌减瘤性骨转移灶切除患者的预后影响因素分析[J]. 中华泌尿外科杂志，2020，41（6）：426-429.

[59]翟建坡，刘宁，王海，等. 肾癌骨转移患者的临床特征及预后因素[J]. 中华医学杂志，2020，100（14）：1068-1071.

[60]Heng DY，Xie W，Regan MM，et al. Prognostic factors for overall survival in patients with metastatic renal cell carcinoma treated with vascular endothelial growth factor-targeted agents：results from a large，multicenter study. J Clin Oncol. 2009 Dec 1；27（34）：5794-9.

[61]张浩然，张兴明，朱旭东，等. 不同部位转移灶对肾癌患者预后的影响及其对IMDC评分的改良价值[J]. 中华泌尿外科杂志，2020，41（6）：439-445.

[62]康向朋. 应用炎症--凝血指标与肿瘤特征建立局限性肾癌预后及病理升期模型[D]. 中国医学科学院，2021.

[63]蒋光亮，胡青峰，徐可. C-反应蛋白在肾癌预后评价中的意义[J]. 国际肿瘤学杂志，2014，41（5）：361-363.

[64]王书华，廖文峰，林瑞，等. 术前外周血中性粒细胞与淋巴细胞的比值和肾癌预后的关系[J]. 中华泌尿外科杂志，2015，36（11）：812-817.

[65]程洁，窦启锋，卞建强，等. 术前中性粒细胞与淋巴细胞的比值和血小板与淋巴细胞的比值与肾癌预后的相关性[J]. 现代泌尿外科杂志，2019，24（12）：1019-1022，1046.

[66]Fukuda S，Saito K，Yasuda Y，et al. Impact of C-reactive protein flare-response on oncological outcomes in patients with metastatic renal cell carcinoma treated with nivolumab. J Immunother Cancer. 2021 Feb；9（2）：e001564. doi：10.1136/jitc-2020-001564. Erratum in：J Immunother Cancer. 2021 Oct；9（10）.

[67]Albiges L，Hakimi AA，Xie W，et al. Body Mass Index and Metastatic Renal Cell Carcinoma：Clinical and Biological Correlations. J Clin Oncol. 2016 Oct 20；34（30）：3655-3663.

[68]Petrelli F，Cortellini A，Indini A，et al. Association of Obesity With Survival Outcomes in Patients With Cancer：A Systematic Review and Meta-analysis. JAMA Netw Open. 2021 Mar 1；4（3）：e213520.

[69]Donin NM，Pantuck A，Klöpfer P，et al. Body Mass Index and Survival in a Prospective Randomized Trial of Localized High-Risk Renal Cell Carcinoma. Cancer Epidemiol Biomarkers Prev. 2016 Sep；25（9）：1326-32.

[70]马晨俊，赵嘉闻，黎承杨，等. 基于决策曲线探讨术前纤维蛋白原与前白蛋白比值在肾透明细胞癌预后中的作用[J]. 中华实验外科杂志，2022，39（6）：1033-1037.

[71]徐明彬，赵雨桐，黎承杨，等. 术前外周血淋巴细胞与单核细胞比值和白蛋白在肾透明细胞癌预后评估中的价值[J]. 中国癌症杂志，2019，29（11）：887-898.

[72]张义静，马莎，魏晋，等. 肾癌患者术前血清γ-谷氨酰转肽酶水平与术后生存的相关性研究[J]. 肿瘤研究与临床，2021，33（9）：668-672.

[73]何琨. 影响肾细胞癌患者预后的因素分析[D]. 郑州大学，2011.

[74]章雷. 236例肾癌临床特征及预后相关因素分析[D]. 山西医科大学，2012.

[75]陈峰，陈益金，邹永胜，等. 术前预后营养指数、白蛋白/碱性磷酸酶比值对肾癌患者预后的评估价值[J]. 局解手术学杂志，2021，30（11）：965-970.

[76]Patel A，Ravaud A，Motzer RJ，et al. Neutrophil-to-Lymphocyte Ratio as a Prognostic Factor of Disease-free Survival in Postnephrectomy High-risk Locoregional Renal Cell Carcinoma：Analysis of the S-TRAC Trial. Clin Cancer Res. 2020 Sep 15；26（18）：4863-4868.

[77]蒲永昌，汪勇，郭钏，等. 术前预后营养指数、白蛋白/碱性磷酸酶比值对肾癌患者行肾根治性切除预后的评估价值[J]. 疑难病杂志，2021，20（10）：992-996.

[78]余霄腾，张崔建，彭鼎，等. 系统免疫炎症指数对于肾透明细胞癌患者术后预后的意义[J]. 中华临床医师杂志（电子版），2018，12（9）：483-487.

[79]Latif F，Tory K，Gnarra J，et al. Identification of the von Hippel-Lindau disease tumor suppressor gene. Science. 1993 May 28；260（5112）：1317-20.

[80]苗龙，刘洋，刘林，等. 肾细胞癌组织中PTEN和HIF-1α的表达及临床意义[J]. 现代生物医学进展，2017，17（6）：1127-1130.

[81]赵磊，于德新. 肾癌预后分子标记物研究新进展[J]. 临床泌尿外科杂志，2010，25（1）：68-72.
[82]Schraml P，Struckmann K，Hatz F，et al. VHL mutations and their correlation with tumour cell proliferation，microvessel density，and patient prognosis in clear cell renal cell carcinoma. J Pathol. 2002 Feb；196（2）：186-93.
[83]邹俊遐，陈科. 缺氧诱导因子（HIFs）在肾癌发生中的作用及其分子机制[J]. 遗传，2018，40（5）：341-356.
[84]Motzer RJ，Hutson TE，Tomczak P，et al. Sunitinib versus interferon alfa in metastatic renal-cell carcinoma. N Engl J Med. 2007 Jan 11；356（2）：115-24.
[85]许建昆，周露婷，张文净，等. CA9在透明细胞肾细胞癌预后评估中的价值[J]. 诊断学理论与实践，2023，22（1）：37-43.
[86]Braun DA，Hou Y，Bakouny Z，et al. Interplay of somatic alterations and immune infiltration modulates response to PD-1 blockade in advanced clear cell renal cell carcinoma. Nat Med. 2020 Jun；26（6）：909-918.
[87]秦彩朋，宋宇轩，丁梦婷，等. 肾癌免疫治疗疗效评估突变预测模型的建立[J]. 北京大学学报（医学版），2022，54（4）：663-668.
[88]Vano YA，Elaidi R，Bennamoun M，et al. Nivolumab，nivolumab-ipilimumab，and VEGFR-tyrosine kinase inhibitors as first-line treatment for metastatic clear-cell renal cell carcinoma（BIONIKK）：a biomarker-driven，open-label，non-comparative，randomised，phase 2 trial. Lancet Oncol. 2022 May；23（5）：612-624.
[89]Bootsma M，McKay RR，Emamekhoo H，et al. Longitudinal Molecular Profiling of Circulating Tumor Cells in Metastatic Renal Cell Carcinoma. J Clin Oncol. 2022 Nov 1；40（31）：3633-3641.
[90]Scelo G，Muller DC，Riboli E，et al. KIM-1 as a Blood-Based Marker for Early Detection of Kidney Cancer：A Prospective Nested Case-Control Study. Clin Cancer Res. 2018 Nov 15；24（22）：5594-5601.
[91]Xu W，Puligandla M，Halbert B，et al. Plasma KIM-1 Is Associated with Recurrence Risk after Nephrectomy for Localized Renal Cell Carcinoma：A Trial of the ECOG-ACRIN Research Group（E2805）. Clin Cancer Res. 2021 Jun 15；27（12）：3397-3403.
[92]杨嘉祺，赵立明，刘军伟. 肾损伤因子-1与肾癌的研究进展[J]. 临床泌尿外科杂志，2021，36（8）：672-675.
[93]Leibovich BC，Blute ML，Cheville JC，et al. Prediction of progression after radical nephrectomy for patients with clear cell renal cell carcinoma：a stratification tool for prospective clinical trials. Cancer. 2003 Apr 1；97（7）：1663-71.
[94]Zisman A，Pantuck AJ，Wieder J，et al. Risk group assessment and clinical outcome algorithm to predict the natural history of patients with surgically resected renal cell carcinoma. J Clin Oncol. 2002 Dec 1；20（23）：4559-66.
[95]Motzer RJ，Bacik J，Murphy BA，et al. Interferon-alfa as a comparative treatment for clinical trials of new therapies against advanced renal cell carcinoma. J Clin Oncol. 2002 Jan 1；20（1）：289-96.
[96]Heng DY，Xie W，Regan MM，et al. External validation and comparison with other models of the International Metastatic Renal-Cell Carcinoma Database Consortium prognostic model：a population-based study. Lancet Oncol. 2013 Feb；14（2）：141-8.
[97]Massari F，Di Nunno V，Guida A，et al. Addition of Primary Metastatic Site on Bone，Brain，and Liver to IMDC Criteria in Patients with Metastatic Renal Cell Carcinoma：A Validation Study. Clin Genitourin Cancer. 2021 Feb；19（1）：32-40.
[98]Kang M，Choi J，Kim J，et al. Prognostic Impact of Bone Metastasis on Survival Outcomes in Patients with Metastatic Renal Cell Carcinoma Treated by First Line Tyrosine Kinase Inhibitors：A Propensity-Score Matching Analysis. J Cancer. 2020 Oct 18；11（24）：7202-7208.

[99]Guida A, Le Teuff G, Alves C, et al. Identification of international metastatic renal cell carcinoma database consortium (IMDC) intermediate-risk subgroups in patients with metastatic clear-cell renal cell carcinoma. Oncotarget. 2020 Dec 8; 11 (49): 4582-4592.

[100]周饶饶，戚聂聂，赵方正，等. 舒尼替尼治疗晚期肾癌的预后因素分析及国际转移性肾细胞癌数据库联盟预后模型验证[J]. 现代泌尿外科杂志，2021，26（8）：668-673.

[101]赖鹏，张雯，林登强，等. 肾癌免疫评分系统预测转移性肾细胞癌二线靶向治疗临床疗效的初步探索[J]. 国际泌尿系统杂志，2024，44（1）：46-50

[102]Cowey CL, Amin C, Pruthi RS, et al. Neoadjuvant Clinical Trial With Sorafenib for Patients With Stage II or Higher Renal Cell Carcinoma[J]. Journal of clinical oncology: official journal of the American Society of Clinical Oncology. 2010, 28 (9): 1502-1507..

[103]Hatiboglu G, Hohenfellner M, Arslan A, et al. Effective downsizing but enhanced intratumoral heterogeneity following neoadjuvant sorafenib in patients with non-metastatic renal cell carcinoma[J]. Langenbeck's archives of surgery, 2017, 4 (2017): 637-644.

[104]Thomas A, Rini BI, Lane BR, et al. Response of the Primary Tumor to Neoadjuvant Sunitinib in Patients With Advanced Renal Cell Carcinoma[J]. The Journal of urology. 2009, 181 (2): 518-23.

[105]Hellenthal NJ, Underwood W, Penetrante R, et al. Prospective Clinical Trial of Preoperative Sunitinib in Patients With Renal Cell Carcinoma[J]. The Journal of urology, 2010, 184 (3): 859-864.

[106]Rini BI, Garcia J, Elson P, et al. The Effect of Sunitinib on Primary Renal Cell Carcinoma and Facilitation of Subsequent Surgery[J]. The Journal of urology. 2012, 187 (5): 1548-1554.

[107]Karam JA, Devine CE, Urbauer DL, et al. Phase 2 trial of neoadjuvant axitinib in patients with locally advanced nonmetastatic clear cell renal cell carcinoma[J].European urology, 2014, 66 (5): 874-80.

[108]Lebacle C, Bensalah K, Bernhard JC, et al. Evaluation of axitinib to downstage cT2a renal tumours and allow partial nephrectomy: a phase II study[J]. BJU international, 2019, 123 (5): 804-810.

[109]Hakimi K, Campbell S, Nguyen M, et al. Phase Ⅱ study of axitinib prior to partial nephrectomy to preserve renal function: An interim analysis of the PADRES clinical trial[J]. Journal of clinical oncology, 2023, 41 (6_suppl): 683.

[110]Rini BI, Plimack ER, Takagi T, et al. A Phase II Study of Pazopanib in Patients with Localized Renal Cell Carcinoma to Optimize Preservation of Renal Parenchyma[J]. The Journal of urology. 2015, 194 (2): 297-303.

[111]Wood CG, Ferguson JE, Parker JS, et al. Neoadjuvant pazopanib and molecular analysis of tissue response in renal cell carcinoma[J]. JCI Insight, 2020, 5 (22): e132852.

[112]Bilen MA, Liu Y, Nazha B, et al. Phase 2 study of neoadjuvant cabozantinib in patients with locally advanced non-metastatic clear cell renal cell carcinoma[J]. Journal of clinical oncology, 2022, 40 (6_suppl): 340.

[113]Carlo MI, Attalla K, Mazaheri Y, et al, Phase II Study of Neoadjuvant Nivolumab in Patientswith Locally Advanced Clear Cell Renal Cell Carcinoma Undergoing Nephre-ctomy[J]. European urology, 2022, 81 (6): 570-573.

[114]Gorin MA, Patel HD, Rowe SP, et al. Neoadjuvant nivolumab in patients with high-risk nonmetastatic renal cell carcinoma[J]. European urology oncology, 2022, 5 (1): 113-117.

[115]Karam JA, Msaouel P, Matin SF, et al. A phase II study of sitravatinib (Sitra) in combination with nivolumab (Nivo) in patients (Pts) undergoing nephrectomy for locally-advanced clear cell renal cell carcinoma (accRCC) [J]. Journal of Clinical Oncology, 2021, 39 (6_suppl): 312-312.

[116]Bex A, Abu-Ghanem Y, Thienen JVV, et al. Efficacy, safety, and biomarker analysis of neoadjuvant avelumab/axitinib in patients (pts) with localized renal cell carcinoma (RCC) who are at high risk of relapse after nephrectomy (NeoAvAx) [J]. Journal of Clinical Oncology, 2022, 40 (6_sup-

pl)：289-289.

[117]Zhang Z，Xiong L，Wu Z，et al. Neoadjuvant combination of pazopanib or axitinib and programmed cell death protein-1-activated dendritic cell-cytokine-induced killer cells immunotherapy may facilitate surgery in patients with renal cell carcinoma[J]. Translational andrology and urology，2021，10 (5)：2091-2102.

[118]Bilen MA，Jiang JF，Jansen CS. Neoadjuvant Cabozantinib in an Unresectable Locally Advanced Renal Cell Carcinoma Patient Leads to Downsizing of Tumor Enabling Surgical Resection：A Case Report [J]. Frontiers in oncology，2021，10：622134.

[119]Arya Mariam Roy，Andrew Briggler，Danielle Tippit. Neoadjuvant Cabozantinib in Renal-Cell Carcinoma：A Brief Review[J]. Clinical genitourinary cancer，2020，18 (6)：e688-e691.

[120]Cost NG，Delacroix SE，Sleeper JP，et al. The Impact of Targeted Molecular Therapies on the Level of Renal Cell Carcinoma Vena Caval Tumor Thrombus[J]. European urology，2011，59 (6)：912-8.

[121]Wang，L.，Na，Y. & Zhu，G. Application of holographic imaging in partial nephrectomy：a literature review. Holist Integ Oncol 3，6 (2024) .

[122]Field CA，Cotta BH，Jimenez J，et al. Neoadjuvant Sunitinib Decreases Inferior Vena Caval Thrombus Size and Is Associated With Improved Oncologic Outcomes：A Multicenter Comparative Analysis [J]. Clinical genitourinary cancer，2019，17 (3)：e505-e512.

[123]Zhang Y，Li Y，Deng J，et al. Sorafenib Neoadjuvant Therapy in the Treatment of High Risk Renal Cell Carcinoma[J]. PLoS ONE，2015，10 (2)：e0115896.

[124]Bigot P，Fardoun T，Bernhard JC，et al. Neoadjuvant targeted molecular therapies in patients undergoing nephrectomy and inferior vena cava thrombectomy：Is it useful?[J]. World journal of urology，2014，32 (1)：109-114.

[125]Stewart GD，Welsh SJ，Ursprung S，et al. A Phase Ⅱ study of neoadjuvant axitinib for reducing the extent of venous tumour thrombus in clear cell renal cell cancer with venous invasion (NAXⅣA) [J]. British journal of cancer，2022，127 (6)：1051-1060.

[126]Escudier B，Porta C，Schmidinger M，et al. Renal cell carcinoma：ESMO Clinical Practice Guidelines for diagnosis，treatment and follow-up[J]. Annals of oncology：official journal of the European Society for Medical Oncology，2019，30 (5)：706- 720.

[127]Ryan CW，Tangen CM，Heath EI，et al. Adjuvant everolimus after surgery for renal cell carcinoma (EVEREST)：a double-blind，placebo-controlled，randomised，phase 3 trial. Lancet. 2023. 402 (10407)：1043-1051.

[128]Pal SK，Uzzo R，Karam JA，et al. Adjuvant atezolizumab versus placebo for patients with renal cell carcinoma at increased risk of recurrence following resection (IMmotion010)：a multicentre，randomised，double-blind，phase 3 trial. Lancet. 2022. 400 (10358)：1103-1116.

[129]Bedke J，Albiges L，Capitanio U，et al. The 2022 Updated European Association of Urology Guidelines on the Use of Adjuvant Immune Checkpoint Inhibitor Therapy for Renal Cell Carcinoma. Eur Urol. 2023. 83 (1)：10-14.

[130]Motzer RJ，Russo P，Grünwald V，et al. Adjuvant nivolumab plus ipilimumab versus placebo for localised renal cell carcinoma after nephrectomy (CheckMate 914)：a double-blind，randomised，phase 3 trial. Lancet. 2023. 401 (10379)：821-832.

[131]Dhanji S，Wang L，Liu F，et al. Recent Advances in the Management of Localized and Locally Advanced Renal Cell Carcinoma：A Narrative Review[J]. Research and reports in urology，2023，15：99-108.

[132]Escudier B，Porta C，Schmidinger M，et al. Renal cell carcinoma：ESMO Clinical Practice Guidelines for diagnosis，treatment and follow-up[J]. Annals of Oncology，2019，30 (5)：706-720.

[133]Ruano，A，García-Torres，F，Gálvez-Lara，M.，et al. Psychological and Non-Pharmacologic

Treatments for Pain in Cancer Patients: A Systematic Review and Meta-Analysis[J]. Journal of Pain and Symptom Management, 2022, 63 (5): e505-e520.

[134]Bradt J, Dileo C, Myers-Coffman K, et al. Music interventions for improving psychological and physical outcomes in people with cancer[J]. Cochrane Database of Systematic Reviews, 2021, 2021 (10): CD006911-.

[135]Kiss, N, A. Curtis. Current Insights in Nutrition Assessment and Intervention for Malnutrition or Muscle Loss in People with Lung Cancer: A Narrative Review[J]. Advances in Nutrition, 2022, 13 (6): 2420-2432.

[136]Benna-Doyle S, Baguley BJ, Laing E, et al. Nutritional interventions during treatment for ovarian cancer: A narrative review and recommendations for future research[J]. Maturitas, 2024, 183: 107938.

[137]Rodríguez-Cañamero S, Cobo-Cuenca AI, Carmona-Torres JM, et al. Impact of physical exercise in advanced-stage cancer patients: Systematic review and meta-analysis[J]. Cancer Medicine, 2022, 11 (19): 3714-3727.

[138]Kehlet, H, D.W. Wilmore. Multimodal strategies to improve surgical outcome[J]. The American Journal of Surgery, 2002, 183 (6): 630-41.

[139]Gillis C, Li C, Lee L, Awasthi R, Augustin B, et al. Prehabilitation versus rehabilitation: a randomized control trial in patients undergoing colorectal resection for cancer[J]. Anesthesiology, 2014, 121 (5): 937-47.

[140]Smith TW Jr, Wang X, Singer MA, et al. Enhanced recovery after surgery: A clinical review of implementation across multiple surgical subspecialties[J]. The American Journal of Surgery, 2020, 219 (3): 530-534.

[141]虞先濬.中国抗癌协会胰腺癌整合诊治指南（精简版）[J].中国肿瘤临床，2023，50（10）：487-496.

[142]史力方，廖淑芬.加速康复外科理念的围术期干预对局部进展期肾癌患者的效果[J].吉林医学，2023，44（11）：3282-3285.

[143]张学宝，张其强，赵海卫，等.加速康复外科在泌尿外科的临床应用进展[J].微创泌尿外科杂志，2018，7（3）：145-148.

[144]赵海卫，张其强，谢茂，等.加速康复外科在后腹腔镜肾部分切除术中的应用[J].中国医学前沿杂志（电子版），2017，07：16-19.

[145]董德鑫，张玉石，严维刚，等.改良加速康复外科在腹腔镜肾部分切除术中的应用[J].基础医学与临床，2023，11：1702-1706.

[146]石群，邓泽勋，彭鑫鑫，等.加速康复外科在腹腔镜肾部分切除术中的应用[J].实用临床医药杂志，2021，06：34-37+41.

[147]龚娟，卢童.快速康复外科护理在后腹腔镜下保留肾单位肾部分切除术中的应用[J].现代泌尿生殖肿瘤杂志，2018，02：123-124.

[148]刘静，马明，宋巍.加速康复外科在3D腹腔镜根治性肾切除术病人围术期护理中的应用[J].全科护理，2018，13：1625-1626.

[149]吉正国，周海波，许永德，等.快速康复外科理念在后腹腔镜根治性肾切除术患者围手术期中的应用[J].国际外科学杂志，2021，12：814-818.

[150]王井荣，张路，张静.肾癌患者术后心理体验的质性研究[J].心理月刊，2023，04：19-22.

[151]中华医学会肠外肠内营养学分会.肿瘤患者营养支持指南[J].中华外科杂志，2017，11：801-829.

[152]Tahbaz R., Schmid M, Merseburger AS. Prevention of kidney cancer incidence and recurrence: lifestyle, medication and nutrition. Curr Opin Urol, 2018 Jan; 28 (1): 62-79.

[153]Rossi SH, Klatte T, Usher-Smith J, et al. Epidemiology and screening for renal cancer. World J

Urol. 2018; 36: 1341-53.

[154]Campbell S, Uzzo RG, Allaf ME, et al. Renal Mass and Localized Renal Cancer: AUA Guideline. J Urol. 2017; 198: 520.

[155]闫冰，刘克克，王辉．超声造影在肾脏良恶性肿瘤中的鉴别诊断价值[J]. 微量元素与健康研究，2019，36（5）：20-21.

[156]Ljungberg B, Albiges L, Abu-Ghanem Y, et al: European association of urology guidelines on renal cell carcinoma: the 2019 update. Eur Urol 75: 799-810.

[157]Soumya VL Vig, Elcin Zan, Stella K.Kang, Imaging for Metastatic Renal Cell Carcinoma. Urol Clin North Am. 2020 47 (3): 281-291.

[158]Lui ST, Shuch B. Genetic Testing in Kidney Cancer Patients: Who, When, and How. Eur Urol Focus. 2019. 5 (6): 973-976.

[159]Macklin PS, Sullivan ME, Tapping CR, et al. Tumour Seeding in the Tract of Percutaneous Renal Tumour Biopsy: A Report on Seven Cases from a UK Tertiary Referral Centre. Eur Urol. 2019. 75 (5): 861-867.

[160]Cooper S, Flood TA, Khodary ME, et al. Diagnostic Yield and Complication Rate in Percutaneous Needle Biopsy of Renal Hilar Masses With Comparison With Renal Cortical Mass Biopsies in a Cohort of 195 Patients. AJR Am J Roentgenol. 2019. 212 (3): 570-575.

[161]Andrews JR, Atwell T, Schmit G, et al. Oncologic Outcomes Following Partial Nephrectomy and Percutaneous Ablation for cT1 Renal Masses. Eur Urol. 2019 Aug; 76 (2): 244-251.

[162]Abu-Ghanem Y, Fernández-Pello S, Bex A, et al. Limitations of Available Studies Prevent Reliable Comparison Between Tumour Ablation and Partial Nephrectomy for Patients with Localised Renal Masses: A Systematic Review from the European Association of Urology Renal Cell Cancer Guideline Panel. Eur Urol Oncol. 2020 Aug; 3 (4): 433-452.

[163]Campbell S C, Uzzo R G, Karam J A, et al. Renal Mass and Localized Renal Cancer: Evaluation, Management, and Follow-up: AUA Guideline: Part II[J]. J Urol, 2021, 206 (2): 209-218.

[164]Pecoraro A, Rosiello G, Luzzago S, et al. Small Renal Masses With Tumor Size 0 to 2cm: A SEER-Based Study and Validation of NCCN Guidelines[J]. J Natl Compr Canc Netw, 2020, 18 (10): 1340-1347.

[165]徐斌，宋尚卿，吴震杰，等．肾癌冷冻消融术64例经验总结[J]. 中华泌尿外科杂志，2018，39（06）：422-427.

[166]Wah TM, Lenton J, Smith J, et al. Irreversible electroporation (IRE) in renal cell carcinoma (RCC): a mid-term clinical experience. Eur Radiol. 2021, 30: 1-9.

[167]Johnson BA, Sorokin I, Cadeddu JA. Ten-Year Outcomes of Renal Tumor Radio Frequency Ablation. J Urol. 2019, 201 (2): 251-258.

[168]Pecoraro A, Palumbo C, Knipper S, et al.. Cryoablation Predisposes to Higher Cancer Specific Mortality Relative to Partial Nephrectomy in Patients with Nonmetastatic pT1b Kidney Cancer. J Urol. 2019, 202 (6): 1120-1126.

[169]Andrews JR, Atwell T, Schmit G, et al. Oncologic Outcomes Following Partial Nephrectomy and Percutaneous Ablation for cT1 Renal Masses. Eur Urol. 2019 Aug; 76 (2): 244-251.

[170]Bhindi B, Wallis CJD, Boorjian SA, et al: The role of lymph node dissection in the management of renal cell carcinoma: a systematic review and meta-analysis. BJU Int 2018, 121 (5): 684-698.

[171]Blom JH, van Poppel H, Marechal JM, et al. Group EGTC: Radical nephrectomy with and without lymph-node dissection: final results of European Organization for Research and Treatment of Cancer (EORTC) randomized phase 3 trial 30881. Eur Urol 2009, 55 (1): 28-34.

[172]Kwon T, Song C, Hong JH, et al. Reassessment of renal cell carcinoma lymph node staging: analysis of patterns of progression. Urology 2011, 77 (2): 373-378.

[173]Capitanio U，Suardi N，Matloob R，et al. Extent of lymph node dissection at nephrectomy affects cancer-specific survival and metastatic progression in specific sub-categories of patients with renal cell carcinoma（RCC）. BJU Int 2014，114（2）：210-215.

[174]Wang B，Li H，Ma X，et al. Robot-assisted Laparoscopic Inferior Vena Cava Thrombectomy：Different Sides Require Different Techniques. Eur Urol 2016，69（6）：1112-1119.

[175]Ghoreifi A，Djaladat H：Surgical Tips for Inferior Vena Cava Thrombectomy. Curr Urol Rep 2020，21（12）：51.

[176]Rini BI，Powles T，Atkins MB，et al. Atezolizumab plus bevacizumab versus sunitinib in patients with previously untreated metastatic renal cell carcinoma（IMmotion151）：a multicentre，open-label，phase 3，randomised controlled trial. Lancet（London，England）. 2019；393：2404-15.

[177]Motzer R，Alekseev B，Rha SY，Porta C，Eto M，Powles T，et al. Lenvatinib plus Pembrolizumab or Everolimus for Advanced Renal Cell Carcinoma. The New England journal of medicine. 2021；384（14）：1289-300.

[178]Rini BI，Plimack ER，Stus V，et al. Pembrolizumab plus Axitinib versus Sunitinib for Advanced Renal-Cell Carcinoma. The New England journal of medicine. 2019；380（12）：1116-27.

[179]Motzer RJ，Penkov K，Haanen J，et al. Avelumab plus Axitinib versus Sunitinib for Advanced Renal-Cell Carcinoma. The New England journal of medicine. 2019；380（12）：1103-15.

[180]Choueiri TK，Powles T，Burotto M，et al. Nivolumab plus Cabozantinib versus Sunitinib for Advanced Renal-Cell Carcinoma. The New England journal of medicine. 2021；384（9）：829-41.

[181]Deuker M，Stolzenbach F，Rosiello G，et al. Renal Cell Carcinoma：Comparison between Variant Histology and Clear Cell Carcinoma across All Stages and Treatment Modalities. The Journal of urology. 2020；204（4）：671-6.

[182]Sun G，Zhang X，Liang J，et al. Integrated Molecular Characterization of Fumarate Hydratase-deficient Renal Cell Carcinoma. Clinical cancer research：an official journal of the American Association for Cancer Research. 2021；27（6）：1734-43.

[183]Xu Y，Zhang Y，Wang X，et al. Prognostic value of performance status in metastatic renal cell carcinoma patients receiving tyrosine kinase inhibitors：a systematic review and meta-analysis. BMC cancer. 2019；19（1）：168.

[184]张浩然，张兴明，朱旭东，等.不同部位转移灶对肾癌患者预后的影响及其对IMDC评分的改良价值[J].中华泌尿外科杂志，2020，41（6）：439-445.

[185]DiNatale RG，Xie W，Becerra MF，et al. The Association Between Small Primary Tumor Size and Prognosis in Metastatic Renal Cell Carcinoma：Insights from Two Independent Cohorts of Patients Who Underwent Cytoreductive Nephrectomy. European urology oncology. 2020；3（1）：47-56.

[186]徐达，潘秀武，陈佳鑫，等. 基因检测技术指导晚期转移性肾癌个体化靶向治疗的初步经验[J]. 中华泌尿外科杂志，2019，40（5）：365-369.

[187]Rini BI，Powles T，Atkins MB，et al. Atezolizumab plus bevacizumab versus sunitinib in patients with previously untreated metastatic renal cell carcinoma（IMmotion151）：a multicentre，open-label，phase 3，randomised controlled trial. The Lancet. 2019；393：2404-15.

[188]Braun DA，Ishii Y，Walsh AM，et al. Clinical Validation of PBRM1 Alterations as a Marker of Immune Checkpoint Inhibitor Response in Renal Cell Carcinoma. JAMA oncology. 2019；5（11）：1631-3.

[189]Motzer RJ，Robbins PB，Powles T，et al. Avelumab plus axitinib versus sunitinib in advanced renal cell carcinoma：biomarker analysis of the phase 3 JAVELIN Renal 101 trial. Nature medicine. 2020；26（11）：1733-41.

[190]Motzer RJ，Banchereau R，Hamidi H，et al. Molecular Subsets in Renal Cancer Determine Outcome to Checkpoint and Angiogenesis Blockade. Cancer cell. 2020；38（6）：803-17.e4.

[191]Motzer RJ, Bacik J, Murphy BA, et al. Interferon-alfa as a comparative treatment for clinical trials of new therapies against advanced renal cell carcinoma. Journal of clinical oncology: official journal of the American Society of Clinical Oncology. 2002; 20 (1): 289-96.

[192]Singla N, Hutchinson RC, Ghandour RA, et al: Improved survival after cytoreductive nephrectomy for metastatic renal cell carcinoma in the contemporary immunotherapy era: An analysis of the National Cancer Database. Urol Oncol 2020, 38 (6): 604 e609-604 e617.

[193]Luzzago S, Palumbo C, Rosiello G, et al. Association Between Systemic Therapy and/or Cytoreductive Nephrectomy and Survival in Contemporary Metastatic Non-clear Cell Renal Cell Carcinoma Patients. European urology focus. 2021; 7 (3): 598-607.

[194]Silagy AW, Mano R, Blum KA, et al. The Role of Cytoreductive Nephrectomy for Sarcomatoid Renal Cell Carcinoma: A 29-Year Institutional Experience. Urology. 2020; 136: 169-175.

[195]Mejean A, Ravaud A, Thezenas S, et al: Sunitinib Alone or after Nephrectomy in Metastatic Renal-Cell Carcinoma. N Engl J Med 2018, 379 (5): 417-427.

[196]Bex A, Mulders P, Jewett M, et al: Comparison of Immediate vs Deferred Cytoreductive Nephrectomy in Patients With Synchronous Metastatic Renal Cell Carcinoma Receiving Sunitinib: The SURTIME Randomized Clinical Trial. JAMA Oncol 2019, 5 (2): 164-170.

[197]Motzer RJ, Tannir NM, McDermott DF, et al: Nivolumab plus Ipilimumab versus Sunitinib in Advanced Renal-Cell Carcinoma. N Engl J Med 2018, 378 (14): 1277-1290.

[198]Choueiri TK, Powles T, Burotto M, et al: Nivolumab plus Cabozantinib versus Sunitinib for Advanced Renal-Cell Carcinoma. N Engl J Med 2021, 384 (9): 829-841.

[199]Motzer RJ, Penkov K, Haanen J, et al: Avelumab plus Axitinib versus Sunitinib for Advanced Renal-Cell Carcinoma. N Engl J Med 2019, 380 (12): 1103-1115.

[200]Correa RJM, Louie AV, Zaorsky NG, et al: The Emerging Role of Stereotactic Ablative Radiotherapy for Primary Renal Cell Carcinoma: A Systematic Review and Meta-Analysis. Eur Urol Focus 2019, 5 (6): 958-969.

[201]Shen, Y., Liu, Z., Wei, Q. et al. Consensus on clinical diagnosis and treatment of fumarate hydratase-deficient renal cell carcinoma. Holist Integ Oncol 3, 7 (2024).

[202]Lyon TD, Thompson RH, Shah PH, et al. Complete Surgical Metastasectomy of Renal Cell Carcinoma in the Post-Cytokine Era. The Journal of urology. Feb 2020; 203 (2): 275-282.

[203]Ouzaid I, Capitanio U, Staehler M, et al. Surgical Metastasectomy in Renal Cell Carcinoma: A Systematic Review. European urology oncology. Mar 2019; 2 (2): 141-149.

[204]邓建华，李汉忠，纪志刚，等.晚期肾细胞癌靶向药物治疗后孤立转移灶手术切除的疗效[J].协和医学杂志，2016; 7 (04): 280-284.

[205]Bhindi B, Abel EJ, Albiges L, et al. Systematic Review of the Role of Cytoreductive Nephrectomy in the Targeted Therapy Era and Beyond: An Individualized Approach to Metastatic Renal Cell Carcinoma. European urology. Jan 2019; 75 (1): 111-128.

[206]董培，刘洋，危文素，等.靶向药物联合立体定向放疗治疗肾癌骨转移的临床疗效分析[J].中华泌尿外科杂志，2020; 41 (06): 434-438.

[207]肾癌骨转移专家共识编写组.肾癌骨转移专家共识（2020版）[J].中华肿瘤杂志，2020; 42 (07): 537-542.

[208]Flippot R, Dalban C, Laguerre B, et al. Safety and Efficacy of Nivolumab in Brain Metastases From Renal Cell Carcinoma: Results of the GETUG-AFU 26 NIVOREN Multicenter Phase II Study. Journal of clinical oncology: official journal of the American Society of Clinical Oncology. Aug 10 2019; 37 (23): 2008-2016.

[209]Zaorsky NG, Lehrer EJ, Kothari G, Louie AV, Siva S. Stereotactic ablative radiation therapy for oligometastatic renal cell carcinoma (SABR ORCA): a meta-analysis of 28 studies. European urolo-

gy oncology. 2019； 2 （5）：515-523.

[210]Linehan WM， Ricketts CJ. The Cancer Genome Atlas of renal cell carcinoma： findings and clinical implications. Nat Rev Urol. 2019； 16 （9）：539-552.

[211]Jeldres C， Patard JJ， Capitanio U， et al. Partial versus radical nephrectomy in patients with adverse clinical or pathologic characteristics [J]. Urology， 2009， 73 （6）：1300-1305.

[212]Dabestani S， Beisland C， Stewart GD， et al. Long-term outcomes of follow-up for initially localised clear cell renal cell carcinoma： Recur database analysis [J]. Eur Urol Focus， 2019， 5 （5）：857-866.

[213]Doornweerd BH， de Jong IJ， Bergman LM， et al. Chest x-ray in the follow-up of renal cell carcinoma [J]. World J Urol， 2014， 32 （4）：1015-1019.

[214]Dabestani S， Beisland C， Stewart GD， et al. Intensive imaging-based follow-up of surgically treated localised renal cell carcinoma does not improve post-recurrence survival： Results from a european multicentre database （recur） [J]. Eur Urol， 2019， 75 （2）：261-264.

[215]Hao C， Liu J， Ladbury C， et al. Stereotactic body radiation therapy to the kidney for metastatic renal cell carcinoma： A narrative review of an emerging concept. Cancer Treat Res Commun. 2023： 35：100692. doi：10.1016/j.ctarc.2023. 100692. Epub 2023 Feb 19.

尿路上皮癌

名誉主编

樊代明

主　编

姚　欣

副主编

李宁忱　杨　勇　史本康　周芳坚

编　委（按姓氏拼音排序）

陈海戈　陈　辉　陈　山　陈旭升　陈志文　陈忠杰　邓耀良　范晋海
韩惟青　何立儒　贺大林　胡　滨　胡海龙　江　军　李海涛　李　鸣
李宁忱　李向东　李毅宁　林天海　刘　川　刘嘉铭　刘　磊　刘希高
刘卓炜　柳建军　马洪顺　马志方　蒙清贵　穆中一　聂清生　邱建宏
沈柏华　沈益君　史本康　孙卫兵　谭朝晖　谭　平　唐东昕　田　洁
田　军　瓦斯里江·瓦哈甫　汪　磊　王春喜　王小林　王永华
王照翔　肖克峰　肖泽均　徐　涛　薛学义　杨铁军　杨　勇　尧　凯
姚　欣　叶云林　张　朋　张晓光　张新伟　张　勇　张兆存　张　争
郑　松　郑筱男　钟　鑫　周芳坚　周晓洲　朱一平　朱照伟

执　笔

陈旭升　陈志文　范晋海　沈益君　瓦斯里江·瓦哈甫

秘　书

陈旭升

第一章

概述

第一节 相关定义

尿路上皮癌（urothelial carcinoma，简称UC）是指尿路覆盖上皮（其中包括肾盂、输尿管、膀胱及部分后尿道及前列腺大导管内覆盖上皮）恶变所致的上皮癌。传统常称移行上皮细胞癌（transitional cell carcinoma，简称TCC），但在1998年，WHO/ISUP（国际泌尿病理学会）即提倡采用UC以替代移行上皮细胞癌，前者能更易定位上皮的来源器官，后者则主要基于病理形态描述，也常见于鼻窦腔、女性生殖系统及肛直肠部位肿瘤。以前按尿路部位称为肾盂癌、输尿管癌、膀胱癌等，目前标准定义为肾盂UC和输尿管UC（两者又统称为上尿路UC，即upper tract urothelial carcinoma，简称UTUC），以及膀胱UC。既能方便定位肿瘤来自的器官或部位，也能提示UC作为一个整体而存在，尤其是后者对理解UC的发生发展极为重要。

第二节 流行病学

1 膀胱UC流行病学

在全球范围内，膀胱UC是第9位最常见的恶性肿瘤，2022年约有614，000新发病例和220，000死亡病例。男性发病率显著高于女性，膀胱UC在男性中是第6位最常见的恶性肿瘤，死亡率居恶性肿瘤第9位。南欧（西班牙是全球男性发病率最高的地区）、北欧和西欧（荷兰是女性发病率最高的地区）的发病率最高，年龄标准化发病率分别为28.7/10万人，20.4/10万人和19.8/10万人。

中国膀胱UC的发病率低于全球平均水平，年龄标准化发病率为3.44/10万人。根据全国肿瘤登记中心收集的数据，2022年膀胱UC在我国为第11位最常见的恶性肿瘤，全国新发病例9.29万（男性7.32万，女性1.97万），死亡4.14万（男性3.25万，女性0.88万)，其中在北京市和辽宁省死亡顺位相对较高(均为第8位)。女性的发病率和死亡率远低于男性，总体发病趋势是男性缓慢升高，女性基本保持稳定；发病多始于40岁后，随年龄增长发病率明显升高。此外，我国膀胱UC城市地区和农村地区差异明显，发病例数分别为5.52万和3.76万，死亡例数分别为2.34万和1.79万。仅从数量上看，城市地区病例数高于农村，但进行膀胱UC死亡发病比分析，城市地区为0.42，农村地区则为0.48，说明农村地区膀胱UC生存相对较差。

膀胱UC的预后主要与病理分期相关，5年总生存(overall survival，简称OS)为77.1%。按肿瘤分期统计，原位癌(占51%)5年OS为96%，局限性(占34%，即分期≤pT3)5年OS为69.6%，区域性(占7%，即伴盆腔淋巴结转移)5年OS为37.5%，远处转移者(占5%)5年OS为6.4%。

2 上尿路UC流行病学

在欧美国家，膀胱UC占UC的90%~95%，而UTUC仅占UC的5%~10%。1973年至2005年，UTUC总发病率为1.88~2.06人/10万人，高峰发病年龄70~90岁，男性发病率是女性的2倍。输尿管UC为0.69~0.91人/10万人，双侧UTUC少见，大约占总体UTUC的5%。尽管发病率缓慢升高，但UTUC被西方学界认为是较少的肿瘤。2018年中国32家大型医院住院患者的调查结果显示，UTUC占尿路上皮癌的比例在9.3%~29.9%之间，平均为17.9%，明显高于西方人群。大多数患者(53%)在出现症状后被诊断，主要是肉眼血尿。大约2/3的UTUC患者在诊断时就已经是肌层浸润性疾病，而膀胱UC仅为15%~25%。UTUC患者中肾盂UC约为输尿管UC的2倍，有10%~20%的病例为多灶性肿瘤。上尿路同时存在原位癌的比例在11%至36%之间。约17%的UTUC病例同时存在膀胱UC。在美国UTUC男性患者中41%既往有膀胱UC病史，而中国UTUC男性患者这个比例只占4%。有研究指出，结合遗传和表观遗传因素，这一区别可能解释亚洲UTUC患者较欧美患者的分期更晚和分级更高。

有关UTUC生存期的资料很少，从1988~2006年SEER数据库统计的肾输尿管全长术后随访资料显示，男性5年癌症特异性死亡(cancer specific mortality，简称CSM)为14.8%，女性为16.9%，如以总生存率计算，男性5年生存率不会超过85.2%，女性不会超过83.1%；似乎预后优于膀胱UC。国内专家共识认为UTUC预后应比膀胱UC要差，国内有限资料显示UTUC的乳头型5年OS和CSS分别为76.6%和81.8%，而平坦型5年OS和CSS分别为54.4%和60.5%。

第三节 病因及危险因素

1 吸烟

吸烟与UC的相关性被很多研究证实，约50%膀胱UC与吸烟有关，且低焦油并不能降低其风险，二手烟会增加膀胱UC的风险；吸烟产生膀胱UC的原因为吸烟后芳香胺和多环芳烃吸收并经肾脏排出所致。

2 职业暴露

职业暴露常见化合物有芳香胺、多环芳烃和氯化碳氢化合物等，也是膀胱UC第二常见病因或危险因素。多见于与油漆、燃料、金属和汽油制品相关的职业。

3 家族遗传

从遗传角度看，与UC最为相关的遗传因素为Lynch综合征，或称之为遗传性非息肉性结直肠癌综合征，主要为错配基因修复缺陷。最典型基因突变为微卫星不稳定。该类患者可能存在多种癌症，其中包括直肠癌，结肠癌，胃癌，卵巢癌及UC；这类UC主要涉及上尿路，膀胱UC多为UTUC种植转移所致。

4 种族

膀胱UC的发病率存在人种与族群差异。在美国，白人男性的发病风险最高，大概是非裔美国男性及西班牙语裔男性的2倍，这可能与不同种族/族群的乙酰化表型差异，以及少数族裔的职业差异影响了工业致癌物的接触程度相关。

5 其他

饮水习惯与膀胱UC相关性并不确定，但饮水含氯及砷过高者可明显增加膀胱UC的风险。对有NAT2乙酰化表型者永久性发剂可增加膀胱UC的风险。

无论是化疗或放疗，只要患者有足够长的生存期，均可增加膀胱UC的风险。

服用含马兜铃酸的马兜铃属植物，会明显增加膀胱UC，肝癌及肾癌发生率，因其从泌尿系统排泄，会导致肾小管慢性炎症，触发基因突变，从而导致UTUC发生率明显升高；导致膀胱UC风险升高的危险因素或多或少也与UTUC有关。

第二章 UC的病理及组织变型

第一节 UC的病理类型

UC的分级与复发和侵袭行为密切相关，其恶性程度以分级（grade）表示。目前普遍采用WHO2004版分级法，将尿路上皮肿瘤分为乳头状瘤、低度恶性潜能乳头状尿路上皮肿瘤（papillary urothelial neoplasms of low malignant potential，PUNLMP）、低级别乳头状尿路上皮癌（low grade）和高级别乳头状尿路上皮癌（high grade）。尽管UC已被公认为一种同质性疾病，但其拥有广泛的组织学变型，如浸润性UC伴鳞样分化/腺样分化、微乳头UC、肉瘤样UC、透明细胞UC等亚型。多个研究证明，有些特定的UC组织变型是高级别肿瘤以及极差预后明确的危险因素。同时，欧洲泌尿协会（EAU）指南认为，所有非肌层浸润性UC伴任何一种UC组织变型，都被认为是极高危因素。因此，准确报告UC组织变型对UC的临床诊疗尤为重要。目前，UC组织学分类推荐采用2016年《WHO泌尿系统及男性生殖器官肿瘤分类》分类标准（第4版）。

（1）尿路上皮原位癌（Carcinoma in situ，CIS）：是一种上皮内、高级别、非侵袭性UC，通常多灶性，多见于膀胱，也可发生在UTUC、前列腺导管和尿道。CIS的表现易与膀胱炎症相混淆，需行活检明确。从临床角度看，CIS可分为原发性（孤立的CIS，之前无或并发的乳头状肿瘤，也无CIS），继发性（既往有膀胱UC而非CIS的患者，随访期间确诊CIS）和并发（膀胱内尿路上皮肿瘤伴随CIS）。CIS常与浸润性UC邻近或与之相关，伴发CIS的非肌层浸润膀胱UC复发风险较与不伴发CIS的更高，且肿瘤特异性生存率也下降。病理报告中须单独描述是否合并有尿路上皮原位癌，并明确是单灶还是多灶性。

（2）鳞状分化是膀胱UC最常见的分化类型，在高级别和/或高分期膀胱UC中发生率高达30%。在分子亚型中，鳞状分化多与基底/鳞状亚型聚在一起。膀胱UC伴鳞状分化与局部进展性疾病之间有较高的相关性，但无足够证据表明其与膀胱切除术后肿瘤特异性生存率低有关。另外，有限研究显示鳞状分化可预测肿瘤对放疗和化疗的敏感性减低。

（3）腺样分化定义是肿瘤内形成腺体结构，8%~18%的浸润性尿路上皮癌存在腺样分化，最常表现为肠型特征，也可表现为伴或不伴印戒细胞特征的黏液腺癌。关于膀胱UC腺体分化的分子特征的文献有限，但现有证据提示与UC腺体分化存在重叠，特别是TERT启动子区和染色质重塑基因存在高突变率。

（4）巢状UC亚型（包括大巢状型）是浸润性尿路上皮癌的一种细胞形态温和的变异型，但临床行为却有侵袭性。常见的组织学特征为增生紊乱的尿路上皮形成分散到融合拥挤的细胞巢，位于尿路上皮下。目前对这一亚型的分子研究较少，最常见结果为TERT启动子突变概率较高。该亚型中偶见TP53、JAK3、CTNNB1突变，表明该肿瘤可能具有和尿路上皮癌相似的分子改变。最近有对大巢状尿路上皮癌的研究报道大部分病例具有FGFR3突变。

（5）微乳头UC亚型是一种罕见亚型，常见淋巴血管侵犯，超过50%的病例存在CIS。这一亚型的病理分期较高，可能与其具有显著侵袭性有关。分子检测表明，该亚型相比经典型尿路上皮癌，ERBB2扩增的概率较高。一旦明确诊断，建议及时行膀胱根治性切除术，预后较差。

（6）浆细胞样UC亚型是一种罕见、但极具侵袭性的尿路上皮癌亚型，表现为黏附性差、散在或小簇状肿瘤细胞的弥漫、浸润性模式，一般间质反应轻微。这一亚型多出现在临床进展期，且死亡率较高、极易复发，尽管对最初的化疗有效但常出现腹腔内播散。二代测序及功能研究确定有CDH1截断突变，CDH1启动子超甲基化概率较低，这也成为该组织学亚型所特有的定义性特征。该突变导致大部分病例中免疫组化E-cadherin表达缺失。

第二节 UC组织变型及临床意义

2016年版WHO为UC病理分型做了更新，要求在对膀胱UC标本做出诊断时，除需对主要病理成分做出诊断外，还应判读是否合并有各种变异亚型。由于膀胱UC的各种变异亚型与肿瘤预后显著相关，因此在制定临床诊疗策略时应做出相应调整。

有将近四分之一接受根治术的膀胱UC患者术后病理证实存在组织变型；这些组织变型可影响患者对化疗或免疫治疗的反应并进一步影响预后。因此，UC的精确病理诊断，特别是组织变型，可优化患者诊疗、避免不必要侵入性治疗并改善预后。如浸润性UC伴鳞样分化/腺样分化者接受新辅助化疗可获显著的临床受益，有趣的是，单纯的鳞状细胞癌或腺癌病例对化疗并不敏感。再如，KEYNOTE-045研究（帕博丽珠单抗作为铂类化疗抵抗的UC的二线治疗）发现合并变异亚型的患者相比普通患者有更好的OS和CSS；PURE01研究证实浸润性UC伴鳞样分化和淋巴上皮瘤样UC亚型对新辅助帕博丽珠单抗治疗展现更好反应。UC组织变型另一个重要的临床意义是其可避免基于影像学的分期不足。大多数UC组织变型，临床T分期相比，倾向于表现出更高级别的病理T分期。因此，判读是否合并有各种变异亚型是判断肿瘤分期的重要一环，而后者是决定是否进行全膀胱切除术的决定性因素。

第三节 膀胱UC的TNM分期

AJCC和UICC制定的TNM分期系统，推荐应用2017年第8版。根据肿瘤是否浸润膀胱肌层分为非肌层浸润性膀胱UC（non-muscle-invasive bladder cancer，NMIBC）和肌层浸润性膀胱UC（muscle-invasive bladder cancer，MIBC）。

第四节 UTUC的TNM分期

UTUC分期采用AJCC和UICC制定的TNM分期系统，推荐应用2017年第8版。

第三章

UC的诊断

第一节 膀胱UC的诊断

1 症状及体征

（1）血尿：膀胱UC最常见的症状为血尿。大部分表现为无痛性全程肉眼血尿，严重者可伴血块，血尿常呈间歇性。血尿常是膀胱UC的首发症状，根据出血量和出血时间不同可为淡红色、洗肉水样、暗红色或深褐色。病变位于膀胱颈部常表现为初始血尿，位于膀胱三角区或后尿道常表现为终末血尿。长期血尿因慢性失血可致不同程度贫血。部分仅表现为尿潜血阳性。

（2）膀胱刺激症状：肿瘤大小、数目、位置不同，部分可表现为尿频、尿急、尿痛等，合并膀胱原位癌可能会伴明显的下尿路刺激症状。

（3）其他症状：若肿瘤堵塞膀胱出口可能会引起尿潴留，堵塞输尿管开口引起同侧上尿路积水，导致腰酸、腰痛等。巨大肿瘤或晚期患者还可有盆腔包块、下肢淋巴水肿、营养不良、局部疼痛或骨痛等。早期可无临床症状只能在体检时发现。

2 影像学检查

2.1 超声检查及其临床意义

超声是诊断膀胱UC最常用、最基本的检查方法。临床上主要用于血尿患者常规检查和膀胱UC分期评估，特别用于碘造影剂过敏和肾功能不全患者。

超声检查可通过经腹、经直肠、经尿道3种途径进行。①经腹超声诊断膀胱UC的敏感性为63%~98%，特异性为99%，且可同时检查肾、输尿管和腹部其他脏器。②经直肠超声显示膀胱三角区、膀胱颈和前列腺较清楚，能近距离观察肿瘤基底部，判断肿瘤浸润深度，适于膀胱不能充盈患者。③经尿道膀胱内超声检查需麻醉，但影像清晰，分期准确性较高，国外报道经尿道膀胱内超声判断肿瘤分期的诊断效能显示非肌层浸润性肿瘤准确率为94%~100%，肌层浸润性肿瘤准确率为63%~96.8%。经尿道超声属有创伤检查，未广泛应用。

超声还可分为二维、三维超声及超声造影。二维超声有助膀胱UC浅表性与肌浸润性的鉴别，三维超声和超声造影可提高膀胱UC分期的准确性。

和其他影像学检查一样，超声检查无法判断膀胱原位癌。

2.2 CT及MRI及其临床意义

CT检查多用于诊断膀胱UC以及评估肿瘤浸润范围，其中腹、盆腔增强CT应作为膀胱UC术前必须且首选推荐的检查项目。目前CT可发现较小肿瘤（1~5cm），可判断邻近器官是否受侵犯及转移。动脉期和静脉期增强扫描可用于膀胱UC的检出、定位及分期诊断，同时可评估肾功能，腹腔及盆腔其他脏器有无病变，盆腔、腹膜后淋巴结有无肿大。膀胱充分充盈，多期增强CT扫描，常规图像结合薄层图像及多平面重建图像可判定病变部位、范围及浸润深度，对T4期肿瘤周围组织结构侵犯的评估较为准确。CT检查不能发现原位癌；无法显示膀胱壁各层结构，在准确区分T1、T2和T3a方面诊断价值有限；不能区分肿大淋巴结是转移还是炎症；也不能很好显示输尿管。既往有肿瘤切除史可因局部炎症反应所致假象造成分期过高。存在尿道狭窄或膀胱有活动性出血不能进行膀胱镜检查，CT仍有一定优越性。对肾功能不全或中度肾盂及输尿管积水无法行MRI者，可行逆行肾盂输尿管造影+腹、盆腔CT平扫评估上尿路情况。

多参数磁共振成像（multiparametric magnetic resonance imaging，mpMRI）多参数MRI扫描用于膀胱UC术前分期和对盆腔淋巴结转移评估，膀胱扩张程度影响膀胱壁及病变的显示情况。MRI对T2、T3期肿瘤分期准确性优于CT。动态增强MRI在显示有否UC以及肌层浸润深度方面准确性高于CT或非增强MRI。由于膀胱UC的平均表现弥散系数（ADC）较周围组织低，弥散加权成像（DWI）UC在评估肿瘤侵犯周围组织中可能有价值。mpMRI对膀胱UC肌层受侵评估有重要价值，敏感性为90%~94%，特异性为87%~95%，高场强（3.0T）和DWI可提高诊断敏感度和特异度。增强MRI也可发现淋巴结转移征象，对术前预判淋巴结清扫范围有一定参考价值。对造影剂过敏、肾功能不全、ⅣU检查肾不显影及伴有肾盂输尿管积水者行磁共振水成像（MRU），能显示整个泌尿道，特别是可显示上尿路梗阻部位及原因、是否有UTUC等。膀胱结石MRI各序列表现为明显低信号，边界清楚，增强无强化，易与肿瘤鉴别。在检测有无骨转移时，MRI敏感性远高于CT，甚至高于核素骨扫描。但MRI对上尿路疾病的敏感性较低。

受到前列腺影像报告和数据评分系统（PI-RADS）的启发，2018年，国际上制定了膀胱影像报告和数据系统（vesical imaging-reporting and data system，VI-RADS），并得到欧洲泌尿外科学会、欧洲泌尿影像学会和日本腹部放射学会一致支持和认可。

VI-RADS可在膀胱癌术前诊断和分期方面发挥重要作用，具有无创性和可重复性的特点，还可作为术后随访检查方法，监测治疗效果。

2.3 PET/CT及其临床意义

PET-CT对膀胱UC的诊断有一定局限性，一般不作为常规诊断方法。因示踪剂（氟脱氧葡萄糖）经肾排入膀胱显影会影响对已经摄取示踪剂肿瘤的判断。采用排空膀胱并用50~100mL生理盐水冲洗后显像或利尿后延迟显像法可减少膀胱内示踪剂的影响。

有报道使用新型示踪剂（如胆碱、蛋氨酸、乙酸），11C-胆碱和11C-乙酸均不经泌尿系统排泄，可有效避免对膀胱肿瘤显像的干扰。有数据显示11C-胆碱和11C-乙酸可能是检测淋巴结转移一种很有前途的示踪剂，但还需证实。对比研究及荟萃分析显示，PET-CT诊断淋巴结转移的准确率优于CT和MRI，因此18F-FDG PET-CT多用于术前膀胱UC淋巴结转移或术后肿瘤残余的评估。早期成像（注射FDG后10min）是膀胱UC的最佳诊断时相。18F-FDG PET-CT诊断转移的敏感性为56%，特异性为98%。PET-CT比单独CT对膀胱UC分期更准确。但因显像机制不同，对骨转移诊断PET-CT尚不能取代MRI和核素骨扫描。

3 膀胱镜检查及诊断性经尿道膀胱肿瘤电切除术

3.1 诊断性膀胱镜检查

膀胱UC的诊断取决于膀胱镜检查和活检组织的病理学结果，取材方式可采用活检钳夹取或经尿道切除。原位癌在膀胱镜下无法明确定位，需整合膀胱镜检查、尿细胞学和多点活检来明确诊断。初次诊断性膀胱镜检查可在门诊进行，软膀胱镜相比硬镜可提高舒适度和依从性，特别是男性患者，设备允许建议软膀胱镜检查。膀胱镜检查可全面观察膀胱内全部黏膜，包括膀胱UC的部位、大小、数量和外观特点（乳头状或宽基底），同时可在进镜或退镜时观察全部尿道，特别是男性的前列腺尿道。膀胱镜检查后必须详细记录以上全部内容，建议在报告中使用膀胱示意图。

3.2 增加膀胱UC可视性的新技术

临床工作中常用白光进行膀胱镜检查，但白光下镜检会遗漏某些存在但不可见的病变，为了提高内镜下膀胱UC的可视性开发了各种新技术。

（1）光动力诊断（photo dynamic diagnosis，PDD）：也称荧光膀胱镜检查，向膀胱内滴注5-氨基戊酸（ALA）或已糖戊酸（HAL）后，用紫光行光动力诊断。研究证实，荧光引导下的活检和切除术比白光下常规方法在发现恶性肿瘤方面更敏感，特别是原位癌。但与白光内镜相比，光动力诊断的特异性更低（63%比81%）。炎症、近期接受过经尿道膀胱切除（transurethral resection of the bladder，TURB）以及BCG灌注后的前三个月内，光动力诊断都可能造成假阳性。在术后疗效方面，光动力诊断可改善TURB术后的复发率，但进展率和死亡率无差异。另一项随机对照研究显示，荧光引导的TURB相比白光下手术，减少了肿瘤的复发和进展。但结果仍待进一步验证。

（2）窄带成像（narrow-bandimaging，NBI）：NBI可增强正常尿道上皮和高血管癌组织间对比度。NBI软膀胱镜检查及其引导的活检和切除术可改善膀胱UC的发现率。随机对照发现NBI引导的TURB术后复发率在总人群中无降低，但在低危肿瘤（pTa/LG、<3cm、无原位癌）中观察3个月和12个月，复发率有所获益。

3.3 膀胱镜下活检

（1）膀胱黏膜活检：原位癌在膀胱镜下的表现不易与炎症区分，甚至常规白光内镜下完全不可见，应对可疑原位癌进行活检，如：①膀胱镜下黏膜异常可疑原位癌；②尿细胞学呈阳性，已除外UTUC，膀胱镜检查无异常时，也要对外观正常的黏膜进行地图活检（mapping biopsy）；③有HG/G3的NMIBC且肿瘤呈非乳头状表现时，应对膀胱进行地图活检。为能全面反映膀胱内病变，地图活检应对膀胱三角区、后壁、左右侧壁、顶部均行活检。设备允许，应采用PDD对膀胱内定位活检。

（2）前列腺尿道活检：NMIBC男性中肿瘤可累及前列腺尿道，在T1G3膀胱UC男性中前列腺尿道原位癌的发生率为11.7%。目前研究结果，前列腺尿道受累风险较高的男性包括：肿瘤位于三角区或膀胱颈，存在膀胱CIS和多发性肿瘤，前列腺尿道黏膜异常表现，在此情况下有必要行前列腺尿道活检，可于膀胱颈部至精阜前列腺尿道的5~7点位置取材，明确肿瘤范围。

3.4 非肌层浸润性膀胱癌（NMIBC）

膀胱UC需膀胱镜和组织病理学检查最终确诊。在日常临床中，通过CT、MRI或超声等影像学检查已明确膀胱UC，可省略诊断性膀胱镜检查，直接行诊断性TURB，从而达到切除膀胱UC和明确组织学诊断的目的。

（1）NMIBC诊断性TURB的步骤：对TaT1的NMIBC进行TURB，主要目的是明确诊断和彻底切除所有可见病变，是诊断和治疗的关键步骤，手术应系统性分步骤进行。

1）直视下进镜，全面检查膀胱黏膜及全部尿道情况，避免遗漏隐蔽病变，如膀胱颈肿瘤。详细记录膀胱内病变或异常情况，特别是明确膀胱UC风险分层所需的各种因素，包括肿瘤数量、位置、大小（是否>3cm）、形态特征（有蒂、宽基底、乳头状或扁平状等）、多灶性、有无可疑原位癌表现、原发或复发肿瘤。

2）彻底切除膀胱内所有可见肿瘤，可采取整块或分块切除方式，术中通过视觉观察切除全部可见病变和切除部位基底可见肌肉组织以明确是否彻底切除。

3）切除完成后，判断有否并发症，如有否膀胱穿孔、输尿管开口损伤等。

4）近年，多个指南强调进行TURB手术检查表和质控指标，这一规范操作可提高手术质量（存在逼尿肌）并降低复发率。

（2）NMIBC诊断性TURB的具体术式：NMIBC的TURB切除术分为整块切除（en-bloc）和分块切除，不论哪种术式，都应达到肿瘤的准确诊断和彻底切除，彻底切除对预后至关重要。

1）整块切除（en-bloc）：对位置和大小适合的膀胱UC，可通过各种方式（单极、双极或激光）整块切除肿瘤，肿瘤基底应包括逼尿肌，以明确有否肌层浸润。文献报道96%~100%的病例整块切除可获有逼尿肌的高质量标本。

2）分块切除：任何膀胱UC都可分块切除，特别是位置不佳或体积较大的肿瘤，可分步切除"外生肿瘤、基底膀胱壁内组织和肿瘤切除边缘组织"，这可全面提供肿瘤的垂直（浸润深度）和水平范围（是否存在癌旁肿瘤或CIS）的良好信息。TURB术中尽量避免过度烧灼，以免造成组织变性病理无法诊断，较微小的肿瘤可先利用活检钳活检后再行切除。

（3）NMIBC诊断性TURB的病理检查：TURB和活检标本的病理检查是诊断和制定膀胱UC治疗决策必不可少的步骤。泌尿外科医生应与病理医生充分合作：送检时提供详细的临床信息，包括膀胱UC病史、既往治疗史、膀胱镜下肿瘤特点等；术后应送检高质量的切除标本（避免过度烧灼、基底包含逼尿肌），深部膀胱壁内组织应明确标注并放入单独容器中送检，以明确其内有否可见逼尿肌以及有无肌层浸润。病理医生应在病理报告中说明膀胱肿瘤的级别、浸润深度及标本中是否有固有层和肌肉组织。

（4）NMIBC诊断性TURB手术的质量评估和二次TURB：TURB的切除标本中是否有逼尿肌是评价手术质量的替代标准，标本中必须可见逼尿肌，否则无法明确是否存在肌层浸润。仅有TaLG/G1肿瘤，这些非浸润性的低度恶性肿瘤如标本内可见黏膜下结缔组织且未受累，可不包括逼尿肌。

非TaLG/G1的NMIBC患者，如切除标本中未见逼尿肌，存在肿瘤残留和低估肿瘤分期的风险，无法准确评估肿瘤分期和制定治疗策略。即使切除标本中存在逼尿肌的T1期肿瘤，仍然存在肿瘤残留和升级为MIBC的风险。研究显示二次TURB在明确肿瘤分期和预后信息基础上，还可改善肿瘤预后，如RFS和BCG治疗后结果。因此，切除标本中未见逼尿肌的非TaLG/G1肿瘤、T1肿瘤和初次TURB未达到或可疑未彻底切除肿瘤，均应于术后2~6周内行二次TURB，以明确肿瘤分期。

3.5　肌层浸润性膀胱癌（MIBC）

（1）MIBC的诊断性TURB：影像学检查已明确诊断的膀胱UC，特别是可疑肌层浸润性肿瘤，可省略诊断性膀胱镜检查，直接在麻醉下进行诊断性TURB。MIBC的最终诊断，必须有膀胱镜下切除肿瘤基底膀胱壁内的逼尿肌行组织病理学评估是否存在肌层浸润。MIBC无法单纯通过内镜下切除的方式治愈，因此MIBC进行TURB的主要目的是明确病理学诊断和分期，需切除标本中有膀胱逼尿肌。TURB应首先观察全部膀胱黏膜和尿道情况，包括肿瘤位置、大小、数量、外观特点以及其他黏膜有否异常。如肿瘤无蒂、宽基底、体积较大（>3cm）可能为肌层浸润性肿瘤，需分块切除肿瘤，包括肿瘤的外生部分、基底深部膀胱壁以及切除区域的边缘，深部膀胱壁内组织必须包括逼尿肌。如切除的肿瘤基底仅包含少量逼尿肌纤维，不足以诊断肿瘤浸润深度及制定后续治疗策略，因此必须分块切除基底膀胱壁内包含逼尿肌的组织并单独送检，提交给病理医生时应全面准确地提供膀胱镜下所见和既往膀胱肿瘤病史及治疗情况。如不准备进行根治性膀胱切除术，考虑术后进行同期放化疗或新辅助化疗后的膀胱部分切除术等保留膀胱的治疗，有必要排除原位癌时可使用PDD，必要时需活检除外原位癌，目前尚无证据表明PDD在诊断MIBC方面有作用。

（2）MIBC诊断性TURB的尿道活检及意义：膀胱UC男性的前列腺尿道和导管受侵情况均有报道，目前研究提示肿瘤位于三角区或膀胱颈、伴发膀胱原位癌及多发肿瘤，似乎前列腺尿道受累的风险更高。MIBC尿道有无侵犯对TURB后根治性手术的尿流改道方式有一定决定作用，前列腺尿道受累风险较高和局部黏膜异常的患者，初次诊断性TURB时可于膀胱颈部至精阜间的前列腺尿道5-7点位置电切取材送检病理学检查，明确有无尿道受累。如尿道活检结果阴性，后续则可考虑行原位尿流改道。根治性膀胱切除术前发现肿瘤侵犯尿道可能是原位改道的禁忌证，但尿道诊断性电切的阳性结果作用也存在局限性，该结果并不能提示最终尿道断端切缘的状态。根治手术中通过尿道断端的冰冻切片能明确前列腺尿道受累情况，具有更高的阴性预测价值且更准确，因此不应单独根据术前的阳性活检结果而放弃原位改道，根治手术中应行冰冻切片，尤其是对男性患者。

3.6 膀胱原位癌诊断及其临床意义

（1）膀胱原位癌的临床意义：膀胱原位癌是一种扁平状、高级别、非浸润性UC，尿路上皮的原位癌都是高级别肿瘤。膀胱镜下原位癌的典型表现为天鹅绒状、微红色区域，较难与普通炎症区分，甚至在白光镜下完全不可见。原位癌常是多灶性病变，不仅可发生在膀胱内，也可发生在上尿路、前列腺尿道或导管。原位癌如不行任何治疗，约54%会进展为MIBC。单纯通过内镜下切除方式治疗，无法治愈原位癌，病理明确诊断膀胱原位癌后必须进一步治疗，如膀胱内BCG灌注或根治性膀胱切除术。如术后明确TaT1肿瘤并发原位癌，肿瘤复发和进展的风险比单纯TaT1肿瘤更高。基于以上发现，准确诊断膀胱原位癌尤其重要。从临床角度，原位癌可分为原发性、继发性和并发性。原发性：孤立的原位癌，无既往或并发的乳头状肿瘤，且既往无原位癌病史；继发性：既往患有非原位癌膀胱肿瘤的患者进行随访时发现CIS；并发性：膀胱中同时存在其他尿路上皮肿瘤的原位癌。

（2）膀胱原位癌的诊断：膀胱原位癌在内镜下不易与炎症区分，甚至完全不可见，影像学检查也无法发现膀胱原位癌，尿细胞学检查应作为膀胱镜检查的必要辅助手段，原位癌作为高级别肿瘤其阳性率较低级别肿瘤更高。由于细胞溶解效应，不建议采用晨起第一次排尿进行尿细胞学检查。膀胱镜下活检是诊断原位癌的必要步骤，以下患者有必要进行活检：①膀胱镜下黏膜异常表现可疑原位癌，应对病变部位取活检；②尿细胞学检查阳性，已除外UTUC，影像学和膀胱镜检查未发现膀胱内乳头状肿瘤时，应对外观正常的黏膜进行地图活检；③有HG/G3NMIBC病史且肿瘤呈非乳头状表现时，应对膀胱行地图活检。明确诊断或可疑膀胱原位癌时，男性应对前列腺尿道进行活检明确有无CIS。设备允许，采用PDD对膀胱内原位癌定位活检。

3.7 尿细胞学及尿生物学标记在膀胱UC诊断的临床意义

（1）尿细胞学检查：尿细胞学有助于发现UC，尤其对膀胱原位癌有重要意义。膀胱排出尿或膀胱冲洗标本的脱落细胞检查对高级别肿瘤（HG/G3及CIS）具较高敏感性，但对在LG/G1肿瘤敏感性较低。尿细胞学阳性提示尿路任何部位的UC（肾盂肾盏、输尿管或者膀胱及尿道的肿瘤），但阴性不能排除UC诊断。尿细胞学受很多因素影响：如检测者经验、尿液细胞量、尿路感染或结石、膀胱内灌注史等。因此尿细胞学只能作为膀胱UC诊断和随访时膀胱镜检查的辅助手段，并不能独立诊断或排除膀胱UC。

为避免影响尿细胞学结果，应留不少于25mL的新鲜尿液或充分固定的尿液，为保证充足的细胞量可连续留取3天尿液。晨起首次排尿细胞溶解率较高，不应留取晨起首次排尿送检。对尿细胞学可疑者，要多次重复送检。尿细胞学诊断类别的标准化报告系统于2016年由巴黎工作组进行了重新定义：尿液标本充足（充足）；高级别UC阴性（阴性）；非典型尿路上皮细胞（AUC）；可疑高级别UC（可疑）；高级别UC（HGUC）；低级别尿路上皮瘤（LGUN）。

（2）尿生物学标记检查：尿细胞学检查敏感性较低，因此各种检测膀胱癌的尿液检查被开发作为膀胱UC的尿生物学标记。UroVysion（FISH）、ImmunoCyt/uCyt+、核基质蛋白（NMP）22、BTA（bladder tumor antigen，膀胱肿瘤抗原）stat、BTA-TRAK已被美国FDA批准用于膀胱UC检测，其他如微卫星分析、成纤维细胞生长因子受体（FGFR）3/端粒酶逆转录酶（TERT）、细胞角蛋白也已逐渐用于膀胱癌的检测。国内研究发现生存蛋白（Survivin）在尿液脱落细胞中的表达有望用于膀胱UC初检以及有无肌层浸润的诊断。目前多种商品化的FISH试剂盒在中国也已通过CFDA批准用于临床，敏感性较理想。DNA甲基化作为肿瘤表观遗传学修饰最为常见的方式，其检测在肿瘤分子诊断中具重要前景。已有报道检测尿液中膀胱UC特定的DNA甲基化位点，诊断敏感性和准确性均较理想，在早期、微小、残留和复发肿瘤诊断具显著优势，在国内已实现临床转化应用，有望用于膀胱UC的高危人群筛查、早期诊断和术后随访。国内学者对多种尿生化标志物联合检测膀胱UC进行研究，结果显示尿液NMP22和BTA整合检测对诊断具有较高临床价值，具有简便、快速、无创、批量筛查等优点，经过进一步验证后可考虑推广用于临床。多项研究发现在膀胱镜检查和上尿路检查阴性的患者，细胞学或尿生物学标记[UroVysion（FISH）、NMP22、FGFR3/TERT和微卫星分析]检测结果阳性可能肿瘤复发和进展风险更大。

但目前尚无任何尿液生物学标记检查在临床指南中被接受可用于膀胱UC的诊断或随访。相比尿细胞学，尿生物学标记检测敏感性更高，但相应的代价是特异性更低。尿路系统感或结石等良性疾病以及既往BCG灌注治疗均可能影响各种尿生物学标记检测结果。尿生物学标记检测的敏感性和特异性在很大程度上取决于患者的不同临床情况，如高风险人群筛查、膀胱UC早期检测、NMIBC的术后随访等。尿生物学标记检测目前均不能独立诊断或随访膀胱UC，只能作为膀胱镜检查的辅助手段。如主要目的是避免不必要的膀胱镜检查，则应开发阴性预测值更高的标记物，从而达到预测排除膀胱UC的诊断，在临床上会有更强的实用性。目前已有多项前瞻性研究在评估多个靶点中有前景的新型尿液生物标志物，均具有非常高的阴性预测值。

（3）尿细胞学和生物学检测在临床的潜在应用：虽然尿细胞学和生物学标记检测不能独立诊断或随访膀胱UC，但尿液检查的便利性和对原位癌诊断的意义，应考虑其潜在应用价值。

1）膀胱UC风险人群的筛查：对膀胱UC高发病风险人群的UC筛查时，尿液检测提示血尿阳性者，随后进行FGFR3、NMP22或UroVysion等尿生物学标记检测从而进行膀胱UC的筛查已有报道。但膀胱UC在总人群中的发病率较低，且从发病至表现为症状或临床可检出的时间较短，影响用尿生物学标记行筛查的可行性和成本效益，故不推荐用于总人群膀胱UC的常规筛查。

2）血尿或其他症状提示可疑膀胱UC的进一步检查，以及膀胱UC的初步诊断：普遍认为在膀胱UC的诊断和随访方面，目前无任何检测可替代膀胱镜检查。但尿细胞学或生物学标记可作为辅助手段，以发现膀胱镜下遗漏的肿瘤，尤其是膀胱原位癌。

3）NMIBC的术后随访监测：已有学者对尿细胞学和生物学标记在NMIBC随访中的应用进行过多项研究。目前结果，尚无任何尿生物学标记可替代NMIBC随访期间的膀胱镜检查或降低膀胱镜检查的常规频率。前瞻性随机研究发现，微卫星分析结果阳性再行膀胱镜检查，可改善随访膀胱镜检查的质量，支持在膀胱镜随访前行无创尿液检测的辅助作用。高危NMIBC肿瘤复发和进展风险较高，应在随访中及早发现，最大限度降低复发肿瘤的漏诊率。高危患者随访时应行更频繁的膀胱镜检查和尿细胞学/生物学标记检测，对可疑膀胱原位癌尿液肿瘤相关检查更加重要。复发和进展风险相对较低的低/中危NMIBC患者，如希望减少膀胱镜检查的次数，需要尿液标记物在肿瘤较大、数量较多且侵犯肌层之前就发现肿瘤复发。但尿细胞学和当前尿生物学标记检测均对低级别复发肿瘤的敏感性较低，限制了其在低/中危NMIBC早期发现复发的应用。所以只能作为膀胱镜随访的辅助手段，以期提高膀胱镜检查质量或避免遗漏膀胱复发。

第二节　UTUC的诊断

1　症状及体征

（1）血尿：70%~80%的UTUC可表现为肉眼血尿或镜下血尿，多为间歇性、无痛性全程血尿，部分可能伴有条状血块。

（2）腰痛：肿瘤梗阻输尿管可引起肾积水，部分可表现为腰酸、腰痛。血块引起输尿管急性梗阻可出现急性肾绞痛。

（3）其他症状：晚期可能会触及体表包块，出现体重减轻、纳差、骨痛或淋巴水肿等全身症状。早期UTUC可无任何临床症状而单靠体检发现。膀胱UC经尿道膀胱肿瘤电切或根治性全膀胱切除术后，定期复查时可发现部分上UTUC。

2　影像学检查

2.1　超声检查及临床意义

超声通过发现肾积水筛查UTUC，可对病灶进行初步评估，因其具无创、简便易行且费用较低优点，较多用于各类体检。但其对肿瘤难以定性，单独应用临床价值有限。临床上，有大量无症状性UTUC在常规体检中被超声检查发现，有利于疾病的早期诊断。考虑我国现状，推荐采用超声进行筛查和初始评估。

2.2　CT和MRI及其临床意义

泌尿系统CT（CTU），CTU可较准确判断肿瘤位置、形态大小、浸润深度、区域淋巴结及与周围脏器关系，增强扫描有助了解肿瘤血供，鉴别肿瘤性质。CTU可为术前提供分期信息，是诊断UTUC准确性最高、临床首选的影像学方法。

CTU即在静注造影剂后，用CT检测肾、输尿管和膀胱。检测中快速获取薄层扫描（<2mm）以提供高分辨率图像，便于多平面重建以辅助诊断。1，233例13项研究的荟萃分析显示，CTU对UTUC的综合敏感性为92%（置信区间：88~98），综合特异性95%。但CT无法显示肾盂、输尿管壁各层结构；可较为准确区分T3期及以上病变，但在准确区分Ta，T2方面价值有限。CTU容易漏诊扁平状浸润型生长的肿瘤。缺点还包括射线暴露量较多、注射碘对比剂引起潜在风险及较昂贵费用。对肾功不全等无法耐受CTU，可考虑逆行插管造影或MRI。

MRI是UTUC常用检查方法，对碘造影剂过敏或因肾功不全无法行CTU的替代手段。MRI平扫可提供尿路水成像，并可了解梗阻部位及肿瘤的多发及单发，有助手术方案制定。MRI优点是可提供优于CT平扫的组织辨识度，有助发现肿瘤是否侵入周围软组织器官并判断淋巴结情况。但对<2cm肿瘤敏感性较低（检出率仅为75%）且因各种因素易受假阳性结果影响，临床使用价值有限。研究表明，CTU在诊断UTUC及分期优于磁共振尿路造影（MRU），尤其是对cTa~cT2期的肿瘤。由于存在肾纤维化风险，严重肾功受损（肌酐清除率<30mL/min）限制使用钆对比剂。MRU是一种无须造影剂即可完成的影像学方法，适于肾功能衰竭。对肾功不全又无法行MRI，可选择逆行输尿管肾盂造影检查。

2.3 PET/CT及其临床意义

^{18}F-FDGPET/CT相较于传统的检查手段，对局部UTUC病变的诊断及鉴别诊断无明显优势，不推荐单独使用。延迟成像病变区域可见明显的示踪剂摄取，但对较小的诊病灶敏感性及特异性均不优于CTU。怀疑有淋巴结及远处转移病灶，可用18F-FDGPET/CT提供疾病完整的影像学分期信息，但需注意，在评估淋巴结转移中，18F-FDGPET/CT的敏感性有争议。另外，在UTUC复发评估中，18F-FDGPET/CT具有较高准确性。

3 尿细胞学及生物学标记在UTUC诊断中的意义

UTUC的尿细胞学检查是否准确不但取决于尿细胞学检查本身的准确性，也受到疾病状态的影响；如怀疑UTUC伴输尿管梗阻者其尿细胞学检查阴性难以作为除外肿瘤的证据；而未行膀胱镜检查的排出尿液尿细胞学阳性难以对肿瘤进行定位。因此众多研究和国际上的诊治指南建议，拟获UTUC诊断证据的尿细胞学检查首先应行膀胱镜检查甚至活检以除外膀胱存在尿路上皮癌的可能。

即使除外膀胱癌的可能，UTUC尿细胞学的准确性也取决于癌细胞的分级，有研究显示尿细胞学敏感性与分级明显相关，如G1为20%，G2为45%及G3为75%。因此尿细胞学阳性多提示高级别UTUC。为提高尿细胞学的阳性率和可靠性，常建议行逆行插管取肾盂尿，尤其是反复冲洗的尿细胞学检查（又称barbotage cystology）对UTUC检出率可达91%，诊断功效几乎等同于组织活检。

基于某种分子异常特征的尿荧光原位免疫杂交检查（FISH），敏感性几乎等同于膀胱癌的FISH检测，尤其对低级别UTUC有同样敏感性和特异性。

对已存在膀胱癌拟怀疑合并UTUC者，排出尿细胞学检查并不能定位，需行患侧上尿路插管取分肾尿液行尿细胞学检查，但操作中应注意膀胱尿液污染，如插管成功后摒弃初始自行流出的肾盂尿液或许能减低这种污风险。

4 诊断性输尿管镜及膀胱镜检查

膀胱镜检查是UTUC评估手段之一，因UTUC同时合并膀胱癌占17%，膀胱镜检查了解有无合并膀胱肿瘤很有必要。对尿细胞学检查阳性，影像学有明显上尿路定位病灶，同时膀胱镜检查除外膀胱癌者，目前多数指南认为足以诊断UTUC。否则需进一步输尿管镜检查。

通常建议采用软性输尿管镜行上尿路诊断性检查，软性输尿管镜不但能观察输尿管及肾盂，且能准确观察肾脏各盏情况。输尿管镜诊断UTUC准确性高达90%，即使较小组织块，也能对肿瘤细胞分级做出准确判断；还能准确判断是否存在多中心可能，有资料显示UTUC大约23%为多中心病灶，且高级别浸润性及伴原位癌者多中心病灶风险明显升高；这些资料决定是否考虑行保留肾脏的患者尤为重要。对合适者也可经软输尿管镜同时行局部肿瘤钬激光切除术。

输尿管镜检查可增加膀胱种植转移风险。国内资料显示未经输尿管镜诊断的肾盂输尿管全长切除术后患者5年膀胱PFS比经输尿管镜诊断者高46.5%（64.9%vs.44.3%），提示可能与输尿管镜检查增加膀胱种植转移风险有关。目前有关预防UTUC输尿管镜术后预防膀胱种植转移的研究多来自于保留肾脏的UTUC内镜治疗，结果提示保留肾脏的UTUC经输尿管镜局部切除后1小时内膀胱单次灌注丝裂霉素40mg，可有效降低膀胱种植复发的风险。由于诊断性输尿管镜检查在尿细胞学阴性或影像学检查不确定情况下有重要诊断价值，建议一旦诊断性输尿管镜检查确诊为UTUC，术后1小时内应行膀胱化疗药物灌注治疗以减低膀胱种植风险。

并非所有输尿管镜检查均能获得成功，使UTUC诊断面临挑战；尤其是输尿管浸润性UC，不但造成输尿管梗阻使输尿管镜难以到达有效活检部位及增加尿细胞学假阴性可能，同时也增加输尿管镜检查损伤输尿管而造成肿瘤扩散风险；而且以梗阻为表现的输尿管浸润性癌其传统影像学表现也难以与子宫内膜异位或炎性假瘤等罕见疾病鉴别，以上情况均给UTUC诊断带来挑战，需要医生整合评估尿细胞学、尿FISH、影像学、输尿管镜，甚至分子影像学结果，并告知患者及其家属相关信息，共同决定诊治方案。

第四章

尿路上皮癌的治疗及随访

第一节 非肌层浸润性膀胱UC的治疗及随访

1 NMIBC的外科治疗

1.1 经尿道切除的方法与技术

经尿道膀胱肿瘤切除术（transurethral resection of bladder tumor，TURBt）是非肌层浸润性膀胱癌（NMIBC）的重要诊断和治疗方法，手术目的是获取准确的病理分期和切除肉眼可见病灶。对体积不大的肿瘤，可用等离子电切技术或各种激光技术（铥激光、钬激光）将其完整切除。激光剜除技术无闭孔反射，气化效果好，凝固层薄，96%~100%标本含肌层组织，可提高标本质量，以进行精准病理分期。对体积较大的肿瘤，可分块切除，直至膀胱肌层显露。电切标本应包含膀胱肌层成分，并减少灼烧对组织标本的破坏。电切标本缺乏肌层组织与肿瘤残留风险的增高相关。

窄带成像（narrow band imaging，NBI）技术可更好显示富含血管的肿瘤组织，其对肿瘤和原位癌的检出率要显著优于白光成像。因此，对多发病灶、原位癌，NBI引导下经尿道电切术能降低病灶遗漏风险。随机对照研究显示与白光膀胱镜相比，NBI

用于TURBt可降低术后复发率（5.6%vs.27.3%）。

1.2 膀胱病理活检

TURBt术中，对地毯样病变、红肿黏膜等难与UC相鉴别时，需对可疑病变行活检或诊断性电切。对尿细胞学阳性，或曾有高级别UC病史者，若无肉眼可见病灶，

可行多点活检或多处诊断性电切，范围包括三角区、膀胱顶部、左右侧壁及前后壁。

1.3 二次电切

首次TURBt术后肿瘤残留率为4%~78%，与肿瘤分期和数目相关。一项Meta分析结果显示，pT1期肿瘤电切后残留率为58%，其中11%会出现病理分期升级。pT1

期膀胱癌二次电切5年疾病进展率为6.5%，明显优于单次电切（23.5%）。另一项回顾性研究对高级别T1期肿瘤进行二次电切后随访10年，PFS为69.7%，单次电切仅为49.6%。二次电切能够提高无复发生存（RFS），PFS及OS。

二次电切在术后14~42天进行要优于43~90天，能获更高RFS和PFS，因此推荐初次电切术后2~6周行二次电切。二次电切需对原肿瘤基底行再次切除，深度需达深肌层。二次电切适应证包括：①首次电切不充分者；②首次电切标本中无肌层组织（除外低级别/G1Ta期肿瘤和原位癌）；③T1期肿瘤。另外，中国膀胱癌联盟专家共识指出G3（高级别）肿瘤也可作为二次电切适应证。

NMIBC经尿道手术推荐意见如下：

（1）对怀疑膀胱肿瘤患者行经尿道切除，获取组织以明确病理诊断。

（2）经尿道切除膀胱肿瘤可采用整块剜除或分块切除，切除范围需包括肿瘤边缘及肿瘤下方膀胱壁组织。

（3）建议术中对可疑黏膜处行活检，对于尿细胞学阳性或曾有HG/G3肿瘤的患者推荐行随机活检或荧光引导下的活检。

（4）推荐以下情况时对前列腺尿道黏膜行活检：膀胱颈部肿瘤，尿细胞学阳性但膀胱内无可疑新生物，前列腺尿道黏膜异常。

（5）TURBt记录必须描述肿瘤的位置、外观、大小和多灶性，以及切除的范围和完整性。

（6）尿脱落细胞学阳性但膀胱内无可疑新生物时需积极排查：上尿路肿瘤、膀胱原位癌，及前列腺尿道肿瘤。

2　NMIBC的膀胱灌注化疗

TURBt术后膀胱肿瘤存在较高复发风险并有可能进展为肌层浸润性膀胱癌，术后3月内复发率与肿瘤残留、瘤细胞种植、不可见肿瘤的遗漏及肿瘤侵袭性等有关。对Ta及T1期肿瘤，单纯行TURBt术不充分，需行术后辅助治疗。

2.1　术后即刻单次膀胱灌注化疗

术后行即刻单次膀胱灌注（singleinstillation，SI）能杀灭术中播散的瘤细胞、创面残留的瘤细胞和遗漏的小肿瘤。一项纳入13篇RCT研究的系统评价，结果显示与单纯TURBt术相比，术后SI可降低35%的早期肿瘤复发风险，并使5年复发率降低14%（从58.8%降至44.8%）。研究还发现每年复发次数>1次或欧洲癌症研究与治疗组织（EORTC）复发评分≥5分的患者不能从术后SI中获益。还有3项大型Meta分析也报道相同结果。因此，除每年复发次数>1次或EORTC复发评分≥5分和有禁忌证（术中发生膀胱穿孔或术后明显血尿）者，所有非肌层浸润性膀胱癌均应接受术后SI，以降低复发风险。

应用丝裂霉素C、表柔比星或吡柔比星单次灌注均有临床获益，但尚无药物之间的随机对照研究。一项纳入约400例的RCT研究显示单次灌注吉西他滨的疗效优于盐水对照组，并有较低副作用。另一项类似研究中TURBt术后盐水冲洗时间长达24小时，可能与对照组复发率偏低有关。另有两项Meta分析显示持续盐水膀胱冲洗能预防肿瘤早期复发。

预防瘤细胞种植的措施应在TURBt术后几小时内实施，在细胞和动物实验中发现瘤细胞会在几小时内种植，并被细胞外基质覆盖。所有SI相关研究，均推荐24小时内灌注治疗。药物外渗可能引起严重并发症，故明确或怀疑膀胱可能穿孔者应避免SI。

2.2 维持膀胱灌注化疗

即刻灌注化疗后是否进一步行维持膀胱灌注化疗因肿瘤风险分层而异。多项研究SI联合维持灌注能否进一步降低低危肿瘤复发风险，结果显示应用丝裂霉素C和表柔比星维持灌注，与SI相比无获益，在大多数情况下还增加了副作用。因而对低危患者，SI即可降低复发风险，被认为是标准和完整的治疗方案。一项针对中危患者的研究发现，SI后维持膀胱灌注化疗改善了无复发生存期，不过中危患者的复发风险存在较大异质性，临床可使用一些风险评估工具评估患者的复发风险，以决定是否给予维持膀胱灌注治疗和灌注治疗药物的类型。对高危患者，其复发和（或）进展可能性更大，仅行SI无法取得满意疗效。

2.3 维持膀胱灌注化疗vs.无辅助治疗

一项纳入11个RCT（3703例）的Meta分析表明，相比无辅助治疗，维持膀胱灌注化疗1年肿瘤复发率降低44%。另有2项Meta分析表明，BCG治疗可降低肿瘤进展风险。对预防复发，BCG维持治疗较化疗更有优势，但BCG会产生更多不良反应。故当复发风险适中且膀胱灌注化疗适宜，主要目标是预防复发时，膀胱灌注化疗可

能比BCG有更好的风险获益比。

2.4 SI+维持膀胱灌注化疗vs.单纯维持膀胱灌注化疗

证据表明，对中危患者，无论是否采用维持膀胱化疗，SI均能对防止肿瘤复发产生有利作用。一项包括2243例NMIBC的随机对照比较采用丝裂霉素行SI结合术后2周丝裂霉素维持膀胱灌注化疗与仅用维持膀胱灌注化疗的效果比较，结果SI组三年内复发风险降低了9%（从36%降至27%），这对中、高危患者尤为显著。维持膀胱灌注化疗的治疗方案尚存争议。一篇纳入随机对照试验的系统评价比较了不同化疗灌注方案的效果，未能得出最佳治疗方案，不过灌注维持化疗的时间建议不超过1年。

2.5 提高膀胱内化疗疗效的选择

调整pH值、灌注药物保留时间及药物浓度：一项使用丝裂霉素C的多中心RCT

研究表明，优化灌注条件可增强疗效，具体包括：灌注前8小时限制液体摄入，碱化尿液，确认膀胱完全排空（残余尿量<10ml），提高丝裂霉素C浓度等。一项关于药物灌注保留时间的研究显示，丝裂霉素C灌注保留1小时效果优于30分钟。另一项使用表柔比星的RCT研究表明，在提高灌注化疗疗效方面，化疗药物浓度比灌注药物保留时间更重要。合用生物反应调节剂：肿瘤坏死因子（Tumor Necrosis Factor，TNF）是迄今发现抗肿瘤作用最强的细胞因子。研究显示，TURBt术后即刻及维持膀胱灌注重组改构人肿瘤坏死因子（rmhTNF）和盐酸表柔比星，3个月疗效优于单独膀胱灌注盐酸表柔比星，且灌注的安全性良好，并不增加化疗药的不良反应的发生率。

2.6 装置辅助的膀胱内灌注化疗

微波诱导热疗效应：对高危患者，研究显示利用微波诱导热疗可增强丝裂霉素C的疗效。一项针对中高危RCT研究显示，丝裂霉素C微波诱导热疗与BCG治疗相比，能增加24个月PFS。膀胱热灌注化疗：可采用不同技术提高灌注丝裂霉素C的温度，但缺乏有效性研究数据。电化学膀胱灌注化疗：一项针对高危患者的小型RCT研究显示，电化学膀胱灌注丝裂霉素C并序贯BCG治疗与单用BCG相比效果更佳。

NMIBC灌注治疗推荐意见如下：

（1）复发率≤1次/年的患者以及EORTC复发评分<5的中低风险的NMIBC患者，建议在TURBt术后24小时内行单次膀胱灌注化疗。

（2）如果存在明显或可疑的膀胱穿孔，或术后膀胱出血需要进行膀胱冲洗时，则不应行即刻膀胱灌注化疗。

（3）维持膀胱灌注化疗的总疗程不建议超过1年。

（4）单次膀胱灌注化疗的时间达到1小时以上为宜。

3 NMIBC的卡介苗灌注治疗

虽然多数NMIBC可通过经尿道膀胱肿瘤电切术切除，但术后复发率较高，特别是高危NMIBC，术后五年复发率高达50%~80%，并有可能进展为肌层浸润性膀胱癌。高危NMIBC术后通过膀胱内灌注卡介苗（BCG）诱导机体局部产生免疫反应，可达到降低肿瘤复发，控制肿瘤进展的目的。

3.1 BCG治疗效果

多项Meta分析证实，TURBt术后BCG灌注比单纯TURBt或TURBt+灌注更能有效预防NMIBC复发。3项随机对照试验将BCG与表柔比星和干扰素（IFN）、丝裂霉素C（MMC）或单用表柔比星对比，证实BCG对降低肿瘤复发有优势。这在长期随访及对中危NMIBC的独立分析中均得以证实。BCG的膀胱维持灌注同样重要，一项Meta分析评估9项随机对照试验2820名患者，在BCG维持灌注的复发风险比MMC降低了32%（P<0.0001），但在无BCG维持灌注试验中，BCG复发风险却增加了28%（P=0.006）。

两项Meta分析结果表明，BCG灌注治疗在降低NMIBC肿瘤进展中有显著优势。EORTC对4863例24项随机试验进行Meta分析，根据平均2.5年和最长15年的随访，BCG治疗2658例患者有260名（9.8%）出现进展，而对照组（单独TURBt或TURBt加其他灌注治疗）2205名患者有304名（13.8%）出现进展。表明BCG维持治疗后肿瘤进展的概率降低了27%（OR0.73，P=0.001），且Ta、T1期乳头状肿瘤与原位癌的疗效相似。对于长期终点，BCG相对于灌注化疗的效果仍存争议。EORTC一项长期随访随机对照试验显示，与表柔比星相比，接受BCG治疗可显著降低远处转移率，总OS和疾病特异性生存期更高，中高危患者受益相同。另一项个体患者数据Meta分析显示，BCG与丝裂霉素C比较在进展、总生存和肿瘤特异性生存方面无统计学差异。这些研究存在部分不一致结果，可能与患者特征、随访时间、方法学和统计效力存在差异有关。大多数研究表明，应用BCG膀胱维持灌注可使中高危NMIBC的进展风险降低。

国内BCG治疗NMIBC可追溯到20世纪80年代。2013年底，国产治疗用BCG上市，用于治疗膀胱原位癌和预防复发，以及用于预防处于Ta或T1期的膀胱乳头状癌TURBt术后的复发。国产BCG治疗中高危NMIBC近期疗效确切，1年无复发生存率为79%~92%。一项多中心随机对照研究显示，国产BCG膀胱灌注预防中高危NMIBC的2年无复发生存率优于表柔比星。

3.2 BCG菌株

BCG在全球有不同菌株，即BCG Pasteur 1173p2，BCG Moreau，BCG Moscow，BCG Danish 1331，BCG Tokyo172-1，中国有BCG D2PB302。小样本研究显示某些BCG株效果更好，但Meta分析发现各菌株间疗效并无明显差异。国内上市的为中国D2PB302培养而成的治疗用BCG（商品名：必赛吉®），生产工艺先进，与国外BCG株相比，抑瘤效果更高。

3.3 BCG治疗方案

BCG膀胱灌注一般在术后2周后开始，先采用诱导灌注方案，即每周一次共6次，之后休息4~6周。为获最佳疗效，在第12周（3月）时开始维持灌注治疗。美国SWOG推荐对高危患者在6周诱导灌注完成后，于第3、6、12、18、24、30、36个月时进行维持灌注，每周1次共3次，三年共27次。减少灌注次数（1年内15次减到9次）会使首次复发风险增加60%。对高危患者，全剂量BCG维持治疗3年比治疗1年的复发率显著降低，但中危患者获益不明显。因此，推荐给予中危患者1年，高危患者3年维持治疗。国产BCG推荐的灌注方案如下：在6周诱导灌注后，每2周1次，共3次强化灌注，然后每月1次，共10次，1年共19次，第2到3年维持灌注无统一意见，需更多临床证据。患者意愿和BCG副作用对维持时间有影响。应尽可能使用推荐BCG的标准剂量。国产BCG（必赛吉®）推荐剂量为每次120mg。灌注剂量减至1/3或1/6会影响疗效，且副作用无明显降低。

3.4 BCG治疗的不良反应

BCG灌注引起局部和全身不良反应比灌注化疗副作用更多，但严重副作用的比例不到5%，且通过有效治疗均能好转。大多数局部和全身副作用在灌注诱导期和维持期6个月内出现，6个月后的维持灌注与毒性反应无明显关联。灌注后出现BCG感染率小于1%，感染部位多在肺外。因副作用致BCG灌注中断多发生在治疗第一年。灌注治疗的疗效和毒性与患者年龄无关。因此，老年高危NMIBC的治疗方法应与年轻患者相同。BCG毒性在不同菌株间无显著统计学差异。有些症状在灌注前就已存在，可能由膀胱疾病本身（如伴随的CIS）引起，也有相当数量患者随治疗开始后症状逐渐减退。

国产BCG（必赛吉®）灌注1年的不良反应发生率为40.4%~74.5%，与国外的69.3%类似，绝大多数不良反应为Ⅰ~Ⅱ级，发生率为37.9%~60.1%，Ⅲ~Ⅳ级仅为3.7%~11.7%。因此，国产BCG（必赛吉®）膀胱灌注有较好的安全性。

BCG全身性吸收后可能会出现严重并发症，禁忌证包括TURBt术后2周内、肉眼可见的血尿、创伤性导尿后以及有症状的泌尿系感染。尿中出现白细胞、镜下血尿

及无症状菌尿并不是BCG治疗的禁忌，也无须使用抗生素进行预防。

另外，BCG对免疫功能低下者应慎用，如正服免疫抑制剂、HⅣ感染者。BCG灌注治疗常见不良反应及处理方法见下表。

膀胱内灌注BCG相关副作用及处理

表31-4-1

局部副作用处理方法	
膀胱炎症状	非甾体类消炎镇痛药（NSAIDs）。 如症状在几天内改善，继续灌注。如症状持续或加重： 1.延迟灌注。 2.进行尿培养。 3.开始试验性抗生素治疗。 如在使用抗生素治疗期间症状依然持续： 尿培养阳性：根据药敏结果调整抗生素。 尿培养阴性：喹诺酮类（左氧氟沙星、莫西沙星、吉米沙星等）和有潜在止痛作用的抗炎药。 如症状持续：抗结核药物-异烟肼（300mg/d），利福平（600mg/d）+皮质醇。 如对治疗无反应和/或膀胱挛缩：根治性膀胱切除术。
血尿	如有其他症状，进行尿培养以排除出血性膀胱炎。 如血尿持续，膀胱镜检查以评估是否有膀胱肿瘤复发。
症状性肉芽肿性前列腺炎	罕见症状：进行尿培养。 喹诺酮类。 如果喹诺酮类无效，异烟肼（300mg/d），利福平（600mg/d），3个月。停止膀胱灌注治疗。
睾丸附睾炎	尿培养和应用喹诺酮类抗生素。 停止膀胱灌注治疗。 如形成脓肿或对治疗无反应，睾丸切除。
全身副作用处理方法	
全身不适，发热	无论是否用退烧药，一般会在48小时内缓解。

续表

全身副作用处理方法	
关节痛和/或关节炎	很少见的并发症，应该考虑自身免疫反应。 关节痛：非甾体类消炎镇痛药（NSAIDs）治疗。 关节炎：非甾体类消炎镇痛药（NSAIDs）治疗。 如无/部分有反应，使用皮质醇，高剂量的喹诺酮或抗结核药物。
持续高热（>38.5°C for >48h）	永久停止BCG灌注。 即刻评估：尿培养，血液检查，胸部X线检查。 在进行诊断评估同时，尽早使用二联及以上抗生素治疗。 与感染科专家讨论对策。
BCG脓毒血症	预防：至少在TURBt后2周再开始BCG的灌注（如果没有血尿的体征和症状）。 停止BCG灌注。 1.严重感染：高剂量的喹诺酮或异烟肼，利福平和乙胺丁醇1.2g，每日一次，6个月。 2.如症状持续，早期使用高剂量的皮质醇。 3.考虑试验性覆盖革兰氏阴性细菌和/或肠球菌的非特异性抗生素。
过敏反应	抗组胺药和抗炎药。 如果症状持续，高剂量的喹诺酮或异烟肼和利福平。 延迟治疗至反应消失。

表31-4-2　BCG治疗推荐意见

BCG治疗推荐意见
中危NMIBC，推荐全剂量BCG治疗1年。
高危NMIBC，推荐全剂量BCG治疗1~3年。
国产BCG治疗效果好于表柔比星，推荐全剂量治疗至少1年。
BCG膀胱灌注治疗的绝对禁忌证为： TURBt术后两周内 肉眼血尿患者 创伤性导尿 有症状的尿路感染患者

4　膀胱原位癌的治疗

4.1　治疗策略

伴发于Ta、T1期肿瘤的膀胱原位癌（CIS）会增加肿瘤复发和进展的风险，原位癌不能只采用单纯腔内手术治疗方案，病理确诊后须行进一步治疗，可选择卡介苗（BCG）膀胱灌注或根治性膀胱切除术（RC）。若能及时接受RC，肿瘤特异性生存率很高，但大部分患者存在过度治疗的可能。

4.2　膀胱腔内灌注卡介苗或化疗药物的队列研究

对CIS回顾性评估，膀胱内灌注化疗药和BCG完全反应率分别达48%和72%~93%。但有50%完全反应者最终发展为浸润癌和/或出现膀胱外复发。

4.3　膀胱腔内灌注卡介苗或化疗药物的前瞻性随机试验

在CIS进行的随机试验较少，一项对CIS膀胱内灌注BCG与灌注化疗进行比较的Meta分析显示，灌注BCG后显著提高了治疗成功率，降低了59%治疗失败率。一项EORTC-GUCG的Meta分析结果显示，在403例CIS中，较之膀胱腔内化疗药物灌注或其他免疫治疗，BCG治疗能使肿瘤进展率降低35%。另有研究，BCG联合丝裂霉素治疗并未显示较单独使用BCG有优势。总之，与化疗相比，BCG治疗可提高CR和PFS，并降低肿瘤进展风险。

4.4 前列腺部尿道及上尿路CIS的治疗

CIS可累及膀胱外器官，如上尿路及前列腺部尿道，Solsona等经过对138例CIS的观察发现，63%在初诊或随访中有膀胱外器官受累。较之单纯CIS，膀胱外器官受累者预后更差。在前列腺部位，原位癌可能仅存在于前列腺部尿道上皮或前列腺腺管。需与侵入前列腺实质（T4a期膀胱肿瘤）的膀胱癌相鉴别，后者需行根治性膀胱前列腺切除术。位于前列腺部尿道的尿路上皮原位癌，可采用膀胱腔内灌注BCG方式治疗。经尿道前列腺切除能增加前列腺部尿道与BCG的接触，但由此可能增加原位癌扩散风险，术中不能进行耻骨上膀胱穿刺置管。前列腺导管原位癌一般需行RC术，有报道表明BCG治疗显示一定效果，但由于病例较少，不足以形成明确的指导意见。

5 灌注治疗失败后的处理

5.1 膀胱灌注化疗失败

NMIBC膀胱灌注化疗后复发患者可从BCG灌注方案中获益，因此可行BCG灌注治疗，既往膀胱灌注化疗对BCG灌注的效果无影响。

5.2 膀胱灌注卡介苗治疗后的无效和复发

BCG灌注失败可分为BCG难治、BCG复发和BCG无应答三种类型。有研究显示，BCG复发患者比BCG难治者预后更好。BCG无应答属于新近提出的分类，是指那些BCG继续治疗无效且具有较高肿瘤进展风险的病例。

表31-4-3 膀胱灌注卡介苗治疗失败的分类

随访期间任何时间点发现肌层浸润性膀胱癌。
卡介苗难治性肿瘤
1.BCG开始治疗后的3个月内发现T1G3/高级别肿瘤，继续BCG治疗会增加肿瘤进展的风险。 2.BCG治疗3~6个月后，即在二次诱导或首次维持治疗后出现TaG3/HG肿瘤。 3.BCG治疗3个月后发现CIS（不伴乳头状瘤）并且持续至6个月时仍存在。通常来说这部分病例在追加一个BCG疗程后，有超过50%的病例可以实现完全缓解。 4.在卡介苗维持灌注期间出现HG肿瘤*。
卡介苗复发性肿瘤
最初对BCG治疗有反应，但在疗程结束后再发G3/HG肿瘤。
卡介苗无应答肿瘤
包括BCG难治性肿瘤以及在完成足量BCG治疗**后6个月内T1、Ta/HG肿瘤复发或完成足量BCG治疗后12个月内发生CIS。
卡介苗不耐受
疗程完成前，因严重不良反应停止进行BCG灌注治疗。

*在卡介苗治疗期间或治疗后，低级别复发的患者并不被视为卡介苗无效。
**完成足量卡介苗治疗被定义为完成6剂初始诱导疗程中的至少5次，加上第二次诱导疗程中至少6剂中有2剂，或3剂疗程治疗中有2剂。

5.3 卡介苗治疗失败的处理

BCG治疗失败后一般不会再对BCG治疗出现反应，故推荐采用RC。此外，几种保留膀胱策略正处于研究阶段，如细胞毒性药物膀胱内灌注治疗、膀胱热灌注治疗、膀胱内免疫治疗、全身免疫治疗或基因治疗。某些BCG治疗失败的病例，能对这些治疗产生一定反应。在一项随机对照试验中，对之前BCG诱导治疗失败的高风险NMIBC，丝裂霉素联合微波诱导热疗在2年内获得了35%的DFS，而对照组为41%（使用卡介苗、丝裂霉素或丝裂霉素联合根据研究者判断酌情使用的电离子导入化疗药物）。经过预实验的分析，丝裂霉素联合微波诱导热疗在CIS复发患者DFS较低，但在非CIS乳头状肿瘤中DFS较高（24%vs.53%）。最近，全身免疫治疗药物帕博利珠单抗（pembrolizumab）获得了FDA的批准。

对于BCG治疗失败者选择非治性RC的保守治疗，必须考虑到这些疗法在肿瘤治疗中的不足。各种研究表明，重复BCG治疗适用于非高级别以及卡介苗治疗后一年以上复发的高级别肿瘤。对不耐受而无法完成卡介苗灌注的高危肿瘤，目前尚无更理想治疗方案。卡介苗治疗后发生的非高级别肿瘤复发不被视为卡介苗治疗无效。应根据肿瘤特性选择个体化治疗方案。

表31-4-4

分类	卡介苗治疗无效的推荐意见
卡介苗无应答	1.根治性膀胱切除术（RC）。
	2.参加新治疗策略的临床试验。
	3.不适于或不接受RC者，选择膀胱保留策略。
迟发性卡介苗复发（接受卡介苗治疗T1Ta/HG复发>6个月或CIS>12个月）	1.根治性膀胱切除术或根据个体情况重复卡介苗疗程。
	2.保留膀胱的策略。
	3.参加新治疗策略的临床试验
BCG治疗原发肿瘤后低级别复发肿瘤	1.重复卡介苗或膀胱灌注化疗。
	2.参加新治疗策略的临床试验。

5.4 非肌层浸润性膀胱癌的RC

由于下面情况，对于部分NMIBC患者也需考虑尽早行RC术。

（1）根据TURBt标本判定的分期并不准确，接受RC的“T1”肿瘤中有27%~51%被重新归为肌层浸润性肿瘤。

（2）部分非肌层浸润性膀胱肿瘤后期会进展为肌层浸润性肿瘤。

（3）后期进展为肌层浸润性肿瘤的患者，较“初始”即为肌层浸润性肿瘤的患者预后更差。在与患者共同决策中，必须对RC优点、风险、并发症、对生活质量的影响等进行充分讨论和比较。对具有高进展风险的NMIBC，应建议立即行RC。对BCG无应答者推荐尽早进行RC术，延迟可能导致肿瘤特异性生存率降低。

在进展为MIBC前进行RC术，5年DFS率超过80%。

NMIBC根治性膀胱切除推荐意见如下：

（1）对于前列腺尿道尿路上皮内CIS患者，经尿道前列腺切除术后推荐行膀胱内卡介苗灌注治疗。

（2）肿瘤进展高风险患者立即行RC。

（3）卡介苗无应答患者推荐行根治性膀胱切除术。

（4）BCG治疗无反应且因并发症无法接受RC者，推荐膀胱保留策略（膀胱灌注化疗、膀胱灌注化疗+微波诱导高热、电离子导入化疗药物、膀胱腔内或全身免疫治疗，选择性参与临床试验）。

6 NMIBC的风险度分级及随访

6.1 风险度分级

非肌层浸润性膀胱尿路上皮癌（NMIBC）约占初发膀胱UC的70%，其中Ta、T1、Tis期占比分别约为70%、20%和10%。Ta期肿瘤指非浸润性乳头状UC，尿路上皮呈乳头状增生，具有结构和细胞异型性，但未发生浸润，该期肿瘤的进展风险较低。T1期肿瘤的根部已浸润生长至黏膜下层，此处存在微小的血管和淋巴管，发生肿瘤进展甚至转移的风险显著升高。Tis期肿瘤指尿路上皮非乳头状（即平坦）病变，细胞具有显著异型性，虽然尚未发生浸润，但生物学行为显著差于Ta期肿瘤。

对非肌层浸润性膀胱UC，与复发、进展相关的临床和病理指标主要包括肿瘤数量、大小、复发频率、临床分期、病理分级，以及是否伴原位癌（CIS）。其中，肿瘤数量≥8个以及复发频率>1次/年对复发的预示意义最大，临床分期为T1期、病理分级为高级别及同时伴有原位癌对进展的预示意义最大。

非肌层浸润性膀胱UC风险度分级及治疗建议

表31-4-5

NMIBC危险度	定义	治疗建议
低危	•同时符合：初发、单发、Ta、低级别（LG）、<3cm、不伴CIS、≤70岁 •初发、Ta、低级别（LG）、不伴CIS且最多伴有一项额外的临床危险因素	TURB后立即行1次膀胱腔内灌注化疗。
中危	不伴CIS，且不属于极高危、高危、低危的肿瘤	•TURB术后即刻膀胱灌注化疗+最长1年的膀胱灌注化疗 •TURB术后即刻膀胱灌注化疗+全剂量BCG膀胱灌注治疗1年。

续表

NMIBC危险度	定义	治疗建议
高危	•所有的不伴CIS的T1、HG肿瘤（归入极高危组的除外） •所有的CIS（归入极高危组的除外） •TaLG/G2或T1G1，不伴CIS，且伴有全部3项额外的临床危险因素 •TaHG/G3或T1LG，不伴CIS，且伴有至少2项额外的临床危险因素 •T1G2不伴CIS，且伴有至少1项额外的临床危险因素	•全剂量BCG膀胱灌注治疗1~3年； •考虑立即行RC术
极高危	•TaHG/G3伴有CIS，且伴有全部3项额外的临床危险因素 •T1G2伴有CIS，且伴有至少2项额外的临床危险因素 •T1HG/G3伴有CIS，且伴有至少1项额外的临床危险因素 •T1HG/G3不伴CIS且伴有全部3项额外的临床危险因素	•必须考虑根治性膀胱切除术。 •拒绝或不适于接受根治性膀胱切除术者，推荐行全剂量BCG膀胱灌注治疗1~3年。

*额外的临床危险因素包括：年龄>70岁；多发的乳头状肿瘤；肿瘤直径>3cm。

6.2 随访

NMIBC电切术后存在较高复发和进展风险，术后监测意义重大，特别对高级别肿瘤，及时发现肿瘤复发或进展并采取有效治疗措施会显著改善预后。

膀胱镜检查是复发监测的金标准，泌尿系影像学检查、尿细胞学检查以及尿癌标志物检测等是有益补充。对所有NMIBC均推荐术后三个月行首次膀胱镜检查，不建议用其他非侵袭性检查替代。

膀胱镜检查的频率和持续时间需考虑个体风险度级别：低危患者如术后3月时的膀胱镜检查为阴性，之后可适当降低镜检频率，如经5年随访无复发，可考虑停止膀胱镜复查或改为影像学检查替代；中、高危患者推荐终身使用膀胱镜复查，频率可逐渐降低至1年/次。高危患者重视对前列腺部尿道及上尿路的监测，建议联合尿细胞学检查，定期行上尿路影像学检查。

如膀胱镜下发现黏膜异常应行活检或诊断性电切，如仅尿细胞学检查阳性（膀胱镜为阴性），可行膀胱系统性活检。对伴有原位癌者，可在随访过程中酌情行膀胱系统性活检。

第二节　肌层浸润性膀胱UC的治疗及随访

1　肌层浸润性膀胱癌新辅助治疗

肌层浸润性膀胱癌（muscle invasive bladder cancer，MIBC）单纯手术治疗效果不理想，联合新辅助治疗（neoadjuvant therapy，NAT）可提高疗效。新辅助治疗包括新辅助化疗（neoadjuvant chemotherapy，NAC）、放疗（neoadjuvant radiotherapy，NAR）和免疫治疗，当前新辅助治疗仍以NAC为主。

NAC具有消除微转移、降低肿瘤分期、评估化疗敏感性、降低手术难度、减少并发症和提高远期生存作用，但可能延迟对NAC无效的手术时间，而且基于临床分期的NAC可能存在过度治疗问题。多项前瞻性临床研究证实NAC能显著提高MIBC生存时间。NAC主要采用以顺铂为基础的联合化疗方案，常用有吉西他滨+顺铂（GC）方案、甲氨蝶呤+长春碱+多柔比星+顺铂（MVAC）方案，剂量密集MVAC方案（dose-dense MVAC，ddMVAC）和顺铂+甲氨蝶呤+长春碱（CMV）方案。

新辅助放疗（neoadjuvant radiotherapy，NAR）本质上为局部治疗，可使肿瘤降期，但对远处微转移无作用，对生存影响不明确，临床使用较少，常不推荐。应用免疫检查点抑制剂如PD-1抗体、PD-L1抗体、细胞毒性T淋巴细胞相关蛋白4（CTLA-4）抗体的新辅助免疫治疗尚处于临床研究阶段。单臂Ⅱ期试验结果表明，PD-1抗体可使肿瘤降期，对有鳞状细胞癌或淋巴上皮瘤样变的亚型的患者也有效，可能具有广阔应用前景。

1.1 新辅助化疗（NAC）

RC是治疗MIBC和伴有变异组织学特征MIBC的金标准。但RC术后5年生存率仅50%左右，多种基于顺铂的新辅助化疗方案被证实能改善预后。RC患者对新辅助化疗的耐受性和依从性优于术后辅助化疗，但新辅助化疗会延迟对化疗不敏感者手术时机，从而可能影响预后。目前尚无前瞻性研究表明，因NAC而延迟手术对生存有不良影响。因此认为，NAC不影响RC成功率和并发症。

共有三项荟萃分析评估NAC对生存的影响。2005年发表的荟萃分析共纳入11项随机研究，包含3005名患者，结果显示NAC可使患者生存获益。最近一项荟萃分析，新纳入4项随机临床试验，并更新了NordicI、NordicII和BA0630894的研究结果。该研究发现NAC可使5年生存率提高8%。目前，只有基于顺铂的联合化疗方案才使生存获益，包括吉西他滨+顺铂、甲氨蝶呤+长春碱+阿霉素（表柔比星）+顺铂（MVA（E）C）、顺铂+甲氨蝶呤+长春碱（CMV）、顺铂+甲氨蝶呤（CM）、顺铂+阿霉素、顺铂+5-氟尿嘧啶（5-FU）。

系统回顾性研究和荟萃分析发现，GC方案与MVAC方案能达相似的pT0/pT1缓解率，小样本研究显示ddMVAC的降期率和病理完全缓解率更高。最近GETUG/AFUV05 VESPER随机临床试验显示ddMVAC和GC方案的病理缓解率（ypT0N0）相似，分别为42%和36%（P=0.2），两者分别使154名（77%）和124名（63%）的肿瘤局限于膀胱（<ypT3pN0）（P=0.001）；ddMVAC导致更严重的乏力和胃肠道副作用。尽管ddMVAC组的局部控制率更高（pCR、肿瘤降期或器官局限性疾病）（P=0.021），但作为主要终点的三年PFS尚未到达随访终点。剂量密集GC方案（ddGC）由于副作用明显，一般不推荐。

新辅助化疗对原发性或继发性MIBC（初诊为非肌层浸润性膀胱癌）的效果可能

存在差异，但在缺乏前瞻性高质量数据支持时，继发性MIBC的治疗方案应与原发性MIBC保持一致。非尿路上皮组织类型的膀胱癌患者能否从NAC中获益尚不清楚。一项回顾性研究表明，NAC治疗可使膀胱神经内分泌肿瘤的OS获益，降低非器官局限性疾病的发生；对微乳头分化、肉瘤样分化和腺癌，NAC也可降低非器官限制性疾病的发生，但对OS无统计学差异；且鳞状细胞癌似乎不能从NAC中获益。

不能耐受顺铂化疗的患者，不建议行新辅助化疗。目前专家共识认为不耐受顺铂化疗的患者需满足下列标准中的至少1条：①ECOG评分≥2分；②肾功不全（肌酐清除率<60mL/min）；③2级或以上听力损失；④2级或以上神经病变；⑤心功能不全（NYHA标准Ⅲ级心力衰竭）。

新辅助化疗可实现肿瘤降期、肿瘤体缩小和降低手术治疗中微转移等效果但部分患者对新辅助化疗反应较差甚至完全无反应，使其在遭受化疗副作用同时，还出现本可避免的手术延误。因此，寻找新辅助化疗疗效预测因素十分必要。有研究表明，性别、吸烟状态、少肌症、病理结果、术后pCR、多参数MRI（mpMRI）、FDG-PET/CT、多种分子标志物、基于不同计算方法的MIBC分子分型等可能作为NAC疗效的潜在预测因素，但目前仍无有效工具预测NAC疗效。

1.2　新辅助免疫治疗

近年膀胱癌的免疫治疗一直是进展、更新的热点。在ESMO、ASCO-GU及EAU等大会相继公布MIBC新辅助免疫治疗的临床研究（PURE-01和ABACUS）结果，病理完全缓解率分别为37%（42/114）和31%（21/68）。此外，免疫治疗联合化疗的新辅助治疗，也取得令人鼓舞的初步结果，病理完全缓解率达33%~49%，但尚需长期随访的生存数据来证实。

PD-L1高表达、肿瘤突变负荷（TMB）、微卫星不稳定性（MicrosatelliteInstability，MSI）、DDR突变对预测免疫治疗疗效有参考意义。

1.3　ADC药物联合免疫治疗的新辅助治疗探索

EV、维迪西妥单抗及戈沙妥珠单抗等ADC药物联合免疫检查点抑制剂，在晚期UC的治疗中取得了较好疗效，也为MIBC的新辅助治疗开拓了新的方向。目前也有多项临床研究在进行中。对不耐受/不接受新辅助化疗的患者，可以考虑进行相关临床研究。

MIBC 新辅助治疗推荐意见：

（1）cT2-T4a 、cN0M0 膀胱癌行新辅助化疗（NAC）并建议使用基于顺铂的联合化疗方案。

（2）对于不耐受顺铂联合化疗的患者不推荐行 NAC。

（3）铂类不耐受的患者可尝试新辅助免疫治疗。

（4）不耐受/不接受新辅助化疗的患者，可以考虑参加ADC药物联合免疫新辅助治疗的临床研究。

2 术前/术后放疗

2.1 术后放疗

根治术后局部晚期膀胱癌（pT3-4N+）局部复发率高达30%左右，且远处转移风险和预后不良较高，故针对降低局部复发和远处转移风险的辅助治疗备受关注。目前支持辅助放疗的文献有限，尤其缺乏前瞻性研究证据。最近，一项120例根治术后切缘阴性的局部晚期患者（53%为UC，47%为小细胞癌，具有至少一个高危因素：≥T3b，grade3，N+）的Ⅱ期临床研究，比较了辅助序贯放化疗与单纯辅助化疗的疗效和安全性。结果显示：辅助放化疗组2年局部无失败生存率明显优于单纯辅助化疗组（96%vs.69%）、PFS和总OS也有优势，但统计学无显著性差异。辅助放化疗组≥3度消化道毒副反应率为7%，说明安全性好。

2019年的系统综述评估辅助放疗在膀胱和上尿路UC的价值，发现单纯辅助放疗的临床获益不明确，但局部晚期患者可从辅助放疗联合化疗中获益。

目前尚无证据表明术后辅助放疗可改善膀胱UC总生存，但对pT3/pT4pN0-2患者给予辅助放化疗是合理的。放疗范围应基于手术病理结果，包括膀胱切除术床和淋巴结引流区。推荐辅助放疗剂量为45~50.4Gy。对接受过新辅助化疗，在两程辅助化疗之间穿插辅助放疗的三明治疗法可能是合适的。术后同期放化疗的有效性和安全性尚需进一步研究。

2.2 术前放疗

到目前为止，已有六篇关于术前放疗的随机对照研究，但都是几十年前的。其中样本量最大的一项临床研究，45Gy术前放疗显著提高了肌层浸润性膀胱癌的病理完全缓解率（9%~34%）。后者是影响预后的重要因素。但对该研究的生存数据存在争议，因部分患者接受过辅助化疗，50%以上的患者（241/475）则未计划接受治疗，都被排除在最终分析之外。两个样本量较小的研究采用了较低放疗剂量（20Gy），术前放疗仅在≥T3的患者中显示出略微的生存优势。另外两个小型试验的结果提示术前放疗可以降低分期。

一项包含5项随机对照试验的荟萃分析显示，术前放疗提高了5年生存率（OR：0.71，95%CI：0.48~1.06）。然而，荟萃分析的数据可能有偏差，其中样本量最大的研究，有相当一部分患者没有按计划进行治疗。若将这项研究排除之后，OR变为0.94（95%CI：0.57~1.55），无统计学显著差异。

近期的一项随机对照研究比较了RC术前与术后放疗的差异（n=100），结果显示术前放疗与术后放疗在OS、PFS和并发症发生率上相当。该研究大约一半患者为UC，另一半为小细胞癌。总体而言，这些较旧的数据为现代指南提供的证据级别很有限。

MIBC放疗推荐意见：

（1）不建议对肌层浸润性膀胱癌患者进行术前放疗；术前放疗可降低分期，但无生存获益。

（2）建议对根治术后存在病理高危因素（pT3b-4/淋巴结阳性/切缘阳性）的患者给予辅助化疗联合辅助放疗。

3 RC及尿流改道

RC是肌层浸润性膀胱癌标准疗法，是提高生存率、避免局部复发和远处转移有效疗法。手术包括膀胱及其邻近器官切除、盆腔淋巴结清扫和尿流改道。该术式涉及范围广，并发症风险高，术前需明确肿瘤病理类型、分期、分级、肿瘤部位和邻近器官累及情况，并据患者全身状况、预期寿命选择最合适入路和术式。

3.1 RC的指征

RC基本指征为：无远处转移、局部可切除的肌层浸润性膀胱癌（T2-4a，N0-x，M0）。其他适应证包括：反复复发或多发的T1G3（或高级别）肿瘤；伴发原位癌（CIS）的T1G3（或高级别）肿瘤；BCG治疗无效的肿瘤；TUR和膀胱灌注治疗无法控制的广泛乳头状病变；膀胱非UC；UC合并不良组织学变异亚型。挽救性RC指征包括非手术治疗无效、保留膀胱治疗后肿瘤复发的肌层浸润性膀胱癌。手术时间延迟>12周对疗效有负面影响。总体而言，计划接受RC患者应及时接受治疗，以使生存期最大化。

3.2 RC的手术范围

经典RC手术范围包括膀胱及周围脂肪组织、输尿管远端，并同时行盆腔淋巴结清扫术；男性包括前列腺和精囊，女性包括子宫、部分阴道前壁和附件。若肿瘤侵犯女性膀胱颈或男性尿道前列腺部，或术中冰冻发现切缘阳性，应同时行全尿道切除。

在男性，保护神经血管束、保留部分或全部前列腺和精囊的术式，可提高术后生活质量，但需慎重权衡保留器官导致肿瘤复发的风险。女性保留生殖器官存在增加切缘阳性风险，需谨慎选择保留器官。在合适病例，如绝经前保留卵巢能维持激素稳态，保留子宫和阴道能降低新膀胱尿潴留。

3.3 盆腔淋巴结清扫

盆腔淋巴结清扫（LND）具有明确分期和改善生存的双重作用。标准LND范围包括髂总血管分叉处（近端）、生殖股神经（外侧）、旋髂静脉和Cloquet淋巴结（远端）、髂内血管（后侧）之间的淋巴脂肪组织，包括髂外、髂内和闭孔。扩大LND在标准清扫基础上向上扩展至主动脉分叉处，包括髂总血管和骶骨前淋巴结。超扩大LND在扩大淋巴结清扫基础上向上扩展至肠系膜下动脉水平，包括腹主动脉远端及下腔静脉周围淋巴组织。

2019年，一项前瞻性随机临床研究（LEA研究）纳入401名患者，中位随访43月，结果显示扩大淋巴结清扫的临床获益并不优于局限性淋巴结清扫，但该研究入组人群选择和生存终点存在偏倚可能。2023年ASCO会议上公布了SWOG S1011研究随访结果。该研究纳入美国和加拿大27个中心共618例患者，被随机分配至ELND组和SLND组，最终分别有292例和300例患者接受了手术治疗。中位随访时间为6.1年。两组患者的临床分期达到组间平衡（T2期占71%和T3-4a期占29%），且两组中均有57%的患者接受了新辅助化疗。ELND组和SLND组分别有37%和39%的患者病理分期结果为<T2。ELND组的中位淋巴结清除量高于SLND组（41 vs 25），但两组的淋巴结转移率没有显著差异（26% vs 24%）。ELND组中患N2期或N3期疾病人数更多。与SLND组相比，ELND与G3-4不良事件（AEs）相关（16% vs 8%）。共有26例（4.4%）患者在RC后90天内死亡，其中ELND组16例，SLND组9例。ELND组和SLND组的DFS差异无统计学意义（HR 1.10，95%CI 0.87-1.42，P=0.40），OS差异无统计学意义（HR 1.15，95%CI 0.89-1.48，P=0.29）。基于上述两项研究，与标准LND相比，扩大LND不仅没有无疾病生存期（DFS）和OS获益，还会增加副作用发生率和术后死亡率。

关于盆腔淋巴结清扫数目的研究目前都来自回顾性研究，结果提示增加淋巴结清扫数目，可能提高分期准确性，有利于改善预后。但因个体差异、淋巴结送检方式和病理医师处理淋巴结的方式都可能影响到淋巴结数目。因此在一定清扫范围内，细致彻底的淋巴结清扫操作比淋巴结数目更为重要。

3.4 手术方式选择

目前RC可分为开放和腹腔镜手术两种，腹腔镜手术包括常规腹腔镜和机器人辅助腹腔镜手术。与开放手术相比，常规腹腔镜手术对操作技巧要求较高。目前对其可行性、围术期疗效已得到证实，有些远期肿瘤控制效果也证实了腹腔镜手术的安全性。单孔腹腔镜手术的可行性已得到证实，但手术难度大，手术耗时长，所用器械和技术上有待完善。机器人辅助腹腔镜RC目前只在大型医疗中心开展，荟萃分析显示机器人辅助腹腔镜手术较开放手术可减少出血、术后短期并发症和住院时间，但在PFS、肿瘤特异性生存率和OS相似。对有盆腔放疗史者用机器人辅助腹腔镜手术可能更有优势。机器人辅助腹腔镜手术更精细和高效，手术缩短，创伤更轻，但完全腹腔内尿流改道技术仍需探索。总之，外科医生的经验才是RC术后结局的关键因素。

3.5 术中尿道切缘和输尿管切缘冰冻活检

回顾性研究显示尿道切缘阳性和输尿管切缘阳性都是影响术后生存的因素。根治术后复发尿道为1%~8%，上尿路为4%~10%，膀胱切除术中行尿道切缘和输尿管切缘冰冻活检的必要性仍存争议，但对高危患者（肿瘤侵犯膀胱颈或前列腺部尿道、输尿管口和原位癌）推荐术中行冰冻活检。

3.6 尿流改道

尿流改道是全膀胱切除术的重要组成部分，围术期并发症有不少与之相关。常用尿流改道方式以输出道解剖位置分三类：即经腹壁、尿道和经直肠乙状结肠。其中，经腹壁的尿流改道主要有：输尿管皮肤造口，回肠导管或结肠导管，可控储尿囊等；经尿道的改道方式指各部分胃肠道重塑形成的可控原位新膀胱（主要有回肠或结肠新膀胱）；经直肠乙状结肠改道主要指输尿管乙状结肠造口。目前，经腹壁的可控储尿囊和输尿管乙状结肠造口（尿粪合流）临床较少使用。

（1）尿流改道方式的选择：选择合适的尿流改道方式需结合患者的综合情况（肿瘤分期分级和位置、控尿功能、身体状态、个人意愿及依从性）而定。在术前，需充分告知患者及家属不同尿流改道方式对生活质量、术后护理康复以及主要并发症的影响，确保患者对尿流改道类型充分知情后做出决定。回肠导管术和原位新膀胱术是目前最常见的两种尿流改道术式，大多数需行RC的患者，均可选择这两种术式，极少数身体情况较差者更倾向于输尿管皮肤造口术。年龄不是选择尿流改道方式的绝对指标，患者生理状态更具参考价值。但80岁以上很少行原位新膀胱术。

选择两种不同的改道方式都不影响膀胱癌术后的控瘤效果和肾功状态；不过，有回顾性研究发现原位新膀胱术后尿道复发率似比其他改道方式低，但结论仍存争议，可能有选择偏倚。近期研究报道，原位新膀胱术与回肠导管术围术期并发症相当，大多研究认为原位新膀胱术并发症更多，级别更高。ERAS有助术后康复加速，并减少胃肠道、静脉血栓等并发症。

1）输尿管皮肤造口术（ureterocutaneostomy）：输尿管皮肤造口术，术式简单、手术时间短、术后恢复快、围术期胃肠道并发症少。对预期寿命较短、一般情况较差（ASA评分较高）、肠道病变不合适作为输出道或主要目的为上尿路尿液引流的患者，该术式是合理选择。最近发现，与回肠导管术相比，选择输尿管皮肤造口的年龄更大，一般情况更差，但两组术后生活质量相当，肿瘤特异生存时间和OS均与尿流改道方式无关。但后者输尿管造口狭窄及上尿路感染风险较前者明显增高。

输尿管皮肤造口术可将双侧输尿管直接造口于腹壁，也可一侧与对侧先行端侧/侧侧吻合，仅一侧输尿管乳头造口于腹壁。左侧输尿管在肠系膜下动脉上方从腹膜后迁移至右侧，与右侧输尿管一并造口于腹壁，并实现双侧输尿管全程腹膜外化，这可提高患者的生活质量。输尿管管径较小，造口狭窄、内陷是常见远期并发症，通过腹壁皮瓣改良乳头固定输尿管末端，可减少相关并发症。

2）回肠导管术（Ileal conduit）：回肠导管术仍是使用最广泛、最可靠的尿流改道术。文献报道围术期总并发症40%~60%，1月内死亡率1%~3%。但随术式普及和不断改良，大规模泌尿肿瘤中心3级以上围术期并发症已少见，围术期死亡更少。围术期常见并发症包括上尿路感染、尿漏、造口坏死/狭窄，远期并发症常见有上尿路积水、结石、输尿管肠吻合口狭窄和造口旁疝。长期随访主要并发症是造口并发症（24%）和上尿路功能及形态变化（30%），发生率从术后5年45%增至15年的94%。回肠导管术在距回盲瓣10~15cm选取末端回肠10~15cm，导管长度根据腹壁厚度和保留输尿管长度决定。左侧输尿管通过腹主动脉/腔静脉和乙状结肠系膜间隙转移到右侧腹膜后，输尿管与回肠导管的吻合方式有多种，包括端侧吻合、端侧插入、端端吻合、黏膜下隧道吻合等，不同的吻合方式无明显差异。如肿瘤侵犯输尿管，残留正常输尿管较短，可延长回肠导管，将回肠导管从乙状结肠系膜后方穿过至左侧腹膜后，行输尿管与导管吻合。国内报道，回肠导管的腹膜外化、改良输尿管回肠导管吻合方式等能有效减少造口旁疝、吻合口狭窄等相关并发症。也有研究乙状结肠后回肠导管术能有效减少左输尿管导管吻合口狭窄。

3）原位新膀胱术（orthotopic neobladder）：原位新膀胱术通过肠道缝制的新膀胱恢复储排尿功能，术后能维持较好外形和正常排尿，现有研究认为选择回肠导管术或原位新膀胱术并不影响肿瘤治疗效果。在规模较大的泌尿肿瘤中心，原位新膀胱术逐渐成为主流尿流改道方式。但是，原位新膀胱术仍需选择合适的膀胱癌患者。

不建议原位新膀胱术包括：肿瘤累及膀胱颈及尿道、预后较差（T4或N2-3等）、尿道狭窄、术前有尿失禁、盆腔放疗或肠道手术史、一般情况较差、随访依从性差、无经济能力保障随访和并发症治疗等。同时，在选择尿流改道术式时，需充分告知原位新膀胱术相关的近期及远期并发症和围术期注意事项。

回肠远端是缝制新膀胱最常用的肠管，乙状结肠新膀胱也有少数中心开展。原位新膀胱术最常见并发症包括尿失禁、输尿管肠道吻合口狭窄和代谢紊乱等。利用肠管缝制新膀胱方法众多，W形膀胱（Hautmann Pouch）、U形膀胱、Studer膀胱（Studer Pouch）是目前使用广泛的新膀胱重建方式，有些手术细节的改良如保留部分前列腺尖部、改变新膀胱尿道吻合方式以及各种抗反流输尿管新膀胱吻合方法可能减少原位新膀胱术相关并发症，但仍需进一步验证。两项大样本研究显示，回肠原位新膀胱术后白天和夜间尿失禁发生率分别为8%~10%和20%~30%，输尿管肠管吻合口狭窄发生率为3%~18%。对行原位新膀胱术的女性患者，术前膀胱颈更需要严格评估，否则容易导致尿道肿瘤复发。

机器人辅助全膀胱切除+盆腔淋巴结清扫已经逐步得到认可，较大的肿瘤中心已在开展全腔镜下尿流改道术，但仅限于经验丰富的医生。对照研究少，现有报道，机器人辅助全腔镜下尿流改道术的手术时间比开放尿流改道术长（不论是回肠导管术还是原位新膀胱术），围术期并发症无明显差异。

4）其他尿流改道术：经腹壁造口可控的尿流改道术一度非常流行，且术式繁多，但在国内应用较少。可能是该术式复杂，并发症较多，对患者的全方位素质要求高，难以普及。输尿管乙状结肠造口术将尿液与大便汇合于一个通道，虽然手术操作相对简单，但围术期感染和上尿路并发症多，容易继发输尿管肠管吻合口恶性肿瘤。

（2）尿流改道常见并发症：回肠导管术和原位新膀胱术在大的泌尿肿瘤中心3级以上并发症已少见。RC多为老人，仍需注意保温、减少出血、避免吻合口漏和肠梗阻等。

围术期常见并发症如下。

1）肠梗阻：表现为腹胀、停止排气排便。回肠导管术后肠梗阻多为低位不完全性肠梗阻，可有少量排气排便，大多经保守治疗能好转。早期肠梗阻可能增加吻合口漏风险，严重腹胀甚至会影响其他腹腔脏器的血运。除禁食、胃肠减压、抑酸、补液、促进胃肠蠕动等保守治疗，术前胃肠道准备时减少肠道应激、微创手术减少肠道术中暴露、术后早期下床活动可有效缩短胃肠道恢复时间。

2）尿漏：回肠导管术可能发生管肠道吻合口、回肠导管残端尿漏。表现为回肠导管尿液引流减少，腹盆腔引流液突然增多。早期大多无明显腹部刺激症状，通过引流液生化检查和/或导管造影能确诊。回肠导管相关尿漏保守治疗大多能成功，导管内负压吸引能持续吸走导管内尿液，有效促进瘘口愈合；保守治疗期间要加强营养，避免组织水肿，促进吻合口愈合。保守治疗失败者，可考虑内镜下输尿管置管或经皮肾造瘘，但操作较复杂，效果有待证实；必要时需行二次经腹手术修补瘘口。保留输尿管末端血供，仔细缝合及选择合适的输尿管支架管能有效减少尿漏发生。对原位新膀胱术，输尿管新膀胱吻合、新膀胱肠管缝合及其与尿道吻合口都可能发生尿漏，表现为引流液增多，有时合并腹腔感染。术中仔细缝合，术后保持新膀胱的引流通畅、合理的膀胱冲洗可预防新膀胱尿漏。

3）肠漏：回肠吻合口漏发病急，大多发生在术后2~5天，有明显腹部刺激症状，引流液有时可见浑浊液体等。一旦发现应积极剖腹探查，避免进一步恶化。直肠瘘多为术中不经意损伤所致，往往瘘口较小，大多在术后4~8天，肠道恢复蠕动后出现。对漏出液局限，引流通畅，无明显腹腔感染症状者，可行保守治疗；否则，应积极手术。术中保留肠管足够的血管弓，仔细吻合，能降低肠漏风险。

4）回肠导管缺血、坏死：术后发现回肠导管颜色变暗需密切观察，积极处理病因；明确导管坏死应积极手术。术中肠系膜血供选择不当、术后严重腹胀、腹壁肥厚是回肠导管缺血坏死的高危因素。

5）腹腔感染：单纯腹腔感染少见，往往继发于肠漏或尿漏。术中注意无菌原则，切开肠管避免内容物污染术野，及时更换污染器械并用大量无菌注射用水冲洗能有效降低腹腔感染风险。

6）上尿路积水：输尿管皮肤造口长期常发生输尿管造口狭窄、内陷，导致上尿路积水、感染；回肠导管术上尿路积水多发生在左侧，与左侧输尿管从乙状肠系膜后方传至右侧腹膜后有关；原位新膀胱上尿路积水因素较多，新膀胱尿潴留反流至上尿路、输尿管新膀胱吻合后狭窄是常见原因。一项1，383例回顾性研究表明，术前肾功正常，术后估计肾小球滤过率（eGFR）下降与采用回肠导管或新膀胱术式无关，但与年龄和吻合口狭窄相关。术中注意输尿管血供，剖开输尿管口末端，行端侧、端端吻合（回肠导管）、半乳头植入（新膀胱）时要精细操作。

7）造口旁疝：回肠导管术后因腹壁部分肌肉缺损，长期随访可见造口旁疝。其手术修补困难，重在预防。回肠导管全腹膜外化能有效减少造口旁疝发生。众多并发症中以肠梗阻最常见，而且严重肠梗阻导致的肠管积气积液、腹胀可能影响全身多器官功能障碍，如膈肌上抬，回肠导管血运障碍，肠吻合口漏以及腹腔室隔综合征等。因此，术后肠道功能恢复需要充分重视。

总之，RC必须包含淋巴结清扫术，尿流改道方式需据病情制定，但其类型不影响肿瘤结局。新辅助化疗是T3期及以上分期的标准治疗。RC延迟不超过3个月，否则会增加肿瘤进展风险和癌症特异性死亡。

4 膀胱保留治疗

尽管RC联合铂类为基础的新辅助化疗是非转移性肌层浸润性膀胱癌（MIBC）的标准治疗。但对不能耐受或不愿接受RC的MIBC，保留膀胱治疗是可接受的替代方案。MIBC淋巴结和远处转移比例较高，保留膀胱治疗需严格筛选，对病变位置、浸润深度、肿瘤大小、未受累的膀胱黏膜状态及患者情况（如膀胱容量、膀胱功能、伴随疾病）等整合评估，选择适当治疗模式，随后密切随访。对治疗无效和复发病变仍为MIBC，应及时行挽救性RC。

4.1 经尿道膀胱肿瘤电切术（transurethral resection of bladder tumour，TURBT）

对不适合行RC者，可选择单纯TURBT，但仅适合侵犯膀胱浅肌层、单发、肿瘤小于2cm，且二次电切无肿瘤残留者。如有原位癌、可触及肿块，或与肿瘤有关的肾积水，则提示肿瘤无法完整切除，建议行TURBT。单纯TURBT术后，约50%因复发MIBC行挽救性RC，术后疾病特异性死亡率高达47%。一项非随机2期前瞻性研究对133例MICB行最大限度TURBT后，活检确定肿瘤基底部阴性，随访15年，30%复发为NMIBC并继续行膀胱内治疗；30%出现疾病进展且其中27例死于膀胱癌。5年、10年和15年的肿瘤特异性存活率分别为81.9%、79.5%和76.7%，PFS分别为75.5%、64.9%和57.8%。因此，对单纯TURBT患者，应行二次电切，确保无肿瘤残留。对无残留者，应密切随访，每3个月做一次膀胱镜和细胞学检查。发现复发，根据肿瘤分期决定下一步治疗方式。

4.2 外照射放疗（external beam radiotherapy，EBRT）

对能耐受RC的MIBC，TURBT术后单纯放疗不如放疗联合化疗，单纯放疗适用于因伴随疾病不能耐受RC或化疗者。有研究指出TURBT术后接受联合放化疗，中位生存为70个月，而单纯放疗仅为28.5个月。影响预后的主要因素包括肿瘤对放疗的反应、肿瘤大小、分期、肾积水、原位癌的存在和初始TURBT是否完整切除肿瘤。一项360例的多中心、随机对照研究，单纯放疗组与同步放化疗组（丝裂霉素和5-氟尿嘧啶）相比，2年DFS从54%提高到67%（P=0.01），5年OS从35%提高到48%（P=0.16）。对美国国家癌症数据库2004—2013年间的数据进行回顾性队列研究分析，发现80岁以上临床分期T2-4、N0-3、M0的膀胱癌，接受治疗性放疗（60~70Gy，n=739）或同步放化疗（n=630），2年OS分别为42%和56%（P<0.001）。单独放疗不如整合治疗有效。但对不适行RC或同步放化疗者，放疗可作为一种替代疗法，并在控制出血非常有效。

4.3 化疗（chemotherapy）

单纯化疗很少产生持久的完全缓解。临床上不建议MIBC实施单纯化疗，应与TURBT联合。并应严格定期膀胱镜检查和评估，即使未发现残留病灶，也要警惕肿瘤存在可能；如发现肿瘤，则应行挽救性膀胱切除。国外一项大型回顾性研究分析1538例接受TURBT+全身化疗，2年和5年OS分别为49%和32.9%，其中cT2期分别为52.6%和36.2%。国内学者报道26例患者采用动脉化疗后，实施TURBT+膀胱灌注化疗方式保留膀胱。随访31.9个月，92.9%的肿瘤缩小，89.3%患者保留膀胱。5年DFS和OS分别为44%和62%。虽然这些数据表明一部分患者可以实现保留膀胱的长期存活状态，但不建议常规使用。

4.4 TURBT联合同步放化疗（trimodal therapy，TMT）

最大限度经尿道膀胱肿瘤切除（maximalTURBT）联合同步放化疗的TMT方案，是在不影响肿瘤预后前提下保护膀胱功能和生活质量，也是目前研究最多的保膀胱治疗方案。至今虽无前瞻性随机对照研究结果，但多个大型回顾性系列研究和前瞻性临床研究证明，严格挑选患者，TMT可获与根治术相当的预后。术后5年OS从40.2%到58%不等，与RC术后5年OS（49%~57%）相近。

美国麻省总院单中心回顾性研究1986—2013年475例cT2-4aMIBC接受TMT治疗。中位随访7.2年，5年和10年DFS为66%和59%，OS为57%和39%，78%的T2获CR。对比早年（1986—1995年）和近期（2005—2013年）的临床CR率，从66%提高到88%，5年DFS率从60%提高到84%，5年挽救性膀胱切除率从42%降低到16%。

美国RTOG一项荟萃分析汇总1988—2007年的6项研究，共486例在TURBT后接受同步放化疗。尽管方案有很大差异，但CR达69%。平均随访7.8年，5年和10年

OS、疾病特异性生存率、局部复发率分别为57%和36%，71%和65%，43%和48%。

德国单中心大样本回顾性研究对1982—2002年415例高危T1（n=89）或MIBC（n=326）行TURBT术后放疗加（n=289）或不加（n=126）化疗。72%实现临床CR。中位随访为60个月，10年局部控制率为64%，5年和10年DFS为56%和42%，OS为51%和31%。

单中心倾向评分匹配分析MIBC行RC和TMT治疗，平均随访4.5年，两组5年DFS分别为73.2%和76.6%（*P*=0.49）。一项荟萃分析汇总8个中心9554例患者，发现在OS（*P*=0.778），DFS（*P*=0.905）或PFS（*P*=0.639）TMT与RC没有差异。

国内多项研究证实TMT在保膀胱治疗中的安全性和有效性。一项107例MIBC实施TMT保留膀胱治疗36例，RC术71例，2年PFS两组间无明显差异，但T2患者保留膀胱的疗效明显优于T3和T4a患者。建议TURBT术后1周应尽早开始化疗。另一项比较28例接受TMT治疗与45例接受RC治疗的MIBC。中位随访37.8个月，两组生存相近：DFS为78.6%和82.2%，OS为64.3%和66.7%。但生活质量TMT组优于RC组。

一项日本前瞻性研究提出在TMT基础上行巩固性膀胱部分切除术及盆腔淋巴结清扫的四联模式。共评估154名接受过四联模式的患者，其中125例（81%）MIBC为CR（MRI，尿细胞学，膀胱镜检查，二次电切），有107例随后接受了巩固性膀胱部分切除术，术后96例（90%）为pT0。其5年OS为91%，复发率仅为4%，同时保留了良好的膀胱功能。尽管结果令人鼓舞，但还需更大规模临床研究评估。

4.5 新辅助化疗（Neoadjuvant chemotherapy，NAC）联合TMT

以顺铂为基础的NAC在RC中是1类证据支持。但在已有临床研究中，TMT前先行NAC的几个前瞻性临床研究，在局控率或OS上结果并不一致，这一策略存在争议。RTOG89-03是首个NAC联合放化疗行保膀胱治疗的3期临床研究。在放化疗前随机接受或不接受两个周期的CMV（顺铂，甲氨蝶呤和长春碱）治疗。研究中由于严重中性粒细胞减少和败血症，被提前终止者较多。只有67%完成了规定的治疗方案。两组间5年OS无统计学差异（48%和49%）。尽管有近60%为T3-T4a疾病，但在长期随访中未见任何临床获益。

BA063期临床研究，共976例随机接受3个周期新辅助CMV联合RC/放疗，或仅接受RC/放疗。随访8年，NAC组显示6%的生存优势（*P*=0.037）。但无论接受RC或放疗，NAC都有相同获益。且未显示放疗前化疗对局部DFS的改善（*P*=0.417）。

有两个英国大型随机3期临床研究（BC2001和BCON），评估MIBC放疗时增加同步化疗的效果。360例中117例（33%）接受了以铂类为主的NAC，并随机联合同步放化疗（48%，采用5-氟尿嘧啶和丝裂霉素）和单独放疗（52%），以评估NAC治疗优势。经中位110个月随访，NAC联合同步放化疗未改善肿瘤的局部控制（*P*=0.18）和OS（*P*=0.8）。

英国一项SPARE的随机多中心研究，旨在对比NAC后进行RC或选择性TMT治疗的预后。但入组太慢（30个月仅随机45例），以及医患对治疗的强烈偏好，明显影响了治疗分配的随机化，最终因无法得出确切结论而告停。

4.6 免疫治疗在保膀胱中的应用

2018年，度伐利尤单抗（durvalumab）首次在ASCO行联合放疗的1b期DUART，验证安全性。随后又报道2期临床研究，结果显示度伐利尤单抗辅助治疗后的疾病控制率为70%，1年OS为83.8%，2年PFS为76.8%，尚未达到中位OS，而且与肿瘤的PD-L1表达无关。由于在淋巴结阳性患者中也观察到同样疗效，针对其开展的2期临床研究EA8185也已在同步进行中。

2021年ASCO连续报道三项关于ICIs联合放化疗的保膀胱治疗研究：①HCRN-GU16-257是一项应用吉西他滨加顺铂化疗（GC）+纳武利尤单抗（nivolumab）+选择性保膀胱的2期研究；②帕博利珠单抗（pembrolizumab）联合吉西他滨化疗以及同步大分割放疗的多中心2期研究，即在TMT基础上联合免疫治疗；③IMMUNOPRE

SERVE-SOGUG是一项应用PD-L1/CTLA-4双免疫治疗（度伐利尤单抗+tremeli-mum-ab）联合同步放疗的2期研究。这些研究均纳入了临床分期T2-4aN0M0的拒绝或不耐受RC的MIBC，治疗后的临床CR率分别为48%、80%和81%。提示保膀胱治疗策略正转向多种手段联合的整合治疗模式。在最大限度TURBT基础上整合免疫、化疗、放疗、甚至双免疫治疗，旨在患者可耐受的程度上最大获益。不过，这几项研究均为单臂小样本探索，尚未得出确切结论。

4.7 膀胱保留患者的选择和随访

保留膀胱的治疗模式可作为RC替代选择之一，特别对不适合RC或强烈要求保留膀胱的MIBC。由于其潜在进展风险，必须严格把握指征。常用于体积较小的孤立性肿瘤、淋巴结阴性、无广泛或多灶性CIS、无肿瘤相关肾盂积水及治疗前膀胱功能良好者。对适合RC但有肾积水者不适合此种疗法。

严格把握适应证，并与患者充分沟通此选择的优缺点，慎重决定。患者随访依从性好才能取得较好疗效。即使对保留膀胱的整合治疗表现出良好的临床和病理反应，也要明确其依然有潜在复发风险。长期、规律、严密的以膀胱镜、尿细胞学、影像学等检查为基础的随访十分必要。对复发患者应据情采取更为积极的治疗措施：①复发为NMIBC者，可行TURBT联合BCG治疗；②复发为MIBC者，及时行挽救性膀胱切除术；③远处转移者，采取全身系统治疗。

MIBC膀胱保留治疗推荐意见：

（1）对于考虑行保膀胱治疗的MIBC患者，不要单独选择TURBT、放疗或化疗作为唯一治疗方式，因为大多数患者将不会受益。

（2）相比于单一治疗措施，联合治疗，尤其是最大限度TURBT联合同步放化疗的TMT模式保留膀胱更为有效。

（3）对不适合行根治性手术或希望保留膀胱的MIBC，进行严格筛选（体积较小的孤立性肿瘤、淋巴结阴性、无广泛或多灶性CIS、无肿瘤相关肾盂积水以及治疗前膀胱功能良好），告知并选择依从性好者进行保留膀胱的综合治疗，随后进行长期、规律、严密的随访。

（4）新辅助化疗联合TMT的策略仍然存在争议。

（5）联合ADC药物及免疫治疗的保膀胱模式仍在探索中，可筛选患者参加相关临床研究。

5 辅助治疗

5.1 辅助化疗

目前尚无招募完全，检验效能足够的临床随机对照研究评估辅助化疗，但新辅助化疗仍是肌层浸润性膀胱UC的首选。已有临床随机试验、meta分析和观察性研究表明，对行RC而未接受新辅助化疗的高危型患者，应考虑辅助化疗。临床上辅助治疗的高危适应证包括肿瘤侵犯肌层以外（pT3/pT4）和/或术后病理证实局部淋巴结阳性，但无临床检测到的转移瘤。EORTC30994是目前评估辅助化疗最大型的临床试验，随机分组接受4周期即刻化疗（膀胱切除术后90日内开始）或观察，观察组复发后行6周期化疗（延期化疗）。原计划纳入660例，因进展太慢，在对284例行随机分组后停止了招募，中位随访7年。结果显示：与术后即刻化疗相比延迟化疗显著改善5年DFS（47.6%vs.31.8%；HR0.54；95%CI0.40~0.73，$P<0.0001$）；但5年OS无统计学差异。探索性分析发现术后病理淋巴结阴性者，OS显著改善（79.5%vs.59.0%）。因而支持术后辅助化疗，但因招募不足，影响了检验效能。即刻化疗改善了淋巴结阴性的OS，但对淋巴结阳性的OS无影响。出现此结果，可能与手术因素（如淋巴结清扫范围）和化疗周期数有关。

目前最详细的meta分析纳入9项945例随机试验数据（不包括EORTC30994），提示辅助化疗能改善OS及DFS，且淋巴结转移者DFS获益更明显。但该分析所有试验纳入患者均不到100例，且都提前结束。试验还包含两项规模更大的未发表的随机试验，而后者的结果却相互矛盾。已发表的EORTC30994研究结合自身数据纳入该meta分析的最新数据，结果发现，与延期化疗相比，辅助化疗可改善OS（HR0.77，95%CI0.65~0.91）。2016年一项回顾性研究纳入未接受新辅助化疗和任何膀胱放疗的5653例数据，近7年随访发现，辅助化疗组5年OS比观察组高（37.0%vs29.1%；HR0.72；95%CI0.67~0.78）。结果与更早期一项3947例的研究结果类似，表明辅助化疗与OS改善独立相关，尤其是疾病进展风险最高者。近期一项15397例分析辅助化疗在不同膀胱癌病理类型中反应的回顾性研究，发现辅助化疗也可改善膀胱UC的

OS，但在UC合并变异成分或非UC中未见明显获益。值得注意的是，回顾性研究分组患者基本特征有很大差异，即使通过倾向匹配评分等统计学处理，亦不可忽视病例选择偏倚。

尽管证据不够充分，但辅助化疗用于未接受新辅助化疗的高危型膀胱UC的作用仍被大多数研究肯定。基于术后准确的病理分期，可避免对低危患者的过度治疗，且不会延误确切的RC时间。但辅助化疗同样难以评估肿瘤体内的化疗敏感性，也同样可能存在过度治疗；同时，约30%患者在RC后出现并发症，因而无法接受辅助化疗。UC主要发生于年龄较大者，而肾功能不全和全身合并疾病随年龄增长而增多，进一步限制了辅助治疗应用。所以应在RC前充分告知患者新辅助化疗和辅助化疗的各自益处及其证据的相对局限性。

早期研究评估体能状态对基于铂类联合化疗治疗结局的影响，发现70岁以上，体能状态评分≥2接受基于顺铂联合化疗出现毒副反应的可能性升高，死亡风险亦显著增加（HR2.5）。该类患者建议不予辅助化疗，包括单药治疗或基于卡铂的联合化疗。如下患者可考虑筛选适宜辅助化疗。

（1）WHO/美国（ECOG）的体能状态评分<2或Karnofsky体能状态评分>70。

（2）肌酐清除率≥60mL/min。

（3）无听力损失的证据。

（4）周围神经病分级不超过1级。

（5）无充血性心力衰竭的表现。

术后病理提示高危且未行新辅助化疗者推荐尽快行基于顺铂的辅助化疗。但要选择适当时间，必须充分考虑术后恢复情况及其他临床因素，常为术后6~8周开始。基于EORTC30994研究结果不建议推迟到术后90天后。基于顺铂的整合化疗对阻止转移有疗效，需行辅助化疗者推荐3~4个周期的GC，或MVAC或剂量密集型MVAC（ddMVAC），部分也可考虑PCG方案（紫杉醇+顺铂+吉西他滨）。目前有限数据显示顺铂单药、卡铂方案以及不含铂类的方案作为顺铂不耐受的辅助化疗替代方案均无明显疗效。因此对不耐受顺铂整合化疗者，建议观察或参加临床试验，免疫检查点抑制剂的应用仍在评估中。

5.2 辅助免疫治疗

CheckMate274研究中高危肌层浸润性尿路上皮癌患者根治性手术后纳武利尤单抗对比安慰剂辅助治疗，结果显示ITT人群中，NⅣO组相较于安慰剂组的DFS有显著延长（22.0个月 vs 10.9个月，HR=0.71，P<0.001）。PD-L1≥1%患者中，也同样达到DFS主要终点（52.6vs.8.4个月，HR=0.52，P<0.001）。与安慰剂相比，在ITT和肿瘤PD-L1≥1%人群中，中期OS有利于NⅣO，在ITT人群中，NⅣO组中位OS达到69.5个月，安慰剂组为50.个月（HR=0.76[0.61-0.96]）；在PD-L1≥1%人群中，两种

治疗均未达到中位OS（HR=0.56[0.36-0.86；]）NIVO组的36个月OS率为71.3%，安慰剂组为56.6%。在MIBC亚组中，NIVO的DFS优势更加明显（DFS 25.8个月vs 9.4个月，HR=0.61）。该研究也纳入155例亚洲人群，也看到了NIVO辅助治疗在改善DFS的优势（HR=0.77）。中国国家药品监督管理局于2023年1月批准纳武利尤单抗单药在中国作为根治性切除术后伴有高复发风险的尿路上皮癌患者辅助治疗适应证。

MIBC辅助治疗推荐意见：

（1）对未行新辅助化疗的pT3/4和/或淋巴结阳性的膀胱UC患者，身体状况允许情况下推荐基于顺铂的联合辅助化疗

（2）术后恢复后尽快开始辅助化疗，通常为术后6-8周，不迟于术后3个月

（3）pT3/4和/或淋巴结阳性的膀胱UC患者，行纳武利尤单抗辅助免疫治疗

值得注意的是，IMvigor010研究的主要研究终点DFS未达到。IMvigor010研究是一项在高危肌层浸润性尿路上皮癌中术后辅助阿特珠单抗与观察的Ⅲ期随机研究。该研究纳入新辅助化疗后ypT2-4a或ypN+的患者以及未接受过新辅助化疗的pT3-4a或pN+患者入组。使用阿替利珠单抗治疗的中位DFS为19.4个月（95%CI：15.9~24.8），观察治疗的中位DFS为16.6个月（11.2~24.8）（分层HR：0.89，95%CI：0.74~1.08，*P*=0.24）。此研究的主要终点DFS未达到。

6 肌层浸润性膀胱癌术后随访

膀胱癌接受RC和尿流改道术后必须进行终身定期随访，随访重点包括肿瘤局部、远处及尿路上皮复发和与尿流改道相关的并发症和功能检测。

局部复发指肿瘤发生在原手术部位的软组织或淋巴结。RC后有5%~15%的盆腔复发率，通常发生在术后24个月内，最常在术后6~18个月，晚期复发可到RC术后5年。局部复发的危险因素包括病理分期、淋巴结数量、切缘阳性、淋巴结清扫范围和围术期化疗。盆腔复发后，预后通常很差，即使治疗，中位生存期也只4~8个月。针对性治疗可延长生存期，且多能显著缓解症状。

高达50%的肌层浸润性膀胱癌在接受RC后出现远处复发。与局部复发一样，病理分期和淋巴结受累是危险因素。远处复发在局部晚期（pT3/4）的发生率为32%~62%，在淋巴结受累的发生率为52%至70%。远处复发最常见部位是淋巴结、肺、肝和骨。约90%远处复发出现在RC术后前3年内，主要在前2年，有术后10年才复发的报道。疾病出现进展接受铂类化疗的中位生存期为9~26个月。此外，有报道微小转移性疾病，接受包括转移灶切除术在内的多模式治疗能获更长生存期（5年生存率为28%~33%）。RC术后，尿道肿瘤复发率为4.4%（1.3%~13.7%），危险因素包括肿瘤累及前列腺部尿道或前列腺，以及女性膀胱颈部尿道。4%~10%会发生上尿路尿路上皮（UTUC）复发，其中有60%~67%死于转移性疾病，中位OS为10~55个月。

肿瘤复发通过定期影像学检查很易发现，但检查间隔时间仍存争论。有学者推荐pT1期肿瘤每年进行一次体检、血液生化、超声（包括肝、上尿路、腹膜后等）及肺和盆腔CT；pT2期肿瘤6个月进行1次上述检查；而pT3期肿瘤每3个月进行1次。术后2~3年后若病情稳定可改为每年检查1次。原位新膀胱需同时定期行膀胱镜检查，RC术后出现尿道溢血需行尿道镜检查。伴有原位癌、输尿管或尿道切缘阳性的上尿路及尿道复发风险增加。尿细胞学和肿瘤标志物检查有助于泌尿系统腔内复发的诊断。需要特别指出的是，上尿路影像学检查对排除输尿管狭窄和上尿路肿瘤有价值，上尿路肿瘤虽不常见，但一旦发现常需手术治疗。

RC术后尿流改道随访应包括手术相关并发症：输尿管狭窄或反流、贮尿囊尿潴留、造口旁疝、泌尿系感染、结石、尿失禁、相关代谢问题（如维生素B12缺乏致贫血和外周神经病变、水电解质酸碱平衡紊乱）及有否肿瘤复发转移等。

MIBC术后随访推荐意见：

（1）膀胱癌患者接受RC和尿流改道术后必须进行终身定期随访

（2）随访重点包括肿瘤局部、远处及尿路上皮复发和与尿流改道相关的并发症和功能检测

（3）检查包括体格检查、血液生化检查、超声（包括肝、上尿路、腹膜后等）和肺和盆腔CT，原位新膀胱的患者需同时定期进行膀胱镜检查。

第五章

上尿路尿路上皮癌的治疗及随访

第一节　UTUC的外科治疗

根据是否有远处转移将UTUC分为转移和无转移UTUC。无转移的外科治疗包括根治性肾输尿管切除术（可联合淋巴结清扫）和保留肾脏手术如内镜下治疗、输尿管切除术等。由于术前较难对UTUC进行准确临床分期，因此可依据进展风险将患者划分为“低危”及“高危”，进而指导治疗选择。

低危UTUC（需满足以下所有条件）：①单发性肿瘤；②肿瘤直径<2cm；③细胞学检查未发现高级别肿瘤；④镜检活检提示低级别肿瘤；⑤CT检查未提示肿瘤浸润性生长。是保留肾脏治疗的主要受益人群。

高危UTUC（只需满足以下任何1条件）：①细胞学检查提示高级别肿瘤；②镜检活检提示高级别肿瘤；③CT检查提示肿瘤局部浸润性生长；④合并组织学变异亚型；⑤多灶性肿瘤；⑥肿瘤直径≥2cm；⑦合并肾积水。

应该考虑行根治性肾输尿管切除术以达到更好的治疗效果。伴转移UTUC的外科治疗主要包括根治性肾输尿管切除术及转移灶切除术。

1　无转移的UTUC

1.1　保留肾脏手术

对低危UTUC，保留肾脏手术可降低根治性手术相关并发症的发病率（如肾功丧失），且不影响肿瘤预后，其生存率接近根治性肾输尿管切除术，故为首选方法。因此，无论对侧肾脏如何，所有低危患者都可考虑行保留肾脏手术。对严重肾功不全或孤立肾的高危患者在充分评估后也可考虑此选择。然而，与低危UTUC相比，高危患者保留肾脏手术后进展的风险更大，且可直接影响患者生存。肾移植术后及透析状态的UTUC不推荐此类手术。国内有研究提出部分输尿管切除术的肿瘤预后并不亚于根治性肾输尿管切除术，但可更好地保留肾功能。

（1）内镜下治疗：对临床上低危患者应考虑内镜下切除。输尿管和部分肾盂内肿瘤可选用输尿管镜，而肾盂和上段输尿管内较大肿瘤或输尿管镜难及的病灶可选经皮肾镜术。两者也可联用。输尿管镜术推荐采用激光技术处理病灶。比较UTUC接受光纤和数字输尿管镜保留肾手术的肿瘤预后，数字输尿管镜无任何优势，并发症发生率接近，光纤输尿管镜更多用于诊断，数字输尿管镜可用于诊断和治疗。另外，输尿管软镜在肾盂肾盏肿瘤治疗中有一定优势。患者应早期复查输尿管镜并严格监测及随访，手术应将肿瘤完全切除或破坏。由于影像学和病理活检在肿瘤风险分层和生物学方面有局限性，因此内镜治疗仍存疾病进展风险。新近的一项系统综述表明，与根治性肾输尿管切除术相比，内镜治疗后的生存结果相当，但局部复发率更高，需要重复干预，同时也存在对内镜治疗后长期肾脏保留的不确定性。

肾盂低危UTUC可考虑经皮肾镜治疗。后者也可用于输尿管软镜难及的肾下盏低危肿瘤。经皮肾镜对尿流改道术后的UTUC具一定优势，但可能会有肿瘤沿穿刺道种植风险。肿瘤切除后，需留置肾造瘘管以便再次经肾镜随访观察肿瘤是否彻底切除以及术后辅助灌注治疗，同时留置双J管引流。如有肿瘤残余则行电切或激光切除。由于输尿管镜的逐步改良，如内镜远端尖端偏转等，经皮肾镜使用越来越少。其并发症发生率比输尿管镜高。

（2）输尿管切除术：对低危或需保留肾脏的高危UTUC可考虑输尿管切除术。宽切缘节段输尿管切除术可为分期和分级提供足够病理标本，同时保留同侧肾脏。节段输尿管切除术可联合淋巴结清扫术。对输尿管远端的低危肿瘤，可行远端输尿管切除加输尿管膀胱再植；对输尿管中上段低危肿瘤，可行节段性输尿管切除加输尿管端端吻合；对多病灶低危肿瘤，可行长段输尿管切除加肾造瘘术或输尿管皮肤造口术或回肠代输尿管术。此外也有报道行自体肾移植术。不论哪种术式，输尿管切除均可在开放、腹腔镜辅助及机器人辅助下完成。输尿管近端2/3节段切除术失败率高于远端输尿管。输尿管远端切除术加输尿管膀胱吻合术适于内镜下无法完全切除的输尿管远端低危肿瘤，以及需要保留肾功能的高危肿瘤。全输尿管切除术加回肠代输尿管术在技术上可行，但只在必须保留肾脏且肿瘤风险低的特定情况下才选择。输尿管部分切除术与根治性切除术预后相当，生存率与肿瘤分期和分级相关。

1.2 根治性肾输尿管切除术（RNU）

UC易沿尿路上皮播散，完整切除从肾盂到膀胱入口，包括肾、输尿管及其在膀胱出口的尿路上皮才能达到最好疗效。多病灶无转移UTUC也应考虑根治性肾输尿管切除术（RNU）。切除同侧肾上腺对预后有否影响证据很少，肿瘤局限于肾盂且未发生肾上腺转移时，无须常规切除肾上腺。

（1）开放RNU：对于高危UTUC，无论肿瘤位于何处，开放RNU和膀胱袖口状切除术是传统的标准治疗。手术须遵守肿瘤学原则，尽量防止肿瘤播散。

（2）微创RNU：气腹下手术发生腹腔、腹膜后转移播散和沿穿刺道转移的报道很少。以下措施可降低其风险：①避免进入尿路；②避免器械与肿瘤直接接触；③在封闭系统中完成手术，避免粉碎肿瘤，可用标本袋将肿瘤取出；④肾脏和输尿管须连同部分膀胱一并切除；⑤侵袭性或大肿瘤（如T3/T4 和/或 N+/M+）优选开放RNU，因其预后相比微创手术更好。而有经验术者施行微创RNU是安全的，预后与开放手术相似。三十年间的研究发现，机器人辅助腹腔镜与其他术式的预后相同。近期回顾性的多中心研究显示微创RNU住院时间更短，术后主要并发症更少，与改善的围手术期结局相关。然而，与开放式方法相比，腹腔镜和机器人辅助RNU的膀胱内复发风险可能增加。

国内有耻骨上辅助单孔腹腔镜下上尿路切除术和经脐腹腔镜输尿管肾切除术报道。经腹腔入路与经腹膜后入路预后无明显差异。国内研究报道经腹膜后联合经腹腔镜肾输尿管切除术，此法整合后腹膜入路和经腹膜入路的优点，是一种更微创、简化和有效术式。优点是手术时间短，失血少，恢复快，侵袭小，效果可能更好。但需更大样本和更长随访时间证实。

（3）膀胱袖状切除术：切除远端输尿管及其开口，可降低肿瘤复发风险。膀胱袖状切除可通过开放式、内窥镜、腹腔镜或机器人完成。用腹腔镜行膀胱袖状切除可减少手术时间和避免进入远端输尿管的泌尿系统，有几种处理输尿管膀胱壁内段的技术，包括套叠内翻术、拔除术、剥离术、经尿道输尿管壁内切除术等，但都未被视同膀胱袖状切除术。内镜方法膀胱内肿瘤复发率更高，不过上述各种方法总体存活率和癌症特异性存活率相同。国内研究报道，在处理输尿管末端时，完全后腹腔镜下肾输尿管切除及膀胱袖状切除术的手术时间短，术中安全，疗效确切。且并发症发生率低。国内还有比较膀胱内切口、膀胱外切口和经尿道膀胱切口三种术式，发现膀胱内切口与肿瘤预后改善相关，但病例数有限，需增加数据证实。

（4）淋巴结清扫术：淋巴结清扫不仅改善预后，还有助肿瘤分期以指导术后辅助治疗。有报道提示肾盂及输尿管上段肿瘤应清扫同侧肾门淋巴结、主动脉旁淋巴结和腔静脉旁淋巴结，输尿管下段肿瘤应清扫同侧髂血管淋巴结。基于模板的淋巴结清扫术可能比清除淋巴结数量对生存更有意义。可改善有肌肉侵袭患者的相关生存率，降低局部复发的风险，但有待前瞻性研究确定具体适应证和清扫范围。有研究证实在UTUC 发生肌层浸润者有较高淋巴结转移率，因此此类患者可能获益更大。即使临床和病理淋巴结转移阴性患者，淋巴结清扫也能提高生存率。淋巴结转移风险随肿瘤分期的增加而增加。Ta T1 UTUC 发生淋巴结转移风险低，似乎没必要行淋巴结清扫，然而，术前肿瘤分期常不准确，因此，应为所有计划接受RNU的高危

UTUC患者行基于模板的淋巴结清扫术。

2 转移性UTUC

2.1 根治性肾输尿管切除术

最近几项观察性研究探索RNU在转移性UTUC治疗作用。证据非常有限，但选定患者的癌症特异性生存率和总生存率均获益，主要适合能够接受顺铂化疗的患者。需注意，这些益处可能仅限于单处转移者。且对RNU治疗转移性UTUC的观察性研究存在较高偏倚风险，因此其适应证主要应为需姑息性手术，以控制症状者。

2.2 转移灶切除术

对晚期UTUC是否行转移灶切除术尚缺乏研究。但对UTUC和膀胱癌有几篇报道，切除转移灶安全且对生存期超过6个月者有益。这在近期最大研究中得到证实。尽管如此，在缺乏随机对照试验数据下，应在个例基础上进行评估，与患者共同决定是否行转移灶切除术。

表31-5-1 UTUC手术治疗推荐意见

推荐意见
1. 保留肾脏治疗作为低危患者的主要治疗选择。
2. 高危非转移性UTUC推荐行根治性肾输尿管切除术
3. 尽管存在疾病进展的较高风险，可为孤立肾和/或肾功能受损的高危UTUC患者提供保留肾脏的治疗。这一决定必须在与患者协商的基础上做出。
4. 可为局限在输尿管远端高危患者提供保留肾脏的治疗（输尿管远端切除术）
5. 膀胱袖状切除术要求完整切除
6. 对肌肉浸润性UTUC推荐实施基于模板的淋巴结清除术
7. 对非器官局限的UTUC行开放根治性肾输尿管切除术
8. 转移性UTUC中对可切除局部晚期肿瘤，可提供肾输尿管切除术作为姑息性治疗

第二节 UTUC的新辅助治疗及术后辅助治疗

UTUC与膀胱癌均属UC，但基因突变谱有不同，因此肌层浸润性膀胱癌围术期治疗方案可能不适合UTUC。UTUC围术期治疗主要包括新辅助治疗、辅助治疗及灌注治疗。新辅助治疗及辅助治疗不仅限于化疗，也包括放疗、靶向治疗、免疫治疗及最新抗体偶联药物治疗或这些疗法的整合方案。

1 UTUC新辅助治疗

新辅助治疗指在术前进行的系统治疗。对UTUC术前治疗主要为化疗，近年还有以免疫治疗为核心的治疗方案。新辅助治疗主要目的是使肿瘤缩小，降期，清除微转移，降低复发率和转移率，延长生存时间并提高生存质量。若患者肾功能耐受，对进展期患者可以行以铂类为基础的新辅助化疗；新辅助免疫单药、免疫联合化疗及靶向治疗目前仍在临床试验探索中。

1.1 新辅助化疗

目前，UTUC新辅助化疗主要为以顺铂为基础的方案，包括GC（吉西他滨+顺铂）和MVAC（氨甲蝶呤+长春新碱+多柔比星+顺铂）方案。卡铂不推荐用于新辅助化疗。顺铂对肾功有影响，部分患者术后无法行以顺铂为基础的化疗，故新辅助化疗可供选择。

近期荟萃分析认为新辅助化疗有肿瘤降期及疾病特异性生存增进作用。目前尚无随机对照试验，但一项纳入57例高危UTUC患者的多中心，单臂Ⅱ期临床试验的数据表明，使用吉西他滨和分剂量顺铂（GC）联合的新辅助化疗获得了63%的病例降期率（<ypT1），19%的患者出现了完全病理缓解（ypT0N0），且耐受性较好。MD Anderson肿瘤中心一项回顾性分析2004—2008年43例接受新辅助化疗+RNU，对照组为1993—2004年107例只接受RNU患者，结果显示新辅助化疗病理分期在T2、T3及以上病理分期发生率较仅手术组显著降低（pT2，65.4% vs. 48.8%；P=0.043；pT3及以上，47.7% vs. 27.9%；P=0.029），且有14% 获得病理完全缓解。Johns Hopkins 医院另一项回顾性研究纳入2003—2017年高级别UTUC，新辅助化疗+RNU 32例，仅行RNU 208例，结果显示，新辅助化疗+RNU组达到了病理降期的目标，其pT2及以上的比例（37.5%）明显低于仅行RUN组（59.6%），有显著性差异（P=0.02），其中9.4%达到了病理完全缓解。我国UTUC，部分伴有马兜铃酸肾病，行RNU后合并肾功能不全可能性较大，对这类患者实施新辅助化疗更具可行性。

1.2 新辅助免疫单药治疗

近年，免疫检查点抑制剂（ICIs）相继研发并获批用于临床，已在多种晚期不能切除肿瘤中显示强大抗瘤活性，2016年美国FDA批准了首个用于UTUC的免疫治疗药物。目前，阿替利珠单抗（Atezolizumab）和帕博利珠单抗（Pembrolizumab）已作为一线药物用于不宜采用顺铂化疗的转移性UTUC治疗；已有5种PD-1/PD-L1类药物获FDA批准作为治疗局部晚期或转移性UTUC铂类化疗失败后的二线药物。国产PD-1抑制剂替雷利珠单抗和特瑞普利单抗于2020年和2021年获批晚期UTUC适应证。

PURE-02研究于2018-2020年纳入了10例高危UTUC在RNU前应用帕博利珠单抗。9例完成新辅助治疗，1例死于免疫相关不良事件。1例（14.3%）达到影像学完全缓解并拒绝接受RNU。2例（20%）在RNU前出现疾病进展并接受后续化疗。总体而言，7例接受RNU：1例（14.3%）达到ypT1N0，其余为无反应者。结论显示对高危UTUC，新辅助单药帕博利珠单抗不是有前景的治疗策略。上海仁济医院正进行一项新辅助替雷利珠单抗在局部晚期UTUC中的疗效和安全性的单臂Ⅱ期临床试验

(NCT04672330)，已完成患者招募，结果待公布。

1.3 新辅助双免疫联合治疗

双免疫联合治疗常为CTLA-4和PD-L1两种抑制剂的整合，旨在提高免疫治疗活性和pCR率，降低复发和死亡风险，也防潜在毒性延迟手术，目前未见结果报道，M.D. Anderson肿瘤中心正进行PD-L1抗体整合CTLA-4抗体对不宜顺铂新辅助化疗的肌层浸润性高危UC的Ⅰ期试验研究（NCT02812420）。

1.4 新辅助免疫联合化疗

ICIs与化疗整合旨在提高两种治疗对UC的疗效，通过协同作用扩大受益者范围。化疗改变肿瘤微环境，一是增加淋巴细胞、髓系细胞和CD8+T细胞向肿瘤浸润，二是减少调节性T细胞和髓系抑制细胞向肿瘤浸润。此外，化疗诱导免疫细胞死亡，通过MHC-I增加肿瘤抗原呈递。在非小细胞肺癌，以顺铂为基础的化疗整合ICIs已成为标准治疗方案。而UTUC新辅助免疫联合化疗的疗效值得期待。

1.5 新辅助靶向治疗

英菲格拉替尼（Infigratinib）是一种有效的选择性成纤维细胞生长因子受体（FGFR）1-3抑制剂，在具有FGFR3改变的转移性UC中具有显著活性。目前M.D. Anderson肿瘤中心正在进行新辅助Infigratinib在UTUC中的耐受性和活性的Ⅰ期试验（NCT04228042）。

2 UTUC术后辅助治疗

辅助治疗通常是术后给予的附加治疗，以消灭体内残余肿瘤细胞，降低肿瘤复发或转移风险。UTUC辅助治疗主要包括化疗、免疫治疗或分子靶向治疗。

2.1 辅助化疗

目前，UTUC术后辅助化疗分为两类：即灌注化疗和系统性化疗。

（1）灌注化疗：UTUC在RNU后膀胱复发率为22%~47%，术后预防性膀胱灌注化疗可有效降低膀胱癌发生率。药物用量和方法类似于非肌层浸润性膀胱癌的术后灌注化疗，优先选择吡柔比星或丝裂霉素C等，一般在术后一周内进行，多次灌注的证据不多，有研究发现6~8次预防性膀胱灌注，有可能进一步降低膀胱癌复发风险。两项前瞻性随机试验和一项荟萃分析表明，术后2~10天单剂量膀胱内化疗（丝裂霉素C和吡柔比星）可降低RNU后最初几年内膀胱肿瘤的复发风险。现有研究发现吉西他滨灌注能有效预防膀胱癌复发，特别是成本较低和局部毒性作用较少，不良反应仅与安慰剂相似。因此也有选择吉西他滨作术后膀胱灌注。目前尚缺乏研究支持在肾脏保留手术后使用膀胱灌注化疗，因为现有的随机对照试验（RCTs）仅包括接受RNU的患者，但从理论上讲是有需要的。

保留肾脏手术后可以通过经皮肾造瘘管或输尿管支架管顺行或逆行于上尿路灌

注卡介苗或化疗药物进行局部预防治疗，目前此类灌注方法仍在探索阶段，临床开展有限。

（2）系统性化疗：目前膀胱UC的辅助化疗药物大多以铂类为基础，常用化疗方案有甲氨蝶呤+长春新碱+多柔比星+顺铂（MVAC）和吉西他滨+顺铂（GC）两种方案。MVAC是UC的传统标准化疗方案，其明显毒副作用限制了临床应用，GC相比MVAC，治疗UC有效率相似，但毒副作用明显降低，因此逐渐取代MVAC方案，为膀胱UC辅助化疗提供了新选择。

一项Ⅲ期多中心前瞻性随机对照试验（POUT研究，n=261）评估了在RNU后90天内开始4个周期的吉西他滨-铂类联合辅助化疗的疗效。研究结果显示，非转移局部进展性UTUC术后行辅助顺铂/卡铂联合吉西他滨化疗，中位随访时间30.3个月（IQR：18-47.5），辅助化疗组和监测组3年无复发生存期分别为71%（95% CI：61-78）和46%（95% CI：36-56），辅助化疗可显著改善患者术后无复发生存期（HR=0.45；95%CI：0.30-0.68）。该研究顺利的达到了其主要研究终点——3年无复发生存期显著性差异，因而提前结束，但其对于改善总生存期的趋势并不显著，使其在次要终点总生存期方面功效不足。使用辅助化疗的主要潜在限制是RNU后肾功能可能恶化，导致本可从中受益的患者无法使用顺铂。对RNU后肾功能下降的围手术期预测因素的回顾显示，三个月的GFR水平约为50mL/min。顺铂化疗的禁忌可参考膀胱尿路上皮癌的化疗。目前的回顾性研究显示UTUC的组织学变异表现出不同的生存率，且仅在纯UC患者中，辅助化疗与总生存获益相关，但当UC是主要病理类型时，应考虑辅助化疗。

2.2 辅助免疫治疗

CheckMate274研究是一项关于高进展风险肌肉浸润性UC（pT3、pT4a或pN+）的Ⅲ期、多中心、双盲随机对照的根治性手术后纳武单抗辅助治疗的临床试验。辅助性纳武单抗与安慰剂相比，在意向治疗人群中改善了无疾病生存期（20.8 vs. 10.8个月）。患者人群主要由经过根治性膀胱切除术的膀胱癌患者组成，其中有一小部分是经过RNU的UTUC患者。纳武单抗组治疗相关的3级以上不良事件发生率为17.9%，安慰剂组为7.2%。在亚组分析中，本研究包括的UTUC患者似乎没有从纳武单抗辅助治疗中受益，这仍需要进一步的随访和分析。尽管如此，欧洲药品管理局（EMA）批准纳武单抗用于根治性手术后，有高复发风险，拒绝或不适合接受辅助化疗，且肿瘤细胞PD-L1表达>1%的肌肉浸润性UC患者的辅助治疗。而一项网络荟萃分析表明，对于接受根治性手术治疗的UTUC患者，辅助铂基化疗相比于免疫检查点抑制剂具有更优的肿瘤学益处。

2.3 辅助靶向治疗

英菲格拉替尼（Infigratinib）是一种有效的选择性成纤维细胞生长因子受体

（FGFR）1-3抑制剂，对有FGFR3突变的转移性UC有显著活性。一项对UTUC术后辅助Infigratinib观察DFS的Ⅲ期临床试验（NCT04197986）正在进行。

2.4 辅助放疗

辅助放疗可用于控制术后局部疾病。目前的数据不足以得出结论，其对化疗的附加价值仍存疑 。

表31-5-2 UTUC术后辅助治疗推荐意见

1.低危UTUC患者，术后推荐给予单次膀胱灌注化疗
2.I期（pT1N0M0）患者，术后采取随访观察
3.pT2-T4和/或pN+患者RNU术后采用铂类药物的辅助化疗
4.需要辅助治疗又不适合铂类药物辅助化疗的患者可考虑纳武单抗辅助治疗

第三节 UTUC的放疗

1 放疗意义

对UTUC根治术后辅助放疗的作用尚无前瞻性随机对照研究。德克萨斯西南医学中心总结了252例UC根治术后，局部复发仅为9%，但新发浸润性UC或远处转移发生率分别高达69%和22%。孤立局部复发少见。玛格丽特公主医院发现35%局部晚期出现了局控失败，更多同时出现远处转移。

一项回顾性研究对133例肾盂UC行根治性切除术，其中67例给予术后放疗，66例仅予膀胱灌注化疗。放疗临床靶体积（CTV）包括患侧肾瘤床、输尿管全程区域、全膀胱和下腔静脉和腹主动脉周围淋巴引流区。中位放疗剂量为50Gy，其中14例给予瘤床或残留肿瘤加量放疗。结果显示T3/4期肾盂UC生存率术后放疗组明显优于对照组；膀胱肿瘤复发率术后放疗组明显低于对照组（P=0.004）。另一项回顾性研究显示术后辅助放疗能降低肿瘤局部复发，但未延长OS或降低远处转移率。Cozad等回顾性分析94例肾盂UC，其中77例R0切除，多因素分析显示术后辅助放疗提高了局部控制率（P=0.02），在提高生存接近统计学显著性差异（P=0.07），故对组织学分级高、近切缘或淋巴结转移可提高局控率。

2 放疗技术

肾盂和输尿管UC根治术后的辅助放疗，CTV应包括肾瘤床、输尿管全程区域、全膀胱和下腔静脉和腹主动脉周围淋巴引流区。建议用CT定位调强放疗精确覆盖高危区域，尽量减少周围正常组织受量。放疗剂量推荐45~50Gy，1.8~2Gy/次，以消灭亚临床灶和微转移灶。对多发淋巴结转移、镜下切缘阳性或肉眼切缘阳性的广泛期术后患者，建议局部加量5~10Gy。对未能手术切除或肉眼残存肿瘤，在保护周围正常组织前提下尽量给予更高放疗剂量。CT模拟定位、三维适形放疗和强化扫描能更好确定治疗靶区，建议有条件的应用多野照射技术或容积弧形旋转调强计划，有利于正常组织保护。

该射野靶区上下范围长，放疗时应充分保护周围正常组织。危及器官主要包括脊髓、肝、脾、胃、十二指肠、小肠、健侧肾和肾上腺。QUANTEC建议双肾平均受量<15~18Gy，双肾DVH限制V20<32%，V28<20%。胃壁受照射量应45Gy，小肠肠袋V45<195cm^3。平均肝受照射量应<30~32Gy，对患肝病或肝细胞肝癌者要降低肝脏受照剂量。保证至少700cm^3正常肝脏未受照射能有效避免肝并发症发生。脾脏和肾上腺无明确剂量限定，建议脾脏<5~10Gy，脊髓应<45Gy。

3　放疗并发症

放疗急性不良反应主要有恶心、呕吐、腹泻和腹部绞痛。右侧肿瘤要警惕肝脏相关放射损伤。哥本哈根肾癌研究小组报道27例术后辅助放疗12例发生明显不良反应：其中3例为放射性肝炎；3例十二指肠和小肠狭窄；6例十二指肠和小肠黏膜出血。9例出现肠道相关放疗并发症的患者，4例实施手术治疗，其中5例最终死于治疗相关并发症。上述研究总放疗剂量为50Gy，肠道相关不良反应发生率高与单次剂量2.5Gy过高可能有关。Fugitt等报道52例术后辅助放疗，4例出现肝功能衰竭。

第四节　UTUC的随访

患者需定期复查以发现异时性膀胱肿瘤、局部复发及远处转移。随访监测方案需超过5年的膀胱镜和尿细胞学检查。膀胱复发不被认为是远处复发。当行保留肾脏手术时，由于疾病复发风险高，同侧上尿路要仔细和长期随访。重复内窥镜检查必要。在保留肾脏手术之后，和膀胱癌一样，建议在最初内镜治疗后6~8周内早期行输尿管镜复查，但不作为常规推荐。

第六章

晚期UC的治疗

约5%的膀胱癌在诊断之时已有转移。此外，约50%的肌层浸润性膀胱癌行根治性膀胱切除术（RC）后会复发，其中局部复发约占10%~30%，远处转移更为多见。对于临床怀疑转移的UC患者，需要进行全面评估，包括患者的体能状态，是否存在内科合并症，胸腹盆腔CT，骨扫描及中枢神经系统成像（如果碱性磷酸酶异常或出现相关脏器受累迹象），肾小球滤过率（GFR）以评估患者是否适合顺铂治疗。另外，免疫组化（如Her-2，PD-L1）和基因检测（需包括FGFR3突变）也建议在晚期UC患者中进行检测，以筛选能进行合适系统性治疗和临床研究的患者。

第一节　晚期UC的一线治疗

顺铂为基础的化疗在晚期UC的系统治疗中非常重要，但约40%的患者不能耐受。所以根据顺铂耐受情况可将晚期UC分为两类人群，即可耐受顺铂和不可耐受顺铂人群。

1　可耐受顺铂人群的治疗

1.1　吉西他滨联合顺铂化疗

研究显示GC与传统的MVAC方案疗效相当，两组客观有效率为45.7%与49.4%，中位PFS为7.7月与8.3月，中位OS为14.0月与15.2月，但GC治疗导致的中性粒细胞减少性发热、脓毒症和黏膜炎显著低于MVAC组。

1.2　粒细胞集落刺激因子（G-CSF）支持下的剂量密集性MVAC（DDMVAC）化疗

该方案与传统MVAC相比，两组客观有效率分别为62%与50%，中位PFS为9.1月与8.2月，中位OS为15.1月与14.9月，虽未达统计学差异，但DD-MVAC与传统MVAC相比的毒性和疗效均有所改善。

1.3　化疗后的免疫维持治疗

JAVELIN Bladder 100为Ⅲ期随机临床研究，旨在评估PD-L1单抗Avelumab用于晚期UC对一线含铂治疗有反应或疾病稳定患者维持治疗的疗效和安全性。吉西他滨联合顺铂或卡铂治疗4至6周期后，共700例各350例随机分配接受Avelumab维持治疗（10 mg / kg，静脉注射，Q2W）+最佳支持治疗（BSC）或仅接受BSC。总体上，PD-L1阳性患者占51%（358例）。中位随访时间分别为19.6个月和19.2个月时，与BSC比，Avelumab + BSC可显著改善OS（HR=0.69；*P*<0.001）；两组中位OS分别为21.4个月和14.3个月。

基于以上临床证据，晚期UC在接受铂类化疗后有反应或疾病稳定，推荐应用Avelumab维持治疗，直至疾病进展或患者无法耐受副反应。

1.4　Enfortumab Vedotin联合帕博利珠单抗

Enfortumab Vedotin（EV）是靶向Nectin-4的抗体偶联药物（ADC），由靶向Nectin-4的IgG1单抗enfortumab与细胞毒制剂MMAE偶联而成。Nectin-4在UC细胞广泛表达。EV-302是一项全球、开放标签的Ⅲ期随机临床试验，研究纳入既往未接受过治疗、不可切除的局部晚期或转移性UC患者，以1：1的比例随机分配至EV+帕博利珠单抗组和化疗组[4]。结果显示，EV+帕博利珠单抗组和化疗组的中位OS分别为31.5个月（95%CI：25.4-未达到[NR]）和16.1个月（95%Cl：13.9-18.3），12个月OS率分别为78.2%（95%CI：73.9-81.9）和61.4%（95%CI：56.6-65.9）。EV+帕博利珠单抗组的死亡风险较化疗组低53%（HR，0.47）。EV+帕博利珠单抗组和化疗组的中位PFS分别为12.5个月（95%CI：10.4-16.6）和6.3个月（95%CI：6.2-6.5）。EV+帕博利珠单抗组的疾病进展或死亡风险较化疗组低55%（HR，0.45）。

EV-302试验结果表明，在既往未接受过治疗的局部晚期或转移性UC患者中，EV联合帕博利珠单抗较化疗更能为患者带来PFS和OS获益，且使大多数患者在12个月和18个月时可保持持续缓解。另外，在有无肝转移、是否适合接受顺铂治疗及PD-L1表达状态的预设亚组中也观察到相似的疗效获益。因此，局部晚期或转移性UC的治疗格局发生了巨大改变，EV联合帕博利珠单抗已成功挑战了铂类化疗的基础地位。

1.5　纳武利尤单抗联合吉西他滨和顺铂

CheckMate 901是一项Ⅲ期、随机、开放标签临床研究，将既往未曾治疗的不可切除的局部晚期或转移性UC患者随机分组，分别接受纳武利尤单抗+吉西他滨+顺铂治疗（联合组，纳武利尤单抗在联合治疗后继续维持治疗至多2年）或接受吉西他滨+顺铂治疗（化疗组）[5]。该项研究共纳入608名患者（每组304人），中位随访33.6个月，联合组的中位OS为21.7个月（95% CI，18.6~26.4），化疗组为18.9个月（95% CI，14.7~22.4）（HR，0.78；95% CI，0.63~0.96；*P*=0.02），两组的中位PFS分别为7.9个月（95% CI，7.6~9.5）和7.6个月（95% CI，6.1~7.8）（HR，0.72；95% CI，0.59~0.88；*P*=0.001）。这是首个以化疗同时联合免疫治疗较以顺铂为基础的标准化疗带来生存获益的研究。

2 不耐受顺铂人群的治疗

2.1 非顺铂方案化疗

（1）吉西他滨联合卡铂化疗

EORTC30986是评估吉西他滨联合卡铂与M-CAVI方案（氨甲蝶呤+卡铂+长春花碱）的随机对照Ⅱ/Ⅲ期临床研究，入组病人的GFR<60mL/min或体力状况差，不能耐受顺铂化疗。结果显示两组客观有效率分别为42%与30%，中位PFS为5.8月与4.2月，中位OS为9.3月与8.1月，整合评价吉西他滨联合卡铂治疗组更优。严重的毒性反应在吉西他滨联合卡铂治疗组为13.6%，而M-CAVI组为23%。因此吉西他滨联合卡铂可作为此类人群的标准治疗方案。另外，基于JAVELINBladder100研究结果，晚期UC在接受卡铂化疗后有反应或疾病稳定者，推荐应用Avelumab维持治疗，直至疾病进展或患者无法耐受副反应。

（2）吉西他滨单药化疗

吉西他滨单药用于晚期UC的一线治疗，其客观有效率为24%~44%，其中完全缓解率为8%~17%，中位OS为8个月~13.5个月。吉西他滨单药治疗可作为不耐受铂类患者的可选择治疗方案。

（3）吉西他滨联合紫杉醇化疗

多项吉西他滨联合紫杉醇化疗用于治疗不耐受铂类化疗的晚期UC研究显示，此方案耐受良好，反应率为38%~60%。目前缺乏与标准铂类为基础的联合化疗对照的RCT研究，所以，此方案不推荐用于能耐受铂类的一线治疗。

2.2 抗体偶联药物（ADC）联合免疫治疗

（1）EnfortumabVedotin联合帕博利珠单抗

EV-302试验的亚组分析结果表明，不耐受顺铂化疗患者接受EV+帕博利珠单抗组较卡铂化疗组的PFS和OS都能获益（HR均为0.43）。

（2）维迪西妥单抗联合特瑞普利单抗

RC48为荣昌生物自主研发的HER2 ADC药物，通过Disitamab靶向HER2，采用可裂解的半胱氨酸偶联MMAE。一项开放标签的多中心临床试验（RC48-C014），用于评价维迪西妥单抗联合特瑞普利单抗治疗晚期不耐受顺铂化疗UC患者的安全性和有效性。患者在剂量递增和扩增队列中每两周接受1.5mg/kg或2mg/kg的维迪西妥单抗联合3mg/kg特瑞普利单抗治疗，直到确认疾病进展、不可接受的毒性或自愿停药为止。截至2022年11月18日，该研究共入组41例受试者患者（接受RC48一线治疗患者25人，占比61.0%；二线及以上16人，占比39.0%），确认的客观缓解率（cORR）为73.2%，完全缓解率为9.8%，其中既往未接受过任何系统治疗的患者确定的客观缓解率（cORR）为76%，无进展生存时间中位数为9.2个月，中位生存时间未达到，两年生存率为63.2%。其中关于HER2免疫组化状态的分层疗效数据结果进一步提示：HER2免疫组织化学0+、1+、2+/3+患者的客观缓解率分别为33.3%、64.3%、88.3%。

2.3 免疫治疗

以PD-1/L1单抗为代表的免疫检查点抑制剂在晚期UC二线治疗中取得了较好疗效。而后有研究显示，免疫检查点抑制剂也可作为一线治疗用于不耐受铂类化疗的晚期UC。

阿替利珠单抗最先用于不耐受铂类化疗晚期UC一线治疗的2期单臂临床研究（IMvigor210研究），结果显示，客观缓解率为23%，9%患者达完全缓解。中位OS为15.9个月。3至4级治疗相关AE发生率为16%。

KEYNOTE-052是帕博利珠单抗用于不耐受顺铂晚期UC一线治疗的2期单臂临床研究，结果显示治疗的客观缓解率为29%，7%达到完全缓解。3级或以上的治疗相关AE反应发生率为16%。

阿替利珠联合化疗用于晚期UC一线治疗的随机对照3期临床试验（IMvigor130研究），结果显示单独阿替利珠治疗组与单独化疗组PD-L1（免疫组化0/1）患者的中位OS为13.5个月与12.9个月，统计学分析显示有利于单独化疗组（HR=1.07），而对PD-L1（免疫组化2/3）患者，则有利于单独阿替利珠单抗治疗（HR=0.68）。另一项帕博利珠单抗联合化疗用于晚期UC一线治疗的KEYNOTE361研究结果与之类似。因此阿替利珠单抗与帕博利珠单抗用于晚期UC的一线治疗，有如下限定条件：①不耐受顺铂，但耐受卡铂化疗的人群，仅适用于PD-L1阳性患者；②不耐受任何铂类化疗的患者，无需选择PD-L1表达情况。

第二节 晚期UC二线及二线后治疗

临床试验是癌症患者获取目前先进有效治疗的一个重要途径，因此晚期UC二线及二线后患者应优先推荐临床试验。近年也已有多个免疫、靶向、抗体偶联等药物获批晚期UC二线及二线后治疗。

1 免疫治疗

（1）特瑞普利单抗

基于Ⅱ期POLARIS-03研究结果，中国于2021-4-12批准特瑞普利单抗二线治疗晚期UC。POLARIS-03为一项开放、多中心的临床研究，旨在评估特瑞普利单抗二线治疗局部晚期或转移性UC的有效性和安全性。主要终点为ORR，次要终点包括DOR、PFS和OS。151例晚期或转移性UC ORR为25.8%，其中PD-L1阳性人群为41.7%，PD-L1阴性人群为16.7%。全组PFS为2.3个月，PD-L1阳性者达3.7个月。全组OS为14.4个月，其中PD-L1阳性者以及阴性者依次为35.6和11.2个月。2022年ASCO会议公布了其两年随访，结果显示客观有效率达到26.5%，疗效持续时间为25.8个月，中位总生存时间为14.6个月。

（2）替雷利珠单抗

基于Ⅱ期BGB-A317-204研究结果，中国于2020-4-9批准替雷利珠单抗二线治疗IC≥1%或TC≥25%的晚期UC。BGB-A317-204研究是一项单臂多中心临床研究，纳入既往接受一线或二线治疗失败且PD-L1阳性（经SP263免疫组化检测IC≥1%或TC≥25%）的局部晚期不可切除或转移性UC。主要疗效终点为ORR，次要疗效终点包括DoR、PFS和OS。共113例接受替雷利珠单抗治疗，在可评估疗效的104例中，ORR为24%，其中完全缓解率为10%，疾病控制率为38.6%。PFS为2.1个月，OS为9.8个月。

（3）帕博利珠单抗

KEYNOTE-045证实：帕博利珠单抗二线治疗晚期UC的OS优于化疗（10.1 VS 7.3个月，HR=0.70；$P<0.001$）；帕博利珠单抗的ORR达21.1%，而化疗仅为11.0%；并且帕博利珠单抗的3-5级副作用低于化疗组（16.5% VS 50.2%）。五年随访数据显示帕博利珠治疗组四年生存率为16.7%，疗效持续时间为29.7个月。

（4）纳武利尤单抗

Checkmate275研究纳入270例含铂治疗失败的晚期UC患者，结果表明纳武利尤单抗的客观有效率为19.6%（95% CI 15.0-24.9），中位OS为8.74个月（95%CI，6.05- NR），以PD-L1表达<1%和≥1%为标准，OS分别为5.95个月与11.3个月。2017年2月美国食品和药物管理局（FDA）基于此结果批准了纳武利尤单抗晚期尿路上皮癌二线治疗适应证。

2 抗体偶联药物治疗

（1）维迪西妥单抗（RC48）

中国于2022年1月5日批准维迪西妥单抗的用于既往接受过系统化疗且HER2表达为免疫组化检查结果为2+或3+的局部晚期或转移性UC患者。关键Ⅱ期注册临床研究（RC48-C009）纳入了64例既往含铂化疗，包括吉西他滨及紫杉醇治疗均失败的HER2免疫组织化学检测为阳性（免疫组化 2+或3+）的晚期UC患者，所入组受试者中85.9%的患者接受了维迪西妥单抗的三线治疗，总人群疗效客观缓解率（ORR）为

50.0%，其中接受维迪西妥单抗二线治疗人群的客观缓解率为55.6%，总体人群无进展生存时间中位数为5.3个月，总生存时间中位数为14.2个月。

RC48-C005和RC48-C009合并研究入组患者均为既往接受过至少一线系统性化疗失败的HER2过表达（免疫组化2+或3+）局部晚期或转移性UC患者。患者均接受维迪西妥单抗2mg/kg静脉注射，每2周一次。共纳入107例患者，经BIRC评估确认的ORR为50.5%（95%CI：40.6-60.3）。在预先设定的亚组中，包括肝转移和先前接受抗PD-1/L1治疗的患者，也观察到一致的结果。截至2022年5月10日，中位缓解持续时间为7.3个月（95%CI：5.7-10.8）。中位PFS和中位OS分别为5.9个月（95%CI：4.3-7.2）和14.2个月（9.7-18.8）。最常见的治疗相关不良事件（TRAEs）为：外周感觉神经病变（68.2%）、白细胞减少（50.5%）、AST升高（42.1%）和中性粒细胞减少（42.1%）。58例（54.2%）患者发生≥3级TRAEs，包括外周感觉神经病变（18.7%）和中性粒细胞减少（12.1%）。

（2）Enfortumab Vedotin（EV）

2019年EV经FDA批准用于二线和二线后治疗晚期UC。EV-201是一项Ⅱ期单臂、多中心试验，共纳入125例曾用过PD-1/L1抑制剂和含铂化疗的局部晚期或转移性UC。主要终点ORR达44%，其中15例完全缓解。中位缓解持续时间为7.6个月，常见严重不良反应是尿路感染（6%）、蜂窝织炎（5%）、高热性中性粒细胞减少症（4%）、腹泻（4%）、败血症（3%）、急性肾损伤（3%）、呼吸困难（3%）和皮疹（3%）。随后进行的Ⅲ期确证性临床试验（EV-301）中608例曾接受过PD-1/L1抑制剂和含铂方案进展的晚期UC随机分为EV治疗或化疗。两组OS分别为12.88和8.97个月（HR=0.70；P=0.001）；PFS分别为5.55和3.71个月（HR=0.62；P<0.001）；ORR依次为40.6%和17.9%；两组的毒性相似，进一步明确了EV在晚期UC二线后治疗中的地位。EV-201研究队列2为EV用于顺铂不耐受人群既往免疫治疗失败后的二线治疗。2021年ASCO公布了新的随访结果，ORR为51%，DOR达13.8个月，PFS和OS分别为6.7个月（95%CI：5.0-8.3）和16.1个月（95%CI：11.3-24.1）。

（3）戈沙妥珠单抗（Sacituzumab Govitecan，SG）

该药是特异靶向人滋养细胞表面抗原-2（TROP-2）的ADC药物。在二期研究TROPHY-U-01中，113例经含铂化疗及免疫检查点抑制剂治疗失败后的UC接受戈沙妥珠单抗10mg/Kgd1；8治疗，3周一个疗程。ORR达27%，77%出现肿瘤缩小，PFS和OS分别达5.4和10.9个月。2021年4月，FDA已加速批准戈沙妥珠单抗用于治疗：先前接受过含铂化疗、还接受过一种PD-1抑制剂或一种PD-L1抑制剂治疗的局部晚期或转移性UC患者。

3 靶向治疗

厄达替尼（erdafitinib，Balversa）为口服泛FGFR抑制剂，2019年批准FDA用于治疗FGFR突变的UC。FGFRs是一个受体酪氨酸激酶家族，20%~80%的UC有该家族基因激活突变。厄达替尼获批基于一项多中心、开放性单臂试验BLC2001。该试验纳入87（后增至99）名有FGFR3基因突变、FGFR2或FGFR3基因融合的局部晚期或转移性UC，且在化疗后出现疾病进展。厄达替尼的ORR达40%，完全缓解率为3%。PFS和OS为5.5和13.8个月。

2023年公布了厄达替尼验证性Ⅲ期THOR研究的结果，其中队列1（接受过一种或两种系统性治疗，且必须包括免疫检查点抑制剂），经过中位随访15.9个月，厄达替尼与化疗（多西紫杉醇或长春氟宁）相比，厄达替尼的中位OS更长，分别是12.1个月与7.8个月（HR，0.64；95%CI，0.47-0.88；*P*=0.005）。

4 化疗

长春氟宁属三代长春花属生物碱。三期研究显示长春氟宁和安慰剂二线治疗的ORR分别为8.6%和0%（*P*=0.0063）；PFS为3.0和1.5个月（*P*=0.0012）。尽管主要研究终点意向性人群的OS为6.9和4.6个月，无显著性差异（*P*=0.287）。但进一步多因素分析：两组接受治疗人群的OS存在显著性差异（HR=0.772；*P*=0.03），因此长春氟宁被欧洲医药管理局批准用于UC的二线治疗。

紫杉醇，多烯紫杉醇和白蛋白紫杉醇属紫杉类药物，常用于晚期UC的二线治疗，KEYNOTE-045和IMvigor210两项三期研究提示，紫杉醇，多烯紫杉醇和长春氟宁均可作为二线化疗的备选方案，且OS和长春氟宁相当。白蛋白紫杉醇单药用于晚期UC二线治疗的客观有效率为27.7%，中位生存时间为8.0个月。

第七章

膀胱非UC的病理分型、治疗及随访

第一节 膀胱非UC的病理类型及治疗现状概述

单纯非尿路上皮膀胱肿瘤约占所有膀胱肿瘤的5%，由不同组织学类型的肿瘤组成，其病理类型可分为以下几类：①鳞状细胞肿瘤（纯鳞状细胞癌，疣状癌，鳞状细胞乳头状瘤）②腺体肿瘤（非特殊型腺癌包括肠型、黏液型、混合型，绒毛状腺瘤）③脐尿管癌 ④苗勒氏管型肿瘤（透明细胞癌，子宫内膜样癌）⑤神经内分泌肿瘤（小细胞神经内分泌癌，大细胞神经内分泌癌，分化良好的神经内分泌肿瘤，副神经节瘤）⑥黑色素细胞瘤（恶性黑色素瘤，痣，黑变病）⑦间充质肿瘤（横纹肌肉瘤，平滑肌肉瘤，血管肉瘤，炎性肌纤维母细胞瘤，血管周围上皮样细胞瘤，孤立性纤维瘤，平滑肌瘤，血管瘤，颗粒细胞瘤，神经纤维瘤）⑧尿路造血和淋巴肿瘤 ⑨其他肿瘤（Skene、Cowper和Littre腺的癌，来自其他器官的转移性和侵袭性肿瘤，起源于膀胱憩室的肿瘤等）。

大部分非尿路上皮肿瘤的相关诊治证据主要来源于回顾性病例研究。有限的数据显示PD-L1表达阳性或高突变负荷的非尿路上皮癌患者可能从免疫检查点抑制剂的治疗中获益。对于晚期非尿路上皮癌患者，可建议其参加临床研究。Bernadett等报道两个周期的阿替利珠单抗新辅助治疗在非尿路上皮来源的肌层浸润性膀胱癌显示出良好的活性，在肉瘤样癌中疗效最高，但仍需要更多的证据支持。与UC相比，非尿路上皮肿瘤通常预后更差。

第二节 鳞状细胞癌

1 概述及诊断

膀胱鳞状细胞癌（SCC）是最常见的膀胱非UC，占所有膀胱恶性肿瘤的2.1%~6.7%。膀胱SCC常见突出特点是纯侵袭性鳞状细胞表型，特征是高分化至中分化癌中多存在角蛋白珠和细胞间桥，其中无尿路上皮或腺上皮成分，且排除转移性鳞状细胞癌；但也可能包括低分化的SCC和包括肉瘤样SCC在内的变异类型。UC出现鳞状细胞成分被定义为膀胱UC并鳞状细胞化生。虽然膀胱SCC的发生机制虽未完全阐明，但似与慢性膀胱感染和刺激相关。中东地区，包括埃及在内的国家的膀胱鳞状细胞癌具有与血吸虫慢性感染相关的独特的发病机制。

文献报道膀胱SCC好发50~70岁，男女比例为3：2。PORTER等报道不同种族膀胱SCC发病率不同，美国黑人发病率及相对危险度比白人高。

膀胱SCC按病因可分为血吸虫病性和非血吸虫病性：血吸虫膀胱SCC主要分布在埃及和中东等地区，是该区膀胱癌的主要类型；非血吸虫病性膀胱SCC，一般认为长期留置导尿管、反复尿路感染，膀胱结石、出口梗阻、黏膜白斑、憩室及神经源性膀胱等可能与其发生有关。泌尿系血吸虫感染，血吸虫寄生在盆腔器官包括膀胱组织的小静脉中，其成虫每天可产20~200枚虫卵，后者可导致膀胱壁和尿道壁的炎症性和肉芽肿性反应，继而出现多种组织学改变，包括鳞状上皮化生、膀胱糜烂、溃疡、挛缩、输尿管狭窄进而导致膀胱SCC发生。也有学者认为血吸虫病性膀胱SCC的发生可能与血吸虫导致的细菌和病毒感染有关，而非寄生虫本身。有临床研究发现泌尿道HPV感染可能与膀胱SCC发生有关，主要为高危型HPV，如HPV16、35等，可能原因是高危型HPV诱导的癌基因E6、E7及抑癌基因P53、P16、RB异常表达并影响细胞正常增殖。在大多数影像学和临床研究中，膀胱SCC的临床表现与常规SCC相似，而膀胱和远端输尿管钙化可能更多见。寄生虫卵的迁移通过膀胱壁引起慢性炎症被认为与膀胱SCC发生相关。多数患者治疗已属晚期，25%初诊时已丧失手术机会。

膀胱SCC常伴长期反复的尿路结石，临床症状常无明显特异性。血尿是共同的、最常见的临床表现，可是间歇性无痛全程血尿，也可是镜下血尿或肉眼血尿，出现比例为63%~100%，出现膀胱刺激征可达33%~67%，还可出现排尿困难、下腹疼痛等症状，膀胱双合诊在部分患者的耻骨后方可触及肿块。诊断时常有局部进展，治疗前影像学显示33%~59%可有肾积水。单纯性膀胱SCC预后不良，大多数在诊断后1~3年内死亡。

辅助检查包括：①超声检查简便、无创、经济，是膀胱SCC最常用的影像学方法，对膀胱肿瘤分期的准确率在61%~84%，但操作医生间有差异，肠道积气、膀胱充盈不佳等也影响超声的观察。此外，超声对淋巴结转移的检出率较低。②CT检查肿瘤表现为软组织肿块影，形状可为斑块状、息肉样、乳头状等，可有钙化灶，增强扫描可见肿瘤强化现象。CT可用以了解肿瘤侵犯深度、有无转移，有助肿瘤诊断和分期，对肿瘤分期优于超声，但对肿瘤转移性较大的淋巴结和反应性淋巴结的鉴别有一定难度。③MRI对软组织观察和多位显像能力更高，对肿瘤分期准确率为72%~96%，与CT相似，有学者认为膀胱癌的影像学检查，MRI优于CT。④尿细胞学可作为泌尿系鳞癌的初筛，但敏感性较低，也不能完全准确评估肿瘤组织类型，阴性者不能排除肿瘤存在。⑤膀胱镜检查及镜下活检对肿瘤确诊意义重大，但内镜下活检无法准确评估肿瘤侵犯深度，对肿瘤分期判断不准确。

膀胱SCC恶性程度高、多为浸润性、生长迅速、对放化疗等反应不佳，多数预后不良。分期晚、分化低、有淋巴转移者预后更差。初次就诊约有10%已发生转移，美国安德森癌症中心曾报道非血吸虫性原发膀胱SCC 5年和2年OS分别为10.6%和47.6%。文献报道膀胱SCC切除术后复发的中位生存仅7个月，即使经根治性切除的Ⅲ、Ⅳ期膀胱SCC其生存率也显著低于同期膀胱UC。大样本分析发现T3期是膀胱SCC就诊时最常见肿瘤分期，常表现为肌层浸润性生长、分期较晚，导致预后较差。若怀疑鳞癌，需询问病史（结石、慢性感染、血吸虫接触等），做体格检查，行泌尿系超声、腹部强化CT/MRI及胸部CT检查；行膀胱镜检查了解肿瘤位置及形态并取活检，有条件者建议行诊断性TUR及病理检查；尿细胞学是一种无创性检查，但对鳞癌阳性率不高；亦可行泌尿道人类乳头瘤病毒（HPV）感染筛查，高危型如HPV16、35等；术前可利用PET-CT对可疑患者进行评估，但不优于强化CT。

2 治疗

2.1 外科治疗

膀胱SCC最基本治疗仍是手术治疗，临床应根据肿瘤分期、分级、有无远处转移及全身一般情况制定治疗方案，对分期较低者可行经尿道膀胱肿瘤电切术或膀胱部分切除术，但术后盆腔复发风险很大，是造成膀胱SCC的主要死因。有研究提示T1-T4a期膀胱SCC首选术式是RC+盆腔淋巴结清扫术，行RC者生存率高于其他术式；分期较低（T1高分化）、孤立局限性鳞癌可行经尿道膀胱肿瘤电切术或膀胱部分切除术；对T4b期及有远处转移者，若一般情况好，可行姑息性RC。Lonati等认为，与UC相比，纯SCC应该更早考虑RC，甚至在疾病发展为肌肉侵袭性之前。术前影像学评估区域淋巴结阳性者，需行盆腔淋巴结清扫（范围包括双侧髂总、髂外、髂内和闭孔淋巴结）。

2.2 辅助治疗

本病单纯放疗效果差，RC疗效优于单纯放疗，术前放疗加RC可有效预防术后盆腔复发，建议对T2期以上膀胱SCC行术前新辅助放疗。有文献报道，膀胱SCC在RC术后接受辅助性放疗与单纯行RC相比，明显改善肿瘤局控率和PFS。

膀胱SCC对化疗多不敏感，临床上也有以铂类为基础的化疗使伴远处转移的T3-4期获得CR的报道。Kassouf等观察8例接受以铂类为基础的新辅助化疗有3例肿瘤降级和较好预后。一项小型研究显示，在接受新辅助紫杉醇、卡铂和吉西他滨治疗的25名肌层浸润性单纯鳞状细胞癌患者中，40%在RC时降为非肌层浸润性疾病，其中24%表现为pT0且后续随访无复发。

多项研究表明膀胱SCC PD-L1表达高于UC，由北大第一附院开展的单中心回顾性研究表明：PD-L1阳性的膀胱SCC有更好预后，是OS和PFS的独立保护因素。目前临床已有帕博利珠单抗使远处转移膀胱SCC达到CR的报道，或许为以后开展免疫治疗提供了新思路。

膀胱SCC的Nectin-4和Trop-2表达水平与纯UC相当或更高，一些研究结果表明针对Nectin-4和Trop-2的抗体偶联药物EV和SG在晚期膀胱SCC的治疗中发挥作用，但仍需要足够的前瞻性试验进行验证。

第三节　腺癌

腺癌是具有腺体特征的恶性肿瘤。根据组织来源不同，膀胱腺癌可分为非脐尿管腺癌、脐尿管腺癌、转移性腺癌。原发性膀胱腺癌约占全部膀胱恶性肿瘤的0.5%~2%，好发于中老年人，50~60岁发病率最高，男女比例为2~3：1。诊断主要靠膀胱镜活检，超声、CT及MRI等可显示肿瘤大小、侵犯范围及临床分期，特别对脐尿管腺癌，当肿瘤未侵及膀胱黏膜时，膀胱镜检可无异常。有研究表明，与脐尿管腺癌相比，非脐尿管腺癌预后较差。

1　非脐尿管腺癌

非脐尿管腺癌约占膀胱腺癌的2/3，可能由移行上皮腺性化生引起。长期慢性刺激、梗阻及膀胱外翻是引起化生的常见原因。流行病学调查，非脐尿管腺癌在血吸虫病流行区域常见，该区膀胱腺癌约占膀胱癌的10%。

膀胱腺癌主要症状有血尿、尿痛、膀胱刺激征、黏液尿等。原发性膀胱腺癌好发于膀胱颈部、膀胱三角区、膀胱憩室和苗勒管囊肿等部位，病变进展较快，多为肌层浸润性膀胱癌。非脐尿管腺癌伴腺性膀胱炎比原位癌更常见。

绝大多数就诊时已属局部晚期或已转移，只有35%病变局限在膀胱，24%为低级别病变。对局限的原发性膀胱腺癌，标准治疗为RC加盆腔淋巴结清扫，以提高手术效果，术后辅助以放疗，可提高肿瘤PFS。TURBT或膀胱部分切除术效果不佳。此外，单一放疗或系统性治疗对原发性膀胱腺癌疗效有限，有研究表明与手术治疗相比，外照射放疗甚至外照射放疗整合手术治疗的5年OS较低。目前尚无有效证据证明新辅助治疗在膀胱腺癌中的治疗作用，但有研究表明术前新辅助放疗可显著提高膀胱腺癌DFS。膀胱灌注对膀胱腺癌效果不明。对进展期和有转移的腺癌可考虑化疗，对淋巴结阳性的膀胱腺癌，考虑采用FOLFOX（奥沙利铂、亚叶酸、5-FU）或GemFLP（5-FU、亚叶酸、吉西他滨和顺铂）化疗。对化疗有效者可行化疗后手术巩固治疗。对晚期肿瘤，首选参加临床试验。对有些选择性患者，可考虑采用以5-FU为基础的整合化疗（FOLFOX或GemFLP）或TIP方案（紫杉醇、异环磷酰胺、顺铂联合化疗）。或采用紫杉醇整合铂类。有研究用高通量测序分析膀胱腺癌中具潜在治疗价值的突变基因，但尚无证据佐证其疗效。有研究表明与UC和膀胱鳞癌相比，膀胱腺癌中PD-L1表达水平和肿瘤突变负荷水平低，提示免疫治疗可能不适于膀胱腺癌。

目前针对非脐尿管腺癌预后的研究结果不一，5年OS在11%~55%之间，差异较大。但普遍认为与膀胱UC相比，非脐尿管腺癌预后较差。

2 脐尿管腺癌

脐尿管腺癌是一种罕见的膀胱恶性肿瘤，占全部膀胱肿瘤<1%，占膀胱腺癌的1/3。一般认为脐尿管腺癌可能与脐尿管上皮增生及其内覆移行上皮腺性化生有关。好发于中老年人，50~60岁发病率最高（中位发病年龄51.5岁），在国人中，中位发病年龄为50岁。患病人群中男性较多，男女比例为1.4~1.6：1。

脐尿管的组织学有三层结构：内层上皮常为移行细胞（70%），也可是柱状细胞（30%）；中层为黏膜下结缔组织；最外是肌肉层，与膀胱逼尿肌相延续。

尽管绝大多数残余脐尿管的内层是尿路上皮，但脐尿管恶性肿瘤的主要病理类型却是腺癌（>90%）。存在两种假说。①慢性炎症刺激导致上皮腺性化生，进而诱发癌变；②某些脐尿管腺癌，尤其是肠型腺癌，可能起源于胚胎发育中遗留在脐尿管中的后肠残迹。不管癌症发生原因如何，并未发现遗传易感性、家族聚集性或环境因素可诱发脐尿管癌。

脐尿管腺癌只发生在膀胱顶部前壁，膀胱黏膜无腺性膀胱炎和囊性膀胱炎及肠上皮化生，肿瘤集中于膀胱壁，即肌间或更深层，而非黏膜层，并可见脐尿管残留。多数初诊时表现为血尿，少数可出现腹痛和排尿困难、黏液尿、非特异性尿路紊乱（脓尿、尿频、慢性尿路感染等）、脐部分泌物或全身性非特异性症状（发烧、体重减轻、恶心等）。约8%可无显著不适症状。

由于脐尿管腺癌发病率低且组织病理学特征与其他来源的腺癌相似，故临床诊断困难。Paner等通过回顾性分析多项研究，对脐尿管腺癌提出如下诊断标准：

（1）强制性标准：①肿瘤位于膀胱穹窿和/或膀胱前壁；②肿瘤位于膀胱壁内；③在膀胱穹窿和膀胱前壁之外无广泛的囊性膀胱炎和/或腺性膀胱炎；④无其他原发性腺癌的证据；

（2）可选标准：存在与肿瘤相关的脐尿管残留。

脐尿管腺癌分期系统由Sheldon于1984年提出，具体如下：

Ⅰ期 肿瘤局限于脐尿管黏膜；

Ⅱ期 肿瘤局部突破黏膜，但局限于脐尿管内；

Ⅲ期 ⅢA：局部累及膀胱，ⅢB：局部侵犯腹壁，ⅢC：局部侵犯腹膜，ⅢD：局部侵犯邻近脏器；

Ⅳ期 ⅣA：局部淋巴结转移，ⅣB：远处转移。

1996年Nakanishi对其进行修改：

A肿瘤侵入膀胱，但尚未侵入腹壁、腹膜或其他脏器；B侵入腹壁、腹膜或其他脏器；C局部淋巴结转或远处转移。

2006年Ashley等提出了Mayo分期：

Ⅰ期 肿瘤局限于脐尿管黏膜；Ⅱ期 局部累及脐尿管或膀胱肌层；Ⅲ期 局部淋巴结转移；Ⅳ期 远处淋巴结或脏器转移。

2.1 辅助检查

（1）膀胱镜检查：脐尿管癌的临床诊断，膀胱镜检并活检非常重要。文献数据显示脐尿管癌中膀胱镜检阳性率达89%，且有助于确定肿瘤位置是在膀胱顶部还是前壁。肿瘤典型镜下表现是广基的溃疡性肿物。由于脐尿管肿瘤由外至内侵袭膀胱，在稍早期阶段，膀胱镜下可呈外在压迫，而表面黏膜正常。有时黏膜也可见葡萄样病变、小结节样肿物或乳头样病变。部分患者压迫耻骨上区病变黏膜处可见黏液喷溢。

（2）诊断性经尿道电切术（transurethal resection，TUR）：诊断性TUR可获更多组织标本，提高病理诊断准确率。对肿瘤未侵及膀胱黏膜者，获取足够肿瘤组织仍是临床难题。研究显示，经尿道切检（TUR）脐尿管癌术前诊断敏感性为93%，特异性100%，阳性预测值100%，阴性预测值50%。

（3）血清学标记物：脐尿管腺癌与结直肠腺癌在组织病理学上具相似性，常可见CEA、CA19-9和CA125升高，荟萃分析，确诊时血清CEA升高达55.7%，CA19-9和CA125升高分别为50.8%和51.4%。其他少见血清标记物还有LDH、CA15-3、AFP和NSE等。这些标志物不但有助诊断，还可评估治疗反应，并在随访中预测复发。

（4）超声：超声是脐尿管癌初诊时最常用影像学检查，脐尿管癌可表现为中线附近、膀胱和前腹壁间的混杂回声软组织肿物，内部有较丰富血流信号，并可见强回声钙化灶。彩色多普勒超声下，脐尿管癌的血流分布以周边型为主，占71.43%；膀胱移行上皮癌的血流以中央型为主，占72.22%。

（5）CT：CT对脐尿管癌诊断可提供可靠信息。脐尿管癌表现为实性、囊性或囊实性病变，并可见不均匀强化。60%肿瘤可见低密度病灶，常为黏液成分。50%~70%肿瘤内可见钙化灶，表现为散在斑点状、曲线状或周边型。脐尿管癌CT的特征性表现：①肿瘤均位于中线或稍偏中线的脐尿管走行区；②肿瘤多为囊实性肿块，囊壁厚薄不均，外缘不光整，囊内壁不规则。增强扫描实性部分及囊壁多呈中度以上强化，其内可见低密度无强化区。③肿瘤常侵犯膀胱壁，致邻近膀胱壁增厚，并向膀胱腔内生长，但主体多位于膀胱腔外；④肿瘤中央或周边可见钙化，呈点状、斑点状、条形或弧形；⑤若有与病变相连的残存脐尿管多提示脐尿管癌，矢状面显示残存脐尿管可更好。因此，膀胱顶部靠中线的肿物，不论实性或囊性，尤其伴有小钙化灶，应高度怀疑脐尿管癌。CT还有助于评估肿瘤局部侵犯，淋巴结及远处转移情况和手术切除可行性。

（6）MRI：由于瘤内有黏液成分、囊性变或坏死，在T2WI可见高信号影像，增强后在T1WI肿瘤边缘和实性部分可见不均匀强化。评估肿瘤对临近组织脏器的侵犯和局部淋巴结转移，MRI可提供更多信息。对脐尿管肿瘤术前评估，CT+MRI诊断脐尿管癌敏感性为61%，特异性43%，阳性预测值81%，阴性预测值21%。

若怀疑脐尿管肿瘤，需询问病史，做体格检查，行泌尿系超声、腹部强化CT/MRI及胸部CT检查；行膀胱镜检查了解肿瘤位置及形态并取活检，有条件建议行诊断性TUR及病理检查；对肿瘤进行超声造影检查，有助于与膀胱癌相鉴别；尿细胞学是一种无创性检查，但在脐尿管癌的阳性率不高；对怀疑脐尿管癌常规筛查CEA、CA19-9和CA125；术前可利用PET-CT对可疑患者进行评估，但不优于强化CT。

2.2　治疗

（1）手术。原发灶切除：对局限性病变，手术是主要疗法，金标准是切除脐尿管、脐部和部分/根治性膀胱全切术，同时行双侧盆腔淋巴结清扫术。TURBT联合外照射和近距离放疗等保留膀胱的疗法，在脐尿管癌不推荐使用，但对cN0M0脐尿管癌，可选择性采用这种术式。部分研究推荐采用扩大性膀胱部分切除术，应尽可能整块切除膀胱顶、脐尿管和脐，包括部分腹直肌、腹直肌后鞘、腹膜及弓状线。

1）脐尿管癌主要由膀胱由外向内侵袭膀胱黏膜，生物学特性不像膀胱原发上皮肿瘤具有多中心性，可通过膀胱部分切除实现治疗目的。但切缘阳性是术后预后不良的独立预测因素。因此，不能保证切缘阴性或残留膀胱功能容量过小，过去多支持RC（SS）。1993年Henly等提出绝大部分患者可接受膀胱部分切除+脐切除术，取得了与RC+脐切除相近的OS，并极大改善了生活质量。一项回顾性研究多变量分析发现，肿瘤分级和切缘状况是肿瘤特异性生存的独立预测因子。膀胱部分切除术和与RC相比，OS并无显著性差异。另一项研究评估脐尿管癌不同治疗组间的预后，结果也显示RC组的OS并不优于膀胱部分切除组。

脐尿管肿瘤可出现在沿脐尿管走行的任何部位，瘤内常有含黏液的囊性结构，在脐下横断脐尿管韧带可能导致含有肿瘤细胞的囊液溢出，造成广泛种植转移。Jia等回顾性分析39例脐尿管肿瘤，27例（69.2%）接受脐切除术。多变量分析显示肿瘤大小、Mayo分期和脐切除是OS的独立预测因素。荟萃分析显示，429例中67%接受脐部完整切除，结果表明需要进一步强调脐部切除的重要性，但有少数研究持不同观点。Ashley等的研究中54%接受脐切除术，单变量分析显示是未行脐切除（HR3.0）、切缘阳性（HR4.7）、肿瘤高分级（HR3.6）、区域淋巴结阳性（HR5.1）和肿瘤高分期（HR4.8），是脐尿管肿瘤特异性生存的风险因素，进一步多变量分析发现脐切除并非肿瘤特异性生存的独立预测因素。文献报道脐尿管癌侵犯脐部及术后脐部复发非常罕见，同时考虑肚脐的美学意义，是否需要切除脐部值得研究商榷。

尽管开放手术仍是经典术式，但国内外均有尝试腹腔镜或机器人辅助术式，并取得良好效果，且具术野清晰、恢复快、出血少、并发症少等优点，可作为治疗脐尿管癌一种有效术式，但长期疗效有待进一步观察。

2）盆腔淋巴结清扫：盆腔淋巴结清扫（PLND）作为膀胱部分切除或RC的一部分可否改善脐尿管癌预后，尚存争议。Bruins等纳入152例，其中43例接受盆腔淋巴结清扫，多变量分析显示淋巴结转移是影响OS的独立预测因素之一，但未发现淋巴结清扫能带来显著生存获益。国内有回顾性分析发现，尽管淋巴结清扫组的预后指标有优于未清扫组的趋势，但并无显著性差异。因此认为淋巴结清扫对明确肿瘤分期的意义要大于肿瘤控制。Duan等对62例行回顾性研究，多变量分析显示术后盆腔淋巴结复发是影响OS的独立预测因子之一。未接受盆腔淋巴结切除者术后出现盆腔淋巴结转移的比例要高于接受淋巴结切除者（20% vs. 11.1%）。盆腔淋巴结清扫可切除阳性淋巴结（包括微转移灶），进而降低局部淋巴结复发风险，理论上能带来生存获益。

考虑到淋巴结阳性（无远处转移）对生存的负面影响与有远处转移者相似，故建议行盆腔淋巴结切除术。术前及时发现阳性淋巴结不仅有助于准确分期，还会影响治疗选择。有关盆腔淋巴结清扫能否带来生存获益的结论，尚需更大规模临床对照试验评估。

来自纪念斯隆-凯瑟琳癌症中心的Herr等明确提出盆腔淋巴结清扫范围至少包括双侧的髂总、髂外、髂内和闭孔淋巴结。所有患者均行扩大的膀胱部分切除术（整块切除含脐部在内的全部脐尿管韧带、腹直肌筋膜后层、表面覆盖的腹膜以及膀胱周围延伸至盆侧壁的全部软组织），同时切除累及的邻近器官。对病变局限于脐尿管和膀胱（≤ⅢA期）者，术后5年肿瘤特异性生存率达93%，即使ⅢA期以上，也达41%，取得了满意疗效。对伴寡转移灶的晚期脐尿管癌，需依据个体情况整合评判，亦可考虑姑息性切除手术，同时联合全身化疗。

（2）系统化疗：脐尿管癌确诊时常分期较晚，出现远处转移者占20%以上，常失去手术治愈机会。即使接受手术治疗，也常会出现局部复发和远处转移，尤其淋巴结和切缘阳性者。对这类患者，系统化疗可能延长生存期，但5年OS不足20%，证明目前的化疗方案效果不尽人意。

顺铂为基础的联合化疗（MVAC或GC），是膀胱UC的一线化疗方案，也常用于晚期脐尿管癌。由于脐尿管腺癌与结直肠腺癌在组织学和临床上具明显相似性，用于结直肠癌以5-FU为基础的化疗方案，也被用于脐尿管癌。有荟萃分析用影像学反应评估不同化疗方案疗效。其中以5-FU为基础和顺铂+5-FU为基础的整合化疗方案，ORR接近，分别为44%和43%，明显高于顺铂为基础和不含顺铂、5-FU的化疗方案（9%和23%）。将肿瘤稳定者计算在内，顺铂+5-FU为基础的整合化疗方案的DCR明显优于5-FU为基础的整合化疗方案（86% vs. 69%）。因此，顺铂+5-FU为基础的整合化疗方案能为脐尿管癌患者提供最高生存获益。结合文献，以5-FU+铂类为基础的有效联合化疗方案包括以下整合：①5-FU+亚叶酸钙，吉西他滨，顺铂；②5-FU+INFα，顺铂；③5-FU+奥沙利铂；④5-FU+顺铂。一项单中心回顾性研究，使用包括奥沙利铂、亚叶酸钙和5-FU在内的改良FOLFOX方案治疗转移性脐尿管癌，总DCR为80%。加拿大泌尿外科协会关于脐尿管癌治疗的专家共识也推荐FOLFOX方案作为首选化疗方案。

系统化疗在围术期应用，尚无一致意见。美国M.D.安德森癌症中心的Siefker-Radtke认为，术前评估无淋巴结转移者，均不推荐术前化疗。对手术难以切除的淋巴结阳性患者，系统化疗有可能带来手术治愈机会。出现盆腔淋巴结转移者，接受3个周期GC新辅助化疗后，行膀胱扩大部分切除术（包括脐尿管和脐）+盆腔淋巴结清扫，术后再接受3个周期辅助化疗，最终实现5年以上的肿瘤无复发生存。

切缘阳性、淋巴结阳性或腹膜受累以及脐尿管韧带切除不完整的患者术后复发可能性较高，如愿意接受积极治疗，可给予术后辅助化疗，但术后辅助化疗能否带来生存获益，尚需更多试验数据明确。

（3）放疗：脐尿管癌对放疗不太敏感，很少单独使用放疗。有研究收集SEER数据库中420例脐尿管癌临床资料，接受过放疗者仅10%，其中联合手术治疗者29例（含Ⅳ期13人，Ⅲ期10人，Ⅱ期5人），单独放疗仅13例（含Ⅳ期11人）。有研究显示，术后接受辅助放疗的中位生存期为19.5个月（4~28.5个月），接受辅助放疗+化疗的中位生存期为21个月（6~32.5个月）。国内有研究报告，1例Ⅲa期黏液腺癌术后仅接受盆腔局部放疗，随访8个月未见复发和转移。

对术后切缘阳性或局部不能手术切除的病灶，有时可尝试放疗，但能否提升肿瘤长期治疗结果，尚无有力证据支持。

2.3 预后

脐尿管癌是一种罕见肿瘤，确诊时多为中晚期，总体预后相对不佳。大宗病例荟萃分析显示，总体中位生存时间是57个月，5年OS为51%。随分期升高，5年OS下降，Ⅰ期为73%，Ⅱ期60%，Ⅲ期58%，Ⅳ期20%。

手术切缘阴性和无淋巴结受累与术后长期生存相关。术后复发和转移是治疗失败重要原因，一般在术后2年内发生。常见转移部位为盆腔（37%）、膀胱（34%）、肺（28%）和淋巴结（18%）。对手术切缘阳性和有转移的患者，推荐行辅助或新辅助治疗，但基于5-FU和顺铂的化疗方案，效果不明确。

对转移性脐尿管腺癌，首选化疗，反应率约为15%，化疗方案参照非脐尿管腺癌。脐尿管腺癌的治疗和生存与结肠腺癌相似，故部分研究推荐使用贝伐单抗、西妥昔单抗或帕尼单抗或伊立替康。目前，包括吉非替尼、舒尼替尼和西妥昔单抗在内的多种靶向药物在某些脐尿管腺癌中显示显著疗效。舒尼替尼可导致肿瘤坏死进而改善临床症状。有研究报道一例EGFR扩增和野生型KRAS的转移性患者，接受抗EGFR治疗后，在8个月内出现PR。脐尿管腺癌出现BRAF突变约18%，与结肠癌类似。该基因突变可预测肿瘤对BRAF抑制剂与EGFR或MEK 1/2抑制剂整合方案的敏感性。关于免疫治疗，一项研究表明，一例携带MSH6突变的脐尿管腺癌，接受抗PD-L1治疗后，肺转移灶初始进展，随后消退。由于脐尿管腺癌少见，大规模免疫检查点抑制剂的临床试验难以进行，但该研究仍为携带DNA MMR突变的脐尿管腺癌接受抗PD-L1治疗的有效性提供佐证。目前，如卡博替尼-纳武单抗或卡博替尼-纳武单抗-伊匹单抗的整合治疗方案在脐尿管腺癌的疗效尚处评估中，还无相关结论，但整合疗法在转移性脐尿管腺癌显示药物毒性可控和疗效尚佳。

3 转移性腺癌

转移性腺癌是最常见的膀胱腺癌，原发灶来自直肠、胃、子宫内膜、乳腺、前列腺和卵巢等。治疗上施行以处理原发病为主的整合治疗。

第四节 肉瘤

1 概述及诊断

膀胱肉瘤为膀胱恶性软组织非上皮性肿瘤，包括平滑肌肉瘤、横纹肌肉瘤、血管肉瘤、骨源性肉瘤、黏液脂肪瘤、纤维肉瘤及未分化肉瘤等。膀胱原发性肉瘤罕见，最常见为平滑肌肉瘤，发病率在膀胱原发性恶性肿瘤中小于1%，发病年龄多见于50岁以上，男性略多。其次为横纹肌肉瘤，好发于儿童及青少年。

常见临床表现为肉眼血尿和/或排尿困难，少数表现膀胱刺激症状。其他症状如下腹包块、疼痛及肾积水等。肿瘤可发生在膀胱任何部位，膀胱平滑肌肉瘤好发膀胱顶部及侧壁，三角区很少。另外两种比较特殊的病理类型为癌肉瘤（carcinosarcoma）及肉瘤样癌（sarcomatoid carcinoma）。其病理成分为同时具有上皮来源和间质双向分化的肿瘤，恶性程度高，侵袭转移能力强，预后差。癌肉瘤为恶性上皮成分含并异源性恶性间质成分构成的复合型恶性肿瘤，肉瘤样癌为具有肉瘤样成分的癌。癌肉瘤是多能干细胞向肉瘤和癌两个方向分化形成，肉瘤样癌中的肉瘤样成分是癌细胞向肉瘤样异向分化形成，本质是癌。癌肉瘤及肉瘤样癌好发于老年人，临床表现与原发性肉瘤相似。

本病确诊仍靠病理学。影像学及膀胱镜检无特异性，但B超、CT及MRI可发现膀胱占位性病变。肉瘤镜下表现为长梭形，排列成束状，纵横交织，也可成漩涡状、栅栏状及血管外皮瘤样排列，可伴有坏死，细胞间质可见胶原纤维及灶性淋巴细胞、浆细胞浸润。胞质丰富，嗜伊红，可见核旁圆形和卵圆形空泡，胞核较大，位于细胞中央，梭形或棒状，部分胞核两端钝圆呈“雪茄烟”样，典型者数行细胞核相平行，核染色质细，散在分布，核仁大而清楚。免疫组化上皮性标志物（CK、EMA以及keratin等）阴性，间质标志物（Vimentin、Desmin、Myoglobin以及S-100等）阳性。癌肉瘤中癌性成分上皮性标志物阳性，肉瘤样成分Vimentin或与不同分化相对应的特异性标记物阳性，肉瘤样癌间质成分除表达间质标记物外，还可见灶性或片状上皮性标记物表达。

2 治疗

2.1 外科治疗

恶性程度高的膀胱肉瘤，就诊时多数已侵及肌层或膀胱外。一经确诊，应立即行RC。

2.2 辅助治疗

（1）化疗：对可切除的膀胱肉瘤，是否使用新辅助化疗存在争议。134例高危肉瘤（任何级别的肿瘤直径>8cm，Ⅱ/Ⅲ级肿瘤<8cm，Ⅱ/Ⅲ级肿瘤局部复发，肿瘤不完整切除）接受新辅助化疗（阿霉素+异环磷酰胺）后并无明显获益，接受新辅助化疗5年PFS为56%，未接受新辅助化疗组5年PFS为52%（P=0.3548）。另一项前瞻性研究发现，肿瘤高级别且直径大于10cm者从新辅助化疗获益。荟萃分析发现术后辅助化疗可提高PFS，但能否延长OS仍不确定。一项1953例的荟萃分析显示，基于阿霉素的化疗可延迟局部和远处复发，并提高OS。两项EORTC研究发现，基于阿霉素

的化疗可提高40岁以上男性的PFS，而女性及40岁以下男性接受化疗后COS。

对切缘阳性、淋巴结阳性等合并高危因素者，酌情给予术后辅助化疗。对进展期、无法切除、转移性肿瘤，目前单药（达卡巴嗪，阿霉素，表柔比星以及异环磷酰胺）或基于蒽环霉素方案（阿霉素/表柔比星+异环磷酰胺和/或达卡巴嗪）可作为整合治疗方案，其他化疗药物如吉西他滨、多西他赛、长春瑞滨、替莫唑胺也可作为药物选择方案。

（2）放疗：放疗可用于膀胱肉瘤的新辅助、辅助或主要疗法。新辅助放疗可降低手术操作中肿瘤种植的概率，可能不缩小瘤体，但可降低肿瘤复发风险。对术前局部临床分期较高（T2及以上）患者，给予术前新辅助放疗。新辅助放疗主要副作用为切口愈合并发症。对切缘阳性者，术后辅助放疗可有效控制复发。术后辅助放疗的随机对照试验较少，建议术后8周内进行，避免出现晚期纤维化及肿瘤复发，应权衡风险与获益。

（3）靶向药物治疗：培唑帕尼（多靶点丝氨酸激酶抑制剂），在一项Ⅲ期临床试验（EORTC 62072）中发现，369例接受基于蒽环霉素化疗方案失败的患者，培唑帕尼显著延长中位PFS（4.6个月 vs.1.6个月，安慰剂组）。生活治疗评分无显著差异。伊马替尼/舒尼替尼在进展或转移性患者可发挥作用。

2.3 横纹肌肉瘤治疗

横纹肌肉瘤发生率较低，大部分为单中心回顾性治疗，系统性大规模治疗试验较少。两项回顾性研究显示，横纹肌肉瘤对化疗有高反应率（75%和82%），显著延长了生存时间。其中在MD德森癌症中心研究中，对化疗敏感10年无转移生存率为72%，对化疗反应低者仅19%。在丹娜法伯癌症研究院研究中，化疗后达到CR的5年OS为57%，而化疗反应较差的5年OS则为7%。国际合作小组建议，长春新碱+放线菌素D+环磷酰胺（VAC）方案作为治疗非转移性横纹肌肉瘤的标准整合化疗方案。儿童肿瘤协作组（COG）一项随机试验（D9803），对中危横纹肌肉瘤加入拓扑替康与VAC方案相比，无显著优点，4年无失败存活率为73%和68%。另一项研究（D9602）显示对新诊断的低危横纹肌肉瘤，接受长春新碱+放线菌素D与接受VAC方案治疗的5年无失败存活率相近（89%和85%）。证明长春新碱+放线菌素D可作为新诊断低危横纹肌肉瘤的整合治疗方案。横纹肌肉瘤主要发生于青少年，对成人横纹肌肉瘤的治疗目前尚无明确可选择的治疗方案，仍主要用VAC方案治疗。

第五节　未分化癌（小细胞癌 Small cell carcinoma）

膀胱小细胞癌指含有小细胞癌成分的膀胱肿瘤，好发于膀胱两侧壁和膀胱底部，在所有膀胱恶性肿瘤不到1%。男性多于女性，占比约为3：1。吸烟为主要致癌因素，膀胱结石、慢性膀胱炎也是小细胞癌的危险因素。

1 临床表现

膀胱小细胞癌的症状与UC相似。最常见症状为无痛性肉眼血尿，其他常见症状包括排尿困难、尿路梗阻、盆腔疼痛、尿路感染等。可能会出现全身症状，如食欲减退、体重减轻、疲乏等。膀胱小细胞癌瘤体直径常较大，平均约5cm。与UC相似，膀胱小细胞癌主要通过淋巴转移，不同点是更具侵袭性，更早发生转移，最常见的转移部位依次为淋巴结、肝脏、肺和脑。膀胱小细胞癌的诊断同UC，但应考虑有无远处转移。膀胱小细胞癌与膀胱UC在CT上的区别是：膀胱小细胞癌广基、无蒂、息肉样改变，向膀胱壁内浸润明显，在未出现膀胱邻近器官或淋巴结转移时常已侵犯膀胱全层。

2 诊断

膀胱小细胞癌靠经尿道膀胱电切术取下的标本，病理学为主要诊断依据。根据WHO分类，任何含有小细胞癌成分的膀胱肿瘤均被当作小细胞癌。膀胱小细胞癌的组织学表现与肺小细胞癌相似，病理学特征为零散、相互孤立、圆形、大小均匀的小细胞，相邻肿瘤细胞缺乏巢状或腺状结构。免疫组化对细胞分化的诊断具支持作用，嗜铬粒蛋白A染色有助于区分高级别UC与膀胱小细胞癌。

3 治疗和预后

对所有组织学含小细胞成分的局限性病变，无论分期如何，均推荐同期放化疗或新辅助化疗，序贯行局部治疗（RC或放疗）。化疗方案一般选择依托泊苷+顺铂，替代方案为异环磷酰胺+多柔比星。膀胱小细胞癌诊断时多数已属晚期，常规治疗效果欠佳，手术治疗仍是选项之一。肿瘤无法手术切除的患者亦可考虑异环磷酰胺联合阿霉素和顺铂联合依托泊苷的交替化疗。Liang等认为保留膀胱手术后的放疗能够为患者带来更好的生存益处，且放疗联合化疗显示出更大的生存获益。膀胱小细胞癌易于转移，预后差，应行肿瘤内科整合治疗，平均生存期为11个月。

第六节 混合细胞癌（尿路上皮肿瘤的变异）

混合细胞癌是指原发于膀胱的两种不同类型恶性肿瘤同时出现或并存。80%UC将包含一些混合型分化，以鳞癌最常见，其他包括腺癌、微乳头、巢状、浆细胞样以及肉瘤样分化等。混合细胞癌病程进展快，恶性程度高，预后极差，治疗上建议行RC。RC后无证据表明辅助化疗有效（小细胞癌除外）。如含有小细胞癌的成分，

RC术后根据分期选择小细胞癌的辅助化疗方案。有研究表明，铂类新辅助化疗加膀胱切除方案较单纯膀胱切除术的生存获益比单纯UC者更大，表明新辅助化疗是浸润性混合分化UC在RC前的合适治疗方法。混合细胞癌易转移，应行肿瘤内科整合治疗（放化疗/免疫抑制剂治疗/靶向治疗）。

第七节 其他类型

1 恶性纤维组织细胞瘤

罕见肿瘤，肉眼血尿常见，发现时体积较大，侵及膀胱全层。确诊后行RC，但易局部复发和远处转移。术后生存短，多死于广泛转移。放化疗作用不明显。

2 原发神经外胚层瘤

极罕见，表现尿频、尿痛、血尿、急迫性尿失禁，严重时出现下肢淋巴水肿。肿瘤高度恶性，生长极快，就诊时常侵犯到膀胱外，预后极差。

3 恶性外周神经鞘瘤

极罕见，可能起源于膀胱自主神经丛神经鞘。高度恶性，生长极快，初次手术2个月后复发或转移，预后极差。

4 血管外皮细胞瘤

极罕见，临床表现为慢性增大的无痛性肿块，肿瘤有假性包膜，瘤中常伴出血和坏死区，可发生进行性排尿梗阻症状，伴腹股沟疼痛，易发生急性尿潴留。尽管表现为良性肿瘤发展过程，但50%最终发生转移。

5 黑色素瘤

原发性膀胱黑色素瘤极罕见，截至2017年1月全世界仅报道30例，发病年龄34-84岁，男女无明显差别。细胞起源难以确定，尿道发生率高于膀胱。多数继发于皮肤黑色素瘤转移。与UC相似，肉眼血尿为最常见临床表现。原发性黑色素瘤的治疗手段为RC，但预后较差，约2/3病人3年内死亡。

6 淋巴瘤

膀胱淋巴瘤多由系统性淋巴瘤转移引起，原发性极少。最常见为弥漫大B细胞淋巴瘤和黏膜相关淋巴组织结节外周淋巴瘤。女性较常见。原发肿瘤多局限，分级低。

主要以血液内科整合治疗为主，局部放疗效果可，预后较好。

7 膀胱副神经节瘤

膀胱副神经节瘤占膀胱肿瘤的0.05%，可能源于膀胱逼尿肌的交感神经丛，恶性病例仅为10%。发病年龄较UC年轻，平均43岁。临床症状与肾上腺嗜铬细胞瘤类似，表现为排尿时阵发性高血压，头晕，视物模糊，大汗。如考虑该病，膀胱镜检前应予α受体阻滞剂。膀胱镜检可表现为孤立的黏膜下或壁内结节，因肿瘤血运丰富，表面通常覆有完整尿路上皮，活检意义有限，尤其是儿茶酚胺分泌型肿瘤应尽量避免活检。碘131间位碘代苄胍（MIBG）作为定位小型嗜铬细胞瘤的首选方法，特异性超过90%。标准治疗是膀胱部分切除或RC并盆腔淋巴结切除，围术期处理同肾上腺嗜铬细胞瘤。该瘤在病理上难判断良恶性，术后随访很重要。

8 膀胱假性瘤

极罕见，低度恶性，组织起源不明，病理表现为梭形细胞，和平滑肌肉瘤难以区分。肿瘤局部切除后复发和转移极罕见。如诊断明确，根据肿瘤大小行经尿道膀胱肿瘤电切术或膀胱部分切除术即可；但诊断不能与肉瘤区分，建议行RC。其他明确为良性膀胱肿瘤如膀胱海绵状血管瘤、膀胱壁纤维瘤、膀胱平滑肌瘤，进行局部切除或膀胱部分切除。

参考文献

[1]Bray F，Laversanne M，Sung H，Ferlay J，Siegel RL，Soerjomataram I，et al. Global cancer statistics 2022：GLOBOCAN estimates of incidence and mortality worldwide for 36 cancers in 185 countries. CA Cancer J Clin. 2024.

[2]van Hoogstraten LMC，Vrieling A，van der Heijden AG，Kogevinas M，Richters A，Kiemeney LA. Global trends in the epidemiology of bladder cancer：challenges for public health and clinical practice. Nat Rev Clin Oncol. 2023；20：287-304.

[3]Jubber I，Ong S，Bukavina L，Black PC，Comperat E，Kamat AM，et al. Epidemiology of Bladder Cancer in 2023：A Systematic Review of Risk Factors. Eur Urol. 2023；84：176-190.

[4]郑荣寿，陈茹，韩冰峰，等. 2022年中国恶性肿瘤流行情况分析[J]. 中华肿瘤杂志，2024，46（3）：221-231.

[5]方冬，李学松. 上尿路尿路上皮癌诊断与治疗中国专家共识[J]. 中华泌尿外科杂志，2018，39（07）：485-488.

[6]袁易初，张楠，黄吉炜，等. 肿瘤大体形态与上尿路尿路上皮癌患者预后的相关性分析 [J]. 中华泌尿外科杂志，2020，41（5）：334- 340.

[7]OSCH F H V，JOCHEMS S H，SCHOOTEN F J V，et al. Quantified relations between exposure to tobacco smoking and bladder cancer risk：a meta- analysis of 89 observational studies [J]. International Journal of Epidemiology，2016：45（3）：857- 870.

[8]樊代明. 整合肿瘤学 · 临床卷[M]. 北京：科学出版社，2021

[9]方冬，黄吉炜，鲍一歌，等. 中国上尿路尿路上皮癌人群特征和地区差异：基于CUDA-UTUC协作组的多中心研究[J]. 中华泌尿外科杂志，2017，38（12）：885-890.

[10]张崔建，何志嵩，周利群. 上尿路尿路上皮癌的淋巴清扫[J]. 北京大学学报（医学版），2022，54（4）：592-594.

[11]Audenet F，Isharwal S，Cha EK，Donoghue MTA，Drill EN，Ostrovnaya I，et al. Clonal Relatedness and Mutational Differences between Upper Tract and Bladder Urothelial Carcinoma. Clin Cancer Res. 2019；25：967-976.

[12]黄文斌，程亮. 膀胱浸润性尿路上皮癌组织学亚型及其分子病理学研究进展[J]. 中华病理学杂志，2021，50（2）：155-158.

[13]Takahara T，Murase Y，Tsuzuki T. Urothelial carcinoma：variant histology，molecular subtyping，and immunophenotyping significant for treatment outcomes. Pathology. 2021；53：56-66.

[14]Moschini M，D'Andrea D，Korn S，Irmak Y，Soria F，Comperat E，et al. Characteristics and clinical significance of histological variants of bladder cancer. Nat Rev Urol. 2017；14：651-68.

[15]Lobo N，Shariat SF，Guo CC，Fernandez MI，Kassouf W，Choudhury A，et al. What Is the Significance of Variant Histology in Urothelial Carcinoma? Eur Urol Focus. 2020；6：653-663.

[16]黄文斌，程亮. 2016版 WHO 膀胱肿瘤新分类解读[J]. 中华病理学杂志，2016，45（7）：441-445.

[17]Lopez-Beltran A，Henriques V，Montironi R，Cimadamore A，Raspollini MR，Cheng L. Variants and new entities of bladder cancer. Histopathology. 2019；74：77-96.

[18]中华医学会病理学分会泌尿与男性生殖系统疾病病理专家组. 膀胱癌标本规范化处理和病理诊断共识[J]. 中华病理学杂志，2020，49（4）：305-310.

[19]Guo S，Xu P，Zhou A，Wang G，Chen W，Mei J，et al. Contrast-Enhanced Ultrasound Differentiation Between Low- and High- Grade Bladder Urothelial Carcinoma and Correlation With Tumor Microvessel Density. J Ultrasound Med. 2017；36：2287-97.

[20]国家癌症中心，国家肿瘤质控中心膀胱癌质控专家委员会. 中国膀胱癌规范诊疗质量控制指标

（2022版）[J]. 中华肿瘤杂志，2022，44（10）：1003-1010.

[21]Moschini M，Shariat SF，Luciano R，D'Andrea D，Foerster B，Abufaraj M，et al. Pure but Not Mixed Histologic Variants Are Associated With Poor Survival at Radical Cystectomy in Bladder Cancer Patients. Clin Genitourin Cancer. 2017；15：e603-e7.

[22]Huang L，Kong Q，Liu Z，Wang J，Kang Z，Zhu Y. The Diagnostic Value of MR Imaging in Differentiating T Staging of Bladder Cancer：A Meta-Analysis. Radiology. 2018；286：502-511.

[23]van der Pol CB，Chung A，Lim C，Gandhi N，Tu W，McInnes MDF，et al. Update on multiparametric MRI of urinary bladder cancer. J Magn Reson Imaging. 2018；48：882-896.

[24]Soubra A，Hayward D，Dahm P，Goldfarb R，Froehlich J，Jha G，et al. The diagnostic accuracy of 18F-fluorodeoxyglucose positron emission tomography and computed tomography in staging bladder cancer：a single-institution study and a systematic review with meta-analysis. World J Urol. 2016；34：1229-37.

[25]Roupret M，Seisen T，Birtle AJ，Capoun O，Comperat EM，Dominguez-Escrig JL，et al. European Association of Urology Guidelines on Upper Urinary Tract Urothelial Carcinoma：2023 Update. Eur Urol. 2023；84：49-64.

[26]中国医促会泌尿健康促进分会，中国研究型医院学会泌尿外科学专业委员会. 窄带成像在非肌层浸润性膀胱癌诊治中的应用安全共识（2020版）[J]. 现代泌尿外科杂志，2021，26（3）：189-196.

[27]Heer R，Lewis R，Duncan A，Penegar S，Vadiveloo T，Clark E，et al. Photodynamic versus white-light-guided resection of first-diagnosis non-muscle-invasive bladder cancer：PHOTO RCT. Health Technol Assess. 2022；26：1-144.

[28]Chou R，Selph S，Buckley DI，Fu R，Griffin JC，Grusing S，et al. Comparative Effectiveness of Fluorescent Versus White Light Cystoscopy for Initial Diagnosis or Surveillance of Bladder Cancer on Clinical Outcomes：Systematic Review and Meta-Analysis. J Urol. 2017；197：548-58.

[29]Rolevich AI，Zhegalik AG，Mokhort AA，Minich AA，Vasilevich VY，Polyakov SL，et al. Results of a prospective randomized study assessing the efficacy of fluorescent cystoscopy-assisted transurethral resection and single instillation of doxorubicin in patients with non-muscle-invasive bladder cancer. World J Urol. 2017；35：745-752.

[30]Kim SB，Yoon SG，Tae J，Kim JY，Shim JS，Kang SG，et al. Detection and recurrence rate of transurethral resection of bladder tumors by narrow-band imaging：Prospective，randomized comparison with white light cystoscopy. Investig Clin Urol. 2018；59：98-105.

[31]中华医学会泌尿外科学分会，中国膀胱癌联盟. 非肌层浸润性膀胱癌二次电切中国专家共识[J]. 中华泌尿外科杂志，2017，38（8）：561-563.

[32]Brant A，Daniels M，Chappidi MR，Joice GA，Sopko NA，Matoso A，et al. Prognostic implications of prostatic urethral involvement in non-muscle-invasive bladder cancer. World J Urol. 2019；37：2683-9.

[33]中国医师协会泌尿外科医师分会肿瘤专业委员会，中国医师协会泌尿外科医师分会上尿路尿路上皮癌（CUDA-UTUC）协作组. 上尿路尿路上皮癌诊断与治疗中国专家共识[J]. 中华泌尿外科杂志，2018，39（7）：485-488.

[34]Seth P. Lerner，Catherine Tangen，Robert S. Svatek，et al. SWOG S1011：A phase Ⅲ surgical trial to evaluate the benefit of a standard versus an extended lymphadenectomy performed at time of radical cystectomy for muscle invasive urothelial cancer. 2023 ASCO. Abstract LBA 4508.

[35]Matthew D. Galsky，Johannes Alfred Witjes，Jürgen E. Gschwend，et al. Extended follow-up from CheckMate 274 including the first report of overall survival outcomes. 2024 EAU. Game changing session-Prime time for adjuvant treatment in locally advanced bladder cancer?

[36]Alfred Witjes，Dean F. Bajorin，Matt D. Galsky，et al. Results for patients with muscle-invasive blad-

der cancer（MIBC）in the CheckMate 274 trial.2022 ASCO. Abstract 4585.

[37]Matt D. Galsky，Alfred Alfred Witjes，Jürgen E. Gschwend，et al. Extended follow-up results from the CheckMate 274 trial. 2023 ASCO GU.LBA443 Oral presentation.

[38]Bellmunt，J.，et al. Adjuvant atezolizumab versus observation in muscle-invasive urothelial carcinoma（IMvigor010）：a multicentre，open-label，randomised，phase 3 trial. Lancet Oncol，2021. 22：525.

[39]Xusheng chen，wasilijiang wahafu，yijun shen，jinhai fan et al. CACA Guidelines for Holistic Integrative Management of Urothelial Carcinoma.Holistic Integrative Oncology 2024. 3：6.

[40]Feiran chen，jun du，xusheng chen，qing yang，et al. Efficacy and Safety of Short-Term Intravesical Gemcitabine vs. Long-Term Intravesical Epirubicin in the Treatment of Moderate to High-Risk Non-Muscle-Invasive Bladder Cancer：A Pilot Study. Holistic Integrative Oncolog.2024. 3：8.

[41]Seisen T，Peyronnet B，Dominguez-Escrig J，et al. Oncologic Outcomes of Kidney-sparing Surgery Versus Radical Nephroureterectomy for Upper Tract Urothelial Carcinoma：A Systematic Review by the EAU Non-muscle Invasive Bladder Cancer Guidelines Panel[J]. Eur Urol 2016；70（6）：1052-1068.

[42]Kawada T，Laukhtina E，Quhal F，et al. Oncologic and Safety Outcomes for Endoscopic Surgery Versus Radical Nephroureterectomy for Upper Tract Urothelial Carcinoma：An Updated Systematic Review and Meta-analysis[J]. Eur Urol Focus. 2023；9（2）：236-240.

[43]Grossmann，N，Soria F，Juvet T，et al. Comparing Oncological and Perioperative Outcomes of Open versus Laparoscopic versus Robotic Radical Nephroureterectomy for the Treatment of Upper Tract Urothelial Carcinoma：A Multicenter，Multinational，Propensity Score-Matched Analysis[J]. Cancers（Basel），2023. 15（5），1409.

[44]Coleman J，Yip W，Wong N，et al. Multicenter Phase II Clinical Trial of Gemcitabine and Cisplatin as Neoadjuvant Chemotherapy for Patients With High-Grade Upper Tract Urothelial Carcinoma[J]. J Clin Oncol. 2023；41（8）：1618-1625.

[45]Gallioli A，Boissier R，Territo A，et al. Adjuvant Single-Dose Upper Urinary Tract Instillation of Mitomycin C After Therapeutic Ureteroscopy for Upper Tract Urothelial Carcinoma：A Single-Centre Prospective Non-Randomized Trial[J]. J Endourol 2020；34（5）：573-580.

[46]Tully K，Krimphove Md，Huynh M，et al. Differences in survival and impact of adjuvant chemotherapy in patients with variant histology of tumors of the renal pelvis[J]. World J Urol 2020；38（9）：2227-2236.

[47]Bajorin D，Witjes J，Gschwend J，et al. Adjuvant Nivolumab versus Placebo in Muscle-Invasive Urothelial Carcinoma[J]. N Engl J Med 2021 384（22）：2102-2114.

[48]Laukhtina E，Motlagh R，Mori K，et al. Chemotherapy is superior to checkpoint inhibitors after radical surgery for urothelial carcinoma：a systematic review and network meta-analysis of oncologic and toxicity outcomes[J].Crit Rev Oncol Hematol 2022；169（0）：103570.

[49]von der Maase H，Sengelov L，Roberts JT et al，Long-term survival results of a randomized trial comparing gemcitabine plus cisplatin，with methotrexate，vinblastine，doxorubicin，plus cisplatin in patients with bladder cancer. J Clin Oncol 2005；23（21）：4602-4608.

[50]Sternberg CN，de Mulder P，Schornagel JH et al，Seven year update of an EORTC phase Ⅲ trial of high-dose intensity M-VAC chemotherapy and G-CSF versus classic M-VAC in advanced urothelial tract tumours. Eur J Cancer 2006；42（1）：50-54.

[51]Powles T，Park SH，Voog E et al，Avelumab Maintenance Therapy for Advanced or Metastatic Urothelial Carcinoma. N Engl J Med 2020；383（13）：1218-1230.

[52]Powles T，Valderrama BP，Gupta S，et al. Enfortumab vedotin and pembrolizumab in untreated advanced urothelial cancer. N Engl J Med 2024；390：875-888.

[53]van der Heijden MS，Sonpavde G，Powles T，et al. Nivolumab plus gemcitabine-cisplatin in advanced urothelial carcinoma. N Engl J Med 2023；389：1778-1789.

[54]De Santis M，Bellmunt J，Mead G et al，Randomized phase Ⅱ/Ⅲ trial assessing gemcitabine/carboplatin and methotrexate/carboplatin/vinblastine in patients with advanced urothelial cancer who are unfit for cisplatin-based chemotherapy：EORTC study 30986. J Clin Oncol 2012；30（2）：191-199.

[55]von der Maase H，Gemcitabine in transitional cell carcinoma of the urothelium. Expert Rev Anticancer Ther 2003；3（1）：11-19.

[56]Calabro F，Lorusso V，Rosati G et al，Gemcitabine and paclitaxel every 2 weeks in patients with previously untreated urothelial carcinoma. Cancer 2009；115（12）：2652-2659.

[57]Fechner G，Siener R，Reimann M et al，Randomised phase II trial of gemcitabine and paclitaxel second-line chemotherapy in patients with transitional cell carcinoma（AUO Trial AB 20/99）. Int J Clin Pract 2006；60（1）：27-31.

[58]Sheng X，Zhou L，Yang K，et al. Disitamab vedotin，a novel humanized anti-HER2 antibody-drug conjugate（ADC），combined with toripalimab in patients with locally advanced or metastatic urothelial carcinoma：An open-label phase 1b/2 study. J Clin Oncol 41，2023（suppl 16；abstr 4566）.

[59]Balar AV，Galsky MD，Rosenberg JE et al，Atezolizumab as first-line treatment in cisplatin-ineligible patients with locally advanced and metastatic urothelial carcinoma：a single-arm，multicentre，phase 2 trial. Lancet 2017；389（10064）：67-76.

[60]Vuky J，Balar AV，Castellano D et al，Long-Term Outcomes in KEYNOTE-052：Phase II Study Investigating First-Line Pembrolizumab in Cisplatin-Ineligible Patients With Locally Advanced or Metastatic Urothelial Cancer. J Clin Oncol 2020；38（23）：2658-2666.

[61]Galsky MD，Arija JAA，Bamias A et al，Atezolizumab with or without chemotherapy in metastatic urothelial cancer（IMvigor130）：a multicentre，randomised，placebo-controlled phase 3 trial. Lancet 2020；395（10236）：1547-1557.

[62]Sheng X，Chen H，Hu B，et al. Safety，Efficacy，and Biomarker Analysis of Toripalimab in Patients with Previously Treated Advanced Urothelial Carcinoma：Results from a Multicenter Phase II Trial POLARIS-03. Clin Cancer Res. 2022；28（3）：489-497.

[63]Chen H，Sheng X，Hu B，et al. Toripalimab（anti-PD-1）monotherapy as a second-line treatment for patients with metastatic urothelial carcinoma（POLARIS-03）：Two-year survival update and biomarker analysis. Journal of Clinical Oncology 40，no. 16_suppl（June 01，2022）4566-4566.

[64]Ye D，Liu J，Zhou A，et al. Tislelizumab in Asian patients with previously treated locally advanced or metastatic urothelial carcinoma. Cancer Sci. 2021；112（1）：305-313.

[65]Bellmunt J，de Wit R，Vaughn DJ et al，Pembrolizumab as Second-Line Therapy for Advanced Urothelial Carcinoma. N Engl J Med 2017；376（11）：1015-1026.

[66]Balar AV，Castellano DE，Grivas P，et al. Efficacy and safety of pembrolizumab in metastatic urothelial carcinoma：results from KEYNOTE-045 and KEYNOTE-052 after up to 5 years of follow-up. Ann Oncol. 2023；34（3）：289-299.

[67]Sharma P，Retz M，SIEFKER-RADTKE A，et al. Nivolumab in metastatic urothelial carcinoma after platinum therapy（CheckMate 275）：a multicentre，single-arm，phase 2 trial. Lancet Oncol，2017；18（3）：312-322.

[68]Sheng X，He Z，Han W，et al：An open-label，single-arm，multicenter，phase II study of RC48-ADC to evaluate the efficacy and safety of subjects with HER2 overexpressing locally advanced or metastatic urothelial cancer（RC48-C009）. J Clin Oncol 39，2021（suppl 15；abstr 4584）.

[69]Sheng X，Wang L，He Z，et al. Efficacy and Safety of Disitamab Vedotin in Patients With Human Epidermal Growth Factor Receptor 2-Positive Locally Advanced or Metastatic Urothelial Carcinoma：A Combined Analysis of Two Phase II Clinical Trials. J Clin Oncol. 2024；42（12）：1391-1402.

[70]Powles T, Rosenberg JE, Sonpavde GP et al, Enfortumab Vedotin in Previously Treated Advanced Urothelial Carcinoma. N Engl J Med 2021; 384 (12): 1125-1135.

[71]Rosenberg JE, O'Donnell PH, Balar AV et al, Pivotal Trial of Enfortumab Vedotin in Urothelial Carcinoma After Platinum and Anti-Programmed Death 1/Programmed Death Ligand 1 Therapy. J Clin Oncol 2019; 37 (29): 2592-2600.

[72]Tagawa ST, Balar AV, Petrylak DP et al, TROPHY-U-01: A Phase II Open-Label Study of Sacituzumab Govitecan in Patients With Metastatic Urothelial Carcinoma Progressing After Platinum-Based Chemotherapy and Checkpoint Inhibitors. J Clin Oncol 2021; 39 (22): 2474-2485.

[73]Loriot Y, Necchi A, Park SH et al, Erdafitinib in Locally Advanced or Metastatic Urothelial Carcinoma. N Engl J Med 2019; 381 (4): 338-348.

[74]Loriot Y, Matsubara N, Park SH, et al. Erdafitinib or chemotherapy in advanced or metastatic urothelial carcinoma. N Engl J Med 2023; 389: 1961-1971.

[75]Bellmunt J, Theodore C, Demkov T et al, Phase Ⅲ trial of vinflunine plus best supportive care compared with best supportive care alone after a platinum-containing regimen in patients with advanced transitional cell carcinoma of the urothelial tract. J Clin Oncol 2009; 27 (27): 4454-4461.

[76]Ko YJ, Canil CM, Mukherjee SD, et al. Nanoparticle albumin-bound paclitaxel for second-line treatment of metastatic urothelial carcinoma: a single group, multicentre, phase 2 study. Lancet Oncol. 2013; 14 (8): 769-776.

[77]GRILO I, RODRIGUES C, SOARES A, et al. Facing treatment of non-urothelial bladder cancers in the immunotherapy era. Crit Rev Oncol Hematol, 2020, 153: 103034.

[78]NECCHI A, MADISON R, RAGGI D, et al. Comprehensive Assessment of Immuno-oncology Bioma rke rs in Adenocarcinoma, Urothelial Carcinoma, and Squamous-cell Carcinoma of the Bladder. Eur Urol, 2020, 77 (4): 548-556.

[79]NECCHI A, RAGGI D, GALLINA A, et al. Updated Results of PURE-01 with Preliminary Activity of Neoadjuvant Pembrolizumab in Patients with Muscleinvasive Bladder Carcinoma with Variant Histologies. Eur Urol, 2020, 77 (4): 439-446.

[80]STERNBERG C N, LORIOT Y, JAMES N, et al. Primary Results from SAUL, a Multinational Singlearm Safety Study of Atezolizumab Therapy for Locally Advanced or Metastatic Urothelial or Nonurothelial Carcinoma of the Urinary Tract. Eur Urol, 2019, 76 (1): 73-81.

[81]SONPAVDE G P, STERNBERG C N, LORIOT Y, et al. Primary results of STRONG: An open-label, multicenter, phase 3b study of fixed-dose durvalumab monotherapy in previously treated patients with urinary tract carcinoma. Eur J Cancer, 2022, 163: 55-65.

[82]Bernadett Szabados et al. 2023ESMO, abstract 2363MO

[83]Lonati C, Afferi L, Mari A, et al. Immediate radical cystectomy versus BCG immunotherapy for T1 high-grade non-muscle-invasive squamous bladder cancer: an international multi-centre collaboration. World J Urol. 2022; 40 (5): 1167-1174.

[84]Daneshmand S, Nazemi A. Neoadjuvant Chemotherapy in Variant Histology Bladder Cancer: Current Evidence. Eur Urol Focus. 2020; 6 (4): 639-641.

[85]Brown JT, Narayan VM, Joshi SS, Harik L, Jani AB, Bilen MA. Challenges and opportunities in the management of non-urothelial bladder cancers. Cancer Treat Res Commun. 2023; 34: 100663.

[86]Wang T, Lv Z, Feng H, et al. Survival of Patients With UrAC and Primary BAC and Urothelial Carcinoma With Glandular Differentiation. Front Oncol. 2022; 12: 860133.

[87]ASHLEY R A, INMAN B A, SEBO T J, et al. Urachal carcinoma: clinicopathologic features and longterm outcomes of an aggressive malignancy. Cancer, 2006, 107 (4): 712-720.

[88]EPSTEIN J I, AMIN M B, REUTER V R, et al. The World Health Organization/International Society of Urological Pathology consensus classification of urothelial (transitional cell) neoplasms of the uri-

nary bladder. Bladder Consensus Conference Committee [J]. The American journal of surgical pathology，1998，22（12）：1435-48.

[89]https：//seer.cancer.gov/statfacts/html/urinb.html.

[90]北京市疾病预防控制中心/北京市预防医学研究中心，北京市卫生与人群健康状况报告.首都公共卫生，2016：11.

[91]JEMAL A，SIEGEL R，XU J，et al. Cancer statistics，2010 [J]. Ca A Cancer Journal for Clinicians，2020：70（1）：7-30.

[92]方冬，李学松.上尿路尿路上皮癌诊断与治疗中国专家共识 [J]. 中华泌尿外科杂志，2018，39（07）：485-8.

[93]袁易初，张楠，黄吉炜，等.肿瘤大体形态与上尿路尿路上皮癌患者预后的相关性分析 [J]. 中华泌尿外科杂志，2020，41（5）：334-340.

[94]OSCH F H V，JOCHEMS S H，SCHOOTEN F J V，et al. Quantified relations between exposure to tobacco smoking and bladder cancer risk：a meta-analysis of 89 observational studies [J]. International Journal of Epidemiology，2016：45（3）：857-870.

[95]樊代明.整合肿瘤学·临床卷[M].北京：科学出版社，2021.

[96]BURGER M，CATTO J，DA LBAGNI G，et al. Epidemiology and risk factors of urothelial bladder cancer [J]. European urology，2013，63（2）：234-41.

[97]AUDENET F，ISHARWAL S，CHA E K，et al. Clonal Relatedness and Mutational Differences between Upper Tract and Bladder Urothelial Carcinoma [J]. Clinical cancer research：an official journal of the American Association for Cancer Research，2019，25（3）：967-76.

[98]黄文斌，程亮.膀胱浸润性尿路上皮癌组织学亚型及其分子病理学研究进展 [J].中华病理学杂志，2021年50卷2期 155-158页 MEDLINE ISTIC PKU CSCD，2021.

[99]TAKAHARA T，MURASE Y，TSUZUKI T. Urothelial carcinoma：variant histology，molecular subtyping，and immunophenotyping significant for treatment outcomes [J]. Pathology，2021，53（1）：56-66.

[100]MOSCHINI M，D'ANDREA D，KORN S，et al. Characteristics and clinical significance of histological variants of bladder cancer [J]. Nature reviews Urology，2017，14（11）：651-68.

[101]LOBO N，SHARIAT S F，GUO C C，et al. What Is the Significance of Variant Histology in Urothelial Carcinoma? [J]. European urology focus，2020，6（4）：653-63.

[102]BABJUK M，BURGER M，COMPéRAT E M，et al. European Association of Urology Guidelines on Non-muscle-invasive Bladder Cancer（TaT1 and Carcinoma In Situ）- 2019 Update [J]. European urology，2019，76（5）：639-57.

[103]HUMPHREY P A，MOCH H，CUBILLA A L，et al. The 2016 WHO Classification of Tumours of the Urinary System and Male Genital Organs-Part B：Prostate and Bladder Tumours [J]. European urology，2016，70（1）：106-19.

[104]NECCHI A，RAGGI D，GALLINA A，et al. Impact of Molecular Subtyping and Immune Infiltration on Pathological Response and Outcome Following Neoadjuvant Pembrolizumab in Muscle-invasive Bladder Cancer [J]. European urology，2020，77（6）：701-10.

[105]WARRICK J I. Clinical Significance of Histologic Variants of Bladder Cancer [J]. Journal of the National Comprehensive Cancer Network：JNCCN，2017，15（10）：1268-74.

[106]MOSCHINI M，SHARIAT S F，LUCIANò R，et al. Pure but Not Mixed Histologic Variants Are Associated With Poor Survival at Radical Cystectomy in Bladder Cancer Patients [J]. Clinical genitourinary cancer，2017，15（4）：e603-e7.

[107]LOPEZ-BELTRAN A，HENRIQUES V，MONTIRONI R，et al. Variants and new entities of bladder cancer [J]. Histopathology，2019，74（1）：77-96.

[108]COHEN A J，PACKIAM V，NOTTINGHAM C，et al. Upstaging of nonurothelial histology in bladder

cancer at the time of surgical treatment in the National Cancer Data Base [J]. Urologic oncology, 2017, 35 (1): 34.e1-.e8.

[109]ROUPRêT M, BABJUK M, BURGER M, et al. European Association of Urology Guidelines on Upper Urinary Tract Urothelial Carcinoma: 2020 Update [J]. European urology, 2021, 79 (1): 62-79.

[110]HORIUCHI K, TSUBOI N, SHIMIZU H, et al. High-frequency endoluminal ultrasonography for staging transitional cell carcinoma of the bladder [J]. Urology, 2000, 56 (3): 404-7.

[111]GUO S, XU P, ZHOU A, et al. Contrast-Enhanced Ultrasound Differentiation Between Low-and High- Grade Bladder Urothelial Carcinoma and Correlation With Tumor Microvessel Density [J]. Journal of ultrasound in medicine: official journal of the American Institute of Ultrasound in Medicine, 2017, 36 (11): 2287-97.

[112]TADIN T, SOTOSEK S, RAHELIĆ D, et al. Diagnostic accuracy of ultrasound T-staging of the urinary bladder cancer in comparison with histology in elderly patients [J]. Collegium antropologicum, 2014, 38 (4): 1123-6.

[113]TRITSCHLER S, MOSLER C, STRAUB J, et al. Staging of muscle-invasive bladder cancer: can computerized tomography help us to decide on local treatment? [J]. World journal of urology, 2012, 30 (6): 827-31.

[114]HUANG L, KONG Q, LIU Z, et al. The Diagnostic Value of MR Imaging in Differentiating T Staging of Bladder Cancer: A Meta-Analysis [J]. Radiology, 2018, 286 (2): 502-11.

[115]VAN DER POL C B, CHUNG A, LIM C, et al. Update on multiparametric MRI of urinary bladder cancer [J]. Journal of magnetic resonance imaging: JMRI, 2018, 48 (4): 882-96.

[116]MERTENS L S, BRUIN N M, VEGT E, et al. Catheter-assisted 18F-FDG-PET/CT imaging of primary bladder cancer: a prospective study [J]. Nuclear medicine communications, 2012, 33 (11): 1195-201.

[117]VARGAS H A, AKIN O, SCHöDER H, et al. Prospective evaluation of MRI, ^{11}C-acetate PET/CT and contrast-enhanced CT for staging of bladder cancer [J]. European journal of radiology, 2012, 81 (12): 4131-7.

[118]NAYAK B, DOGRA P N, NASWA N, et al. Diuretic 18F-FDG PET/CT imaging for detection and locoregional staging of urinary bladder cancer: prospective evaluation of a novel technique [J]. European journal of nuclear medicine and molecular imaging, 2013, 40 (3): 386-93.

[119]APOLO A B, RICHES J, SCHöDER H, et al. Clinical value of fluorine-18 2-fluoro-2-deoxy-Dglucose positron emission tomography/computed tomography in bladder cancer [J]. Journal of clinical oncology: official journal of the American Society of Clinical Oncology, 2010, 28 (25): 3973-8.

[120]SOUBRA A, HAYWARD D, DAHM P, et al. The diagnostic accuracy of 18F-fluorodeoxyglucose positron emission tomography and computed tomography in staging bladder cancer: a single-institution study and a systematic review with meta-analysis [J]. World journal of urology, 2016, 34 (9): 1229-37.

[121]YOON H J, YOO J, KIM Y, et al. Enhanced Application of 18F-FDG PET/CT in Bladder Cancer by Adding Early Dynamic Acquisition to a Standard Delayed PET Protocol [J]. Clinical nuclear medicine, 2017, 42 (10): 749-55.

[122]AARONSON D S, WALSH T J, SMITH J F, et al. Meta-analysis: does lidocaine gel before flexible cystoscopy provide pain relief? [J]. BJU international, 2009, 104 (4): 506-9; discussion 9-10.

[123]KRAJEWSKI W, KOŚCIELSKA-KASPRZAK K, RYMASZEWSKA J, et al. How different cystoscopy methods influence patient sexual satisfaction, anxiety, and depression levels: a randomized prospective trial [J]. Quality of life research: an international journal of quality of life aspects of treatment, care and rehabilitation, 2017, 26 (3): 625-34.

[124]MOWATT G, N'DOW J, VALE L, et al. Photodynamic diagnosis of bladder cancer compared with white light cystoscopy: Systematic review and meta-analysis [J]. International journal of technology assessment in health care, 2011, 27 (1): 3-10.

[125]DRAGA R O, GRIMBERGEN M C, KOK E T, et al. Photodynamic diagnosis (5-aminolevulinic acid) of transitional cell carcinoma after bacillus Calmette-Guérin immunotherapy and mitomycin C intravesical therapy [J]. European urology, 2010, 57 (4): 655-60.

[126]CHOU R, SELPH S, BUCKLEY D I, et al. Comparative Effectiveness of Fluorescent Versus White Light Cystoscopy for Initial Diagnosis or Surveillance of Bladder Cancer on Clinical Outcomes: Systematic Review and Meta-Analysis [J]. The Journal of urology, 2017, 197 (3 Pt 1): 548-58.

[127]ROLEVICH A I, ZHEGALIK A G, MOKHORT A A, et al. Results of a prospective randomized study assessing the efficacy of fluorescent cystoscopy-assisted transurethral resection and single instillation of doxorubicin in patients with non-muscle-invasive bladder cancer [J]. World journal of urology, 2017, 35 (5): 745-52.

[128]KIM S B, YOON S G, TAE J, et al. Detection and recurrence rate of transurethral resection of bladder tumors by narrow-band imaging: Prospective, randomized comparison with white light cystoscopy [J]. Investigative and clinical urology, 2018, 59 (2): 98-105.

[129]DREJER D, BéJI S, MUNK NIELSEN A, et al. Clinical relevance of narrow-band imaging in flexible cystoscopy: the DaBlaCa-7 study [J]. Scandinavian journal of urology, 2017, 51 (2): 120-3.

[130]NAITO S, ALGABA F, BABJUK M, et al. The Clinical Research Office of the Endourological Society (CROES) Multicentre Randomised Trial of Narrow Band Imaging-Assisted Transurethral Resection of Bladder Tumour (TURBT) Versus Conventional White Light Imaging-Assisted TURBT in Primary Non-Muscle-invasive Bladder Cancer Patients: Trial Protocol and 1-year Results [J]. European urolo- gy, 2016, 70 (3): 506-15.

[131]PALOU J, SYLVESTER R J, FABA O R, et al. Female gender and carcinoma in situ in the prostatic urethra are prognostic factors for recurrence, progression, and disease-specific mortality in T1G3 bladder cancer patients treated with bacillus Calmette-Guérin [J]. European urology, 2012, 62 (1): 118-25.

[132]BRANT A, DANIELS M, CHAPPIDI M R, et al. Prognostic implications of prostatic urethral involvement in non-muscle-invasive bladder cancer [J]. World journal of urology, 2019, 37 (12): 2683-9.

[133]SUAREZ-IBARROLA R, SORIA F, ABUFARAJ M, et al. Surgical checklist impact on recurrence-free survival of patients with non-muscle-invasive bladder cancer undergoing transurethral resection of bladder tumour [J]. BJU international, 2019, 123 (4): 646-50.

[134]TEOH J Y, MACLENNAN S, CHAN V W, et al. An International Collaborative Consensus Statement on En Bloc Resection of Bladder Tumour Incorporating Two Systematic Reviews, a Two-round Delphi Survey, and a Consensus Meeting [J]. European urology, 2020, 78 (4): 546-69.

[135]ANDERSON C, WEBER R, PATEL D, et al. A 10-Item Checklist Improves Reporting of Critical Procedural Elements during Transurethral Resection of Bladder Tumor [J]. The Journal of urology, 2016, 196 (4): 1014-20.

[136]HURLE R, LAZZERI M, COLOMBO P, et al. "En Bloc" Resection of Nonmuscle Invasive Bladder Cancer: A Prospective Single-center Study [J]. Urology, 2016, 90: 126-30.

[137]KRAMER M W, RASSWEILER J J, KLEIN J, et al. En bloc resection of urothelium carcinoma of the bladder (EBRUC): a European multicenter study to compare safety, efficacy, and outcome of laser and electrical en bloc transurethral resection of bladder tumor [J]. World journal of urology, 2015, 33 (12): 1937-43.

[138]RICHTERSTETTER M, WULLICH B, AMANN K, et al. The value of extended transurethral resec-

tion of bladder tumour (TURBT) in the treatment of bladder cancer [J]. BJU international, 2012, 110 (2 Pt 2): E76-9.

[139]CUMBERBATCH M G K, FOERSTER B, CATTO J W F, et al. Repeat Transurethral Resection in Non-muscle-invasive Bladder Cancer: A Systematic Review [J]. European urology, 2018, 73 (6): 925-33.

[140]NASELLI A, HURLE R, PAPARELLA S, et al. Role of Restaging Transurethral Resection for T1 Non-muscle invasive Bladder Cancer: A Systematic Review and Meta-analysis [J]. European urology focus, 2018, 4 (4): 558-67.

[141]PALOU J, PISANO F, SYLVESTER R, et al. Recurrence, progression and cancer-specific mortality according to stage at re-TUR in T1G3 bladder cancer patients treated with BCG: not as bad as previously thought [J]. World journal of urology, 2018, 36 (10): 1621-7.

[142]HASHINE K, IDE T, NAKASHIMA T, et al. Results of second transurethral resection for highgrade T1 bladder cancer [J]. Urology annals, 2016, 8 (1): 10-5.

[143]EROGLU A, EKIN R G, KOC G, et al. The prognostic value of routine second transurethral resection in patients with newly diagnosed stage pT1 non-muscle-invasive bladder cancer: results from randomized 10-year extension trial [J]. International journal of clinical oncology, 2020, 25 (4): 698-704.

[144]GRIMM M O, STEINHOFF C, SIMON X, et al. Effect of routine repeat transurethral resection for superficial bladder cancer: a long-term observational study [J]. The Journal of urology, 2003, 170 (2Pt1): 433-7.

[145]GORDON P C, THOMAS F, NOON A P, et al. Long-term Outcomes from Re-resection for Highrisk Non-muscle-invasive Bladder Cancer: A Potential to Rationalize Use [J]. European urology focus, 2019, 5 (4): 650-7.

[146]MARTIN C, LEISER C L, O'NEIL B, et al. Familial Cancer Clustering in Urothelial Cancer: A Population-Based Case-Control Study [J]. Journal of the National Cancer Institute, 2018, 110 (5): 527-33.

[147]ABUFARAJ M, SHARIAT S, MOSCHINI M, et al. The impact of hormones and reproductive factors on the risk of bladder cancer in women: results from the Nurses' Health Study and Nurses' Health Study II [J]. Int J Epidemiol, 2020, 49 (2): 599-607.

[148]MEILLEROUX J, DANIEL G, AZIZA J, et al. One year of experience using the Paris System for Reporting Urinary Cytology [J]. Cancer cytopathology, 2018, 126 (6): 430-6.

[149]FIGUEROA J D, YE Y, SIDDIQ A, et al. Genome-wide association study identifies multiple loci associated with bladder cancer risk [J]. Human molecular genetics, 2014, 23 (5): 1387-98.

[150]KATES M, BALL M W, CHAPPIDI M R, et al. Accuracy of urethral frozen section during radical cystectomy for bladder cancer [J]. Urologic oncology, 2016, 34 (12): 532.e1-.e6.

[151]VON RUNDSTEDT F C, MATA D A, SHEN S, et al. Transurethral biopsy of the prostatic urethra is associated with final apical margin status at radical cystoprostatectomy [J]. Journal of clinical urology, 2016, 9 (6): 404-8.

[152]SYLVESTER R J, VAN DER MEIJDEN A P, OOSTERLINCK W, et al. Predicting recurrence and progression in individual patients with stage Ta T1 bladder cancer using EORTC risk tables: a combined analysis of 2596 patients from seven EORTC trials [J]. European urology, 2006, 49 (3): 466-5; discussion 75-7.

[153]YAFI F A, BRIMO F, STEINBERG J, et al. Prospective analysis of sensitivity and specificity of urinary cytology and other urinary biomarkers for bladder cancer [J]. Urologic oncology, 2015, 33 (2): 66.e25-31.

[154]SORIA F, DROLLER M J, LOTAN Y, et al. An up-to-date catalog of available urinary biomarkers

for the surveillance of non-muscle invasive bladder cancer [J]. World journal of urology, 2018, 36 (12): 1981-95.
[155]徐兰锋，朱丹，袁潮. 生存蛋白在膀胱癌患者尿液脱落细胞中的表达及临床相关性研究 [J]. 中国实验诊断学，2020，24（02）：316-9.
[156]RUAN W, CHEN X, HUANG M, et al. A urine-based DNA methylation assay to facilitate early detection and risk stratification of bladder cancer [J]. Clinical epigenetics, 2021, 13 (1): 91.
[157]CHEN X, ZHANG J, RUAN W, et al. Urine DNA methylation assay enables early detection and recurrence monitoring for bladder cancer [J]. The Journal of clinical investigation, 2020, 130 (12): 6278-89.
[158]杨婧，索杰，高海锋. 尿液核基质蛋白 22联合膀胱肿瘤抗原检测对膀胱癌的诊断价值 [J]. 肿瘤研究与临床，2020，32（11）：772-5.
[159]KIM P H, SUKHU R, CORDON B H, et al. Reflex fluorescence in situ hybridization assay for suspicious urinary cytology in patients with bladder cancer with negative surveillance cystoscopy [J]. BJU international, 2014, 114 (3): 354-9.
[160]TODENHöFER T, HENNENLOTTER J, GUTTENBERG P, et al. Prognostic relevance of positive
[161]urine markers in patients with negative cystoscopy during surveillance of bladder cancer [J]. BMC cancer, 2015, 15: 155.
[162]BEUKERS W, VAN DER KEUR K A, KANDIMALLA R, et al. FGFR3, TERT and OTX1 as a Urinary Biomarker Combination for Surveillance of Patients with Bladder Cancer in a Large Prospective Multicenter Study [J]. The Journal of urology, 2017, 197 (6): 1410-8.
[163]LOTAN Y, INMAN B A, DAVIS L G, et al. Evaluation of the Fluorescence In Situ Hybridization-Test to Predict Recurrence and / or Progression of Disease after bacillus Calmette-Guérin for Primary High Grade Nonmuscle Invasive Bladder Cancer: Results from a Prospective Multicenter Trial [J]. The Journal of urology, 2019, 202 (5): 920-6.
[164]LIEM E, ODDENS J R, VERNOOIJ R W M, et al. The Role of Fluorescence In Situ Hybridization for Predicting Recurrence after Adjuvant bacillus Calmette-Guérin in Patients with Intermediate and High Risk Nonmuscle Invasive Bladder Cancer: A Systematic Review and Meta-Analysis of Individual Patient Data [J]. The Journal of urology, 2020, 203 (2): 283-91.
[165]PALOU J, BRAUSI M, CATTO J W F. Management of Patients with Normal Cystoscopy but Positive Cytology or Urine Markers [J]. European urology oncology, 2020, 3 (4): 548-54.
[166]KONETY B, SHORE N, KADER A K, et al. Evaluation of Cxbladder and Adjudication of Atypical Cytology and Equivocal Cystoscopy [J]. European urology, 2019, 76 (2): 238-43.
[167]D'ANDREA D, SORIA F, ZEHETMAYER S, et al. Diagnostic accuracy, clinical utility and influence on decision-making of a methylation urine biomarker test in the surveillance of non-muscle-invasive bladder cancer [J]. BJU international, 2019, 123 (6): 959-67.
[168]VALENBERG F, HIAR A M, WALLACE E, et al. Prospective Validation of an mRNA-based Urine Test for Surveillance of Patients with Bladder Cancer [J]. European urology, 2019, 75 (5): 853-60.
[169]ROUPRET M, GONTERO P, MCCRACKEN S R C, et al. Diagnostic Accuracy of MCM5 for the Detection of Recurrence in Nonmuscle Invasive Bladder Cancer Followup: A Blinded, Prospective Cohort, Multicenter European Study [J]. The Journal of urology, 2020, 204 (4): 685-90.
[170]STARKE N, SINGLA N, HADDAD A, et al. Long-term outcomes in a high-risk bladder cancer screening cohort [J]. BJU international, 2016, 117 (4): 611-7.
[171]VAN DER MOLEN A J, COWAN N C, MUELLER-LISSE U G, et al. CT urography: definition, indications and techniques. A guideline for clinical practice [J]. European radiology, 2008, 18 (1): 4-17.
[172]ROUPRêT M, BABJUK M, COMPéRAT E, et al. European Association of Urology Guidelines on

Upper Urinary Tract Urothelial Carcinoma: 2017 Update [J]. European urology, 2018, 73 (1): 111-22.

[173]JANISCH F, SHARIAT S F, BALTZER P, et al. Diagnostic performance of multidetector computed tomographic (MDCTU) in upper tract urothelial carcinoma (UTUC): a systematic review and meta-analysis [J]. World journal of urology, 2020, 38 (5): 1165-75.

[174]ROJAS C P, CASTLE S M, LLANOS C A, et al. Low biopsy volume in ureteroscopy does not affect tumor biopsy grading in upper tract urothelial carcinoma [J]. Urologic oncology, 2013, 31 (8): 1696-700.

[175]TANAKA H, YOSHIDA S, KOMAI Y, et al. Clinical Value of 18F-Fluorodeoxyglucose Positron Emission Tomography/Computed Tomography in Upper Tract Urothelial Carcinoma: Impact on Detection of Metastases and Patient Management [J]. Urologia internationalis, 2016, 96 (1): 65-72.

[176]VOSKUILEN C S, SCHWEITZER D, JENSEN J B, et al. Diagnostic Value of (18) F-fluorodeoxyglucose Positron Emission Tomography with Computed Tomography for Lymph Node Staging in Patients with Upper Tract Urothelial Carcinoma [J]. European urology oncology, 2020, 3 (1): 73-9.

[177]ZATTONI F, INCERTI E, COLICCHIA M, et al. Comparison between the diagnostic accuracies of 18F-fluorodeoxyglucose positron emission tomography/computed tomography and conventional imaging in recurrent urothelial carcinomas: a retrospective, multicenter study [J]. Abdominal radiology (New York), 2018, 43 (9): 2391-9.

[178]MALM C, GRAHN A, JAREMKO G, et al. Diagnostic accuracy of upper tract urothelial carcinoma: how samples are collected matters [J]. Scandinavian journal of urology, 2017, 51 (2): 137-45.

[179]COSENTINO M, PALOU J, GAYA J M, et al. Upper urinary tract urothelial cell carcinoma: location as a predictive factor for concomitant bladder carcinoma [J]. World journal of urology, 2013, 31 (1): 141-5.

[180]DEFIDIO L, ANTONUCCI M, DE DOMINICIS M, et al. Thulium-Holmium: YAG Duo Laser in Conservative Upper Tract Urothelial Cancer Treatment: 13 Years Experience from a Tertiary National Referral Center [J]. Journal of endourology, 2019, 33 (11): 902-8.

[181]Gallioli Andrea, Boissier Romain, Territo Angelo, VilaReyes Helena, Sanguedolce Francesco, Gaya Josep Maria, Regis Federica, Subiela José Daniel, Palou Joan, Breda Alberto. Adjuvant single-dose upper urinary tract instillation of mitomycin C after therapeutic ureteroscopy for upper tract urothelial carcinoma: a single-centre prospective non-randomized trial. [J]. Journal of endourology, 2020, 34 (5): 573-580.

[182]Current Evidence of Transurethral En-bloc Resection of Nonmuscle Invasive Bladder Cancer: Update 2016. European Urology Focus 2017: 3 (6) .

[183]NASELLI A, HURLE R, PAPARELLA S, et al. Role of Restaging Transurethral Resection for T1 Non-muscle invasive Bladder Cancer: A Systematic Review and Meta-analysis [J]. European urology focus, 2017: S2405456917300068.

[184]HASHINE K, IDE T, NAKASHIMA T, et al. Results of second transurethral resection for highgrade T1 bladder cancer [J]. Urology annals, 2015, 8 (1) .

[185]BALTACı S, BOZLU M, YıLDıRıM A, et al. Significance of the interval between first and second transurethral resection on recurrence and progression rates in patients with high-risk non-muscle-invasive bladder cancer treated with maintenance intravesical Bacillus Calmette-Guérin [J]. BJU international, 2015.

[186]BROCKS C P, BüTTNER H, BöHLE A. Inhibition of tumor implantation by intravesical gemcitabine in a murine model of superficial bladder cancer [J]. The Journal of urology, 2005, 174 (3): 1115-8.

[187]CHANG, SAM S. Re: Systematic Review and Individual Patient Data Meta-Analysis of Randomized Trials Comparing a Single Immediate Instillation of Chemotherapy after Transurethral Resection with

Transurethral Resection Alone in Patients with Stage pTa-pT1 Urothelial Carcinoma of the Bladder: Which Patients Benefit from the Instillation? [J]. Journal of Urology, 2017, 197 (5): 1219.

[188]ABERN M R, OWUSU R A, ANDERSON M R, et al. Perioperative intravesical chemotherapy in non-muscle-invasive bladder cancer: a systematic review and meta-analysis [J]. Journal of the National Comprehensive Cancer Network: JNCCN, 2013, 11 (4): 477-84.

[189]PERLIS N, ZLOTTA A R, BEYENE J, et al. Immediate post-transurethral resection of bladder tumor intravesical chemotherapy prevents non-muscle-invasive bladder cancer recurrences: an updated meta-analysis on 2548 patients and quality-of-evidence review [J]. European urology, 2013, 64 (3): 421-30.

[190]SYLVESTER R J, OOSTERLINCK W, HOLMANG S, et al. Systematic Review and Individual Patient Data Meta-analysis of Randomized Trials Comparing a Single Immediate Instillation of Chemotherapy After Transurethral Resection with Transurethral Resection Alone in Patients with Stage pTapT1 Urothelial Carcinoma of the Bladder: Which Patients Benefit from the Instillation? [J]. European urology, 2016, 69 (2): 231-44.

[191]MAHRAN A, BUKAVINA L, MISHRA K, et al. Bladder irrigation after transurethral resection of superficial bladder cancer: a systematic review of the literature [J]. The Canadian journal of urology, 2018, 25 (6): 9579-84.

[192]ZHOU Z, ZHAO S, LU Y, et al. Meta-analysis of efficacy and safety of continuous saline bladder irrigation compared with intravesical chemotherapy after transurethral resection of bladder tumors [J]. World journal of urology, 2019, 37 (6): 1-10.

[193]GOFRIT O N, PODE D, PIZOV G, et al. The natural history of bladder carcinoma in situ after initial response to bacillus Calmette-Gúerin immunotherapy [J]. Urologic oncology, 2009, 27 (3): 258-62.

[194]ELMAMOUN M H, CHRISTMAS T J, WOODHOUSE C R. Destruction of the bladder by single dose Mitomycin C for low-stage transitional cell carcinoma (TCC) --avoidance, recognition, management and consent [J]. BJU international, 2014, 113 (5b): E34-8.

[195]TüRKERI L, TANıDıR Y, ÇAL Ç, et al. Comparison of the efficacy of single or double intravesical epirubicin instillation in the early postoperative period to prevent recurrences in non-muscle-invasive urothelial carcinoma of the bladder: prospective, randomized multicenter study [J]. Urologia internationalis, 2010, 85 (3): 261-5.

[196]SYLVESTER R J, VAN DER M A, LAMM D L. Intravesical bacillus Calmette-Guerin reduces the risk of progression in patients with superficial bladder cancer: a meta-analysis of the published results of randomized clinical trials [J]. The Journal of urology, 2002, 168 (5): 1964-70.

[197]MALMSTRöM P U, SYLVESTER R J, CRAWFORD D E, et al. An individual patient data meta analysis of the long-term outcome of randomised studies comparing intravesical mitomycin C versus bacillus Calmette-Guérin for non-muscle-invasive bladder cancer [J]. European urology, 2009, 56 (2): 247-56.

[198]SHANG P F, KWONG J, WANG Z P, et al. Intravesical Bacillus Calmette-Guérin versus epirubicin for Ta and T1 bladder cancer [J]. The Cochrane database of systematic reviews, 2011, (5): Cd006885.

[199]BOSSCHIETER J, NIEUWENHUIJZEN J A, VAN GINKEL T, et al. Value of an Immediate Intravesical Instillation of Mitomycin C in Patients with Non-muscle-invasive Bladder Cancer: A Prospective Multicentre Randomised Study in 2243 patients [J]. European urology, 2018, 73 (2): 226-32.

[200]ARENDS T J, VAN DER HEIJDEN A G, WITJES J A. Combined chemohyperthermia: 10-year single center experience in 160 patients with nonmuscle invasive bladder cancer [J]. The Journal of urology, 2014, 192 (3): 708-13.

[201]ARENDS T J, NATIV O, MAFFEZZINI M, et al. Results of a Randomised Controlled Trial Comparing Intravesical Chemohyperthermia with Mitomycin C Versus Bacillus Calmette-Guérin for Adjuvant Treatment of Patients with Intermediate- and High-risk Non-Muscle-invasive Bladder Cancer [J]. European urology, 2016, 69 (6): 1046-52.

[202]DUCHEK M, JOHANSSON R, JAHNSON S, et al. Bacillus Calmette-Guérin is superior to a combination of epirubicin and interferon-alpha2b in the intravesical treatment of patients with stage T1 urinary bladder cancer. A prospective, randomized, Nordic study [J]. European urology, 2010, 57 (1): 25-31.

[203]徐佩行，陆骁霖，沈益君，等. 高危非肌层浸润性膀胱癌卡介苗灌注的近期疗效与预测因素分析 [J]. 中华泌尿外科杂志，2019，40（1）：20-24.

[204]孙卫兵，徐万海，于广海，等. 卡介苗膀胱灌注预防中高危非肌层浸润性膀胱癌复发的疗效及并发症分析 [J]. 中华泌尿外科杂志，2019，40（1）：14-19.

[205]于浩，李锴文，胡海龙，等. 膀胱灌注国产卡介苗对比表柔比星预防中高危 NMIBC 复发的多中心、随机、对照研究 2 年疗效报告及复发风险因素分析 [J]. 中华泌尿外科杂志，2020，41（10）：724-30.

[206]BOEHM B E, CORNELL J E, WANG H, et al. Efficacy of bacillus Calmette-Guérin Strains for Treatment of Nonmuscle Invasive Bladder Cancer: A Systematic Review and Network Meta-Analysis [J]. The Journal of urology, 2017, 198 (3): 503-10.

[207]GRIMM M O, VAN DER HEIJDEN A G, COLOMBEL M, et al. Treatment of High-grade Nonmuscle-invasive Bladder Carcinoma by Standard Number and Dose of BCG Instillations Versus Reduced Number and Standard Dose of BCG Instillations: Results of the European Association of Urology Research Foundation Randomised Phase Ⅲ Clinical Trial "NIMBUS" [J]. European urology, 2020, 78 (5): 690-8.

[208]ODDENS J, BRAUSI M, SYLVESTER R, et al. Final results of an EORTC-GU cancers group randomized study of maintenance bacillus Calmette-Guérin in intermediate- and high-risk Ta, T1 papillary carcinoma of the urinary bladder: one-third dose versus full dose and 1 year versus 3 years of maintenance [J]. European urology, 2013, 63 (3): 462-72.

[209]OJEA A, NOGUEIRA J L, SOLSONA E, et al. A multicentre, randomised prospective trial comparing three intravesical adjuvant therapies for intermediate-risk superficial bladder cancer: lowdose bacillus Calmette-Guerin (27 mg) versus very low-dose bacillus Calmette-Guerin (13.5 mg) versus mitomycin C [J]. European urology, 2007, 52 (5): 1398-406.

[210]LARSEN E S, NORDHOLM A C, LILLEBAEK T, et al. The epidemiology of bacille Calmette Guérin infections after bladder instillation from 2002 through 2017: a nationwide retrospective cohort study [J]. BJU international, 2019, 124 (6): 910-6.

[211]MATSUOKA Y, TAOKA R, KOHASHIGUCHI K, et al. Efficacy and toxicity of intravesical Bacillus Calmette-Guérin therapy in elderly patients with non-muscle-invasive bladder cancer [J]. Current urology, 2021, 15 (1): 16-21.

[212]DANIELSSON G, MALMSTRöM P U, JAHNSON S, et al. Bladder health in patients treated with BCG instillations for T1G2-G3 bladder cancer-a follow-up five years after the start of treatment [J]. Scandinavian journal of urology, 2018, 52 (5-6): 377-84.

[213]LOSA A, HURLE R, LEMBO A. Low dose bacillus Calmette-Guerin for carcinoma in situ of the bladder: long-term results [J]. The Journal of urology, 2000, 163 (1): 68-72; discussion -2.

[214]TAKENAKA A, YAMADA Y, MIYAKE H, et al. Clinical outcomes of bacillus Calmette-Guérin instillation therapy for carcinoma in situ of urinary bladder [J]. International journal of urology: official journal of the Japanese Urological Association, 2008, 15 (4): 309-13.

[215]JAKSE G, HALL R, BONO A, et al. Intravesical BCG in patients with carcinoma in situ of the uri-

nary bladder: long-term results of EORTC GU Group phase II protocol 30861 [J]. European urology, 2001, 40 (2): 144-50.

[216]KAASINEN E, WIJKSTRöM H, RINTALA E, et al. Seventeen-year follow-up of the prospective randomized Nordic CIS study: BCG monotherapy versus alternating therapy with mitomycin C and BCG in patients with carcinoma in situ of the urinary bladder [J]. Scandinavian journal of urology, 2016, 50 (5): 360-8.

[217]PALOU J, BANIEL J, KLOTZ L, et al. Urothelial carcinoma of the prostate [J]. Urology, 2007, 69 (1 Suppl): 50-61.

[218]HERR H W, MILAN T N, DALBAGNI G. BCG-refractory vs. BCG-relapsing non-muscle-invasive bladder cancer: a prospective cohort outcomes study [J]. Urologic oncology, 2015, 33 (3): 108. e1-4.

[219]KAMAT A M, SYLVESTER R J, BöHLE A, et al. Definitions, End Points, and Clinical Trial Designs for Non-Muscle-Invasive Bladder Cancer: Recommendations From the International Bladder Cancer Group [J]. Journal of clinical oncology: official journal of the American Society of Clinical Oncology, 2016, 34 (16): 1935-44.

[220]LERNER S P, TANGEN C M, SUCHAREW H, et al. Failure to achieve a complete response to induction BCG therapy is associated with increased risk of disease worsening and death in patients with high risk non-muscle invasive bladder cancer [J]. Urologic oncology, 2009, 27 (2): 155-9.

[221]MORALES A, HERR H, STEINBERG G, et al. Efficacy and safety of MCNA in patients with non-muscle invasive bladder cancer at high risk for recurrence and progression after failed treatment with bacillus Calmette-Guérin [J]. The Journal of urology, 2015, 193 (4): 1135-43.

[222]V M M, E G J, NEAL S, et al. Emerging Immunotherapy Options for bacillus Calmette-Guérin Unresponsive Nonmuscle Invasive Bladder Cancer [J]. The Journal of urology, 2019, 202 (6): 1111-1119.

[223]PACKIAM V T, LAMM D L, BAROCAS D A, et al. An open label, single-arm, phase II multicenter study of the safety and efficacy of CG0070 oncolytic vector regimen in patients with BCG-unresponsive non-muscle-invasive bladder cancer: Interim results [J]. Urologic oncology, 2018, 36 (10): 440-7.

[224]DALBAGNI G, RUSSO P, BOCHNER B, et al. Phase II trial of intravesical gemcitabine in bacille Calmette-Guérin-refractory transitional cell carcinoma of the bladder [J]. Journal of clinical oncology: official journal of the American Society of Clinical Oncology, 2006, 24 (18): 2729-34.

[225]DI LORENZO G, PERDONà S, DAMIANO R, et al. Gemcitabine versus bacille Calmette-Guérin after initial bacille Calmette-Guérin failure in non-muscle-invasive bladder cancer: a multicenter prospective randomized trial [J]. Cancer, 2010, 116 (8): 1893-900.

[226]Gabriel, Jones, Anne et al, Intravesical gemcitabine for non-muscle invasive bladder cancer. Cochrane Database of Systematic Reviews 2012.

[227]DI G L, MARCO R, MAURO R, et al. MP83-01 ELECTROMOTⅣE DRUG ADMINISTRATION (EMDA) OF MITOMYCIN C AS FIRST LINE SALVAGE THERAPY IN HIGH RISK "BCG-FAILURE" NON MUSCLE INVASⅣE BLADDER CANCER: 3? YEARS FOLLOWUP OUTCOMES [J]. Journal of Urology, 2018, 199 (4): e1115-.

[228]TAN W S, PANCHAL A, BUCKLEY L, et al. Radiofrequency-induced Thermo-chemotherapy Effect Versus a Second Course of Bacillus Calmette-Guérin or Institutional Standard in Patients with Recurrence of Non-muscle -invasive Bladder Cancer Following Induction or Maintenance Bacillus Calmette-Guérin Therapy (HYMN): A Phase Ⅲ, Open-label, Randomised Controlled Trial [J].European urology, 2019, 75 (1): 63-71.

[229]FRITSCHE H M, BURGER M, SVATEK R S, et al. Characteristics and outcomes of patients with

clinical T1 grade 3 urothelial carcinoma treated with radical cystectomy: results from an international cohort [J]. European urology, 2010, 57 (2): 300-9.

[230]MOSCHINI M, SHARMA V, DELL'OGLIO P, et al. Comparing long-term outcomes of primary and progressive carcinoma invading bladder muscle after radical cystectomy [J]. BJU international, 2015.

[231]WILLIS D L, FERNANDEZ M I, DICKSTEIN R J, et al. Clinical outcomes of cT1 micropapillary bladder cancer [J]. The Journal of urology, 2015, 193 (4): 1129-34.

[232]RAJ G V, HERR H, SERIO A M, et al. Treatment paradigm shift may improve survival of patients with high risk superficial bladder cancer [J]. The Journal of urology, 2007, 177 (4): 1283-6; discussion 6.

[233]HAUTMANN R E, DE PETRICONI R C, PFEIFFER C, et al. Radical cystectomy for urothelial carcinoma of the bladder without neoadjuvant or adjuvant therapy: long-term results in 1100 patients [J]. European urology, 2012, 61 (5): 1039-47.

[234]RIANNE, J., M., et al. Prediction model for recurrence probabilities after intravesical chemotherapy in patients with intermediate-risk non-muscle-invasive bladder cancer, including external validation [J]. World journal of urology, 2015, 34 (2): 173-80.

[235]CAMBIER S, SYLVESTER R J, COLLETTE L, et al. EORTC Nomograms and Risk Groups for Predicting Recurrence, Progression, and Disease-specific and Overall Survival in Non-Muscle-invasive Stage Ta-T1 Urothelial Bladder Cancer Patients Treated with 1-3 Years of Maintenance Bacillus Calmette-Guérin [J]. European urology, 2016: 60-9.

[236]Active Surveillance for Low Risk Nonmuscle Invasive Bladder Cancer: A Confirmatory and Resource Consumption Study from the BIAS Project [J]. Journal of Urology, 2018.

[237]NIWA N, MATSUMOTO K, HAYAKAWA N, et al. Comparison of outcomes between ultrasonography and cystoscopy in the surveillance of patients with initially diagnosed TaG1-2 bladder cancers: A matched-pair analysis [J]. Urologic oncology, 2015, 33 (9): 386.e15-.e21.

[238]HOLM?NG S, STR?CK V. Should follow-up cystoscopy in bacillus Calmette-Guérin-treated patients continue after five tumour-free years? [J]. European urology, 2012, 61 (3):

[239]何天基，葛波．肌层浸润性膀胱癌新辅助治疗现状及展望 [J]. 临床泌尿外科杂志，2020，35 (02)：158-61.

[240]GRIFFITHS G, HALL R, SYLVESTER R, et al. International Phase Ⅲ Trial Assessing Neoadjuvant Cisplatin, Methotrexate, and Vinblastine Chemotherapy for Muscle-Invasive Bladder Cancer: Long-Term Results of the BA06 30894 Trial [J]. Journal of Clinical Oncology, 2011, 29 (16): 2171-7.

[241]NECCHI A, ANICHINI A, RAGGI D, et al. Pembrolizumab as Neoadjuvant Therapy Before Radical Cystectomy in Patients With Muscle-Invasive Urothelial Bladder Carcinoma (PURE-01): An Open-Label, Single-Arm, Phase II Study [J]. Journal of clinical oncology: official journal of the American Society of Clinical Oncology, 2018, 36 (34): 3353-60.

[242]POWLES T, KOCKX M, RODRIGUEZ-VIDA A, et al. Clinical efficacy and biomarker analysis of neoadjuvant atezolizumab in operable urothelial carcinoma in the ABACUS trial [J]. Nature medicine, 2019, 25 (11): 1706-14.

[243]SHERIF A, VALE C L, ABOL-EINEN H, et al. Neoadjuvant chemotherapy in invasive bladder cancer: update of a systematic review and meta-analysis of individual patient data advanced bladder cancer (ABC) meta-analysis collaboration [J]. European urology, 2005, 48 (9373): 202-6.

[244]YIN M, JOSHI M, MEIJER R P, et al. Neoadjuvant Chemotherapy for Muscle-Invasive Bladder Cancer: A Systemic Review and Two-Step Meta-Analysis [J]. Oncologist, 2016: 708-15.

[245]GALSKY M D, PAL S K, CHOWDHURY S, et al. Comparative effectiveness of gemcitabine plus cisplatin versus methotrexate, vinblastine, doxorubicin, plus cisplatin as neoadjuvant therapy for

muscle-invasive bladder cancer [J]. Cancer，2015，121（15）：2586-93.

[246]PFISTER C，GRAVIS G，FLéCHON A，et al. Randomized Phase Ⅲ Trial of Dose-dense Methotrexate，Vinblastine，Doxorubicin，and Cisplatin，or Gemcitabine and Cisplatin as Perioperative Chemotherapy for Patients with Muscle-invasive Bladder Cancer. Analysis of the GETUG/AFU V05 VESPER Trial Secondary Endpoints：Chemotherapy Toxicity and Pathological Responses [J]. European urology，2021，79（2）：214-21.

[247]NECCHI A，RAGGI D，GALLINA A，et al. Updated Results of PURE-01 with Preliminary Activity of Neoadjuvant Pembrolizumab in Patients with Muscle-invasive Bladder Carcinoma with Variant Histologies [J]. European urology，2020，77（4）：439-46.

[248]MURTHY V，BAKSHI G，MANJALI J J，et al. Locoregional recurrence after cystectomy in muscle invasive bladder cancer：Implications for adjuvant radiotherapy [J]. Urologic oncology，2021，39（8）：496.e9-.e15-9.

[249]IWATA T，KIMURA S，ABUFARAJ M，et al. The role of adjuvant radiotherapy after surgery for upper and lower urinary tract urothelial carcinoma：A systematic review [J]. Urologic oncology，2019，37（10）：659-71.

[250]Anderström C，Johansson S，Nilsson S，et al. A Prospective Randomized Study of Preoperative Irradiation with Cystectomy orCystectomy Alone for Invasive Bladder Carcinoma. Eur Urol 2017；9：142-147.

[251]EL-MONIM H A，EL-BARADIE M M，YOUNIS A，et al. A prospective randomized trial for postoperative vs. preoperative adjuvant radiotherapy for muscle-invasive bladder cancer [J]. Urologic oncology，2013，31（3）：359-65.

[252]STEIN J P，QUEK M L，SKINNER D G. Lymphadenectomy for invasive bladder cancer：I. historical perspective and contemporary rationale [J]. BJU international，2006，97（2）：227-31.

[253]WITJES J A，BRUINS H M，CATHOMAS R，et al. European Association of Urology Guidelines on Muscle-invasive and Metastatic Bladder Cancer：Summary of the 2020 Guidelines [J]. European urology，2021，79（1）：82-104.

[254]张东正，高靖达，王鑫朋，等 . 根治性膀胱切除术后发生尿道癌的危险因素分析 [J]. 中华泌尿外科杂志，2016，37（9）：681-684.

[255]MARLON，PERERA，SHANNON，et al. Pelvic lymph node dissection during radical cystectomy for muscle-invasive bladder cancer [J]. Nature Reviews Urology，2018，15：686-692.

[256]ZAGHLOUL，MOHAMED，S.，et al. Adjuvant Sandwich Chemotherapy Plus Radiotherapy vs Adjuvant Chemotherapy Alone for Locally Advanced Bladder Cancer After Radical Cystectomy A Randomized Phase 2 Trial [J]. JAMA surgery，2018，153：e174591.

[257]刘泽赋，刘卓炜 . 膀胱癌根治术中的超扩大淋巴结清扫：诊断还是治疗？[J]. 肿瘤学杂志，2017，23（7）：561-566.

[258]MANDEL P，TILKI D，ESLICK G D. Extent of lymph node dissection and recurrence-free survival after radical cystectomy：a meta-analysis [J]. Urologic oncology，2014，32（8）：1184-90.

[259]BI L，HUANG H，FAN X，et al. Extended vs non-extended pelvic lymph node dissection and their influence on recurrence-free survival in patients undergoing radical cystectomy for bladder cancer：a systematic review and meta-analysis of comparative studies [J]. BJU international，2014，113（5b）：E39-48.

[260]GSCHWEND J E，HECK M M，LEHMANN J，et al. Extended Versus Limited Lymph Node Dissection in Bladder Cancer Patients Undergoing Radical Cystectomy：Survival Results from a Prospective，Randomized Trial [J]. European urology，2019，75（4）：604-11.

[261]DJALADAT H，BRUINS H M，MIRANDA G，et al. The association of preoperative serum albumin level and American Society of Anesthesiologists（ASA）score on early complications and survival of

patients undergoing radical cystectomy for urothelial bladder cancer [J]. BJU international, 2014, 113 (6): 887-93.

[262]SATHIANATHEN N J, KALAPARA A, FRYDENBERG M, et al. Robotic Assisted Radical Cystectomy vs Open Radical Cystectomy: Systematic Review and Meta-Analysis [J]. The Journal of urology, 2019, 201 (4): 715-20.

[263]黄健，林天歆，许可慰，等. 改良单孔腹腔镜下膀胱前列腺根治性切除-原位回肠新膀胱术应用分析 [J]. 中华医学杂志，2010，90（22）：1542-1546.

[264]PAREKH D J, REIS I M, CASTLE E P, et al. Robot-assisted radical cystectomy versus open radical cystectomy in patients with bladder cancer (RAZOR): an open-label, randomised, phase 3, non-inferiority trial [J]. Lancet (London, England), 2018, 391 (10139): 2525-36.

[265]KARL A, BUCHNER A, BECKER A, et al. A new concept for early recovery after surgery for patients undergoing radical cystectomy for bladder cancer: results of a prospective randomized study [J]. The Journal of urology, 2014, 191 (2): 335-40.

[266]NIELSEN M E, MALLIN K, WEAVER M A, et al. Association of hospital volume with conditional 90-day mortality after cystectomy: an analysis of the National Cancer Data Base [J]. BJU international, 2014, 114 (1): 46-55.

[267]FICARRA V, GIANNARINI G, CRESTANI A, et al. Retrosigmoid Versus Traditional Ileal Conduit for Urinary Diversion After Radical Cystectomy [J]. European urology, 2019, 75 (2): 294-9.

[268]TANNERU K, JAZAYERI S B, KUMAR J, et al. Intracorporeal versus extracorporeal urinary diversion following robot-assisted radical cystectomy: a meta-analysis, cumulative analysis, and systematic review [J]. Journal of robotic surgery, 2021, 15 (3): 321-33.

[269]SOLSONA E, IBORRA I, COLLADO A, et al. Feasibility of radical transurethral resection as monotherapy for selected patients with muscle invasive bladder cancer [J]. The Journal of urology, 2010, 184 (2): 475-81.

[270]JAMES N D, HUSSAIN S A, HALL E, et al. Radiotherapy with or without chemotherapy in muscle-invasive bladder cancer [J]. The New England journal of medicine, 2012, 366 (16): 1477-88.

[271]AUDENET F, WAINGANKAR N, FERKET B S, et al. Effectiveness of Transurethral Resection plus Systemic Chemotherapy as Definitive Treatment for Muscle Invasive Bladder Cancer in Population Level Data [J]. The Journal of urology, 2018, 200 (5): 996-1004.

[272]梁胜杰，邹青松，韩邦旻，等. 新辅助动脉化疗在肌层浸润性大体积膀胱癌保留膀胱治疗中的价值 [J]. 现代泌尿外科杂志，2014，19（8）：517-520.

[273]GIACALONE N J, SHIPLEY W U, CLAYMAN R H, et al. Long-term Outcomes After Bladder-preserving Tri-modality Therapy for Patients with Muscle-invasive Bladder Cancer: An Updated Analysis of the Massachusetts General Hospital Experience [J]. European urology, 2017, 71 (6): 952-60.

[274]PICHLER R, FRITZ J, HEIDEGGER I, et al. Gender-related Outcome in Bladder Cancer Patients undergoing Radical Cystectomy [J]. Journal of Cancer, 2017, 8 (17): 3567-74.

[275]KULKARNI G S, HERMANNS T, WEI Y, et al. Propensity Score Analysis of Radical Cystectomy Versus Bladder-Sparing Trimodal Therapy in the Setting of a Multidisciplinary Bladder Cancer Clinic [J]. Journal of clinical oncology: official journal of the American Society of Clinical Oncology, 2017, 35 (20): 2299-305.

[276]VASHISTHA V, WANG H, MAZZONE A, et al. Radical Cystectomy Compared to Combined Modality Treatment for Muscle-Invasive Bladder Cancer: A Systematic Review and Meta-Analysis [J].International journal of radiation oncology, biology, physics, 2017, 97 (5): 1002-20.

[277]KIJIMA T, TANAKA H, KOGA F, et al. Selective tetramodal bladder-preservation therapy, incorporating induction chemoradiotherapy and consolidative partial cystectomy with pelvic lymph node dissection for muscle-invasive bladder cancer: oncological and functional outcomes of 107 patients [J].

BJU international, 2019, 124 (2): 242-50.

[278]GRIFFITHS G, HALL R, SYLVESTER R, et al. International phase Ⅲ trial assessing neoadjuvant cisplatin, methotrexate, and vinblastine chemotherapy for muscle-invasive bladder cancer: long-term results of the BA06 30894 trial [J]. Journal of clinical oncology: official journal of the American Society of Clinical Oncology, 2011, 29 (16): 2171-7.

[279]HUSSAIN S A, PORTA N, HALL E, et al. Outcomes in Patients with Muscle-invasive Bladder Cancer Treated with Neoadjuvant Chemotherapy Followed by (Chemo) radiotherapy in the BC2001 Trial [J]. European urology, 2021, 79 (2): 307-15.

[280]PAL S K, AGARWAL N, GR Ⅳ AS P, et al. Adjuvant Chemotherapy for Bladder Cancer: Using Population-Based Data to Fill a Void of Prospective Evidence [J]. Journal of clinical oncology: official journal of the American Society of Clinical Oncology, 2016, 34 (8): 777-9.

[281]STERNBERG C N, SKONECZNA I, KERST J M, et al. Immediate versus deferred chemotherapy after radical cystectomy in patients with pT3-pT4 or N + M0 urothelial carcinoma of the bladder (EORTC 30994): an intergroup, open-label, randomised phase 3 trial [J]. The Lancet Oncology, 2015, 16 (1): 76-86.

[282]COGNETTI F, RUGGERI E M, FELICI A, et al. Adjuvant chemotherapy with cisplatin and gemcitabine versus chemotherapy at relapse in patients with muscle-invasive bladder cancer submitted to radical cystectomy: an Italian, multicenter, randomized phase Ⅲ trial [J]. Annals of oncology: official journal of the European Society for Medical Oncology, 2012, 23 (3): 695-700.

[283]GALSKY M D, STENSLAND K D, MOSHIER E, et al. Effectiveness of Adjuvant Chemotherapy for Locally Advanced Bladder Cancer [J]. Journal of clinical oncology: official journal of the American Society of Clinical Oncology, 2016, 34 (8): 825-32.

[284]SVATEK R S, SHARIAT S F, LASKY R E, et al. The effectiveness of off-protocol adjuvant chemotherapy for patients with urothelial carcinoma of the urinary bladder [J]. Clinical cancer research: an official journal of the American Association for Cancer Research, 2010, 16 (17): 4461-7.

[285]BERG S, D'ANDREA D, VETTERLEIN M W, et al. Impact of adjuvant chemotherapy in patients with adverse features and variant histology at radical cystectomy for muscle-invasive carcinoma of the bladder: Does histologic subtype matter? [J]. Cancer, 2019, 125 (9): 1449-58.

[286]BAMIAS A, EFSTATHIOU E, MOULOPOULOS L A, et al. The outcome of elderly patients with advanced urothelial carcinoma after platinum-based combination chemotherapy [J]. Annals of oncology: official journal of the European Society for Medical Oncology, 2005, 16 (2): 307-13.

[287]MICHAEL K, CLAUS F, BJOERN V, et al. Randomized phase Ⅲ study of adjuvant versus progression-triggered treatment with gemcitabine (G) after radical cystectomy (RC) for locally advanced bladder cancer (LABC) in patients not suitable for cisplatin-based chemotherapy (CBC) (AUOtrial AB22/00) [J]. Journal of clinical oncology: official journal of the American Society of Clinical Oncology, 2013, 31 (6_suppl): 250.

[288]YE D, LIU J, ZHOU A, et al. Tislelizumab in Asian patients with previously treated locally advanced or metastatic urothelial carcinoma [J]. Cancer science, 2021, 112 (1): 305-13.

[289]Sheng X, Chen H, Hu B, et al. Recombinant humanized anti-PD-1 monoclonal antibody to ripalimab in patients with metastatic urothelial carcinoma: Preliminary results of an open-label phase II clinical study (POLARIS-03) . J Clin Oncol 2020; 38: 504-504.

[290]BAJORIN D F, WITJES J A, GSCHWEND J E, et al. Adjuvant Nivolumab versus Placebo in Muscle-Invasive Urothelial Carcinoma [J]. New England Journal of Medicine, 2021, 384 (22): 2102-14.

[291]HUGUET, J. Seguimiento oncológico después de cistectomía radical basado en patrones de recidiva tumoral y sus factores de riesgo [J]. Actas urologicas espaolas, 2013, 37 (6): 376-82.

[292]BEKKU K, SAIKA T, KOBAYASHI Y, et al. Could salvage surgery after chemotherapy have clinical impact on cancer survival of patients with metastatic urothelial carcinoma? [J]. International journal of clinical oncology, 2013, 18: 110-115.

[293]LAGUNA, PILAR M. Re: Oncologic Outcomes of Kidney-Sparing Surgery versus Radical Nephroureterectomy for Upper Tract Urothelial Carcinoma: A Systematic Review by the EAU Non-Muscle Invasive Bladder Cancer Guidelines Panel [J]. Journal of Urology, 2017: 1437-8.

[294]LI S, PAN Y, HU J. Oncologic outcomes comparison of partial ureterectomy and radical nephroureterectomy for urothelial carcinoma [J]. BMC Urology, 2019, 19 (1): 120.

[295]SORIA F, LAGUNA M P, ROUPRET M, et al. Flexible fibre optic vs digital ureteroscopy and enhanced vs unenhanced imaging for diagnosis and treatment of upper tract urothelial carcinoma (UTUC): results from the Clinical Research Office of the Endourology Society (CROES) -UTUC registry [J]. BJU international, 2021, 128 (6): 734-43.

[296]VILLA L, CLOUTIER J, LETENDRE J, et al. Early repeated ureteroscopy within 6-8 weeks after a primary endoscopic treatment in patients with upper tract urothelial cell carcinoma: preliminary findings [J]. World journal of urology, 2016, 34 (9): 1201-6.

[297]VEMANA G, KIM E H, BHAYANI S B, et al. Survival Comparison Between Endoscopic and Surgical Management for Patients With Upper Tract Urothelial Cancer: A Matched Propensity Score Analysis Using Surveillance, Epidemiology and End Results-Medicare Data [J]. Urology, 2016, 95: 115-20.

[298]AASBJERG K, MORTENSEN P E, NøRGAARD M A, et al. Comparison of Survival After Aortic Valve Replacement With Mitroflow or Perimount Prostheses [J]. Seminars in thoracic and cardiovascular surgery, 2019, 31 (3): 350-8.

[299]ABD EL AZIZ M A, CALINI G, GRASS F, et al. Minimally invasive ileal pouch-anal anastomosis for patients with obesity: a propensity score-matched analysis [J]. Langenbeck's archives of surgery, 2021, 406 (7): 2419-24.

[300]COLIN P, OUZZANE A, PIGNOT G, et al. Comparison of oncological outcomes after segmental ureterectomy or radical nephroureterectomy in urothelial carcinomas of the upper urinary tract: results from a large French multicentre study [J]. BJU international, 2012, 110 (8): 1134-41.

[301]OU Y C, HU C Y, CHENG H L, et al. Long-term outcomes of total ureterectomy with ileal-ureteral substitution treatment for ureteral cancer: a single-center experience [J]. BMC Urol, 2018, 18 (1): 73.

[302]MARGULIS V, SHARIAT S F, MATIN S F, et al. Outcomes of radical nephroureterectomy: a series from the Upper Tract Urothelial Carcinoma Collaboration [J]. Cancer, 2009, 115 (6): 1224-33.

[303]ONG A M, BHAYANI S B, PAVLOVICH C P. Trocar site recurrence after laparoscopic nephroureterectomy [J]. The Journal of urology, 2003, 170 (4 Pt 1): 1301.

[304]WALTON T J, NOVARA G, MATSUMOTO K, et al. Oncological outcomes after laparoscopic and open radical nephroureterectomy: results from an international cohort [J]. BJU international, 2011, 108 (3): 406-12.

[305]NI S, TAO W, CHEN Q, et al. Laparoscopic versus open nephroureterectomy for the treatment of upper urinary tract urothelial carcinoma: a systematic review and cumulative analysis of comparative studies [J]. European urology, 2012, 61 (6): 1142-53.

[306]ARIANE M M, COLIN P, OUZZANE A, et al. Assessment of oncologic control obtained after open versus laparoscopic nephroureterectomy for upper urinary tract urothelial carcinomas (UUT-UCs): results from a large French multicenter collaborative study [J]. Annals of surgical oncology, 2012, 19 (1): 301-8.

[307]SIMONATO A, VARCA V, GREGORI A, et al. Elective segmental ureterectomy for transitional cell

carcinoma of the ureter: long -term follow-up in a series of 73 patients [J]. BJU international, 2012, 110 (11 Pt B): E744-9.

[308]SHEN Y, YE H, ZHU Q, et al. Comparison of modified transumbilical laparoendoscopic single-site nephroureterectomy and retroperitoneal laparoscopic nephroureterectomy: initial experience [J]. Wideochirurgia i inne techniki maloinwazyjne = Videosurgery and other miniinvasive techniques, 2020, 15 (1): 199-207.

[309]SONG L, WANG W, ZHAO Q, et al. A New Surgical Technique of Combination Retroperitoneal with Transperitoneal Laparoscopic Nephroureterectomy in a Single Position and Comparative Outcomes [J]. Cancer management and research, 2020, 12: 5721-8.

[310]RODRIGUEZ J F, PACKIAM V T, BOYSEN W R, et al. Utilization and Outcomes of Nephroureterectomy for Upper Tract Urothelial Carcinoma by Surgical Approach [J]. Journal of endourology, 2017, 31 (7): 661-5.

[311]XYLINAS E, KLUTH L, PASSONI N, et al. Prediction of intravesical recurrence after radical nephroureterectomy: development of a clinical decision-making tool [J]. European urology, 2014, 65 (3): 650-8.

[312]BRAUN A E, SRⅣASTAVA A, MAFFUCCI F, et al. Controversies in management of the bladder cuff at nephroureterectomy [J]. Translational andrology and urology, 2020, 9 (4): 1868-80.

[313]XYLINAS E, RINK M, CHA E K, et al. Impact of distal ureter management on oncologic outcomes following radical nephroureterectomy for upper tract urothelial carcinoma [J]. European urology, 2014, 65 (1): 210-7.

[314]KIM D W, TALATI C, KIM R. Hepatocellular carcinoma (HCC): beyond sorafenib-chemotherapy [J]. Journal of gastrointestinal oncology, 2017, 8 (2): 256-65.

[315]LAI S, GUO R, SEERY S, et al. Assessing the impact of different distal ureter management techniques during radical nephroureterectomy for primary upper urinary tract urothelial carcinoma on oncological outcomes: A systematic review and meta-analysis [J]. International journal of surgery (London, England), 2020, 75: 165-73.

[316]KONDO T, HASHIMOTO Y, KOBAYASHI H, et al. Template-based lymphadenectomy in urothelial carcinoma of the upper urinary tract: impact on patient survival [J]. International journal of urology: official journal of the Japanese Urological Association, 2010, 17 (10): 848-54.

[317]DOMINGUEZ-ESCRIG J L, PEYRONNET B, SEISEN T, et al. Potential Benefit of Lymph Node Dissection During Radical Nephroureterectomy for Upper Tract Urothelial Carcinoma: A Systematic Review by the European Association of Urology Guidelines Panel on Non-muscle-invasive Bladder Cancer [J]. European urology focus, 2019, 5 (2): 224-41.

[318]DONG F, XU T, WANG X, et al. Lymph node dissection could bring survival benefits to patients diagnosed with clinically node-negative upper urinary tract urothelial cancer: a population-based, propensity score-matched study [J]. International journal of clinical oncology, 2019, 24 (3): 296-305.

[319] LENIS A T, DONIN N M, FAIENA I, et al. Role of surgical approach on lymph node dissection yield and survival in patients with upper tract urothelial carcinoma [J]. Urologic oncology, 2018, 36 (1): 9.e1-9.e.

[320]ZAREBA P, ROSENZWEIG B, WINER A G, et al. Association between lymph node yield and survival among patients undergoing radical nephroureterectomy for urothelial carcinoma of the upper tract [J]. Cancer, 2017, 123 (10): 1741-50.

[321]KONDO T, HARA I, TAKAGI T, et al. Template-based lymphadenectomy in urothelial carcinoma of the renal pelvis: a prospective study [J]. International journal of urology: official journal of the Japanese Urological Association, 2014, 21 (5): 453-9.

[322]SEISEN T, JINDAL T, KARABON P, et al. Efficacy of Systemic Chemotherapy Plus Radical

Nephroureterectomy for Metastatic Upper Tract Urothelial Carcinoma [J]. European urology, 2017, 71 (5): 714-8.

[323]MOSCHINI M, XYLINAS E, ZAMBONI S, et al. Efficacy of Surgery in the Primary Tumor Site for Metastatic Urothelial Cancer: Analysis of an International, Multicenter, Multidisciplinary Database [J]. European urology oncology, 2020, 3 (1): 94-101.

[324]NAZZANI S, PREISSER F, MAZZONE E, et al. Survival Effect of Nephroureterectomy in Metastatic Upper Urinary Tract Urothelial Carcinoma [J]. Clinical genitourinary cancer, 2019, 17 (3): e602-e11.

[325]SIMSIR A, SARSIK B, CUREKLIBATIR I, et al. Prognostic factors for upper urinary tract urothelial carcinomas: stage, grade, and smoking status [J]. International urology and nephrology, 2011, 43 (4): 1039-45.

[326]LEHMANN J, SUTTMANN H, ALBERS P, et al. Surgery for metastatic urothelial carcinoma with curative intent: the German experience (AUO AB 30/05) [J]. European urology, 2009, 55 (6): 1293-9.

[327]FALTAS B M, GENNARELLI R L, ELKIN E, et al. Metastasectomy in older adults with urothelial carcinoma: Population-based analysis of use and outcomes [J]. Urologic oncology, 2018, 36 (1): 9.e11-9.e7.

[328]LEOW J J, CHONG Y L, CHANG S L, et al. Neoadjuvant and Adjuvant Chemotherapy for Upper Tract Urothelial Carcinoma: A 2020 Systematic Review and Meta-analysis, and Future Perspectives on Systemic Therapy [J]. European urology, 2021, 79 (5): 635-54.

[329]WANG Q, ZHANG T, WU J, et al. Prognosis and risk factors of patients with upper urinary tract urothelial carcinoma and postoperative recurrence of bladder cancer in central China [J]. BMC Urol, 2019, 19 (1): 24.

[330]NORTIER J, POZDZIK A, ROUMEGUERE T, et al. [Aristolochic acid nephropathy ("Chinese herb nephropathy")] [J]. Nephrologie & therapeutique, 2015, 11 (7): 574-88.

[331]MAISCH P, LUNGER L, DüWEL C, et al. Outcomes of palliative cystectomy in patients with locally advanced pT4 bladder cancer [J]. Urologic oncology, 2021, 39 (6): 368.e11-.e17.

[332]GANDHI L, RODRíGUEZ-ABREU D, GADGEEL S, et al. Pembrolizumab plus Chemotherapy in Metastatic Non -Small-Cell Lung Cancer [J]. The New England journal of medicine, 2018, 378 (22): 2078-92.

[333]FANG D, LI X S, XIONG G Y, et al. Prophylactic intravesical chemotherapy to prevent bladder tumors after nephroureterectomy for primary upper urinary tract urothelial carcinomas: a systematic review and meta-analysis [J]. Urologia internationalis, 2013, 91 (3): 291-6.

[334]BOLAND P, WU J. Systemic therapy for hepatocellular carcinoma: beyond sorafenib [J]. Chinese clinical oncology, 2018, 7 (5): 50.

[335]O'BRIEN T, RAY E, SINGH R, et al. Prevention of bladder tumours after nephroureterectomy for primary upper urinary tract urothelial carcinoma: a prospective, multicentre, randomised clinical trial of a single postoperative intravesical dose of mitomycin C (the ODMIT-C Trial) [J]. European urology, 2011, 60 (4): 703-10.

[336]BIRTLE A, JOHNSON M, CHESTER J, et al. Adjuvant chemotherapy in upper tract urothelial carcinoma (the POUT trial): a phase 3, open-label, randomised controlled trial [J]. Lancet (London, England), 2020, 395 (10232): 1268-77.

[337]CZITO B, ZIETMAN A, KAUFMAN D, et al. Adjuvant radiotherapy with and without concurrent chemotherapy for locally advanced transitional cell carcinoma of the renal pelvis and ureter [J]. The Journal of urology, 2004, 172 (4 Pt 1): 1271-5.

[338]PAN C C, KAVANAGH B D, DAWSON L A, et al. Radiation-associated liver injury [J]. Interna-

tional journal of radiation oncology, biology, physics, 2010, 76 (3 Suppl): S94-100.

[339]KJAER M, FREDERIKSEN P L, ENGELHOLM S A. Postoperative radiotherapy in stage II and renal adenocarcinoma. A randomized trial by the Copenhagen Renal Cancer Study Group [J]. International journal of radiation oncology, biology, physics, 1987, 13 (5): 665-72.

[340]STERNBERG C N, DE MULDER P, SCHORNAGEL J H, et al. Seven year update of an EORTC phase Ⅲ trial of high-dose intensity M-VAC chemotherapy and G-CSF versus classic M-VAC in advanced urothelial tract tumours [J]. European journal of cancer (Oxford, England; 1990), 2006, 42 (1): 50-4.

[341]POWLES T, PARK S H, VOOG E, et al. Avelumab Maintenance Therapy for Advanced or Metastatic Urothelial Carcinoma [J]. The New England journal of medicine, 2020, 383 (13): 1218-30.

[342]CALABRò F, LORUSSO V, ROSATI G, et al. Gemcitabine and paclitaxel every 2 weeks in patients with previously untreated urothelial carcinoma [J]. Cancer, 2009, 115 (12): 2652-9.

[343]BALAR A V, GALSKY M D, ROSENBERG J E, et al. Atezolizumab as first-line treatment in cisplatin-ineligible patients with locally advanced and metastatic urothelial carcinoma: a single-arm, multicentre, phase 2 trial [J]. Lancet (London, England), 2017, 389 (10064): 67-76.

[344]GALSKY M D, ARIJA JÁ A, BAMIAS A, et al. Atezolizumab with or without chemotherapy in metastatic urothelial cancer (IMvigor130): a multicentre, randomised, placebo-controlled phase 3 trial [J]. Lancet (London, England), 2020, 395 (10236): 1547-57.

[345]BELLMUNT J, THéODORE C, DEMKOV T, et al. Phase Ⅲ trial of vinflunine plus best supportive care compared with best supportive care alone after a platinum-containing regimen in patients with advanced transitional cell carcinoma of the urothelial tract [J]. Journal of clinical oncology: official journal of the American Society of Clinical Oncology, 2009, 27 (27): 4454-61.

[346]POWLES T, DURáN I, VAN DER HEIJDEN M S, et al. Atezolizumab versus chemotherapy in patients with platinum-treated locally advanced or metastatic urothelial carcinoma (IMvigor211): a multicentre, open-label, phase 3 randomised controlled trial [J]. Lancet (London, England), 2018, 391 (10122): 748-57.

[347]FRADET Y, BELLMUNT J, VAUGHN D J, et al. Randomized phase Ⅲ KEYNOTE-045 trial of pembrolizumab versus paclitaxel, docetaxel, or vinflunine in recurrent advanced urothelial cancer: results of >2 years of follow-up [J]. Annals of oncology: official journal of the European Society for Medical Oncology, 2019, 30 (6): 970-6.

[348]LORIOT Y, NECCHI A, PARK S H, et al. Erdafitinib in Locally Advanced or Metastatic Urothelial Carcinoma [J]. The New England journal of medicine, 2019, 381 (4): 338-48.

[349]HEATH E I, ROSENBERG J E. The biology and rationale of targeting nectin-4 in urothelial carcinoma [J]. Nature reviews Urology, 2021, 18 (2): 93-103.

[350]POWLES T, ROSENBERG J E, SONPAVDE G P, et al. Enfortumab Vedotin in Previously Treated Advanced Urothelial Carcinoma [J]. The New England journal of medicine, 2021, 384 (12): 1125-35.

[351]黄奔，范维，王萍，等. 肿瘤坏死因子α在恶性肿瘤诊疗中的研究进展[J]. 分子诊断与治疗杂志，2021，13（09）：1377-1380.

[352]高世勇，李丹. 肿瘤坏死因子与癌症相关研究进展[J]. 中国药理学通报，2020，36（09）：1209-1213.

[353]王郑林，汤杰，陈佳伟，等. 肿瘤坏死因子-α在恶性肿瘤中的作用及意义[J]. 实用临床医药杂志, 2023，27（04）：138-143.

[354]秦叔逵，马军，李进，等. 重组改构人肿瘤坏死因子治疗恶性胸、腹腔积液的临床应用专家共识[J]. 临床肿瘤学杂志，2018，23（01）：67-72.

[355]蔡宏宙，徐维章，郑雨潇，等. 经尿道膀胱肿瘤电切术后即刻及维持灌注肿瘤坏死因子的安全性及疗效分析[J]. 药店周刊，2020，26-27+48.

前列腺癌

名誉主编

樊代明

主　编

叶定伟

副主编

何志嵩　史本康　魏　强　邢金春　朱绍兴　邹　青

编　委（按姓氏拼音排序）

毕建斌　边家盛　曹晓明　陈　东　陈　捷　陈　露　陈　鹏　崔殿生

崔心刚　崔　岩　戴　波　董柏君　杜　涛　樊　博　付　成　傅　强

苟　欣　谷　江　顾伟杰　顾正勤　郭剑明　韩邦旻　韩从辉　韩惟青

郝海龙　何朝宏　洪　哲　胡　强　胡志全　黄玉华　贾瑞鹏　姜　帅

蒋军辉　金百冶　靳宏勇　康新立　李恭会　李　珲　李　军　李　磊

李　顺　李　鑫　李毅宁　李永红　李　源　李长福　梁朝朝　廖　洪

林国文　刘　畅　刘　承　刘　明　刘　南　刘晓航　刘　铮　卢建林

陆　皓　鹿占鹏　骆　磊　吕志勇　吕　忠　马利民　马学军　门　超

蒙清贵　倪少滨　潘铁军　齐　琳　秦晓健　秦　扬　邱建宏　盛　璐

宋　毅　孙彬栩　孙　羿　孙忠全　邰　勝　陶　陶　涂新华　万方宁

王　东　王东文　王　峰　王弘恺　王红霞　王军起　王　科　王奇峰

王启林　王小林　王增军　翁国斌　吴登龙　吴　芃　吴小候　肖　峻

肖克峰　谢栋栋　谢晓冬　谢　宇　徐仁芳　徐　勇　徐卓群　许　华

薛波新　薛学义　严维刚　杨　庆　杨　勇　姚旭东　尹传民　于志坚

余志贤　俞洪元　虞　巍　喻　彬　张爱莉　张　凯　张　强　张庆云

张　婷　张运涛　章小平　赵　强　周广臣　周家权　朱　耀　朱耀丰

表 31-0-1 英文缩略词表

英文缩写	英文全称	中文全称
PC	Prostate Cancer	前列腺癌
PSA	Prostate Specific Antigen	前列腺特异性抗原
DNA	deoxyribonucleic acid	脱氧核糖核酸
DRE	Digital Rectal Examination	直肠指检
TRUS	Transrectal Ultrasound	经直肠超声检查
MRI	Magnetic Resonance Imaging	核磁共振成像
BPH	Benign Prostatic Hyperplasia	前列腺增生
ISUP	International Society of Urological Pathology	国际泌尿病理协会
PSMA	Prostate Specific Membrane Antigen	前列腺特异膜抗原
EBRT	external beam radiotherapy	外放疗
RARP	robot assisted laparoscopic radical prostatectomy	机器人辅助前列腺癌根治术
ADT	Androgen Deprivation Therapy	雄激素去势治疗
OS	Overall survival	总生存
LHRH	Luteinizing Hormone Releasing Hormone	促黄体生成素释放激素
CRPC	Castration-Resistant Prostate Cancer	去势抵抗性前列腺癌

第一章

前列腺癌流行病学

前列腺癌（Prostate Cancer，PC）是指发生在前列腺的上皮性恶性肿瘤。按WHO 2018年GLOBOCAN统计，在世界范围内，PC发病率在男性所有恶性肿瘤中位居第二。我国PC发病率远低于欧美国家，但近年来呈现上升趋势，且增长比欧美发达国家更为迅速。据估计，在2015年我国PC新发病例有7.20万例，死亡病例约3.07万例。而到2022年，我国PC新发病例和死亡病例分别增长到13.42万例和4.75万例。PC的早期诊断和规范化治疗在我国依然任重道远。

PC在老年男性中发病率极高，50岁前该病发病率处较低水平，随年龄增长发病率逐渐升高，80%的病例发生在65岁以上男性。我国PC患者的分期构成与西方发达国家存在巨大差别。以美国为例，在其确诊的新发PC中，接近91%为临床局限型PC，这些患者的一线治疗为根治性手术或根治性放疗，在接受标准治疗后预后较好，5年OS接近100%。而我国新发病例确诊时仅30%为临床局限型，余者均为局部晚期或转移患者，这些患者无法接受局部的根治性治疗，预后较差。

PC的危险因素包括年龄、种族、遗传、饮食。年龄：年龄是PC主要的危险因素。PC在小于45岁的男性中非常少见，但随着年龄的增大，PC的发病率急剧升高。PC的高发年龄在70岁以上，其中85%的患者确诊时年龄超过了65岁。基本上，在40岁以后年龄每增加10岁，PC的发病率就几乎加倍，50~59岁男性患PC的危险性为10%，而80~89岁男性患PC的危险性陡增至70%。种族：PC在世界各地区不同人种之间的发病率是有显著差异的，其在美国黑人中的发病率远高于白人，而发病率最低的地区是北非和亚洲。近年来随着PSA筛查的广泛开展，各地区PC的检出率均有不同程度的增加，但人种间的差异仍很明显，这可能与各人种间雄激素水平及雄激素受体的差异及PC发生过程中各种酶的活性有关。遗传因素：当家族中有直系男性亲属患PC时，该家族中其余男性PC发病率明显增高。这一观点也得到了病例对照和队列研究的证实。直系男性亲属一般指父亲和兄弟。PC的发病率随着家庭成员中的患病人数、发病年龄等的不同而有所不同。如果亲属中有1个直系亲属患PC，那么患PC的概率就会比普通人群高1倍；如果有2个，将会高3倍。PC家族史现象的存在说明遗传因素在PC的发病过程中也起着重要作用。目前认为，BRCA1、BRCA2、ATM等HRR通路基因的胚系突变可能是引起这个现象的主要原因。由于BRCA1和BRCA2突变同样也是乳腺癌、卵巢癌、胰腺癌的致病因素，如果家族中有这些肿瘤的家族史，也应加强PC的筛查和相关体检。饮食：主要是高脂高糖饮食及其导致的肥胖，在PC的发生过程中也起到了一定的作用。有研究显示，经常食用含有高动物脂肪食物的男性也是PC的易发人群，因为这些食物中含有较多的饱和脂肪酸。而平时饮食中富含蔬菜和水果的人患病概率较低。

早期PC可通过根治性手术或根治性放疗等方式，达到良好疗效，甚至得以治愈。由于肿瘤本身生长较缓慢，部分低危、高龄患者也可根据具体情况选择主动监测，待病情进展再进一步治疗。局部进展期和转移性PC，一般选择雄激素剥夺治疗，以延长生存期，改善生活质量；部分患者可选择手术切除，或在放疗基础上进行多手段的整合治疗。近些年来，随着对晚期PC，去势抵抗型PC的深入研究，以新型内分泌药物、化疗、靶向治疗、免疫治疗等整合治疗模式开启了新时代。基因检测指导下的精准治疗，多学科整合诊治模式下的个体化整合治疗方式为PC指明了未来方向。

第二章

前列腺癌的筛查和诊断

第一节 PC的筛查

1 PC筛查的现状

理论上讲，PC的筛查有助于实现PC的早期发现、早期诊断、早期治疗，可以提高PC的治疗效果，改善患者的预后。但实际上全球学者针对PC筛查的意义一直存在争议。争议主要起源于两项由欧美学者完成的基于PSA检测的PC筛查研究PLCO（Prostate Lung Colorectal and Ovarian CancerScreening Trial）和ERSPC（European Randomized Study of Screening for Prostate Cancer）研究。

PLCO研究共入组了76685名年龄在55~74岁的健康男性，筛查组每年开展基于PSA检测的PC筛查，连续筛查6年，对照组则采用常规的随访和治疗方案。研究中发现PSA>4ng/ml的人群需要进行进一步诊治。在随访13年后，两组相比，总生存和PC特异性生存率之间无差异。需要特别指出的是，因为PSA检测的理念已被美国家庭医生广泛接受，所以在PLCO研究的对照组中实际上有77%的患者接受了PSA检查，这样就极大的干扰了研究的结果，大大降低了筛查组的生存优势。

ERSPC研究共入组了182160例年龄在50~74岁的健康男性，筛查组每4年开展1次基于PSA检测的PC筛查。对照组则不开展筛查。研究中发现PSA>3ng/ml的人群需要进一步诊治。该研究的PSA阈值较低，造成了更多的阳性筛出率和更多的假阳性筛出率。在随访十余年后，结果显示筛查组的PC特异性死亡率为0.43/1000人年，而未筛查组为0.54/1000人年，所以筛查组人群死于PC的相对风险下降了21%（RR，0.79；95% CI，0.69~0.91；*P*=0.001）。换句话说就是，需要对781个健康个体开展基于PSA检测的PC筛查，经过长期随访，在检出27例PC患者后，才能最终使1人避免死于PC。

由上述两项研究的结果可见，对西方人群而言，基于PSA检测的PC筛查的生存获益并不能得到统一的结论。

国内有关PC筛查的研究还比较少，目前还没有针对社区大规模人群开展的基于血清PSA检测的PC筛查研究报道。复旦大学附属肿瘤医院叶定伟教授团队对3036名中老年男性进行PSA筛查，结果发现369（12.15%）名男性PSA>4ng/ml，其中85名接受了前列腺穿刺，42名确诊PC（1.3%），34例为早期PC，晚期PC8例。牛玉春等报道了解放军第307医院保健医学科的5341例年龄32~87岁（平均58.4）健康男性体检者的PSA检测结果，发现有123（2.30%）例PSA>4ng/ml，通过进一步的前列腺穿刺活检共发现8（0.15%，即150/10万）例PC。另一组国内的报道来自于郑州大学第一附属医院，沈雁冰等报道了5632例≥50岁的健康男性的血清PSA检测结果，发现473（8.40%）例患者的PSA>4ng/ml，其中194例患者接受了前列腺穿刺活检，最终38（0.67%，即670/10万）例被确诊为PC。由此可见，我国健康男性通过体检检测PSA（将PSA>4ng/ml定义为异常阈值），可以有非常高的阳性预测值，且最终的PC检出率高于西方健康男性的PC筛查结果。然而，在国内是否要大规模开展PC筛查仍需更仔细的论证。

2　PC筛查的高危人群

PC筛查的高危对象主要包括：年龄>50岁的男性，年龄>45岁且有PC家族史的男性，40岁时的基线PSA>1ng/ml的男性以及年龄>40岁且携带BRCA2基因突变男性。在此处仍需要强调，随着近年基因检测的普及以及人们对于遗传性PC的认知，相关恶性肿瘤家族史及已知的遗传突变（BRCA1/2等）愈发得到人们的重视。国内有学者指出，在中国患者人群中携带DNA损伤修复基因胚系突变的比例为9.8%，其中BRCA2占比达到6.3%。在这些基因中BRCA2、ATM、MSH2及PALB2胚系突变与PC发病风险显著相关。此外，对于40岁以前PSA>1ng/ml男性以及60岁以前PSA>2ng/ml男性同样可考虑定期检查PSA。

3　PC筛查的主要手段

筛查的主要方法是定期的PSA检测。一般男性筛查期间建议每2年随访1次PSA检测，对于无危险因素男性，PSA随访时间间隔可延长至8年。需要对患者详细阐明PC筛查的风险和获益之后才能开展PSA检测，检测前避免射精，避免尿道、膀胱及直肠内医源性操作。筛查前也应询问是否存在前列腺增生、前列腺炎等相关前列腺病史，若存在细菌性前列腺炎，宜先处理炎症再行前列腺PSA筛查。直肠指检也可用于PC筛查，其是目前大部分健康体检的常规项目，也是直肠癌的筛查项目之一，操作时注意兼顾前列腺。

表 32-2-1

PC高危人群PSA筛查建议	
Ⅰ类推荐	Ⅱ类推荐
年龄>50岁男性，建议每2年随访PSA。 年龄>45岁且有PC家族史（无论是父系或母系）男性，建议每2年随访PSA。 年龄>40岁PSA>1ng/ml的男性，建议每2年随访PSA。 年龄>40岁且携带BRCA2基因突变男性，建议每2年随访PSA。	40岁以前PSA>1ng/ml男性建议每2年随访PSA。 60岁以前PSA>2ng/ml男性建议每2年随访PSA。

第二节　PC的症状

1　排尿排便刺激及梗阻症状

PC侵犯尿道或膀胱颈可致排尿刺激或者梗阻症状，如排尿刺激症状可表现为尿频、尿急、夜尿增多、急迫性尿失禁等；排尿困难表现为排尿等待、尿线无力、排尿间歇，甚至尿潴留等。如肿瘤明显压迫直肠，可引起大便困难或肠梗阻。

2　局部侵犯症状

肿瘤侵犯并压迫输精管会致患侧睾丸疼痛和射精痛，侵犯膀胱可致血尿，侵犯膀胱三角区，如侵犯双侧输尿管开口可致肾功减退和腰酸，局部侵犯输精管可引起血精，当肿瘤突破前列腺纤维囊侵犯支配阴茎海绵体的盆丛神经分支时会出现勃起功能障碍。

3　全身症状

PC常易发生骨转移，引起骨痛或病理骨折、截瘫；PC可侵及骨髓引起贫血或全血象减少；肿瘤压迫髂静脉或盆腔淋巴结转移可引起双下肢水肿。其他少见临床表现包括肿瘤细胞沿输尿管周围淋巴扩散导致的腹膜后纤维化，异位激素分泌导致副瘤综合征和弥散性血管内凝血。

第三节　PC的诊断方法

1　直肠指检

直肠指检（digital rectal examination，DRE）是诊断前列腺疾病的首要体格检查方法，是PC早期诊断的重要检查手段。大多数PC起源于前列腺的外周带，肿瘤体积超过0.2ml时容易被DRE检出。约18%的PC患者是单独经由DRE发现的，而且DRE异常的患者往往具有更高评分的PC。早期PC DRE时常可扪及边缘不规则的质硬的结节，浸润广泛的PC，常整个前列腺质硬如石，肿瘤侵犯直肠后，DRE还可发现破溃的直肠黏膜和指套血染。考虑到DRE可能影响血清PSA值，故应在PSA抽血检查后进行DRE。DRE发现前列腺硬结，其鉴别诊断有结节性前列腺增生、肉芽肿性前列腺炎，前列腺结石，前列腺结核、非特异性前列腺炎等。需通过进一步的PSA和影像学检查等来鉴别。DRE检查的阳性预测值受被检者的年龄、种族和PSA水平的影响。国外的筛查资料显示：PSA介于4-10ng/ml的灰区时，1/3的DRE异常的男性被证实患有PC。当PSA>10ng/ml时，DRE的阳性预测值可达83%。DRE即使是在PSA<4的情况下仍具有一定价值，PSA介于0~1.0ng/ml、1.1~2.5ng/ml、2.6~4.0ng/ml时DRE的阳性预测值分别是5%、14%和30%。同时，DRE发现的PC往往具有较晚的病理分期。因此无论PSA的水平如何，DRE异常的男性均建议施行前列腺穿刺活检。

2 前列腺特异性抗原

前列腺特异性抗原（Prostate Specific Antigen，PSA），为人类激肽释放酶基因家族的一种丝氨酸蛋白酶，由位于19号染色体的基因编码。PSA水平的升高往往是由于正常前列腺结构被破坏，腺腔内的PSA进入前列腺实质并最终进入血液循环。PSA作为血清标志物彻底改变了PC诊断。PSA是器官特异性而非肿瘤特异性，良性前列腺增生（BPH）、前列腺炎和其他非恶性前列腺疾病PSA也有可能升高。作为一个独立变量，PSA相较于直肠指检和经直肠超声是一个更好的肿瘤预测指标。PSA结果可受多种因素影响，如直肠指检、前列腺穿刺活检、服用非那雄胺（通常会将PSA水平降低一半）等。

患有PC的危险与血清PSA水平密切相关，PSA作为诊断工具能够检出大部分没有临床表现的PC。PSA作为单一检测指标，与DRE和TRUS比较，具有更高的PC阳性诊断预测率。血清总PSA（tPSA）>4.0ng/ml为异常，对初次PSA异常者建议数周后复查。血清PSA受年龄和前列腺大小等因素的影响，有数据显示我国男性不同年龄段PSA水平分别为40~49岁≤2.15ng/ml，50~59岁≤3.20ng/ml，60~69岁≤4.10ng/ml，70~79岁≤5.37ng/ml，均低于西方国家男性。对初次PSA异常者建议复查。当血清总PSA介于4~10ng/ml时，发生PC的可能性在10%左右，当血清总PSA介于10~20ng/ml时PC的可能性达10%~25%，当血清总PSA>20ng/ml时PC的可能性可达50%以上。因为PSA介于4~10ng/ml时，PC的检出率不是非常高，故被称为PSA的灰区，在这一灰区内可以参考前列腺特异性抗原相关指标以及其他前列腺相关分子标记物。

3 前列腺特异性抗原相关指标

游离PSA（free PSA，fPSA）：游离PSA（fPSA）和总PSA（tPSA）作为常规同时检测。游离PSA（fPSA）被多数学者认为是提高PSA水平处于灰区的PC检出率的有效方法。当血清tPSA介于4~10ng/ml时，fPSA水平与PC的发生率可能呈负相关。国内多中心研究结果显示：①fPSA能提高PC的诊断率15%~20%；②>60岁人群中，fP-SA的诊断效能优于PSA单独使用；③国人fPSA适用范围可扩展至PSA 4~20μg/L的人群。国内推荐以0.16作为fPSA参考值，fPSA>0.16时穿刺阳性率为11.6%，<0.16时穿刺阳性率为17.4%，<0.10时穿刺阳性率高达56%。

PSAD即血清PSA值与前列腺体积的比值，正常值应<0.15。通过PSAD的计算有助于鉴别由于BPH还是PC而升高的PSA。研究发现：对于PSA4~10ng/ml，DRE和经直肠超声没有发现阳性的男性，如果PSA密度在0.15以上者，则建议行前列腺穿刺活检。由于没有PC的男性其PSA来源主要是移行区上皮而非外周带上皮，并且BPH主要是移行区的增大，所以BPH的PSA的升高往往与移行区体积成正比。因此根据移行区的大小调整PSA可能有助于更好的区分PC和前列腺增生，指导医师决定是否进行穿刺活检或随访。

PSAV即PSA速度，表示PSA在单位时间内的变化量，通过在2年内至少检测3次PSA计算得出，计算公式为（PSA2−PSA1）/T1+（PSA3− PSA2）/T2，PSA1−3依次为先后3次PSA值，T1−2分别为两次PSA值的间期，其正常值为每年<0.75μg/L。PC患者往往PSA升高较快，一项研究发现：对于4~10ng/ml的人群而言，72%的PC患者的PSAV>0.75ng/ml/year，而仅有5%的无PC人群具有如此的速度。PC的PSAV显著高于良性前列腺增生及正常人群，如果每年PSAV>0.75μg/L，应怀疑PC的可能。

4 其他前列腺相关分子标记物

p2PSA是PSA前体的一种截短异构体，在异构体中最稳定、肿瘤特异性最高。前列腺健康指数（PHI）是整合了血清PSA、fPSA和p2PSA浓度的一个多因子整合模型参数，其临床应用已得到欧洲EMA、美国FDA、中国CFDA等监管机构的批准。国内外多项研究都达成共识：PHI具有比PSA和fPSA更好的PC诊断效能。特别针对50岁以上直肠指检阴性，PSA为4~10ng/ml的人群，PHI对提高前列腺穿刺活检阳性率，预测高分级的PC有更好效能。此外，有研究显示，PHI密度相对于PSA密度在诊断临床有意义PC中可能也具有一定优势。

PCA3是非编码信使核糖核酸（mRNA）片段，定位于第9号染色体上（9q21-22）。大规模前列腺穿刺活检回顾性临床研究显示，PCA3的阳性（48%~75%）和阴性（74%~90%）预测值均较好。

4K评分是整合了总PSA、游离PSA、完整PSA和hK2的一个指标。

ConfirmeMDX检测是基于在PC病灶附近的良性前列腺组织表现出独特的表观遗传学改变这一观念，量化了良性前列腺组织中APC、RASSF1和GSTP1三个基因启动子区域的甲基化水平。如果活检错过了PC，则良性组织中的表观遗传学改变会提示肿瘤存在。

5 磁共振（MRI）

MRI是PC的主要影像诊断方式。MRI检查可以实现多序列多角度扫描，信息丰富，图像清晰，解剖结构显示清楚，可配合各种新技术提高诊断水平，不仅可以做PC原发病灶的早期诊断，评估恶性程度和周边组织的侵犯，还可检测肋骨以外的骨转移，淋巴结及内脏转移。前列腺影像报告和数据评分系统（Prostate Imaging Reporting and Data System，PI-RADS）是基于MRI图像的最常用的评分系统，适用于PC的患癌风险评估。PI-RADS根据MRI图像的表现，将PC的可能性由低至高分为1-5分，PI-RADS评分3、4和5分的PC检出率分别是20%（7%~27%）、50%（39%~78%）和80%（73%~94%）。

在MRI诊断PC时，DWI序列和T2WI序列是两个非常重要的序列，它们各自具有独特的作用，结合动态增强可以显著提高PC的诊断准确率。

DWI，即弥散加权成像（Diffusion Weighted Imaging），是一种特殊的MRI序列，用于检测组织内水分子的扩散运动。DWI对水分子的扩散运动非常敏感，能够捕捉到微小的扩散受限区域。在PC中，由于癌细胞对水分子的扩散产生限制作用，因此在DWI上PC组织通常表现为高信号。ADC，即表观弥散系数（Apparent Diffusion Coefficient），是一个用于描述组织中水分子扩散运动速度和范围的参数。在MRI检查中，ADC值是通过DWI序列测量得到的，它反映了水分子在生物组织中的微观运动情况。ADC值能够定量评估组织内水分子的扩散能力。在PC中，由于癌细胞密集排列，限制了水分子的自由扩散，因此PC区域的ADC值通常会降低。

6 骨扫描

骨转移是PC最常见的转移部位。核素骨扫描（锝-99亚甲基二磷酸盐SPECT全身骨显像）是诊断PC骨转移的首选方法。骨扫描有助于医生确定PC的临床分期。骨扫描的敏感度通常较高，能够比X线检查早3~6个月，甚至提前18个月发现骨转移病灶。这意味着骨扫描在检测早期骨转移方面具有显著优势。然而骨扫描的特异度相对较低，这主要是因为骨扫描显示的是骨盐的异常沉积，而这些异常并不一定都是由于PC转移引起的。因此，在骨扫描发现异常后，通常会结合其他影像学方法（如CT、MRI、PET/CT等）进行进一步评估，以提高诊断的准确性。

第四节 前列腺穿刺活检

前列腺穿刺活检是确诊PC的关键手段，其准确性和有效性对于早期PC的诊断至关重要。经直肠前列腺超声（TRUS）在前列腺穿刺中有助于医生测定前列腺体积并进行穿刺沽检的定位。TRUS引导下前列腺系统性穿刺活检（结合靶向穿刺）是目前诊断PC最可靠的检查方法。

1 前列腺穿刺活检的指征

前列腺穿刺活检的指征包括：DRE发现前列腺结节（任何PSA值）、MRI或TRUS等检查发现异常（任何PSA值）、PSA>4ng/ml。

2 穿刺活检术的实施

TRUS引导的前列腺穿刺活检可分为经直肠穿刺和经会阴穿刺，两者各有优缺点。经直肠穿刺操作便捷，不需麻醉，但术后出血、感染等并发症发生率相对较高。经会阴穿刺则费时较长且需局部麻醉，但术后往往不易发生直肠出血和感染性并发症。在经直肠穿刺前，建议预防性口服或静脉应用抗生素，其中喹诺酮类药物为首选。经会阴穿刺活检推荐超声引导下的前列腺外周神经阻滞，而经直肠穿刺活检可行直肠内灌注局部麻醉。对有心脑血管病风险、支架植入病史，长期口服抗凝或抗血小板药物的患者，围术期要整合评估出血风险及心脑血管疾病风险，慎重决定相关药物使用。

目前建议基线活检时对前列腺体积较小者（小于30ml）至少行8点系统活检，当前列腺体积较大时建议行10~12点系统活检。再次活检时饱和穿刺活检（穿刺针数>20针）可提高PC检出率。

表 32-2-2

前列腺穿刺活检术的实施	
穿刺术前检查	I类推荐
抗生素保护下行经直肠/经会阴穿刺活检	I类推荐
前列腺周围局部浸润麻醉	I类推荐
围手术期抗凝及抗血小板药物的使用	I类推荐
初次穿刺，经直肠/会阴10~12针系统/靶向穿刺活检	I类推荐

3 靶向穿刺

近期研究证实MRI引导下融合靶向穿刺活检能提高临床有意义PC检出率（提高12%），减少无意义低危PC检出率（减少13%），因此鼓励在初次穿刺活检前施行MRI检查以及MRI引导的靶向前列腺穿刺活检。MRI-TRUS融合靶向穿刺活检是前列腺穿刺活检新技术，是指将多参数MRI（mpMRI）与经直肠超声图像（TRUS）关联融合，针对可疑病灶靶向穿刺活检。MRI-TRUS融合靶向穿刺活检分为认知融合(cognitive fusion biopsy)、软件融合和MR直接引导穿刺三种类型。认知融合靶向穿刺活检是指事先进行mpMRI扫描，术者根据MRI图像寻找出可疑病灶或感兴趣区，然后在常规超声引导下对TRUS图像上对应的可疑病灶或感兴趣区域行穿刺活检。软件融合是指将事先进行的mpMRI扫描，并将MRI图像导入相关软件，勾画靶区和前列腺轮廓，匹配并锁定TRUS与MRI中的对应图像，使MRI提示的可疑靶区图像和前列腺图像能实时随超声探头的移动而变化，并行针对性穿刺。MRI直接引导穿刺活检需使用特定的穿刺针，并要在穿刺活检过程中多次进行实时MRI扫描来明确穿刺针与可疑病灶的位置信息。目前研究表明认知融合和软件融合靶向穿刺活检在穿刺阳性率上没有显著差别。但前者更需要有经验的穿刺者实施操作。在前列腺穿刺活检的实际操作中，可以采用靶向穿刺结合系统穿刺的方法以进一步提高穿刺活检准确率。

4　重复穿刺指征

初次穿刺阴性后，重复穿刺活检的指征包括：首次穿刺活检病理发现非典型性增生或高级别上皮内瘤变、复查PSA>10μg/L、复查PSA 4~10μg/L且fPSA、PSAD值、DRE或影像学表现异常，以及在特定条件下进行靶向穿刺或定期复查PSA。

第五节　PC的病理学评价

1　病理类型

根据最新的世界卫生组织（WHO）的组织学分类，前列腺原发性恶性肿瘤主要可以分为多种类型，常见的类型包括但不限于以下几种。

1.1　腺癌

这是前列腺恶性肿瘤中最常见的类型，占绝大多数（95%以上）。腺癌可进一步细分为多种亚型，如腺泡腺癌、导管腺癌等。其中，腺泡腺癌是PC的主要组成部分。

1.2　导管内癌（IDC-P）

这是一种特殊的PC类型，表现为肿瘤细胞在天然导管和腺泡内的膨胀性增殖，主要为实性或致密筛状生长，累及超过50%的管腔。IDC-P在局限性、局部晚期、转移性PC以及激素抵抗性PC中均有所发现，且随着病情的进展有逐渐增加的趋势。

1.3　神经内分泌肿瘤

前列腺神经内分泌肿瘤包括高分化神经内分泌肿瘤、小细胞神经内分泌癌、大细胞神经内分泌癌和混合性神经内分泌癌等亚型。其中，小细胞未分化癌是一种较早出现转移和播散的类型，对化疗相对敏感。

1.4 其他罕见类型

如横纹肌肉瘤、平滑肌肉瘤、恶性神经鞘（膜）瘤、恶性间质瘤等，这些类型在前列腺恶性肿瘤中较为罕见。

2 PC神经内分泌分化和治疗相关性前列腺神经内分泌癌

在治疗的过程中，部分PC会发生神经内分泌分化，表现出类似于神经内分泌细胞的特征，更具侵袭性和难治性。这种转化可能与基因突变导致的致癌通路激活有关，例如某些转录因子的激活或肿瘤抑制基因的失活。需要注意的是，神经内分泌分化和治疗相关性前列腺神经内分泌癌仍有一定区别，需要通过病理活检进行最终的病理诊断加以区分。

PC向神经内分泌癌的转变继而形成治疗相关性前列腺神经内分泌癌是PC进展的一种重要形式，尤其在去势抵抗性PC中更为常见。近年来，科学界对PC向神经内分泌癌转变的机制进行了深入研究。例如，中国科学院分子细胞科学卓越创新中心的研究团队发现，转录因子FOXA2在调控前列腺腺癌向神经内分泌癌谱系转变过程中发挥关键作用。他们进一步揭示了FOXA2通过直接调控KIT信号通路，在神经内分泌PC中特异性激活该通路，从而促进了肿瘤的进展。治疗相关性前列腺神经内分泌癌通常对传统的内分泌治疗不敏感，且预后较差。因此，开发针对这种转变过程的新型治疗策略具有重要意义。

总的来说，PC神经内分泌分化及其向神经内分泌癌的转变是PC研究中的热点和难点问题。随着科学研究的不断深入，相信未来我们将能够更好地理解这些转变的机制，并开发出更加有效的治疗策略来应对这一挑战。

3 Gleason评分系统

前列腺腺癌的预后评估中，分化程度是一个至关重要的指标，它直接关系到肿瘤的发展速度、侵袭性以及患者可能的生存期。为了更精确地量化这一分化程度，目前广泛采用Gleason评分系统作为前列腺腺癌的病理分级标准。该系统通过低中倍显微镜对肿瘤腺体的组织结构进行细致评估，从而实现对肿瘤分化水平的客观衡量。值得注意的是，细胞核改变等需在高倍镜下观察的表现并不纳入Gleason评分体系之中，确保了评分的专注性和准确性。

在具体操作上，前列腺腺癌组织被明确划分为主要分级区和次要分级区两大部分。每一区域均按照5级评分制度进行独立评估，各级别反映了肿瘤组织结构的不同变化程度和分化状态。随后，将这两个区域各自的Gleason分值进行相加，所得总和即为该癌组织的最终分级常数，直观体现了肿瘤的总体分化水平。

Gleason评分具体评价方法：

表32-2-3

分级	病理形态
1	由密集排列但相互分离的腺体构成境界清楚的肿瘤结节
2	瘤性结节有向周围正常组织微浸润，且腺体排列疏松，异型性大于1级
3	瘤性腺体大小不等，形态不规则，明显浸润性生长，但每个腺体均独立不融合，有清楚的管腔
4	瘤性腺体相互融合，形成筛孔状，或细胞环形排列中间无腺腔形成
5	呈低分化癌表现，不形成明显腺管，排列成实性细胞巢或单排及双排的细胞条索

4 PC分级分组（Grading Groups）系统

2014和2019年国际泌尿病理协会（ISUP）提出一种新的分级系统，称为PC分级分组系统，根据Gleason总评分和疾病危险度将PC分为5个不同组别，用于评估PC患者的预后情况。该分级系统基于Gleason评分系统，通过病理组织的组织学特征对PC进行分级，具有重要的临床意义。

ISUP分级与Gleason评分的对应关系：ISUP分级是根据Gleason评分的总分、主要评分和次要评分来进行分组的。具体来说，Gleason评分≤6对应ISUP 1级；3+4对应ISUP 2级；4+3对应ISUP 3级；4+4、3+5、5+3均对应ISUP 4级；而Gleason评分为9~10则对应ISUP 5级。

PC ISUP具有预后和指导治疗决策的意义。ISUP分级越高，代表PC的恶性程度越高，患者的预后一般越差。因此，ISUP分级为医生提供了评估患者预后情况的重要依据，有助于制定更加个性化的治疗方案。此外，不同ISUP分级的PC患者在治疗上存在差异。例如，对于ISUP 1级和2级的患者，由于其恶性程度相对较低，可能更倾向于选择保守治疗或局部治疗；而对于ISUP 3级及以上的患者，由于其恶性程度较高，可能需要更积极的治疗措施，如根治性前列腺切除术、放疗或内分泌治疗等。

ISUP评分具体评价方法：

表32-2-4

分级分组系统	
分级分组1	Gleason评分≤6，仅由单个分离的、形态完好的腺体组成
分级分组2	Gleason评分3+4=7，主要由形态完好的腺体组成，伴有较少形态发育不良腺体/融合腺体/筛状腺体组成
分级分组3	Gleason评分4+3=7，主要由发育不良的腺体/融合腺体/筛状腺体组成，伴少量形态完好的腺体
分级分组4	Gleason 评分 4+4=8；3+5=8；5+3=8，仅由发育不良的腺体/融合腺体/筛状腺体组成；或者以形态完好的腺体为主伴少量缺乏腺体分化的成分组成；或者以缺少腺体分化的成分为主伴少量形态完好的腺体组成
分级分组5	Gleason 评分 5+5=10；5+4=9；4+5=9，缺乏腺体形成结构（或伴坏死），伴或不伴腺体形态发育不良或融合腺体或筛状腺体

第六节　PC的分期

PC分期系统目前最广泛采用的是美国AJCC制订的TNM分期系统，采用2017年第8版。T分期表示原发肿瘤的局部情况，N分期表示淋巴结转移情况，M分期主要针对骨骼转移、盆腔以外的非区域淋巴结和内脏转移。欧洲核医学协会（EANM）根据PSMA PET/CT结果提出“miTNM”（分子成像TNM）分类。miT、miN和miM期的预后可能优于T、N和M期；这种预后变化的程度及其实际意义和影响仍有待评估。然而UICC或AJCC目前尚不支持这种重新分类，本指南只展示AJCC分期系统。值得注意的是，PC没有病理学T1分类。

1　PC的T分期

表32-2-5

原发肿瘤（T）			
临床		病理	（pT）
T_x	原发肿瘤无法评估		
T0	没有原发肿瘤证据		
T1	不能被扪及和影像无法发现的临床隐匿性肿瘤		
	T1a 在5%或更少的切除组织中偶然的肿瘤病理发现		
	T1b 在5 %以上的切除组织中偶然的肿瘤病理发现		
	T1c 穿刺活检证实的肿瘤（如由于PSA升高），累及单侧或者双侧叶，但不可扪及		
T2	肿瘤可扪及，局限于前列腺之内	pT2	局限于器官内
	T2a 肿瘤限于单侧叶的二分之一或更少		
	T2b 肿瘤侵犯超过单侧叶的二分之一，但仅限于一叶		
	T2c 肿瘤侵犯两叶		
T3	肿瘤侵犯包膜外，但未固定也未侵犯临近结构	pT3	前列腺包膜外受侵
	T3a 包膜外侵犯（单侧或双侧）		pT3a 前列腺受侵（单侧或者双侧），或显微镜下可见侵及 膀胱颈
	T3b 肿瘤侵犯精囊（单侧或双侧）		pT3b 侵犯精囊
T4	肿瘤固定或侵犯除精囊外的其他邻近组织结构：如外括约肌、直肠、膀胱、肛提肌和/或盆壁	pT4	肿瘤固定或侵犯除精囊外的其他邻近组织结构：如外括 约肌、直肠、膀胱、肛提肌和/或盆壁。

2　PC的N分期

N分期表示淋巴结情况，N分期金标准依赖淋巴结切除术后病理，CT、MRI及超声亦可辅助；不大于0.2cm的转移可诊断为pNmi。

表 32-2-6

区域淋巴结（N）			
临床		病理	（pN）
N_X	区域淋巴结无法评估	pN_X	无区域淋巴结取材标本
N0	无区域淋巴结转移	pN0	无区域淋巴结转移
N1	区域淋巴结转移	pN1	区域淋巴结转移

3 PC的M分期

M分期表示远处转移，主要针对骨转移，分期依赖ECT、PSMA-SPECT/CT、PSMA-PET/CT、MRI、CT及X片等影像学检查。

表 32-2-7

远处转移（M）	
临床	
M_X	远处转移无法评估
M0	无远处转移
M1	远处转移
	M1a 非区域淋巴结的转移
	M1b 骨转移
	M1c 其他部位转移，有或无骨转移

第三章

局限性前列腺癌的治疗

第一节 局限性PC危险度分层

患者确诊为局限性PC后，推荐通过确诊时的临床病理特征（PSA水平、DRE、病理分级、PC穿刺阳性针数、PSA密度和影像学等），对患者进行治愈性治疗后的复发风险评估。

表 32-3-1

<table>
<tr><th>复发风险</th><th colspan="2">临床/病理特征</th></tr>
<tr><td>极低危</td><td colspan="2">同时具备以下特征：T1c；级别1b；PSA<10ng/ml；PSA密度<0.15ng/（mL・cm³）；阳性针数不超过1/3系统穿刺针数，单针肿瘤所占比例≤50%</td></tr>
<tr><td>低危</td><td colspan="2">同时具备以下特征：T1~2a；≤Gleason 6；PSA<10ng/ml；并且不符合极低危组的标准</td></tr>
<tr><td rowspan="2">中危</td><td rowspan="2">具备至少一个中危风险因素且不包含高危或者极高危组的特征：
●T2b~2c
● Gleason 3+4 或者 Gleason 4+3
● PSA 10~20ng/ml</td><td>预后良好的中危人群：同时具备以下特征：具有1个中危风险因素；≤Gleason 6或Gleason 3+4；<50%穿刺阳性</td></tr>
<tr><td>预后不良的中危人群：具备一个或多个以下特征：具有2~3个中危风险因素；Gleason评分4+3；≥50%穿刺阳性</td></tr>
<tr><td>高危</td><td colspan="2">不具备极高危特征并且具备至少一个高危特征：T3a；或≥Gleason 8；或PSA>20ng/ml</td></tr>
<tr><td>极高危</td><td colspan="2">至少具备以下一个特征：T3b~4；主要Gleason评分5分；超过4处穿刺主要级别4或5</td></tr>
</table>

第二节 等待观察和主动监测

1 观察等待

对于预期寿命较短的局限性PC患者，由于非PC相关疾病致死的风险显著增加，可选择旨在保持生活质量的被动治疗方法，即观察等待。

1.1 定义

观察等待是指对于已确诊PC且预期寿命较短的患者，尤其是不愿意或因身体虚弱无法耐受主动治疗的患者，采取避免治疗相关不良反应和影响生活质量的策略，进行观察和随访。在这种情况下，没有固定的随访方案，直至患者出现局部或全身症状（如疼痛、骨相关不良事件、血尿、尿潴留等）时，才采取缓解症状的姑息性治疗措施（如对症治疗、姑息性放疗、内分泌治疗等）。该方法适用于所有临床分期的无症状PC患者。

1.2 适应证

预期寿命小于10年的极低危、低危或中危无症状患者；预期寿命小于5年的高危或极高危无症状患者；经充分告知，但无法接受治疗相关不良反应及其对生活质量的影响，并仍拒绝主动治疗的患者。

2 主动监测

针对预期寿命超过10年的临床低危局限性PC患者，若穿刺病理排除筛状或导管内癌成分，为避免局部治疗的副反应及对生活质量的影响，可选择主动监测，而不立即进行局部治疗。

2.1 定义

主动监测是指对于确诊为极低危、低危或部分高度选择的中危局限性PC、预期寿命超过10年的患者，在充分知情并理解相关风险的前提下，选择不立即进行局部治疗，而通过规范的影像学检查、穿刺活检和病理诊断，进行严格随访的治疗方法。患者在首次穿刺后的6~12个月进行二次穿刺确认进入主动监测程序。每3~6个月进行PSA检测，每6~12个月进行DRE检查，每1~3年进行前列腺穿刺活检。如果具备条件，可在穿刺前进行多参数MRI以辅助确定病灶位置。在主动监测过程中，如果出现PSA持续升高或病情分期升级，需进行计划外穿刺。如PSA相关指标超标，分期增加，病理显示4/5级病灶或患者因焦虑影响生活质量，可转为其他积极治疗。

2.2 适应证和禁忌证

适应证：临床极低危、低危的局限性PC，预期寿命大于10年；患者充分知情、主动选择并能够配合主动监测及随访；部分高度选择、预后良好的临床中危型局限性PC（如GS4占比<10%，PSA<10ng/ml，≤cT2a，影像学和活检显示肿瘤累及范围小，或仅有单一风险因素且影像学和活检危险程度较低），预期寿命大于10年；患者能接受疾病转移风险上升的潜在可能性。

禁忌证：存在显著不良预后因素，包括ISPU分组≥3、临床分期≥T2c、导管内癌成分为主、筛状结构、肉瘤样癌、大/小细胞癌、穿刺标本中出现包膜外侵犯、淋巴血管侵犯和周围神经侵犯，或基因检测发现BRCA2突变等。

2.3 主动监测转为积极治疗

主动监测可使符合适应证的患者避免治疗副反应及对生活质量的影响，但约30%

的患者在监测过程中出现肿瘤进展，少数（3%）患者甚至可能因PC进展而错失治疗时机。主动监测在欧美较为普遍，而在亚洲，极低危和低危PC患者选择主动监测的比例仅为18.2%，因此临床实际应用时需谨慎。

对于接受主动监测的PC患者，应严格遵循标准的监测和随访方案。如果在随访过程中出现肿瘤进展，威胁患者生存或患者主观意愿改变，应根据预期寿命考虑转为积极治疗。例如，患者因担忧疾病进展可以选择转为积极的局部治疗。根据DETECTⅣE共识，对于PSA升高的患者，建议重复MRI和穿刺，并根据穿刺结果决定是否转为积极治疗。然而，DETECTⅣE共识并未达成统一的病理学指征标准。

对于主动监测转为积极治疗的患者，应基于重新评估的预期寿命和风险分层，选择适当的治疗方式。

第三节　根治性手术

对于预期生存超过10年的低危、中危、高危或极高危PC患者，可选择根治性PC手术。手术方式包括开放手术、腹腔镜手术或机器人辅助手术。对于包膜外侵犯风险较低且术前评估显示具备勃起功能的患者，可选择神经保留手术。

1　手术适应证

手术的选择应综合考虑患者的预期寿命、总体健康状况以及肿瘤的危险程度。尽管手术没有严格的年龄界限，对于预期生存超过10年的局限性低危和中危患者，以及预期生存超过5年的局限性高危或局部进展性患者，建议实施根治性PC手术。局限性PC患者和部分局部晚期PC患者均可考虑进行根治性手术。然而，目前尚无确凿证据表明根治性前列腺切除术相较于外放射治疗联合内分泌治疗在局部晚期PC患者中的抗肿瘤效力具有等效性。

2　手术禁忌证

具有显著增加手术或麻醉风险的疾病，如严重的心脑血管疾病、呼吸系统疾病或凝血障碍等；已存在广泛骨转移或其他内脏器官转移的患者。

3　根治性前列腺切除术并发症

根治性前列腺切除术的围手术期死亡率为0~2.1%。常见并发症包括严重出血、直肠损伤、深静脉血栓、肺栓塞、高碳酸血症、尿瘘和感染等。远期并发症主要包括术后尿失禁、勃起功能障碍、膀胱颈挛缩和尿道吻合口狭窄等。

4 根治性前列腺切除术中的盆腔淋巴结清扫

大规模研究显示，在接受根治性PC切除术和淋巴结清扫术的6883例中危PC患者中，淋巴结转移的概率仅为2.9%。盆腔淋巴结清扫有助于准确进行术后病理分期并切除微小的淋巴转移灶，对术后病理分期的准确性及辅助治疗的选择具有重要指导价值。然而，其对患者肿瘤学预后的影响仍存在争议。

4.1 盆腔淋巴结清扫的适应证

对于部分中危、高危、极高危或局部晚期PC患者，可考虑进行淋巴结清扫手术。Briganti列线图预测淋巴结转移概率>5%或结合核磁共振引导的靶向穿刺和系统穿刺结果的Briganti列线图预测淋巴结转移概率>7%的中危PC患者，以及高危和极高危PC患者，可考虑施行盆腔淋巴结清扫。低危PC患者可不行盆腔淋巴结清扫。

淋巴结清扫有助于准确淋巴结分期，但尚无明确证据证明淋巴结清扫手术可以增加患者的生存率。扩大淋巴结清扫手术可能导致术后20%的并发症风险。与未行淋巴结清扫的患者相比，淋巴结清扫患者发生深静脉血栓或肺栓塞事件的风险分别增加8倍和6倍（RR分别为7.80和6.29）。术前PSMA PET/CT在淋巴结分期方面已具有较高的准确性，可作为淋巴结清扫分期的替代。然而，淋巴结清扫和PSMA PET/CT均可能漏诊淋巴结转移。有国外指南建议，对于PSMA PET/CT阴性的患者可不行淋巴结清扫，而如若决定做清扫则应行扩大淋巴结清扫，国内对于这个观点目前尚无统一的意见。因此，对于高危或极高危PC患者，建议行PSMA PET/CT进行肿瘤分期，术前应与患者讨论盆腔淋巴结清扫与PSMA PET/CT的风险和获益。

4.2 盆腔淋巴结清扫的范围

盆腔淋巴结清扫包括局限性盆腔淋巴结清扫（仅包括闭孔淋巴结组）、标准盆腔淋巴结清扫（闭孔+髂外淋巴结组）和扩大盆腔淋巴结清扫（闭孔+髂外+髂内淋巴结组）。

4.3 盆腔淋巴结清扫手术并发症

根治性前列腺切除术中进行盆腔淋巴结清扫的并发症发生率约为20%。临床研究表明，并发症的发生率与清扫的范围及腹盆腔粘连程度密切相关。常见并发症包括淋巴漏、腹腔脏器损伤、血管损伤及淋巴囊肿等。

5 新辅助及辅助治疗

5.1 新辅助治疗

新辅助治疗包括新辅助内分泌治疗和新辅助化疗等。新辅助内分泌治疗能够降低术后切缘阳性率、术后病理分期及淋巴结的阳性率，并缩小前列腺体积。新辅助内分泌治疗的时间通常为3~6个月。然而，多项研究表明，新辅助治疗未能改善患者的疾病特异性生存率及总体生存率，因此不建议作为常规治疗选项。

5.2 辅助治疗

辅助治疗是指在根治性前列腺切除术后，予以内分泌治疗或放疗，以消灭术后残余病灶、阳性淋巴结及其他微小转移灶，从而提高长期生存率。

5.2.1 辅助内分泌治疗

对于术后病理淋巴结阳性患者，建议实施辅助内分泌治疗。早期辅助内分泌治疗可以改善10年肿瘤特异性生存率。前瞻性RCT研究显示，辅助内分泌治疗能够显著提高淋巴结转移患者的肿瘤特异性生存率及总体生存率。即刻辅助内分泌治疗较延迟内分泌治疗能显著改善淋巴结转移患者的总体生存率。

5.2.2 辅助放疗

对于根治性前列腺切除术后具有切缘阳性、pT3-4或淋巴结转移等不良病理特征的患者，由于其存在较高的生化复发、临床进展风险和肿瘤特异性死亡率，建议在控尿功能恢复后接受辅助放疗。目前，4项随机对照研究（SWOG 8794、RTOG 22911、ARO 9602、Finn Prostate Group）提供了10年以上的随访数据，显示辅助放疗能够显著提高无疾病进展生存率和总体生存率。对于早期挽救性放疗与辅助放疗的比较，已有3项RCT研究（RADICALS-RT、RAVES、GETUG-AFU-17）报告了中期随访结果（4.9~6.25年），早期挽救性放疗与辅助放疗在无疾病进展生存率方面无显著差异，但早期挽救性放疗能够显著减少2级以上的晚期放疗不良反应。因此，对于具有不良病理特征的患者，早期挽救性放疗和辅助放疗均为重要治疗手段。

第四节　根治性放疗

放射治疗是一种运用高能射线或放射性粒子杀伤肿瘤细胞的治疗手段。根治性放射治疗与根治性前列腺切除术一样，是局限性或局部进展性PC的根治性治疗方式。前瞻性随机对照临床研究发现两者治疗局限性PC患者的10年总生存率和肿瘤特异性生存无显著差异，患者的生活质量和长期并发症无显著差异。放射治疗方案包括外放射治疗或近距离放疗，外放射治疗推荐影像引导（IGRT）的调强放疗（IMRT）或容积调强放疗（VMAT）方案；对于控尿功能良好的低危患者可行低剂量率（LDR）近距离放疗。PC的放疗靶区主要包括前列腺、精囊腺和盆腔淋巴引流区。局限低危PC只勾画前列腺，局限中危PC勾画前列腺及邻近1.0~1.5cm精囊腺，局限高危PC勾画前列腺及邻近1.5~2.0cm精囊腺，如果精囊腺证实受侵，需要包全精囊腺。如果盆腔淋巴结已有转移或盆腔淋巴结转移风险高还需预防照射盆腔淋巴引流区。盆腔淋巴引流区主要包括髂外淋巴结、髂内淋巴结、闭孔淋巴结、部分髂总淋巴结、及骶1~3水平的骶前淋巴结。

1 适应证

放疗适应证包括：低危局限性PC患者推荐行单纯根治性外放疗；中危局限性PC患者推荐行根治性放疗+/-同期4~6月ADT治疗；高危局限性PC患者推荐行根治性放疗+2~3年ADT治疗；极高危局限性PC患者推荐行根治性放疗+3年ADT+2年阿比特龙联合治疗。

外照射放疗方案包括常规分割（76~78Gy，1.8~2.0Gy/F）和低分割（60Gy/20F，4周，70Gy/28F，6周）。若给予超大分割IGRT引导的IMRT或SBRT时，推荐剂量36.25Gy（前列腺40Gy）/5F或42.7Gy/7F，隔日一次。对于预后良好的中危PC患者可行低剂量率（LDR）近距离放疗。对控尿功能良好但预后不良的中危患者可行影像引导EBRT+LDR或高剂量率（HDR）近距离放疗。对预后良好的中危患者，ADT或抗雄药物不常规使用；对预后不良的中危患者常规使用ADT。无近期经尿道前列腺切除史且IPSS评分良好的患者，可进行近距离放射治疗。高危PC患者淋巴结引流区放疗目前也存在争议，POP-RT研究是一项Ⅲ期、单中心的随机对照研究，结果显示，在淋巴结阴性的高危/极高危PC患者中，全盆腔放疗组（剂量为前列腺68Gy/25F，盆腔淋巴结包括髂总50Gy/25F）相较于仅前列腺放疗组（剂量为68Gy/25F），5年无生化失败生存（95.0% vs. 81.2%）及无病生存（89.5% vs. 77.2%，P=0.002）均更具优势，但两组患者的OS差异无统计学意义。

2 禁忌证

绝对禁忌证包括：一般情况及全身重要脏器功能严重异常；共济失调性毛细血管扩张症，此类患者对电离辐射极其敏感；近期经尿道前列腺切除术史，引起的前列腺腺体缺损可能导致近距离放疗失败。

相对禁忌证包括：患者既往有下尿路症状，尤其是尿路梗阻症状；炎症性肠病；多次盆腔放疗及手术史；前列腺腺体大于60ml为近距离放射治疗的相对禁忌证。

3 并发症

肠道反应和泌尿系统反应是外放疗常见副反应，表现为：排尿困难、尿频、尿潴留、血尿、腹泻、直肠出血和直肠炎等。外放射治疗晚期并发症最常见的是直肠出血（外科处理的直肠出血发生率不足1%），出血性膀胱炎等。外放疗引起的并发症与单次剂量、总剂量、放疗方案和照射体积有关。与手术治疗相比，放疗很少引起尿失禁、尿道狭窄，对勃起功能的影响也小于手术治疗。放疗增加第二原发癌发生率的风险，回顾性研究显示PC放疗后直肠癌发病风险较未行放疗的患者提高1.7倍，膀胱癌患病风险与健康人相比提高2.34倍，但这些小概率不良事件不影响PC患者对放疗的选择。与外放疗相似，近距离放射治疗并发症主要涉及尿路、直肠和勃起功能等方面。

4 根治术后的挽救性放疗

对于在根治性前列腺切除术后发生生化复发的患者，早期进行挽救性放疗有望提高治愈率。对于PSA<0.5ng/ml的复发患者，实施挽救性放疗（SRT）可以使60%以上的患者PSA值降至检测水平以下，并且80%的患者在超过5年的时间内无生化进展，同时可降低75%的患者出现全身性疾病进展的风险。

对于从检测不到PSA开始连续出现两次PSA上升的患者，应尽早提供挽救性放疗，而不必等待影像学检查发现局部病灶。推迟放疗会影响肿瘤的控制。一旦决定实施SRT，应立即给予至少64Gy的剂量治疗，而不是等待PSA达到阈值或影像学检查发现局部病灶后再开始治疗。推荐采用影像引导的调强放疗，以最大程度降低放疗不良反应。一项大样本多中心研究显示，与PSA水平≤0.25ng/ml的患者相比，在接受挽救性放疗前PSA水平>0.25ng/ml的患者，其死亡风险约高出1.5倍。关于早期挽救性放疗与辅助放疗的比较，已在前述章节中详细描述。

挽救性放疗结合ADT（雄激素剥夺治疗）能够显著改善患者的生存期、无进展生存期，并减少远处转移的发生率。根据RTOG 9601临床研究，在挽救性放疗的基础上加用为期2年的比卡鲁胺（150mg，每日一次）抗雄治疗，可以延长疾病特异生存期和总体生存期。GETUG-AFU 16临床试验结果表明，在挽救性放疗的基础上加用为期6个月的GnRH类似物，可以显著提高患者10年无生化复发生存率及无转移生存率。根据McGill 0913研究，挽救性放疗联合为期2年的LHRH激动剂治疗能够显著提升患者5年无进展生存率（PFS）。在SPPORT研究中，三种治疗方案的5年无疾病进展生存率分别为：瘤床挽救性放疗为70.9%；瘤床挽救性放疗联合46个月，ADT为81.3%；瘤床及盆腔淋巴结区域挽救性放疗联合46个月，ADT为87.4%。

是否需要联合内分泌治疗，具体药物选择及用药时长仍无定论，但总体而言，对于侵袭性较高的肿瘤患者（pT3/4且ISUP分级 > 4级，或pT3/4且挽救性放疗时PSA > 0.4ng/ml)，联合治疗的获益更多。

第五节　其他局部治疗：冷冻、消融

1 PC局灶治疗的定义

PC局灶治疗（Focal Therapy for Prostate Cancer）指通过特定的物理或手术方法，对前列腺内的局灶性肿瘤组织进行精确破坏或清除，同时尽量保留周围正常前列腺组织及功能（如尿控、勃起功能）的治疗方法。

局灶治疗的方法包括前列腺冷冻消融（Cryosurgery of the prostate，CSAP）、高能聚焦超声（High intensity focused ultrasound，HIFU）、高频脉冲电场消融（High frequency irreversible electroporation，H-FIRE）。这些治疗手段旨在减少治疗带来的副作用，提高患者的生活质量。局灶治疗在早期PC中表现出良好的中短期肿瘤控制，但还需要更多的临床研究以评估远期疗效和安全性。

2 适应证

局灶治疗主要适用于早期、低危、局限性PC患者。具体适应证包括：适用于T1a、T1b期（肿瘤局限于前列腺内，体积较小）的患者；PSA水平较低，通常小于10ng/ml；ISUP评分1~2分；肿瘤体积不大，局限于前列腺某一区域内；患者希望保留性功能、控尿功能，且对生活质量有较高要求。

3 冷冻治疗

冷冻治疗是利用低温进行消融治疗的一种微创方法，通过冷冻探针将前列腺肿瘤区域迅速降温至极低温度（-40℃），再快速复温，通过冰晶破坏肿瘤细胞膜从而杀伤肿瘤细胞。

操作方法为，在实时B超（经会阴穿刺探头）引导下，将冷冻探针插入前列腺肿瘤所在区域。通过氩气冷冻针系统带走能量，使冷冻针周围区域温度急剧下降到-40℃以下，可以给周围细胞带来不可逆的破坏。然后通过氦气带来热量使少许组织快速复温至0℃以上。两次冷冻循环可以提高细胞杀伤效率。冷冻降温速度越快杀伤效果越强。

前列腺冷冻治疗可以给PC根治性放疗后生化复发患者带来生存获益。也可以应用在早期PC，尤其是低危、高龄的患者。

4 高频脉冲电场消融（H-FIRE）

定义：高频脉冲电场消融，也称为不可逆电穿孔，是一种利用高压电场使肿瘤细胞膜发生不可逆穿孔，导致细胞死亡或凋亡的微创治疗方法。

操作方法为，根据mpMRI或者精准影像如PSMA PET/CT或PSMA PET/MRI的发现确定病灶范围，在融合超生的辅助下将电极针精准置入前列腺肿瘤病灶和周围，保证电极的平行，且距离在1~1.5cm。激发相邻电极针间的高压电场，使肿瘤细胞膜发生穿孔，破坏肿瘤细胞。因尿道、神经和肌肉组织对电场的耐受程度远高于前列腺肿瘤组织，因此在特定的电压和电流条件下，周围正常组织可以得到保护。

适用于早期、低危PC患者，特别是希望保留性功能和控尿功能的患者。

5 高强度聚焦超声（HIFU）

定义：HIFU是一种非侵入性治疗方法，通过体外聚焦超声波，在前列腺肿瘤病灶内形成高温焦点，从而杀灭肿瘤细胞。

操作方法：在现代医学影像引导下，将低能量超声波聚焦到前列腺肿瘤病灶区域。在病灶内形成高温焦点，使肿瘤组织凝固坏死。治疗过程中可移动焦点，以消灭大块病灶。

适应证：适用于早期PC，特别是肿瘤较小且局限的情况。同时，也适用于PC放疗后复发的患者。

6 总结

PC局灶治疗是一种针对早期、低危、局限性PC的有效治疗方法，旨在通过精确破坏肿瘤组织，同时保留周围正常前列腺组织及功能，提高患者的生活质量。冷冻治疗、高频脉冲电场消融（H-FIRE）、高强度聚焦超声（HIFU）等方法各具特色，医生应根据患者的具体情况选择最合适的治疗方案。同时，局灶治疗仍处于不断探索和完善阶段，患者应在充分了解治疗利弊的基础上做出决策。

第四章

PC根治性治疗后复发的诊疗

PC根治术是治疗局限期PC的标准治疗方案，目标是根除肿瘤的同时尽可能保持盆底各组织和器官功能。尽管PC根治术经历了开放到腹腔镜再到机器人辅助腹腔镜的演变，手术技巧逐渐完善成熟，但仍有部分患者会在根治术后发生生化复发，其中的高危患者如果没有得到及时诊治很快会进展到临床复发，进而对患者的生命造成威胁。

尽管PSA监测依旧是早期发现生化复发的重要手段，但随着影像学进步和新型抗雄激素药物的出现和立体定向放疗的发展，PC根治术后生化复发高危患者的诊治理念和手段都有了较大改变。

第一节　PC根治性治疗后复发的诊断评估

1　PC根治手术后复发的诊断评估

临床中遇见PC根治术后可能复发的病人，应该详细询问既往治疗史，特别是既往手术方式、术后病理包括Gleason评分、分期、切缘等情况，新辅助或辅助内分泌治疗及其他与治疗相关的重要病史信息。已有一些研究报道局限高危PC患者根治性前列腺切除术后生化失败相关的危险因素，如糖尿病、PSA密度、切缘阳性和术后辅助治疗。一项研究回顾了166例行PC根治术的局限高危PC患者的临床资料，多因素Cox回归分析结果显示术后辅助治疗、PSA密度和切缘阳性是生化失败的独立影响因素。

常规的PC根治术后随访应该包括PSA和睾酮水平检查，以及肝功能检查。因为抗雄及新型内分泌治疗的药物大多通过肝脏代谢，因此肝肾功能检查十分重要，对判断是否存在药物禁忌提供参考。

一般将PC根治术后，PSA降至检测水平以下（PSA<0.1ng/ml），影像学检查阴性前提下，连续两次PSA>0.1ng/ml定义为生化复发（Biochemical Recurrence，BCR）的标准。然而，部分学者认为将PSA基准值提高到0.4ng/ml可更好提示远处转移风险，且PSA不会回落。

当患者发生PSA>0.1ng/ml时，需要进行确诊性检查。首先，确认复发转移后对原发灶的病理再评估，必要时进行病理会诊十分重要。特别是既往Gleason评分，切缘等状态未知，进一步明确是否有神经内分泌分化等特殊病理类型。并推荐对复发转移进行转移灶活检明确病变性质。

在无症状的BCR患者中，传统影像学检查如骨扫描和腹盆腔CT的诊断率较低。在RP后仅PSA复发患者中，当PSA<7ng/ml时，骨扫描阳性率<5%。推荐PC根治术后PSA不能降低至检测水平以下，或RP术后PSA降至检测水平以下又连续两次上升都可考虑行骨扫描检测。骨扫描可能存在闪烁现象即假阳性摄取增高病灶，应结合患者PSA，症状等综合考虑。CT能很好显示解剖结构，评估淋巴结、骨或内脏转移。MRI可更好地显示软组织，还可完成多参数和功能显像。RP术后PSA不能降至检测水平以下，或PSA降至检测水平以下又连续两次上升都可考虑行局部MRI判断有无局部复发。

检测骨转移，^{11}C或^{18}F-胆碱PET/CT灵敏度要高于骨扫描，在生化复发病人其灵敏度和特异度分别为86%~89%和89%~93%。

最值得关注的是，Prostate-specific membrane antigen-based PET/CT即前列腺特异膜抗原PET/CT（PSMA-PET/CT），是以PSMA为靶点的新型核素显像。RP后，PSMA PET/CT是在低PSA水平（PSA<0.5ng/ml）下灵敏度最高的成像方式，且能有助于区分局限于前列腺窝的复发患者和远处转移患者，从而影响后续治疗决策。在BCR病人中，PSA在0.2~0.49ng/ml，0.5~0.99ng/ml，1.0~1.99ng/ml和> 2.0ng/ml人群中，病灶检出率分别为39%~52%，25%~73%，66%~84%和92%~97%，均高于其他传统检测手段。一项meta分析荟萃了37项研究，比较了^{68}Ga-PSMA-11 PET/CT和^{68}Ga-PSMA-11 PET/MRI的综合检出率，在BCR的整体检出率方面，两种影像模式之间没有显著差异。然而，作者强调，由于并非所有纳入该分析的研究都将病理活检作为金标准。因此，还需要进行更大规模的前瞻性研究来解决这个问题。另一项研究回顾性纳入35例mpMRI或^{18}F-PSMA-1007 PET/CT检查的患者，所有患者在术前行前列腺穿刺活检证实为腺癌，并行RP手术联合ePLND，对于PCa盆腔淋巴结转移，^{18}F-PSMA-1007 PET/CT诊断的敏感性和阴性预测值均高于mpMRI，mpMRI诊断的特异性和阳性预测值高于^{18}F-PSMA-1007 PET/CT。

推荐BCR患者使用PSMA-PET/CT检查评估转移情况。多种PSMA的配体都可行，根据可获得性选择。

表 32-4-1

PC根治术后复发的检查及评估	
一般状况评估	1.既往史
	2.体格检查
	3.血液学检查
	4.PSA及睾酮检查
	5.心理评估及疏导
确诊性检查	1.原发灶病理会诊
	2.胸部X线或CT
	3.骨扫描
	4.腹盆腔CT或MRI
	5.^{11}C或^{18}F-胆碱 PET/CT
	6.PSMA PET/CT
	7.前列腺瘤床活检（若影像学提示局部复发）

2 PC根治性放疗后复发的检查及评估

PC根治性放疗后，需要区分是否适合局部治疗。适合局部治疗的定义为初始临床分期T1-T2，N_x或N0；预期寿命>10年；治疗前PSA<10ng/ml；治疗前无LN受累或远处转移疾病证据；初始临床分期为T1或T2。

多参数MRI是目前定位局部复发的最佳手段，可引导前列腺穿刺活检及后续的局部挽救性治疗。穿刺活检是否阳性是RT术后生化复发主要预后因素，由于局部挽救性治疗的并发症发生率很高，在治疗前获得病理证据很有必要。由于生化复发进展至临床转移需7~8年，无症状患者骨扫描和腹盆腔CT阳性率很低。胆碱PET/CT检测骨转移的敏感度优于骨扫描，但依赖于PSA水平和动力学。^{18}F-NaF PET/CT检测骨转移比骨扫描更具优势，但无法评估软组织转移灶。

对于可能存在远处转移的生化复发患者，PSMA PET/CT检测是否存在远处转移的敏感度显著优于骨扫描和胆碱PET/CT。由于RT后挽救治疗的并发症较多，对于适合进行挽救治疗的患者应首先进行PSMA PET/CT或胆碱PET/CT或^{18}F-NaF PET/CT排除远处转移，如果存在远处转移则不推荐行挽救治疗。

表 32-4-2

PC根治性放疗后复发的检查及评估			
分层	Ⅰ类推荐	Ⅱ类推荐	Ⅲ类推荐
适合局部治疗	PSA倍增时间 胸部X线或CT PSMA PET/CT PSMA SPECT/CT 前列腺MRI TRUS穿刺活检	腹部/盆腔CT或MRI ^{11}C-胆碱 PET/CT或^{18}F-NaF PET/CT	
不适合局部治疗		PSMA PET/CT PSMA SPECT/CT 骨扫描	

第二节 PC根治治疗后复发的定义

1 生化复发（Biochemical Recurrence，BCR）

PC患者接受根治性治疗后会发生PSA升高，当PSA达到某一特定的阈值后（该阈值尚有争论），可以被定义为生化复发。尽管PSA升高或生化复发往往预示着疾病会进一步进展或发生转移，但有时PSA升高的过程也可能很漫长，也不是每例PSA升高的患者都会发生肿瘤的临床复发并危及患者生命。因此，生化复发并不能完全预测总生存情况。临床医生处理生化复发时会面临一方面需要延长患者发生转移和生存时间，一方面需避免过度治疗影响患者生活质量的困境。因此对于该类患者的治疗推荐多学科讨论。

1.1 根治术后生化复发的不同定义标准

既往指南将BCR定义为PC根治术后检测不到PSA，但随后≥2次检测到PSA升高且升高的阈值达到PSA>0.2ng/ml定义为生化复发。2024年NCCN指南将PC根治术后PSA降至检测水平以下，随后2次检测PSA>0.1ng/ml作为最新BCR标准。如果把标准定为PC根治术后PSA>0.4ng/ml与患者的远处转移发生更加一致且后续不太可能回落，但可能错过早期干预提高疗效的机会。本指南采用将PC根治术后PSA降至检测水平以下，随后2次检测PSA>0.1ng/ml作为最新BCR标准。PC根治性放疗的标准，仍然采用根治性放疗后在PSA最低值基础上升高超过2ng/ml定义为PC的生化复发。

表32-4-3 PC根治术后生化复发定义的主要循证医学证据

研究名称或作者	研究类型	纳入患者	干预措施	主要结果（BCR定义）	证据级别	推荐级别
RADICALS-RT	Ⅲ期RCT	RP术后pT3/4，Gleason7 - 10，切缘阳性或术前PSA ≥10ng/ml	辅助放疗与生化复发后挽救性放疗	PSA>0.1ng/ml	高	强推荐
RAVES、GETUG - AFU -17	Ⅲ期RCT	RP术后pT3a，pT3b，pT4a、切缘阳性	6个月内辅助放疗与生化复发后挽救性放疗	PSA>0.2ng/ml	高	一般推荐
Stephenson AJ，Amling CL	回顾性	RP术后长期随访患者	观察性	PSA>0.4ng/ml	低	一般推荐
EMBARK	Ⅲ期RCT14	1068例PC根治术后患者	恩扎卢胺联合ADT对比扎卢胺单药对比ADT单药	根治术后PSA>1ng/ml且PSA-DT<9个月定义为生化复发高危患者	高	强推荐

1.2 生化复发的高危患者定义

PSA速率指每年血清PSA上升的绝对值，单位是ng/（ml·年）。PSA倍增时间（PSA-DT）指血清PSA翻倍所需要的时间。EAU对生化复发高危患者的定义是PSA-DT<1年或ISUP评分4~5分的患者。根据EMBARK研究，以根治术后PSA>1ng/ml且PSA-DT<9个月定义高危BCR患者且使用二代抗雄激素药物可以得到更多临床获益，目的是及早干预。

1.3 根治性放疗后生化复发的定义

根治性放疗后无论是否接受内分泌治疗，PSA较最低值升高2ng/ml定义生化复发。

2 局部复发

根治性治疗后局部复发是指患者在接受根治性手术或者根治性放疗后，肿瘤在前列腺周围组织或器官中重新出现，但尚未发生远处转移。这种复发通常通过以下几种方式确诊。

临床表现：患者可能会出现一些新的症状，如排尿困难、血尿、盆腔疼痛等，但这些症状并不总是明确指向局部复发。

影像学检查：利用CT、MRI等影像学检查手段，可以观察到前列腺区域及周围软组织的异常变化，但单纯的影像学检查可能不足以确诊。

血清PSA水平：PC根治术后，患者的前列腺特异性抗原（PSA）水平应逐渐下降至极低水平。如果PSA水平在术后一段时间内重新升高，尤其是连续两次超过0.1ng/ml，但影像学上未发现复发或转移病灶，这提示可能发生了生化复发，而生化复发是局部复发的前兆。

前列腺穿刺活检：在PC根治性放疗后或MRI提示前列腺窝有软组织病灶，为了进一步确认局部复发，可能需要进行前列腺区域的穿刺活检，以直接获取病理证据。

对于PC根治术后或根治性放疗后局部复发的患者，治疗方案的选择取决于多种因素，包括患者的年龄、身体状况、复发部位、肿瘤分期及病理分级等。可能的治疗方案包括挽救性根治性前列腺切除术、放疗（如挽救性放疗、冷冻治疗、近距离照射等）、内分泌治疗（如雄激素去除治疗）等。治疗方案的选择应综合考虑患者的具体情况，以达到最佳的治疗效果。总之，PC根治术后或根治性放疗后局部复发是一个复杂的问题，需要综合运用多种手段进行诊断和治疗。我们应密切关注患者的病情变化，及时调整治疗方案，以提高患者的生存率和生活质量。

3 临床转移

PC根治术后或根治性放疗后远处转移是指癌细胞通过血液或淋巴系统扩散到身

体其他部位的情况。PC根治性治疗后远处转移的发现和确诊往往通过传统影像学检查，如骨扫描，CT或MRI发现，但是灵敏度较低。目前分子影像技术如PSMA PET/CT或PSMA PET/MRI可以更早发现远处转移病灶。推荐BCR患者使用PSMA PET/CT检查评估转移情况。多种PSMA配体均可行（如PSMA-11、DCFPyL、PSMA-1007等），可以根据可获得性选择。对于远处转移的患者，需要采取综合的治疗策略，包括内分泌治疗、化疗、放疗、靶向治疗和综合治疗等，以控制病情并提高患者的生存率和生活质量。同时，患者也需要定期监测病情，及时调整治疗方案，并保持良好的生活习惯和心态。

第三节　PC根治术后复发的治疗

PC根治术后生化复发，早期行挽救性放疗可能治愈，在PSA上升至0.5ng/ml前治疗最有效，通过挽救性放疗可使超过60%患者PSA再次下降至检测水平以下，且可降低80%五年内进展风险。

对低危患者（PSA倍增时间＞12个月，术后至生化复发＞3年，GS≤7及T分期≤T3a），预期寿命小于10年或拒绝接受挽救性治疗的可行观察随访，但是需要时刻注意患者的病情变化。

挽救性放疗应同期联合使用内分泌治疗。根据RTOG 9601临床试验结果，在SRT基础上加用2年比卡鲁胺抗雄治疗可延长疾病特异生存和OS。根据GETUG-AFU 16临床试验结果，在SRT基础上加用6个月LHRH类似物可显著延长PFS。对存在放疗禁忌，PC术后尿控无法恢复或不愿接受放疗也可单独使用内分泌治疗。挽救性放疗主要不良反应为放射性膀胱炎，尿失禁和放射性肠炎，2级不良反应发生率为4.7%~16.6%，3级为0.6%~1.7%，随剂量增加而增加。对BCR后挽救性放疗的原则总结如下：BCR后挽救性放疗与术后辅助放疗生存时间无差异，但生活质量提高；在没有ADT治疗的前提下，对于BCR患者建议尽早开始挽救性放疗；挽救性放疗区域不仅包括前列腺窝，还要覆盖盆腔淋巴引流区；挽救性放疗的推荐剂量位64~72Gy；推荐挽救性放疗需要联合ADT治疗，首选长程ADT。

在Ⅲ期临床试验EMBARK中，比较了恩扎卢胺联合亮丙瑞林、恩扎卢胺以及亮丙瑞林单药治疗生化复发高危患者（RP后PSA≥1ng/ml或EBRT后PSA高于最低值≥2ng/ml；PSA倍增时间PSADT≤9个月）的疗效，结果显示中位随访5年，恩扎卢胺联合亮丙瑞林组相较于亮丙瑞林组的发生转移或死亡的风险显著降低58%，同时降低死亡风险并延长了PSA进展时间。并且该联合方案表现出了较高的安全性。虽然EMBARK的数据尚未成熟，但已提示恩扎卢胺联合ADT治疗复发患者的临床价值。

目前对PC根治术后局部淋巴结转移，行挽救性淋巴结清扫术的研究主要是回顾性的。据报道，接受挽救性淋巴结清扫术的患者2年和5年的生化无进展生存期分别为23%~64%和6%~31%，5年的总生存率为84%。国内专家对挽救性淋巴结清扫术达成的共识是，仅建议在临床研究的形式下开展BCR后挽救性淋巴结清扫术。

对有疼痛症状的转移病灶可以放疗。对承重骨或存在症状的骨转移灶可行姑息性放疗，单次8Gy可有效缓解症状。

对寡转移病人可以临床试验的形式对转移灶行SBRT治疗，部分临床研究前期的结果提示该治疗可以在部分患者中达到无需内分泌治疗生存。

对于一些特殊情况，如经挽救性放疗但未经内分泌治疗的患者出现疾病进展，转移的后续治疗具体参见转移性激素敏感性PC的诊疗章节；经过内分泌治疗，睾酮始终处于去势水平者出现疾病进展、转移患者的后续治疗具体参见转移性去势抵抗性PC的诊疗。内分泌治疗后，有些患者出现潮热畏寒、自汗盗汗、乏力失眠等症状。这类症状常常不能用西药缓解，可考虑用中药调理。根据临床表现，PC内分泌治疗后诸症可归属于“脏躁”、“虚劳”、“心悸”、“汗证”、“郁证”、“不寐”等范畴。前期以潮热、汗出、烦躁为主症，为肾阴亏虚、心火亢盛之本虚标实证，治当滋肾清心、清补兼施，方以六味地黄丸合二至丸配伍清心降火之品；后期肾精日损、心肾不交，气血两虚，而出现乏力、贫血、健忘等功能减退等相关症状，治疗重在益肾养心、气血双补，方以五子衍宗丸配伍养心气之品。

表32-4-4　PC根治术后复发的治疗

<table>
<tr><th>分层</th><th>Ⅰ类推荐</th><th>Ⅱ类推荐</th><th>Ⅲ类推荐</th></tr>
<tr><td rowspan="2">生化复发/局部复发</td><td rowspan="4">挽救性放疗联合内分泌治疗</td><td>挽救性放疗</td><td rowspan="4">挽救性淋巴结清扫</td></tr>
<tr><td>观察随访</td></tr>
<tr><td rowspan="2">远处转移</td><td>全身治疗</td></tr>
<tr><td>转移灶放疗</td></tr>
<tr><td rowspan="7">后续治疗</td><td>ADT治疗±比卡鲁胺</td><td>奥拉帕尼（存在HRR通路基因突变）</td><td>其他化疗方案</td></tr>
<tr><td>阿比特龙（或一线其他药物失效后）</td><td>镭-223（单纯骨转移）</td><td>加用抗雄激素药物</td></tr>
<tr><td>多西他赛（或一线其他药物失效后）</td><td rowspan="5">卡巴他赛（多西他赛化疗后的mCRPC）</td><td>抗雄激素撤退治疗</td></tr>
<tr><td>恩扎卢胺（或一线其他药物失效后）</td><td>抗雄激素药物互换</td></tr>
<tr><td>阿帕他胺（或一线其他药物失效后）</td><td>酮康唑</td></tr>
<tr><td rowspan="2">新药临床研究</td><td>糖皮质激素</td></tr>
<tr><td>低剂量雌激素</td></tr>
</table>

第四节　PC根治性放疗后复发的治疗

根治性放疗后复发的病人应根据疾病危险度分层不同给予不同的治疗干预。对低危患者（PSA倍增时间>12个月；生化复发时间>3年；Gleason评分≤7且病理分期≤T3a）直到出现有明显转移之前都可进行观察。预期寿命不足十年或不愿接受挽救治疗的不健康病人也可进行观察。从生化复发到转移的中位时间约为8年，从转移到死亡约为5年。

除了低危患者以外，应对根治性放疗后BCR患者给予积极的治疗。相比其他治疗手段，挽救性前列腺切除是历史最悠久、最有可能达到局部控制的手段。然而，实行挽救性前列腺切除须要考虑并发症发生率更高，因为放疗后可能增加纤维化和伤口愈合不良风险。挽救性前列腺切除后5年和10年无生化复发生存率约为47%~82%和28%~53%之间，10年DFS和OS分别为70%~83%和54%~89%。与初始PC根治术相比，挽救性前列腺切除的吻合口狭窄（47% vs. 5.8%），尿潴留（25.3% vs. 3.5%），尿瘘（4.1% vs. 0.06%），脓肿（3.2% vs. 0.7%）和直肠损伤（9.2% vs. 0.6%）等并发症风险升高。此外，尿失禁发生率在21%~90%之间，几乎所有患者都出现了勃起功能障碍。因此对病人的选择应极为慎重，并且在有经验的中心开展。前列腺冷冻消融术已被提议作为挽救性根治性前列腺切除术的替代方案，因为二者疗效相似，但冷冻消融术的并发症发生率更低。术后5年无生化复发生存率大约在50%~70%。

尽管放疗后局部复发不宜再行外照射放疗，对某些符合条件的患者（患者体力状况评分良好、原发性局部PC、尿功能良好、经组织学证实局部复发），高剂量率（HDR）或低剂量率（LDR）近距离放疗仍不失为一种有效治疗手段。在一项系统性综述中，报道的HDR的5年无BCR生存率为60%（95% CI：52%~67%），LDH为56%（95% CI：48%~63%）。近距离放疗的毒性反应也在可接受范围内。但目前发表的研究相对较少，只应在有经验的中心进行。

目前高强度聚焦超声治疗的大部分研究数据都来自同一中心。中位随访时间尚短，结局评价也不标准化。重要并发症的发生率与其他挽救性治疗大致相同。

表32-4-5　PC根治性放疗后复发的治疗

	分层	Ⅰ类推荐	Ⅱ类推荐	Ⅲ类推荐
适合局部治疗	TRUS穿刺活检阳性，无远处转移证据		观察随访 挽救性根治性前列腺切除+盆腔淋巴结清扫术	挽救性冷冻消融 近距离放疗 高能聚焦超声
	TRUS穿刺活检阴性，无远处转移证据		观察随访 内分泌治疗 新药临床研究	
	有远处转移证据		全身治疗	
不适合局部治疗			内分泌治疗 观察随访	

第五章

晚期前列腺癌的诊疗

第一节　转移性激素敏感性PC的诊疗

转移性PC（metastatic prostate cancer，mPCa）是PC患者中预后最差的阶段。据统计，西方人群初诊的PC中，mPCa仅占7%~8%；而中国流行病学数据显示，中国PC初诊患者中，mPC比例占到51.4%~54%。因此，转移性激素敏感PC（metastatic hormone sensitive prostate cancer，mHSPC）的诊疗具有重要临床意义。近年来mHSPC的诊疗方案也不断取得突破性进展，影像学诊断技术的革新，以及新型联合治疗（新型内分泌治疗药物或化疗药物）的探索，显著提升了mHSPC患者的生存预后。

1　mHSPC的检查及评估

部分mHSPC患者是因PSA升高而进一步检查发现，而另一部分患者常常因骨痛或病理性骨折而被发现。mHSPC患者的临床检查及评估需遵循下表所列的基本原则，包括一般状况评估和确诊检查。

1.1　mHSPC患者的一般状况评估

mHSPC患者需重视其家族史情况，如具有以下情况则提示患者有较强家族遗传倾向：兄弟、父亲或多名有血缘关系的家族成员在60岁前被诊断为PC；已知的家族遗传性DNA修复基因异常，特别是BRCA2突变或Lynch综合征；超过一个亲属有乳腺癌、卵巢癌、胰腺癌（提示BRCA2突变），或结直肠癌、子宫内膜癌、胃癌、卵巢癌、胰腺癌、小肠肿瘤、尿路上皮癌、肾癌或胆管癌（Lynch综合征）。

初次诊断mHSPC时须检测PSA，且需在治疗期间定期复查PSA，建议每3个月复查PSA以及时确认疾病状态，调整治疗方案，治疗后PSA水平对患者治疗效果及预后具有预测作用。根据SWOG 9346研究，内分泌治疗7个月后PSA水平可将患者区分为3个不同预后组：①PSA<0.2ng/ml：中位生存时间75个月；②0.2ng/ml<PSA<4ng/ml：中为生存时间44个月；③PSA >4ng/ml：中位生存时间13个月。

mHSPC患者主要脏器功能的评估也应受到重视。对于预期进行化疗或阿比特龙治疗的mHSPC患者、高龄患者、有高血压、心脑血管疾病等病史的患者，均应在全身治疗前进行心功能、肝肾功能等重要脏器的功能评估。

1.2 mHSPC患者的确诊检查

mHSPC患者原发灶或转移病灶的病理结果是确诊mHSPC的关键，病理结果对后续治疗也非常重要。前列腺腺泡腺癌最为常见，其他类型的前列腺肿瘤还包括肉瘤、鳞癌、小细胞癌、尿路上皮癌基底细胞癌等，不同病理类型的前列腺恶性肿瘤的治疗方式迥异。在发生CRPC后，若怀疑神经内分泌分化，还可对复发转移灶活检或原发灶二次活检以帮助确诊。原发灶或转移病灶经病理确诊后，还需要完善CT、MRI、骨扫描、PET等影像检查。

CT/MRI可提供解剖学的高分辨率影像结果，对于评估内脏转移、软组织转移、转移灶生物学活性有相当优势。

骨扫描对评估骨转移程度、全身治疗疗效很有帮助。在全身治疗后的骨扫描若发现新发病灶但PSA下降或软组织病灶缓解者，应于8~12周后复查骨扫描以排除闪烁现象或成骨愈合反应。骨扫描“闪烁”现象比较常见，特别是初次使用LHRH类似物或更换新型内分泌药物（例如恩扎卢胺或者阿比特龙）。

^{18}F-NaF PET/CT的敏感性优于骨扫描，特异性较骨扫描略低。然而相较胆碱PET/CT，^{18}F-NaF PET/CT对于淋巴结及内脏转移的诊断能力不足。PSA仍处于低值时PSMA PET/CT对于PC复发有理想诊断能力，可辅助评估疗效。

表32-5-1

mHSPC检测评估的基本原则	
一般状况评估	1.既往史 2.家族史 3.PSA检查 4.血液学评估 5.评估主要脏器功能（肝、肾、心脏） 6.直肠指检
检查手段	1.前列腺穿刺活检（金标准） 2.转移灶病理活检（金标准） 3.骨扫描 4.MRI、CT 5.腹部超声 6.PET/CT

2 mHSPC的分层

mHSPC患者的转移病灶数量、部位及肿瘤负荷等，与治疗效果及患者生存预后有关。本指南将mHSPC患者根据转移病灶数量、部位及肿瘤负荷分为“寡转移”（Oligo-metastatic）PC、高转移负荷（High-volume disease，HVD）PC与低转移负荷

(Low-volume disease，LVD）PC。

“寡转移”PC是指介于局限性PC进展和广泛转移性PC之间的一个特定疾病阶段，其概念最早由Hellman和Weichselbaum在1995年提出。但目前关于“寡转移”尚无统一的定义。

mHSPC中HVD与LVD之分的概念源于CHAARTED研究：HVD定义为内脏转移，或骨转移病灶≥4处，其中至少1处在脊柱或骨盆以外，LVD定义为无内脏转移且骨转移病灶≤3处。根据CHAARTED研究，疾病负荷可作为潜在的预测因子，随后在STAMPEDE研究中的亚组分析显示，ADT结合前列腺放射治疗可使低瘤负荷患者获益。

3　转移性激素敏感性PC的治疗选择

雄激素剥夺治疗（Androgen deprivation therapy，ADT）是mHSPC治疗的基石，ADT治疗包括手术和药物去势（LHRH激动剂或LHRH拮抗剂）两种方式。但单纯ADT治疗已不是mHSPC治疗的首选，在ADT基础上联合其他治疗方案，是mHSPC治疗的趋势，能够给患者带来更加显著的临床获益。因此，新型联合治疗方案已成为转移性PC患者一线推荐的新标准。目前针对mHSPC的系统治疗方案多样，具体根据推荐级别选择。

3.1　雄激素剥夺治疗（ADT）

任何去除雄激素和抑制雄激素活性的治疗方法统称为ADT治疗，国际上主流的ADT治疗方式从作用机理上可以分为手术去势和药物去势。去势治疗的目的是降低患者的血清睾酮水平至去势标准。目前的去势标准定义为血清睾酮水平<50ng/dl（1.7nmol/L)；也有许多学者认为应重新定义去势标准为睾酮水平<20ng/ml（0.7nmol/L)。鉴于当前多数临床试验及指南仍以睾酮水平<50ng/ml定义为去势水平，因此本指南建议继续沿用此标准。

虽然单纯去势治疗在mPC治疗中具有重要价值，但近年来大量研究证据已经证实，去势治疗更适合作为mPC联合治疗的基础治疗。对于无联合治疗禁忌或联合治疗获益有限（患者预期寿命<1年）的患者，均不再推荐单纯去势治疗作为标准方案。

3.1.1　手术去势

患者通过接受双侧睾丸切除术从而达到阻断雄激素分泌的作用。这是一种相对操作简单、成本低、副作用小的手术方式，常可以通过局部或全身麻醉完成。患者术后血清睾酮水平迅速下降，通常患者在术后12小时内血清睾酮可达到去势水平。虽然与药物去势相比，手术去势可能会给患者带来负面的身心影响，但当患者存在需要尽快降低血清睾酮的病情（例如，即将发生脊髓压迫）或者当去势药物不可及时，双侧睾丸切除术是一种合适的选择。

3.1.2 药物去势

通过药物抑制促黄体激素释放激素（luteinizing hormone-releasing hormone，LHRH）分泌，继而抑制下游器官——睾丸分泌雄激素，常用药物包括促黄体激素释放激素激动剂（luteinizing hormone-releasing hormone agonist，LHRHa）和促黄体激素释放激素拮抗剂（luteinizing hormone-releasing hormone antagonist）两类。与手术去势相比，药物去势不会引起手术去势相关的身心问题，且在停用去势药物后性腺功能减退相关的症状会有所改善，具备间歇性药物去势治疗的条件。药物去势与手术去势相比，在PC患者预后方面，如总生存率、疾病进展以及治疗失败时间方面没有显著差异。

3.1.2.1 促黄体激素释放激素激动剂

LHRH也称促性腺激素释放激素（GnRH），是在下丘脑中合成分泌，促进靶器官——垂体分泌卵泡刺激素（FSH）和黄体生成素（LH）。人工合成的LHRH，即LHRH激动剂，具有很强的受体亲和力，在使用LHRH激动剂治疗一周后，LHRH受体会出现表达下调，继而垂体产生的LH和FSH也随之下降；在使用3~4周后，血清睾酮将降至去势水平。目前临床上应用广泛的LHRH激动剂包括亮丙瑞林、戈舍瑞林、曲普瑞林、布舍瑞林和组氨瑞林等。这些药物包含多种长效剂型（1，3，6月剂型和1年剂型等）。

在刚开始使用LHRH激动剂时，LHRH激动剂与LHRH受体结合后会促进LH和FSH释放，进而引起血清睾酮水平的突然上升而导致PSA闪烁现象（PSA flare）。对于局部侵犯严重或者骨转移的患者，这种现象短期内可能会刺激PC的进展，诱发骨痛、膀胱梗阻或其他PC相关症状加重。为了减少PSA闪烁现象的发生，对于局部晚期或者转移性患者在使用LHRH激动剂的初期应先使用非甾体抗雄素药物至少1周。随着新型雄激素受体抑制剂广泛进入临床，国内有研究团队指出，若提前使用新型雄激素受体抑制剂，只需1~3天即可明显减少闪烁现象的发生。

3.1.2.2 促黄体激素释放激素拮抗剂

LHRH拮抗剂能够通过与LHRH受体迅速结合，抑制LH和FSH的释放，进而降低血清睾酮水平。由于LHRH拮抗剂不会刺激血清睾酮分泌，因此不会出现因血清睾酮水平在治疗初期突然升高而导致疾病加重的现象。目前临床上常用的LHRH拮抗剂如地加瑞克，使用时出现皮肤注射反应的比例较高；另外由于缺少更长效的剂型，地加瑞克需每月进行注射。研究显示，多数病人应用地加瑞克可以在3天内将睾酮降至去势水平。虽然基础研究提示LHRH拮抗剂心血管毒副作用几率更低，但临床研究未能得到统一结论，故LHRH拮抗剂在心血管不良事件方面的优势仍然有待进一步论证。

另外，还有一类抑制雄激素合成的药物，包括酮康唑、阿比特龙等。其中阿比特龙常归为新型内分泌药物，故将在之后的章节中展开阐述。

3.2 抗雄激素药物治疗

3.2.1 甾体类抗雄激素类药物

甾体类抗雄激素类药物主要是羟基孕酮的人工合成衍生物，主要包括醋酸环丙孕酮、醋酸甲地孕酮、醋酸甲羟孕酮等，通过阻断雄激素受体（Androgen receptor，AR）和抑制雄激素合成而产生作用。此类药物单药治疗总体疗效差，副作用高，故本指南不推荐采用。

3.2.2 非甾体类抗雄激素类药物（Non-steroidal anti-androgen，NSAA）

非甾体类抗雄激素类药物可与AR结合，但不会抑制雄激素的分泌。目前临床上此类药物主要包括传统NSAA（比卡鲁胺和氟他胺）和新型雄激素受体拮抗剂（恩扎卢胺、阿帕他胺、达罗他胺和瑞维鲁胺等）。

3.2.2.1 传统非甾体类抗雄激素类药物

此类药物主要包括比卡鲁胺和氟他胺。一项纳入1286名患者的随机对照临床研究发现，单纯手术去势或手术去势联合氟他胺无明显生存差异。但后续回顾性分析及小型随机对照临床研究提示，在去势基础上联合一代抗雄激素药物可带来较小生存获益（<5%）。因此在可能增加副作用与临床获益之间需行个体化评估。在一项针对进展期PC随机对照双盲临床试验中，比卡鲁胺相较氟他胺有更长的开始治疗至治疗失效时间，因此在本指南中有更高推荐级别。另外应避免给mPC病人仅提供抗雄激素单药治疗。

3.2.2.2 新型雄激素受体拮抗剂

（1）恩扎卢胺

ARCHES和ENZAMET研究提示：新型抗雄药物恩扎卢胺联合ADT治疗mHSPC可有效延长总生存时间。在ARCHES研究中，与对照组相比，恩扎卢胺联合ADT治疗可明显改善HSPC患者的rPFS（未达到 vs. 19.0个月），HR为0.39（0.3~0.5）。在ENZAMET研究中，恩扎卢胺组和对照组的3年OS分别是80%和72%（HR=0.67，*P* =0.002）。

（2）阿帕他胺

阿帕他胺是和恩扎卢胺分子结构较为相似的新型选择性AR拮抗剂，TITAN研究显示：阿帕他胺联合ADT可有效延长mHSPC患者的rPFS[HR为0.48（0.39`0.6）]及OS。2年OS为82.4%，而对照组为73.5%（HR=0.67，*P*=0.005）。最新的亚洲人群研究显示，阿帕他胺在亚洲人群中的疗效和安全性与总体人群表现一致。

（3）瑞维鲁胺

瑞维鲁胺是首个中国自主研发的新型AR拮抗剂。一项国际多中心、随机对照、开放的Ⅲ期临床试验CHART研究显示，在入组的654例高瘤负荷mHSPC患者中，瑞维鲁胺（240mg，qd）联合ADT与比卡鲁胺（50mg，qd）联合ADT相比，可显著延长高瘤负荷mHSPC患者的OS中位数（NR vs. NR，HR=0.58，95% CI 0.44~0.77，*P*=0.000 1）及rPFS中位数（NR vs. 23.5个月，HR=0.46，95% CI 0.36~0.60，*P*<0.0001）。两组不良反应发生率相近（20.7% vs. 14.5%）。

（4）达罗他胺

一项国际多中心3期临床试验，ARASENS研究，纳入了1306名mHSPC患者，结果显示ADT联合达罗他胺（600mg，bid）及多西他赛（75mg/m^2，q3w，6个周期）的三联强化联合治疗方案组对比ADT联合安慰剂及多西他赛可显著延长mHSPC患者总生存时间（NE vs. 48.9个月，HR=0.68，*P*<0.001）及进展至mCRPC时间（NE vs. 19.1个月，HR=0.36，*P*<0.001），且两组治疗相关的3~4级不良反应发生率相当（66.1% vs. 63.5%）。经评估患者无化疗禁忌时可考虑此方案。

3.2.2.3　新型内分泌药物

这类新型内分泌药物主要包括抑制雄激素合成的阿比特龙。STAMPEDE和LATITUDE两项大型随机对照临床研究提示ADT联合阿比特龙与强的松治疗mHSPC可有效延长患者总体生存时间。其中LATITUDE研究入组了1199例具有高危因素的mHSPC患者，研究中阿比特龙组患者3年的OS比对照组提高了38%。STAMPEDE研究入组1917例高危局部晚期或远处转移性或淋巴结转移的mHSPC患者。阿比特龙组患者3年的OS比对照组提高了37%。此外，最新一项亚洲人群的国际多中心研究显示，在亚洲mHSPC患者中，阿比特龙联合ADT对比多西他赛联合ADT，阿比特龙联合组具有更长的PFS（NR vs. 15.1个月，95% CI=0.280-0.500，*P*<0.001），但是OS没有明显差异。而且阿比特龙治疗组中因不良反应终止试验的比例远低于多西他赛治疗组（0.6% vs.3.6%）。该研究充分说明了阿比特龙在亚洲患者人群中的有效性与安全性。

另外PEACE-1研究也揭示了阿比特龙+多西他赛+ADT的三联强化联合治疗方案，相较多西他赛+ADT可进一步提升mHSPC患者的rPFS和OS。PEACE-1研究是一项国际多中心、随机对照、开放的Ⅲ期临床试验，纳入了1173名mHSPC患者，在标准治疗的基础上联合阿比特龙/泼尼松和/或局部放疗。结果显示，ADT联合阿比特龙（1 000mg，1次/d）及多西他赛（75mg/m^2，每3周一次）可以显著改善患者的总生存时间（5.7年 vs. 4.7年，*P*=0.03）及影像学无进展生存时间（4.5年 vs. 2.2年，HR=0.54，*P*<0.0001）。但亚组分析显示，ADT联合阿比特龙及多西他赛在改善总生存方面对于高瘤负荷患者更加显著（5.1年 vs. 3.5年，HR=0.72，*P*=0.019），低瘤负荷患者无显著获益（NR vs. NR，HR=0.83，*PP*=0.66）。因此，经评估高瘤负荷的mHSPC患者，无化疗禁忌证时可考虑此联合方案。

3.3　化疗

多个随机对照临床研究均提示多西他赛联合ADT应被视为高瘤负荷mHSPC患者

的标准治疗方法。CHAARTED研究共入组790例mHSPC，多西他赛治疗组比对照组获得了13个月的生存获益，生存率提升39%。其中高转移负荷mHSPC患者联用多西他赛组组获得了17个月的生存获益（本研究未联用强的松）。STAMPEDE研究纳入了1184例高危局部晚期或远处转移性或淋巴结转移的PC患者进行分析。发现mPC患者联合多西他赛化疗有15个月的生存获益（本研究联用强的松5mg bid）。国内一项回顾性研究分析了153例高转移负荷mHSPC患者中多西他赛联合ADT治疗的疗效。结果显示，多西他赛联合治疗组对比单用ADT治疗组，PFS显著延长（16.9个月 vs. 11.2个月，$P<0.001$），且PSA降至最低点所需时间更短（6.3个月 vs. 7.9个月，$P=0.018$）。试验期间，联合化疗组死于PC和相关并发症的患者也少于单用ADT治疗组（6例，9.5% vs. 15例，16.7%），不良反应可控。

具体方案：多西他赛用75mg / m^2（3周一次）+ 地塞米松8mg（化疗前12小时，3小时，1小时各一次）±强的松5mg bid。持续使用6个周期。如结束时疾病退缩即停药。如疾病进展，则调整治疗方案按照mCRPC治疗。联合化疗的毒副作用主要是血液学的，约12%~15%出现3~4级粒缺，6%~12%出现3-4级粒缺后发热，使用粒细胞集落刺激因子受体（G-CSF）能够降低发热性粒细胞减少症。糖皮质激素也可引起心血管并发症。在治疗过程中这两种并发症均需积极随访观察以及时处理。

3.4 原发灶手术切除或者放疗

部分队列研究及回顾性研究提示，初诊mPC可能从原发灶手术或近距离放疗中获益。

一项针对CHAARTED研究的长期随访分析报告发现，低瘤负荷患者可从ADT联合放疗中获得总生存时间的延长（中位时间61个月，HR=0.64）。因此首次表现为M1期疾病且根据CHAARTED标准诊断为低瘤负荷的患者，可采用ADT结合非根治性前列腺放射治疗（2Gy/72Gy）。另一项对于STAMPEDE临床试验的进一步分析研究显示，低瘤负荷患者的总生存时间可从针对原发灶的EBRT中获益，高瘤负荷mHSPC患者组中并未观察到此现象。

一项国内临床研究证实“寡转移”PC根治性手术的有效性与安全性。该研究入组了200名初诊“寡转移”PC患者，随机分为ADT联合局部病灶治疗组及单用ADT治疗组，局部治疗包括根治范围的PC根治术或根治性放疗。经过48个月的随访，研究结果显示，ADT联合局部治疗与单用ADT治疗相比，可显著延长初诊“寡转移”PC患者的中位rPFS（NR vs. 40个月，HR=0.43，95% CI：0.27~0.70，$P=0.001$），此外联合治疗组的3年总体生存率为88%，显著高于单用ADT治疗组的70%（HR=0.44，95% CI：0.24~0.81，$P=0.008$）。因此针对初诊“寡转移”患者，ADT联合PC根治性手术或根治性放疗可显著提升患者生存。值得注意的是，目前建议仍以临床试验的形式开展此类临床诊疗。

国内一项单臂、Ⅰ/Ⅱ期临床试验纳入了12名“寡转移”PC患者，所有患者均接受了新辅助内分泌治疗，一个月后接受新辅助局部放疗，随后所有患者均接受了机器人辅助下的PC根治术。结果显示，平均rPFS可达21.3个月，2年rPFS为83.3%。该研究认为，新辅助放疗联合内分泌治疗对于“寡转移”患者是有一定获益的。

3.5 间歇性药物去势治疗

接受长期药物去势治疗后，由于血清睾酮水平持续维持去势水平，患者面临代谢综合征、贫血、骨质疏松、情绪异常等诸多毒副反应。如果停止药物去势，患者的血清睾酮水平多会逐渐恢复至正常水平，毒副反应随之改善。因此，相对于长期持续性去势治疗概念外，提出了间歇性药物去势的概念，即指在对患者进行一段时间药物去势后，对治疗有效的患者撤除去势药物治疗，然后当出现疾病复发或进展的证据时再恢复药物去势治疗，目的是降低由药物去势带来的副作用。在一项针对mPC的随机对照临床研究中，经过7个月治疗后患者如果PSA水平<4ng/ml将随机进入间歇性内分泌治疗组和持续治疗组。结果显示间歇性内分泌治疗虽明显改善患者心理健康和勃起功能，但是可能带来生存劣势。然而因可观察事件发生数量较少，作者认为该结论在统计学上不具备决定性意义。因此，在无症状的mPC患者中，建议只给具有较高意愿并在初步治疗后有较好PSA反应的病人提供间歇性治疗。

3.6 转移灶局部治疗

转移灶局部治疗主要用于有临床症状转移灶的局部治疗或于临床试验中开展此类临床诊疗。

对于骨转移灶导致脊髓压迫、病理性骨折等紧急并发症的患者，建议行转移灶部位手术和/或放射治疗。其中外科手术治疗主要包括固定术、置换术和神经松解术，具体手术方式应根据不同病灶部位、累及范围以及是否存在病理性骨折等因素进行考量，目的是缓解疼痛、保留骨与关节的功能、提高患者生存质量。放射治疗对于椎体不稳、骨折风险较高的患者可预防病理性骨折，缓解脊髓压迫症状；对于疼痛的患者，放射治疗能够有效减轻或消除症状、改善生活质量、延长生存期。放射治疗包括局部放疗和放射性核素治疗两类。

对于前列腺根治性治疗后转移复发的患者，根据转移灶的部位与数量，可采用转移病灶的局部治疗，以期延迟全身系统治疗时间。有临床研究（如ORIOLE研究）提示PC根治性治疗后“寡转移”患者（≤3个转移灶），针对转移灶的局部治疗可以延迟全身治疗的时间，但对患者生存期的影响仍需进一步研究。故本指南仅建议在临床试验中开展针对转移灶的局部治疗。

表 32-5-2

<table>
<tr><th></th><th>Ⅰ类推荐</th><th>Ⅱ类推荐</th><th>Ⅲ类推荐</th></tr>
<tr><td rowspan="8">定义：发现转移时尚未行内分泌治疗的晚期PC</td><td></td><td>药物去势+一代抗雄药物比卡鲁胺</td><td>药物去势+一代抗雄激素药物氟他胺</td></tr>
<tr><td>药物去势（可以采用LHRH激动剂或LHRH拮抗剂）+阿比特龙+强的松</td><td>药物去势+原发灶手术切除或者放疗</td><td>间歇性药物去势</td></tr>
<tr><td>药物去势+多西他赛+/-强的松</td><td rowspan="6">药物去势+阿比特龙+多西他赛</td><td>转移灶局部治疗</td></tr>
<tr><td>药物去势+恩扎卢胺[i]</td><td rowspan="5">手术去势</td></tr>
<tr><td>药物去势+阿帕他胺[j]</td></tr>
<tr><td>药物去势+瑞维鲁胺</td></tr>
<tr><td>药物去势+达罗他胺+多西他赛</td></tr>
<tr><td>药物去势+EBRT</td></tr>
</table>

第二节　非转移性去势抵抗性PC（M0CRPC）

1　M0CRPC的定义

血清睾酮<50ng/ml或者1.7nmol/L；PSA>2ng/ml且PSA相隔一周连续三次上升，3次大于最低值50%；传统影像学检查包括CT、MRI及骨扫描未发现远处转移。如无转移证据，可用胆碱PET/CT或PET/MRI，或^{18}F-NaF PET/CT进一步排除软组织转移和骨转移。

2　M0CRPC的治疗原则

M0CRPC实际指仅存在PSA持续升高且维持去势状态，但没有影像学检查可发现转移灶的前列腺癌患者。通过严密的PSA监测，这部分患者可以更早的被发现。M0CRPC患者，尤其是PSA-DT≤10个月的患者，在疾病发展过程中极易出现转移病灶并最终导致患者死亡。在这个疾病阶段，通过积极的治疗可以延缓病情进展、保证患者生存质量。

SPARTAN研究纳入了1207名PSADT≤10个月的M0CRPC患者，结果显示，接受ADT+阿帕他胺（240mg/天）治疗较安慰剂组可显著延长无转移生存期（40.5个月vs. 16.2个月，HR=0.28，95% CI 0.23~0.35，P<0.001）。经长达52个月的中位随访时间，终期分析证实其在M0CRPC具有显著的总生存时间获益（73.9个月vs. 59.0个月，HR=0.78，95% CI 0.64~0.96，P=0.016）。排除交叉入组影响后，阿帕他胺联合ADT组6年总体生存率达50%，对照组为40%，降低死亡风险31%（HR=0.69，P<

0.001)。

ARAMIS研究显示，达罗他胺+ADT治疗显著延长M0CRPC患者无转移生存期（40.4个月 vs. 18.4个月，HR=0.41，95% CI 0.34~0.50，P<0.001）。达罗他胺组总生存期显著优于安慰剂组，降低患者死亡风险31%（中位总生存期尚未达到，HR = 0.69）。达罗他胺组3年OS为83%，对照组为77%。值得注意的是，有部分安慰剂组在疾病进展后交叉至达罗他胺组（约170人）。

PROSPER研究显示，恩扎卢胺+ADT治疗较安慰剂组显著延长无转移生存期（36.6个月 vs.14.7个月），恩扎卢胺+ADT将转移或死亡风险显著降低了71%。恩扎卢胺+ADT治疗较安慰剂组显著延长了中位生存时间（67.0个月 vs. 56.3个月，HR=0.73，95% CI 0.61~0.89，P<0.001）。此外，包括疼痛进展时间、首次抗瘤治疗时间、PSA进展时间以及生活质量评估等都显示恩扎卢胺对M0CRPC的治疗优势。

基于SPARTAN、PROSPER和ARAMIS这三项Ⅲ期临床研究，推荐转移风险较高（PSA-DT≤10个月）的M0CRPC患者在ADT治疗基础上联合阿帕他胺、恩扎卢胺或达罗他胺。

虽然截至目前国际公认的M0CRPC临床诊断标准依然是利用传统影像学（CT、骨扫描）检测来判断是否远处转移，可随着影像学技术的发展，如FDG联合PSMA PET/CT等方法能够发现一些传统影像学检查没有检测到的转移灶。对于PSMA PET/CT检查显示阳性，但传统影像学阴性的M0CRPC患者，应积极地进行临床治疗。

因此，M0CRPC治疗推荐总结如下：

表32-5-3

全身系统性治疗	Ⅰ类推荐	Ⅱ类推荐	Ⅲ类推荐
PSADT>10个月	随访观察	其他二线内分泌治疗（比卡鲁胺、氟他胺、酮康唑、尼鲁米特、糖皮质激素）	
PSADT≤10个月	阿帕他胺+ADT		利用FDG/PSMA PET/CT寻找转移灶
	达罗他胺+ADT		
	恩扎卢胺+ADT		

第三节　转移性去势抵抗性PC的诊疗

1　转移性去势抵抗性前列腺癌的定义

转移性去势抵抗性前列腺癌的定义是指已经发生转移的去势抵抗性前列腺癌。其诊断标准为：血清睾酮<50ng/ml或者1.7nmol/l；PSA>2ng/ml且PSA相隔一周连续3次上升3次大于最低值50%；出现明确的新发病灶；骨扫描提示大于等于2处新发骨病灶；CT或MR提示软组织病灶进展（RECIST 1.1）。

2 转移性去势抵抗性PC（MCRPC）的治疗原则

建议多学科整合诊治（MDT to HIM）转移性去势抵抗性前列腺癌，多学科整合诊治团队需要包括泌尿外科、肿瘤内科、放射治疗科、影像诊断科、病理科、核医学科医师。治疗时需根据患者体力状态、症状、疾病严重程度、患者意愿选择药物治疗方案，同时考虑既往药物对激素敏感性，转移性PC的治疗效果。治疗过程中应持续维持去势治疗。在系统性治疗的基础上考虑支持治疗，因转移性去势抵抗前列腺癌常发生于高龄男性且身体虚弱，支持治疗应包括疼痛管理、营养支持、中医药调理、心理安慰以及骨相关事件预防。治疗过程中应定期进行疾病监测及疗效评估，基线检查应包括病史、体检和辅助检查（PSA、睾酮、血常规、肝肾功能、ALP、骨扫描、胸腹及盆腔CT等），即使患者无临床症状也要每2~3个月行血液检查，至少每6个月行骨扫描和CT检查。疗效评估需要整合PSA、影像学检查结果和临床症状，出现至少两项进展才考虑停止当前治疗。

建议行基因检测。基因检测包括肿瘤细胞dMMR MSI-H和胚系或体系同源重组基因（BRCA1、BRCA2、ATM、PALB2、FANCA等）突变的检测。前者阳性则提示Lynch综合征可能，PD-1抑制剂（如Pembrolizumab）可能成为后期治疗的可选方案之一。后者阳性提示可能从铂类化疗药物或PARP抑制剂获益，可以参加相关的临床研究。

最新来自于国内的多项高水平研究显示，中国PC患者的基因突变情况与西方人群具有较大差异。国内一篇发表在《European Urology》的研究基于大样本中国PC人群，绘制中国PC患者胚系DNA修复基因突变谱，结果显示，虽然西方PC发病率远高于我国，整体DNA修复基因的胚系致病变异相似（12% vs. 12%），但具体基因差异却有所不同。我国患者胚系基因突变中，62%为BRCA2。另一项国内研究则进一步鉴定出POLN及POLG这两种在我国人群中特有的PC易感基因，而在西方人群中则未见相关报道。此外，一项国内研究分析了3338名中国PC患者的错配修复基因突变数据，发现在转移性PC中，我国错配修复基因致病性突变的频率远高于西方人群（4.8% vs. 2.2%，P=0.006），且突变携带者对于ADT及阿比特龙的反应性较差。

3 转移性去势抵抗性PC（MCRPC）的治疗方案

3.1 内分泌治疗

3.1.1 药物去势/手术去势

新型内分泌治疗药物联合去势治疗是mCRPC阶段的首选治疗方案，即使单纯维持ADT治疗，mCRPC患者仍能获得一定生存获益，因此，目前仍推荐mCRPC患者需要维持药物去势治疗。

3.1.2　新型内分泌治疗药物

3.1.2.1　阿比特龙（Abiraterone）

阿比特龙是一种CYP17酶抑制剂，其具有高效、选择性、不可逆的特性，能够阻断几乎全部来自睾丸、肾上腺组织、前列腺癌肿瘤组织中的雄激素。COU-AA-302三期临床试验结果一线使用阿比特龙对比安慰剂。总生存期（34.7 vs. 30.3个月，HR：0.81，P=0.0033中位随访时间49.2月）和影像学无进展期（16.5 vs. 8.2个月，HR：0.52，P<0.001中位随访时间22.2月）均显著延长。阿比特龙在>75岁的病人同样有效且耐受性好。不仅一线治疗，三期研究CUU-AA-301提示多西他赛治疗失败后，阿比特龙对比安慰剂，生存时间显著延长（15.8 vs. 11.2个月，HR：0.74，P<0.001中位随访时间20.2月）。具体给药方案：阿比特龙1000mg qd + 强的松 5mg bid，阿比特龙需要空腹给药。阿比特龙治疗需要注意水肿、高血压和低钾血症等不良反应。

国内一项回顾性研究利用^{68}Ga-PSMA PET/CT结果定义PSMA摄取的空间异质性，该研究纳入了153名mCRPC患者，并检测了患者的ctDNA。研究结果显示，存在内脏转移和多发转移的转移性前列腺癌患者有着更高的PSMA PET/CT异质性评分（SUVhetero），同时异质性评分与ctDNA、全身肿瘤负荷和肿瘤代谢体积存在显著相关性，并且高异质性评分患者经阿比特龙治疗后的PSA反应率较低（52% vs. 90%，P=0.036）。进一步在外部队列的独立验证结果显示，高异质性评分患者在接受恩扎鲁胺治疗后，3个月时发生进展的概率更高（50.0% vs. 12.5%），表明该异质性评分具有优异的内分泌治疗疗效预测准确性。

3.1.2.2　恩扎卢胺（Enzalutamide）

恩扎卢胺属于新型非甾体类抗雄药物的一种。其可通过抑制雄激素受体核易位、转录结合等作用抑制雄激素受体活性，从而抑制杀伤前列腺癌细胞。三期临床试验（PREVAIL）提示一线治疗MCRPC时，恩扎卢胺和安慰剂对比，总生存时间显著延长（35.3个月 vs. 31.3个月，HR=0.77，P=0.0002），影像学无进展生存时间同样延长（20.0个月 vs. 5.4个月，HR=0.32，P<0.0001），且亚组分析提示恩扎卢胺在>75岁病人中同样有效，但对肝转移者无临床获益。在亚洲开展的Asian PREVAIL研究，纳入亚洲国家的未经化疗的mCRPC患者，其中74%为中国患者，研究结果显示，相比安慰剂组，恩扎卢胺使PSA进展的风险降低62%（HR=0.38，P<0.0001），在所有的亚组中均观察到恩扎卢胺治疗获益。5年总生存分析显示，相比安慰剂组，恩扎卢胺显著延长患者总生存时间（39.06个月 vs. 27.10个月，HR=0.70，P=0.0208）。AFFIRM研究提示多西他赛化疗失败后二线使用恩扎卢胺仍有生存获益。恩扎卢胺推荐剂量为每天160mg。常见不良反应有乏力，腹泻，潮热，头

痛和癫痫（发生率为0.9%）。

3.1.2.3　阿帕他胺（Apalutamide）

阿帕他胺同属于新型抗雄激素受体药物，其具有和恩扎卢胺类似的化学结构，同样可以通过抑制雄激素受体的功能，降低其DNA结合效率及核转位，达到抑制前列腺癌细胞增殖的作用。一项评价阿帕他胺+ADT治疗mCRPC患者疗效及安全性的开放标签Ⅱ期临床试验（ARN-509），提示阿帕他胺治疗mCRPC患者安全性可靠且可耐受。在既往未经新型内分泌治疗的队列中，治疗12周时患者PSA50缓解率为88%，PSA最大降幅达92%，治疗时间中位数为21个月，无PSA进展生存时间中位数为18.2个月；而在阿比特龙治疗失败队列中12周患者PSA50缓解率为22%，PSA最大降幅达28%，治疗时间中位数为4.9个月，无PSA进展生存时间中位数为3.7个月。

3.1.2.4　达罗他胺（Darolutamide）

达罗他胺属于新型非甾体雄激素受体拮抗剂，可用于治疗非转移性CRPC患者。ARADES是一项多中心、开放标签、剂量递增、剂量扩展的Ⅰ/Ⅱ期临床研究，共入组134例mCRPC患者。其中mCRPC一线（既往未用过化疗和新型内分泌治疗）使用达罗他胺的患者占比31%，该亚组患者12周PSA应答（PSA下降≥50%）高达86%，至PSA进展时间中位数为72周（95% CI 24周~NR），至影像学进展时间中位数未达到（95% CI 36.4周~NR）。

3.1.2.5　瑞维鲁胺（Rezvilutamide）

国内的一项多中心、开放、单次及多次给药、剂量递增、剂量扩展的Ⅰ/Ⅱ期临床试验，共入组197例MCRPC患者。结果显示：瑞维鲁胺具有优异的耐受性和良好的安全性。第12周末PSA应答率为68.0%（95% CI 61.0%~74.5%），其中无既往化疗史的患者（114例）为75.7%（95% CI 66.8%~83.2%），有既往化疗史的患者（81例）为57.3%（95% CI 45.9%~68.2%）。rPFS中位数为14.0个月（95% CI 11.1~19.5个月），其中无既往化疗史和有既往化疗史的患者分别为19.5个月（95% CI 11.1~27.6个月）和11.1个月（95% CI 8.3~19.4个 月）。OS中位数为27.5个月（95% CI 24.6~30.8个月），其中无既往化疗史和有既往化疗史的患者分别为30.8个月（95% CI 27.1个月~NR）和22.9个月（95% CI 16.8~27.0个月）。

3.2　化疗药物

3.2.1　多西他赛（Docetaxel）

多西他赛是一种紫杉烷类抗肿瘤药物，通过影响微管蛋白聚合作用和解聚作用发挥作用，阻碍肿瘤细胞有丝分裂，诱导其凋亡而起到杀伤肿瘤细胞的作用。TAX327研究发现，多西他赛联合强的松对比米托蒽醌联合强的松能显著提高中位生存期2~2.9个月。标准一线化疗是多西他赛75mg/m^{2}每三周合并强的松5mg bid，化疗前地塞米松预处理（8mg化疗前12小时，3小时，1小时各一次）。一般多西他赛在此阶段疗程为大于等于8周期。

ADT联合多西他赛化疗是MCRPC患者的标准治疗方法。然而，mCRPC患者多为虚弱的老年患者，常伴有并发症，并对标准多西他赛化疗剂量耐受性较差。为了探究改良多西他赛化疗剂量的非劣效性临床结果，一项国内的开放、多中心、双盲的非劣效性临床试验，纳入了128名mCRPC患者，随机分配至ADT联合改良多西他赛计量治疗组与ADT联合标准多西他赛剂量治疗组。与标准多西他赛剂量相比，改良组的多西他赛剂量调整为，40mg/m^2，D1；35mg/m^2，D8，每21天重复一次。主要终点为2年PFS，次要终点包括OS、PSA反应率、疼痛缓解率、药物毒性以及生活质量。目前该临床试验仍在进行中，研究结果有待公布。

3.2.2 卡巴他赛（Cabazitaxel）

卡巴他赛属于半合成紫杉烷类药物，其通过抑制癌细胞进入有丝分裂期而起到抗肿瘤作用，因为其半衰期较长，因此作用效果相比于多西他赛更加持久。卡巴他赛对多西他赛耐药的肿瘤有抗瘤活性，故推荐为多西他赛失败后的二线用药。PROSELICA研究证实，在多西他赛治疗后接受卡巴他赛化疗的患者，后者剂量20mg/m^{2}不劣于25mg/m^2，且耐受性更好。因此目前推荐剂量为20mg/m^2，每3周1次，同多西他赛化疗一样需要整合激素治疗。卡巴他赛毒副反应最显著的为血液学毒性，但神经毒性比多西他赛轻，须由有经验的肿瘤内科医生处理。

3.2.3 铂类药物

一项纳入了113例mCRPC患者的研究表明，含铂化疗后的OS中位数为16个月（95% CI 13.6~19.0个月）。另一项研究显示使用含铂化疗药物后，36%的mCRPC患者的PSA下降超过50%。铂类化疗的不良反应主要有：骨髓抑制、肾脏不良反应和胃肠道反应、神经不良反应和脱发、肝功能异常、全身无力等。

3.3 PARP抑制剂

3.3.1 奥拉帕利（Olaparib）

一项国际多中心、随机、双盲的Ⅲ期临床试验PROpel研究显示，在ADT基础上，奥拉帕利（300mg，bid）联合阿比特龙（1000mg，qd）对比阿比特龙单药可显著延长mCRPC一线治疗患者的rPFS（24.8个月 vs. 16.6个月，HR=0.66，P<0.0001），且无须考虑HRR突变状态；亚组分析显示HRR突变患者和非HRR突变患者均能够从联合治疗中获益（HRR突变：HR=0.50，95% CI 0.34~0.73；非HRR突变：HR=0.76，95% CI 0.60~0.97）。入组患者中，在局部或转移性去势敏感期允许使用过化疗，但在CRPC阶段未接受过其他治疗。最新OS结果显示，联合治疗组的中位生存时间与阿比特龙单药中位生存时间未能达到统计学差异（42.1个月 vs. 34.7个月，HR=0.81，95% CI 0.67~1.00，P=0.054）。联合治疗组和阿比特龙单药

治疗组的总体不良事件发生率分别为97.7%和96.0%，3级及以上不良事件发生率分别为55.8%和43.2%。常见的不良事件（> 20%）包括贫血（49.7%）、疲劳乏力（38.7%）和恶心（30.7%）。一项评估奥拉帕利对比恩扎卢胺或醋酸阿比特龙在既往使用新型激素类药物治疗失败且携带同源重组修复基因突变（HRRm）的MCRPC中疗效和安全性的随机、开放、Ⅲ期研究（PROfound）显示，在携带BRCA1/2和ATM基因突变（队列A）的患者中，奥拉帕利显著降低影像学进展和死亡风险66%，中位影像学无进展生存期（rPFS）为7.4个月，优于恩扎卢胺或醋酸阿比特龙组的3.6个月；携带HRR相关基因突变（队列A+B）的总人群中，奥拉帕利显著降低影像学进展和死亡风险51%，中位rPFS为5.82个月，优于恩扎卢胺或醋酸阿比特龙组的3.52个月。同时，奥拉帕利显著延长携带BRCA1/2和ATM基因突变（队列A）患者总生存19.1个月，对比新型内分泌治疗药物仅14.7个月。来自国内多项真实世界研究发现，携带HRR基因突变的MCRPC患者行奥拉帕利治疗后，PSA缓解率可达50%以上；而在HRR野生型或在携带HRR临床意义未明（VUS）变异以及其他DDR通路变异的患者中，研究均发现奥拉帕利也具有抗肿瘤效力，不良反应总体安全可控。

3.3.2 卢卡帕利（Rucaparib）

一项开放标签、单臂、Ⅱ期临床试验，TRITON2研究显示：在携带BRCA1/2突变且接受了新型内分泌治疗联合化疗的mCRPC患者，应用卢卡帕尼（600mg，bid）后，OOR可达43.5%（95% CI 31%~56.7%）。rPFS为9.0个月（95% CI 8.3~13.5）。紧接着，在随机的Ⅲ期TRITON3研究中，先前接受过新型内分泌治疗，但未经化疗的，且携带BRCA1/2或ATM突变的mCRPC患者，被分为2∶1接受卢卡帕尼治疗和接受常规治疗（阿比特龙、恩扎卢胺或化疗）两组。TRITON3研究表明：270名接受卢卡帕尼治疗的患者rPFS显著长于135名接受对照药物的患者（10.2个月 vs. 6.4个月；HR=0.61，95% CI 0.47~0.80；P<0.001）。对于每组中201名和101名拥有BRCA突变的患者来说，效果也是如此（11.2个月 vs. 6.4个月；HR=0.50，95% CI 0.36~0.69）。对于携带ATM突变的患者，一项探索性分析也表明了可能的改善（8.1月 vs. 6.8月；HR=0.95；95% CI 0.59~1.52）。两项研究均表明，最常见的不良事件包括疲劳、恶心和血红蛋白降低。

3.3.3 尼拉帕利（Niraparib）

一项国际多中心、随机对照、双盲的Ⅲ期临床试验MAGNITUDE研究证实，在ADT基础上，尼拉帕利（200mg，qd）联合阿比特龙（1000mg，qd）对比阿比特龙单药可显著延长携带胚系和/或体系BRCA基因突变的mCRPC患者的rPFS（19.5个月 vs. 10.9个月，HR=0.55，95% CI 0.39~0.78，P=0.0007）。总体HRR基因缺陷患者组中，联合治疗组的rPFS也相较于阿比特龙单药组显著延长（16.5个月 vs. 13.7个月，HR=0.73，95% CI 0.56~0.96，P=0.022）。当前OS尚不成熟，但联合治疗已显示出获益趋势（HR=0.88，95% CI 0.58~1.34，P=0.55；排除交叉入组影响后：HR=0.68，95% CI 0.45~1.05，P=0.0793）。尼拉帕利/阿比特龙与阿比特龙单药治疗的总体不良事件发生率分别为99.1%和94.3%，3级以上不良事件发生率分别为67.0%和46.4%。

3.3.4 他拉唑帕利（Talazoparib）

一项国际多中心、双盲、随机对照的Ⅲ期临床研究TALAPRO-2结果表明，他拉唑帕利（0.5mg，qd）联合恩扎卢胺（160mg，qd）较恩扎卢胺单药可显著延长一线mCRPC患者的rPFS（NR vs. 21.9个月，HR=0.63，95% CI 0.51~0.78，P<0.001）。研究人群中既往阿比特龙治疗过的患者占比为5.7%。且在随机化分组考虑了既往是否使用过阿比特龙/多西他赛和HRR突变状态的分层因素。无论既往是否使用过阿比特龙/多西他赛（使用过：HR=0.56，95% CI 0.38~0.83，P=0.004；未使用：HR=0.68，95% CI 0.53~0.88，P=0.003），无论HRR状态（HRR突变：HR=0.48，95% CI 0.31~0.74，P<0.001；HRR非突变/未知：HR=0.69，95% CI 0.54~0.89，P=0.004），优势疗效均倾向于联合治疗组。两组客观缓解率是61.7% vs. 43.9%（P=0.005），他拉唑帕利联合恩扎卢胺组的CR为37.5%。OS有总体倾向与联合治疗组（HR=0.69，95% CI 0.46~1.03，P=0.07），但目前数据尚不成熟。亚组分析中，HRR突变亚组OS在联合治疗组与单药组分别是41.9个月 vs.31.1个月（HR=0.57 95% CI 0.36~0.91，P=0.02）。

3.4 核素治疗

3.4.1 镭-223

镭-223是对骨转移的特异性药物，针对仅存在骨转移的患者，可显著改善生存质量且有生存受益。三期临床试验（ALSYMPCA）提示镭-233可提高中位总体生存为3.6个月，并能显著推迟骨相关事件的发生时间（15.6个月 vs. 9.8个月）。一项镭-223在无症状mCRPC骨转移的单臂Ⅲb期研究结果显示，无症状患者也能在使用镭-223后获益；与有症状患者相比，无症状患者OS更长（20.5个月 vs. 13.5个月，HR=0.486，95% CI 0.325~0.728）、出现首次症状性骨不良事件的发生时间更晚（HR=0.328，95% CI 0.185~0.580）、PSA应答率更高（21% vs. 13%），3~4级不良反应发生率更低（29% vs. 40%）。镭-223主要不良反应为血液学毒性，但3-4级毒性并不常见。初用前需要中性粒细胞≥1.5×10^9/L，血小板≥100×10^9/L，血红蛋白≥10g/dL。非血液学不良反应比较轻，常见恶心、呕吐、腹泻。镭-223常在核医学科使用，每月注射1次，持续6个月。

3.4.2 PSMA靶向的核素治疗

以Lu-177-PSMA-617为代表的核素治疗是一种通过静脉注射的放射性药物，适用于已接受新型内分泌治疗及化疗的PSMA阳性mCRPC患者。其是通过治疗性核素标记PSMA，向PSMA阳性细胞及周围细胞释放放射线，引发DNA损伤并导致其死亡。一项国际多中心、开放标签的Ⅲ期临床试验VISION研究显示，831名在^{68}Ga-PSMA PET/CT扫描中显示PSMA表达阳性，既往使用过新型内分泌治疗以及2线以上化疗失败的mCRPC患者，使用^{177}Lu-PSMA-617联合标准治疗（不包含化疗、免疫治疗、镭-223及试验性药物）的影像学无进展生存时间（8.7个月 vs. 3.4个月，P<0.001；HR=0.40）及总生存时间（15.3个月 vs. 11.3个月，P<0.001；HR=0.62）优于标准治疗组（阿比特龙、恩扎卢胺、双膦酸盐、放疗、地诺单抗和/或糖皮质激素）。Lu-177-PSMA-617组中发生≥3级不良事件的发生率（尤其是贫血、血小板减少、淋巴细胞减少和疲劳）显著高于对照组。

利用伊文思蓝（EB）结构与血浆白蛋白的可逆性结合特性，与PSMA-617分子结合，改善药物的药代动力学与药效动力学，再与^{177}Lu结合，获得了新型核素治疗药物^{177}Lu-EB-PSMA-617。国内一项单臂、低剂量、Ⅰ期临床试验纳入了30名多西他赛化疗及ADT治疗失败的mCRPC患者。所有患者每8周接受一次2.0 GBq剂量的^{177}Lu-EB-PSMA治疗。结果显示，在30名受试者人群中，17名（56.7%）患者的PSA减少至少50%。PSA-PFS的中位时间达4.6个月（95% CI 2.7~6.5个月），OS中位时间达12.6个月（95% CI 8.1~17.1个月），且患者的健康相关生活质量明显改善。

除外Lu-177-PSMA-617，为了增加^{177}Lu在肿瘤中的滞留，提高^{177}Lu的利用率，目前已有第二代长循环PSMA靶向探针问世，即^{177}Lu-PSMA-EB-01，也称为[^{177}Lu]Lu-LNC1003。国内的一项Ⅰ期临床试验纳入了13名mCRPC患者，均接受了[^{177}Lu]Lu-LNC1003治疗，采用标准的3+3剂量递增方案，每名患者最多接受两个周期的[^{177}Lu]Lu-LNC1003治疗，每周期间隔6周。最终结果显示，[^{177}Lu]Lu-LNC1003的最大耐受剂量为1.85 GBq，在骨和淋巴结转移灶的肿瘤有效剂量较高，明确了该新型疗法的安全性。

3.5 免疫治疗

3.5.1 Sipuleucel-T

一项双盲、多中心的Ⅲ期临床试验显示，Sipuleucel-T治疗组相较于安慰剂组，总生存率显著提高（HR=0.78，95% CI 0.61-0.98，P=0.03）。即使经过多西他赛治疗因素的校正后，也观察到了明显受益（HR=0.78，95% CI 0.62~0.98，P=0.03）。Sipuleucel-T主要应用于无症状或轻微症状，且无肝转移，预期寿命>6个月，ECOG 0~1分的mCRPC患者。对于出现内脏转移，以及小细胞癌，神经内分泌分化癌的患者不推荐使用。常见不良反应有头痛、发热、寒战等流感样症状。

3.5.2 PD-1/PD-L1抑制剂

一项针对149名癌症患者的治疗，涉及5项临床试验的治疗方案纳入了MSI-H或MMR缺陷（dMMR）的实体瘤患者，其中2名患者为mCRPC，1例达到了部分缓解，1 例疾病稳定超过 9 个月。KEYNOTE-199 是一项多组别、开放标签的Ⅱ期临床研究，纳入了 258 名 mCRPC 患者，这些患者既往均接受过化疗和至少一种新型内分泌药物治疗，旨在评估帕博利珠单抗在不考虑微卫星状态患者中的效果。第 1 组和第 2 组分别包括 PD-L1 阳性（n=133）和 PD-L1 阴性（n=66）的 mCRPC 患者。第 3 组包括骨转移为主且不论 PD-L1 状态的患者（n=59）。结果表明，ORR 在第 1 组为 5%（95% CI，2%~11%），第 2 组为 3%（95% CI，<1%~11%）。但抗癌效果持久（1.9 个月至 ≥21.8 个月）。由于 PD-1/PD-L1 抑制剂在未经选择的前列腺癌患者中疗效非常有限，目前仅建议在 MSI-H，dMMR，或 TMB ≥ 10mut/Mb，且经既往新型内分泌治疗及化疗后进展的 mCRPC 患者中使用。

3.6 转移性去势抵抗性 PC（mCRPC）治疗方案总结

表 32-5-4

<table>
<tr><th>全身系统性治疗</th><th>Ⅰ类推荐</th><th>Ⅱ类推荐</th><th>Ⅲ类推荐</th></tr>
<tr><td rowspan="5">一线治疗</td><td>阿比特龙 + 泼尼松</td><td>奥拉帕利 + 阿比特龙</td><td>阿帕他胺</td></tr>
<tr><td>多西他赛</td><td rowspan="2">他拉唑帕利 + 恩扎卢胺</td><td rowspan="3">达罗他胺</td></tr>
<tr><td>恩扎卢胺</td></tr>
<tr><td rowspan="2">镭-223</td><td>瑞维鲁胺</td></tr>
<tr><td>Sipuleucel-T</td><td>尼拉帕利+阿比特龙</td></tr>
<tr><td rowspan="7">一线新型内分泌治疗失败但未经化疗</td><td>多西他赛</td><td>卡巴他赛</td><td>阿比特龙 + 地塞米松</td></tr>
<tr><td>奥拉帕利</td><td>恩扎卢胺/阿比特龙 + 泼尼松</td><td rowspan="2">之前没有使用过的二线内分泌治疗药物</td></tr>
<tr><td rowspan="5">镭-233</td><td>恩扎卢胺 + 多西他赛</td></tr>
<tr><td>他拉唑帕利 + 恩扎卢胺</td><td rowspan="4">临床研究</td></tr>
<tr><td>尼拉帕利 + 阿比特龙</td></tr>
<tr><td>Sipuleucel-T</td></tr>
<tr><td>卢卡帕尼</td></tr>
<tr><td rowspan="6">一线多西他赛治疗失败但未经新型内分泌治疗</td><td>阿比特龙 + 泼尼松</td><td rowspan="2">卡巴他赛</td><td rowspan="3">之前没有使用过的二线内分泌治疗药物</td></tr>
<tr><td>恩扎卢胺</td></tr>
<tr><td>奥拉帕利</td><td>瑞维鲁胺</td></tr>
<tr><td rowspan="3">镭-233</td><td>他拉唑帕利 + 恩扎卢胺</td><td rowspan="3">临床研究</td></tr>
<tr><td>尼拉帕利+阿比特龙</td></tr>
<tr><td>Sipuleucel-T</td></tr>
<tr><td rowspan="5">新型内分泌及多西他赛治疗均失败</td><td rowspan="5">奥拉帕利（HRR 突变）</td><td>^{177}Lu-PSMA+SOC</td><td>临床研究</td></tr>
<tr><td>镭-223</td><td>帕博利珠单抗</td></tr>
<tr><td>多西他赛再尝试</td><td>镭-223+ 恩扎卢胺</td></tr>
<tr><td>卡巴他赛</td><td>含铂类化疗药物</td></tr>
<tr><td>卢卡帕尼</td><td>依托泊苷</td></tr>
</table>

第四节　骨相关事件的预防和治疗

1　骨相关事件的定义

骨转移引起的骨骼相关并发症。主要包括病理性骨折（尤其是椎体压缩或变形）、脊髓压迫、骨放疗后症状、骨转移病灶进展及高钙血症。

2　骨相关事件的临床表现

早期前列腺癌通常没有症状，部分晚期患者因骨痛而就诊。超过3/4的前列腺癌患者会出现骨转移，大约50%的患者初诊时即有骨转移的发生。前列腺骨转移好发于骨盆，其次为脊柱，颅骨转移者少见，在外周骨中最易转移至四肢骨，其中以股骨最为多见。骨转移灶会引起病理性骨折及脊髓压迫等症状。广泛骨转移患者容易出现疲劳、消瘦、贫血等症状，严重者可能出现全身器官功能衰竭。

3　骨转移的诊断

3.1　放射性核素骨扫描

锝-99亚甲基二磷酸盐（^{99m}Tc-MDP）单光子发射X射线计算机断层成像（single photon emission computed tomography，SPECT/CT）是前列腺癌骨转移首选的筛查方法，可早期发现骨转移灶，但SPECT诊断骨转移的特异性相对较低。SPECT/CT融合了SPECT和CT的优势，可以提高骨显像诊断的特异性。

3.2　X线

骨X线平片诊断骨转移的敏感度低，难以早期发现骨转移灶，骨X线平片不作为常规的检查项目，但可以进一步确认有临床症状或者其他影像学检查发现的骨质异常，并可根据骨质破坏程度评价病理性骨折的风险。

3.3　CT

CT比常规X线平片诊断骨转移瘤的敏感度高，可精确地显示骨质破坏范围及软组织肿块，可诊断骨转移瘤并对骨质破坏程度进行评价。增强CT可以显示骨转移瘤的血供、与邻近血管的关系，判断脊柱的转移瘤是否突入椎管。CT对于SPECT检查阳性而X线平片阴性、有局部症状、疑有骨转移、MRI禁忌的患者尤其有价值。但对骨皮质的早期转移、骨髓浸润，CT诊断的敏感度较低。

3.4　MRI

MRI对骨转移的诊断有较高的敏感度和特异性，能准确显示转移灶侵犯的部位、范围以及周围软组织受侵犯的情况。MRI的敏感度优于SPECT，尤其适用于伴有神经症状的脊柱骨转移灶。当怀疑骨转移但全身骨显像和CT均不能确定时，可进行MRI

检查。MRI对于骨髓腔的早期转移灶有较高的敏感度，是评价骨转移骨髓浸润的首选工具。但是，MRI对于四肢长骨，尤其是骨皮质转移的诊断有一定局限性。

3.5 PET/CT及PET/MRI

^{18}F-FDG PET/CT对于溶骨及骨髓的转移灵敏度高，而^{18}F-NaF PET/CT对于成骨性转移的灵敏度高，优于^{99m}Tc-MDP SPECT骨显像。PSMA PET/CT作为前列腺癌的特异性显像剂，不仅在评估全身脏器和淋巴结受累中具有极大优势，在评估骨转移时，也优于^{99m}Tc-MDP SPECT和^{18}F-FDG PET/CT，目前处于临床研究阶段，有待临床普及；但在对前列腺癌原发病灶为神经内分泌癌或经ADT治疗发生神经内分泌分化的转移灶的判定，目前认为^{18}F-FDG PET/CT具有优势。最近，PSMA PET/CT用于前列腺癌患者的临床研究也在逐步开展，有助于临床普及PSMA PET/CT。PSMA还可以与多种治疗性放射性核素（如^{177}Lu）稳定结合，用于放射性靶向治疗和放射免疫引导手术，实现诊疗一体化，为前列腺癌的临床决策提供新的视角。PET/MRI集合了PET及MRI的多重优势，可较PET/CT更早发现更小、更多的骨转移病灶，但临床应用效价比有待进一步分析。疑有骨转移的前列腺癌推荐行以下影像学检查：首选骨扫描检查，阳性者进一步行CT或MRI；有条件的医疗单位可将PSMA PET/CT或PET/MRI作为前列腺癌骨转移患者进一步检查的手段。骨代谢的血清学标记，如碱性磷酸酶可作为骨转移灶骨质破坏或修复的参考标志物。

4 骨相关事件的治疗药物

4.1 双膦酸盐

唑来磷酸作为双膦酸盐类药物代表，可显著减少骨骼相关事件，特别是病理性骨折。但无临床研究发现生存获益。下颌骨坏死是较严重的不良事件，治疗前应进行牙科检查。外伤、牙科手术或牙齿感染史都会增加颌骨坏死风险。推荐剂量为每次4mg，每3~4周注射一次。不推荐肾功受损者使用（肌酐清除率<30ml/min）。

4.2 地舒单抗

地舒单抗是一种针对核因子受体激活剂κB配体的人源化单抗。三期临床试验对比地舒单抗和唑来磷酸在治疗mCRPC的有效性和安全性。地舒单抗在延缓和阻止骨骼相关并发症的发生优于唑来磷酸，用法为120mg皮下注射，每四周一次。地舒单抗容易发生低钙血症，需同时补充钙和维生素D。

4.3 镇痛药物

镇痛药物是缓解前列腺癌骨转移疼痛的主要治疗方法之一。镇痛药物应遵循WHO癌症疼痛治疗基本原则，首选口服及无创给药途径，依照阶梯给药、按时给药和个体化给药原则。同时根据患者病情、体力状况、疼痛的部位及其特点，采取恰当的综合治疗手段，达到消除疼痛，提高生活质量的目的。常用镇痛药物：①非甾体抗炎药物和对乙酰氨基酚；②阿片类药物；③双膦酸盐；④辅助镇痛用药，主要包括抗惊厥药、抗抑郁药、皮质激素、N-甲基-D-天冬氨酸受体（N-methyl-D-aspartate receptor，NMDAR）拮抗剂及局部麻醉药等。

5 骨相关事件治疗原则

5.1 药物治疗

抗雄药物及ADT治疗基础上，加用骨改良药物：双膦酸盐（唑来磷酸、因卡膦酸二钠等）；地舒单抗补充钙，维生素D，镇痛药物。

5.2 局部治疗

5.2.1 放射治疗

骨转移常引起椎体塌陷、病理骨折和脊髓压迫。外放疗可显著减轻骨痛症状。放射治疗是前列腺癌骨转移的主要治疗方法之一。单次或多次外照射能够迅速缓解大部分骨转移灶引起的疼痛。随着当前放射治疗技术的不断发展，新技术的应用提高了照射的精准度和肿瘤靶区的剂量，降低了肿瘤周围正常器官的早期及晚期毒性风险。目前认为前列腺癌骨转移外照射放射治疗指征有：躯干承重骨发生骨转移的无症状者可预防照射，降低承重骨骨折的风险。非承重骨骨转移有疼痛或其他症状者可尽早开始放射治疗。前列腺癌骨转移外照射的方式分为：常规分割、大分割多次照射和单次照射。单次放疗一般应用于由于肿瘤病变导致行动不便、中重度疼痛的患者，而且需要充分评估周围危及器官的放射损伤风险。相比而言，单次和短疗程放射治疗成本更低。研究表明，单次放疗的疼痛缓解率不劣于多次分割放疗模式，而且中重度血液不良反应的发生率低于多次分割。对于前列腺癌非椎体转移的患者，可以考虑单次8Gy治疗，但研究显示单次放疗后局部进展和病理性骨折的风险高于多次放疗，需充分评估及沟通。前列腺癌椎体转移的患者，为了减小对脊髓的损伤，可采用降低单次放疗剂量、大分割多次放疗或常规分割模式。建议放疗同时采用影像引导技术（image guide radio therapy，IGRT），采用锥形束CT进行摆位误差的校验。立体定向体部放疗（SBRT）是一种新兴的治疗技术，采用较少次数的分割治疗，能够做到高适形、高剂量的辐射，但只有在精确的IGRT下才是安全的。与调强放射治疗（IMRT）相比，需要在更有经验的放疗医师指导下进行。目前研究显示相比常规分割放疗而言，SBRT对于骨转移灶有更好的局部控制率，但需要长期的随访了解其远期效应。SBRT的实施对放射治疗设备和质控有较高要求，需根据医疗单位的具体情况谨慎应用。而全身多发骨病灶且伴有疼痛，无法局部放疗止痛的患者可考虑行89Sr核素内放疗。

5.2.2 手术治疗

目的是明确肿瘤的组织学性质，以利于肿瘤的进一步治疗；获取病灶的组织标本，便于分子病理学及遗传学分析，利于靶向及免疫治疗；缓解骨转移引起的疼痛；预防以及治疗骨折；提高患者生存质量；减少或避免患者长期卧床所引发的深静脉血栓形成、坠积性肺炎等并发症。

第六章

前列腺癌的中医药诊疗

第一节　前列腺癌的中医诊断

1　疾病诊断

PC主要是正气亏虚，阴阳失调，外感毒邪乘虚侵入下焦，致使肾与膀胱气化失司，脏腑功能紊乱，气血津液运化失常，湿热、痰浊、瘀毒内生，蕴积体内，日久诱发癌肿形成。PC的中医病因是邪毒内侵、饮食情志不调、久病劳伤等，其病位主要在下焦，涉及肝、脾、肾、膀胱、三焦等脏腑，属本虚邪实。本虚以阴阳失调，脾肾两虚为主，邪实以兼夹湿、浊、毒、瘀为多见。湿浊、毒瘀是本病致病之源，脏腑功能失调是本病发展恶化之本，而肾脏亏损是发病的内在条件。

2　证候诊断

2.1　局部、全身治疗前：

2.1.1　肝气郁结证

胸闷不舒，胁痛，腹胀，不欲饮食，或气上逆于咽喉，四肢倦怠，舌淡红，苔白厚，脉弦。

2.1.2　气郁化火证

胸闷不舒，胁痛，腹胀，不欲饮食，并有面红目赤、心胸烦热、小便赤涩灼痛，舌红，苔黄，脉弦。

2.1.3　心神失养证

精神恍惚，心神不宁，多疑易惊，悲忧善哭，喜怒无常，或时时欠伸，舌淡，苔薄，脉弦。

2.1.4　心脾两虚证

心悸怔忡，失眠多梦，眩晕健忘，面色萎黄，食欲不振，腹胀便溏，神倦乏力，舌质淡嫩，或有齿痕，苔薄，脉细弱。

2.1.5 心肾阴虚证

心痛憋闷，心悸盗汗，虚烦不寐，腰膝酸软，头晕耳鸣，尿频尿急，夜尿频，口干便秘，舌红少津，苔薄或剥，脉细数或促代。

2.2 局部、全身治疗后

2.2.1 瘀热伤津证

术口疼痛，发热无恶寒，口干，舌暗红，苔少，脉弦细。

2.2.2 脾虚气滞证

乏力，气少，腹胀，纳差，大便未解，舌淡红，苔厚或黄腻，脉弦细。

2.2.3 肾虚湿热证

尿痛滴沥、甚至失禁，舌淡红，苔黄，脉沉细。

2.2.4 气血两亏证

疲乏，体虚气弱，舌淡，苔薄或少，脉细。

第二节 PC的中医药治疗

1 局部、全身治疗前

1.1 肝气郁结证

治法：疏肝解郁，理气畅中

推荐方药：柴胡疏肝散加减。陈皮、柴胡、川芎、香附、枳壳、芍药、甘草等。或具有同类功效的中成药（包括中药注射剂）。

中医泡洗技术：选用理气、活血中药，煎煮后，洗按足部，每日1次，每次15~30min，水温宜在37~40℃，浸泡几分钟后，再逐渐加水至踝关节以上，水温不宜过高，以免烫伤皮肤。

1.2 气郁化火证

治法：疏肝解郁，清肝泻火

推荐方药：丹栀逍遥丸加减。牡丹皮、栀子（炒焦）、柴胡（酒制）、白芍（酒炒）、当归、白术（土炒）、茯苓、薄荷、炙甘草等。或具有同类功效的中成药（包括复方苦参注射液等中药注射剂）。

中医泡洗技术：选用理气、清热中药，煎煮后，洗按足部，每日1次，每次15~30min，水温宜在37~40℃，浸泡几分钟后，再逐渐加水至踝关节以上，水温不宜过高，以免烫伤皮肤。

1.3 心神失养证

治法：甘润缓急，养心安神

推荐方药：甘麦大枣汤加减。甘草、小麦、大枣等。或具有同类功效的中成药（包括参芪扶正注射液等中药注射剂）。

中医泡洗技术：选用养心、安神中药，煎煮后，洗按足部，每日1次，每次15~30min，水温宜在37~40℃，浸泡几分钟后，再逐渐加水至踝关节以上，水温不宜过高，以免烫伤皮肤。

1.4 心脾两虚证

治法：健脾养心，补益气血

推荐方药：归脾汤加减。白术、人参、黄芪、当归、甘草、茯苓、远志、酸枣仁、木香、龙眼肉、生姜、大枣等。或具有同类功效的中成药（包括康莱特注射液等中药注射剂）。

中医泡洗技术：选用健脾、养心、补气中药，煎煮后，洗按足部，每日1次，每次15~30min，水温宜在37~40℃，浸泡几分钟后，再逐渐加水至踝关节以上，水温不宜过高，以免烫伤皮肤。

1.5 心肾阴虚证

治法：滋养心肾

推荐方药：天王补心丹加减。人参、茯苓、玄参、丹参、桔梗、远志、当归、五味、麦门冬、天门冬、柏子仁、酸枣仁、生地黄等。或具有同类功效的中成药（包括参麦注射液等中药注射剂）。

中医泡洗技术：选用养心、补肾中药，煎煮后，洗按足部，每日1次，每次15~30min，水温宜在37~40℃，浸泡几分钟后，再逐渐加水至踝关节以上，水温不宜过高，以免烫伤皮肤。

2 局部、全身治疗后

2.1 瘀热伤津证

治法：祛瘀清热生津

推荐方药：用五味消毒饮合益胃汤加减。金银花、野菊花、蒲公英、北沙参、玉竹、生地、麦冬、甘草、砂仁、陈皮等。或具有同类功效的中成药（包括中药注射剂）。

2.2 脾虚气滞证

治法：益气健脾，行气通腑

推荐方药：四磨汤加减。乌药、人参、沉香、槟榔等。或具有同类功效的中成药（包括中药注射剂）。

2.3 肾虚湿热证

治法：益肾通淋，温清并用

推荐方药：滋肾通关丸合二妙散加减。黄柏、知母、肉桂、苍术等。或具有同类功效的中成药（包括中药注射剂）。

2.4 气血两亏证

治法：补益气血

推荐方药：八珍汤加减。人参、白术、白茯苓、当归、川芎、白芍药、熟地黄、甘草等。或具有同类功效的中成药（包括中药注射剂）。

第三节 PC的其他中医特色疗法

中医药有助于促进PC术后机体功能恢复，减少内分泌治疗以及化疗的不良反应，提高自身免疫力，改善生活质量，可单独应用或与其他抗肿瘤药联用。中医药治疗的辨证原则与西医的“个体化治疗”原则具有异曲同工之妙，可对个体提供针对性疗法。在PC的术后功能恢复方面，中医有独到之处，已有多篇文献证实中医针灸可有效改善性功能及控尿功能恢复。

1 针灸疗法

【灸法】选取气海、关元等穴位随证加减，可使用艾灸箱，每次20min，每日2次。【药物穴位贴敷】药物如坎离砂、四子散、吴茱萸等，选取神阙、肾俞、腰阳关、足三里、涌泉等穴位，取药贴于相应穴位，4~6h取下即可。【针灸治疗】选取三阴交、足三里、关元俞、委中、膀胱俞、中极、承山、阴陵泉、关元等穴位，每周2次，3个月1疗程。

如术后勃起功能障碍，针灸治疗可采用补益肾气的方法，以任脉、足太阴经穴及相应背俞穴为主。主穴可取关元、三阴交、肾俞。配穴：肾阳不足，加命门；肾阴亏虚，加太溪、复溜；心脾两虚，加心俞、脾俞、足三里；惊恐伤肾，加志室、胆俞；湿热下注，加会阴、阴陵泉；气滞血瘀，加太冲、血海、膈俞；伴有失眠或多梦，加内关、神门、心俞；伴有食欲不振，加中脘、足三里；伴有腰膝酸软，加命门、阳陵泉。主穴用毫针补法，亦可用灸法；针刺关元针尖略向下斜刺，使针感向前阴放散。配穴按虚补实泻法操作。

如部分PC患者在应用内分泌治疗后，可出现心悸症状，亦可采用针灸进行调理。治疗多以调理心气、安神定悸为原则，以手厥阴、手少阴经穴为主。主穴可选内关、郄门、神门、厥阴俞、巨阙；配穴：心胆虚怯，加胆俞；心脾两虚，加脾俞、足三里；阴虚火旺，加肾俞、太溪；水气凌心，加膻中、气海；心脉瘀阻，加膻中、膈俞；善惊，加大陵；多汗，加膏肓；烦热，加劳宫；耳鸣，加中渚、太溪；浮肿，加水分、中极。

2 饮食调理

适宜清淡饮食，忌食辛辣、酗酒、咖啡、浓茶之类；可适当吃些抗癌水果：橙子、苹果、哈密瓜、奇异果、柠檬、葡萄、猕猴桃等；多吃十字花科蔬菜，如豌豆、白萝卜、胡萝卜、西兰花和花椰菜等；减少高脂饮食摄入；适量补充复合维生素，也可适量增加坚果类摄入。

3 情志调理

（1）重视情志护理，避免情志刺激。

（2）加强疾病常识宣教，正确认识疾病，学会心理的自我调节，避免焦虑、紧张、抑郁、恐惧等不良情绪，保持心情舒畅。

4 中医功法

增加八段锦、太极拳、五禽戏、导引术等中医功法的训练，以扶助正气、调畅气机、平衡阴阳。

第七章

前列腺的康复治疗

第一节 心理治疗

1 确诊前后

分析纠正患者对恶性肿瘤不正确认识，使其能正确认识和对待疾病，迅速通过心理休克期、冲突期，进入适应期。同时动员患者家属和同事，配合医务人员消除患者顾虑，解决实际困难，达到心理康复。

2 治疗前后

治疗癌症前使患者了解治疗的目的、方法，以及可能出现的副作用、功能障碍、残疾及其处理、康复治疗方法，使患者在治疗后能很快适应和正确对待。对有严重功能障碍和复发者更应加强心理康复，使其尽快通过再次的心理休克期、冲突期。必要时请同类病情的病友来现身说法，可能会有现实的引导作用。

3 终末期

对能正确对待疾病的晚期患者要给予最大的帮助和支持，尽可能完全满足其最后心愿。对悲观绝望患者要给予安静舒适的环境，细致周到的护理及充分的关怀和安慰，也可配合采用放松技术和必要药物。对有剧烈癌痛者给予镇痛和精神支持，减轻身心痛苦，直到临终。

第二节　癌痛治疗

1　药物疗法

应遵循WHO推荐的癌症三级止痛阶梯疗法指导原则。轻至中度疼痛：应用非阿片类镇痛剂，可先用阿司匹林、对乙酰氨基酚等解热镇痛药，效果不明显改用布洛芬、吲哚美辛等非甾体抗炎药。中至较重疼痛：应用弱阿片类镇痛剂，如可待因、芬太尼等。严重疼痛：应用强阿片类镇痛药，如吗啡、哌替啶、美沙酮等。在上述各阶梯给药时适当辅以非甾体抗炎药、三环类抗抑郁药、抗组胺药、抗痉挛剂、肌肉松弛剂及破坏神经的药物和激素类药物，联合用药可增强镇痛效果，降低麻醉性镇痛剂的级别，减少用药剂量。

2　放疗

有较好的缓解效果，可在数日内缓解疼痛，同时还有控制癌症的作用。针对转移灶不多，疼痛部位明确的，可以咨询放疗科医生制定放疗相关计划。

3　中医疗法

针刺远离的相关腧穴有一定镇痛效果，但禁止在肿瘤局部针刺。

4　注射治疗

可应用末梢神经阻滞、神经根阻滞、交感神经阻滞、蛛网膜下腔阻滞、硬膜外腔阻滞等方法。阻滞剂可选用局部麻醉剂、6%苯酚（石碳酸）、10%苯酚甘油、无水酒精等，也可进行脊神经后根冷冻或射频凝固。

5　手术治疗

对于顽固的严重疼痛可行神经松解术、神经切断术等。

第三节　躯体功能康复

1　控尿功能康复

主要采用保守疗法，如盆底肌肉训练、电刺激、针灸治疗、体外磁神经支配、阴茎夹夹闭阴茎。盆底肌肉训练即提肛锻炼，在收缩肛门周围肌肉同时会主动带动尿道外括约肌的收缩，进而帮助主动控尿。一般建议盆底肌肉训练每日坚持，200~

500次不等，直至控尿功能逐步恢复正常。

2 性功能康复

PC根治术后的勃起功能障碍为最常见的性功能障碍，对于有性功能要求的患者可以在行根治术时选择保留神经的手术技术，另一方面在术后，可予一定药物以治疗勃起功能障碍，例如PDE5抑制剂，如西地那非、伐地那非、他达拉非等。还可借助器械如阴茎康复仪，阴茎假体植入等。

参考文献

[1]付振涛，郭晓雷，张思维，et al. 2015年中国前列腺癌发病与死亡分析 [J]. 中华肿瘤杂志，2020，42（9）：718-22.

[2]ZHENG R S，CHEN R，HAN B F，et al. [Cancer incidence and mortality in China，2022][J]. Zhonghua Zhong Liu Za Zhi，2024，46（3）：221-31.

[3]赫捷，陈万青，李霓，et al. 中国前列腺癌筛查与早诊早治指南（2022，北京）[J]. 中华肿瘤杂志，2022，44（1）：29-53.

[4]CORNFORD P，VAN DEN BERGH R C N，BRIERS E，et al. EAU-EANM-ESTRO-ESUR-ISUP-SIOG Guidelines on Prostate Cancer-2024 Update. Part I：Screening，Diagnosis，and Local Treatment with Curative Intent [J]. Eur Urol，2024.

[5]TILKI D，VAN DEN BERGH R C N，BRIERS E，et al. EAU-EANM-ESTRO-ESUR-ISUP-SIOG Guidelines on Prostate Cancer. Part II-2024 Update：Treatment of Relapsing and Metastatic Prostate Cancer [J]. Eur Urol，2024.

[6]WEI Y，WU J，GU W，et al. Germline DNA Repair Gene Mutation Landscape in Chinese Prostate Cancer Patients [J]. Eur Urol，2019，76（3）：280-3.

[7]ZHU Y，WEI Y，ZENG H，et al. Inherited Mutations in Chinese Men With Prostate Cancer [J]. J Natl Compr Canc Netw，2021，20（1）：54-62.

[8]SIDDIQUI M M，RAIS-BAHRAMI S，TURKBEY B，et al. Comparison of MR/ultrasound fusion-guided biopsy with ultrasound-guided biopsy for the diagnosis of prostate cancer [J]. Jama，2015，313（4）：390-7.

[9]AHMED H U，EL-SHATER BOSAILY A，BROWN L C，et al. Diagnostic accuracy of multi-parametric MRI and TRUS biopsy in prostate cancer（PROMIS）：a paired validating confirmatory study [J]. Lancet，2017，389（10071）：815-22.

[10]VALERIO M，DONALDSON I，EMBERTON M，et al. Detection of Clinically Significant Prostate Cancer Using Magnetic Resonance Imaging-Ultrasound Fusion Targeted Biopsy：A Systematic Review [J]. Eur Urol，2015，68（1）：8-19.

[11]ZHU Y，HAN C T，ZHANG G M，et al. Development and external validation of a prostate health index-based nomogram for predicting prostate cancer [J]. Sci Rep，2015，5：15341.

[12]CHIU P K，LEOW J J，CHIANG C H，et al. Prostate Health Index Density Outperforms Prostate-specific Antigen Density in the Diagnosis of Clinically Significant Prostate Cancer in Equivocal Magnetic Resonance Imaging of the Prostate：A Multicenter Evaluation [J]. J Urol，2023，210（1）：88-98.

[13]GUNELLI R，FRAGALà E，FIORI M. PCA3 in Prostate Cancer [J]. Methods Mol Biol，2021，2292：105-13.

[14]BRAUN K，SJOBERG D D，VICKERS A J，et al. A Four-kallikrein Panel Predicts High-grade Cancer on Biopsy：Independent Validation in a Community Cohort [J]. Eur Urol，2016，69（3）：505-11.

[15]WOJNO K J，COSTA F J，CORNELL R J，et al. Reduced Rate of Repeated Prostate Biopsies Observed in ConfirmMDx Clinical Utility Field Study [J]. Am Health Drug Benefits，2014，7（3）：129-34.

[16]GAO X D，MIAO Q，ZHANG J L，et al. Clinical application of free/total PSA ratio in the diagnosis of prostate cancer in men over 50 years of age with total PSA levels of 2.0-25.0 ng/ml in Western China [J]. Asian J Androl，2022，24（2）：195-200.

[17]LV Z，WANG J，WANG M，et al. Is it necessary for all patients with suspicious lesions undergo systematic biopsy in the era of MRI-TRUS fusion targeted biopsy? [J]. Int Braz J Urol，2023，49（3）：

359–71.

[18]LEE H，LEE M，BYUN S S，et al. Evaluation of Prostate Cancer Stage Groups Updated in the 8th Edition of the American Joint Committee on Cancer Tumor–Node–Metastasis Staging Manual [J]. Clin Genitourin Cancer，2019，17（1）：e221–e6.

[19]CECI F，OPREA–LAGER D E，EMMETT L，et al. E–PSMA：the EANM standardized reporting guidelines v1.0 for PSMA–PET [J]. Eur J Nucl Med Mol Imaging，2021，48（5）：1626–38.

[20]VICKERS A，CARLSSON S V，COOPERBERG M. Routine Use of Magnetic Resonance Imaging for Early Detection of Prostate Cancer Is Not Justified by the Clinical Trial Evidence [J]. Eur Urol，2020，78（3）：304–6.

[21]JIAO J，ZHANG J，LI Z，et al. Prostate specific membrane antigen positron emission tomography in primary prostate cancer diagnosis：First–line imaging is afoot [J]. Cancer Lett，2022，548：215883.

[22]LV J，YU H，YIN H，et al. A single–center，multi–factor，retrospective study to improve the diagnostic accuracy of primary prostate cancer using [（68）Ga]Ga–PSMA–11 total–body PET/CT imaging [J]. Eur J Nucl Med Mol Imaging，2024，51（3）：919–27.

[23]焦健华，荆玉明，陈舰，et al. 68Ga–PSMA PET检查诊断前列腺癌患者淋巴结转移的研究进展[J]. 中华泌尿外科杂志，2022，43（7）：552–4.

[24]Ko，H. and S.A. Glied，Robotic Prostatectomy and Prostate Cancer–Related Medicaid Spending：Evidence from New York State. J Gen Intern Med，2021. 36（11）：p. 3388–3394.

[25]刘容，翁铭芳，郭春雨，等. 机器人辅助与普通腹腔镜前列腺癌根治术对老年患者尿控功能的影响[J]. 中华腔镜泌尿外科杂志（电子版），2023，17（2）：169–172.

[26]薛梅平，王春樱，胡文婷，等.机器人辅助手术改善腹腔镜下前列腺癌根治术患者术后尿控功能恢复程度的临床疗效观察. 中华男科学杂志，2022. 28（06）：p. 501–505.

[27]Hamdy，F.C.，et al.，10–Year Outcomes after Monitoring，Surgery，or Radiotherapy for Localized Prostate Cancer. N Engl J Med，2016. 375（15）：p. 1415–1424.

[28]Thomsen，F.B.，et al.，Active surveillance for clinically localized prostate cancer––a systematic review. J Surg Oncol，2014. 109（8）：p. 830–5.

[29]Klotz，L.，et al.，Long–term follow–up of a large active surveillance cohort of patients with prostate cancer. J Clin Oncol，2015. 33（3）：p. 272–7.

[30]Sandblom，G.，M. Dufmats，and E. Varenhorst，Long–term survival in a Swedish population–based cohort of men with prostate cancer. Urology，2000. 56（3）：p. 442–7.

[31]Wilt，T.J.，et al.，Follow–up of Prostatectomy versus Observation for Early Prostate Cancer. N Engl J Med，2017. 377（2）：p. 132–142.

[32]Li H，Xu Z，Lv Z，Wang M，Liu M. Survival After Cryotherapy Versus Radiotherapy in Low and Intermediate Risk Localized Prostate Cancer [published online ahead of print，2023 Jun 24]. Clin Genitourin Cancer. 2023；S1558–7673（23）00149–0.

[33]Kupelian，P.A.，et al.，Effect of increasing radiation doses on local and distant failures in patients with localized prostate cancer. Int J Radiat Oncol Biol Phys，2008. 71（1）：p. 16–22.

[34]Studer，U.E.，et al.，Using PSA to guide timing of androgen deprivation in patients with T0–4 N0–2 M0 prostate cancer not suitable for local curative treatment（EORTC 30891）. Eur Urol，2008. 53（5）：p. 941–9.

[35]Jones，C.U.，et al.，Radiotherapy and short–term androgen deprivation for localized prostate cancer. N Engl J Med，2011. 365（2）：p. 107–18.

[36]Briganti，A.，et al.，Combination of adjuvant hormonal and radiation therapy significantly prolongs survival of patients with pT2–4 pN+ prostate cancer：results of a matched analysis. Eur Urol，2011. 59（5）：p. 832–40.

[37]Fizazi，K.，et al.，Androgen deprivation therapy plus docetaxel and estramustine versus androgen de-

privation therapy alone for high-risk localised prostate cancer (GETUG 12): a phase 3 randomised controlled trial. Lancet Oncol, 2015. 16 (7): p. 787-94.

[38]Su, H.C., et al., The Value of (99m) Tc-PSMA SPECT/CT-Guided Surgery for Identifying and Locating Lymph Node Metastasis in Prostate Cancer Patients. Ann Surg Oncol, 2019. 26 (2): p. 653-659.

[39]刘磊；廖洪；周术奎，18F-PSMA-PET/CT与mpMRI对前列腺癌盆腔淋巴结转移诊断价值的比较. 中华泌尿外科杂志，2022（43（1））：p. 40-45.

[40]Zhang, P., et al., Clinical efficacy of neoadjuvant chemohormonal therapy combined with laparoscopic radical prostatectomy in high-risk Prostate Cancer. Pak J Med Sci, 2022. 38 (8): p. 2076-2082.

[41]Sun, G., et al., Clinical Analysis of Perioperative Outcomes on Neoadjuvant Hormone Therapy before Laparoscopic and Robot-Assisted Surgery for Localized High-Risk Prostate Cancer in a Chinese Cohort. Curr Oncol, 2022. 29 (11): p. 8668-8676.

[42]Jin, D., et al., Complete androgen blockade vs. medical castration alone as adjuvant androgen deprivation therapy for prostate cancer patients following radical prostatectomy: a retrospective cohort study. Chin Med J (Engl), 2022. 135 (7): p. 820-827.

[43]Zhuang, J., et al., Androgen deprivation therapy plus abiraterone or docetaxel as neoadjuvant therapy for very-high-risk prostate cancer: a pooled analysis of two phase II trials. Front Pharmacol, 2023. 14: p. 1217303.

[44]Chi, C., et al., Efficacy of neoadjuvant docetaxel + cisplatin chemo-hormonal therapy versus docetaxel chemo-hormonal therapy in patients with locally advanced prostate cancer with germline DNA damage repair gene alterations. Ther Adv Med Oncol, 2022. 14: p. 17588359221128356.

[45]Fossati, N., et al., The Benefits and Harms of Different Extents of Lymph Node Dissection During Radical Prostatectomy for Prostate Cancer: A Systematic Review. Eur Urol, 2017. 72 (1): p. 84-109.

[46]Abdollah, F., et al., Impact of adjuvant radiotherapy on survival of patients with node-positive prostate cancer. J Clin Oncol, 2014. 32 (35): p. 3939-47.

[47]Ma, C., et al., Poorly Controlled Diabetes Mellitus Increases the Risk of Deaths and Castration-Resistance in Locally Advanced Prostate Cancer Patients. Cancer Invest, 2023. 41 (4): p. 345-353.

[48]赵强, et al., 局限高危前列腺癌患者根治性前列腺切除术后生化失败率及其影响因素分析. 中华泌尿外科杂志. 2023, 44 (3).

[49]Stephenson, A.J., et al., Defining biochemical recurrence of prostate cancer after radical prostatectomy: a proposal for a standardized definition. J Clin Oncol, 2006. 24 (24): p. 3973-8.

[50]Toussi, A., et al., Standardizing the Definition of Biochemical Recurrence after Radical Prostatectomy-What Prostate Specific Antigen Cut Point Best Predicts a Durable Increase and Subsequent Systemic Progression? J Urol, 2016. 195 (6): p. 1754-9.

[51]Amling, C.L., et al., Defining prostate specific antigen progression after radical prostatectomy: what is the most appropriate cut point? J Urol, 2001. 165 (4): p. 1146-51.

[52]Rouvière, O., T. Vitry, and D. Lyonnet, Imaging of prostate cancer local recurrences: why and how? Eur Radiol, 2010. 20 (5): p. 1254-66.

[53]Thurairaja, R., J.P. McFarlane, and R. Persad, Radionuclide bone scintigraphy in patients with biochemical recurrence after radical prostatectomy: when is it indicated? BJU Int, 2005. 95 (1): p. 189-90.

[54]Beresford, M.J., et al., A systematic review of the role of imaging before salvage radiotherapy for post-prostatectomy biochemical recurrence. Clin Oncol (R Coll Radiol), 2010. 22 (1): p. 46-55.

[55]Perera, M., et al., Sensitivity, Specificity, and Predictors of Positive (68) Ga-Prostate-specific Membrane Antigen Positron Emission Tomography in Advanced Prostate Cancer: A Systematic Review

and Meta-analysis. Eur Urol，2016. 70（6）：p. 926-937.

[56]Huang，R.，et al.，（68）Ga-PSMA-11 PET/CT versus（68）Ga-PSMA-11 PET/MRI for the detection of biochemically recurrent prostate cancer：a systematic review and meta-analysis. Front Oncol，2023. 13：p. 1216894.

[57]Ohri，N.，et al.，Can early implementation of salvage radiotherapy for prostate cancer improve the therapeutic ratio? A systematic review and regression meta-analysis with radiobiological modelling. Eur J Cancer，2012. 48（6）：p. 837-44.

[58]Siegmann，A.，et al.，Salvage radiotherapy after prostatectomy - what is the best time to treat? Radiother Oncol，2012. 103（2）：p. 239-43.

[59]Shipley，W.U.，et al.，Radiation with or without Antiandrogen Therapy in Recurrent Prostate Cancer. N Engl J Med，2017. 376（5）：p. 417-428.

[60]Stish，B.J.，et al.，Improved Metastasis-Free and Survival Outcomes With Early Salvage Radiotherapy in Men With Detectable Prostate-Specific Antigen After Prostatectomy for Prostate Cancer. J Clin Oncol，2016. 34（32）：p. 3864-3871.

[61]Wiegel，T.，et al.，Achieving an undetectable PSA after radiotherapy for biochemical progression after radical prostatectomy is an independent predictor of biochemical outcome--results of a retrospective study. Int J Radiat Oncol Biol Phys，2009. 73（4）：p. 1009-16.

[62]Ghadjar，P.，et al.，Impact of dose intensified salvage radiation therapy on urinary continence recovery after radical prostatectomy：Results of the randomized trial SAKK 09/10. Radiother Oncol，2018. 126（2）：p. 257-262.

[63]Ghadjar，P.，et al.，Acute Toxicity and Quality of Life After Dose-Intensified Salvage Radiation Therapy for Biochemically Recurrent Prostate Cancer After Prostatectomy：First Results of the Randomized Trial SAKK 09/10. J Clin Oncol，2015. 33（35）：p. 4158-66.

[64]Pfister，D.，et al.，Early salvage radiotherapy following radical prostatectomy. Eur Urol，2014. 65（6）：p. 1034-43.

[65]Tewari，A.K.，et al.，Anatomical grades of nerve sparing：a risk-stratified approach to neural-hammock sparing during robot-assisted radical prostatectomy（RARP）. BJU Int，2011. 108（6 Pt 2）：p. 984-92.

[66]LBA02-09 EMBARK：A Phase 3 Randomized Study of Enzalutamide or Placebo Plus Leuprolide Acetate and Enzalutamide Monotherapy in High-risk Biochemically Recurrent Prostate Cancer. J Urol，2023. 210（1）：p. 224-226.

[67]Ploussard，G.，et al.，Salvage Lymph Node Dissection for Nodal Recurrent Prostate Cancer：A Systematic Review. Eur Urol，2019. 76（4）：p. 493-504.

[68]过俊杰，左文仁，黄卫周，等.徐福松从心肾论治前列腺癌去势治疗后诸症经验.中医杂志，2023. 64（15）：p. 1530-1533.

[69]许晨璐，梁建庆，王佳华，等.中医古方治疗前列腺癌的临床研究概况.云南中医中药杂志，2023. 44.

[70]过俊杰，章茂森，朱清毅，等.清心滋肾汤对前列腺癌内分泌治疗后潮热的疗效及初步机制研究.中国实验方剂学杂志，2024. 30.

[71]Chade，D.C.，et al.，Cancer control and functional outcomes of salvage radical prostatectomy for radiation-recurrent prostate cancer：a systematic review of the literature. Eur Urol，2012. 61（5）：p. 961-71.

[72]Dinis Fernandes，C.，et al.，Quantitative 3T multiparametric MRI of benign and malignant prostatic tissue in patients with and without local recurrent prostate cancer after external-beam radiation therapy. J Magn Reson Imaging，2019. 50（1）：p. 269-278.

[73]Alonzo，F.，et al.，Detection of locally radio-recurrent prostate cancer at multiparametric MRI：Can

dynamic contrast-enhanced imaging be omitted? Diagn Interv Imaging, 2016. 97 (4): p. 433-41.

[74]Abd-Alazeez, M., et al., Multiparametric MRI for detection of radiorecurrent prostate cancer: added value of apparent diffusion coefficient maps and dynamic contrast-enhanced images. Prostate Cancer Prostatic Dis, 2015. 18 (2): p. 128-36.

[75]Donati, O.F., et al., Multiparametric prostate MR imaging with T2-weighted, diffusion-weighted, and dynamic contrast-enhanced sequences: are all pulse sequences necessary to detect locally recurrent prostate cancer after radiation therapy? Radiology, 2013. 268 (2): p. 440-50.

[76]Luo J, Ren X, Yu T. Efficacy of extracorporeal ultrasound-guided high intensity focused ultrasound: An evaluation based on controlled trials in China. Int J Radiat Biol 2015; 91: 480-485.

[77]Mandel, P., et al., Salvage radical prostatectomy for recurrent prostate cancer: verification of European Association of Urology guideline criteria. BJU Int, 2016. 117 (1): p. 55-61.

[78]Chade, D.C., et al., Salvage radical prostatectomy for radiation-recurrent prostate cancer: a multi-institutional collaboration. Eur Urol, 2011. 60 (2): p. 205-10.

[79]Marra, G., et al., Oncological outcomes of salvage radical prostatectomy for recurrent prostate cancer in the contemporary era: A multicenter retrospective study. Urol Oncol, 2021. 39 (5): p. 296.e21-296.e29.

[80]Zhang K, Teoh J, Laguna P et al. Effect of Focal vs. Extended Irreversible Electroporation for the Ablation of Localized Low- or Intermediate-Risk Prostate Cancer on Early Oncological Control: A Randomized Clinical Trial. JAMA Surg 2023; 158: 343-349.

[81]Nicoletti R, Alberti A, Castellani D et al. Oncological results and cancer control definition in focal therapy for Prostate Cancer: a systematic review. Prostate Cancer Prostatic Dis 2023.

[82]Li, R., et al., The Effect of Androgen Deprivation Therapy Before Salvage Whole-gland Cryoablation After Primary Radiation Failure in Prostate Cancer Treatment. Urology, 2015. 85 (5): p. 1137-1142.

[83]Ginsburg, K.B., et al., Avoidance of androgen deprivation therapy in radiorecurrent prostate cancer as a clinically meaningful endpoint for salvage cryoablation. Prostate, 2017. 77 (14): p. 1446-1450.

[84]Valle, L.F., et al., A Systematic Review and Meta-analysis of Local Salvage Therapies After Radiotherapy for Prostate Cancer (MASTER) . Eur Urol, 2021. 80 (3): p. 280-292.

[85]HUSSAIN M, TANGEN C M, HIGANO C, et al. Absolute prostate-specific antigen value after androgen deprivation is a strong independent predictor of survival in new metastatic prostate cancer: data from Southwest Oncology Group Trial 9346 (INT-0162) [J]. J Clin Oncol, 2006, 24 (24): 3984-90.

[86]SWEENEY C J, CHEN Y H, CARDUCCI M, et al. Chemohormonal Therapy in Metastatic Hormone-Sensitive Prostate Cancer [J]. N Engl J Med, 2015, 373 (8): 737-46.

[87]KYRIAKOPOULOS C E, CHEN Y H, CARDUCCI M A, et al. Chemohormonal Therapy in Metastatic Hormone-Sensitive Prostate Cancer: Long-Term Survival Analysis of the Randomized Phase Ⅲ E3805 CHAARTED Trial [J]. J Clin Oncol, 2018, 36 (11): 1080-7.

[88]GRAVIS G, BOHER J M, CHEN Y H, et al. Burden of Metastatic Castrate Naive Prostate Cancer Patients, to Identify Men More Likely to Benefit from Early Docetaxel: Further Analyses of CHAARTED and GETUG-AFU15 Studies [J]. Eur Urol, 2018, 73 (6): 847-55.

[89]LABRIE F, DUPONT A, BELANGER A, et al. Flutamide eliminates the risk of disease flare in prostatic cancer patients treated with a luteinizing hormone-releasing hormone agonist [J]. J Urol, 1987, 138 (4): 804-6.

[90]SOLOWAY M S, SCHELLHAMMER P, SHARIFI R, et al. A controlled trial of Casodex (bicalutamide) vs. flutamide, each in combination with luteinising hormone-releasing hormone analogue therapy in patients with advanced prostate cancer. Casodex Combination Study Group [J]. Eur Urol, 1996, 29 Suppl 2 (105-9.

[91]GROUP P C T C. Maximum androgen blockade in advanced prostate cancer：an overview of the randomised trials. [J]. Lancet，2000，355（9214）：1491-8.

[92]FIZAZI K，TRAN N，FEIN L，et al. Abiraterone plus Prednisone in Metastatic，Castration-Sensitive Prostate Cancer [J]. N Engl J Med，2017，377（4）：352-60.

[93]JAMES N D，DE BONO J S，SPEARS M R，et al. Abiraterone for Prostate Cancer Not Previously Treated with Hormone Therapy [J]. N Engl J Med，2017，377（4）：338-51.

[94]JAMES N D，SYDES M R，CLARKE N W，et al. Addition of docetaxel，zoledronic acid，or both to first-line long-term hormone therapy in prostate cancer（STAMPEDE）：survival results from an adaptive，multiarm，multistage，platform randomised controlled trial [J]. Lancet，2016，387（10024）：1163-77.

[95]FENG Z，LIU Y，KUANG Y，et al. Open-Label，Phase I，Pharmacokinetic Studies in Healthy Chinese Subjects to Evaluate the Bioequivalence and Food Effect of a Novel Formulation of Abiraterone Acetate Tablets [J]. Drug Des Devel Ther，2022，16（3-12.

[96]DINGWEI Y，XIAOJIE B，WEIQING H，et al. Phase II therapeutic equivalence study of Abiraterone Acetate Tablets（I）vs. ZYTIGA® in patients with metastatic castration-resistant prostate cancer [J]. Journal of Clinical Oncology，2022，40（16_suppl）：e17040-e.

[97]LAM B H W，TSANG V H M，LEE M P，et al. A territory-wide real-world efficacy and toxicity analysis of abiraterone acetate versus docetaxel in 574 Asian patients with metastatic hormone-sensitive prostate cancer [J]. Clin Genitourin Cancer，2024，22（1）：e75-e85 e1.

[98]DAI B，ZHANG S，WAN F N，et al. Combination of Androgen Deprivation Therapy with Radical Local Therapy Versus Androgen Deprivation Therapy Alone for Newly Diagnosed Oligometastatic Prostate Cancer：A Phase II Randomized Controlled Trial [J]. Eur Urol Oncol，2022，5（5）：519-25.

[99]李高翔，戴波，叶定伟，et al. 寡转移性前列腺癌根治术的临床初步疗效观察及围手术期并发症分析 [J]. 中国癌症杂志，2017，27（1）：6.

[100]PARKER C C，JAMES N D，BRAWLEY C D，et al. Radiotherapy to the prostate for men with metastatic prostate cancer in the UK and Switzerland：Long-term results from the STAMPEDE randomised controlled trial [J]. PLoS Med，2022，19（6）：e1003998.

[101]CHANG Y，ZHAO X，XIAO Y，et al. Neoadjuvant radiohormonal therapy for oligo-metastatic prostate cancer：safety and efficacy outcomes from an open-label，dose-escalation，single-center，phase Ⅰ/Ⅱ clinical trial [J]. Front Med，2023，17（2）：231-9.

[102]GUO Z，LU X，YANG F，et al. Docetaxel chemotherapy plus androgen-deprivation therapy in high-volume disease metastatic hormone-sensitive prostate cancer in Chinese patients：an efficacy and safety analysis [J]. Eur J Med Res，2022，27（1）：148.

[103]ARMSTRONG A J，SZMULEWITZ R Z，PETRYLAK D P，et al. ARCHES：A Randomized，Phase Ⅲ Study of Androgen Deprivation Therapy With Enzalutamide or Placebo in Men With Metastatic Hormone-Sensitive Prostate Cancer [J]. J Clin Oncol，2019，37（32）：2974-86.

[104]DAVIS I D，MARTIN A J，STOCKLER M R，et al. Enzalutamide with Standard First-Line Therapy in Metastatic Prostate Cancer [J]. N Engl J Med，2019，381（2）：121-31.

[105]CHI K N，AGARWAL N，BJARTELL A，et al. Apalutamide for Metastatic，Castration-Sensitive Prostate Cancer [J]. N Engl J Med，2019，381（1）：13-24.

[106]CHUNG B H，HUANG J，YE Z Q，et al. Apalutamide for patients with metastatic castrationsensitive prostate cancer in East Asia：a subgroup analysis of the TITAN trial [J]. Asian J Androl，2022，24（2）：161-6.

[107]GU W，HAN W，LUO H，et al. Rezvilutamide versus bicalutamide in combination with androgen-deprivation therapy in patients with high-volume，metastatic，hormone-sensitive prostate cancer（CHART）：a randomised，open-label，phase 3 trial [J]. Lancet Oncol，2022，23（10）：1249-

60.

[108]FIZAZI K，FOULON S，CARLES J，et al. Abiraterone plus prednisone added to androgen deprivation therapy and docetaxel in de novo metastatic castration-sensitive prostate cancer（PEACE-1）：a multicentre，open-label，randomised，phase 3 study with a 2 x 2 factorial design [J]. Lancet，2022，399（10336）：1695-707.

[109]ALI A，HOYLE A，HARAN A M，et al. Association of Bone Metastatic Burden With Survival Benefit From Prostate Radiotherapy in Patients With Newly Diagnosed Metastatic Prostate Cancer：A Secondary Analysis of a Randomized Clinical Trial [J]. JAMA Oncol，2021，7（4）：555-63.

[110]SMITH M R，HUSSAIN M，SAAD F，et al. Darolutamide and Survival in Metastatic，Hormone-Sensitive Prostate Cancer [J]. N Engl J Med，2022，386（12）：1132-42.

[111]LOWRANCE W T，MURAD M H，OH W K，et al. Castration-Resistant Prostate Cancer：AUA Guideline Amendment 2018 [J]. J Urol，2018，200（6）：1264-72.

[112]SMITH M R，SAAD F，CHOWDHURY S，et al. Apalutamide and Overall Survival in Prostate Cancer [J]. Eur Urol，2021，79（1）：150-8.

[113]SMITH M R，SAAD F，CHOWDHURY S，et al. Apalutamide Treatment and Metastasis-free Survival in Prostate Cancer [J]. N Engl J Med，2018，378（15）：1408-18.

[114]FIZAZI K，SHORE N，TAMMELA T L，et al. Darolutamide in Nonmetastatic，Castration-Resistant Prostate Cancer [J]. N Engl J Med，2019，380（13）：1235-46.

[115]STERNBERG C N，FIZAZI K，SAAD F，et al. Enzalutamide and Survival in Nonmetastatic，Castration-Resistant Prostate Cancer [J]. N Engl J Med，2020，382（23）：2197-206.

[116]HUSSAIN M，FIZAZI K，SAAD F，et al. Enzalutamide in Men with Nonmetastatic，Castration-Resistant Prostate Cancer [J]. N Engl J Med，2018，378（26）：2465-74.

[117]WANG B，LIU C，WEI Y，et al. A Prospective Trial of（68）Ga-PSMA and（18）F-FDG PET/CT in Nonmetastatic Prostate Cancer Patients with an Early PSA Progression During Castration [J]. Clin Cancer Res，2020，26（17）：4551-8.

[118]PERERA M，PAPA N，ROBERTS M，et al. Gallium-68 Prostate-specific Membrane Antigen Positron Emission Tomography in Advanced Prostate Cancer-Updated Diagnostic Utility，Sensitivity，Specificity，and Distribution of Prostate-specific Membrane Antigen-avid Lesions：A Systematic Review and Meta-analysis [J]. Eur Urol，2020，77（4）：403-17.

[119]朱耀. 中国前列腺癌患者基因检测专家共识（2018年版）[J]. 中国癌症杂志，2018，28（8）：7.

[120]WEI Y，WU J，GU W，et al. Germline DNA Repair Gene Mutation Landscape in Chinese Prostate Cancer Patients [J]. Eur Urol，2019，76（3）：280-3.

[121]WU J，WEI Y，PAN J，et al. Prevalence of comprehensive DNA damage repair gene germline mutations in Chinese prostate cancer patients [J]. Int J Cancer，2021，148（3）：673-81.

[122]FANG B，WEI Y，ZENG H，et al. Prevalence of mismatch repair genes mutations and clinical activity of PD-1 therapy in Chinese prostate cancer patients [J]. Cancer Immunol Immunother，2023，72（6）：1541-51.

[123]RYAN C J，SMITH M R，FIZAZI K，et al. Abiraterone acetate plus prednisone versus placebo plus prednisone in chemotherapy-naive men with metastatic castration-resistant prostate cancer（COU-AA-302）：final overall survival analysis of a randomised，double-blind，placebo-controlled phase 3 study [J]. Lancet Oncol，2015，16（2）：152-60.

[124]FIZAZI K，SCHER H I，MOLINA A，et al. Abiraterone acetate for treatment of metastatic castration-resistant prostate cancer：final overall survival analysis of the COU-AA-301 randomised，double-blind，placebo-controlled phase 3 study [J]. Lancet Oncol，2012，13（10）：983-92.

[125]PAN J，ZHAO J，NI X，et al. Heterogeneity of [（68）Ga]Ga-PSMA-11 PET/CT in metastatic castration-resistant prostate cancer：genomic characteristics and association with abiraterone response

[J]. Eur J Nucl Med Mol Imaging，2023，50（6）：1822-32.
[126]TANNOCK I F，DE WIT R，BERRY W R，et al. Docetaxel plus prednisone or mitoxantrone plus prednisone for advanced prostate cancer [J]. N Engl J Med，2004，351（15）：1502-12.
[127]HE D，SUN Z，GUO J，et al. A multicenter observational study of the real-world use of docetaxel for metastatic castration-resistant prostate cancer in China [J]. Asia Pac J Clin Oncol，2019，15（3）：144-50.
[128]YANG X，CHEN H，XU D，et al. Efficacy and safety of Androgen Deprivation Therapy（ADT）combined with modified docetaxel chemotherapy versus ADT combined with standard docetaxel chemotherapy in patients with metastatic castration-resistant prostate cancer：study protocol for a multicentre prospective randomized controlled trial [J]. BMC Cancer，2022，22（1）：177.
[129]BEER T M，ARMSTRONG A J，RATHKOPF D E，et al. Enzalutamide in metastatic prostate cancer before chemotherapy [J]. N Engl J Med，2014，371（5）：424-33.
[130]PU Y S，AHN H，HAN W，et al. Enzalutamide in Chemotherapy-Naive Metastatic Castration-Resistant Prostate Cancer：An Asian Multiregional，Randomized Study [J]. Adv Ther，2022，39（6）：2641-56.
[131]BEER T M，ARMSTRONG A J，RATHKOPF D，et al. Enzalutamide in Men with Chemotherapy-naive Metastatic Castration-resistant Prostate Cancer：Extended Analysis of the Phase 3 PREVAIL Study [J]. Eur Urol，2017，71（2）：151-4.
[132]SCHER H I，FIZAZI K，SAAD F，et al. Increased survival with enzalutamide in prostate cancer after chemotherapy [J]. N Engl J Med，2012，367（13）：1187-97.
[133]PARKER C，NILSSON S，HEINRICH D，et al. Alpha emitter radium-223 and survival in metastatic prostate cancer [J]. N Engl J Med，2013，369（3）：213-23.
[134]HEIDENREICH A，GILLESSEN S，HEINRICH D，et al. Radium-223 in asymptomatic patients with castration-resistant prostate cancer and bone metastases treated in an international early access program [J]. BMC Cancer，2019，19（1）：12.
[135]CLARKE N W，ARMSTRONG A J，THIERY-VUILLEMIN A，et al. Abiraterone and Olaparib for Metastatic Castration-Resistant Prostate Cancer [J]. NEJM Evid，2022，1（9）：EVIDoa2200043.
[136]SAAD F，CLARKE N W，OYA M，et al. Olaparib plus abiraterone versus placebo plus abiraterone in metastatic castration-resistant prostate cancer（PROpel）：final prespecified overall survival results of a randomised，double-blind，phase 3 trial [J]. Lancet Oncol，2023，24（10）：1094-108.
[137]DE BONO J，MATEO J，FIZAZI K，et al. Olaparib for Metastatic Castration-Resistant Prostate Cancer [J]. N Engl J Med，2020，382（22）：2091-102.
[138]FIZAZI K，AZAD A A，MATSUBARA N，et al. First-line talazoparib with enzalutamide in HRR-deficient metastatic castration-resistant prostate cancer：the phase 3 TALAPRO-2 trial [J]. Nat Med，2024，30（1）：257-64.
[139]AGARWAL N，AZAD A A，CARLES J，et al. Talazoparib plus enzalutamide in men with first-line metastatic castration-resistant prostate cancer（TALAPRO-2）：a randomised，placebo-controlled，phase 3 trial [J]. Lancet，2023，402（10398）：291-303.
[140]CHI K N，SANDHU S，SMITH M R，et al. Niraparib plus abiraterone acetate with prednisone in patients with metastatic castration-resistant prostate cancer and homologous recombination repair gene alterations：second interim analysis of the randomized phase Ⅲ MAGNITUDE trial [J]. Ann Oncol，2023，34（9）：772-82.
[141]CHI K N，RATHKOPF D，SMITH M R，et al. Niraparib and Abiraterone Acetate for Metastatic Castration-Resistant Prostate Cancer [J]. J Clin Oncol，2023，41（18）：3339-51.
[142]QIN X，JI D，GU W，et al. Activity and safety of SHR3680，a novel antiandrogen，in patients with metastatic castration-resistant prostate cancer：a phase Ⅰ/Ⅱ trial [J]. BMC Med，2022，20（1）：

84.

[143]KANTOFF P W, HIGANO C S, SHORE N D, et al. Sipuleucel-T immunotherapy for castration-resistant prostate cancer [J]. N Engl J Med, 2010, 363 (5): 411-22.

[144]RATHKOPF D E, ANTONARAKIS E S, SHORE N D, et al. Safety and Antitumor Activity of Apalutamide (ARN-509) in Metastatic Castration-Resistant Prostate Cancer with and without Prior Abiraterone Acetate and Prednisone [J]. Clin Cancer Res, 2017, 23 (14): 3544-51.

[145]FIZAZI K, MASSARD C, BONO P, et al. Activity and safety of ODM-201 in patients with progressive metastatic castration-resistant prostate cancer (ARADES): an open-label phase 1 dose-escalation and randomised phase 2 dose expansion trial [J]. Lancet Oncol, 2014, 15 (9): 975-85.

[146]MATEO J, CARREIRA S, SANDHU S, et al. DNA-Repair Defects and Olaparib in Metastatic Prostate Cancer [J]. N Engl J Med, 2015, 373 (18): 1697-708.

[147]PAN J, YE D, ZHU Y. Olaparib outcomes in metastatic castration-resistant prostate cancer: First real-world experience in safety and efficacy from the Chinese mainland [J]. Prostate Int, 2022, 10 (3): 142-7.

[148]DONG B, YANG B, CHEN W, et al. Olaparib for Chinese metastatic castration-resistant prostate cancer: A real-world study of efficacy and gene predictive analysis [J]. Med Oncol, 2022, 39 (5): 96.

[149]DE BONO J S, OUDARD S, OZGUROGLU M, et al. Prednisone plus cabazitaxel or mitoxantrone for metastatic castration-resistant prostate cancer progressing after docetaxel treatment: a randomised open-label trial [J]. Lancet, 2010, 376 (9747): 1147-54.

[150]EISENBERGER M, HARDY-BESSARD A C, KIM C S, et al. Phase Ⅲ Study Comparing a Reduced Dose of Cabazitaxel (20 mg/m (2)) and the Currently Approved Dose (25 mg/m (2)) in Postdocetaxel Patients With Metastatic Castration-Resistant Prostate Cancer-PROSELICA [J]. J Clin Oncol, 2017, 35 (28): 3198-206.

[151]MERSEBURGER A S, ATTARD G, ASTROM L, et al. Continuous enzalutamide after progression of metastatic castration-resistant prostate cancer treated with docetaxel (PRESIDE): an international, randomised, phase 3b study [J]. Lancet Oncol, 2022, 23 (11): 1398-408.

[152]ABIDA W, PATNAIK A, CAMPBELL D, et al. Rucaparib in Men With Metastatic Castration-Resistant Prostate Cancer Harboring a BRCA1 or BRCA2 Gene Alteration [J]. J Clin Oncol, 2020, 38 (32): 3763-72.

[153]ABIDA W, CAMPBELL D, PATNAIK A, et al. Rucaparib for the Treatment of Metastatic Castration-resistant Prostate Cancer Associated with a DNA Damage Repair Gene Alteration: Final Results from the Phase 2 TRITON2 Study [J]. Eur Urol, 2023, 84 (3): 321-30.

[154]FIZAZI K, PIULATS J M, REAUME M N, et al. Rucaparib or Physician's Choice in Metastatic Prostate Cancer [J]. N Engl J Med, 2023, 388 (8): 719-32.

[155]ABIDA W, CAMPBELL D, PATNAIK A, et al. Non-BRCA DNA Damage Repair Gene Alterations and Response to the PARP Inhibitor Rucaparib in Metastatic Castration-Resistant Prostate Cancer: Analysis From the Phase II TRITON2 Study [J]. Clin Cancer Res, 2020, 26 (11): 2487-96.

[156]ROMERO-LAORDEN N, LOZANO R, JAYARAM A, et al. Phase II pilot study of the prednisone to dexamethasone switch in metastatic castration-resistant prostate cancer (mCRPC) patients with limited progression on abiraterone plus prednisone (SWITCH study) [J]. Br J Cancer, 2018, 119 (9): 1052-9.

[157]FENIOUX C, LOUVET C, CHARTON E, et al. Switch from abiraterone plus prednisone to abiraterone plus dexamethasone at asymptomatic PSA progression in patients with metastatic castration-resistant prostate cancer [J]. BJU Int, 2019, 123 (2): 300-6.

[158]SARTOR O, DE BONO J, CHI K N, et al. Lutetium-177-PSMA-617 for Metastatic Castration-Re-

sistant Prostate Cancer [J]. N Engl J Med，2021，385（12）：1091-103.

[159]WANG G，ZANG J，JIANG Y，et al. A Single-Arm，Low-Dose，Prospective Study of（177）Lu-EB-PSMA Radioligand Therapy in Patients with Metastatic Castration-Resistant Prostate Cancer [J]. J Nucl Med，2023，64（4）：611-7.

[160]ZANG J，WANG G，ZHAO T，et al. A phase 1 trial to determine the maximum tolerated dose and patient-specific dosimetry of [（177）Lu]Lu-LNC1003 in patients with metastatic castration-resistant prostate cancer [J]. Eur J Nucl Med Mol Imaging，2024，51（3）：871-82.

[161]DE MORREE E S，VOGELZANG N J，PETRYLAK D P，et al. Association of Survival Benefit With Docetaxel in Prostate Cancer and Total Number of Cycles Administered：A Post Hoc Analysis of the Mainsail Study [J]. JAMA Oncol，2017，3（1）：68-75.

[162]LAVAUD P，GRAVIS G，FOULON S，et al. Anticancer Activity and Tolerance of Treatments Received Beyond Progression in Men Treated Upfront with Androgen Deprivation Therapy With or Without Docetaxel for Metastatic Castration-naive Prostate Cancer in the GETUG-AFU 15 Phase 3 Trial [J]. Eur Urol，2018，73（5）：696-703.

[163]韦煜，张挺维，何屹，et al. 氟唑帕利治疗转移性去势抵抗性前列腺癌的初步有效性及安全性研究 [J]. 中国癌症杂志，2021，31（7）：6.

[164]DING-WEI Y，CHENGYUAN G，LIXIN H，et al. Deutenzalutamide，an oral deuterated androgen receptor inhibitor，vs placebo for patients with mCRPC who have experienced treatment failure with abiraterone and docetaxel：Results of the HC-1119-04 phase 3 trial [J]. Journal of Clinical Oncology，2023，41（16_suppl）：5065-.

[165]LE D T，URAM J N，WANG H，et al. PD-1 Blockade in Tumors with Mismatch-Repair Deficiency [J]. N Engl J Med，2015，372（26）：2509-20.

[166]ANTONARAKIS E S，PIULATS J M，GROSS-GOUPIL M，et al. Pembrolizumab for Treatment-Refractory Metastatic Castration-Resistant Prostate Cancer：Multicohort，Open-Label Phase II KEYNOTE-199 Study [J]. J Clin Oncol，2020，38（5）：395-405.

[167]MAUGHAN B L，KESSEL A，MCFARLAND T R，et al. Radium-223 plus Enzalutamide Versus Enzalutamide in Metastatic Castration-Refractory Prostate Cancer：Final Safety and Efficacy Results [J]. Oncologist，2021，26（12）：1006-e2129.

[168]SILKE G，ANANYA C，ALEJO R-V，et al. Decreased fracture rate by mandating bone protecting agents in the EORTC 1333/PEACE Ⅲ trial combining Ra223 with enzalutamide versus enzalutamide alone：An updated safety analysis [J]. Journal of Clinical Oncology，2021，39（15_suppl）：5002-.

[169]APARICIO A M，HARZSTARK A L，CORN P G，et al. Platinum-based chemotherapy for variant castrate-resistant prostate cancer [J]. Clin Cancer Res，2013，19（13）：3621-30.

[170]SCHMID S，OMLIN A，HIGANO C，et al. Activity of Platinum-Based Chemotherapy in Patients With Advanced Prostate Cancer With and Without DNA Repair Gene Aberrations [J]. JAMA Netw Open，2020，3（10）：e2021692.

[171]ZHU Y P，YAO X D，ZHANG S L，et al. Oral etoposide and oral prednisone for the treatment of castration resistant prostate cancer [J]. Kaohsiung J Med Sci，2014，30（2）：82-5.

[172]中国抗癌协会泌尿男生殖系统肿瘤专业委员会，叶定伟，王弘恺. 前列腺癌骨转移和骨相关疾病临床诊疗专家共识（2021版）[J]. 中华肿瘤杂志，2021，43（10）：11.

[173]FIZAZI K，CARDUCCI M，SMITH M，et al. Denosumab versus zoledronic acid for treatment of bone metastases in men with castration-resistant prostate cancer：a randomised，double-blind study [J]. Lancet，2011，377（9768）：813-22.

子宫颈癌

名誉主编

樊代明

主　编

周　琦　林仲秋

副主编

王丹波　田小飞　史庭燕　朱　滔　刘开江　李　斌　李　晶　盛修贵

编　委（按姓氏拼音排序）

陈　锐　陈月梅　程文俊　樊晓妹　高福锋　古扎丽努尔·阿不力孜

韩志红　黄　鹤　黄曼妮　贯　蕾　康　山　柯桂好　孔为民　李　斌

李　晶（男）　李　晶（女）　李大鹏　李大鹏　李隆玉　林仲秋

刘　青　刘从容　刘开江　龙行涛　娄　阁　卢淮武　吕晓娟　生秀杰

盛修贵　史庭燕　唐　郢　田小飞　王　莉　王丹波　魏丽春　吴　迪

吴　强　杨　卓　张红平　赵　丹　赵宏伟　赵卫东　赵秀娟　周　琦

朱　滔　邹冬玲

第一章 概述

宫颈癌（Cervical Carcinoma，CC）发病率位列女性癌症第4位，女性生殖系统恶性肿瘤第2位。2022年全球新发CC约66.1万人，占女性总体癌症6.8%，发病率为14.1/10万，死亡人数约34.8万。HPV疫苗接种和CC筛查普及率高的国家，其发病率明显下降。而在全球欠发达国家的发病率和死亡率至少相差10倍，撒哈拉以南非洲和美拉尼西亚地区的发病率和死亡率最高，北美、澳大利亚/新西兰和西亚最低。CC是我国最常见的女性生殖道恶性肿瘤，2022年中国肿瘤发病登记报告显示，CC新发病15.07万，发病率13.83/10万，死亡病例5.57万。在我国，地缘辽阔，CC发病率差异很大。在中西部地区，晚期CC发病率仍较高，是导致CC患者死亡的主要原因。CC发生主要由高危HPV持续感染引起。因此，有效的一级预防和筛查是预防浸润性CC的重要策略。CC的疗法主要有手术治疗和放疗，化疗广泛用于与手术、放疗联合的整合治疗以及晚期复发性CC的治疗。目前靶向治疗、免疫治疗及其联合治疗可用于晚期、复发或转移CC的全身系统性治疗，靶向治疗、免疫治疗的引入有望改善CC预后。

第二章 预防

第一节 预防策略

1 一级预防

CC的一级预防包括HPV疫苗接种和健康教育，是最有效的预防措施。目前，尚无任何一种方法可以替代HPV疫苗预防HPV感染相关CC。已有研究证据表明，9~14岁女孩接受HPV疫苗接种，预防HPV感染相关性疾病效率更高，更能有效预防HPV相关性宫颈癌前病变及宫颈癌。HPV疫苗有未被满足的需求、公众健康意识不足及价格因素是导致我国疫苗接种率低的重要原因。目前在国家大力支持下，在全国已经逐步开展小年龄段女性接种HPV疫苗的工作。

2 二级预防

筛查是CC重要的二级预防措施，宫颈细胞学筛查及HPV检测是发现CC癌前病变的重要手段。我国自2009年开始开展农村妇女CC免费检查以来，不断累积经验，优化筛查方案与技术，加强筛查管理流程，已逐步扩大筛查覆盖范围。CC筛查已作为公共卫生项目在全人群的适宜人群中展开，取得良好效果。但国内大多数地区妇女由于宫颈癌防治知识普及率不高，未接受良好的有计划的筛查，仅接受机会性筛查。

3 三级预防

三级预防可分为宫颈上皮内病变的治疗与管理和CC治疗。规范化的宫颈上皮内病变诊疗和随访管理是影响其转归的重要因素，CC癌前病变分为高级别和低级别病变，根据HPV感染型别或有无HPV感染进行分类管理、治疗与随访。各期浸润性CC规范化治疗是影响患者预后的重要因素，在确定患者治疗及随访方案时，应充分考虑患者年龄、婚育状况、阴道镜及病理学检查结果、随诊条件、治疗条件等进行适度治疗，避免治疗不足或过度治疗。

第二节　预防方法

1　一级预防

主要包括对适龄人群接种HPV疫苗及性健康教育。

接种宫颈癌预防性HPV疫苗应遵照国家批准的药品说明书规定的接种年龄范围，从9~45岁均可选择HPV疫苗接种。疫苗接种类型强调按我国批准的适龄女性进行。9~14岁女性，在未感染HPV前接种HPV疫苗可获最好效果。自2016年来，中国依次有HPV 2价（希瑞适®）、4价（佳达修®）及9价（佳达修9®）HPV疫苗上市。国产2价疫苗（馨可宁®）2019年12月获批上市，相继国产2价疫苗（沃泽惠®）上市。目前国内共有5种HPV疫苗可供选择。

过早性生活、不洁性行为、多个性伴侣或性伴侣有其他性伴侣者，发生HPV感染的可能性更高。此外，吸烟、感染艾滋病病毒或存在其他导致免疫功能低下疾病的女性感染HPV病毒或清除病毒能力下降的可能性更高。因此，应教育女性避免过早性生活、不洁性行为、多性伴侣，提倡健康生活方式。

疫苗接种并不能完全预防CC，接种HPV疫苗的女性，应与未接种疫苗的女性同样进行有计划的CC筛查。

2　二级预防

CC筛查是重要的二级预防措施，包括宫颈细胞学、人乳头瘤病毒（HPV）DNA检测、生物标志物、阴道镜检查等。其中以宫颈细胞学检测、HPV检测及阴道镜检查为主。目前，我国CC筛查策略在参考欧美国家CC筛查指南基础上结合我国实际情况开展。世界卫生组织推荐将HPV检测作为首要筛查方法，不再将细胞学检查作为初筛方法。当HPV DNA检测呈阳性后，再将细胞学检查作为分诊方法。CC筛查指使用最简单、有效、经济方法对无症状人群进行普查。CC筛查的起始年龄各国略有不同，WHO推荐为30岁。鉴于我国CC发病情况，结合国际指南推荐，建议中国女性筛查起始年龄为25岁。对超过65岁的女性，若既往25年内无CIN2+病史，且10年内进行过充分的CC筛查并呈阴性，可终止筛查。年龄>65岁且无既往筛查记录的个体应继续筛查，直至达到停止筛查标准。充分筛查阴性指连续3次细胞学结果阴性，或连续2次细胞学联合HPV检查均阴性，且最近一次检查是3~5年内。终止筛查前要做好充分检查及记录，减少宫颈病变漏诊率。

2.1 筛查起始及终止年龄

根据我国实际，筛查起始及终止年龄：

①25~65岁女性：每5年单独进行一次HPV检测（首选）并每5年复查一次，或每5年进行一次HPV和细胞学联合筛查，或每3年单独做一次细胞学检查都是可以接受的选择。

②>65岁的妇女：65岁以上在满足以下条件：包括25年内无宫颈≥CIN2。

病史、10年内有充分阴性筛查记录的妇女可以停止筛查。对于年龄>65岁且无既往筛查记录的女性应继续筛查，直至达到停止筛查标准。

鉴于我国HPV检测试剂多样，HPV疫苗尚未普及，CC筛查认知度不高，推荐HPV检测作为中国女性初筛首选，有条件仍然提倡细胞学及HPV DNA联合筛查作为初筛。

2.2 筛查分流

宫颈细胞学初筛分流管理，见图33-2-1；高危型HPV初筛分流管理，见图33-2-2；细胞学及HPV联合筛查分流管理，见图33-2-3。

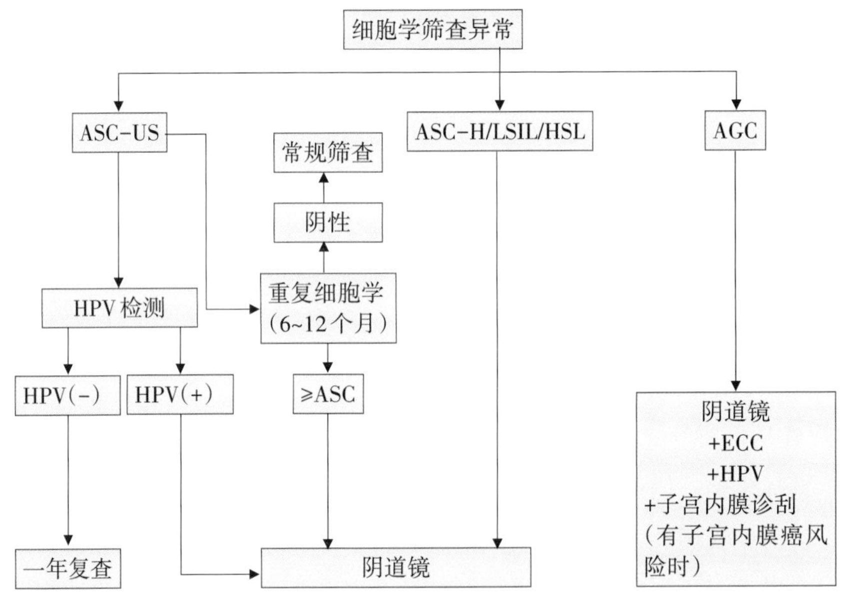

图33-2-1 宫颈细胞学初筛分流管理

注：ASC-US意义不明的非典型鳞状细胞；ASC非典型鳞状细胞；ASC-H非典型鳞状上皮细胞不除外高度鳞状上皮内瘤变；LSIL低级别鳞状上皮内瘤变；HSIL高级别鳞状上皮内瘤变；AGC非典型腺细胞；HPV人乳头瘤病毒；ECC宫颈管搔刮

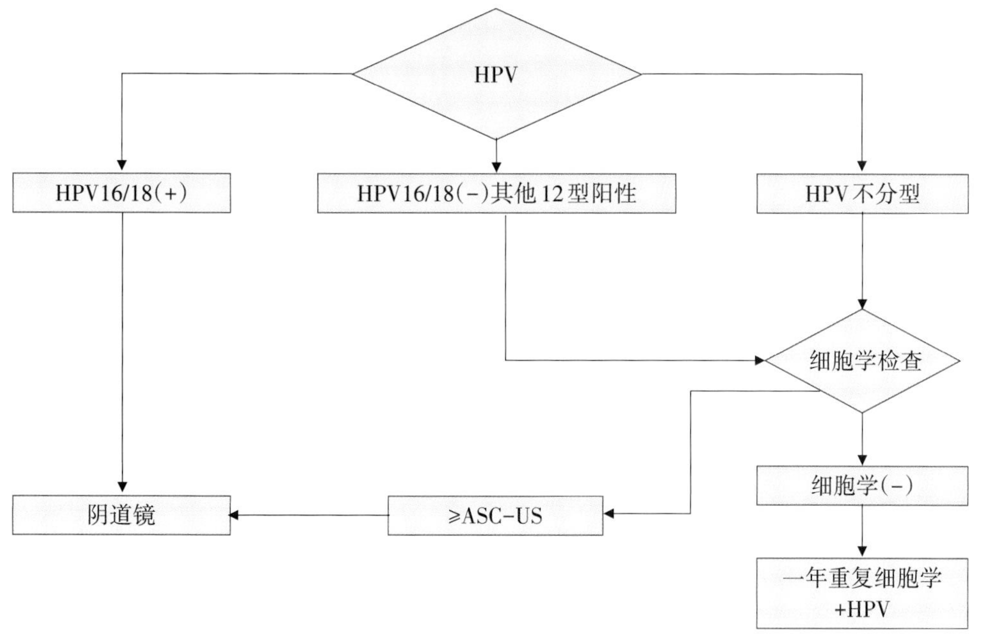

图33-2-2 高危型HPV初筛分流管理

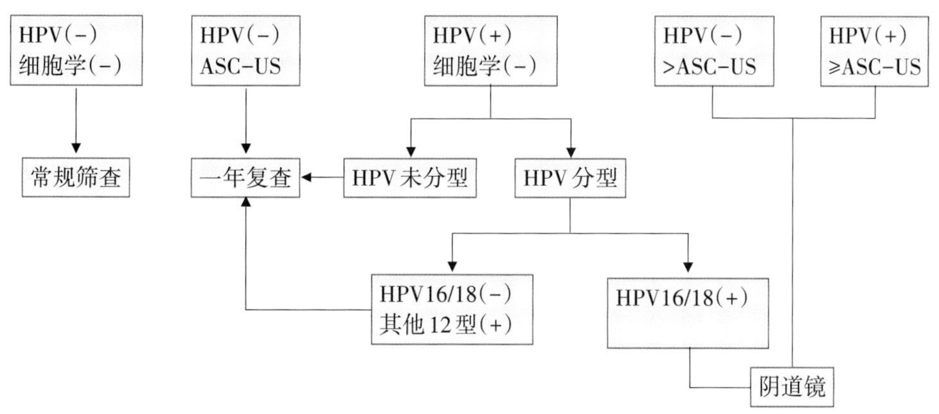

图33-2-3 细胞学及HPV联合筛查分流管理

3 特殊人群筛查

3.1 高危人群

高危人群定义为存在患CC高危险因素的妇女，如过早性生活、多个性伴侣、CC家族史、过度吸烟个体、获得性免疫缺陷综合征（HIV）、免疫抑制、宫内己烯雌酚暴露、既往诊断≥CIN2接受过治疗的女性等。感染HIV女性患宫颈恶性肿瘤的概率较一般人群高。高危人群的筛查，建议每年进行1次细胞学检查±HPV检测和妇科检查，必要时阴道镜检查，缩短筛查间隔时间，初始筛查年龄可提前至25岁以下。

3.2 25岁以下人群

25岁以下女性感染HPV后自然缓解率高，极少数进展为CC。随着HPV疫苗普及，预计25岁以下宫颈病变的总体发生风险将显著降低，故针对25岁以下女性仅对上述高危人群进行筛查（方法如上）。临床应减少对无症状25岁以下女性的过度检查及治疗。

3.3 妊娠期女性

妊娠不是宫颈癌筛查的禁忌证，遵循“三阶梯”原则，应避免进行侵入性操作。1年内未行宫颈癌筛查的女性，孕前或初次产检需行CC筛查，推荐联合检测。若为阴性，可继续备孕或妊娠，妊娠期无须筛查，产后3~5年再行筛查。联合检测阴性但妊娠期出现阴道不规则出血、宫颈增生等，需排除产科异常出血后必要时行阴道镜检查。

非HPV16/18感染而细胞学阴性的孕妇建议产后6周进行联合复查；HPV16/18（+）但细胞学阴性的孕妇可立即转诊阴道镜，也可推迟至产后6周行阴道镜检查。妊娠期宫颈上皮内病变产后自然缓解率高。

高危型HPV阴性的ASC-US孕妇，建议产后6周联合复查；高危型HPV阳性的ASC-US孕妇和LSIL孕妇（无论是否感染HPV）可行阴道镜检查，也可推迟至分娩后6周再行阴道镜检查。对宫颈筛查结果持续异常（≥12个月）且产后无法随访者，推荐妊娠期完成阴道镜检查。妊娠期细胞学和阴道镜检查均提示低度病变者一般不需活检；但镜下低度病变范围较大者需活检，以排除宫颈隐匿性高度病变。妊娠期阴道镜下怀疑高度病变者于病变最明显处行多点活检。妊娠期禁止行宫颈管搔刮。

3.4 全子宫切除术后

无子宫者，术前25年内无宫颈病变≥CIN2者女性可终止筛查。对于因宫颈异常而行全子宫切除术的妇女，建议每年进行一次HPV和细胞学联合检测。如果连续三次联合检测结果均为阴性，则筛查间隔可延长至每3年一次，并应持续25年。

4 宫颈上皮内瘤病变管理

4.1 低级病变（LSIL）

包括CIN Ⅰ及CIN Ⅱ免疫组化P16阴性者，此类LSIL多为HPV高危亚型一过性感染。我国一项针对487例女性LSIL的前瞻性研究显示，应用细胞学和HPV联合筛查，定期随访4~6年。在1、3和4年时逆转为正常者分别为52.57%、84.41%和88.71%，进展为HSIL者分别为1.65%、4.05%和4.11%。另一项对818名病理诊断CIN1长达11年的队列研究显示，随访1、2、6年，约80%的CIN1自然逆转，进展为CIN2及以上病变（CIN2+）分别是3.7%、8.5%和12.2%。因此，LSIL原则上不需治疗，可随诊观察。ASCCP指南不再使用阴道镜转化区类型，而主要是评估宫颈的可见性和鳞柱交接的可见性。结合我国情况，建议仍按Ⅰ、Ⅱ、Ⅲ型转化区判断阴道镜检查满意度。

LSIL建议12月重复细胞学和HPV联合检查，两次检查均阴性，转为常规筛查；任何一项检查异常均推荐阴道镜检查，并按组织病理学结果进行相应管理。

4.2 高级病变（HSIL）

包括既往三级分类法的CINⅡ、CINⅡ/Ⅲ和CINⅢ。

CINⅡ/P16阳性者按HSIL管理，CINⅡ/P16阴性者按LSIL管理。

CIN Ⅲ为干预治疗阈值。年轻女性有生育要求且经医生评价具有生育能力（无明确年龄限定），如组织病理学明确为CINⅢ，建议治疗。

组织病理学为CINⅡ未行P16分流，或者未明确指出级别者，可每6月行细胞学检查和阴道镜再评价。观察中如CINⅡ、CINⅡ/Ⅲ病变持续24个月，或阴道镜检查为Ⅲ型转化区、病变面积增大或阴道镜评价较前加重，应予治疗。

HSIL治疗后建议用细胞学联合HPV检测随诊20年。经质量控制的锥切术后病理诊断切缘有HSIL病变，建议择期再行宫颈锥形切除，术后4~6月复查并阴道镜评估后锥切。若切缘阴性建议术后6~12个月行细胞学联合HPV检测，若未发现病变持续存在迹象，建议12个月再次重复检查，连续2次检查未见异常者，可每3年复查。复查过程中发现异常，按流程管理。随访中发现组织学确诊为CINⅡ、CINⅡ/Ⅲ或CINⅢ的病变，建议再行锥切术，不能重复性锥切者可考虑全子宫切除术。

对妊娠期女性，宫颈低级病变或高级病变管理主要目标是排除CC。妊娠女性若无浸润癌证据，可每10~12周复查细胞学或阴道镜观察，产后6~8周进行。

4.3 原位腺癌（AIS）

原位腺癌（AIS）是宫颈腺癌的癌前病变。现有的CC筛查方法对AIS不敏感；AIS病变阴道镜下改变常无特异性；病灶多位于宫颈管内，不在阴道镜可见范围内；AIS病变部分呈多中心或跳跃性特征。

经活检组织病理学诊断为AIS者应行子宫颈诊断性锥切排除浸润癌。

无生育要求AIS患者，存在锥切切缘阳性、多灶病变，或残余子宫颈管ECC阳性者，如经评估无法再次进行锥切术时，在充分告知患者风险情况下可选择全子宫切除术。

有生育要求AIS患者，经子宫颈诊断性锥切术后且切缘阴性，能严密随访者，可选择随诊；对经多次切除术后仍不能达到切缘阴性者，不建议行保留生育的管理。

目前对组织病理学确诊的HSIL和AIS均应进行治疗，治疗方法包括切除性治疗和消融性治疗。切除性治疗包括LEEP或大环电切术（LLETZ）、CKC锥切术等，消融性治疗包括冷冻、激光、电凝、冷凝等。所有治疗必须有完整规范记录，针对LEEP/CKC锥切标本应能满足12点连续病理切片要求并在病理诊断中报告，有利术后随访与管理。对术后病理证实为浸润癌者，应转诊妇科肿瘤医师进一步管理。

第三章

诊断

第一节　临床症状

宫颈癌早期典型的临床症状为接触性出血，伴有阴道异常分泌物。主要包括：

1　阴道出血

是宫颈癌最常见的症状之一。早期可表现为接触性出血，即在性生活、妇科检查或便后出血。出血量可根据病灶的大小和侵犯血管的情况而有所不同。年轻患者可能出现经期延长、周期缩短、经量增多等症状。老年患者则常表现为绝经后不规则阴道流血。

2　阴道排液

患者可出现阴道排液增多，这些排液可以是白色或血性，稀薄如水样或米汤样，并伴有腥臭味。晚期宫颈癌患者可出现大量脓性或米汤样恶臭白带。

3　晚期症状

随着癌症发展，可能会侵犯邻近组织器官及神经，导致尿急、尿频、便秘等症状。还可继发输尿管梗阻、肾盂积水、贫血等，从而出现相应症状。晚期患者可有消瘦、贫血、发热及全身衰竭表现。

第二节　体格检查

1　妇科专科检查

妇科专科检查对发现宫颈癌前病变、早期宫颈癌及确定病变部位和临床分期至关重要。检查包括：

1.1 窥阴器检查

主要观察宫颈病灶形态、位置、大小，以及有无溃疡和空洞等。早期可呈乳头样糜烂改变，多数宫颈癌病灶呈菜花样改变，内生型肿瘤，宫颈外观可无异常。

1.2 阴道指诊

使用手指触摸全部阴道壁至穹隆部及宫颈外口，以进一步了解病灶的质地、形状和侵犯范围。对部分内生型肿瘤，宫颈触诊表现为宫颈肥大，变硬。

1.3 触诊

包括双合诊和三合诊。

双合诊：了解子宫体位置、活动度、形状大小和质地，以及双附件区域、宫旁结缔组织有无肿块和结节状增厚。

三合诊：更换检查手套后进行三合诊是宫颈癌临床期别不可缺少的检查步骤，主要了解宫旁组织及阴道旁及后壁（主骶韧带）有无肿瘤病灶浸润。

2 全身检查

全身检查包括整体状况评估及营养状况

2.1 全身检查

包括对患者整体状况进行评估，检查是否有贫血迹象，以及浅表淋巴结（包括锁骨上和腹股沟淋巴结）是否有肿大，以排除全身转移可能性。

2.2 营养状况评估

评估患者的营养状况对治疗和康复非常重要。包括营养状态评分，建议使用ECOG评分和KPS评分，可以帮助医生了解患者的整体健康状况和体能状态。

ECOG评分是美国东部肿瘤协作组（Eastern Cooperative Oncology Group，ECOG）制定的一个较简化的活动状态评分表。将患者的活动状态分为0~5级，共6级。一般认为活动状况3、4级的病人不适宜进行化疗。

治疗前应对患者一般健康状态做出评价，一个重要指标是评价其活动状态（performance status，PS）。活动状态是从患者的体力了解其一般健康状况和对治疗耐受能力的指标。国际常用的有 Karnofsky 活动状态评分表。如果 Kamofsky 氏活动状态评分若在40以下，治疗反应常不佳，且往往难以耐受化疗反应。

第三节 辅助检查

1 常规检测

需行血细胞计数（全血细胞计数，包括血小板）、凝血功能、肝肾功能等常规检查。

2 肿瘤标志物

2.1 鳞状细胞癌抗原（SCC-Ag）

常用的肿瘤标志物之一。SCC-Ag是从宫颈鳞状上皮中分离出来的鳞状上皮细胞相关抗原TA-4的亚单位，对宫颈鳞癌具有较高特异性，已广泛用于临床诊断、治疗检测和随访。

2.2 腺癌相关标志物

对宫颈腺癌，常规检测包括CA125、CEA、CA19-9和CA153等。有助于提高对腺癌的诊断。

2.3 其他病理类型的标志物

对宫颈癌中的其他病理类型，如宫颈神经内分泌瘤，神经元特异性烯醇化酶（NSE）常升高，对预后及复发监测有一定价值。

2.4 肿瘤标志物的综合应用

多肿瘤标志物的检测有利于对CC病理类型的诊断及鉴别诊断，肿瘤标志物的检测结果必须结合其他临床证据，如病史、影像学检查和病理学检查等，以整合判断实际病情。通过这些标志物的联合和动态检测，可以帮助医生更准确地诊断宫颈癌，评估疗效，监测复发，从而为患者提供更合适的治疗计划。

3 生殖内分泌功能检测

在宫颈癌的诊断和治疗中，对年轻患者以及希望保留生育功能的患者，生殖内分泌功能的检测尤为重要。治疗前后对卵巢功能的评估是关键，可以帮助医生了解患者的生育潜力，以及治疗方案对卵巢功能的影响。

3.1 常见的血液检测指标

包括雌激素和孕激素水平，以及促卵泡生成激素（FSH）、促黄体生成激素（LH）的浓度。FSH和LH是调节女性生殖周期的关键激素，其水平可以提供卵巢功能的详细信息，特别是FSH/LH比值也可以反映卵巢对促性腺激素的反应。

3.2 抗苗勒管激素和彩超

抗苗勒管激素（AMH）的测量和彩超监测窦卵泡的数量也是评估卵巢储备的有

效方法。AMH由生长中的卵泡分泌，其水平与卵巢中剩余的卵泡数量相关，因此可作为预测卵巢反应和生育能力的指标。彩超检查则可直观地观察卵巢的大小和结构，以及窦卵泡的数量，从而评估卵巢的储备水平。

4 影像学检查

在宫颈癌的治疗前，进行全面的影像学检查是必不可少的步骤。

4.1 磁共振成像（MRI）

是目前宫颈癌影像学检查中的首选方法，主要针对癌灶局部大小、浸润情况、与周围脏器（膀胱、直肠等）关系等有理想诊断价值。在盆腔影像的常规检查中，MRI不仅能提供高分辨率图像，还能在妊娠患者中作为诊断工具。对放置节育环或不适合MRI的患者，增强CT扫描可作为替代方案。

4.2 增强CT

对上腹部、中腹部以及盆腔的检查，增强CT扫描是一个合适的选择，对判断全腹脏器转移情况及淋巴结转移情况均有良好价值。胸部影像学检查则可通过CT平扫完成。对晚期或骨痛症者，可做ECT检查。

4.3 PET/CT

具较高特异度，推荐用于ⅠB1期及以上的宫颈癌患者。由于国内PET/CT设备的普及率较低且费用较高，目前主要用于复发和晚期或某些局部晚期宫颈患者排除远处转移。

4.4 核医学肾图

对部分患者，可行核医学肾图检查，以了解肾脏的代谢功能。可全面评估患者病情，确定肿瘤大小、位置和扩散情况，为制定合适治疗计划提供重要依据。

5 内镜检查

在宫颈癌的诊断和分期过程中，内镜检查是一个重要组成部分。特别是对于宫颈癌的晚期阶段（Ⅲb期/Ⅳa/Ⅳb期），肿瘤可能会侵犯邻近器官，如膀胱和直肠，常规肠镜和/或膀胱镜检查是必要的。Ⅲb期患者当内镜检查中发现膀胱黏膜或直肠黏膜上有肿瘤累及，通常意味癌症已经有临近脏器受侵，可被诊断为Ⅳa期。Ⅳa期诊断应基于直接内镜下观察和活检结果，而不是仅仅依赖于影像学检查。特别是CT或MRI提示肿瘤与膀胱或直肠壁关系密切可疑侵犯时，内镜检查是黏膜是否受累的直接证据。

第四节 病理诊断

1 宫颈活检

宫颈活检是宫颈癌诊断中一个关键步骤，通过从宫颈上钳夹取组织并送病理检查，可对宫颈病变进行病理诊断。这种检查可在阴道镜的引导下进行，以提高取样的准确性和有效性。活检可以是单点或多点取样，以覆盖宫颈的各个区域，从而提高诊断的准确性。宫颈活检被认为是诊断宫颈癌的金标准，因为它可以提供组织学上的确诊。在送检组织时，必须标注活检的位置，以便病理医师对病变进行准确的定位和评估。此外，怀疑病灶位于宫颈管时，需要进行宫颈管搔刮，以确保全面覆盖宫颈区域，并明确诊断。

2 宫颈锥切

宫颈锥切主要用于以下情况：宫颈细胞学检查显示多次异常，而宫颈活组织学检查结果为阴性；或活组织学检查结果显示为癌前病变，但不能完全排除浸润性癌症的可能性。

宫颈锥切的作用有两个方面：一是有助于确诊，二是能治疗早期病变。通过移除宫颈的锥形部分，包括转化区和任何可疑的病变组织，宫颈锥切提供了更大的组织样本供病理学检查，能更全面地分析移除组织，以确定是否存在异常细胞或癌性组织，从而有助准确诊断宫颈病变。

3 病理诊断

根据2020年世界卫生组织（WHO）对女性生殖器官肿瘤分类，宫颈癌主要分为与HPV相关、非HPV相关两类，见表33-3-1。与HPV相关的鳞状细胞癌包括低级别鳞状上皮内病变（CIN 1）和高级别鳞状上皮内病变（CIN 2/3），二者常与HPV感染有关。非HPV相关的鳞状细胞癌较少见，但可能更具侵袭性。此外，还有腺癌、腺鳞癌等混合性上皮肿瘤。

HPV相关鳞状细胞癌的诊断常依赖免疫组化检测p16蛋白的表达，p16蛋白是HPV感染的标志物。非HPV相关鳞状细胞癌可能表现不同的形态学特征，如基底样鳞状细胞癌和棘皮样鳞状细胞癌等。

宫颈癌病理确诊相关免疫组化检查包括P16、P53、Ki67以及PD-L1的CPS/TPS评分，即联合阳性分数（Combined Positive Score）检测或肿瘤细胞比例评分（Tumor cell Proportion Score），可以预测患者对免疫治疗，特别是免疫检查点抑制剂（如PD-L1抑制剂）的疗效。CPS评分较高的患者可能对这类治疗有更好响应。例如，CPS≥1

的复发性、局部晚期/转移性宫颈癌患者可考虑使用免疫检查点抑制剂治疗。

表 33-3-1　2020 年 WHO 第五版子宫颈肿瘤组织学分类

鳞状上皮肿瘤（Squamous Epithelial Tumours）		
鳞状上皮化生（Squamous Metaplasia）		
萎缩（Atrophy）		
尖锐湿疣（Condyloma Acuminatum）		
低级别鳞状上皮内病变（Low-grade Squamous Intraepithelial Lesion）		
宫颈上皮内肿瘤（Cervical Intraepithelial Neoplasia）	1级（grade 1 CIN 1）	
高级别鳞状上皮内病变（High-grade Squamous Intraepithelial Lesion）		
宫颈上皮内肿瘤（Cervical Intraepithelial Neoplasia）	2级（grade 2 CIN 2）	
宫颈上皮内肿瘤（Cervical Intraepithelial Neoplasia）	3级（grade 3 CIN 3）	
鳞状细胞癌（Squamous Cell Carcinoma）	HPV 相关型（HPV-associated）	
鳞状细胞癌（Squamous Cell Carcinoma）	HPV 无关型（HPV-independent）	
鳞状细胞癌（Squamous Cell Carcinoma）	非特指型（NOS）	
良性腺体病变（Benign Glandular Lesion）		
宫颈息肉（Endocervical Polyp）		
米勒源性乳头状瘤（MüLlerian Papilloma）		
子宫颈腺囊肿（Nabothian Cyst）		
隧道样腺丛（Tunnel Clusters）		
微腺体增生（Microglandular Hyperplasia）		
分叶状宫颈内膜腺体增生（Lobular Endocervical Glandular Hyperplasia）		
弥漫性层状宫颈内膜腺体增生（Diffuse Laminar Endocervical Hyperplasia）		
中肾管残留及其增生（Mesonephric Remnants And Hyperplasia）		
Arias-stella 反应（Arias-stella Reaction）		
宫颈内膜异位（Endocervicosis）		
宫颈子宫内膜异位（Endometriosis）		
输卵管子宫内膜样化生（Tuboendometrioid Metaplasia）		
异位前列腺组织（Ectopic Prostate Tissue）		
腺体肿瘤及前期病变（Glandular Tumours And Precursors）		
原位腺癌非特指型（Adenocarcinoma In Situ Nos）		
原位腺癌（Adenocarcinoma In Situ）	HPV 相关型（HPV-associated）	
原位腺癌（Adenocarcinoma In Situ）	HPV 无关型（HPV-independent）	
腺癌非特指型（Adenocarcinoma，NOS）		
腺癌（Adenocarcinoma）	HPV 相关型（HPV-associated）	
腺癌（Adenocarcinoma）	HPV 无关型（HPV-independent）	胃型（Gastric Type）
腺癌（Adenocarcinoma）	HPV 无关型（HPV-independent）	透明细胞型（Clear Cell Type）
腺癌（Adenocarcinoma）	HPV 无关型（HPV-independent）	中肾型（Mesonephric Type）
腺癌（Adenocarcinoma）	HPV 无关型（HPV-independent）	非特指型（NOS）

续表

子宫内膜样癌非特指型（Endometrioid Carcinoma NOS）
癌肉瘤非特指型（Carcinosarcoma NOS）
腺鳞癌（Adenosquamous Carcinoma）
黏液表皮样癌（Mucoepidermoid Carcinoma）
黏液性癌，非特指型（Mucinous Carcinoma，NOS）
腺样基底癌（Adenoid Basal Carcinoma）
未分化癌，非特指型（Carcinoma，Undifferentiated，NOS）
上皮和间叶混合性肿瘤（Mixed Epithelial And Mesenchymal Tumours）
腺肌瘤（Adenomyoma）
中肾型腺肌瘤（Mesonephric-type Adenomyoma）
颈管型腺肌瘤（Endocervicl-type Adenomyoma）
腺肉瘤（Adenosarcoma）
癌肉瘤（Carcinosarcoma）
生殖细胞型肿瘤（Germ Cell Tumours）
生殖细胞型肿瘤非特指（Germ Cell Tumours NOS）
成熟性畸胎瘤非特指型（Mature Teratoma NOS）
皮样囊肿非特指型（Dermoid Cyst NOS）
内胚窦瘤（Endodermal Sinus Tumour）
卵黄囊瘤（Yolk Sac Tumour）
绒毛膜癌（Choriocarcinoma）

第五节　分期

1　分期规则

采用国际妇产科联盟（FIGO）2018年宫颈癌分期，影像学及病理结果也纳入分期。TNM分期作为重要参考，目前采用AJCC采用2021第九版，见表33-3-2。

表33-3-2　TNM分期与FIGO2018

TNM分期	FIGO分期	FIGO描述
TX		原发肿瘤无法评估
T0		无原发肿瘤证据
T1	Ⅰ期	癌灶局限在宫颈（是否扩散至宫体不予考虑）
T1a	ⅠA	仅在显微镜下可见浸润癌最大浸润深度<5mm[1)]
T1a1	ⅠA1	间质浸润深度<3mm
T1a2	ⅠA2	3mm≤间质浸润深度<5mm
T1b	ⅠB	浸润癌浸润深度>5mm（超过ⅠA期），癌仍局限在ⅠB子宫颈[2)]
T1b1	ⅠB1	间质浸润深度≥5mm，病灶最大径线<2cm
T1b2	ⅠB2	2cm≤癌灶最大径线<4cm
T1b3	ⅠB3	癌灶最大径线≥4cm
T2	Ⅱ期	癌灶超越子宫，但未达阴道下1/3或未达骨盆壁

TNM分期	FIGO分期	FIGO描述
T2a	ⅡA	侵犯上2/3阴道，无宫旁浸润
T2a1	ⅡA1	癌灶最大径线<4cm
T2a2	ⅡA2	癌灶最大径线≥4cm
T2b	ⅡB	有宫旁浸润，未达盆壁
T3	Ⅲ期	癌灶累及阴道下1/3和（或）扩展到骨盆壁和（或）引起肾盂积水或肾无功能和（或）累及盆腔和（或）主动脉旁淋巴结[3)]
T3a	ⅢA	癌灶累及阴道下1/3没有扩展到骨盆壁
T3b	ⅢB	癌灶扩展到骨盆壁和（或）引起肾盂积水或肾无功能
NX		区域淋巴结无法评估
NO		无区域淋巴结转移
NO（i+）		区域淋巴结见孤立肿瘤细胞（最大径≤0.2mm）或在单个淋巴结切片检查中见单个肿瘤细胞或见≤200个成团肿瘤细胞
	ⅢC	不论肿瘤大小和扩散程度，累及盆腔和（或）主动脉旁淋巴结[注明r（影像学）或p（病理）证据][3)]
N1	ⅢC1	仅累及盆腔淋巴结
N1mi	ⅢC1	盆腔区域淋巴结转移（最大径>0.2mm，≤2.0mm）
N1a	ⅢC1	盆腔区域淋巴结转移（最大径>2.0mm）
N2	ⅢC2	主动脉旁淋巴结转移
N2mi	ⅢC2	腹主动脉旁淋巴结转移，伴或不伴盆腔淋巴结转移
N2a	ⅢC2	腹主动脉旁淋巴结转移（最大径>0.2mm，≤2.0mm），伴或不伴盆腔淋巴结转移
M0		无远处转移
	Ⅳ期	肿瘤侵犯膀胱黏膜或直肠黏膜（活检证实）和（或）超出真骨盆（泡状水肿不分为Ⅳ期）
T4	ⅣA	转移至邻近器官
cM1	ⅣB	转移到远处器官
pM1	ⅣB	显微镜下证实远处转移（包括腹股沟淋巴结转移、腹腔内病灶、肺、肝或骨转移；不包括盆腔或主动脉旁淋巴结或阴道转移）

注：如分期存在争议，应归于更早的期别；1）可利用影像学和病理学结果对临床检查的肿瘤大小和扩展程度进行补充用于分期；2）淋巴脉管间隙（LVSI）浸润不改变分期，不再考虑病灶浸润宽度；3）需注明ⅢC期的影像和病理发现，例如：影像学发现盆腔淋巴结转移，则分期为ⅢC1r，假如是病理学发现的，则分期为ⅢC1p，需记录影像和病理技术的类型。

2 分期前检查

子宫颈癌治疗前分期非常重要，需要全面检查评估患者的病情及身体状态，以避免遗漏转移病灶。诊断及分期相关的主要检查包括：病理确诊、肿瘤标记物、影像检查、内镜检查等。

3 临床分期

FIGO 2018年子宫颈癌分期规则为临床结合影像学及病理学诊断结果的分期。需要注意的是，微小浸润癌诊断必须根据子宫颈锥切标本由有经验的病理科医师做出诊断。此外，需要至少两名高年资医师共同查体明确临床分期，最好在麻醉状态下进行盆腔检查。如分期有分歧，应以分期较早的为准。

4 影像分期

FIGO 2018年分期将影像学检查结果纳入分期，若有盆腔和（或）腹主动脉旁淋巴结受累，无论宫颈肿瘤大小与范围（采用r标记）均分为ⅢC期。ⅢC1r表示只有盆腔淋巴结转移，ⅢC2r表示腹主动脉旁淋巴结转移，阳性淋巴结判定以短径≥10mm为标准。对ⅠB3、ⅡA2-ⅣA期的CC患者，采用影像学分期尤为重要，根据影像学评估肿瘤大小和淋巴结是否阳性，指导下一步治疗方案。

5 手术分期

在宫颈癌的诊断和治疗中，手术分期是一个重要步骤，尤其对在ⅠB3、ⅡA2~ⅣA期的患者。手术病理分期能提供更准确信息，帮助确定肿瘤的具体范围和是否存在淋巴结转移，从而为患者制定更合适的治疗计划。

在手术病理分期中，不同分期符号代表不同的淋巴结转移情况。例如，ⅢC1p表示有病理证实的盆腔淋巴结转移，而ⅢC2p表示病理学证实的腹主动脉旁淋巴结转移。这些分期符号有助医生了解患者的具体病情，并据此制定治疗方案。

对ⅢC1r期CC患者，如果影像学分期提示盆腔淋巴结阳性，而腹主动脉旁淋巴结阴性，可以选择腹主动脉旁淋巴结切除进行手术病理分期检查。可助医生更准确了解肿瘤的具体情况，从而制定更合适的治疗方案。

手术病理分期在宫颈癌诊断和治疗中起重要作用。通过详细的手术病理分期，可以更准确地了解患者病情，并提供最合适的治疗方案。同时，CC整合诊治指南和流程图的使用可助医生在治疗CC时做出合理选择，以提高疗效和改善预后。

第四章

治疗原则

CC治疗主要有手术治疗、放疗和药物治疗。手术适于IA、ⅠB1、ⅠB2、ⅡA1分期的CC，放疗适于所有分期CC，主要用于不能手术治疗的中晚期患者，化疗广泛用于与手术、放疗配合的整合治疗和晚期或复发性CC的全身治疗。靶向治疗、免疫治疗及其整合治疗可用于晚期、复发或转移CC的全身系统性整合治疗。

CC整合治疗不是几种方法盲目叠加，而是有计划地分步骤实施，根据患者一般状况、分期治疗推荐及患者治疗意愿选择。手术治疗后应据病理诊断结果，有手术后残留、病理危险因素及时补充放疗，以减少肿瘤未控或复发，放疗应据肿瘤消退情况及时予以调整治疗计划。

早期CC以手术治疗为主，局部晚期CC以同步放化疗为主。手术治疗适用于ⅠA、ⅠB1、ⅠB2、ⅡA1期患者，ⅠB3期及ⅡA2期首选同步放化疗，放疗资源缺乏地区可选择手术，术后根据病理危险因素及时补充放疗或化疗，无放疗条件及时转诊。放疗可引起盆腔纤维化和阴道萎缩狭窄，对未绝经患者，特别是年龄小于40岁，ⅡB期之前、无手术禁忌证者尽量选择手术治疗。开腹手术为根治性子宫切除术的标准手术入路。放疗适于各期CC，外照射可采用前后对穿野、盆腔四野、三维适形、调强放疗。适形放疗和调强放疗已广泛用于临床，由于CC后装腔内放疗的剂量学特点，具有不可替代性。以顺铂为基础的联合化疗或单用顺铂化疗，主要适于同步放化疗、姑息化疗和新辅助化疗，CC新辅助化疗仅推荐用于临床研究。

全身系统性二线治疗，可选用化疗整合靶向治疗或免疫治疗。PD-L1阳性、TMB-H或微卫星高度不稳定（MSI-H）/错配修复缺陷（dMMR）的患者可选择化疗整合免疫检查点抑制剂（如帕博利珠单抗）。NTRK基因融合者可选用拉罗替尼或恩曲替尼。晚期、转移性或复发性宫颈癌推荐进行HER2免疫组化检测或荧光原位杂交检测，HER2阳性患者（IHC 3+或2+）可选择靶向HER2的ADC药（如德曲妥珠单抗等）。

CC治疗方式选择主要取决于肿瘤分期，参考肿瘤标志物检测结果。还取决于本地区现有设备与技术条件，妇科肿瘤医师的技术水平，根据患者一般状况、年龄、治疗意愿。治疗前应对治疗方式、治疗选择依据、手术入路利弊进行充分的医患沟通。

第一节 手术治疗

1 手术分类与分型

CC手术治疗包括子宫颈锥切术、子宫颈根治性切除术、根治性子宫切除术及盆腔扩清术等。宫颈锥切是CC保留生育功能的选择，也是治疗CC前病变确定有无浸润的诊断与治疗方法。为达到准确判断疾病程度，对宫颈锥切要求：①锥切切缘至少有1mm的阴性距离（切缘阴性是指无浸润性病变或高级别鳞状上皮内病变）；②治疗性锥切首选冷刀锥切，切除深度至少为10mm，已生育者可增加到18~20mm，如术者判断能达到足够切缘和整块切除，也可采用LEEP术；③应尽量整块切除，保持标本完整性；④切除组织的形状和深度需与术前评估的病灶大小、形状和病变部位相适应；⑤子宫颈管的可疑浸润性腺癌与原位腺癌，锥切应为成一个窄长锥形，延伸至子宫颈内口以避免遗漏子宫颈管病变；⑥推荐在锥顶上方的子宫颈管单独取样以评估残端是否切尽。

不保留生育功能手术，推荐采用Querleu-Morrow（QM）分型（表33-4-1），该分型包括筋膜外子宫切除术（A型）、改良根治性子宫切除术（B型）、根治性子宫切除术（C型）和超根治性子宫切除术（D型）。C型手术又分为保留膀胱神经（C1型）和不保留膀胱神经（C2型），根治性子宫切除术的术式推荐经腹开放性手术，可采用QM分型，也可采用Piver分型（见表33-4-2）。Piver分型的手术分型特点为明确子宫动脉结扎的部位，主韧带切除的宽带，阴道切除的长度及淋巴结切除范围。两种分型均被广泛用于临床，CC手术记录应写明采用的术式及分型及术式分级，便于资料统计分析。

盆腔廓清术包括前盆腔廓清术、后盆腔廓清术和全盆腔廓清术。常用于放疗后盆腔中心性复发或宫颈病灶持续存在，可选择在放疗结束1~3个月进行。手术前需充分全面评估，除外远处转移，评估手术风险、患者生存获益和术后并发症处理。

关于盆腔淋巴结的处理，根据病期可选择双侧盆腔淋巴结切除+/-腹主动脉旁切除或前哨淋巴结显影切除术。

姑息性手术主要用于有肿瘤并发症的患者（如大出血、梗阻、肠瘘、尿瘘等），主要手术方式包括肠造瘘、输尿管支架置入，膀胱造瘘、输尿管膀胱种植等。

表 33-4-1 Querleu-Morrow（QM）分型

QM分型	术式
A型	有限的根治性子宫切除术，在输尿管和子宫颈之间切断侧方子宫旁组织，腹侧和背侧子宫旁组织贴近子宫切除，约切除5mm，切除阴道<10mm。适用于：①病灶<20mm、盆腔淋巴结阴性、无深肌层侵犯、无脉管受侵的低危的ⅠB1期子CC；②个别放化疗结束后的晚期子CC
B型	改良式根治性子宫切除术，在输尿管隧道处切断侧方子宫旁组织，不切除下腹下神经，在子宫直肠反折腹膜处切除背侧子宫旁组织，切除部分腹侧子宫旁组织。在子宫颈或肿瘤下方10mm处切除阴道，也称B1型手术；B2型手术是B1+子宫颈旁淋巴结切除
C型	经典的根治性子宫切除术，于髂内血管内侧切除侧方子宫旁组织；近直肠水平切断骶韧带、近膀胱水平切断膀胱子宫颈韧带、膀胱阴道韧带，完全游离输尿管，根据阴道受侵的范围调整阴道切除的长度。适用于深肌层受侵的ⅠB1期、ⅠB2~ⅡA期或偏早的ⅡB期CC
C1型	保留神经的根治性子宫切除术，分离出背侧的自主神经后切除背侧子宫旁组织；暴露下腹下神经丛，在切除侧方子宫旁组织时仅切除盆丛的子宫支；膀胱阴道韧带内的盆丛的膀胱支予以保留，故只切除腹侧子宫旁组织的内侧，暴露输尿管下方的下腹神经，保留膀胱支
C2型	不保留自主神经的根治性子宫切除术，在直肠侧方切断下腹下神经丛、骶内脏神经；分离出尿管后，近膀胱壁处切除腹侧子宫旁组织（膀胱阴道韧带），不保留下腹神经丛里的膀胱支；切除侧方子宫旁组织时沿着髂内血管的内侧至盆壁。在骶骨水平切除背侧子宫旁组织。该型仅适用于因解剖原因不能保留盆腔自主神经者
D型	侧盆扩大切除术，D1型近盆壁切除所有的子宫旁组织，包括下腹、闭孔血管。可适用于ⅡB期子CC；D2型即盆腔脏器廓清术（LEER术），范围包括D1+临近的筋膜/肌肉组织。适用于侧方复发的肿瘤

表 33-4-2 Piver分型

Piver分型	子宫动脉	主韧带	宫骶韧带	阴道	淋巴结	适应证
Ⅰ型	子宫颈筋膜外侧	子宫颈筋膜外侧	子宫颈筋膜外侧	子宫颈筋膜外侧	不切除	ⅠA1期
Ⅱ型	与输尿管交汇处结扎	从中间切断	靠近子宫切断	切除上1/3	选择性切除肿大的淋巴结	ⅠA2期
Ⅲ型	髂内动脉起始部结扎	全部切除	近骶骨处切断	切除上1/2	常规行盆腔淋巴结清扫术	ⅠB1期
Ⅳ型	必要时于盆壁结扎髂内动脉	全部切除	近骶骨处切断	切除3/4	常规行盆腔淋巴结清扫术	中央型复发
Ⅴ型	结扎髂内动脉	全部切除	近骶骨处切断	切除3/4	常规行盆腔淋巴结清扫术	中央型复发累及远端输尿管或膀胱

2 前哨淋巴结（Sentinel lymph nodes，SLN）显影及前哨淋巴结切除

推荐在早期CC病例中应用，前哨淋巴结显影推荐用于经选择的临床影像分期为Ⅰ期CC。可避免部分病例的系统性盆腔淋巴结切除术。前哨淋巴结显影在肿瘤直径<2.0cm时阳性检测率和显影效果最好。具体操作步骤：在子宫颈3和9点或3、6、9、12点位置注射染料或放射性胶体^{99m}Tc。注射染料采用肉眼观察有色染料，注

射^{99m}Tc采用γ探测器，吲哚菁绿（ICG）采用荧光摄像。病理需对SLN行超声分期，可提高微小转移检出率。ICG能识别出比蓝色染料更多SLN。

第二节　放疗

各期CC都适合放疗，包括各种病理学类型，对患有内科疾病不能耐受手术的CIN Ⅲ也可选择单纯腔内放疗。但对年轻早期CC患者，考虑对卵巢和阴道功能的保护，可采用手术治疗或放疗前卵巢移位后的盆腔放疗技术，移位卵巢位置应予以标记。

1　放疗一般原则

CC放疗包括远距离体外照射和近距离腔内或插植放疗，两者针对的肿瘤靶区不同，对CC治疗的作用也不同，外照射主要针对CC癌原发灶和盆腔蔓延及淋巴转移区域，近距离放疗主要照射CC的原发病灶区域。放疗应有足够剂量以保证疗效，同时也需最大限度保护邻近正常组织，减少放疗并发症，提高生存质量。

根据患者一般状况、肿瘤范围（分期）及治疗单位放疗设备条件、患者意愿选择放疗方式。

体外放疗可选择前后二野传统照射技术，或精确放疗技术如三维适形放疗（3D-CRT）、适型调强放疗（IMRT）、容积调强放疗（VMAT）、螺旋断层放疗（TOMO）等。腔内照射可选择二维、三维，有条件可选四维技术，外照射不能取代腔内放疗在CC根治性放疗中的作用。

CC的放疗剂量根据分期不同有所差别，A点总剂量为盆腔体外照射联合腔内放疗换算后总的生物等效剂量，对早期（ⅠA期及病灶小于1.0cm的ⅠB1期）子宫颈局部肿瘤小的患者，也可单独接受腔内放疗，特别是对外照射放疗（EBRT）有相对禁忌证者。A点常予60~65Gy的等效剂量。EBRT与腔内近距离放疗（ICRT）联合方案也是这类患者的一种选择。局部肿瘤大或晚期患者A点总剂量≥85Gy［常规2Gy分次放射的生物等效剂量（EQD2）］。

治疗剂量应根据治疗过程中的患者症状、盆腔检查及影像学检查等获得的肿瘤变化及时调整，采用个体化放疗方案。根治性放疗尽量在8周内完成。无化疗禁忌者，放疗过程中需接受铂类药物为基础的同步化疗。

2　体外照射

体外照射主要针对CC原发灶和盆腔蔓延及淋巴转移区域，要求在5~6周内完成，尽量避免放疗时间延长。强调不能以任何体外照射方式替代腔内放疗。CC放疗靶区的设定应根据妇科检查情况和影像学检查（如CT、MRI、PET/CT）确认，应包括子宫体、宫颈、宫旁和上1/3阴道（或距阴道受侵最低点下2.0cm，ⅢA期包括全部阴道）以及盆腔淋巴引流区，如闭孔、髂内、髂外、髂总、骶前；如果腹股沟区淋巴结、腹主动脉旁淋巴结有转移，也应包括在照射野内。照射野设定采用X线模拟定位机或CT、MRI模拟定位机定位。

（1）盆腔等中心照射：包括下腹及盆腔，设前后野等中心垂直照射。上界在L4~L5间隙，下界在闭孔下缘或肿瘤下界以下至少2.0cm，侧界在真骨盆最宽处向外1.5-2.0cm，同时，应用铅块[有条件者用多叶光栅技术（MLC）]遮挡正常器官，减少危及器官受量。每次盆腔中平面处方剂量为1.8~2.0Gy，每周4~5次。盆腔等中心照射可分两阶段完成，第1阶段为全盆腔等中心照射，DT量为20~30Gy，2~3周完成；第2阶段建议行影像学复查，可根据情况重新定位，中间遮挡照射，全盆腔中间遮挡4.0cm×（8.0~12.0）cm，以降低危及器官膀胱和直肠的受量，给后装治疗提供剂量空间，DT量为20~25Gy（EQD2），2~3周完成。

（2）四野箱式照射：即盆腔前后两野照射加两个侧野照射，主要适于特别肥胖者以增加子宫旁或淋巴引流区的剂量。上界在L4~L5间隙，下界在闭孔下缘或肿瘤下界以下至少2.0cm，侧界在真骨盆最宽处向外1.5~2.0cm。两侧野前缘达耻骨联合（包括髂外淋巴引流区），后缘在S2-S3骶椎交界水平（包括骶前淋巴引流区），如子宫颈原发灶大，宫骶韧带受累，后缘可达S3-S4骶椎水平，应用铅块或MLC技术遮挡正常器官。每天四野同时照射，一般给予B点DT量为45~50Gy（EQD2），4~5周完成。

（3）腹主动脉旁野（延伸野）照射：髂总或主动脉旁淋巴结转移时需延伸野照射，照射野宽度一般为6.0~8.0cm，长度据淋巴结转移范围予个体化设计。建议DT量为40~45Gy，4~5周，每天1次，1.8~2.0Gy，照射时注意保护肾脏和脊髓。对腹主动脉旁淋巴引流区，建议采用适形或调强精确放疗技术。

根据所用放疗技术、照射野数及医疗机构设备、防护条件而选择射线。射线能量越高，穿透能力越强，需要防护条件越高，前后二野照射可选择10~15MV X射线，多野照射可选择6~10MV X射线。

精确放疗技术实施均基于靶区精确定位，包括靶区准确定义、针对治疗中靶区变化和器官移动的应对、摆位及质量控制，其中合理靶区勾画是治疗成败的关键，也直接影响放疗并发症的发生。建议行MRI或PET/CT以保证照射靶区覆盖受侵子宫旁及转移淋巴结组织，同时最大限度保护直肠、小肠、膀胱等危及器官。CC的靶区包括大体肿瘤区（GTV）、临床靶区（CTV）和计划靶区（PTV）。确定PTV是确保临床靶区得到规定治疗剂量。PTV应包括CTV、照射中器官运动和由于日常摆位、治疗中靶位置和靶体积变化等因素引起的扩大照射范围。CC体外照射由CTV外放一定距离形成PTV，目前无统一标准。盆腔原发肿瘤区对未行子宫切除者包括肿瘤、全子宫

（宫颈+宫体）、部分阴道、子宫旁或阴道旁软组织；对已行子宫切除者包括残存肿瘤、阴道残端、上段阴道（3.0~4.0cm）、阴道旁或瘤床软组织。淋巴引流区包括闭孔、髂内、髂外、髂总±腹主动脉旁淋巴结引流区。对影像学诊断子宫颈间质受侵的患者，应包括骶前淋巴引流区；如髂总淋巴结、腹主动脉旁淋巴结有转移则需行腹主动脉旁淋巴引流区照射，其靶区上界要求达肾血管水平；如转移淋巴结超过肾血管水平，则根据受侵淋巴结范围决定上界；肿瘤侵及阴道下1/3时，靶区需包括全阴道及双腹股沟淋巴引流区。

需要特别指出的是，应建立考虑膀胱体积变化的内靶区（ITV），若在制订计划时发现直肠过度扩张，应考虑再次行CT、MRI模拟定位。处方剂量：外照射处方剂量约45~50Gy（高级别，对转移淋巴结可采用同步加量照射或后程加量，根据转移淋巴结大小，增加剂量10~15Gy，总剂量可达55~65Gy。加量照射时需保护临近正常组织。

3 近距离放疗

主要照射CC的原发区域，在CC治疗中占重要地位。据情选择传统二维后装或图像引导的三维后装治疗。

3.1 二维近距离治疗

治疗剂量换算与原则：剂量率按ICRU89号报告分为三个级别，低剂量率（<1Gy/小时，Low Dose Rate，LDR）、中剂量率（1~12Gy/小时，Middle Dose Rate，MDR）和高剂量率（>12Gy/h，High Dose Rate，HDR），目前，国内多使用HDR后装治疗机。A点剂量以传统剂量分割及HDR近距离治疗为依据，对近距离放疗，设定为一个4~7Gy/h HDR。近距离放疗应依据线性二次方程的HDR剂量转换为生物学上等效的LDR剂量换算，即转化成相当于常规2Gy分次放射“等效生物剂量（equivalent dose in 2Gy/f，EQD2）”的A点剂量。如30Gy HDR的A点剂量被分割为5次照射，等同于用EQD2的A点40Gy剂量（剂量率换算参考第4版《肿瘤放射治疗学》）。近距离照射剂量应与体外照射剂量统筹考虑，近距离一般予高剂量率A点总剂量20~42Gy，联合体外照射总剂量（EQD2）大于75Gy，每次5~7Gy，每周1次，腔内后装治疗当天不行体外照射，若体外放射治疗结束可一周给予两次治疗。体外照射联合腔内治疗A点的EQD2因期别而异，ⅠA2期应达75~80Gy（EQD2），ⅠB1、ⅠB2和ⅡA1期达80~85Gy，ⅠB3、ⅡA2和ⅡB-ⅣA期≥85Gy（EQD2），采用不同剂量率后装机治疗时，应行生物剂量转换（腔内剂量以体外常规分割等效生物剂量换算），同时注意对膀胱及直肠剂量的监测，避免膀胱及直肠过高受量。直肠、膀胱剂量限制在处方剂量的60%~70%以下，最高不能>80%。

近距离治疗时机常在外照射的中后程加入，预估肿瘤病灶处于二维剂量曲线包绕范围内，若宫颈病灶较小可与体外放疗同步开始，避免后期宫颈萎缩置管困难及正常组织受量过高。总的放疗疗程尽量控制在7周内，最好不要超过8周。

3.2　三维后装治疗

CC近距离治疗采用图像引导的三维治疗计划有明显优势，可提高局控率、肿瘤特异性生存率和总生存率。采用CT或MRI定位，扫描范围从髂前上嵴（或子宫底上3.0cm）至坐骨结节下缘，层厚3mm。对无法行MRI定位的单位，可行CT扫描定位，但需参照定位前MRI扫描图像。靶区、危及器官（organ at risk，OAR）勾画，参考ICRU89号报告和IBS-GEC ESTRO-ABS联合推荐的基于CT定位近距离靶区勾画指南：以MRI-T2加权像上的高信号及灰色信号加上妇科查体病灶确定为GTV。CTV分3类：肿瘤高危临床靶区（CTV-THR），包括整个子宫颈和后装治疗时残留的可见肿瘤及查体和MRI确定的残留病变组织。肿瘤中危临床靶区（CTV-TIR），包括GTV-Tinit的范围映射在近距离治疗时影像上的区域，及CTV-THR基础上外扩的总和。肿瘤低危临床靶区（CTV-TLR）代表来自原发肿瘤潜在的连续或非连续的具有临床上病灶扩散的危险区域。建议以D90、D100评估CTV-THR和CTV-TIR剂量，以V150、V200评估高剂量体积；以D1cc、D2cc评估OAR的耐受剂量。A点剂量仍需报告，作为评价靶区剂量的参考。以CTV-THR确定处方剂量，至少达到80Gy，对瘤体大或退缩不佳病灶，应≥87Gy。OAR限定剂量为：直肠2cc≤65~75Gy；乙状结肠2cc≤70~75Gy；膀胱2cc≤80~90Gy。当腔内近距离治疗无法满足上述剂量时，可考虑联合组织间插植放疗。

3.3　特殊情况后装治疗

对子宫切除术后患者（尤其是阴道切缘阳性或肿瘤近切缘者），可采用阴道柱状施源器、多通道阴道施源器或插置针等施源器提供适形剂量，作为体外放疗的补充。以阴道黏膜表面或阴道黏膜下5mm处为参照点，高剂量率^{192}Ir剂量为20~24Gy（EQD2）。对子宫颈外生型大肿瘤，特别是出血较多者，体外放疗前可先给予后装治疗消瘤止血，肿瘤表面出血多采用阴道施源器，以源旁1cm为参考点，一次性给予10~12Gy。

4　危及器官（Organ at Risk，OAR）的耐受剂量

CC放疗邻近器官的耐受剂量：CC放疗的OAR包括膀胱、直肠、结肠、骨髓、皮肤、小肠、输尿管等，一般用TD5/5表示最小放射耐受量，表示在治疗后5年内，预计严重并发症发生率不超过5%。危及器官（正常组织）的限定剂量：直肠D2cc≤65~75Gy；乙状结肠D2cc≤70~75Gy；膀胱D2cc≤80~90Gy。如果达不到这些参数要求，应该考虑使用组织间插植技术作为补充。

5 根治性放疗时间控制

CC放疗包含体外照射和腔内照射，总时间应控制在7~8周内。

6 术后放疗

CC术后放疗包括CC根治术后补充放疗和单纯性全子宫切除术后意外发现的CC的放疗。由于术后肠管活动度变差，易致肠道局部受量过大，推荐调强放疗等立体照射技术，盆腔剂量45~50Gy，建议术后8周内完成。放射野可根据术后病理学检查结果来确定。有髂总或腹主动脉旁淋巴结转移者，腹主动脉旁淋巴引流区也应给予（50±5）Gy的照射剂量，阴道切缘阳性或近切缘者，应增加后装近距离治疗，推荐柱状施源器阴道黏膜下0.5cm 5.5Gy×2 次，或阴道黏膜面6.0Gy×3 次。

第三节 系统治疗

CC化疗以顺铂为基础联合化疗或单用顺铂化疗为主。目前主要适于同步放化疗、姑息化疗和新辅助化疗。EBRT（Extemal Beam Radiotherapy，EBRT）联合含铂化疗即同步放化疗（Concurrent Radiochemotherapy，CRT），使用顺铂作为单一药物（如果顺铂不耐受，则使用卡铂）。帕博利珠单抗可与CRT联合使用，仅适用于FIGO 2014 Ⅲ期-ⅣA宫颈癌患者。新辅助化疗主要用于保留生育功能的术前辅助治疗的临床研究，缺乏放疗设备地区的ⅠB3或ⅡA2期，即肿瘤直径≥4.0cm的局部晚期CC术前化疗，一般2~3个疗程。局部晚期CC新辅助化疗后不能改善CC的预后，术后病理学危险因素易被掩盖，原则上不推荐使用。晚期及复发性CC全身治疗初始化疗，首选含铂类药物联合化疗+贝伐珠单抗的联合方案，如顺铂/卡铂+紫杉醇/紫杉醇酯质体+贝伐珠单抗，也可选择顺铂+紫杉醇/紫杉醇酯质体、拓扑替康+紫杉醇/紫杉醇酯质体等联合化疗方案。针对PD-L1阳性患者可以在化疗的基础上添加帕博利珠单抗治疗。推荐参加临床试验。化疗期间或化疗后疾病进展的患者，①对于PD-L1阳性或MSI-H/dMMR患者首选免疫单药治疗，包括帕博利珠单抗，赛帕利单抗；帕博利珠单抗也可用于无法切除或转移性的高肿瘤突变负荷（TMB-H）肿瘤；卡度尼利单抗、索卡佐利单抗可用于CC患者的后线治疗；②NTRK基因阳性肿瘤可以选择拉罗替尼、恩曲替尼靶向治疗。③HER2阳性（IHC 3+或2+）患者可以选择德曲妥珠单抗；④维替索妥尤单抗（TF-ADC）；⑤推荐参加临床试验。

第五章

各期CC治疗选择

本节CC的手术治疗，均为不保留生育功能的方案，如果需要保留生育功能请参见CC保留生育功能章节。

1 ⅠA1、ⅠA2期、ⅠB1符合ConCerv标准

（1）经锥切确诊ⅠA1期不伴淋巴脉管间隙浸润：若切缘阴性，不耐受或不接受手术者可观察，可手术者行筋膜外子宫切除；若切缘阳性，可手术者推荐再次锥切以更好评估浸润深度以排除ⅠA2/ⅠB1期病变。不再次锥切者，若阳性切缘为不典型增生者行筋膜外子宫切除，阳性切缘为癌者行改良（B型）子宫切除术+盆腔淋巴结切除术（推荐SLN示踪）。不耐受或不接受手术者行腔内后装放疗±体外放疗，治疗流程见图33-5-1。

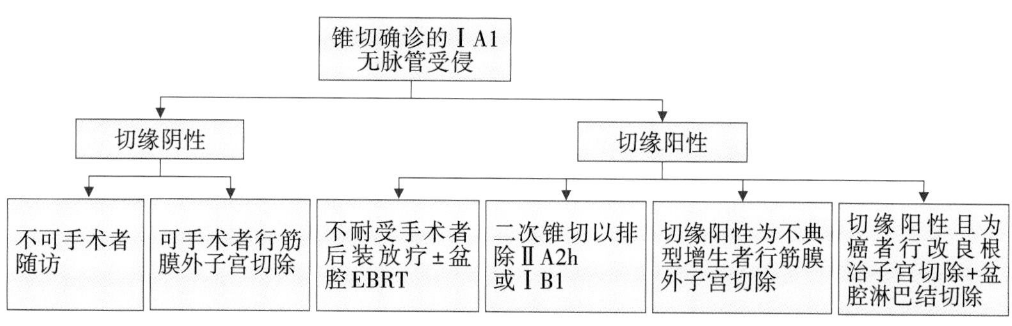

图33-5-1 ⅠA1期无脉管受侵CC治疗流程图

（2）经锥切确诊ⅠA2-ⅠB1期符合低危宫颈癌ConCerv标准：行筋膜外子宫切除+盆腔淋巴结切除（或SLN示踪），治疗流程见图33-5-2。ConCerv标准需符合以下条件：①无淋巴脉管间隙浸润；②切缘阴性；③任何级别的鳞癌或者G1-G2腺癌；④肿瘤直径≤2cm；⑤浸润深度≤10mm；⑥影像学检查无转移。

保守性手术尚有争议，对符合低危宫颈癌标准的非保留生育功能患者，ⅠA1伴淋巴脉管间隙浸润和ⅠA2期也可选择改良根治性（B型）子宫切除加盆腔淋巴结切除术（或SLN），IB1也可以选择根治性子宫切除术加盆腔淋巴结切除术（或SLN）。

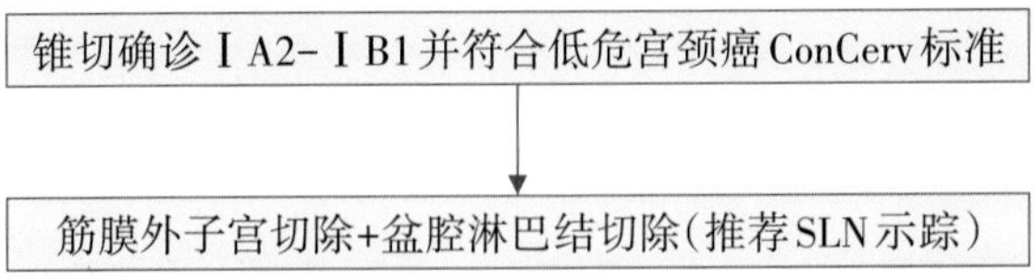

锥切确诊ⅠA2-ⅠB1并符合低危宫颈癌ConCerv标准

↓

筋膜外子宫切除+盆腔淋巴结切除(推荐SLN示踪)

图33-5-2　IA2-IB1期符合低危宫颈癌ConCerv标准治疗流程图

(3) ⅠA1、ⅠA2期伴淋巴脉管间隙浸润：可手术者行改良根治性（B型）子宫切除+盆腔淋巴结切除（推荐SLN示踪）。不耐受手术或不接受手术可选择体外照射+近距离治疗。对于ⅠA2期合并脉管瘤栓患者，可考虑增加铂类为基础的同步化疗（优选顺铂单药周疗，不能耐受者选择卡铂周疗），治疗流程见图33-5-3。

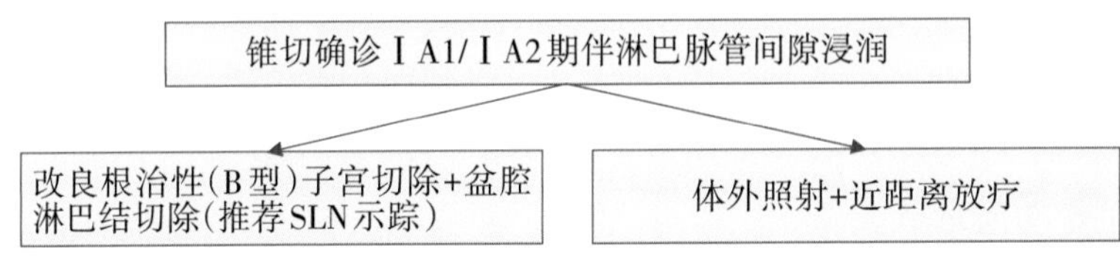

图33-5-3　ⅠA1、ⅠA2期伴脉管受侵治疗流程图

2　ⅠB1（不符合ConCerv标准）、ⅠB2及ⅡA1期

推荐根治性（C型）子宫切除术+盆腔淋巴结切除±腹主动脉旁淋巴结切除，可考虑行SLN显影。如双侧卵巢正常，45岁前可保留双侧卵巢。根治性子宫切除术的标准术式是开腹手术，对于病灶≤2cm，特别是锥切术后，可采用免举宫等无瘤原则下微创手术治疗。有手术禁忌证或拒绝手术者，可行盆腔外照射+阴道近距离放疗±含铂药物的同期化疗（优选顺铂单药周疗，不能耐受者选择卡铂周疗），治疗流程见图33-5-4。

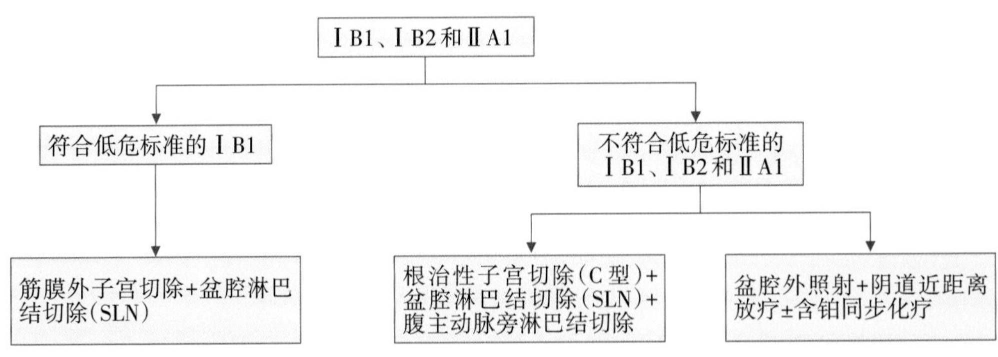

图33-5-4　ⅠB1、ⅠB2　及ⅡA1　期CC治疗流程图

3　ⅠB3和ⅡA2期

依次可选择：

(1) 盆腔外照射+近距离治疗+含铂方案的同步化疗（首选）。

(2) 根治性（C型）子宫切除术+盆腔淋巴结切除±主动脉旁淋巴结切除。

（3）盆腔外照射+含铂方案的同步化疗+近距离治疗+选择性子宫切除术（根治性放疗后子宫颈病灶残存或不能后装放疗者）。

新辅助化疗能否用于局部晚期宫颈癌目前仍有争议，近年来关于PD-L1阳性患者新辅助化疗+免疫治疗后根治性手术以及紫杉醇联合卡铂诱导化疗后进行CCRT等研究都取得了较好的临床效果，但还需要更多的循证医学证据和患者长期生存的数据有望成为局部晚期患者的个体化的治疗选择，鼓励参加临床试验。

ⅠB3、ⅡA2期CC治疗流程见图33-5-5。

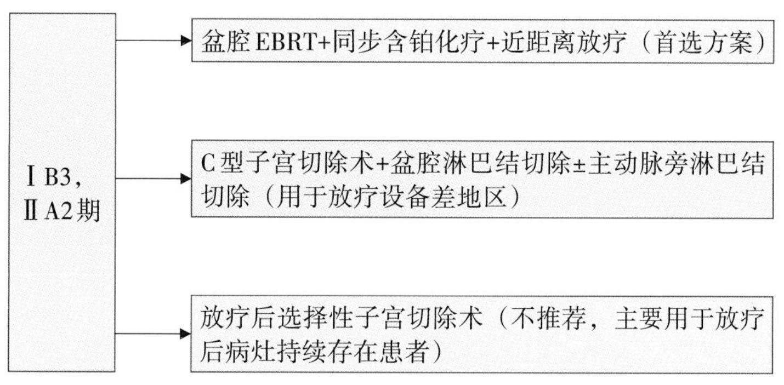

图33-5-5　ⅠB3和ⅡA2期CC治疗流程图

4　ⅢCr期

影像检查发现盆腔淋巴结阳性，腹主动脉旁淋巴结阴性，推荐行盆腔放疗加含铂同步化疗+腔内后装放疗±后腹膜延伸野放疗（髂总淋巴结阳性者）。可选择腹主动脉旁淋巴结切除手术分期，若病理提示腹主动脉旁淋巴结阳性，则行盆腔加延伸野腹主动脉旁放疗加含铂同步化疗加腔内后装放疗；若腹主动脉旁淋巴结阴性，则行盆腔放疗加含铂同步化疗加腔内后装放疗，治疗流程见图33-5-6。

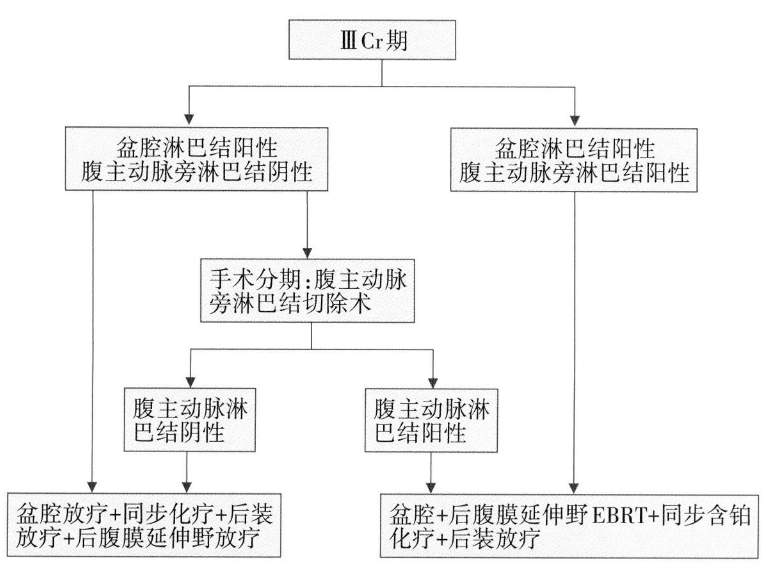

图33-5-6　ⅢCr期CC治疗流程图

5 ⅡB~ⅣA期

首选同步放化疗，同步化疗方案首先推荐顺铂单药周疗，不能耐受者推荐卡铂，放疗包括体外放疗+腔内后装放疗，放疗原则和方案详见宫颈癌放疗章节。可选择手术分期根据淋巴结转移范围确定体外放疗范围。对FIGO 2014 Ⅲ-ⅣA期宫颈癌患者，帕博利珠单抗加入根治性放化疗时可以提高疗效。

6 ⅣB期

适合局部治疗的患者，可考虑局部治疗加系统性治疗。局部治疗方案包括：局部切除±个体化放疗，或局部消融治疗±个体化放疗，或个体化放疗±含铂同步化疗，也可考虑整合治疗，对转移灶行个体化治疗，加强对症、营养、止痛治疗，以控制病情进展，改善生存质量。

全身广泛转移者，应予全身系统性治疗及最佳支持治疗，鼓励参加临床试验，通常需要参加MDT讨论后制定治疗方案。

7 根治术后辅助治疗

CC根治术后应根据病理学高危/中危因素选择放疗或同步放化疗。术后辅助放疗尽量在术后6周内开始。CC根治术后，序贯化放疗较同步放化疗及单纯放疗能延长PFS，序贯化放疗较单纯放疗降低死亡风险。对于我国放疗资源紧张地区可以选择该方案或用于临床研究。

7.1 术后病理学检查结果显示存在高危因素

CC根治术后存在淋巴结阳性、切缘阳性或子宫旁阳性任一个高危因素均需补充放疗+铂类同步化疗（高级别证据推荐）±阴道近距离放疗，无髂总或腹主动脉旁淋巴结转移，仅行盆腔照射；髂总、腹主动脉旁淋巴结转移，照射需包括盆腔及腹主动脉旁淋巴引流区，如有腹主动脉旁淋巴结转移者，还需进一步明确有无其他部位的远处转移。

7.2 术后病理学检查结果显示存在中危因素

病理类型为鳞状细胞癌，可参考FIGO指南推荐具有以下2个中危因素及以上补充术后单纯放疗（肿瘤直径≥4cm、淋巴脉管浸润、宫颈深肌层浸润）。鳞癌也可参考Sedlis标准决定是否行辅助放疗，见表33-5-1。病理类型为腺癌或腺鳞癌患者可参照“四因素模式”：肿瘤≥3.0cm、浸润子宫颈外1/3、间质脉管间隙见癌栓、腺癌/腺鳞癌，有以上4个中危因素中的2个以上，应当辅助放疗。另外病灶近切缘也应当考虑辅助放疗。存在中危因素CC患者在术后辅助放疗时是否需要同步化疗目前尚不明确，需待进一步临床研究。

表 33-5-1　Sedlis 标准

淋巴脉管间质浸润（LVSI）	宫颈间质浸润	肿瘤大小（cm）
+	深 1/3	任意肿瘤大小
+	中 1/3	≥2
+	浅 1/3	≥5
−	中或深 1/3	≥4

第六章

复发宫颈癌的治疗

复发性CC根据复发部位可分为盆腔内复发和盆腔外复发，其中盆腔内复发又分为中心性复发和非中心性复发。该分类对于复发性子宫颈癌的病情评估和治疗方案选择具有重要指导意义。推荐复发性CC行多学科联合会诊讨论制定治疗方案。

第一节 盆腔局部复发的治疗

1 中心型复发的治疗

对于单纯中心性复发（未累及盆壁或淋巴结）患者，治疗方案取决于既往治疗情况。如患者既往曾接受根治性放疗、病灶孤立可完全切除，首选盆腔脏器廓清术（pelvic exenteration，PE）。对于既往有放疗史，也可行根治性子宫切除术，或选择以根治为目的的图像引导三维近距离治疗（image-guided adaptive brachytherapy，IGA-BT）。对于根治术后中心性复发患者，既往无放疗史者首选外照射放疗（external beam radiotherapy，EBRT）+近距离治疗（brachytherapy，BT）推量，可同步顺铂为基础的增敏化疗。如果评估可行，也可选择局部手术切除。

对放射野内复发再程放疗应考虑首程放疗的部位、剂量、分割方式、治疗技术、不良反应程度和持续时间、2次放疗射野重叠情况、2次放疗间OAR变化情况、再程放疗靶区位置和大小、2次放疗时间间隔等多种因素。

2 非中心型复发的治疗

非中心性复发治疗：①针对肿瘤局部放射治疗，化疗+免疫治疗；②切除肿瘤±术中放疗，全身系统治疗；③以铂类药物为基础的联合化疗+免疫治疗±贝伐珠单抗；④PD-1/PD-L1单抗（单用或联合化疗±贝伐珠单抗）；⑤支持治疗；⑥参加临床试验。

第二节 远处转移复发的治疗

盆腔外复发或转移患者，应根据复发或转移病灶范围决定个体化的综合治疗方案。如病灶较为局限，或转移部位局限腹主动脉旁、纵隔、颈部、腹股沟淋巴结或远处寡转移，预后相对较好，可考虑行局部靶病灶切除或根治量放疗，辅以全身系统治疗。患者合并全身多处转移，且身体状况较好的患者，应以全身系统治疗为主，酌情行姑息放疗或手术等局部治疗、粒子植入治疗等，并鼓励患者参加临床试验。而对于身体状况较差的患者，最佳支持治疗并酌情采用姑息放疗可能是较为合适的治疗方案。

对晚期/复发转移性患者应考虑行肿瘤组织免疫组化检测程序性死亡配体1（programmeddeathligand1，PD－L1）表达、MMR蛋白缺失（MLH1、MSH2、MSH6、PSM2），必要时行高通量测序技术（NGS）检测微卫星不稳定性（microsatelliteinstability，MSI）、肿瘤突变负荷（tumor mutation burden，TMB）及相关药物靶点等以指导免疫检查点抑制剂及相应靶向治疗。对PD-L1表达阳性患者，推荐帕博利珠单抗+紫杉醇/铂类±贝伐珠单抗；对于PDL1阴性或不适合使用免疫检查点抑制剂治疗的患者，推荐紫杉醇/铂类+贝伐珠单抗；其他推荐包括紫杉醇/铂类化疗、紫杉醇/拓扑替康+贝伐珠单抗等。对于PD-L1阳性、MSI-H/dMMR、TMB-H的患者，可考虑行免疫检查点抑制剂治疗；化疗可使用白蛋白结合型紫杉醇、多西他赛、5-FU、吉西他滨、拓扑替康等；其他药物包括替索单抗、纳武利尤单抗、恩曲替尼、德曲妥珠单抗等，具体见表33-6-1。

表 33-6-1　复发或转移性宫颈癌的系统治疗（鳞状细胞癌、腺癌或腺鳞癌）

一线治疗	二线或后续治疗
首选方案 ·PD-L1-阳性肿瘤 ·帕博利珠单抗+顺铂/紫杉醇±贝伐珠单抗（1类） ·帕博利珠单抗+卡铂/紫杉醇±贝伐珠单抗（1类） ·顺铂/紫杉醇/贝伐珠单抗（1类） ·卡铂/紫杉醇/贝伐珠单抗 ·阿替利珠单抗联合含铂化疗+贝伐珠单抗（2A类） 其他推荐方案 ·顺铂/紫杉醇（1类） ·卡铂/紫杉醇（对于之前接受过顺铂治疗的患者为1类推荐） ·托泊替康/紫杉醇/贝伐珠单抗（1类） ·托泊替康/紫杉醇 ·顺铂/托泊替康 ·顺铂· ·卡铂	首选方案 ·帕博利珠单抗适用于TMB-H肿瘤或PD-L1-阳性或MSI-H/dMMR肿瘤 替雷利珠单抗、恩沃利单抗、普特利单适用于MSI-H/dMMR肿瘤 西米普利单抗\卡度尼利单抗\恩朗苏拜单抗（PD-L1-阳性）\赛帕利单抗治疗（PD-L1-阳性）\索卡佐利单抗 ·替索单抗 其他推荐方案 ·贝伐珠单抗 ·紫杉醇 ·白蛋白结合型紫杉醇 ·多西他赛 ·氟尿嘧啶 ·吉西他滨 ·培美曲塞二钠 ·托泊替康 ·长春瑞滨 ·伊立替康 某些情况下有用 ·PD-L1-阳性肿瘤 纳武利尤单抗 ·HER2-阳性肿瘤（IHC 3+或2+） 德曲妥珠单抗 ·RET 基因融合-阳性肿瘤 塞普替尼

第七章

特定情况与特殊类型CC治疗

第一节 CC保留生育功能治疗

1 保留生育功能适应证

（1）宫颈鳞癌、腺癌或腺鳞癌。

（2）病灶最大径≤2cm。

（3）有生育意愿及无生殖功能障碍。

（4）充分评估病灶位置及侵犯程度（如无宫颈内口和阴道侵犯）。

（5）不推荐神经内分泌癌、胃型腺癌等病理类型保留生育功能。

（6）年龄≤45岁。

2 ⅠA1 期保留生育功能治疗

无淋巴脉管间隙浸润，可采用子宫颈锥切术，切缘至少达1mm阴性，切缘阴性是指无浸润性病变或高级别鳞状上皮内病变。如切缘阳性，推荐再次锥切或行根治性子宫颈切除术。推荐冷刀锥切，切除深度至少为10mm。如能达足够切缘，也可以用LEEP术。应尽量整块切除，保持标本完整性。切除组织形状和深度需与病灶大小、形状和病变部位相适应。位于子宫颈管的可疑浸润性腺癌与原位腺癌，锥切应设计成一个窄长锥形，延伸至子宫颈内口以避免遗漏子宫颈管病变。推荐在锥顶上方的子宫颈管取样以评估残留病灶。

有淋巴脉管间隙浸润时，首选根治性子宫颈切除术+盆腔淋巴结切除术（或SLN显影），手术先行盆腔淋巴结切除，送快速冷冻切片病检。有淋巴结转移者，可行根治性子宫切除术（保留卵巢）或者放弃手术，改行同步放化疗（卵巢移位）；无淋巴结转移者，首选根治性子宫颈切除术。次选子宫颈锥切+盆腔淋巴结切除（SLN显影），锥切切缘至少有1mm的阴性距离，如切缘阳性，推荐再次锥切或行根治性子宫颈切除术，治疗流程见图33-7-1。

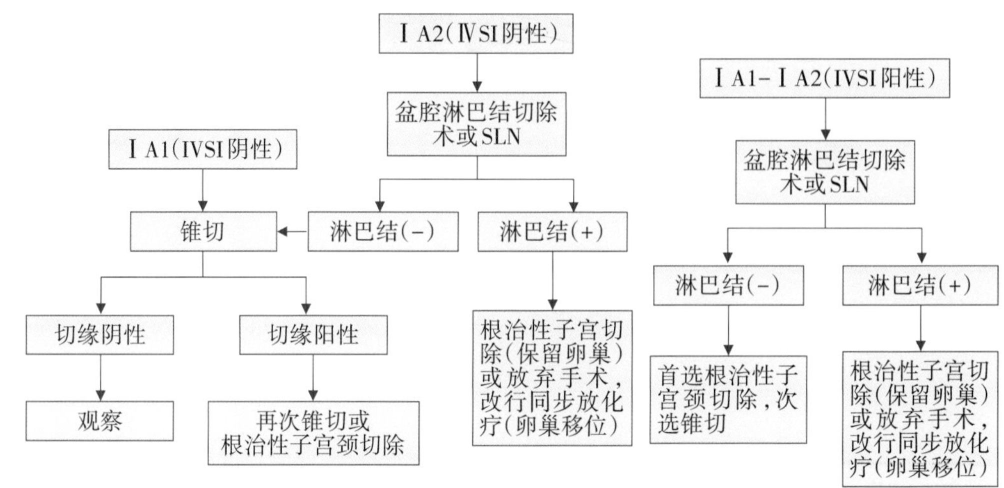

图33-7-1　ⅠA1、ⅠA2期　CC保留生育功能治疗流程

注：LVSI：淋巴血管间隙

3　ⅠA2期保留生育功能治疗

无淋巴脉管间隙浸润，推荐行宫颈锥切术+盆腔淋巴结切除术（或SLN显影），锥切切缘至少有1mm的阴性距离。

有淋巴脉管间隙浸润时，首选根治性子宫颈切除术+盆腔淋巴结切除术（或SLN显影），手术先行盆腔淋巴结切除，送快速冷冻病检。有淋巴结转移者，可行根治性子宫切除术（保留卵巢）或者放弃手术，改行同步放化疗（卵巢移位）；无转移者，行根治性子宫颈切除术。次选子宫颈锥切+盆腔淋巴结切除（或SLN显影），锥切切缘至少有1mm的阴性距离，如切缘阳性，推荐再次锥切或行根治性子宫颈切除术，治疗流程见图33-7-1。

4　ⅠB1、ⅠB2期CC保留生育功能治疗

ⅠB1期符合ConCerv标准：包括无LVSI、锥切边缘阴性、鳞状细胞癌（任何分化程度）或普通型腺癌（仅为1或2级）、肿瘤大小≤2cm、浸润深度≤10mm、影像学未见转移性病灶，推荐行宫颈锥切术+盆腔淋巴结切除术（或SLN显影），锥切切缘至少达1mm的阴性距离。ⅠB1期不符合以上标准者，推荐行根治性子宫颈切除术+盆腔淋巴结切除术±腹主动脉旁淋巴结切除术（或SLN显影）。

ⅠB2期谨慎选择保留生育功能，推荐行经腹根治性子宫颈切除术+盆腔淋巴结切除术±腹主动脉旁淋巴结切除术（或SLN显影）。术中先行盆腔淋巴结切除，送术中

快速冷冻切片病检，若有淋巴结转移，不建议保留生育功能。

第二节 妊娠期CC治疗

1 诊断方法

同非妊娠期CC。

2 治疗前评估

肿瘤评估：组织病理学类型、FIGO分期、影像学检查（推荐MRI）诊断病灶范围及有无淋巴结转移和肿瘤标志物检测。

妊娠评估：胎次、妊娠阶段、胎儿发育情况。

治疗原则：妊娠期CC的管理应首先考虑孕妇的安全兼顾胎儿。治疗方案应与产科医师、患者及亲属充分沟通，整合考虑CC的恶性程度、孕周及胎儿发育情况，严密监测病情发展及产科情况，采取个体化处理原则。充分了解患者及家属对妊娠的期望，在决定治疗方案前，患者及其家属享有充分知情权，结合肿瘤评估结果，选择是否保留胎儿和恰当的治疗方式，获得患者及其家属的知情同意。

3 治疗推荐

按照不同分期和孕期的治疗建议推荐如下：

（1）ⅠA1期LVSI阴性子宫颈癌：任何孕周确诊都可以密切随访，继续妊娠至产后再处理。若妊娠22周前，也可以行宫颈锥切术，宜在14~22周进行，尽量避免进行宫颈管搔刮，术后行预防性宫颈环扎。若妊娠>22周，可延迟治疗至胎儿分娩后再行宫颈锥切术。

（2）ⅠA1期LVSI阳性、ⅠA2~ⅠB1期子宫颈癌：妊娠22周前确诊者，推荐先行腹腔镜盆腔淋巴结切除术±腹主动脉旁淋巴结切除术，淋巴结阴性可继续妊娠并密切随访至分娩后治疗，或者可采用单纯宫颈切除术+宫颈环扎；淋巴结阳性者立即终止妊娠，按非妊娠期子宫颈癌治疗原则治疗肿瘤。妊娠22周后确诊者可以密切随访、继续妊娠待分娩后再手术，或行NACT控制病情；

（3）ⅠB2期：妊娠22周前确诊者，可以选择盆腔淋巴结切除术，如淋巴结阴性则可密切随访或行NACT，对于淋巴结阳性者建议终止妊娠。若妊娠>22周，直接行NACT控制病情至待分娩后再处理。

（4）ⅠB3~ⅣB期子宫颈癌：妊娠20周前确诊者应立即终止妊娠、治疗肿瘤。妊娠20周后确诊者在充分知情后可以选择新辅助化疗控制病情至妊娠终止后治疗肿瘤。

第三节 意外发现CC的术后治疗

1 定义

因良性疾病子宫切除术，术后诊断为CC，或宫颈活检为HSIL，未经锥切确诊直接行子宫切除术，术后发现宫颈浸润癌称为意外发现CC，除ⅠA1期外，绝大部分需要补充术后治疗。

2 处理原则

首先需明确病理学诊断，评估肿瘤扩散范围。其次，行全面检查评估，包括初始手术范围、查体、血生化检查和影像学检查。影像学检查包括盆腹腔CT、肺CT及盆腔MRI，有条件者可行PET/CT检查，MRI对软组织有较高识别度，可判断盆腔有无病灶残留，CT和PET/CT有助于发现淋巴结问题和是否有远处转移，确定临床分期并按分期选择不同的治疗方案。

意外发现CC的患者在术后是否选择二次手术治疗，需考虑手术后病理学检查结果、患者对再次手术的耐受能力和当地医疗水平，做出整合判断。虽然手术+术后放疗对意外发现的CC是可行的，但比同样分期直接根治性子宫切除术预后较差。由于瘢痕、粘连形成和解剖学改变，手术难度增加。第二次手术适用于部分早期年轻患者，有望通过再次手术治愈，手术后无须辅助放疗，可保留卵巢功能和阴道功能，避免放疗不良反应，有助于提高生活质量。对评估术后需补充放疗患者，不推荐手术和放疗方式叠加，建议选择放疗+同步化疗。

3 治疗措施

（1）ⅠA1期、无LVSI，术后可密切随访。

（2）ⅠA2-ⅠB1期符合ConCerv标准，首选补充盆腔淋巴结切除术，也可选择行盆腔放疗+阴道残段近距离放疗±含铂方案同步化疗。

（3）ⅠA1-ⅠA2期合并LVSI、ⅠB1期不符合ConCerv标准：如评估手术切缘阴性、影像学阴性，推荐行盆腔放疗+阴道残段近距离放疗±含铂方案同步化疗；对于初始病灶不符合Sedlis放疗标准，且适合手术的患者，也可选择行根治性子宫旁切除术+阴道上段切除+盆腔淋巴结切除±腹主动脉旁淋巴结切除，再次术后病理学检查阴性，术后随访；再次术后病检提示淋巴结阳性、切缘阳性或子宫旁阳性，则需辅助盆腔放疗±腹主动脉旁淋巴结放疗（腹主动脉旁淋巴结阳性）±个体化阴道残端近距离放疗（阴道切缘阳性）+同步化疗。

（4）对于锥切切缘阳性、有肉眼残存病灶、影像学有阳性病灶或者初始病灶符合Sedlis放疗标准的患者，则推荐辅助盆腔放疗±腹主动脉旁淋巴结放疗（腹主动脉旁淋巴结阳性）±个体化阴道残端近距离放疗（阴道切缘阳性）+同步化疗。

第四节　宫颈神经内分泌癌（NECC）的治疗

宫颈神经内分泌癌是生长在宫颈的神经内分泌肿瘤，其发病率低，占宫颈恶性肿瘤0.5%~1%，宫颈神经内分泌癌分为小细胞癌和大细胞癌，小细胞神经内分泌癌是神经内分泌癌的主要类型，占80%，主要特点为侵袭性强、易发生早期转移、预后较差，对化疗相对敏感。NECC的病理学诊断主要基于形态学改变，同时免疫组化也是诊断的重要依据。

初治评估：胸部/腹部/盆腔的CT+脑部MRI，或颈部/胸部/腹部/盆腔/腹股沟PET/CT+脑部MRI，以排除脑转移。NECC不推荐保留生育功能。

治疗措施：

（1）病灶局限宫颈且≤4cm者首选手术治疗（广泛性子宫切除+盆腔淋巴结清扫±腹主动脉旁淋巴结取样）；>4cm者可以选择同步放化疗，也可选择新辅助化疗后行广泛性子宫切除术，术后辅助放化疗。

（2）局部晚期患者（ⅠB3-ⅣA期）首选同步放化疗+阴道近距离治疗±全身系统化疗，或者新辅助化疗后行同步放化疗+阴道近距离治疗。

（3）ⅣB期以全身系统治疗为主，姑息性局部放疗。

无论首选手术还是放疗，治疗后所有患者均推荐补充全身系统性治疗，化疗和同步放化疗推荐首选使用顺铂+依托泊苷，若不能耐受顺铂，可采用卡铂+依托泊苷。放宽术后补充放疗的指征。对新辅助治疗、术后辅助治疗，以及出现疾病复发或转移的病例，一线推荐首选顺铂+依托泊苷或卡铂+依托泊苷，二线推荐方案与鳞状细胞癌/腺癌/腺鳞癌的推荐治疗一致。

第八章

营养状态评估及治疗

CC患者大多需要经历手术和或放化疗，肿瘤治疗导致的消化道不良反应及肿瘤本身的消耗，均可使患者的营养状况恶化。

1 营养评估

医护人员和/或营养专业人员对患者的营养代谢、机体功能等进行全面检查和评估，以确定营养支持治疗适应证，预见可能的不良反应，制订适宜的营养计划。

2 营养治疗

营养治疗：通过治疗饮食、肠内营养或者肠外营养等，起到预防/治疗营养代谢失衡或营养不良的治疗方法。营养状况的评估分两个步骤：初步筛查和综合评估。建议使用国家卫生行业标准推荐的营养评估技术或工具，首次营养筛查应当在患者入院后24h内完成。目前常用的营养筛查工具包括营养风险筛查2002（nutritional risk screening 2002，NRS 2002），常用的营养评估工具是患者主观整体评估（patient-generated subjective globe assessment，PG-SGA），PG-SGA是专门为肿瘤患者设计的营养状况评估方法，内容包括体重、摄食情况、症状、活动和身体功能、疾病与营养需求的关系、代谢需求、体格检查7个方面，0~1分：目前不需要营养支持，在未来治疗中常规再评估。2~3分：营养师、护士或其他医护人员依据症状调查与实验室检查，对患者及家属进行物治疗指导。4~8分：需要营养师进行营养支持，依据症状调查表与护士或医师联 系。≥9分：急切需要改善不适应证和/或营养支持治疗。

肿瘤患者发生营养不良和代谢紊乱的比例高，影响患者的依从性和抗肿瘤治疗的效果，影响预后。应定期动态评估肿瘤患者的营养状态。对初次筛查未发现营养风险的患者，建议住院期间每周筛查；对初次筛查发现伴有严重营养风险或严重营养不良的患者，NRS2002评分≥5分，PG-SGA定性C级和/或定量≥9分，建议每周评估，直至营养状态改善。

3 围术期营养治疗

营养管理包括避免术前长时间禁食、术前进食液体和碳水化合物，术后第一天尽早经口饮食和正确的液体管理，术前和术后应接受营养筛查和评估。

围手术期营养治疗的目标：①预防、治疗分 解代谢和营养不良；②维持围手术期的营养状态（纠正术前营养不良及维持术后营养状态）；③提高患者对手术的耐受性；④降低手术并发症发生率和手术病死率。

术前10~12h禁食，使患者过早进入分解代谢状态，不利于患者术后康复。为减轻胰岛素抵抗和缩短住院时间，推荐术前口服碳水化合物饮料，即术前10h口服12.5%的碳水化合物饮料800ml，术前2h饮用≤400ml。目前临床使用的氨基酸注射液大多为复方氨基酸（18AA），即含有18种合成人体蛋白的必需氨基酸（essenti alamino acid，EAA）和非必需氨基酸，此外，还有肝病型氨基酸注射液、肾病型氨基酸注射液和小儿氨基酸注射液等专用型制剂。

4 化疗期间的营养治疗

化疗是一种全身性的杀灭肿瘤细胞的治疗手段，在杀灭肿瘤细胞的同时会损伤正常组织细胞，营养不良会引起化疗中止或者延期化疗，一般情况下，化疗患者的营养治疗（肠内）选择整蛋白标准配方，蛋白质摄入量应超过1g/（kg·d），建议达到1.5~2.0g/（kg·d）。化疗患者首选营养教育与膳食指导，不推荐常规营养治疗。当化疗患者每日摄入能量低于每日能量消耗60%的情况超过10天时，或者预计患者将有7天或者以上不能进食时，或者患者体重下降时，应开始营养治疗。

5 放疗疗期间的营养治疗

CC患者放疗营养治疗不应作为常规治疗手段。对放疗患者的营养筛查和评估应在肿瘤诊断时及治疗期间进行（包括放疗前、放疗中和放疗后），并在后续的每一次随访中重新评估，以便及时识别营养风险，在患者全身营养不足前就给予早期的营养治疗。不推荐没有营养不足或营养风险的放疗患者常规使用肠外营养。对于没有胃肠道功能障碍者，肠外营养没有必要。

第九章 中医药治疗

第一节 CC术后并发症的中医治疗

1 尿潴留

(1) 湿热下注

辨证：小便点滴不通，或量极少而短赤灼热，小腹胀满，口苦口黏，或口渴不欲饮，或大便不畅，舌红苔黄腻，脉滑数。

治法：清热利湿。

方药：八正散（出自《太平惠民和剂局方》）。

组成：木通、车前子、扁蓄、大黄、滑石、草梢、瞿麦、栀子、灯芯草。

针刺（电针）：足三里、中极、三阴交、气海、关元、阴陵泉等穴位。

耳穴压豆：肾穴、尿道穴、膀胱穴等穴位。

(2) 肾阳不足

辨证：小便滴沥不畅，排出无力或尿闭，面色㿠白，畏寒肢冷，腰膝酸软无力，舌淡苔白，脉沉细或弱。

治法：温补肾阳，化气利水。

方药：济生肾气丸（出自《济生方》）合猪苓汤（出自《伤寒论》）。

组成：制附子、肉桂、熟地黄、山萸肉、山药、牡丹皮、茯苓、牛膝、猪苓、滑石、泽泻、车前子、阿胶。

针灸（电针）：肾俞、膀胱俞、秩边、次谬、太冲、阴陵泉、足三里等穴位。

艾灸：三阴交、中极、关元、气海进行回旋灸、雀啄灸、温针灸等；或在神阙穴采用隔姜灸。

2 淋巴囊肿

（1）脾虚湿盛

辨证：盆腔区或腹股沟疼痛，身体困重，下肢水肿，排尿困难，舌淡苔白腻，脉滑。

治法：益气健脾、利湿消肿。

方药：当归芍药散加减（出自《金匮要略》）合四君子汤（出自《太平惠民和剂局方》）。

组成：当归、茯苓、白术、川芎、泽泻、白芍、黄芪、党参、甘草。

（2）气虚血瘀

辨证：腹胀、少腹部刺痛、或有排尿困难，乏力，反复发热，舌淡暗苔白，脉沉或涩。

治法：益气活血，化瘀散结。

方药：桂枝茯苓丸（出自《金匮要略》）合当归补血汤（出自《内外伤辨惑论》）。

组成：桂枝、茯苓、牡丹皮、赤芍、桃仁、炙黄芪、当归。

中药外敷：大黄芒硝。

3 下肢水肿

（1）水瘀互结

辨证：下肢肿胀，皮肤发红，纹理消失，面色晦暗，舌体瘦薄有瘀点，舌红无苔，脉涩。

治法：活血祛瘀，利水消肿。

方药：五苓散（出自《伤寒论》）合桃红四物汤（出自《医宗金鉴》）。

组成：泽泻、茯苓、猪苓、炒白术、桂枝、当归、熟地、川芎、白芍、桃仁、红花。

手法按摩引流：首先按摩周围无淋巴水肿的区域，改善淋巴回流。然后按摩水肿肢体，从远心端到近心端进行向心性按摩，每次按摩45~60 min，每周5~7次。

（2）阳虚水泛

辨证：下肢水肿按之凹陷不起，肢体不温，心悸、气促、腰部酸重，尿量减少，面色晄白，舌淡白苔厚，脉沉细。

治法：温肾助阳，化气利水。

方药：济生肾气丸加减（出自《济生方》）合真武汤（出自《伤寒论》）。

组成：制附子、肉桂、熟地黄、山萸肉、山药、牡丹皮、茯苓、牛膝、泽泻、车前子、白芍、生姜、白术。

中药外敷或浸泡：消栓通脉散。

4 术后发热

湿热内蕴

辨证：起病较缓，初期热势不高，常伴头身倦怠，胸闷脘痞，肢酸纳呆、小便短赤，舌红苔厚腻，脉濡。

治法：化浊解毒，清热利湿。

方药：甘露消毒丹（出自《温热经纬》）。

组成：豆蔻、藿香、茵陈、滑石、木通、菖蒲、茯苓、连翘、浙贝、射干。

第二节　CC放疗不良反应的中医治疗

1 放射性肠炎

湿热蕴肠

辨证：腹痛腹泻，肛门灼热，赤白黏液，便中带血，脓血便，甚至纯下鲜血，舌红苔黄腻，脉滑数。

治法：和血调气，清热化湿。

方药：葛根芩连汤（出自《伤寒论》）合槐花散（出自《普济本事方》）。

组成：葛根、炙甘草、黄芩、黄连、槐花、荆芥穗、侧柏叶、枳壳。

中药灌肠：白头翁汤。

2 放射性膀胱炎

湿热下注

辨证：尿频，尿急，尿痛，尿黄赤少或尿血有块、腰痛、舌红苔黄腻，脉滑数。

治法：清热利湿、凉血止血。

方药：八正散（出自《太平惠民和剂局方》）合小蓟饮子（出自《严氏济生方》）。

组成：木通、车前子、萹蓄、大黄、滑石、瞿麦、栀子、灯芯草、生地、小蓟、蒲黄、淡竹叶、藕节、当归、炙甘草。

膀胱灌注：清热凉血汤。

3 放射性皮炎

火毒蕴结

辨证：皮肤干燥发黑、灼热、瘙痒、疼痛，舌红苔黄，脉滑。

治法：清热解毒，凉血散瘀。

方药：犀角地黄汤（出自《备急千金药方》）。

组成：犀角（水牛角代）、生地、芍药、牡丹皮。

中药外敷：凉血解毒膏。

第三节 CC化疗不良反应的中医治疗

1 消化道反应

邪毒客胃

辨证：化疗期间或化疗后突然出现呕吐，呕出痰涎或未消化饮食，频频泛恶，胸脘满闷，舌淡苔白腻，脉滑等。

治法：和胃降逆。

方药：小半夏汤（出自《伤寒论》）合藿香正气散（出自《千金翼方》）。

组成：半夏、生姜、藿香、大腹皮、苏子、甘草、桔梗、陈皮、茯苓、厚朴、半夏、神曲。

针刺（电针）：足三里、中脘、内关等穴位。

穴位敷贴及隔姜灸：刺激神阙、内关、足三里、中脘、丰隆、涌泉等穴位。

2 骨髓抑制

肾精亏虚

辨证：腰膝酸软，精神萎靡，眩晕耳鸣，健忘失眠，甚则滑精早泄，舌红少苔，脉细数。

治法：补肾健脾，益气养血。

方药：八珍汤（出自《瑞竹堂经验方》）或调营饮加减。

组成：当归、白芍、川芎、熟地、党参、白术、茯苓、甘草、山药、黄芪、浮小麦、山茱萸、鸡血藤、丹参、砂仁、鸡内金、柏子仁、阿胶。

3 肝功能损伤

肝脾湿热

辨证：胸胁胀满，或胁肋疼痛，口苦咽干，食欲不振，倦怠乏力，舌红苔黄腻，脉弦滑数。

治法：清热利湿，疏肝健脾。

方药：逍遥散（出自《太平惠民和剂局方》）合三仁汤（出自《温病条辨》）。

组成：当归、芍药、茯苓、白术、柴胡、甘草、杏仁、半夏、滑石、生薏苡仁、通草、白蔻仁、竹叶、厚朴。

第四节 晚期和复发CC的中医辅助治疗

在临床实践中，CC注重规范化综合治疗理念，同时也注重个体化治疗。在规范治疗的基础上，针对晚期和复发患者，可选择个体化的中医治疗，具体方案如下。

肝郁气滞

辨证：胸胁胀满，少腹胀痛，白带增多，或兼有阴道出血，月经失调，情志郁闷，心烦易怒，口苦咽干，舌红苔薄白，脉弦。

治法：疏肝解郁，调理冲任。

方药：逍遥散（出自《太平惠民和剂局方》）。

组成：当归、芍药、茯苓、白术、柴胡、甘草。

湿热下注

辨证：白带量多，色如米泔或浊黄，气味臭秽，脘腹胀满，纳呆，大便秘结，小便黄赤，舌红苔黄腻，脉滑数。

治法：清热利湿，疏肝解毒。

方药：龙胆泻肝汤（出自《医方集解》）合藿朴夏苓汤（出自《医原》）。

组成：龙胆、柴胡、栀子、车前子、当归、泽泻、黄芩，木通，生地黄，甘草、茯苓、藿香、厚朴、杏仁、薏苡仁、白豆蔻、清半夏、猪苓、淡豆豉。

肝肾阴虚

辨证：头晕目眩，耳鸣腰酸，白带量多，有腥臭味，偶有阴道出血，五心烦热，颧红盗汗，下肢酸软无力，舌红少苔，脉细数。

治法：滋补肝肾，清热解毒。

方药：知柏地黄汤（出自《医宗金鉴》）。

组成：熟地黄、山茱萸、山药、泽泻、茯苓、丹皮、知母、黄柏。

脾肾阳虚

辨证：腰膝冷痛，白带量多质清，或有阴道不规则出血，面色㿠白，或伴畏寒肢冷，四肢不温，纳少乏味，大便溏薄，小便清长，舌淡胖苔薄白，脉沉细无力。

治法：健脾温肾，化湿解毒。

方药：完带汤（出自《傅青主女科》）合参苓白术散（出自《太平惠民和剂局方》）。

组成：白术、山药、人参、白芍、车前子、苍术、甘草、陈皮、荆芥、柴胡、白扁豆、茯苓、桔梗、莲子、薏苡仁、砂仁。

第十章

宫颈癌康复

第一节　围手术期快速康复

1　术前准备

（1）宣教：术前由麻醉医生、手术医生及护士三方完成，内容：重点介绍麻醉、围术期诊疗过程，缓解其焦虑、恐惧及紧张情绪。

（2）营养状态及全身情况评估：术前营养科医师全面筛查病人营养状态。麻醉医生评估心肺功能及基础疾病，必要时请相关科室会诊给予对症治疗，以降低围术期严重并发症发生率。

（3）术前肠道准备：不涉及肠道手术可不行灌肠等肠道准备。

（4）术前禁饮、禁食：术前禁饮2小时，禁食6小时，术前2小时可口服含碳水化合物饮品150~200ml，须是无渣清亮饮料（营养科提供，糖尿病人除外）。

（5）术前备皮：手术当日。

（6）术前麻醉用药：不应常规给予长效镇静和阿片类药物，如必须，术前失眠，首选短效镇静药物。

2　术中管理

（1）麻醉方法与药物选择：全部患者均实施气管插管全身麻醉，手术结束后病人快速苏醒，早期拔管。药物以中短效阿片类镇痛药及肌松药联合丙泊酚为首选。

（2）术中液体管理：均实施以目标导向液体治疗的理念及措施指导液体治疗，避免输液过度或不足。

（3）术中体温管理：术中常规监测体温直至术后，辅助暖风保暖设备，维持中心体温不低于36℃。

（4）缩短手术时间，减少术中出血量。

3 术后管理

（1）术后疼痛管理：推荐采用神经阻滞+NSAIDs方案，术毕于苏醒前由同一麻醉师在超声引导下行双侧腹直肌鞘阻滞（TAPB），药物为0.25%罗哌卡因10ml每侧，氟比洛芬酯50mg为单次补救剂量。

（2）术后补液管理：补液量需参考体重、基础疾病、术中液体丢失量、术后体循环监测（体温、血压、心率等）、体征、禁饮食等因素合理计算，给予营养支持，注意水电解质平衡。

（3）术后引流管管理：术后24小时内引流主要观察是否存在急性出血，之后更侧重引流液性质和引流量，是否存在术区感染、淋巴渗出、淋巴瘘、尿瘘、粪瘘等状况，必要时引流液送检辅助并发症诊断。总体原则如观察无特殊情况，尽早拔除。

（5）尿管管理：锥切手术建议术后12小时拔除尿管，QM-A型手术术后2~3天拔除尿管，QM-B型手术术后4~6天拔除尿管，QM-C、D型手术术后14天拔除尿管。由于子宫广泛切除手术对盆腔自主神经有不同程度损伤，术后容易伴发膀胱功能障碍，拔除尿管建议监测残余尿量，>200ml建议继续留置尿管，可中医理疗辅助旁观功能恢复。

（4）术后饮食管理：快速康复理念推荐未涉及消化道的妇科手术，术后应尽早进食，尽早下床活动。麻醉清醒后2h开始试饮水，若无呛咳可少量多次进流质饮食；排气后进半流质饮食，逐步恢复正常饮食，饮食注意增加优质蛋白、维生素、微量元素、膳食纤维的补充。

第二节 治疗后康复

1 健康咨询

包括健康生活方式、营养、运动、性健康、激素替代疗法及潜在治疗相关影响等。应鼓励患者戒烟、戒酒等不良生活嗜好。

2 健康教育

充分向患者及家属普及宫颈癌预防、治疗、预后及随访相关知识，辅助患者选择和接受合理治疗方案，消除患者对治疗和随访的过度担心和焦虑，必要时心理咨询，诊疗始终尊重患者意愿和选择。

倡导患者健康生活方式，摒弃不良生活习惯，规律作息、适度运动、放松心态，以增强机体免疫力和营造健康心理。

鉴于CC的患者生存期延长，接受放疗者越来越多，这一人群中存在HPV感染和吸烟等癌症危险因素，因此CC患者有高继发性肿瘤风险。CC患者继发与HPV相关癌症（咽部、生殖部位和直肠/肛门）和吸烟相关癌症（咽部、气管/支气管/肺、胰腺和膀胱）的风险均较普通人群显著升高。接受放疗的CC患者，与一般人群女性相比，结肠、直肠/肛门、膀胱、卵巢和生殖器部位继发性肿瘤和癌症的风险均增加。因此，强调治疗后随访中，应加强上述器官相关肿瘤和癌症预防监测。

CC放疗后可出现阴道狭窄和干燥，建议接受有关性健康和阴道健康的咨询。告知患者应定期阴道性交和/或使用阴道扩张器、阴道保湿剂/润滑剂（如雌激素霜）。阴道扩张器可用于预防或治疗阴道狭窄，可在放疗后2~4周开始使用，且可无限期使用。

3　神经源性膀胱功能障碍康复

CC治疗后常合并不同程度的神经源性膀胱，主要表现储尿和排尿功能障碍。CC根治术后神经源性膀胱患者常规采用留置导尿2~3周，以缓解暂时性排尿障碍。临床上常用经尿道导尿方式主要有留置导尿与间歇导尿（IC）两种。IC指不将导尿管留置于膀胱内，仅在需要时插入膀胱，排空后即拔除，也是国际尿控协会推荐的治疗神经源性膀胱的首选方法和金标准。目前临床上最常用的为自我清洁间歇导尿（CISC），即由患者自己或家属完成导尿操作，首次操作有专业医师指导完成，后续建议患者或家属自主完成。

尿潴留的中医治疗（辩证为中气不足，肾阳衰惫）。治法：温阳利水，益气补肾。主方：补中益气汤合《济生》肾气丸加减。常用药：黄芪、柴胡、升麻、当归、白术、附子、肉桂、茯苓、人参、陈皮、半夏、山茱萸、山药、熟地、泽泻、牛膝等。常用针刺：足三里、三阴交、关元、气海、照海、委中、膀胱俞、秩边、合谷、太冲等。常用灸法：关元、气海等。

4　淋巴水肿预防和康复管理

手术或放疗导致的淋巴管损伤，淋巴回流通路受阻，大量淋巴液进入组织间隙，严重者导致下肢水肿、生活质量严重下降。下肢淋巴水肿是一种进行性慢性疾病，可造成肢体肿胀和功能障碍，不仅严重影响日常生活和工作，而且会带来焦虑、抑郁等心理问题，严重影响身心健康和生活质量。外周淋巴水肿可通过预防和康复治疗等措施进行管理。

4.1　预防

CC患者淋巴水肿形成追溯原因主要有两个方面，一是肿瘤进展包块压迫、淋巴管堵塞等，二是手术、放疗导致的脉管-淋巴引流系统破坏、闭塞，尤以手术后补充体外放疗的病人最为常见。因此在肿瘤治疗中需全程关注，如早期CC淋巴清扫可在适应证范围内选择前哨淋巴结切除技术，中晚期放疗中对于上腹部腹膜后及腹股沟区淋巴引流区域施行精准放疗探索，避免系统性的淋巴引流闭塞的发生。淋巴水肿的康复本质是侧支循环的建立，轻度的淋巴水肿多可通过理疗辅助、生活习惯改变等改善，但严重的淋巴水肿，在经过理疗等辅助手段仍改善不良，可以考虑淋巴管-静脉吻合手术。

4.2 康复治疗

外周淋巴水肿的康复治疗包括非手术治疗和手术治疗。综合消肿治疗（CDT）是目前应用时间最久、适应证最广、疗效最为肯定的非手术治疗手段。一般CDT治疗分为两个阶段，第一阶段称为强化治疗，包括皮肤护理、手法淋巴引流（MLD）、多层低弹性绷带包扎。第一阶段取得的疗效需要持续的压力装置和手法引流来维护，也就是长期的第二阶段治疗，避免病情的反复。在肿瘤治疗（化疗和放疗）不间断的情况下，CDT也可以用于缓解肿瘤转移压迫引起的继发性淋巴水肿。此外远红外辐射热疗、中医针刺和拔火罐、药物治疗（利尿剂、迈之灵、雷帕霉素等抗增生药物）也是常采用的治疗方式。另外对于外周淋巴水肿的合并淋巴管炎（丹毒）和蜂窝组织炎，一旦发生应该尽早采用抗生素治疗。

外周淋巴水肿的手术治疗旨在增加淋巴液流入静脉，淋巴管-静脉吻合术应用超显微技术对下肢表浅淋巴管与静脉进行吻合显示出较好的临床效果。

4.3 中医淋巴水肿（饮停瘀阻）康复治疗

利水蠲饮，活血化瘀。主方：柴苓汤合补阳还五汤加减。常用药：柴胡、黄芩、人参、黄芪、当归、白术、猪苓、茯苓、陈皮、半夏、桃仁、地龙、红花、赤芍等。常用针刺：足三里、阴陵泉、三阴交、外关、合谷、太冲。

5 激素补充治疗

对于已行卵巢切除手术或放疗中卵巢功能衰竭的未绝经患者，治疗后由于缺乏雌孕激素对泌尿生殖系统、心血管系统、骨骼系统和神经系统的保护作用，短期可出现骨质疏松、抑郁、失眠、潮热、阴道干涩、泌尿系感染、泌尿生殖系统萎缩等病症，长期可显著增加因其他慢性疾病死亡的风险，甚至影响肿瘤患者的长期生存。因此，对于医源性卵巢功能早衰的患者进行激素补充治疗可以缓解以上症状、提高生活治疗。目前尚无直接证据证实宫颈癌为激素相关性肿瘤，但不是所有的宫颈癌均适合激素补充治疗。目前认为宫颈鳞癌发病、转归、复发和预后与雌激素或激素补充治疗相关，因此鳞癌患者在结束初始治疗后排除用药禁忌可行激素补充治疗。但是，研究发现接受雌激素治疗的女性，其宫颈腺癌发病风险显著增加，并且另有研究显示激素补充治疗会使宫颈腺癌复发风险增加2.1倍；因此腺癌患者不推荐激素补充治疗，或者慎重使用。

6 康复期中药维持治疗

中医认为CC的发病与肝脾肾及冲任二脉密切相关，故康复期CC的中医治疗，尽量防止肿瘤复发，以调节肝脾肾三脏及冲任功能失调为原则，根据兼证不同用不同方药。

基本证型：肝郁脾虚，冲任不调，症见精神不振，或情志郁闷，或心烦易怒，或多思忧虑，少寐健忘，潮热盗汗，心悸胸闷。纳呆，大便或溏或结，小便不利或失禁，舌质淡，苔白，肝脉弦，寸尺弱。治法：疏肝健脾，调理冲任。主方：逍遥散合二仙汤加减。若挟瘀滞，可加膈下逐淤汤或鳖甲煎丸；若挟痰湿，可加二陈汤或实脾饮；若挟气血不足，可加八珍汤或六君子汤等。常用药：柴胡、当归、白术、茯苓、香附、赤芍、白芍、仙茅、仙灵脾、淫羊藿、胆南星、莪术、仙鹤草、白茅根、茜草、乌贼骨、半枝莲、白花蛇舌草、穿山甲等。

第十一章

随访

肿瘤随访时间及频次：随访间隔，治疗结束后2年，每3-6个月随访1次，结束3~5年，每6~12个月随访1次。根据患者疾病复发风险进行合理复查即随访。

复查内容包括：症状询问、全身体格检查、妇科检查、肿瘤标志物检测、细胞学检查、人乳头瘤病毒检查及超声、MRI、CT等影像学检查。根据症状、体征怀疑肿瘤复发时，推荐对可疑病灶行活检明确病理诊断.行高效能影像学检查（MRI、PET/CT）精确评估病变范围。复发病灶的病理活检不仅可以确诊复发，还可获取复发转移病灶的病理学特征如PDL-1、MRR状态等。此外液体活检（循环肿瘤DNA，ctDNA）也可用于肿瘤复发监测，复发转移肿瘤组织和或血液的基因测序可指导后续免疫和或靶向治疗。

参考文献

[1]樊代明. 整合肿瘤学·临床卷·腹部肿瘤[M]. 北京：科学出版社，2021. 458-496.

[2]樊代明. 整合肿瘤学·临床卷·腹部肿瘤[M]. 北京：科学出版社，2021. 677-690.

[3]樊代明. 整合肿瘤学·基础卷[M]. 西安：世界图书出版西安有限公司，2021.

[4]Bingfeng Han，Rongshou Zheng，Hongmei Zeng，Shaoming Wang，Kexin Sun，Ru Chen，Li Li，Wenqiang Wei，Jie He. Cancer incidence and mortality in China，2022 [J]. Journal of the National Cancer Center. Volume 4，Issue 1，2024，Pages 47-53.

[5]郑荣寿，陈茹，韩冰峰，王少明，李荔，孙可欣，曾红梅，魏文强，赫捷. 2022年中国恶性肿瘤流行情况分析 [J]. 中华肿瘤杂志，2024,（第3期）.

[6]谢幸，孔北华，段涛. 妇产科学：妇产科学；2018.

[7]中国抗癌协会妇科肿瘤专业委员会. CC诊断与治疗指南（2021年版）[J]. 中国癌症杂志. 2021；31：474-89.

[8]Karnofsky DA，Abelmann WH，Craver LF，Burchenal JH. The use of the nitrogen mustards in the palliative treatment of carcinoma. With particular reference to bronchogenic carcinoma. 1948；1：634-56.

[9]Oken MM，Creech RH，Tormey DC，Horton J，Davis TE，McFadden ET，et al. Toxicity and response criteria of the Eastern Cooperative Oncology Group [J]. American journal of clinical oncology. 1982；5：649-55.

[10]陈学维，刘云聪，世界肿瘤研究[J] 基于生物信息学分析筛选与鉴定CC的预后生物标志物. 2024；14：55-65.

[11]张俊华，袁高亮，纪丽伟. 新一代肿瘤标志物循环肿瘤细胞分型在CC诊断中的临床意义. 2021.

[12]Sun W-L，Shen Y，Yuan Y，Zhou X-J，Li W-P. The Value and Clinical Significance of Tumor Marker Detection in Cervical Cancer. 2021；2021：6643782.

[13]白英，沙仁高娃. 阴道镜宫颈活检在诊断高级别鳞状上皮内病变的应用价值及其影响因素. 临床医学进展. 2023：7860-4.

[14]Fu H，Fu Z，Mao M，Si L，Bai J，Wang Q，et al. Prevalence and prognostic role of PD-L1 in patients with gynecological cancers：A systematic review and meta-analysis. Critical reviews in oncology/hematology. 2023；189：104084.

[15]Fan D. Foreword to the Holistic Integrative Oncology. Holistic integrative oncology. 2022；1：1.

[16]Höhn AK，Brambs CE，Hiller GGR，May D，Schmoeckel E，Horn LC. 2020 WHO Classification of Female Genital Tumors. Geburtshilfe und Frauenheilkunde. 2021；81：1145-53.

[17]SUNG H，FERLAY J，SIEGEL R L，et al. Global Cancer Statistics 2020：GLOBOCAN Estimates of Incidence and Mortality Worldwide for 36 Cancers in 185 Countries [J]. CA Cancer J Clin，2021，71（3）：209-49.

[18]ZHANG S，SUN K，ZHENG R，et al. Cancer incidence and mortality in China，2015 [J]. Journal of the National Cancer Center，2020.

[19]黄留叶，赵雪莲，赵方辉. 宫颈癌的发病与死亡变化趋势及其预防策略进展[J]. 肿瘤综合治疗电子杂志，2021，2（7）：21-25.

[20]FONTHAM E T H，WOLF A M D，CHURCH T R，et al. Cervical cancer screening for individuals at average risk：2020 guideline update from the American Cancer Society [J]. CA Cancer J Clin，2020，70（5）：321-46.

[21]魏丽惠，赵昀，沈丹华，等. 中国子CC筛查及异常管理相关问题专家共识（一）[J]. 中国妇产科临床杂志，2017，(02)：190-2.

[22]ROSITCH A F，LEVINSON K，SUNEJA G，et al. Epidemiology of cervical adenocarcinoma and squamous cell carcinoma among women living with HⅣ compared to the general population in the United

States [J]. Clinical infectious diseases: an official publication of the Infectious Diseases Society of America, 2021.
[23]SILVER M I, GAGE J C, SCHIFFMAN M, et al. Clinical Outcomes after Conservative Management of Cervical Intraepithelial Neoplasia Grade 2（CIN2）in Women Ages 21-39 Years [J]. Cancer prevention research（Philadelphia, Pa）, 2018, 11（3）: 165-70.
[24]WRIGHT T C, JR., COX J T, MASSAD L S, et al. 2001 Consensus Guidelines for the management of women with cervical cytological abnormalities [J]. Jama, 2002, 287（16）: 2120-9.
[25]KHAN M J, WERNER C L, DARRAGH T M, et al. ASCCP Colposcopy Standards: Role of Colposcopy, Benefits, Potential Harms, and Terminology for Colposcopic Practice [J]. Journal of lower genital tract disease, 2017, 21（4）: 223-9.
[26]KATKI H A, SCHIFFMAN M, CASTLE P E, et al. Benchmarking CIN 3+ risk as the basis for incorporating HPV and Pap cotesting into cervical screening and management guidelines [J]. Journal of lower genital tract disease, 2013, 17（5 Suppl 1）: S28-35.
[27]黄爱娟，赵昀，邹晓莲，等. 子宫颈高危型HPV阳性而细胞学阴性患者临床管理方法的初步探讨[J]. 中华妇产科杂志，2017，52（11）：745-50.
[28]HAMMES L S, NAUD P, PASSOS E P, et al. Value of the International Federation for Cervical Pathology and Colposcopy（IFCPC）Terminology in predicting cervical disease [J]. Journal of lower genital tract disease, 2007, 11（3）: 158-65.
[29]WHO Classification of tumours Editorial Board. Female Genital Tumours. WHO Classification of Tumours, 5th edition, vol. 4[M]. Lyon: IARC Press, 2020, 8.
[30]OLAWAIYE A B, BAKER T P, WASHINGTON M K, et al. The new（Version 9）American Joint Committee on Cancer tumor, node, metastasis staging for cervical cancer [J]. CA Cancer J Clin, 2021, 71（4）: 287-98.
[31]MINION L E, TEWARI K S. Cervical cancer - State of the science: From angiogenesis blockade to checkpoint inhibition [J].Gynecol Oncol, 2018, 148（3）: 609-21.
[32]CHUNG H C, SCHELLENS J, DELORD J P, et al. Pembrolizumab treatment of advanced cervical cancer: Updated results from the phase 2 KEYNOTE-158 study [J]. Journal of Clinical Oncology, 2018, 36（15_suppl）: 5522-.
[33]Meric-Bernstam F, Makker V, Oaknin A, et al. Efficacy and safety of trastuzumab deruxtecan in patients with HER2-expressing solid tumors: DESTINYPanTumor02 interim results. Presented at: American Society of Clinical Oncology Annual Meeting; June 2-6, 2023; Chicago, IL.
[34]Schmeler KM, Pareja R, Lopez Blanco A, et al. ConCerv: a prospective trial of conservative surgery for low-risk early-stage cervical cancer [J]. Int JGynecol Cancer. 2021 Oct; 31（10）: 1317-1325.
[35]Plante M, Kwon JS, Ferguson S, et al. Simple versus Radical Hysterectomy in Women with Low-Risk Cervical Cancer [J]. N Engl J Med. 2024 Feb 29; 390（9）: 819-829.
[36]Li K, Chen J, Hu Y, et al. Neoadjuvant chemotherapy plus camrelizumab for locally advanced cervical cancer（NACI study）: a multicentre, single-arm, phase 2 trial [J]. Lancet Oncol. 2024 Jan; 25（1）: 76-85.
[37]LI X, JIANG Z, LU J, et al. Neoadjuvant chemotherapy followed by radical trachelectomy versus upfront abdominal radical trachelectomy for patients with FIGO 2018 stage Ⅰ B2 cervical cancer. Gynecol Oncol, 2023, 169: 106-112.
[38]McCormack M, Gallardo Rincón D, Eminowicz G, et al. LBA8 - A randomised phase Ⅲ trial of induction chemotherapy followed by chemoradiation compared with chemoradiation alone in locally advanced cervical cancer: the GCIG INTERLACE trial [J]. Ann Oncol. 2023; 34: S1276.
[39]Lorusso D, Xiang Y, Hasegawa K, et al; ENGOT-cx11/GOG-3047/KEYNOTE-A18 investigators. Pembrolizumab or placebo with chemoradiotherapy followed by pembrolizumab or placebo for newly di-

agnosed, high－risk, locally advanced cervical cancer（ENGOT-cx11/ GOG-3047/ KEYNOTE-A18）: a randomised, double-blind, phase 3 clinical trial [J]. Lancet. 2024 Apr 6; 403（10434）: 1341-1350.

[40]Li J, Li Y, Wang H, et al. Neoadjuvant chemotherapy with weekly cisplatin and paclitaxel followed by chemoradiation for locally advanced cervical cancer [J]. BMC Cancer. 2023 Jan 14; 23（1）: 51.

[41]龙行涛，周琦，王冬，等.子宫颈癌2018年FIGO新分期ⅢC期患者预后分析[J].中国癌症杂志，2021，31（8）：9.DOI：10.19401/j.cnki.1007-3639.2021.08.005.

[42]MARABELLE A, LE D T, ASCIERTO P A, et al. Efficacy of Pembrolizumab in Patients With Non-colorectal High Microsatellite Instability/Mismatch Repair-Deficient Cancer: Results From the Phase Ⅱ KEYNOTE-158 Study [J]. Journal of clinical oncology: official journal of the American Society of Clinical Oncology, 2020, 38（1）: 1-10.

[43]CIBULA D, ABU-RUSTUM N R, BENEDETTI-PANICI P, et al. New classification system of radical hysterectomy: emphasis on a three-dimensional anatomic template for parametrial resection [J].Gynecol Oncol, 2011, 122（2）: 264-8.

[44]RAMIREZ P T, FRUMOVITZ M, PAREJA R, et al. Minimally Invasive versus Abdominal Radical Hysterectomy for Cervical Cancer [J]. New England Journal of Medicine, 2018, 379（20）: 1895-1904.

[45]UPPAL S, GEHRIG P A, PENG K, et al. Recurrence Rates in Patients With Cervical Cancer Treated With Abdominal Versus Minimally Invasive Radical Hysterectomy: A Multi-Institutional Retrospective Review Study [J]. Journal of Clinical Oncology, 2020, 38（10）: 1030-40.

[46]WU Y, LI Z, WU H, et al. Sentinel lymph node biopsy in cervical cancer: A meta-analysis [J]. Molecular and clinical oncology, 2013, 1（6）: 1025-30.

[47]KADKHODAYAN S, HASANZADEH M, TREGLIA G, et al. Sentinel node biopsy for lymph nodal staging of uterine cervix cancer: a systematic review and meta-analysis of the pertinent literature [J]. European journal of surgical oncology: the journal of the European Society of Surgical Oncology and the British Association of Surgical Oncology, 2015, 41（1）: 1-20.

[48]FRUMOVITZ M, PLANTE M, LEE P S, et al. The FILM trial: a randomized phase Ⅲ multicenter study assessing near infrared fluorescence in the identification of sentinel lymph nodes（SLN）[J].Gynecol Oncol, 2018, 149: 7.

[49]LIM K, SMALL W, PORTELANCE L, et al. Consensus Guidelines for Delineation of Clinical Target Volume for Intensity-Modulated Pelvic Radiotherapy for the Definitive Treatment of Cervix Cancer [J]. International Journal of Radiation Oncology Biology Physics, 2011, 79（2）: 348-55.

[50]SMALL W, JR., BOSCH W R, HARKENRIDER M M, et al. NRG Oncology/RTOG Consensus Guidelines for Delineation of Clinical Target Volume for Intensity Modulated Pelvic Radiation Therapy in Postoperative Treatment of Endometrial and Cervical Cancer: An Update [J]. International journal of radiation oncology, biology, physics, 2021, 109（2）: 413-24.

[51]KLOPP A H, YEUNG A R, DESHMUKH S, et al. Patient-Reported Toxicity During Pelvic Intensity-Modulated Radiation Therapy: NRG Oncology-RTOG 1203 [J]. Journal of clinical oncology: official journal of the American Society of Clinical Oncology, 2018, 36（24）: 2538-44.

[52]TAYLOR A, ROCKALL A G, REZNEK R H, et al. Mapping pelvic lymph nodes: guidelines for delineation in intensity-modulated radiotherapy [J]. International journal of radiation oncology, biology, physics, 2005, 63（5）: 1604-12.

[53]LANDONI F, MANEO A, COLOMBO A, et al. Randomised study of radical surgery versus radiotherapy for stage Ib-Ⅱa cervical cancer [J]. Lancet, 1997, 350（9077）: 535-40.

[54]WHITNEY C W, SAUSE W, BUNDY B N, et al. Randomized comparison of fluorouracil plus cisplatin versus hydroxyurea as an adjunct to radiation therapy in stage ⅡB-ⅣA carcinoma of the cervix with

negative para-aortic lymph nodes：aGynecologic Oncology Group and Southwest Oncology Group study [J]. Journal of clinical oncology：official journal of the American Society of Clinical Oncology，1999，17（5）：1339-48.

[55]国家卫生健康委员会.临床营养科建设与管理指南（试行）附件《营养筛查及评估工作规范（试行）》，2022.http：//www.nhc.gov.cn/yzygj/s7659/202203/106295a75d5e426991616dc0F2016847.shtml

[56]MARTIN L，SENESSE P，GIOULBASANIS 1，et al. Diagnostic criteria for the classification of cancer-associated weight loss [J].J Clin Oncol，2015，33（1）；90-99.

[57]DONALD C MCMILLAN.The systemic inflammation-based Glasgow Prognostie Score：A decade of experience in patients with cancer [J].Cancer Treat Rev，2013，39（5）：534-540.

[58]ANDREW T.Nutritional support in acute pancreattis [J].Curr Opin Clin Nutr Metab Care，2008，11（3）：261-266.

[59]ROSE P G，BUNDY B N，WATKINS E B，et al. Concurrent cisplatin-based radiotherapy and chemotherapy for locally advanced cervical cancer [J]. The New England journal of medicine，1999，340（15）：1144-53.

[60]KEYS H M，BUNDY B N，STEHMAN F B，et al. Cisplatin，radiation，and adjuvant hysterectomy

[61]compared with radiation and adjuvant hysterectomy for bulky stage IB cervical carcinoma [J]. The New England journal of medicine，1999，340（15）：1154-61.

[62]MORRIS M，EIFEL P J，LU J，et al. Pelvic radiation with concurrent chemotherapy compared with pelvic and para-aortic radiation for high-risk cervical cancer [J]. The New England journal of medicine，1999，340（15）：1137-43.

[63]COLOMBO P E，BERTRAND M M，GUTOWSKI M，et al. Total laparoscopic radical hysterectomy for locally advanced cervical carcinoma（stages Ⅱ B，Ⅱ A and bulky stages IB）after concurrent chemoradiation therapy：surgical morbidity and oncological results [J].Gynecol Oncol，2009，114（3）：404-9.

[64]TOUBOUL C，UZAN C，MAUGUEN A，et al. Prognostic factors and morbidities after completion surgery in patients undergoing initial chemoradiation therapy for locally advanced cervical cancer [J]. Oncologist，2010，15（4）：405-15.

[65]HUGUET F，COJOCARIU O M，LEVY P，et al. Preoperative concurrent radiation therapy and chemotherapy for bulky stage IB2，Ⅱ A，and Ⅱ B carcinoma of the uterine cervix with proximal parametrial invasion [J]. International Journal of Radiation Oncology Biology Physics，2008，72（5）：1508-15.

[66]LEATH C A，3RD，STRAUGHN J M，JR. Chemotherapy for advanced and recurrent cervical carcinoma：results from cooperative group trials [J].Gynecol Oncol，2013，129（1）：251-7.

[67]MCLACHLAN J，BOUSSIOS S，OKINES A，et al. The Impact of Systemic Therapy Beyond Firstline Treatment for Advanced Cervical Cancer [J]. Clinical oncology（Royal College of Radiologists（Great Britain）），2017，29（3）：153-60.

[68]HUANG H，FENG Y L，WAN T，et al. Effectiveness of Sequential Chemoradiation vs. Concurrent Chemoradiation or Radiation Alone in Adjuvant Treatment After Hysterectomy for Cervical Cancer：The STARS Phase 3 Randomized Clinical Trial [J]. JAMA Oncol，2021，7（3）：361-9.

[69]TRIFILETTI D M，SWISHER-MCCLURE S，SHOWALTER T N，et al. Postoperative Chemoradiation Therapy in High-Risk Cervical Cancer：Re-evaluating the Findings ofGynecologic Oncology Group Study 109 in a Large，Population-Based Cohort [J]. International journal of radiation oncology，biology，physics，2015，93（5）：1032-44.

[70]KEYS H M，BUNDY B N，STEHMAN F B，et al. Radiation therapy with and without extrafascial hysterectomy for bulky stage IB cervical carcinoma：a randomized trial of theGynecologic Oncology Group [J].Gynecol Oncol，2003，89（3）：343-53.

[71]DIAZ E S, AOYAMA C, BAQUING M A, et al. Predictors of residual carcinoma or carcinoma-in-situ at hysterectomy following cervical conization with positive margins [J].Gynecol Oncol, 2014, 132 (1): 76-80.

[72]临床营养风险筛查.中华人民共和国卫生行业标准.2013.

[73]LIN J, CHEN L, QIU X, et al. Traditional Chinese medicine for human papillomavirus (HPV) infections: A systematic review [J]. Bioscience trends, 2017, 11 (3): 267-73.

[74]CHATURVEDI A K, ENGELS E A, GILBERT E S, et al. Second cancers among 104, 760 survivors of cervical cancer: evaluation of long-term risk [J]. Journal of the National Cancer Institute, 2007, 99 (21): 1634-43.

[75]周岱翰.中医肿瘤学[M].广州:广东高等教育出版社,2007:254

[76]国家中医药管理局.肿瘤中医诊疗指南[S].北京:中国中医药出版社,2008:67-68

[77]侯克刚,茅 菲,何姣燕,等.大黄芒硝外敷治疗宫颈癌术后盆腔淋巴囊肿的临床研究[J].中华中医药学刊,2020,38(6):109-111.

[78]王 霞,丁 焱.宫颈癌术后下肢淋巴水肿的研究进展[J].护理研究,2014,28(26):3209-3212.

[79]任青松,董春红.消栓通脉散配合物理疗法治疗淋巴水肿36例[J].河南中医,2008,28(1):45-46.

[80]李晶,王春燕,史会娟,等.甘露消毒丹化裁治疗宫颈癌术后发热的临床观察[J].中国中医基础医学杂志,2015,21(03):362-364.

[81]田季文.白头翁汤加减方保留灌肠治疗放射性肠炎的临床研究[D].安徽中医药大学,2023

[82]于祥征,赵光海,宓桂平.清热凉血汤膀胱灌注治疗放射性膀胱炎临床研究[J].中国民间疗法,2010,18(3):21-22.

[83]李 晶,张玉双,高 静,等.凉血解毒膏防治放射性皮肤损伤的临床研究[J].河北中医药学报,2011,26(4):13-14.

[84]郑仁省.调营饮对化疗所致骨髓抑制小鼠造血细胞因子的影响[J].河北中医,2011,33(07):1055-1057+1081.

[85]蔡文智,陈思婧.神经源性膀胱护理指南(2011年版)(二)[J].中华护理杂志,2011,46(2):210-6.

[86]汪立,陈佳佳,于子优,等. 手法淋巴引流综合消肿疗法治疗盆腔恶性肿瘤根治术后下肢淋巴CC参考文献水肿[J].组织工程与重建外科杂志,2016,12(3):186-8.

[87]刘高明,胡进,刘媛媛,等. 宫颈癌治疗后继发性双下肢淋巴水肿患者的护理[J].护理学杂志,2019,34(9):37-9.

卵巢癌

名誉主编

樊代明

主　编

吴小华

副主编

王丹波　张师前　张　梅　陆海燕

编　委（按姓氏拼音排序）

蔡红兵　陈小祥　陈雅琼　程晓东　高春英　勾桢楠　郭红燕　胡元晶

黄　奕　李　琎　李　莉　李俊东　李庆水　李玉芝　刘淑娟　罗艳林

孙　力　王　静　王　珂　王纯雁　王国庆　温　灏　谢　榕　颜笑健

阳志军　杨　卓　杨宏英　杨琳琳　杨英捷　尹如铁　朱笕青　邹冬玲

第一章

卵巢癌流行病学

卵巢癌（Ovarian cancer，OC）是严重威胁妇女健康的恶性肿瘤之一，发病率在女性生殖系统恶性肿瘤中居第3位，病死率居妇科恶性肿瘤之首。卵巢癌发病隐匿，病因不清，目前尚缺乏有效的筛查及早诊措施，绝大多数患者在确诊时已存在局部或远处播散，5年生存率约为46%，被称为“沉默的隐形杀手”。根据国家癌症中心发布的“2022年中国恶性肿瘤流行情况分析”预测，2022年中国卵巢癌新发约6.11万例，死亡约3.26万例。

手术联合含铂化疗是卵巢癌常规的治疗方式，治疗缓解率可达80%以上，但70%的OC患者会在初次治疗后3年内复发，复发患者的中位总生存时间约为2年。近年来，多腺苷二磷酸核糖聚合酶（poly-ADP ribose polymerase，PARP）抑制剂的问世为卵巢癌治疗带来重大变革，一系列高级别循证医学证据表明在初始治疗或铂敏感复发治疗获得完全缓解（complete response，CR）和部分缓解（partial response，PR）后应用PARP抑制剂可显著延长卵巢癌患者的无进展生存时间（progression free-survival，PFS）以及总生存时间（overall survival，OS），彻底改变了卵巢癌的传统治疗模式，形成了“手术+化疗+维持治疗”整合型慢病全程管理模式，也使卵巢癌从不断复发、不断治疗的被动局面进入到主动治疗、及早遏制，以及“防筛诊治康”整合型的全生命周期管理。

第二章

卵巢癌的预防与筛查

第一节 卵巢癌的预防

多数研究认为，OC的风险主要集中在：年龄、家族遗传史、不育、子宫内膜异位症病史等。其中，家族遗传史是OC的重要危险因素。

对绝经前女性，长期口服避孕药，可降低OC发病风险。如果直系亲属患有OC或乳腺癌且携带有卵巢癌相关遗传致病基因突变，在成年后需考虑接受遗传基因筛查。如携带乳腺癌易感基因（breast cancer susceptibility gene，*BRCA*）等卵巢癌遗传致病基因突变，无生育要求者则推荐进行预防性输卵管和卵巢切除。

第二节 卵巢癌的筛查

1 筛查与遗传基因检测

大部分OC为散发性，遗传性OC约占所有OC患者的15%。目前，已发现十余种抑癌基因的胚系突变与遗传性OC发病相关，其中超过80%的遗传性OC与*BRCA1/2*胚系突变有关。流行病学显示，一般女性终生（至70岁时）罹患OC的累积风险为1%~2%，而携带*BRCA1*基因突变者终生累积患病风险可达59%（95% CI，43%~76%），携带*BRCA2*基因突变可达16.5%（95% CI，7.5%~34%）。与OC相关的遗传性肿瘤综合征主要有遗传性乳腺癌/卵巢癌综合征（Hereditary Breast and Ovarian Cancer Syndrome，HBOC）、林奇综合征（Lynch Syndrome，LS）等。这些综合征的共同特点为：常染色体显性遗传，平均发病年龄较散发性患者早，患多种原发肿瘤的风险增加，可表现为一人罹患多种原发肿瘤，和（或）家族中多人罹患同种或多种原发肿瘤的情况。

1.1 筛查

1.1.1 一般人群筛查

国际上第一项涉及OC筛查的随机对照试验是前列腺癌、肺癌、结直肠癌和OC（PLCO）筛查试验，研究结果于2011年正式发布，经历了12.4年的中位随访后，并未发现可降低OC死亡率的筛查手段。此外，干预组中将近10%的妇女出现假阳性筛查结果，并有相当一部分接受了手术。此后，国内外学者就影像学检查、肿瘤标志物等手段单一或联合用于OC的筛查与早诊的问题进行不断探索，至今尚无证据证实对一般人群行OC筛查有生存获益。美国预防服务工作组（US Preventive Services Task Force，USPSTF）发布的多版OC筛查指南均不建议对一般人群行OC筛查，并强调基于现有循证医学证据，在一般人群中行OC筛查不仅不能降低OC的死亡率，筛查出现的假阳性结果反而会给女性带来中至重度伤害，综合分析弊大于利。2021年英国OC筛查协作试验（UK Collaborative Trial of Ovarian Cancer Screening，UKCTOCS）结果正式发布，长期随访结果再次证实，在一般人群中，无论采用何种筛查手段，均不能真正降低OC和输卵管癌的死亡率，所以OC筛查在一般人群中不应该推荐。现有基于一般人群的循证医学证据表明，无论是CA125、经阴道超声单独筛查或二者联合筛查手段，OC筛查效果均不满意。目前不推荐对无症状、非高危女性进行OC筛查。在一般人群中如何实现OC的有效筛查还需进一步探索。

尽管尚无有效筛查手段，但应重视OC相关临床症状，如腹胀、盆腔或腹部疼痛、腹围增加、易饱感，或尿频尿急，特别是这些症状为新发，或经常出现，应及时检查。

1.1.2 高危人群筛查

以下6类人群应视为OC高危人群：

（1）HBOC（即*BRCA1*或*BRCA2*胚系致病变异或疑似致病变异）携带者；

（2）携带*RAD51C*或*RAD51D*或*BRIP1*胚系致病变异或疑似致病变异者；

（3）遗传性非息肉病性结直肠癌综合征（林奇综合征）患者；

（4）一级亲属确诊遗传性肿瘤综合征或携带致病或疑似致病基因，而未行或拒绝检测者；

（5）OC、乳腺癌、前列腺癌、胰腺癌家族史或子宫内膜癌、结直肠癌及其他林奇综合征相关肿瘤家族史经遗传咨询、风险评估建议基因检测而未行或拒绝检测者；

（6）具有显著的OC及相关肿瘤家族史（多人发病），虽经遗传基因检测，家族患病者中未检出已知致病或疑似致病者。

虽经遗传咨询可有效筛选高危人群，但即使在高危人群，甚至携带*BRCA1*和*BRCA2*突变人群中也无早期识别OC的万全之策。目前已知对携带*BRCA*突变或其他明确易致OC有害突变者，降低OC风险最有效策略仍是预防性双侧输卵管-卵巢切除术，但基于生理和内分泌考量，部分人群可能暂不接受或延期接受预防性双侧输卵管-卵巢切除术。对此类患者，推荐从30~35岁开始，联合血清CA125检测与经阴道超声检查定期筛查。上述手段有助实现高危人群中OC的早诊、早治，但不能明显提高OS。

1.2 遗传基因检测

大多数遗传性OC是由于*BRCA1*或*BRCA2*基因的致病突变。至少15%罹患高级别非黏液性OC的女性具有*BRCA1/2*的生殖系突变，这些女性中近40%无乳腺癌/OC家族史。因此，对上皮性OC患者，即使无乳腺癌/OC家族史，也推荐遗传致病基因突变的筛查，特别是对所有非黏液性OC进行*BRCA1/2*胚系检测。对检出胚系突变的OC个体，需进一步对其家系进行"逐级检测"（Cascade testing），以发现高危个体，有针对性地开展肿瘤预防与监测，降低个人发病与死亡风险及群体发病率。

（1）推荐在遗传基因检测前后行专业遗传咨询。

（2）推荐所有非黏液OC接受*BRCA1/2*胚系检测。

（3）胚系突变会增加上皮性OC风险的基因：*BRCA1/2*、*RAD51C*、*RAD51D*、*BRIP1*、*PALB2*、*ATM*及Lynch相关基因（*MLH1*、*MSH2*、*MSH6*、*PMS2*、*EPCAM*）。

（4）*STK11*胚系突变主要与卵巢环小管性索瘤发病相关。

具体的遗传基因检测策略与高危个体的干预非本指南探讨范畴。

第三章

卵巢癌的诊断与鉴别诊断

第一节 临床表现

1 症状

卵巢上皮癌多见于绝经后女性。由于卵巢深居盆腔，卵巢上皮性癌早期症状不明显，往往是非特异性症状，难以早期诊断，约2/3的卵巢上皮癌患者诊断时已是晚期。晚期时主要因肿块增大或盆腹腔积液而出现相应症状，表现为下腹不适、腹胀、食欲下降等，部分患者表现为短期内腹围迅速增大，伴有乏力、消瘦等症状；也可因肿块压迫出现大小便次数增多症状；出现胸腔积液者可有气短、难以平卧等表现。

卵巢恶性生殖细胞瘤常见于年轻女性，临床表现与上皮癌有不同，早期即出现症状，除腹部包块、腹胀外，常可因肿瘤内出血或坏死感染而出现发热，或因肿瘤扭转、肿瘤破裂等出现急腹症症状。约60%~70%的患者就诊时属早期。

2 体征

妇科检查可扪及肿块，多为双侧、实性或囊实性，表面凹凸不平，活动差，常伴腹腔积液，三合诊检查可在直肠子宫陷凹处触及质硬结节或肿块。有时，还可扪及上腹部肿块及腹股沟、腋下或锁骨上肿大淋巴结。恶性生殖细胞瘤95%以上为单侧性。合并大量腹水者，腹部检查时移动性浊音阳性。

第二节 疾病史和家族史

遗传性乳腺癌/卵巢癌综合征（HBOC）和林奇综合征（LS）等与遗传性OC密切相关，应详细询问此类人群的家族遗传史。患者多表现为发病年龄较早，近亲中常有乳腺癌、OC或其他相关癌症（如子宫内膜癌，结肠癌，前列腺癌等），家谱分析多显示常染色体显性遗传特征。

第三节 体格检查

全面体检是OC术前诊断和评估的重要手段，尤其应重视妇科检查。早期OC多无明显体征，妇科检查发现附件肿块可能是体检可获得的唯一阳性发现。任何年龄女性发现附件包块均应重视，尤其是绝经后女性出现附件包块并伴腹水，需高度怀疑OC可能。对实质性或混合性卵巢肿块，或囊肿大于5cm且已绝经的妇女应避免用细针穿刺做细胞学检查。许多OC以腹水征就诊，临床可见腹部隆起，移动性浊音阳性。妇检可有盆腔或子宫直肠窝肿块，也可能无异常发现。胸腔积液也是部分就诊的原因，以右侧多见。晚期可出现锁骨上或腹股沟淋巴结肿大、肠梗阻等体征。

第四节 实验室检查

1 肿瘤标志物检查

对不同患者选择对应的肿瘤标志物检测，如癌抗原125（CA125）、人附睾蛋白4（HE4）、CA153、CA19-9、甲胎蛋白（AFP）、β-人绒毛膜促性腺激素（β-HCG）、雌二醇（E2）、孕酮（P）、鳞状上皮细胞癌抗原（SCCA）、神经元特异性烯醇化酶（NSE）、癌胚抗原（CEA）等；基于CA125和HE4检测的OC风险预测值（Risk of Ovarian Malignancy Algorithm，ROMA）对鉴别盆腔肿物良恶性有帮助。抗苗勒氏管激素（AMH）可作为绝经后或卵巢切除术后颗粒细胞肿瘤标志物。

1.1 CA125

CA125是最常用的OC肿瘤标志物，尤其是浆液性OC的首选肿瘤标志物。CA125阳性率与肿瘤分期、组织类型有关，晚期、浆液性癌阳性率显著高于早期及非浆液性癌（早期OC阳性率约43.50%~65.70%，晚期约84.10%~92.40%）。有研究发现，CA125在绝经后人群的应用价值更高，其诊断OC的敏感度（79.1%~90.7%）和特异度（79.1%~89.8%）均优于绝经前人群（敏感度69.8%~87.5%，特异度63.3%~85.7%）。约20%OC CA125阴性，且其在腹膜炎、肝硬化、子宫内膜异位、月经周期和怀孕前2/3时期内可能会中等升高，在任何有非肿瘤性腹水患者中都明显增高，所以用于OC诊断特异性不强。目前，CA125不宜作为正常人群OC筛查指标，但对有家族史的高危女性可助OC早期诊断，可对女性盆腔肿块行良恶性鉴别，联合经阴道盆腔超声或其他标志物可提高特异性。

外科手术或化疗后，87%~94%的OC病例中血清CA125浓度与疾病进程相关性较好，可提示肿瘤进展或消退，满意减瘤术后7天内CA125可下降到最初水平的75%以下。OC术前、术后CA125水平持续升高多提示预后不良，血清中CA125表达水平与肿瘤负荷明显相关，如CA125水平经治疗降至原来水平的1/10及以下表明病情转归良好，如首次治疗过程中CA125水平持续升高多提示预后不良。目前CA125仍是卵巢肿瘤治疗前辅助诊断及随访监测的肿瘤标志物，推荐作为疑似卵巢恶性肿瘤的生物标志物，有助区分恶性肿瘤亚型，但不能用作OC筛查。

1.2 HE4

HE4作为肿瘤标志物广泛用于临床已有10余年，是被FDA批准可用于监测上皮性OC疾病进展、复发的标志物之一。HE4对OC的诊断特异度（约90%~95%）显著高于CA125（76.6%~86.5%）。其水平不受月经周期及绝经状态影响，在绝经前人群中，诊断OC的特异度明显优于CA125。在鉴别盆腔肿块和良恶性肿瘤方面HE4在OC中呈非正态分布，对绝经前、绝经后差异均具统计学意义，在Ⅰ、Ⅱ、Ⅲ期OC中均有较高灵敏度，随病情进展、分期增高，HE4水平也随之增高。HE4浓度水平也是反映疾病进展趋势的标志，可用于OC手术及化疗效果的监测，如治疗后1周检测HE4水平较治疗前明显下降，多提示病情缓解和稳定，如无明显变化或呈升高趋势，则应考虑疗效欠佳，需及时更换治疗方案。与CA125相比，HE4变化幅度更大，对OC预后判断更为有效。

HE4用于OC的参考值范围应考虑年龄、绝经与否等多种因素。研究表明，在中国表观健康人群总体参考值为105.10pmol/L，绝经前、绝经后女性HE4水平的参考值分别为68.96pmol/L和114.90pmol/L，绝经后水平显著升高，且在>70岁人群中HE4表达水平升高可能是正常现象。总体上，HE4在鉴别卵巢良恶性肿瘤中有重要诊断价值，可用于判断预后及随访监测。

1.3 ROMA指数

Moore等人将CA125和HE4的血清浓度测定与绝经状态相整合，建立了上皮性OC的预测模型，即ROMA指数，其值取决于CA125、HE4的血清浓度、激素和绝经状态。研究显示，对绝经前患者，ROMA指数诊断OC敏感度平均为76.00%（70.20%~81.00%），特异度约为85.10%（80.40%~88.80%），而在绝经后患者，敏感度约为90.60%（87.40%~93.00%），特异度约为79.40%（73.70%~84.20%）。根据ROMA值对发现盆腔肿块女性进行罹患OC风险评估，以特异度75%为截点，对绝经前和绝经后盆腔肿块女性行危险分组，结果表明，对绝经前女性≥11.65%为罹患OC高风险组，<11.65%为低风险组；而绝经后女性≥31.76%为罹患OC高风险组，<31.76%为低风险组。也有学者认为，尽管有研究表明HE4与CA125存在一定互补性，但无论是CA125联合HE4检测还是ROMA指数都未能显著提高女性盆腔良恶性肿块的鉴别特异度。

ROMA指数可用于辅助评估绝经前和绝经后女性罹患OC的风险，有助实现卵巢恶性肿瘤的及时和正确诊治。

目前，尚无高质量证据证实，与单独应用CA125相比，联合HE4和ROMA能提高肿瘤标志物对卵巢肿瘤良恶性的诊断及鉴别能力。

1.4 其他

卵巢恶性生殖细胞肿瘤相关的标志物主要包括：甲胎蛋白（AFP），人绒毛膜促性腺激素（β-hCG），神经元特异性烯醇化酶（NSE），乳酸脱氢酶（LDH），CA19-9。AFP升高可见于卵黄囊瘤、胚胎癌和未成熟畸胎瘤，β-hCG升高可见于卵巢非妊娠性绒毛膜癌，NSE升高提示未成熟畸胎瘤或伴有神经内分泌分化的肿瘤，LDH升高常见于无性细胞瘤，CA19-9升高可见于未成熟或成熟畸胎瘤。

此外，CEA在特定情况下可能有助鉴别原发性OC和继发性（卵巢）肿瘤，CA 19-9有助区分卵巢继发性转移性肿瘤。如血清CA125/CEA大于25∶1，更倾向于原发性卵巢肿瘤，但不能完全排除原发性胃肠道肿瘤可能。总体上，CEA、CA19-9特异性较差，在多种肿瘤中均可检测到，但二者对卵巢黏液性肿瘤敏感性较好，常可见明显升高。

肿瘤标志物检测对卵巢恶性肿瘤辅助诊断及判断疗效、预后和转归都具重要意义，但现有肿瘤标志物，无论是单一或联合检测，敏感性和特异性都难完美实现早期诊断及随访监测，故在卵巢恶性肿瘤早期筛查、诊断及随访监测中仍具一定局限性。

第五节 影像学检查

1 影像学检查

OC诊疗中常用影像学检查如超声（经阴道/经腹超声）、CT、MRI、PET/CT等。良好的影像学评估有助明确肿瘤形态、侵犯范围等，协助肿瘤定性诊断及决策治疗；如怀疑有邻近器官受累和/或远处转移，可依据可能侵犯范围行胃肠造影检查、静脉尿路造影和胸部X线或CT检查等。适当整合上述影像学检查方法，可实现对OC的术前评估、术后随诊和疗效监测。

1.1 超声检查

超声检查是卵巢肿瘤初诊评估的首选影像学检查方法，可明确卵巢有无占位性病变，初步判断卵巢肿瘤的性质。

经阴道超声检查（transvaginal ultrasound，TVS）探头接近卵巢，图像分辨率高，不受肥胖及肠气干扰，对OC的诊断有更高的敏感度和特异度，但当肿瘤过大时，

TVS探查范围有限，难获得整个肿瘤视野。无性生活史的女性可采用经直肠超声。经腹超声也是卵巢肿瘤评估的重要方式，可与TVS联合，尤其当肿瘤较大，可弥补TVS难获全肿瘤视野的缺陷。此外，经腹超声还可评估OC对周围脏器的侵犯、腹膜后淋巴结转移及腹腔种植转移，如有否输尿管扩张、腹水、腹膜种植等。

超声彩色多普勒显像（彩超）是在二维灰阶图基础上加上彩色多普勒血流显像技术，获得血流信号。可直接或间接反映血管阻力和弹性，有助卵巢肿瘤良恶性鉴别。同良性肿瘤比，卵巢恶性肿瘤表现为峰值流速更高、血流阻力指数更低。血流信息常用阻抗指数（RI）或脉冲指数（PI）表示。RI=（A-B）/ B，PI=（A-B）/ M（A：收缩期峰血流速度，B：舒张期末血流速度，M：平均血流速度）。卵巢恶性肿瘤血流阻力值明显低于卵巢良性肿瘤。一般认为 PI<1.0或 RI<0.4应考虑恶性肿瘤。

超声造影可观察肿瘤内部血供，特别是对微血管的显示优于多普勒，有利鉴别诊断及疗效评价，特别是抗血管生成等分子靶向药物的疗效评价，可用超声微泡对比剂介导靶向药物及基因治疗。另外，老年或病情严重者，需心脏超声检测心功能，血管超声检测深静脉血栓等并发症，超声造影可助鉴别瘤栓与血栓。

对预计难以满意减瘤或体能状态较差难以耐受手术者，可选择超声引导下穿刺获取细胞学或病理学诊断。穿刺部位可选择盆腔肿瘤、增厚的大网膜、腹膜等部位。另外盆底腹膜增厚明显者，可经阴道或直肠超声引导下穿刺活检。但需指出，对术前整合影像评估无明确转移的孤立性卵巢肿瘤，尤其是可疑早期OC者，需谨慎选测穿刺活检，要避免因穿刺导致的医源性肿瘤播散。

1.2 胸部X线

胸部X线可用于评估肺部有无转移灶及胸腔积液，敏感性和特异性均低于胸部CT，条件允许，推荐选择胸部CT。

1.3 CT

盆腹腔CT是OC术前评估常用的检查方法，对判断肿瘤大小、性质、转移部位，尤其是评估盆腔或主动脉旁淋巴结，肝、脾、肺等实质器官有无转移具有重要参考价值，可辅助临床分期。如患者无对比剂禁忌下强调增强CT扫描。卵巢恶性肿瘤可表现为盆腔或下腹部不规则形或分叶状囊实性肿块，囊壁及囊内间隔薄厚不一，可伴结节状、乳头状突起，实性部分形态不规则、密度不均匀，增强扫描呈不均质强化。晚期OC常见腹水、腹膜及网膜转移灶，CT可表现为网膜区扁平样或饼状软组织块，边缘不规则，界线不清等。腹膜转移表现为腹腔内、肝、脾、结肠等脏器表面不规则软组织结节及肿块等。此外，病变内微小脂肪、钙化等特征，可辅助卵巢生殖细胞来源肿瘤的检出；CT扫描速度快，一次屏气即可同时完成对腹部和盆腔的扫描，临床应用便捷。但CT对早期OC、卵巢形态未发生显著改变者敏感度较低。

1.4 MRI

MRI软组织分辨率高，其多参数、动态增强扫描可显示病变的组织成分性质和血流动力学特点，对脂肪、出血等成分观察有优势，区分良恶性卵巢肿瘤的敏感性、特异性分别为92%、85%，高于CT和超声，有助确定盆腔肿块起源，并辅助CT进行OC的术前分期。OC原发灶的MRI影像特点与CT相似，以囊实性肿块、不规则囊壁及分隔、乳头结节及不均匀强化为主要特点，但MRI扫描范围有限，且对因运动引起的位移敏感，因此对腹膜转移和大量腹水显示效果不如CT，可作为腹盆腔CT的有效补充。全身弥散加权磁共振（whole body MRI with diffusion-weighted sequence，WB-DWI/MRI）能较准确判断腹膜有无受累，比普通MRI能准确地显示OC原发肿瘤、腹膜转移灶及远处转移灶的特点，可辅助医生进行肿瘤术前评价，结合临床血清肿瘤标志物CA125检测，可对OC术后复发进行预测和评价。

1.5 PET/CT

PET/CT同步增强CT扫描有利小病灶检出，有利发现隐匿转移灶，使临床分期更准确。与盆腹腔增强CT比，PET/CT对累及膈下和小肠浆膜面肿瘤检测准确性更高，并且诊断淋巴结转移的准确率也明显优于CT，尤其是腹膜后淋巴结转移。PET/CT在复发病灶的早期发现上具明显优势，不仅可提示复发病灶的部位，且可提示大小和数目，尤其在CA125升高而CT或MRI检查阴性时。但PET/CT价格高，不推荐为常规检查。对下列情况，如临床认为需要，可推荐使用PET/CT：①盆腔肿物良恶性难以鉴别；②卵巢上皮来源肿瘤治疗结束后随访监测；③恶性生殖细胞瘤及恶性性索间质瘤，随访过程中出现典型症状、体检发现异常或肿瘤标志物升高；④Ⅰ期2、3级及Ⅱ~Ⅳ期的未成熟畸胎瘤、任意期别的胚胎性肿瘤、任意期别的卵黄囊瘤和Ⅱ~Ⅳ期的无性细胞瘤化疗后的随访监测。

1.6 胃肠镜检查

盆腔肿块需排除胃肠道原发肿瘤卵巢转移，尤其相对年轻，血清CA19-9、CEA升高显著者需行胃肠检查，排除胃肠道转移性肿瘤。

第六节 病理学诊断

1 取材方式及组织类型

1.1 腹腔镜检查

诊断不明确，可通过腹腔镜检查是否可能为OC，通过对可疑部位的活检获取病理诊断。对晚期OC，Fagotti等提出通过腔镜探查评分，以判断能否实施满意初始肿瘤细胞减灭术，即腹腔镜预测指数评分（predictive index value，PIV）。

1.2 细胞学检查

大多数卵巢恶性肿瘤合并腹水或胸水，行腹水或胸水细胞学检查可发现癌细胞。

1.3 组织病理学诊断

OC确诊必须依靠组织病理检查而非胸腹水细胞学检查。对早期OC不主张穿刺活检，卵巢肿瘤包膜穿破会使分期上升。考虑已为晚期时可行肿块穿刺活检。大多数OC是开腹手术或腹腔镜手术中切除卵巢肿瘤或转移灶送冰冻切片来诊断。经腹或后穹隆穿刺抽取腹水进行细胞学检查，也有助于卵巢恶性肿瘤的诊断。早期患者行手术分期时，除原发灶和转移灶外，常规腹膜多点活检及可疑组织活检都需分别标记取材部位分别固定送检。晚期患者切除器官者应将标本完整送检。

2 组织病理分类

卵巢肿瘤中上皮性肿瘤最为常见，占90%以上。性索间质肿瘤占5%~6%，生殖细胞瘤占2%~3%。在上皮性OC中，高级别浆液性癌（High Grade Serous Carcinoma，HGSC）占70%，子宫内膜样癌（Endometrioid carcinoma，EC）占10%，透明细胞癌（Clear cell carcinoma，CCC）占10%，黏液性癌（Mucinous carcinoma，MC）占3%，低级别浆液性癌（Low Grade Serous Carcinoma，LGSC）<5%。

目前，国内外卵巢肿瘤组织病理分类多以WHO女性生殖器官肿瘤分类为标准。2020年，WHO更新了第5版肿瘤分类标准，见表34-3-1。对卵巢浆液性癌，第5版沿用了HGSC和LGSC分类，明确子宫外HGSC发病部位诊断标准，见表34-3-2。尽管追溯子宫外HGSC起源，对治疗指导意义有限，但对厘清HGSC起源，探索疾病发生原因、完善癌症登记及流行病学研究具重要意义。基于此标准，约80%的子宫外HGSC应归类为输卵管起源，而原发性腹膜HGSC极其罕见，仅在无浆液性输卵管上皮内癌（serous tubal intraepithelial carcinoma，STIC）或无双侧输卵管HGSC［使用伞端切开和广泛检查（SEE-FIM）方法进行诊断］或卵巢实质无HGSC情况下，才能诊断腹膜HGSC。

在第5版中，交界性肿瘤不再沿用“非浸润性低级别浆液性癌”“低度恶性潜能”或“不典型增生性浆液性瘤”等名称，其浸润性种植从组织形态学和生物学行为上更相似于LGSC，并再次强调有微乳头结构的浆液性瘤仍应归为浆液性交界性肿瘤。

第4版分类引入了卵巢浆黏液性肿瘤概念，第5版基于对形态学、免疫组化及分子特征的新认识，对卵巢浆黏液性肿瘤的分类进行了调整，保留了其中的良性和交界性浆黏液瘤的分类，将卵巢浆黏液性癌归入子宫内膜样癌的浆黏液特殊亚型。

此外，在第5版中，卵巢肿瘤新增加了中肾管样腺癌（mesonephric-like adenocarcinoma）和混合性癌（mixed carcinoma），重新引入两性母细胞瘤（gonadoblastoma）。后者包含女性成分[包括成人型粒层细胞瘤（adult granulosa cell tumour，AGCT）或幼年型粒层细胞瘤（juvenile granulosa cell tumour，JGCT）]和男性成分（包括Sertoli细胞瘤或Sertoli Leydig细胞瘤），最常见的是较多的Sertoli Leydig细胞瘤成分和较少的JGCT成分混合，被归为混合性性索间质瘤之一。免疫组化显示，两种肿瘤成分常对性索来源组织标志物（如抑制素和FOXL2）呈阳性表达。大多数两性母细胞瘤为良性，罕见复发。卵巢中肾管样腺癌和混合性癌均为罕见肿瘤类型，发病机制尚不清楚，基于形态学及免疫组化特征第5版将其单独列出。

近年来，分子生物学发展迅速，越来越多的肿瘤特异性基因异常或分子改变成为协助肿瘤分类的得力助手。第5版以形态学分类为基础，较之前融入了更多分子生物学内容，在肿瘤组织病理分类上呈现逐步向形态-分子分类整合的发展趋势，借助免疫组化等可更加精准的实现肿瘤分类。常见卵巢恶性肿瘤主要类型的免疫组化特征见表34-3-3，具体的肿瘤免疫组化及基因特征在组织病理诊断中的应用不在本指南中详细探讨。

表34-3-1　2020年WHO卵巢肿瘤组织病理分类

浆液性肿瘤	浆液性囊腺瘤，非特指	良性
	浆液性表面乳头状瘤	良性
	浆液性腺纤维瘤，非特指	良性
	浆液性囊腺纤维瘤，非特指	良性
	浆液性交界性肿瘤，非特指	交界性
	浆液性交界性肿瘤，微乳头亚型/非侵袭性低级别浆液癌	原位癌 原位癌
	低级别浆液性腺癌	恶性
	高级别浆液性腺癌	恶性
黏液性肿瘤	黏液性囊腺瘤，非特指	良性
	黏液性腺纤维瘤，非特指	良性
	黏液性交界性肿瘤	交界性
	黏液性腺癌	恶性
子宫内膜样肿瘤	子宫内膜样囊腺瘤，非特指	良性
	子宫内膜样腺纤维瘤，非特指	良性
	子宫内膜样交界性肿瘤	交界性
	子宫内膜样腺癌，非特指	恶性
	浆—黏液性癌	恶性
透明细胞肿瘤	透明细胞囊腺瘤	良性
	透明细胞腺纤维瘤	良性
	透明细胞交界性肿瘤	交界性
	透明细胞癌，非特指	恶性
Brenner肿瘤	Brenner瘤，非特指	良性
	交界性Brenner瘤	交界性
	恶性Brenner瘤	恶性

续表

其他类型癌	中肾样腺癌	恶性
	未分化癌，非特指	恶性
	去分化癌	恶性
	癌肉瘤，非特指	恶性
	混合细胞腺癌	恶性
间叶源性肿瘤	低级别内膜间质肉瘤	恶性
	高级别内膜间质肉瘤	恶性
	平滑肌瘤，非特指	良性
	平滑肌肉瘤，非特指	恶性
	恶性潜能未定的平滑肌肿瘤	交界性
	黏液瘤，非特指	良性
混合性上皮性/间叶源性肿瘤	腺肉瘤	恶性
性索间质肿瘤 单纯间质肿瘤	纤维瘤，非特指	良性
	富细胞性纤维瘤	交界性
	卵泡膜细胞瘤，非特指	良性
	黄素化卵泡膜细胞瘤	良性
	硬化性间质瘤	良性
	微囊性间质瘤	良性
	印戒细胞间质瘤	良性
	卵巢Leydig细胞瘤，非特指	良性
	类固醇细胞瘤，非特指	良性
	恶性类固醇细胞瘤	恶性
	纤维肉瘤，非特指	恶性
单纯性索肿瘤	成年型颗粒细胞瘤	恶性
	幼年型颗粒细胞瘤	交界性
	Sertoli 细胞瘤，非特指	交界性
	环状小管性索间质瘤	交界性
混合性性索间质肿瘤	Sertoli-Leydig 细胞瘤，非特指	交界性
	高分化型	良性
	中分化型	交界性
	低分化型	恶性
	网状型	交界性
	性索肿瘤，非特指	交界性
	男性母细胞瘤	交界性
生殖细胞肿瘤	良性畸胎瘤	良性
	未成熟畸胎瘤，非特指	恶性
	无性细胞瘤	恶性
	卵黄囊瘤，非特指	恶性
	胚胎癌，非特指	恶性
	绒癌，非特指	恶性
	混合性生殖细胞肿瘤	恶性

续表

单胚层畸胎瘤和起源于皮样囊肿的体细胞型肿瘤	良性卵巢甲状腺肿，非特指	良性
	恶性卵巢甲状腺肿	恶性
	甲状腺肿类癌	交界性
	畸胎瘤伴恶性转化	恶性
	囊性畸胎瘤，非特指	良性
生殖细胞—性索间质肿瘤	性母细胞瘤 分割性性腺母细胞瘤 未分化性腺组织	交界性
	混合性生殖细胞—性索—间质肿瘤，非特指	交界性
杂类肿瘤	卵巢网腺瘤	良性
	卵巢网腺癌	恶性
	Wolffian 肿瘤	交界性
	实性假乳头状肿瘤	交界性
	小细胞癌，高钙血症型 小细胞癌，大细胞亚型	恶性
	Wilms 肿瘤	恶性
肿瘤样病变	卵泡囊肿	良性
	黄体囊肿	良性
	巨大孤立性黄素化卵泡囊肿	良性
	高反应性黄素化	良性
	妊娠黄体瘤	良性
	间质增生	良性
	间质泡膜增生症	良性
	纤维瘤病	良性
	重度水肿	良性
	Leydig 细胞增生	良性
卵巢转移性肿瘤		

表 34-3-2　子宫外HGSC的原发部位诊断标准

原发部位	诊断标准	备注
输卵管 （任一情况）	有STIC	无论是否存在卵巢和腹膜病变，无论卵巢和腹膜 病变大小
	可见输卵管黏膜HGSC，有或无STIC	
	部分或整个输卵管与输卵管-卵巢肿物融合	
卵巢	大体或镜下可见卵巢肿物，而双侧输卵管均未见STIC或黏膜HGSC	双侧输卵管可见且按SEE-FIM方案全面剖检，无论腹膜是否存在病变，无论腹膜病变大小
输卵管-卵巢	无法对输卵管和卵巢进行完整检查	应得到临床病理学结果的支持，包括免疫组化检 查以鉴别组织学相似疾病，主要是子宫浆液性癌
	通过较小的标本、腹膜/网膜活检、细胞学检查或化疗后取样标本诊断的HGSC	
腹膜	双侧输卵管和卵巢进行完全检查后，大体和镜下均未见STIC或HGSC	用于诊断的标本取样前患者未接受任何化疗

HGSC，高级别浆液性癌；STIC，浆液性输卵管上皮内癌

表 34-3-3　OC 主要类型的免疫组化特征（阳性病例占比%）

	PAX	WT1	P53异常[a]	Napsin A	PR
HGSC*	95	97	94~98	1	37~42
LGSC*	87~100	98~100	0	0	59~60
EC*	82	10~14	14~15	3~8	81~85
CCC*	95	1	11~12	92	5~7
MC*	39~47[b]	0~1	61~66	0~3	0~4

a p53异常表达（伴有p53突变）指过表达（>80%肿瘤细胞核呈强阳性）、失表达（肿瘤细胞核完全不表达且内对照阳性）或反常的胞质表达。
b 黏液癌PAX8表达常为局灶弱阳性。
*HGSC（高级别浆液性癌），LSGSC（低级别浆液性癌），EC（子宫内膜癌样腺癌）CCC（透明细胞癌）MC（黏液性癌）。

3　分期

目前，OC分期仍沿用手术病理分期，必须通过体检及影像学检查，结合手术对盆腹腔全面探查，腹水或腹腔冲洗液的细胞学检查，以及盆腹腔可疑部位多点活检，经病理证实后才能做出全面分期。现用的是国际妇产科联盟（FIGO）手术病理分期，2014 年进行过修订。其分期标准见表 34-3-4。2014 年 FIGO 分期与 UICC 肿瘤 TNM 分期对应关系见附录，表 34-7-1。

此外，基于现有证据，结合组织病理学依据，借鉴国际最新病理学诊断规则，对早期HGSC在兼顾组织起源原发部位判定基础上，本指南对子宫外HGSC分期认定的推荐如下：①基于分期目的，STIC系HGSC的原发部位。如仅存在卵巢转移的STIC或HGSC，应修正诊断为输卵管HGSC FIGO ⅡA期；②子宫外HGSC罕见多部位起源，当双侧卵巢-输卵管为HGSC时，应由FIGO ⅠB期修正为FIGO ⅡA期。

表 34-3-4　OC-输卵管癌-原发性腹膜癌分期标准（FIGO，2014）及对应TNM分期

Ⅰ期	肿瘤局限于卵巢或输卵管	T1
ⅠA	ⅠA 肿瘤局限于一侧卵巢（包膜完整）或输卵管，卵巢和输卵管表面无肿瘤；腹水或腹腔冲洗液未找到癌细胞	T1a
ⅠB	肿瘤局限 肿瘤局限于双侧卵巢（包膜完整）或输卵管，卵巢和输卵管表面无肿瘤；腹水或腹腔冲洗液未找到癌细胞	T1b
ⅠC	肿瘤局限于一侧或双侧卵巢或输卵管，并伴有如下任何一项：	T1c
	ⅠC1：术中肿瘤包膜破裂 ⅠC2：术前肿瘤包膜已破裂或卵巢、输卵管表面有肿瘤 ⅠC3：腹水或腹腔冲洗液中找到癌细胞	
Ⅱ期	肿瘤累及一侧或双侧卵巢或输卵管伴盆腔扩散（在骨盆入口平面以下）或原发性腹膜癌	T2
ⅡA	肿瘤扩散至或种植到子宫和（或）输卵管和（或）卵巢	T2a
ⅡB	肿瘤扩散至其他盆腔内组织	T2b
Ⅲ期	Ⅲ期　肿瘤累及单侧或双侧卵巢、输卵管或原发性腹膜癌，伴有细胞学或组织学证实的盆腔外腹膜转移，或腹膜后淋巴结转移	T3

续表

ⅢA	腹膜后淋巴结转移，伴或不伴有显微镜下盆腔外腹膜病灶转移	T1，T2，T3aN1
	Ⅲ A1：仅有腹膜后淋巴结阳性（细胞学或组织学证实）	T3a/T3aN1
	Ⅲ A1（i）期：淋巴结转移灶最大径≤ 10mm（注意是肿瘤径线而非淋巴结径线）;	
	Ⅲ A1（ii）期：淋巴结转移灶最大径> 10mm	
	Ⅲ A2：显微镜下盆腔外腹膜受累，伴或不伴腹膜后阳性淋巴结	T3a/T3aN1
ⅢB	肉眼可见盆腔外腹膜转移，病灶最大径≤ 2cm，伴或不伴腹膜后淋巴结转移	T3b/T3bN1
ⅢC	肉眼可见盆腔外腹膜转移，病灶最大径 >2cm，伴或不伴腹膜后淋巴结转移（注1）	T3c/T3cN1
Ⅳ期	超出腹腔外的远处转移	Any T，Any N，M1
ⅣA	胸腔积液细胞学检查发现癌细胞	
ⅣB	腹腔外器官转移（包括腹股沟淋巴结转移或腹腔外淋巴结转移）（注2）	

注：1. 肿瘤蔓延至肝、脾包膜，但无脏器实质转移
2. 脏器实质转移为ⅣB期

第七节　鉴别诊断

1　良性肿瘤与恶性肿瘤的鉴别

见表34-3-5。

表34-3-5　良性肿瘤和恶性肿瘤的鉴别

鉴别内容	良性肿瘤	恶性肿瘤
病史	病程长，逐渐增大	病程短，迅速增大
体征	多为单侧，活动，囊性，表面光滑，常无腹腔积液	多为双侧，固定；实性或囊实性，表面不平，结节状；常有腹腔积液，多为血性，可查到癌细胞
一般情况	良好	恶病质
超声	为液性暗区，可有间隔光带，边缘清晰	液性暗区内有杂乱光团、光点，或囊实性，肿块边界不清

2　良性肿瘤的鉴别诊断

（1）卵巢瘤样病变（ovarian tumor like condition）：滤泡囊肿和黄体囊肿最常见。多为单侧，壁薄，直径多<5cm。观察或口服避孕药2~3个月，可自行消失；若肿块持续存在或增大，卵巢肿瘤的可能性较大。

（2）输卵管卵巢囊肿：为炎性包块，常有盆腔炎性疾病病史。两侧附件区有不规则条形囊性包块，边界较清，活动受限。

（3）子宫肌瘤：浆膜下肌瘤、阔韧带肌瘤或肌瘤囊性变，易与卵巢肿瘤混淆。肌瘤常为多发性，与子宫相连，检查时随宫体及宫颈移动。超声检查可协助鉴别。

（4）内科疾病引起的腹腔积液：腹腔积液常有肝、心脏、肾病等内科病史，平卧时腹部两侧突出如蛙腹，叩诊腹部中间鼓音，腹部两侧浊音，移动性浊音阳性。而巨大卵巢囊肿平卧时腹部中间隆起，叩诊浊音，腹部两侧鼓音，无移动性浊音。超声检查有助鉴别，但恶性卵巢肿瘤常伴有腹腔积液。

3 恶性肿瘤的鉴别诊断

（1）子宫内膜异位症：子宫内膜异位症可有粘连性肿块及直肠子宫陷凹结节，肿瘤破裂后可伴有腹腔积液，有时与恶性肿瘤相混淆。但内异症常有进行性痛经、月经改变。超声检查、腹腔镜检查有助鉴别。

（2）结核性腹膜炎：因合并腹腔积液和盆腹腔内粘连性块物而与恶性肿瘤相混淆，但结核性腹膜炎可有肺结核史，多发生于年轻、不孕妇女，伴月经稀少或闭经、低热、盗汗等全身症状；肿块位置较高，叩诊时鼓音和浊音分界不清。影像学检查、结核菌素试验等有助鉴别，必要时行剖腹探查或腹腔镜检查取活检确诊。

（3）生殖道以外肿瘤：需与卵巢癌鉴别的肿瘤有腹膜后肿瘤、直肠癌、乙状结肠癌等。

第四章

卵巢癌的治疗

第一节 多学科综合诊疗

OC的病理类型繁多、病情反复、治疗复杂。当前，OC的诊治步入了精准化、个体化的整合全病程管理时代，以患者为中心、以循证医学证据和诊治规范为依托的多学科整合诊治团队（MDT to HIM）协作诊治能够提供优质的诊治决策。在OC的全程管理、系统评估、制定和实施个体化的诊治策略中尤其适合并需要MDT to HIM整合诊治模式。

鉴于OC治疗的专业性、复杂性和长期性，OC MDT to HIM整合诊治的组织、实施应由妇科肿瘤医师主导，在具有MDT to HIM协作条件医院规范实行。基层医院如遇到复杂疑难病例应转诊到区域内上级医院或通过远程会诊等方式为患者提供更优的整合诊治方案。

第二节 卵巢癌的初始治疗

OC初始治疗是指对新诊断为OC进行治疗，初始治疗总原则：以手术为主，辅助化疗，强调整合治疗。恰当的初始治疗直接影响疗效和预后。研究表明，与普通外科医师相比，经由妇科肿瘤专科医师治疗的OC能得到更恰当的分期，接受更适宜的肿瘤细胞减灭术和更规范的术后辅助化疗，患者的生存率更高，预后更佳。在卵巢恶性肿瘤初始治疗决策中，不仅要强调妇科肿瘤医师在病情评估及诊疗方案制定中的地位，更要突出明确准确的分期、理想的肿瘤细胞减灭术和规范的辅助化疗均需妇科肿瘤专科医师参与并主导，而不仅是外科医师、普通妇科医师甚至传统意义上的妇产科医师。推荐所有疑诊卵巢恶性肿瘤者均需由妇科肿瘤专家进行评估以决定初始治疗的选择。

1 外科治疗

1.1 全面分期手术

对临床早期OC，应行全面精确手术分期，可免除部分早期患者术后接受辅助化疗。

1.1.1 指征

适于临床早期的卵巢恶性肿瘤患者。腹腔镜手术仅适用于瘤体小，可完整装入取物袋中取出的病例。建议由有经验的妇科肿瘤医师施行腹腔镜手术。

1.1.2 分期手术原则及内容（见表34-4-1）

表34-4-1 全面分期手术的内容

全面分期手术的内容
术前肠道准备
足够长的腹部纵行切口
抽取腹水或盆、腹腔冲洗液进行脱落细胞学检查
尽可能完整取出卵巢肿瘤，避免包膜破裂，并送术中快速冰冻病理切片
全子宫双附件切除术，高位断扎骨盆漏斗韧带
全面探查及评估所有腹膜、肠表面、横膈、肝脾表面，对粘连或可疑之处进行活检，以及腹膜随机取样活检，包括子宫直肠窝、膀胱浆膜面、盆腔侧腹膜、两侧结肠旁沟、横膈面（也可使用细胞刮片行膈下细胞学取样）
切除大网膜
腹主动脉旁淋巴结切除水平至少达肠系膜下动脉血管水平，最好达肾血管水平，包括下腔静脉和腹主动脉周围，及动静脉间的淋巴结
两侧盆腔淋巴结切除应包括髂总血管前外侧、髂内外血管表面及闭孔神经上方的淋巴结
性索间质肿瘤可不进行淋巴结切除
若为黏液性肿瘤，应切除阑尾
切除所有肉眼可见的腹盆腔病灶，残留灶最大径不超过1cm
术后详细记录病变范围和大小、术式、残留病灶部位及大小、卵巢肿瘤是否自发破裂或术中破裂

1.2 再次全面分期手术

1.2.1 指征

因各种原因在首次手术时未能行全面分期手术，术后尚未行控瘤化疗的，应考虑再次手术，完成全面探查和分期手术。尤其适于早期低危（即可能为ⅠA期G1或ⅠB期G1）术后无须化疗者。如可能为早期高危者（如ⅠA期G2/G3或ⅠB期G2/G3，ⅠC期，Ⅱ期或透明细胞癌），可先行CT或MRI等检查。有残留灶也应再次手术分期；如影像学检查未见残留灶，患者对再次手术有顾虑，可予铂类联合化疗6个疗程。手术分期不完全包括如下情形：① 子宫未切除。② 附件未切除。③ 大网膜未切除。④ 分期记录不完整。⑤ 有残留灶并可能再行切除。⑥ 淋巴结未切除。⑦ 预防性切除手术时发现附件隐匿性浸润癌等。

对一些特殊病理类型，如膨胀性浸润的早期黏液腺癌、早期性索-间质细胞瘤

（SCSTs）等腹膜后转移发生率较低，不推荐行腹膜后再分期手术。

1.2.2 手术原则及内容

（1）如首次手术时已完整切除肿瘤，无明显残留，可考虑经腹腔镜行再次分期手术。

（2）手术方式和内容与全面分期手术相同。

1.3 保留生育功能的全面分期手术

1.3.1 指征

年轻有生育要求的GCTs患者无论期别早晚均可实施保留生育功能手术。单侧卵巢受累者，推荐单侧卵巢-输卵管切除术，不建议对外观正常卵巢做活检。部分双侧卵巢受累者可通过保留部分正常卵巢组织来实现。年轻SCSTs患者实施保留生育功能手术需整合考虑病理类型和期别。Ⅰ期以内SCSTs可选择保留生育功能的单纯卵巢-输卵管切除术。对上皮性OC，则要求严格满足下列条件才能保留生育功能：患者年轻，渴望生育，无不孕不育因素，分化好的ⅠA期或ⅠC期；子宫和对侧卵巢外观正常；有随诊条件。完成生育后视情况可能需再次手术切除子宫及对侧附件。

1.3.2 手术原则及内容

保留子宫和正常一侧的附件。若对侧卵巢外观正常，则不必做活检，以免引起继发性不孕；盆腔和腹主动脉旁淋巴结切除；其余同全面分期手术。

1.4 肿瘤细胞减灭术

1.4.1 指征

①初始肿瘤细胞减灭术（Primary Debulking Surgery，PDS），适于临床拟诊为中晚期（部分Ⅱ期、Ⅲ期和Ⅳ期）的卵巢恶性肿瘤者。②中间性肿瘤细胞减灭术（Interval Debulking Surgery，IDS），适于新辅助化疗（Neoadjuvant Chemotherapy，NACT）后肿瘤缩小，达PR或稳定（SD），且经评估有可能满意减灭的晚期病例。③最大程度的PDS应在患者可耐受手术或无严重内科合并症的前提下进行。

1.4.2 手术原则及内容

晚期OC手术应由妇科肿瘤医师评估并实施。研究证据显示，由妇科肿瘤医师实施的OC手术，其疗效优于普通妇科医师和外科医师。

晚期患者的标准术式是最大限度的肿瘤细胞减灭术，PDS应包括：全子宫双附件切除，所有受累大网膜的切除，双侧盆腔和主动脉旁肿大或可疑淋巴结切除，根据需要切除受累肠管、阑尾、部分膀胱或输尿管、脾脏或（和）远端胰体尾、部分膈肌、胆囊、部分肝脏、部分胃等，尽可能剥除受累腹膜或对粟粒样转移灶行消融。最大限度的PDS应在患者可耐受手术或无严重内科合并症前提下进行。手术原则及内容见表34-4-2。

减瘤术标准是术后残留灶最大径<1cm（R1），力争做到无肉眼残留（R0）。近年

更多证据显示，PDS终极目标是R0，达R0者无论PFS或OS均显著高于R1者。

既往，对晚期OC需否系统性腹膜后淋巴结清扫术存在争议。2019年LION报道647例术前影像学检查或术中触诊评估淋巴结无肿大的晚期OC，在实现R0前提下对比做系统性腹膜后淋巴结清扫术与不做淋巴结切除，结果两组PFS和OS均无差异，行系统性淋巴结清扫显著增加术后并发症和手术死亡率。因此，对术前影像学和术中探查评估淋巴结无异常的晚期OC（临床阴性），不必实施淋巴结清扫术。

1.4.3 手术满意度评价（必须在手术记录中说明）

① 满意肿瘤细胞减灭术：单个残留瘤灶最大径≤1cm记录为R1，完全切净肿瘤记录无肉眼残留肿瘤为R0。

② 不满意肿瘤细胞减灭术：单个残留肿瘤病灶最大径>1cm，记录为R2。

表34-4-2 初始肿瘤细胞减灭术的内容

术前充分肠道准备
足够长的腹部纵行切口
抽取腹水或盆、腹腔冲洗液进行脱落细胞学检查
术中送快速冰冻病理检查
全面探查盆腹腔，特别注意横膈、双侧结肠旁沟
切除所有受累的网膜
腹、盆腔转移灶切除
全子宫和双附件切除（卵巢动静脉高位断扎），必要时游离输尿管
根据术中探查情况，切除受累的肠管、阑尾、部分膀胱或输尿管、脾脏（或）和远端胰体尾、部分膈肌、胆囊、部分肝脏、部分胃等脏器
尽可能剥离切除受累的腹膜，包括膈肌表面的肿瘤
以下情况应考虑行腹膜后（腹主动脉旁和盆腔）淋巴结切除：① 临床拟诊Ⅱ期及以下的病例，以准确分期。② 腹膜后淋巴结明显增大者，以缩减肿瘤。
尽最大努力切除所有病灶，使残留病灶最大径不超过1cm，争取达到无肉眼可见残留病灶
术后详细记录病灶形态和范围、手术方式和名称、残留病灶部位及大小等

2 内科治疗

2.1 辅助化疗

2.1.1 新辅助化疗（Neoadjuvant Chemotherapy，NACT）

近年越来越多资料显示，晚期OC手术的终极目标应是无肉眼残留。术后无残留灶的患者PFS和OS均显著高于有残留灶者。手术效果不仅取决于手术医师技能，也取决于肿瘤播散严重程度。研究显示，对无法达到满意肿瘤细胞减灭术者，可先行NACT，再行手术减瘤，不仅可降低围术期并发症，也不影响生存期。为此，国际上建立了一些手术评估模型来预测患者能否做到理想减灭术，最常用的有影像学评估模型和腹腔镜评分系统（见表34-4-3、表34-4-4）。

2.1.1.1　共识

对OC进行NACT一直存有争议。目前共识是，晚期OC行NACT后再行IDS，其疗效不劣于PDS。必须由妇科肿瘤医师进行评估，决定是否先行NACT。对一些虽机体状态适于PDS，但妇科肿瘤医师认定达满意减瘤可能性不大者，应推荐NACT，而不采用PDS。先接受NACT的围术期和术后并发症发生率及病死率更低，住院时间更短。

2.1.1.2　指征、方案和疗程

①适于Ⅲ/Ⅳ 期，特别是大量胸腹水者，不适于早期病例。②取得病理诊断，有条件时优先选择获取组织病理。③经体检和影像学检查评估，或手术探查（包括腹腔镜探查）评估，难达满意减瘤。④围术期高危患者，如高龄、有内科合并症或无法耐受PDS者。⑤经3~4个疗程NACT后，应考虑IDS。⑥NACT的方案与术后辅助化疗的一线方案相同，但严格要求采用静脉化疗。⑦NACT时需慎用贝伐珠单抗，在IDS前应停用贝伐珠单抗至少6周。

2.1.1.3　手术评估模型

Suidan等对Ⅲ~Ⅳ期OC、输卵管癌和原发性腹膜癌行PDS回顾性、非随机、多中心试验结果表明，下述因素与PDS能否达到满意肿瘤细胞减灭术密切相关：≥60岁、CA125≥500kU/L、美国麻醉医师协会（American Society of Anesthesiologists，ASA）评分3~4分、肾门上水平腹膜后淋巴结直径>1cm、弥漫性小肠粘连或增厚、小肠系膜病变直径>1cm、肠系膜上动脉根部病变直径>1cm、脾周区域病变直径>1cm和网膜囊病变直径>1cm，基于临床因素和CT影像学特征构建Suidan多因素评估量表（见表34-4-3）。最新研究结果显示，该模型预判实施PDS的准确率为78.0%，当评分>5分时，推荐NACT联合IDS。另一项大样本研究证实，若晚期EOC患者CT检查提示弥漫性腹膜增厚或超过2/3的CT扫描区域提示存在腹水，预示可能难以经由PDS达到满意的肿瘤细胞减灭术。

随着腹腔镜技术的进步与发展，腹腔镜手术探查在卵巢恶性肿瘤初始治疗前评估中的作用日益受到关注。腹腔镜探查分级评估（Fagotti评分）既可获取组织学证据用以明确组织病理学诊断，又可直观评估疾病累及范围。Fagotti评分参照前期研究结果，以7个相关参数进行赋值累加计算预测值（见表34-4-4）。对表中各项评分进行累加计算腹腔镜预测值（laparoscopic predictive index value，PIV）。当PIV<8分时考虑PDS；PIV≥8分建议先行3~4个周期NACT，依据实体瘤治疗反应评价标准（RECIST）再次评估。NACT后疾病进展者，考虑更换二线化疗；对NACT治疗反应良好者行IDS；无反应或仅呈部分反应者，建议再行腹腔镜评估，Fagotti评分结果PIV<4分方可选择IDS，若再评结果PIV≥4分，推荐继续标准化疗或更换二线化疗。不同评分系统从影像学或腹腔镜评价的不同角度出发，对预后有不同预测作用。

前期各项临床试验来源于不同的研究者、研究中心、研究人群，必然存在偏倚，所提出的Suidan多因素评估量表和Fagotti标准赋分表虽然多被引用，但均缺乏多中心的重复验证。故特别推荐进行前瞻性临床试验进一步验证和优化，以期对晚期EOC进行更客观真实的术前评估，达到更为客观、正确的个体化治疗选择。无论是影像学模型还是腹腔镜评估，术者还需结合自身经验及团队能力来做选择。制定一套适合自己的方案并不断总结，加以完善，以提高R0切除率。

表 34-4-3　Suidan临床因素联合CT影像学特征预测不满意肿瘤细胞减灭术多因素评分

临床特征（3个）	分值
年龄≥60岁	1
CA125≥600U/ml	1
ASA评分3-4分	1
影像学特征（8个）	
脾周病变	1
肝门/肝十二指肠韧带病变	1
肾门上腹膜后淋巴结	1
弥漫性小肠粘连或增厚	1
中重度腹水	2
胆囊窝/肝叶间裂病变	2
小网膜囊病变>1cm	2
肠系膜上动脉根部病变	4

表 34-4-4　腹腔镜探查分级评估（staging laparoscopy，S-LPS）赋值

参考因素	赋值
大面积腹膜受累和（或）呈粟粒状分布的腹膜癌	2分
广泛浸润转移和（或）侵及大部分膈肌表面的融合结节	2分
多节段肠管受累、肠系膜血管根部受累	2分
大网膜受累与胃大弯紧密粘连	2分
极大可能进行肠切除吻合或造瘘（但不包括直肠、乙状结肠切除术）	2分
肿瘤明显累及的胃壁	2分
肝表面病变直径大于2cm	2分

初始治疗方案的选择除外上述“以分期为目的”的选项，还需考虑患者体能状态。晚期EOC患者常因疾病广泛转移，累及多个器官，基础体能状态呈消耗状态。多数情况下，医师对患者体能状态的主观评估偏倚颇大，从而影响治疗选择。临床经验不是判定患者可否耐受手术的标准，应严格按照美国东部肿瘤协作组（ECOG）体能状况评分标准（PS）和ASA体能状况评分标准进行评估。卵巢恶性肿瘤围术期并发症风险与高龄、体质虚弱、合并慢性疾病、营养状况不良、低白蛋白血症和静脉血栓栓塞等有密切相关。NACT联合IDS更适合于体能状态较差、围术期高风险患者。

卵巢恶性肿瘤行NACT前应尽可能取得组织学证据，依据病史，结合妇科检查、

盆腹腔影像学检查、血清肿瘤标志物、腹腔镜手术探查等整合评估，要高度关注患者体能状态。

2.1.2 术后辅助化疗

2.1.2.1 上皮性OC和卵巢性索间质恶性肿瘤化疗指征和疗程

①ⅠA和ⅠB期，G1分化，全面分期手术后，无需辅助化疗。②ⅠA和ⅠB期，G2分化，可观察或酌情给予化疗3~6个疗程。③ 其他Ⅰ期，全面分期手术后，化疗3~6个疗程。④Ⅱ~Ⅳ期：术后视满意度决定化疗疗程数以及是否行再次细胞减灭术。接受满意细胞减灭术者共化疗6个疗程（包括新辅助化疗的疗程数），或在血清肿瘤标志物正常后至少化疗2个疗程。⑤对达满意减灭术的晚期患者，可予腹腔灌注化疗。⑥早期SCSTs需否辅助治疗存在争议。ⅠA期颗粒细胞瘤可不需化疗。ⅠC期幼年型颗粒细胞瘤和ⅠC2期成年型颗粒细胞瘤需行术后化疗。⑦紫杉醇联合卡铂仍是上皮性OC一线化疗的标准方案和首选方案。在此方案中，加入第3种化疗药或其他三药联合的化疗方案，不仅不能提高疗效，还会增加毒性。⑧其他可以替代的一线化疗方案见表8。多西他赛联合卡铂和多柔比星脂质体（PLD）联合卡铂，主要优点是神经毒性低，脱发较轻，可用于不耐受紫杉醇毒性的患者。剂量密集型紫杉醇周疗联合卡铂3周给药可改善晚期OC的OS和PFS，缺点是贫血和生活质量略有下降。对高龄、体力状况评分差者，小剂量紫杉醇周疗和卡铂周疗也是一种选择。

2.1.2.2 恶性生殖细胞瘤化疗指征和疗程

①对ⅠA期无性细胞瘤和ⅠA期瘤细胞分化好的未成熟畸胎瘤，在全面分期手术后，可随访观察，不需化疗。②其他临床期别在分期手术或满意肿瘤细胞减灭术后，都应接受3~4个疗程化疗，或在血清学肿瘤标志物检测正常后再化疗2个疗程。③首选BEP方案。Ⅰ期推荐3周期，Ⅱ期及以上推荐4周期。无性细胞瘤可选择EP方案。

2.1.2.3 交界性肿瘤的化疗指征和疗程

①所有期别的交界性卵巢肿瘤，在进行满意减灭术后，如转移灶也是交界性肿瘤，可不进行辅助化疗。②腹盆腔播散病灶的病理检查结果为浸润性种植时，术后应行化疗。③化疗方案参见上皮性OC。

2.1.3 一线化疗方案

①上皮性OC（高级别浆液性癌、子宫内膜样癌2/3级、透明细胞癌、癌肉瘤）一线化疗方案见表34-4-5。②恶性生殖细胞瘤和性索间质瘤一线化疗方案见表34-4-6。③少见卵巢恶性肿瘤的一线化疗方案见表34-4-7。

表 34-4-5　上皮性 OC 一线化疗方案

	首选方案	备选方案	特殊情况可选
Ⅰ期	卡铂+紫杉醇	卡铂+多柔比星脂质体	卡铂单药（年龄>70 岁或存在内科合并症）
		卡铂+多西他赛	对于癌肉瘤： 卡铂/异环磷酰胺 顺铂/异环磷酰胺 紫杉醇/异环磷酰胺
Ⅱ–Ⅳ期	卡铂+紫杉醇	卡铂（周疗）+紫杉醇（周疗）	顺铂/紫杉醇 静脉/腹腔化疗（满意减瘤的Ⅱ–Ⅲ期）
	卡铂+紫杉醇+贝伐珠单抗	卡铂+多西他赛 卡铂+多柔比星脂质体 卡铂+紫杉醇（周疗） 卡铂+多西他赛+贝伐珠单抗	对于癌肉瘤： 卡铂/异环磷酰胺 顺铂/异环磷酰胺 紫杉醇/异环磷酰胺

注：1. 对溶剂型紫杉醇溶媒（聚氧乙烯蓖麻油）过敏者，铂类联合方案中，可选择白蛋白结合型紫杉醇进行替代。2. 紫杉醇酯质体在国内获批用于 OC 一线治疗，紫杉醇酯质体可在铂类联合方案中替代紫杉醇，作为 OC 一线可选方案。

表 34-4-6　恶性生殖细胞肿瘤和性索间质肿瘤一线化疗方案

病理类型	首选方案	备选方案	特殊情况可选
恶性生殖细胞肿瘤	BEP 方案（博来霉素+依托泊苷+顺铂）		卡铂+依托泊苷（适用于ⅠB~Ⅲ期无性细胞肿瘤术后患者，且亟需降低化疗毒性的部分患者）
恶性性索间质肿瘤	TC 方案（卡铂+紫杉醇）	EP 方案（顺铂+依托泊苷）	BEP 方案

表 34-4-7　少见卵巢恶性肿瘤的一线化疗方案

病理类型	首选方案	其他可选方案	特殊情况可选
黏液性肿瘤	氟尿嘧啶+四氢叶酸+奥沙利铂±贝伐珠单抗* 卡培他滨+奥沙利铂± 贝伐珠单抗* 其余同上皮性 OC 的静脉化疗方案	同上皮性 OC 的静脉化疗方案	无
低级别浆液性癌 / 高分化子宫内膜样癌（G1）	卡铂+紫杉醇±激素维持治疗 卡铂+紫杉醇+贝伐珠单抗 激素治疗（芳香化酶抑制剂：阿那曲唑、来曲唑、依西美坦）	亮丙瑞林、他莫昔芬、氟维司群 其他同上皮性 OC 的静脉化疗方案±激素维持治疗	无

注：*贝伐珠单抗仅适用于Ⅱ期及以上的患者。

2.2　初治 OC 的靶向药物与维持治疗

FIGO Ⅱ期及以上的高级别浆液性/高级别子宫内膜样 OC 或携带有 *BRCA* 突变的其他病理类型 OC 均需考虑在初始治疗结束且获得临床缓解后，开始维持治疗，以期最大程度延长 PFS、提高临床治愈率。目前，用于初始 OC 维持治疗的靶向药物主要有贝伐珠单抗与聚腺苷二磷酸核糖聚合酶（PARP）抑制剂。

2.2.1　贝伐珠单抗（bevacizumab）

贝伐珠单抗是靶向血管内皮生长因子-A（VEGF-A）的单抗，已在多国获批在OC的应用。在OC一线化疗同时加入贝伐珠单抗，并在完成化疗后续用贝伐珠单抗维持治疗，可使晚期患者中位PFS提高2~4个月。

随着PARP抑制剂的出现，在存在*BRCA*突变或同源重组修复缺陷（homologous recombination deficiency，HRD）的患者中，贝伐珠单抗还可与PARP抑制剂联合进行维持治疗。

2.2.2　PARP抑制剂

与PARP抑制剂治疗疗效相关的生物标志物有*BRCA*基因突变、HRD状态等。在新诊断晚期OC中，*BRCA1/2*和HRD检测被推荐用于指导OC一线维持治疗的方案选择，具体详见《上皮性卵巢癌PARP抑制剂相关生物标志物检测的中国专家共识》。与HRD阴性相比，存在*BRCA1/2*突变或HRD阳性的OC可更加获益于PARP抑制剂单药和双药联合维持治疗。基于已经获取的研究证据，奥拉帕利单药维持治疗仅适用于*BRCA*突变患者，奥拉帕利联合贝伐珠单抗维持治疗则适于一线化疗中联合贝伐珠单抗且存在*BRCA*突变或HRD阳性者（对奥拉帕利不耐受者，还可考虑尼拉帕利联合贝伐珠单抗的维持治疗方案）；而尼拉帕利、氟唑帕利和塞纳帕利的单药维持治疗则不受分子标志物限制，适于全人群维持治疗（包括*BRCA*突变或野生型患者）。

3　放疗

卵巢上皮癌对放疗中度敏感，但由于卵巢癌的生物学特点，易出现盆腹腔广泛转移，且有有效的化疗药物选择，而盆腹腔放疗多有近期和远期并发症，所以放疗基本不再用于卵巢癌术后的辅助治疗。即使是对放疗敏感的无性细胞瘤，术后亦以化疗为主要辅助治疗手段。目前放疗仅用于部分复发卵巢癌的姑息治疗。对肿瘤局限，如仅有腹膜后或纵隔淋巴结转移，但手术难以切除，且化疗效果不佳，可考虑调强放疗。对部分特殊病理类型，如透明细胞癌等，也有研究显示术后辅助放疗可改善患者预后。

第三节　卵巢癌转移/复发的治疗

参考美国妇科肿瘤学组（Gynecologic Oncology Group，GOG）的标准，复发性OC根据无铂期（Platinum-free interval，PFI）的长短进行分型，具体如下：

①铂类敏感型指对初期以铂类药物为基础的治疗有明确反应，且已达到临床缓解，前次含铂化疗停用6个月以上（含）出现进展或复发，其中停化疗6~12个月间

复发患者，有时也被称为铂类部分敏感型。②铂类耐药型指对初期化疗有反应，但在完成化疗后6个月内进展或复发。③难治型指对初始化疗无反应，如肿瘤稳定或肿瘤进展，含在化疗后4周内进展者。

1 外科治疗

复发性OC尚未确立最佳治疗方案，手术治疗对复发性OC的意义尚不明确，二线化疗有效率低。近年来分子靶向治疗在复发性OC治疗中取得较大进展。对反复复发的患者，治疗上应重视生存质量。复发性OC处理原则如下：①铂类敏感复发者，经评估能再次满意切除者（R0切除），推荐二次（再次）细胞减灭术。对二次细胞减灭术患者选择的标准，国际上仍缺乏统一标准。常是接受二次细胞减灭术者，复发灶多为孤立或寡转移灶，无腹水，无广泛的腹膜癌灶。②铂耐药患者，常不能从二次细胞减灭术中获益，在行手术决策时应慎重选择和个体化考虑。③按复发类型，并参考既往化疗史、毒性反应残留情况选择挽救化疗方案。④放疗应经多学科整合诊治（MDT to HIM）讨论决定。如可用于不适合手术切除或存在手术禁忌证的局灶性复发，或存在脑、骨转移需姑息放疗者。⑤鼓励复发患者参加临床试验。

2 内科治疗

2.1 复发性OC的系统治疗

2.1.1 复发上皮性OC

对复发的上皮性OC，首先根据无铂间期或无治疗间期对患者进行分型，从而采取相应的治疗措施。对铂类敏感型复发，首选以铂类为基础的联合化疗或联合贝伐珠单抗，再予以PARP抑制剂或贝伐珠单抗维持治疗。对铂耐药型或难治型复发，则首选非铂类单药化疗或联合抗血管生成靶向药物的联合化疗；如为叶酸受体α（FRα）高表达，可选择靶向FRα抗体偶联药物（ADC）索米妥昔单抗单药或联合贝伐珠单抗治疗；如人类表皮生长因子受体2（HER2）过表达，可选择靶向HER2 ADC德曲妥珠单抗治疗（见表34-4-8、表34-4-9）。

对一些存在特定生物标志物的复发性OC患者，也可考虑包括NTRK抑制剂、免疫检查点抑制剂在内的整合治疗（见表34-4-10）。

2.1.2 复发恶性生殖细胞和性索间质肿瘤

对复发的卵巢生殖细胞恶性肿瘤，如果仍有治愈可能，应首先推荐在有条件做骨髓移植的中心进行大剂量化疗（high-dose chemotherapy）。放疗仅用于局部复发的姑息治疗，见表34-4-11、表34-4-12。

表34-4-8　铂敏感复发上皮性OC的二线化疗方案

类别	化疗方案	靶向治疗/抗体偶联药物（ADC）	内分泌治疗
首选方案	卡铂+吉西他滨±贝伐珠单抗	贝伐珠单抗	
	卡铂+多柔比星脂质体±贝伐珠单抗		
	卡铂+紫杉醇±贝伐珠单抗		
	顺铂+吉西他滨		
备选方案	卡铂+多西他赛 卡铂+紫杉醇（周疗） 卡铂 顺铂 卡培他滨 环磷酰胺 多柔比星	尼拉帕利+贝伐珠单抗 奥拉帕利[a] 尼拉帕利[b] 氟唑帕利[a] 帕米帕利[a] 培唑帕尼	芳香化酶抑制剂（来曲唑、阿那曲唑、依西美坦） 醋酸亮丙瑞林 醋酸戈舍瑞林 醋酸甲地孕酮 他莫昔芬
	异环磷酰胺 伊立替康 美法仑 奥沙利铂	索米妥昔单抗+贝伐珠单抗（叶酸受体α高表达）	
	紫杉醇		
	白蛋白结合型紫杉醇 培美曲塞 长春瑞滨		
特定患者可选方案			
黏液性肿瘤	氟尿嘧啶+四氢叶酸+奥沙利铂±贝伐珠单抗		
	卡培他滨+奥沙利铂±贝伐珠单抗		
透明细胞癌	顺铂+伊立替康		
低级别浆液性癌		曲美替尼 曲美替尼+达拉非尼（适用于BRAF V600E突变）	氟维司群

注：1. 对溶剂型紫杉醇溶媒（聚氧乙烯蓖麻油）过敏者，铂类联合方案中，可选择白蛋白结合型紫杉醇替代。2. 紫杉醇酯质体在国内获批用于复发性OC治疗，在上表所列含紫杉醇的方案中，紫杉醇酯质体可替代使用。a. 适于2线及以上化疗且携带有*BRCA*胚系突变的晚期OC患者。b. 适于3线及以上化疗失败且存在HRD缺陷者，符合以下之一：1）*BRCA*胚系/体系突变；或2）存在HRD并且距前次含铂化疗>6个月。

表 34-4-9 铂耐药复发上皮性OC的二线化疗方案

类别	化疗方案	靶向治疗/抗体偶联药物（ADC）	内分泌治疗
首选方案	环磷酰胺（口服）+贝伐珠单抗 多西他赛	贝伐珠单抗 索米妥昔单抗（叶酸受体高表达）	
	依托泊苷（口服）		
	吉西他滨		
	多柔比星脂质体±贝伐珠单抗		
	紫杉醇（周疗）±贝伐珠单抗		
	拓扑替康±贝伐珠单抗		
备选方案	奥沙利铂 卡铂 卡铂+多西他赛 卡铂+紫杉醇（周疗） 卡铂+紫杉醇±贝伐珠单抗 卡铂+吉西他滨±贝伐珠单抗 卡铂+多柔比星脂质体±贝伐珠单抗 顺铂+吉西他滨 吉西他滨+贝伐珠单抗 卡培他滨 伊立替康 多柔比星 异环磷酰胺 环磷酰胺 环磷酰胺（口服）+帕博利珠单抗+贝伐珠单抗 紫杉醇 白蛋白结合型紫杉醇 培美曲赛 长春瑞滨 美法仑 索拉菲尼+拓扑替康	培唑帕尼 奥拉帕利[a] 尼拉帕利[b] 氟唑帕利[a] 帕米帕利[a] 索米妥昔单抗+贝伐珠单抗（叶酸受体α高表达）	芳香化酶抑制剂（来曲唑、阿那曲唑、依西美坦） 醋酸戈舍瑞林 醋酸亮丙瑞林 醋酸甲地孕酮 他莫昔芬
特定患者可选方案 低级别浆液性癌		曲美替尼 曲美替尼+达拉非尼（适用于BRAF V600E突变）	氟维司群

注：1. 对溶剂型紫杉醇溶媒（聚氧乙烯蓖麻油）过敏者，铂类联合方案中，可选白蛋白结合型紫杉醇替代。2. 紫杉醇酯质体在国内获批用于复发性OC的治疗，在上表所列含紫杉醇的方案中，紫杉醇酯质体可替代使用。a. 适于2线及以上化疗且携带有*BRCA*胚系突变的晚期OC患者。b. 适于3线

及以上化疗且携带有*BRCA*胚系/体系突变的晚期OC患者。

表34-4-10 上皮性OC中可使用的泛癌种适应证药物

适应证	药物
*HER2*表达阳性，IHC2+/3+ *NTRK*基因融合实体瘤 *RET*基因融合实体瘤	德曲妥珠单抗 恩曲替尼或拉罗替尼 塞普替尼
MSI-H或dMMR	帕博利珠单抗
TMB-H（≥10muts/MB）且缺乏其他满意替代治疗方案的实体瘤	帕博利珠单抗

表34-4-11 复发卵巢恶性生殖细胞肿瘤的二线化疗方案

首选方案（潜在治愈）	备选方案（仅姑息性）
大剂量化疗+骨髓移植	顺铂+依托泊苷（既往未曾使用）
紫杉醇+异环磷酰胺+顺铂	多西他赛
	多西他赛+卡铂 依托泊苷（口服） 依托泊苷+异环磷酰胺+顺铂（VIP） 吉西他滨+紫杉醇+奥沙利铂 吉西他滨+奥沙利铂
	紫杉醇
	紫杉醇+异环磷酰胺
	紫杉醇+卡铂
	紫杉醇+吉西他滨
	长春碱+异环磷酰胺+顺铂（VeIP）
	长春新碱+放线菌素D+环磷酰胺（VAC）

表34-4-12 复发卵巢恶性性索间质肿瘤的二线化疗方案

化疗方案	激素治疗	靶向药物
紫杉醇+卡铂 紫杉醇 紫杉醇+异环磷酰胺 依托泊苷+顺铂 博来霉素+依托泊苷+顺铂 多西他赛	芳香化酶抑制剂（来曲唑、阿那曲唑、依西美坦） 醋酸亮丙瑞林（用于颗粒细胞瘤） 他莫昔芬	贝伐珠单抗
长春新碱+放线菌素D+环磷酰胺（VAC）		

2.2 单纯CA125升高的处理

有些患者在完成初始手术和辅助化疗后，达到临床完全缓解，在常规随访和监测中发现CA125水平上升，但无肿瘤复发症状、体征和影像学证据，处理可选择以下方法之一：①参加临床试验（首选）；②随诊观察直至临床复发再开始挽救治疗；③立即按复发肿瘤化疗。

第四节　营养支持治疗

卵巢恶性肿瘤使机体处于高分解状态，同时盆腹腔的多发转移及大量腹水等导致进食少、吸收差，进一步加重患者营养不良风险，有23%晚期OC患者确诊时伴恶病质，且不良营养状态可能与预后差相关。

1　营养评估

欧洲肠外肠营养学会（The European Society for Clinical Nutrition and Metabo-lism，ESPEN）发布的《肿瘤患者营养指南》推荐，从肿瘤确诊开始评估营养摄入、体重改变和BMI，并随临床治疗过程根据患者个体状况进行多次定期评估。目前有多种工具用于营养不良的筛查和营养评估，其中患者主观整体评估（patient generated subjective global assessment，PG-SGA）是肿瘤特异性营养评估方法，在临床广泛应用。

除营养不良风险筛查和相关评估工具，临床应整合考虑患者的营养摄入、体格检查、辅助检查及临床表现等，而评估人体总能量消耗（total energy expenditure，TEE）更需考虑与体力活动相关的能量消耗，这与肿瘤类型、分期、全身系统性炎性反应状态、体重、肌肉量有关。

2　营养支持

OC每日营养需求缺乏临床研究数据，参照健康人群标准，营养支持推荐约为30kcal/（kg·d），蛋白质摄入量应高于1g/（kg·d），尽可能增加到1.5g/（kg·d）。营养支持的途径包括肠内营养和肠外营养，首选口服的肠内营养途径。目前尚缺乏针对OC接受营养治疗最佳时机的高质量临床研究，现有证据显示，对OC术后患者，尽早启动肠内营养可能改善如白蛋白、前白蛋白、总蛋白等营养指标，但仍缺乏足够证据支持。对肠内营养不能满足能量需求者，可考虑肠外营养补充，但全肠外营养的应用尚存争议，对OC术后一般性营养不良者，全肠外营养延长住院时间，增加感染等并发症的发生率。

ESPEN指南推荐接受控瘤药物治疗过程中，如经口摄入仍然不足，推荐补充肠内营养；如仍然不足或肠内营养无法实施时，应予肠外营养。中国专家共识推荐晚期OC发生营养不良的风险较高，应常规进行营养不良风险筛查、营养评估后给予适当的营养支持，超重或肥胖的OC应同时注意控制体重。

第五节 中医中药治疗

中医的治疗作用可贯穿于OC各个治疗阶段，有助于加快术后机体恢复、增强放化疗疗效、减少不良反应、延长生存期、提高生存质量。脏腑虚弱、冲任督带失调是OC发病的首要病因病机，故以调理冲任，扶正祛邪为主要治则。应根据个体差异，通过辨证论治，制定个性化治疗方案，中医具有一定优势，可配合西医来补充与完善OC治疗。

1 OC的中医症候诊断

参照《恶性肿瘤中医诊疗指南》（林洪生主编，人民卫生出版社2014年出版）。

（1）肝胃不和证：呕吐嗳气，脘腹满闷不舒，厌食，反酸嘈杂，舌边红，苔薄腻，脉弦。

（2）阳虚水盛证：腹大胀满，形似蛙腹，朝宽暮急，面色苍黄，胸闷纳呆，神倦怯寒，肢冷浮肿，小便短少不利，舌体胖，质紫，苔淡白，脉沉细无力。

（3）气滞血瘀证：腰膝酸软，耳鸣，五心烦热，颧红盗汗，口干咽燥，失眠多梦，舌红苔少，脉细数。

（4）痰湿蕴结证：少腹部胀满疼痛，痛而不解，或可触及质硬包块，胸脘痞闷，面浮懒言，带下量多质粘色黄，舌淡胖或红，舌苔白腻，脉滑或滑数。

（5）肝肾阴虚证：下腹疼痛，绵绵不绝，或可触及包块，头晕目眩，腰膝酸软，四肢无力，形体消瘦小，五心烦热，月经不调，舌红少津，脉细弦数。

（6）气血两虚证：腹痛绵绵，或有少腹包块，伴消瘦，倦怠乏力，面色苍白，惊悸气短，动则汗出，食少无味，口干不多饮，舌质淡红，脉沉细弱。

2 中医中药治疗方法

2.1 辨证论治

（1）肝胃不和证治法：疏肝理气，和胃降逆。推荐方药：四逆散（《伤寒论》）合半夏厚朴汤（《金匮要略》）加减；柴胡、白芍、枳壳、厚朴、法半夏、茯苓、苏梗、生姜、甘草等。或具有同类功效的中成药（包括中药注射剂）。

（2）阳虚水盛证治法：温补脾肾，化气利水。推荐方药：附子理苓汤或济生肾气丸加减；附子、干姜、人参、白术、鹿角片、胡芦巴、茯苓、泽泻、陈葫芦及车前子等。或具有同类功效的中成药（包括中药注射剂）。

（3）气滞血瘀证治法：行气活血，祛瘀消癥。推荐方药：少腹逐瘀汤（《医林改错》）合桂枝茯苓丸加减；小茴香、干姜、延胡索、没药、当归、川芎、肉桂、赤芍、蒲黄、五灵脂、桂枝、茯苓、牡丹皮、白芍、桃仁等。或具有同类功效的中成药（包括中药注射剂）。

（4）痰湿蕴结证治法：燥湿化痰，软坚散结。推荐方药：开郁二陈汤（《万氏女科》）加减；半夏、陈皮、茯苓、甘草、香附、木香、青皮、川芎、莪术、夏枯草、山慈姑、苦参、露蜂房、焦山楂、焦神曲等。或具有同类功效的中成药（包括中药注射剂）。

（5）肝肾阴虚证治法：滋补肝肾。推荐方药：知柏地黄丸加减；知母、黄柏、熟地黄、山药、山萸肉、牡丹皮、茯苓、泽泻等。或具有同类功效的中成药（包括中药注射剂）。

（6）气血两虚证治法：益气养血，滋补肝肾。推荐方药：人参养荣汤（《太平惠民和剂局方》）加减；人参、白术、黄芪、熟地黄、大枣、川芎、远志、白芍、五味子、茯苓、陈皮、甘草等。或具有同类功效的中成药（包括中药注射剂）。

2.2 其他中医特色疗法

2.2.1 中医外治法

将药物敷贴或涂擦于体表某部，透过药物透皮吸收、穴位刺激发挥作用，从而达到调节免疫、控制病灶、康复保健等目的。

（1）腹痛外治方治法：活血止痛。推荐方药：乳香、没药、冰片，红花等。用法用量：将上药放入90%乙醇溶液500ml中浸泡3天后，取少量澄清液备用。用棉签蘸适量药水搽于痛处，每日可反复使用，疗程不限。

（2）腹水外治方治法：益气活血、渗湿利水。推荐方药：黄芪、牵牛子、猪苓、桃仁、薏米、冰片等。用法用量：将上方煎制成膏状，取膏约15g，均匀纳于大小约9cm×12cm的无纺膏药布内，厚度约5mm。将上述无纺膏药布贴于恶性积液患侧在体表的投射区域，轻压边缘，使其与患者皮肤充分贴紧，增加皮肤的水合程度，促进药物吸收。根据腹腔积液的分度标准，少量腹腔积液贴1贴即可，中量或者大量腹腔积液贴2贴。

（3）胸水外治方治法：益气消饮、温阳化瘀。推荐方药：生黄芪、桂枝、莪术、老鹳草、牵牛子、冰片等。用量用法：将上方煎制成膏状，均匀纳于大小约9cm×12cm的无纺膏药布内，厚度约为5mm。将上述无纺膏药布贴于恶性积液患侧在体表的投射区域，轻压边缘，使其与患者皮肤充分贴紧，增加皮肤的水合程度，促进药物吸收。根据胸腔积液的分度标准，少量胸腔积液贴1贴即可，中量或者大量胸腔积液贴2贴。

（4）肿块外治方治法：消肿散结。推荐方药：大黄、芒硝、冰片等。用法用量：大黄、芒硝、冰片按一定的比例混匀装至外敷袋，外敷患处，每天外敷至少8h以上。

（5）肠梗阻外治方治法：清热解毒，行气通腑。推荐方药：姜半夏、枳实、沉香、瓜蒌、薤白、水蛭、厚朴、丁香、肉苁蓉、川芎、莪术、淡附片等。用法用量：

将上方颗粒剂用麻油调和，然后均匀涂抹于腹部，采用顺时针方向由中脘穴移至天枢穴，再由天枢穴移向气海穴的方向，按顺时针方向按摩，力度以能耐受为适宜，时间10分钟，每天一次。

注意事项：中药膏摩对腹胀明显、肠腔扩张、腹部压痛或反跳痛阳性者禁用。

2.2.2 针灸治疗

处方：取足厥阴肝经，足阳明经，任脉经穴为主。关元、气海、中极、天枢、三阴交、太冲。腹痛者，加中脘、大横、足三里、次髎；腹水者，加阴陵泉，内廷；胸水者，加期门、章门、京门、归来；腹部肿块者，加中脘、足三里、膻中；食欲不振者，加足三里、内关、公孙、中脘、下脘、冲脉；肠梗阻者，加足三里、大肠腧、长强。

操作：毫针针刺，补泻兼施。每日1次，每次留针30min，10次为1个疗程。虚证可加灸。电针用疏密波，频率为2/15Hz，持续刺激20~30min。

2.2.3 其他疗法

可根据病情选择，如耳穴埋豆法治疗恶心呕吐，拔罐缓解局部胀痛等，也可根据病情酌情选用适当的中医诊疗设备以提高疗效。

第五章

卵巢癌心理护理

第一节 概述

OC的治疗以手术治疗为主，辅以化学治疗、靶向治疗等，这些治疗方式均可能涉及生殖器官的摘除或生育能力的丧失，容易增加女性患者心理负担。此外，OC作为一种严重的妇科肿瘤疾病，由于早期诊断困难、预后差、易复发、生存率低等特点，加之治疗带来的创伤和副反应，不仅给患者带来了身体上的痛苦，更在心理上给患者造成了巨大的压力和困扰。OC患者除需面对疾病确诊带来的心理创伤外，更要面临疾病进展以及死亡的恐惧，极易给患者带来巨大的心理负担。再者，OC患者患病期普遍存在腹痛、腹胀、恶心、食欲下降等症状，严重影响患者身体机能，同时也容易激发患者悲伤等负性情绪，尤其在中国人“重生轻死”传统观念的影响下，大部分患者对死亡的预期性悲伤水平较高，心理韧性较弱，极易导致如焦虑、抑郁、恐惧等负性情绪的产生，这些情绪不仅会影响患者对疾病和治疗的有效应对和积极调适，也会降低患者对医疗的满意度以及生活质量，影响疾病预后，对患者躯体、生活、经济及社会功能都有可能造成严重的负面影响。

所以医护人员更需关注OC患者的心理状况，提供及时的心理支持，帮助患者树立战胜疾病的信心，提高治疗效果和生活质量。因此，本指南旨在帮助医护人员更好地理解OC患者可能面临的心理问题并向其提供更专业、更有效的帮助与心理支持服务，改善其心理、社会状况，促进患者早日康复。

第二节 卵巢癌患者的心理护理

1 卵巢癌患者心理问题的评估

在OC患者的临床护理中，心理相关问题的筛查与评估是一项至关重要的工作。

由于OC的恶性程度高、治疗周期长，患者在面对疾病和治疗时，常常会产生一系列的心理问题。这些问题包括但不限于：否认心理、恐惧心理、焦虑心理、抑郁心理等。这些问题不仅影响患者的治疗配合度，还可能影响患者的治疗效果和生活质量。OC患者的心理问题评估是制定有效心理护理方案的基础。通过合理、系统地评估患者的心理问题，可以提供个性化心理支持和帮助，提高患者的治疗配合度和生活质量。因此，对OC患者的心理问题进行及时、准确的评估至关重要。

1.1 卵巢癌患者心理问题的评估方法

1.1.1 病史采集

病史采集是评估OC患者心理问题的第一步。通过与患者及其家属的深入交流，了解患者的疾病史、治疗史、家庭背景、社会支持等情况。这些信息有助于初步判断患者可能存在的心理问题。对OC患者，由于妇科手术涉及生殖器官的摘除和生育能力的丧失，容易增加女性患者心理负担，所以护士要耐心和细致地做好心理护理，多和患者沟通交流，了解患者的心理活动，帮助其做好心理准备迎接手术，缓解紧张和恐惧。

1.1.2 症状评估量表

症状评估量表是一种常用的心理评估工具，这些量表通过对心理相关症状的评价以量化评估患者心理症状，为制定针对性的心理护理方案提供依据。目前，癌症患者的心理问题评估量表工具多达几十种，其中，最常见的包括：①焦虑自评量表（Self-rating Anxiety scale，SAS）：适于具有焦虑症状的成年人，用于评估患者的焦虑程度，通过一系列问题了解患者的焦虑感受；②抑郁自评量表（Self-rating Depression Scale，SDS）：用于评估患者的抑郁程度，通过患者的自我描述来量化抑郁症状；③医院焦虑抑郁量表（Hospital Anxiety and Depression Scale，HADS）：该量表是专门用于医院患者的焦虑和抑郁症状筛查工具，具有较高的信度和效度，该量表通过简单的问答形式，可以快速评估患者的情绪状态；④癌症患者心理痛苦管理筛查工具（Distress Management Screening Measure，DMSM）：该量表是专门针对癌症患者设计的心理痛苦筛查工具，涵盖了焦虑、抑郁、恐惧、绝望等多个方面，通过患者的自我报告，可以全面了解患者的心理状况；⑤简明心理状况评定量表（Mini-Mental State Examination，MMSE）：虽然该量表主要用于评估患者的认知功能，但在OC患者的心理问题筛查中也具一定参考价值，通过评估患者的记忆力、注意力、计算能力等方面，可间接了解患者的心理状态。其中，美国国家癌症综合网络（NCCN）推荐心理痛苦管理筛查工具作为心理痛苦程度及其相关影响因素的筛查工具。

1.1.3 观察法

观察法是评估OC患者心理问题的另一种重要方法。护士作为癌症治疗过程中与患者接触时间最长的医务人员，可通过仔细观察患者的言行举止、面部表情、肢体语言等，了解患者的情绪状态和心理反应。这种方法能直接观察患者的真实情况，有助更准确评估患者的心理问题。

1.1.4 访谈法

访谈法是通过与患者面对面的交流，了解患者的心理状态和感受。在访谈过程中，护理人员需要运用倾听、理解、支持等技巧，与患者建立良好的沟通关系，引导患者表达自己的内心感受。访谈可采用结构化（使用预设的、标准化的问题进行访谈，以获取患者的心理状态信息）或非结构化（允许患者自由表达他们的感受、担忧和需要，从而更深入地了解患者的心理状态）方式进行，通过访谈，可以深入了解患者的心理需求，为制定个性化的心理护理方案提供依据。

1.2 卵巢癌患者心理问题评估的注意事项

1.2.1 尊重患者隐私

在评估过程中，护理人员要尊重患者的隐私权和自主权，避免涉及患者不愿提及的敏感话题。同时，护理人员需要确保评估结果的保密性，避免泄露患者个人信息。

1.2.2 关注患者个体差异

OC患者的心理问题存在个体差异，不同患者可能表现出不同的心理症状和需求。因此，在评估过程中，护理人员需要关注患者的个体差异，根据患者的具体情况制定个性化的评估方案。

1.2.3 结合患者实际情况

在评估过程中，护理人员需要结合患者的实际情况进行评估，避免过于主观或片面的判断。同时，护理人员需要关注患者的治疗进展和病情变化，及时调整评估方案。

2 卵巢癌心理问题的干预方法

在OC患者的整体护理中，心理问题的干预占有不可或缺的地位。CACA指南曾指出，在肿瘤患者诊断期、治疗期和治疗结束初期应给予支持性心理治疗和教育性心理治疗，为患者提供必要的知识、心理支持和应对技能训练。由于OC的诊断和治疗往往给患者带来沉重的心理负担，如焦虑、抑郁、恐惧和绝望等情绪，这些情绪不仅影响患者的生活质量，还可能影响疗效。因此，了解和掌握有效的心理问题干预方式对提升OC患者的整体护理效果至关重要。NCCN指南指出，护士作为与患者接触时间最长的医务人员，在癌症患者的心理痛苦筛查与干预过程中，应占主导地位。心理护理旨在帮助患者减轻心理负担，提高应对能力，促进康复。通过有效的心理干预，患者能更好地理解自己的病情，建立积极的治疗态度，增强治疗的信心，从而提高治疗效果和生活质量。

目前，癌症患者心理问题干预的主要方式主要有：①认知行为疗法（Cognitive Behavior Therapy，CBT）：CBT是一种通过改变患者的思维、信念和行为来改变错误认知，以改善情绪并减少抑郁症状的心理疗法。在OC患者的心理干预中，CBT可帮助患者识别和纠正对疾病的错误认知帮助改善患者的焦虑、抑郁情绪及身体症状，帮患者建立积极的应对方式，缓解压力及情绪困扰，提高其自我管理能力。②正念减压疗法（Mindfulness Based Stress Reduction，MBSR）：也称正念冥想，通过标准化的正念技术使患者关注觉察到自己的情绪、想法与病症，目前已在临床广泛应用，可有效改善患者睡眠质量、疲乏状态、精神紧张、焦虑等心理问题。其他干预方法包括FOCUS夫妻干预、意义为中心小组干预疗法、叙事疗法、接纳-承诺疗法等，均被证实可有效改善癌症患者心理问题。

在干预实施前，护理工作者应与患者建立深厚的信任关系，通过真诚的沟通和交流，了解患者的内心需求和困惑，为患者提供个性化的心理支持。在实施心理干预时，建议医护人员可使用分级评估及应答策略，关注患者的个体差异和需求，制定个性化干预方案。护理工作者应给予患者充分的情感支持，加强与患者的沟通和交流，建立良好的护患关系，帮助患者缓解紧张、焦虑等负面情绪，增强患者的心理韧性，提高患者对治疗的信任度和满意度。此外，医护人员还应鼓励患者家属积极参与患者的心理护理，为患者提供情感上的支持和帮助，减轻患者的心理负担并定期评估患者的心理状况，及时调整干预方案，确保干预效果的最大化。通过采用有效的心理干预方式，帮助患者减轻心理负担，提高生活质量，促进康复。

第三节　总结

OC作为女性常见的恶性肿瘤之一，不仅给患者带来身体上的巨大痛苦，更在心理上造成深重的负担。OC患者的心理问题是一个复杂而严峻的问题，需要医护人员、患者家属以及患者本身共同努力应对。

然而，在探讨卵巢癌患者的心理护理过程中，我们不可避免地会遇到一些局限性。这些局限性不仅影响了我们对患者心理问题的理解和评估，也限制了心理干预的效果。主要包括：①评估工具的局限性：尽管目前已有多种心理评估工具用于OC患者的心理相关问题评估，但每种工具都有其特定的适用范围和局限性。不同的评估工具可能得到不同的结果，使我们在判断患者心理问题严重程度时面临困难。②患者个体差异：每个OC患者都有其独特的心理特点和应对方式。一些患者可能能够积极面对疾病，而另一些患者则可能陷入深深的绝望和焦虑之中。这种个体差异使我们在制定心理干预策略时需要更加精细化和个性化。③心理干预的实施难度：在卵巢癌患者的心理护理中，心理干预的实施往往面临诸多困难。例如，患者可能因为身体原因无法参与某些心理干预活动；医护人员可能因为时间、精力等原因无法提供足够的心理支持。

展望未来，我们需要发展更加精准、全面的心理评估工具，以更准确地评估OC患者的心理问题，为制定个性化的心理干预策略提供依据。加强心理学、医学、护理学、社会学等相关学科的跨学科合作，共同探讨OC患者的心理问题，为患者提供更加全面、有效的心理支持。加强对医护人员的心理护理技能培训，提高其心理护理能力和专业素养，使他们能够更好地为患者提供心理支持。

第六章 卵巢癌的康复随访管理

第一节 卵巢癌的康复

卵巢上皮癌缺乏有效的早期筛查手段，大部分发现为疾病晚期，虽然初始诊断后对铂类联合紫杉类化疗有效率达80%以上，且一半以上可达肿瘤完全缓解，但仍有50%~70%出现肿瘤复发，平均复发时间16~18个月。初始治疗康复后一旦反复复发、对药物产生耐药，临床便缺乏有效治疗手段，总体生存预后较差，多数患者死于耐药复发。

影响卵巢恶性肿瘤患者预后的因素包括：年龄、肿瘤分期、组织学类型、分化程度、肿瘤细胞减灭术后残留病灶的大小等。卵巢上皮癌Ⅰ期5年生存率可达90%，Ⅱ期约80%，Ⅲ/Ⅳ期仅为30%~40%。卵巢恶性生殖细胞瘤的5年存活率早期可达96%，晚期及复发患者也可约为60%，复发发生在术后2年内，但复发后治疗疗效仍较好。

第二节 卵巢癌的随访

对卵巢上皮癌应进行全生命周期的随访，随访目的主要是及时发现复发病灶、处理治疗相关不良反应及症状，对有显著焦虑和抑郁症状的患者提供心理社会支持。

每次随访的内容应包括病史采集、询问症状及体格检查（包括阴道检查、双合诊以及三合诊等），辅助检查包括血常规及生化检查、CA125或其他初诊时升高的肿瘤标志物、超声检查等，也可根据临床需要，完善胸部、腹部及盆腔CT或MRI或PET/CT检查。建议无症状患者随访间隔前2年每2~4个月1次；第3~5年，每4~6个月1次；5年后，每6~12个月1次。推荐初治诊断的卵巢上皮癌进行遗传风险评估与遗传咨询（如既往未开展）。

第七章

附录

表 34-7-1　卵巢/输卵管/腹膜癌 FIGO 分期与 UICC、TNM 分期对应关系

FIGO	UICC		
原发部位：Tov，Tft，Tp 或 Tx			
分期	T	N	M
ⅠA	T1a	N0	M0
ⅠB	T1b	N0	M0
ⅠC	T1c	N0	M0
ⅡA	T2a	N0	M0
ⅡB	T2b	N0	M0
ⅢA	T3a	N0	M0
	T3a	N1	M0
ⅢB	T3b	N0	M0
	T3b	N1	M0
ⅢC	T3c	N0-1	M0
	T3c	N1	M0
Ⅳ	任意T	任意N	M1
区域淋巴结（N）			
Nx	区域淋巴结无法评估		
N0	无区域淋巴结转移		
N1	区域淋巴结转移		
远处转移（M）			
Mx	远处转移状况未评估		
M0	无远处转移		
M1	远处转移，包括腹膜转移		

注：1.肿瘤原发部位：卵巢、输卵管还是腹膜应尽可能明确，如无法确定肿瘤的原发位置，可将其列为“原发部位不明确”；2.应当记录肿瘤的组织学类型；3.新分期对Ⅲ期进行了修订，肿瘤扩散至腹膜后淋巴结但无腹腔内转移者，其预后显著优于发生腹腔内播散者，其分期调整为ⅢA1期；4.腹膜后淋巴结转移应当有细胞学或组织学证据；5.肿瘤由大网膜扩散至脾脏或肝脏（ⅢC期）应当与孤立性脾脏或肝实质转移相区别。

参考文献

[1]郑荣寿，陈茹，韩冰峰等. 2022年中国恶性肿瘤流行情况分析[J]. 中华肿瘤杂志 2024年3月第46卷第3期.

[2]MAVADDAT N，PEOCK S，FROST D，et al. Cancer Risks for BRCA1 and BRCA2 Mutation Carriers：Results From Prospective Analysis of EMBRACE. JNCI：Journal of the National Cancer Institute，2013，105（11）：812-822.

[3]BUYS SS，PARTRIDGE E，BLACK A，et al. Effect of screening on ovarian cancer mortality：the Prostate，Lung，Colorectal and Ovarian（PLCO）Cancer Screening Randomized Controlled Trial. JAMA：the Journal of the American Medical Association，2011，305（22）：2295-2303.

[4]MENON U，GENTRY-MAHARAJ A，BURNELL M，et al. Ovarian cancer population screening and mortality after long-term follow-up in the UK Collaborative Trial of Ovarian Cancer Screening（UKCTOCS）：a randomised controlled trial. The Lancet（British edition），2021，397（10290）：2182-2193.

[5]蔡三军，徐烨，蔡国响，等. 居民常见恶性肿瘤筛查和预防推荐（2021年版）[J]. 肿瘤，2021，41（04）：296-308.

[6]DALY MB，PAL T，BERRY MP，et al. Genetic/Familial High-Risk Assessment：Breast，Ovarian，and Pancreatic，Version 2.2021，NCCN Clinical Practice Guidelines in Oncology. J Natl Compr Canc Netw. 2021 Jan 6；19（1）：77-102.

[7]王玉东，王颖梅，王建东，等. 遗传性妇科肿瘤高风险人群管理专家共识（2020）[J]. 中国实用妇科与产科杂志，2020，36（09）：825-834.

[8]BROWN J，FRIEDLANDER M，BACKES F J，et al.Gynecologic Cancer Intergroup（GCIG）Consensus Review for Ovarian Germ Cell Tumors. International Journal ofGynecologic Cancer，2014，24（Supp 3）：S48-S54.

[9]WHO Classification of Tumours Editorial Board. WHO classification of tumours：female genital tumours. Lyon（France）：IARC Publications，2020：1-2632.

[10]卢珊珊，沈丹华. 第5版WHO女性生殖器官肿瘤分类的更新及解读[J]. 中华妇产科杂志，2021，56（08）：588-592.

[11]张师前，刘从容，孙阳，等. 子宫外高级别浆液性癌原发部位判定的快速指南（2020年版）[J]. 中国实用妇科与产科杂志，2020，36（10）：957-958.

[12]MUTCH D G，PRAT J. 2014 FIGO staging for ovarian，fallopian tube and peritoneal cancer.Gynecologic Oncology，2014，133（3）：401-404.

[13]中国抗癌协会妇科肿瘤专业委员会. 卵巢恶性肿瘤诊断与治疗指南（2021年版）[J]. 中国癌症杂志，2021，31（06）：490-500.

[14]樊代明. 整合肿瘤学临床卷（全三卷）[M].北京：科学出版社，2021：477-490.

[15]卵巢癌诊疗规范（2018年版）[J]. 肿瘤综合治疗电子杂志，2019，5（02）：87-96.

[16]杜鲁涛，靖旭，段伟丽. 妇科肿瘤标志物应用专家共识[J]. 山东大学学报（医学版），2018，56（10）：3-8.

[17]FÄRKKILÄ A，HALTIA U，TAPPER J，et al. Pathogenesis and treatment of adult-type granulosa cell tumor of the ovary[J]. Annals of medicine（Helsinki），2017，49（5）：435-447.

[18]MOORE R G，JABRE-RAUGHLEY M，BROWN A K，et al. Comparison of a novel multiple marker assay vs. the Risk of Malignancy Index for the prediction of epithelial ovarian cancer in patients with a pelvic mass. American Journal of Obstetrics andGynecology，2010，203（3）：221-228.

[19]TIAN Y，WANG C，CHENG L，et al. Determination of reference intervals of serum levels of human epididymis protein 4（HE4）in Chinese women. Journal of Ovarian Research，2015，8（1）.

[20]TIMMERMAN D，PLANCHAMP F，BOURNE T，et al. ESGO/ISUOG/IOTA/ESGE Consensus Statement on pre-operative diagnosis of ovarian tumors. International Journal ofGynecologic Cancer，2021，31（7）：961-982.

[21]Sørensen SS，Mosgaard BJ. Combination of cancer antigen 125 and carcinoembryonic antigen can improve ovarian cancer diagnosis. Dan Med Bull. 2011 Nov；58（11）：A4331.

[22]NCCN clinical practice guidelines in oncology-ovarian cancer including fallopian tube cancer and primary peritoneal cancer（Version1.2024）.

[23]Newly diagnosed and relapsed epithelial ovarian cancer：ESMO Clinical Practice Guideline for diagnosis，treatment and follow-up. Ann Oncol. 2023；34（10）.

[24]RIM S H，HIRSCH S，THOMAS C C，et al.Gynecologic oncologists involvement on ovarian cancer standard of care receipt and survival. World Journal of Obstetrics andGynecology，2016，5（2）：187.

[25]中国医师协会妇产科医师分会妇科肿瘤学组.卵巢恶性肿瘤多学科团队协作诊治的中国专家共识[J].中华妇产科杂志2021年12月第56卷第12期.

[26]VERNOOIJ F，HEINTZ P，WITTEVEEN E，et al. The outcomes of ovarian cancer treatment are better when provided by gynecologic oncologists and in specialized hospitals：A systematic review.Gynecologic Oncology，2007，105（3）：801-812.

[27]WRIGHT A A，BOHLKE K，ARMSTRONG D K，et al. Neoadjuvant Chemotherapy for Newly Diagnosed，Advanced Ovarian Cancer：Society ofGynecologic Oncology and American Society of Clinical Oncology Clinical Practice Guideline. Journal of Clinical Oncology，2016，34（28）：3460-3473.

[28]COLOMBO N，SESSA C，du BOIS A，et al. ESMO-ESGO consensus conference recommendations on ovarian cancer：pathology and molecular biology，early and advanced stages，borderline tumours and recurrent disease. Annals of Oncology，2019，30（5）：672-705.

[29]NASIOUDIS D，KANNINEN T T，HOLCOMB K，et al. Prevalence of lymph node metastasis and prognostic significance of lymphadenectomy in apparent early-stage malignant ovarian sex cord-stromal tumors.Gynecologic Oncology，2017，145（2）：243-247.

[30]WRIGHT J D，SHAH M，MATHEW L，et al. Fertility preservation in young women with epithelial ovarian cancer. Cancer，2009，115（18）：4118-4126.

[31]NASIOUDIS D，MASTROYANNIS S A，LATIF N A，et al. Trends in the surgical management of malignant ovarian germcell tumors.Gynecologic Oncology，2020，157（1）：89-93.

[32]AL HARBI R，MCNEISH I A，EL-BAHRAWY M. Ovarian sex cord-stromal tumors：an update on clinical features，molecular changes，and management. International Journal ofGynecologic Cancer，2021，31（2）：161-168.

[33]袁航，张师前，李小平，等.晚期上皮性卵巢癌新辅助化疗指征的快速指南（2021年版）[J].中国实用妇科与产科杂志，2021，37（04）：444-448.

[34]SUIDAN R S，RAMIREZ P T，SARASOHN D M，et al. A multicenter assessment of the ability of preoperative computed tomography scan and CA-125 to predict gross residual disease at primary debulking for advanced epithelial ovarian cancer.Gynecologic Oncology，2017，145（1）：27-31.

[35]GERESTEIN C G，EIJKEMANS M J，BAKKER J，et al. Nomogram for suboptimal cytoreduction at primary surgery for advanced stage ovarian cancer. Anticancer Res，2011，31（11）：4043-4049.

[36]FAGOTTI A，FERRANDINA G，FANFANI F，et al. A Laparoscopy-Based Score To Predict Surgical Outcome in Patients With Advanced Ovarian Carcinoma：A Pilot Study. Annals of Surgical Oncology，2006，13（8）：1156-1161.

[37]VIZZIELLI G，COSTANTINI B，TORTORELLA L，et al. Influence of Intraperitoneal Dissemination Assessed by Laparoscopy on Prognosis of Advanced Ovarian Cancer：An Exploratory Analysis of a Single-Institution Experience. Annals of Surgical Oncology，2014，21（12）：3970-3977.

[38]BRUN J，ROUZIER R，UZAN S，et al. External validation of a laparoscopic-based score to evaluate

resectability of advanced ovarian cancers: Clues for a simplified score.Gynecologic Oncology, 2008, 110 (3): 354-359.

[39]WILSON M K, FONG P, MESNAGE S, et al. Stage I granulosa cell tumours: A management conundrum? Results of long-term follow up.Gynecologic Oncology, 2015, 138 (2): 285-291.

[40]GERSHENSON D M. Current advances in the management of malignant germ cell and sex cord-stromal tumors of the ovary.Gynecologic Oncology, 2012, 125 (3): 515-517.

[41]BOOKMAN M A, BRADY M F, MCGUIRE W P, et al. Evaluation of New Platinum-Based Treatment Regimens in Advanced-Stage Ovarian Cancer: A Phase Ⅲ Trial of theGynecologic Cancer Inter-Group. Journal of Clinical Oncology, 2009, 27 (9): 1419-1425.

[42]BOLIS G, SCARFONE G, RASPAGLIESI F, et al. Paclitaxel/carboplatin versus topotecan/paclitaxel/carboplatin in patients with FIGO suboptimally resected stage Ⅲ-Ⅳ epithelial ovarian cancer a multicenter, randomized study. European Journal of Cancer, 2010, 46 (16): 2905-2912.

[43]du BOIS A, WEBER B, ROCHON J, et al. Addition of Epirubicin As a Third Drug to Carboplatin-Paclitaxel in First-Line Treatment of Advanced Ovarian Cancer: A Prospectively RandomizedGynecologic Cancer Intergroup Trial by the ArbeitsgemeinschaftGynaekologische Onkologie Ovarian Cancer Study Group and the Groupe d'Investigateurs Nationaux pour l'Etude des Cancers Ovariens. Journal of Clinical Oncology, 2006, 24 (7): 1127-1135.

[44]PIGNATA S, SCAMBIA G, FERRANDINA G, et al. Carboplatin Plus Paclitaxel Versus Carboplatin Plus Pegylated Liposomal Doxorubicin As First-Line Treatment for Patients With Ovarian Cancer: The MITO-2 Randomized Phase Ⅲ Trial. Journal of Clinical Oncology, 2011, 29 (27): 3628-3635.

[45]KATSUMATA N, YASUDA M, ISONISHI S, et al. Long-term results of dose-dense paclitaxel and carboplatin versus conventional paclitaxel and carboplatin for treatment of advanced epithelial ovarian, fallopian tube, or primary peritoneal cancer (JGOG 3016): a randomised, controlled, open-label trial. The Lancet Oncology, 2013, 14 (10): 1020-1026.

[46]BURGER RA, BRADY MF, BOOKMAN MA, et al.Gynecologic Oncology Group. Incorporation of bevacizumab in the primary treatment of ovarian cancer.N Engl J Med. 2011 Dec 29; 365 (26): 2473-2483.

[47]PERREN TJ, SWART AM, PFISTERER J, et al. ICON7 Investigators. A phase 3 trial of bevacizumab in ovarian cancer. N Engl J Med. 2011 Dec 29; 365 (26): 2484-2496.

[48]温灏，吴焕文.上皮性卵巢癌PARP抑制剂相关生物标志物检测的中国专家共识[J].中国癌症杂志，2020，30（10）：841-848.

[49]中国抗癌协会妇科肿瘤专业委员会.中国卵巢上皮性癌维持治疗指南（2022年版）[J].中国实用妇科与产科杂志2022年1月第38卷第1期.

[50]MOORE K N, COLOMBO N, SCAMBIA G, et al. Maintenance olaparib after platinum-based chemotherapy in patients (pts) with newly diagnosed advanced ovarian cancer (OC) and a BRCA mutation (BRCAm): Efficacy by surgical and tumor status in the Phase Ⅲ SOLO1 trial. N Engl J Med 2018; 379: 2495-505.

[51]BANERJEE S, MOORE K N, COLOMBO N, et al. Maintenance olaparib for patients with newly diagnosed advanced ovarian cancer and a BRCA mutation (SOLO1/GOG 3004): 5-year follow-up of a randomised, double-blind, placebo-controlled, phase 3 trial[J]. Lancet Oncol, 2021, 22 (12): 1721-1731.

[52]Jing Li, Youguo Chen, Mian He, et al. First Evidence of Olaparib Maintenance Therapy in Patients with Newly Diagnosed BRCA Wild-type Ovarian cancer: A Real World Multicenter Study. 2023 ESMO Asia congress.

[53]I. Ray-Coquard, P. Pautier, S. Pignata, et al. Olaparib plus Bevacizumab as First-Line Maintenance in Ovarian Cancer. N Engl J Med 2019; 381: 2416-28.

[54]I. Ray-Coquard, A. Leary, S. Pignata, et al. Olaparib plus bevacizumab first-line maintenance in ovarian cancer: final overall survival results from the PAOLA-1/ENGOT-ov25 trial. Annals of Oncology 2023; Volume 34 - Issue8.

[55]WU L, ZHU J, YIN R, et al. Olaparib maintenance therapy in patients with newly diagnosed advanced ovarian cancer and a BRCA1 and/or BRCA2 mutation: SOLO1 China cohort.Gynecol Oncol, 2021, 160 (1): 175-181.

[56]Philipp Harter, Pauline Wimberger, Aikou Okamoto, et al. Durvalumab + paclitaxel/carboplatin + bevacizumab followed by durvalumab, bevacizumab + olaparib maintenance in patients with newly diagnosed advanced ovarian cancer without a tumor BRCA1/BRCA2 mutation: updated results from DUO-O/ENGOT-ov46/GOG-3025. 2024 SGO congress.

[57]LI N, ZHU J, YIN R, et al. Treatment With Niraparib Maintenance Therapy in Patients With Newly Diagnosed Advanced Ovarian Cancer A Phase 3 Randomized Clinical Trial. JAMA Oncology. Published online July 13, 2023.

[58]Ning Li, Jing Wang, Qingshui Li, et al. Fuzuloparib as maintenance therapy in patients with advanced ovarian cancer after a response to first-line platinum-based chemotherapy (FZOCUS-1): results from a randomized, placebo-controlled, phase 3 trial. 2024 SGO congress.

[59]WU X, LIU J, WANG J, et al. Senaparib as first-line maintenance therapy in advanced ovarian cancer: a randomized phase 3 trial. Nat Med. Published online 15 May 2024.

[60]Shi T, Zhu J, Feng Y, et al. Secondary cytoreduction followed by chemotherapy versus chemotherapy alone in platinum-sensitive relapsed ovarian cancer (SOC-1): a multicentre, open-label, randomised, phase 3 trial. Lancet Oncol. 2021 Apr; 22 (4): 439-449

[61]Jiang R, Feng Y, Chen Y, Cheng X, Shi T, Gao W, Jia H, Jiang S, Guo Y, Huang X, Tu D, Zhang Y, Yang H, Zhang P, Liu J, Zhu J, Zang R; SOC-1 Investigators. Surgery versus no surgery in platinum-sensitive relapsed ovarian cancer: final overall survival analysis of the SOC-1 randomized phase 3 trial. Nat Med. 2024 Jun 1. doi: 10.1038/s41591-024-02981-0.

[62]POVEDA A, FLOQUET A, LEDERMANN J A, et al. Olaparib tablets as maintenance therapy in patients with platinum sensitive relapsed ovarian cancer and a BRCA1/2 mutation (SOLO2/ENGOT-Ov21): a final analysis of a double-blind, rando mised, placebo-controlled, phase 3 trial. Lancet Oncol, 2021, 22 (5): 620-631.

[63]Jihong Liu, Rutie Yin, Lingying Wu, et al. Olaparib maintenance monotherapy in Chinese patients with platinum-sensitive relapsed ovarian cancer: China cohort from the phase Ⅲ SOLO2 trial. Asia-Pac J Clin Oncol. 2021; 1-9.

[64]GAO Q, ZHU J, ZHAO W, et al. Olaparib Maintenance Monotherapy in Asian Patients with Platinum-Sensitive Relapsed Ovarian Cancer: Phase Ⅲ Trial (L-MOCA). Clin Cancer Res, 2022, 28 (11): 2278-2285.

[65]Qinglei Gao, Jianqing Zhu, Weidong Zhao, et al. Overall Survival (OS) in Patients With Platinum-Sensitive Relapsed Ovarian Cancer (PSROC) Treated With Olaparib Maintenance Monotherapy: Update From the L-MOCA Trial. 2024 ASCO congress.

[66]Xiaohua Wu, Jianqing Zhu, Rutie Yin, et al. Niraparib maintenance therapy using an individualized starting dose in patients with platinum-sensitive recurrent ovarian cancer (NORA): final overall survival analysis of a phase3 randomised, placebo-controlled trial. eClinical Medicine 2024; 72: 102629.

[67]Ning Li, Youzhong Zhang, Jing Wang, et al. Fuzuloparib Maintenance Therapy in Patients With Platinum-Sensitive, Recurrent Ovarian Carcinoma (FZOCUS-2): A Multicenter, Randomized, Double-Blind, Placebo-Controlled, Phase Ⅲ Trial. Journal of Clinical Oncology. April 11, 2022.

[68]K.N. Moore, A. Angelergues, G.E. Konecny, et al. Mirvetuximab Soravtansine in FRα-Positive Plati-

num-Resistant Ovarian Cancer. N Engl J Med. 2023 Dec 7；389（23）：2162-2174.

[69]Funda Meric-Bernstam，et al. Trastuzumab deruxtecan for pretreated patients with HER2 expressing solid tumors：primary analysis from the DESTINY PanTumor02 study. 2023 ESMO congress.

[70]韩娜，石汉平.卵巢癌患者的营养治疗专家共识[J].肿瘤代谢与营养电子杂志，2020，7（04）：418-420.

[71]ARENDS J，BACHMANN P，BARACOS V，et al. ESPEN guidelines on nutrition in cancer patients. Clinical Nutrition，2017，36（1）：11-48.

[72]林洪生.恶性肿瘤中医诊疗指南[M].北京：人民卫生出版社，2014：448-464.

[73]邵晓丽，江锦芳.癌症病人心理痛苦筛查与干预研究进展[J].护理研究，2015（28）：3469-3472，3473.

[74]唐丽丽.中国肿瘤心理临床实践指南.2020[M].人民卫生出版社，2020.

[75]Ortega-Arroyo，Arturo. Distress（Cancer Patients）：Screening.（2022）

子宫内膜癌

名誉主编

樊代明

主　编

刘继红　陈晓军

副主编

姜　洁　周　琦　吴令英

编　委（按姓氏拼音排序）

曹冬焱　陈　刚　从恩朝　邓　婷　樊晓妹　冯炜炜　冯艳玲　黄　鹤

黄绮丹　黄永文　李　虎　李　凌　李　宁　李　政　李从铸　李珺芸

李艳芳　梁斯晨　林　安　娄　阁　丘惠娟　曲芃芃　生秀杰　石少权

陶光实　王　冬　王登凤　王建六　徐丛剑　薛　誉　晏俊芳　杨宏英

叶文峰　张楚瑶　周　云　周怀君

前言

子宫内膜癌（Endometrial Carcinoma，EC）是指一类源于子宫内膜腺体上皮的恶性肿瘤，是女性生殖系统常见的三大恶性肿瘤之一，占女性生殖道恶性肿瘤的20%~30%，在北美和欧洲发病率更高。近年来，随着我国社会经济水平提升、人群饮食及生活习惯的改变以及内分泌和代谢性疾病发病增加，EC也呈现发病率增高及年轻化趋势。

EC的主要治疗手段是手术治疗。对大多数早期患者，手术治疗可达根治目的。晚期、复发性EC应基于多学科评估，综合手术、放疗、化疗、靶向、免疫治疗等，根据高质量临床研究证据，为患者制定个体化最佳多学科整合诊疗MDT to HIM方案。

第一章

子宫内膜癌流行病学

第一节 流行病学特点

流行病学研究显示，EC发病率和死亡率在全球呈上升趋势，2020年全球EC新增发病人数超过41.7万，妇女一生患EC风险约3%，中位诊断年龄61岁。在过去30年间，EC发病率增加132%，反映了EC发病危险因素，尤其是肥胖症和老龄化日趋增加的现状。根据我国国家癌症中心报告，2022年中国EC新发病例7.77万，发病率7.03/10万，居中国妇女恶性肿瘤第八位，高于2010年中国肿瘤年报报告的5.84/10万。

EC发病率有明显地区差异，与社会经济水平呈正相关。以北美（86.6/10万）、东欧（52.5/10万）和中欧（21.9/10万）国家发病率最高，南非、印度等欠发达地区发病率较低。在我国城市EC的发病率是同期农村的3~10倍，在部分经济发达地区已经成为发病率首位的女性生殖系统恶性肿瘤。

EC多见于围绝经期和绝经后妇女，中国人群发病年龄高峰为50~59岁，平均确诊年龄为55岁。近年来EC发病率在小于40岁年轻妇女逐步升高。

第二节 高危因素和保护因素

年龄增加是所有类型EC的发病危险因素，50~70岁妇女EC发病风险增加1.4倍。

1983年Bokhman根据肿瘤病理特征将EC分为Ⅰ型和Ⅱ型，其中Ⅰ型最常见，包括子宫内膜样癌G1和G2，占EC的60%~70%，发病年龄较轻，与长期持续性的无孕激素拮抗的雌激素暴露相关，预后较好；Ⅱ型以浆液性癌为代表性组织学类型，与雌激素无关，多在萎缩子宫内膜基础上发生，预后较差。Ⅰ型EC发病危险因素较为明确，长期内源性或外源性雌激素暴露导致EC发病风险增加2~10倍。内源性雌激素暴露包括：多囊卵巢综合征（风险增加3倍），肥胖症（2~4倍）和分泌雌激素的肿瘤如卵巢颗粒细胞瘤等。外源性雌激素暴露如他莫昔芬治疗（2倍）。其他危险因素还包括初潮早或绝经晚于55岁（2倍），不孕（2倍），糖尿病（4倍）等。Ⅱ型EC发病危险因素不明，可能与*BRCA*基因突变有关。

EC的保护因素包括妊娠、含孕激素的避孕药剂、运动等。其中口服避孕药对子宫内膜的保护作用随应用时间延长而增加，停服后保护作用仍可持续15~20年。

约3%~5%的EC为遗传性，包括Lynch综合征（Lynch syndrome，林奇综合征），Cowden综合征（Codwen syndrome，考登综合征），遗传性乳腺癌和卵巢癌综合征（HBOC）等。其中最常见的是Lynch综合征，既往称遗传性非息肉病性结直肠癌综合征（hereditary non-polyposis colorectal cancer，HNPCC）。Lynch综合征女性患者一生罹患EC的风险高达40%~60%。PTEN错构瘤肿瘤综合征中的Cowden综合征患者罹患EC的风险约为5%~10%。

第二章

子宫内膜癌的预防筛查及遗传咨询

第一节 预防与筛查

临床上应重视筛选EC高危人群，对存在高危因素、包括明确诊断遗传性EC的患者，应加强随诊，定期超声检查。孕激素治疗是EC的一级预防策略。异常子宫出血或宫腔占位是EC的常见临床表现，对这部分患者可行子宫内膜活检评估有无内膜病变，以期早期发现和及时治疗。

第二节 子宫内膜癌的遗传咨询

Lynch综合征是一种常染色体显性遗传疾病，由某个编码DNA错配修复（MMR，mismatch repair）蛋白的基因（*MSH2*，*MLH1*，*MSH6*，*PMS2*）或*EPCAM*基因发生致病性遗传突变，导致DNA错配修复障碍和微卫星不稳定（microsatellite instability，MSI），DNA突变大量累积，导致EC发生。Lynch综合征占所有EC的3%~5%，平均发病年龄较散发性患者小10~20岁。Lynch综合征妇女一生患EC的风险高达40%~60%，发生结肠癌和卵巢癌的风险分别为80%和3%~14%，发生胃、小肠、肝、胆和泌尿系统恶性肿瘤的风险也较普通人群增加。建议对所有EC患者进行Lynch综合征筛查，包括MMR蛋白免疫组化检测和/或MSI检测，和家族史评估。对存在MMR蛋白表达缺失、微卫星不稳定、有明确肿瘤家族史或个人史（一位一级亲属在60岁或更年轻时患Lynch综合征相关癌症；患者本人同时或先后患有Lynch综合征相关癌症）的患者，应进行遗传咨询。在患者知情同意前提下进行遗传性肿瘤相关胚系基因检测明确诊断。对已确诊Lynch综合征的患者，应长期监测和健康管理，并采取预防措施，及早发现癌前病变，降低Lynch综合征相关恶性肿瘤的发病风险和死亡率。对无症状的Lynch综合征妇女，除每年进行肠镜检查外，可从30~35岁开始每年进行超声检查和/或子宫内膜活检，每半年检测CA125，筛查EC和卵巢癌，或从家族成员首次确诊任一Lynch综合征相关癌症最早年龄的5~10年前开始筛查。在未切除子宫和双侧附件之前，Lynch综合征女性患者可使用口服避孕药降低EC和卵巢癌的发病风险。口服阿司匹林有助于预防Lynch综合征结直肠癌的发生。携带胚系*MLH1*、*MSH2*、*MSH6*基因突变的女性完成生育后，可考虑在40岁前接受预防性全子宫和双附件切除。这类患者术后可采用激素替代治疗，直至自然绝经年龄。因此结直肠癌手术者也可考虑同时行预防性全子宫和双附件切除。

第三章

子宫内膜癌的病理和分子病理

第一节 病理分类

根据WHO2020病理分类，子宫内膜上皮性肿瘤及其前驱病变病理分类如下。

表35-3-1 子宫体肿瘤WHO分类（2020年）

上皮性肿瘤及前驱病变 Endometrial epithelial tumours and precursor
子宫内膜增生不伴非典型 Endometrial hyperplasia without atypia
8380/2子宫内膜非典型增生 Atypical hyperplasia of the endometrium
8380/3内膜样癌，非特异性 Endometrioid adenocarcinoma NOS
*POLE*超突变型 *POLE*-ultramutated endometrioid carcinoma
错配修复基因缺失型 Mismatch repair-deficient endometrioid carcinoma
*p53*突变型 *p53*-mutant endometrioid carcinoma
无特殊分子特征型 No specific molecular profile（NSMP）endometrioid carcinoma
8441/3浆液性癌，非特异性 Serous carcinoma NOS
8310/3透明细胞癌，非特异性 Clear cell adenocarcinoma NOS
8020/3未分化癌，非特异性 Carcinoma，undifferentiated，NOS
8323/3混合性腺癌 Mixed cell adenocarcinoma
9110/3中肾腺癌 Mesonephric adenocarcinoma
8070/3鳞状细胞癌，非特异性 Squamous cell carcinoma NOS
8144/3黏液性癌，肠型 Mucinous carcinoma，Intestinal type
9111/3中肾样腺癌 Mesonephric-like adenocarcinoma
8980/3癌肉瘤，非特异性 Carcinosarcoma NOS

第二节 肿瘤分级

EC的内膜样亚型存在经典的三级分级系统和近年来受ESGO/ESTRO指南和WHO（2020）病理分类推荐的二级分级系统。国际妇产科联盟（FIGO，1988）将子宫内膜样癌根据实质性非腺体非鳞状增生结构占比≤5%，6%~50%和>50%，分别分为1级（G1），2级（G2）和3级（G3）。如大部分细胞（>50%）存在严重的细胞非典型，应将分级提升1级，但如细胞核非典型比例显著超出腺体结构，应排除浆液性癌。

ESGO/ESTRO指南和WHO（2020）病理分类推荐将子宫内膜样癌进行两分类，将内膜样癌G1-2分类为低级别，将内膜样癌G3分类为高级别。浆液性癌、透明细胞癌、混合性癌、未分化癌、癌肉瘤、中肾样腺癌和胃肠黏液性癌为高级别癌。ECFIGO（2023）分期中建议将子宫内膜样癌G1-2分类为非侵袭性病理类型；将子宫内膜样癌G3和Ⅱ型内膜癌分类为侵袭性病理类型。

第三节　子宫内膜癌分子分型

根据2013年TCGAEC分子分型及此后不断探索形成的可用于临床实际开展的简化分子分型（如ProMisE）方案，FIGO（2023）EC分为四种分子分型，分别命名为：①*POLE*mut，*POLE*突变型：*POLE*核酸外切酶区域体系失功能性热点突变，肿瘤突变负荷非常高，预后极佳，且与肿瘤分级无关；②MMRd，错配修复缺陷型：存在错配修复蛋白表达缺失（MMRd）/微卫星不稳定（MSI-H），肿瘤突变负荷高，预后中等；③p53abn，p53异常型：肿瘤绝大部分（95%）存在*TP53*突变，突变负荷低，预后差。大多数这类肿瘤为浆液性癌，但有大约25%为内膜样（多为高级别）和癌肉瘤。根据WHO2020病理分类定义，p53abn类型免疫组化染色定义为瘤细胞核弥漫强阳性表达（>80%）、瘤细胞完全缺失表达但存在内对照或罕见的胞浆阳性表达；④NSMP（no specific molecular profile，无特殊分子特征型）：多为雌孕激素受体阳性的子宫内膜样癌，拷贝数变异低，肿瘤突变负荷低。

需注意NSMP是一类生物学行为不同的肿瘤的集合，总体预后一般，雌激素受体（ER）阴性表达和高组织学分级是这类肿瘤的不良预后因素。子宫内膜样癌G3也是一类异质性高的肿瘤集合，强烈建议进行分子分型协助判断预后。如无法进行分子分型，为避免治疗不足，在实际FIGO分类中将内膜样癌G3归类到侵袭性组织学类型中，应予积极治疗。对MMRd类型，肿瘤分级并不重要。

有约5%的肿瘤存在2种或以上的分子特征（如*POLE*mut和p53abn，或MMRd和p53abn），被称为多重分子特征。根据已有证据，如果*POLE*mut或MMRd同时存在继发p53abn，其预后与*POLE*mut或MMRd相似，应被分类为*POLE*mut或MMRd分型，不应被分类为p53abn。但也有研究显示同时存在p53abn时，预后较单纯*POLE*mut或MMRd差，因此对这类多重分子特征肿瘤预后的判断还需更多证据。同时存在*POLE*mut和MMRd的肿瘤相关证据有限，对这类病例建议进行Lynch综合征筛查。

由于分子分型在EC诊疗中的重要价值，建议所有EC均应进行分子分型检测。应注意在目前分子分型并不能完全替代传统病理诊断，应整合分子分型和传统病理诊断指导EC的诊疗。

第四节 影响肿瘤预后的其他病理因素

广泛淋巴血管浸润（Lymph-vascular space invasion，LVSI）是影响肿瘤预后的重要因素，FIGO（2023）分期和WHO2020病理分类建议将在至少一张H&E切片上有≥5个有LVSI的脉管定义为广泛LVSI。ER阴性表达，L1CAM阳性表达也是不良预后因素。淋巴结转移状态与预后有关，应根据淋巴结转移病灶的大小将淋巴结转移分别定义为：宏转移≥2mm；微转移>0.2~2mm和/或>200细胞；孤立肿瘤细胞（Isolated tumor cells，ITC）≤0.2mm和≤200细胞。宏转移预后最差，ITC对肿瘤的预后价值尚不清楚。发现ITC不升级分期。

第五节 病理和分子病理评估

对全子宫切除的病理标本，应进行规范的病理学评估。

（1）子宫：必须描述病理类型和组织学分级，如子宫内膜样癌（G1、G2和G3）、非内膜样癌（浆液性癌、透明细胞癌及癌肉瘤等）。必须描述肿瘤大小及部位、肌层浸润深度、宫颈间质有无累及、浆膜有无累及、有无LVSI，并评估LVSI为局灶性或广泛性；

（2）其他组织/器官（包括输卵管/卵巢、阴道、宫旁组织，腹膜、大网膜等）有无癌灶累及；

（3）腹腔细胞学检查结果；

（4）如切除淋巴结，需描述检获淋巴结部位及个数，有无转移，转移灶大小（宏转移或微转移）。行前哨淋巴结切除的，应进行病理超分期以发现低容量的淋巴结转移；

（5）EC病灶应行MMR蛋白和/或MSI检测；

（6）EC病灶应行以下指标免疫组化检测：ER、PR、p53；建议行PTEN、Ki-67、β-catenin及L1CAM等检测。不能除外附件来源的浆液性癌累及子宫内膜时，可考虑行WT-1检测；

（7）建议对所有EC进行分子分型检测，条件有限时，对低危类型（内膜样癌G1-2，Ⅰa期）可省略*POLE*检测，但仍应进行MMR和p53评估；

（8）对Ⅲ期及以上的子宫内膜浆液性癌或癌肉瘤病例，建议行Her2检测。

第六节　分期

采用FIGO（2009）（表35-3-2）和/或FIGO（2023）（表35-3-3）手术病理分期，以及美国癌症联合会（AJCC）TNM分期（2017年第8版）（表35-3-2）。

FIGO（2023）分期在原有的基于肿瘤播散物理范围分期的基础上，整合了EC分子分型，LVSI，以及现代分子病理学研究发现的影响EC预后的关键因素，将EC分期进一步细化，能更准确判断预后和指导个体化治疗。

应同时进行FIGO分期和TNM分期。由于FIGO（2023）分期整合了LVSI等需手术切除子宫才能获取的病理因素，如患者未行手术，则无法获取这些信息，因此临床可根据实际情况使用FIGO（2009）或FIGO（2023）分期。

表35-3-2　ECAJCC TNM（2017）和FIGO（2009）手术分期系统

原发肿瘤定义（T）		
T分类	FIGO分期	T标准
TX		原发肿瘤无法评估
T0		无原发肿瘤证据
Tis		原位癌（浸润前癌）
T1	Ⅰ	肿瘤局限于宫体，包括宫颈腺体累及
T1a	ⅠA	肿瘤局限于子宫内膜或浸润子宫肌层小于1/2
T1b	ⅠB	肿瘤浸润子宫肌层大于等于1/2
T2	Ⅱ	肿瘤浸润宫颈间质结缔组织，但未超出子宫。不包括宫颈腺体累及
T3	Ⅲ	肿瘤累及浆膜、附件、阴道或宫旁
T3a	ⅢA	肿瘤累及浆膜和/或附件（直接浸润或转移）
T3b	ⅢB	阴道累及（直接浸润或转移），或宫旁累及
T4	ⅣA	肿瘤浸润膀胱黏膜和/或直肠黏膜 大泡性水肿不足以将肿瘤定义为T4
区域淋巴结定义（N）		
N分类	FIGO分期	N标准
NX		区域淋巴结无法评估
N0		无区域淋巴结转移
N0（i+）		区域淋巴结见孤立肿瘤细胞小于0.2mm
N1	ⅢC1	盆腔区域淋巴结转移
N1mi	ⅢC1	盆腔区域淋巴结转移（转移灶直径0.2~2mm）
N1a	ⅢC1	盆腔区域淋巴结转移（转移灶直径>2mm）
N2	ⅢC2	腹主动脉旁淋巴结转移，伴或不伴盆腔淋巴结转移
N2mi	ⅢC2	腹主动脉旁区域淋巴结转移（转移灶直径0.2~2mm），伴或不伴盆腔淋巴结转移
N2a	ⅢC2	腹主动脉旁区域淋巴结转移（转移灶直径>2mm），伴或不伴盆腔淋巴结转移
如仅通过前哨淋巴结活检发现有转移，N前加sn		

续表

远处转移定义（M）		
M分类	FIGO分期	M标准
M0		无远处转移
M1	ⅣB	远处转移（包括转移至腹股沟淋巴结、腹腔内病灶、肺、肝或骨）。（不包括转移至盆腔或腹主动脉旁淋巴结、阴道、子宫浆膜面或附件）

注：腹水细胞学阳性不参与疾病分期，但须记录。

表35-3-3　FIGO（2023）EC手术病理分期

Ⅰ期	局限于子宫体和卵巢
ⅠA	疾病局限于子宫内膜；或非侵袭性组织学类型，即低级别内膜样癌，浸润肌层<50%，无或局灶LVSI；或预后良好的疾病
	ⅠA1　非侵袭性组织学类型局限于子宫内膜息肉，或局限于子宫内膜 ⅠA2　非侵袭性组织学类型，浸润肌层<50%，无或局灶LVSI ⅠA3　低级别内膜样癌局限于子宫和卵巢
ⅠB	非侵袭性组织学类型，浸润肌层≥50%，无或局灶LVSI
ⅠC	侵袭性组织学类型局限于息肉或局限于子宫内膜
Ⅱ期	浸润宫颈间质不伴子宫外累及；或伴广泛LVSI；或侵袭性组织学类型伴肌层浸润
ⅡA	非侵袭性组织学类型浸润宫颈间质
ⅡB	非侵袭性组织学类型伴广泛LVSI
ⅡC	侵袭性组织学类型伴肌层浸润
Ⅲ期	任何组织学类型肿瘤，局灶和/或区域播散
ⅢA	通过直接蔓延或转移，浸润子宫浆膜、附件，或均累及
	ⅢA1 播散至卵巢或输卵管（除非符合IA3标准） ⅢA2 累及子宫浆膜或通过子宫浆膜播散
ⅢB	转移或直接蔓延到阴道，和/或宫旁，或至盆腔腹膜
	ⅢB1 转移或直接蔓延到阴道，和/或至宫旁 ⅢB2 转移到盆腔腹膜
ⅢC	转移至盆腔或腹主动脉旁淋巴结
	ⅢC1 转移至盆腔淋巴结 ⅢC1i 微转移 ⅢC1ii 宏转移 ⅢC2 转移至腹主动脉旁淋巴结至肾静脉水平，伴或不伴盆腔淋巴结转移 ⅢC2i 微转移 ⅢC2ii 宏转移
Ⅳ期	播散至膀胱黏膜和/或肠黏膜和/或远处转移
ⅣA	侵犯膀胱黏膜，和/或小肠/大肠黏膜
ⅣB	腹部腹膜转移，超出盆腔
ⅣC	远处转移，包括转移至任何腹腔外淋巴结或腹腔内肾血管水平以上的淋巴结，肺，肝，脑，或骨

早期病例（手术分期后Ⅰ-Ⅱ期）中分子分型发现	分期
POLEmutEC，局限于子宫体或累及宫颈，无论LVSI程度或组织学类型	ⅠA期 $m_{POLEmut}$
p53abnEC局限于宫体，伴任何肌层浸润，伴或不伴宫颈浸润，无论LVSI程度或组织学类型	ⅡC期 m_{p53abn}

第四章

子宫内膜癌的诊断与鉴别诊断

第一节 临床表现和体格检查

EC患者75%~90%存在异常子宫出血。绝经后出血患者中3%~20%罹患EC。既往月经规律，近3~6月内出现经间期出血、月经周期缩短或延长（<21天或>35天）、出血量增多或出血时间延长（>7天）等情况均应进行EC筛查。随病情进展，可出现阴道血性、浆液性或脓性排液。部分患者可因宫腔积血、积脓出现下腹胀痛。进展期患者如肿瘤侵犯盆腔神经，可引起腰骶部或下肢疼痛，若出现远处转移（肺、脑、骨等）亦可出现转移部位相应症状，如咳嗽、咯血、头痛、骨痛等。

早期EC无明显阳性体征，妇科检查子宫多正常大小或增大，表面光滑，活动度可。异常子宫出血患者可见血自宫颈口流出。合并宫腔感染者有宫颈举痛、子宫压痛反跳痛等炎症表现。如出现盆腔转移或附件转移，妇科检查可触及盆腔肿物。存在明显浅表淋巴结转移者，腹股沟区或锁骨上区可触及肿大淋巴结。存在其他子宫外转移的患者可合并相应症状和体征。

宫颈脱落细胞学检查发现腺癌或非典型腺体细胞时应通过子宫内膜活检及颈管内活检进一步检查。部分患者因其他原因进行超声、CT或MRI检查时发现子宫内膜增厚或占位，即使患者无其他症状体征，也应对子宫内膜做进一步评估。

少数患者因其他疾病或子宫内膜增生接受全子宫切除术，术后病理检查发现EC。诊刮发现子宫内膜非典型增生患者25%~40%在切除子宫后发现同时存在EC。对这部分患者应进一步评估EC子宫外转移的可能性。

第二节 影像学检查

1 超声检查

对疑有子宫内膜病变患者，超声检查是一线影像学检查方式。可用于评估子宫和附件器质性病变，并协助筛选需行子宫内膜病理活检的病例。

绝经后妇女：无任何症状绝经后妇女子宫内膜厚度小于4mm时EC发生风险低。超声提示任何内膜局灶性病灶者不论内膜厚度均需内膜活检。绝经后出血患者超声检查子宫内膜厚度≤4mm时判断为非恶性病变的敏感度为94.8%，特异度46.7%。但如对症治疗后症状持续存在，应行内膜活检。绝经后内膜≤3mm伴单纯积液可进行随访。内膜≥4mm伴积液者应行内膜取样。子宫内膜厚度6~10mm，无症状且无宫腔积液，排除高危因素后可行内膜活检或严密随访。子宫内膜厚度≥11mm者内膜癌风险6.7%，应行内膜取样。需注意5%~20%EC患者无阴道出血症状。仅盆腔疼痛不伴其他异常不是内膜评估的指征。

绝经前妇女：应在月经刚干净时进行超声评估，一般增殖期双层子宫内膜厚度4~8mm；分泌期8~14mm。当超声提示子宫内膜结构异常或患者合并异常子宫出血对症治疗无效时，均应进行内膜活检。异常子宫出血症状持续存在时，即使超声检查未见内膜异常也应进行内膜活检。但需注意单独子宫内膜厚度不能作为内膜活检的指征，需综合考虑以下因素：宫颈细胞学腺体异常/内膜细胞；雌激素过多/不排卵；内膜癌高危因素；内膜增厚。

2 生理盐水灌注超声检查（宫腔超声造影）

生理盐水灌注超声非一线评估方法，适于活检后诊断仍不明确或存在诊断性刮宫和宫腔镜检查相对禁忌证者。可用于发现经阴道超声或盲法活检易漏诊的宫腔微小病灶。生理盐水灌注超声和经阴道超声对发现子宫内膜息肉的敏感度分别为93%和75%，特异度分别为94%和76%。盲法活检联合生理盐水灌注超声检查可诊断大多数异常子宫出血女性的原因，而不需更侵入性的操作，如宫腔镜。但应注意该法有造成肿瘤腹腔内播撒的可能。

3 放射学检查

盆、腹腔MR增强扫描可用于评估EC肌层及宫颈浸润、子宫外累及、后腹膜淋巴结转移情况。应注意MR扫描应以子宫的轴位为基准进行水平或垂直子宫轴位的扫描，以更好判断EC灶累及情况。MR和二维超声判断EC肌层浸润的准确度分别为

84%和75%；用于判断EC宫颈浸润的准确度分别为85%和80%。但应注意诊刮后短期内可能因机械性操作导致的子宫内膜基底层损伤使影像学检查见子宫内膜结合带不完整而误判为EC肌层浸润。

CT具有良好的可重复性，不受体内金属物质干扰。但CT对肿瘤组织与子宫肌层的对比分辨率低，使CT在EC肌层浸润和宫颈受累诊断的敏感性和特异性差。CT对EC术前分期、淋巴结转移、宫颈间质浸润诊断的准确率分别为78.9%、74.07%和85.71%，均显著低于MRI。因此无检查禁忌者盆腔影像学评估首选MRI检查。

4 PET/CT检查

PET/CT对EC远处转移特异度和阳性预测值高，对淋巴结转移的敏感度为82.8%（53%~97%），特异度为90.4%（69%~100%），阳性预测值为78.4%（60%~100%），阴性预测值为95.6%（93%~98%），准确度为92.6%（90%~95%）。PET/CT对淋巴结诊断的准确性主要取决于淋巴结大小，对直径<4mm的淋巴结，其检出率仅12%，但对直径≥10mm的淋巴结，检出率高达100%。PET/CT也可检出局部浸润病灶，在评估宫颈受累及肌层浸润时和超声以及MRI的准确率相当。此外，PET/CT也可用于监测和确定EC治疗后的复发灶。

第三节　子宫内膜活检病理诊断

EC通过子宫内膜活检或全子宫切除标本病理检查明确诊断。子宫内膜活检的方式包括子宫内膜吸取活检，诊断性刮宫和宫腔镜下子宫内膜取样。其中内膜吸取活检是一线筛查手段。

1 子宫内膜吸取活检

采用直径3mm左右负压吸引管（如pipelle管）伸入宫腔吸取子宫内膜进行病理检查。不需或仅需轻度扩张宫颈管，门诊可完成，具有价格便宜，操作时间短至5~15s，子宫穿孔风险降低（相对危险度0.1%~0.2% vs. 诊断性刮宫 0.3%~2.6%），有宫内节育器时也可进行活检等优势。可取样5%~15%面积的子宫内膜，内膜病变大于50%者进行内膜取样最为可靠，90%患者可获得充分样本。一项对7914名妇女的荟萃分析比较了内膜取样和诊断性刮宫/宫腔镜/全子宫切除术对EC诊断的效果，与后者相比，内膜取样用于绝经后妇女内膜癌诊断的敏感度99.6%，绝经前91%；不典型性增生81%；内膜取样用于内膜癌诊断特异度98%~100%。

内膜吸取活检取样满意度与取样医生的技术熟练度有关。绝经后子宫内膜及宫颈萎缩妇女取样较困难，局灶性病变、宫腔形态不规则影响取样充分性。少于5%患者内膜取样样本不足。如内膜吸取样本不足，患者为绝经后状态且不再出血，超声内膜≤4mm，可暂随访；超声显示内膜厚或持续出血者，应进一步评估。吸取病理诊断为良性（萎缩，增殖/分泌期，不同步，内膜炎），但对症治疗后出血或症状持续存在或高度怀疑内膜癌时应进一步评估。

2 诊断性刮宫

诊断性刮宫术是诊治异常子宫出血的经典方法。Kisielewski等将204例子宫内膜非典型增生和EC患者术前诊刮组织标本与术后的病理结果进行比较，发现83.75%患者的诊刮病理和手术标本病理一致，其中子宫内膜样腺癌符合率最高，达85.81%。诊断性刮宫操作简单易行，在临床应用广泛，但为盲视操作，有可能遗漏病灶。其为有创性检查，如要做到无痛诊刮，需麻醉配合。

3 宫腔镜检查及子宫内膜组织活检

宫腔镜下子宫内膜组织取样较诊断性刮宫术可更直观地了解宫腔内部情况，同时，直视下活检可疑病灶更准确。宫腔镜下子宫内膜组织活检诊断EC的灵敏度及特异度分别为91%、90.75%，判断子宫角部局灶病变及萎缩性内膜病变的准确度较高，可显著降低漏诊率。宫腔镜检查时EC细胞是否通过输卵管途径增加盆腔播散尚存争议。Meta分析结果提示，EC患者术前行宫腔镜检查组与未行宫腔镜检查组术后Ⅲ期EC诊断率及远期生存率无明显差异。膨宫压力控制在80mmHg以下时，腹腔冲洗液或腹水细胞学阳性的概率为0.063（16/255），压力达到或超过80mmHg后，细胞学阳性概率为0.152（77/508）。需强调的是宫腔镜下高度怀疑EC时应仅进行内膜活检，在获取可疑病灶标本后立即停止宫腔镜操作，最大程度降低宫腔镜导致肿瘤播散的风险。

第四节 鉴别诊断

异常子宫出血是EC最主要的临床表现，有异常出血的患者首先应与宫腔以外的其他部位出血进行鉴别。应通过体格检查排除其他原因如直肠、尿道、阴道或宫颈病变所致异常出血。宫颈脱落细胞学检查有助于鉴别宫颈病变所致异常出血，如检查发现异常鳞状细胞，应行阴道镜宫颈活检排除宫颈鳞癌可能。宫颈脱落细胞学检查为腺癌或不典型性腺上皮时，应行颈管搔刮或宫腔镜鉴别宫颈或子宫内膜病变。

在判断为子宫腔出血后，应参照PALM-COEIN分类与任何造成异常子宫出血的疾病进行鉴别。子宫内膜息肉应通过病理检查鉴别。子宫腺肌瘤、子宫肌瘤在排除内膜病变前提下通过影像学检查或病理鉴别。凝血功能障碍、排卵障碍所致异常子宫出血在排除内膜病变基础上通过凝血功能检测、排卵监测、生殖内分泌激素评估进行鉴别。

第五节　复发的诊断

EC复发或转移的症状主要包括阴道流血、疼痛、下肢水肿、胃纳下降、恶病质等。症状和体征与肿瘤所在部位、大小以及是否侵犯或压迫周围的组织脏器有关。但早期通常表现隐匿，缺乏特异性表现。

EC复发可能出现的症状包括：①阴道流血或排液：阴道分泌物增多、排液，伴或不伴臭味，以及阴道不规则流血，是肿瘤阴道复发的最常见症状；②疼痛：可表现为下腹痛、股臀部和（或）腰骶部疼痛及下肢疼痛，常为肿瘤盆腔复发或骨转移引起；③肿瘤晚期可侵犯和压迫周围的脏器，如压迫直肠时可出现排便困难和肛门坠胀等症状；④阴道直肠瘘或阴道膀胱瘘；⑤远处转移症状：EC远处复发转移可出现转移病灶相应的症状和体征：如肺转移出现咳嗽、咳痰、痰中带血、胸痛、背部疼痛等；骨转移出现部位较为固定的局灶性疼痛；肝转移一般无明显临床症状，部分诉肝区不适或疼痛；转移到腹股沟淋巴结、锁骨上淋巴结在相应部位出现肿块。

EC复发常见体征有：阴道残端局部肿块、盆腔或近盆壁肿块、下肢水肿常提示宫旁或盆腔淋巴结复发/转移。如发生锁骨上淋巴结转移时，可在锁骨上区扪及大小不等，甚至融合的肿大淋巴结。

EC复发的诊断依靠患者病史，体征，肿瘤标志物检查，影像学检查及病理检查。当患者出现可能提示复发的症状或体征，或肿瘤标志物持续升高时，应进行相应影像学评估。PET/CT在诊断EC复发中有较高准确性。对考虑复发的EC，应尽可能取得病理通过组织学确诊，并通过分子病理检查寻找可能的治疗靶点。对一些体积较小或位置特殊的可疑复发病灶或淋巴结，如难以获得组织进行病理学诊断，也可考虑根据肿瘤标记物及影像学动态检查结果判断病灶性质。

第五章

子宫内膜癌的治疗

第一节 子宫内膜癌治疗前评估

子宫内膜活检明确诊断EC后，应进行完善的临床和影像学评估。临床评估内容应包括患者体能情况、治疗意愿、一般情况、病史和体检、妇科检查、病理学检查、影像学检查、生化检查、糖脂代谢等。肿瘤标志物（CA125、HE4）可用于EC的术前评估，为诊断、治疗和预后评估提供一定帮助。

对可能存在心肺功能障碍病例进行心、肺功能评估。对存在内外科合并症病例进行相关专科评估。建议测量体质指数（BMI）。应详细询问患者肿瘤个人史和家族史。应进行体能评分和血栓风险评分并记录。对血栓高风险患者进行肺栓塞、下肢静脉血栓等评估。

应完善以下影像学检查：胸部CT平扫（无需增强）；腹/盆腔增强CT或MRI。子宫未切除前，首选盆腔增强MRI。

全子宫切除术后意外发现的存在肿瘤转移复发危险因素的EC病例，行胸部CT及腹/盆腔增强CT或MRI评估有无残留和转移病灶。

高度怀疑转移的病例，行相应影像学检查，如PET/CT。

第二节 子宫内膜癌的治疗原则

EC治疗以手术为主，整合放疗、化疗、靶向治疗、生物治疗和内分泌治疗等。应根据患者病理类型、分子特征、病变范围、一般情况、年龄、生育要求等因素进行整合评估，制定多学科整合诊治MDT to HIM方案。尤其对于复杂病例，如晚期、复发、有严重合并症并发症或需保留生育功能治疗的病例，强调多学科整合诊治（MDT to HIM），根据患者具体情况，制定最恰当的整合诊治方案。

1 手术治疗原则

手术是早期EC的首选治疗方法，手术治疗的目的是进行全面的手术-病理分期，全子宫及双侧输卵管卵巢切除是基本术式。

手术可经腹或经阴道，直接开腹、利用腹腔镜或机器人实施，在不引起肿瘤播散前提下首选微创手术。进入腹腔后首先闭合双侧输卵管，预防手术操作过程中肿瘤经输卵管播散。全面仔细探查盆腹腔，尤其是腹膜及膈下，有无子宫外肉眼可疑病灶，并做详细记录，应对任何可疑病灶进行活检并病理诊断。推荐腹腔冲洗液/腹水细胞学检查并单独报告。应完整取出子宫，微创手术时如无法完整取出，必须将子宫放入取物袋中，在密闭取物袋内经阴道或腹部小切口取出。强调避免无保护的碎瘤。术中探查情况、手术具体实施内容及术后有无肿瘤残留，残留病灶部位、大小等情况应在手术记录中详细记录。

淋巴结评估可根据具体情况选择前哨淋巴结定位切除或盆腔淋巴结清扫±腹主动脉旁淋巴结活检或清扫。术前评估低危EC（子宫内膜样癌G1-2，浅肌层浸润，病灶<2cm），术中无异常发现的，可考虑省略淋巴结活检或清扫。前哨淋巴结定位切除适于术前或术中评估肿瘤明显局限于子宫的病例。推荐宫颈注射吲哚菁绿（ICG）示踪前哨淋巴结。不建议术中对前哨淋巴结进行快速冰冻病理诊断，因冰冻检查会导致组织损耗，影响前哨淋巴结病理超分期评估。

对早期存在高危因素或特殊组织学类型的病例（如浆液性癌或癌肉瘤），可考虑行系统淋巴结清扫，清扫范围主要包括盆腔淋巴结，加或不加腹主动脉旁淋巴结切除。盆腔淋巴结包括髂内外动脉分叉上2cm的髂总动脉表面、髂内外动静脉表面、闭孔区的淋巴结。腹主动脉旁淋巴结评估可达肠系膜下动脉（Inferior Mesenteric Artery，IMA）水平或肾血管水平。应切除任何盆腔及腹主动脉旁区域可疑转移淋巴结。

浆液性癌、透明细胞癌和癌肉瘤应行大网膜活检或切除。术前评估肿瘤局限于子宫，但累及宫颈间质的EC，首选全子宫切除术。如肿瘤累及范围较大，为确保手术切缘阴性，需行更大范围手术，如广泛全子宫切除。

同时符合以下条件的患者可考虑保留卵巢，但建议切除双侧输卵管：①年龄小于45岁的绝经前女性；②肿瘤局限于内膜层或浅肌层；③病理类型为内膜样癌，且为高分化；④无卵巢和子宫外转移；⑤无遗传性肿瘤，如Lynch综合征，遗传性乳腺癌和卵巢癌综合征、Cowden综合征等。研究显示不到1%的早期EC存在卵巢转移，保留双侧卵巢并不增加复发风险和死亡风险。

对晚期EC，经全面评估能手术且能达到R0切除的，应行手术治疗。若评估直接手术肿瘤难以切净，或手术创伤太大，可选择新辅助化疗，化疗后再次评估可手术治疗的再行手术治疗。手术范围包括切除子宫和双侧附件，并切除盆腹腔内所有肉眼可见的肿瘤，即肿瘤细胞减灭术（Cytoreductive Surgery，CRS）。如探查到可疑转移的腹膜后（盆腔或腹主动脉旁）肿大淋巴结，应一并切除。残留肿瘤的大小是影响患者预后的重要因素，手术应争取达到肉眼R0切除。残留肿瘤超过1cm的患者，死亡风险较残留肿瘤小于1cm的患者增加3.5倍。

2 放疗原则

放疗是EC辅助治疗或根治性治疗的重要手段之一。主要包括体外照射（External Beam Radiotherapy，EBRT）、阴道近距离腔内照射（Vaginal Brachytherapy，VBT）。立体定向体部放疗（SBRT）和插植放疗可用于部分合适的局部转移或复发病例。放疗前必须进行影像学检查以评估局部照射范围和排除远处转移。目前主要推荐的EBRT照射技术是调强放疗，其在保证靶区准确照射前提下，可明显减少或避免正常组织和器官的照射剂量，减少并发症发生。

初治患者术后辅助放疗应根据手术病理分期及EC复发转移的危险因素，判断复发风险和最可能发生复发的部位，针对性制定放疗方案。一般来说，VBT用于预防或治疗阴道残端复发，EBRT用于预防或治疗盆腹腔转移或复发。放疗和化疗可同时进行或序贯进行。

2.1 根治性放疗

EC中约3%因合并内科疾病（最常见的是肥胖症和严重心肺疾病）或年龄因素不适合手术，可予根治性放疗。对Ⅰ-Ⅱ期的子宫内膜样癌，根治性放疗可较好控制疾病，少于16%的患者会发生复发。根据子宫大小、肿瘤病理和病变的扩展情况决定用腔内放疗或加用外照射治疗。

如子宫体不大，病灶局限于宫体且未侵犯深肌层、病理分级为G1或G2，可予单纯腔内放疗。存在以下情况时需在腔内照射基础上联合盆腔外照射：组织病理学分级为低分化（G3）、子宫体积偏大、有深肌层侵犯、存在宫颈受累或有宫外侵犯。如单纯腔内照射，子宫、宫颈以及阴道上1~2cm需至少予48Gy剂量；如腔内照射联合外照射，总剂量则需上升至65Gy。

2.2 辅助性放疗

辅助放疗目的是对手术后可能潜在的亚临床病灶区域进行预防照射，以提高疗效；对残留病灶区域进行照射，以减少复发。

（1）腔内照射

主要用于阴道残端和阴道上段的照射。可单独使用，也可作为体外照射后的推量治疗。推荐在阴道残端愈合后尽快开始术后腔内照射，通常开始时间为术后6~8周，最好不要超过12周。照射范围常为阴道上1/2或阴道上段3~5cm。照射长度通常不超过阴道的2/3，如有广泛的LVSI或切缘阳性时，可酌情增加照射长度。剂量参考点为阴道表面或阴道黏膜下0.5cm。如单独使用，常予阴道表面6Gy×5F或予阴道表面黏膜下0.5cm 7Gy×3F；如联合盆腔外照射，常予阴道黏膜（4~6Gy）×（2~3）次。

（2）外照射

术后外照射的临床靶区（CTV）照射范围包括髂总下段、髂外、髂内、闭孔、骶前和髂总上段（如病灶累及宫颈或淋巴结阳性）淋巴结引流区以及宫旁、阴道上1/2部分。部分患者还需包括腹主动脉旁淋巴结引流区，上界位于肾静脉上1~2cm。由于摆位误差、器官运动等原因，计划靶区（PTV）需在临床靶区基础上外扩一定边界。如有镜下病灶，处方剂量为45~50Gy，每日分割剂量为1.8~2Gy；如有肉眼残留病灶或切缘阳性，需推量至60~70Gy。建议在术中使用钛夹标记这些区域。

2.3 放疗不良反应及处理

EC放疗不良反应发生率、严重程度和放疗照射范围、处方剂量、分割模式、放疗技术等有关，和患者自身相关的危险因素包括腹部手术史、年轻、体重偏低、肥胖、高血压、炎性肠病或其他盆腔炎症等。EC放疗常见的并发症为腹泻、直肠炎、尿频尿痛、阴道狭窄等。其中，EBRT与小肠的并发症相关，VBT则会增加阴道和直肠的副反应，比如纤维化、狭窄、溃疡和瘘道等。EBRT联合VBT的不良反应发生率高于单纯EBRT。全面淋巴结清扫也会增加术后EBRT的不良反应发生率。全子宫双附件切除术后联合EBRT或EBRT+VBT或单纯VBT，发生严重不良反应的概率分别为2%~6%、4%~13%、0~7%（和剂量相关）。如子宫双附件切除术加淋巴结清扫术后EBRT，严重不良反应概率则上升为7%~18%。

（1）近期不良反应

指放疗过程中或放疗结束3个月内出现的毒副反应。在生殖泌尿系统表现为尿路刺激症状（少尿、尿频、尿急和夜尿增多）和膀胱痉挛等；在胃肠道表现为恶心、呕吐、厌食、腹泻、腹部疼痛、直肠不适、里急后重等；在阴道表现为黏膜炎（从红斑到表面溃疡）、渗出性流液、浆液性流液、易感染等；在骨和骨髓表现为不完全性骨折、血液毒性（三系减低）等；照射区域皮肤反应可表现为红疹、疼痛、湿性脱皮、溃疡等，外阴和腹股沟区域的反应尤甚。

（2）远期不良反应

指放疗结束3个月后发生的不良反应。在生殖泌尿系统表现为尿频、尿急、血尿、尿失禁、尿道阴道瘘、直肠阴道瘘等；胃肠道表现为慢性腹泻、吸收不良、溃疡、反复肠道绞痛或梗阻、肠道瘘等；在阴道表现为溃疡、组织坏死、狭窄、瘘等，患者在放疗后容易因阴道狭窄而影响性功能。可让患者在放疗结束后2~4周开始使用阴道扩张器预防或治疗阴道狭窄。

3 全身治疗原则和药物

3.1 全身治疗原则

EC全身治疗包括化疗、免疫检查点抑制剂、靶向药物和激素治疗等（表35-5-1），适于术后高危病例辅助治疗、复发病例治疗及无法手术的晚期病例。

化疗首选方案为紫杉醇/卡铂（TC方案）或以铂为增敏剂的同步放化疗加TC方案化疗。部分Ⅲ期、Ⅳ期及复发性EC，TC联合免疫检查点抑制剂为一线治疗方案。HER2阳性的部分Ⅲ期、Ⅳ期及复发性子宫内膜浆液性癌或癌肉瘤，TC联合曲妥珠单抗治疗也是首选治疗方案。对错配修复系统缺陷或微卫星不稳定的复发性EC，可选择免疫检查点抑制剂治疗。错配修复系统缺陷或微卫星不稳定的复发性EC，或前次接受过化疗的复发转移性EC，可考虑免疫检查点抑制剂联合小分子酪氨酸激酶抑制剂。ER/PR阳性表达的复发性/转移性EC可选择激素治疗，如芳香化酶抑制剂（来曲唑）或高效孕激素和雌激素受体调节剂等交替使用等。可根据肿瘤分子特征选择合适的靶向治疗方案，如对HER2阳性肿瘤采用针对HER2的抗体偶联药物、*NTRK*融合基因阳性患者采用相应靶向治疗药物等。EC靶向/生物治疗具体适应证和治疗方案可参照相关高质量临床试验。鼓励复发性/转移性EC患者加入临床试验。

表35-5-1 EC全身治疗方案

EC初治一线全身治疗方案		
方案	适应证	用法
卡铂/紫杉醇	有全身治疗指征，但不符合以下免疫检查点抑制剂治疗指征的相对早期EC（包括癌肉瘤）	
卡铂/紫杉醇/帕博利珠单抗	①Ⅲ或ⅣA期有可测量病灶；或②ⅣB期伴或不伴可测量病灶，除癌肉瘤外	卡铂/紫杉醇/帕博利珠单抗（200mg）每3周一次×6次；帕博利珠单抗400mg每6周一次×14次
卡铂/紫杉醇/多塔利单抗	①ⅢA，ⅢB，或ⅢC1有可测量病灶；②ⅢC1癌肉瘤、透明细胞、浆液性或混合病理类型、无论有否可测量病灶；③ⅢC2或Ⅳ期无论是否存在可测量病灶	卡铂AUC5，紫杉醇175mg/m^2 多塔利单抗500mg 每3周一次×6次，此后多塔利单抗1000mg每6周共3年
卡铂/紫杉醇/曲妥珠单抗	Ⅲ/Ⅳ期HER2-阳性子宫内膜浆液性癌或癌肉瘤	卡铂+紫杉醇+曲妥珠单抗，每3周一次×6次；曲妥珠单抗首剂8mg/kg此后6mg/kg每3周一次，直至进展或毒性不可耐受
复发性EC一线全身治疗方案		
卡铂/紫杉醇	仅在未接受过全身治疗的患者（包括癌肉瘤）首选卡铂/紫杉醇。或在已接受过一线治疗的复发病例如果认为再次使用是合理的。	

卡铂/紫杉醇/帕博利珠单抗	复发性EC	
卡铂/紫杉醇/多塔利单抗	复发性EC	
卡铂/紫杉醇/曲妥珠单抗	HER2-阳性子宫内膜浆液性癌或癌肉瘤	
卡铂/多西他赛	用于紫杉醇过敏患者	
卡铂/紫杉醇/贝伐单抗	复发性EC	
仑伐替尼/帕博利珠单抗	可用于MMRd患者，或有前线化疗史患者	
帕博利珠单抗或多塔利单抗	用于TMB-H或MMRd/MSI-H患者	
二线或后线方案		
顺铂/多柔比星 顺铂/多柔比星/紫杉醇 顺铂 卡铂 多柔比星 脂质体多柔比星 紫杉醇 白蛋白结合紫杉醇 拓扑替康 贝伐珠单抗 替西罗莫司 卡博替尼 多西他赛 异环磷酰胺（用于癌肉瘤） 异环磷酰胺/紫杉醇（用于癌肉瘤） 顺铂/异环磷酰胺（用于癌肉瘤）	生物标志物指导的治疗 · TMB-H肿瘤 帕博利珠单抗 · MSI-H/dMMR肿瘤 帕博利珠单抗 多塔利单抗 阿维鲁单抗 纳武单抗 · HER2阳性肿瘤（IHC3+或2+） Fam-曲妥珠单抗 deruxetan · NTRK基因融合阳性肿瘤 拉罗替尼 恩曲替尼	

3.2 细胞毒药物化疗

紫杉醇联合卡铂（TC）是EC经典的化疗方案。JGOG2041研究对比了多种紫杉类药物和铂类的组合在晚期/复发性EC治疗中的情况，紫杉醇+卡铂（TC）/多西他赛+顺铂（DP）/多西他赛+卡铂（DC）方案的治疗反应率分别为60.0%，51.7%和48.3%，提示TC方案疗效略优于其他组合，且毒副反应可控。GOG209研究结果显示尽管TC方案在生存结局上与TAP方案（紫杉醇+多柔比星+顺铂）相比无统计学差异，但治疗相关毒副反应显著低于TAP方案。这使得TC方案成为EC的一线治疗方案之一。

对子宫癌肉瘤，既往研究提示含异环磷酰胺的化疗方案为该类型肿瘤的首选化疗方案，推荐单药异环磷酰胺、异环磷酰胺+紫杉醇（IP）、异环磷酰胺+顺铂（IT）等方案用于子宫癌肉瘤的化疗。2019年GOG0261研究报道了对比TC方案和IP方案用于子宫或卵巢癌肉瘤的Ⅲ期临床研究结果，TC方案组的中位PFS和OS均优于IP方案，对比IP方案，使用TC方案化疗未降低患者的生活质量，因此推荐TC作为子宫癌肉瘤的标准化疗方案。

其他用于EC的化疗方案还包括蒽环类药物、顺铂、环磷酰胺、紫杉醇等。EORTC 55872和GOG107两项随机对照研究的结果提示多柔比星+顺铂（AP）方案在晚期EC中疗效优于多柔比星单药方案。GOG177研究，对比TAP方案（紫杉醇+多柔比星+顺铂+非格司亭支持治疗）与标准AP方案用于晚期/复发EC的疗效和安全性，结果提示，虽然TAP方案在PFS、OS等疗效指标方面均优于AP方案，但TAP方案由于治疗副反应较严重，并未得到广泛应用。

3.3 免疫/靶向治疗

（1）免疫检查点抑制剂

肿瘤免疫治疗分为主动免疫治疗和被动免疫治疗。主动免疫是增强机体自身免疫系统的控瘤能力，包括免疫检查点抑制剂、靶向程序性死亡受体/配体PD-1/PD-L1、靶向CTLA-4抑制剂（Ipilimumab），或同时靶向PD-L1和CTLA-4的抑制剂等）。被动免疫是基于给予外源性产生的免疫系统成分来促进控瘤免疫反应，包括各种过继细胞疗法、过继因子。肿瘤突变负荷高、*POLE*mut和MSI-H分子分型EC有较多肿瘤新生抗原，肿瘤组织中有大量浸润性淋巴细胞富集，对免疫治疗可能产生较好反应。目前临床应用最为广泛的免疫治疗药物是免疫检查点抑制剂（immune checkpoint inhibitors，ICIs），包括靶向PD-L1的帕博利珠单抗、度伐利尤单抗以及靶向PD-1的纳武单抗等。国内也有众多具有独立知识产权的原研免疫检查点抑制剂获批相应适应证。

NRG-GY018研究纳入了≥18岁确认的晚期、转移性或复发性EC，任何病理类型（除癌肉瘤）。所有患者为新诊断的Ⅲ期或ⅣA期患者，有可测量的病灶；或ⅣB期或复发EC伴或不伴可测量病灶；接受过辅助化疗者停止化疗至少12个月；允许前次接受过放疗或激素治疗的患者。按dMMR/pMMR分层后分别给予TC联合安慰剂化疗或TC联合帕博利珠单抗（200mg/次）每3周一次治疗，完成6疗程治疗后，帕博利珠单抗400mg或安慰剂每6周一次维持治疗共14次。结果显示dMMR患者12个月估计PFS帕博利珠单抗组和安慰剂组分别为74%和38%（HR 0.30；95% CI 0.19~0.48；P<0.001）；在pMMR患者mPFS两组分别为13.1m和8.7m（HR 0.54；95% CI，0.41~0.71；P<0.001）。在晚期和复发性EC，标准化疗加帕博利珠单抗治疗较单纯化疗显著延长PFS。另一项RUBY研究纳入了原发性ⅢA，ⅢB，或ⅢC1 EC，按RECIST标准有可测量病灶；原发性晚期ⅢC1癌肉瘤、透明、浆液性或混合病理类型，无论是否存在可测量病灶；原发性ⅢC2或Ⅳ期，无论是否存在可测量病灶；初次复发未接受过系统治疗，或新辅助或辅助系统化疗完成后6月后进展的初次复发的病例。患者被随机分为两组，分别接受TC加安慰剂或TC加多塔利单抗（500mg/次）治疗，完成化

疗后多塔利单抗/安慰剂1000mg每6周共3年。该研究结果显示在dMMR/MSI-H人群24个月估计PFS在多塔利单抗组和安慰剂组分别为61.4%和15.7%[HR，0.28（0.16-0.50）*P*<0.001]，在全人群24个月估计PFS两组分别为36.1%和18.1%[HR，0.64（0.51~0.80）*P*<0.001]，24个月估计OS分别为71.3%和56.0%[HR，0.64（0.46~0.87）]，该研究结论认为原发晚期或复发性EC，多塔利单抗联合TC显著增加PFS。这两项研究为TC联合免疫检查点抑制剂成为治疗晚期复发性EC的一线治疗方案提供了高质量临床证据。

KEYNOTE-775研究采用仑伐替尼加帕博利珠单抗治疗接受过一次铂类治疗再进展的EC，在pMMR人群mPFS达6.7m，mOS达18.0m，因此该方案可以作为接受过前线化疗复发患者的可供选择方案之一。

KEYNOTE-158研究评估了帕博利珠单抗治疗MSI-H/dMMR晚期复发性有可测量病灶的EC疗效，客观反应率48%，其中接受过二线或多线治疗患者的客观反应率分别为53%和44%。采用其他免疫检查点抑制剂如纳武单抗、多塔利单抗等也获得了类似的疗效。因此，免疫检查点抑制剂单药也是MSI-H/dMMR患者可供选择的治疗方案。

（2）靶向HER2的药物

人表皮生长因子受体-2（human epidermal growth factor receptor 2/neu，HER-2/neu）又名c-erbB-2或P185基因，是HER家族中的重要成员。研究发现，该基因扩增与细胞转化、肿瘤发生、转移、预后不良相关。

EC HER2过表达率在13%~17%，在侵袭性高的浆液性腺癌、透明细胞癌、癌肉瘤过表达率更高。HER2过表达率各家报道差异较大与HER2免疫组化检测在EC尚无统一判读标准有关。美国FDA批准Hercep Test用于HER2免疫组化检测，以3+来预测HER2扩增有较好的敏感性和特异性，使用该法在11.5%~14%EC，17%~28%子宫内膜浆液性腺癌检测到HER2扩增。

曲妥珠单抗（Trastuzumab）是一种靶向HER2的人源化的单抗，1998年被FDA批准用于HER2过表达的高危乳腺癌治疗和维持治疗。曲妥珠单抗联合TC方案化疗及维持治疗可明显改善晚期或复发HER2阳性的子宫内膜浆液性腺癌的预后。

一项针对61例原发性Ⅲ-Ⅳ期或复发性HER2/neu-阳性子宫内膜浆液性癌的Ⅱ期临床试验比较了TC方案化疗和TC联合曲妥珠单抗（首剂8mg/kg此后6mg/kg每周期直至进展或毒性不可耐受）治疗的疗效，结果显示对照组和曲妥珠单抗组mPFS分别为8.0m和12.36m，其中Ⅲ-Ⅳ期原发病例两组分别为9.3m和17.9m，复发病例两组分别为6.0m和9.2m。因此认为TC方案加曲妥珠单抗耐受性良好，可改善PFS。支持对HER2/neu阳性晚期或复发子宫内膜浆液性癌或癌肉瘤采用TC联合曲妥珠单抗治疗。

（3）抗体偶联药物

抗体偶联药物（Antibody drug conjugate，ADC）是由靶向特异性抗原的单克隆抗体与多个小分子细胞毒性药物载荷连接而成的新型抗肿瘤药物，抗体分子主要发挥靶向投递作用，小分子药物发挥效应，兼具传统小分子药物的强大杀伤效应和抗体药物的肿瘤靶向作用，近年来在血液肿瘤和多种实体瘤获得显著疗效。目前ADC药物在复发和转移性妇科恶性肿瘤的治疗中取得了突破性进展，大量临床研究正在进行，全球已有3种ADC药物获批可用于妇科恶性肿瘤的治疗。其中针对EC的德曲妥珠单抗（Trastuzumab Deruxtecan，T-DXd，DS-8201a）是一种靶向HER2的ADC药物，由人源化抗HER2单克隆抗体携带8个细胞毒性有效载荷构成，其细胞毒性载荷是一种水溶性喜树碱衍生物，比其他衍生物具有更强的拓扑异构酶Ⅰ抑制活性和控瘤活性。

DESTINY-PanTumor02试验是一项多中心、开放标签的Ⅱ期研究，旨在研究T-DXd对HER2表达（IHC 3+/2+）的局部晚期或转移性实体瘤的疗效和安全性。该研究纳入经过至少1线系统性治疗或无有效方案的晚期、无法切除、转移性肿瘤，包括卵巢癌、子宫颈癌、EC在内的七个队列。共入组40例晚期复发EC患者，ORR为57.5%，mDOR未达，mPFS为11.1个月，mOS为26个月，在IHC 3+表达的EC患者中，ORR为84.6%。35%的患者发生≥3级不良事件。2024年4月5日，美国食品药品监督管理局（FDA）加速批准T-DXd用于治疗不可切除或转移性HER2阳性（IHC 3+）实体瘤成人患者。

（4）抗血管生成药物

贝伐珠单抗（Bevacizumab）是靶向VEGF-A的重组人单克隆抗体，已被FDA批准用于肠癌、非小细胞肺癌等实体瘤。具毒性小、耐受性好的特点，是目前应用最广泛的控瘤靶向药物之一。贝伐珠单抗联合化疗并维持治疗被证明可延长晚期EC的生存期。多项Ⅱ期研究显示，紫杉醇+卡铂+贝伐珠单抗方案在一线晚期复发EC治疗中的ORR为73%~82.8%，mPFS为13.7~20个月，mOS为40~58个月。MITO-END-2研究显示，紫杉醇+卡铂+贝伐珠单抗方案相比紫杉醇+卡铂化疗，三药治疗组相比两药治疗患者6个月疾病控制率（DCR）由70.4%提高到90.7%，提示贝伐珠单抗联合化疗可能使疗效进一步改善。GOG-86P研究显示，紫杉醇+卡铂+贝伐珠单抗与GOG209的紫杉醇+卡铂历史数据相比，两组PFS无明显差异，但OS三药组有明显增加。该研究有关分子标志物探索性分析显示，TP53突变型患者，紫杉醇/伊沙匹隆+卡铂+贝伐珠单抗方案相比紫杉醇+卡铂+替西罗莫司改善了PFS（HR 0.48，95% CI 0.31~0.75）和OS（HR 0.61，95% CI 0.38~0.98）；而TP53野生型患者两组PFS和OS无差异，提示贝伐珠单抗加入以铂为基础的联合化疗中，对TP53有突变的患者可能更为有利。

小分子酪氨酸激酶抑制剂（Tyrosine kinase inhibitor，TKI）可靶向多个激酶，口服吸收好，但半衰期短、需每日服用。包括仑伐替尼（Lenvatinib），除抑制促血管生成和致癌信号通路相关酪氨酸激酶外，还能够选择性抑制血管内皮生长因子（VEGF）受体的激酶活性，包括VEGF1、VEGF2、VEGF3，以及FGFR、PDGFRα、KIT和RET；Sunitinib（靶向VEGFR1-3以及包括PDGFR、KIT、RET、FLT3在内的大部分酪氨酸激酶受体）、安罗替尼等。在晚期复发性EC，TKIs多与其他药物，如免疫检查点抑制剂联用。

（5）PARP抑制剂

EC中同源重组修复缺陷（Homologous recombination repair deficiency，HRD）病例使用PARPi可能获益。ECHRD的发生率目前只有小样本报道。Marthe M.报道一组25例患者（非内膜样腺癌占52%，60%为低分化癌）中HRD 6例（24%），且均为非内膜样癌46%（6/13）。除一例外，所有HRD病例都有致病性*BRCA1*突变或体细胞HR相关基因高拷贝数丢失。对TCGA数据库的分析同样发现非内膜样癌中48%（63/132）有*BRCA*相关基因组疤痕，而内膜样癌中只有12%（37/312）。

NRG-GY012研究评估了既往接受过至少一线（<3线）化疗的转移/复发EC，分别采用西地尼布（VEGF抑制剂）、奥拉帕利、西地尼布联合奥拉帕利对患者预后的影响，所有患者中39.2%为浆液性癌。研究显示三组的mPFS分别为3.8m、2.0m和5.5m。西地尼布联合奥拉帕利显示了中等的临床效果，但未达到主要研究终点。

（6）PI3K/mTOR/Akt通路抑制剂

Ⅰ型EC常有PI3K通路的改变（大部分是PTEN和PIK3CA突变）。TCGA数据提示，92%的内膜样癌有PI3K通路突变。已开发的PI3K/AKT/mTOR通路的靶向抑制剂很多，但单独使用疗效有限，客观缓解率（ORR）基本上都低于10%。mTOR抑制剂依维莫司联合来曲唑抗雌激素治疗用于接受过不超过两线的复发EC，ORR 32%（CR 9例，PR 2例），临床获益率（CR/PR/SD）40%。病理类型为浆液性癌是治疗无反应的预测因子，内膜样癌及*CTNNB1*突变者治疗反应较好。另一项mTOR抑制剂坦西莫司加或不加孕激素和他莫昔芬的Ⅱ期随机对照研究提示增加内分泌治疗并未提高反应率，反而增加了静脉血栓风险。

（7）其他靶向药物

拉罗替尼或恩曲替尼用于*NTRK*基因融合阳性肿瘤，客观缓解率79%（95% CI 72%~85%），完全缓解率16%，常见G3-4不良反应为丙氨酸氨基转移酶升高3%，贫血2%，白细胞降低2%。

（8）维持治疗药物

免疫检查点抑制剂：KEYNOTE-158研究显示，对MSI-H/dMMR晚期复发性EC，帕博利珠单抗200mg，每3周一次持续35周期，具有有效和可持续的控瘤活性，有良好的生存结局，且毒性可控。

XPO1抑制剂：可能是p53wt晚期EC的维持治疗方案。XPO1是细胞输出蛋白，XPO1抑制剂selinexor可造成肿瘤抑制蛋白如p53的细胞核内滞留。Ⅲ期随机对照临床试验显示晚期内膜癌完成TC方案化疗获得部分或完全缓解后口服selinexor 80mg一周一次，在p53wt人群可获得13.7m的mPFS，而安慰剂组为3.7m。

度伐利尤单抗联合奥拉帕利：DUO-E研究针对FIGO2009 Ⅲ/Ⅳ期新诊断或复发性EC，未经一线全身控瘤治疗、未经PARPi和免疫相关治疗，最后一次治疗到复发≥12个月的所有组织学类型患者，开展了Ⅲ期临床试验。比较了TC方案化疗，TC加度伐利尤单抗治疗后度伐利尤单抗维持治疗，TC加度伐利尤单抗加奥拉帕利治疗后度伐利尤单抗加奥拉帕利维持治疗对患者预后的影响，TC组、度伐组和度伐加奥拉组mPFS分别为9.6m，10.2m和15.1m。在dMMR人群，与TC组相比加用度伐利尤单抗改善患者预后，额外增加奥拉帕利不再获益。在pMMR人群，与对照组相比，度伐利尤单抗加奥拉帕利治疗获益。

贝伐珠单抗：GOG-86p研究分析了从未接受化疗的Ⅲ/ⅣA期有可测量病灶的内膜癌，及ⅣB期或复发（伴或不伴可测量病灶）EC标准一线TC方案加贝伐珠单抗、TC加坦西莫司或伊沙匹隆加卡铂加贝伐珠单抗对患者预后的影响，并将GOG209研究中TC组作为历史对照，结果发现TC加贝伐珠单抗治疗并进行维持治疗的患者mOS 34.0m，较对照组（22.7m）显著延长。对该研究的回顾性分析发现在p53mut患者，贝伐珠单抗与坦西莫司相比有更好的PFS和OS（PFS：HR 0.48，95% CI 0.31，0.75；OS：HR：0.61，95% CI 0.38，0.98）。

（9）靶向/免疫治疗的毒性管理

靶向药物有特殊的作用靶点，其不良反应相对于细胞毒性药物少且较轻。但靶向药物的靶点在人体正常组织也会存在，所以靶向药物也会有一定的不良反应，最常见的是乏力、虚弱、发热寒战和关节肌肉痛等全身性反应。此外，对不同靶点药物特有的毒性应特别留意，如EGFR抑制剂常见皮疹、瘙痒、干燥、红斑等皮肤毒性；高血压是VEGF/VEGFR单抗最常见的不良反应；靶向VEGFR的抑制剂引起内皮细胞凋亡而诱发血栓性事件和出血；曲妥珠单抗可通过激活蛋白介导的线粒体凋亡途径来抑制线粒体功能，导致ATP合成不足而引起心肌细胞收缩功能障碍等。

免疫治疗的毒性可能涉及多个系统，部分不良反应会引起严重甚至是致命后果。临床约40%的肿瘤患者使用免疫检查点抑制剂后会不同程度地出现皮疹、间质性肺炎、肠炎、肝炎、甲状腺炎等。其中皮肤、肠道、内分泌、肺部和肌肉骨骼的免疫相关不良反应（irAEs）相对常见，而心血管、血液、肾脏、神经和眼部的不良反应较少见。中国、NCCN、ASCO或ESMO都有免疫治疗相关毒性处理指南。总体原则是对毒性反应进行准确、动态评估，继续、暂停或永久性停用免疫治疗，合理使用激素拮抗免疫反应。毒性反应重者，建议转至专科医院就诊。

由于靶向治疗、免疫治疗发展迅速，不少适应证获批是基于样本量不大的Ⅱ期研究，部分毒性反应在临床研究阶段并未暴露或被识别。因此对靶向治疗、免疫治疗使用，更应注重毒性反应的监控和管理，不断更新不良反应谱，从而更好地预防和处理相关毒性反应。

3.4 内分泌治疗

内分泌治疗目前仅适于组织学分化良好、ER表达阳性的晚期复发EC的治疗。使用的药物包括孕激素类药物[醋酸甲羟孕酮、醋酸甲地孕酮，左炔诺孕酮宫内缓释系统（LNG-IUS）]、芳香化酶抑制剂（来曲唑、阿那曲唑、依西美坦）、抗雌激素类药物（他莫昔芬、阿佐昔芬、氟维司群）、促性腺激素释放激素激动剂（GnRH-a）（戈舍瑞林、亮丙瑞林、曲普瑞林）等。

研究发现对未接受过化疗患者，醋酸甲羟孕酮的客观反应率为18%~25%，但药物疾病控制时间较短，平均为3~4个月。1999年发表的一项GOG的研究对比口服高剂量（1000mg/d）和低剂量（200mg/d）醋酸甲羟孕酮治疗晚期复发性EC，结果提示增加剂量并未提高疗效。该研究还发现高分化、PR阳性的肿瘤能获得较好治疗反应。雌激素受体调节剂（SERM）如他莫昔芬，应答率在10%左右，中位PFS较短（小于2个月）；促性腺激素释放激素激动剂（GnRH-a）在EC中表现出相对较差活性，反应率为0~12%。芳香化酶抑制剂阿纳斯特罗唑和来曲唑在Ⅱ期临床研究中反应率为9%左右。

GOG153研究评估了未接受过化疗的复发患者交替使用他莫昔芬和醋酸甲地孕酮的疗效，结果显示客观反应率可达27%，在G1-2患者中客观反应率为38%，支持Ⅰ型EC激素治疗更为有效。在另一项对未接受过化疗的复发EC临床研究中（GOG 119），甲羟孕酮联合他莫昔芬的客观反应率可达32%。

4 基于FIGO（2023）分期和分子分型的EC初始手术后治疗

EC以手术治疗为主要手段，由于FIGO（2023）分期整合了EC的病理、分子等影响预后的关键因素，较FIGO（2009）分期能对EC进行更准确的风险分层，有利于指导EC的个体化精准治疗。因此本指南基于FIGO（2023）分期介绍相应的术后治疗方案（表35-5-2）。需强调的是，临床具体实践中，应根据患者的具体情况结合高质量临床证据制定恰当的治疗方案。晚期患者应在进行多学科整合诊治MDT to HIM讨论后判断可否行手术治疗，患者能够耐受且手术可达R0的，首选手术治疗，术后辅以全身治疗±放疗。对无法手术或不适合手术的，予以全身治疗为主的方案，在治疗后评估可手术的，仍可选择手术治疗。

表 35-5-2　基于FIGO（2023）分期的EC初始手术后治疗

分级	定义	治疗建议
低危	ⅠA期、非侵袭性组织学类型或分子分型为*POLE*mut ⅠC期，侵袭性组织学类型或分子分型为p53abn	首选观察
中危	ⅠB期、非侵袭性组织学类型	首选VBT或观察
高-中危	ⅡA期，非侵袭性组织学类型，累及宫颈间质 ⅡB期，非侵袭性组织学类型，伴广泛LVSI。	EBRT ±全身治疗
高危	ⅡC期，侵袭性组织学类型或分子分型为p53abn	EBRT和/或全身治疗±VBT
	Ⅲ期/Ⅳ期，任意分化、任意病理类型	全身治疗±EBRT±VBT

4.1　基于FIGO（2023）分期的EC初始手术后治疗建议

基于FIGO（2023）分期的EC初始手术后的治疗建议如下：

（1）ⅠA1-ⅠA2，ⅠAm$_{POLEmut}$期：随访观察。

（2）ⅠA3期：随访观察。

低级别内膜样癌同时累及内膜和卵巢被认为预后良好，如满足以下标准为ⅠA3期，推荐不予辅助治疗：仅限于低级别内膜样癌，累及子宫内膜和卵巢（ⅠA3），肌层浸润<50%，和无弥漫/广泛LVSI，和无其他转移，和卵巢肿瘤单侧，局限于卵巢，无胞膜浸润/破裂（相当于pT1a）。

（3）ⅠB期：阴道近距离放疗或随访观察。

根据PORTEC-1研究，FIGO（2009）Ⅰ期ECG1伴深肌层浸润、G2任何肌层浸润或G3浅肌层浸润患者术后随机分为随访组和EBRT组，两组术后8年复发率分别为15%和4%（P<0.0001），但两组8年OS无统计学差异，分别为71%和77%（P=0.18），未接受放疗者复发后对放疗敏感。采用相同入组标准的PORTEC-2研究进一步比较了VBT和EBRT对患者预后的影响，结果发现这类患者术后VBT或EBRT辅助治疗10年OS无统计学差异（69.5% vs. 67.6%，P=0.72）。因此，建议这类患者可考虑术后随访或VBT治疗。

（4）ⅠC期：可考虑随访。

术前似乎局限于子宫内膜或息肉的浆液性癌经过全面分期手术后，仍有一部分存在宫颈、腹膜、淋巴结、甚至远处转移。但全面分期手术后明确局限于内膜或息肉的浆液性癌，术后10年生存率90%以上。因此，在全面分期术后明确ⅠC期的患者可考虑随访，不需辅助治疗。

（5）ⅡA期：单纯全子宫切除术后辅以EBRT治疗。

ⅡA期患者接受全子宫切除联合EBRT治疗后5年无复发生存率达90.1%。

（6）ⅡB期：EBRT治疗。

根据PORTEC-2研究对子宫内膜样癌G1-2深肌层浸润或内膜样癌G3浅肌层浸润患者比较了术后EBRT或VBT治疗对预后的影响，结果发现广泛LVSI是盆腔复发和远处转移的独立预后因素，EBRT可降低存在这些危险因素患者的盆腔复发风险。因此，ⅡB期患者建议EBRT治疗。另外，对PORTEC-3和荷兰队列共648例EC的回顾性分析发现，雌激素受体表达阴性的NSMP（ER-）病例无复发生存率和生存率与p53abn患者类似。因此，ⅡB期患者如存在除广泛LVSI外更多的风险因素，如NSMP（ER-），可考虑更积极的术后辅助治疗，如化疗。

（7）ⅡC，ⅡCm$_{p53abn}$期：EBRT±全身治疗。

PORTEC-2研究显示，对内膜样癌G1-2深肌层浸润或内膜样癌G3浅肌层浸润患者，p53abn是盆腔复发和远处转移的独立预后因素。EBRT可降低存在这些危险因素患者的盆腔复发风险。PORTEC-3研究对686例高危Ⅰ期（G3伴深肌层浸润和/或LVSI），内膜样癌Ⅱ或Ⅲ期，浆液性或透明细胞Ⅰ-Ⅲ期患者比较了顺铂同步放化疗加4疗程TC化疗或单纯盆腔放疗，结果显示两组5年OS分别为81.8%（95% CI 77.5~86.2）和76.7%（72.1~81.6）（HR 0.76，95% CI 0.54~1.06；*P*=0.11）；5年无复发生存率75.5%（95% CI 70.3~79.9）和68.6%（63.1~73.4；HR 0.71，95% CI 0.53~0.95；*P*=0.022）。因此认为联合放化疗不推荐作为Ⅰ-Ⅱ期病例标准治疗方案。ESGO 2020 EC诊治指南建议，对存在更多高危因素的患者，如高级别或广泛LVSI时，可考虑辅助化疗。需注意的是，FIGO（2023）ⅡC中，子宫内膜样癌G3，分子分型为NSMP[ER（+）]或MMRd时，预后较好。对这类患者，如不存在更多危险因素，可根据肿瘤浸润肌层浸润深度选择VBT（浸润浅肌层）或EBRT（深肌层浸润）。

（8）Ⅲ-Ⅳ期：全身治疗为主的治疗方案。

建议多学科整合MDT to HIM会诊后判断可否行手术治疗，患者能够耐受且手术可达R0者，首选手术治疗，术后辅以全身治疗±放疗。对无法手术或不适合手术者，予以全身治疗为主的方案，在治疗后评估可手术的，仍可选择手术治疗。具体全身治疗方案可参照前文全身治疗原则。建议加入临床试验。对mPOLEmut的Ⅲ-Ⅳ期EC，目前无高质量证据指导其治疗方案，可考虑降级治疗，建议加入临床研究。研究显示，对原发性肿瘤已被控制，存在1~5个转移病灶时，立体定向体部放疗（Stereotactic ablative radiotherapy，SBRT）较姑息治疗有更长的中位生存时间（41m vs. 28m）。

4.2　基于分子分型的子宫内膜癌治疗建议

不同分子分型EC生物学行为、对不同方案的治疗反应及预后存在显著差异，影响治疗方案的选择。虽然目前暂无基于不同分子分型EC治疗方案的高质量前瞻性临床研究，可参照已有回顾性研究结果根据分子分型调整治疗方案选择。

*POLE*mut：*POLE*mutEC预后佳，可考虑降级治疗。对PORTEC-1和PORTEC-2研究患者随访11年的回顾性分析显示，*POLE*mut患者无论随访或采用VBT、EBRT均无局部复发。因此早期患者手术切除达R0后建议随访。对Ⅲ期及以上患者，根据

PORTEC-3和RUBY研究数据的回顾性分析，显示即使术后残留病灶，预后都极佳，2年无复发生存率达100%。且术后单纯放疗、放疗联合化疗或化疗联合免疫检查点抑制剂治疗均不影响治疗结局。因此，对晚期*POLE*mutEC术后的辅助治疗，可考虑降级治疗或加入临床研究。

MMRd：MMRdEC预后较好，且对免疫检查点抑制剂治疗反应好。对PORTEC-1和PORTEC-2研究的回顾性分析显示，对早期有中-高危因素的MMRd患者，中位随访11.3年，术后远期局部无复发生存率随访、VBT和EBRT组分别为90.3%，94.2%和94.2%，无统计学差异。对符合适应证的晚期或复发性EC患者，化疗联合免疫检查点抑制剂治疗和免疫检查点抑制剂维持治疗是首选的治疗方案。另外，基于PORTEC-3研究的回顾性分析显示，MMRd类型高危EC（高危ECEEC G1 Ⅰa伴LVSI；EEC G3 Ⅰb；EEC Ⅱ-Ⅲ期；非内膜样癌Ⅰ-Ⅲ期）术后单纯放疗与放疗联合化疗比较预后无差异，提示这一类高危MMRdEC可采用术后单纯放疗作为辅助治疗方案。LEAP001研究针对Ⅲ-Ⅳ期或复发性EC，比较了一线TC方案化疗与帕博丽珠单抗联合仑伐替尼治疗并维持治疗的效果，基于分子分型的分层研究显示，MMRd类型EC患者帕博丽珠单抗联合仑伐替尼治疗PFS和OS均优于TC方案化疗。

p53abn：p53abn预后差，应积极治疗，可考虑TC方案化疗及免疫检查点抑制剂治疗。PORTEC-1和PORTEC-2研究的回顾性分析显示，对早期p53abn患者EBRT较VBT有更好的局控效果。PORTEC-3研究显示，对p53abn高危EC，放疗联合化疗患者RFS和OS均优于单纯放疗组。RUBY研究显示p53abn亚组中，TC联合免疫检查点抑制剂治疗患者预后优于单纯TC方案化疗。

NSMP：NSMP总体预后中等，是一组生物学行为各异的EC的集合。如前文所述，应根据肿瘤的其他分子特征，如ER表达情况，L1CAM等整合分析选择恰当的治疗方案。PORTEC-1和PORTEC-2研究的回顾性分析显示，对早期NSMP患者，VBT和EBRT的远期局部无复发生存率分别为96.2%，98.3%，显著优于随访组87.7%。

5 意外发现子宫内膜癌的治疗

因良性疾病切除子宫，术后意外发现的EC，应根据切除子宫标本的病理评估，结合影像学检查、患者对生理功能的要求等制定补充治疗方案。

初次手术保留卵巢的年轻患者，若低危类型EC（内膜样癌G1-2，浅肌层浸润，无其他高危因素），在充分告知相关风险前提下，可选择密切随访。

对子宫标本评估为低危类型的患者，可考虑随访，不需进一步手术。其他中危及以上患者，需行影像学检查，如为阴性可再分期手术或直接根据子宫体发现的危险因素给予辅助治疗。影像学可疑阳性者需进一步分期治疗。

术后根据病理结果制定辅助治疗方案。无法耐受或不接受手术的患者，亦可根据肿瘤情况选择放化疗。

第三节 复发治疗

EC治疗后复发率约为15%，一半以上的复发发生在初始治疗后2年内。早期患者的复发率从2%到15%不等，而晚期或低分化、特殊病理类型患者的复发率可高达50%。

一般将EC复发部位分为阴道残端孤立复发、盆腔区域复发、远处复发3种情况。具有较长的无瘤间隔、分化好的子宫内膜样癌或阴道孤立复发的患者预后较好，而非子宫内膜样癌（浆液性癌和透明细胞癌）、盆腔外复发、放疗野外复发的患者总生存率较低。早期患者的复发约50%局限于盆腔，其余患者出现孤立的盆腔外转移（25%）或盆腔以及盆腔外病灶（25%）。初治为晚期（Ⅲ/Ⅳ期）的患者有较高复发风险，且更有可能在复发时出现盆腔外转移。盆腔内和盆腔外复发患者五年总体生存率分别为55%和17%。

复发EC的治疗需整合考虑复发部位、组织病理学类型、初治分期、既往治疗（是否放疗、化疗及其用药）以及患者的一般状况等因素，通过MDT to HIM制定个体化整合治疗方案。常用治疗方法包括放疗、化疗、手术治疗、激素治疗、抗血管生成药物、靶向药物、免疫治疗等。

1 复发后的放疗

对复发EC，放疗是常用的治疗手段。尤其对阴道孤立复发者，需优先考虑放疗，其他可施行放疗的情况包括：局限于盆腔复发孤立病灶、腹主动脉旁淋巴结孤立转移等。

1.1 阴道残端孤立复发

对阴道残端孤立复发性病灶、既往未接受过辅助放疗者，放疗（盆腔外照射和/或后装放疗）是首选疗法。PORTEC-1研究发现阴道残端孤立复发，放疗CR达87%，且在随访8年后，20例（67%）患者没有出现再次复发。一项多中心的回顾性分析也显示类似结果，对有孤立性阴道复发且既往未接受过放疗的69例患者实施放疗，总体5年的生存率为75%。

对既往接受过辅助放疗的复发患者，对放疗反应率有所下降，预后较未接受过放疗患者差。PORTEC-1研究中接受过放疗的阴道顶复发患者3年总生存率为43%，远低于未接受过放疗者。尽管对放疗的反应率有所降低，副作用发生风险增高，放疗仍是这部分患者治疗选择之一，需有资质的放疗中心评估后选择合适者并确定放疗方案。新的放疗技术如适型调强放疗（IMRT），影像介导的后装放疗（IGBT）有助减少对周围正常组织的毒性。同期放化疗模式还需更多证据支持。

1.2 盆腔复发

与孤立的阴道复发相比，盆腔复发患者可能伴随阴道、盆腔组织的直接浸润或淋巴转移，预后更差。病灶累及到盆腔侧壁的3年OS约为5%，宫旁组织浸润者为38%，而仅阴道黏膜受累者为62%。治疗可考虑放疗，放疗反应率较阴道孤立复发患者差；手术也是这部分患者（尤其是放疗野内复发患者）的治疗选择，有条件情况下可施行术中放疗；对盆腔复发病灶的治疗需考虑全身化疗在内的整合治疗，或对不适合手术或放疗者仅行化疗。

1.3 腹主动脉旁淋巴结孤立转移

孤立腹主动脉旁淋巴结转移可考虑放疗。一项回顾性分析报道对7例孤立腹主动脉旁淋巴结复发转移患者实施立体定向体部放疗（SBRT），放疗剂量为36~51Gy/3次，治疗后患者1年、3年的生存率分别为100%和71.4%。由于这部分病例数较少，治疗方式还有待更多证据。

2 复发后的手术治疗

对阴道、盆腔孤立复发不适合施行放疗或放疗未能控制肿瘤者，手术是另一种治疗选择，术前需影像学评估肿瘤局限于盆腔，无远处转移病灶。此外评估可达满意的手术切缘，是提高患者生存的关键因素，必要时可考虑盆腔脏器廓清术。对仔细评估仅为远处孤立转移病灶如肺转移结节，可考虑行姑息性病灶切除手术。

2.1 盆腔脏器廓清术

对复发肿瘤局限于盆腔，评估局部切除难达满意切缘，或肿瘤侵犯膀胱、直肠患者（尤其是既往已经接受过盆腔放疗的患者），可考虑实施盆腔脏器廓清术。手术分为前盆、后盆、全盆腔脏器廓清术。局部复发EC进行盆腔脏器廓清术既往报告5年OS为20%~45%，术后并发症发生率为60%~80%。更多的近期病例系列报道了5年的OS为40%~73%，并发症发生率为30%~48%。Seagle等人分析美国国家癌症数据库652例因EC复发而接受盆腔廓清手术切除的数据，通过多因素回归分析显示年龄增加、手术切缘阳性、淋巴结转移、组织学分化差和黑人种族与死亡危险增加有关。盆腔脏器廓清手术创伤大，往往涉及多个器官的切除和重建、改道，围术期和术后并发症发生率高，并不适合全部患者。因此，实施盆腔脏器廓清要有严格的手术指征，并尽量做到切缘阴性以提高患者生存，肿瘤已经发生远处转移者不建议进行盆腔脏器廓清手术。除严格把握手术指征，术前需和患者做好充分沟通，并经多学科整合诊疗（MDT to HIM）讨论，进一步优化治疗方案。

2.2 肿瘤细胞减灭术

复发肿瘤在盆腹腔内播散，经影像学评估可切除者，肿瘤细胞减灭术仍能给患者带来生存获益。虽然缺乏前瞻性数据，一些回顾性分析表明，满意的肿瘤细胞减灭术后患者5年OS可高达60%。Barlin等报告了14项回顾性研究，包括672名患者的汇总数据也显示满意肿瘤细胞减灭术为患者带来16个月的总体生存获益。无论是初次治疗的晚期患者或复发患者，肿瘤细胞减灭术后残留肿瘤的大小是影响预后的重要因素，应争取切净所有肉眼可见的肿瘤。

总之，复发EC手术治疗需要整合考虑病灶位置、是否局部/孤立复发病灶、是否可施行放疗、外科医生的经验和评估达到满意手术切缘/肿瘤细胞减灭术的可能性，以及病人的一般状况和手术对生活质量的影响。

3　复发后的全身治疗

全身治疗是复发EC治疗的重要组成部分。盆腔非孤立复发或盆腔外扩散患者的生存期显著下降，全身治疗是主要疗法。常用化疗药物包括：紫杉醇、铂类、蒽环类细胞毒性药物。需结合患者既往是否接受过化疗及复发时间间隔进行药物选择。既往接受过化疗者预后更差，是一个不良预后因素，再次接受化疗的反应率和疾病控制时间更短。部分观点认为，类似于复发性卵巢癌中“铂敏感”的定义，EC无铂间隔的长短也有重要意义。回顾性分析发现，在二线治疗中，对于复发无铂间隔小于6个月、6个月至12个月、12个月至23个月和大于24个月的EC患者，二线以铂为基础的化疗反应率分别为25%、38%、61%和65%。因此，对无铂间隔大于12个月的患者再次给予含铂的方案如TC化疗是合理的。

复发患者一线治疗方案包括TC方案联合免疫检查点抑制剂，TC联合曲妥珠单抗等。具体适应证和用法参照上文晚期EC一线治疗方案所述。还可根据肿瘤的分子特征选择针对性靶向治疗方案，如对HER2表达阳性的肿瘤采用相应抗体偶联药物。

第四节　EC保留生育功能治疗

对年轻、有强烈保留生育功能要求的EC患者，经谨慎选择符合保育条件者可进行保留生育功能治疗。需充分告知保留生育功能治疗不是EC的标准治疗方式及保留生育功能治疗的相关风险，明确知情同意后可实施保留生育功能治疗。治疗前需行全面评估，仔细了解病史、月经史及婚育史、家族史、有无高血压/糖尿病/高脂血症等合并症，有无肥胖症和血栓风险，进行包括卵巢储备功能在内的生育力评估。对有遗传性肿瘤风险者应进行遗传咨询。应由包括妇科肿瘤、生殖、病理、影像等在内的多学科团队实施保留生育功能评估，强调多学科整合诊治（MDT to HIM）治疗。

1 保留生育功能治疗适应证

EC保留生育功能适应证应同时符合以下条件：①年龄小于45岁，有强烈保留生育功能意愿；②子宫内膜活检病理诊断为分化良好的子宫内膜样癌（G1），ER表达阳性，并经病理专家会诊证实；③MRI（首选）或超声检查显示肿瘤局限于子宫内膜层，无肌层浸润证据；MRI或CT未见子宫外转移证据；④无保留生育功能治疗使用药物的禁忌证或妊娠禁忌证；⑤不合并其他生殖系统恶性肿瘤；

2 治疗方案

以高效孕激素为主的药物联合宫腔镜治疗。推荐的药物有醋酸甲地孕酮、醋酸甲羟孕酮和左炔诺孕酮宫内缓释系统（LNG-IUS）等，还可选择促性腺激素释放激素激动剂（GnRH-a）、来曲唑等。宫腔镜具有直视下全面评估、精准去除病灶和避免损伤正常子宫内膜的优势，故EC保留生育功能治疗首选宫腔镜下病灶去除术。宫腔镜术中应尽量降低膨宫压力，维持最低有效膨宫压，或保持膨宫压力在95~115mmHg（1mmHg=0.133kPa）以下。应注重合并症的全身治疗，鼓励加入临床试验。

不同分子分型在EC保留生育功能治疗的作用尚需进一步大样本研究。初步报道显示NSMP类型EC对孕激素治疗反应优于MMRd类型，且MMRd类型患者完全缓解后复发风险更高，对MMRd类型EC应进一步评估有无遗传性EC。p53abn为高危类型，预后差，不建议保留生育功能治疗。*POLE*mutEC比较特殊，虽然根治性手术后预后佳，但该类型肿瘤对放疗、化疗、激素治疗均不敏感，因此是否可进行保育治疗以及如何进行保育治疗还需进一步病例积累。

3 疗效评估

保留生育功能治疗期间，每3~6个月做1次超声检查，并在宫腔镜下进行子宫内膜评估和活检，以评估疗效，应注意保护子宫内膜，不建议每次复查常规行诊断性刮宫。早期子宫内膜样癌在未达到完全缓解前建议每6个月进行盆腔和上腹部影像学检查，评估有无子宫肌层浸润、子宫外转移或合并其他生殖系统肿瘤。

4 子宫切除术指征

经12~15个月规范治疗仍未达到完全缓解和（或）治疗期间有证据显示疾病进展者，应考虑为保守治疗失败，建议手术切除子宫。

5 辅助生殖技术和预防复发

EC完全缓解后应行积极辅助生殖技术治疗，尽早完成生育。在辅助生殖技术治疗期间应注意采用孕激素保护子宫内膜，预防复发，如LNG-IUS放置宫腔同时取卵。如患者暂时无生育要求，也应采用孕激素保护子宫内膜。

完成生育后可考虑手术切除子宫，若仍有保留子宫意愿，在充分告知风险后建议采用孕激素保护子宫内膜以预防复发，并严密随访内膜情况。

6 随访

应长期随访直至导致EC的危险因素去除或子宫切除。随访期间每6个月进行超声检查，必要时行子宫内膜活检。如出现异常子宫出血、宫腔占位性病变等情况，应及时进行内膜评估。

第六章

营养治疗与中医调理

第一节　营养治疗

EC患者的营养状态不容忽视。在最近流行病学调查中，以患者主观整体评估（PG-SGA）492例EC的营养状况，发现营养正常仅占26.0%，轻度、中度及重度营养不良的患者分别占24.4%、33.5%和16.1%。除评估患者一般状况、饮食情况、体质指数和生化指标外，还可评估肌肉功能和人体组成，采用营养风险筛查（NRS-2002）、主观全面评定（SGA）、肿瘤患者整体主观营养评定（PG-SGA）等工具对EC患者进行营养状态评估。

营养支持的目的是提供营养、改善机体状态，纠正治疗前营养不良，保证各项生命指征稳定，使机体有可能接受治疗。营养支持的一般原则如下：如患者无营养风险或营养不良，经口能进普通饮食，应维持基本正常的饮食摄入，给予普通饮食，一般无需提供额外的营养治疗。如患者有营养风险或营养不良，经口能进普通饮食，应指导患者从基本正常的饮食获取足够的营养摄入，如经口进食饮食依然不能满足患者营养需要，可予口服营养补充（ONS）。如经口进食不能满足患者营养需要，可予建立肠内营养支持途径，经管予肠内营养。营养摄入建议热量：25~30kcal/kg体重，蛋白质：1.0~1.5g/kg体重。有并发症者，热量可增加至30~35kcal/kg体重。视患者营养及代谢状况变化调整营养供给量。

需行手术治疗的患者，合并下列情况之一的，营养治疗可改善患者的临床结局（降低感染率，缩短住院时间）：6个月内体重丢失10%~15%，体质指数（BMI）<18.5kg/m^2，主观全面评定（SGA）达到C级，无肝功能不全患者的血清白蛋白<30g/L。这些患者应在术前给予营养治疗7~14天，即使手术因此而推迟也是值得的。首选经口服或管饲途径肠内营养。

对需手术的EC患者，可参考加速康复外科（ERAS）项目进行营养管理。推荐对存在营养不良及营养风险的患者开展围术期营养治疗。如预计围术期超过5天无法经口进食，或经口进食量低于需要量的60%且持续7天，应尽快给予营养治疗，首选肠内营养（口服营养补充或管饲营养）。但通过肠内营养仍无法达到需要量的60%且持续7天以上者，推荐肠内营养与肠外营养联合使用。如患者需要营养治疗，但存在着肠内营养禁忌（如肠梗阻、腹膜炎等），应尽早给予肠外营养。如术后出现乳糜瘘，首选无脂或低脂的饮食或肠内营养，如经口摄入不足，可予部分肠外营养补充。

放疗、化疗、激素治疗、靶向治疗及免疫治疗期间因患者会产生不同程度的胃肠道反应，特别是放疗中的腹泻、食欲不振等，造成患者营养不良进一步加重。应参照营养支持的一般原则予以处理。如患者存在恶心、呕吐、腹胀、腹痛、腹泻持续超过3天者，应检查患者目前经口进食是否达到需要量，如不能达到需要量，建议使用营养治疗，首选肠内营养。治疗中如有腹泻应增加液体摄入补偿丢失，少吃多餐；食用含可溶性纤维的食物，如苹果、香蕉等中的果胶有增稠作用；暂时避免食用含不可溶性纤维的食物，如未成熟的蔬菜和水果、绿豆、椰子奶、咖喱或咖喱粉、菠菜、啤酒或其他含酒精的饮料、牛奶、冰冻饮料、过分油炸的食物、含高浓度香料的食物等；使用益生元和/或益生菌；药物治疗。

在EC完成治疗后，应及时发现与处理导致营养不良的各种因素，使患者在治疗后有较好的生活质量。建议每周测量体重1次并记录。治疗后的患者不管是否存在营养风险或营养不良，如出现吞咽哽咽感加重、存在进食后呕吐、腹泻、经口进食量极少或进食时存在呛咳和/或误吞，应仔细检查寻找导致症状出现的原因并予以处理，如暂时不能纠正患者症状，应考虑予积极营养支持。

第二节　中医调理

EC在中国医学中归于“崩漏”、“五色带下”、“石瘕”、“癥瘕”等病证中。《血证论》云：“崩漏者，非经期而下血之谓也。”《诸病源候论》云：“带下病者，由劳伤血气，损动冲脉任脉，致令其血与秽液相兼带而下也。”“五色带下”即妇人带下青、赤、黄、白、黑五色相杂。这些描述与EC大致类同。

中国医学认为“崩漏”、“带下”、“癥瘕”是由于情志失调，冲任受损；或肝肾亏虚，冲任二脉功能失调；或脾失健运，水湿内停，聚而成痰，痰湿阻滞经脉，蕴而化热，下注胞宫与瘀血互结而成。

根据EC的分期不同，西医治疗上采用手术、放疗、化疗及免疫靶向治疗等等，中医以扶正祛邪的总体治则，通过辩证论治，可促进患者术后康复，尽快地为及时下一步治疗创造条件，减少肿瘤复发和转移，减轻放化疗及免疫靶向等治疗的不良反应，促进患者及时、规范地完成相关治疗。对晚期患者，中医药可减缓肿瘤生长、提高生活质量、延长生存时间。

1 子宫内膜癌术后中医调理

手术祛除病邪的同时也给患者带来不同程度的损伤。所谓“邪之所凑，其气必虚”；术中失血、元气受损；术后机体多见正气亏虚、阴血不足；机体各脏器功能受损，导致气机郁滞，升降失司，开阖失常；或余毒未清，瘀阻经脉，血行不畅，导致气滞血瘀等邪实存在。因此，正虚邪滞是EC术后的辨治特点，以气血亏虚为本，气滞血瘀为标。

1.1 中医辨证调理

术后应根据正虚邪滞的体质特点，通过不同的临床证候辨明正邪盛衰，分清标本主次，采取不同的阶段性治疗方法，调整机体阴阳、气血，恢复脏器功能。气血亏虚型以益气补血为治则，方用八珍汤加减；气阴两虚型以滋阴益气为治则，方用补中益气汤加减；脾气虚弱型以健脾益气为治则，方用四君子汤加减。气滞血瘀型以活血化瘀为治则，方用少腹逐瘀汤加减；湿热下注型以清热利湿解毒为治则，方用黄连解毒汤加减。

1.2 术后并发症的中医调理

EC术后会出现一些并发症和不良反应，中医药在改善某些术后并发症和减少不良反应发生等方面具有独特优势，可提高患者生活质量。

（1）胃肠功能紊乱

手术直接或间接损伤脾胃，易出现恶心、呕吐、腹胀、便秘等。病机为脾胃功能虚弱、气机升降失常。术后恶心呕吐的发生多与胃中寒冷，难以腐熟食物；肠道壅塞，胃腑不降有关，治以温中健脾、降逆止呕，方用理中汤加减。术后腹胀便秘多属气机不畅，升降失常，腑气不通有关，治以理气通便，方用四磨汤加减。

（2）淋巴水肿

淋巴水肿是EC术后常见并发症，属于中医学“脉痹”“水肿”等范畴。中医学认为EC术后会消耗损伤人体自身正气，损伤人体脉络，以致气虚血瘀，络脉不通，津液不能循脉络正常运行，渗出脉外而发为水肿，积聚于下则引起会阴、下肢淋巴水肿。如果部分患者术后要接受放疗化疗，进一步损伤正气，无力推动血行，津血溢出脉外，日久则发生阴阳失衡、气血不足，甚者会导致血瘀、水湿、痰凝。其辨证分型主要有寒湿阻络型、湿热下注型、痰凝血瘀型，以温阳利水、清热利水、活血利水为治则，方用五皮饮合胃苓汤、疏凿饮子、少腹逐瘀汤合三仁汤加减。

（3）血栓

因肿瘤患者血液高凝状态、手术部位、手术范围等原因，血栓成为EC术后并发症之一，临床以下肢静脉血栓多见，偶尔也见脑梗、心梗或肺梗等。中医认为血栓属于“血瘀证”范畴。临床上常常使用活血化瘀的药物来防治血栓形成。下肢深静脉血栓常见湿热下注型、血瘀湿重型和脾肾阳虚型，在清热利湿、利湿通络、温肾健脾的基础上，注重加强活血通络。方用五苓散、苓桂术甘汤、阳和汤加减。

（4）乳糜样腹水

EC行腹主动脉旁淋巴结清扫术后，少数患者会出现乳糜样腹水。腹水中医称为鼓胀，是由于脾脏运化失司，水湿不化，肾脏气化不利，膀胱功能失调，三焦壅滞，津液输布失常，积聚日久，湿热或寒湿内停，气血交阻，脉络瘀结，邪毒内聚，而成鼓胀。脉络阻滞，清浊相混，水谷精微失于运化传输，行于脉络之外，湿浊与精微脂液相溢于腹中，积聚为乳糜腹水。病机为本虚标实，虚实并见，治疗宜攻补兼施为原则。气滞湿阻证治宜疏肝理气、运脾化湿为主，方选柴胡疏肝散加减；水瘀互结证以活血化瘀利水为治法，方用调营饮加减；而脾肾阳虚证治宜温补脾肾、行气利水为主，首选附子理中丸合五苓散加减治疗；肝肾阴虚证，以补肝益肾、滋阴利水为法，方用六味地黄丸合一贯煎加减。

（5）尿潴留

术后尿潴留多因术后气血亏损、经脉受阻、气化失利、膀胱开阖功能失常所致。手术多损及膀胱细小络脉，引起经脉瘀滞、气化失常，同时手术造成气血耗失，因而致小便淋漓不畅，多属虚实夹杂证。中医辨证治疗多考虑从“腑以通为用”论治，以活血、利尿、通淋为原则，方用石韦散、代抵当汤加减治疗。

2 子宫内膜癌化疗后的中医调理

中医药配合肿瘤化学治疗，在减轻消化道反应，改善骨髓抑制，提高化疗完成率等方面具有良好的疗效。化疗药物对癌细胞的杀灭作用，类似于中医攻伐、祛邪，攻伐太过则人体气、血、阴、阳俱损。化疗偏于耗气伤阴，表现为脾胃失调、气阴两虚及气血两亏。中医药通过扶正固本，既能减轻化疗的毒副反应，又能增强机体免疫功能，起到减毒增效的作用。

2.1 消化道反应的中医调理

化疗引起的消化道反应多是由于胃失和降、胃气上逆所致。脾气虚弱型治以益气健脾，方用香砂六君子汤加减。肝脾不和型治以健脾和胃，降逆止呕，方用旋覆代赭汤加减。

2.2 骨髓抑制的中医调理

中医认为，化疗引起的骨髓抑制，如白细胞减少、贫血、血小板减少等，其病因为“药毒”所为，其发生与进展是动态的变化过程，与患者脏腑功能状态、气血阴阳盛衰程度密切相关。大致可分4个阶段：①气血亏损：药毒直接损伤气血，导致气血亏虚。治以益气补血，方用八珍汤加减；②脾胃虚弱：在气血亏虚基础上，药毒中伤脾胃，脾虚胃弱，气血生化无源。治以健脾和胃、补益中气，方用补中益气汤加减；③肝肾阴虚：药毒损伤肝肾，精气不足，骨髓失养，髓不生血。治以滋补肝肾、益气养血，方用知柏地黄汤合当归补血汤加减；④脾肾阳虚：药毒蓄积，损伤脾肾，阳气耗损。治以温补脾肾，方用右归丸合当归建中汤加减。

3 子宫内膜癌放疗后的中医调理

放疗在中医理论上是属于热毒之邪，患者接受放疗之后，机体被辐射之热邪灼伤，造成体内热毒之邪过盛，邪气伤阴耗气、损伤机体津液，损害脾胃之功能，影响气血生化之源，造成阴虚火旺、气滞血瘀或湿热蕴结等证。阴虚火旺型治以滋阴降火，方用青蒿鳖甲汤、秦艽鳖甲散加减。气滞血瘀型治以活血化瘀，行气止痛，方用少腹逐瘀汤加减。湿热蕴结型治以清热利湿止痛，方用八正散、葛根芩连汤加减。

4 子宫内膜癌激素治疗的中医调理

内分泌治疗阶段所产生的类更年期综合征可归结为中医范畴“郁证”、“百合病”、“脏躁”，中医认为内分泌药物易引起肾-天癸-冲任-子宫轴的平衡失调、脏腑失和而发病，与肾、肝、心、脾、胃密切相关。肝肾阴虚型治以滋补肝肾，方用六味地黄丸、知柏地黄丸加减。肝郁气滞型治以疏肝解郁，方用逍遥散、丹栀逍遥散等加减。脾虚湿阻型治以健脾化湿，方用四君子汤加减。冲任失调型治以调摄冲任，方用二仙汤加减。

5 子宫内膜癌免疫、靶向治疗的中医调理

免疫、靶向治疗引起的不良反应是以药物引起的“药毒”为主要病因。主要病机特点可见风邪兼夹湿邪与热毒，侵及肌表而发为瘙痒、皮疹等皮肤相关不良反应；辛散耗气至脾胃虚弱而出现中焦气机运行失常，升降失和而发为腹泻等胃肠道相关不良反应；气血亏虚则因气血生化亏耗不足而发为疲劳、贫血等相关不良反应。

5.1 皮肤相关不良反应的中医调理

免疫治疗引起皮肤相关不良反应以“本虚标实”为病机特点。外治法当以祛风、清热、燥湿为主，选用金银花、苦参、黄芩、白鲜皮等清热燥湿类中药溻渍或药浴。内服法则基于辨证论治，分别针对风热侵犯肌表者选用消风散，湿热蕴结肌肤者选用萆薢渗湿汤加减，热毒入于营血者选用清营汤加减，阴虚血燥在内而毒邪结聚在外者选用荆防四物汤加减，气阴两伤者选用增液汤合益胃汤加减等。

5.2 胃肠道相关不良反应的中医调理

胃肠道相关不良反应治疗当以健脾和胃为主，辅以清热燥湿，选用参苓白术散、香砂六君子、理中丸等作为基础方，配合葛根芩连汤加减。如若久泻不愈而致中气

下陷，选用补中益气汤/藿香正气丸加减；如若里急后重、腹痛痉挛，甚至血便或黏液便严重，加以葛根芩连汤、芍药汤等，在清热燥湿的同时应注意苦寒之品勿进一步败伤脾胃。

5.3 气血亏虚相关不良反应的中医调理

免疫、靶向治疗引起的疲劳、乏力等症状，其病机为正气不足，气血生化不足或气血耗伤太过，导致气虚血亏而引起疲乏。气虚者可重用补气药，方用补中益气汤加减，血虚者可用升血调元汤、方用四物汤加减；气血亏虚者方用八珍汤加减。

6 子宫内膜癌姑息治疗中的中医调理

对无法根治的晚期EC，当控瘤治疗可能不再获益时，以姑息治疗为主。以中医整体观念、辨证论治为治疗原则，进行积极、全面的中医干预姑息治疗，主要目的是缓解症状、减轻痛苦、改善生活质量、延长生存期。

6.1 辨证选药

临床常见6个分型：湿热下注型以清热解毒利湿为原则，方用黄连解毒汤加减。肝郁血热型以疏肝清热、凉血止血为原则，方用丹栀逍遥散加减。瘀血内停型以活血化瘀、散结止痛为原，方用少腹逐瘀汤加减。脾气亏虚型以健脾益气、固摄止血为原则，方用参苓白术散加减。肝肾阴虚型以滋补肝肾、清热止血为原则，方用左归丸加减。脾肾阳虚型以健脾益肾为原则，方用右归丸加减。

6.2 辨病选药

在辨证论治基础上，应加上辨病用药。可适当选用下列药物：山慈姑、蒲公英、忍冬藤、薏苡仁、败酱草、白花蛇舌草、蜈蚣、全蝎等。

6.3 随症加减

阴道流血较多：生蒲黄、三七粉、血余炭、阿胶、仙鹤草、茜草炭、黄芩炭等。

带下量多：苍术、焦薏苡仁、淮山、蒲公英、土茯苓、黄柏、车前草等。

少腹胀痛：广木香、香附、大腹皮、莱菔子等。

神疲乏力：党参、白术、生黄芪、山药等。

胸闷纳呆：佛手、枳壳、鸡内金、砂仁、焦三仙、麦芽等。

腰膝酸软：淮牛膝、杜仲、川断、山茱萸、桑寄生等。

头晕耳鸣：杭菊、牡蛎、龙骨、龟板、白芍、钩藤、天麻、牛膝等。

第七章

子宫内膜癌心理健康评估和护理

第一节　子宫内膜癌患者的心理问题和评估

EC心理评估是一项复杂而细致的工作，需要全面、客观地评估患者的心理状态，为提供针对性的心理支持和干预奠定基础。通过有效心理评估，可帮助患者更好地应对疾病带来的挑战，促进患者的康复和心理健康。

1　恐惧与焦虑

在EC的心理评估中，恐惧与焦虑是常见的心理状态。患者可能会担心癌症的严重性、治疗过程的痛苦、可能的并发症以及生命的威胁。评估时需关注患者是否出现过度紧张、失眠、易激动等焦虑症状，以及是否有恐惧、不安等情绪反应。可通过专业心理问卷、焦虑自评量表等工具进行评估，以便为患者提供针对性的心理支持。

2　否认与逃避心理

部分患者面对EC的诊断，可能会采取否认或逃避态度，不愿接受现实，甚至拒绝治疗。评估时应留意患者是否有此类心理表现，如反复询问诊断结果是否准确、对治疗方案的抵触等。针对此类患者，需通过耐心的解释和疏导，帮助他们正视疾病，积极面对治疗。

3　抑郁与悲观情绪

抑郁和悲观情绪也是EC患者常见的心理问题。患者可能因疾病带来的痛苦、生活质量的下降以及对未来的担忧而感到沮丧和无助。评估时应注意观察患者的情绪变化，如是否出现情绪低落、兴趣丧失、自责自罪等表现。对于抑郁情绪明显的患者，应及时给予心理干预，必要时转诊至专业心理科室进行治疗。

4 社交与情感支持

患者的社交和情感支持在应对EC的过程中起重要作用。评估时需要了解患者的家庭关系、朋友交往以及社会支持状况。是否拥有良好的社交关系和支持网络，对患者的心态调整和疾病应对能力具有显著影响。应鼓励患者积极与家人、朋友沟通，寻求情感支持，同时为患者提供必要的社交资源推荐。

5 治疗信心与态度

患者的治疗信心和态度直接关系到其疗效和康复进程。在评估中应关注患者是否对治疗抱有信心，是否积极配合医生的治疗方案。对信心不足或态度消极者，应通过解释治疗方案的有效性、分享成功案例等方式，增强患者的治疗信心，引导他们树立积极的治疗态度。

6 心理韧性评估

心理韧性是指个体在面对压力、挫折等逆境时所表现出的适应能力和恢复能力。在EC的心理评估中，心理韧性的评估有助于了解患者在应对疾病过程中的心理承受能力。评估时可以观察患者在面对困境时的应对方式、情绪调节能力以及积极心理资源的利用情况。对心理韧性较弱的患者，应提供相应的心理支持和辅导，帮助他们提高心理适应能力。

7 认知功能影响

EC及其治疗过程可能对患者的认知功能产生一定影响，如记忆力减退、注意力不集中等。在评估中应关注患者是否出现认知功能障碍的表现，并评估其程度。对认知功能受损的患者，应提供针对性的认知康复训练和支持，帮助他们恢复或提高认知功能。

8 综合心理状况

综合心理状况评估是对患者整体心理状态的全面分析。在评估过程中需要综合考虑患者的恐惧与焦虑、否认与逃避心理、抑郁与悲观情绪、社交与情感支持、治疗信心与态度以及心理韧性等方面的表现。通过整合评估，可更全面地了解患者的心理状况，为患者提供个性化的心理支持和干预措施。

第二节　子宫内膜癌的护理

1　心理疏导与支持

心理疏导与支持是EC心理护理过程中的关键一环。由于疾病的严重性，患者可能会产生恐惧、焦虑、抑郁等情绪。因此，护士需要主动与患者沟通，了解她们的心理状况，及时给予安慰、鼓励和支持。同时，可以引导患者参与一些放松活动，如深呼吸、冥想等，帮助她们缓解心理压力。

2　营养均衡饮食

饮食护理在EC患者的康复过程中具有重要作用。护士应为患者提供营养均衡的饮食计划，确保她们获得足够的热量、蛋白质、维生素和矿物质。鼓励患者多食用新鲜蔬菜、水果、全谷类食物等富含营养的食物，同时避免高脂肪、高糖、高盐的食物。

3　化疗与药物护理

化疗是EC治疗的重要手段之一，但化疗药物会带来一系列副作用，如恶心、呕吐、脱发等。因此，护士需要熟练掌握化疗药物的用法和注意事项，密切观察患者的反应，及时处理可能出现的副作用。同时，应向患者解释化疗的必要性和可能带来的副作用，帮助她们做好心理准备。

4　疼痛管理与缓解

EC患者可能会因为手术、化疗或疾病本身而出现不同程度的疼痛。护士应评估患者的疼痛程度，制定个性化的疼痛管理方案。可以通过药物治疗、物理治疗、心理治疗等方式来缓解疼痛，提高患者的生活质量。

5　预防感染与并发症

EC患者由于手术、化疗等因素的影响，免疫力可能会下降，容易发生感染。因此，护士应严格执行消毒隔离制度，保持病房的清洁和通风。同时，密切观察患者的病情变化，及时发现并处理可能出现的并发症，如肺部感染、尿路感染等。

6　休息与活动指导

合理的休息与活动有助于EC患者的康复。护士应根据患者的身体状况和治疗计划，制定合适的休息与活动方案。鼓励患者在保证休息的基础上，适当进行散步、太极拳等轻度活动，以促进血液循环和肌肉力量的恢复。

第八章

子宫内膜癌的康复随访管理

应向患者宣教健康生活方式，指导饮食营养，鼓励适当性生活（包括阴道扩张器、润滑剂的使用），戒烟，评估其他合并疾病如糖尿病、高血压等情况，注意相关治疗的远期不良反应处理等。告知治疗后随访的频率，并应向患者说明提示复发转移的症状体征，告知如有提示复发可能的症状体征，应及时就诊。

康复随访的总体目标：一方面通过合理的综合调理，降低肿瘤治疗相关并发症对患者长期生活质量的影响，并帮助患者逐步回归社会；另一方面通过适当的医学监测，及早发现肿瘤复发或相关第二原发肿瘤，并及时干预处理。研究已发现罹患EC或结直肠癌的患者，发生第二原发肿瘤标准化发病比（standardized incidence ratio，SIR）为2.98，诊断年龄<60岁的患者罹患第二原发肿瘤的SIR为5.47，风险明显高于普通人群。第二原发肿瘤发生风险高可能和患者的生活方式、环境、肥胖、遗传因素等相关，

1 常见问题的处理

除了保留生育功能治疗外，EC患者多数接受了手术为主的治疗，有的患者还接受了辅助的放疗和/或化疗，一些治疗相关的并发症可能在较长一段时间里影响患者的生活质量。

1.1 下肢淋巴水肿

通过对EC患者的问卷调查发现，接受过淋巴清扫和前哨淋巴结活检的患者，下肢淋巴水肿的发生率分别是41%和27%，常在术后数周到一年内出现。接受过外照射放疗者有51%报告发生下肢淋巴水肿，明显高于无外照射者，肥胖者更易发生淋巴水肿。淋巴水肿早期多在较长时间站立或行走后出现，抬高下肢休息后可缓解。严重者逐渐发生患侧肢体皮肤组织皮革化、活动功能受限。

在手术前知情同意、治疗后随访过程中，均要告知患者有出现淋巴水肿可能。出现下肢水肿时要注意完善检查，排除静脉血栓形成、肿瘤复发压迫、心源性水肿等其他原因导致的下肢水肿。如考虑手术和/或放疗引起的下肢淋巴水肿，应督促患者及早就诊专科进行淋巴水肿管理，治疗的方法包括手法淋巴引流、压力绷带或者压力袜、功能锻炼、皮肤护理等。应用外科淋巴管重建术来治疗淋巴水肿，疗效并不确定、争议很多。

1.2　医源性绝经

绝经前的EC患者治疗后发生医源性绝经，多数患者会出现更年期的表现。一项GOG随机双盲研究，对比雌激素替代（estrogen replacement therapy，ERT）治疗和安慰剂对Ⅰ、Ⅱ期EC的影响。虽然该研究因后期入组进度慢而提前终止入组，中位随访35.7个月，但研究并未发现ERT组的EC复发风险和第二原发肿瘤的风险增加。NCCN指南也指出，对复发风险低的EC，ERT是合理的，但应注意和患者充分地讨论，个体化应用。ERT的使用要注意把握窗口期，并加强乳腺检查。对于罹患乳腺癌风险高（如Lynch综合征患者）、有吸烟、中风史的患者，应避免使用ERT。雌激素受体表达阴性（常有*TP53*突变）的EC，使用ERT的安全性尚缺乏研究。临床上有使用黑升麻提取物来治疗绝经症状，目前尚无足够的证据说明黑升麻提取物在治疗绝经症状、改善骨骼状况等方面的有效性和安全性。

2　随访间隔和内容

EC随访的主要内容包括：①病史：包括不适主诉、治疗并发症、生活质量、体能状况改变、肿瘤家族史的收集等；②体检：浅表淋巴结、妇科检查等。由于大约40%的患者复发为局部复发，常规妇科检查（包括窥器下对整个阴道壁视诊、三合诊）对于发现阴道及盆腔内复发很有帮助；③肿瘤标志物：CA125、CA153、CEA、CA199、HE4等，结合治疗前肿瘤标志物异常情况选择；④影像学检查：盆腔、腹部超声检查。怀疑有复发或第二原发肿瘤时应考虑使用CT、MR或PET/CT等检查；⑤阴道细胞学检查的敏感性和经济效用比都不高，在随访中不建议常规使用。

治疗结束3年内每3~6个月随访一次；第3~5年每6个月随访一次；5年以后每年随访一次。对分期晚（FIGO分期Ⅲ、Ⅳ期）或分子分型为p53abn、特殊病理类型等（透明细胞癌、高级别浆液性腺癌、未分化癌、癌肉瘤等）预后差的病例，适当缩短随访间隔。

参考文献

[1]樊代明.整合肿瘤学[M].北京：科学出版社，2021.

[2]Siegel RL，Giaquinto AN，Jemal A. Cancer statistics，2024. CA Cancer J Clin. 2024 Jan-Feb；74（1）：12-49.

[3]Zheng RS，Chen R，Han BF，et al. [Cancer incidence and mortality in China，2022]. Zhonghua Zhong Liu Za Zhi. 2024 Mar 23；46（3）：221-231. Chinese.

[4]Xia C，Dong X，Li H，et al. Cancer statistics in China and United States，2022：profiles，trends，and determinants. Chin Med J（Engl）. 2022 Feb 9；135（5）：584-590.

[5]Crosbie EJ，Kitson SJ，McAlpine JN，Mukhopadhyay A，Powell ME，Singh N. Endometrial cancer. Lancet. 2022 Apr 9；399（10333）：1412-1428.

[6]Chen W，Zheng R，Baade PD，et al. Cancer statistics in China，2015. CA Cancer J Clin，2016，66（2）：115-132

[7]中国抗癌协会妇科肿瘤专业委员会.EC诊断与治疗指南（2021年版）[J].中国癌症杂志，2021，31（6）：501-512.

[8]Zhang K，Wang T，Liu Z，et al. Clinical characteristics and radiation therapy modality of younger patients with early-stage endometrial cancer，a multicenter study in China's real world. BMC Cancer. 2024 Mar 20；24（1）：360.

[9]Gee MS，Atri M，Bandos AI，et al. Identification of Distant Metastatic Disease in Uterine Cervical and Endometrial Cancers with FDG PET/CT：Analysis from the ACRIN 6671/GOG 0233 Multicenter Trial. Radiology. 2018 Apr；287（1）：176-184.

[10]ASTEC group，Kitchener H，Swart AM，et al. Efficacy of systematic pelvic lymphadenectomy in endometrial cancer（MRC ASTEC trial）：a randomised study[J]. Lancet，2009，373（9658）：125-136.

[11]Piulats JM，Guerra E，Gil-Martín M，et al. Molecular approaches for classifying endometrial carcinoma [J].Gynecol Oncol，2017，145（1）：200-207.

[12]NCCN Clinical Practice Guidelines in Oncology（NCCN Guidelines）Uterine Neoplasms. Version 5.2019-December 23，2019.

[13]Shepherd JH. Revised FIGO staging for gynaecological cancer. BJOG：An International Journal of Obstetrics &Gynaecology 1989；96（8）：889-892.

[14]Berek JS，Matias-Guiu X，Creutzberg C，et al. FIGO staging of endometrial cancer：2023[J]. Int JGynaecol Obstet，2023，162：383-394.

[15]Concin N，Matias-Guiu X，Vergote I，et al. ESGO/ESTRO/ESP guidelines for the management of patients with endometrial carcinoma[J]. Int JGynecol Cancer，2021，31（1）：12-39.

[16]NCCN clinical practice guidelines in oncology（NCCN guidelines）Uterine Neoplasms，Version 1. 2024. www.nccn.org

[17]Concin N，Planchamp F，Abu-Rustum NR，et al. European Society ofGynaecological Oncology quality indicators for the surgical treatment of endometrial carcinoma[J]. Int JGynecol Cancer，2021，31（12）：1508-1529.

[18]中华人民共和国国家卫生健康委员会官方网站2022. EC诊治指南.www.nhc.gov.cn/yzygi/s2911/202204

[19]WHO classification of tumor editorial board. Female genital tumors.5th edition. International agency for research on cancer.

[20]Keys HM，Roberts JA，Brunetto VL et al. A phase Ⅲ trial of surgery with or without adjunctive external pelvic radiation therapy in intermediate risk endometrial adenocarcinoma：AGynecologic Oncology Group study.Gynecologic Oncology 2004；92（3）：744-751.

[21]Rossiec, Kowalski LD, Scalici J et al. A comparison of sentinel lymph node biopsy to lymphadenectomy for endometrial cancer staging (FIRES trial): a multicentre, prospective, cohort study. The Lancet Oncology 2017; 18 (3): 384-392.

[22]Holloway RW, Abu-Rustum NR, Backes FJ et al. Sentinel lymph node mapping and staging in endometrial cancer: A Society ofGynecologic Oncology literature review with consensus recommendations. Gynecologic Oncology 2017; 146 (2): 405-415.

[23]Chen J, Liang S, He M, et al. Comparison of sentinel lymph node distribution and lymphatic drainage pathway between high- and low-risk endometrial cancers. ArchGynecol Obstet. 2023 Nov; 308 (5): 1641-1647.

[24]Xue Y, Shan WW, Wang Q, et al. Efficacy of sentinel lymph node mapping in endometrial cancer with low- or high-intermediate risk. J Surg Oncol. 2022 Feb; 125 (2): 256-263.

[25]Deng L, Liu Y, Yao Y, et al. Efficacy of vaginal natural orifice transluminal endoscopic sentinel lymph node biopsy for endometrial cancer: a prospective multicenter cohort study. Int J Surg. 2023 Oct 1; 109 (10): 2996-3002.

[26]Creutzberg CL, van Putten WL, Koper PC, et al. Surgery and postoperative radiotherapy versus surgery alone for patients with stage-1 endometrial carcinoma: Multicentre randomised trial. PORTEC Study Group. Post operative radiation therapy in endometrial carcinoma. Lancet. 2000, 355: 1404-1411.

[27]Nout RA, Smit VT, Putter H, et al. Vaginal brachytherapy versus pelvic external beam radiotherapy for patients with endometrial cancer of high-intermediate risk (PORTEC - 2): An open- label, non-inferiority, randomised trial. Lancet. 2010, 375: 816-823.

[28]Randall M, Filiaci V, McMeekin D, et al. A Phase 3 trial of pelvic radiation therapy versus vaginal cuff brachytherapy followed by paclitaxel/carboplatin chemotherapy in patients with high- risk, early-stage endometrial cancer: AGynecology Oncology Group Study. Int J Rad Oncol Biol Phys. 2017, 99: 1313.

[29]de Boer SM, Powell ME, Mileshkin L, et al. Adjuvant chemoradiotherapy versus radiotherapy alone for women with high - risk endometrial cancer (PORTEC - 3): Final results of an international, open- label, multicentre, randomised, phase 3 trial. Lancet Oncol. 2018, 19: 295-309.

[30]Matei D, Filiaci VL, Randall M, Steinhoff M, DiSilvestro P, Moxley KM. A randomized phase Ⅲ trial of cisplatin and tumor volume directed irradiation followed by carboplatin and paclitaxel vs. carboplatin and paclitaxel for optimally debulked, advanced endometrial carcinoma. J Clin Oncol. 2017, 35: 5505.

[31]Randall ME, Filiaci V, McMeekin DS, et al: Phase Ⅲ Trial: Adjuvant Pelvic Radiation Therapy Versus Vaginal Brachytherapy Plus Paclitaxel/Carboplatin in High-Intermediate and High-Risk Early Stage Endometrial Cancer. J Clin Oncol 37: 1810-1818, 2019

[32]Matei D, Filiaci V, Randall ME, et al: Adjuvant Chemotherapy plus Radiation for Locally Advanced Endometrial Cancer. N Engl J Med 380: 2317-2326, 2019

[33]Cancer Genome Atlas Research N, Kandoth C, Schultz N, et al: Integrated genomic characterization of endometrial carcinoma. Nature 497: 67-73, 2013

[34]Kommoss S, McConechy MK, Kommoss F, et al: Final validation of the ProMisE molecular classifier for endometrial carcinoma in a large population-based case series. Ann Oncol 29: 1180-1188, 2018

[35]Mao M, Jiang F, Han R, Xiang Y. Identification of the prognostic immune subtype in copy-number high endometrial cancer. JGynecol Oncol. 2024 Jan; 35 (1): e8.

[36]Yu S, Sun Z, Zong L, et al. Clinicopathological and molecular characterization of high-grade endometrial carcinoma with POLE mutation: a single center study. JGynecol Oncol. 2022 May; 33 (3): e38.

[37]Horeweg N, Nout RA, Jürgenliemk-Schulz IM, et al; PORTEC Study Group. Molecular Classifica-

tion Predicts Response to Radiotherapy in the Randomized PORTEC-1 and PORTEC-2 Trials for Early-Stage Endometrioid Endometrial Cancer. J Clin Oncol. 2023 Sep 20；41（27）：4369-4380.

[38]Ren X，Liang J，Zhang Y，et al. Single-cell transcriptomic analysis highlights origin and pathological process of human endometrioid endometrial carcinoma. Nat Commun. 2022 Oct 22；13（1）：6300.

[39]Zhao LY，Dai YB，Li LW，Wang ZQ，Wang JL. [Application and clinical significance of TCGA molecular classification in endometrial cancer]. Zhonghua Fu Chan Ke Za Zhi. 2021 Oct 25；56（10）：697-704. Chinese.

[40]Zhang X，Chen D，Zhao X，et al. Application of molecular classification to guiding fertility-sparing therapy for patients with endometrial cancer or endometrial intraepithelial neoplasia. Pathol Res Pract. 2023 Jan；241：154278.

[41]He Y，Wang Y，Zhou R，Wang J. Oncologic and obstetrical outcomes after fertility-preserving retreatment in patients with recurrent atypical endometrial hyperplasia and endometrial cancer. Int JGynecol Cancer. 2020 Dec；30（12）：1902-1907.

[42]He YJ，Wang YQ，Dai YB，et al. [Clinical outcomes analysis of fertility-preserving therapy for atypical endometrial hyperplasia and early endometrial carcinoma]. Zhonghua Zhong Liu Za Zhi. 2022 Mar 23；44（3）：291-296. Chinese.

[43]Wang YQ，Kang N，Li LW，et al. [Significance of molecular classification in fertility-sparing treatment of endometrial carcinoma and atypical endometrial hyperplasia]. Zhonghua Fu Chan Ke Za Zhi. 2022 Sep 25；57（9）：692-700. Chinese.

[44]Chen Y，Yang J，Wan Y，et al. DEAR model in overweight endometrial cancer patients undergoing fertility-sparing treatment：A randomized controlled trial.Gynecol Oncol. 2024 Jun；185：148-155.

[45]Wang YQ，Zhou R，Xu LJ，et al. [Analysis of prognosis and pregnancy outcomes of fertility-preserving treatment for patients with stage Ⅰa，grade 2 endometrial cancer]. Zhonghua Fu Chan Ke Za Zhi. 2020 May 25；55（5）：327-332. Chinese.

[46]Chen J，Cao D. Fertility-sparing re-treatment for endometrial cancer and atypical endometrial hyperplasia patients with progestin-resistance：a retrospective analysis of 61 cases. World J Surg Oncol. 2024 Jun 25；22（1）：169.

[47]Yin J，Li Y，Wang H，et al. Clinical outcomes of levonorgestrel-releasing intrauterine device present during controlled ovarian stimulation in patients with early stage endometrioid adenocarcinoma and atypical endometrial hyperplasia after fertility-sparing treatments：10-year experience in one tertiary hospital in China. Eur J ObstetGynecol Reprod Biol. 2023 Jan；280：83-88.

[48]Shang X，Su H，Chen X，et al. Low-dose lenvatinib and anti-programmed cell death protein-1 combination therapy in patients with heavily pre-treated recurrent ovarian and endometrial cancer：a pilot study. Int JGynecol Cancer. 2024 Apr 24：ijgc-2024-005331. Epub ahead of print.

[49]Chen JY，Cao DY，Zhou HM，et al. [GnRH-a combined fertility-sparing re-treatment in women with endometrial carcinoma or atypical endomertial hyperplasia who failed to oral progestin therapy]. Zhonghua Fu Chan Ke Za Zhi. 2021 Aug 25；56（8）：561-568. Chinese.

[50]Wortman BG，Bosse T，Nout RA，et al：Molecular-integrated risk profile to determine adjuvant radiotherapy in endometrial cancer：Evaluation of the pilot phase of the PORTEC -4a trial.Gynecol Oncol 151：69-75，2018

[51]Konstantinopoulos PA，Luo W，Liu JF，et al：Phase Ⅱ Study of Avelumab in Patients With Mismatch Repair Deficient and Mismatch Repair Proficient Recurrent/Persistent Endometrial Cancer. J Clin Oncol 37：2786-2794，2019

[52]Hodi FS，Chiarion-Sileni V，Gonzalez R，et al：Nivolumab plus ipilimumab or nivolumab alone versus ipilimumab alone in advanced melanoma（CheckMate 067）：4-year outcomes of a multicentre，randomised，phase 3 trial. Lancet Oncol 19：1480-1492，2018

[53]Makker V, Rasco D, Vogelzang NJ, et al: Lenvatinib plus pembrolizumab in patients with advanced endometrial cancer: an interim analysis of a multicentre, open-label, single-arm, phase 2 trial. Lancet Oncol 20: 711-718, 2019

[54]Zimmer AS, Nichols E, Cimino-Mathews A, et al: A phase I study of the PD-L1 inhibitor, durvalumab, in combination with a PARP inhibitor, olaparib, and a VEGFR1-3 inhibitor, cediranib, in recurrent women's cancers with biomarker analyses. J Immunother Cancer 7: 197, 2019

[55]Zong L, Sun Z, Mo S, et al. PD-L1 expression in tumor cells is associated with a favorable prognosis in patients with high-risk endometrial cancer.Gynecol Oncol. 2021 Sep; 162 (3): 631-637.

[56]Ren K, Wang W, Sun S, et al. Recurrence Features and Factors influencing Post-relapse Survival in Early-stage Endometrial Cancer after Adjuvant Radiotherapy. J Cancer. 2022 Jan 1; 13 (1): 202-211.

[57]Slomovitz BM, Broaddus RR, Burke TW, et al: Her-2/neu overexpression and amplification in uterine papillary serous carcinoma. J Clin Oncol 22: 3126-32, 2004

[58]Hainsworth JD, Meric-Bernstam F, Swanton C, et al: Targeted Therapy for Advanced Solid Tumors on the Basis of Molecular Profiles: Results From MyPathway, an Open-Label, Phase Ⅱa Multiple Basket Study. J Clin Oncol 36: 536-542, 2018

[59]Fader AN, Roque DM, Siegel E, et al: Randomized Phase Ⅱ Trial of Carboplatin-Paclitaxel Versus Carboplatin-Paclitaxel-Trastuzumab in Uterine Serous Carcinomas That Overexpress Human Epidermal Growth Factor Receptor 2/neu. J Clin Oncol 36: 2044-2051, 2018

[60]Modi S, Park H, Murthy RK, et al: Antitumor Activity and Safety of Trastuzumab Deruxtecan in Patients With HER2-Low-Expressing Advanced Breast Cancer: Results From a Phase Ib Study. J Clin Oncol: JCO1902318, 2020

[61]Shitara K, Iwata H, Takahashi S, et al: Trastuzumab deruxtecan (DS-8201a) in patients with advanced HER2-positive gastric cancer: a dose-expansion, phase 1 study. Lancet Oncol 20: 827-836, 2019

[62]Morice P, Leary A, Creutzberg C, et al: Endometrial cancer. Lancet 387: 1094-1108, 2016

[63]Slomovitz BM, Jiang Y, Yates MS, et al: Phase Ⅱ study of everolimus and letrozole in patients with recurrent endometrial carcinoma. J Clin Oncol 33: 930-6, 2015

[64]Randall, M.E., et al., Randomized phase Ⅲ trial of whole-abdominal irradiation versus doxorubicin and cisplatin chemotherapy in advanced endometrial carcinoma: aGynecologic Oncology Group Study. J Clin Oncol, 2006. 24 (1): p. 36-44.

[65]Wiltink LM, Nout RA, Fiocco M, et al. No Increased Risk of Second Cancer After Radiotherapy in Patients Treated for Rectal or Endometrial Cancer in the Randomized TME, PORTEC -1, and PORTEC -2 Trials. J Clin Oncol 2015; 33 (15): 1640-6.

[66]Yang B-Y, Gulinazi Y, Du Y et al. Metformin plus megestrol acetate compared with MA alone as fertility-sparing treatment in patients with atypical endometrial hyperplasia and well-differentiated endometrial cancer: a randomised controlled trial. BJOG: An International Journal of Obstetrics &Gynaecology 2020. doi: 10.1111/1471-0528.16108.

[67]中国研究型医院学会妇产科专业委员会.早期EC保留生育功能治疗专家共识（2022年版）.中国妇产科临床杂志 2023年3月.2022; 24 (2): 4.

[68]EC保留生育功能多学科诊疗中国专家共识编写组.EC保留生育功能多学科诊疗中国专家共识.中华生殖与避孕杂志 2023年4月.2023; 43 (4): 11.

[69]Yang B, Xu Y, Zhu Q, et al. Treatment efficiency of comprehensive hysteroscopic evaluation and lesion resection combined with progestin therapy in young women with endometrial atypical hyperplasia and endometrial cancer.Gynecol Oncol. 2019; 153 (1): 55-62.

[70]Xue Y, Dong Y, Lou Y, et al. PTEN mutation predicts unfavorable fertility preserving treatment out-

come in the young patients with endometrioid endometrial cancer and atypical hyperplasia. JGynecol Oncol. 2023; 34 (4): e53.

[71]Yiqin Wang a NKb, Liwei Li a, Zhiqi Wang a, Rong Zhou a, Danhua Shen a, Jianliu Wang. Characteristics of molecular classification in 52 endometrial cancer and atypical hyperplasia patients receiving fertility-sparing treatment.Gynecology and Obstetrics Clinical Medicine. 2023; 3: 6.

[72]Hu Z, Wu Z, Liu W, et al. Proteogenomic insights into early-onset endometrioid endometrial carcinoma: predictors for fertility-sparing therapy response. Nat Genet. 2024.

[73]Xu Z, Yang B, Guan J, et al. Comparison of the effect of oral megestrol acetate with or without levonorgestrel-intrauterine system on fertility-preserving treatment in patients with early-stage endometrial cancer: a prospective, open-label, randomized controlled phase Ⅱ trial (ClinicalTrials. gov NCT03241914). JGynecol Oncol. 2023; 34 (1): e32.

[74]Xu Z, Yang B, Shan W, et al. Comparison of the effect of levonorgestrel-intrauterine system with or without oral megestrol acetate on fertility-preserving treatment in patients with atypical endometrial hyperplasia: A prospective, open-label, randomized controlled phase Ⅱ study.Gynecol Oncol. 2023; 174: 133-141.

[75]Zhang Z, Huang H, Feng F, Wang J, Cheng N. A pilot study of gonadotropin-releasing hormone agonist combined with aromatase inhibitor as fertility-sparing treatment in obese patients with endometrial cancer. JGynecol Oncol. 2019; 30 (4): e61.

[76]He Y, Wang Y, Zhou R, Wang J. Oncologic and obstetrical outcomes after fertility-preserving retreatment in patients with recurrent atypical endometrial hyperplasia and endometrial cancer. Int JGynecol Cancer. 2020; 30 (12): 1902-1907.

[77]Gama Q, Luo S, Wu P, et al. The pregnancy and oncology outcome of fertility-sparing management for synchronous primary neoplasm of endometrium and ovary. J Ovarian Res. 2023; 16 (1): 235.

[78]Zhou S, Xu Z, Yang B, et al. Characteristics of progestin-insensitive early stage endometrial cancer and atypical hyperplasia patients receiving second-line fertility-sparing treatment. JGynecol Oncol. 2021; 32 (4): e57.

[79]Wang L, Luo X, Wang Q, et al. Fertility-preserving treatment outcome in endometrial cancer or atypical hyperplasia patients with polycystic ovary syndrome. JGynecol Oncol. 2021; 32 (5): e70.

[80]Hu JL, Yierfulati G, Wang LL, Yang BY, Lv QY, Chen XJ. Identification of potential models for predicting progestin insensitivity in patients with endometrial atypical hyperplasia and endometrioid endometrial cancer based on ATAC-Seq and RNA-Seq integrated analysis. Front Genet. 2022; 13: 952083.

[81]Liu S, Wang L, Wu P, et al. Effects of Weight Status and Related Metabolic Disorders on Fertility-Sparing Treatment Outcomes in Endometrial Atypical Hyperplasia and Endometrial Cancer: A Retrospective Study. Cancers (Basel). 2022; 14 (20).

[82]Li X, Wang Y, Wang J, Zhou J, Wang J. Diagnostic significance and predictive efficiency of metabolic risk score for fertility-sparing treatment in patients with atypical endometrial hyperplasia and early endometrial carcinoma. JGynecol Oncol. 2024.

[83]Feng X, Li XC, Yang X, et al. Metabolic syndrome score as an indicator in a predictive nomogram for lymph node metastasis in endometrial cancer. BMC Cancer. 2023 Jul 4; 23 (1): 622.

[84]Li X, Wang Y, Wang J, Fan Y, Wang J. Prediction of complete regression in fertility-sparing patients with endometrial cancer and apical hyperplasia: the GLOBAL model in a large Chinese cohort. J Transl Med. 2024; 22 (1): 127.

[85]Fu HC, Chen JR, Chen MY, et al. Treatment outcomes of patients with stage Ⅱ pure endometrioid-type endometrial cancer: a TaiwaneseGynecologic Oncology Group (TGOG-2006) retrospective cohort study. JGynecol Oncol. 2018 Sep; 29 (5): e76.

[86]Wortman BG, Creutzberg CL, Putter H, et al; PORTEC Study Group. Ten-year results of the PORTEC-2 trial for high-intermediate risk endometrial carcinoma: improving patient selection for adjuvant therapy. Br J Cancer. 2018 Oct; 119 (9): 1067-1074.

[87]Ma X, Cao D, Zhou H, et al. Survival outcomes and the prognostic significance of clinicopathological features in patients with endometrial clear cell carcinoma: a 35-year single-center retrospective study. World J Surg Oncol. 2023 Mar 27; 21 (1): 106.

[88]Vermij L, Jobsen JJ, León-Castillo A, et al; TransPORTEC Consortium. Prognostic refinement of NSMP high-risk endometrial cancers using oestrogen receptor immunohistochemistry. Br J Cancer. 2023 Mar; 128 (7): 1360-1368.

[89]Jamieson A, Huvila J, Chiu D, et al. Grade and Estrogen Receptor Expression Identify a Subset of No Specific Molecular Profile Endometrial Carcinomas at a Very Low Risk of Disease-Specific Death. Mod Pathol. 2023 Apr; 36 (4): 100085.

[90]Eskander RN, Sill MW, Beffa L, et al. Pembrolizumab plus Chemotherapy in Advanced Endometrial Cancer. N Engl J Med. 2023 Jun 8; 388 (23): 2159-2170.

[91]Mirza MR, Chase DM, Slomovitz BM, et al; RUBY Investigators. Dostarlimab for Primary Advanced or Recurrent Endometrial Cancer. N Engl J Med. 2023 Jun 8; 388 (23): 2145-2158.

[92]Makker V, Colombo N, Casado Herráez A, et al. Lenvatinib Plus Pembrolizumab in Previously Treated Advanced Endometrial Cancer: Updated Efficacy and Safety From the Randomized Phase Ⅲ Study 309/KEYNOTE-775. J Clin Oncol. 2023 Jun 1; 41 (16): 2904-2910.

[93]O'Malley DM, Bariani GM, Cassier PA, et al. Pembrolizumab in Patients With Microsatellite Instability-High Advanced Endometrial Cancer: Results From the KEYNOTE-158 Study. J Clin Oncol. 2022 Mar 1; 40 (7): 752-761.

[94]Oaknin A, Tinker AV, Gilbert L, et al. Clinical Activity and Safety of the Anti-Programmed Death 1 Monoclonal Antibody Dostarlimab for Patients With Recurrent or Advanced Mismatch Repair-Deficient Endometrial Cancer: A Nonrandomized Phase 1 Clinical Trial. JAMA Oncol. 2020 Nov 1; 6 (11): 1766-1772.

[95]Hong DS, DuBois SG, Kummar S, et al. Larotrectinib in patients with TRK fusion-positive solid tumours: a pooled analysis of three phase 1/2 clinical trials. Lancet Oncol. 2020 Apr; 21 (4): 531-540.

[96]Meric-Bernstam F, Makker V, Oaknin A, et al. Efficacy and Safety of Trastuzumab Deruxtecan in Patients With HER2-Expressing Solid Tumors: Primary Results From the DESTINY-PanTumor02 Phase Ⅱ Trial. J Clin Oncol. 2024 Jan 1; 42 (1): 47-58.

[97]Hong DS, DuBois SG, Kummar S, et al. Larotrectinib in patients with TRK fusion-positive solid tumours: a pooled analysis of three phase 1/2 clinical trials. Lancet Oncol. 2020 Apr; 21 (4): 531-540.

[98]吴燕平，王建芬.妇科恶性肿瘤术后早期中医干预加速康复体会[J].中国中医急症，2012，21 (10)：1611-1612.

[99]陈信义，史哲新，侯丽.肿瘤化疗相关性血小板减少症中医药防治专家共识[J].北京中医药，2021，40 (05)：451-455.

[100]陈泓志，梁伟林，顾瞻，张慧卿.程序性细胞死亡蛋白-1及其配体抑制剂免疫相关不良反应的中医病因病机及治法[J].世界中医药，2021，16 (09)：1386-1390+1399.

外阴恶性肿瘤

名誉主编

樊代明

主　编

林仲秋　王　静　王丹波

副主编

魏丽春　尹如铁　谢玲玲

编　委（按姓氏拼音排序）

白　萍　蔡红兵　陈　勍　韩丽萍　胡向丹　黄　奕　陆安伟　卢淮武

曲芃芃　田小飞　王　莉　吴　强　谢　榕　杨英捷　朱根海　张　燕

前言

外阴恶性肿瘤（malignant tumor of the vulva）是一种少见的妇科恶性肿瘤，占所有女性生殖道恶性肿瘤的2%~5%，多发生于绝经后妇女。肿瘤可发生于外阴的皮肤、黏膜及其附件组织，主要病理类型有鳞状细胞癌、恶性黑色素瘤、腺癌、基底细胞癌、肉瘤及转移性癌。外阴恶性肿瘤的发生率呈上升趋势，尤其是在75岁及以上的老龄妇女，可能与外阴的硬化苔藓病变等非肿瘤性上皮病变和高龄导致上皮细胞出现非典型性增生有关。50岁以上妇女的外阴上皮内瘤变（vulval intraepithelial neoplasia，VIN）发病率也呈上升趋势。在与人乳头瘤病毒（human papillomavirus，HPV）感染（主要是HPV16和HPV18型）相关的外阴癌中，VIN是其癌前病变。外阴高级别上皮内瘤变若未治疗，约80%可进展为外阴浸润癌。

第一章 诊断

第一节 详细询问病史

了解外阴癌相关症状出现的时间、部位及其他伴随症状。常见症状为外阴瘙痒、局部肿块或溃疡，合并感染。晚期癌可出现疼痛、渗液和出血。

第二节 全身体格检查

进行详细全身体格检查，特别注意检查浅表淋巴结（尤其腹股沟淋巴结）有无肿大。若肿瘤转移至腹股沟淋巴结，可扪及增大、质硬、固定的淋巴结。

第三节 妇科检查

外阴病灶位于大阴唇最为多见，其次是小阴唇、阴蒂、会阴、尿道口、肛门周围等。妇科检查应明确外阴肿物或病变的部位、大小、质地、活动度、色素改变、形态（丘疹或斑块、结节、菜花、溃疡等）、皮下浸润深度、距外阴中线的距离等，肿瘤是否累及尿道（口）、阴道、肛门和直肠，检查外阴皮肤有无增厚、色素改变及溃疡情况。

第四节 组织病理学检查

组织病理学检查是确诊外阴恶性肿瘤的金标准。

1 术前确诊

对有多年外阴瘙痒史并伴外阴白斑或经久不愈的糜烂、外阴结节、乳头状瘤、尖锐湿疣及溃疡等可疑病变应及时取活检行组织病理学检查。必要时阴道镜指导下行病变部位活检。肿瘤直径>2cm的外阴癌可直接在肿瘤部位钳夹取活检。对≤2cm的早期外阴恶性肿瘤可在局部麻醉下行肿物完整切除活检，包括肿瘤、肿瘤周围皮肤和皮下组织，或采用Keyes活检器，经连续病理切片检查，准确评价肿瘤的浸润深度，以指导早期外阴恶性肿瘤的个体化治疗。

2 术后病理学诊断

病理报告需包括：肿瘤的病理类型、组织分级、浸润深度（浸润深度是指从肿瘤病灶最近的延伸最深的非浸润性异型增生上皮的基底膜起到浸润灶的最深处的距离。建议病理医生注明其测量浸润深度的方法）、有无淋巴脉管间隙浸润（lymph-vascular space invasion，LVSI）、手术切缘和肿瘤基底切缘有无病灶、手术切缘和肿瘤基底切缘与肿瘤边缘的距离、淋巴结转移的部位和数目及是否扩散到包膜外等，以明确肿瘤期别，并指导术后辅助治疗。

外阴恶性肿瘤的主要病理类型为鳞状细胞癌，占80%~90%，黑色素瘤为外阴第二常见恶性肿瘤，占2%~4%；疣状癌肿瘤体积较大，呈菜花状，多数与HPV感染相关；基底细胞癌和腺癌少见；腺癌主要来源于前庭大腺；外阴佩吉特病（Paget′s disease）也属于外阴恶性肿瘤的一种病理类型。

第五节 辅助检查

1 常规检查

治疗前应常规检查血、尿、粪常规，肝、肾功能和血清肿瘤标志物[如鳞癌查SC-CA，腺癌查癌胚抗原（carcinoembryonic antigen，CEA）、糖类抗原19-9（carbohydrate antigen 19-9，CA19-9）]等各项指标。

2 影像学检查

常规行胸部X线/CT检查排除肺转移；晚期肿瘤需行外阴、腹股沟区和盆腔增强CT或MRI或PET/CT等影像学检查。

3 HPV检测及细胞学检查

外阴HPV阴性者多为单一病灶或为大、小阴唇表面溃疡，HPV阳性者常为多点病灶或同时存在宫颈肿瘤。HPV阳性者需行宫颈HPV和细胞学检查，有助于发现宫颈、阴道同时存在的病灶。

4 超声指引下细针穿刺活检

该检查是诊断腹股沟淋巴结转移的方法，诊断灵敏度可达77%~93%。

5 其他检查

对晚期外阴癌患者，应行膀胱镜和（或）直肠镜检查，了解尿道、膀胱和直肠黏膜受侵情况。

第二章

分期

既往外阴癌的分期包括国际妇产科联盟（International Federation ofGynecology and Obstetrics，FIGO）的FIGO分期和国际抗癌联盟（Union for International Cancer Control，UICC）的TNM分期，目前临床多采用FIGO分期。1988年FIGO确立了外阴癌的手术病理分期，于1994年进行了修改，将Ⅰ期外阴癌按照肿瘤的浸润深度进一步分为ⅠA期（肿瘤浸润间质深度≤1.0mm）和ⅠB期（间质浸润深度>1.0mm）。2009年FIGO对外阴癌分期再次进行修订，取消了0期，除ⅠA和ⅣB期还保持1994年的FIGO分期标准外，其余各期均进行了更新，并根据腹股沟淋巴结转移的大小、数目和形态将外阴癌进一步分为ⅢAi和ⅱ、ⅢBⅰ和ⅱ、ⅢC和ⅣAi和ⅱ期。FIGO针对2009分期中Ⅲ期易引起混淆的内容，再次更新发布了2021分期（表36-2-1），2024 NCCN外阴癌指南也不再采用TNM分期与FIGO的联合分期，而是单独使用最新的FIGO 2021分期。

表36-2-1　外阴癌的分期（FIGO，2021）

FIGO分期	肿瘤范围
Ⅰ	肿瘤局限于外阴
ⅠA	病变≤2cm，且间质浸润≤ 1.0mm[a]
ⅠB	病变>2cm，或间质浸润>1.0mm[a]
Ⅱ	任何大小的肿瘤蔓延到邻近的会阴结构（下1/3尿道，下1/3阴道和下1/3肛门），且淋巴结阴性
Ⅲ	任何大小的肿瘤蔓延到邻近的会阴结构的上部，或存在任何数目的不固定、无溃疡形成的淋巴结转移
ⅢA	任何大小的肿瘤蔓延到上2/3尿道、上2/3阴道、膀胱黏膜、直肠黏膜或区域淋巴结转移≤ 5mm
ⅢB	区域淋巴结[b]转移> 5mm
ⅢC	区域淋巴结[b]转移且扩散到淋巴结包膜外
Ⅳ	任何大小的肿瘤固定于骨质，或固定的、溃疡形成的淋巴结转移，或远处转移
ⅣA	病灶固定于骨盆，或固定的或溃疡形成的区域淋巴结转移
ⅣB	远处转移

[a]浸润深度是测量从肿瘤病灶最近的延伸最深的非浸润性异型增生上皮的基底膜起到浸润灶的最深处的距离。

[b]区域淋巴结指腹股沟和股淋巴结。

第三章

治疗

外阴恶性肿瘤的主要病理类型为鳞癌，以下推荐主要针对鳞癌（简称外阴癌），其他类型的外阴恶性肿瘤的处理见第5部分。外阴癌的治疗以手术治疗为主。随着对外阴癌生物学行为的认识，外阴癌的手术治疗模式发生了很大改变，对早期外阴癌强调个体化手术治疗，而局部晚期（或）晚期外阴癌则强调手术+放疗+化疗的综合治疗。

第一节　手术治疗

手术前需明确病理类型。肿瘤直径≤2cm者需明确浸润深度以确定是否行腹股沟淋巴结切除术。手术范围包括外阴肿瘤切除和腹股沟淋巴结切除，必要时切除增大的盆腔淋巴结。外阴肿瘤切除术式包括单纯部分外阴切除术（simple partial vulvectomy）、根治性部分外阴切除术（radical partial vulvectomy）和根治性全外阴切除术（radical vulvectomy）；腹股沟淋巴结切除术式包括腹股沟淋巴结根治性切除术（腹股沟淋巴结清扫术）、前哨淋巴结活检（Sentinel Lymph Nodes Biopsy，SLNB）和淋巴结活检术。外阴和腹股沟分开的“三切口”术式已成为目前大多数医师采用的术式。

1　外阴手术

（1）根治性外阴切除术

根治性外阴切除术包括根治性全外阴切除术及根治性部分外阴切除术，适用于ⅠB~Ⅲ期患者，要求皮肤切缘的宽度达2~3cm，切除深度需达泌尿生殖膈或耻骨筋膜。以上术式均为外阴毁损性手术，受累外阴的皮肤黏膜及皮下组织全部切除，创面大，切缘缝合张力较大，切口Ⅰ期愈合率较低，部分患者需行皮瓣转移手术。两种术式的区别在于是否保留部分外阴组织，主要根据外阴病灶的大小及侵犯范围选择相应的术式。病灶较小的单侧型肿瘤可选择根治性部分外阴切除术、保留对侧外阴以减少手术创伤。目前无前瞻性随机对照研究比较两种术式之间的优劣，已有的回顾性研究证实只要达到足够的阴性手术切缘，这两种术式的复发率及生存率相当。但根治性部分外阴切除术已成为目前外阴癌外阴切除术的最基本术式。

（2）单纯部分外阴切除术

单纯部分外阴切除术适用于外阴癌前病变、ⅠA期患者，皮肤切缘离肿瘤病灶边缘的宽度至少1cm，切除深度比较表浅，超过皮下1cm即可。

对术后病理报告切缘阳性者，可再次手术切除，也可直接补充放疗。

（3）手术切缘

手术切缘状态是外阴癌复发的重要预测因素。初次手术必须达到足够的大体手术切缘（至少1cm），以保证镜下8mm以上的安全病理切缘。越来越多的研究表明，为了保留外阴敏感部位及维持性功能，小于8mm的病理镜下阴性切缘也是可以接受的。初始手术时切缘靠近浸润癌者可密切随访。切缘阳性考虑再次手术切除，也可辅助性局部放射治疗。当切缘阳性累及尿道、肛门或阴道时，切除过多组织可能会致较多并发症和功能障碍，建议选择辅助放疗。另外，切缘阳性或切缘邻近病灶是否选择再次手术需结合淋巴结状态，当合并腹股沟淋巴结转移时，术后已有需要补充外照射放疗±同期化疗的明确指征，不宜选择再次手术。

2 腹股沟淋巴结切除术

外阴癌除ⅠA期外，其他采用手术治疗的各期患者均需行腹股沟淋巴结切除。分为腹股沟浅淋巴结和深淋巴结切除术。推荐采用独立分开的腹股沟横直线切口。单侧外阴癌可考虑只切除同侧腹股沟淋巴结，中线部位肿瘤及患侧腹股沟淋巴结阳性需切除对侧腹股沟淋巴结。即使外阴局部病灶无法切除，腹股沟淋巴结可疑转移，也建议尽量手术切除后补充治疗。

（1）腹股沟淋巴结切除术

腹股沟淋巴结位于股三角区域，股三角位于大腿的前面上部，上界为腹股沟韧带，内侧界为长收肌内侧缘，外侧界为缝匠肌的内侧缘。横切口腹股沟淋巴结切除术一般在腹股沟韧带下方做一个横直线切口，外界为缝匠肌内侧、内界为耻骨结节和长收肌内侧、下界为股三角下尖、上界为腹股沟韧带上2cm，深达筛筋膜。整块切除该区域的淋巴脂肪组织。既往多采用直切口，Ⅰ期愈合率较低。术后可出现下肢回流障碍、淋巴水肿等并发症，尤其是术后辅助放疗的患者。

（2）腹股沟前哨淋巴结活检术

该检查以放射性核素或蓝染料为示踪剂，发现并识别腹股沟前哨淋巴结。已发表的相关研究证实了早期外阴鳞癌（临床Ⅰ、Ⅱ期，肿瘤直径<4cm）通过切除前哨淋巴结评估腹股沟淋巴结转移的敏感性和阴性预测值均可达90%以上。

外阴癌的腹股沟前哨淋巴结是指外阴癌癌细胞首先引流到的一组腹股沟淋巴结，大多位于耻骨联合两侧的耻骨结节旁，也称为耻骨结节旁淋巴结。对外阴肿瘤<4cm的单灶性病变、临床无腹股沟淋巴结转移证据的患者可采用前哨淋巴结活检术。手术前于外阴癌灶旁注射示踪剂[亚甲蓝和（或）^{99m}Tc、荧光等示踪剂]。注射亚甲蓝注射液后20~30min切除蓝染的腹股沟前哨淋巴结送快速病理检查，组织病理检查结果为阳性者需采取补充治疗。因冰冻切片导致的组织缺失可能会造成漏诊或未能检出微转移，可能与术后的组织病理检查不符合，术前宜签署术中快速病理检查同意书。前哨淋巴结阳性者，应行患侧腹股沟淋巴结切除或切除阳性前哨淋巴结后给予腹股沟区放疗。前哨淋巴结阴性，则不需再切除剩余的淋巴结；肿瘤累及中线时，必须进行双侧前哨淋巴结切除。如果仅在一侧检出前哨淋巴结阳性，对侧也应进行腹股沟淋巴结切除或放疗。腹股沟/股区前哨淋巴结显像技术在不同原发灶部位的外阴癌手术中的处理原则详见表36-3-1。前哨淋巴结的病理学评估要求进行超分期，应至少每200μm一个层面进行连续切片，如H-E染色阴性，应进行免疫组织化学染色。

表36-3-1　腹股沟/股区前哨淋巴结显像技术的处理原则

病灶部位	前哨淋巴结显影	处理原则
中线	无	双侧腹股沟/股淋巴结切除术
	单侧	显影侧行SLNB，未显影侧行腹股沟/股淋巴结切除术
	双侧	双侧SLNB
可疑单侧/靠近中线	无	双侧腹股沟/股淋巴结切除术
	同侧	同侧SLNB
	双侧	双侧SLNB
	对侧	同侧腹股沟/股淋巴结切除+对侧SLNB
单侧	无	同侧腹股沟/股淋巴结切除术
	同侧	同侧SLNB
	双侧	双侧SLNB
	对侧	同侧腹股沟/股淋巴结切除+对侧SLNB

（3）腹股沟淋巴结活检术

若腹股沟区出现明显肿大淋巴结，可考虑细针穿刺活检或切除肿大淋巴结以明确其性质。如没有融合、可活动的淋巴结可以完整切除；已经融合固定的淋巴结可只行部分组织切除术。病理学诊断明确淋巴结转移后可予以放化疗。

（4）腹股沟淋巴结穿刺活检术

对已经固定的腹股沟病灶或患者体质不能耐受腹股沟肿大淋巴结切除活检者，可行穿刺活检，进行病理学诊断，明确诊断为阳性后予以放化疗。

第二节　放疗

因外阴潮湿、皮肤黏膜对放射线的耐受较差、外阴肿瘤体积较大或有腹股沟淋巴结转移等因素，放疗难以得到满意的剂量分布，上述因素使外阴癌难以接受达到根治性治疗效果的照射剂量。因此，外阴癌单纯放疗的疗效差，局部复发率高。对局部晚期外阴癌，放化疗联合手术的整合治疗可以降低超广泛手术的创伤和改善外阴癌患者的预后。因正常器官受照射剂量较高，目前不推荐使用三维适形外照射技术（three dimensional conformal radiotherapy，3D-CRT），主要采取适型调强放疗（intensity-modulated radiotherapy，IMRT）技术。无化疗禁忌证者，推荐同期放化疗。

1　根治性放疗

根治性放疗主要适用于以下患者：① 不可切除的局部晚期肿瘤，包括部分Ⅱ期（肿瘤直径>4cm、或肿瘤侵及阴道、尿道、肛门）、Ⅲ~ⅣA期肿瘤。② 手术有可能造成严重并发症、或有严重伴发疾病不能接受手术的早期患者。

建议使用IMRT技术、常规分割模式（1.8~2.0）Gy/次，5次/周，外阴及盆腔临床下病灶区域（CTV区域）为（45~50）Gy/25次，原发可见病灶及转移淋巴结局部推量至60~70Gy，具体剂量根据肿瘤部位、大小、治疗反应及急性不良反应、是否化疗等决定。残留肿瘤或瘤床区域局部推量照射使用的放疗技术要根据肿瘤位置、周围器官受照射剂量限制等因素考虑，如果肿瘤位置表浅，可使用电子线垂直照射。如果残留肿瘤适合进行近距离治疗，也可使用近距离后装插植技术给予推量照射。

放化疗结束后对肿瘤反应进行评估，如原发病灶、转移淋巴结有肿瘤残留，可通过多学科整合诊疗模式（MDT to HIM）讨论确定能否手术切除。

一项来自美国国家癌症数据库（National Cancer Data Base，NCDB）的数据分析显示，外阴癌放疗联合同期化疗优于单纯放疗。同期化疗药物推荐顺铂周疗方案，40mg/m^2，但目前仍缺乏对比顺铂与其他化疗方案的临床随机对照研究。

2　术后辅助放疗

手术后有复发高危因素患者，需接受术后放疗。术后复发高危因素包括：手术切缘阳性、邻近手术切缘（<8mm）、LVSI、淋巴结转移（特别是2个以上淋巴结转移）、出现淋巴结包膜外扩散。对腹股沟淋巴结切除术时发现多个阳性淋巴结或大块型淋巴结转移患者，GOG37研究结果显示，术后辅以盆腔和腹股沟区放疗的疗效优于行盆腔淋巴结切除术。

外阴癌的术后辅助放疗分为以下几种情况：① 切缘阳性，但淋巴结影像学、病理及临床检查均阴性，可再次手术切除，或外照射放疗±后装放疗±同期化疗；② 切缘阴性、淋巴结阳性，术后行外照射放疗±同期化疗；③切缘及淋巴结均阳性，术后行外照射放疗±后装放疗±同期化疗±再次手术切除。

术后放疗要在手术伤口愈合后尽快开始，一般在术后6~8周内开始。

术后瘤床区域的放疗，如切缘阴性、有足够的阴性手术切缘，建议补充放疗45~50Gy。如切缘近肿瘤边缘、切缘阳性或有LVSI，考虑局部加量。如有病理证实的腹股沟淋巴结转移，建议腹股沟区域接受50Gy照射。如淋巴结有包膜外扩散，建议术后局部剂量推至54~64Gy。腹股沟淋巴区域推量照射建议采用局部电子线代替IMRT推量照射。

3 姑息性放疗

复发、转移患者可给予姑息减轻症状的放疗。针对复发转移病灶给予局部照射，照射剂量分割模式及总照射剂量根据治疗目的及周围危及器官耐受剂量确定。

第三节 全身治疗

目前尚无标准全身治疗方案。常用化疗方案如下：

同步放化疗：首选顺铂40mg/m²静脉滴注，第1天，每周1次，不超过7次，若病人无法耐受顺铂，可改用卡铂。其他方案：① PF方案：顺铂100mg/m²静脉滴注，第1天；氟尿嘧啶（5-FU）750~1000mg/m²静脉滴注，第1~4天，每4周重复，共2~3次。② MF方案：丝裂霉素10mg/m²静脉滴注，第1天；5-FU 1000mg/（m²·24h）静脉持续滴注96h；放疗第1周和第4周给药；无法获取顺铂或卡铂时可选用；③卡培他滨/丝裂霉素；④吉西他滨；⑤紫杉醇。

晚期或复发、转移性外阴癌全身治疗方案见表36-3-2。

表36-3-2 晚期或复发/转移性外阴癌

一线治疗	其他推荐药物	某些情况下使用
优先推荐 顺铂/紫杉醇/贝伐珠单抗或其生物类似物 顺铂/紫杉醇 卡铂/紫杉醇 卡铂/紫杉醇/贝伐珠单抗或其生物类似物 其他 顺铂 卡铂	紫杉醇 顺铂/长春瑞滨 厄洛替尼 顺铂/吉西他滨 西米普利单抗	帕博利珠单抗（TMB-H、PD-L1阳性或MSI-H/dMMR外阴癌的二线治疗）德曲妥珠单抗（T-DXd）（HER2免疫组化染色3+或2+） 纳武单抗（nivolumab）用于HPV相关的晚期或复发/转移外阴癌 拉罗替尼或恩曲替尼用于NTRK基因融合阳性患者

注：① 顺铂、卡铂或紫杉醇单药，每周或3周重复。② TP（紫杉醇+顺铂）方案：紫杉醇135~175mg/m²+顺铂60~70mg/m²，每3周重复。可在此基础上加用贝伐珠单抗或其生物类似物7.5~15mg/

kg。③ TC（紫杉醇+卡铂）方案：紫杉醇135~175mg/m²+卡铂（AUC）4~5，每3周重复。可在此基础上加用贝伐珠单抗或其生物类似物7.5~15mg/kg。④ 顺铂+长春瑞滨：顺铂80mg/m²，第1天，长春瑞滨25mg/m²化疗第1、8天，每3周重复。⑤ 顺铂+吉西他滨：顺铂50mg/m²，第1天，吉西他滨1000mg/m²化疗第1、8天，每3周重复。⑥TMB-H：高肿瘤突变负荷（tumor mutation burden-high）；PD-L1：程序性死亡［蛋白］配体-1（programmed death ligand-1）；MSI-H/dMMR：微卫星高度不稳定（microsatelliteinstability-high）/错配修复缺陷（different mismatch repair）。⑦西米普利单抗（Cemiplimab，人源化PD-1阻断抗体，首个获批治疗转移性/晚期皮肤鳞状细胞癌的免疫靶向药物）。

第四章

复发外阴癌的治疗

若临床怀疑复发，需先行影像学检查了解转移灶情况，并尽可能经病理学活检证实。复发分局部复发和远处转移，治疗可分以下两种情况。

第一节　局限于外阴的临床复发（淋巴结阴性）

1　无放疗史患者的治疗

无放疗史的患者：① 可选择根治性部分或全外阴切除病灶±单侧/双侧腹股沟股淋巴结切除术（既往未切除淋巴结者）。若术后切缘、影像学、病理和临床检查淋巴结均阴性，可随访观察或补充外照射放疗；若切缘阳性，但影像学、病理及临床检查淋巴结均阴性，可再次手术切除或外照射放疗±近距离放疗±同期化疗；若切缘阴性、淋巴结阳性，术后行外照射放疗±同期化疗；若切缘及淋巴结均阳性，术后行外照射放疗±近距离放疗±同期化疗±再次手术切除。② 外照射放疗±近距离放疗±同期化疗，治疗后病变完全缓解者定期随访。仍残留明显的外阴病灶者再次手术切除，术后定期复查。

2　有放疗史患者的治疗

有放疗史的患者，应行根治性部分或全外阴切除术±皮瓣转移，术后定期随访。

第二节　淋巴结复发或远处转移

1　孤立的淋巴结或盆腔复发

临床上检查发现增大且可疑复发的淋巴结，可考虑手术切除，既往未接受外照射放疗者，术后行辅助性外照射放疗±同期化疗；既往有放疗史者，则行全身治疗和/或对合适的病例行选择性外照射放疗或寻求最佳支持治疗。

2 多发盆腔淋巴结转移或远处转移或既往曾接受盆腔放疗

推荐全身治疗和/或对合适病例行选择性外照射放疗或寻求最佳支持治疗。

第五章 其他类型的外阴恶性肿瘤

第一节 外阴恶性黑色素瘤

1 临床特征

外阴恶性黑色素瘤常由外阴色素痣恶变而来，外观呈棕褐色或蓝黑色的隆起样或扁平结节，也可表现为息肉样或乳头样结节，晚期肿瘤还可表现为溃疡状。但约10%患者的病灶不含黑色素细胞，外观与外阴鳞状上皮原位癌类似，此部分患者称为无色素恶性黑色素瘤。

2 诊断

除根据病史和临床特征外，主要依靠肿瘤的组织病理学检查确诊。组织活检最好将病灶完整切除，切缘距肿瘤边缘至少1cm。采用抗黑色素瘤特异性抗体（HMB-45）、S-100和神经特异性烯醇化酶（neuron-specific enolase，NSE）等标志物行免疫组化染色作为诊断和鉴别诊断依据，对无色素恶性黑色素瘤尤其重要。

3 分期

推荐采用2017年美国癌症联合委员会（American Joint Committee on Cancer，AJCC）制定的黑色素瘤TNM分期系统（第8版）见表36-5-1。

表36-5-1 黑色素瘤TNM分期

分期	厚度	溃疡
T		
T_X：原发肿瘤不能厚度不能测量（如搔刮活检来诊断）	不适用	不适用

续表

分期	厚度	溃疡
T_0：没有原发肿瘤的证据（如不知原发肿瘤位置或原发肿瘤完全消退）	不适用	不适用
T_{is}：原位黑色素瘤	不适用	不适用
T_1 T_{1a} T_{1b}	≤1mm <0.8mm <0.8mm 0.8~1mm	不知道或未明确指出 无溃疡 有溃疡 无或有溃疡
T_2 T_{2a} T_{2b}	>1.0~2.0mm >1.0~2.0mm >1.0~2.0mm	不知道或未明确指出 无溃疡 有溃疡
T_3 T_{3a} T_{3b}	>2.0~4.0mm >2.0~4.0mm >2.0~4.0mm	不知道或未明确指出 无溃疡 有溃疡
T_4 T_{4a} T_{4b}	>4.0mm >4.0mm >4.0mm	不知道或未明确指出 无溃疡 有溃疡
N	区域淋巴结受累个数	是否存在中途转移、卫星灶和（或）微卫星灶
N_X	区域淋巴结未评估（比如未进行前哨淋巴结活检，或者之前因为某种原因区域淋巴结已切除） 例外：$pT_{1c}M_0$黑色素瘤若临床检查无淋巴转移，记为cN_0，而非pN_X	无
N_0	无区域淋巴结转移	无
N_1	1枚淋巴结受累，或无淋巴结受累但有中途转移、卫星灶和（或）微卫星灶	
N_{1a} N_{1b} N_{1c}	1枚临床隐匿淋巴结受累（如前哨淋巴结活检发现） 1枚临床显性淋巴结受累 无区域淋巴结转移	无 无 有
N_2	2或3枚淋巴结受累，或1枚淋巴结受累并有中途转移、卫星灶和（或）微卫星灶	
N_{2a} N_{2b} N_{2c}	2或3枚临床隐匿淋巴结受累（如前哨淋巴结活检发现） 2或3枚，其中至少1枚为临床显性淋巴结受累 1枚临床显性或隐匿淋巴结转移	无 无 有
N_3	4枚或以上淋巴结受累，或2枚及以上淋巴结受累并伴有中途转移、卫星灶和（或）微卫星灶，或任何数量的融合淋巴结伴或不伴中途转移、卫星灶和（或）微卫星灶	
N_{3a} N_{3b} N_{3c}	4枚或以上临床隐匿淋巴结受累（如前哨淋巴结活检发现） 4枚或以上，其中至少1枚为临床显性淋巴结受累；或存在任何数量的融合淋巴结 2枚或以上临床显性或隐匿淋巴结转移和（或）存在任何数量的融合淋巴结	无 无 有
M	转移部位	血清LDH水平
M_0	没有远处转移证据	不适用

续表

分期	厚度	溃疡
M_1	有远处转移	
M_{1a} M_{1a}（0） M_{1a}（1）	远处转移至皮肤、软组织（包括肌肉）和（或）非区域淋巴结	没有记录或不明确 不升高 升高
M1b M_{1b}（0） M_{1b}（1）	远处转移至肺，包含或不包含M_{1a}中的部位	没有记录或不明确 不升高 升高
M1c M_{1c}（0） M_{1c}（1）	远处转移至非中枢神经系统的内脏器官，包含或不包含M_{1a}或M_{1b}中的部位	没有记录或不明确 不升高 升高
M_{1d} M_{1d}（0） M_{1d}（1）	远处转移至中枢神经系统，包含或不包含M_{1a}、M_{1b}或M_{1c}中的部位	没有记录或不明确 不升高 升高

4 分型

外阴恶性黑色素瘤根据病变部位不同，将位于外阴前庭Hart线以外的病灶定义为皮肤型外阴恶性黑色素瘤，位于外阴前庭Hart线以内的病灶定义为黏膜型外阴恶性黑色素瘤。无论是皮肤型或黏膜型外阴恶性黑色素瘤，均采用相同的AJCC分期系统，但具体诊治流程略有不同。

5 治疗

外阴恶性黑色素瘤恶性度高、预后差、容易复发和转移。女性生殖道恶性黑色素瘤的治疗可借鉴皮肤黏膜恶性黑色素瘤的治疗，原则以手术治疗为主。近年，对早期外阴恶性黑色素瘤的手术更趋向保守，可行根治性部分外阴切除术，切缘应距肿瘤边缘1~2cm。生物治疗在恶性黑色素瘤的治疗中占重要地位，且生物治疗联合化疗的有效率明显高于单纯化疗和单纯生物治疗。分子靶向药物联合化疗运用于治疗晚期和复发性恶性黑色素瘤的药物有索拉非尼、贝伐珠单抗、反义寡核苷酸药物oblimersen等联合替莫唑胺，但绝大多数研究结果疗效有限。

（1）皮肤型外阴恶性黑色素瘤 分为可切除和不可切除/残余病变两种。对可切除的病例，按分期不同分为：①0期或ⅠA期，行部分外阴切除术；②ⅠB期，行部分外阴切除术±前哨淋巴结活检术；③Ⅱ期，行部分外阴切除术+前哨淋巴结活检术，如前哨淋巴结阳性，则行全身治疗和/或放疗或观察；④Ⅲ期，行部分外阴切除术，且手术切缘阴性（对浸润性恶性黑素瘤，推荐至少1cm的手术切缘，参考表36-5-2），术后行全身治疗±放疗，或观察。对不可切除/残余病变者，推荐行全身治疗+放疗。

表36-5-2　黑色素瘤手术切缘宽度推荐

肿瘤厚度	推荐切缘
原位癌	0.5~1cm
≤1.0mm	1cm
>1.0~2.0mm	1~2cm
>2.0~4.0mm	2cm
>4.0mm	2cm

（2）黏膜型外阴阴道恶性黑色素瘤　分为可切除和不可切除/残余病变两种。对可切除病变，推荐行扩大局部切除达手术切缘阴性（建议手术切缘尽量达到1cm），同时考虑行前哨淋巴结活检术，术后可考虑观察±放疗（阴道病变首选近距离后装放疗）±外照射放疗±全身治疗。对不可切除/残余病变者，推荐首选参加临床试验或接受全身治疗和/或行根治性放疗。

（3）外阴恶性黑色素瘤的化疗：目前认为有效的药物有达卡巴嗪、替莫唑胺（TMZ）、紫杉醇、白蛋白结合型紫杉醇、多柔比星、异环磷酰胺、长春新碱、顺铂、放线菌素D等。达卡巴嗪为晚期恶性黑色素瘤的全身治疗的“金标准”，首选化疗方案推荐达卡巴嗪和TMZ为主的联合化疗方案或紫杉醇联合卡铂方案。适用于晚期患者，4~6个疗程后评估疗效。其他化疗方案有：① BDPT方案：卡莫司汀150mg/m^2，静脉滴注，第1天，每6周重复；达卡巴嗪200mg/m^2，静脉滴注，第1~3天，每3周重复；顺铂20mg/m^2，静脉滴注，第1~3天，每3周重复。② PVD方案：顺铂20mg/m^2，静脉滴注，第1~4天；达卡巴嗪200mg/m^2，静脉滴注，第1~4天；长春花碱1.5mg/m^2，静脉注射，第1~4天。每3~4周重复。③ CPD方案：洛莫司汀100mg/m^{2}口服，每6~8周1次，3次为1个疗程；丙卡巴肼100mg/m^{2}分为3次服用，连续口服2周；放线菌素D 200~300μg/m^2，静脉注射，第1~8天。

（4）外阴恶性黑色素瘤的联合治疗：既往曾经推荐化疗联合干扰素（interferon，IFN）和白细胞介素（interleukin，IL）-2生物治疗，但大量的前瞻性随机试验显示干扰素的生存益处疗效有限，且干扰素的应用受到适应证和不良反应的限制，目前已不推荐干扰素作为恶性黑色素瘤的辅助治疗手段。对不可切除或远处转移恶性黑色素瘤，免疫治疗和靶向治疗是首选，无法使用免疫治疗和靶向治疗时才考虑化疗。转移性恶性黑色素瘤的治疗可选用达卡巴嗪或替莫唑胺、顺铂或卡铂、联合或不联合长春花碱或亚硝基脲、程序性死亡［蛋白］-1（programmed death-1，PD-1）抑制剂或细胞毒性T淋巴细胞相关抗原4（cytotoxic T lymphocyte associated antigen-4，CTLA-4）抑制剂治疗，有报道纳武单抗治疗效果优于伊匹单抗（ipilimumab），推荐患者参加临床试验。

MAPK通路下游效应因子BRAF突变可导致BRAF激酶的活性增加，细胞异常增殖，推荐达拉非尼（dabrafenib）联合曲美替尼（trametinib）作为Ⅲ期BRAF突变阳性患者术后辅助治疗。另外，伊匹单抗可用于区域淋巴结转移或>1mm的微转移的黑色素术后辅助治疗。BRAF突变阴性者可选用PD-1抑制剂。纳武单抗也推荐用于术后辅助治疗。

（5）外阴恶性黑色素瘤的放疗：无法手术、其他治疗方法无效或严重转移性疾病可考虑放疗。也适于在不增加并发症前提下，复发性疾病的辅助治疗。应使用先进的技术，如IMRT、图像引导RT（IGRT）和高剂量率（HDR）近距离治疗，以最大限度提高靶区剂量，并最大限度地降低正常组织的剂量。

第二节　外阴基底细胞癌

1　临床特征

外阴基底细胞癌是一种较罕见的外阴恶性肿瘤，其发病占外阴恶性肿瘤的2%~4%。无特异性的临床症状，易被误诊为炎症。大多无潜在外阴疾病，常表现为缓慢生长、恶性度较低、病程较长。以大阴唇局部浸润性生长为主，约60%为结节亚型，其次为浅表型，腹股沟淋巴结转移少见。

2　诊断

确诊依靠组织病理学诊断。常因肿瘤生长慢，病程长，而延误诊断4~6年。因此，对持续存在的外阴肿物应警惕有本病可能。肿瘤直径>4cm的外阴基底细胞癌且具侵袭性组织亚型者发生腹股沟淋巴结转移的风险较高，术前应常规进行腹股沟区和盆腔MR或CT检查。

3　治疗和预后

外阴基底细胞癌以手术治疗为主。对病灶局限患者可行局部切除或局部扩大切除术，还有采用Mohs显微外科手术报道。目前尚无明确的推荐切缘，但应考虑亚临床病灶存在。不建议常规行腹股沟淋巴切除术。对于病变范围广、浸润较深者，建议行根治性外阴切除术。若有可疑腹股沟淋巴结转移应行淋巴结活检，病理学证实淋巴结转移者行同侧或双侧腹股沟淋巴结切除术。基底细胞癌对化疗不敏感，彻底手术后一般不需放疗与化疗，皮肤切缘阳性或基底切缘阳性者术后可补充放疗。总体预后好。

第三节 外阴前庭大腺癌

1 临床特征

外阴前庭大腺癌（primary carcinoma of the Bartholin gland）占所有外阴恶性肿瘤的7.7%，病因尚不清楚，可能与前庭大腺囊肿感染有关。鳞状细胞癌和腺癌是主要的病理类型，约占外阴前庭大腺癌的80%。据报道，腺癌和鳞状细胞癌发生率大致相等，也有鳞状细胞癌占87.9%的报道。少见的病理类型有腺鳞癌、移行细胞癌、腺样囊性癌和小细胞癌等，其中腺样囊性癌是外阴前庭大腺癌中一种特殊类型，生物学行为独特。

外阴前庭大腺癌患者发病年龄相对较小，平均年龄57岁。多数表现为外阴前庭大腺部位表面光滑的肿物，少数继发感染者肿瘤表面可溃烂，呈溃疡型，肿瘤大小为4~70mm，平均40mm。对存在多年的前庭大腺囊肿近期持续增大者，应警惕前庭大腺癌可能。

2 诊断

主要依据肿瘤的组织病理学和前庭大腺的特有解剖部位，可检测CEA、酸性和中性黏蛋白、过碘酸雪夫染色（PAS）和p53等免疫组化及特染标志物进行诊断及鉴别诊断。治疗前应做外阴、腹盆腔CT或MRI检查，了解肿瘤与周围器官（直肠、阴道等）的关系、有无腹股沟及盆腹腔淋巴结转移等。

3 治疗

因外阴前庭大腺癌少见，目前无统一的治疗方案，推荐行根治性外阴切除或根治性部分外阴切除术及单侧或双侧腹股沟淋巴结切除术。文献报道有约40%的外阴前庭大腺癌初治患者发生腹股沟淋巴结转移，其中鳞癌腹股沟淋巴结转移较腺癌更常见，但两者间差异无统计学意义。前庭大腺位置深，少数患者可直接转移到盆腔淋巴结。

第四节 外阴前庭大腺的腺样囊性癌

1 临床特征

腺样囊性癌最常见的发生部位是大小唾液腺、泪腺、鼻咽、乳腺、皮肤和宫颈。外阴前庭大腺的腺样囊性癌很少见，是外阴前庭大腺癌中的一种特殊类型，占所有前庭大腺恶性肿瘤的5%~15%，占前庭大腺癌的1/3。肿瘤由均匀的小细胞组成，排列成网状，呈筛网状。肿瘤生长慢，病程长，主要呈局部浸润，常沿神经周围和淋巴管浸润，腹股沟淋巴结转移少见，仅10%，有时有远处转移。

2 治疗和预后

该病的临床研究多为小样本回顾性研究，目前尚无最佳治疗方案。术式多样，从单纯局部切除到根治性外阴切除，伴（或）不伴部分到完全的腹股沟淋巴结切除，取决于局部肿瘤的范围和腹股沟淋巴结转移的风险。肿瘤局限者建议行肿瘤局部扩大切除，有淋巴结转移的高危患者同时行同侧腹股沟淋巴结切除。

腺样囊性癌术后易局部复发，复发率高达50%，且与手术切缘状态无关。可通过血管内的迟发播散导致术后远期发生肺、肝、脑等器官的远处转移。术后辅助放疗或化疗的疗效尚不明确。

第五节 外阴佩吉特病（Vulvar Paget´s Disease）

外阴佩吉特病是一种少见的发展缓慢的外阴上皮肿瘤性病变，多发生于绝经后老年女性，以外阴瘙痒、烧灼感为常见症状，手术切除是主要治疗方法。

1 发生率

占外阴肿瘤的1%~2%。其特征性肿瘤细胞-佩吉特（Paget′s）细胞源于皮肤胚胎生发层的多潜能基底细胞。

2 临床特征

本病病程长，发展缓慢，通常发生在53~75岁的绝经后妇女。最常见的症状为持续性外阴瘙痒。其次是外阴疼痛或灼痛，少数患者表现为排尿困难和阴道排液。外阴病变呈湿疹样红色斑片，边界清晰，表面有渗出结痂或角化脱屑，多发生于大小阴唇和会阴，也可累及阴蒂和肛周皮肤。病变范围差异较大，从2cm到累及整个外阴和会阴，甚至累及肛周皮肤。病变范围大者（直径≥10cm）常有浸润性佩吉特病或合并外阴腺癌。绝大多数外阴佩吉特病为表皮内癌，但10%的患者可能有浸润，还有4%~8%的患者（同时或先后）合并外阴和全身其他部位的腺癌，包括外阴汗腺癌、皮肤基底细胞癌、乳腺癌、甲状腺癌、胰腺癌、肺癌、胃癌、子宫内膜腺癌等。

3 诊断

该病确诊需组织活检病理学证实。全身PET/CT、皮肤镜及共聚焦显微成像技术可辅助诊断。CEA、细胞角蛋白（cytokeratin，CK）、趋化因子受体（CXCR4）等标志物可预测外阴佩吉特病侵袭、转移风险。

外阴佩吉特病病理分型为原发型和继发型。原发型（即Ⅰ型）依据佩吉特细胞浸润程度又分为：局限于表皮（Ⅰa型）、真皮浸润（Ⅰb型）、皮肤附属器受累或伴外阴皮下腺癌（Ⅰc型）；继发型依据来源分为继发于肛门直肠腺癌（Ⅱ型）、泌尿系统腺癌（Ⅲ型）和其他部位的腺癌（Ⅳ型）。

约20%的外阴佩吉特病患者合并（或）伴随外阴或全身其他部位的恶性肿瘤。因此，当诊断外阴佩吉特病时，还应排除是否合并其他器官的肿瘤，如泌尿生殖系统、胃肠道和乳腺等；最常见的是合并肛门直肠及尿路上皮腺癌，有指征需进行肠镜和膀胱镜检查。

4 治疗

外阴佩吉特病以手术切除为主。根据病灶大小及部位，可以选择根治性外阴切除术、根治性部分外阴切除术和单纯部分外阴切除术。一般需行浅表性外阴切除。由于真皮层潜在的组织学改变常超过临床可见病变的范围，故手术切缘距病灶边缘应有一定距离，切缘距病灶至少2cm，并切除浅层的皮下脂肪，确保病灶切除干净，减少局部复发。建议术中行冰冻病理学检查明确切缘状态，若切缘阳性，则应再切除1cm的手术切缘，必要时多次冰冻、多次扩大切除，直至切缘阴性为止。术前怀疑有皮下浸润或合并浸润性腺癌时，术中还应送冰冻病理学检查，并行前哨淋巴结活检，病理学诊断证实后应按外阴浸润癌处理。佩吉特病常切除范围较大、外阴缺损面积较大，常需皮瓣转移覆盖手术创面。但也有文献报道术中慎行皮瓣移植，因为移植的皮瓣容易掩盖局部复发病灶。

对有严重合并症或广泛转移不能耐受手术、或术后复发者，可行咪喹莫特、放疗、二氧化碳激光消融治疗、光动力学治疗（photodynamic therapy，PDT）和化疗等非侵入性治疗。

局部外用5%的咪喹莫特治疗外阴上皮内佩吉特病的完全缓解率高达75%，对初治和复发者均有效，且对5%的咪喹莫特初治后复发的患者再次治疗仍有效。放疗可治愈部分外阴佩吉特病患者，放疗总剂量应控制于40~70Gy；二氧化碳激光消融治疗有一定疗效，但术后复发率高。PDT疗效有限，但与手术切除相比，PDT可明显提高患者的生活质量。化疗药物可选用FP方案（顺铂+5-氟尿嘧啶）、FECOM方案（表柔比星+卡铂+长春新碱+5-氟尿嘧啶）、多西他赛或联合用药。该病发病率低，尚无最佳治疗方案。

近年来文献报道针对常规化疗耐药或转移性的外阴佩吉特病患者，靶向治疗（曲妥珠单抗或拉帕替尼）可作为一种新候选。

第六章

营养治疗

作为肿瘤整合治疗措施之一，医学营养治疗（MNT）应得到临床医生重视。欧洲肠外肠内营养学会发布的《肿瘤患者营养指南》推荐，从肿瘤确诊开始定期评估营养摄入、体重改变和体质指数（body mass index，BMI），并根据临床状况重复评估。

临床营养师对患者及家属进行规范的营养教育和干预指导。规范的营养治疗和咨询流程，包括客观的营养评估、准确的营养诊断、科学的营养干预和全面的营养监测。对营养良好或轻度营养不良者，自然饮食充足，仅需营养宣教或专业饮食指导，无须过多营养干预，但应避免营养不良发生。若患者治疗前已有营养不良，应及时进行营养干预，通过合理营养治疗，纠正营养不良状态。肿瘤患者营养不良发生率高、后果严重，约20%恶性肿瘤患者直接死于营养不良。以“营养筛查—评估—诊断—治疗”为基础的规范化临床营养诊疗路径，是及时筛查肿瘤患者营养风险、精准诊断营养不良的基本措施，也是合理营养治疗、改善临床结局的基础保障。

实验室检查是评估营养状况的重要指标，受营养状况、免疫、代谢等多方面影响，能较为及时、敏感、客观的评价，代谢紊乱或系统性炎症是肿瘤患者常见的病理特征，肿瘤恶液质常表现为能量消耗增加、癌组织分解代谢（蛋白质水解）、液体向细胞外转移、急性期蛋白质变化和高血糖等，因此血清C反应蛋白、白蛋白、前白蛋白、视黄醇结合蛋白等实验室指标是评定肿瘤患者营养状况的重要参考指标。多种因素导致患者自然饮食不足超过1周，积极开展对症处理的同时，根据患者的情况选择合适的肠内营养或肠外营养，以减少营养不良造成的不利影响，保证生活质量。

外阴癌患者营养状况除了与肿瘤状态有关，还与年龄高度相关，对接受手术治疗的中至重度营养不良患者，尤其是需要切除腹股沟淋巴结甚至盆腔淋巴结患者，往往建议在手术前1~2周开始接受营养治疗。推荐首选肠内营养，术后鼓励尽早恢复经口进食，饮食上可选用鱼、家禽、瘦红肉、鸡蛋、低脂乳制品和大豆食品等。推荐能量为25~30kcal/（kg·d），对与肿瘤相关的营养不良患者，不能耐受肠内营养情况下，推荐采用肠外营养，推荐能量为30~35kcal/（kg·d）。不推荐对无营养风险的患者常规应用肠外营养，尤其是不存在胃肠道功能障碍者，应用肠外营养非但无益，反而有害。

营养治疗的适应证包括：①年龄70岁以下患者，BMI<20kg/m^2，或年龄70岁以上患者，BMI<22kg/m^2；②短期内体重下降明显，比如半年内体重减轻超过10%，或3个月内体重减轻超过5%或体重每周持续减轻0.5kg；③营养风险筛查评分简表（nutrition risk screening）NRS 2002≥3分或病人提供的主观整体营养状况评量表（scored patient-generated subjective global assessment）PG-SGA≥4分；④血清白蛋白<30g/L；⑤经口摄入不足75%目标能量和蛋白质需要量；⑥出现严重治疗相关不良反应，胃肠道反应导致进食减少、摄入不足，持续超过3天等。

营养治疗的途径包括肠内营养和肠外营养，首选口服的肠内营养途径，对肠内营养不能满足能量需求者，应予肠外营养补充。营养治疗在于及时纠正营养不良，避免恶液质或营养状况进一步恶化，改善机体功能，提高控瘤治疗的耐受性和生活质量。系统根据营养筛查评估结果，智能化推出营养治疗方案，用以辅助临床决策。根据营养不良的五阶梯治疗，对肿瘤患者营养治疗的基本要求是四达标，即满足90%液体目标需求、大于70%（70%~90%）能量目标需求、100%蛋白质目标需求及100%微量营养素目标需求。规范治疗需遵循五阶梯原则，依次包括：营养教育、口服营养补充、全肠内营养、部分肠外营养和完全肠外营养。

ESPEN指南建议，当下一阶梯不能满足60%目标能量需求3~5d时，应选择上一阶梯。营养方法治疗作为药物治疗的补充干预措施，得到越来越多的关注。口服营养补充剂简单、方便、易行，但需注意：①口服营养补充剂需定时服用。定时是指固定时间点服用，一般推荐3+3模式，7：00吃早餐，12：00吃午餐，18：00吃晚餐，让患者在9：00 -9：30、15：00-15：30、20：00-20：30，这3个时间段分别服用口服营养制剂。通过这3次定时服用口服营养制剂，可以很好地补充饮食，且不影响3餐正常就餐；②口服营养补充剂需定量服用。根据患者缺失量，将口服营养制剂平均分为3等份，在上述3个时间段服用；③口服营养补充剂需慢服；④口服营养补充剂需适当加热。以40~50°C为宜，这样可以避免腹泻。合理营养可有效改善患者高能量分解状态，保证患者得到充足营养，供给疾病转归对能量的需求，从而达到理想治疗效果。

营养方法治疗在某些程度上不仅可帮助患者减少营养成分的流失，还可显著改善生存质量，改善预后效果，减轻心理负担。

第七章

中医调理

第一节　外阴恶性肿瘤术后中医调理

外阴癌患者术后由于切口创面较大，恢复慢，并发症多，常出现神疲乏力、脘腹痞满、纳呆、排气排便不畅、小腹疼痛、小便癃闭、潮热盗汗等诸症，影响机体康复及后续治疗实施。因此，术后患者的康复时间、康复程度成为能否及时进行后续治疗的关键。

中医药治疗能有效促进术后患者康复，通过益气养阴、健脾理气等治疗，改善乏力、纳差、腹胀、潮热盗汗等症状，促使机体正气复原。同时，减轻手术不良反应，如淋巴水肿、尿潴留、肾盂积水、尿路感染、术口不愈等。此外，妇科肿瘤患者，根据手术病理及分期，很多需要进一步行放疗、化疗，中医药可提高手术、放化疗耐受性，促进患者及时、规范地完成相关治疗。

第二节　病因病机

祖国医学对外阴癌的论述，散见于中医妇科的“阴疮”、“阴蚀”、“阴菌”等范畴。《女科撮要》曰“阴中……翻突如饼，俗称阴菌，益有鸡冠花；亦有生诸虫。亦有肿痛湿痒溃烂出水胀闷脱坠者。其内证口干内热，体倦，经候不调，饮食无味，哺热发热，胸幅不利，胁肋不调，小腹痞胀，赤白带下，小水淋涩。”本病多为情志郁火，损伤肝脾，或湿热下注，郁蒸生虫，或感染六淫之邪，湿热蕴结，引起阴部气血留滞；或饮食、房欲劳伤亏阴，肝肾不足，血虚不荣等而发病。

外阴癌的脏腑辨证，主要在肝、脾、肾三脏，因脾虚失运，肝郁气滞，肾虚不固，脏腑功能亏损，致冲任失调，督带失约而导致本病的发生。总体病性为本虚标实，强调扶正以固本、祛邪以治标。临证应明辨虚实，分清脏腑，根据“虚”、“瘀”、“痰”、“毒”状况进行辨证施治，并灵活采用健脾祛湿，滋养肝肾，疏肝理气，清利湿热，祛瘀散结等治则。

手术既可祛除病邪，也可带来不同程度损伤，所谓“邪之所凑，其气必虚”，术中失血、元气受损，术后机体多见正气亏虚、阴血不足，机体各脏器功能受损，导致气机郁滞，升降失司，开阖失常，或余毒未清，瘀阻经脉，血行不畅，导致气滞血瘀等邪实存在。因此，“正虚邪滞”是妇科恶性肿瘤术后的辨治特点，以气血亏虚为本，气滞、痰湿、血瘀为标。

第三节　外阴癌术后的中医辨治方法

术后早期应根据正虚邪滞的体质特点，通过不同临床证候辨明正邪盛衰，分清标本主次，采取不同的阶段性治疗方法，调整机体阴阳、气血，恢复脏器功能。

1　理气通滞，利湿散结

对手术患者，由于手术本身对脏器的刺激、麻醉，术后近期不能摄食等原因使肠壁内源性运动活性的神经性抑制，胃肠道蠕动消失，导致气机郁滞，肠腑传导不利，升降失司，从而出现脘腹痞满，矢气不转，下腹胀痛，恶心泛呕，不思饮食，口渴心烦，大便秘结，舌苔腻、脉弦滑等标实之证。因此理气通腑，恢复胃肠功能成为术后早期康复的首要任务。根据中医“六腑以通为用”理论，在西医常规治疗基础上，术后加用理气通腑、行气导滞之中药治疗，方拟气滞腑气不通采用小承气汤加减，气虚腑气不通，可用四磨汤加减，以枳实、厚朴、莱菔子、白术、柴胡、青皮、郁金、当归、白芍、薄荷、大腹皮、砂仁等加减。待肛门排气，腹胀缓解后给半流质饮食，加炒党参、炒白芍、淮山药健脾益气，资气血生化之源。诸药合用，使脾运得健，气机调畅，升降有序，则胃肠功能快速康复，诸症缓解。临诊应用此法应注意分清本虚标实之主次，遵循“衰其大半而止”的原则，一旦标实之证缓解及时调整治疗用药。

术后虽有正虚，亦不忘祛邪，《内经》云：“坚者削之，结者散之，留者攻之，滞者导之。”此之谓也。因邪实留滞，脾虚失运，水湿内停，患者常表现为带下赤白或赤黄，少腹胀痛，纳呆脘闷，口舌生疮，便秘溲黄，苔黄腻，脉弦数。此时当清热、利湿、散结，方以四妙丸、龙胆泻肝汤等加减，常用苍术、黄柏、怀牛膝、薏苡仁、土茯苓、泽泻、蒲公英、马齿苋等清利湿热，用山慈菇、浙贝、海藻、昆布、牡蛎、莪术等散结祛瘀。

若肿瘤术后余毒未清，加上离经之血、渗出之液蕴结留滞体内，而机体正气亏损，无力驱邪外出，则邪毒瘀阻胞脉，蕴而化热，出现阴道接触性出血或流出血块，带下微黄或夹血块，下腹或臀、骶疼痛，伴有口苦、尿赤，舌淡红质泛紫或边尖瘀点、苔黄腻、脉弦涩，此乃热毒瘀结。此时不应拘泥于术后体虚而妄加补益，应祛邪为先，以减少对正气的损伤。治拟活血散结，解毒祛瘀，方拟桂枝茯苓丸合下瘀血方，以桂枝、赤芍、茯苓、牡丹皮、延胡索、桃仁、土鳖、大黄、川楝子、威灵仙等加减。

2 健脾固肾，柔肝养阴

由于手术耗伤元气，脾胃运化功能失调，气机郁滞，出现神疲倦怠、纳呆食少、头晕气短等表现；肾与膀胱气化不利，开阖失司，从而出现小便欲解不出或滴沥不爽，腰膝酸冷，舌淡胖苔白、脉沉迟无力等脾肾两虚证候。治以健脾温肾为主，方选济生肾气丸或右归丸之类，选熟附子、桂枝、地黄、黄芪、党参、补骨脂、川断、鹿角胶、巴戟天、肉苁蓉等。临证若见腰膝酸软较甚者加杜仲、怀牛膝、桑寄生、乌梢蛇等；头晕耳鸣者加当归、钩藤、天麻；纳少腹胀者，加炒麦芽、鸡内金以消食助运；脱发者加旱莲草、何首乌；腹泻者加赤石脂、炒薏苡仁、淮山药；汗出不止者加浮小麦、煅龙骨、煅牡蛎。

若见眩晕耳鸣，腰膝酸痛，手足心热，心烦失眠，潮热盗汗，口渴咽干，白带色黄夹血，舌质红苔少，脉弦细，乃肝肾阴虚，治以滋补肝肾为主，方选六味地黄丸或左归丸之属，以熟地黄、山药、山萸肉、龟板、鳖甲、枸杞、黄精、女贞子等加减。若少腹痛，痛如针刺，加乳香、没药、蒲黄、五灵脂以活血祛瘀；胸闷心烦易怒者，加柴胡、郁金、山栀子以疏肝清热。

3 益气养血，祛瘀通络

癌毒之邪易损阴液，手术创伤耗气伤血，耗散阴津，气虚无力推动血行，而致血瘀，患者多表现为神疲乏力，头晕耳鸣，夜寐不安，舌淡黯苔少，脉细弱或沉涩，乃气血亏虚，瘀血阻滞之证。正如《景岳全书·妇人归·血癥》所言："瘀血留滞作癥，唯妇人有之。其证则或由经期，或由产后，凡内伤生冷，或外受风寒，或郁怒伤肝，气逆而血流，或忧思伤脾，气虚而血滞，或积劳积弱，气弱而不行，总由血动之时，余血未尽，而一有所逆，则留滞日积而以成癥矣"，指出"气虚血瘀"乃妇人癥积的重要病因。治拟益气养血，祛瘀通络，方选四物汤加减，药用：熟地黄、当归、川芎、白芍、牡丹皮、党参、黄芪、砂仁等。若见术后发热不退，小腹疼痛，痛处不移，口干不欲饮，舌暗紫边有瘀点、脉沉涩者，此乃血瘀发热，加用行气活血，化瘀通络之品，如桃仁、赤芍、柴胡、郁金、茜草等，内热可退。现代药理学研究表明，益气养血之剂可改善脏器血供，保护骨髓造血功能，提高机体细胞免疫功能，从而促进机体尽快康复，改善生存质量。

第四节 术后并发症的中医药治疗

1 淋巴水肿

主证：双下肢水肿，活动尤甚，按之坚韧、不凹陷，偶可扪及腹部包块，质韧，疲倦乏力，纳眠可，舌淡胖，苔白腻，脉细。

辨证：湿毒内阻

治法：温阳化气，利湿行水

方药：五苓散（《金匮要略》）内服合大黄、芒硝外敷。

药物内服：猪苓25g，茯苓15g，泽泻15g，桂枝10g，白术15g，路路通30g，丹参15g，茜草15g，地龙10g，牡丹皮15g，甘草6g。

外敷：大黄、芒硝按照1：4比例打粉，装入布袋后放置水肿处外敷，晾晒后可重复使用。

加减：腹痛、伴有发热者，可加蒲公英15g，金银花15g，益母草20g。

2 术后贫血

主证：面色苍白或萎黄，头晕目眩，神疲乏力，气短懒言，纳眠差，舌淡，苔白，脉沉细无力。

辨证：气血亏虚

治法：补气养血

方药：八珍汤加减（《正体类要》）。

具体药物：党参20g，白术12g，茯苓15g，当归10g，熟地15g，白芍15g，川芎10g，黄芪30g，大枣30g，甘草6g。

加减：气血两虚明显者，加人参15g，女贞子10g，枸杞子20g；自汗、畏风怕冷者，加防风15g，桂枝10g；阴道出血不止者，加三七粉（冲）6g，地榆炭10g，仙鹤草30g；胃纳差者，加鸡内金15g，麦芽15g，谷芽15g；心悸、眠差者，加远志15g，酸枣仁20g。

3 尿潴留及肾盂积水

主证：排尿不畅、尿频、伴有排尿不尽感，或尿失禁，腹胀纳差，或腰部酸软疼痛，排尿不畅，神疲乏力，恶心呕吐，纳差，眠可，舌淡胖，苔白厚腻，脉沉细或沉缓。

辨证：肾阳虚衰，水湿内停

治法：温补肾阳，化气行水

方药：济生肾气丸加减（《济生方》）。

具体药物：桂枝10g，熟附子10g（先煎），熟地20g，茯苓20g，山药20g，山茱萸15g，泽泻15g，牡丹皮15g，白芍15g，甘草6g。

加减：伴脘痞腹胀、纳差者，加厚朴15g，枳实10g，焦麦芽20g，焦神曲15g；伴尿痛者，加金钱草15g，海金沙15g；伴血尿者，加田七粉6g，小蓟15g。

4 泌尿系统感染

主证：小便短赤热痛、淋漓不畅，小腹急满，口干咽燥，舌红，苔黄腻，脉滑数。

辨证：湿热下注

治法：清热利湿

方药：八正散加减（《太平惠民和剂局方》）。

具体药物：木通15g，车前草（包）15g，萹蓄15g，瞿麦30g，栀子15g，滑石15g（包），大黄10g，甘草6g。

加减：小便混浊者，加萆薢15g，菖蒲15g；少腹拘急疼痛、盆腔感染者，加黄柏15g，蒲公英15g，当归10g；口干咽燥者，加沙参15g，麦冬15g。

5 放射性肠炎

主证：下腹部疼痛，里急后重，腹泻常夹便血，下腹部疼痛，里急后重，腹泻常夹便血等放射性直肠炎，舌红脉弦。中医辨证多属大肠热盛。

辨证：湿热下注

治法：清热解毒

方药：白头翁汤（《伤寒论》）。

白头翁15g，黄连6g，黄柏15g，秦皮15g。

加减木香10g，赤芍15g，地榆15g，金银花15g，马齿苋15g，败酱草15g，白芍15g，乌梅6g，槐花15g，血余炭10g等。

6 放化疗损伤脾胃功能

①脾胃气虚

主证：放化疗后自觉乏力，头晕，纳呆，恶心，呕吐，舌质淡，苔白，脉细弱。

治法：益气健脾。

方药：香砂六君子汤加减（《古今名医方论》）。

党参15g、白术15g、茯苓20g、半夏15g、陈皮10g、广木香6g、（后下）砂仁6g、

（后下）炙甘草6g。

②肝胃不和

主证：食欲不振，胃脘饱胀，胸胁窜痛，胸闷善太息，情志抑郁易怒，或嗳气，脘腹胀满，舌质淡，苔白，脉弦。

治法：疏肝理气，活血止痛

方药：柴胡疏肝散（《景岳全书》）合金铃子散（《太平圣惠方》）加减。

陈皮6g、柴胡10g、川芎6g、香附10g、枳壳12g、芍药15g、甘草6g、金铃子10g、玄胡15g。

③胃虚有热

主证：呕吐酸水，苦水，呃逆或干呕，虚烦少气，口干，舌红嫩，脉虚数。

治法：降逆止呕，益气清热

方药：橘皮竹茹汤（《金匮要略》）。

橘皮6g、竹茹15g、大枣15g、生姜15g、甘草6g、人参15g。

第五节　常用中成药

1　桂枝茯苓丸（《金匮要略》）

由桂枝、茯苓、牡丹皮、桃仁、芍药组成。具有活血化瘀，缓消癥块的功效，适用于妇科肿瘤盆腔转移、下腹部包块硬实者。每服一至二丸。

2　少腹逐瘀丸（《医林改错》）

由当归、川芎、赤芍、五灵脂、蒲黄、没药、小茴香、干姜、肉桂、延胡索等药物组成。具有行气活血，祛瘀散结的作用，适用于妇科肿瘤属气滞血瘀者。每次服1丸，早晚各1次，用温黄酒送服。

3　平消胶囊（《癌瘤中医防治研究》方）

制马钱子、郁金、枳壳、干漆、五灵脂、白矾、仙鹤草等，口服，每次4~8片，每日3次，1~3个月为1疗程，具有活血行气、化痰软坚、扶正祛邪的功效，适用于各型妇科肿瘤患者。

第八章

随访

遵循妇科恶性肿瘤治疗后随访原则。治疗后前2年每3~6个月随访1次，第3~5年每6~12个月随访1次，以后每年随访1次。建议行宫颈/阴道细胞学筛查（可包括HPV检测）以早期发现下生殖道上皮内病变。若症状或临床检查怀疑复发，需行影像学及肿瘤标志物检查，必要时行活检病理学检查明确。

参考文献

[1]谢玲玲，林荣春，林仲秋.《FIGO 2018癌症报告》——外阴癌诊治指南解读 [J]. 中国实用妇科与产科杂志，2019，35（06）：660-5.

[2]李静然，隋龙，吴瑞芳，et al. 外阴鳞状上皮内病变诊治专家共识 [J]. 中国妇产科临床杂志，2020，21（04）：441-5.

[3]FABER M T，SAND F L，ALBIERI V，et al. Prevalence and type distribution of human papillomavirus in squamous cell carcinoma and intraepithelial neoplasia of the vulva [J]. Int J Cancer，2017，141（6）：1161-9.

[4]HOANG L N，PARK K J，SOSLOW R A，et al. Squamous precursor lesions of the vulva：current classification and diagnostic challenges [J]. Pathology，2016，48（4）：291-302.

[5]VAN DEN EINDEN L C，MASSUGER L F，JONKMAN J K，et al. An alternative way to measure the depth of invasion of vulvar squamous cell carcinoma in relation to prognosis [J]. Mod Pathol，2015，28（2）：295-302.

[6]EIFEL PJ B J，MARKMAN MA. . Cancer of the cervix，vagina，and vulva. [M]//VINCENT T. DEVITA J M D，THEODORE S. LAWRENCE，STEVEN A. ROSENBERG. Principles and Practice of Oncology. Wolters Kluwer Health/Lippincott Williams & Wilkins. 2011：1311-44.

[7]ANGELICO G，SANTORO A，INZANI F，et al. Ultrasound-guided FNA cytology of groin lymph nodes improves the management of squamous cell carcinoma of the vulva：Results from a comparative cytohistological study [J]. Cancer Cytopathol，2019，127（8）：514-20.

[8]NETWORK N C C. NCCN Clinical Practice Guidelines in Oncology：vulva cancer（squamous cell carcinoma）version2.2021. [M]. 2020.

[9]MAGRINA J F，GONZALEZ-BOSQUET J，WEAVER A L，et al. Primary squamous cell cancer of the vulva：radical versus modified radical vulvar surgery [J].Gynecol Oncol，1998，71（1）：116-21.

[10]ANSINK A，VAN DER VELDEN J. Surgical interventions for early squamous cell carcinoma of the vulva [J]. Cochrane Database Syst Rev，2000，2）：CD002036.

[11]DESIMONE C P，VAN NESS J S，COOPER A L，et al. The treatment of lateral T1 and T2 squamous cell carcinomas of the vulva confined to the labium majus or minus [J]. Gynecol Oncol，2007，104（2）：390-5.

[12]ROGERS L J，CUELLO M A. Cancer of the vulva [J]. Int JGynaecol Obstet，2018，143 Suppl 2（4-13.

[13]DELLINGER T H，HAKIM A A，LEE S J，et al. Surgical Management of Vulvar Cancer [J]. J Natl Compr Canc Netw，2017，15（1）：121-8.

[14]MICHELETTI L，PRETI M. Surgery of the vulva in vulvar cancer [J]. Best Pract Res Clin ObstetGynaecol，2014，28（7）：1074-87.

[15]HEAPS J M，FU Y S，MONTZ F J，et al. Surgical-pathologic variables predictive of local recurrence in squamous cell carcinoma of the vulva [J].Gynecol Oncol，1990，38（3）：309-14.

[16]CHAN J K，SUGIYAMA V，PHAM H，et al. Margin distance and other clinico-pathologic prognostic factors in vulvar carcinoma：a multivariate analysis [J].Gynecol Oncol，2007，104（3）：636-41.

[17]ROUZIER R，HADDAD B，PLANTIER F，et al. Local relapse in patients treated for squamous cell vulvar carcinoma：incidence and prognostic value [J]. ObstetGynecol，2002，100（6）：1159-67.

[18]DE HULLU J A，HOLLEMA H，LOLKEMA S，et al. Vulvar carcinoma. The price of less radical surgery [J]. Cancer，2002，95（11）：2331-8.

[19]ARVAS M，KAHRAMANOGLU I，BESE T，et al. The Role of Pathological Margin Distance and Prognostic Factors After Primary Surgery in Squamous Cell Carcinoma of the Vulva [J]. Int JGynecol Cancer，

2018，28（3）：623-31.

[20]VISWANATHAN A N，PINTO A P，SCHULTZ D，et al. Relationship of margin status and radiation dose to recurrence in post-operative vulvar carcinoma [J].Gynecol Oncol，2013，130（3）：545-9.

[21]POLTERAUER S，SCHWAMEIS R，GRIMM C，et al. Prognostic value of lymph node ratio and number of positive inguinal nodes in patients with vulvar cancer [J].Gynecol Oncol，2017，147（1）：92-7.

[22]OONK M H M，PLANCHAMP F，BALDWIN P，et al. European Society ofGynaecological Oncology Guidelines for the Management of Patients With Vulvar Cancer [J]. Int JGynecol Cancer，2017，27（4）：832-7.

[23]POLTERAUER S，SCHWAMEIS R，GRIMM C，et al. Lymph node ratio in inguinal lymphadenectomy for squamous cell vulvar cancer：Results from the AGO-CaRE-1 study [J].Gynecol Oncol，2019，153（2）：286-91.

[24]SWIFT B E，KHOJA L，MATTHEWS J，et al. Management of inguinal lymph nodes in locally advanced，surgically unresectable，squamous cell carcinoma of the vulva [J]. Gynecol Oncol，2024，187（46-50.

[25]BELL JG L J，REID GC. Complete groin lymphadenectomy with preservation of the fascia lata in the treatment of vulvar carcinoma. [J].Gynecol Oncol，2000，77（2）：314-8.

[26]CIRIK D A，KARALOK A，UREYEN I，et al. Early and Late Complications after Inguinofemoral Lymphadenectomy for Vulvar Cancer [J]. Asian Pacific Journal of Cancer Prevention，2015，16（13）：5175-9.

[27]LEVENBACK C F，ALI S，COLEMAN R L，et al. Lymphatic mapping and sentinel lymph node biopsy in women with squamous cell carcinoma of the vulva：a gynecologic oncology group study [J]. J Clin Oncol，2012，30（31）：3786-91.

[28]沈扬，吴强，孙志华，et al. 外阴癌腹股沟前哨淋巴结精确定位和切除的临床观察 [J]. 临床肿瘤学杂志，2018，23（11）：1028-31.

[29]吴强，高雨农，赵绍杰，et al. 腔镜下腹股沟淋巴结切除术中对前哨淋巴结的辨认和处理 [J]. 临床肿瘤学杂志，2017，22（08）：722-4.

[30]GAFFNEY D K，KING B，VISWANATHAN A N，et al. Consensus Recommendations for Radiation Therapy Contouring and Treatment of Vulvar Carcinoma [J]. Int J Radiat Oncol Biol Phys，2016，95（4）：1191-200.

[31]RAO Y J，CHUNDURY A，SCHWARZ J K，et al. Intensity modulated radiation therapy for squamous cell carcinoma of the vulva：Treatment technique and outcomes [J]. Adv Radiat Oncol，2017，2（2）：148-58.

[32]GILL B S，BERNARD M E，LIN J F，et al. Impact of adjuvant chemotherapy with radiation for node-positive vulvar cancer：A National Cancer Data Base（NCDB）analysis [J]. Gynecol Oncol，2015，137（3）：365-72.

[33]KUNOS C，SIMPKINS F，GIBBONS H，et al. Radiation therapy compared with pelvic node resection for node-positive vulvar cancer：a randomized controlled trial [J]. ObstetGynecol，2009，114（3）：537-46.

[34]谢玲玲，林荣春，林仲秋.《2021.2 NCCN外阴鳞癌临床实践指南》解读 [J]. 中国实用妇科与产科杂志，2020，36（12）：1172-6.

[35]GERSHENWALD J E，SCOLYER R A，HESS K R，et al. Melanoma staging：Evidence-based changes in the American Joint Committee on Cancer eighth edition cancer staging manual [J]. CA Cancer J Clin，2017，67（6）：472-92.

[36]WEBER J，MANDALA M，DEL VECCHIO M，et al. Adjuvant Nivolumab versus Ipilimumab in Resected Stage Ⅲ or Ⅳ Melanoma [J]. N Engl J Med，2017，377（19）：1824-35.

[37]EGGERMONT A M, CHIARION-SILENI V, GROB J J, et al. Adjuvant ipilimumab versus placebo after complete resection of high-risk stage Ⅲ melanoma (EORTC 18071): a randomised, double-blind, phase 3 trial [J]. Lancet Oncol, 2015, 16 (5): 522-30.

[38]BENEDET J L, MILLER D M, EHLEN T G, et al. Basal cell carcinoma of the vulva: clinical features and treatment results in 28 patients [J]. ObstetGynecol, 1997, 90 (5): 765-8.

[39]RENATI S, HENDERSON C, ALUKO A, et al. Basal cell carcinoma of the vulva: a case report and systematic review of the literature [J]. Int J Dermatol, 2019, 58 (8): 892-902.

[40]DALTON A K, WAN K M, GOMES D, et al. Inguinal Metastasis from Basal Cell Carcinoma of the Vulva [J]. Case Rep Oncol, 2019, 12 (2): 573-80.

[41]BICHAKJIAN C A S, ALAM M, ANDERSEN J, BLITZBLAU R, BORDEAUX J, ET AL. National Comprehensive Cancer Network Basal Cell Skin Cancer, Version 1. Clinical Practice Guidelines in Oncology. [J]. J Natl Compr Canc Netw, 2019,

[42]SINHA K, ABDUL-WAHAB A, CALONJE E, et al. Basal cell carcinoma of the vulva: treatment with Mohs micrographic surgery [J]. Clin Exp Dermatol, 2019, 44 (6): 651-3.

[43]BHALWAL A B, NICK A M, DOS REIS R, et al. Carcinoma of the Bartholin Gland: A Review of 33 Cases [J]. Int JGynecol Cancer, 2016, 26 (4): 785-9.

[44]OULDAMER L, CHRAIBI Z, ARBION F, et al. Bartholin's gland carcinoma: epidemiology and therapeutic management [J]. Surg Oncol, 2013, 22 (2): 117-22.

[45]NASU K, KAWANO Y, TAKAI N, et al. Adenoid cystic carcinoma of Bartholin's Gland. Case report with review of the literature [J].Gynecol Obstet Invest, 2005, 59 (1): 54-8.

[46]WOIDA F M, RIBEIRO-SILVA A. Adenoid cystic carcinoma of the Bartholin gland: an overview [J]. Arch Pathol Lab Med, 2007, 131 (5): 796-8.

[47]TAN A, BIEBER A K, STEIN J A, et al. Diagnosis and management of vulvar cancer: A review [J]. J Am Acad Dermatol, 2019, 81 (6): 1387-96.

[48]W D. Paget 's disease of the vulva. [J]. British Journal of Dermatology, 1901, 13 (407-13.

[49]NASIOUDIS D, BHADRA M, KO E M. Extramammary Paget disease of the vulva: Management and prognosis [J].Gynecol Oncol, 2020, 157 (1): 146-50.

[50]SHEPHERD V, DAVIDSON E J, DAVIES-HUMPHREYS J. Extramammary Paget's disease [J]. BJOG, 2005, 112 (3): 273-9.

[51]KHOO A C H, YEOH K W. 18F-FDG PET/CT in Metastatic Extramammary Paget's Disease [J]. Clin Nucl Med, 2019, 44 (10): 808-9.

[52]CHUH A, ZAWAR V, FOLSTER-HOLST R. Dermoscope-guided lesional biopsy to diagnose EMA+ CK7+ CK20+ extramammary Paget's disease with an extensive lesion [J]. J Eur Acad Dermatol Venereol, 2018, 32 (3): e92-e4.

[53]PAN Z Y, LIANG J, ZHANG Q A, et al. In vivo reflectance confocal microscopy of extramammary Paget disease: diagnostic evaluation and surgical management [J]. J Am Acad Dermatol, 2012, 66 (2): e47-53.

[54]HATTA N. Prognostic Factors of Extramammary Paget's Disease [J]. Curr Treat Options Oncol, 2018, 19 (10): 47.

[55]CHANG K, LI G X, KONG Y Y, et al. Chemokine Receptors CXCR4 and CXCR7 are Associated with Tumor Aggressiveness and Prognosis in Extramammary Paget Disease [J]. J Cancer, 2017, 8 (13): 2471-7.

[56]WILKINSON E J, BROWN H M. Vulvar Paget disease of urothelial origin: a report of three cases and a proposed classification of vulvar Paget disease [J]. Hum Pathol, 2002, 33 (5): 549-54.

[57]FANNING J, LAMBERT H C, HALE T M, et al. Paget's disease of the vulva: prevalence of associated vulvar adenocarcinoma, invasive Paget's disease, and recurrence after surgical excision [J]. Am J

ObstetGynecol, 1999, 180（1 Pt 1）: 24-7.

[58]JONES I S, CRANDON A, SANDAY K. Paget's disease of the vulva: Diagnosis and follow-up key to management; a retrospective study of 50 cases from Queensland [J].Gynecol Oncol, 2011, 122（1）: 42-4.

[59]CAI Y, SHENG W, XIANG L, et al. Primary extramammary Paget's disease of the vulva: the clinicopathological features and treatment outcomes in a series of 43 patients [J].Gynecol Oncol, 2013, 129（2）: 412-6.

[60]SCHMITT A R, LONG B J, WEAVER A L, et al. Evidence-Based Screening Recommendations for Occult Cancers in the Setting of Newly Diagnosed Extramammary Paget Disease [J]. Mayo Clin Proc, 2018, 93（7）: 877-83.

[61]EDEY K A, ALLAN E, MURDOCH J B, et al. Interventions for the treatment of Paget's disease of the vulva [J]. Cochrane Database Syst Rev, 2019, 6（CD009245.

[62]BAE J M, CHOI Y Y, KIM H, et al. Mohs micrographic surgery for extramammary Paget disease: a pooled analysis of individual patient data [J]. J Am Acad Dermatol, 2013, 68（4）: 632-7.

[63]ITO T, KAKU-ITO Y, FURUE M. The diagnosis and management of extramammary Paget's disease [J]. Expert Rev Anticancer Ther, 2018, 18（6）: 543-53.

[64]GENTILESCHI S, SERVILLO M, GARGANESE G, et al. Surgical therapy of vulvar cancer: how to choose the correct reconstruction? [J]. JGynecol Oncol, 2016, 27（6）: e60.

[65]MARCHITELLI C, PEREMATEU M S, SLUGA M C, et al. Treatment of primary vulvar paget disease with 5% imiquimod cream [J]. J Low Genit Tract Dis, 2014, 18（4）: 347-50.

[66]COWAN R A, BLACK D R, HOANG L N, et al. A pilot study of topical imiquimod therapy for the treatment of recurrent extramammary Paget's disease [J].Gynecol Oncol, 2016, 142（1）: 139-43.

[67]VAN DER LINDEN M, VAN ESCH E, BULTEN J, et al. The immune cell infiltrate in the microenvironment of vulvar Paget disease [J].Gynecol Oncol, 2018, 151（3）: 453-9.

[68]FONTANELLI R, PAPADIA A, MARTINELLI F, et al. Photodynamic therapy with M-ALA as non surgical treatment option in patients with primary extramammary Paget's disease [J]. Gynecol Oncol, 2013, 130（1）: 90-4.

[69]TOKUDA Y, ARAKURA F, UHARA H. Combination chemotherapy of low-dose 5-fluorouracil and cisplatin for advanced extramammary Paget's disease [J]. Int J Clin Oncol, 2015, 20（1）: 194-7.

[70]OASHI K, TSUTSUMIDA A, NAMIKAWA K, et al. Combination chemotherapy for metastatic extramammary Paget disease [J]. Br J Dermatol, 2014, 170（6）: 1354-7.

[71]NAKAMURA Y H, I; ISH Ⅱ, M; KAWAKAMI, Y; TANESE, K; FUNAKOSHI, T. 355PEfficacy and safety of weekly docetaxel regimen for advanced extramammary Paget's disease: Retrospective single institute analysis. [J]. Annals of Oncology, 2018, 29.

[72]KARAM A, BEREK J S, STENSON A, et al. HER-2/neu targeting for recurrent vulvar Paget's disease A case report and literature review [J].Gynecol Oncol, 2008, 111（3）: 568-71.

[73]ICHIYAMA T, GOMI D, FUKUSHIMA T, et al. Successful and long-term response to trastuzumab plus paclitaxel combination therapy in human epidermal growth factor receptor 2-positive extramammary Paget's disease: A case report and review of the literature [J]. Mol Clin Oncol, 2017, 7（5）: 763-6.

[74]樊代明. 整合肿瘤学 [M]. 北京：世界图书出版公司，2021.

[75]吴燕平，王建芬. 妇科恶性肿瘤术后早期中医干预加速康复体会 [J]. 中国中医急症，2012，21（10）：1611-2.

[76]林丽珠，肖志伟，张少聪. 中医治肿瘤理论及验案 [M]. 北京：中国中医药出版社，2016.

[77]何彬，冯启廷. 益气养阴法在恶性肿瘤术后及放化疗后的应用现状 [J]. 临床合理用药杂志，2013，6（19）：173-4.

阴道恶性肿瘤

名誉主编

樊代明

主　编

王丹波　林仲秋

副主编

李　力　王建六　佟　锐

编　委（按姓氏拼音排序）

迟志宏　高玉华　郭瑞霞　郝　敏　黄曼妮　李　斌　李　力　李　妍

李长忠　李秀敏　林仲秋　娄　阁　陆安伟　孟元光　欧阳玲　隋　龙

孙　丽　孙立新　孙小单　孙志华　唐　郢　佟　锐　王　莉　王丹波

王建六　王沂峰　吴绪峰　徐惠成　阳志军　杨　卓　杨佳欣　杨英捷

张　辉　张　晶　张丙忠　张云艳　赵卫东

第一章

概述

阴道恶性肿瘤（Vaginal Malignancy，VaM）泛指发生在阴道部位的恶性肿瘤，分为原发性阴道恶性肿瘤（Primary Vaginal Malignancy，PVaM）和转移性阴道恶性肿瘤（Metastatic Vaginal Malignancy，MVaM）。转移性阴道恶性肿瘤占大多数，可来自毗邻器官恶性肿瘤的转移，以宫颈癌侵犯阴道最常见，其次为外阴、尿道、直肠等毗邻器官恶性肿瘤的侵袭，来自远隔器官的血行转移较少。阴道恶性肿瘤包括上皮来源的阴道癌（Vaginal Cancer，VaC）和非上皮来源特殊病理类型的阴道恶性肿瘤。发病率低，缺乏大样本、前瞻性研究。不同病理类型的阴道恶性肿瘤临床生物学行为差异较大，处理也具有相对独立性，全面系统的指南也较少。

阴道癌好发于60~70岁绝经后女性，仅有不到15%的患者在50岁前发病，人群发病率为0.6/10万，占妇科恶性肿瘤的1%~2%。在所有诊断的阴道癌中，原发性阴道癌（Primary Vaginal Cancer，PVaC）仅占10%，故诊断原发性阴道癌应先排除转移性阴道癌（Metastatic vaginal cancer，MVaC）。40%的原发阴道癌患者有全子宫切除病史，尤其是40岁前切除子宫的患者，其中20%~30%因子宫颈癌前病变切除子宫，切除子宫的患者中1%~9.6%的患者在随后数月或数年中会发生阴道病变甚至阴道癌。

其他类型阴道恶性肿瘤主要包括阴道恶性黑色素瘤（Primary Vaginal Malignant Melanoma，VaMM）及阴道横纹肌肉瘤（Primary Vaginal Sarcoma Botryoides，VaSB）。VaMM属于黏膜型恶性黑色素瘤，来源于阴道黏膜中的黑色素母细胞，仅有3%女性阴道黏膜中有这种细胞，因此，原发阴道恶黑少见，仅为3例/1000万，占女性恶性肿瘤的0.4%~0.8%，占女性生殖道恶性黑色素瘤的第二位，占阴道恶性肿瘤新发病率<4%，常见于绝经后女性。预后差，5年总生存率仅为15%，平均无复发生存期（RFS）较短，平均总生存期（OS）仅为22个月。VaSB又称葡萄状肉瘤，较罕见。在儿童和青少年的软组织癌症中，横纹肌肉瘤占比最高，达到4%~6%，其中20%发生在下生殖道，50%以上是胚胎组织亚型。

第二章

预防与筛查

第一节　预防

高危型人乳头瘤病毒（human papillomavirus，HPV）疫苗对HPV相关阴道癌可达一级预防目的。开展HPV疫苗接种地区的HPV相关阴道癌有所减少。美国食品药品管理局（FDA）于2018年批准了HPV 9价疫苗（重组疫苗）Gardasil 9用于预防由9种HPV类型导致的包括阴道癌和2/3级阴道上皮内瘤变（VaIN）在内的癌症与疾病。VaIN的规范治疗也是预防原发阴道癌的主要方式。针对发病危险因素进行健康宣教。孕妇妊娠期避用己烯雌酚可预防子代阴道腺癌。

第二节　筛查

尚无证据支持常规阴道癌筛查。阴道癌机会性筛查方法与宫颈癌三阶梯筛查方法一致，即细胞学和（或）高危型HPV-阴道镜-组织病理学。高危型HPV检测灵敏度高于细胞学，建议联合筛查。VaIN是阴道癌的癌前病变，宫颈癌筛查异常行阴道镜检查时推荐同时行全阴道评估，利于早期发现VaIN。

对宫颈锥切术后细胞学反复异常或高危型HPV持续性阳性，阴道镜下未发现CIN时应注意评估阴道壁。全子宫切除术后，病变常发生在阴道残端缝合褶皱内，尤其是两侧顶角处，检查时应充分暴露避免漏诊。绝经后妇女雌激素水平降低会导致阴道壁黏膜出现充血、炎症，影响阴道镜检效果，如无禁忌可考虑阴道局部应用雌激素软膏，待阴道黏膜充血和炎症改善后再行检查。

第三章

阴道癌诊断及治疗

第一节 原发性阴道癌

原发性阴道癌包括：鳞癌（squamous carcinoma）、腺癌（adenocarcinoma）、腺鳞癌（adenosquamous carcinoma）等。鳞癌占90%，故阴道癌常泛指阴道鳞癌。高危型HPV持续感染是阴道鳞癌尤其是年轻女性阴道癌的主要致病因素，其感染率为65%~70%，HPV16是最常见类型。阴道壁反复损伤、免疫抑制剂治疗史、吸烟、盆腔放疗史、长期异常阴道分泌物刺激等也是其高危因素。腺癌仅占8%~10%，高峰发病年龄为17~21岁。阴道本身无腺体，阴道腺癌可来自残余的中肾管、副中肾管或阴道的子宫内膜异位结节。阴道透明细胞癌多发生于30岁之前，与母亲妊娠期接触己烯雌酚（Diethylstil bestrol，DES）可能相关。非DES暴露相关的阴道腺癌罕见，常见为由子宫内膜异位症引起的子宫内膜样腺癌或黏液型腺癌，通常见于绝经后妇女。阴道腺鳞癌很罕见。

根据国际妇产科联盟（FIGO）制定的阴道癌诊断标准，需先排除临床或有组织学证据的子宫颈癌及外阴癌；5年内有子宫颈癌、外阴癌病史者，首先考虑转移性阴道癌可能。

1 病史及主要临床表现

（1）临床表现：约5%~10%阴道癌患者诊断前无症状。临床症状与宫颈癌相似，早期阴道分泌物增多或不规则流血。晚期可因侵犯附近组织器官出现疼痛等相应症状，以及出现腹股沟、锁骨上淋巴结肿大和远隔器官转移表现。

（2）既往病史：重点了解的既往史包括高危型HPV持续感染病史及宫颈癌前病变病史、因宫颈癌前病变或宫颈癌行子宫切除手术史、盆腔放疗史、邻近器官癌症史（如：肛门癌等）以及母亲妊娠期己烯雌酚暴露史等。

2 查体

（1）全身查体：进行详细全身体检，看有无浅表淋巴结特别是腹股沟淋巴结肿大。

（2）妇科查体：阴道癌癌灶多位于上1/3阴道壁，占56%，中1/3约占31%，下1/3仅占13%。早期病变可窥见或扪及阴道壁病灶，晚期病变阴道可完全被肿瘤填塞、阴道旁组织浸润甚至形成冰冻骨盆。

阴道前、后壁病变因阴道检查窥器遮挡容易漏诊，应转动窥器或使用透明窥器仔细检查阴道两侧和前后各壁。同时详细检查外阴、肛门、直肠、宫颈、子宫内膜或外阴，排除这些部位原发恶性肿瘤的阴道转移。检查不满意者建议麻醉下检查。

3 辅助检查

3.1 组织病理学检查

病理是诊断金标准。可以在直视下或借助阴道镜等定位活检。

鳞癌镜下可见癌灶呈网状或团块状浸润间质。免疫组化检测P16有助于判断病理分型及HPV状态，CPS/TPS（PD-L1）检测有助于指导后续治疗及用药。

依据2020年女性生殖道肿瘤WHO分类（第五版），阴道原发性腺癌包括：HPV相关型腺癌以及非HPV相关型腺癌，后者包括：子宫内膜样腺癌、透明细胞腺癌、胃/肠型腺癌、黏液腺癌等。癌肉瘤被归类为上皮性肿瘤。无法定义是否HPV相关癌建议标注："未特指（NOS）"癌。不再使用"疣状"、"基底样"、"疣的"和"乳头状"等命名词语。

3.2 血液学检查

完善血常规、肝肾功能、电解质、HIV等血液学检查，明确有无感染、贫血、低蛋白血症、糖尿病等合并症，有无肝肾功能不全。

血清肿瘤标志物检查：鳞癌可行鳞状细胞癌抗原（squamous cell carcinoma antigen，SCCA）检查；腺癌可行糖类抗原（carbohydrate antigen）CA125、CA19-9、癌胚抗原（carcinoembryonic antigen，CEA）、甲胎蛋白（alpha fetoprotein，AFP）等检查；神经内分泌肿瘤行神经元特异性烯醇化酶（neuron-specificenolase，NSE）检查；阴道恶性黑色素瘤行乳酸脱氢酶（Lactate Dehydrogenase，LDH）检查等。

3.3 影像学检查

CT、MRI是首选影像学检查方法，如无禁忌，推荐增强扫描。评估局部软组织方面，盆腔增强MRI比CT更为敏感，可评估局部病灶范围及膀胱、直肠的浸润程度；全腹增强CT对于评估淋巴结转移情况及全腹转移情况有重要价值；静脉肾盂造影可评估输尿管的受压/浸润程度；评估全身转移情况可行PET/CT检查；腹股沟浅表淋巴结推荐选择超声检查。

3.4 内镜检查

可应用阴道镜进行阴道病变评估。期别较晚者，行尿道-膀胱镜、直肠-乙状结肠镜检查，以排除癌灶侵犯这些器官。

3.5 基因检测

由于缺乏有力证据，基因检测尚未被作为诊断标准之一予以推荐。复发、进展或转移阴道癌患者建议进行PD-L1、肿瘤突变负荷（TMB）、*RET/NTRK*融合基因、*MMR*、*HER2*、*TROP2*等检测。

4 分期

原发阴道癌采用FIGO 2009年阴道癌分期标准，见表37-3-1。该分期为临床分期，分期原则为：①根据临床检查全面评估；②妇科检查需由两位或以上有经验的妇科肿瘤专科医师进行；③分期需在治疗前确定，一旦确定，其后不能更改；④当分期有异议时，将分期定于较早的期别；⑤术中探查及术后病理学检查结果，或治疗中及治疗后发现转移，均不改变分期。

表37-3-1 FIGO 2009阴道癌分期及与不同分期系统的对比

FIGO分期	TNM分期	分期描述
ⅠA	T1aN0M0	肿瘤局限于阴道壁，病灶直径≤2.0cm（4/5英寸），未累及临近淋巴结（N0）或远处转移（M0）
ⅠB	T1bN0M0	肿瘤局限于阴道壁，病灶直径>2.0cm（4/5英寸）（T1b），未累及临近淋巴结（N0）或远处转移（M0）
ⅡA	T2aN0M0	肿瘤穿透阴道壁、未达盆腔，病灶直径≤2.0cm（T2a），未累及临近淋巴结（N0）或远处转移（M0）
ⅡB	T2bN0M0	肿瘤穿透阴道壁、未达盆腔，病灶直径>2.0cm（T2b），未累及临近淋巴结（N0）或远处转移（M0）
Ⅲ	T1-3N1M0	任何大小肿瘤可能累及盆腔，和（或）累及阴道下1/3[a]，和（或）阻断尿流出道（肾脏积水），引发肾脏并发症（T1~T3），转移到临近盆腔或腹股沟区域淋巴结（N1）但无远处病灶（M0）
	T3N0M0	肿瘤累及盆腔，和（或）阻断尿流出道，引发肾脏并发症（T3），未转移到临近淋巴结（N0）或远处转移（M0）
ⅣA	T4 任何N	肿瘤侵犯膀胱或直肠；超出盆腔（T4） 有或无转移到盆腔或腹股沟淋巴结（任何N），无远处病灶（M0）
ⅣB	任何T 任何N M1	任何大小的肿瘤转移到远处器官，如肺或骨（M1），有或无侵犯邻近结构或器官（任何T），有或无转移到邻近淋巴结（任何N）

a：此处为FIGO 2009年版的推荐内容，但作为阴道癌，癌灶部位不建议纳入分期标准。

5 治疗

5.1 治疗原则

阴道癌以鳞癌为主，且与膀胱、尿道、直肠间隔较小，肿瘤部位与优势淋巴引流区域相关，血管及淋巴管丰富、吻合支多等解剖学特点，肿瘤治疗难度大，以放疗为主的整合治疗为首选治疗，治疗对生殖功能和性功能可能产生较大影响。总体而言，阴道上段癌可参照子宫颈癌的治疗，阴道下段癌可参照外阴癌的治疗。

阴道癌发病率低，患者应集中于有经验的肿瘤中心，治疗需采取多学科整合诊治（MDT to HIM）方式，依据患者具体情况制定个体化整合治疗方案。

5.2 放疗

放疗是原发阴道癌患者首选治疗方式，适用于Ⅰ~Ⅳ期的所有病例，尤其适用于Ⅱ期及以上中晚期患者。放疗方式首选体外放疗（External-beam radiation therapy，EBRT）联合近距离后装放疗（Brachytherapy，BT）。同步放化疗是阴道癌的标准放疗方式。采用不同放疗技术治疗的5年总生存期具较大差别。原发性阴道癌放疗缺少前瞻性研究。

总的放疗时间8周内完成，尽量减少治疗的延期/中断。

（1）放疗原则：

ⅠA期，阴道肿瘤浸润深度≤5mm：可仅给予阴道近距离放疗，阴道黏膜下0.5cm，60Gy以上。

ⅠA期，阴道肿瘤浸润深度>5mm，以及ⅠB期~Ⅲ期：采用EBRT+BT联合放疗方案，同步化疗。如宫腔管/阴道模具不能有效覆盖肿瘤区域，可整合组织间插植。

Ⅳ期：应采取个体化治疗。ⅣA期可选择根治性同步放化疗。ⅣB期首选化疗±个体化放疗，若为寡转移灶，可积极给予根治性治疗。

（2）体外照射：

① 放疗技术：包括适型放疗、适型调强放疗（IMRT）、容积调强放疗（VMAT）、螺旋断层放疗（TOMO）等。推荐首选IMRT，可使病灶获得更高放疗剂量，加强对邻近器官保护，减少副反应发生。定位时建议口服及静脉应用造影剂；建议肿瘤标记及阴道内注射凝胶以便靶区勾画及图像的融合。MRI有助指导制定放疗计划。建议在膀胱充盈状态下进行体外放疗，以减少直肠受量。

② 阴道原发肿瘤区域放射野设计：临床靶区（CTV）包含肿瘤上下至少3cm正常阴道及阴道旁组织，如肿瘤邻近或达阴道穹窿，需包括子宫颈及子宫颈旁组织。若为阴道中下段癌累及外阴时需包括外阴。

③ 淋巴结引流区放射野设计：肿瘤位于阴道上段，其照射范围主要为盆腔淋巴结，包括髂内淋巴结、髂外淋巴结、闭孔淋巴结及骶前淋巴结。若盆腔淋巴结有转

移，需包括髂总淋巴结；若淋巴结转移到更高水平，应根据影像学检查确定照射范围。肿瘤位于阴道中段，照射范围包括盆腔及腹股沟淋巴结。肿瘤仅位于阴道下1/3，且证实腹股沟淋巴结无转移，可仅包括腹股沟淋巴结；存在腹股沟淋巴结转移，则需包括盆腔淋巴结。腹股沟淋巴结照射，患者体位建议蛙腿或八字分开固定，能减少腹股沟皮肤放射性损伤。累及阴道后壁和直肠阴道隔的肿瘤转移到骶前和直肠系膜淋巴结的风险增加，应考虑包括整个直肠系膜。

④ 照射剂量：一般每次给予1.8~2.0Gy，总量45~50Gy，转移的肿大淋巴结可同步或后期加量至55~70Gy等效剂量（EQD2）。由于阴道远端的耐受性低于阴道近端，因此阴道下段癌，总剂量70~75Gy（EQD2），阴道上段癌，总剂量75~80Gy（EQD2）。

⑤ 同步化疗：目前缺乏大样本前瞻性研究证据。回顾性研究显示，同期放化疗较单纯放疗可使生存获益。可采用顺铂或含铂方案的同期化疗。

（3）后装放疗（BT）：宫颈癌近距离放疗使用三维BT与二维BT相比，可使生存率提高10%，同时减轻放射毒性。阴道壁薄弱，病灶易累及膀胱、尿道或直肠，因此，阴道癌近距离放疗优先推荐三维BT，主要针对阴道原发病灶及临近浸润区，可降低危及器官损伤风险。阴道癌的相关研究虽然样本量更小、随访时间更短，但获得了类似结果。肿瘤浸润≤5mm时可用阴道模具±铅挡，若肿瘤浸润>5mm，建议联合组织间插植放疗。借助3D打印技术的适型施源器可提高治疗满意度。剂量推荐：阴道黏膜下0.5cm或HR-CTV D_{90} 5~7Gy/次，每周1~2次，总量24~30Gy。

（4）其他放疗方式：肿物临近肛门远端直肠及外阴患者，可考虑电子线照射；放射野内复发可手术患者，可考虑术中放疗。

（5）术后辅助放疗：手术切缘及淋巴结阳性，术后需辅助放疗。肿瘤>4cm、阴道受累长度>2/3阴道壁等高危因素患者，术后辅助放疗可增加局部控制率。若手术切缘阳性或肿瘤临近切缘，建议给予瘤床54~60Gy的照射剂量。

（6）放疗的不良反应：泌尿道及胃肠道不良反应高发，多于血液学不良反应，≥3级的远期不良反应发生率为0~22.5%，局部高剂量率（≥70Gy）、肿瘤≥4cm的患者更易发生严重不良反应。

5.3　手术治疗

阴道癌患者的手术治疗适应证：①病灶边界清晰并可完整切除，复发风险低，不需补充放疗的Ⅰ期和部分ⅡA期患者的初始根治性治疗。②部分ⅣA期或伴有直肠/膀胱瘘的晚期阴道癌患者的姑息手术；③中心型复发患者的手术治疗。

由于阴道解剖位置的特殊性，根治性手术创伤较大，副损伤多。术式可据病情选择经腹、经阴道、经腹腔镜等。阴式路径更适于局限于阴道壁的表浅小病灶。由于缺乏生存数据，选择腔镜手术应慎重，放疗前卵巢悬吊、淋巴结活检可选择腹腔镜。

依据SEER数据库的回顾性研究结果显示，相较于局部肿瘤切除，阴道切除，无论是部分阴道切除、全阴道切除或根治性阴道切除，均可显著延长生存期，与是否放疗无关。手术需保证阴性切缘≥1cm。保留生理、生育功能或性功能的手术适用于部分经选择的年轻患者，放疗前可行卵巢移位手术以保留双侧卵巢功能。具体手术方式包括：

（1）病变位于上1/3阴道壁：镜下病变，可行上段阴道切除±全子宫切除；肉眼可见<2cm病变，可行根治性全子宫和阴道上段切除；若已行子宫全切，可行阴道上段根治性切除。同时行盆腔淋巴结或前哨淋巴结切除。Ⅰ期阴道透明细胞癌淋巴结转移率高，可达17%，因此不建议仅行局部切除，而建议行根治性子宫切除+部分/全部阴道切除+盆腔淋巴结切除术，双侧卵巢可保留，必要时同时行阴道皮瓣整形术。

（2）病变位于中1/3阴道壁或病灶广泛且浸润深：行全子宫切除、全阴道切除及盆腔和腹股沟淋巴结切除，手术创伤大。

（3）病变位于下1/3阴道壁：可行阴道局部广泛切除/扩大切除+双侧腹股沟淋巴结切除术。必要时切除部分尿道和外阴，并同时做成形术。

（4）全盆腔/前盆腔/后盆腔廓清术：适于部分ⅣA期患者、复发/持续性可切除病灶，有/无直肠阴道瘘或膀胱阴道瘘的患者。手术复杂，恢复慢，围术期并发症风险高。建议转诊到有手术能力的肿瘤中心治疗。

盆腔廓清术是指对肿瘤累及的相邻盆腔脏器进行整体切除，用在初始治疗时常为一种姑息手术。手术适应证中，阴道癌占17%，位居第二位。近年，患者的5年生存率明显提高，死亡率及围术期并发症发生率明显下降。手术分Ⅰ型（肛提肌上型）、Ⅱ型（肛提肌下型）和Ⅲ型（肛提肌下联合外阴切除术型），其手术范围广、难度大，常需妇科、胃肠外科、泌尿外科医师的共同参与，切缘阴性对预后有重要意义。对某些中心型复发的阴道癌患者，盆腔廓清术是获得长期生存唯一可能的治疗选择。盆腔廓清术的常见并发症有感染、肠梗阻、消化道和泌尿生殖道瘘等，同时患者的社会心理障碍值得关注。

（5）特殊情况的术式：

①部分行根治性放疗的病例可于放疗前，行盆腹腔肿大淋巴结切除，以作为分期和治疗计划的一部分。手术路径可选择：经腹腔镜、腹膜外路径或开腹。

②前哨淋巴结（SLN）在原发阴道癌中的应用缺乏循证医学证据，但值得关注。

③部分初始治疗选择放疗的年轻中/早期原发阴道癌患者，可在放疗前行“卵巢移位术”，同时予钛夹标记，以防止/减轻放疗导致的卵巢功能丧失。晚期患者卵巢转移率数据极少，保留卵巢需慎重。

④阴道重建术适于部分年轻患者，重建技术包括皮肤移植、腹膜移植、腹部和骨薄肌皮瓣移植、肠皮瓣移植等，不同技术与多种不同的重建材料对功能和美学具

不同意义。

5.4 化疗

（1）单纯化疗效果较差，常用于放疗的同步化疗。阴道癌放疗同步化疗的使用率在逐年增加。同步化疗多采用：顺铂/卡铂单药方案，可有与宫颈癌相当的生存获益。

（2）辅助化疗多与手术或放疗整合用于术前、术后或晚期以及肿瘤复发、转移的辅助治疗，作用有待评价。静脉化疗依据病情决定具体疗程。化疗方案与子宫颈癌或外阴癌类似，联合或不联合抗血管生成药物。对一些无法直接手术、放疗或希望保留生育功能、性功能的患者，可行新辅助化疗，但缺乏远期疗效的评估。化疗也是中晚期阴道癌患者姑息性疗法之一。

5.5 靶向及免疫治疗

阴道癌与宫颈癌具相似的癌变机制与免疫环境。靶向治疗如血管内皮生长因子抑制药物（如贝伐珠单抗）被推荐用于复发子宫颈癌的一线治疗。经选择的阴道癌患者可尝试使用。一些包含了阴道癌的使用PD-1抑制剂的试验中可看到一定疗效，且耐受性良好。帕博利珠单抗、纳武利尤单抗被推荐用于治疗晚期或复发阴道癌患者。有小样本研究显示，贝伐珠单抗及帕博利珠单抗可使阴道癌患者生存获益。其他可尝试使用的药物有：塞尔帕卡替尼、拉洛替尼或恩曲替尼等靶向药物。Her2阳性患者可考虑使用德曲妥珠单抗（T-DXd），其他靶向或免疫治疗仍需后续关注临床试验结果。

5.6 动脉介入治疗

介入治疗多用于阴道病灶大出血、保守治疗无效时。采用双侧超选择性插管至双侧阴道动脉、子宫动脉或髂内动脉后以明胶海绵颗粒栓塞肿瘤供血血管。可同时进行动脉介入化疗。选择以铂类药物为主的整合化疗方案。

第二节 复发性阴道癌

局限于阴道的复发病灶，若初治未接受放疗或复发部位在原放射野外，应行积极的根治性治疗，可考虑手术切除或个体化放疗（EBRT±BT），再给予个体化全身治疗或观察；若既往仅行后装放疗，可行个体化EBRT±系统治疗±后装±选择性手术切除。

复发病灶位于既往放疗野内，若病灶可切除，手术切除为主，或药物治疗±个体化放疗。若病灶不可切除，可行药物治疗±个体化放疗±最佳支持治疗；手术以病灶完整切除、切缘阴性为原则，不需根治性切除，以免增加手术风险与创伤。膀胱或直肠受累，可选择性行盆腔廓清术或姑息性手术。总之，对复发局限于阴道的恶性肿瘤，若经手术或放疗有实现彻底去除肿瘤的可能，则应采取积极的治疗措施使肿瘤消失或缩小，达到一定疗效甚至获得根治。

广泛性复发的患者约占7%~33%，建议参考宫颈癌个体化治疗方式，选择化疗、靶向或免疫等整合治疗，或最佳支持治疗。

推荐复发患者行PD-L1、her2、trop2等检测，为个体化选择免疫检查点抑制剂及靶向治疗提供证据。建议复发患者参加临床试验。

第三节 转移性阴道癌

转移性阴道癌占阴道癌90%以上，以宫颈癌直接侵及阴道最常见，其次为外阴、子宫内膜、尿道、直肠等毗邻器官的侵及或转移。处理应遵循原发疾病的治疗原则。

若原发灶控制满意，孤立的可切除阴道病灶建议行手术切除±个体化放疗，若累及膀胱/直肠，经选择的病例可考虑盆腔廓清术。对不能耐受或拒绝手术者，可行个体化放疗，结合个体化药物治疗。

若病灶广泛或不可切除，按原发病治疗原则系统治疗，或采取最佳支持治疗。

第四章

非上皮来源特殊病理类型阴道恶性肿瘤的诊断及治疗

常见非上皮来源特殊病理类型的阴道恶性肿瘤包括：阴道恶性黑色素瘤（Vaginal Malignant Melanoma，VaMM）与阴道横纹肌肉瘤（Vaginal Sarcoma Botryoides，VaSB）等。

第一节 原发阴道恶性黑色素瘤

原发阴道恶性黑色素瘤生长快，易发生血行转移和远处转移，预后差。由于缺乏系统性治疗的前瞻性临床研究证据，尚无标准治疗方式，治疗多参考黏膜型恶性黑色素瘤。手术是早期VaMM的主要治疗方式。化疗整合免疫治疗或放疗推荐用于晚期和转移性VaMM。基因突变阳性病例中，新型靶向免疫疗法颇有前景。多学科整合诊治MDT to HIM在阴道恶性黑色素瘤整合诊治中有重要作用。

1 诊断

主要根据临床表现及组织病理学确诊。

（1）临床表现：阴道异常流血、流液和阴道肿物，10%患者无临床表现。

（2）妇科查体：典型病例存在黑色或棕色色素沉着，10%~23%为少色素或无色素。病灶常伴溃疡及坏死。好发于阴道下1/3，尤以阴道前壁居多。

（3）实验室检查：尚无特异肿瘤标志物，血清乳酸脱氢酶（Lactate Dehydrogenase，LDH）对诊断及随访监测有一定意义。

（4）组织学病理：病理是诊断的金标准。建议病灶完整切除送检，如为多发病灶，可选择一个病灶完整切除；非病情原因不建议穿刺活检或部分切除活检；仅高龄、大病灶、存在远处转移或完整切除活检难以实现的病例可采取局部切除活检。

建议明确病理诊断后，尽快开始后续治疗。不推荐术中快速冰冻病理学检查。病理检查需同时判断溃疡，有丝分裂率，切缘，卫星灶，Ki-67指数、脉管浸润等，免疫组化检查包括S-100、SOX10、HMB-45、波形蛋白（Vimentin）、Melan-A等，CPS/TPS（PD-L1）检测有助于指导免疫治疗。

（5）基因检测：推荐*NRAS*、*BRAF*、*C-KIT*等28个基因的基因检测，可为恶性黑色素瘤的分子分型、晚期治疗和预后预测提供临床参考。

（6）原发阴道恶黑无标准的分期系统。FIGO的阴道癌分期法与既往曾建议参照的外阴恶黑分期法均不完全适于原发阴道恶黑。

近年研究显示：不同原发部位的黏膜型恶黑适合统一分期。因此，推荐原发阴道恶性黑色素瘤采用黏膜型恶黑的分期方法。

T-原发肿瘤、N-区域淋巴结、M-远处转移

T1：肿瘤侵犯黏膜或黏膜下层；T2：肿瘤侵犯肌层；T3：肿瘤侵犯外膜；T4：肿瘤侵犯邻近结构

N0：无淋巴结转移；N1：1个淋巴结转移；N2：≥2个淋巴结转移

M0：无远处转移；M1：有远处转移

2 治疗

2.1 手术治疗

手术是早期原发阴道恶黑的主要治疗方式，可有效延长患者的生存期。

手术方式：原发灶完整切除。如子宫双附件无受侵证据，不推荐预防性全子宫和双附件切除。手术切缘阴性是决定预后的关键因素。

是否行区域淋巴结切除存在争议。临床或影像学检查发现的肿大淋巴结建议切除。局部复发时，手术仍是最主要治疗方法。新诊断及复发病例均不建议局部广泛切除以及盆腔廓清术。

2.2 化疗

化疗是VaMM术后首选的辅助治疗方式。

黏膜型恶性黑色素瘤对化疗相对敏感，术后首选辅助化疗，可提高总生存，优于辅助干扰素治疗。不可手术切除的晚期或复发VaMM仍然首选化疗。达卡巴嗪是阴道恶黑首选的化疗药物，以达卡巴嗪或其口服类似物替莫唑胺为主的单药或整合治疗是目前主要化疗方案。紫杉醇/白蛋白结合型紫杉醇+卡铂方案也可用于阴道恶黑的化疗。

2.3 靶向治疗

靶向治疗需结合基因检测结果。目前成熟的靶点是BRAF、C-KIT和NRAS。黏膜型恶性黑色素瘤发生C-KIT突变者较多，可达23%，伊马替尼（imatinib）是一种

C-KIT基因的小分子抑制剂，可作为靶向药物选择。BRAF V600E突变患者可从BRAF抑制剂维莫非尼、达拉非尼、曲美替尼治疗中获益，但黏膜型恶性黑色素瘤总体BRAF突变率非常低。由于黏膜黑色素瘤容易侵及血管，因此其对抗血管生成药物相对敏感，化疗整合抗血管生成药物可作为不可切除/晚期病例的备选治疗方案。

2.4 免疫治疗

晚期患者可考虑免疫检查点抑制剂治疗，如抗程序性细胞死亡蛋白1（PD-1）及其配体（PD-L1）抗体，抗细胞毒性T淋巴细胞相关抗原-4（CTLA-4）抗体等。抗PD-1抗体（帕博利珠单抗 pembrolizumab和特瑞普利单抗Toripalimab）与抗CTLA-4抗体（伊匹木单抗 ipilimumab）已获批用于二线治疗不可切除或转移性黑色素瘤。特瑞普利单抗整合阿昔替尼一线治疗晚期黏膜黑色素瘤获得了突破性进展。免疫治疗在皮肤型恶性黑色素瘤的治疗中显示出了希望，但在黏膜型的疗效需进一步研究。其他可尝试应用的免疫检查点抑制剂包括纳武利尤单抗和（或）伊匹木单抗、普特利单抗等。PD-1抑制剂整合VEGF抑制剂可提供更多治疗机会。

2.5 生物治疗

生物治疗曾是无法手术/复发转移VaMM的主要治疗手段。由于高剂量干扰素-α 2b不能明显提高总生存及存有明显毒性已不再是标准治疗药物。高剂量白细胞介素-2（interleukin-2，IL-2）是第一个在转移性黑色素瘤患者中能使部分患者获得长期临床缓解的生物治疗药物，但目前已基本不用。一些新型生物治疗药物正在研发中，有望成为新的治疗选择。

2.6 放疗

VaMM对放疗相对不敏感，但由于黏膜型恶性黑色素瘤对放疗的反应性优于皮肤型，因而目前仍推荐用于VaMM的辅助治疗。放疗主要包括辅助性放疗和姑息性放疗，尤其推荐用于以控制局部复发为首要目的的患者，或在无法进行全身性辅助治疗的患者中作为备选。手术切缘阳性推荐术后辅助放疗。姑息性放疗一般用于控制骨、脑转移。

第二节 阴道横纹肌肉瘤

阴道横纹肌肉瘤以胚胎型横纹肌肉瘤多见，发病年龄早，多在2岁内发病。

1 诊断

（1）临床表现：阴道流血，晚期可有腹痛、腹部包块或其他远处转移症状。

（2）妇科查体：可见肿瘤呈息肉状物或结节状病灶充满阴道，或葡萄状肿物突出于阴道口，局部浸润为主。转移以区域淋巴结为主。

(3) 活组织病理学检查为诊断金标准。

(4) 分期参考美国横纹肌肉瘤研究协作组或欧洲儿童肿瘤协会的标准。

2 治疗

2.1 手术

初始治疗以保留生理及生育功能的手术治疗为主；大肿块或疾病范围广泛的病例，可行新辅助化疗后再行手术治疗。手术整合化疗对幼女的阴道横纹肌肉瘤可获得满意的疗效。

2.2 化疗

阴道横纹肌肉瘤最具权威性的两大研究组织为：欧洲的国际小儿肿瘤学会恶性间叶肿瘤委员会（Malignant Mesenchymal Tumor Committee of the International Society of Pediatric Oncology，ISPO-MMT）与美国的组间横纹肌肉瘤研究组（The Intergroup Rhabdomyosarcoma Study Group，IRSG）。目前多采用两大研究组织的意见，依据患儿年龄，肿瘤分期、部位、来源及切除情况指导后续化疗方案及巩固疗程。整合化疗方案可用于术后辅助治疗及术前新辅助治疗，部分患者可达化疗治愈效果。整合化疗常用方案有VAI[长春新碱（VCR）+更生霉素（KSM）+异环磷酰胺]方案，或VCE方案（VCR+卡铂+VP16）。用法参考表37-4-1。

表37-4-1 阴道横纹肌肉瘤联合化疗方案

化疗方案	剂量	使用
VAI方案		
VCR	1.5mg/m^2（最大剂量2mg）	第1、8、15天，前6周使用
放线菌素D*	1.5mg/m^2（最大剂量2mg）	第1天，q3w
异环磷酰胺	3g/m^2（需要Mesna解救和水化）	第1天，q3w
VACE方案		
VCR	1.5mg/m^2（最大剂量2mg）	第1天，q3w
卡铂	600mg/m^2	第1天，q3w
VP16	150mg/m^2	第1天，q3w

* 因放线菌素D每日用量过大，故实际应用时常用0.5mg/m^2

2.3 放疗

放疗只用于未控及复发病例治疗。放疗可导致远期不良反应，因此放疗前需咨询生育医师，评估卵巢保护的先行方案，如有可能应避免放疗。治疗后患者的生存率较高，多数患者预后良好，长期生存率在90%以上。故建议对儿童阴道横纹肌肉瘤应积极治疗，保留生理、生育功能。

第五章

康复

第一节 手术后性功能康复

年轻阴道癌患者，可选择在阴道切除同时行阴道成形术。阴道替代物根据材料来源不同可分为：自体材料、异体生物材料、人造材料、组织工程材料等。由于不适合二期手术，阴道成形术必须与阴道切除同期完成。性功能障碍是年轻阴道癌患者治疗后的主要后遗症，应个体化采用不同的康复方式。

1 顶压法

部分阴道保留时，阴道断端原位缝合，术后可出现阴道明显缩短，而保留卵巢的年轻患者，雌激素作用使残留阴道黏膜弹性良好，术后经阴道适应性恢复，可不影响性生活。若阴道过于短缩，可尝试模具顶压延长阴道、改善性生活。

特点：方法简单，不增加创伤。

2 腹膜代阴道

该术式将膀胱子宫返折腹膜缝合于阴道前壁，子宫直肠返折腹膜缝合于阴道后壁，多用于切除阴道≤1/2者。自体腹膜组织有足够的长度，便于操作。腹膜代阴道不增加手术时间与出血量，术后阴道长度、阴道壁光滑度、湿润度等较正常阴道无明显差别。术后放置阴道模具对维持阴道功能更有利。性生活恢复时间约为3~6月，12个月基本均恢复正常性生活。性满意、性疼痛、性高潮方面均优于未行阴道延长的患者。个别患者出现术后阴道断端坏死、出血、狭窄环、脱垂、反复肉芽增生、膀胱或直肠瘘以及阴道顶端裂开甚至肠管脱出阴道等并发症。

特点：手术方法简单，安全可靠。

3 结肠代阴道

多用于全阴道切除术后的年轻患者。结肠（多选乙状结肠）形态和功能接近阴道，具有术后不易狭窄、性功能满意等优点。但肠段切除，毕竟破坏原有组织器官的完整性，增加创伤，术后有肠瘘、吻合口瘘、新阴道脱垂等风险。

特点：性功能恢复满意，增加手术创伤及风险。

4 人造生物补片

人造真皮：是一种由胶原纤维交联而成的人工材料，可人工合成，也可取自异体皮肤，使用简便创伤小，但价格昂贵。INTERCEED：是一种灰白色再生氧化纤维素，曾用于妇科手术创面，运用其进行阴道再造能获满意效果，无明显并发症，但术后阴道分泌物较正常阴道少。

特点：操作简单，效果满意，经济成本高。

5 异体生物材料

包括羊膜、胎儿皮片。此类材料干燥、易挛缩，需长期扩张，性交满意度不高。

第二节 放疗后康复

放疗后患者因阴道挛缩、粘连、干涩、菌群失调等放射性阴道炎相关副反应，直接影响患者阴道长度及弹性，同时年轻患者因放疗后卵巢功能受到影响，均可造成患者术后性生活质量降低。阴道粘连一方面使宫颈暴露困难，导致复查时宫颈采样困难，还可因子宫分泌物流出受阻而发生宫腔积液甚至积脓。

康复建议：放疗后3月可恢复性生活或使用阴道扩张器避免阴道粘连。阴道干涉者建议性生活使用润滑剂缓解症状。放疗后卵巢去势引起的雌激素水平下降会加重阴道干涩，但阴道局部雌激素的应用还缺乏临床证据。

第三节 心理康复

除了癌症本身带来的巨大压力外，患者对手术切除带来的性器官局部结构和功能性改变的顾虑，对治疗预期的误解，以及治疗后潜在两性关系的影响常使患者承受更大心理压力，也使心理康复成为阴道癌患者治疗后康复的重点难点。

完善的心理精神干预包括适当的药物治疗及适宜的心理治疗。药物治疗是首要干预方式，有利于提升整体的心身康复水平。常用的药物包括SSRI类抗抑郁药，

SNRI类抗抑郁抗焦虑药，以及用于改善睡眠及胃肠功能的药物。具体药物的选择应在精神科医生的指导下进行。除了药物治疗外，还需行心理疗愈：针对情绪影响鼓励患者愉悦身心，重塑自我关爱；针对心理压力导致的生理功能影响进行抗焦虑抗抑郁治疗，以及针对雌激素水平下降的对症治疗；针对手术以及心理情绪导致的性功能改变鼓励患者与配偶坦诚沟通、获得配偶支持。

第四节　中医辅助康复

中医药对妇科恶性肿瘤的防治，可贯穿于围术期、放化疗期以及缓解期的各个不同阶段，以达到扶正祛邪目的。妇科恶性肿瘤属于“癥瘕”范畴，亦有“肠覃”之称。《内经》认为外感六淫是引发癌症的病因病机；现代医家认为恶性肿瘤是“正虚”与“癌毒”相互作用的结果。张英从中医学整体观念出发，将妇科恶性肿瘤的发病机理概括为虚、瘀、寒、痰、毒五个方面，即正气虚弱、气滞血瘀、寒邪凝滞、痰停湿聚、邪毒蕴结。

中医在治疗妇科恶性肿瘤上有其独特优势，在肿瘤的不同阶段运用不同治法，在围术期、围放化疗期可以减毒增效，在术后放化疗后则具有防止复发和转移作用，与西医维持治疗相互为用。尤其针对创伤性治疗带来的并发症或副作用，中医药的应用可有效降低风险。中药防栓合剂对血液高凝状态的形成有着“防病于未然，既病防变”的作用。维生素 B_1 双侧足三里穴位注射联合中药热熨包可降低腹胀发生率。术前采用益气通腑灌肠方保留灌肠，术后采用敷脐促通膏脐部外敷治疗、大承气汤加减联合中药热奄包治疗能够促进术后胃肠功能恢复。针灸配合中药外敷（如大黄、芒硝等）对预防及治疗淋巴囊肿可有一定疗效。另外，左归丸联合橄榄油组成的复方可以防治术后骨质疏松症。护理干预配合中药外敷可促进切口的愈合。解表导滞法是治疗妇科恶性肿瘤术后发热的可能有效方法。

针对放化疗后的毒副反应，运用中医药三步调抬法可以有减毒增效作用。阳性点耳穴压豆联合西药组与单纯西药组相比，可降低迟发性恶心程度、减少呕吐发生次数和改善食欲。芪术茯苓汤加减、扶正升白汤能够有效提高患者体内的白细胞数量。圣愈汤佐治化疗后贫血。

中医五行音乐、生脉散合十全大补汤、中药安神枕等干预措施对改善围手术期、化疗期患者的生存质量有积极的干预效果，且安全易实施。

第六章

预后及随访

原发阴道癌的预后较子宫颈癌差。与分期、病理学类型、组织分级、病灶部位及治疗方法相关，其中分期最为重要。鳞癌的不良预后因素包括肿瘤>4cm、病灶超出阴道上1/3、HPV感染状态和MIB-1指数（Ki-67增殖指数）。病理学类型、年龄、生育和性功能、一般状态以及生活质量的考量都可影响特定治疗方法的选择，从而最终影响生存结果。MD安德森癌症中心报道了随访20年以上的193例原发阴道癌，Ⅰ~Ⅳ期患者5年OS分别为73%、48%、28%和11%。鳞癌患者的预后优于非鳞癌。

年轻、早期、己烯雌酚相关阴道腺癌患者，5年OS可达80%~87%。非己烯雌酚相关腺癌局部复发和远处转移风险高，预后欠佳，5年OS仅34%。

随访间隔：2年内每3~6月一次，3~5年内每6~12月一次，>5年一年一次。随访内容包括：病史、体格检查、HPV、宫颈/阴道细胞学检查或阴道镜、影像学检查、对可疑复发的症状或检查结果，进行实验室检查评估（肿瘤标记物、全血细胞计数等）。同时还需对患者进行包括心理、康复等健康宣教指导。对有己烯雌酚暴露的女性，建议更密切随访。患者指导包括：放疗后远期并发症的指导，生活方式、运动、肥胖管理，阴道润滑剂、激素及扩张器的使用以及戒烟等。对考虑复发的病例最好获得病理学复发证据。

阴道恶性黑色素瘤的预后与肿瘤大小、肿瘤厚度、是否伴溃疡、淋巴结转移、镜下有丝分裂率（mitotic rate，MR）等因素相关。阴道恶性黑色素瘤5年OS仅有0~25%。阴道横纹肌肉瘤治疗后患者的生存率较高，多数预后良好，5年总生存率为68.4%。年轻、无远处转移、胚胎组织学、淋巴结阴性以及进行过手术治疗者预后良好。

附录

阴道上皮内瘤变治疗

阴道上皮内瘤变（Vaginal Intraepithelial Neoplasia，VaIN）是阴道癌的癌前病变，VaIN治疗是阴道癌最重要的预防方式之一，患者常缺乏特异性临床表现，少数表现为阴道分泌物增多或性交后出血。子宫切除术后的VaIN大多数有宫颈癌或宫颈癌前病变切除史。吸烟与高危型HPV感染同时存在将增加阴道上皮内瘤变的发生风险。阴道镜指导下阴道壁可疑部位活检获得的病理诊断是VaIN诊断的金标准。诊断VaIN Ⅱ时推荐采用免疫组化辅助鉴别诊断，包括p16，Ki-67。

2014年WHO第4版《女性生殖器官肿瘤分类》中将以往的三级分类法更改为二级分类法。阴道低级别鳞状上皮内病变（LSIL）包括VaIN Ⅰ、湿疣样变；阴道高级别鳞状上皮内病变（HSIL）包括VaIN Ⅱ、VaIN Ⅲ及鳞状细胞原位癌。HSIL进展为浸润癌的风险为2%~12%两种命名方式均可以应用于临床

第一节　治疗原则

阴道LSIL患者经过阴道镜检查及活检，排除隐匿的阴道HSIL及阴道癌后，可密切随访观察2年不治疗，必要时再治疗。阴道HSIL应予及时、合理治疗，以降低发展为浸润癌的风险。

第二节　药物治疗

适于多发性病灶的阴道HSIL患者，包括氟尿嘧啶（5-FU）乳膏、5%咪喹莫特乳膏等。5-FU治疗推荐剂量为每周2g，连用10~12周，副反应主要有阴道烧灼感、性交困难，溃疡和渗出物多。5%咪喹莫特为免疫反应调节剂，阴道给药耐受性较好，疗效肯定，对HPV具有较高清除率。推荐从每周1次增加至每周3次给药，连续治疗12周，副反应主要是阴道烧灼感、疼痛、溃疡，全身不良反应少见。

第三节　物理治疗

物理治疗具有创伤小、操作简便及可重复实施等优点，适于多发性病灶或病灶可清楚暴露的阴道HSIL患者，治疗前需有明确组织病理学诊断并排除浸润癌。

临床应用较广的为CO_2激光治疗，治疗前行阴道镜评估，以Lugol's碘液对病变部位及范围定位，于不着色区域以CO_2激光汽化病灶，功率4~15W，外缘距离病灶3~5mm，治疗深度至少为1.5mm。对复发性VaIN患者，可重复实施CO_2激光治疗。

另外，还有阴道电灼、超声空化抽吸术（cavitron ultrasonicsurgical aspirator，CUSA）、光动力疗法（photodynamic therapy，PDT）、射频等治疗手段，但疗效和不良反应有待更多临床证据。

第四节　手术治疗

适于病灶局限、保守治疗无效、不适合随访、病变进展风险高以及不除外浸润癌的阴道HSIL患者。常用术式包括阴道病灶切除术、部分阴道切除术。绝经后阴道HSIL患者，如病变范围广泛累及整个阴道或高度怀疑阴道癌时，可考虑全阴道切除，因手术可能引起严重并发症，选择应慎重并充分知情同意。

第五节　近距离后装腔内放疗

仅适于VaIN Ⅲ，且有宫颈癌治疗史、病变范围广泛或其他疗法无效时，不应作为阴道HSIL的一线治疗方法。主要副作用为阴道纤维化、缩窄和影响性功能等，而且限制日后实施再放疗和手术治疗，选择该治疗应十分慎重。

第六节　特殊人群VaIN的治疗

1　妊娠合并VaIN

妊娠期VaIN在全面检查排除浸润癌后，推荐分娩后进一步医疗干预。

2　放疗后的VaIN

宫颈癌等疾病行盆腔或经阴道放疗后的随访过程中，细胞学检查结果受放疗影响容易出现假阳性。放疗后高危型HPV持续阳性，尤其高危型HPV-DNA高载量需警惕宫放疗后的VaIN。阴道镜下活检是诊断金标准，由于放疗后阴道壁纤维化而使活检取材困难，必要时可疑区域多点活检。若发现VaIN，如为LSIL，可严密观察，如为HSIL，应及时治疗。目前治疗方案尚无证据。

可选择药物治疗、物理治疗，如为VaIN Ⅲ且阴道镜改变可疑浸润或病变范围广泛可根据情况补充腔内放疗等。由于放疗后VaIN多位于阴道上段，若采用腔内放疗，放射剂量的设定需结合既往放疗的范围与剂量，避免发生严重膀胱、直肠并发症。

第七节 随访

VaIN治疗后需要长期随访，治疗后每6个月随访1次，连续随访2年无异常，可改为每年随访1次，随访内容包括细胞学、高危型HPV检测和阴道镜检查。

参考文献

[1]中国抗癌协会妇科肿瘤专业委员会. 阴道恶性肿瘤诊断与治疗指南（2021年版）[J]. 中国癌症杂志，2021，31（06）：546-560.

[2]中国抗癌协会. 中国肿瘤整合诊治指南（CACA）-妇科肿瘤（宫颈癌、外阴癌、阴道癌）[M]. 天津：科学技术出版社，2022：1-198.

[3]Di Donato，V.；Bellati，F.；Fischetti，M.；Plotti，F.；Perniola，G.；Panici，P.B. Vaginal cancer. Crit. Rev. Oncol. Hematol. 2012，81，286-295.

[4]The American Cancer Society Medical and Editorial Content Team. Key Statistics for Vaginal Cancer. Available online：https：//www.cancer.org/cancer/vaginal-cancer/about/key-statistics.html#written_by（accessed on 12 March 2022）.

[5]Adams，T.S.；Rogers，L.J.；Cuello，M.A. Cancer of the vagina：2021 update. Int. J.Gynecol. Obstet. 2021，155，19-27.

[6]Hyun J K，Jooyoung K，Kidong K，et al. Risk Factor and Treatment of Vaginal Intraepithelial Neoplasia After Hysterectomy for Cervical Intraepithelial Neoplasia[J]. Journal of Lower Genital Tract Disease.2022，Apr；26（2）：147-151.

[7]Emilia A，Erik H，Pär S，et al. Risk of vaginal cancer among hysterectomised women with cervical intraepithelial neoplasia：a population-based national cohort study.[J]. BJOG：an international journal of obstetrics and gynaecology.2020，127（4）：448-454.

[8]Frank SJ，Deavers MT，Jhingran A，Bodurka DC，Eifel PJ. Primary adenocarcinoma of the vagina not associated with diethylstilbestrol（DES）exposure.Gynecol Oncol. 2007，105：470-474.

[9]Kirschner AN，Kidd EA，Dewees T，Perkins SM. Treatment approach and outcomes of vaginal melanoma. Int JGynecol Cancer.2013，23：1484-1489.

[10]CB. Melanoma of the vagina：case report and systematic review of the literature. Anticancer Res. 2017，37：6911-6920.

[11]Villella JA，Bogner PN，Jani-Sait SN，Block AM，Lele S. Rhabdomyosarcoma of the cervix in sisters with review of the literature.Gynecol Oncol. 2005，99：742-748.

[12]Hansen BT，Campbell S，Nygard M. Long-term incidence trends of HPV-related cancers，and cases preventable by HPV vaccination：a registry-based study in Norway. BMJ Open.2018，8：e019005.

[13]尤淑文，叶　菁，吕卫国. 人乳头瘤病毒疫苗的应用及研究进展［J］. 浙江医学，2020，42（15）：1669-1672.YOU S W，YE J，LÜ W G. Application and research progress of human papillomavirus vaccine［J］. Zhejiang Med J，2020，42（15）：1669-1672.

[14]Hellman K，Silfversward C，Nilsson B，Hellstrom AC，Frankendal B，Pettersson F. Primary carcinoma of the vagina：factors influencing the age at diagnosis. The Radiumhemmet series 1956-96. Int JGynecol Cancer. 2004，14：491-501.

[15]]中华预防医学会疫苗与免疫分会. 子宫颈癌等人乳头瘤病毒相关疾病免疫预防专家共识 [J]. 中华预防医学杂志，2019，53（8）：761-803.

[16]Jhingran，A. Updates in the treatment of vaginal cancer. Int. J.Gynecol. Cancer 2022，32，344-351.

[17]Schockaert S，Poppe W，Arbyn M，et al. Incidence of vaginal intraepithelial neoplasia after hysterectomy for cervical intraepithelial eoplasia：a retrospective study. Am J ObstetGynecol 2008；199：e111-5.

[18]S.TA，J.LR，A.MC . Cancer of the vagina：2021 update[J]. International Journal ofGynecology & Obstetrics.2021，155（3）：19-27.

[19]]Saito，T.；Tabata，T.；Ikushima，H.；Yanai，H.；Tashiro，H.；Niikura，H.；Minaguchi，T.；Muramatsu，T.；Baba，T.；Yamagami，W.；et al. Japan Society ofGynecologic Oncology guidelines

2015 for the treatment of vulvar cancer and vaginal cancer. Int. J. Clin. Oncol.2018，23：201–234.

[20]WHO Classification of Tumours Editorial Board，et al. Female Genital Tumours［M］.5thed，Lyon：IARC Press，2020，1–632.

[21]Guerri，S.；Perrone，A.M.；Buwenge，M.；Ferioli，M.；Macchia，G.；Tagliaferri，L.；Ferrandina，G.；Galuppi，A.；Andrulli，A.D.；Frakulli，R.；et al. Definitive Radiotherapy in Invasive Vaginal Carcinoma：A Systematic Review. Oncologist 2019，24：132–141.

[22]Nadeem R. Abu–Rustum，Catheryn M. Yashar，et al. Vagina Cancer，Version 1.2025，NCCN Clinical Practice Guidelines in Oncology. [J]. Journal of the National Comprehensive Cancer Network：JNCCN，2024.

[23]Schmid，M.P.；Fokdal，L.；Westerveld，H.；Chargari，C.；Rohl，L.；Morice，P.；Nesvacil，N.；Mazeron，R.；Haie–Meder，C.；Pötter，R.；et al. Recommendations from gynaecological（GYN）GEC–ESTRO working group— ACROP：Target concept for image guided adaptive brachytherapy in primary vaginal cancer. Radiother. Oncol. 2020，145：36–44.

[24]Greenwalt，J.C.；Amdur，R.J.；Morris，C.G.；Morgan，L.S.；Castagno，J.；Markham，M.；Rich，S.S.；Yeung，A.R. Outcomes of Definitive radiation Therapy for Primary Vaginal Carcinoma. Am. J. Clin. Oncol. 2015，38：583–587.

[25]Sara G，M A P，Milly B，et al. Definitive Radiotherapy in Invasive Vaginal Carcinoma：A Systematic Review.[J]. The oncologist.2019，24：132–141.

[26]Zhou，W.；Yue，Y.；Pei，D. Survival benefit of vaginectomy compared to local tumor excision in women with FIGO stage I and Ⅱ primary vaginal carcinoma：A SEER study. Arch.Gynecol. Obstet. 2020，302：1429–1439.

[27]Montemorano，L.；Vetter，M.H.；Blumenfeld，M.；O’Malley，D.M. Positive sentinel lymph node in a patient with clinical stage I vaginal cancer.Gynecol. Oncol. Rep. 2020，33：100599.

[28]Fowler，J.M. Incorporating pelvic/vaginal reconstruction into radical pelvic surgery. Gynecol. Oncol. 2009，115：154–163.

[29]Yao，F.；Zhao，W.；Chen，G.；Zhang，A.；Sun，F.；Hu，W.；Ling，B. Comparison of laparoscopic peritoneal vaginoplasty and sigmoid colon vaginoplasty performed during radical surgery for primary vaginal carcinoma. World J. Surg. Oncol. 2014，12：302.

[30]]Rajagopalan，M.S.；Xu，K.M.；Lin，J.F.；Sukumvanich，P.；Krivak，T.C.；Beriwal，S. Adoption and impact of concurrent chemoradiation therapy for vaginal cancer：A National Cancer Data Base（NCDB）study.Gynecol. Oncol. 2014，135：495–502.

[31]YANG J，DELARA R，MAGRINA J，et al. Management and outcomes of primary vaginal cancer［J］.Gynecol Oncol，2020，159（2）：456–463.

[32]刘忠宇，郭红燕，吴郁.盆腔廓清术围术期管理及并发症防治[J].实用妇产科杂志，2021，37（04）：249–253.

[33]Naumann，R.W.；Hollebecque，A.；Meyer，T.；Devlin，M.–J.；Oaknin，A.；Kerger，J.；López–Picazo，J.M.；Machiels，J.–P.；Delord，J.–P.；Evans，T.R.J.；et al. Safety and Efficacy of Nivolumab Monotherapy in Recurrent or Metastatic Cervical，Vaginal，or Vulvar Carcinoma：Results from the Phase I/Ⅱ CheckMate 358 Trial. J. Clin. Oncol. 2019，37：2825–2834.

[34]中华医学会妇科肿瘤学分会. 妇科肿瘤免疫检查点抑制剂临床应用指南（2023版）[J/CD]. 肿瘤综合治疗电子杂志，2023，9（2）：67–98.

[35]Eva K. Egger，Mateja Condic，Damian J，et al.The Role of P16，P53，KI–67 and PD–L1 Immunostaining in Primary Vaginal Cancer.Cancers（Basel）2023 Feb；15（4）：1046–1059.

[36]YU Y，TSE K Y，LEE H H Y，et al. Predictive biomarkers and tumor microenvironment in female genital melanomas：a multiinstitutional study of 55 cases［J］. Mod Pathol，2020，33（1）：138–152.

[37]WOHLMUTH C，WOHLMUTH-WIESER I，MAY T，et al.Malignant Melanoma of the Vulva and Vagina：A US Population-Based Study of 1863 Patients [J]. American journal of clinical dermatology.2020，21（2）：285-95.

[38]S TADIPARTHI，S PANCHANI，A IQBAL. Biopsy for malignant melanoma – are we following the guidelines?Ann R Coll Surg Engl .2008，90：322-325.

[39]CUIC，LIAN B，ZHANG X，et al. An evidence-based staging system for mucosal melanoma：A proposal [J]. Ann Surg Oncol.2022，29（8）：5221-5234.

[40]Signe C，Usman B，E A A . The future of targeted kinase inhibitors in melanoma. [J]. Pharmacology & therapeutics，2022，239 108200-108200.

[41]D' Angelo，S.P.；Larkin，J.；Sosman，J.A.；Lebbé，C.；Brady，B.；Neyns，B.；Schmidt，H.；Hassel，J.C.；Hodi，F.S.；Lorigan，P.；et al.Efficacy and Safety of Nivolumab Alone or in Combination with Ipilimumab in Patients with Mucosal Melanoma：A Pooled Analysis. J. Clin. Oncol. 2017，35：226-235.

[42]Sezen，D.；Patel，R.R.；Tang，C.；Onstad，M.；Nagarajan，P.；Patel，S.P.；Welsh，J.W.；Lin，L.L. Immunotherapy combined with highand low-dose radiation to all sites leads to complete clearance of disease in a patient with metastatic vaginal melanoma.Gynecol.Oncol. 2021，161：645-652.

[43]姚凤球，张爱君，胡卫平，孙芳林，雷蕾，凌斌.腹腔镜下阴道癌根治术中腹膜代阴道术的临床研究[J].中国妇幼保健，2014，29（28）：4665-4666.

[44]贺晓霞，王永周，程霖.中药防栓合剂对妇科恶性肿瘤术后下肢深静脉血栓的防治研究[J].中药药理与临床，2018，34（05）：128-131+184.

[45]葛静，马红英，王淼.中医适宜技术治疗妇科恶性肿瘤术后腹胀的临床观察[J].卫生职业教育，2019，37（15）：154-155.

[46]唐婷，谢宝全，陈小英，刘晨曦，黄雪梅，顾丽琴，肖娟.基于大承气汤加减中药热奄包改善妇科恶性肿瘤术后胃肠功能的疗效观察[J].当代医学，2020，26（34）：132-133.

[47]田雪.芪术茯苓汤治疗妇科恶性肿瘤化疗后白细胞减少临床观察[J].中国中医药现代远程教育，2020，18（16）：58-60.

[48]温明华，陈小凤，肖静.中医五音疗法对妇科恶性肿瘤患者化疗期生存质量的影响[J].新中医，2016，48（01）：160-161.

[49]李莉娜，阿也提古丽，文博，任丽.中药干预对妇科恶性肿瘤患者化疗间期与康复期中医症状和生存质量的影响[J].中西医结合心血管病电子杂志，2020，8（35）：164-165.

[50]Yang J，Yang J，Yu M，Yuan Z，Cao D，Keng S. Clinical study on female genital tract rhabdomyosarcoma in childhood：changes during 20 years in one center. Int JGynecol Cancer. 2017；27：311-314.

[51]Nasioudis D，Alevizakos M，Chapman-Davis E，Witkin SS，Holcomb K. Rhabdomyosarcoma of the lower female genital tract：an analysis of 144 cases. ArchGynecol Obstet. 2017；296：327-334.

[52]Sherman JF，Mount SL，Evans MF，Skelly J，Simmons-Arnold L，Eltabbakh GH. Smoking increases the risk of high-grade vaginal intraepithelial neoplasia in women with oncogenic human papillomavirus.Gynecol Oncol. 2008；110：396-401.

[53]Dodge JA，Eltabbakh GH，Mount SL，Walker RP，Morgan A. Clinical features and risk of recurrence among patients with vaginal intraepithelial eoplasia.Gynecol Oncol. 2001；83：363-369.

[54]Hodeib M，Cohen JG，Mehta S，et al. Recurrence and risk of progression to lower genital tract malignancy in women with high grade VAIN.Gynecol Oncol. 2016；141：507-510.

子宫肉瘤

名誉主编

樊代明

主　编

朱笕青

副主编

高雨农　曲芃芃　王建六

编　委（按姓氏拼音排序）

陈　勍　陈雅卿　陈仲波　程静新　段　微　康　山　柯晓慧　刘继红

刘文欣　沈丹华　田小飞　王春兰　王纯雁　王长河　王　莉　温　灏

谢　榕　颜笑健　杨慧娟　杨心凤　易　萍　张　翔　张英丽　张　果

郑　虹

第一章

子宫肉瘤的流行病学、预防与筛查

子宫肉瘤（uterine sarcomas，US）发病率为0.36/10万，多见于45~55岁女性。约占所有女性生殖道恶性肿瘤的1%，占子宫体恶性肿瘤的3%~7%。其病因尚不明确。肥胖、糖尿病史可能是US的相关危险因素。口服避孕药会增加患子宫平滑肌肉瘤的风险，而非拮抗雌激素会增加患子宫内膜间质肉瘤的风险，这与子宫内膜癌的危险因素相似。乳腺癌患者长期使用他莫昔芬可使US的发病风险升高。盆腔接受放疗的患者远期继发US的可能性也明显升高。由于该病少见，目前尚无有效早期筛查方法。影像学检查难以在术前辨别子宫体部肿瘤的良恶性，许多患者就诊时常诊断为子宫良性疾病，直到术后病理检查才得以确诊。尽管近年来分子病理学有了长足进展，但对US的发生发展机制仍知之甚少，因而缺乏有效的预防手段。

第二章

子宫肉瘤的诊断与鉴别诊断

1 临床表现

US常缺乏特异的临床表现。对短期内快速增大的子宫平滑肌瘤应高度重视，尤其在绝经后妇女。部分US患者可出现一些症状或体征，但并非US所特有，也可发生在女性生殖道良性疾病或其他恶性肿瘤的患者。

（1）异常阴道流血：异常阴道出血是子宫肉瘤患者的常见症状。绝经前妇女表现经量多、经期长、或周期紊乱。绝经后妇女表现绝经后出血，量多或量少。

（2）子宫肌瘤快速增大：子宫肌瘤短期内快速增大（如6个月内增大1倍），应怀疑子宫平滑肌肉瘤可能。尤其是绝经后肌瘤持续增大者更应高度怀疑。

（3）疼痛：腹部或盆腔疼痛是US患者多见的伴随症状，有的为隐痛（子宫过度膨胀或压迫邻近器官），有的为急腹痛（瘤内出血、坏死或肉瘤破裂出血）。

（4）异常阴道排液：常表现为稀薄、浆液性或血性，阴道排液伴有恶臭或伴有组织样物排出。

2 体格检查

（1）妇科检查：需注意女性下生殖道有无转移灶，宫颈管内有无新生物脱出等。触诊包括双合诊和三合诊，了解子宫大小、形状、质地及活动度，检查子宫直肠窝有无结节等。

（2）全身检查：全身检查评估患者的一般状况，包括体力状况评分。需注意全身浅表淋巴结有无肿大、四肢及躯干部位有无皮下肿块等。

3　实验室与影像学检查

US缺乏特异性肿瘤标志物。影像学检查无论B超、CT、MRI或PET/CT，都难在术前区分子宫肿瘤的良恶性。磁共振弥散加权成像（diffusion-weighted imaging，DWI）对肿瘤的定位和定性可能有帮助。

（1）实验性检查：包括血常规、血生化、凝血功能、血清肿瘤标志物（如CA125、CA199、CEA）等，这些指标更多用于鉴别诊断。

（2）影像学检查：彩色多普勒超声，胸、腹、盆腔增强CT或MRI。必要时PET/CT检查。

（3）其他检查：根据患者病情可选择检查X线、静脉肾盂造影、膀胱镜、胃肠造影、胃镜和（或）纤维肠镜等。

4　病理学诊断

US是一类恶性间叶组织源性肿瘤，病理类型与患者治疗方案的选择及预后密切相关。部分有症状者可通过诊断性刮宫或子宫内膜活检在术前获得诊断，但多数患者是因子宫良性疾病行手术切除后，通过术后病理切片获得诊断。US常见的组织学亚型包括以下几种。

4.1　子宫平滑肌肉瘤（uterine leiomyosarcoma，uLMS）

uLMS是呈现平滑肌分化的子宫间叶源性恶性肿瘤，约占US的40%~50%，占所有子宫体恶性肿瘤的1%~2%。病理组织学类型包括梭形细胞型（普通型）、上皮样型和黏液型，其中梭形细胞型（普通型）最常见，瘤细胞为梭形，呈束状排列，胞核多形，具异形，核分裂象常≥4个/mm^2，相当于≥10个/10HPF（HPF指0.55mm直径的高倍镜视野），出现瘤细胞坏死对诊断梭形细胞型uLMS具特征性意义。当瘤细胞主要（>50%）由圆形、多角形细胞组成，且胞核具中-重度异型，核分裂象≥1.6个/mm^2相当于≥4个/10HPF，则诊断为上皮样型uLMS。黏液型uLMS最少见，肿瘤具丰富黏液间质，细胞具有中-重度异型，但细胞较稀疏，核分裂象≥0.4个/mm^2，相当于≥1个/10HPF，肿瘤向周围肌壁浸润性生长。

4.2　子宫内膜间质肉瘤（endometrial stromal sarcoma，ESS）

ESS较少见，发病率不足整个子宫体恶性肿瘤的1%，约占US的20%。包括以下两种类型。

4.2.1　低级别子宫内膜间质肉瘤（low-grade endometrial stromal sarcoma，LGESS）

LGESS是第二常见的子宫间叶源性恶性肿瘤，仅次于uLMS。肿瘤由类似于增生期子宫内膜间质细胞的肿瘤细胞组成，瘤细胞呈弥漫浸润性生长，有时可见瘤细胞围绕小血管漩涡状生长。肿瘤舌状浸润肌层，或出现淋巴血管侵犯是诊断LGESS的病理依据。免疫组化显示瘤细胞雌激素受体（estrogen receptor，ER）/孕激素受体（progesterone receptor，PR）阳性，CD10弥漫强阳性表达。分子病理学显示大约2/3肿瘤出现多个基因融合，其中以JAZF1-SUZ12基因融合最多见。

4.2.2 高级别子宫内膜间质肉瘤（high-grade endometrial stromal sarcoma，HGESS）

HGESS是极罕见的高度恶性肿瘤，尚无具体发病率统计。肿瘤由一致的高级别圆形或梭形细胞构成，核分裂象活跃，有时瘤中可见LGESS成分。肿瘤呈现膨胀、穿透及浸润性生长。瘤细胞免疫组化染色常表达CyclinD1。分子病理学显示HGESS具两种主要分子遗传学改变，最常见是*YWHAE-FAM22 A/B*基因重排，较少见的是*ZC3H7B-BCOR*基因重排，后者瘤细胞常呈梭形，间质伴有黏液变性。

4.3 未分化子宫肉瘤（undifferentiated uterine sarcoma，UUS）

UUS是缺乏特异性分化的高度恶性间叶性肿瘤，瘤细胞显示高度多形性及核异形性、核分裂象活跃、可见破坏性肌层侵犯，肿瘤缺乏特异性免疫标记及分子遗传学改变，SMARCA4基因改变可用于诊断未分化子宫肉瘤。病理学诊断需除外HGESS、癌肉瘤及未分化癌等高度恶性肿瘤。

4.4 其他少见的类型

包括腺肉瘤（adenosarcoma）、血管周上皮样细胞肿瘤（perivascular epithelioid cell tumor，PEComa）以及横纹肌肉瘤（rhabdomyosarcoma）等。子宫腺肉瘤是由良性上皮和恶性间叶成分组成的肿瘤，约占所有US的5%~10%。病理学表现为肿瘤呈分叶状，其间可见呈裂隙或扩张的衬覆良性子宫内膜上皮的腺体成分，腺体周围可见袖套状环绕的肿瘤间质细胞，细胞丰富，呈现不同程度异形性，核分裂象一般少见或不出现。多数情况下，腺肉瘤中的肉瘤成分为同源性，呈现子宫内膜间质或平滑肌分化，此时肿瘤整体预后优于其他US。当间质肉瘤成分生长明显超过腺体成分，且细胞异形性增加，呈现高级别肉瘤表现或出现横纹肌肉瘤等异源性分化时，称为腺肉瘤伴肉瘤过度生长（sarcomatous overgrowth，SO），此时肿瘤具高侵袭性，预后差。此外，近年发生在子宫的PEComa陆续有报道，并且发现部分PEComa可出现*TFE3*基因易位。诊断恶性PEComa需具备以下条件中的3个及以上：肿瘤>5cm、浸润性生长、细胞高度异形、核分裂象>1个/50HPF、坏死以及血管侵犯。

5 肿瘤分期

US采用国际妇产科联盟（FIGO）2009年修订的分期标准（表38-2-1、表38-2-2）。

表 38-2-1 uLMS和ESS的FIGO分期标准

Ⅰ期	肿瘤局限于子宫
ⅠA	≤5cm
ⅠB	>5cm
Ⅱ期	肿瘤超出子宫但局限于盆腔
ⅡA	侵犯附件
ⅡB	侵犯其他盆腔组织
Ⅲ期	肿瘤侵犯腹腔组织（并非仅凸向腹腔）
ⅢA	1个部位
ⅢB	2个或以上部位
ⅢC	转移至盆腔或（和）腹主动脉旁淋巴结
Ⅳ期 ⅣA	肿瘤侵犯膀胱或（和）直肠
ⅣB	远处转移

注：若子宫体和卵巢或盆腔同时发生与卵巢或盆腔子宫内膜异位症相关的子宫内膜间质肉瘤，应归类为独立的原发性肿瘤。

表 38-2-2 子宫腺肉瘤的FIGO分期标准

Ⅰ期	肿瘤局限于子宫
ⅠA	肿瘤局限于子宫内膜/颈管内膜，未侵及肌层
ⅠB	肌层侵犯≤1/2
ⅠC	肌层侵犯>1/2
Ⅱ期	肿瘤超出子宫但局限于盆腔
ⅡA	侵犯附件
ⅡB	侵犯其他盆腔组织
Ⅲ期	肿瘤侵犯腹腔组织（并非仅凸向腹腔）
ⅢA	一个部位
ⅢB	两个或以上部位
ⅢC	转移至盆腔或（和）腹主动脉旁淋巴结
Ⅳ期 ⅣA	肿瘤侵犯膀胱或（和）直肠
ⅣB	远处转移

6 鉴别诊断

子宫平滑肌瘤是女性最常见的良性肿瘤之一，患者的症状和体征常与US相似，术前难以区分。临床上子宫平滑肌瘤与US比例约为800：1。许多US患者是术前诊断为子宫平滑肌瘤，在术后病理切片得以确诊的。因此对既往有子宫平滑肌瘤的患者，若肌瘤在短期内明显增大，应怀疑US可能。对未使用激素替代疗法的绝经后妇女，若肌瘤持续增大应高度怀疑US可能。弥散加权MRI对区分子宫肿瘤良恶性有一定价值。US的DWI信号强度高于子宫肌瘤，而表观扩散系数（apparent diffusion coefficient，ADC）值低于后者，但两者的ADC值存在部分重叠。

第三章

子宫肉瘤的治疗

1 多学科整合诊疗（MDT to HIM）

US的治疗原则是以手术为主，内分泌治疗、化疗、放疗、靶向药物、中医治疗为辅。随着恶性肿瘤治疗方法和诊疗理念的不断更新，临床诊疗更加依靠多学科协作、分子病理诊断以及新型靶向药物的使用，以往单一治疗模式难以取得更好的效果。多学科整合诊疗MDT to HIM模式是以多学科专家组为依托的多种诊疗模式的有机整合，保证了患者获得最佳的整合诊疗方案。由于综合性医院和肿瘤专科医院在学科设置上不尽相同。对US的多学科整合诊疗MDT to HIM，应包括妇科、病理科、影像诊断科、肿瘤外科、肿瘤内科、放疗科、介入治疗科、麻醉科、中医科、心理科、护理科的专家组成，专家组成员应具备副高以上技术职称，且相对固定。

在多数情况下，US难以在术前得到确诊。许多患者是诊断为子宫良性疾病，在手术切除子宫或肌瘤后，通过术后病理切片确诊US的，这些患者常需再做补充手术。影像学检查有助判断子宫外有无残留病灶，以便确定再次手术的范围，是否需要肿瘤外科医师协助。病理检查则可确定肿瘤的组织学亚型，如uLMS、LGESS或腺肉瘤需常规检测ER/PR，若患者为ER/PR阳性的育龄期女性，再次手术需切除双侧附件。此外，ER/PR阳性患者在术后辅助治疗首先考虑抗雌激素内分泌治疗。对术前怀疑子宫肿瘤为恶性者可在术中进行冰冻切片检查，尽管冰冻切片在诊断软组织肉瘤时有局限性，但可减少漏诊。多学科专家组成员在US患者的诊断、治疗及康复过程均扮演重要角色。

2 初始治疗

2.1 手术治疗

2.1.1 术前或术中确诊为US的手术治疗

手术治疗是US治疗最重要的手段，标准术式是全子宫切除术±双附件切除。手术强调完整切除子宫，切忌在腹腔内切开肿瘤或行分碎术。一般不常规施行系统性盆腔及腹主动脉旁淋巴结切除术，但术中应予探查，肿大或可疑淋巴结应予切除。对子宫外有病灶者应行转移病灶切除。由于LGESS患者保留卵巢复发率极高，故建议双侧附件切除，也不提倡术后雌激素替代治疗。子宫腺肉瘤卵巢转移发生罕见，年轻的低危患者可谨慎保留卵巢。

2.1.2 子宫良性疾病术后病埋确诊为US的手术治疗

由于US常被误诊为子宫良性疾病，在实施手术之后的病理检查才得以确诊，故多数患者需做补充手术。再次手术前应尽可能明确病理类型，ER/PR检测有助于决定年轻女性是否可能保留卵巢。影像学检查（增强CT或MRI）可评估患者有无子宫以外的转移灶。再次手术常需切除遗留的子宫、附件、宫颈以及子宫外转移灶，包括疑似转移的淋巴结等。对前次手术行子宫或肌瘤分碎术的患者，应再次手术清理散落的病灶，尽可能彻底清除瘤细胞。绝经前LGESS或ER/PR阳性的US患者需实施双侧附件切除术，对年轻、ER阴性的uLMS患者，可考虑保留卵巢。

2.2 术后辅助治疗

US的处理需根据临床病理等预后因素修正，强烈建议由妇科病理专家复核阅片。相关危险因素包括子宫切除方式、肿瘤标本是否完整（完整、开放或分碎）、肿瘤大小（大于或小于5cm）、组织学亚型、核分裂象多少以及有无脉管浸润等。对腺肉瘤还需明确子宫肌层有无受侵和组织学分级，是否伴有SO。此外，对有子宫外转移者还需详细记录部位、数目等，若已行淋巴结切除，需明确淋巴结受累数目及部位（如左右盆腔、腹主动脉旁等）。

2.2.1 LGESS或腺肉瘤

Ⅰ期患者可术后观察。Ⅱ~Ⅳ期的LGESS或不伴SO的腺肉瘤患者可给予抗雌激素内分泌治疗，对切缘阳性或有肿瘤残留者可酌情补充外照射放疗（external beam radiotherapy，EBRT）。Ⅱ~Ⅳ期伴有SO的腺肉瘤患者则给予全身系统性治疗，对切缘阳性或有肿瘤残留者可酌情补充EBRT。

2.2.2 uLMS、UUS、HGESS或PEComa

Ⅰ期uLMS、UUS、HGESS或PEComa患者可术后观察，不建议常规辅助放化疗；Ⅱ~Ⅲ期患者给予全身系统性治疗，对手术完全切除且切缘阴性者也可考虑术后观察；Ⅳ期患者术后给予全身系统性治疗±EBRT。

2.3 姑息治疗

姑息治疗适用于无法耐受手术或手术无法切除，或有远处转移的患者。LGESS、不伴SO的腺肉瘤或其他ER/PR阳性的US患者一般给予抗雌激素内分泌治疗，酌情选用EBRT±近距离放疗。uLMS、UUS、HGESS、伴有SO的腺肉瘤或PEComa患者则给予全身系统性治疗，酌情选用EBRT±近距离放疗。

3　复发患者的治疗

复发患者的治疗策略主要取决于2个因素：①是否可能再次手术切除；②以前有无放疗史。需根据复发的部位及肿瘤的恶性程度选择治疗方法。选择全身系统性治疗时，LGESS或不伴SO的腺肉瘤首先考虑抗雌激素内分泌治疗，uLMS、UUS、HGESS或伴有SO的腺肉瘤则选择化疗，PEComa可选择mTOR抑制剂。有证据表明肿瘤细胞减灭术可改善复发性ESS患者的生存期，因此，尽可能切除所有复发病灶对患者生存有益。

3.1　对阴道或盆腔局部复发，影像学排除有远处转移患者的处理

对既往盆腔未接受过放疗的患者，治疗选择包括：①手术切除±术中放疗±全身系统性治疗；②若肿瘤无法切净，术后盆腔外照射±近距离放疗±全身系统性治疗；③术前放疗和（或）全身系统性治疗+手术切除+全身系统性治疗；④盆腔外照射±近距离放疗±全身系统性治疗。

对既往盆腔接受过放疗者，治疗选择包括：①手术切除±术中放疗±全身系统性治疗；②全身系统性治疗；③选择性盆腔外照射和（或）近距离放疗。

3.2　对盆腔外孤立转移灶患者的处理

应争取手术切除，并在术后辅以EBRT和（或）全身系统性治疗。对转移灶无法切除者，可选择全身系统性治疗和（或）局部治疗（如射频消融，立体定向放疗等）。

3.3　对全身多发转移患者处理

一般选择全身系统性治疗和（或）姑息性放疗。也可考虑对症支持治疗。

4　治疗方案

4.1　全身系统性治疗

4.1.1　抗雌激素内分泌治疗

主要用于LGESS和不伴SO的腺肉瘤，也可用于ER/PR阳性的uLMS、HGESS等。首选芳香化酶抑制剂（来曲唑、阿那曲唑或依西美坦等）。次选竞争性雌激素受体拮抗剂（氟维司群），高剂量孕酮（甲地孕酮、甲羟孕酮），促性腺激素释放激素（GnRH）类似物（亮丙瑞林，曲普瑞林）等。抗雌激素内分泌治疗的使用方法并未达成共识，如芳香化酶抑制剂或孕酮的最佳剂量、给药方案及治疗持续时间等均不明确。有人认为需使用2年，也有人认为需终生使用。

4.1.2　化疗

主要用于uLMS、UUS、HGESS和伴有SO的腺肉瘤。一线治疗首选多柔比星单药，或吉西他滨+多西他赛、多柔比星+曲贝替定、多柔比星+异环磷酰胺、多柔比

星+氮烯咪胺等整合化疗方案。二线及以上治疗可选择曲贝替定、吉西他滨+氮烯咪胺、吉西他滨+长春瑞滨、氮烯咪胺、吉西他滨、表柔比星、异环磷酰胺、脂质体多柔比星、替莫唑胺、艾日布林等。

4.1.3 靶向治疗或免疫治疗

随着分子病理学进展，一些基因检测方法也被用于US患者评估。可通过一些泛肿瘤靶点的检测来指导US患者治疗，包含*NTRK*（neurotrophic tyrosine receptor kinase，神经营养酪氨酸受体激酶）基因、*MSI*（microsatellite instability，微卫星不稳定性）、*TMB*（tumor mutation burden，肿瘤突变负荷）、*BRCA*基因（breast cancer susceptibility gene，乳腺癌易感基因）、*ALK*（anaplastic lymphoma kinase，间变性淋巴瘤激酶）基因等。

通过生物标志物检测来指导靶向治疗。对*NTRK*基因融合阳性的US患者，一线治疗可选择拉罗替尼（larotrectinib）或恩曲替尼（entrectinib）。有*ALK*基因重排的子宫炎性肌纤维母细胞瘤，一线治疗可选择*ALK*抑制剂，如克唑替尼（crizotinib）、色瑞替尼（ceritinib）、布格替尼（brigatinib）、劳拉替尼（lorlatinib）或艾乐替尼（alectinib）等。PEComa患者可选择mTOR抑制剂治疗，推荐的一线治疗药物为白蛋白结合型西罗莫司（albumin-bound sirolimus），二线及以上治疗可选择西罗莫司（sirolimus）、依维莫司（everolimus）或坦罗莫司（temsirolimus）等。奥拉帕利或尼拉帕利可作为有*BRCA2*突变的uLMS的二线或后线治疗。对有MSI或TMB≥10的复发US患者，可选择帕博利珠单抗（pembrolizumab）治疗。

目前US的靶向治疗多在临床试验阶段。一项随机双盲安慰剂对照Ⅲ期临床研究证实培唑帕尼（pazopanib）可显著延长转移性非脂肪细胞软组织肉瘤患者的PFS。而另一项对无法切除的、转移性uLMS行一线治疗的Ⅲ期临床研究显示，在吉西他滨+多西他赛整合化疗方案中加入贝伐珠单抗并不提高疗效。此外，对常规治疗失败的晚期复发患者，建议基因检测寻找靶点，尝试个体化靶向治疗。鼓励患者参加临床试验。

4.2 放疗

放疗不作为US治疗的首选，主要用于有肿瘤残留或有亚临床转移区域的补充治疗，以及复发/转移病灶的姑息治疗。包括外照射放疗和近距离放疗。影像学检查可评估局部肿瘤累及范围，并可排除远处转移。盆腔或腹主动脉旁淋巴引流区域采用EBRT。亚临床病灶一般给予45~50Gy；对明确病灶至少需给予60Gy；对部分较大病灶，可采用精准放疗技术（如调强放疗、立体定向放疗），总剂量达到70Gy以上，应注意保护危及器官。近距离放疗多用于子宫切除术后阴道局部的放疗、阴道复发病灶的放疗或用于子宫切除前的新辅助放疗。新辅助放疗有助于降低术后切缘不足或切缘阳性的风险。对手术无法切除的肿瘤，可根据部位采用EBRT和/或近距离放疗。

如条件允许，宜采用图像引导放疗（特别是图像引导的近距离放疗）。如单独使用近距离放疗，子宫体、宫颈、阴道上段1~2cm的90%体积至少照射48Gy（等效剂量EQD2）。如近距离放疗联合外照射，剂量须增加至65Gy（等效剂量EQD2）。如采用MRI做近距离放疗计划，可见肿瘤区（GTV）的D90剂量应大于或等于80Gy（等效剂量EQD2）。

4.2.1 外照射靶区

盆腔EBRT的靶区应包括肿瘤原发/复发病灶、盆腔淋巴结引流区（髂总、髂外、髂内、闭孔淋巴结区）、宫旁、阴道上段（包含阴道旁组织）和骶前淋巴结区。腹主动脉区延伸野应包括整个腹主动脉旁淋巴引流区域，其上界取决于肿瘤波及的范围，至少应达左肾血管水平并位于肿瘤上2~3cm。建议采用适形放疗或调强放疗以减少对正常组织的损伤。

4.2.2 近距离放疗

作为术后辅助治疗的近距离放疗可在阴道切口痊愈后开始实施，一般应于术后6~8周开始，不应晚于术后12周。术后近距离放疗范围为阴道上段。照射剂量参考点一般选阴道黏膜面或黏膜下0.5cm，阴道黏膜面给予6Gy×5次，或阴道黏膜下0.5cm处给予7Gy×3次或5.5Gy×4次。对于术后阴道切缘阳性或安全边界不足的情况，应采用外照射联合近距离放疗的方式。除了外照射的剂量外，再用高剂量率近距离放疗给予阴道黏膜面（4~6）Gy×（2~3）次的补充量。

4.3 中医中药治疗

中医主要是通过中药、针灸等方法来治疗或调理。讲究辨证施治，通过调理五脏六腑，实现阴阳互补、气血通畅。常会根据患者具体病情证型的不同来选择不同的治疗方案。

妇科恶性肿瘤属于中医“癥瘕”范畴，中医药的精华在于药物配伍。举例如下。

（1）鸡内金、郁金、水蛭：鸡内金味甘，性平，有消食涩精止遗，化坚消石之功；郁金味辛、苦，性寒，归肝、胆经，可行气活血解郁，为血中之气药；水蛭味咸，性平，归肝经，能破血通经消瘕。女子癥瘕，多为气滞血瘀之病理产物，三药合用兼顾气血而消癥瘕，化积滞，多用于各种妇科肿瘤或伴有消化功能障碍者。

（2）甘松、栀子：甘松味辛、甘，性温，归脾、胃经，行气开郁止痛；栀子味苦、寒，归心、肺、三焦经，泻火除烦，清热解毒。两药合用主要用于减轻妇科肿瘤相关治疗引起的激素水平变化导致的烦躁、抑郁等类更年期症状。

（3）枸杞子、女贞子：枸杞子味甘，性平，归肝、肾经；女贞子味甘、苦，性凉，归肝、肾经，二者皆可滋补肝肾，用于肝肾不足，腰膝酸软，虚象较明显者。

（4）甘松和丹参：甘松能开郁行气止痛；丹参可活血通经，清心除烦，祛瘀止痛。两者均入心经，用于蒽环类药物引起的心脏相关并发症。

此外，中医饮食护理也有独到之处。根据食物的“四气”“五味”及疾病的证型进行调理。举例如下。

（1）气滞血瘀、湿聚痰凝型：可进食海带、魔芋、辣椒、山楂、柚子等食物。

（2）阴虚内热、热毒内蕴型：可进食无花果、苦瓜、河蚌、茄子、萝卜、薏苡仁、芝麻等食物。

（3）气血两亏型：可进食牛肉、鸡肉、海参、银耳、香菇、牡蛎、芦笋、菱角、龙眼肉、胡萝卜等食物。

研究表明，扶正祛瘀药可通过抑制uLMS细胞的活力、促进凋亡来发挥抗肿瘤作用，其机制与TP53、AKT1等核心靶点有关。

第四章

子宫肉瘤的心理护理

1 US患者心理反应特点

US恶性程度高，发病部位存在特殊的意义。患者在治疗后易出现性功能改变、生育能力丧失或绝经期提前等情况，会倍感压力和低自尊。手术创伤，放化疗等的毒副作用，以及对复发的担忧，容易产生抑郁、紧张、焦虑、恐惧等负性情绪，这些负性情绪均不利于患者的恢复及生活质量的改善。因此对US患者进行心理护理尤为重要。

2 US患者心理痛苦筛查及评估

心理痛苦管理筛查工具，是美国国立综合癌症网络（NCCN）首选推荐的工具，并在全球得到广泛认可。中文版结合我国实际情况进行改良，由两部分构成：①心理痛苦温度计（Distress Thermometer，DT）：形象地将模拟温度计分为0~10维度，0代表无痛苦，10代表极度痛苦，得分越高，说明癌症患者心理痛苦水平越高。推荐DT的分界值为4分。②问题列表（Problem List，PL）：共包括实际问题、交往问题、情绪问题、身体问题、信仰/宗教问题等五个部分，以及一个“其他问题”条目。基本涵盖了患病过程中遇到的各种问题。通过DT进行初步筛查，对DT≥4分者根据PL选项进行进一步评估。在US患者治疗过程中，心理评估非常重要。了解患者担忧和感受，提供适宜的心理支持。严重者转诊接受专业的心理支持和干预。

3 US患者的心理护理

3.1 支持性心理护理

指护士运用语言工具，通过护患沟通来消除患者的心理问题，提高其对精神刺激的防御能力，重建心理平衡的一种护理方法。

（1）倾听：让患者将压抑的情感发泄出来，一方面表达对患者的尊重，同时也是患者心理减压的最好方法。

（2）安慰：通过友善的微笑、真诚的问候、表示同情的话语，使患者能感到亲切、温暖、被接纳和有依靠感，消除陌生不安情绪，使患者感受到护理人员的人文关怀。

（3）鼓励：在适当时及时鼓励，可促使患者采取正确措施，逐步增强自信心。

（4）健康教育：向患者及其家属讲解US的相关知识，包括疾病的发展过程、治疗方法（包括手术、放疗、药物治疗等）、康复注意事项等，帮助患者及家属建立正确的认知。

3.2 对症心理护理

（1）生育力保护：对年轻有生育需求且实施了保留生育功能手术的患者，在多学科MDT to HIM团队指导下，选择最佳生育时机。

（2）身体意象改变照护：患者面对化疗后脱发，放疗导致的皮肤色素沉着等身体意象改变时，可提供化妆技巧、服饰选择等美学知识。鼓励患者家属在院陪伴，他们的关心和支持能使患者的心灵得到很大的安慰。

（3）性生活指导：手术后患者身体器官缺失，放疗后出现阴道狭窄、弹性降低，导致惧怕性生活。鼓励其在综合治疗结束后3个月恢复性生活，性生活时可选用合适的润滑剂，动作应轻柔。

3.3 提供心理调节方式

患者在确诊、治疗时会出现不同程度的心理痛苦，可指导患者进行松弛训练，如渐进性肌肉放松训练、深呼吸放松训练、正念减压训练等；聆听音乐或戏曲，使患者身体放松，心情得到平静和安慰，感受自我意识，提高生活满意度。

3.4 叙事护理

晚期或复发US患者，预后差，生存期短。由专业人员通过引导患者对生命意义的探索，让他们重新认识自我、珍惜生命；通过自立和利他来实现人生价值；从感恩、利用支持系统、积极应对、维持人格独立与内在精神完整等途径来获取生命意义。

第五章

子宫肉瘤的康复随访管理

1 康复管理

做好健康宣教，教育患者应定期复查，以及如何分辨可能的潜在复发症状等。鼓励患者调整或改变生活方式，如均衡饮食、适当锻炼及戒烟等。尽快恢复正常的生理功能，改善生活质量。

2 随访计划

前2~3年每3个月随访1次，以后每6~12个月随访1次；复查内容包括全身体检及妇科检查、影像学检查。

胸部、腹部和盆腔CT检查（也可选择胸部CT结合腹部和盆腔MRI），前3年内每3~6个月1次，第4~5年每6~12个月检查1次，第6~10年根据肿瘤初始分期和病理分级，每1~2年检查1次。当上述检查不能排除肿瘤转移时，宜行全身PET/CT检查。

参考文献

[1]Mbatani N，Olawaiye AB，Prat J. Uterine sarcomas[J]. Int JGynaecol Obstet. 2018；143（Suppl 2）：51-8.

[2]WHO Classification of Tumors Editoral Board. Female Genital Tumors（5th Eds）.In WHO Classification of Tumors Series [M]. IARC Lyon：2020；283-297.

[3]Nasioudis D，Mastroyannis SA，Latif NA，et al. Effect of bilateral salpingo-oophorectomy on the overall survival of premenopausal patients with stage I low-grade endometrial stromal sarcoma；a National Cancer Database analysis[J].Gynecol Oncol. 2020；157（3）：634-8.

[4]Bogani G，Cliby WA，Aletti GD. Impact of morcellation on survival outcomes of patients with unexpected uterine leiomyosarcoma：a systematic review and meta-analysis[J].Gynecol Oncol. 2015；137（1）：167-72.

[5]Ghirardi V，Bizzarri N，Guida F，et al. Role of surgery in gynaecological sarcomas. Oncotarget[J]. 2019；10（26）：2561-75.

[6]Shushkevich A，Thaker PH，Littell RD，et al. State of the science：Uterine sarcomas：From pathology to practice[J].Gynecol Oncol. 2020；159（1）：3-7.

[7]L'Heveder A，Jones BP，Saso S，et al. Conservative management of uterine adenosarcoma：lessons learned from 20 years of follow-up[J]. ArchGynecol Obstet. 2019；300（5）：1383-9.

[8]Reed NS，Mangioni C，Malmström H，et al. Phase Ⅲ randomised study to evaluate the role of adjuvant pelvic radiotherapy in the treatment of uterine sarcomas stages Ⅰ and Ⅱ：an European Organisation for Research and Treatment of CancerGynaecological Cancer Group Study（protocol 55874）[J]. Eur J Cancer.2008；44（6）：808-18.

[9]Costales AB，Radeva M，Ricci S. Characterizing the efficacy and trends of adjuvant therapy versus observation in women with early stage（uterine confined）leiomyosarcoma：a National Cancer Database study[J]. JGynecol Oncol. 2020；31（3）：e21

[10]Rizzo A，Nannini M，Astolfi A，et al. Impact of Chemotherapy in the Adjuvant Setting of Early Stage Uterine Leiomyosarcoma：A Systematic Review and Updated Meta-Analysis[J]. Cancers（Basel）. 2020；12（7）：1899.

[11]Hensley ML，Enserro D，Hatcher H，et al. Adjuvant Gemcitabine Plus Docetaxel Followed by Doxorubicin Versus Observation for High-Grade Uterine Leiomyosarcoma：A Phase Ⅲ NRG Oncology/Gynecologic Oncology Group Study[J]. J Clin Oncol. 2018；36（33）：3324-30.

[12]Pautier P，Floquet A，Chevreau C，et al. Trabectedin in combination with doxorubicin for first-line treatment of advanced uterine or soft-tissue leiomyosarcoma（LMS-02）：a non-randomised，multicentre，phase 2 trial[J]. Lancet Oncol. 2015；16（4）：457-64.

[13]van der Graaf WT，Blay JY，Chawla SP，et al. Pazopanib for metastatic soft-tissue sarcoma（PALETTE）：a randomised，double-blind，placebo-controlled phase 3 trial[J]. Lancet. 2012；379：1879-86.

[14]Hensley ML，Miller A，O'Malley DM，et al. Randomized phase Ⅲ trial of gemcitabine plus docetaxel plus bevacizumab or placebo as first-line treatment for metastatic uterine leiomyosarcoma：an NRG Oncology/Gynecologic Oncology Group study[J]. J Clin Oncol. 2015；33（10）：1180-5.

[15]National Comprehensive Cancer Network. NCCN Clinical Practice Guidelines in Oncology：Uterine Neoplasms，V.2.2024.[DB/OL]. Available at http：//www.nccn.org/

[16]Dondi G，Porcu E，De Palma A，et al. Uterine Preservation Treatments in Sarcomas：Oncological Problems and Reproductive Results：A Systematic Review[J]. Cancers（Basel）. 2021；13（22）：5808.

[17]Mengqin Z，Xing L，Yan H，et al. Does Mandala Art Therapy Improve Psychological Well-Being of-Gynecological Cancer Patients During the Perioperative Period? A Quasi-Experimental Study[J]. Integr Cancer Ther. 2024；23：15347354241259180.

[18]Dong Y，Jiang G，Qu H，et al. Effectiveness of a narrative nursing intervention on reproductive concerns in women of childbearing age undergoing cervical cancer surgery：A randomized controlled trial [J]. Eur J Oncol Nurs. 2024；70：102537.

[19]王一同，卢雯平.妇科肿瘤中药常用药物组合[J].中国肿瘤临床与康复，2018；25（4）：504.

[20]张晓蕾.辨证施护对妇科肿瘤患者情绪与生活质量的影响[J].中国中医药现代远程教育，2021；19（13）：154-6.

[21]杨璇，李冬华，任慧，等.基于网络药理学探讨扶正祛瘀药对治疗子宫平滑肌肉瘤的作用机制[J].中医药导报，2024，30（4）：35-43

[22]王五洋，栗妍.子宫肉瘤分子机制研究进展及应用[J].实用妇产科杂志，2024，40（2）：92-96

[23]中国抗癌协会妇科肿瘤专业委员会.子宫肉瘤诊断与治疗指南（2021年版）[J].中国癌症杂志，2021，31（6）：513-519.

[24]张琪松，沈丹华.子宫间叶性肿瘤分子病理学研究进展[J].中国妇产科临床杂志，2024，25（2）：170-172.

[25]张博雅，王悦，王建六，等.子宫肉瘤术前确诊及漏诊患者的临床特征分析[J].中国妇产科临床杂志，2015，16（5）：388-391.

[26]谢玲玲，林仲秋.《2024 NCCN子宫肿瘤临床实践指南（第1版）》解读[J]. 中国实用妇科与产科杂志，2023，39（11）：1122-1127

[27]张靓雯，王青.MRI在子宫肉瘤和子宫肌瘤鉴别诊断中的应用进展[J]. 国际医学放射学杂志，2023，46（1）：80-8389

[28]潘缘蕊，刘洋，唐明梅，等.T2WI、DWI序列联合血清CA125在子宫肉瘤与非典型子宫肌瘤鉴别诊断中的应用[J].磁共振成像，2023，14（12）：60-65

[29]唐丽丽，吴世凯，李小梅编；樊代明总主编.中国肿瘤整合诊治技术指南CACA 心理疗法 2023[M]. 天津：天津科学技术出版社；天津出版传媒集团，2023.02.

[30]唐丽丽.中国肿瘤心理临床实践治疗指南[M]. 北京：人民卫生出版社，2020.09.

[31]杨方英，吴婉英；胡斌春总主编.肿瘤护理专科实践[M]. 北京：人民卫生出版社，2021.12.

[32]牛建佩，李瑞，徐丽红，等.阶梯式心理护理对妇科恶性肿瘤患者负性情绪及生活质量的影响[J].国际精神病学杂志，2023，50（04）：872-875.

妊娠滋养细胞肿瘤

名誉主编

樊代明

主　编

向　阳

副主编

尹如铁　鹿　欣　孙　阳

秘　书

蒋　芳

编　委（按姓氏拼音排序）

程晓东　范江涛　高国兰　姜　洁　蒋　芳　李清丽　李小平　李秀琴

刘　鹏　鹿　欣　钱建华　孙　阳　万希润　向　阳　谢　萍　杨隽钧

杨开选　尹如铁　张　新　张国楠

前言

妊娠滋养细胞疾病（gestational trophoblastic disease，GTD）是一组来源于胎盘滋养细胞异常增生的疾病，包括良性葡萄胎（hydatidiform mole，HM）及恶性滋养细胞肿瘤（gestational trophoblastic neoplasia，GTN）。GTN是一种少见的妇科肿瘤，包括侵袭性葡萄胎（又称恶性葡萄胎，invasive mole，IM）、绒毛膜癌（简称绒癌，choriocarcinoma，CC）、胎盘部位滋养细胞肿瘤（placental site trophoblastic tumor，PSTT）和上皮样滋养细胞肿瘤（epithelioid trophoblastic tumor，ETT）。中间型滋养细胞肿瘤PSTT和ETT比绒癌更罕见，发生率约仅占所有GTN的2%~3%。因GTN属于少见肿瘤，治疗方案和随访指导缺乏前瞻性、随机对照临床试验等高级别证据支持。2022年中国抗癌协会妇科肿瘤专委会制定了《中国肿瘤整合诊治指南》系列之《妊娠滋养细胞肿瘤整合诊治指南》，随着临床研究数据的更新和临床时间经验的积累，对原指南进行修订，经中国抗癌协会子宫体肿瘤专委会充分讨论，形成《妊娠滋养细胞肿瘤整合诊治指南》2024版。

第一章

流行病学

在GTD的流行病学研究中，由于该类病例少见、缺乏集中的临床流行病学数据库、不同研究报道，使用的分母不同，得到的发生率差异较大。葡萄胎在亚洲某些地区发病率为2/1000次妊娠；但在欧洲和北美常小于1/1000次妊娠。中国基于人群流行病学调查（1980年前后）显示，葡萄胎发生率约为0.81‰（以千次妊娠计算），范围在0.46‰~1.39‰之间。1991~2000年包括全国7省118所医院的调查显示，GTD的发生率为3.78‰（以千次妊娠计算）或1：258次妊娠，其中葡萄胎发生率2.5‰。近年来，亚洲国家葡萄胎发生率有所下降，主要原因可能与经济发展、饮食结构改善以及生育率下降相关。

葡萄胎的发生可能与多种遗传学及表观遗传学改变有关，并通过多种机制致病，目前尚未完全阐明。因而也很难实现对葡萄胎的筛查。早孕期B超如有特征性表型，可在典型症状出现前诊断葡萄胎。另外，对罕见双亲来源的葡萄胎（BiCHM），患者本人尤其是生殖细胞的某些遗传缺陷是导致反复出现葡萄胎妊娠或妊娠失败的原因，这些患者多数存在NLRP7或KHDC3L基因突变。有相应病史的女性可行产前基因诊断，确诊患者只能靠供卵妊娠。

绒癌发生率低，临床上很多病例缺乏组织病理学诊断，发生于葡萄胎后的绒癌与侵袭性葡萄胎（侵葡）难以区分，故其准确发生率难以估算，约为1~9/40000次妊娠。GTN的早期发现有赖于葡萄胎清宫术后的规范化随访。

第二章

诊断

第一节 详细询问病史

GTD是一组与妊娠相关的疾病，葡萄胎主要表现为停经后阴道出血。侵葡继发于葡萄胎后，绒癌可继发于正常或不正常妊娠后，前次妊娠可为葡萄胎，也可为流产、足月产或异位妊娠。前次妊娠后至发病间隔时间不定，有的妊娠开始即可发生绒癌，有的间隔期可长达18年。PSTT和ETT可继发于各种类型妊娠，包括：足月产、流产、异位妊娠和葡萄胎等，也可和上述各种妊娠同时合并存在。

1 葡萄胎的临床表现

典型葡萄胎表现为早中孕期子宫异常出血、60%葡萄胎妊娠存在子宫异常出血。子宫大于正常孕周。随早孕期B超诊断进步，多数葡萄胎在早期得以诊断，因而既往常见的症状和并发症（如妊娠剧吐、子痫前期、甲亢）已不常见。

（1）子宫异常出血：葡萄胎最常见的临床表现为停经后阴道流血，多发生在停经8~12周左右，开始为小量，逐渐增多，可反复发作。当葡萄胎块自然排出时（常在妊娠4个月左右）可发生大出血，处理不及时致病人休克甚至死亡。少数是在人工流产时意外发现，无阴道流血史。

（2）妊娠剧吐：出现时间一般较正常妊娠早且重，持续时间长。常发生于高β-hCG（绒毛膜促性腺激素β-亚单位，beta-human chorionic gonadotropin，β-hCG）水平及子宫异常增大者。发生严重呕吐且未及时纠正可致水电解质平衡紊乱。随诊断时间提前，需治疗的妊娠剧吐在葡萄胎的发生率已由既往20%~26%降至8%。

（3）妊娠高血压病：在完全性葡萄胎中发生率为12%~27%，且大部分出现在高β-hCG水平及子宫异常增大者，子痫发生罕见。随葡萄胎诊断时间提前，目前发生率明显降低。葡萄胎一经排出，妊娠期高血压症状迅即消失。

（4）甲状腺功能亢进：约7%患者可出现轻度甲亢，如心动过速、皮肤潮湿和震颤，但突眼少见。当葡萄胎排出后，所有症状及甲功检查结果指标迅速恢复正常。

（5）广泛肺栓塞和急性心力衰竭：这是葡萄胎中最危险的两种并发症，可立即致人死亡。常发生在葡萄胎尚未排出，子宫受外界压力（如妇科检查、手术切除子宫等，但更多是用催产素引产），将葡萄胎组织挤入子宫壁血窦，随血运侵入肺动脉，形成瘤栓。一般情况侵入量不大，病人可无明显症状或仅有胸部隐痛等不适。侵入量较大，有较多瘤栓在肺动脉内形成，加上周围血管痉挛，致肺循环受阻，可出现急性右心扩大和急性右衰症状，严重可致死亡。

2 GTN的临床表现

主要是子宫异常出血。在葡萄胎清空后、流产（包括宫外孕、人工流产、自然流产、稽留流产）或足月产后，阴道持续不规则出血，量多少不定。亦有病例可先有几次正常月经，然后出现闭经，再发阴道不规则出血。

3 GTD的其他相关症状

有些症状在良性及GTN患者中均可出现：

（1）卵巢黄素化囊肿（ovarian luteinizing cysts）：是一种由于大量β-hCG刺激卵巢，卵泡内膜细胞发生黄素化而形成的囊肿。多为双侧、多房，内含琥珀色或淡血性液体，大小不等，最大可在20cm以上。黄素化囊肿一般无症状，多由超声做出诊断。常在葡萄胎清除后2~4个月自行消退。在GTN中，由于hCG的持续作用，在葡萄胎排空、流产或足月产后，卵巢黄素化囊肿可持续存在。

（2）腹痛：偶尔发生，葡萄胎自行排出时，可因子宫收缩而疼痛。在GTN中，一般无腹痛，当病变穿破子宫浆膜时可引起腹腔内出血及腹痛。若子宫病灶坏死继发感染也可引起腹痛及脓性白带。若黄素化囊肿发生扭转或破裂，可引起急性腹痛。

4 GTN的转移症状

GTN主要经血行播散，转移发生早且广泛。最常见转移部位是肺（80%）、其次是阴道（30%）、盆腔（20%）、肝（10%）和脑（10%）等。转移性GTN可同时出现原发灶和继发灶症状，但也有不少患者原发灶消失而转移灶发展，仅表现为转移灶症状。

（1）肺转移：多数无症状，仅靠影像学检查做出诊断，为浅淡小圆形阴影，分布在肺外带，个数不多。转移瘤较大或广泛时可表现为胸痛、咳嗽、咯血及呼吸困难，常呈急性发作，也可呈慢性持续状态达数月之久。少数情况，可因肺动脉滋养细胞瘤栓形成，造成急性肺梗死，出现肺动脉高压和急性肺功能衰竭。

（2）阴道转移：转移灶常位于阴道前壁下段及穹窿，呈紫蓝色结节，阴道转移瘤破裂可发生阴道大出血。

（3）脑转移：预后凶险，为主要致死原因，也是GTN患者最常见的死亡原因。一般同时伴肺转移。脑转移形成分3期：①瘤栓期，表现为一过性脑缺血症状，如猝然跌倒、暂时性失语、失明等。②脑瘤期，即瘤组织增生侵入脑组织形成脑瘤，出现头痛、喷射样呕吐、偏瘫、抽搐直至昏迷。③脑疝期，因脑瘤增大及周围组织出血、水肿，造成颅内压进一步升高，脑疝形成，压迫生命中枢、最终死亡。

（4）肝转移：为不良预后因素之一，多同时伴肺转移，表现为上腹部或肝区疼痛，若病灶穿破肝包膜，可出现腹腔内出血，导致死亡。

（5）其他转移：包括脾、肾、膀胱、消化道、骨等，症状视转移部位而异。脾转移可见脾肿大及上腹闷胀或黄疸等，破溃时可出现腹腔内出血，形成急腹症。消化道转移可出现呕血及柏油样大便，肾转移可见血尿等，严重者一出血即可致死亡。

第二节　全身体检

对GTN，首先了解患者一般情况，生命体征，进行体能状态评估；同时了解有无急诊处理情况，如转移灶部位出血症状和体征、弥漫肺转移患者肺功能情况，超高危GTN脑转移患者了解其相应症状，如颅压升高、脑膜刺激征、脑疝风险等。应行全面查体，包括全身体检和妇科检查。

第三节　妇科检查

妇科检查需注意有无阴道转移灶，需要由有经验的医生进行，常会先触诊阴道情况，再以窥具打开进行仔细观察，注意操作轻柔，避免引发阴道转移灶破裂出血；明确子宫大小、形态及有否宫旁血管搏动；明确盆腔有无包块及包块位置。妇科查体可有如下阳性发现：

（1）子宫异常增大：葡萄胎临床检查常伴/不伴阴道血迹，子宫异常增大、质软；IM或CC妇科检查时，合并出血者，可见阴道有暗红色分泌物，双合诊子宫增大、柔软、形状不规则，有时可触及宫旁两侧子宫动脉有明显搏动，并可触到像“猫喘样”的血流漩涡感觉，这是宫旁组织内有转移瘤或动静脉瘘所致。怀疑宫旁动静脉瘘时，应考虑盆腔MRI评估病情，在临床处理时要警惕大出血可能。

（2）子宫复旧不全或不均匀性增大：葡萄胎患者常在葡萄胎排空后4~6周子宫恢复到正常大小。当发生侵葡时，子宫未如期恢复正常，质地偏软。子宫内病灶如已接近子宫浆膜面，检查时可感到该处子宫向外突出且质软，并有明显压痛。

第四节 组织病理学检查

1 清宫标本

组织学诊断是葡萄胎最重要和最终的诊断依据。葡萄胎每次清宫的刮出物必须全部送组织学检查，确保所有妊娠产物被送检以评估所有绒毛组织，只凭少数送检绒毛不能做出完全准确的组织学诊断。葡萄胎的大体表现多种多样。病理医生需从大体上判断绒毛是否有水肿等异常改变。如发现这类改变，需要决定这些改变是否符合葡萄胎或其他非葡萄胎性胎盘异常。对葡萄胎的组织学诊断和分级较困难，即使专门从事胎盘研究的病理医师之间也会有分歧。分歧主要在对部分性葡萄胎和水肿性流产的鉴别诊断上。必要时可借助辅助实验室检测，如染色体倍体分析、基因标记物印迹或短串联重复序列（short tandem repeats，STR）检查。如不具备这些技术，报告中可写明“可能诊断为”以及注明不确定的原因，及时转诊有滋养细胞疾病诊治经验的中心明确诊断。病人可能需要hCG水平监测。在非葡萄胎性水肿性流产中，hCG水平常会在平均7周内迅速降低并继而消失。对少量非葡萄胎性水肿性流产患者也进行hCG随访，可减少葡萄胎漏诊，进而避免由此导致的GTN。

2 子宫切除术后病理诊断

在切除的子宫标本中，侵葡大体表现为不同程度的侵袭性病变。在宫腔、肌层和邻近的子宫外组织可见到多少不等的水肿绒毛，出血灶显而易见。绒癌常表现为单个或多发界限清楚的出血结节。原发于子宫的肿瘤可出现在深肌层。如被检查的部位（子宫或子宫外）不能确切辨认出绒毛，仅有高度异型增生滋养细胞，则诊断为绒癌更为恰当。为避免错误归类，必须连续切片，尽可能确认病变组织是否存在绒毛结构。

3 胎盘的病理

产后绒癌可能来源于无症状的胎盘内绒癌。当病灶很小时，可能仅在晚期胎盘中被当成出血结节而意外发现，对母体和胎儿都不造成影响。接近半数病例可转移到母体。偶尔，可发生婴儿致命的绒癌。胎盘大体检查表现为非特异性或类似的小灶胎盘梗死或出血块。组织学上，邻近绒癌灶的一些绒毛局部或完全被增生的滋养细胞覆盖，但不是肿瘤性的。在绒癌早期阶段出现这些绒毛是合理的，不会扰乱诊断。

4 肺、脑和肝脏的转移灶

肺、脑和肝是最常见的转移部位，如因急诊或耐药行手术切除，应仔细检查切除部位意外的转移肿瘤，常规送病理。

第五节 辅助检查

1 血生化检查

治疗前常规化验包括血常规、肝肾功能、凝血功能、血型等以及hCG测定。

常用的hCG测定方法是放射免疫测定和酶联免疫吸附试验。为避免抗hCG抗体与其他多肽激素发生交叉反应，临床上也用抗hCG-β链单抗检测。正常妊娠，血清hCG测定呈双峰曲线，至妊娠70~80天达高峰，中位数多在10万mIU/ml以下，最高值可达20万mIU/ml。达高峰后迅速下降，34周时又略上升呈小高峰，至分娩后3周转为正常。增生的滋养细胞比正常滋养细胞产生更多的hCG，且在停经8~10周后仍继续持续上升。因此，葡萄胎患者血清hCG测定值常远高于正常妊娠，且持续较久。但也有少数葡萄胎，尤其部分性葡萄胎因绒毛退行性变，hCG升高不明显。因此血清hCG在葡萄胎和正常妊娠两者间有交叉，故hCG作为葡萄胎特异标记物的价值有限。为避免抗hCG抗体与其他多肽激素发生交叉反应，临床多用抗hCG-β链单抗检测。GTN中，血清hCG在葡萄胎清除后四次测定呈平台或升高，或在流产、足月产、异位妊娠终止4周后，血β-hCG持续在高水平，或曾一度下降后又上升。PSTT的合体滋养细胞很少，β-hCG主要由合体滋养细胞产生，因而这类肿瘤血β-hCG多数正常或轻度升高。

2 影像学检查

影像学检查包括盆腔B超、胸部CT/X线胸片，有些高危，尤其超高危GTN患者需行头颅MRI及腹部CT。

（1）超声检查：B超是诊断葡萄胎的重要辅助检查。推荐经阴道彩色多普勒超声检查，有助于鉴别葡萄胎、多胎妊娠或胎儿畸形。早孕期超声检查特征性表现如下：完全性葡萄胎包括孕5~7周息肉样肿块，孕8周后绒毛组织增厚囊性变及缺乏可识别的孕囊，宫腔内充满不均质密集状或短条状回声，呈“落雪状”，若水泡较大而形成大小不等的回声区，则呈“蜂窝状”；部分性葡萄胎表现胎盘增大，回声杂乱。完全性葡萄胎和部分性葡萄胎诊断灵敏度分别为95%和20%。此外，回顾性研究提出其他超声软指标，包括胎盘内囊性间隙、胎囊横径与前后径之比>1∶1.5，增加这些指标，清宫前完全性葡萄胎及部分性葡萄胎的确诊率可达86.4%和41.4%。

在PSTT的诊断，B超能显示肿瘤浸润子宫肌层的程度，在一定程度上可预测疾病的侵袭和复发。PSTT在超声下可分两种：一种是富于血管型，表现为含有多个囊性或血管区域的肿块，应尽量避免刮宫术；另一种是相对乏血管型，表现为实性肿块或未见明显异常，对此型肿瘤局限者可行保守性手术，保留其生育功能。

ETT的超声图像表现为子宫和（或）颈管肌壁内单发高度异质性回声结节，可凸向宫腔，多普勒血流信号值较低，与PSTT不同的是，ETT肿块边界清楚，不呈浸润性生长。

（2）盆腔动脉造影：葡萄胎造影表现：①子宫动脉增粗，血运增快；②宫腔内不规则造影剂滞留在血窦或绒毛间隙，可见圆形或类圆形充盈缺损；③静脉期提前显影；④病变不侵及子宫肌层。

侵葡与绒癌患者盆腔动脉造影常见表现有：①子宫动脉扩张、扭曲，子宫肌壁血管丰富，病灶部位出现多血管区；②子宫肌层动静脉瘘；③造影剂大量溢出血管外，形成边缘整齐均匀的“肿瘤湖”；④造影剂滞留，呈头发团样充盈，又称肿瘤着色。⑤卵巢静脉扩张。侵葡与绒癌的造影表现几乎很难区别，侵葡除上述表现外，肌壁血窦中有时可见圆形或半圆形充盈缺损，而绒癌中，如病变较大，则在多血管区中心出现无血管区，这是因为绒癌病灶主要由病变中心大片坏死组织、凝血块和周围滋养细胞所组成，病变中心的坏死组织内无血液进入之故。无论是侵葡，还是绒癌，如病变向外扩展而形成宫旁转移时，在子宫范围外可见多血管区或血窦造成的宫旁转移灶阴影

（3）X线/CT：肺部CT检查是肺转移的重要诊断方法，可清楚显示肺部转移结节的位置、大小，CT检查可避免分辨率不足，或由于胸骨、膈肌的遮挡而漏诊转移结节。过去曾用的X线胸片诊断肺转移，最初胸片表现为肺纹理增粗，后发展为片状或小结节阴影，典型表现为棉球状或团块状阴影。若影像学提示肺部转移灶≥3cm或有多发转移，建议进一步行脑、肝等部位CT或MRI。CT对肺较小病灶和脑、肝等部位转移灶有较高诊断价值。

（4）MRI：主要用于脑和盆腔病灶的诊断。对PSTT，MRI不仅用于确诊，同时能显示超声未能发现的病变，评估子宫外肿瘤播散、肿瘤血供，为保守性治疗提供依据。最常表现为宫腔内或肌层内强度不均肿物，绝大部分都显示有囊性区域和显著扩张血管，少数为境界清楚的实性肿物。ETT表现为实性占位，强T2WI信号（长T2等T1，DWI增强），根据病灶大小不同可有出血、坏死、钙化等表现；肿瘤直径0.5~14.8cm不等，形状多样：可呈子宫肌层的实性结节或凸向宫腔的分叶状，甚至剖宫产瘢痕处的不规则病变。

3 内镜检查

典型GTN通过临床病史、血hCG水平和影像学检查整合分析常能确诊，不需内镜检查。对不典型病例，需要鉴别其他妊娠相关疾病，如不全流产、胎盘残留及不典型的异位妊娠（输卵管妊娠、宫角妊娠、宫颈妊娠、子宫疤痕妊娠、肌壁间妊娠和子宫残角妊娠等）。这些疾病与GTN的治疗方案明显不同。推荐对可疑GTD而诊断证据不足，或可疑其他妇科肿瘤而临床表现不典型者；应通过手术获取组织标本，以便及早确诊。手术路径依据病变部位选择宫腔镜、腹腔镜或开腹手术，直观、准确地定位子宫表面、宫角以及盆腹腔脏器病变，同时取得组织标本，获得病理诊断。对转移部位的肿瘤，如有条件应及时获得组织标本得到病理诊断。

（1）腹腔镜检：对宫角妊娠、输卵管妊娠、肌壁间妊娠，可在腹腔镜下观察子宫及输卵管的形态、妊娠部位，并取病灶送组织病理检查。

（2）宫腔镜检查：鉴别流产后宫腔残留或胎盘残留，宫腔镜可在直视下观察宫腔形态，明确占位性病变的解剖部位、大小及形态，并可同时在宫腔镜直视下或辅助定位下清除占位性病变送组织病理学检查，以明确诊断。

第六节　GTN的临床诊断

根据葡萄胎排空后或流产、足月分娩、异位妊娠后出现阴道流血和（或）转移灶及其相应症状和体征，应考虑GTN可能。GTN可无组织学诊断，仅据临床做出诊断，β-hCG水平变化是临床诊断的主要依据，影像学是重要的辅助诊断方法，但不是必需的。可获取组织时，应行组织学诊断，若在子宫肌层内或子宫外转移灶组织中见到绒毛或退化绒毛阴影，则诊断为侵葡，若仅见成片增生的滋养细胞浸润及出血坏死，未见绒毛结构，则诊断为绒癌。

1 葡萄胎后GTN的诊断标准

①升高的血β-hCG水平呈平台（±10%）达4次（第1、7、14、21天），持续3周或更长；②血β-hCG水平连续上升（>10%）达3次（第1、7、14天）持续2周或更长；③组织学诊断为侵葡或绒癌。

2 非葡萄胎后GTN（绒癌）的诊断标准

①流产、足月产、异位妊娠终止后4周以上，血β-hCG水平持续在高水平，或曾经一度下降后又上升，已排除妊娠物残留或再次妊娠；②组织学诊断为绒癌。

第三章

分类及分期

第一节　GTD的病理分类及描述

根据WHO 2020年（第5版）女性生殖系统肿瘤病理分类标准，GTD在组织学上可分为：①GTN，包括绒癌、PSTT、ETT和混合性滋养细胞肿瘤。②葡萄胎，包括完全性葡萄胎、部分性葡萄胎和侵葡/转移性葡萄胎。③肿瘤样病变（tumour-like lesions），包括超常胎盘部位反应和胎盘部位结节/斑块。④异常（非葡萄胎）绒毛病变（见表39-3-1）。虽然WHO分类将侵葡列为交界性或生物学行为不确定肿瘤，但在临床上仍将其归类于恶性肿瘤，并与绒癌合称为GTN。由于GTN独特的组织学来源及生物学行为，使其成为最早可以通过化疗治愈的实体肿瘤。

表39-3-1　WHO女性生殖道肿瘤分类2020

组织学类型		ICD编码
GTN	绒毛膜癌	9100/3
	胎盘部位滋养细胞肿瘤	9104/1
	上皮样滋养细胞肿瘤	9105/3
	混合性滋养细胞肿瘤	9101/3
肿瘤样病变	超常胎盘部位反应	
	胎盘部位结节/斑块	
葡萄胎	完全性葡萄胎	9100/0
	部分性葡萄胎	9100/0
	侵袭性葡萄胎/转移性葡萄胎	9100/1
异常（非葡萄胎性）绒毛病变		

（1）葡萄胎（hydatidiform mole，HM）为良性疾病，是以胚胎发育异常、胎盘绒毛水肿增大伴滋养细胞增生为特征的异常妊娠。根据肉眼标本及显微镜下所见特点、染色体核型分析、细胞遗传特性及临床表现，可将良性葡萄胎分为完全性葡萄胎（CHM）及部分性葡萄胎（PHM）两种类型。CHM有以下特征：绒毛水肿增大，大小不等，多数绒毛可见中央水池；细胞滋养细胞和合体滋养细胞弥漫增生，在绒毛周

围呈环状分布；绒毛间质一般无血管，但可见明显的核碎裂。PHM可见正常绒毛与水肿绒毛混合存在；水肿绒毛轮廓不规则，呈扇贝样，某些增大的绒毛可见中央水池；滋养细胞增生常为局灶性，可见杂乱的增生滋养细胞簇从绒毛表面向外呈放射状排列；部分滋养细胞陷入绒毛间质内形成包涵体；同时可见胚胎发育的证据，如胚胎组织或胎儿、绒毛间质血管内出现有核红细胞等。

染色体核型检查和免疫组化P57^{Kip2}有助完全性和部分性葡萄胎的鉴别诊断。CHM的染色体核型为二倍体，PMH常为三倍体。P57^{Kip2}是一个母源表达的印迹基因，CHM细胞滋养细胞和绒毛间质细胞呈P57^{Kip2}核染色阴性；PMH则相反，细胞滋养细胞和绒毛间质细胞呈P57^{Kip2}核染色阳性。短串联重复（STR）序列是存在于人类基因组中的短序列DNA，由2~7个核苷酸组成的重复单元。这些序列在不同个体中由于重复次数不同而表现出高度的多态性，即在特定位置上重复次数的变异性。在葡萄胎的诊断中，STR分析至关重要。通过检测胎盘组织样本中的STR位点，可以揭示是否存在父源性染色体成分，从而区分CHM、PHM及非葡萄胎妊娠（如水肿性流产）。

（2）侵袭性葡萄胎（invasive mole，IM）又称恶性葡萄胎（Malignant Mole），转移性葡萄胎。葡萄胎水肿绒毛不再局限于宫腔，而是进入肌层、血管或子宫以外部位。葡萄胎组织的肌层侵蚀可以浅表，也可蔓延到子宫壁，导致穿孔并累及韧带和附件。肉眼观察，病灶处可见局部出血或有水肿绒毛。镜下见胎盘绒毛和异型增生滋养细胞出现在子宫肌层、血管或远隔部位；绒毛水肿常不显著，滋养细胞增生程度也有较大差异。

（3）绒毛膜癌（choriocarcinoma，CC）简称绒癌，是一种高度恶性的滋养细胞肿瘤，其特点是滋养细胞失去原来的绒毛或葡萄胎结构，浸入子宫肌层，造成局部严重破坏，并可转移至其他脏器或组织，造成严重后果。绒癌大体标本上，肿瘤见于子宫不同部位，常位于子宫肌层内，也可突向宫腔或穿破浆膜，常为暗红色出血性肿块，伴不同程度坏死。极少数可原发于输卵管、宫颈、阔韧带及胎盘等部位。位于胎盘的绒癌病灶常很小，有时为多发性，位于母体面，就像普通梗死灶，很容易在取材时被忽略而漏诊。显微镜下，成片异型增生的滋养细胞浸润周围组织和血管，肿瘤细胞大多数呈双相分化，可见细胞滋养细胞和合体滋养细胞密切混合，并可见少许中间型滋养细胞。肿瘤中央出血坏死，仅在周边见瘤细胞存活。肿瘤缺乏新生血管，可见假性血管网，血池周围环绕滋养细胞。肿瘤内找不到绒毛组织。

（4）胎盘部位滋养细胞肿瘤（PSTT）：起源于胎盘种植部位的一种特殊类型的滋养细胞肿瘤，肿瘤几乎完全由中间型滋养细胞组成。是相对少见的GTD，多数不发生转移，预后良好。少数病例可发生子宫外转移，则预后不良。PSTT大体表现多样，息肉型呈突向宫腔的黄褐色、质软的息肉样组织。包块型局限于子宫肌层内，病变可与子宫肌层界限清楚或不清楚，呈弥漫性浸润至深肌层、甚达浆膜层或子宫外扩散。肿瘤切面呈黄褐色或黄色，有时见局限性出血和坏死。显微镜下：肿瘤几乎完全由中间型滋养细胞组成，无绒毛结构。瘤细胞是大的多角形绒毛外滋养细胞，细胞中等偏大、单核或多核、具轻度到明显的细胞核非典型性，核仁明显、胞浆嗜酸到透明、散在核分裂象，偶尔可见核内包涵体。核分裂数目不定，大多数病例为1~2个/10HPF，最多可达50个/10HPF；这些瘤细胞以类似种植部位滋养细胞的方式穿透子宫肌层及血管，常见坏死；免疫组化见PSTT弥漫表达种植部位滋养细胞标记HPL、CD146等。

需要鉴别胎盘部位滋养细胞肿瘤和胎盘部位过度反应。后者组织学特征包括无明确肿块形成、存在正常绒毛和混合存在同等数量增殖的单核中间型滋养细胞和多核滋养细胞。

胎盘部位滋养细胞肿瘤与分化差的癌和肉瘤有时难以鉴别，特别是与上皮样平滑肌肉瘤、绒癌、黑色素瘤和扩大胎盘部位反应的鉴别。当冰冻切片只能诊断为不确定的子宫内病变时，这便成为悬而未决的问题。对诊断有帮助的线索为：有血管侵袭及侵袭的瘤细胞和纤维素样沉积物将肌束分隔开，无绒毛结构。罕见有并存绒癌和胎盘部位滋养细胞肿瘤组织特征的滋养细胞肿瘤。

（5）上皮样滋养细胞肿瘤（ETT）：是起源于绒毛膜型中间性滋养细胞的肿瘤，占整个GTN的1.39%~2%。2003年首次纳入WHO妇科肿瘤病理分类。ETT的诊断需靠组织病理学。肿瘤常在子宫形成结节状隆起，边界较清，局灶可见明显浸润。大体上，病灶位于子宫肌层内层、子宫下段或子宫颈管，甚至可转移至阴道，呈实性、褐色或黄色肿块，可见灶性出血、坏死。镜下见相对单一的上皮样瘤细胞呈巢状、条索状或团块状排列，肿瘤内常见地图样坏死。无绒癌的双向混杂结构和PSTT的散在浸润性生长方式，也很少有血管浸润。免疫组化显示ETT弥漫表达P63，仅灶性表达HPL、CD146。

（6）胎盘部位过度反应：这种反应性病变，可见大量中间型滋养细胞有时还有合体滋养细胞广泛浸润胎盘种植部位的内膜和肌层。该病曾被命名为合体细胞性子宫内膜炎，现已不再用此名称。病变与正常妊娠、流产或葡萄胎有关。可见大量滋养细胞浸润子宫内膜和肌层但后二者结构无改变，也无融合性包块或坏死。滋养细胞偶尔可以侵入血管。滋养细胞核分裂罕见或缺如。

（7）胎盘部位结节（placental site nodule，PSN）和非典型胎盘部位结节（atypical placental site nodule，APSN）PSN或斑片偶尔发生在育龄期人群。在因月经过多或不规则子宫出血进行子宫内膜诊刮或抽吸的病人子宫内膜标本中发现。有时，在子宫切除标本中会意外发现病变。结节可单发或多发，边界清楚，伴广泛玻璃样变。细胞胞质多样，病变细胞有多量嗜双色性、嗜酸性细胞胞质或偶尔呈空泡状胞质。核形不规则。常无核分裂或少见。

多年来，PSN被认为是临床意义不大的良性中间型滋养细胞病变。伴或不伴非典型特征的PSN可与PSTT或ETT混合存在，也可逐渐发展为PSTT或ETT。APSN 10%~15%可能会进展为PSTT或ETT。对APSN或局部病理不确定者，应对其组织病理进行集中复核。对已完成生育的APSN在无转移性病灶情况下可考虑行子宫切除术。如希望保留生育功能，则需进一步咨询和检查。

第二节　GTN分期

1　FIGO临床分期与预后评分系统

国际滋养细胞肿瘤学会（ISSTD）于1998年提出GTN分期与预后评分意见，并提交FIGO讨论，FIGO于2000年审定并通过分期及预后评分标准（见表39-3-2、表39-3-3）。该评分系统客观反映GTN的实际情况，在疾病诊断同时更加简明指出患者除分期外的疾病程度及预后危险因素。期别早者可能为高危患者，而期别晚者可能为低危患者。值得强调的是，诊断时分期与评分系统的整合，更有利于治疗方案选择及判断预后。

表39-3-2　GTN解剖学分期标准（FIGO，2000年）

期别	定义
Ⅰ	病变局限于子宫
Ⅱ	病变超出子宫但局限于生殖器官（宫旁、附件及阴道）
Ⅲ	病变转移至肺伴或不伴生殖道转移
Ⅳ	病变转移至脑肝肠肾等其他器官

表39-3-3　GTN FIGO/WHO预后评分系统（2000年）

预后因素	计分			
	0	1	2	4
年龄（岁）	<40	≥40		
末次妊娠	葡萄胎	流产	足月产	
妊娠终止至化疗开始的间隔（月）	<4	4~6	7~12	≥13
HCG（IU/L）	$<10^3$	10^3~10^4	10^4~10^5	$≥10^5$
肿瘤最大直径（cm）	<3	3~5	≥5	
转移部位	肺	脾、肾	胃肠道	脑、肝
转移瘤数目*		1~4	5~8	>8
先前化疗失败			单药化疗	两药或多药化疗
总计分　0~6低危；≥7高危				

*肺内转移瘤直径超过3cm者或根据胸片可计数的予以记数；按照总计分分组：0~6分为低危组，≥7分为高危组

对中间型滋养细胞肿瘤，可采用FIGO分期中的解剖学分期，但预后评分系统不

适用于PSTT和ETT。

2 TNM分期系统

T指肿瘤原发灶。M指远处转移（通常是血运转移）。M1表示有远处转移，又进一步分为M1a和M1b。N指区域淋巴结受累情况。GTN中未对N进行定义。在此基础上，用TNM三个指标整合划出特定分期。（见表39-3-4）

表39-3-4 TNM分期系统

TNM	FIGO	
Tx		原发肿瘤无法评估
T0		无原发肿瘤的证据
T1	Ⅰ	肿瘤局限于子宫
T2	Ⅱ	肿瘤超出子宫到其他生殖器官： 阴道、卵巢、阔韧带、输卵管
M0		无远处转移
M1		远处转移
M1a	Ⅲ	转移到肺
M1b	Ⅳ	其他远处转移

第四章

治疗

葡萄胎一经诊断，应尽快予以清除。侵葡和绒癌的治疗原则以化疗为主，辅以手术和放疗等其他治疗手段。治疗方案的选择根据FIGO分期、预后评分、年龄、对生育的要求和经济情况等整合考虑，实施分层或个体化治疗。PSTT和ETT以手术治疗为主，如有高危因素或子宫外转移，术后辅助化疗。复发耐药GTN往往需要多学科整合诊疗（MDT后HIM），予以整合治疗措施，包括挽救化疗、耐药病灶切除以及免疫检查点抑制剂治疗。

第一节 手术治疗

1 葡萄胎清宫术

葡萄胎一经临床诊断，应尽快在完善术前准备情况下予以行B超监视下的清宫术，不推荐药物流产。2019年的一项Meta分析显示，对40岁以上、无生育要求的葡萄胎患者，可直接行子宫切除术来替代吸宫术。但手术有一定难度，要求由有经验的医师完成，术后仍需密切随访。考虑到子宫切除并不减少远处转移的可能性，因此，不建议作为葡萄胎吸宫术的首选替代方法。

1.1 葡萄胎清宫术的术前准备

详细了解患者一般情况及生命体征：完善术前检查，包括血常规、尿常规、血生化检查、凝血功能、甲状腺功能、血型等。Rh阴性血型患者应准备抗D人免疫球蛋白。合并重度妊娠期高血压疾病或心衰者，应积极对症治疗，待病情平稳后予以清宫。此外，建立静脉通路：配血并保持静脉通路开放。

1.2 葡萄胎清宫术的术中注意事项

（1）建议由有经验的医师进行以下操作。因葡萄胎子宫极软，易发生穿孔，因此建议清宫术在B超监视下进行充分扩张宫颈，从小号扩宫棒依次扩张至8号以上，

避免宫颈管过紧影响操作，进而减少损伤。术前用物理方法或前列腺素促进宫颈成熟不会增加进展为GTN的风险

（2）尽量选用大号吸管，以免葡萄胎组织堵塞吸管影响操作，如遇葡萄胎组织堵塞吸头，可迅速用卵圆钳钳夹，基本吸净后再用刮匙沿宫壁轻刮2~3周。

（3）如术中出血多，可予缩宫素10U，加至500ml葡萄糖/葡萄糖氯化钠中静滴。缩宫素应在宫口已扩大、开始吸宫后使用，避免因宫口未开时子宫收缩，滋养细胞经挤压后由静脉系统扩散。

（4）目前主张对子宫大小<妊娠12周者，争取1次清净，若高度怀疑葡萄胎组织残留则须再次清宫。此外，当清宫后临床疑似GTN时，也可再次清宫。一项前瞻性Ⅱ期临床试验显示，这类患者行2次清宫术后有40%可避免化疗，且手术并发症低。

（5）对Rh阴性血型者，在清宫术后可预防性应用抗D免疫球蛋白。

1.3 葡萄胎清宫术的术后处理

仔细检查并记录清出物的质量（g）、出血量（ml）、水泡状胎块直径（cm），观察术后阴道流血，生命体征及子宫收缩，将吸刮出物送病理检查，有条件可行葡萄胎组织亲源性检测。

1.4 子宫穿孔的处理

如吸宫开始不久即发现穿孔，应立即停止吸宫操作，同时行腹腔镜或开腹探查，根据患者年龄及对生育要求决定术式（如剖宫取胎、子宫修补或切除子宫等）。如在葡萄胎已基本吸净后发生穿孔，则应停止操作，严密观察。如无活动性子宫出血，也无腹腔内出血征象，可等待1~2周后复查超声决定是否再次清宫；如疑有内出血应行超选择性子宫动脉栓塞术或尽早手术探查。

2 黄素化囊肿的处理

葡萄胎清除后，大多数黄素化囊肿均能自然消退，无需处理。若发生囊肿扭转，需及时手术探查。如术中见卵巢血运尚可，可将各房囊内液穿刺吸出，使囊肿缩小自然复位，不需手术切除卵巢。如血运障碍甚至卵巢已有变色坏死，则应切除患侧卵巢。

3 侵葡和绒癌的手术治疗

手术治疗是辅助治疗，对控制大出血等各种并发症、消除耐药病灶、减少肿瘤负荷和缩短化疗疗程等方面有一定作用，在一些特定情况下应用。手术方式有子宫切除、病灶切除、肺叶切除术以及急诊开颅手术等。

3.1 子宫切除术

子宫切除术的适应证：①因子宫病灶穿孔腹腔内出血或子宫大出血而急诊行子

宫切除术。如病灶局限于子宫，可通过手术治愈；如病变已转移，多需要术后联合化疗。术后需严密随访hCG下降情况。②对年龄较大且无生育要求者，为缩短治疗时间，经几个疗程化疗，病情稳定后，可考虑子宫切除术；③对子宫病灶较大，经多疗程化疗后，血β-hCG已正常，而病灶消退不满意者，亦可考虑手术切除；④经多疗程化疗后发生耐药者，因考虑病灶主要局限在子宫而行全子宫切除术。年轻女性应保留卵巢。对有生育要求者，若血β-hCG水平不高、耐药病灶为单个及子宫外转移灶已控制时，可考虑病灶切除术。

需要注意的是，由于GTN患者子宫血管扩张充盈，在子宫切除术中存在危及生命的出血风险。考虑到子宫切除术后相当多患者需要进一步化疗，所有患者在随访期间仍需监测血清hCG。因此不推荐子宫切除作为低危GTN的一线治疗方案。

3.2　保留生育功能的子宫病灶切除术

手术适应证：患GTN，经多疗程后化疗子宫内仍在1-2个病灶，血中β-hCG水平不是很高，子宫外病灶少或无，患者无法再耐受多疗程化疗，要求保留生育功能者，行子宫病灶剔除术。

3.3　转移性GTN的手术治疗

（1）肺叶切除术

对肺孤立的耐药病灶可考虑肺叶切除术。指征包括：全身情况良好；子宫原发灶已控制；无其他转移灶；肺部转移灶为孤立性结节；β-hCG尽可能接近正常水平。手术方式可选用楔形病灶切除或肺叶切除术，取决于病灶的位置以及与血管的解剖学关系，以尽可能多的保留正常肺组织。围术期化疗：围术期化疗可最大限度减少手术操作引起的肿瘤扩散，化疗药物可适当减量或换成比较温和的化疗方案，可采用AE（KSM+VP-16）方案，在术前一天、术后第一天及第二天分别给予静脉化疗。血hCG正常后继续巩固化疗2~3个疗程。

（2）脑转移瘤手术

对某些选择性病例，如孤立耐药病灶，其他转移灶消退者，手术具有一定治疗价值。对颅内出血伴颅内压增高者，尤其是多发脑转移及巨大脑转移瘤，常伴脑出血和水肿而致颅内压急剧升高，出现一系列神经系统症状和体征，经积极降颅压、镇静解痉及止血处理后，如在短期内效果不满意，尤其是出现昏迷及呼吸障碍时应当机立断，紧急行开颅去骨瓣减压及转移瘤切除术，开颅手术更具挽救生命的意义。术后辅以全身静脉化疗、鞘内化疗，必要时放疗。

（3）阴道转移灶的手术切除

阴道组织较脆、血管丰富，出现转移灶后，大出血风险很大。对阴道转移灶治疗，目前仍以化疗为主，绝大多数阴道转移灶在化疗3疗程后消失，无需手术。除非阴道病灶是唯一的耐药病灶，否则应尽量避免手术，因为术中一旦大出血，很难控制。化疗后阴道耐药病灶出血风险会明显降低。未治疗前出现出血，可先行阴道填塞，压迫止血，如果失败，只有通过缝合病灶或行病灶局部广泛切除以止血。

（4）肝转移灶的手术切除

目前仍无肝转移的明确治疗方案，各中心常予整合治疗，包括手术切除孤立病灶、血管栓塞及局部放疗。同样，手术切除可能对控制急性出血及去除局灶性耐药病灶有作用。但是，通常大部分肝转移患者都合并其他部位的活跃性病变或肝部病变呈弥散性，所以很少患者以化疗耐药为指征行肝孤立转移灶切除。

（5）泌尿系统转移瘤的手术治疗

手术治疗仅适于单侧肾受累及，无其他器官播散性转移的耐药患者；对肾急性出血患者，在栓塞止血失败后也可考虑手术治疗。输尿管转移并导致同侧输尿管扩张及肾积水时，首先考虑输尿管内放置D-J管来缓解同侧的肾积水及输尿管扩张，同时及早进行多药联合化疗，对部分放置D-J管失败的患者可以考虑手术治疗，切除盆腔病灶的同时，切除部分输尿管后行输尿管吻合或输尿管膀胱种植。

（6）肠道转移瘤的手术治疗

如有明显腹腔内出血威胁患者生命时，应考虑手术切除。手术对控制急性出血、解除梗阻、清除耐药病灶具重要意义。手术多为病变肠道切除及吻合，具体手术范围和手术指征需进一步实践积累。

4 PSTT的手术治疗

相比绒癌，PSTT对化疗敏感性差，手术是首选治疗。

（1）手术范围：全子宫切除术。年轻妇女若病灶局限于子宫，卵巢外观正常，可保留卵巢。对非高危PSTT患者，手术后不必给予任何辅助治疗。淋巴结转移率目前无相关报道，是否在术中行淋巴结活检需根据术前影像学检查及术中探查结果决定。

（2）保留生育功能的手术：对年轻、渴望生育、低危且病灶局限的PSTT患者，可在充分知情同意前提下，采用彻底刮宫、子宫病灶切除和（或）联合化疗等方法。病变弥漫者不适用保守治疗。保守治疗后若出现持续性子宫病灶和血β-hCG水平异常，则考虑子宫切除术。

5 ETT的手术治疗

手术是ETT主要的治疗手段。

（1）手术范围：全子宫或广泛性全子宫切除，适于局限于子宫的病灶，理论上认为该肿瘤并非激素依赖性疾病，卵巢转移发生率也不高，所以不考虑常规切除卵巢，是否切除卵巢可据患者年龄决定。不推荐常规淋巴结切除，对术前影像学或术中探查有盆腔淋巴结增大者，可考虑淋巴结切除术。

（2）保留生育功能的手术：ETT具有较强的侵袭行为和对化疗不敏感，目前不推荐保留生育功能的手术治疗。

（3）复发病灶：对复发患者，如能手术切除复发病灶，仍认为是有效的治疗方式。

第二节　化学药物治疗

GTN是人类通过化疗得以治愈的第一个实体瘤。GTN对化疗高度敏感。目前化疗分为葡萄胎预防性化疗和GTN的治疗性化疗。

1　葡萄胎预防性化疗

大多数葡萄胎可经清宫治愈，但仍有部分病例可发展为GTN。完全性葡萄胎恶变率约20%。当存在某些高危因素时，恶变率明显上升。

葡萄胎的预防性化疗不作常规推荐，对有恶变高危因素者，如规律随访困难，可予预防性化疗。恶性变相关高危因素有：①hCG>500000IU/L；②子宫明显大于停经孕周；③卵巢黄素化囊肿直径>6cm。另外，年龄>40岁和重复葡萄胎也被视为恶变高危因素。预防性化疗以单药为宜，可选用放线菌素D（Act-D）、甲氨蝶呤（MTX）（表39-4-1）。β-hCG正常后，不再需要巩固化疗。

2　侵葡和绒癌的化疗

在制订治疗方案以前，应做出正确的临床分期及预后评分，并评估对治疗的耐受性，治疗原则以化疗为主，辅以手术和放疗等其他治疗手段。治疗方案的选择根据FIGO分期、预后评分、年龄、对生育的要求和经济情况等整合考虑，实施分层或个体化治疗。

2.1　低危患者的化疗

（1）化疗方案的选择：对低危患者，首选单药化疗。单药方案在下列患者中成功率更高：预后评分0~4分、末次妊娠为葡萄胎、病理诊断为非绒癌患者。常用一线药物有MTX和Act-D。常用单药方案（见表39-4-1）。目前尚无推荐某种单药或哪种给药方案优于其他方案。荟萃分析显示，Act-D的5d方案、Act-D冲击方案及MTX多天方案相对疗效更好。对预后评分5~6分或病理诊断绒癌的低危患者，一线采用单药化疗的失败风险明显增高，可参照预后评分高危患者的方案选择联合化疗。

（2）药物的更换：约9%~33%的低危GTN首次单药化疗后会产生耐药或对化疗方案不耐受。单药化疗耐药的定义：原发耐药指在开始应用单药化疗的前两个疗程即出现β-hCG升高或平台（下降<10%）；继发耐药指开始化疗时有效，随后β-hCG在两个疗程中呈现平台或升高。

当对第1种单药化疗有效，但因毒性反应无法耐受时，可更换另一种单药。如出现单药耐药，β-hCG呈现平台且<300U/L，可改为另一种单药化疗。如β-hCG呈现平台且>300U/L，或β-hCG升高，或出现新病灶，或对两种单药化疗均效果不佳时，建议改为联合化疗。

（3）停止化疗指征：β-hCG正常后巩固化疗2~3个疗程。对β-hCG正常而影像学异常者不建议继续化疗，因为β-hCG是反应肿瘤活性的可靠指标。

表39-4-1　低危GTN常用单药化疗方案

药物名称	给药方案	疗程间隔	CR/%
MTX	1mg/kg或50mg，IM或IV，第1，3，5，7天； 四氢叶酸0.1mg/kg，IM或PO，第2，4，6，8天	2周	74~90
	0.4mg/kg或15mg，IM或IV，连续5天	2周	87~93
Act-D	1.25mg/m² IV（最大2mg）	2周	69~90
	10~12μg/kg或0.5mg IV，连续5d	2周	77~94

2.2　高危患者的化疗

高危GTN化疗方案首选EMA-CO方案或以5-氟尿嘧啶（5-FU）/氟尿苷（FUDR）为主的联合化疗方案。EMA-CO方案（依托泊苷、甲氨蝶呤、放线菌素D、环磷酰胺和长春新碱）初次治疗高危转移病例的CR及远期生存率均在90%以上，最常见不良反应为骨髓抑制，其次为肝肾毒性。由于G-CSF骨髓支持和预防肝肾毒性药物及止吐药物的支持，EMA-CO方案的计划化疗剂量强度已可得到保证。

中国GTN相对高发，在治疗高危病例方面也取得了丰富经验，以5-FU/FUDR为主的联合化疗方案包括FAV（5-FU/FUDR、放线菌素D和长春新碱）和FAEV（5-FU/FUDR、放线菌素D、依托泊苷和长春新碱），治疗高危和耐药GTN的CR达80%以上。由于不同地区医疗条件存在差异，其他化疗方案可依据各地医疗条件及可选择药物作最终决定，常见联合化疗方案具体药物及剂量（见表39-4-2）。停止化疗的指征为β-hCG正常后再巩固化疗3~4个疗程。

2.3　极高危患者的化疗

指预后评分≥13分及伴肝、脑或广泛转移的高危病例。可直接选择EP-EMA等二线方案。这类患者如一开始就采用标准多药联合化疗，可能会造成严重骨髓抑制导致大出血、败血症，甚至多器官衰竭，可在标准化疗前先采用低剂量的诱导化疗，如EP方案（依托泊苷100mg/m²和顺铂20mg/m²，2d，每周1次共1~3周）或AE方案（Act-D 500μg和依托泊苷100mg/m²，3d，疗程间隔2周），待病情缓解后，转为标准化疗方案。血β-hCG正常后巩固治疗3~4个疗程。

表 39-4-2　高危 GTN 常用联合化疗方案

用法：	VCR	2mg+NS 20ml	静注，化疗前3h，（第1天用）床旁化药
	5-FU 或FUDR 5% GS	24~26mg/（kg · d） 24mg/（kg · d） 500ml	静滴，每日1次（匀速，8h）
	Act-D 5%GS	4~6μg/（kg · d） 250ml	静滴，每日1次（1 h）

（1）FAV 方案：（VCR +5-FU/FUDR+ Act-D）

6d为1个疗程，间隔17~21 d。

（2）FAEV 方案：（VCR +5-FU/FUDR+ Act-D+VP-16）

5 d为1个疗程，间隔17~21 d。

表 39-4-3

用法：	VCR	2mg+NS 20ml	静注，化疗前3h（只用1d）
	VP-16 NS	100mg/（m^2 · d） 500ml	静滴，每日1次（1h）
	Act-D 5%GS	200μg/（m^2 · d） 200ml	静滴，每日1次（1h）
	5-FU 或FUDR 5% GS	800~900mg/（m^2 · d） 800mg/（m^2 · d） 500ml	静滴，每日1次（匀速，8h）

（3）EMA/CO 方案：包括EMA及CO二部分

表 39-4-4

EMA：			
第1天	Act-D 5% GS	500μg（体重小于40 kg用 400μg） 250ml	静滴（1h）
	VP-16 NS	100mg/m^2 500ml	静滴（1h）
	MTX NS	100mg/m^2 30ml	静注
	MTX NS	200mg/m^2 1000ml	静滴（12h）
	水化2 d，日补液总量2500~3000ml，记尿量，尿量应>2500ml/d		
第2天	Act-D 5% GS	500μg 250ml	静滴（1h）
	VP-16 NS	100mg/m^2 500ml	静滴（1h）
	CVF	15mg	静注，每12h一次（从静脉推MTX开始24h后开始，共4次）
	NS	4ml	

CO部分：			
第8天	VCR	2mg+ NS 20ml	静注，化疗前3h
	CTX 或IFO NS	600mg/m² 1600~1800mg/m² 500ml	静滴（2h）
注意事项	补液1500~2000ml（用CTX者不需大量补液）；IFO时用美司钠解救，用法：20%IFO的量（一般为400mg），0、4和8 h		
第15天	重复下一疗程		

（4）EMA/EP化疗

表39-4-5

EMA部分同EMA/CO方案，一般仅用第1天之药物，第二天不用化疗药物，仅使用CVF解救。			
第8天EP	VP-16 NS	150mg/m²（最大剂量200mg） 500ml	静滴
	DDP（水剂） NS	75mg/m²最大剂量（100mg） 500ml	静滴
第15天	重复下一疗程第1天		

（5）TE/TP方案

表39-4-6

TE和TP两周交替，4周为一疗程			
第1天	地塞米松	20mg	口服，化疗前12h，6h
	西咪替丁	30mg+NS 100ml	静注大于30min
	紫杉醇	135mg/m²+NS 250ml	静注>3h
	10%甘露醇	500mL	静注>1h
	DDP	60mg/m²（最大100mg）+NS 1000ml	静注>3h
第5天	紫杉醇	135mg/m²+NS 250ml	静注>3h
	VP-16	150mg/m²（最大200mg）+NS 1000ml	静注>1h

3 PSTT的化疗

化疗作为高危患者子宫切除后辅助治疗，应选择联合化疗，可选方案包括FAEV、EMA-EP和TP/TE等。实施化疗的疗程数同高危GTN。高危因素包括：存在子宫外病灶（即：FIGO Ⅱ~Ⅳ期），FIGO Ⅰ期但合并有其他不良预后因素（如：发病与前次妊娠终止间隔时间长、脉管浸润、深肌层受累、高核分裂相等），术后血清β-hCG仍持续上升者。

4 ETT的化疗

对Ⅰ期ETT，如已行全子宫切除手术，术后βHCG降至正常，可不行化疗。对Ⅱ-Ⅳ期及治疗后复发患者，术后化疗对转移病灶治疗有帮助，可考虑术后化疗。应直接选择联合化疗，方案包括：FAEV、EP-EMA、EMA-CO等。对有远处或广泛转移者，联合化疗可能有一定作用。由于病例的异质性，无法推荐哪种方法更好，至于术后化疗的指征，以及巩固化疗多少疗程亦无明确定论。

第三节　放疗

放疗作为化疗补充，主要用于脑转移和胸部、盆腔残存病灶或耐药灶的治疗。

1　放疗适应证

①脑转移，包括多发脑转移、症状性脑转移和脑部寡转移；②阴道、宫颈等转移灶急性出血，病灶广泛，局部/介入止血无效，可考虑加用放疗；③胸部、盆腔团块转移灶化疗消退不满意者或化疗后残存病灶；④耐药灶且无法手术切除；⑤肿瘤压迫产生症状时，可行姑息性放疗缩小肿瘤，减轻症状。

2　放疗技术选择

包括调强放疗（IMRT）、容积调强放疗（VMAT）、螺旋断层放疗（TOMO）、立体定向放疗（SBRT）。常规放疗和三维适形放疗（3D-CRT）的使用正在逐渐减少。立体定向放疗包括射波刀、速锋刀等X刀技术；伽马刀技术的应用亦逐渐减少。

3　放疗方案

胸部病灶和盆腔病灶常用IMRT和VMAT，脑转移病灶根据病灶数量选择TOMO或SBRT。SBRT常用于脑部寡转移（1~5个病灶），TOMO可用于脑部寡转移病灶，亦可进行全脑放疗并同步给予肿瘤区域加量。在脑部放疗中，应同时采用脱水、止血及全身支持治疗，以利放疗顺利进行。待脑部转移灶控制后，及时行全身化疗根治肿瘤。对阴道及宫颈转移灶需放疗控制出血时，可用局部放疗配合全身化疗，尤其是阴道腔内±插植放疗，单次剂量高，数次后即可达到止血，肿瘤常迅速消退。对耐药灶的放疗，放疗野包括受累区域，给予高姑息剂量，可采用IMRT或VMAT。

第四节　介入治疗

选择性动脉栓塞：选择性动脉栓塞术可用于治疗GTN导致的腹腔内出血或子宫出血。动脉造影能很快明确出血部位，选择性动脉栓塞术可准确阻断出血部位血供，手术时间短，创伤小，对病情危重的肿瘤大出血是一种有效应急措施，使某些无法承受手术的患者可能获得治疗机会。对有生育要求妇女，既可达到保留子宫目的，也有利于随后化疗。此外，对肝脾转移瘤破裂导致大出血的患者，动脉栓塞术也是一种有效应急措施，使某些无法承受手术者获治疗机会。

1 常用栓塞剂

（1）明胶海绵：是目前应用最多的一种栓塞剂，优点是安全无毒，取材方便。明胶海绵常在7~21天后吸收，被阻塞血管可再通。从栓塞时间看，是一种中效栓塞剂。

（2）不锈钢圈：可制成不同大小以适合所要栓塞的血管。只能栓塞动脉近端，且易建立侧支循环，是一种长效栓塞剂。

（3）无水乙醇：一种液态栓塞剂。栓塞机制是造成微小血管内膜损伤，血液中蛋白质变性，形成凝固混合物而起栓塞作用，是一种长效栓塞剂。由于是微血管栓塞，栓塞后不易建立侧支循环，因而是一种很好的治疗肿瘤的栓塞剂。但值得注意的是，酒精反流引起邻近器官梗死是一种严重并发症，在选用和操作时要谨慎。

（4）聚乙烯醇：一种无毒、组织相容性好、在体内不被吸收的长效栓塞剂。

（5）碘油乳剂：碘油乳剂可通过肝动脉注入，并滞留在肿瘤血管内，产生微血管栓塞。还可混合化疗药物或标记放射性核素，进行内放疗，是目前肝癌栓塞治疗中应用最广的一种栓塞剂。

（6）微囊或微球微囊：可包裹化疗药物如MMC微囊，DDP微囊，MTX微囊以及5-FU微囊等进行化疗性栓塞。

各种栓塞剂有不同优缺点，使用时应根据不同情况做出适当选择：如为控制出血或术前栓塞，可采用短中效栓塞剂；如作为肿瘤的姑息性治疗则宜选用长效栓塞剂。另外，还应根据栓塞血管大小及栓塞部位和邻近器官，选择不同类型栓塞剂。

2 栓塞方法

将导管插进肿瘤供血动脉，在栓塞前作动脉造影以了解血管分布及变异、肿瘤大小或局部出血及侧支循环等情况。然后根据具体情况及治疗目的选择栓塞剂。注入栓塞剂时要在电视监视下缓慢注入，导管头要尽量靠近靶血管，以防栓塞剂反流。另外对有较大盆腔动静脉瘘进行栓塞时，有可能造成栓塞物质游走致肺栓塞，因此选择较大不锈钢圈栓塞为宜。

第五章

高危耐药和复发GTN的处理

第一节　高危GTN的耐药和复发标准

（1）耐药的定义：目前尚无公认耐药标准。在低危GTN采用单药化疗时，原发耐药定义为在开始应用化疗的前2个疗程中出现β-人绒毛膜促性腺激素（β-human chorionic gonadotropin，β-hCG）升高，或维持在平台水平；继发耐药定义为开始化疗时有效，但随后在2个疗程中β-hCG呈现平台或升高。对高危患者的联合化疗后，一般认为，化疗过程中出现如下现象应考虑为耐药：经连续2个疗程化疗后，血清β-hCG下降小于50%或呈平台（下降<10%）甚至上升，或影像学检查提示肿瘤病灶不缩小甚至增大或出现新病灶。

（2）复发标准：治疗后血清β-hCG连续3次阴性3个月后出现血β-hCG升高（除外妊娠）或影像学检查发现新病灶。

第二节　耐药和复发GTN治疗方案选择

化疗前完善辅助检查（包括胸部及腹部CT，盆腔及脑部MRI），必要时可行PET/CT。治疗前需重新进行预后评分。可选择化疗方案包括FAEV、EMA-EP、ICE（依托泊苷、异环磷酰胺和卡铂）、VIP（依托泊苷、异环磷酰胺和卡铂）、TE/TP（紫杉醇和依托泊苷/紫杉醇和顺铂）、BEP等（博莱霉素、依托泊苷和顺铂），具体用法见表6。对多药耐药患者，可考虑选择大剂量化疗联合自体干细胞移植、靶向治疗及PD-1/PD-L1抗体（例如pembrolizumab）单独使用或联合化疗，应用帕博利珠单抗治疗的耐药绒癌病例，完全缓解率为90%（9/10）。对复发耐药的高危GTN者，使用卡瑞利珠单抗联合甲磺酸阿帕替尼的ORR可达55%，是一种有效的治疗选择。PD-1单抗（卡瑞利珠单抗）+甲磺酸阿帕替尼联合化疗时，完全缓解率分别为87.1%（27/31）。动脉灌注化疗可提高耐药、复发患者的疗效。停止化疗指征仍然为血β-hCG正常后再巩固化疗3~4个疗程。

第三节　手术治疗在耐药和复发GTN中的价值

手术治疗及手术时间的选择在高危耐药和复发患者治疗中非常重要，强调手术治疗在高危耐药和复发患者治疗中的重要性，并慎重选择手术时机。耐药性GTN的手术指征为：一般情况好，可耐受手术；转移灶为孤立可切除病灶；无手术切除部位以外的活跃性转移灶；术前血清β-hCG应尽可能接近正常水平。

第六章

随访

葡萄胎病人作为高危人群，随访有重要意义。通过定期随访，可早期发现GTN并及时处理。葡萄胎随访目标是监测疾病，尽早发现恶变、尽早治疗。

对GTN，治疗后随访应规范，早期发现复发，及时给予干预。

第一节 葡萄胎清除后的随访

葡萄胎清除后，应每周检测血hCG或β-hCG，滴度应呈对数下降，一般在8~12周恢复正常。随访应包括：①hCG定量测定，葡萄胎清宫后每周1次，直至连续3次正常，然后每个月监测血β-hCG 1次，至少持续6个月，此后可每半年1次，持续至少2年，如出现异常，应提前复查。②每次随访时除必需作hCG测定外，应注意月经是否规则，有无异常阴道流血，有无咳嗽、咯血及其他转移灶症状，并作妇科检查，可定期作超声、X线胸片或肺CT检查。完全性葡萄胎的恶变率为10%~30%不等，部分性葡萄胎的恶变率为0.5%~5.6%。

第二节 IM和CC化疗后的预后及随访

GTN在化疗结束后，应严密随访血hCG，第1次在出院后1个月，然后每一个月一次到1年，每3个月1次至2年，每6个月一次至3年，此后每年1次直至5年，然后可每2年1次。目前证据显示，高危患者治疗结束后5年再复发病例少见，因此建议至少随访5年。高危患者治疗后全身影像学检查可作为评估残留病灶或变化的方法，当出现疾病复发时，有助转移病灶的定位及监测。在发现有效化疗药物之前，侵葡的死亡率达25%，自20世纪50年代后期证实大剂量甲氨蝶呤能有效治疗该肿瘤及随后发现了一系列有效化疗药物之后，IM已基本无死亡病例发生。对IM和CC，影响预后的主要因素有：年龄、终止妊娠至治疗开始的间隔时间、血β-hCG水平、FI-

GO分期及是否规范治疗等。

第三节 PSTT的预后及随访

一般认为，当出现下列情况之一者为高危PSTT，预后不良：①核分裂象>5个/10个HPF；②距前次妊娠时间>2年；③子宫外转移；④深肌层浸润、LVSI、弥漫坏死。也有报道，FIGO晚期、病程大于4年及出现胞浆透亮的瘤细胞是独立不良预后因素。

随访内容基本同GTN，应终身随访，尤其是接受保留生育功能治疗的患者。但由于血β-hCG水平多数正常或轻度增高，影像学检查更为重要。有条件者可选择增强MRI。

第四节 ETT患者的预后及随访

虽然ETT生长缓慢，但相比PSTT其恶性程度明显升高，一旦出现转移或复发，疗效不好。不良预后因素包括：FIGO分期晚，存在子宫多发病灶，侵及子宫全层并累及浆膜层，细胞低分化，细胞异型、核分裂指数高或存在血管侵袭等。子宫外病灶要进一步区分，子宫外的盆腔种植性病灶的预后要好于经血行转移的病灶（如肺转移）。

随访内容基本同GTN，但由于血β-hCG水平多数正常或轻度增高，影像学检查更为重要。有条件者可选择增强MRI。

第五节 滋养细胞疾病的心理健康评估和护理

1 心理影响

早期研究发现，80%的患者在完成治疗后对生活产生了不同的看法，40%的患者经历了价值观的改变。接受化疗的患者更倾向于感到自我缺陷、悲伤和衰老，显示出疾病对患者心理的重大影响。72%的化疗患者认为需要超过1年的时间才能恢复到正常生活状态，83%的患者担心再次妊娠会导致疾病复发。患者焦虑与抑郁的原因主要是三点：担心疾病复发、对未来是否能生育的不确定以及后期健康状况。

2 精神心理问题

调查显示，超过50%的滋养细胞肿瘤患者在疾病初期存在精神心理问题，焦虑情绪的发生率（55.4%）明显高于抑郁情绪（17.6%）。这些情绪障碍在疾病初期最为明显，随着时间推移，负性情绪逐渐减少。此外，年轻患者（<35岁）较年龄较大的患者（>35岁）更易出现情绪心理问题。化疗患者的生活满意度较未接受化疗的患者低，提示化疗对生活质量的负面影响。

3 生育需求与情绪

有生育需求的患者在情绪维度的生活质量评分（FACT-G）显著低于没有生育需求的患者。研究发现，葡萄胎患者中，已有孩子的患者其医院焦虑抑郁评分（HADS）显著低于没有孩子的患者（焦虑维度：有孩子49.6%，无孩子70%，P=0.04）。生育的渴望与担忧是影响情绪与生活质量的核心问题之一。因癌症治疗损伤生育能力的女性中，76%合并焦虑，26%合并抑郁。

4 婚姻和生活质量

Wenzel等的研究发现，滋养细胞肿瘤患者及其伴侣在婚姻生活满意度方面没有显著差异，说明疾病诊断未影响婚姻关系。然而，不再怀孕会增加夫妻关系的不满意度。诊断为滋养细胞肿瘤5~10年的患者总体上具有较好的生活质量，与无该病的对照组及其他妇科肿瘤患者相比，这些患者在躯体功能、情绪心理和社会支持方面表现更好，但仍渴望获得更多精神支持和疾病解释。

5 临床建议

在临床评估及随访过程中，需加深患者对疾病的认识，减少不必要的恐慌。同时，应增加对患者情绪心理、社会和精神支持的关注，以减轻疾病及治疗带来的社会心理负面影响。特别要关注有生育需求和担忧的患者，为其提供针对性的心理支持。

第七章 其他问题处理

第一节　葡萄胎的良性转移问题

良性葡萄胎亦可发生阴道或肺转移，在葡萄胎清除后这些转移灶可以自然消失，不一定是恶性表现。Novak称“迁徙”（Deportation）或“生理性转移”。对肺出现转移小结节，但血清hCG持续下降，在有知情同意下，可不予化疗，密切随诊。

第二节　再次葡萄胎问题

单次葡萄胎后复发风险较低，约0.6%~2%，有2次者发生第3次的机会可达28%。

第三节　残余葡萄胎

葡萄胎排出不净，部分残存宫内，可致子宫复旧不良及子宫持续异常出血，血清hCG下降不满意。再次刮宫，将残存组织刮净，所有症状迅即消失。称为“残存葡萄胎”。一般无严重后果。但长期流血易致宫内感染，处理应极为小心。这种情况易和葡萄胎发生恶变（侵入肌层）相混淆，诊断也应注意。

第四节　GTD后的妊娠问题

葡萄胎随访期间避孕应采用可靠方法，首选避孕套或口服避孕药。不建议选用宫内节育器，以免穿孔或混淆子宫出血原因。葡萄胎后如β-hCG自然降至正常，发生GTN的概率不足1%，故葡萄胎后6个月若β-hCG已降至正常者可以妊娠。即使发生随访不足6个月的意外妊娠，只要孕前β-hCG已恢复正常，无需终止妊娠。1次葡葡胎妊娠后再次葡萄胎妊娠的发生率为0.6%~2%，连续发生葡萄胎后再次发生葡萄胎的风险更高，因此，对葡萄胎后的再次妊娠，应在早孕期间行超声和β-hCG动态监测，以明确是否为正常妊娠，分娩后胎盘送病理检查，并随访β-hCG直至降至正常。

对IM和CC，目前研究显示，化疗后12个月内妊娠者，与普通人群相比，未增加流产、异位妊娠、再次葡萄胎和死产发生风险，与化疗12个月后妊娠相比，GTN的复发风险也无增加，但考虑到化疗药物的生殖毒性，建议随访期间严格避孕1年。如在血β-hCG正常后的随访期间短期内意外妊娠，需与患者充分沟通，权衡利弊，进行个体化处理。

第五节　双胎之一合并葡萄胎的管理

完全性葡萄胎与正常胎儿共存（Complete hydatidiform mole with co-existing fetus，CHMCF）是一种罕见情况，发生率为1/（22000~100000）次妊娠，发生率可伴诱导排卵及辅助生育技术应用的增加而升高。细胞遗传学分析对诊断CHMCF至关重要。当无法鉴别CHMCF或单胎部分性葡萄胎时，应考虑行侵入性产前诊断检查胎儿染色体核型。若胎盘异常（如怀疑胎盘间质发育不良或异常），也应考虑行侵入性产前诊断。

CHMCF患者是否继续妊娠必须充分考虑到患者意愿、医疗条件及胎儿存活的可能性，应强调遵循个体化处理原则。如患者有强烈生育意愿，应充分告知围产期相关疾病发生风险可能增加；早期流产（40%）和早产（36%）的风险均增加；进展为GTN的风险也较高，从15%~20%增加到27%~46%。妊娠期间应加强产科并发症的监测。终止妊娠时，建议对胎盘行组织学检查，终止妊娠后还应密切随访血β-hCG水平。

第八章

营养治疗与中医论治

第一节　营养治疗

同其他恶性肿瘤一样，对GTN患者需关注营养治疗。需要定期评估患者的营养摄入、体重变化等。GTN的营养状态还与化疗有很大关系。几乎所有化疗药物都可导致营养相关不良反应。化疗可直接影响新陈代谢，或因引起恶心、呕吐、腹泻、口腔炎、味觉改变、胃肠道黏膜损伤、食欲减退及厌食而间接影响营养物质摄入。EMA/EP中的静脉用DDP为高致吐风险药物，EMA-CO方案中，CTX（600mg/m^2）和MTX属于中度致吐风险（呕吐发生率30%~90%），但由于GTN的FAV和FAEV均为联合方案，且化疗5~7天，患者在实际过程中，恶心呕吐仍然严重。氟尿嘧啶类药物（如5-FU）中比较常见的副反应是腹泻。

营养不良会降低患者对化疗的耐受程度，影响生活质量、治疗效果及预后。营养不良会影响中性粒细胞水平，致使患者在化疗药物作用的基础上白细胞下降更为明显，也会使血浆蛋白水平降低，化疗药物的吸收、分布、代谢及排泄出现障碍，明显影响化疗药物的药动学，化疗药物的不良反应也因此增加，机体耐受化疗能力降低，化疗有效反应显著降低。

当判断患者适宜进行营养治疗时应早期使用，才能发挥最大效果。存在下列情况可视为化疗营养治疗开始的指征：①已存在营养不良；②预计每日摄入量<预计能量消耗的60%且持续时间>10天，或预计患者不能进食时间>7天；③对因营养摄入不足导致近期体重丢失>5%的患者。治疗途径选择遵循“只要肠道功能允许，首先使用肠道途径”的原则，优先选择肠内营养；符合营养治疗指征，但不能耐受肠内营养，或存在消化道梗阻、化疗所致严重黏膜炎、肠道功能紊乱等情况，以及仅通过经口摄食和肠内营养途径，患者仍无法获得足够营养时，可给予静脉营养，一般为短期治疗。具体能量计算及制剂选择建议请营养科专科医生会诊。

第二节 中医论治

1 GTN中医历史沿革

中医古籍无GTD病名，根据其临床表现，归属于“鬼胎”“伪胎”等范畴。早在数千年前，古代医家就认识到了本病。但由于历史原因，认知及检测手段局限，对于本病的认识，多局限于表象描述，对于发生原因，又带有年代认知的烙印。作为独立疾病的提出，首见于隋代巢元方所著《诸病源候论·妇人妊娠病诸候下》。原文言：“夫人腑脏调和，则血气充实，风邪鬼魅，不能干之。若荣卫虚损，则精神衰弱，妖魅鬼精，得入于脏，状如怀娠，故曰鬼胎也。”此后，历代医家沿用此病名，并不断丰富对鬼胎的描述及处治原则，南宋医家陈沂指出“妊娠腹内鬼胎者，由营卫虚损，精神衰耗，以至妖魅精气感入藏府。状如怀妊，腹大如抱一瓮，按之物凹凸，不动者，鬼胎也。间下黑血或浊水等物，不可作安胎治之。”明代医家虞抟对隋以来的陈旧观点进行批判，并将本病命名为伪胎，认为“夫所谓鬼胎者，伪胎也，非实有鬼神交接而成胎也。古方有云，思想无穷，所愿不遂，为白淫白浊，流于子宫，结为鬼胎，乃本妇自己之血液淫精，聚结成块，而胸腹胀满，俨若胎孕耳。”明代医家孙一奎所著《赤水玄珠》中言“人由脏腑失调，血气不充，营卫虚损，则精神衰弱，而鬼魅之类得以乘之，亦如怀妊之状。”清代医家傅山在《傅青主女科》中提到的室女鬼胎和妇人鬼胎，有如下描述：“妇人有腹似怀妊，终年不产，甚至二三年不生者，此鬼胎也。其人必面色黄瘦，肌肤消削，腹大如斗，厥所由来，必素与鬼交，或入神庙而兴云雨之思，或游山林而起交感之念，皆能召祟成胎”；“女子有在家未嫁，月经忽断，腹大如妊，面色乍赤乍白，六脉乍大乍小，人以为血结经闭也，谁知是灵鬼凭身乎?”可见即使清代著名中医大家傅山对本病的认知也带有深深的历史烙印。清代医家徐大椿在《妇科指要》中提到“妇人身感妖魅，腹怀异胎，疼痛攻绞，亦为鬼胎。”清代竹林寺僧所创《竹林寺女科》中认为：“此由本妇质弱，或邪思蓄注，血随气结而不散，或卫任滞逆，脉道壅瘀而不行，是宫内因之病。”对本病的病机描述已非常详实。随着后世医家对本病认识的不断深入，《中医妇科学》“十二五”“十三五”规划教材已沿用西医“葡萄胎”作为中医病名，将本病定义为：妊娠数月，腹部异常增大，隐隐作痛，阴道反复流血，或下水泡者，称为“葡萄胎”，亦称“鬼胎”“伪胎”。

2 GTN中医病因病机

梳理历代医家对鬼胎病因、病机的认识，本病主要病因病机为素体虚弱，七情郁结，湿浊痰凝不散，损伤冲任，精血虽凝而终不成形。

2.1　肾脾两虚、水湿失运

素体禀赋不足，或肾气未充，过早交接；或多产房劳，损伤肾气，肾气渐衰；或素体脾胃虚弱、忧思伤脾，脾气亏虚；肾虚蒸腾气化失职，脾虚水湿运化不力，水湿聚集，致使孕后精血虽凝而终不成形，发为鬼胎。《医学心悟》言："凡人脏腑安和，血气充实，精神健旺，荣卫条畅，则妖魅之气，安得而乘之？惟夫体质虚衰，精神惑乱，以致邪气交侵，经闭腹大，如怀子之状。其面色青黄不泽，脉涩细，或乍大乍小，两手如出两人，或寒热往来，此乃肝脾郁之气，非胎也。"

2.2　寒湿阻滞、痰凝血瘀

孕妇久居湿地，或贪凉饮冷，寒湿客于冲任，寒湿伤肾，或因素体肾阳亏虚，命门火衰，温煦无力，生化失司，气血、津液运行不畅，而生痰浊、瘀血，凝滞胞宫，腹大异常，寒湿生浊伤胎，发为鬼胎。《张氏医通》言："古人论鬼胎之说，皆由其人阳气不足，或肝气郁结，不能生发，致阴血不化而为患也。有因经时饮冷，停经而成者，有郁痰惊痰湿热，凝滞而成者，有因恚怒气食，瘀积互结而成者，故凡鬼胎之脉，必沉细弦涩，或有时虚浮，有时沉紧，皆阳气不充之验，其腹虽渐大，而漫起重坠，终与好胎不同"。

2.3　肝郁失疏、气滞血瘀

妇人素体抑郁，孕后情志不遂，肝失疏泄，气滞则胞脉阻滞，瘀阻脉道，血随气结，冲任损伤，精血凝集，瘀血结聚胞中，瘀伤胞脉则流血，发为鬼胎。《景岳全书·妇人规》中言："妇人有鬼胎之说，岂虚无之鬼气，果能袭人胞宫而遂得成形者乎？此不过由本妇之气质，盖或以邪思蓄注……盖即血气瘕之类耳"。吴谦在《医宗金鉴》中亦言："鬼胎者，因其人思想不遂，情志相感，自身气血凝结而成，其腹渐大如怀子形状。古云实有鬼神交接，其说似属无据。妇人石瘕，肠覃二证，亦俱如怀孕之状，由气血凝结而成，则可知其必无是理矣！"吴氏认为，状如怀孕之病多，如石瘕，肠覃，皆由气血相结而成，故此病亦是情志不遂，气血凝结，而非古云之鬼魅传说。

3　GTN中医辨证论治

根据患者停经、阴道流血情况，并结合全身症状、舌脉进行辨证。若停经后阴道不规则流血，量少，色淡红，舌淡，苔白，脉沉细弱者，多为肾脾两虚；若停经后阴道不规则流血，量少，色紫暗，有块，伴小腹冷痛，舌黯，苔白，脉沉紧，为寒湿瘀结；若停经后阴道不规则流血，量少，伴胸闷呕恶，舌淡胖，苔厚腻，脉滑者，为痰浊瘀结；若停经后阴道不规则流血，量时多时少，色黯红，夹血块，舌黯红有瘀斑，脉弦涩者，为气滞血瘀。

葡萄胎一经确诊，应及时下胎益母，参照西医的治疗方法。中医治法以下胎祛瘀为主，佐以补肾健脾，温经散寒，利湿化痰，行气活血。

3.1 肾脾两虚证

主要证候：停经后阴道不规则出血，量少，色淡红，可有水泡状物排出；腹大异常，或腹部隐痛，无胎心胎动；腰膝酸软，倦怠乏力；舌质淡，苔薄白，脉沉细弱。

证候分析：素体禀赋不足，或肾气未充，过早交接，或多产房劳，损伤肾气，肾气渐衰；或素体脾胃虚弱、忧思伤脾，脾气亏虚；肾虚蒸腾气化失职，脾虚水湿运化不力，水湿停聚，孕后精血虽凝而终不成形，故致本病，妊娠而无胎心胎动，可有水泡状物排出；脾肾两虚生化无源，摄纳无力，故阴道流血，量或多或少，色淡；胞脉失养故腹痛隐隐；腰膝酸软，倦怠乏力，舌质淡，苔白，脉沉细弱均为肾脾两虚之征。

治法：补肾健脾，运化水湿。

方药：救母丹（《傅青主女科》）合寿胎丸（《医学衷中参西录》）、四君子汤（《太平惠民和剂局方》）加减。

方药组成：人参、当归、川芎、益母草、赤石脂、芥穗（炒黑）、菟丝子、桑寄生、续断、阿胶、麸炒白术、茯苓、甘草。

3.2 寒湿瘀结证

主要证候：停经后阴道不规则出血，量少，色紫暗，有块；小腹冷痛，腹大异常，无胎心胎动；形寒肢冷；舌淡苔白，脉沉紧。

证候分析：贪凉感寒，寒湿伤肾，或素体肾阳亏虚，命门火衰，温煦无力，致使下焦寒湿与血结聚胞中，孕后精血虽凝而终不成形，故腹大异常，无胎心、胎动；瘀伤胞脉，故阴道流血，量少，色紫暗，有块；寒凝胞宫、冲任，故小腹冷痛；寒邪阻遏阳气，故形寒肢冷；舌淡苔白，脉沉紧均为寒湿瘀结之征。

治法：温经散寒，逐水化瘀。

方药：芫花散（《妇科玉尺》）加味。

方药组成：芫花、吴茱萸、秦艽、白僵蚕、柴胡、川乌、巴戟天。

3.3 痰浊瘀结证

主要证候：停经后阴道不规则出血，量少，夹血块或夹水泡状胎块；腹大异常，无胎心胎动；头晕胸闷，呕吐痰涎；舌淡胖，苔厚腻，脉滑。

证候分析：孕后痰湿互结，阻滞气机，瘀阻胞络，湿浊痰凝不散，损伤冲任，精血虽凝而终不成形，故致本病，妊娠而无胎心胎动，可有水泡状物排出；络损血溢，故阴道流血，量少；痰湿阻滞，清阳不升，故头晕；气机阻滞，升降失调，故胸闷，呕吐痰涎；舌苔腻，脉滑为湿浊痰结之征。

治法：祛湿化浊，涤痰逐瘀。

方药：苍附导痰丸（《叶天士女科诊治秘方》）加芒硝、当归、川芎、牛膝。

方药组成：茯苓、半夏、陈皮、甘草、苍术、香附、胆南星、枳壳、生姜、神曲、芒硝、当归、川芎、牛膝。

3.4 气滞血瘀证

主要证候：停经后阴道不规则出血，量时多时少，色黯红，夹血块或水泡状物，呕吐频作；腹大异常，或时有腹部胀痛，拒按，无胎心胎动，胸胁胀满，烦躁易怒；舌黯红有瘀斑，脉弦或弦涩。

证候分析：素体抑郁，孕后情志不遂，肝失疏泄，气滞则胞脉阻滞，血随气结，损伤冲任，精血凝而不能成形，故致本病。妊娠而无胎心胎动，可有水泡状物排出；气滞血瘀，血不循经，故阴道流血，时多时少，夹血块；瘀血结于胞中，故腹大异常；气机阻滞，不通则痛，故腹部胀痛，拒按；气机升降失常，胃气上逆，故呕吐；情志抑郁，气滞不宣，故胸胁胀满，烦躁易怒；舌黯红有瘀斑，脉弦涩为气滞血瘀之征。

治法：疏肝理气，活血祛瘀。

方药：膈下逐瘀汤（《医林改错》）。

方药组成：当归、川芎、赤芍、桃仁、枳壳、延胡索、五灵脂、丹皮、乌药、香附、甘草。

4 GTN手术及放化疗后常见并发症的中医特色调治

4.1 外治疗法

（1）口腔溃疡

①口腔含漱：中药五味子5g，蒲黄10g，生黄芪4g泡水含漱。

②药粉外搽：柳花散：黄柏末30g，青黛9g，肉桂3g，冰片0.6g研磨细粉局部外用。

③药膜外贴：中药珍珠30g，白及30g，青黛15g，冰片10g、儿茶10g等制成药膜贴敷患处。

（2）便秘

①针灸：可选取天枢（双侧）、神阙、足三里（双侧）、上巨虚（双侧）、殷门（左侧）行针施灸。

②穴位贴敷：生大黄粉、厚朴粉、冰片研磨细粉，加蜂蜜调匀制成敷贴，贴神阙穴。

③中药灌肠：大黄15g（后下），芒硝10g（冲），厚朴20g，枳实20g，桃仁15g，红花6g水煎100ml灌肠。

（3）恶心呕吐

①针刺：选取中脘、胃俞、内关、足三里为主穴。根据辨证选取配穴。寒吐者，加上脘、公孙；热吐者，加商阳、内庭；脾胃虚寒者，加脾俞、神阙；胃阴不足者，加脾俞、三阴交、阴陵泉；食滞者，加梁门、天枢、上巨虚；痰饮者，加膻中、丰隆；肝气犯胃者，加肝俞、太冲、合谷、章门、阳陵泉；泛酸者，加建里、公孙。

②隔姜灸：选取上脘、中脘、下脘、神阙为主穴，根据伴随症状选取配穴，腹胀者加关元、气海，腹泻者加大横。

③耳穴贴压：选取胃、脾、贲门为主穴，操作配穴选取肾上腺、内分泌、神门、食管、交感等。

④穴位注射：选取足三里、内关为主穴，配穴选取三阴交。穴位注射的药物可选用甲氧氯普胺（20mg/穴，10mg/穴），氟哌利多（1.25mg/穴），维生素 B_6（50mg/穴），地塞米松（5mg/穴），异丙嗪（25mg/每穴）等。

⑤穴位贴敷：选取神阙、足三里、中脘为主穴，药物选用公丁香、砂仁、半夏各20g，碾成细末，取鲜姜50 g打成姜汁后调和诸药，用文火熬成膏行穴位贴敷。

⑥手指点穴：选取内关、足三里手指按压。

（4）腹泻

①针刺：选取中脘、内关、足三里为主穴，配穴选取天枢、上巨虚、阴陵泉。

②灸法：施灸穴位选取关元、神阙、足三里（双侧）。

③穴位贴敷：选取神阙穴，药物选用诃子10g，肉豆蔻15g，炒艾叶10g，肉桂、吴茱萸各6g，公丁香10g，碾成细末，取鲜姜50g打成姜汁后调和诸药贴敷。

4.2　饮食调理

谢孟志在《傅青主女科发挥》一书中提到食疗治疗鬼胎有如下四法：①山豆根末3~6g，黄柏、黄芩各6g，牡蛎30g，甘草3g，白糖适量。将黄柏、黄芩、牡蛎、甘草煎汤去渣，冲山豆根末，研末于及白糖同内服，每日一剂，连服10~15天为一疗程。②槐树菌适量，6-10g水煎服，每天一剂，常服。③薏米30g，菱角60g，每日一剂，浓煎内服，30天为一疗程。④生地15g，旱莲15g，淮山15g，白花蛇舌草30g，草河车30g，蔗糖适量，煎水去渣，兑蔗糖冲服，每日一剂，20~30天为一疗程。

邱锡坚中医食疗方减轻侵蚀性葡萄胎患者化疗不良反应。具体做法如下：取芪枣汤处方中的黄芪30g，大枣17枚，枸杞子30g，阿胶5g，制首乌15g，另加上排骨100g，龟甲250g，以上材料除阿胶外，其余材料一起放进瓦煲内加1500~2000ml水，大火煮开后再调小火慢煎约90min，将汤汁浓缩至700~1000ml，分2~3次在1天内服完，阿胶在第一餐服完。每2天进食此汤1次，于化疗前3天开始食用，化疗期间及化疗间歇期均按此法服用。

附录

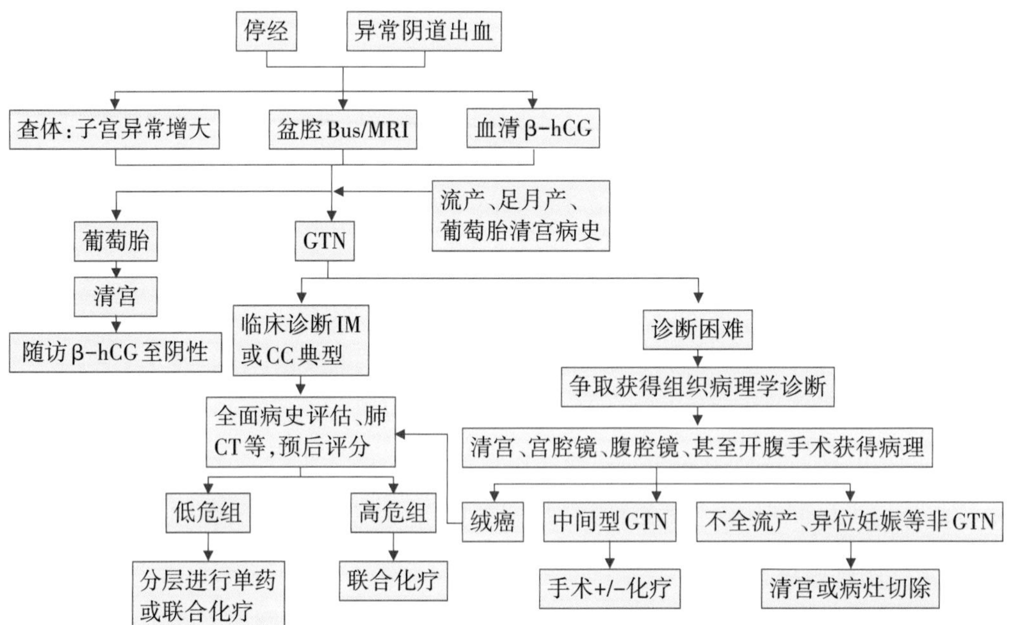

图 39-9-1　GTD 的诊治流程图

参考文献

[1]向阳. 宋鸿钊滋养细胞肿瘤学（第4版）. 人民卫生出版社，2020.

[2]SAVAGE J L，MATUREN K E，MOWERS E L，et al. Sonographic diagnosis of partial versus complete molar pregnancy：A reappraisal [J]. Journal of clinical ultrasound：JCU，2017，45（2）：72-78.

[3]JAUNIAUX E，MEMTSA M，JOHNS J，et al. New insights in the pathophysiology of complete hydatidiform mole [J]. Placenta，2018，62：28-33.

[4]BENSON C B，GENEST D R，BERNSTEIN M R，et al. Sonographic appearance of first trimester complete hydatidiform moles [J]. Ultrasound in obstetrics & gynecology：the official journal of the International Society of Ultrasound in Obstetrics andGynecology，2000，16（2）：188-191.

[5]NGAN H Y S，SECKL M J，BERKOWITZ R S，et al. Update on the diagnosis and management of gestational trophoblastic disease [J]. Int JGynaecol Obstet，2018，143 Suppl 2：79-85.

[6] WHO Classification of Tumours（5th Edition）Female Genital Tumours. 2020.

[7] RONNETT B M. Hydatidiform Moles：Ancillary Techniques to Refine Diagnosis [J]. Archives of pathology & laboratory medicine，2018，142（12）：1485-1502.

[8]KAUR B，SHORT D，FISHER R A，et al. Atypical placental site nodule（APSN）and association with malignant gestational trophoblastic disease；a clinicopathologic study of 21 cases [J]. International journal of gynecological pathology：official journal of the International Society ofGynecological Pathologists，2015，34（2）：152-158.

[9]ELIAS K M，BERKOWITZ R S，HOROWITZ N S. State-of-the-Art Workup and Initial Management of Newly Diagnosed Molar Pregnancy and Postmolar Gestational Trophoblastic Neoplasia [J]. Journal of the National Comprehensive Cancer Network：JNCCN，2019，17（11）：1396-1401.

[10]ZHAO P，LU Y，HUANG W，et al. Total hysterectomy versus uterine evacuation for preventing post-molar gestational trophoblastic neoplasia in patients who are at least 40 years old：a systematic review and meta-analysis [J]. BMC cancer，2019，19（1）：13.

[11]FLAM F，LUNDSTRöM V，PETTERSSON F. Medical induction prior to surgical evacuation of hydatidiform mole：is there a greater risk of persistent trophoblastic disease? [J]. European journal of obstetrics，gynecology，and reproductive biology，1991，42（1）：57-60.

[12]OSBORNE R J，FILIACI V L，SCHINK J C，et al. Second Curettage for Low-Risk Nonmetastatic Gestational Trophoblastic Neoplasia [J]. Obstetrics and gynecology，2016，128（3）：535-542.

[13]ZHAO J，LV W G，FENG F Z，et al. Placental site trophoblastic tumor：A review of 108 cases and their implications for prognosis and treatment [J].Gynecologic oncology，2016，142（1）：102-108.

[14]WOLFBERG A J，BERKOWITZ R S，GOLDSTEIN D P，et al. Postevacuation hCG levels and risk of gestational trophoblastic neoplasia in women with complete molar pregnancy [J]. Obstetrics and gynecology，2005，106（3）：548-552.

[15]LAWRIE T A，ALAZZAM M，TIDY J，et al. First-line chemotherapy in low-risk gestational trophoblastic neoplasia [J]. The Cochrane database of systematic reviews，2016，2016（6）：Cd007102.

[16]LI J，LI S，YU H，et al. The efficacy and safety of first-line single-agent chemotherapy regimens in low-risk gestational trophoblastic neoplasia：A network meta-analysis [J]. Gynecologic oncology，2018，148（2）：247-253.

[17]LOK C，VAN TROMMEL N，MASSUGER L，et al. Practical clinical guidelines of the EOTTD for treatment and referral of gestational trophoblastic disease [J]. European journal of cancer（Oxford，England：1990），2020，130：228-240.

[18]GOLDSTEIN D P，BERKOWITZ R S，HOROWITZ N S. Optimal management of low-risk gestational trophoblastic neoplasia [J]. Expert review of anticancer therapy，2015，15（11）：1293-1304.

[19]BOLZE P A, RIEDL C, MASSARDIER J, et al. Mortality rate of gestational trophoblastic neoplasia with a FIGO score of ≥13 [J]. American journal of obstetrics and gynecology, 2016, 214 (3): 390. e391-398.

[20]CYRIAC S, RAJENDRANATH R, SRIDEVI V, et al. Etoposide, cisplatin-etoposide, methotrexate, actinomycin-D as primary treatment for management of very-high-risk gestational trophoblastic neoplasia [J]. Int JGynaecol Obstet, 2011, 115 (1): 37-39.

[21]ALIFRANGIS C, AGARWAL R, SHORT D, et al. EMA/CO for high-risk gestational trophoblastic neoplasia: good outcomes with induction low-dose etoposide-cisplatin and genetic analysis [J]. J Clin Oncol, 2013, 31 (2): 280-286.

[22]KONG Y, YANG J, JIANG F, et al. Clinical characteristics and prognosis of ultra high-risk gestational trophoblastic neoplasia patients: A retrospective cohort study [J].Gynecologic oncology, 2017, 146 (1): 81-86.

[23]FRIJSTEIN M M, LOK C A R, SHORT D, et al. The results of treatment with high-dose chemotherapy and peripheral blood stem cell support for gestational trophoblastic neoplasia [J]. European journal of cancer (Oxford, England: 1990), 2019, 109: 162-171.

[24]MAPELLI P, MANGILI G, PICCHIO M, et al. Role of 18F-FDG PET in the management of gestational trophoblastic neoplasia [J]. European journal of nuclear medicine and molecular imaging, 2013, 40 (4): 505-513.

[25]YAMAMOTO E, NⅡMI K, FUJIKAKE K, et al. High-dose chemotherapy with autologous peripheral blood stem cell transplantation for choriocarcinoma: A case report and literature review [J]. Molecular and clinical oncology, 2016, 5 (5): 660-664.

[26]YAMAMOTO E, NⅡMI K, FUJIKAKE K, et al. Erratum: High-dose chemotherapy with autologous peripheral blood stem cell transplantation for choriocarcinoma: A case report and literature review [J]. Molecular and clinical oncology, 2017, 7 (3): 510.

[27]程红燕，杨隽钧，赵峻，等. PD-1抑制剂治疗耐药复发妊娠滋养细胞肿瘤的初步探讨 [J]. 中华妇产科杂志，2020，55 (06)：390-394.

[28]GHORANI E, KAUR B, FISHER R A, et al. Pembrolizumab is effective for drug-resistant gestational trophoblastic neoplasia [J]. Lancet (London, England), 2017, 390 (10110): 2343-2345.

[29]CHENG H, ZONG L, KONG Y, et al. Camrelizumab plus apatinib in patients with high-risk chemorefractory or relapsed gestational trophoblastic neoplasia (CAP 01): a single-arm, open-label, phase 2 trial [J]. The Lancet Oncology, 2021, 22 (11): 1609-1617.

[30]SEBIRE N J, FOSKETT M, SHORT D, et al. Shortened duration of human chorionic gonadotrophin surveillance following complete or partial hydatidiform mole: evidence for revised protocol of a UK regional trophoblastic disease unit [J]. Bjog, 2007, 114 (6): 760-762.

[31]GADDUCCI A, CARINELLI S, GUERRIERI M E, et al. Placental site trophoblastic tumor and epithelioid trophoblastic tumor: Clinical and pathological features, prognostic variables and treatment strategy [J].Gynecologic oncology, 2019, 153 (3): 684-693.

[32]ZHANG X, Lü W, Lü B. Epithelioid trophoblastic tumor: an outcome-based literature review of 78 reported cases [J]. Int JGynecol Cancer, 2013, 23 (7): 1334-1338.

[33]SHEN X, XIANG Y, GUO L, et al. Analysis of clinicopathologic prognostic factors in 9 patients with epithelioid trophoblastic tumor [J]. Int JGynecol Cancer, 2011, 21 (6): 1124-1130.

[34]DEICAS R E, MILLER D S, RADEMAKER A W, et al. The role of contraception in the development of postmolar gestational trophoblastic tumor [J]. Obstetrics and gynecology, 1991, 78 (2): 221-226.

[35]SHEN Y, WAN X, XIE X. A metastatic invasive mole arising from iatrogenic uterus perforation [J]. BMC cancer, 2017, 17 (1): 876.

[36]SCHMITT C, DORET M, MASSARDIER J, et al. Risk of gestational trophoblastic neoplasia after

hCG normalisation according to hydatidiform mole type [J].Gynecologic oncology，2013，130（1）：86-89.
[37]BRAGA A，MAESTá I，MATOS M，et al. Gestational trophoblastic neoplasia after spontaneous human chorionic gonadotropin normalization following molar pregnancy evacuation [J].Gynecologic oncology，2015，139（2）：283-287.
[38]WILLIAMS J，SHORT D，DAYAL L，et al. Effect of early pregnancy following chemotherapy on disease relapse and fetal outcome in women treated for gestational trophoblastic neoplasia [J]. The Journal of reproductive medicine，2014，59（5-6）：248-254.
[39]JIANG F，YANG K，WAN X R，et al. Reproductive outcomes after floxuridine-based regimens for gestational trophoblastic neoplasia：A retrospective cohort study in a national referral center in China [J].Gynecologic oncology，2020，159（2）：464-469.
[40]LIN L H，MAESTá I，BRAGA A，et al. Multiple pregnancies with complete mole and coexisting normal fetus in North and South America：A retrospective multicenter cohort and literature review [J].Gynecologic oncology，2017，145（1）：88-95.
[41]SEBIRE N J，FOSKETT M，PARADINAS F J，et al. Outcome of twin pregnancies with complete hydatidiform mole and healthy co-twin [J]. Lancet（London，England），2002，359（9324）：2165-2166.
[42] 隋.巢元方.诸病源候论 [M]. 北京：中国医药科技出版社，2011：236-237.
[43] 明.虞抟.医学正传 [M]. 北京：中国医药科技出版社，2011.
[44] 明.孙一奎.赤水玄珠 [M]. 上海：著易堂石印本，1914.
[45] 清.傅山.傅青主女科 [M]. 北京：中国医药科技出版社，2011：12-13，20-22.
[46]清.徐大椿.女科指要 [M]. 山西：山西科学技术出版社，2012：215-216.
[47]清.竹林寺僧.竹林寺女科 [M]. 太原：山西科学技术出版社，2012：58.
[48] 清.程国彭.医学心悟 [M]. 北京：人民卫生出版社，2006.
[49] 清.张璐.张氏医通 [M]. 北京：人民卫生出版社，2006.
[50] 明.张景岳.景岳全书 [M]. 山西：山西科学技术出版社，2010.
[51] 清.吴谦.医宗金鉴 [M]. 北京：人民卫生出版社，2006.
[52] 谢萍.中医妇科外治法 [M]. 成都：四川科学技术出版社，2018.10，313-341.
[53]谢孟志.傅青主女科发挥 [M]. 北京：中国中医药出版社，1994：31-32.
[54] 邱锡坚，黄亦武，许美华.中医食疗对侵蚀性葡萄胎化疗患者的影响 [J]. 护理学报，2011，18（11）：63-65.

淋巴瘤

名誉主编

樊代明

主　编

张清媛　石远凯

副主编

王华庆　黄慧强　张会来　李小秋　高玉环

编　委（按姓氏拼音排序）

白　鸥　蔡清清　曹军宁　曹仲茹　丁凯阳　段　赟　耿敬姝　国　巍

贺鹏程　侯淑玲　胡建达　黄文荣　景红梅　李文瑜　李晓玲　李晔雄

李玉富　李增军　李志铭　梁　蓉　刘海生　刘　杰　刘丽宏　刘　鹏

刘卫平　刘　艳　刘艳辉　刘艳艳　刘　耀　刘月平　马光宇　孟　斌

倪海雯　亓姝楠　秦　燕　双跃荣　宋永平　苏　航　苏丽萍　孙秀华

孙长岗　汤唯艳　陶　荣　王　黎　王　亮　王树叶　王　昭　闻淑娟

吴辉菁　吴剑秋　吴　涛　伍　钢　邢晓静　徐　兵　徐　卫　许景艳

薛宏伟　颜晓菁　杨海燕　张　瑾　张　蕾　张利玲　张柳柳　张明智

张　薇　张伟京　张旭东　赵东陆　赵培起　赵　曙　赵文辉　周道斌

周　辉　周可树　周生余　周泽平　朱宏丽　邹德慧　邹立群

第一章

淋巴瘤的诊疗总则

第一节 概述

淋巴瘤是起源于淋巴结和淋巴组织的恶性肿瘤，其发病率逐年上升，严重威胁人类的健康。淋巴瘤病理类型复杂，异质性强，治疗策略和预后各不相同。临床上主要表现为无痛性淋巴结肿大，肝脾肿大，全身各组织器官均可受累，可伴发热、盗汗、消瘦、瘙痒等全身症状。根据病理类型不同分为非霍奇金淋巴瘤（NHL）和霍奇金淋巴瘤（HL）两类。NHL发病率远高于HL，是具有很强异质性的一组疾病。淋巴瘤的病因尚不清楚，一般认为，可能和病毒等微生物感染、放射线、化学药物、自身免疫病、基因突变等有关。我国淋巴瘤的发病率约为6.68/10万，且以每年3%~5%的比例增长，目前每年大约有10万例新发淋巴瘤患者，已成为我国男性前十大高发恶性肿瘤。

第二节 病理分类

1 淋巴瘤WHO分类及诊断原则

目前，淋巴瘤的类型区分和诊断标准主要是依据世界卫生组织（WHO）制订的造血和淋巴组织肿瘤分类（详见表40-1-1）。淋巴瘤病理诊断整合了组织形态、免疫组织化学染色、流式细胞分析、细胞遗传学以及分子生物学等多种辅助检测技术。迄今为止，组织病理学检查仍然是绝大部分淋巴瘤病例的确诊方法，而免疫组织化学染色则是判断肿瘤免疫表型以及检测部分遗传学异常的重要手段。所以，几乎所有淋巴瘤病例均需接受包括免疫组化在内的组织病理学检查之后方能确诊，部分病例的诊断和鉴别，还需辅以其他必要的检测技术。

独特的临床特点也是某些类型淋巴瘤确诊的重要依据，申请病理检查的临床医师有义务通过填写病理检查申请单提供必要的信息（包括患者的年龄、性别、活检部位等一般信息以及临床表现、影像学、内镜和其他实验室检查的主要阳性发现、既往诊断、治疗史等）。病理医师也可通过查阅电子病历、直接与临床医师沟通或参加多学科整合诊疗（MDT to HIM）讨论等多种形式获得相关信息。

表40-1-1　2016年修订第4版WHO造血和淋巴组织肿瘤分类

B细胞为主的瘤样病变	B细胞为主的瘤样病变	类似于淋巴瘤、富于B细胞的反应性淋巴组织增生 IgG4相关疾病 单中心性卡斯特曼病 特发性多中心性卡斯特曼病 KSHV/HHV8相关多中心性卡斯特曼病
前体B细胞肿瘤	B淋巴母细胞性白血病/淋巴瘤	B淋巴母细胞性白血病/淋巴瘤，NOS 伴有高超二倍体的B淋巴母细胞性白血病/淋巴瘤 伴有亚二倍体的B淋巴母细胞性白血病/淋巴瘤 伴有iAMP21的B淋巴母细胞性白血病/淋巴瘤 伴有BCR：：ABL1融合的B淋巴母细胞性白血病/淋巴瘤 伴有BCR：：ABL1样特征的B淋巴母细胞性白血病/淋巴瘤 伴有KMT2A重排的B淋巴母细胞性白血病/淋巴瘤 伴有ETV6：：RUNX1融合的B淋巴母细胞性白血病/淋巴瘤 伴有ETV6：：RUNX1样特征的B淋巴母细胞性白血病/淋巴瘤 伴有TCF3：：PBX1融合的B淋巴母细胞性白血病/淋巴瘤 伴有IGH：：IL3融合的B淋巴母细胞性白血病/淋巴瘤 伴有TCF3：：HLF融合的B淋巴母细胞性白血病/淋巴瘤 伴有其他明确定义遗传学异常的B淋巴母细胞性白血病/淋巴瘤
成熟B细胞肿瘤	瘤前及肿瘤性小淋巴细胞性增生	单克隆性B细胞淋巴细胞增多症 慢性淋巴细胞性白血病/小淋巴细胞性淋巴瘤
	脾B细胞淋巴瘤及白血病	毛细胞白血病 脾边缘区淋巴瘤 脾弥漫性红髓小B细胞淋巴瘤 伴有明显核仁的脾B细胞淋巴瘤/白血病
	淋巴浆细胞性淋巴瘤	淋巴浆细胞性淋巴瘤
	边缘区淋巴瘤	黏膜相关淋巴组织结外边缘区淋巴瘤 原发性皮肤边缘区淋巴瘤 淋巴结边缘区淋巴瘤 儿童淋巴结边缘区淋巴瘤
	滤泡性淋巴瘤	原位滤泡性B细胞肿瘤 滤泡性淋巴瘤 儿童型滤泡性淋巴瘤 十二指肠型滤泡性淋巴瘤
	皮肤滤泡中心淋巴瘤	原发性皮肤滤泡中心淋巴瘤
	套细胞淋巴瘤	原位套细胞肿瘤 套细胞淋巴瘤 白血病性非淋巴结型套细胞淋巴瘤
	惰性B细胞淋巴瘤转化	惰性B细胞淋巴瘤转化

<table>
<tr><td rowspan="5">成熟B细胞肿瘤</td><td>大B细胞淋巴瘤</td><td>弥漫性大B细胞淋巴瘤，NOS
富于T细胞/组织细胞的大B细胞淋巴瘤
伴有MYC和BCL2重排的弥漫性大B细胞淋巴瘤/高级别B细胞淋巴瘤
ALK阳性大B细胞淋巴瘤
伴有IRF4重排的大B细胞淋巴瘤
伴有11q异常的高级别B细胞淋巴瘤
淋巴瘤样肉芽肿病
EBV阳性弥漫性大B细胞淋巴瘤
慢性炎症相关性弥漫性大B细胞淋巴瘤
纤维素相关性大B细胞淋巴瘤
体液过载相关性大B细胞淋巴瘤
浆母细胞性淋巴瘤
原发性免疫赦免部位大B细胞淋巴瘤
原发性皮肤弥漫性大B细胞淋巴瘤，腿型
血管内大B细胞淋巴瘤
原发性纵隔大B细胞淋巴瘤
纵隔灰区淋巴瘤
高级别B细胞淋巴瘤，NOS</td></tr>
<tr><td>伯基特淋巴瘤</td><td>伯基特淋巴瘤</td></tr>
<tr><td>KSHV/HHV8相关性B细胞淋巴组织增生及淋巴瘤</td><td>原发性渗液淋巴瘤
KSHV/HHV8阳性弥漫性大B细胞淋巴瘤
KSHV/HHV8阳性嗜生发中心淋巴组织增生性疾病</td></tr>
<tr><td>免疫缺陷及失调相关性淋巴组织增生及淋巴瘤</td><td>发生于免疫缺陷/失调的增生
发生于免疫缺陷/失调的多形性淋巴组织增生性疾病
EBV阳性黏膜皮肤溃疡
发生于免疫缺陷/失调的淋巴瘤
免疫相关淋巴组织增生及淋巴瘤性先天性缺陷</td></tr>
<tr><td>霍奇金淋巴瘤</td><td>经典型霍奇金淋巴瘤
结节性淋巴细胞为主型霍奇金淋巴瘤</td></tr>
<tr><td rowspan="4">浆细胞肿瘤及其他伴有副蛋白的疾病</td><td>单克隆性丙种球蛋白血症</td><td>冷凝结素病
意义不明的IgM型单克隆性丙种球蛋白血症
意义不明的非IgM型单克隆性丙种球蛋白血症
有肾脏意义的单克隆性丙种球蛋白血症</td></tr>
<tr><td>伴有单克隆免疫球蛋白沉积的疾病</td><td>免疫球蛋白相关性（AL）淀粉样变性
单克隆性免疫球蛋白沉积症</td></tr>
<tr><td>重链病</td><td>μ重链病
γ重链病
α重链病</td></tr>
<tr><td>浆细胞肿瘤</td><td>浆细胞瘤
浆细胞骨髓瘤
伴有相关副肿瘤综合征的浆细胞肿瘤
- POEMS综合征
- TEMPI综合征
- AESOP综合征</td></tr>
<tr><td>T细胞为主的瘤样病变</td><td>T细胞为主的瘤样病变</td><td>菊池-藤本病
惰性T淋巴母细胞性增生
自身免疫性淋巴组织增生综合征</td></tr>
<tr><td>前体T细胞肿瘤</td><td>T淋巴母细胞性淋巴瘤/白血病</td><td>T淋巴母细胞性淋巴瘤/白血病，NOS
早期T前体淋巴母细胞性淋巴瘤/白血病</td></tr>
</table>

续表

成熟T细胞及NK细胞肿瘤	成熟T细胞及NK细胞白血病	T幼淋巴细胞性白血病 T大颗粒淋巴细胞性白血病 NK大颗粒淋巴细胞性白血病 成人T细胞白血病/淋巴瘤 塞扎里综合征 侵袭性NK细胞白血病
	原发性皮肤T细胞淋巴瘤	原发性皮肤CD4阳性小或中T细胞淋巴组织增生性疾病 原发性皮肤肢端CD8阳性淋巴组织增生性疾病 蕈样肉芽肿 原发性皮肤CD30阳性T细胞淋巴组织增生性疾病：淋巴瘤样丘疹病 原发性皮肤CD30阳性T细胞淋巴组织增生性疾病：原发性皮肤间变性大细胞淋巴瘤 皮下脂膜炎样T细胞淋巴瘤 原发性皮肤γ/δT细胞淋巴瘤 原发性皮肤CD8阳性侵袭性嗜表皮性细胞毒性T细胞淋巴瘤 原发性皮肤外周T细胞淋巴瘤，NOS
	肠道T细胞及NK细胞淋巴组织增生及淋巴瘤	胃肠道惰性T细胞淋巴瘤 胃肠道惰性NK细胞淋巴组织增生性疾病 肠病相关T细胞淋巴瘤 单形性嗜上皮性肠道T细胞淋巴瘤 肠道T细胞淋巴瘤，NOS
	肝脾T细胞淋巴瘤	肝脾T细胞淋巴瘤
	间变性大细胞淋巴瘤	ALK阳性间变性大细胞淋巴瘤 ALK阴性间变性大细胞淋巴瘤 乳腺植入物相关性间变性大细胞淋巴瘤
	淋巴结滤泡辅助T（TFH）细胞淋巴瘤	淋巴结TFH细胞淋巴瘤，血管免疫母细胞型 淋巴结TFH细胞淋巴瘤，滤泡型 淋巴结TFH细胞淋巴瘤，NOS
	其他外周T细胞淋巴瘤	外周T细胞淋巴瘤，NOS
	EBV阳性NK细胞及T细胞淋巴瘤	EBV阳性淋巴结T细胞及NK细胞淋巴瘤 结外NK/T细胞淋巴瘤
	儿童EBV阳性T细胞及NK细胞淋巴组织增生及淋巴瘤	严重蚊虫叮咬过敏 水疱-痘疮淋巴组织增生性疾病 系统性慢性活动性EBV疾病 儿童系统性EBV阳性T细胞淋巴瘤
淋巴组织间质源性肿瘤	间叶树突细胞肿瘤	滤泡树突细胞肉瘤 EBV阳性炎性滤泡树突细胞肉瘤 纤维母细胞性网状细胞肿瘤
	肌纤维母细胞性肿瘤	淋巴结内栅栏状肌纤维母细胞瘤
	脾特异性血管-间质肿瘤	窦岸细胞血管瘤 脾错构瘤 脾硬化性血管瘤样结节性转化
树突细胞及组织细胞肿瘤	浆细胞样树突细胞肿瘤	与髓细胞肿瘤相关的成熟浆细胞样树突细胞增生 母细胞性浆细胞样树突细胞肿瘤

树突细胞及组织细胞肿瘤	朗格汉斯细胞及其他树突细胞肿瘤	朗格汉斯细胞肿瘤 朗格汉斯细胞组织细胞增生症 朗格汉斯细胞肉瘤 其他树突细胞肿瘤 未确定树突细胞肿瘤 交指树突细胞肉瘤
	组织细胞/巨噬细胞肿瘤	幼年性黄色肉芽肿 埃尔德海姆-切斯特病 罗赛-多夫曼病 ALK阳性组织细胞增生症 组织细胞肉瘤

2 活检与制片

2.1 标本获得

淋巴瘤首次病理诊断必须根据切除或切取活检所获得的组织标本做出。足量、合格的诊断性组织是对淋巴瘤进行形态观察以及开展免疫表型和遗传学研究的基础，必要时应重复活检。淋巴结或某些结外病灶的完整切除标本，有助于病理医师对整个病变进行全面评估，且有足量的组织用于辅助检查，是诊断淋巴瘤最为理想的标本。如有多个解剖区域的淋巴结病灶，一般宜选择颈部病灶。对难以完整切除的病灶，可通过开放手术、内镜下活检或空芯针穿刺等方法获得小块组织样本供病理学检查，多数也能满足诊断需要。一般而言，细针吸取细胞学检查不能作为淋巴瘤的首诊依据，但可用于淋巴瘤疑似病例的初筛以及部分确诊病例可疑或复发病灶的确认，在某些特定情形下（例如：非实体性淋巴肿瘤、体液标本或获得病变组织较为困难时），细胞学检查亦可用于疾病诊断，但常需辅以细胞块制作、免疫组化、流式细胞或细胞遗传学分析等辅助检查。

2.2 组织处理

原则上，所有淋巴结或体积较大的淋巴瘤组织标本均应在新鲜、湿润状态下尽快送到病理科处理，不能及时送检的标本可用生理盐水湿纱布包裹后放置4℃冰箱短暂保存。病理科在接收标本后应尽快处理。较大的淋巴结标本应垂直其长轴做平行切分（每片组织厚度0.3~0.5cm），小于1cm的淋巴结可沿淋巴结长轴最大面对剖。可先行快速病理检查（冷冻切片或印片）以初判是否淋巴造血组织肿瘤，对疑似淋巴瘤的病例，应选择1~2片最大的组织标本浸于4%中性甲醛溶液固定，固定时间常为12~24小时，及时和适当时间的固定是制作高质量淋巴瘤组织切片的重要前提。剩余组织可分别用于生物样本库存档、流式细胞分析、细胞遗传学检查、病原微生物检测等。对非淋巴瘤或疑似感染性病变的标本，应尽快将所有组织固定。对体积较小的切取、钳取或穿刺活检标本，应先固定，然后再送病理科检查。对骨髓活检标本，还应在固定后进行脱钙处理。标本组织固定后还需脱水、透明、浸蜡、包埋等程序化加工才能制作切片，上述组织处理步骤目前多在自动组织处理仪中完成。

2.3 切片制作

高质量的常规苏木精-伊红（HE）染色切片是淋巴瘤病理诊断的重要依据。HE染色切片质量优劣与否，取决于组织处理、切片、染色、封固等诸多技术环节的质量控制。其中，及时而充分的固定、浸蜡前彻底脱水以及封片前透明这些步骤尤为关键，切片厚度以2~4μm为宜。概括而言，一张高质量的切片，应该达到组织固定良好、组织平整、无刀痕或气泡、染色鲜艳、组织及细胞结构清晰、封固良好等技术要求。

术中冷冻切片检查对初步区分淋巴瘤与非淋巴造血组织肿瘤有一定价值，但常不足以确诊淋巴瘤。淋巴瘤印片检查是组织切片检查的有益补充，以其方法简便、操作快捷而常被用于淋巴瘤的快速筛查。

3 组织病理学检查

3.1 组织学形态分析

基于常规HE染色切片的组织形态分析尤为重要。一方面，特征性的形态改变本身就对某些类型淋巴瘤的诊断有着决定性提示作用；另一方面，相当多的辅助检查（例如：免疫表型分析、分子遗传学检测等）都必须在形态分析的基础上合理选择和使用。概括而言，淋巴瘤组织形态分析的基本原则和其他实体肿瘤相似，恶性肿瘤的一些共同特性，例如瘤细胞的异型性和破坏性生长等，在各种淋巴瘤中也有相应的表现，且常是淋巴瘤和反应性病变鉴别的重要依据。需要指出的是，淋巴瘤的形态分析通常离不开免疫组化染色的帮助。

3.2 免疫组化检查

（1）免疫组化的作用

免疫组化检查对淋巴瘤诊断与鉴别诊断的作用主要体现在以下几个方面：①判断肿瘤的细胞系（例如：B细胞或T、NK细胞淋巴瘤）；②判断肿瘤性免疫细胞的分化阶段和成熟程度（例如：淋巴母细胞淋巴瘤与外周B/T细胞淋巴瘤、滤泡性淋巴瘤与边缘区淋巴瘤等）；③检测某些遗传学改变（例如：CCND1、ALK等基因易位所导致的蛋白异常表达）；④鉴别良、恶性疾病（例如：通过检测免疫球蛋白轻链有否限制性表达来判断B细胞/浆细胞是否克隆性增生）；⑤检测病原微生物（例如：EBV、HHV8、幽门螺杆菌等）；⑥为临床免疫或靶向治疗提供依据（例如：CD20、CD30、CD19、CD38、PD-L1、ALK等靶点的检测）；⑦提示疾病预后（例如：通过检测CD10、BCL6、MUM1等指标来区分弥漫性大B细胞淋巴瘤的COO分型；通过检测MYC与BCL2蛋白表达水平来甄别“双表达”淋巴瘤）。

（2）常用标志物

可用于淋巴瘤石蜡包埋组织免疫染色的常用标志物包括以下几大类：①白细胞共同抗原（CD45/LCA）；②B细胞相关标记物，例如CD20、CD79a、CD19、PAX5、Oct-2、BOB.1、κ、λ、IgG、IgG4、IgM、IgA、IgD、CD38、CD138、CD23等；③T细胞/NK细胞相关标记物，例如CD3、CD2、CD5、CD7、CD4、CD8、CD43、CD45RO、CD56、CD57、细胞毒性分子（包括TIA-1、颗粒酶B、穿孔素）、T细胞受体蛋白（例如βF1、TCRG）等；④淋巴细胞活化/分化相关标记物，例如CD30、TdT、CD99、CD10、BCL6、MUM1等；⑤肿瘤基因和增殖相关标记物，例如ALK、BCL2、BCL10、cyclin D1、MYC、TP53、Ki-67等；⑥组织细胞、树突细胞及髓系相关标记物，例如CD68（KP1、PGM1）、CD163、溶菌酶、髓过氧化物酶（MPO）、CD15、CD123、CD117、CD21、CD35、S-100、CD1a、CD207/langerin等；⑦微生物标志物，例如EB病毒（EBV）-LMP1、HHV8等；⑧其他，例如EMA、细胞角蛋白、LEF1、MNDA、PD1、PD-L1、CXCL13等。

（3）免疫组化诊断注意事项

①免疫组化检查首先应确保染色质量，一定要从组织处理、制片、抗原修复、抗体选择、染色程序等诸多环节加强监控，并通过设置合理的阳性对照作平行染色，以确保染色质量稳定保持在较高水平。②要熟悉各类淋巴瘤组织学形态和免疫表型，在形态分析基础上，有所针对地选择必要的抗体组合来证实诊断或帮助鉴别，不应使用抗体“大套餐”作过度检测。③应学会正确判读免疫组化染色结果。这就要求病理医师做到：（a）熟悉各种抗体的预期染色结果，并通过适当内、外对照来判断染色成功与否；（b）在形态分析基础上正确判断何种细胞成分表达何种抗原；（c）熟悉各种抗体的反应谱系和适用范围，避免片面或错误解读阳性结果。

（4）常用标志物组合的选择

①对需做免疫组化的淋巴组织增生性病变，几乎所有病例都需要检测CD20、CD3和Ki-67。这一组合能够突显淋巴组织的免疫结构，有助于良、恶性病变的鉴别，并能提示淋巴瘤的细胞系起源；②对呈滤泡/结节状生长模式的病变，可选择CD10、BCL6、CD21、Ki-67等指标来显示结节和淋巴滤泡的关系；③对疑似小B细胞肿瘤性病变（包括低级别滤泡性淋巴瘤、慢性淋巴细胞性白血病/小淋巴细胞性淋巴瘤、套细胞淋巴瘤、边缘区淋巴瘤等），可选用CD10、BCL6、CD5、CD23、cyclin D1、SOX11、LEF1和MNDA这一组指标予以鉴别诊断；④对富含浆细胞的病变，可检测免疫球蛋白轻链（κ/λ）有无限制性表达以区分良、恶性；⑤对疑似高侵袭性成熟B细胞肿瘤的病变[包括绝大部分弥漫性大B细胞淋巴瘤、伯基特淋巴瘤以及具有前二者中间特征的B细胞淋巴瘤（BCLU）或高级别B细胞淋巴瘤（HGBL）、高级别滤泡性淋巴瘤等]，选用CD10、BCL6、BCL2、MUM1、MYC这一组指标（并结合细

胞遗传学检查）有助确诊并区分亚型；EBV-LMP1、CD5和TP53的检测对于弥漫性大B细胞淋巴瘤有预后意义；⑥对疑似T细胞或NK细胞肿瘤的病变，可选择性检测CD2、CD5、CD7、CD4、CD8、CD10、CD30、CD56、ALK、CXCL13、PD1、T细胞受体蛋白、细胞毒性分子等标志物并行EBER原位杂交来帮助判断肿瘤类型；⑦对经典型霍奇金淋巴瘤或类似病变（例如：具有经典型霍奇金淋巴瘤和弥漫性大B细胞淋巴瘤中间特征的灰区淋巴瘤、结节性淋巴细胞为主型霍奇金淋巴瘤、富于T细胞/组织细胞的大B细胞淋巴瘤等），可选用CD20、PAX5、Oct-2、BOB.1、CD30、CD15、EBV-LMP1（或EBER）、EMA、IgD、PD1等指标组合，此外，还应注意部分外周T细胞淋巴瘤也可伴有霍奇金样异型大B细胞浸润，增生的T细胞有无异型性、是否克隆性增生是鉴别诊断的关键；⑧富于细胞的经典型霍奇金淋巴瘤与ALK阴性的间变性大细胞淋巴瘤有时不易区分，检测B、T细胞系标志物、细胞毒分子并结合IG、TCR基因重排检测会有帮助。⑨对混合B、T细胞增生性病变，应结合形态分析正确区分肿瘤细胞和反应性成分。少数情况下，也不排除组合表型的淋巴瘤可能，但诊断后者应有充分的病理学和分子遗传学证据；⑩对形态高度疑似淋巴造血组织肿瘤、但CD20和CD3均不表达的病变，通常需要检测部分“二线”细胞系标志物（例如：CD79a、PAX5、CD19、Oct-2、BOB.1、浆细胞相关抗原、CD3以外的全T细胞抗原以及CD43、CD68、MPO等髓细胞标志物等）帮助判别细胞系。

4 流式细胞术分析

基于流式细胞技术的免疫表型分析也是淋巴瘤诊断和分型的重要手段，有技术条件的病理实验室应积极开展。相比免疫组化，流式细胞术具有敏感度高、特异性强、检测周期短等特点，特别是对判断B、T细胞的克隆性增生、抗原表达水平以及小B细胞类肿瘤鉴别诊断等方面具有独特优势，弱点在于不能结合组织学形态分析（免疫组化可以在原位标记抗原）、不适合检测部分定位于细胞核或细胞浆内的抗原（例如：BCL6、MUM1、cyclin D1、Ki-67、BCL2等）、对霍奇金淋巴瘤等肿瘤细胞较少的病变以及T细胞或NK细胞肿瘤的甄别能力不如免疫组化强。此外，流式细胞分析需要细胞悬液或由新鲜组织制备的单细胞悬液标本，不常规留用新鲜组织标本的单位无法开展这项技术，细胞悬液标本也不像组织块那样可以长期保存，故而流式细胞术不能用于回顾性研究。

5 遗传学与分子病理检测

淋巴瘤中抗原受体基因（IG、TCR）的克隆性基因重排、非随机、类型相关性染色体及基因异常、特定病原微生物感染等不仅对研究肿瘤的发生、发展机制具重要意义，也是精确诊断疾病、指导规范治疗及预测预后必不可少的工具。常用淋巴瘤遗传与分子病理检测方法包括聚合酶链反应（PCR，包括RT-PCR、RQ-PCR等）和Sanger测序技术、荧光原位杂交（FISH）、原位杂交（ISH）、核型分析（包括G显带、M-FISH、SKY等）以及基因表达谱（GEP）、二代测序（NGS）等高通量检测技术。

5.1 克隆性IG和TCR基因重排检测

（1）方法

多数实验室采用PCR法并应用BIOMED-2引物组检测，以毛细管电泳基因扫描分析结果（或PAGE电泳异源双链分析）。

（2）适用范围

绝大部分淋巴组织增生性病变根据形态特征并结合免疫组化检查和临床特点便能确诊，无需开展这项检测。仅在少数情形下，克隆性IG和TCR基因重排检测对于淋巴瘤的诊断与鉴别、瘤细胞系确定以及克隆相关性分析具有一定价值：①良、恶性较难鉴别的病变，例如，淋巴瘤局限或隐匿性累犯、形态异常不显著或缺乏特征性免疫表型的淋巴瘤（例如：在某些炎性疾病基础上发生瘤变的早期MALT型边缘区淋巴瘤、EBV相关淋巴瘤等）、小细胞性皮肤淋巴瘤早期病变等；②疑似淋巴瘤、但标本组织较小较少，例如，不理想的穿刺活检或内镜活检标本、体液标本等；③某些特定病种的诊断与鉴别，例如，儿童型滤泡性淋巴瘤、淋巴瘤样丘疹病、水疱-痘疮样淋巴瘤等；④细胞构成较复杂或免疫标记难以区分细胞系的肿瘤，例如，肿瘤细胞异常表达CD20的外周T细胞淋巴瘤、伴有B细胞成分旺炽增生的外周T细胞淋巴瘤或B、T细胞组合性淋巴瘤等；⑤肿瘤克隆相关性分析，例如，判断弥漫性大B细胞淋巴瘤是否由之前滤泡性淋巴瘤转化而来；⑥微小残留病灶评估。

（3）判读结果注意事项

IG和TCR基因克隆性重排检测结果，一定要在组织病理学检查的背景下解读才有意义，如与形态或免疫组化证据不符，一般更倾向于组织学检查结论。判读基因重排结果，应注意以下事项：①克隆性增生不一定等于淋巴瘤，部分良性病变也可有淋巴细胞克隆性增生；②部分B或T细胞淋巴瘤（特别是淋巴母细胞性肿瘤、血管免疫母细胞性T细胞淋巴瘤等）IG和TCR基因重排检测结果存在谱系交叉，不足以判断瘤细胞系起源，此外，TCRB和TCRG基因重排也并不代表就是αβ和γδT细胞来源的肿瘤；③由于PCR技术的高敏性，标本组织中较少的细胞成分有时会产生假克隆或寡克隆，需与真性克隆性病变鉴别。④某些技术因素也会导致假阳性或假阴性结果。

5.2 FISH法检测非随机性染色体和基因异常

部分B细胞非霍奇金淋巴瘤亚型和少数T细胞淋巴瘤具有特征性的、非随机性染色体异常（例如：染色体易位、缺失等），并导致相关基因异常，检测这些遗传学异常，有助于病理诊断或预后评估。目前，FISH是临床检测这些染色体/基因异常最常用的方法，也有多种针对染色体易位断裂区和基因缺失（或扩增）的商品化探针供应，针对易位的探针又包括融合探针和分离探针两种，分别是针对不同基因或同一基因断裂位点两侧序列而设计，前者例如t（14；18）（IgH/BCL2）、t（11；14）（IgH/CCND1）等，后者例如t（18q21）（BCL2）、t（3q27）（BCL6）、t（8q24）（MYC）、t（14q32）（IgH）、t（18q21.31）/MALT1等。需要指出的是，部分染色体易位/基因重排可通过更为简易、经济的免疫组化法予以间接提示，例如，套细胞淋巴瘤相关的t（11；14）和间变性大细胞淋巴瘤相关的t（2p23）就分别可以通过cyclin D1和ALK的免疫组化染色来加以显示，在这些情形下，FISH检测就并非必需。但对那些蛋白表达并不一定对应于基因异常的情形（例如：弥漫性大B细胞淋巴瘤中BCL2和/或BCL6与MYC基因重排检测、有BCL2基因易位但免疫组化结果阴性的滤泡性淋巴瘤等），FISH检测就是必要方法。此外，部分遗传学异常对应于肿瘤的生物学异质性，例如，伴有t（2p23）（ALK）、t（6p25）（DUSP22-IRF4）和t（3q28）（TP63）的间变性大细胞淋巴瘤以及伴有del（17p）、del（11q）、del（13q）、+12等异常的慢性淋巴细胞性白血病/小淋巴细胞性淋巴瘤就有着不同的生物学行为，通过FISH检测这些遗传学异常，能提示疾病预后，并指导治疗。

5.3 EBER原位杂交检测

EBV感染与多种良、恶性淋巴组织增生性疾病相关。EBER-1/2是EBV编码的两个小分子量早期核糖核酸，常高水平地表达于病毒感染的细胞核中。利用EBER探针作原位杂交可以敏感地在原位显示病毒感染，如结合细胞系标志物免疫染色作双重标记，还能显示病毒阳性细胞的表型。通过免疫组化检测EBV编码的部分蛋白抗原（例如：LMP1、LMP2A、EBNA等）虽也能显示病毒存在，但这些抗原的表达情况在病毒不同感染模式中有所不同（例如：EBV阳性的经典型霍奇金淋巴瘤通常表达LMP1，而EBV阳性的伯基特淋巴瘤则通常LMP1阴性），而EBER却是恒定表达的，且免疫组化检测灵敏度也往往不如原位杂交，因此，EBER原位杂交技术常被视作组织内原位检测EBV的“金标准”。

5.4 二代测序、基因表达谱等高通量技术检测

随着分子生物学研究深入，一些重现性基因突变（或其他异常）被发现在特定类型的淋巴瘤中高频发生，提示这些异常可能参与了肿瘤的发生、发展机制，其中，有不少特定的基因突变已被应用于淋巴瘤的诊断分型、预测预后，乃至辅助临床作治疗决策。近年来，Sanger测序、二代测序等技术被越来越多用到淋巴瘤的分子病理诊断中，特别是高通量的二代测序技术具有单次实验能够检测多个基因变化以及多种遗传学异常（基因突变、易位、缺失等）的优势，大有替代其他测序技术的趋势。就淋巴瘤相关基因二代测序在临床应用而言，建议优先选择一组与诊断、预后判断和治疗选择密切相关的基因进行检测。基因表达谱是指一次同时定量检测特定组织

中成千上万个基因的表达，再根据基因表达种类和丰度信息，构建出基因表达的数据表或谱型（或称指纹）。在淋巴瘤领域，弥漫性大B细胞淋巴瘤是第一种通过基因表达谱信息进行分子分型的肿瘤。此外，nCounter技术也能高度灵敏地定量检测多种样品类型（纯化总RNA、细胞和组织裂解液、石蜡包埋组织提取的RNA等）中的基因表达，该技术应用分子条形码和单分子成像来检测并计数单个反应中的几百个转录本，而不需要逆转录或扩增反应，直接数字化读出每一种mRNA的相对丰度。利用Nanostring平台的20基因检测（Lymph2Cx）研究已表明该项技术可对弥漫性大B细胞淋巴瘤石蜡包埋标本进行准确的分子分型。

第三节　分期

Ann Arbor-Cotswolds分期系统是传统的临床分期方法（详见附录表40-19-1），同时根据患者是否有全身（B）症状分为A组和B组，B症状定义为：不明原因发热，体温>38℃连续3天以上，排除感染原因；夜间盗汗；体重于诊断前半年内下降10%以上；以上三者中出现任意一个即为B症状。目前，大多数类型淋巴瘤的分期采用Lugano分期标准（详见附录表40-19-2）。此外，慢性淋巴细胞白血病（CLL）采用Binet分期或Rai分期，皮肤蕈样霉菌病和Sézary综合征（Sézary syndrome）采用欧洲癌症研究与治疗组织（EORTC）的TNMB分期，其他原发皮肤淋巴瘤采用EORTC的TNM分期标准。

第四节　治疗前评估

淋巴瘤的治疗前评估主要包括病史采集及全面体检、实验室检查、影像学及病理学检查。

1　病史采集及全面体检

详尽的病史采集是做出正确诊断及病情评估的第一步，其中应特别注意患者有无B症状。体检时应注意淋巴结、肝脾触诊及有无骨骼压痛等。淋巴瘤常见症状有进行性无痛性淋巴结肿大、发热、夜间盗汗、体重下降、皮肤瘙痒、乏力等。淋巴瘤侵犯的淋巴结多表现为无痛、表面光滑、质韧饱满、早期活动度可。

2　实验室检查

患者在治疗前应行血常规、肝肾功能、乳酸脱氢酶（lactic dehydrogenase，LDH）、碱性磷酸酶、β_2-微球蛋白、电解质、血沉、免疫球蛋白和感染筛查，包括乙型肝炎病毒（hepatitis B virus，HBV）、丙型肝炎病毒（hepatitis C virus，HCV）、人类免疫缺陷病毒（human immunodeficiency Virus，HIV）、梅毒、EB病毒（Epstein-Barr virus，EBV）等，异常者需行病毒载量或确证实验等。治疗前还应行骨髓检查，包括骨髓涂片和骨髓活检，用于评估有无骨髓受侵。若存在中枢神经系统受侵风险则需行腰穿，检查项目包括脑脊液常规、生化和细胞学等，必要时可行脑脊液细胞因子（IL-6、IL-10）检查。胃淋巴瘤患者应行幽门螺旋杆菌（helicobacter pylori，Hp）检查；NK/T细胞淋巴瘤等EBV相关淋巴瘤患者应行外周血EBV的DNA定量检测。

3 影像检查

影像学检查包括计算机体层成像（Computed Tomography，CT）、正电子发射计算机断层显像（Positron Emission Tomography-Computed Tomography，PET/CT）、磁共振成像（magnetic resonance imaging，MRI）等。CT是淋巴瘤分期与再分期、疗效评价和随诊常用的影像学检查方法，PET/CT一般用于淋巴瘤治疗前分期、代谢活性和治疗中期及治疗后疗效评价，对中枢神经系统、软组织、肝脏等病变推荐采用MRI检查。其他辅助检查包括超声、心电图、超声心动图、内窥镜、肺功能和同位素骨扫描等。高龄、有心血管系统基础疾病或拟使用蒽环类药物治疗者需定期行心电图和超声心动检查；拟用博来霉素或既往存在肺基础疾病者应行肺功能检查；有胃肠道受侵或可疑受侵、易发生胃肠道受侵的淋巴瘤亚型（如套细胞淋巴瘤、NK/T细胞淋巴瘤、伯基特淋巴瘤等）应行内窥镜检查等。

4 病理检查

病理检查是淋巴瘤确诊和分型的金标准。进行病理检查时应注意：①取材：选择增长迅速、质韧、饱满、PET/CT氟代脱氧葡萄糖（fluoro deoxy glucose，FDG）代谢活性高的肿大淋巴结尽量完整切除，术中应避免挤压组织，切取的组织应尽快固定。若淋巴结太大无法做到完整切除则建议行粗针穿刺细胞学检查，避免细针穿刺，活检部位一般宜选颈部、锁骨上和腋窝淋巴结等；②检查项目：应包括形态学、免疫组化（IHC）、荧光原位杂交（FISH）、流式细胞术、淋巴细胞抗原受体基因重排和其他分子病理学检测。

第五节 预后评价

大多数情况下，临床分期不是决定淋巴瘤预后的最关键因素，病理类型的预后价值更重要。此外，同一病理类型还可依据多项基线数据进一步判断预后，如国际预后指数评分（International Prognostic Index，IPI）是侵袭性淋巴瘤最常用的预后评估体系，年龄调整的IPI（age adjusted IPI，aaIPI）适合<60岁的患者（详见附录表40-19-3）。

第六节　疗效评价

疗效评价目前主要采用2014 Lugano标准（详见附录表40-19-4），分为基于CT和（或）MRI评价的影像学缓解和基于PET/CT评价的代谢缓解，Deauville标准PET 5分法评价代谢缓解程度（详见附录表40-19-5）。采用免疫检查点抑制剂等免疫治疗时，需采用免疫调节治疗相关疗效标准进行评价。

第七节　随访

1　随访原则

参照2014年Lugano会议推荐的随访标准。

2　随访内容

随访内容包括病史、体格检查、实验室检查、影像学检查。随访超过1年者，尽量减少不必要的CT或MRI检查，而以胸片或超声检查代替。通常不推荐PET/CT作为随访检查手段。参加临床试验的患者，按照相应试验项目要求进行随访。

3　随访频率

对霍奇金淋巴瘤和弥漫大B细胞淋巴瘤等可治愈的组织学类型，复发的可能性会随时间延长而减少，因此，随访的频率可逐渐减少，从最初的2年内每3个月一次，到接下来的3年内每6个月一次，然后每年一次，以监测晚期复发和治疗相关的不良反应。相比之下，滤泡性淋巴瘤、套细胞淋巴瘤和其他不可治愈的组织学类型，复发的可能性会随着时间推移持续增加，患者应每3~6个月进行随访观察，具体随访频率取决于治疗前的风险评估和治疗效果。当临床出现可疑复发征象时应立即检查，应对新出现的病灶尽量活检，以明确复发或者转化。

第二章

弥漫大B细胞淋巴瘤

第一节 概述

弥漫大B细胞淋巴瘤（diffuse Large B-cell Lymphoma，DLBCL）是NHL中最常见的类型，在西方国家约占NHL的30%~40%，在我国占比更高，约占NHL的50%。中位发病年龄为50~70岁，男性略高于女性。多数为原发，也可由惰性淋巴瘤转化而来。根据细胞起源，DLBCL分为生发中心型和非生发中心型。R-CHOP为基础的一线治疗方案，约60%的患者可达治愈，但仍有30%~40%的患者发展为复发难治，近年新的免疫靶向治疗药物有望改善患者的预后。

第二节 病理诊断分期

1 病理诊断

诊断DLBCL常规IHC标志物包括CD19、CD20、PAX5、CD3、CD5、CD79α、CyclinD1、Ki-67；常表现为CD19（+）、CD20（+）、PAX5（+）、CD3（-）。通过检测基因表达谱，根据细胞起源（cell of origin，COO）的不同将DLBCL分为3类，即生发中心B细胞样（germinal center B-cell like，GCB）型、活化B细胞样型（activated B-cell like，ABC）和第3型。临床上常用Han's分型进行分类，分为GCB型及非生发中心B细胞样（non-germinal center B-cell like，non-GCB）型，其中GCB型的IHC表现为：①CD10（+）、不论BCL-6和MUM1表达如何；②CD10（-）、BCL-6（+）、MUM1（-）；其他情况均为non-GCB型。

2022年第5版WHO淋巴造血肿瘤分类将伴MYC和BCL2基因易位，即遗传学特征为同时存在MYC和BCL2基因重排的DLBCL列为一个独特分类，称为“双打击”DLBCL，也称为高级别B细胞淋巴瘤。“双表达”DLBCL，即MYC蛋白表达>40%，

BCL2蛋白表达>50%。“双表达”DLBCL往往提示预后不良。

2 分期

参照2014 Lugano分期标准。

第三节 治疗

1 一线治疗

1.1 Ⅰ-Ⅱ期的一线治疗

（1）Ⅰ-Ⅱ期不伴大包块（最大径<7.5cm）者：可选择4~6个周期R-CHOP（利妥昔单抗+环磷酰胺+多柔比星+长春新碱+泼尼松）方案±受累部位放疗（involved site radiation therapy，ISRT）或4个周期R-CHOP方案化疗后序贯2个周期利妥昔单抗单药±ISRT。

（2）Ⅰ-Ⅱ期伴大包块（最大径≥7.5cm）者：一线推荐6周期R-CHOP方案化疗±ISRT[20]，或6周期Pola-R-CHP（维泊妥珠单抗+利妥昔单抗、环磷酰胺、多柔比星、泼尼松）方案化疗后序贯2周期利妥昔单抗治疗。

（3）Ⅰ-Ⅱ期者在接受2~4周期R-CHOP方案或Pola-R-CHP方案化疗后推荐进行PET/CT检查以评估疗效，若疗效为完全缓解[PET阴性，five-point scale（5-PS）1~3分]，则继续原方案完成治疗；若疗效为部分缓解（PET阳性，5-PS 4分），参照复发或难治性DLBCL治疗或接受ISRT；若疾病进展（PET阳性，5-PS 5分），需再行活检确认，并按照复发或难治性DLBCL治疗。

1.2 Ⅲ-Ⅳ期的一线治疗

（1）对Ⅲ-Ⅳ期者，一线推荐参加合适的临床试验或R-CHOP方案或R-Pola-CHP方案（IPI≥2）化疗，也可选择DA-EPOCH-R（剂量调整的依托泊苷、长春新碱、多柔比星、环磷酰胺、泼尼松和利妥昔单抗）方案或R-CHOEP（利妥昔单抗、环磷酰胺、多柔比星、长春新碱、依托泊苷、泼尼松）方案。

（2）若选择R-CHOP方案治疗，需2~4周期后进行疗效评价。若治疗有效（疗效为完全缓解或部分缓解），可继续R-CHOP方案治疗至6~8周期。

（3）6周期R-CHOP方案治疗结束后需再次全面复查评价疗效，若最终疗效为完全缓解，后续可选择随诊观察，或对初始大包块或孤立的骨受累病灶进行ISRT；若无效或疾病进展，需再次行活检确认，并按照复发或难治性DLBCL治疗。6周期R-Pola-CHP方案治疗结束后序贯2周期利妥昔单抗治疗。

总之，DLBCL的一线治疗是以R-CHOP方案为主的综合治疗，治疗方案详见

表40-2-1。

表40-2-1　初治DLBCL患者一线治疗方案

分层	Ⅰ级推荐	Ⅱ级推荐	Ⅲ级推荐
Ⅰ-Ⅱ期不伴大包块（最大径<7.5cm）	4~6 R-CHOP±ISRT 4 R-CHOP+2R±ISRT		
Ⅰ-Ⅱ期伴大包块（最大径≥7.5cm）	6 R-CHOP±ISRT 6 Pola-R-CHP+2R（IPI≥2）	6 R-CHOPE	6 DA-EPOCH-R
Ⅲ-Ⅳ期	6~8 R-CHOP±ISRT 6R-Pola-CHP+2R（IPI≥2）	6 R-CHOPE	6 DA-EPOCH-R

注：所有的患者如有合适的临床试验均推荐参与临床试验

1.3　特殊DLBCL的一线治疗

（1）存在MYC/BCL2双表达的DLBCL：一线可选择西达本胺联合R-CHOP方案治疗。

（2）左室功能较差的DLBCL：一线可选择R-CEPP（利妥昔单抗、环磷酰胺、依托泊苷、泼尼松、甲基苄肼）方案、R-CDOP（利妥昔单抗、环磷酰胺、多柔比星脂质体、长春新碱、泼尼松）方案、R-CEOP（利妥昔单抗、环磷酰胺、依托泊苷、长春新碱、泼尼松）方案 或R-GCVP（利妥昔单抗、吉西他滨、环磷酰胺、长春新碱、泼尼松）方案等。

（3）体质较差和年龄大于80岁伴或不伴并发症者：一线治疗可选择R-CEPP方案、R-CDOP方案、R-mini-CHOP方案或R-GCVP方案等。

（4）存在中枢受侵的DLBCL患者：若为脑实质受累，需在R-CHOP方案化疗基础上加用静脉高剂量甲氨蝶呤（≥3g/m^2）；若为脑膜受累，需鞘内注射甲氨蝶呤和（或）阿糖胞苷，也可在R-CHOP方案化疗基础上静脉加用甲氨蝶呤（3~3.5g/m^2），或在R-CHOP方案联合鞘内注射后采用静脉甲氨蝶呤作为巩固治疗。

（5）中枢神经系统预防：CNS-IPI高危、HIV相关淋巴瘤、伴MYC和BCL2重排阳性的高级别B细胞淋巴瘤、原发睾丸DLBCL、原发皮肤DLBCL腿型、ⅠE期乳腺DLBCL，应考虑给予中枢神经系统预防。可用鞘内注射4~8周期的甲氨蝶呤和（或）阿糖胞苷，或静脉应用3~3.5g/m^{2}甲氨蝶呤2~4周期进行中枢神经预防性治疗。

对原发中枢、原发纵隔、原发乳腺、原发睾丸的DLBCL，高级别B细胞淋巴瘤参照相应章节进行治疗。对高肿瘤负荷患者，应采取水化等措施预防肿瘤溶解综合征；对CNS-IPI高危患者，要进行鞘注等CNS预防。

2 复发/难治性DLBCL的治疗

2.1 适合移植的DLBCL

（1）适合移植的患者：可先进行二线方案治疗。二线治疗后获得完全缓解者，推荐高剂量化疗联合自体干细胞移植±ISRT或参加合适的临床试验[26]，或异体造血干细胞移植，后者适用于自体外周血干细胞动员失败或持续骨髓受侵的患者。二线治疗获得部分缓解或疾病稳定或疾病进展者，若既往未用过抗CD19嵌合抗原受体T细胞（chimeric antigen receptor T-cell，CAR-T）治疗，可选择抗CD19 CAR-T细胞治疗，或参加临床试验，或给予其他二线治疗方案，或姑息性ISRT，或最佳支持治疗。

（2）适合移植患者的二线治疗方案包括：DHAP（地塞米松、顺铂、阿糖胞苷）±R（利妥昔单抗）方案、DHAX（地塞米松、阿糖胞苷、奥沙利铂）±R方案、GDP（吉西他滨、顺铂、地塞米松）±R方案、ICE（异环磷酰胺、卡铂、依托泊苷）±R方案、ESHAP（依托泊苷、甲基强的松龙、高剂量阿糖胞苷、顺铂）±R方案、GemOx（吉西他滨、奥沙利铂）±R方案、MINE（依托泊苷、异环磷酰胺、美司钠、米托蒽醌）±R方案等。

2.2 不适合移植的DLBCL

（1）不适合移植的患者：如化疗后获得完全缓解，可随诊观察；获得部分缓解或疾病稳定或疾病进展者，若既往未接受过抗CD19 CAR-T细胞治疗，可选择抗CD19 CAR-T细胞治疗，或参加临床试验，或给予其他二线治疗方案，或姑息性ISRT，或最佳支持治疗。

（2）不适合移植患者的二线治疗方案：GemOx±R方案、CEPP±R方案、CEOP±R方案、DA-EPOCH±R方案、GDP±R方案、吉西他滨+长春瑞滨±R方案和利妥昔单抗单药方案、BR（苯达莫司汀、利妥昔单抗）、格菲妥单抗（glofitamab）、维泊妥珠单抗+BR、R2（来那度胺、利妥昔单抗）±BTK抑制剂、BTK抑制剂、塞利尼索（selinexor）、维布妥昔单抗（CD30阳性患者）、坦昔妥单抗等。

与标准二线治疗相比，CD19 CAR-T治疗能显著延长12个月内复发/难治DLBCL患者的PFS，但因治疗费用和患者的可及性问题，作为Ⅱ级推荐（表40-2-2）。DLBCL具体治疗方案见附录表40-19-19（1-20）。

表 40-2-2　复发难治 DLBCL 患者二线及后线治疗方案

分层	Ⅰ级推荐	Ⅱ级推荐	Ⅲ级推荐
适合移植	高剂量化疗联合自体干细胞移植±ISRT	CAR-T	异体造血干细胞移植（适用于自体外周血干细胞动员失败或持续骨髓受侵的患者）
不适合移植	DHAP±R DHAX±R GDP±R ICE±R ESHAP±R GemOx±R MINE±R DA-EPOCH±R 维泊妥珠单抗+BR	CAR-T BR 格菲妥单抗 R2 ± BTK 抑制剂 BTK 抑制剂 塞利尼索 坦昔妥单抗	

第四节　预后

IPI 是 DLBCL 患者预后的经典评价系统，aaIPI 适合<60 岁的患者（详见附录表 40-19-3）。另外，在 IPI 基础上将年龄和 LDH 进一步分层形成的 NCCN-IPI、修正的 IPI（revised international prognostic index，R-IPI）被认为能更准确地预测患者预后（详见附录表 40-19-4~表 40-19-7）。

第三章

高级别B细胞淋巴瘤

第一节　概述

高级别B细胞淋巴瘤（high grade B cell lymphoma，HGBL）是一种形态学和遗传学特点介于DLBCL和伯基特淋巴瘤（Burkitt's lymphoma，BL）之间的高度侵袭性淋巴瘤。2022年第5版WHO分类将HGBL分为：①伴有MYC和BCL2重排（不伴或伴有BCL6基因重排，即所谓“双打击”或“三打击”）的HGBL（HGBL-MYC/BCL2）；②伴有11q染色体异常的HGBL（HGBL-11q，伴有11q获得/缺失，形态、表型及基因表达谱类似于BL或其他HGBL，但无MYC重排，且基因突变特征不同于BL）；③除此之外的HGBL归为非特指型（HGBL-NOS）。仅伴有MYC和BCL6重排（但没有BCL2重排）的双打击淋巴瘤在新分类中不再归入伴有MYC和BCL6重排的HGBL，而是归入HGBL-NOS或DLBCL-NOS。HGBL发病率仅占非霍奇金淋巴瘤的1%~2%。

第二节　病理诊断分期

1　病理诊断

HGBL-MYC/BCL2瘤细胞弥漫性生长，形态多样，可呈BL样、母细胞样或介于DLBCL与BL之间的灰区形态。瘤细胞表达广谱B细胞抗原，绝大多数病例瘤细胞呈GCB免疫表型。诊断性分子异常需获得MYC和BCL2重排证据，可伴或不伴BCL6重排。但有MYC和BCL2重排的B细胞淋巴瘤不一定就是HGBL-MYC/BCL2。所有DLBCL-NOS在诊断前均推荐常规行MYC、BCL2和BCL6易位检测，至少需行MYC基因易位检测。

HGBL-11q瘤细胞形态与HGBL-MYC/BCL2有重叠，可呈BL样、母细胞样或介于DLBCL与BL之间的灰区形态。免疫表型：瘤细胞表达广谱B细胞标志物，CD10和

BCL6阳性，Ki-67高表达（≥90%）。诊断性分子特征是MYC、BCL2、BCL6易位均阴性、11q23.3获得和11q24.1-端粒缺失，其中11q24.1-端粒缺失对诊断具有较高特异性，因此，当形态学、免疫表型符合HGBL-11q、又无MYC易位的病例，11q23.3获得阴性、11q24.1-端粒缺失阳性可诊断为HGBL-11q。

HGBL-NOS代表一类异质性的侵袭性成熟B细胞淋巴瘤，瘤细胞弥漫性生长，可呈母细胞样、介于DLBCL与BL之间的灰区形态或BL样，常有“星空”现象。免疫表型：瘤细胞表达广谱B细胞标志物，大多数病例表达CD10、BCL6和BCL2，不恒定表达MUM1，大部分病例为GCB来源。HGBL-NOS必须排除HGBL-MYC/BCL2和HGBL-11q，形态学又不符合DLBCL-NOS的诊断要求，才能诊断为该类型。

2 分期

参照2014年Lugano分期标准。

第三节 治疗

1 治疗前评估

1.1 病史采集和体格检查

详尽的病史采集是做出正确诊断及病情评估的第一步，应特别注意患者有无发热、盗汗、体重减轻等B症状。体格检查时应格外注意浅表淋巴结、韦氏环、肝脾等部位。应注意患者是否存在中枢神经系统异常症状体征。

1.2 实验室检查

治疗前实验室检查项目包括血常规、生化全项、LDH、β_2-微球蛋白、电解质、血沉、尿便常规、病毒（HBV、HCV、HIV、EB病毒及梅毒，异常者需完善病毒载量或行确证实验）指标、骨髓涂片和活检、外周血涂片等。HGBL患者中枢神经系统受侵风险较高，应进行脑脊液常规、生化、细胞学检查。育龄期妇女治疗前应行妊娠试验排除妊娠。男性患者应考虑生殖及精子储存问题及女性患者生殖功能的保护。

1.3 影像学及其他辅助检查

主要是明确病变范围，指导分期与预后，包括CT、MRI、PET/CT、心电图、肺功能、心脏超声和浅表淋巴结及腹部超声等。有中枢神经系统相关症状或中枢神经系统可疑受累患者建议行颅脑增强MRI检查，造影剂过敏者可考虑行颅脑平扫MRI，胃肠道受累行胃肠内镜检查。

2 初治高级别B细胞淋巴瘤

2.1 高级别B细胞淋巴瘤，伴有MYC和BCL2易位

表40-3-1 HGBL-MYC/BCL2患者治疗方案

分层	Ⅰ级推荐	Ⅱ级推荐	Ⅲ级推荐
初治	入组临床试验	DA-EPOCH-R方案（2A类） POLA+RCHP方案（2A类） RCHOP方案（IPI低危患者，2A类） RminiCHOP（老年/体弱，2A类） RHyper CVAD/MA方案（2A类） R-CODOX-M与R-IVAC交替方案（2A类）	早期患者可局部放疗作为巩固治疗（2B类） 大剂量化疗联合自体造血干细胞移植巩固治疗（2B类）
复发/难治	按照复发/难治DLBCL治疗		

对HGBL-MYC/BCL2患者，目前国内外尚未建立标准治疗方案。选择具体治疗方案时应考虑患者的体能情况及可能出现的并发症。首先推荐入组临床试验。对年轻、体能状态良好、能耐受较强烈化疗方案的患者，推荐应用DA-EPOCH-R，或R-HyperCVAD方案，或R-CODOX-M/R-IVAC方案。对体能状态差、无法耐受强化疗方案者，推荐应用维泊妥珠单抗联合R-CHP或R-CHOP（仅适合低危IPI患者）方案。对老年、体弱患者，可应用R-mini-CHOP方案。对早期局限性疾病，在达到完全缓解后推荐受累部位放疗作为巩固治疗。对疾病达到缓解患者，可考虑行自体造血干细胞移植作为巩固治疗。由于HGBL侵犯中枢神经系统的风险较高，推荐常规进行中枢神经系统预防。常用静脉输注大剂量甲氨蝶呤或鞘内注射单药甲氨蝶呤/甲氨蝶呤+阿糖胞苷。

2.2 高级别B细胞淋巴瘤，非特指型

表40-3-2 HGBL-NOS患者治疗方案

分层	Ⅰ级推荐	Ⅱ级推荐	Ⅲ级推荐
初治	入组临床试验	POLA+RCHP方案（2A类） DA-EPOCH-R方案（2A类） R-CHOP方案（2A类） R-miniCHOP（老年/体弱，2A类） RHyper CVAD/MA方案（2A类） R-CODOX-M与R-IVAC交替方案（2A类）	早期患者可局部放疗作为巩固治疗（2B类） 大剂量化疗联合自体造血干细胞移植巩固治疗（2B类）
复发/难治	按照复发/难治DLBCL治疗		

HGBL-NOS患者目前国内外尚未建立标准治疗方案。首先推荐入组临床试验。一线治疗推荐DA-EPOCH-R、维泊妥珠单抗联合R-CHP或R-CHOP方案。另外推荐的方案包括：R-HyperCVAD方案、R-CODOX-M/R-IVAC方案，但在应用上述两种方案时应注意其潜在毒性、患者的体能状态及用药后可能出现的并发症。老年、体

弱患者可以用R-mini-CHOP方案。对于早期局限性疾病，在患者达到完全缓解后推荐受累部位放疗作为巩固治疗。对疾病达到缓解的患者，可考虑行自体造血干细胞移植作为巩固治疗。中枢预防策略同伴有HGBL-MYC/BCL2患者。

3 复发/难治高级别B细胞淋巴瘤

复发/难治HGBL整体的治疗原则遵循复发/难治DLBCL的治疗推荐，但自体/异基因造血干细胞移植在复发/难治的HGBL-MYC/BCL2患者的预后尚未明确。CAR-T细胞疗法可用于二线治疗后复发/难治性DLBCL患者，如阿基仑赛和瑞基奥仑赛。对原发耐药和早期复发患者，阿基仑赛在中国也已获批适应证。双特异性抗体格菲妥单抗也用于二线治疗后复发/难治性DLBCL患者。此外，Loncastuximab tesirine、Epcoritamab、Tafasitamab也已被FDA批准用于治疗复发/难治的DLBCL。HGBL具体治疗方案见附录表40-19-19（21-22）。

第四节 预后

HGBL患者常伴有多项高危临床特征，如LDH升高、Ann Arbor分期晚（Ⅲ~Ⅳ期）、中高危或高危IPI评分，结外受累（最常累及骨髓、外周血、中枢神经系统、胸腔积液、胃肠道）等。HGBL患者预后较差，中位OS在1年左右。

第四章

原发纵隔大B细胞淋巴瘤

第一节 概述

原发纵隔大B细胞淋巴瘤（primary mediastinal Large B-cell Lymphoma，PMBCL）是DLBCL的特殊亚型之一，约占非霍奇金淋巴瘤的2%~4%，占DLBCL的6%~10%。PMBCL好发于年轻女性，男女之比为1∶2，中位发病年龄为30~40岁。病变起源于胸腺髓质B细胞，常表现为前纵隔巨大肿块，可邻近侵犯到肺组织，常伴有上腔静脉综合征、胸腔或心包积液。大多数患者就诊时处于Ⅰ-Ⅱ期，初诊时大约80%患者的病变为局限累及，复发患者往往病变广泛。大部分PMBCL对化疗敏感，但强化免疫化疗方案疗效更好，可避免纵隔放疗引起的远期不良反应。

第二节 病理诊断分期

1 病理诊断

PMBCL的免疫表型与非特指型DLBCL相似，常表达B细胞相关抗原，如CD19、CD20、CD22、CD79a、PAX5和CD45，但常缺乏膜表面和胞质免疫球蛋白表达，更常见表达CD23、弱表达CD30，且多有PD-L1/2表达水平升高。

PMBCL的基因表达谱不同于非特指型DLBCL，而与经典型霍奇金淋巴瘤（CHL）有部分重叠。应注意与介于PMBCL和CHL之间的灰区淋巴瘤（GZL）进行鉴别。分子遗传学异常包括NF-KB、JAK/STAT通路异常活化，PD-L1/2扩增或9P24.1获得，以及MHC Ⅱ相关分子缺陷。最新研究发现，具有CD58突变的患者预后差，约占31%。高IPI评分伴有CD58突变者，5年PFS仅41%、5年OS为58%，特别是未采用强化方案治疗者预后更差，CD58野生型分别为76%和83%，而DUSP2突变患者预后相对较好。确诊PMBCL需要结合病理特征和临床表现进行整合判断。

2 分期

参照2014 Lugano分期标准。

第三节 治疗

1 治疗前评估

PMBCL治疗前的检查，包括常规的血液学检查、骨髓检查等，同DLBCL。因PMBCL的好发年龄为育龄期，治疗前应与有经验生殖专家讨论生育问题，必要时采取精子或卵子冻存法保存生育功能，治疗期间应采取有效避孕措施。

2 一线治疗原则

PMBCL的一线治疗推荐包括利妥昔单抗及含蒽环类药物的整合方案，如R-CHOP，或强化方案DA-EPOCH-R等。因缺乏随机对照临床试验，目前尚无国际公认的一线治疗标准方案。建议PMBCL患者完成免疫化疗后至少4~6周，或放疗后2~3个月行PET/CT检查，采用Deauville 5分法进行PET/CT评估。标准剂量免疫化疗后，PET阴性（DS 1-3分）患者，后续观察随访（R-CHOP后也可选择放疗ISRT 30Gy）；PET阳性（DS 4分）患者，补充局部放疗；PET阳性（DS 5分），建议重新取活检明确是否为复发/难治患者。FDG摄取阳性的患者应除外假阳性，如治疗后炎性反应、胸腺增生等。

根据小样本Ⅱ期临床试验结果，接受DA-EPOCH-R治疗后获得PET/CT完全代谢缓解（CMR）的患者，可以免除放疗。IELSG 37研究是一项随机对照Ⅲ期临床试验，中位随访30个月的中期分析结果显示，接受含利妥昔单抗和蒽环类药物的联合化疗后达到CMR的患者，补充放疗对比观察的PFS无显著差别。

3 难治/复发PMBL的治疗原则

复发/难治PMBCL的治疗策略同复发/难治DLBCL，鼓励患者参加临床试验。挽救治疗包括非交叉耐药的联合化疗+自体造血干细胞移植巩固。挽救方案可选择ICE、DHAP、MINE、ESHAP等，根据耐药情况加或不加利妥昔单抗。先前未接受过放疗的患者可在移植后补充纵隔放疗。一线治疗未接受过放疗，单纯纵隔局限复发的患者，可选择纵隔放疗作为挽救治疗。二线挽救治疗失败的患者可选择新的治疗方法。帕博利珠单抗已被FDA批准用于治疗复发/难治的PMBCL，PD-L1高表达者疗效较好。一项小样本临床研究报告，纳武单抗联合维布妥昔单抗治疗复发难治的PMBCL，

ORR 73%、CR 37%；可作为自体移植前的桥接治疗。国家药监局已批准了抗CD19 CAR-T细胞治疗复发/难治B细胞淋巴瘤，其中包括PMBCL患者。格菲妥单抗已获批适用治疗既往接受过至少两线系统治疗的复发或难治性弥漫大B细胞淋巴瘤，其全球关键研究病例中包括6例PMBCL患者，完全缓解率50%。

表40-4-1 初治PMBCL患者治疗方案

Ⅰ级推荐	Ⅱ级推荐	Ⅲ级推荐
CHOP×6周期+累及部位放疗（2A类） DA-EPOCH-R×6周期±累及部位放疗（2A类）		

表40-4-2 复发/难治PMBCL患者治疗方案

分层	Ⅰ级推荐	Ⅱ级推荐	Ⅲ级推荐
适合大剂量化疗	参加临床试验 挽救化疗：ICE±R、R-DHAP±R、MINE±R、ESHAP±R（2A类）加纵隔放疗（既往未放疗）；接受移植患者可在移植后放疗（2A类）	联合自体造血干细胞移植（2A类）	
不适合大剂量化疗	参加临床试验 姑息化疗：GDP±R、GEMOX±R等	姑息放疗	
≥2次复发/进展	参加临床试验	抗PD-1单抗 卡瑞利珠单抗+GVD	具备开展CAR-T治疗条件的指定医院可进行抗CD19 CAR-T细胞治疗、glofitamab

第四节 预后

PMBCL患者的5年生存率约为85%，预后和其他类型的DLBCL相当甚至略好。研究发现，起源于后纵隔的PMBCL患者预后最差。然而，由于起源于后纵隔的患者相对较少，需要进一步研究来证实这一发现。PMBCL复发出现较早，大多发生在治疗中进展或12个月内复发，超过18个月复发少见。

第五章

原发中枢神经系统淋巴瘤

第一节 概述

原发中枢神经系统淋巴瘤（primary central nervous system lymphoma，PCNSL）是少见的非霍奇金淋巴瘤，好发于老年人，男性多于女性，中位发病年龄为65岁，95%以上患者病理类型为DLBCL。主要临床表现为颅内占位引起的头痛、感觉异常、运动障碍、神志异常等症状，小部分患者表现为脊髓及神经根病变。对仅累及视网膜、玻璃体等眼部结构的类型，称为原发眼内淋巴瘤，也属于PCNSL。立体定向导航脑组织穿刺活检是常用的诊断途径，部分患者通过术后获病理确诊。治疗以能透过血脑屏障的化疗药物为主，放疗为辅，手术不常规推荐。PCNSL预后差，5年生存率仅为29.9%。

第二节 病理诊断分期

1 病理诊断

立体定向活检是PCNSL常用的病理诊断方法，PCNSL大多为non GCB型，免疫组化呈PAX5、CD19、CD20、CD33和CD79a阳性，大多数细胞呈BCL6（60%~80%）和MUM1/IRF4（90%）阳性，而CD38和CD138呈阴性。在PCNSL中，CD10阳性率常低于10%，增殖指标Ki-67多在70%~90%之间，分子病理表型多数与活化B细胞淋巴瘤的MCD亚型相同。糖皮质激素会影响诊断，活检前应尽量避免或减少其使用。部分PCNSL患者出现脑脊膜或脑脊液播散，约15%患者脑脊液细胞学或流式细胞术检测阳性。

2 分期

目前尚无针对PCNSL的分期系统。

第三节 治疗

治疗前需对确诊PCNSL患者行全面评估，包括：身体状况、认知功能、心肺等器官功能评价。评价方法包括颅脑增强MRI、PET/CT、腰椎穿刺及脑脊液检查、骨髓检查。需进行眼科裂隙灯、眼底镜检查评估是否有眼部受累。

1 初始治疗

PCNSL一经诊断应尽快治疗。糖皮质激素可迅速缓解症状，但若未经化疗或放疗，肿瘤多在短期内复发。在肿瘤组织活检前，不推荐使用皮质激素类药物，除非颅内高压危及生命。手术治疗会延误化疗时机且易引起手术相关并发症，不作为常规推荐。全颅脑放疗曾是PCNSL的标准疗法，总反应率达80%以上，但多数患者复发迅速，总生存期仅为12~17个月，目前WBRT已不再作为一线治疗选择。

因本病罕见，高质量的研究相对缺乏。大剂量甲氨蝶呤（≥3g/m^2）可有效通过血脑屏障，是治疗PCNSL最有效的药物。一线诱导化疗首选能透过血脑屏障的药物，Ⅰ级推荐含大剂量甲氨蝶呤的诱导方案，可联合利妥昔单抗、大剂量阿糖胞苷、替莫唑胺、噻替哌等以提高疗效，大剂量MTX联合来那度胺、伊布替尼等新药的Ⅰ期临床研究也显示较高的疾病缓解率。诱导化疗后获得CR或CRu的患者可通过自体造血干细胞移植、全颅脑放疗等方式进行巩固治疗。无法耐受清髓化疗或不接受与WBRT相关神经毒性风险的患者，采用替莫唑胺或来那度胺维持，也可延长无进展生存期。限于原发眼内淋巴瘤的罕见性，治疗方面缺少共识，局部治疗（眼内注射甲氨蝶呤、眼部放疗）以及全身治疗（大剂量甲氨蝶呤为基础的化疗）均有应用。

2 复发/难治患者的治疗

复发/难治的PCNSL，首选推荐参加临床试验。根据初始治疗方案及复发时间决定后续治疗选择，但尚无最佳方案推荐。一线使用甲氨蝶呤方案，且疗效维持1年以上，可再次使用大剂量甲氨蝶呤；若为早期复发，应转换为全脑放疗或其他二线方案。如能获得缓解，自体造血干细胞移植亦可作为巩固治疗。免疫治疗、信号通路阻断等多种疗法可用于复发/难治性PCNSL挽救治疗。近年多项研究发现MYD88等突变在PCNSL以较高频率存在，BTK抑制剂显示对复发/难治性PCNSL较好的疗效。亦有小规模个案报道展示了CAR-T、免疫检查点抑制剂PD-1单抗在复发/难治性

PCNSL 患者的疗效。

3 原发中枢神经系统淋巴瘤特殊亚型

3.1 原发玻璃体视网膜淋巴瘤（primary vitreoretinal lymphoma，PVRL）

PVRL多累及玻璃体和视网膜，可侵及单侧或双侧，女性稍多于男性；因为临床表现缺乏特异性，常被误诊为糖皮质激素抵抗性葡萄膜炎。PVRL诊断需要明确识别眼内恶性淋巴样细胞（malignant lymphoid cells）。最常见的眼内标本获取方法是前房穿刺（anterior chamber paracentesis）和诊断性玻璃体活检（diagnostic vitreous biopsy）。治疗原则：建议对PVRL患者或并发VRL的PCNSL患者采用全身和局部联合治疗。PVRL或PCNSL合并眼内受累者的治疗包括全身化疗、WBRT、HDCT+ASCT，及眼内化疗和眼放射治疗在内的局部治疗。应定期检查受影响的眼睛，以监测化疗或放疗引起的眼部毒性，如出现严重眼部毒性，应暂停局部治疗。

3.2 与免疫缺陷相关的PCNSL

HIV感染患者和实体器官移植后接受免疫抑制剂的患者或慢性自身免疫疾病患者的治疗原则：减少免疫抑制，并基于现有的证据对免疫功能正常的患者进行控瘤治疗。PCNSL具体治疗方案见附录表40-19-19（23-34）。

表 40-5-1　PCNSL 患者治疗方案

分层	治疗阶段	Ⅰ级推荐	Ⅱ级推荐	Ⅲ级推荐
适合全身化疗	诱导治疗	基于HD-MTX（3.0~3.5g/m²）的联合治疗（如应用更高剂量MTX（≤8g/m²），需要严密监测血药浓度并合理掌握解救治疗时间）		
	巩固治疗	CR患者序贯含塞替哌预处理方案的高剂量化疗联合自体造血干细胞移植	WBRT	
	维持治疗			小剂量来那度胺、BTK抑制剂
不适合全身化疗	诱导治疗	临床试验 WBRT	Chemo-Free方案：利妥昔单抗、替莫唑胺、BTK抑制剂、来那度胺 等	
	维持治疗			小剂量来那度胺、BTK抑制剂
复发/难治		临床试验	HD-MTX 或 HD-Ara-C、替莫唑胺、来那度胺、BTK抑制剂等单药或联合方案，解救治疗获益患者，可序贯HDCT+ASCT	CAR-T、PD-1单抗、泊马度胺

第四节　预后

目前主要采用国际结外淋巴瘤工作组（IELSG）和纪念斯隆凯特琳癌症中心（MSKCC）推荐的预后系统进行预后评估（详见附录表40-19-8，表40-19-9）。

根据得分情况将患者分为低危、中危和高危。在IELSG推荐的预后评估标准中，低危患者的2年总生存（OS）率可达80%，高危患者的2年OS率只有15%；MSKCC推荐的预后评估标准中，低危患者的中位OS为8.5年，高危患者的中位OS只有1.1年。

第六章

其他结外淋巴瘤

第一节 原发乳腺弥漫大B细胞淋巴瘤

1 概述

原发乳腺弥漫大B细胞淋巴瘤（primary breast diffuse large B cell lymphoma，PB-DLBCL）是一种罕见的结外侵袭性NHL，占所有DLBCL的2.7%。临床表现为单侧乳房无痛性肿块，可伴有同侧引流区淋巴结增大。判断是否为原发乳腺淋巴瘤主要基于Wiseman和Liao提出的诊断四项标准，包括：部位位于乳腺，乳腺组织与淋巴瘤组织在解剖学位置上需要紧密相接；无乳腺淋巴瘤既往病史；诊断时不伴有广泛播散的淋巴瘤病灶；除区域淋巴结（同侧腋窝及锁骨上）受累外，无其他部位受累。治疗为以R-CHOP为主的整合治疗，PB-DLBCL有中枢受累的风险，有中枢症状者及时进行颅脑增强MR及脑脊液检查。

2 病理诊断分期

2.1 病理诊断

PB-DLBCL病理诊断时可行乳腺肿块切取/空芯针穿刺活检，也可行淋巴结完整切除或切取活检。组织形态及免疫表型与普通DLBCL NOS相同，因浸润乳腺小叶结构可呈假结节样生长，需要与浸润性小叶癌鉴别，特别是穿刺活检组织较少时。常规IHC包括CD20、CD3、CD5、CD10、BCL2、BCL6、MYC、Ki-67、IRF4/MUM1。流式细胞学检测包括κ/λ、CD3、CD5、CD19、CD10、CD20、CD45、TdT等。PB-DLBCL病理以non-GCB表型为主，约占60%~90%，MYD88（25%~70%）和CD79B（25%~40%）突变的发生率也很高。

2.2 分期

Wiseman-Liao的定义将PB-DLBCL分为ⅠE或ⅡE期，诊断时70%的患者为ⅠE

期（单侧乳腺局限性受累），而30%的患者伴有局部淋巴结受累（ⅡE期）。诊断时双侧乳腺受累的比例为4%~13%，双侧乳腺受累的分期存在争议，基于双侧乳腺受累预后较差，有研究将其归为Ⅳ期。

3 治疗

3.1 治疗前评估

（1）病史采集和体格检查

完整的病史采集（包括发热、盗汗、体重减轻等B症状，注意询问淋巴结病史及乳腺假体植入史）；体格检查（尤其注意浅表淋巴结、韦氏环、肝、脾等部位）；体能状态评分。

（2）实验室检查

血尿便常规、肝肾功能电解质（β_2-微球蛋白、乳酸脱氢酶）、红细胞沉降率、肝炎+HIV+梅毒（异常者需完善病毒载量或行确证实验）、EBV、CMV；脑脊液检查(生化、常规、细胞学、流式)。

（3）影像学检查

PET/CT；全身增强CT；心电图、心脏超声检查；肺功能；中枢神经系统受累行MRI；胃肠道受累行胃肠内镜检查。

（4）骨髓检查

骨髓穿刺和活检（骨髓活检样本至少应在1.6cm以上）；骨髓流式细胞学。

3.2 治疗

中国西南肿瘤协作组分析了2008~2019年接受含利妥昔单抗免疫化疗的135例新诊断PB-DLBCL患者，中位随访4.2年，5年OS率和PFS率分别为84.8%和71.6%。由于PB-DLBCL发病率较低，治疗策略缺乏高级别循证医学证据。不推荐手术切除作为PB-DLBCL单一的治疗方式，乳腺切除术往往会延误全身治疗与预后较差有关。回顾性IELSG-15研究强调了含蒽环类化疗方案的重要性，能改善患者的PFS和OS。使用CHOP±利妥昔单抗和放疗，5年PFS和OS为50%~70%。DA-EPOCH-R/MA治疗原发乳腺双打击淋巴瘤的方案疗效较好，联合放疗及自体造血干细胞移植显著改善预后，是原发乳腺双打击淋巴瘤年轻患者的有效一线治疗方案。双侧乳腺受累的高危患者可在临床试验背景下尝试更强的化疗方案。有高危因素及双侧乳腺受累患者应接受鞘内注射或静脉输注甲氨蝶呤等中枢神经系统预防治疗。接受HD-MTX治疗患者的中枢神经系统复发风险低于未接受治疗的患者。

通常推荐化疗后行同侧全乳放疗，能显著降低复发风险。部分研究认为初始分期使用PET/CT以准确扫描受累区域和淋巴结状态情况下，未受累淋巴结不需行放疗。治疗耐受性良好的PB-DLBCL患者可行6个周期的R-CHOP方案，之后行同侧全乳房巩固性放疗（30~36Gy）。

复发/难治性PB-DLBCL预后较差，复发后的中位生存期为1年，5年OS为20%。治疗策略参考复发/难治性DLBCL。对挽救治疗有效者，进行高剂量化疗联合自体造血干细胞移植。

表40-6-1　原发乳腺DLBCL治疗方案

分期	Ⅰ级推荐	Ⅱ级推荐	Ⅲ级推荐
低危（ⅠE期、肿瘤直径<4~5cm）	R-CHOP 21×4~6周期+受累部位放疗（2A类）		
高危（ⅡE期、分期改良IPI >2分，肿瘤直径>4~5cm，双侧乳房受累）	R-CHOP 21×6~8周期+中枢预防±受累淋巴结/受累部位放疗（2A类）		DA-EPOCH-R或R-Hyper-CVAD/R-MA（双侧乳腺受累）（3类）

4　预后

目前无专门针对PB-DLBCL的预后评分系统，IPI预后评分系统可用于PB-DLBCL预后评估，但存在争议。分期改良IPI对接受R-CHOP方案治疗患者的预后分层较好，主要侧重于ⅡE期的不良影响。分期改良IPI同样是CNS复发的独立可靠预测因子。分期改良的IPI：年龄>60岁1分，Ⅱ期1分，血清乳酸脱氢酶浓度升高1分，体能状态评分>2分1分，其他不良预后因素：肿瘤直径>4~5cm和双侧乳房受累，伴有中枢神经系统复发的高风险。NGS检测有助于发现潜在的预后不良相关高频突变基因，PIM1，MYD88，DTX1，CD79B，KMT2D，TNFAIP3和ITPKB等基因有缩短PBL总生存期（OS）和无进展生存期（PFS）的趋势，PIM1突变与PBL患者的年龄和病理类型有关，TNFAIP3和KMT2D突变分别仅与病理类型和原发部位有关。

第二节　原发睾丸弥漫大B细胞淋巴瘤

1　概述

原发睾丸淋巴瘤（primary testicular lymphoma，PTL）是一种罕见淋巴瘤，DLBCL是PTL最常见的病理类型，占80%~98%。原发睾丸DLBCL（PT-DLBCL）占睾丸肿瘤的3%~9%，占NHL的1%~2%。中位发病年龄约66~68岁。少数患者合并HIV感染，好发于<50岁人群。大多数表现为单侧睾丸无痛性肿物或肿胀，少数表现为阴囊疼痛。诊断时双侧睾丸同时受累者约占6%~10%。尽管大多数患者的CNS-IPI评分较低，但对侧睾丸、中枢神经系统（CNS）是较常见的复发部位。

2 病理诊断分期

2.1 病理诊断

患侧睾丸切除术病理检查是确诊PTL的金标准。病理特点为异型淋巴细胞弥漫浸润于睾丸实质内，瘤细胞形似免疫母细胞或中心母细胞。免疫表型检测瘤细胞表达B细胞标志物CD19、CD20、PAX5等。EBER常为阴性。约60%~96%的PT-DLBCL患者为活化B细胞样（ABC）亚型。BCR通路相关基因具较高突变率，如MYD88、CD79B突变等。部分患者出现9p24.1拷贝数改变和易位导致PD-L1/L2蛋白表达增加。

2.2 分期

参照2014年Lugano分期标准。

3 治疗

除常规检查外，^{18}F-FDG PET/CT、睾丸超声、头颅增强MRI、腰椎穿刺术行细胞学和流式细胞术进行脑脊液检测、骨髓活检和流式细胞术是必要的治疗前评估。

PT-DLBCL患者应接受包括手术、免疫化疗和放疗在内的整合治疗。初治患者需行患侧睾丸切除和高位精索结扎术，术后行免疫化疗。因对侧睾丸和中枢神经系统受侵率高，推荐对侧睾丸的预防性放疗和中枢神经系统预防性治疗，甲氨蝶呤鞘内注射和/或大剂量甲氨蝶呤静脉注射都是合理的。IELSG 30研究在全身化疗基础上加用4周期鞘注脂质体阿糖胞苷联合2周期静脉注射HD-MTX预防CNS复发，中位随访6年，54例未见CNS复发。复发/难治患者可参考复发/难治 DLBCL治疗原则。

表40-6-2 原发睾丸DLBCL患者治疗方案

Lugano分期	Ⅰ级推荐	Ⅱ级推荐	Ⅲ级推荐
ⅠE/ⅡE期	①根治性睾丸切除术 ②R-CHOP ③对侧睾丸预防性放疗（25~30Gy）	CNS预防： 鞘内注射：甲氨蝶呤±阿糖胞苷 和/或 大剂量甲氨蝶呤静脉注射	
Ⅲ/Ⅳ期	参考：DLBCL，NOS	参考：ⅠE/ⅡE期	
复发/难治	①临床试验 ②参考DLBCL，NOS二线方案	BTK抑制剂 来那度胺	PD-1单抗 CAR T细胞治疗 自体造血干细胞移植

4 预后

本病5年中位PFS率和OS率分别为70%~75%、66%~85%。不良预后因素包括高龄、晚期、LDH升高、B症状、高IPI评分和未经手术或放疗等。

第三节　原发骨淋巴瘤

1　概述

原发骨淋巴瘤（primary bone lymphoma，PBL）是指病变仅限于骨骼系统，或周围软组织浸润，但无全身症状的淋巴瘤。PBL是一种罕见且独特的结外淋巴瘤类型，占骨恶性肿瘤的5%~7%，恶性淋巴瘤的1%。病因尚未明确，研究报道可能与病毒感染、骨髓炎、创伤等相关。患者年龄分布较广，但多集中于45~60岁。PBL可累及全身骨骼，以四肢长骨、盆骨和脊柱最常见。相对于其他结外淋巴瘤预后尚可，5年生存率能达50%左右。由于该病早期无明显症状，常以疼痛和局部肿块就诊。累及脊柱的患者多以腰痛、腿痛甚至截瘫就诊，因此早发现且采取及时、正确治疗对患者生存预后和生活质量尤为关键。

2　病理诊断分期

2.1　病理诊断

DLBCL是PBL最常见的病理类型，约占所有亚型的80%。由于患者缺乏特异的影像学表现，易被误诊为骨肉瘤、尤文肉瘤和恶性肿瘤骨转移等，因此需要病理活检才能做出明确诊断。原发骨DLBCL（PB-DLBCL）常表达成熟B细胞的免疫标记，包括CD20、CD19、PAX5和CD79a等，BCL2和BCL6的表达阳性率高。T细胞标志物常阴性。非GCB亚型比GCB亚型更为常见。PB-DLBCL存在多种遗传学异常，BCL2、BCL6和MYC重排的发生率分别为19%、14%和9%，但BCL2及c-MYC同时易位很少见。

2.2　分期

参照2014年Lugano分期标准。

3　治疗

表40-6-3　原发骨DLBCL患者治疗原则

状态	Ⅰ级推荐	Ⅱ级推荐	Ⅲ级推荐
初治	R-CHOP21×6~8±受累部位放疗（30~40Gy），不建议在化疗前进行放疗	HDCT/ASCT或替代性化疗免疫疗法（有组织活检证实存在持续疾病或有明显临床症状或放射学进展的情况）	中枢神经系统预防（仅当累及头骨和/或脊柱时）
复发/难治	按照复发/难治DLBCL治疗		

3.1 初治患者

由于PBL异质性强，发病率较低，治疗策略缺乏高级别循证医学证据。目前无标准治疗方案，治疗手段有化疗、放疗及手术治疗，手术仅用于有压迫症状、病理性骨折或取活检，手术治疗会延误治疗时间。目前临床常用的化疗方案为以蒽环类药物为基础的治疗方案如CHOP方案。利妥昔单抗在PB-DLBCL中的治疗缺乏随机对照的大规模临床研究，但大多数研究表明利妥昔单抗的加入还是能延长PB-DLBCL患者的生存，并有效降低CNS复发率。

放疗可巩固全身免疫化疗R-CHOP的效果，放化疗联合治疗可减少PB-DLBCL局部复发，具有更高的PFS和OS率。推荐最佳放疗剂量为30~40Gy，放疗剂量的增加并不能改善预后。对PB-DLBCL的巩固性放疗剂量常参考局限性DLBCL的放疗指南建议，对化疗后CR为30~40Gy，PR建议更高剂量为40~50Gy。

对PB-DLBCL是否常规进行中枢预防，仍有争议。在利妥昔单抗被广泛使用前进行的IELSG-14研究显示，PB-DLBCL患者CNS受累（主要是脑膜）的发生率为2.5%，因此不建议对所有PB-DLBCL患者进行常规CNS预防。然而，对病灶位于头骨和/或脊柱的PB-DLBCL患者，其CNS复发的概率高达7%。因此，建议对这部分患者进行腰穿（流式细胞术分析脑脊液）和头颅MRI检查，并考虑鞘内注射甲氨蝶呤或大剂量甲氨蝶呤静脉注射进行CNS预防。

PBL患者中约10%~15%的患者出现病理性骨折，除标准治疗外，必要时给予骨折部位固定等局部处理。即首先接受基于蒽环类化疗，然后对骨折部位进行放疗，剂量为30~40Gy，尽可能限制放疗的范围和剂量，特别是同时使用皮质类固醇和高剂量照射至全骨时应准确考虑其他高危因素，如高龄、女性、骨质疏松、承重骨受累和活检组织较大，并建议将泼尼松剂量减少到50mg/m^2，将放疗剂量减少到30Gy（全骨照射时）。PBL患者不常规推荐初始手术治疗，应仅在可以避免化疗延误时考虑应用。而对脊柱病理性骨折且存在脊髓压迫的PBL患者应及时行手术治疗，对脊髓压迫较重的患者，需立即手术治疗，以避免长期卧床造成的不良结局。

3.2 复发难治患者

复发/难治性PB-DLBCL患者可以参考复发/难治性DLBCL的治疗策略。

4 预后

目前无专门针对PB-DLBCL的预后评分系统，建议参考DLBCL的预后模型。

第四节 原发皮肤淋巴瘤

1 概述

原发皮肤淋巴瘤（primary cutaneous lymphoma，PCL）是一组罕见的淋巴瘤，包括原发皮肤B细胞淋巴瘤（primary cutaneous B cell lymphoma，PCBCL）、蕈样霉菌病/Sezary综合征（Mycosis Fungoides/Sezary Syndrome，MF/SS）及原发皮肤CD30⁺T细胞淋巴增殖性疾病（primary cutaneous CD30⁺ T-cell lymphoproliferative disorders）。

2 病理诊断分期

2.1 病理诊断

（1）原发皮肤B细胞淋巴瘤

PCBCL包括三种亚型：原发皮肤滤泡中心淋巴瘤（primary cutaneous follicle center lymphoma，PCFCL）、原发皮肤边缘区淋巴瘤（primary cutaneous marginal zone lymphoma，PCMZL）、原发皮肤弥漫性大B细胞淋巴瘤-腿型（primary cutaneous diffuse large B cell lymphoma，PCDLBCL，leg type）。PCBCL的病理诊断需对皮损部位进行穿刺/切取/切除活检，不建议进行刮取活检。

PCFCL是最常见的PCBCL亚型。可呈滤泡、滤泡/弥漫混合或弥漫性生长，以中心细胞为主，混杂多少不等的中心母/免疫母细胞。免疫表型：表达B系标记如CD20、CD79a和BCL6；表面Ig阴性。弥漫性生长类型者CD10为阴性。BCL2为阴性，或呈弱表达。若CD10和BCL2强表达，或BCL2重排时，需排除经典型（淋巴结性）滤泡性淋巴瘤（FL）皮肤受累。弥漫性生长的PCFCL常表现为形态单一的大中心细胞样细胞，可混有多少不等的中心母细胞，且Ki-67指数较高，不要误认为是DLBCL。

PCMZL为次常见亚型，具边缘区淋巴瘤病理形态学特征。免疫表型：CD10和BCL6阴性，BCL2为阳性。约1/3病例可表达IgG4。根据Ig重链重排可分为两组，预后不同：①CXCR3阴性和Ig类别转换亚型（IgG、IgA和IgE），以大量反应性T细胞及结节外周多量簇状单形性浆细胞为特征；②CXCR3阳性和IgM阳性（非类别转换）亚型较少见，浆细胞呈少量散在分布，反应性T细胞少，可能有皮肤外侵犯。Ig类别转换亚型是一种克隆性慢性淋巴增殖性疾病，病程缓慢。

PCDLBCL-腿型为最罕见亚型，由中心母细胞和免疫母细胞样细胞组成，无论发生在人体皮肤的任何部位，都称为PCDLBCL-腿型。免疫表型：表达B表型如CD20、CD79a等，以及单克隆免疫球蛋白、BCL2（强）、MUM1/IRF4、FOXP1、MYC；而CD10阴性。基因表达谱：PCDLBCL通常为活化B细胞（ABC）亚型。应注意与弥漫性PCFCL鉴别，后者表现为大的中心细胞样细胞，可混杂多少不等的中心母细胞样细胞，表达BCL6，不表达MUM1。FISH检测：MYC、BCL6基因易位常见。

用于诊断及鉴别诊断的免疫组化应包括：CD20，CD3，CD10，BCL2，BCL6，IRF4/MUM1；此外，为了明确亚型，还应包括：Ki-67，CD5，CD43，CD21，CD23，cyclin D1，kappa/lambda。为鉴别DLBCL（腿型）及原发皮肤滤泡淋巴瘤，需评估IgM、IgD、IgA、IgG、IgE及FOXP1。建议完善EBER检查。若怀疑为系统性FL，需进行t（14；18）检测。

（2）MF / Sezary综合征

MF是最常见的皮肤T细胞淋巴瘤（CTCL），有许多临床病理变异型。即使在具有典型特征的病例中，MF的组织病理学表现也需与临床表现相关联，才能做出明确诊断。斑片性病变通常很难确诊，因此，需行多次皮肤活检。进行皮肤活检之前，建议局部治疗至少停2~3周。色素沉着或色素脱失等特殊的临床病理变异有助于诊断。斑块期和肿瘤期病变需注意与其他类型淋巴瘤鉴别，结合临床表现及病史非常关键。

MF的瘤细胞$CD3^+$、$CD4^+$、$CD45RO^+$、$CD8^-$，即所谓的皮肤驻留记忆T细胞。在少数MF病例中，可能会出现$CD4^-$、$CD8^+$成熟T细胞表型或更罕见的γ/δ T细胞表型（$βF1^-$、TCR $γ/δ^+$、$CD3^+$、$CD4^-$、$CD8^+$）。此类病例具有与$CD4^+$者有相同的临床表现和预后，不应孤立考虑。异常表型（如CD2、CD3和CD5等泛T细胞抗原的缺失）是MF诊断的重要辅助证据，但在MF早期少见。

大细胞转化（LCT）在组织学上定义为转化大细胞占比超过25%。

Sezary综合征为CTCL的白血病变异型，与MF关系密切，但具有独有的特征。SS很少见，占皮肤淋巴瘤5%以下，多见于老年人。SS的特征是皮肤中存在Sezary细胞。异常T细胞（>1000个异常细胞/μL）通过细胞病理学或流式细胞术定义为Sezary细胞（异常亚群包括但不限于$CD4^+CD7^-$或$CD4^+CD26^-$细胞；TRBC1有助于检测克隆性，尤其是在CD7或CD26未丢失的情况下）。SS来自胸腺记忆T细胞，而皮肤驻留效应记忆T细胞是MF的起源细胞。这表明SS发病与MF不同。临床上可见这两种表现重叠的情况。

MF有许多变异型，主要包括亲毛囊性MF（Folliculotropic mycosis fungoides）、派杰样网状细胞增生症（Pagetoid reticulosis）和肉芽肿性皮肤松弛症（Granulomatous slack skin）等。

（3）原发皮肤$CD30^+$ T细胞淋巴增殖性疾病

原发性皮肤$CD30^+$ T细胞淋巴增生性疾病（LPD）包括原发皮肤间变性大细胞淋巴瘤（ALCL）、淋巴瘤样丘疹病（LyP）以及临床和组织病理学特征重叠的“交界性”病例。

临床特征与组织病理学特征的相关性对诊断LPD至关重要；仅凭病理检查难以做出精确诊断。建议进行完整的皮肤检查以除外MF。为确定诊断，至少需要包括以下的免疫组化：CD3、CD4、CD8、CD20、CD30、CD56、ALK。其他免疫组化包括：CD2、CD5、CD7、CD25、TIA1、颗粒酶B、穿孔素、IRF4/MUM1、EMA、TCRβ、TCRδ。EBER原位杂交。用于检测TCR基因克隆性重排或其他克隆性评估的分子分析。原位杂交：alk和dusp22基因重排。建议对血清HTLV-1/2进行检测，其结果可能影响治疗方案。

2.2　分期

尽管目前淋巴瘤多数采用Lugano分期系统，但对原发皮肤淋巴瘤并不适用，常用TNM分期系统。

（1）PCBCL的分期

表40-6-4　PCBCL的TNM分期系统

<table>
<tr><td rowspan="9">T</td><td>T0</td><td colspan="3">无临床可疑病灶（用于治疗后评估）</td></tr>
<tr><td rowspan="2">T1</td><td rowspan="2">孤立病灶</td><td>T1A</td><td>直径<5cm</td></tr>
<tr><td>T1B</td><td>直径≥5cm</td></tr>
<tr><td rowspan="3">T2</td><td rowspan="3">多处病灶（1个部位或2个连续部位的皮肤）</td><td>T2A</td><td>所有病灶所处范围环形区域直径<15cm</td></tr>
<tr><td>T2B</td><td>所有病灶所处范围环形区域直径≥15cm、<30cm</td></tr>
<tr><td>T2C</td><td>所有病灶所处范围环形区域直径≥30cm</td></tr>
<tr><td rowspan="2">T3</td><td rowspan="2">广泛皮肤受累</td><td>T3A</td><td>多个病灶，包括2处不连续部位</td></tr>
<tr><td>T3B</td><td>多个病灶，包括≥3处部位</td></tr>
<tr style="display:none"></tr>
<tr><td rowspan="5">N</td><td>N0</td><td colspan="3">无临床或病理累及征象</td></tr>
<tr><td>N1</td><td colspan="3">累及1个外周淋巴结区，位于当前或既往皮肤受累区域引流区</td></tr>
<tr><td>N2</td><td colspan="3">累及>2个外周淋巴结区，或累及任何非当前或既往皮肤受累区域引流区的淋巴结区</td></tr>
<tr><td>N3</td><td colspan="3">中枢淋巴结区受累</td></tr>
<tr><td>NX</td><td colspan="3">临床表现为外周或中枢区淋巴结异常，但无病理检查证实</td></tr>
<tr><td rowspan="3">M</td><td>M0</td><td colspan="3">无内脏受累</td></tr>
<tr><td>M1</td><td colspan="3">内脏受累</td></tr>
<tr><td>MX</td><td colspan="3">无法通过现有的病理或影像评估证实是否存在内脏受累</td></tr>
</table>

注：中枢淋巴结区：纵隔、肺门、主动脉旁、髂血管区；外周淋巴结区：滑车、颈部、锁骨上、腋窝、腹股沟、腘窝区。

（2）MF/Sezary综合征：常用TNMB分期整合的临床分期系统

表40-6-5　MF/Sezary综合征的TNMB分期系统

<table>
<tr><td rowspan="5">皮肤（T）</td><td>T0</td><td colspan="3">无临床可疑病灶（用于治疗后评估）</td></tr>
<tr><td rowspan="2">T1</td><td rowspan="2">斑片、斑块、丘疹<10%体表面积</td><td>T1A</td><td>仅有斑片</td></tr>
<tr><td>T1B</td><td>斑块/丘疹±斑片</td></tr>
<tr><td rowspan="2">T2</td><td rowspan="2">斑片、斑块、丘疹≥10%体表面积</td><td>T2A</td><td>仅有斑片</td></tr>
<tr><td>T2B</td><td>丘疹±斑片</td></tr>
</table>

续表

皮肤（T）	T3		一个或多个肿块直径≥1cm	
	T4		红斑融合，覆盖≥80%体表面积	
淋巴结（N）	N0		无临床异常淋巴结；无需活检	
	N1	N1A	病理荷兰1级或NCI LN 0-2：克隆阴性或可疑	
		N1B	病理荷兰1级或NCI LN 0-2：克隆阳性且与皮肤一致	
	N2	N2A	荷兰2级，NCI LN3：克隆阴性或可疑	
		N2B	荷兰2级，NCI LN3：克隆阳性，且与皮肤一致	
	N3	N3A	荷兰3-4级，NCI LN4：克隆阴性或可疑	
		N3B	荷兰3-4级，NCI LN4：克隆阳性，且与皮肤一致	
	NX		临床表现为外周或中枢区淋巴结异常，但无病理检查证实	
内脏（M）	M0		无内脏受累	
	M1a	仅骨髓受累	克隆阳性，且与皮肤一致	
			克隆阴性或可疑	
	M1b	内脏受累，无骨髓受累	克隆阳性，且与皮肤一致	
			克隆阴性或可疑	
	MX		无法通过现有的病理或影像评估证实是否存在内脏受累	
骨髓（B）	B0	B0A	克隆阴性或可疑	无明显血液受累
		B0B	克隆阳性且与皮肤一致	
	B1	B1A	克隆阴性或可疑	低血液循环肿瘤负荷
		B1B	克隆阳性且与皮肤一致	
	B2	B2A	克隆阴性或可疑	高血液循环肿瘤负荷
		B2B	克隆阳性且与皮肤一致	
	BX	BXA	克隆阴性或可疑	根据现有指南共识无法评估血液受累程度

表40-6-6　MF/Sezary综合征临床分期系统

临床分期	T（皮肤）	N（淋巴结）	M（内脏）	B（骨髓）
ⅠA（局限性皮肤受累）	T1（斑片、丘疹，和/或斑块，覆盖<10%体表面积）	N0	M0	B0或B1
ⅠB（仅皮肤受累）	T2（斑片、丘疹，和/或斑块，覆盖≥10%体表面积）	N0	M0	B0或B1
ⅡA	T1-2	N1-2	M0	B0或B1
ⅡB（肿块阶段）	T3（一个或多个肿块，直径≥1cm）	N0-2	M0	B0或B1
ⅢA（红皮病阶段）	T4（红斑融合≥80%体表面积）	N0-2	M0	B0
ⅢB（红皮病阶段）	T4（红斑融合≥80%体表面积）	N0-2	M0	B1
ⅣA1（Sezary综合征）	T1-4	N0-2	M0	B2
ⅣA2（Sezary综合征或非Sezary）	T1-4	N3	M0	B0或B1或B2

续表

临床分期	T（皮肤）	N（淋巴结）	M（内脏）	B（骨髓）
ⅣB （内脏受累）	T1-4	N0-3	M1	B0 或 B1 或 B2
	大细胞转化（LCT）			

（3）原发皮肤CD30⁺ T细胞淋巴增殖性疾病无特殊分期系统

3 治疗

3.1 治疗前评估

（1）病史和体格检查

包括完整的皮肤检查，评估病灶占身体表面积百分比（手掌加全部5指≈1%BSA）和皮肤损伤类型（即斑片/斑块、肿块、红皮病），淋巴结触诊。

（2）实验室检查

全血细胞计数，乳酸脱氢酶，MF/Sezary综合征患者扩增的异常表型T细胞群体进行流式细胞检测，推荐用于T2-4皮肤分类的患者，任何可疑的皮外疾病，包括腺病如怀疑血液受累，外周血淋巴细胞TCR基因重排。对于PCMZL患者进行血清蛋白电泳/免疫球蛋白定量。

（3）影像学检查

胸部/腹部/盆腔CT增强扫描，和/或PET-CT扫描（包括手臂、腿），MF/Sezary综合征T3/T4期患者进行以上检查

（4）骨髓活检

某些情况下需要骨髓活检：如CBC显示淋巴细胞增多，则检测外周血流式细胞计数。

3.2 治疗

PCLs的治疗根据皮肤受累程度和组织病理学特征进行。副作用最小且无累积毒性的治疗方案可提供持续或维持治疗，以改善疾病控制和生活质量。皮肤导向疗法是广泛皮肤受累或伴发皮肤外淋巴瘤局部病变的首选初治方法。对局部皮肤损伤，放疗是首选。全身疗法与皮肤导向疗法相整合，可最大限度地提高皮肤区的临床效果，同时提供无累积毒性的额外疗效。对进展性疾病，包括广泛的皮肤受累、局部皮损伴皮外淋巴瘤，首选全身治疗。个体化治疗应根据患者的临床表现和组织病理学特征及治疗效果进行，并根据患者的临床状态和治疗效果调整疗程和维持治疗。对复发/难治患者可进行临床试验，未用过的药物、自体干细胞移植、CAR-T细胞疗法和异基因造血干细胞移植等。

（1）原发皮肤B细胞淋巴瘤

对于PCMZL或PCFCL，根据疾病分期及患者情况选择具体治疗方案。

表 40-6-7　PCMZL 及 PCFCL 患者治疗方案

分期	Ⅰ级推荐	Ⅱ级推荐	Ⅲ级推荐
孤立/局部 T1-2	首选局部RT 某些情况下： 观察 切除 皮肤导向治疗 病灶内注射皮质类固醇	PCFCL：同系统性FCL PCMZL：同系统性结内MZL	
广泛性病变（仅皮肤受累） T3	观察 皮肤导向治疗 局部RT 病灶内注射皮质类固醇 利妥昔单抗 其他系统性治疗	仅皮肤受累 可重复Ⅰ级推荐方案	有皮外受累 PCFCL：同系统性FCL PCMZL：同系统性结内MZL
皮外病变	PCFCL：同系统性FCL PCMZL：同系统性结内MZL		

对PCDLBCL，常用免疫化学治疗（参考系统性DLBCL）及局部放疗。

（2）MF/Sezary综合征

MF 初始治疗取决于疾病的分期及患者的一般状况和年龄。鉴于其慢性、复发性特征，治疗应旨在改善症状的同时限制毒性。因此，建议对 MF 及其变异型采用适应分期的保守疗法。

表 40-6-8　MF 患者治疗方案

分期	一线治疗	二线治疗
ⅠA~ⅡA期	保守治疗 局部使用类固醇 Nb-UVB PUVA 局部使用二氯甲基二乙胺 局部RT	PUVA +维甲酸 PUVA + IFNα 维甲酸 IFNα 维甲酸+IFNα TSEBI
ⅡB期	PUVA+局部RT PUVA+维甲酸 PUVA+ IFNα TSEBI	吉西他滨 脂质体多柔比星 维布妥昔单抗 联合化疗 Allo-SCT
Ⅲ期	PUVA +维甲酸 PUVA + IFNα ECP -/+ IFNα -/+ 维甲酸 低剂量MTX	TSEBI
Ⅳ期	吉西他滨 脂质体多柔比星 维布妥昔单抗	联合化疗 Allo-SCT

注：PUVA：补骨脂素加紫外线A；Nb-UVB：窄波紫外线B；RT：放疗；IFNα：干扰素α；TSEBI：全皮肤电子束照射；allo-SCT：异基因干细胞移植；ECP：体外光分离术

（3）原发皮肤CD30⁺ T细胞淋巴增殖性疾病的治疗

对LPD，根据疾病亚型、病变类型及患者情况选择治疗方案。原发皮肤淋巴瘤具体治疗方案见附录表40-19-19（35）。

表40-6-9　LPD患者治疗方案

亚型	病变类型	Ⅰ级推荐	Ⅱ级推荐	Ⅲ级推荐
PC-ALCL	孤立或融合性病变	局部RT 手术切除±放疗	观察 再次一线治疗方案 多灶性病变或皮外累及者采用多灶性病变治疗方案	
	多灶性病变	维布妥昔单抗（首选） 其他推荐方案±皮肤导向治疗： MTX每周≤50mg 全身性维甲酸 普拉曲索 观察（无症状者）	临床试验 再次一线方案（除非难治性疾病） 未使用的一线方案 按照大细胞转化进行全身治疗	干扰素
皮肤ALCL伴区域淋巴结（N1）（除外系统性ALCL）		优选方案： 维布妥昔单抗±局部RT 某些情况下：局部RT 维布妥昔单抗+CHP MTX±局部RT 普拉曲索±局部RT 某些情况下：CHOP或CHOEP±局部RT	临床试验 再次一线方案（除非难治性疾病） 未使用的一线方案 按照大细胞转化进行全身治疗	
LyP	局限性病变，无症状	观察 外用皮质类固醇	未使用的一线治疗方案 临床试验	
	局限性病变，有症状	外用皮质类固醇 光疗 观察	未使用的一线治疗方案 临床试验	
	广泛损害	观察（无症状者） MTX 10~35mg qw 光疗 全身性维甲酸 外用皮质类固醇 外用氮芥	临床试验 观察 再次一线治疗方案或其他未使用的方案	临床试验 维布妥昔单抗

4　预后

PCBCL的预后主要取决于病理亚型、分期、皮损类型、是否存在皮肤外病变等。PCFCL是最常见的PCBCL亚型，通常病程隐匿，预后较好（5年OS率>95%）。极少累及皮肤以外部位；约30%的病例在初发部位附近的皮肤复发。PCMZL为次常见亚型，病程缓慢，预后良好（5年OS率99%）。50%复发部位在皮肤。PCDLBCL为最罕见亚型，为侵袭性病程，与预后不良（皮外复发频率高）有关（5年OS率为50%）。

多发性皮肤病变、CDKN2A失活和MYD88 L265P与预后不良相关。

MF患者的预后取决于分期，尤其是皮损的类型和程度以及是否存在皮肤外病变。ⅠA期患者的10年OS为96%，ⅠB期患者的为77%~83%，ⅡB期患者为42%，但Ⅳ期患者仅为20%。淋巴结受累、内脏受累和转化大T细胞淋巴瘤的患者通常具有侵袭性病程。

第七章

滤泡性淋巴瘤

第一节　概述

滤泡性淋巴瘤（follicular lymphoma，FL）是一类起源于滤泡中心B细胞的非霍奇金淋巴瘤（NHL），典型免疫表型为CD5-CD10$^+$CD19$^+$，伴t（14；18）（q32；q21），临床呈高度异质性。我国FL的发病率占B细胞NHL的8%~23%，低于欧美地区。FL发病率从35岁开始逐步增加，至70岁达峰值。国内资料显示FL诊断时中位年龄约53岁，女性发病率略高于男性，5年PFS率及OS率分别为61%和89%。

第二节　病理诊断分期

1　病理诊断

FL的病理诊断标准主要根据形态学、免疫组化检测来诊断，必要时进行流式细胞学、分子遗传学检测辅助诊断。形态学上多数FL有明显的滤泡结构，这些肿瘤性滤泡部分融合，缺乏外套层，失去极向和星空现象。肿瘤性滤泡由中心细胞和中心母细胞组成，前者细胞小到中等大小，核细长、扭曲或有裂沟，核仁不明显，胞浆少而空亮，后者一般为中等或大细胞，核圆形或卵圆形，也可不规则，染色质空泡状，有1~3个靠近核膜的核仁，胞浆少。FL可根据中心母细胞数量的多少进一步分级。

表40-7-1　滤泡性淋巴瘤的分级

分级	显微镜下表现
1级	0~5个中心母细胞/高倍视野（HPF）*
2级	6~15个中心母细胞/高倍视野（HPF）*
3级	>15个中心母细胞/高倍视野（HPF）*
3A	>15个中心母细胞/高倍视野（HPF），但仍存在中心细胞
3B	中心母细胞成片，无中心细胞

瘤细胞常表达表面免疫球蛋白（sIg）和B细胞相关抗原（CD19，CD20，CD22，CD79a，PAX5），此外，尚表达生发中心相关标记，如CD10，BCL6，GCET1，HGAL（GCET2），LMO2等。CD10和BCL6在滤泡中的表达往往比滤泡间区瘤细胞更强。CD10及BCL6阴性的FL诊断需有表达其他生发中心标记的证据支持。大多数FL病例（约85%）表达BCL2，BCL2阳性有助于区别滤泡性淋巴瘤与滤泡反应性增生，但在鉴别FL与其他低度恶性的B细胞淋巴瘤中无价值。滤泡中存在CD21（+）和CD23（+）的FDC网。基因重排检测可见Ig重链和轻链基因的克隆性重排，可变区基因存在广泛的体细胞突变并有克隆间的异质化，提示来源于生发中心细胞。

几乎所有的滤泡性淋巴瘤均有细胞遗传学异常。最常见的为t（14；18）（q32；q21），即IGH/BCL2基因融合，发生率为70%~95%，可以用FISH方法检测。

2 分期

目前采用的是2014版Lugano分期标准（详见附录表40-19-2），但不适用于原发皮肤等少见类型。

第三节 治疗

FL按照分期进行分层治疗和管理。局限期患者尽可能以治愈为目的，而进展期患者则以延长无疾病进展时间，同时最大限度保护脏器功能，提高生活质量为目的。

1 一线治疗

1.1 Ⅰ-Ⅱ期

受累部位放疗（involved site radiation therapy，ISRT）是Ⅰ期和连续Ⅱ期患者的标准治疗，推荐放疗剂量为24Gy，分12次；对一些特殊部位（如眼眶等），推荐放疗剂量为4Gy，分2次。对治疗前无条件行PET/CT检查患者，ISRT后序贯抗CD20单抗治疗（每周1次，共4次）可降低放疗部位远处复发风险，但对总生存无改善。对腹膜后、肠系膜淋巴结等病变部位不适合放疗者，可考虑抗CD20单抗±化疗。对完全手术切除的Ⅰ期或不耐受ISRT不良反应的Ⅰ~Ⅱ期患者，也可采用等待观察。对非连续性Ⅱ期的治疗建议抗CD20单抗每周一次，共四次治疗；或按照进展期治疗原则处理。

治疗获得CR患者进入后期随访阶段；未获得CR患者，按进展期治疗原则处理。

1.2 Ⅲ-Ⅳ期

Ⅲ~Ⅳ期FL目前是不可治愈的疾病，治疗以控制症状、延长疾病进展时间及改善生活质量为目的。根据肿瘤负荷高低及具否肿瘤相关症状决定治疗策略。治疗指征参考表40-7-2。指标仅做参考，症状是关键，更强调动态观察评估。比如数年缓慢增大达7cm以上的包块，如果无症状，仍可观察。

对无治疗指征的Ⅲ~Ⅳ期患者，优先推荐采取等待观察策略。早期多项Ⅲ期对照研究均提示利妥昔单抗短程治疗（每周1次，共4次）并未改善无治疗指征患者的总生存时间，但显著延长疾病进展时间和接受下一次抗淋巴瘤治疗时间，中位接受再治疗时间约9.9年。因此，对部分有强烈治疗意愿的患者利妥昔单抗短程治疗也可选择。

对具有治疗指征的患者，治疗需要考虑年龄、体能状态、合并症及治疗目标等因素作个体化选择。一线治疗可选择的方案有：抗CD20单抗（利妥昔单抗及类似药或奥妥珠单抗）+化疗（苯达莫司汀/CHOP/CVP）或利妥昔单抗及类似药+来那度胺，或奥妥珠单抗+来那度胺；对于部分老年患者，也可选择利妥昔单抗短程治疗（每周1次，共4次）。

对治疗获得PR以上疗效患者进入抗CD20单抗维持治疗阶段，否则按照难治/复发治疗原则处理。

表40-7-2　Ⅲ-Ⅳ期FL患者的治疗指征

治疗指征	临床表现
B症状或皮肤瘙痒	B症状包括：38 ℃以上不明原因发热；盗汗；6个月内体重降>10%
异常体征	出现脾脏肿大、胸腔积液、腹水等
重要器官损	重要器官受累，导致器官功能损害
血液指标	1.血细胞减少（WBC<1.0×10⁹/L，HGB<120g/L，PLT<100×10⁹/L） 2.白血病表现（恶性细胞>5.0×10⁹/L）
巨大肿块	1.淋巴结累及数量≥3，直径均≥3cm，或 2.任何一个淋巴结或结外肿块直径≥7cm
持续肿瘤进展	2~3个月内肿块增大20%~30%，6个月内肿块增大约50%

表40-7-3　FL（1-3a）患者一线治疗推荐

分期	分层	1级推荐	2级推荐
Ⅰ/Ⅱ期	Ⅰ期/局限侵犯的Ⅱ期	受累部位放疗ISRT（2A类）	观察（2A类） ISRT + R（2A类） R/G±化疗+ ISRT（腹腔大包块或者肠系膜病变的Ⅰ期患者）（2A类）
	非局限侵犯的Ⅱ期	R/G±化疗+ ISRT（2A类）	观察（2A类）
Ⅲ/Ⅳ期	无治疗指征	等待观察（1A类）	R单药（2B类）
	有治疗指征	化疗±R/G（2A类） R +来那度胺（2A类）	R单药（2B类） G +来那度胺（2B类）

注：ISRT：受累部位放疗，R：利妥昔单抗，G：奥妥珠单抗

2 难治/复发FL治疗

FL患者生存时间随复发线数增加逐级下降，总治疗原则是延长PFS时间，尽可能降低治疗相关不良反应。复发时需评估内容：①疾病因素：分期、肿瘤负荷及有无转化等；②宿主因素：年龄、体能状况及合并症等；③既往治疗效果及相关副作用等。根据中国真实世界研究，标准免疫化疗诱导后24月内出现疾病进展（POD24）约占全部FL人群的20.7%，这组人群的5年OS率相比非POD24人群显著下降（72% vs. 96%，P<0.001）。

2.1 首次复发

对无治疗指征者，仍可采取等待观察策略；对具治疗指征患者，可选择与一线治疗无交叉耐药的方案，如一线采用R-CHOP/CVP后复发，二线可选择R/G联合苯达莫司汀；一线采用R/G联合来那度胺后复发，二线可选择R/G联合化疗方案等。一线治疗缓解时间超过2年以上者，二线治疗也可重新使用原方案。对获得PR以上疗效者，可考虑ASCT作为巩固，或直接R/G维持治疗2年。距离末次接受利妥昔单抗治疗6个月内出现疾病进展者建议选择奥妥珠单抗。

2.2 二次以上复发

二次以上复发患者优先推荐进入临床试验。目前可供选择的治疗有：小分子化合物、双抗类药物、细胞治疗等。

（1）PI3K抑制剂：国内已获批上市的PI3K抑制剂包括度维利塞（duvelisib，PI3Kγ/δ抑制剂）和林普利塞（linperlisib，PI3Kδ抑制剂），单药治疗二次及以上复发FL患者的ORR为42%~80%，中位PFS时间为9~13个月。

（2）EZH2抑制剂：即将在国内获批上市的他泽司他（Tazemetostat）在二线及以上复发FL患者的ORR为35%~69%，中位PFS时间为11~14个月。

（3）CAR-T细胞治疗：ZUMA-5临床试验显示，既往已接受过2种及以上治疗复发的FL患者接受单次CAR-T细胞治疗的ORR为94%，CR率为79%，随访18个月时，PFS率和OS率分别为67%和87%。3级以上细胞因子释放综合征（cytokine release syndrome，CRS）和免疫效应细胞相关神经毒性综合征（immune effector cell-associated neurotoxicity syndrome，ICANS）发生率分别为6%和15%。瑞基奥仑赛注射液是国内首个获批用于二线或以上系统性治疗后复发FL的CAR-T细胞产品，其最佳CR和ORR分别为93%及100%；≥3级CRS和ICANS发生率分别为0及4%。

（4）双抗类药物：即将在国内获批上市的莫妥珠单抗（Mosunetuzumab）治疗二线及以上复发FL患者的ORR为78%，CR为60%，预估2年PFS率为51%。

（5）干细胞移植：对于年龄小于65岁经二线以上治疗复发的化疗敏感患者，建议考虑行自体干细胞移植；自体干细胞移植或CAR-T细胞治疗后复发的部分患者也可考虑行异基因干细胞移植。

2.3 转化性FL患者的治疗

FL有向高级别淋巴瘤转化的风险，绝大多数转化为DLBCL。对未经治疗发生转化者按照初诊DLBCL管理；而接受免疫化疗后发生转化者，治疗选择参照难治复发DLBCL，推荐二线挽救化疗获得部分缓解以上疗效者序贯自体干细胞移植巩固。对化疗效果不佳者，推荐行CAR-T细胞或莫妥珠单抗治疗。ZUMA-1和JCAR017研究均入组转化FL患者，总有效率接近80%，但缓解持续时间不足1年。目前探索CAR-T联合自体干细胞移植有望进一步改善这部分患者生存。

第四节 预后

FL国际预后指数（follicular lymphoma international prognostic index，FLIPI）有助于评估患者预后。临床广泛使用的有FLIPI-1和FLIPI-2（详见附录表40-19-10）。FLIPI-1包括指标：①年龄≥60岁；②Ann Arbor分期Ⅲ~Ⅳ期；③血红蛋白<120g/L；④血清LDH高于正常；⑤受侵淋巴结区≥5个。每项为1分，0~1分为低危组，2分为中危组，≥3分为高危组。将包括无治疗指征在内的患者分为低危、中危和高危组，10年OS率分别为71%、51%和36%。FLIP1-2为仅对接受治疗患者的预后评估，包括指标：①年龄≥60岁；②淋巴结长径>6cm；③骨髓侵犯；④β_2-微球蛋白高于正常；⑤血红蛋白<120g/L。每项为1分，0分为低危组，1~2分为中危组，≥3分为高危组。低危、中危和高危患者的5年PFS率分别为79%、51%和20%；对接受含利妥昔单抗治疗的患者，5年PFS率分别为98%、88%和77%。近年积极探索临床指标结合疾病分子特征或/和肿瘤微环境等的生物模型，期望能精准筛选在早期进展的患者，便于更好地指导临床制定革命和个体化的治疗策略。

第八章

套细胞淋巴瘤

第一节 概述

套细胞淋巴瘤（mantle cell lymphoma，MCL）是一种少见的B细胞起源非霍奇金淋巴瘤。西方国家中MCL约占成人NHL的3%~10%，在中国MCL约占B细胞淋巴瘤的6.3%。MCL兼具惰性和侵袭性淋巴瘤的特点，侵袭性较强，临床分期较晚，结外浸润广泛，对传统放化疗不敏感，预后较差。男女比为2~3：1，西方国家诊断的中位年龄约68岁，国内约60岁。目前仍无法治愈，未观察到生存曲线平台，几乎所有患者出现复发。

第二节 病理诊断分期

1 病理诊断

MCL的诊断主要基于组织病理学检查，包括经典型、多形性和母细胞变异型，后两种类型为侵袭性亚型。形态上MCL生长模式可以是结节状、弥漫性，也可以是套区生长模式。典型免疫学表型特征为CD19（+），CD20（+），CD22（+），CD43（+），CD79a（+），CD5（+），FMC7（+），sIgM/sIgD（+++），CD23（-），CD10（-），CD200（-）和BCL6（-）。病理特征为t（11；14）（q13；q32）和cyclinD1过表达。约5%的MCL cyclinD1（-），需要FISH进一步证实，如仍然阴性，则需要加做CCND2和CCND3（2B）。WHO-HAEM5中MCL分类，主要有两种类型，一种是由成熟B细胞组成非生发中心的经典性MCL，该型无或有极少IGHV突变，有转录因子SOX11突变，临床表现为淋巴结和结外部位累及，侵袭性较强；另一型是比较少见（10%~20%）的非淋巴结性白血病型MCL（leukemic non-nodal MCL），该型是一种起源于生发中心的惰性淋巴瘤，IGHV会发生高频突变，且转录因子SOX11不表达或极少表达，临床表现为外周血、骨髓和脾脏受累。接受传统治疗的MCL中，TP53突变提示预后更差，故行TP53基因检测有助判断预后。

2 临床表现

MCL分型及临床表现见表40-8-1。

表40-8-1 MCL的临床表现

类型	临床表现
经典MCL	淋巴肿大或结外累及（消化道常见），有症状
惰性MCL	血及骨髓累及，无症状，脾大，IGHV突变，SOX11（-）
冒烟型结内/结外MCL	无症状，LDH和β_2-微球蛋白正常，淋巴结直径<3cm，脾<20cm，无高危因素
白血病型MCL	外周血淋巴细胞增多症，偶有骨髓和脾累及，无淋巴结肿大

3 分期

参照2014年Lugano分期标准。

第三节 治疗

MCL预后较差，目前尚无标准治疗方案，推荐积极参加临床研究。目前治疗方案主要取决于患者年龄和体能状态，包括利妥昔单抗联合大剂量阿糖胞苷诱导化疗、ASCT巩固治疗、利妥昔单抗维持治疗、利妥昔单抗联合化疗等，新的治疗药物和方法也不断涌现，如BTK抑制剂、BCL2抑制剂、CAR-T细胞治疗等。

1 惰性MCL

典型临床表现为白血病非结节型，包括脾肿大、肿瘤负荷低、Ki-67增殖分数<10%。惰性MCL指南推荐的首选方案是观察，尤其对SOX11（-）的患者。对有症状或有任何其他治疗指征的惰性MCL，建议重新活检并行TP53突变检测来指导后续治疗，如TP53（-）可采用经典型方案治疗，TP53突变者对化疗不敏感，可考虑参加临床试验。

2 Ⅰ-Ⅱ期MCL

临床上诊断为Ⅰ/Ⅱ期MCL比较少见，50%以上都会出现胃肠道累及。对Ⅰ/Ⅱ期的MCL患者，推荐短期传统的化疗加放疗巩固。也建议放疗、化疗和低侵袭性方案，或两者结合。根据对治疗的反应，可每3~6个月观察一次。

3 Ⅲ-Ⅳ期MCL

对晚期MCL，应根据年龄、有无并发症、治疗状态和治疗目标选择合适治疗方案。主要分为“年轻且适合ASCT”，“年老或不适合ASCT”（表40-8-2）。

（1）年龄≤65岁且一般状况较好、适合ASCT的患者

推荐参加合适的临床试验或行含有大剂量阿糖胞苷的高强度诱导治疗方案后ASCT巩固治疗并维持3年。应用伊布替尼联合诱导并维持治疗2年，可能取代移植。经上述治疗，患者CR 55%~90%，5年PFS 49%~61%，5年OS 63%~82%。

（2）年龄>65岁和（或）一般状况较差、不适合ASCT的患者

一般采用强度较低的常规化疗联合利妥昔单抗。R-CHOP/BR诱导治疗达到CR者应采用利妥昔单抗维持治疗，但选择R-BAC方案治疗后进行R维持无获益。虚弱患者，可考虑低毒的R-CVP、减量BR、减量R-CHOP，甚至最佳支持对症治疗。

表40-8-2 初治Ⅲ-Ⅳ期MCL患者治疗方案

		1级推荐	2级推荐
TP5野生型	年龄≤65岁且一般状况较好、适合ASCT的患者	临床试验 高强度诱导*+ASCT+维持**（1A）	
	年龄>65岁和（或）一般状况较差、不适合ASCT的患者	临床试验 BR/RCHOP+R维持（1A/1B） VR-CAP	R-BAC（2A） 最佳支持治疗（2B）
TP53突变型		临床试验	TRIANGLE+维持**（BTKi+R） R-CHOP/BR/VR-CAP

注：*RDHAP/RCHOP交替，NORDIC，R-HyperCVAD-MA等
**维持治疗，BTKi 2年+利妥昔单抗3年：伊布替尼（2A）/阿卡替尼（2B）/泽布替尼（2B）+R每8周一次

4 高侵袭性MCL

尤其母细胞或多形性变异的MCL仍是治疗难点之一，即便进行强化疗诱导缓解，ASCT巩固治疗，联合BTKi，疗效仍远差于非侵袭性MCL。

5 复发/难治MCL的治疗

复发或难治性MCL尚无标准治疗方案，可选择一线治疗时未使用的方案。

5.1 治疗方案

目前二线及以上推荐的方案包括持续治疗与固定疗程治疗。其中持续治疗包括共价BTKi（阿卡替尼/泽布替尼）、R2、伊布替尼±利妥昔单抗。固定疗程治疗方案选

择包括BR方案、硼替佐米±利妥昔单抗、R-DHAP方案、R-GemOx方案、伊布替尼+维奈托克、RBAC500方案、维奈托克±利妥昔单抗等。一项纳入国内9家医疗中心67例复发/难治MCL的研究显示，中国复发/难治MCL接受伊布替尼治疗的疗效好，安全性可控，中位PFS为21.3个月，与单药相比，伊布替尼联合治疗显示出更理想的近期疗效和起效时间。二线治疗后获得CR者可用ASCT巩固治疗。

5.2 其他

复发难治MCL对普通化疗方案药物敏感性差，致二线治疗疗效差，因此治疗方案依赖于新药。免疫化疗和BTKi治疗失败的MCL应首选CAR-T治疗（1A）。高危患者（母细胞变异型或多形性MCL，Ki-65>50%，TP53突变，高s-MIPI，巨块>5cm，POD24）应在第一次免疫化疗失败后，BTKi应用前考虑CAR-T（1B）。共价BTKi治疗失败后还可选择非共价BTKi（Pirtobrutinib）。CAR-T完全缓解率高达60%~70%，且部分患者能获得持续缓解。ZUMA-2研究于2020年ASH大会和2021年EBMT大会公布了近期和远期随访结果：靶向CD19的CAR-T疗法KTE-X19在复发难治MCL中近期疗效出色，ORR达93%，CR率达67%，其远期疗效同样维持较好水平，预期15个月PFS为59.2%，OS为76%。

复发/难治缺乏标准治疗。需注意服用共价BTK抑制剂期间复发患者避免突然停药；若选用免疫化疗R-BAC优选（2B）。体能状态好且免疫化疗、cBTKi、CAR-T均失败患者可考虑异基因造血干细胞移植（2B）。MCL具体治疗方案见附录表40-19-19（35-40）。

表40-8-3 复发难治MCL患者治疗方案

治疗	1级推荐	2级推荐
方案	临床试验 BTKi，R2，BR或其他既往未应用过的化疗方案（2A） CAR-T（1A）	硼替佐米±R（2B） 伊布替尼+维奈托克 R-BAC（2B） 异基因造血干细胞移植（2B）

第四节 预后

MCL预后因素众多，包括临床特征，细胞形态，蛋白表达，基因遗传学，表观遗传改变以及治疗反应等。约10%~20%MCL形态存在母细胞或多形性变异，这类患者预后明显差于经典MCL。目前临床常用的预后评估体系MIPI简易套细胞淋巴瘤国际预后评分系统（s-MIPI）（详见附录表40-19-11）：0~3分为低危组，4~5分为中危组，6~11分为高危组，5年OS分别81%，63%，35%。MIPI-B在MIPI基础上增加Ki-67，低危<5.7，中危5.7~6.49，高危≥6.5，中位OS分别NR，58m，37m。MIPI-C应用MIPI预后以及Ki-67指数评估套细胞淋巴瘤患者预后分组（详见附录表40-19-12）。

第九章

边缘区细胞淋巴瘤

第一节　概述

边缘区淋巴瘤（marginal zone lymphoma，MZL）是一组异质性较强的惰性淋巴瘤，包括黏膜相关淋巴组织（mucosa-associated lymphoid tissues，MALT）淋巴瘤也称为结外边缘区淋巴瘤（extranodal marginal zone lymphoma，EMZL）、结内边缘区淋巴瘤（nodal marginal zone lymphoma，NMZL）及脾边缘区淋巴瘤（splenic marginal zone lymphoma，SMZL）三种亚型。三者在形态学、免疫表型和基因表型方面基本相似，但其临床表现和治疗选择略有差异。胃肠道是MALT淋巴瘤最常见的原发部位，约占所有MALT淋巴瘤的50%，其他常见部位包括眼附属器、腮腺、肺部、甲状腺和皮肤等，约15%~20%的患者存在骨髓受侵。大部分MALT淋巴瘤为局限性疾病，约1/3的患者表现为播散性。MZL的病因与慢性感染或炎症所致的持续免疫刺激密切相关。胃MALT淋巴瘤与幽门螺杆菌（Hp）的慢性感染有关，小肠MALT淋巴瘤与空肠弯曲菌感染有关，22%~35%的淋巴结MZL、脾脏MZL和非胃MALT淋巴瘤中存在丙型肝炎病毒（HCV）感染。其他感染还包括与结膜和眼附属器MZL相关的鹦鹉热衣原体、与皮肤结外MZL相关的伯氏疏螺旋体和支气管结外MZL相关的木糖氧化无色杆菌。同时合并自身免疫性疾病及应用免疫抑制剂者也会增加MZL的发病率。甲状腺MALT淋巴瘤与桥本氏甲状腺炎有关，腮腺MALT淋巴瘤与干燥综合征有关，约15%的原发性肺MALT淋巴瘤合并有自身免疫病，包括多发性硬化、系统性红斑狼疮等，特别是干燥综合征，都是肺MALT淋巴瘤的危险因素。

MZL预防和早筛：由于MZL与慢性感染密切相关，因此预防措施主要围绕控制和治疗相关感染。对胃MALT淋巴瘤，Hp的根除治疗可以预防淋巴瘤的发生和复发。因此，对有Hp感染的高危人群，如慢性胃炎或有胃癌家族史的个体，应行定期的Hp检测和根除治疗。对与HCV相关的MZL，抗病毒治疗可降低HCV相关淋巴瘤的发病风险。HCV筛查应在已知HCV流行或具有HCV感染危险因素的人群中进行。

MZL无特定筛查程序，但对已知有MZL发病风险的患者，应进行定期的临床评估和实验室检查。一般人群建议临床体检，每2~3年1次；Hp感染、自身免疫性疾病患者、存在家族史等高危人群建议每年进行1次临床体检。临床体检包括但不限于全面血常规、血清LDH和影像学检查，可能的淋巴结活检和内镜检查。早期发现淋巴结肿大或器官功能异常，应进行深入的诊断性评估。

第二节　病理诊断分期

1　病理诊断

MZL的病理诊断标准主要根据形态学和免疫组化的方法来诊断，必要时进行流式细胞的检测。形态学特征包括淋巴结和脾脏的生发中心缩小、边缘区增宽。MZL典型的免疫表型为CD5（-）、CD10（-）、CD20（+）、CD21（±）、CD23（±）、CD43（±）、CyclinD1（-）以及BCL2（-）。t（11；18）、t（1；14）、t（14；18）和t（3；14）是MALT中比较常见的染色体改变。对于SMZL，也可检测-7q+、3q等染色体异常或NOTCH2、KLF2等基因突变，此外，还可通过检测MYD88突变和淋巴浆细胞淋巴瘤/华氏巨球蛋白血症（LPL/WM）鉴别，以及检测BRAF突变与毛细胞白血病进行鉴别。

2　分期

MALT淋巴瘤通常为局限性，但25%的病例可发生多灶性单器官受累和全身播散（更多发生在非胃部位）。准确的分期，可以有效地指导治疗策略选择。晚期患者的预后较差，可能需要与局限性疾病患者采取不同的治疗策略。诊断分期时应根据病变部位和任何潜在的感染或自身免疫原因定制诊断检查。根据解剖部位进行分期的推荐检查方法见表40-9-1。

表40-9-1　MALT淋巴瘤根据原发解剖部位推荐诊断检查

解剖部位	分期推荐检验检查
所有部位	血常规，乳酸脱氢酶，β_2-微球蛋白，肝肾功能，蛋白电泳，直接抗人球蛋白试验，外周血B细胞克隆流式细胞术检测，乙型肝炎病毒（HBV）、丙型肝炎病毒（HCV）、人类免疫缺陷病毒（HIV）血清学检查，全身CT检查，如果临床上怀疑有组织学转化，进行PET/CT检查
胃部	包含幽门螺旋杆菌检测的内窥镜检查或C14尿素呼气试验，进行t（11；18）易位的荧光原位杂交（FISH）检测
小肠	空肠弯曲菌感染状态检测
结肠	胃肠镜
腮腺	头颈部MRI，可提取核抗原（抗Ro/La）检测

续表

解剖部位	分期推荐检验检查
眼附属器	头颈部MRI，隐球菌状态检测，泪腺可提取核抗原（抗Ro/La）检测
肺部	支气管镜检查和支气管肺泡灌洗
甲状腺	甲状腺超声检查，甲状腺功能测试，甲状腺过氧化物酶抗体检测
硬脑膜	头部MRI

目前淋巴瘤应用最广泛的分期系统是Lugano分期，但是该分期系统对MZL只适于非胃或结内MZL，胃肠道常用Ann Arbor分期系统的Lugano改良版或胃肠道淋巴瘤的TNM分期系统（巴黎分期）见表40-9-2，而SMZL通常为脾单发，通过脾脏切除进行诊断和分期。

表40-9-2 MZL分期系统

<table>
<tr><th>分期</th><th colspan="2">Ann Arbor 分期系统的Lugano改良版</th><th>TNM分期</th><th>肿瘤浸润</th></tr>
<tr><td rowspan="4">Ⅰ期</td><td colspan="4">局限于胃肠道（非连续性单个或多个病灶）</td></tr>
<tr><td>ⅠE</td><td>Ⅰ1＝黏膜，黏膜下</td><td>T1N0M0</td><td>黏膜，黏膜下</td></tr>
<tr><td>ⅠE</td><td>Ⅰ2＝固有肌层，浆膜</td><td>T2N0M0</td><td>固有肌层</td></tr>
<tr><td>ⅠE</td><td></td><td>T3N0M0</td><td>浆膜</td></tr>
<tr><td rowspan="4">Ⅱ期</td><td colspan="4">扩展到腹部</td></tr>
<tr><td>ⅡE</td><td>Ⅱ1＝区域淋巴结累及</td><td>T1-3N1M0</td><td>胃周淋巴结</td></tr>
<tr><td>ⅡE</td><td>Ⅱ2＝远处淋巴结累及</td><td>T1-3N2M0</td><td>远处区域淋巴结</td></tr>
<tr><td>ⅡE</td><td>穿透浆膜累及邻近器官和组织</td><td>T4N0M0</td><td>侵犯邻近结构</td></tr>
<tr><td>Ⅳ期</td><td>Ⅳ</td><td>广泛结外累及或合并膈上淋巴结累及</td><td>T1-4N3M0</td><td>淋巴结侵犯横膈两侧/远处转移（骨髓或其他结外部位）</td></tr>
</table>

2014年Lugano分类中推荐CT扫描进行分期，但PET/CT因其能提供更敏感的疾病活动信息，在MZL的诊断和疗效评估中的作用得到了更多的认可，在评估治疗前的疾病负荷、怀疑疾病进展或是组织学转化时，PET/CT可作为一个有价值的工具评估。

第三节 治疗

1 治疗前评估

1.1 推荐对初诊Ⅱ2或ⅡE或Ⅳ期的胃MALT治疗的指征

包括：①符合临床试验入组条件；②存在淋巴瘤相关的临床症状；③胃肠道出血；④终末器官损害；⑤大肿块；⑥持续或快速疾病进展；⑦患者意愿；对于初诊Ⅳ期非胃MALT患者只有在诊断性手术切除病灶或者放疗可能导致严重并发症时可考虑对患者进行观察。

1.2 推荐对初诊Ⅲ-Ⅳ期NMZL治疗的指征

和滤泡淋巴瘤一样采用GELF标准，包括：①存在≥3个不同区域受累淋巴结、且每个受累淋巴结直径≥3cm；②存在直径>7cm的任何淋巴结或淋巴结外病灶；③存在B症状；④脾肿大；⑤器官压迫症状，胸、腹腔积液；⑥本病导致的血细胞减少；⑦持续或快速疾病进展；⑧符合临床试验入组条件。

1.3 推荐对初诊SMZL治疗的指征

包括：①进行性或疼痛性脾肿大；②症状性或进行性血细胞减少如HB<100g/L、PLT<80×10^9/L、中性粒细胞绝对值（ANC）<1.0×10^9/L（注意与自身免疫因素导致的血细胞减少进行鉴别）。

2 治疗

初治MZL的治疗策略应参考原发部位和疾病分期。

2.1 局限期MZL

（1）MALT淋巴瘤

对于原发胃MALT淋巴瘤，Hp阳性者均应首先行抗Hp治疗。抗Hp治疗后3个月应复查Hp状态和胃镜，如肿瘤无残留且Hp为阴性，则后续每6~12个月复查胃镜直至5年；如肿瘤残存而Hp阴性，患者无症状可再观察3个月后复查或接受ISRT，有症状者应接受ISRT；对肿瘤无残存而Hp阳性患者，应接受二线抗Hp治疗；如肿瘤残存且Hp阳性，疾病无进展可考虑二线抗Hp治疗，疾病较疗前进展，应考虑二线抗Hp治疗+ISRT。对Ⅱ期、大包块、具有t（11；18），治疗前Hp阴性者或抗Hp治疗的无应答者可选择ISRT，如ISRT存在禁忌证，也可选择利妥昔单抗治疗。

对非原发胃MALT淋巴瘤，ISRT具有良好疗效。眼附属器结外边缘区淋巴瘤（OA-EMZL）是最常见的非原发胃MALT淋巴瘤。针对我国人群的最新研究提示，Ⅰ期OA-EMZL患者显示出低度侵袭性特征。5年的随访期内，无论患者接受放疗、观察等待、手术或全身治疗，与中国普通人群相比，罹患OA-EMZL并未增加患者的死亡风险，且呈现极低的淋巴瘤相关死亡。然而，放疗显示出显著优势，不仅可降低疾病失败累积风险，且无严重治疗毒副反应。研究结果进一步支持放疗可作为Ⅰ期OA-EMZL患者安全且有效的治疗手段。如存在ISRT禁忌证，可选择利妥昔单抗治疗。对某些特定部位的结外MALT淋巴瘤（如肺、乳腺、甲状腺等），可选择手术切除，若术后切缘阳性，强烈建议术后接受ISRT，切缘阴性的可以选择观察随访。

（2）淋巴结MZL

对Ⅰ期和局限Ⅱ期患者，推荐ISRT，也可考虑ISRT+利妥昔单抗±化疗；对广泛Ⅱ期患者，推荐利妥昔单抗±化疗±ISRT，无症状者也可选择观察随访。

(3) 脾MZL

对脾MZL，脾切除术既是诊断方法也是治疗手段。对无脾大、无症状或无进展性血细胞减少的SMZL患者，可采取观察随访的策略。对未经脾切除术的MZL患者，如果HCV阳性，评估肝功能，如无抗病毒禁忌证，可以考虑抗HCV治疗。如果HCV阴性且患者具有脾肿大导致的血细胞下降或不适症状，利妥昔单抗是首选的治疗手段，而脾切除术可作为对利妥昔单抗无效的挽救治疗。

2.2 进展期MZL

对无治疗指征的ⅡE/Ⅱ2/Ⅳ期原发胃的MALT淋巴瘤以及Ⅲ/Ⅳ期或者经局部放疗失败的MZL，如无治疗指征，推荐观察随访；如有治疗指征，推荐利妥昔单抗联合化疗（苯达莫司汀、CHOP或CVP），如不能耐受上述化疗方案，也可选择利妥昔单抗联合环磷酰胺、苯丁酸氮芥或者来那度胺。治疗指征包括出现淋巴瘤相关症状、影响器官功能、淋巴瘤所致血细胞减少、大肿块、脾大、6个月内疾病持续进展。对一线治疗后肿瘤缓解患者，可考虑利妥昔单抗每8~12周一次，巩固维持治疗2年。

2.3 复发/难治性MZL

对复发/难治性MZL，目前仍无最佳治疗方案推荐。如局部复发可考虑局部放疗；对既往含利妥昔单抗方案治疗失败的边缘区淋巴瘤，如既往全身治疗有效且缓解期超过2年，可考虑重复之前的治疗方案（蒽环类药物除外）。但对2年之内出现疾病进展或二线方案治疗失败者，则需更换其他非交叉耐药的免疫化疗方案，甚至包括干细胞移植。可选择的非交叉耐药治疗方案包括CD20单抗（利妥昔单抗或奥妥珠单抗）联合苯达莫司汀、R-CHOP/CVP、来那度胺±CD20单抗、单药CD20单抗、放疗和CAR-T细胞治疗。经过上述治疗后如能获CR或PR，可用利妥昔单抗或奥妥珠单抗作为维持巩固治疗。

新药方面，目前多种BTK抑制剂，如伊布替尼、泽布替尼和阿卡替尼已经过美国FDA批准用于一线以上含CD20单抗治疗后进展的MZL患者。基于一项专门针对中国复发/难治性边缘区淋巴瘤人群的多中心临床研究数据，奥布替尼表现出稳健的缓解率及良好的耐受性。由此，2023年我国国家药品监督管理局批准奥布替尼用于治疗复发/难治性边缘区淋巴瘤患者。另外，多种PI3K抑制剂对于多线治疗后的MZL也显示出良好的疗效和安全性。最新研究提示CAR-T治疗在既往接受2线以上复发/难治性MZL中显示出潜在的疗效及安全性。同时，我国目前应用CAR-T治疗复发/难治性且伴有组织病理学转化的MZL也积累了一定经验。值得注意的是，目前无论是PI3K抑制剂还是CAR-T治疗，我国暂未批准常规用于治疗复发/难治性MZL。总而言之，鉴于目前复发/难治性MZL缺乏标准治疗方案推荐，患者参加临床研究也是合理的选择。MZL具体治疗方案见附录表40-19-19（41-44）。

表40-9-3　初治MZL患者治疗方案

分期	分层1	分层2	分层3	Ⅰ级专家推荐	Ⅱ级专家推荐	Ⅲ级专家推荐
Ⅰ/Ⅱ期	结外	原发胃	Hp阳性 t（11；18）阴性 或 t（11；18）未知	抗Hp治疗（2A类）		
			Hp阳性 t（11；18）阳性	抗Hp治疗+放疗（2A类） 抗Hp治疗+利妥昔单抗（放疗禁忌）（2A类）		
			Hp阴性	放疗（2A类证据） 或利妥昔单抗（放疗）（2A类）		
		非原发胃		放疗（2A类）	利妥昔单抗（2A类）	
	结内			放疗（2A类）	利妥昔单抗（2A类）	
	脾	HCV阳性		抗HCV治疗（2A类）		
		HCV阴性		利妥昔单抗（2A类） 脾切除（2A类）		
Ⅲ/Ⅳ期	无症状			等待观察（2A类）	临床试验（2A类）	
	有症状	一线方案		利妥昔单抗+苯丁酸氮芥（1B类） 利妥昔单抗+苯达莫司汀（2A类） R-CHOP（2A类） R-CVP（2A类） 利妥昔单抗+来那度胺（2A类）	临床试验（2A类） 利妥昔单抗+化疗→利妥昔单抗维持（2A类） 利妥昔单抗+氟达拉滨（2A类）	利妥昔单抗（3类）
		二线方案		利妥昔单抗/奥妥珠单抗+苯达莫司汀（2A类） R-CHOP（2A类） R-CVP（2A类） 利妥昔单抗+来那度胺（2A类）	伊布替尼（2A类） 泽布替尼（2A类） 奥布替尼（2A类）	

第四节　预后

MZL在我国为惰性B细胞淋巴瘤的常见类型，临床表现、生物学、病因学和治疗选择具有明显异质性，但总体预后较好。与其他淋巴瘤亚型一样，MZL早期疾病进展与较差的预后相关。系统治疗后24个月内疾病进展（POD24）的患者组织学转化率较高，且OS更差。因此，MZL的（POD24）可能与其不良生物学特性相关，并可在随访中作为预后差的标志物进行观察，甚至有可能作为MZL临床研究有价值的观察终点。

MZL的随访参照2014年Lugano会议推荐标准。随访内容包括病史、体格检查、常规实验室检查、影像学检查等。与感染及自身免疫性疾病相关的MZL患者同时应注意相关高危因素的定期监测和治疗，如幽门螺旋杆菌和丙型肝炎病毒等。

MZL随访频率：①可治愈的早期患者：治疗结束后的前2年每3个月复查1次，以后每6个月复查1次至5年。此后每年复查1次。②不可治愈的晚期患者：建议每3~6个月复查1次，维持终生。当临床出现可疑复发征象时应尽早检查，对新出现的病灶尽量活检，以病理确诊。

第十章

慢性淋巴瘤细胞白血病/小淋巴细胞淋巴瘤

第一节　概述

慢性淋巴细胞白血病（CLL）/小淋巴细胞淋巴瘤（SLL）是一种成熟B淋巴细胞克隆增殖性肿瘤，临床表现外周血淋巴细胞增多、肝脾及淋巴结肿大，并累及淋巴系统以外其他器官，晚期可表现为骨髓衰竭。CLL与SLL具有同样的病理和免疫表型特点。不同的是，CLL疾病主要集中在外周血中，而SLL疾病主要集中在淋巴结。CLL/SLL是西方最多见的白血病类型，占到全部白血病的25%~35%，欧美人群中年发病率达到4~5/10万。男性多见，男女比例1.2~1.7：1。而亚洲人群CLL/SLL的发病率明显低于欧美。日本、韩国等地人口登记资料显示的发病率大约是欧美的十分之一。CLL/SLL老年发病，欧美报告的中位发病年龄在70~75岁，而我国的中位发病年龄为60~65岁。

第二节　病理诊断分期

1　诊断

慢性淋巴细胞白血病的诊断需要满足以下诊断标准：

达到以下3项标准可以诊断CLL：①外周血单克隆B淋巴细胞计数≥5×10⁹/L，且持续≥3个月（如具有典型的CLL免疫表型、形态学等特征，时间长短对CLL的诊断意义不大）；②外周血涂片特征性的表现为小的、形态成熟的淋巴细胞显著增多，其细胞质少、核致密、核仁不明显、染色质部分聚集，并易见涂抹细胞；外周血淋巴细胞中不典型淋巴细胞及幼稚淋巴细胞≤55%；③外周血典型的流式细胞学免疫表型：

CD19⁺、CD5⁺、CD23⁺、CD200⁺、CD10⁻、FMC7⁻、CD43⁺/⁻；表面免疫球蛋白（sIg）、CD20、CD22及CD79b的表达水平低于正常B细胞（dim）。流式细胞学确认B细胞的克隆性，即B细胞表面限制性表达κ或λ轻链（κ：λ>3：1或<0.3：1）或>25%的B细胞sIg不表。

SLL与CLL是同一种疾病的不同临床表现，约20%的SLL进展为CLL。淋巴组织具有CLL的细胞形态与免疫表型特征，确诊必须依赖病理组织学及免疫组化检查。临床特征：①淋巴结和（或）脾、肝肿大；②无血细胞减少；③外周血单克隆B淋巴细胞$<5\times10^9$/L。CLL与SLL的主要区别在于前者主要累及外周血和骨髓，而后者则主要累及淋巴结和骨髓（此特征很重要，对骨髓受累SLL患者可以利用骨髓标本进行流式细胞术免疫分型、染色体核型分析、基因突变等检测）。Lugano Ⅰ期SLL可局部放疗，其他SLL的治疗指征和治疗选择同CLL。

单克隆B淋巴细胞增多症（MBL）：是指健康个体外周血存在低水平的单克隆B淋巴细胞。诊断标准：①B细胞克隆性异常；②外周血单克隆B淋巴细胞$<5\times10^9$/L；③无肝、脾、淋巴结肿大（淋巴结长径<1.5cm）；④无贫血及血小板减少；⑤无慢性淋巴增殖性疾病（CLPD）的其他临床症状。根据免疫表型分为3型：CLL样表型、不典型CLL样表型和非CLL样表型。对于后二者需全面检查，如影像学、骨髓活检等，以排除外周血受累的非霍奇金淋巴瘤。对于CLL样表型MBL，需根据外周血克隆性B淋巴细胞计数分为“低计数”MBL（克隆性B淋巴细胞$<0.5\times10^9$/L）和“高计数”MBL（克隆性B淋巴细胞$\geq0.5\times10^9$/L），“低计数”MBL无需常规临床随访，而“高计数”MBL的免疫表型、遗传学与分子生物学特征与Rai 0期CLL接近，需定期随访。几乎所有的CLL来自CLL表型的MBL，所以确诊的CLL患者，应尽可能追溯既往血细胞变化，可以初步了解疾病进展速度。对于非CLL表型的MBL，应进行包括影像学在内的系统检查，以排除其他外周血受累的非霍奇金淋巴瘤。

2 鉴别诊断

根据外周血淋巴细胞计数明显升高、典型的淋巴细胞形态及免疫表型特征，大多数CLL容易诊断，但尚需与其他疾病，特别是其他B慢性淋巴细胞增殖性疾病（B-CLPD）相鉴别。根据CLL免疫表型积分系统（CD5⁺、CD23⁺、FMC7⁻、sIg^{dim}、CD22/CD79b$^{dim/-}$各积1分），CLL积分为4~5，其他B-CLPD为0~2分。积分≤3分的患者需要结合淋巴结、脾脏、骨髓组织细胞学及遗传学、分子生物学检查等进行鉴别诊断，特别是套细胞淋巴瘤（MCL）、白血病期的边缘区淋巴瘤（MZL）（尤其是脾边缘区淋巴瘤（SMZL））、淋巴浆细胞淋巴瘤（LPL），一般不同时表达CD5和CD23。

大多数CLL细胞表达CD5（表达强度低于T细胞，临床上需注意假阴性可能）和B细胞抗原CD19、CD20和CD23。典型的CLL免疫表型为CD5⁺、CD23⁺、CD200⁺、

$CD43^{+/-}$、$CD10^{-}$、$CD19^{+}$、$CD20^{dim}$（dim：弱表达）、sIg^{dim}和$CyclinD1^{-}$（此抗原需通过免疫组织化学检测）；部分患者可能表现为sIg^{bright}（bright：强表达）、$CD23^{-/dim}$、FMC7弱阳性。由于同样是$CD5^{+}$的MCL，$FMC7^{+}$、$CD23^{-}$，sIg及CD20表达强于CLL，与CLL有类似的免疫表型，因此对于免疫表型不典型的CLL（$CD23^{dim}$或阴性、$CD20^{bright}$、sIg^{bright}或$FMC\text{-}7^{+}$等），需要采用免疫组织化学染色检测CyclinD1、SOX11、LEF1等（CLL表达LEF1，MCL表达CyclinD1及SOX11）以及FISH检测t（11；14），以便与MCL鉴别。$CD200^{+}$可用于区分CLL和MCL，后者通常为$CD200^{-}$。

3　分期

临床上评估预后最常使用Rai和Binet两种临床分期系统（表40-10-1）。这两种分期均仅需体检和简单实验室检查，无需进行超声、CT或MRI等影像学检查。这两种临床分期系统存在以下缺陷：①处于同一分期的患者，其疾病发展过程存在异质性；②不能预测早期患者疾病是否进展以及进展的速度，而目前大多患者诊断时是处于疾病早期。

表40-10-1　CLL临床分期系统

分期	定义
Binet分期	
Binet A	MBC≥5×10^9/L，HGB≥100 g/L，PLT≥100×10^9/L，<3个淋巴区域[a]
Binet B	MBC≥5×10^9/L，HGB≥100 g/L，PLT≥100×10^9/L，≥3个淋巴区域
Binet C	MBC≥5×10^9/L，HGB<100 g/L和（或）PLT<100×10^9/L
Rai分期	
Rai 0	仅MBC≥5×10^9/L
Rai Ⅰ	MBC≥5×10^9/L+淋巴结肿大
Rai Ⅱ	MBC≥5×10^9/L+肝和（或）脾肿大±淋巴结肿大
Rai Ⅲ	MBC≥5×10^9/L+HGB<110 g/L±淋巴结/肝/脾肿大
Rai Ⅳ	MBC≥5×10^9/L+PLT<100×10^9/L±淋巴结/肝/脾肿大

第三节　治疗

1　治疗前评估

CLL治疗前（包括复发患者治疗前）必须对患者进行全面评估。

表40-10-2　CLL患者治疗评估内容

评估项目	评估内容
病史和体格检查	特别是淋巴结（包括咽淋巴环和肝、脾大小）
体能状态	ECOG和/或疾病累积评分表（CIRS）评分

评估项目	评估内容
B症状	盗汗、发热、体重减轻、疲乏
血常规	包括白细胞计数及分类、血小板计数、血红蛋白水平等
血生化	包括肝肾功能、电解质、血清乳酸脱氢酶（LDH）、尿酸等
血清指标	$β_2$-微球蛋白
骨髓检查	外周血涂片、流式细胞术淋巴细胞免疫分型用于CLL诊断[a]
染色体核型分析	常规染色体核型分析（CpG+IL2刺激）
荧光原位杂交	FISH检测del（13q）、+12、del（11q）、del（17p）
基因突变	TP53突变状态、IGHV突变状态[b]
感染筛查	乙型肝炎病毒（HBV）、丙型肝炎病毒（HCV）、人类免疫缺陷病毒（HIV）、巨细胞病毒（CMV）、EB病毒（EBV）检测
特殊情况下检测	免疫球蛋白（IgG、IgA、IgM）定量；心电图、超声心动图检查（拟采用BTK抑制剂、蒽环类或蒽醌类药物治疗时）；颈、胸、腹、盆腔增强CT检查；如果怀疑组织学转化，则行PET/CT检查以指导活检部位

注：a：免疫组化应在治疗前、疗效评估期间和确定血细胞减少的原因时进行。典型病例诊断和常规随访不需要骨髓检查。

b：TP53等基因亚克隆突变可能具有预后意义。因此，如果条件允许，建议采用二代测序检测基因突变。

2 治疗指征

不是所有CLL都需要治疗，具备以下至少1项时指征时才需开始治疗（表40-10-3）。

表40-10-3 CLL治疗指征

1. 进行性骨髓衰竭的证据：表现为血红蛋白和（或）血小板进行性减少
2. 巨脾（如左肋缘下>6cm）或有症状的脾肿大
3. 巨块型淋巴结肿大（如最长直径>10cm）或有症状的淋巴结肿大
4. 进行性淋巴细胞增多，如2个月内淋巴细胞增多>50%，或淋巴细胞倍增时间（LDT）<6个月。如初始淋巴细胞<30×10⁹/L，不能单凭LDT作为治疗指征。在无白细胞淤滞的情况下，淋巴细胞计数绝对值并非治疗指征
5. 自身免疫性溶血性贫血（AIHA）和（或）免疫性血小板减少症（ITP）对皮质类固醇反应不佳
6. 至少存在下列一种疾病相关症状：① 在前6个月内无明显原因的体重下降≥10%；② 严重疲乏（如ECOG体能状态≥2；不能进行常规活动）；③ 无感染证据，体温>38.0 ℃，≥2周；④ 无感染证据，夜汗淋漓>1个月
7. CLL/SLL所致的有症状的脏器功能异常（如：皮肤、肾、肺、脊柱等）
8. 临床试验：符合所参加临床试验的入组条件

不符合上述治疗指征的患者，每2~6个月随访1次，随访内容包括临床症状及体征，肝、脾、淋巴结肿大情况和血常规等。

3 一线治疗

根据TP53缺失和（或）突变、年龄及身体状态进行分层治疗（表40-10-4）。患者的体能状态和实际年龄均为重要的参考因素，治疗前评估患者的CIRS评分和身体适应性极其重要。因CLL目前仍为不可治愈的疾病，鼓励所有患者参加临床试验。

表40-10-4　CLL一线治疗方案

分层1	分层2	分层3	Ⅰ级推荐	Ⅱ级推荐	Ⅲ级推荐
无治疗指征			观察等待，每2~6个月随访1次		
有治疗指征	无del（17p）/TP53基因突变	存在严重伴随疾病（CIRS评分>6分）	泽布替尼（优先推荐） 伊布替尼*	奥布替尼 阿可替尼±奥妥珠单抗 维奈克拉±利妥昔单抗/奥妥珠单抗 苯丁酸氮芥+利妥昔单抗/奥妥珠单抗 参加临床试验	苯丁酸氮芥 利妥昔单抗 奥妥珠单抗
有治疗指征	无del（17p）/TP53基因突变	无严重伴随疾病（CIRS评分≤6分）	泽布替尼（优先推荐） 伊布替尼*	奥布替尼 阿可替尼±奥妥珠单抗 维奈克拉±利妥昔单抗/奥妥珠单抗 氟达拉滨+环磷酰胺+利妥昔单抗，用于IGHV有突变，且小于65岁 苯达莫司汀+利妥昔单抗，用于IGHV有突变，且65岁及以上 BTK抑制剂+维奈克拉 参加临床试验	氟达拉滨+环磷酰胺+利妥昔单抗+BTK抑制剂 苯达莫司汀+利妥昔单抗+BTK抑制剂 氟达拉滨+环磷酰胺
有治疗指征	有del（17p）/TP53基因突变		泽布替尼（优先推荐） 伊布替尼* 维奈克拉+利妥昔单抗/奥妥珠单抗 参加临床试验	奥布替尼 阿可替尼±奥妥珠单抗	大剂量甲泼尼龙+利妥昔单抗/奥妥珠单抗

注：*伊布替尼出于不良反应考量，使用前需完善基线心血管疾病风险评估

4　复发或难治性患者的治疗

复发：患者达到完全缓解（CR）或部分缓解（PR），≥6个月后疾病进展（PD）；难治：治疗失败（未获PR）或最后1次化疗后<6个月PD。复发、难治患者的治疗指征、治疗前检查同一线治疗，在选择治疗方案时除考虑患者的年龄、体能状态及遗传学等预后因素外，应同时综合考虑患者既往治疗方案的疗效（包括持续缓解时间）及耐受性等因素（表40-10-5）。CLL具体治疗方案见附录表40-19-19（45-49）。

表40-10-5　复发难治CLL治疗方案

分层1	分层2	分层3	Ⅰ级推荐	Ⅱ级推荐	Ⅲ级推荐
无治疗指征			观察等待，每2~6个月随访1次		
有治疗指征	无del（17p）/TP53基因突变	存在严重伴随疾病（CIRS评分>6分）	泽布替尼（优先推荐） 奥布替尼 阿可替尼±奥妥珠单抗 伊布替尼* 维奈克拉±利妥昔单抗/奥妥珠单抗（BTK抑制剂耐药/不耐受） 参加临床试验	苯丁酸氮芥+利妥昔单抗/奥妥珠单抗 PI3K抑制剂（BTK抑制剂、BCL2抑制剂耐药/不耐受）	大剂量甲泼尼龙+利妥昔单抗/奥妥珠单抗 来那度胺±利妥昔单抗/奥妥珠单抗
		无严重伴随疾病（CIRS评分≤6分）	泽布替尼（优先推荐） 奥布替尼 阿可替尼±奥妥珠单抗 伊布替尼* 维奈克拉±利妥昔单抗/奥妥珠单抗（BTK抑制剂耐药/不耐受） 参加临床试验	苯达莫司汀+利妥昔单抗±BTK抑制剂 氟达拉滨+环磷酰胺+利妥昔单抗±BTK抑制剂 PI3K抑制剂（BTK抑制剂、BCL2抑制剂耐药/不耐受）	大剂量甲泼尼龙+利妥昔单抗/奥妥珠单抗 来那度胺±利妥昔单抗/奥妥珠单抗
有治疗指征	有del（17p）/TP53基因突变		泽布替尼（优先推荐） 奥布替尼 阿可替尼±奥妥珠单抗 伊布替尼* 维奈克拉±利妥昔单抗/奥妥珠单抗（BTK抑制剂耐药/不耐受） 参加临床试验	大剂量甲泼尼龙+利妥昔单抗/奥妥珠单抗 PI3K抑制剂（BTK抑制剂、BCL2抑制剂耐药/不耐受）	来那度胺±利妥昔单抗

5　组织学转化或进展

对临床上疑有转化的患者，应尽可能进行淋巴结切除活检明确诊断，当无法切除活检时，可行粗针穿刺，结合免疫组化、流式细胞学等辅助检查明确诊断。PET/CT检查可用于指导活检部位（摄取最高部位）。

组织学转化在组织病理学上分为弥漫大B细胞淋巴瘤（DLBCL）与经典型霍奇金淋巴瘤（cHL）。对于前者，应进行CLL和转化后组织的IGHV测序以明确两者是否为同一克隆起源。

组织学进展包括：① 加速期CLL：增殖中心扩张或融合（大于20倍高倍视野）且Ki-67>40%或每个增殖中心>2.4个有丝分裂象；② CLL伴幼淋细胞增多（CLL/PL）：外周血的幼稚淋巴细胞比例增加（>10%~55%）。

治疗前除进行常规CLL治疗前评估外，还需要进行PET/CT检查或增强CT检查。

5.1　Richter综合征

对Richter综合征患者，需根据转化的组织学类型以及是否为克隆相关决定治疗方案。

（1）克隆无关的DLBCL：参照DLBCL进行治疗。

（2）克隆相关的DLBCL或不明克隆起源：可选用免疫化疗[R-DA-EPOCH、R-HyperCVAD（A方案）、R-CHOP]±维奈克拉或±BTK抑制剂、PD-1单抗±BTK抑制剂、参加临床试验等方案，如取得缓解，尽可能进行异基因造血干细胞移植，否则参照难治复发DLBCL治疗方案。

（3）经典型HL：参考cHL治疗方案。

5.2 CLL/PL或加速期CLL

CLL/PL或加速期CLL不同于Richter综合征，但预后较差，迄今为止最佳的治疗方案尚不明确。临床实践中，参照CLL治疗方案。

6 支持治疗

6.1 感染预防

对反复感染且IgG<5g/L的CLL患者，需行静脉注射丙种球蛋白（IVIG）至IgG>5g/L以提高机体非特异性免疫力。对使用BTK抑制剂、嘌呤类似物或苯达莫司汀为基础的免疫化疗、维奈克拉或PI3K抑制剂治疗的患者，建议预防疱疹病毒、肺囊虫肺炎（PJP）预防，必须密切监测包括乙型肝炎病毒（HBV）和巨细胞病毒（CMV）等病毒指标。

6.2 病毒再激活

（1）HBV：所有接受治疗的患者均进行乙肝表面抗原（HBsAg）和核心抗体（HBcAb）检测。仅在有一项筛查试验阳性时，才用PCR和表面抗体定量检测乙肝病毒载量。建议所有HBsAg阳性并且接受治疗的患者采用恩替卡韦预防性抗病毒治疗。如果有活动性疾病（HBV-DNA阳性），则考虑治疗/管理而不是预防性治疗。如果HBcAb呈阳性，首选预防性抗病毒治疗；然而，若同时存在高水平乙肝表面抗体，可进行乙肝病毒载量连续监测。首选恩替卡韦，避免使用拉米夫定，因为存在耐药风险。阿德福韦、替比夫定和替诺福韦在内的其他抗病毒药物已被证明是有效的治疗，可作为替代治疗。治疗期间应每月1次HBV-DNA检测，治疗结束后每3个月1次。如病毒载量持续检测不出，可考虑改为预防性治疗。如病毒载量未能下降或既往未检出的PCR转为阳性，请咨询肝病科医生并停止抗CD20抗体治疗。抗肿瘤治疗结束后，预防性治疗应至少维持12个月。HBV仍具有活性的患者，治疗的持续时间应咨询肝病科医生

（2）HCV：大型流行病学研究、分子生物学研究以及临床观察资料的新证据，支持HCV与B细胞NHL有关。最近批准的针对基因1型HCV慢性携带者的直接作用抗病毒（DAA）药物表现出很高的持续病毒应答率。

（3）CMV：接受PI3K抑制剂治疗的患者中CMV再激活的风险很高。目前对适当

筛查的建议存在争议。CMV-DNA至少每4周检测一次。可在CMV-DNA阳性时使用更昔洛韦（口服或静脉注射）治疗，必要时，请传染病专家协助诊治。

6.3 免疫性血细胞减少

（1）AIHA：采用网织红细胞计数、结合珠蛋白和DAT进行诊断。氟达拉滨相关的自身免疫性溶血，应停止使用并避免再次使用。

（2）ITP：检查骨髓以明确血小板减少原因。

（3）纯红细胞再生障碍性贫血（PRCA）：网织红细胞计数和骨髓检查以明确诊断。

（4）治疗：糖皮质激素是一线方案，无效的患者可选择行利妥昔单抗、IVIG、环孢素A及脾切除等，或基于BTK抑制剂的糖皮质激素难治性或复发性免疫性血细胞减少治疗。

6.4 肿瘤溶解综合征（TLS）

对TLS发生风险较高的患者，应密切监测相关血液指标（钾、尿酸、钙、磷及LDH等）和临床症状（恶心呕吐、呼吸短促、心律不齐、尿液混浊、嗜睡和/或关节不适），同时进行充足的水化碱化利尿。对接受维奈克拉、化学免疫治疗、来那度胺和奥妥珠单抗治疗的患者，尤其采用维奈克拉治疗的患者应进行TLS危险分级并予以相应的预防措施。TLS低风险患者：化疗前2~3天开始给予别嘌醇或非布司他，持续10~14天。中风险患者：别嘌醇或非布司他或如果肾功能不全和尿酸、钾和/或磷酸>正常值上限（ULN），则使用拉布立酶。高风险患者：用拉布立海。拉布立酶使用前需进行葡萄糖-6-磷酸脱氢酶（G6PD）检测，有G6PD病史的患者禁用拉布立海，可改用别嘌醇。

6.5 疫苗接种

（1）避免所有活疫苗。

（2）每年接种流感疫苗（应避免减毒活流感疫苗）。

（3）肺炎球菌多糖疫苗：肺炎球菌多糖疫苗，每5年一次或在血清学检测的基础上维持保护性血清学抗体水平。对于新诊断的肺炎球菌病患者，应接种肺炎球菌结合疫苗。

（4）重组带状疱疹疫苗，辅助治疗未经治疗或接受过BTK抑制剂的患者。

（5）建议所有CLL/SLL患者接种COVID-19疫苗。早期数据表明，无论CLL/SLL治疗状态如何，CLL/SLL患者对COVID-19疫苗接种的保护反应率可能较低。因此，已经接种疫苗的CLL/SLL患者仍建议的预防措施，如佩戴口罩、保持社交距离及勤洗手，直到有额外的数据进一步阐明其风险。针对刺突蛋白的抗体滴度与该人群的保护性免疫之间的相关性如有尚未确定，任何保护的持续时间也尚不清楚。因此，不能就抗体检测或基于抗体检测结果的行动提出建议。此外，在COVID-19疫苗接种后，没有评估细胞免疫的检测手段。

7　疗效评价

在CLL患者的治疗中应定期进行疗效评估，诱导治疗通常以6个疗程为宜，建议治疗3~4个疗程时进行中期疗效评估，疗效标准见表40-10-6。

CR：达到表40-10-6所有标准，无疾病相关症状；骨髓未恢复的CR（CRi）：除骨髓未恢复正常外，其他符合CR标准；PR：至少达到2个A组标准+1个B组标准；疾病稳定（SD）：疾病无进展同时不能达到PR；PD：达到任何1个A组或B组标准；复发：患者达到CR或PR，≥6个月后PD；难治：治疗失败（未获CR或PR）或最后1次化疗后<6个月PD；伴有淋巴细胞增高的PR（PR-L）：BCR信号通路的小分子抑制剂如BTK抑制剂和PI3Kδ抑制剂治疗后出现短暂淋巴细胞增高，淋巴结、脾脏缩小，淋巴细胞增高在最初几周出现，并会持续数月，此时单纯的淋巴细胞增高不作为疾病进展。

对于初步疗效评估为CR的患者，应进行骨髓穿刺及活检检查。骨髓检查时机：化疗或化学免疫治疗方案结束后治疗2个月；BTK抑制剂需要持续治疗的患者，应在患者达到最佳反应至少2个月后。骨髓活检是确认CR的必需检查，对于其他条件符合CR而免疫组织化学显示存在CLL细胞组成的淋巴小结的患者，评估为结节性部分缓解（nPR）。SLL疗效评估参照2014 Lugano淋巴瘤疗效评估标准。

MRD评估：固定疗程治疗结束后外周血中未检出MRD是治疗效果的重要预测因素。等位基因特异性幕核酸聚合酶链反应（ASO-PCR）和六色流式细胞术（MRD流式）是两种检测方法，用于检测10^{-4}到10^{-5}水平的MRD。基于NGS的分析已经显现更高的灵敏度，因此支持检测处于10^{-6}水平的MRD。根据标准化ERIC方法或标准化NGS方法，应该使用灵敏度为10^{-4}的分析进行MRD评估。

表40-10-6　CLL疗效标准

参数	CR	PR	PR-L	PD
A组：用于评价肿瘤负荷				
淋巴结肿大	无>1.5 cm	缩小≥50%	缩小≥50%	增大≥50%
肝脏肿大	无	缩小≥50%	缩小≥50%	增大≥50%
脾脏肿大	无	缩小≥50%	缩小≥50%	增大≥50%
骨髓	增生正常，淋巴细胞比例<30%，无B细胞性淋巴小结；骨髓增生低下则为CR伴骨髓造血不完全恢复	骨髓浸润较基线降低≥50%，或出现B细胞性淋巴小结	骨髓浸润较基线降低≥50%，或出现B细胞性淋巴小结	
ALC	<4×10⁹/L	较基线降低≥50%	淋巴细胞升高	较基线升高≥50%

参数	CR	PR	PR-L	PD
B组：评价骨髓造血功能				
PLT（不使用生长因子）	$>100\times10^9$/L	$>100\times10^9$/L或较基线升高≥50%	$>100\times10^9$/L或较基线升高≥50%	由于CLL本病下降≥50%
HGB（无输血、不使用生长因子）	>110g/L	>110g/L或较基线升高≥50%	>110g/L或较基线升高≥50%	由于CLL本病下降>20g/L
ANC（不使用生长因子）	$>1.5\times10^9$/L	$>1.5\times10^9$/L或较基线升高>50%	$>1.5\times10^9$/L或较基线升高>50%	

注：ALC：外周血淋巴细胞绝对值；ANC：外周血中性粒细胞绝对值；CR：完全缓解；PR：部分缓解；PR-L：伴有淋巴细胞增高的PR；PD：疾病进展。

8 随访

完成诱导治疗（一般6个疗程）达CR或PR的患者，应定期随访，包括每3个月血细胞计数及肝、脾、淋巴结触诊检查等。由于BTK抑制剂需要长期治疗至疾病进展或不能耐受，因此患者在BTK抑制剂治疗期间应定期进行随访，包括每1~3个月血细胞计数，肝、脾、淋巴结触诊，以及BTK抑制剂相关不良反应监测等。此外还应该特别注意第二肿瘤的出现。

第四节 预后

CLL患者的中位生存期约10年，但不同患者的预后呈高度异质性。性别、年龄、体能状态、伴随疾病、外周血淋巴细胞计数及倍增时间，以及血清LDH、β_2-MG、胸苷激酶1（TK1）等临床和实验指标是重要的传统预后因素。目前预后意义比较明确的生物学标志有：免疫球蛋白重链基因可变区（IGHV）突变状态及片段使用，染色体异常[推荐CpG寡核苷酸+白细胞介素2（IL2）刺激的染色体核型分析，荧光原位杂交（FISH）检测del（13q）、+12、del（11q）（ATM基因缺失）、del（17p）（TP53基因缺失）等]，基因突变[推荐二代基因测序检测TP53、NOTCH1（含非编码区）、SF3B1、BIRC3等基因]，流式细胞术检测CD38、ZAP-70和CD49d表达等。

第十一章

外周T细胞淋巴瘤

第一节 概述

外周T细胞淋巴瘤（peripheral T-cell lymphoma，PTCL）是一组起源于成熟T细胞的侵袭性肿瘤性疾病，在中国约占NHL的20%以上，显著高于欧美的5%~10%。根据WHO 2022年血液肿瘤分类，T细胞淋巴瘤和NK细胞淋巴瘤归统在一个大类，根据主要累及部位，成熟T细胞淋巴瘤可表现为骨髓和外周血侵犯为主（白血病样）、原发皮肤、原发胃肠道、原发肝脾及淋巴结受累为主。除非特别指出，一般讲的PT-CL主要指以淋巴结受累为主的、包括淋巴结TFH细胞淋巴瘤（血管免疫母细胞型、滤泡型、非特指型）、间变性大细胞淋巴瘤（ALK阳性、ALK阴性或乳腺植入物相关性）和PTCL非特指型（PTCL-NOS）。原发肠道和原发肝脾的T细胞淋巴瘤也常参照一般PTCL治疗但效果不佳，而原发皮肤和白血病样表现的T细胞淋巴瘤，其诊治原则差别较大，在此不做介绍。

PTCL的临床表现，除了常见的淋巴结肿大外，有以下特点：①B症状发生率更高一些，部分患者出现症状后很长时间内无肿块形成；②结外受累较常见，表现为相应症状，如皮肤、胃肠道、肝脾等受累表现；③容易合并噬血细胞综合征。这些特点决定了该病早期容易误诊漏诊。

PTCL的治疗，除了CD30（ALK）阳性间变大细胞淋巴瘤之外，其他多数总体效果不佳。新的靶向药物在复发难治患者显示了一定疗效，但PTCL的治愈率仍需探索提高。

第二节 病理诊断分期

1 病理诊断

PTCL的诊断主要依赖病理形态结合免疫组化特征，有时需参考分子细胞遗传学检测和临床表现。病理形态是淋巴瘤诊断的基础，一般表现为肿瘤细胞弥漫浸润，破坏淋巴结或受累组织的正常结构，瘤细胞可大小不等，异型性明显。免疫组化染色是PTCL诊断不可或缺的检测手段。一般诊断所需免疫组化标志物有CD2、CD3、CD4、CD5、CD7、CD8、CD10、CD20、CD30、CD43、CD56、PD1、CXCL13、ALK、TIA-1、granzyme B、Ki-67、PAX5或CD19、CD21等。考虑nTFHL时可加做ICOS和BCL6等。PTCL的病理诊断中宜常规进行EBER-ISH检测。当肿瘤与反应性增生难以鉴别时，可参考TRβ、TRγ基因重排检测结果，但重排阳性也可出现在部分反应性增生病例中。不同类型的PTCL有其各自的病理特征和免疫特点。

血管免疫母细胞淋巴瘤（AITL；WHO第五版称为淋巴结TFH细胞淋巴瘤，血管免疫母细胞型；简称nTFHL-AI）：①淋巴结内多形性细胞浸润，伴有明显的高内皮小静脉和滤泡树突细胞增生。病变组织中的细胞成分复杂多样，肿瘤性T细胞背景下，常伴有多克隆甚至单克隆大B细胞增生，部分病例在复发时表现为弥漫大B细胞淋巴瘤。早期患者易误诊为反应性增生。②瘤细胞除表达CD3和CD4等T细胞标志外，应还表达至少两种或以上TFH标志，如PD1，ICOS，CXCL13，CD10和BCL6。③分子遗传学上，TET2、DNMT3A、RHOA和IDH2突变发生率较高，第五版WHO分类将RHOA和IDH-突变写入了nTFHL诊断的理想条件中。

间变大细胞淋巴瘤（ALCL）：瘤细胞大，呈多形性，大多数细胞表达CD30，常不同程度地缺失T细胞标记，如CD3等。ALK+ALCL多数由t（2；5）（p23；q35）易位，导致NPM1/ALK融合，而致ALK蛋白过表达。典型病例的诊断常无需进行融合基因检测。ALK-ALCL预后较差，TP63重排和TP53缺失者预后差，DUSP22重排的预后意义仍有争议。

PTCL-NOS：对不能满足已单列的各种类型PTCL的病例 则归入PTCL-NOS。该类肿瘤以淋巴结受累为主，但仍有较大异质性。

其他少见类型：如肠道T细胞淋巴瘤，我国以单形性嗜上皮性肠道T细胞淋巴瘤（MEITL）常见，免疫组化多数表现为$CD3^+$，$CD5^-$，$CD4^-$，$CD8^+$，$CD30^-$，$CD43^+$，$CD56^+$，$CD57^-$，$TIA-1^+$，$EBER^-$。肠病相关T细胞淋巴瘤（EATL）常表现为$CD8^-$，$CD56^-$，$CD30^+$。

鉴别诊断：①PTCL不同亚型之间的鉴别；②NK/T细胞淋巴瘤；③反应性淋巴增生。

2 分期

PTCL的分期参照2014年Lugano分期标准。

第三节 治疗

1 治疗前评价

1.1 病史采集和体格检查

B症状（体温>38℃并除外其他原因发热、盗汗、6个月内不明原因体重减轻超过10%）；体格检查（包括一般状况、全身皮肤、浅表淋巴结、韦氏环、肝、脾等部位）；体能状态评分等。

1.2 实验室检查

血尿便常规、生化全项、红细胞沉降率、β_2-微球蛋白、乳酸脱氢酶、尿酸、感染筛查（乙肝、丙肝、梅毒、HIV）。对于有中枢神经系统（CNS）受侵风险因素者行腰穿，并行脑脊液常规、生化、细胞学及流式检查。

1.3 影像学

PET/CT，全身增强CT，MRI（CNS受累行头颅MRI或脊髓MRI检查），内镜（胃肠道受累者），心电图，超声心动图及肺功能等。

1.4 骨髓检查

骨髓涂片、流式细胞学和骨髓活检（骨髓活检样本至少应在1.6cm以上）。

1.5 育龄期需注意在治疗前与患者讨论生育力保留问题

2 治疗

表40-11-1 ALCL患者治疗方案

分层	分期	Ⅰ级推荐	Ⅱ级推荐	Ⅲ级推荐
ALK阳性ALCL	Ⅰ~Ⅱ期	维布妥昔单抗+CHP（2A类） 6×CHOEP±ISRT（1A类） 6×CHOP±ISRT（2A类） 6×DA-EPOCH（2A类） 3~4×CHOEP+ISRT（1A类） 3~4×CHOP+ISRT（2A类）		
	Ⅲ~Ⅳ期	维布妥昔单抗+CHP（1A类） 6×CHOEP（1A类） 6×CHOP（2A类） 6×DA-EPOCH（2A类）	自体造血干细胞移植（ASCT）巩固（高危IPI患者）（2A类）	
除外ALK阳性ALCL	Ⅰ~Ⅳ期	临床试验 维布妥昔单抗+CHP（ALK阴性ALCL）（1A类） 6×CHOEP±ISRT（1A类） 6×CHOP±ISRT（2A类） 6×DA-EPOCH（2A类） ASCT巩固（2A类）	维布妥昔单抗+CHP（除外系统性ALCL的CD30阳性PTCL） （2A类）	CHOP序贯IVE（3类）

2.1 ALK阳性ALCL

推荐Ⅰ-Ⅱ期患者接受6周期化疗（CHOEP、CHOP或DA-EPOCH）联合或不联合受累部位放疗（ISRT：30~40Gy），或3~4周期化疗联合ISRT（30~40Gy）。推荐Ⅲ-Ⅳ期ALK阳性ALCL患者接受6周期化疗（CHOEP、CHOP或DA-EPOCH）。一项随机对照Ⅲ期研究（ECHELON-2）显示BV+CHP方案较CHOP方案能延长ALCL患者的PFS和OS，目前BV+CHP方案也是ALCL一线治疗的推荐。对国际预后指数（IPI）高危患者可接受大剂量化疗联合ASCT巩固，但目前无前瞻性大样本量研究证实该结论。

2.2 除外ALK阳性ALCL的其他PTCL亚型

首选推荐临床试验。若无合适临床试验，建议接受6周期化疗联合或不联合ISRT（30~40Gy）。一线治疗推荐方案包括：维布妥昔单抗+CHP（适于CD30阳性患者）、CHOEP、CHOP、DA-EPOCH。其他推荐方案还包括CHOP序贯IVE等。ECHELON-2研究中，维布妥昔单抗+CHP较CHOP方案能够改善CD30阳性（免疫组化表达超过10%）PTCL患者的生存，尤其是系统性ALCL患者获益最多。一线治疗达CR者可考虑行ASCT巩固治疗或随访观察。自体造血干细胞移植能否改善生存尚缺乏前瞻性临床研究证实。但基于单臂前瞻性或回顾性临床研究推荐行造血干细胞移植，尤其是IPI评分较高的患者。国内小样本量回顾性临床研究显示一线治疗后达到部分缓解或完全缓解的患者采用西达本胺维持治疗可延长患者生存，但这仍需更多数据证实。对局限期诱导化疗（CHOPE或CHOP方案）达CR者，也可考虑巩固放疗。伴DUSP22重排的ALK阴性ALCL的预后与ALK阳性患者相似，治疗可依据ALK阳性ALCL治疗原则。一线治疗未达CR者，参照复发难治者的治疗原则。

表40-11-2 r/rPTCL患者治疗方案

分层	Ⅰ级推荐	Ⅱ级推荐	Ⅲ级推荐
符合移植条件	临床试验 西达本胺（1A类） 维布妥昔单抗（系统性ALCL）（1A类） 克唑替尼（ALK+ALCL）（2A类） 盐酸米托蒽醌脂质体（2A类） 苯达莫司汀（2A类） 吉西他滨（2A类） 普拉曲沙（2A类） DHAP（2A类） ESHAP（2A类） GDP（2A类） GemOx（2A类） ICE（2A类）	维布妥昔单抗（除外系统性ALCL的CD30阳性PTCL）（2A类） Allo-SCT（2A类） Auto-SCT（2A类）	度维利塞（3类） 林普利赛（3类） 戈利昔替尼（3类） 塞利尼索联合GDP/ICE/Gemox（3类） 来那度胺（3类） 硼替佐米（3类） 阿来替尼（ALK+ALCL）（3类） 芦可替尼（3类）

续表

分层	Ⅰ级推荐	Ⅱ级推荐	Ⅲ级推荐
不符合移植条件	临床试验 西达本胺（1A类） 维布妥昔单抗（系统性ALCL）（1A类） 克唑替尼（ALK+ALCL）（2A类） 盐酸米托蒽醌脂质体（2A类） 苯达莫司汀（2A类） 吉西他滨（2A类） 普拉曲沙（2A类）	维布妥昔单抗（除外系统性ALCL的CD30阳性PTCL）（2A类） 姑息放疗（2A类） 最佳支持治疗（2A类）	度维利塞（3类） 林普利赛（3类） 戈利昔替尼（3类） 塞利尼索联合GDP/ICE/Gemox（3类） 来那度胺（3类） 硼替佐米（3类） 阿来替尼（ALK+ALCL）（3类） CPCT（西达本胺、泼尼松、环磷酰胺和沙利度胺）（3类）芦可替尼（3类）

2.3 复发/难治PTCL治疗

首先推荐参加合适的临床试验，若无适合临床试验可接受二线挽救治疗（包括局部放疗）。二线治疗方案要结合是否计划移植、患者一般状况和药物不良反应等整合评估。

对符合移植条件的患者，二线治疗单药方案包括西达本胺、维布妥昔单抗（针对CD30+PTCL）、克唑替尼（针对ALK+ALCL）、盐酸米托蒽醌脂质体、苯达莫司汀、吉西他滨、普拉曲沙、度维利塞、林普利塞、戈利昔替尼、来那度胺、硼替佐米等；可选择联合化疗方案包括DHAP、ESHAP、GDP、GemOx、ICE、塞利尼索联合GDP/ICE/Gemox等。二线全身治疗后获CR或PR患者建议序贯ASCT或allo-SCT。

对不符合移植条件的患者，越来越多证据表明早期使用新型药物相比化疗可改善患者的PFS和OS。根据患者身体状况选择是否给予强烈方案化疗（如DHAP、ESHAP、GDP、GemOx、ICE等）。西达本胺是一种新型口服组蛋白去乙酰化酶抑制剂，研究结果显示其可改善复发/难治PTCL患者的生存，尤其是AITL亚型，其ORR为50%，CR率为40%。长期随访结果证实维布妥昔单抗（Brentuximab Vedotin，BV）在复发/难治系统性ALCL中可维持疗效，CR的患者在5年时有79%的OS和57%的PFS，并且在复发/难治CD30阳性T细胞淋巴瘤中也有效，AITL的ORR为54%。克唑替尼单药治疗复发或难治性ALK+ALCL患者具有显著而持久的疗效，并且在长期治疗中保持了良好的安全性。盐酸米托蒽醌脂质体注射液单药在复发/难治的PTCL中显示出一定的疗效，ORR为41.7%，CR率为23.1%，中位PFS为8.5个月，中位OS为22.8个月，其中PTCL NOS的有效率为31.0%，AITL的有效率为64.0%，但在治疗中需要关注其治疗相关毒性。另外一项前瞻性Ⅱ期研究证实苯达莫司汀对部分复发/难治PTCL患者有效。Ⅱ期研究结果显示普拉曲沙能改善既往接受多线化疗患者的生存。度维利塞和林普利塞是PI3K抑制剂，临床研究显示这两种药物对复发或难治PTCL患者均取得一定疗效，度维利塞Ⅱ期研究显示ORR为50%，CR率为32%。林普利塞Ⅰb期研究显示ORR为60%，中位无进展生存期为10个月，但临床应用中应严密观察其不良反应，并在治疗期间持续预防肺孢子菌肺炎（PJP）。戈利昔替尼是一种JAK1选择性抑制剂，在其关键性Ⅱ期临床研究中初步分析显示戈利昔替尼对于复发/难治性外周T细胞淋巴瘤具有良好的抗肿瘤疗效和可控的安全性，其ORR为44.3%，CRR为29.5%，且在各种亚型中观察到肿瘤反应。免疫调节剂来那度胺在复发/难治PTCL中也显示初步疗效，ORR为22%，CR/CRu率为11%，31%的AITL患者有反应（15%的患者达到CR/CRu）。意向治疗人群的中位无进展生存期和中位反应持续时间分别为2.5个月和3.6个月，AITL患者分别为4.6个月和3.5个月。一项小样本量研究显示蛋白酶体抑制剂硼替佐米对侵及皮肤的外周T细胞淋巴瘤患者可能有效。另外一项小样本量的研究显示了塞利尼索与GDP/ICE/Gemox方案联合治疗难治性PTCL患者的初步有效性，最佳总有效率和完全有效率分别为70%和50%。对因各种原因不能耐受标准化疗的r/r PTCL患者，全口服CPCT（西达本胺、泼尼松、环磷酰胺和沙利度胺）方案是一种耐受性良好且有效的治疗方法，最佳ORR和CR/CRu分别为71.1%和28.9%，中位PFS和OS分别为8.5和17.2个月。PTCL具体治疗方案见附录表40-19-19（50-55）。

第四节　预后

PTCL是具有高度异质性的一组疾病，其中外周T细胞淋巴瘤-非特指型（PTCL-NOS）的5年生存率约为30%，血管免疫母细胞淋巴瘤（AITL）的5年生存率低于40%，5年无进展生存率大约20%。间变性淋巴瘤激酶阳性间变大细胞淋巴瘤（ALK+ ALCL）预后远优于ALK-ALCL，5年总生存率分别为70%~90%和15%~58%。基于DUSP22和TP63的遗传学异质性有助于对ALK-ALCL进行预后分层。发生DUSP22重排的ALK-ALCL预后与ALK+ALCL相似，5年OS为90%；而发生TP63重排的ALK-ALCL则预后较差，5年OS仅为17%。中国PTCL一线接受CHOP和CHOPE方案的中位PFS为6.0和15.3个月，1年生存率为65.0%和83.3%。

PTCL预后评分系统包括IPI，PIT及TCS（T-cell score），PIT的危险因素包括>60岁、LDH>正常值、ECOG评分2~4分和骨髓受侵；TCS的危险因素包括分期Ⅲ-Ⅳ期，ECOG评分2-4分，白蛋白<35g/L和中性粒细胞绝对值>6.5×10^9/L。目前广泛应用的预后评分系统是IPI。一项前瞻性队列研究显示IPI或PIT高危患者（分别占66%和42%）的10年OS率估计值分别为21%和31%。相比之下，IPI和PIT低危患者的10年OS率估计值分别为48%和43%。

第十二章

结外NK/T细胞淋巴瘤

第一节　概述

结外NK/T细胞淋巴瘤（extranodal NK/T cell lymphoma，ENKTL）是侵袭性NHL的一种独特亚型，在一些亚洲、拉丁美洲国家中患病率高。主要发生在上呼吸消化道，包括鼻腔、鼻咽、鼻窦、扁桃体、下咽和喉部，临床上将其称为鼻型NK/T细胞淋巴瘤；约10%~20%的淋巴瘤发生在非鼻腔部位，如皮肤、睾丸、胃肠道等，称为非鼻型NK/T细胞淋巴瘤。结外NK/T细胞淋巴瘤的常见症状包括鼻塞、鼻出血、发热、面部浮肿和颈部肿块，鼻外NK/T细胞淋巴瘤临床侵袭性更强。ENKTL发病年龄常为40~50岁，以男性为主，男女比例为2~3∶1。分期方面，约70%~90%的患者为Ⅰ期或Ⅱ期淋巴瘤。

第二节　病理诊断分期

1　病理诊断

ENKTL的病理学特征为瘤细胞弥漫性浸润，呈血管中心性/血管破坏性生长，致受累组织缺血坏死及黏膜溃疡。ENKTL诊断所需免疫组化标志物包括CD3、CD56、CD2、CD4、CD5、CD7、CD8、CD20、PAX5、TIA-1、granzyme B、Ki-67。必做EBER-ISH。ENKTL的典型免疫表型为CD2（+）、cCD3ε^{+}（surface CD3^{-}）、CD5（-/+）、CD56（+），细胞毒性分子如TIA-1、granzyme B及perforin阳性，EBER-ISH（+）。EBER-ISH阴性时诊断宜谨慎，如CD56（+）、CD3（+）、细胞毒标志物均表达时，可诊断为ENKTL。60%~90%的ENKTL缺乏TR基因重排。鉴别诊断：①其他成熟T/NK细胞来源肿瘤，如PTCL-NOS、ALCL，以及少见的侵袭性NK细胞白血病等；②发生于儿童青少年的病例应与儿童系统性EBV阳性T细胞淋巴瘤相鉴别；③少数病例还需注意与EBV+的癌相鉴别，应增加CK和EMA等上皮标志物检测。

近期有研究根据分子生物学特征将ENKTL分为TSIM、MB和EHA三种亚型，根据肿瘤免疫微环境将ENKTL分为免疫耐受、免疫逃逸-A、免疫逃逸-B和免疫沉默四种亚型，这可能为靶向、免疫治疗提供分子基础。

2 分期

ENKTL常用2014版Lugano分期。近些年，新的中国南方肿瘤临床研究协会（CSWOG）和亚洲淋巴瘤协作组（ALSG）分期系统，即CA分期系统多用于临床（见表40-12-1）。

表40-12-1 CA分期

分期	
Ⅰ	病灶侵犯鼻腔或鼻咽，不伴肿瘤局部侵犯（皮肤、骨、鼻旁窦）
Ⅱ	非鼻型病变或病灶侵犯鼻腔或鼻咽，伴有局部侵犯（皮肤、骨、鼻旁窦）
Ⅲ	病灶伴有区域淋巴结侵犯
Ⅳ	非区域淋巴结侵犯或横膈上下淋巴结侵犯或广泛播散性病灶

第三节 治疗

1 治疗前评估

（1）病史采集（包括发热、盗汗、体重减轻等B症状）、体检（尤其注意鼻腔、浅表淋巴结、韦氏环、肝脾、皮肤等部位）、体力状态评分等。

（2）实验室检查：血尿便常规、生化检查全项、红细胞沉降率、β_2-微球蛋白、乳酸脱氢酶、外周血EBV-DNA拷贝数等。对于有中枢神经系统受侵风险因素者行腰穿，并行脑脊液常规、生化及细胞学检查。怀疑合并噬血细胞综合征的患者建议检查血清铁蛋白、凝血功能、NK细胞活性、可溶性CD25。

（3）影像学：PET/CT，病灶部位增强MRI（如鼻腔），全身CT，上呼吸消化道受侵可行相应的内镜检查，心电图，超声心动图及肺功能等。

（4）骨髓检查：骨髓涂片、流式细胞学和骨髓活检。

（5）育龄期需注意在治疗前与患者讨论生育力保留问题。

（6）其他：必要时行眼科检查。

2 疗效评价

目前主要采用Lugano 2014评价标准评价疗效。对病灶位于鼻腔、鼻咽部的患者，也可采用ΔSUVmax法和ΔSUVmax%法进行中期疗效评价。随着以PD-1单抗为代表的免疫治疗应用于ENKTL，可能出现“假进展”、“超进展”等特殊情况，疗效评价可参照“淋巴瘤的免疫治疗疗效评价标准（LYRIC）”。

3 一线治疗

任何期别ENKTL参加合适临床试验都是最佳选择。

3.1 Ⅰ-Ⅱ期

无危险因素的Ⅰ期ENKTL（<60岁、ECOG评分0-1分、乳酸脱氢酶正常、无原发肿瘤局部广泛侵犯）可行单纯放疗。有危险因素的Ⅰ期或Ⅱ期者，可行序贯化放疗、同步化放疗或夹心化放疗。ENKTL对含蒽环类药物的方案疗效不佳，推荐含左旋门冬酰胺酶或培门冬酶为基础的化疗方案，包括P-GemOx、DDGP、GELAD、剂量调整的SMILE和AspaMetDex方案，也可使用COEP-L、LOP和ESA等方案。

放疗设计采用受累野照射（involved site radiotherapy，ISRT）、50~55Gy根治剂量，在单独使用ISRT时，临床靶区（clinical target volume，CTV）应包括通过对比增强核磁共振和对比增强CT扫描所确定的受累区域，并适当扩大范围以涵盖任何初诊时部分受累的鼻窦以及所有相邻的鼻窦。早期ENKTL最佳放化疗模式仍存在争议，有研究表明序贯放化疗与同步放化疗的疗效相当，但序贯化放疗的严重血液学毒性和放疗诱导的黏膜炎发生率较低。

3.2 Ⅲ-Ⅳ期

ENKTL和任何期别的非上呼吸消化道型病变可用左旋门冬酰胺酶或培门冬酶为基础的联合化疗方案±放疗。推荐的一线化疗方案包括P-GemOx、DDGP、mSMILE、AspaMetDex方案，诱导化疗后获CR或PR者，可行ASCT。近年来，PD-1单抗联合P-GemOx方案也取得了不错的疗效，CR率达到85%，客观缓解率（ORR）可达100%，同时安全性良好，诱导化疗后获CR或PR者，可行PD-1单抗维持治疗。

3.3 复发/难治ENKTL治疗

复发/难治性ENKTL进行单纯常规化疗预后较差，首先推荐合适临床试验。其他推荐方案包括单药或多药整合方案治疗，单药包括西达本胺、维布妥昔单抗（CD30阳性者）、普拉曲沙、米托恩醌脂质体、PD-1/ PD-L1单抗等，PD-1单抗在复发/难治ENKTL中具有良好的控瘤活性，单药治疗的ORR为75%，2年OS率可达78.6%。PD-L1单抗舒格利单抗单药治疗复发难治性ENKTL也具有一定疗效，ORR和CR率分别为46.2%和30.4%。多药整合方案包括一线治疗中未用过的含门冬酰胺酶的联合化疗方案、DHAP（地塞米松、阿糖胞苷和顺铂）、ESHAP（依托泊苷、甲泼尼龙、阿糖胞苷和顺铂）、GDP（吉西他滨、顺铂和地塞米松）、GemOx（吉西他滨和奥沙利铂）和ICE（异环磷酰胺+卡铂+依托泊苷）方案、PD-1单抗整合西达本胺、PD-1单抗整合米托蒽醌脂质体等。对敏感复发者，身体状态允许，在上述治疗获得缓解后可行ASCT，有合适供者可考虑allo-SCT。对化疗后局部进展或复发者可行放疗。ENKTL具体治疗方案见附录表40-19-19（56-65）。

表40-12-2 ENKTL患者治疗方案

分期	风险分层		Ⅰ级推荐	Ⅱ级推荐	Ⅲ级推荐
ⅠE期	早期低危：无任何危险因素*		扩大受累部位放疗（2B类）	受累部位放疗±含门冬酰胺酶方案化疗（3类）	
ⅠE期或ⅡE期	早期中危和高危：≥1个危险因素	适合化疗	受累部位放疗序贯含门冬酰胺酶方案化疗（2A类） 或含门冬酰胺酶方案诱导化疗序贯受累部位放疗（2A类） 或夹心放化疗（含门冬酰胺酶方案，非SMILE方案，2A类）	P-GemOx序贯放疗（2A类） 含SMILE方案夹心化放疗（2A类） 同期放化疗（含门冬酰胺酶方案，2B类） 临床试验	
		不适合化疗	扩大受累部位放疗（2B类）	临床试验	
初治Ⅲ~Ⅳ期			SMILE、P-GemOx、DDGP、COEP-L或AspaMetDex方案联合自体造血干细胞移植（2B类）	P-GemOx联合信迪利单抗（2B类） 临床试验 异基因造血干细胞移植（3类） 姑息性放疗	
复发/难治			SMILE、P-GemOx、DDGP、LOP或AspaMetDex等含左旋门冬酰胺酶（天冬酰胺酶）方案 临床试验 化疗后局部进展（难治）或复发的患者推荐以放疗为主的综合挽救治疗	自体造血干细胞移植（敏感复发）（2B类，有合适供者的前提下可考虑） 异基因造血干细胞移植（3类） 临床试验 姑息性放疗	西达本胺（2B类） 盐酸米托蒽醌脂质体（2B类） 免疫检查点抑制剂

注：*早期NKTCL风险分层的危险因素根据早期调整NRI标准决定，包括：年龄>60岁，LDH增高，PTI，ECOG评分≥2，Ⅱ期。

第四节 预后

目前常用的预后模型包括NK淋巴瘤预后指数（PINK）、PINK-E和列线图修正风险指数（NRI）（详见附录表40-19-13~表40-19-15），其中PINK、PINK-E模型对于早期患者的风险划分存在一定局限性。目前研究显示，在非蒽环类时代，NRI可以更好地预测早期ENKTL患者预后。近年来我国学者还构建了基于单核苷酸多态性（SNP）的预后分型、基于肠道菌群的预后模型，这些预后评价模式为ENKTL风险分层、指导治疗提供了一定依据。

第十三章

伯基特淋巴瘤

第一节　概述

伯基特淋巴瘤（burkitt lymphoma，BL）是一种少见、高度侵袭性的非霍奇金淋巴瘤，常累及结外部位。根据发病特征分类，我国BL发生具有“散发性”和“免疫缺陷相关性”的特点，部分与EBV、HIV感染和异基因移植相关的免疫缺陷有关。BL还有特征性遗传学异常，包括位于8号染色体的MYC基因与位于14号染色体的免疫球蛋白重链可变区（IGHV）重排，即t（8；14），或与位于2号、22号染色体上的免疫球蛋白轻链基因重排，即t（2；8）、t（8；22）。在治疗方面，BL患者需要接受预后分层指导下的增强剂量化疗。目前，规范诊疗可使约60%的患者获得持续缓解。

第二节　病理诊断分期

1　病理学检查

经典型BL形态学表现为较均一的中等大小肿瘤性B细胞弥漫增生，核圆形，有小核仁，核分裂象及凋亡易见，细胞质中等量，常含有脂质空泡。增殖指数近100%，标本中吞噬凋亡细胞核碎片的大量反应性巨噬细胞可能形成“星空”现象。瘤细胞呈成熟生发中心B细胞的免疫表型；CD19、CD20、CD79a、PAX5、CD10、BCL6和MYC呈阳性；CD5、BCL2和TdT常呈阴性。MYC易位普遍存在，需注意MYC易位也可见于其他类型肿瘤（例如：高级别B细胞淋巴瘤），伯基特淋巴瘤多无BCL2易位。多数散发性BL EBV阴性，地方性BL及免疫缺陷相关性BL常EBV阳性。WHO-HAEM第5版修订建议对EBV阳性BL和EBV阴性BL这两种亚型进行区分，与EBV阴性BL相比，EBV阳性BL的体细胞超突变水平更高。

2016年WHO造血与淋巴系统肿瘤分类新提出“伴11q异常的 伯基特样淋巴瘤”，

其基因表达谱和形态与经典BL类似，但无MYC基因异常，而是具有11q染色体改变。因基因突变特点更接近于大B细胞性淋巴瘤，WHO-HAEM第5版修订将该病更名为“伴11q异常的高级别B细胞淋巴瘤”。

2 分期

成人患者BL分期常用2014 Lugano分期系统。

第三节 治疗

BL对联合化疗高度敏感，是一种可以仅通过化疗而得到治愈的肿瘤。由于疾病高侵袭性、进展迅速和并发症多，应被视为急症处理。患者常需接受强化的支持治疗措施以预防急性肿瘤溶解综合征、肠穿孔、脓毒症等常见并发症。静脉补液和纠正电解质失衡至关重要。开始化疗前应给予别嘌醇预防高尿酸血症。肠道或胆道梗阻常可保守治疗，因为全身治疗后将迅速缓解梗阻。临床选择治疗方案无需根据EBV感染状态区分，常规剂量CHOP方案对BL的治疗不够。

儿童和青少年BL常用风险分层治疗策略，短时间内给予高剂量化疗方案，如FAB方案、BFM方案、CODOX-M/IVAC交替方案，这些方案还包括了可以穿透中枢神经系统的药物。此类方案化疗需要长时间住院、强有力血液制品支持和抗生素预防。低危组接受2~4个周期的化疗，高危组接受5~6周期的化疗，同时还要进行定向中枢神经系统的治疗，例如使用高剂量甲氨蝶呤或阿糖胞苷以及鞘内注射进行预防。伴有中枢神经系统受累或表现为广泛白血病变的患者，需接受更高剂量的可穿透中枢神经系统药物以及更密集的鞘内注射方案。利妥昔单抗可改善总体生存，应给予所有患者。

成人患者参考儿童青少年的方案治疗，但不良事件发生率会随着年龄的增长而增多，为了完成治疗常需减少化疗剂量。可耐受的成年患者接受此类方案治疗，2年无事件生存率为65%~80%。风险分层调整的疗法通过缩短治疗时间来达到最大限度地减少毒性作用，低风险患者可以减少到仅接受三疗程的CODOX-M和利妥昔单抗治疗（表40-13-1）。HyperCVAD/MA方案整合利妥昔单抗也被推荐用于成人BL的治疗。一项多中心、前瞻性研究表明，风险分层调整的DA-EPOCH-R方案对成年人无论年龄和HIV状态如何均高度有效，4年无事件生存率高达85%。低风险患者仅接受3疗程治疗且无需中枢神经系统预防。高危患者接受6疗程治疗，并进行鞘内注射作为中枢神经系统预防或主动治疗。但脑实质病变患者不适合接受DA-EPOCH-R治疗。一项比较DA-EPOCH-R与CODOX-M和IVAC加利妥昔单抗治疗中枢神经系统未受累的高危成年患者的随机试验初步结果显示两组之间的生存率无显著差异，但CO-

DOX-M/IVAC和利妥昔单抗整合治疗组显示毒性作用大、住院时间长。DA-EPOCH-R毒性相对较低且疗效高，使其成为中枢神经系统未受累成年患者的优先选择（表40-13-1）。

表 40-13-1　BL的治疗推荐

成人	低危	DA-EPOCH-R×3周期，需中枢预防 R-CODOX-M×3周期 HyperCVAD/MA+R
	中危，不伴有中枢侵犯	DA-EPOCH-R×6周期，需中枢预防 CODOX-M/IVAC+R交替，6周期，鞘内注射 HyperCVAD/MA+R交替，6周期，鞘内注射
	高危	CODOX-M/IVAC+R，交替×6周期 DA-EPOCH-R×6周期，需强化鞘内注射 HyperCVAD/MA+R，交替×6周期

无论儿童还是成人，复发/难治患者预后极差，常在挽救化疗后给予自体或者异体造血干细胞移植，但中位OS仅3个月左右，长期生存率低于20%。BL存在持续性的BCR信号通路激活，使用BCR近端激酶LYN和SYK的抑制剂以及PI3Kδ、AKT和mTOR复合物1（mTORC1）抑制剂来靶向这条通路理论上是合理的治疗靶点。新的免疫治疗方法，如CD19 CAR-T疗法也克服了化疗耐药性，并已在复发伯基特淋巴瘤的儿童中显示初步疗效，至少有短暂反应。但目前这些药物均未被批准用于伯基特淋巴瘤患者，需要临床试验来确定临床疗效。

第四节　预后

成人BL的预后风险分层：根据大型回顾性研究的数据分析，成人BL预后与4个因素相关：年龄≥40岁，ECOG评分≥2，LDH水平高于3倍正常上限，以及中枢神经系统受累。基于这4个风险因素的伯基特淋巴瘤国际预后指数（BL-IPI，详见附录表40-19-16）显示接受标准方案治疗的低危组患者（占18%）的3年OS为96%，中危组患者（占36%）的3年OS为76%，而高危组患者（占46%）的3年OS仅为59%。基线CNS受累的患者预后仍然较差，即使采用包含强化CNS治疗的方案，CNS复发率为5%~10%。

第十四章

霍奇金细胞淋巴瘤

第一节 概述

霍奇金淋巴瘤（Hodgkin lymphoma， HL）是一种累及淋巴结和淋巴系统的恶性肿瘤。我国HL的发病率明显低于欧美国家，占全部淋巴瘤的8.54%，男性多于女性。我国HL发病年龄较小，年龄-发病曲线呈现单峰，高峰在40岁左右。90%的HL以淋巴结肿大为首发症状，以颈部淋巴结和锁骨上淋巴结常见，然后扩散至其他淋巴结，晚期可侵犯血管，累及脾、肝、骨髓和消化道等。WHO将HL分为2个主要类型，包括经典霍奇金淋巴瘤（CHL）和结节性淋巴细胞为主的霍奇金淋巴瘤（NLPHL）。CHL约占HL的90%，CHL的特征是在炎症背景下存在Reed-Sternberg细胞，而NL-PHL缺乏Reed-Sternberg细胞，其特征是存在淋巴细胞为主的细胞，有时称为爆米花细胞。其中CHL又可分为四个亚型，即结节硬化型，混合细胞型，淋巴细胞耗竭型，以及富含淋巴细胞型。我国HL以混合细胞型居多。

HL的病因和发病机制尚不明确，可能与遗传背景、EB病毒感染、免疫抑制、电离辐射及基因突变等相关。在过去几十年中，HL的治疗取得了显著进展；对大部分患者，已成为可治愈的恶性肿瘤。需综合疾病特点、一般情况、经济、社会和治疗药物等综合因素考虑个体化、多学科整合诊治（MDT to HIM），是进一步提高疗效和长期生存质量的关键。

第二节 病理诊断分期

1 病理诊断

1.1 经典霍奇金淋巴瘤（CHL）

CHL根据背景的细胞成分、HRS细胞形态不同及组织构象特征可分为4个亚型：

结节硬化型（NS）、混合细胞型（MC）、淋巴细胞丰富型（LR）、淋巴细胞消减型（LD）。这些亚型在发病部位、临床特征、生长方式、纤维化、背景反应性细胞的组成、瘤细胞数量和非典型程度及EBV的感染率有所不同，但瘤细胞的免疫表型是相同的。CHL免疫表型包括CD15（+/-）、CD30（+）、PAX-5弱阳性（少数病例可阴性或强阳性），以及CD3（-）、CD20（-）（或弱阳性、异质性阳性）、CD45（-）、CD79a（-）、BOB.1和Oct-2至少一个失表达。

1.2　结节性淋巴细胞为主型霍奇金淋巴瘤（NLPHL）

常以小淋巴细胞结节状或结节状弥漫性增殖为特征，伴有单个散在的大瘤细胞，称为淋巴细胞为主型（LP）或爆米花细胞。LP细胞被PD1/CD279+ T细胞包围。NLPHL免疫表型包括CD20（+）、CD45（+）、CD79a（+）、BCL6（+）、PAX-5（+），BOB.1和Oct-2均阳性，以及CD3（-）、CD15（-）、CD30（-）。诊断时需完善CD3、CD15、CD20、CD21、CD30、CD45以及CD57。形态学和免疫组化是诊断HL的关键方法，对诊断不明者可能需要更多的分子标记物检测。

2　分期

采用Ann Arbor分期系统。

第三节　治疗

1　治疗前评估

1.1　询问病史及体检

仔细询问全面病史及体检，包括："B"症状、酒精不耐受、皮肤瘙痒、疲劳、体能状态等。体检应包括所有淋巴结区、脾脏、肝脏等部位的查体。

1.2　实验室检查

血细胞计数[CBC]、白细胞分类、血小板计数、血沉、β_2-微球蛋白、碱性磷酸酶、LDH、肝肾功能（LFT）；育龄妇女进行妊娠试验。

1.3　影像学检查

为进一步明确临床分期，需完善全身影像学（PET/CT）检查。诊断性CT平扫+增强扫描范围常含颈部、胸部、腹部、骨盆，同时也含体查异常及PET/CT诊断为异常的区域。对纵隔肿块较大者，鼓励行胸部前后位和侧位的X线检查。条件允许，鼓励定期行PET/CT扫描，对HL初诊分期及疗效评估意义重大，并可指导后续治疗。

1.4 特殊的治疗前评估/准备

（1）保留生育能力

以烷化剂为基础的化疗发生卵巢早衰的风险高于以非烷化剂为基础的化疗。患者如有生育需求，建议在开始烷化剂化疗或盆腔RT前考虑保留生育力的相关措施，包括：男性的精液冷冻保存，女性卵巢组织或卵母细胞冷冻保存等。

（2）肺功能检查

若用ABVD或escalated BEACOPP治疗，特别是年长患者，应定期行肺功能检查（PFTs，包括弥散量[DLCO]）。

（3）骨髓检查

多数情况下，如PET/CT显示骨髓摄取均一（被认为继发于细胞因子释放）则不考虑累及骨髓。如存在多灶性（3个或3个以上）骨骼PET/CT病灶，可考虑累及骨髓，一般情况下，不需再行骨髓检查。若出现血细胞减少但PET骨髓阴性，应完善骨髓检查，包含骨髓细胞学检查和骨髓活检。

（4）心脏超声

考虑使用以蒽环类为基础的化疗，需行定期左室射血分数评估。特别是老年和有心脏基础疾病者。

2 治疗

2.1 早期CHL预后良好型

对不伴大肿块的早期CHL，采用短疗程化疗序贯ISRT巩固方案。首先建议先行2个周期ABVD方案，后行中期PET/CT评估。Deauville评分达到1~3分者，可根据后续治疗倾向来选择后续治疗。对倾向于接受巩固放疗者，若无ESR<50mm/h、无结外病灶受累以及<3个病灶等高危因素，建议接受ISRT（20Gy）治疗，或根据Deauville评分分层接受1~2周期的ABVD方案加上ISRT（30Gy）治疗。若倾向于单纯化疗，Deauville评分1~2分者则建议再加1~2程ABVD治疗，Deauville评分3分者根据RATHL研究建议接受4周期AVD治疗。

Deauville评分4分者，再接受2程ABVD治疗，然后根据再次PET/CT评分结果决定后续治疗。再次Deauville评分4~5分者建议重新活检。活检阴性者治疗同再次Deauville评分1~3分患者一样接受ISRT（30Gy）巩固治疗。中期PET/CT评估Deauville评分5分且活检阴性者按Deauville评分4分的处理原则，活检阳性者则按难治性CHL方案处理。

此外，对早期、无大肿块的初治CHL，用BV+Nivo+AD（维布妥昔单抗联合纳武利尤单抗、阿霉素、达卡巴嗪）治疗，ORR达98%，CR达93%，12个月PFS率100%，24个月的PFS率88.3%，且和其他一线方案相比，周围神经病变发生率低。

2.2 早期CHL预后不良型

首选ABVD方案治疗，最初给药2个周期，随后用PET/CT进行再分期。Deauville评分为1~3分者可再接受2个周期的ABVD（共4个周期）和ISRT（30Gy）治疗；也可建议再加4周期ABVD化疗。Deauville评分为4~5分者接受2个周期提高剂量BEACOPP治疗后再行PET/CT疗效评估。如Deauville评分为1~3分，接受ISRT（30 Gy）治疗或另增加2周期提高剂量的BEACOPP，然后随访。Deauville评分为4~5分者，建议重新活检。如为阴性，按照Deauville评分1~3分者治疗。活检阳性者应按难治性CHL行治疗。此外，BREACH研究结果显示，早期预后不良CHL中使用BV-AVD相较于ABVD明显改善早期初治霍奇金患者2周期后PET阴性率（82.3% vs. 75.4%），对PET2阳性者，BV-AVD方案的2年PFS获益更显著（93.8% vs. 71.6%）。

2.3 晚期疾病

ABVD方案仍是Ⅲ-Ⅳ期CHL的首选标准化疗方案（表40-14-1），最初先给药ABVD方案2周期，然后PET/CT评估，Deauville评分1~3分者接受4周期AVD治疗，尤其适于老年及应用博来霉素肺毒性风险明显增加者。4周期AVD后，策略包括对初始体积较大或选定的PET阳性部位行观察或ISRT。对Deauville评分为4~5分者，推荐2周期的escalated BEACOPP方案，然后用PET重新评估疗效。Deauville评分为1~3分者，推荐继续治疗2周期的escalated BEACOPP方案或对初始体积较大及PET阳性的病灶行ISRT。对Deauville评分为4~5分者，建议活检。如活检结果为阴性，按上述Deauville评分为1~3分治疗。活检为阳性者应按难治性疾病的处理方法治疗。

对年龄<60岁，且IPS评分≥4的Ⅲ-Ⅳ期CHL，可考虑首先使用escalated BEACOPP方案治疗。并对基线体积较大的部位或PET阳性的部位进行ISRT治疗。由于免疫靶向治疗药物逐渐用于临床，目前BEACOPP临床应用呈下降趋势。如博来霉素不耐受，同时伴IPS≥4分，且无已知神经病变，可考虑A（维布妥昔单抗）+AVD方案治疗。ECHELON-1研究显示6个周期A（维布妥昔单抗）+AVD方案与标准ABVD方案相比，改善了2年的PFS，减少了肺毒性，故对老年及肺功能不良者可作为治疗选择。SWOG S1826 Ⅲ期临床试验结果显示，对进展期的初治CHL患者，N（纳武利尤单抗）-AVD组的1年PFS为优于BV-AVD组（94% vs. 86%），周围神经毒性在BV-AVD组更为常见，N-AVD组的免疫相关AE并不常见。值得注意的是，由于目前国内无长春花碱，一般用长春新碱来替代，但是应警惕将维布妥昔单抗和长春新碱联用对周围神经病变的叠加影响。

若一线治疗疗效未达CR者，适合行自体造血干细胞移植挽救治疗。

2.4 老年（>60岁）CHL患者的治疗

老龄是CHL的不良预后因素之一。ABVD方案是Ⅰ-Ⅱ期预后良好型老年者（>

60岁）的主要治疗选择。给予ABVD方案治疗4周期，然后进行ISRT 。

对Ⅰ-Ⅱ期预后不良型或Ⅲ-Ⅳ期老年患者，酌情选用ABVD、维布妥昔单抗+AVD和维布妥昔单抗维持治疗、维布妥昔单抗加DTIC、维布妥昔单抗加苯达莫司汀、维布妥昔单抗加PD-1单抗、是主要治疗选择。

表40-14-1　初治CHL治疗方案

分期	分层	Ⅰ级推荐	Ⅱ级推荐	Ⅲ级推荐
Ⅰ-Ⅱ期	预后良好	ABVD×2~4周期+RT（20Gy）（1A类）		
	预后不良	ABVD×4周期+RT（30Gy）（1A类））	ABVD×2周期+增强剂量BEACOPP ×2~4周期±RT（30Gy）（≤60岁）（1B类）	
Ⅲ-Ⅳ期		ABVD×6周期±RT（1A类）或ABVDx2周期+增强剂量BEACOPP ×4周期±RT（1A类）或ABVDx2周期+ AVD×4周期（1A类）或 A（维布妥昔单抗）+AVD×6周期±RT（1A类）	ABVD×2周期+增强剂量BEACOPP ×4周期±RT（2B类） N（纳武利尤单抗）+AVD×6周期±RT（2A类）	

2.5　NLPHL患者的治疗

NLPHL常表现为慢性病程，与CHL的自然病程及对化疗的反应有所不同。大部分患者分期较早，较少伴有“B”症状、纵隔及结外侵犯或大肿块。单纯ISRT是早期NLPHL的治疗选择之一，ⅠA期且无不良预后因素的患者推荐采用ISRT（30Gy）治疗。ⅠB/Ⅱ期及ⅠA/ⅡA期伴大肿块、不连续病灶者，推荐化疗（ABVD、CHOP或者CVP方案）联合ISRT及利妥昔单抗方案治疗。Ⅲ-Ⅳ期者推荐化疗及利妥昔单抗联合或不联合ISRT治疗。

2.6　复发难治性HL的治疗

对复发难治性CHL，建议在治疗前重新活检行组织病理学确诊。如活检为阴性，则行观察（PET/CT的短间隔随访）。活检阳性者建议PET/CT再分期。维布妥昔单抗或整合苯达莫司汀或整合PD-1单抗、DHAP、GVD、ICE、IGEV、BeGEV等方案是复发难治性CHL 患者常用的二线全身治疗选择（表40-14-2）。建议所有患者在接受二线全身治疗后用PET/CT评估疗效。随后行大剂量化疗联合HDT/ASCT，有条件者行维布妥昔单抗维持1年。对既往未接受过放疗的复发部位，强烈建议放疗。

苯达莫司汀、依维莫司和来那度胺可作为复发难治性CHL的后续治疗选择。纳武利尤单抗和帕博利珠单抗可作为3线或3线以上全身治疗（包括自体HSCT）后复发或进展的CHL治疗选择。KEYNOTE-204研究证实，在复发/难治性经典型霍奇金淋巴瘤患者中，帕博利珠单抗疗效优于维布妥昔单抗，所有亚组的PFS均显示具有临床意义的显著改善。

此外，中国学者采用地西他滨整合PD-1单抗治疗复发难治性CHL，其CR率可达到71%，疗效明显优于PD-1单抗疗效，不良反应低，疗效持久、可部分逆转PD-1单抗耐药，值得探讨和关注。一项Ⅰ/Ⅱ期临床研究揭示了抗CD30 CAR-T细胞治疗复发/难治性霍奇金淋巴瘤的疗效，在31例接受氟达拉滨为基础的预处理的患者中ORR 72%，CR率59%，1年PFS为36%，1年OS率为94%。自体造血干细胞移植后复发且仍对化疗敏感的年轻患者，可考虑行异基因造血干细胞移植治疗。清髓性预处理异基因HSCT的复发率较低，但其治疗相关性死亡率较高。

对NLPHL，在难治性疾病或疑似疾病复发治疗前，应重新活检，以排除向侵袭性淋巴瘤的转化。活检阴性继续观察。活检证实NLPHL复发的患者接受二线治疗，主要尝试采用利妥昔单抗联合化疗方案，或大肿块或有压迫症状者给予局部放疗，然后用PET再评价。对疾病进展者进行活检，以排除转化。若疾病转化为DLBCL，应按照DLBCL治疗。CHL具体治疗方案见附录表40-19-19（66-69）。

表40-14-2 复发/难治CHL的治疗方案

分层	Ⅰ级推荐	Ⅱ级推荐	Ⅲ级推荐
符合移植条件	二线挽救化疗+大剂量化疗联合自体造血干细胞移植（1A类）	信迪利单抗、替雷利珠单抗、卡瑞利珠单抗、赛帕利单抗、派安普利单抗、纳武利尤单抗、帕博利珠单抗（3类）或维布妥昔单抗（2B类）	卡瑞利珠单抗+地西他滨（3类）或维布妥昔单抗+纳武利尤单抗（3类）或PD-1单抗+二线挽救化疗（3类）或维布妥昔单抗+二线挽救化疗（3类）
不符合移植条件	二线挽救化疗（2A类）或信迪利单抗、替雷利珠单抗、卡瑞利珠单抗、赛帕利单抗、派安普利单抗（2B类）或维布妥昔单抗（2B类）	纳武利尤单抗、帕博利珠单抗（3类）	苯达莫司汀（3类） 来那度胺（3类） 依维莫司（3类） 卡瑞利珠单抗+地西他滨（3类）或维布妥昔单抗+纳武利尤单抗（3类）或PD-1单抗+二线挽救化疗（3类）或维布妥昔单抗+二线挽救化疗（3类） 临床试验（3类）

第四节 预后

1 早期（Ⅰ-Ⅱ期）CHL患者

对早期（Ⅰ-Ⅱ期）CHL患者，多种因素与预后相关。≥50岁、结外器官受累、受累淋巴结区域>3处、ESR≥50mm/h、B症状及纵隔肿物或大肿块是HL的不良预后因素。不同协作组或不同临床研究根据上述因素将早期霍奇金淋巴瘤分为预后良好和预后不良两组（表40-14-3）。

表 40-14-3 Ⅰ-Ⅱ期经典型霍奇金淋巴瘤不良预后因素分类

预后因素	GHSG	EORTC	NCCN
年龄		≥50岁	
ESR和B症状	A组ESR>50；B组且ESR>30	A组ESR>50；B组且ESR>30	ESR≥50或任何B症状
纵隔肿物	MMR>0.33	MTR>0.35	MMR>0.33
受累淋巴结区域	>2*	>3*	>3
结外病灶	任何结外病灶		
大肿块			>10cm

注：ESR：血沉；GHSG：德国霍奇金淋巴瘤协作组；EORTC：欧洲肿瘤研究与治疗协作组；NCCN：美国国立综合癌症网络；MMR：定义为纵隔肿块最大横径与最大纵隔横径之比；MTR：定义为纵隔肿块最大横径与T5-6处胸腔直径之比；EORTC将同侧锁骨下/胸大肌后区和腋窝视为一个淋巴结区域，GHSG将锁骨下/胸大肌后区和颈部视为一个淋巴结区域，EORTC和GHSG均将纵隔和双侧肺门视为一个淋巴结区域。

NCCN指南将早期CHL分为2组：早期预后良好组（Ⅰ-Ⅱ期无“B”症状且无大纵隔或大肿块、ESR≥50mm/H或受累淋巴结区域大于3处中任何一条）；早期预后不良组（Ⅰ-Ⅱ期伴“B”症状或有纵隔大肿块、大纵隔ESR≥50mm/H或受累淋巴结区域大于3处中任何一条）。

2 晚期（Ⅲ-Ⅳ期）CHL患者

晚期（Ⅲ-Ⅳ期）患者，常采用国际预后评分（IPS）进行预后分层。IPS确定了7项晚期HL不良预后因素，包括：①≥45岁；②男性；③Ⅳ期；④白蛋白水平<40g/L；⑤Hb<105g/L；⑥白细胞增多（计数>15×10^9/L）；⑦淋巴细胞减少（淋巴细胞计数<WBC的8%和/或淋巴细胞计数<0.6×10^9/L）。每个不良预后因素为1分，每个因素使生存率每年降低7%~8%。

第十五章

Castleman病

第一节　概述

Castleman病（Castleman disease，CD）曾被称为巨大淋巴结病或血管滤泡性淋巴结增生症，是一组罕见、具有特征性组织病理学特点的异质性淋巴组织增生性疾病，被纳入中国第一批罕见病目录。目前认为白细胞介素6（interleukin-6，IL-6）可能是其疾病驱动因素，部分病例与人类疱疹病毒-8（human herpesvirus-8，HHV-8）感染关系密切。病理形态上，CD可分为透明血管型（hyaline vascular，HV-CD）、浆细胞型（plasmacytic，PC-CD）及混合型（Mixed-CD）。HV-CD以生发中心萎缩和过度血管化为病理特征，PC-CD的特征是生发中心增生和多型浆细胞增多，Mixed-CD兼具上述两种特征。

由于CD的罕见性，临床及病理诊断相对困难，加之对该病发病和转归尚不清楚，需要有规范化的诊断和治疗，以提高CD患者整体诊断率及疗效。

第二节　病理诊断分期

1　病理诊断

HV-CD：淋巴结被膜增厚、玻璃样变，淋巴窦消失。淋巴滤泡增生，滤泡套区增宽，滤泡生发中心萎缩，可见一套区包绕多个生发中心的结构（进行性转化的生发中心，PDGC）。萎缩的生发中心主要由梭形滤泡树突细胞和血管内皮细胞组成，生发中心内的血管内皮细胞增生、玻璃样变。套区小淋巴细胞围绕着萎缩的生发中心呈“葱皮”样排列。滤泡间区内见小血管增生，管壁透明变。可见小血管垂直插入萎缩的生发中心，呈“棒棒糖”样改变。淋巴结周围组织血管旁常见纤维化和硬化改变。

PC-CD：可见HV-CD样淋巴滤泡，但部分病例或部分病灶的滤泡生发中心萎缩不明显，甚至会出现生发中心增生和扩大，可见嗜伊红物质沉积。滤泡间区和髓索内见明显增多的多克隆性浆细胞，常见Russell小体，也可见散在的嗜酸性粒细胞和肥大细胞浸润。与HV型相似，其滤泡间区可见血管透明变，但该特点没有HV型明显。有时可见滤泡套区的“葱皮”样改变。

Mixed-CD：形态特点兼具HV-CD及PC-CD的特征。

表40-15-1 Castleman病的病理诊断

	Ⅰ级推荐	Ⅱ级推荐	Ⅲ级推荐
获取组织的方式	可疑淋巴结完整切除或切取活检	空芯粗针穿刺活检	
IHC	CD20、CD79a、CD3、CD38、CD138、κ/λ、IgG、IgG4、HHV-8（LANA-1）[b]、CD21（或CD23）	IgD、CD10、BCL2、BCL6、Cy-clinD1、TdT	
流式细胞术		κ/λ、CD19、CD20、CD5、CD23、CD10（外周血和/或活检样本）	
基因检测	EBER-ISH	Ig和TR基因重排	

注：a. CD的诊断主要基于组织病理学检查，含形态学和免疫组化染色，必要时参考流式细胞术及基因检测结果。优选完整淋巴结切除活检，若无法进行，可行粗针穿刺活检明确病理诊断。b. 可根据淋巴结组织病理的LANA-1免疫组化染色和（或）外周血中HHV-8 DNA检测结果判断是否为HHV-8阳性，如果前述两项检测中任一项阳性，可诊断为HHV-8阳性MCD；若无HHV-8感染证据，则诊断为HHV-8阴性MCD。

2 临床分型

根据淋巴结受累区域的不同，可将CD分为单中心型（unicentric Castleman disease，UCD）和多中心型（multicentric Castleman disease，MCD）。仅有同一淋巴结区域内一个或多个淋巴结受累的CD被定义为UCD。有多个（≥2个）淋巴结区域（淋巴结短径需≥1cm）受累的CD为MCD。大多数UCD患者无伴随症状。MCD患者往往还伴有发热、盗汗、乏力、体重下降、贫血、肝功能不全、肾功能不全、容量负荷过多（全身水肿、胸水、腹水等）等全身表现。依据是否感染HHV-8，可将MCD进一步分为HHV-8阳性MCD及HHV-8阴性MCD。HHV-8阴性MCD又可进一步分为无症状性MCD（asymptomatic MCD，aMCD）和特发性MCD（idiopathic MCD，iMCD），前者除淋巴结肿大外，无全身症状和高炎症表现；后者则伴全身症状和（或）脏器损伤表现。iMCD还可进一步分为iMCD-非特指型（iMCD-non-specific，iMCD-NOS）和iMCD-TAFRO亚型（Thrombocytopenia、Anasarca、Fever、Reticulin fibrosis、Renal dysfunction、Organ enlargement）。iMCD-TAFRO亚型的临床症状更为严重，以血小板减少、胸/腹水、发热、骨髓纤维化、肾功能不全、淋巴结肿大和/或肝脾脏肿大为主要表现，其与iMCD-NOS型相比预后更差。我国学者认为一组以多克隆高丙种球蛋白血症、浆细胞型/混合型淋巴组织病理学和血小板增多症为特征的特殊类型iMCD应作为iMCD的特殊亚型，称为iMCD-特发性浆细胞淋巴结病（iMCD-idiopathic plasmocytic lymphadenopathy，iMCD-IPL）。其常伴有更高的炎症状态，但预后较好。

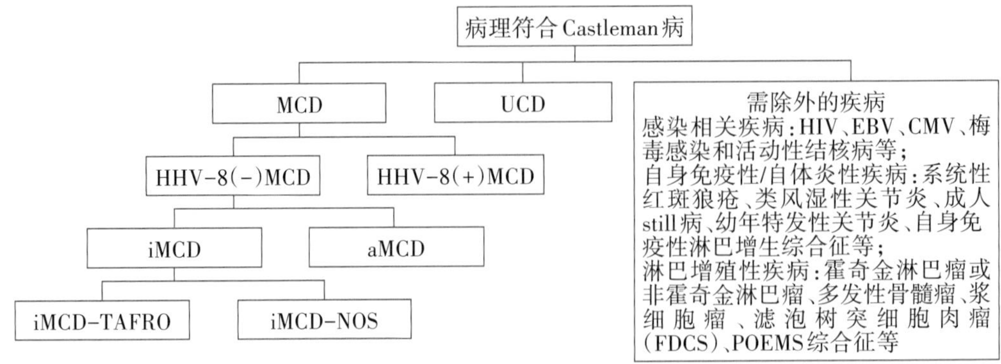

图40-15-1　Castleman病的临床分型

第三节　治疗

1　治疗前评估

1.1　询问病史及体检

治疗前应全面仔细地询问病史及体检，评价有无发热、疲乏、厌食、体重下降、呼吸困难、皮疹、浆膜腔积液和肿瘤压迫相关症状。

1.2　实验室检查

包括炎症状态及器官损伤评估：血常规、肝肾功能、红细胞沉降率、C反应蛋白、血清白蛋白、乳酸脱氢酶、IL-6、肺功能（通气+弥散）、骨髓穿刺和活检。鉴别诊断相关检查：病原学检测（HIV抗体及抗原，EB病毒DNA，梅毒抗体，HHV-8 DNA）、免疫相关检测（抗核抗体谱、类风湿因子、免疫球蛋白定量、IgG4）、M蛋白相关检测（血清蛋白电泳、血尿免疫固定电泳），怀疑结核感染患者进行结核病相关检查（结核菌素试验、TB-SPOT、痰涂片及核酸检查）。

1.3　影像学检查

包括颈部、胸部、腹部、盆腔等部位的增强CT检查或全身PET/CT检查，以明确CD侵犯部位进行分型，评估病变淋巴结大小、是否存在压迫、有无肝脾增大及浆膜腔积液情况。

2 治疗

2.1 UCD的治疗

表 40-15-2 UCD患者治疗方案

分层	Ⅰ级推荐	Ⅱ级推荐	Ⅲ级推荐
可手术切除	完整切除后观察，如复发需再次评估手术切除可行性		
	部分切除： ●无症状：观察，直至复发再次评估手术可行性 ●有症状：参考下方“不可手术切除”治疗原则		
不可手术切除	无症状患者，可采用等待观察的策略； 可通过以下方案降低肿瘤负荷，使之达到可切除的水平： ●局部放疗、血管栓塞治疗 ●利妥昔单抗±强的松±环磷酰胺 ●血管栓塞治疗 如经治后可手术切除： ●完整切除后观察 ●部分切除后使用此前未使用过的一线治疗 如经治后不可手术切除： ●此前未使用过的一线治疗		

注：（1）对有可能完整切除病灶的UCD患者，首选外科手术完整切除病灶。手术不仅能够去除CD病灶，还能够改善相应高炎症状态；（2）对无法完整手术切除者，首先要评估有无CD相关症状（如压迫相关症状、高炎症状态或副肿瘤天疱疮等）；（3）对药物干预后病灶仍难以切除者，若高炎症状态改善，可考虑继续药物治疗并观察肿物变化；若高炎症状态改善不明显，可考虑局部放疗或参考iMCD的其他二线方案。

2.2 MCD的治疗

（1）HHV-8阳性MCD的治疗

可采用以利妥昔单抗为基础的治疗（如利妥昔单抗±脂质体阿霉素/阿霉素±糖皮质激素）。对同时合并HIV感染者，可请相关科室协助制定抗HIV治疗方案。

（2）iMCD的治疗

依据CDCN危险度分层定义的“非重型”和“重型”采取不同的治疗策略（表40-15-3）。重型iMCD者往往存在显著的器官功能不全，甚至会出现“细胞因子风暴”，患者死亡率高，需更加积极干预。由于iMCD的治疗暂无标准方案，无论是对初治患者还是难治/复发患者，均推荐患者积极参与临床研究。

表 40-15-3 iMCD治疗方案

分层	Ⅰ级推荐	Ⅱ级推荐	Ⅲ级推荐
非重型iMCD	●司妥昔单抗±泼尼松[a] ●TCP方案[b] ●R-CVP方案[c] ●利妥昔单抗±泼尼松[d] ●临床试验	●BCD方案[e] ●西罗莫司[f] ●R^2方案[g] ●RVD方案[h]	
重型MCD	●司妥昔单抗+大剂量糖皮质激素i ●BCD方案 ●临床试验	●R±CHOP方案、VDT-ACE-R方案等j	

（3）iMCD-TAFRO的治疗

尽管目前有初步数据提示iMCD-TAFRO的发病机制可能与iMCD-非特指型有一定差异，但基于现有证据仍推荐对此类患者应用重症型iMCD的联合治疗策略进行治疗，例如：司妥昔单抗联合足量糖皮质激素的应用或者司妥昔单抗联合BCD方案等。利妥昔单抗、环孢素对于iMCD-TAFRO有效，尤其是对于改善腹水和治疗血小板降低。此外，樊代明院士团队报道了一例以消化道症状和腹腔积液为主要表现的MCD，患者经检测有环氧化酶-2（cyclooxygenase-2，COX2）表达增高，伴有COX2介导的多脏器损伤，应用化疗联合COX2抑制剂治疗取得了良好的疗效。

3　疗效评价

（1）UCD的疗效评价：根据术后1~3个月时的影像学评估手术切除后局部病灶残留情况，之后每年复查影像学，评估有无术后复发。对于存在高炎症状态的UCD患者，可以在治疗后参考iMCD的疗效评估标准评价症状及生化缓解情况。

（2）iMCD的疗效评价：iMCD的核心治疗目标是控制高炎症状态，而非淋巴结大小。疗效评价标准推荐采用CDCN 2017年版疗效评估标准，如表40-15-4所示。

表40-15-4　多中心型Castleman病的疗效评估标准

整体疗效	生化疗效	淋巴结（根据Cheson标准）	症状改善[f]
CR[a]	CRP、血红蛋白、白蛋白、GFR恢复正常[e]	CR	恢复至基线（发病前）
PR[b]	CRP、血红蛋白、白蛋白、GFR均改善>50%	PR	4个症状（疲乏、厌食、发热、体重下降）均改善，但未恢复至发病前
SD[c]	CRP、血红蛋白、白蛋白、GFR均改善<50%，或恶化<25%	未达PR或CR	4个症状（疲乏、厌食、发热、体重下降）中至少1个症状（但不是所有症状）改善
PD[d]	CRP、血红蛋白、白蛋白、GFR中任一项恶化>25%	增大>25%	≥2次评估提示4个症状（疲乏、厌食、发热、体重下降）中任一症状恶化[g]

注：CR：完全缓解；PR：部分缓解；SD：疾病稳定；PD：疾病进展；CRP：C反应蛋白；GFR：肌酐清除率；a指生化疗效、淋巴结、症状改善均达CR；b指生化疗效、淋巴结、症状改善均≥PR；c指生化疗效、淋巴结、症状改善均未达到PD且不符合PR或CR标准；d指生化疗效、淋巴结、症状任一项PD；e指CRP≤10mg/L，HGB≥130g/L（男）或115g/L（女），白蛋白≥35g/L，GFR≥60ml·min^{-1}·$1.73m^{-2}$；f指疲乏或厌食的通用毒性标准（common toxicity criteria，CTC）级别较治疗前下降≥1级，发热较治疗前下降≥1℃，体重较治疗前增加≥5%；g指CTC级别较治疗前恶化≥1级。

第四节　预后

UCD患者的预后良好，5年生存率超过90%，几乎不影响远期生存。但合并副肿瘤天疱疮和闭塞性细支气管炎的UCD患者预后差。

iMCD患者预后较差，重型和非重型iMCD患者的3年总生存率估计分别为75.6%和93.8%。国际Castleman病协作网络（CDCN）提出iMCD的危险度分层体系，符合下述5条标准中2条及以上则考虑重型iMCD，否则为非重型iMCD。具体标准如下：①美国东部肿瘤协作组（ECOG）评分≥2分；②肾功能障碍Ⅳ期（eGFR<30ml/min；肌酐>3.0mg/dl）；③重度水肿和（或）腹水、胸水、心包积液；④血红蛋白≤80g/L；⑤肺部受累或伴气促的间质性肺炎。与非重型iMCD患者相比，重型iMCD患者预后更差。

第十六章

淋巴瘤的放疗

第一节　概述

放疗目前仍是淋巴瘤重要的治疗手段，也是最有效的局部区域治疗手段。部分侵袭性非霍奇金淋巴瘤（如弥漫性大B细胞淋巴瘤）化疗后加入放疗能提高局控率和总生存率；而对化疗相对抗拒的结外NK/T细胞淋巴瘤和早期惰性淋巴瘤，放疗仍为最主要的根治性手段。随着有效化疗药物和方案的不断发展与创新，新的预后评价手段和指标的引进，放疗治疗先进技术的应用，放疗在淋巴瘤治疗中的作用需要不断调整和评估。医生需要全面掌握现有证据，根据病人基本情况来推荐治疗，力争给病人带来最佳疗效。

第二节　放疗原则

1　放疗适应证

根据放疗目的和作用，可将淋巴瘤放疗的适应证大体分为：①根治性治疗；②整合治疗的一部分；③化疗不能耐受或抗拒、残存病灶的挽救治疗；④姑息治疗。表40-16-1根据美国国家癌症指南（NCCN）和现有临床研究证据提出的，初诊淋巴瘤患者放疗的指征和治疗原则。

2　放疗靶区原则

侵袭性淋巴瘤中，随着影像学的进步和化疗有效性的提高，单纯化疗后，失败的主要部位仍位于初始的淋巴结受累部位，仅需在化疗前淋巴结部位周围加上一圈很小的边界进行照射，就能有效降低疾病复发风险，逐渐形成受累淋巴结/部位照射的概念。

3 照射剂量

淋巴瘤对放疗敏感，放疗剂量依据病理类型、治疗目的和化疗反应来调整。

第三节 治疗

1 评估

治疗前要充分评估肿瘤侵犯部位和大小，常规做影像诊断检查，特殊部位肿瘤需要做相关检查。放疗射野需要根据病灶侵犯范围做个体化设计，因此全面精准的病灶评估对淋巴瘤放疗至关重要。淋巴瘤诊断和疗效评估详见相关章节。

2 治疗

根据放疗目的和作用，可将淋巴瘤放疗适应证大体分为以下几种。

2.1 根治性放疗

早期惰性淋巴瘤放疗预后非常好，推荐行根治性放疗。常见病理亚型包括滤泡淋巴瘤（FL）、结外黏膜相关淋巴组织淋巴瘤（MALT）、小淋巴细胞淋巴瘤/慢性淋巴细胞淋巴瘤（SLL/CLL）、套细胞淋巴瘤（MCL）等。这类肿瘤化疗后经常复发进展，放疗可长期控制病灶甚达治愈。对常规化疗方案不敏感的局限期侵袭性淋巴瘤，如结外NK/T细胞淋巴瘤，或不能耐受化疗毒性的淋巴瘤，放疗为最主要的根治性手段。

（1）局限期惰性淋巴瘤

放疗是局限期惰性淋巴瘤的首选根治手段，受到NCCN指南和欧洲肿瘤内科协会（ESMO）推荐，化疗和观察等待列为可选治疗。放疗是早期滤泡淋巴瘤和结外黏膜相关淋巴组织淋巴瘤唯一根治性治疗手段。近10年，越来越多患者倾向于接受观察或化疗，目前缺乏随机对照研究比较临床疗效，然而基于大数据分析显示，放疗组较未放疗组显著提高了5年和10年总生存率。在早期低级别滤泡淋巴瘤的分析中，NCDB（代表全美70%癌症患者）和SEER（代表美国约30%人口）数据均发现，放疗组较未放疗组10年总生存率显著提高14%，放疗组10年肿瘤特异生存率达到95%以上。多个大宗病例分析显示，早期结外粘膜相关淋巴瘤放疗后，5年生存率为95%，低于5%的病人死于肿瘤，局部控制率高于90%。接受放疗的MALT淋巴瘤患者10年总生存率（OS，73.8%）和相对生存率（RS，96.6%）显著高于化疗（OS，61.7%；RS，86.4%；$P < 0.001$）或其他/未知治疗组（OS，61.1%；RS，87.2%；$P < 0.001$）。

结节性淋巴细胞为主型霍奇金淋巴瘤中，早期患者仍推荐放疗为首选根治性治疗。根据多个大宗病例回顾分析或前瞻数据收集分析，早期结节性淋巴细胞为主型霍奇金淋巴瘤采用受累野放疗，疾病控制与放化疗整合治疗及扩大野的放疗效果相当，且显著优于单纯化疗。

（2）化疗不敏感的侵袭性淋巴瘤

某些化疗不敏感的侵袭性淋巴瘤，放疗是主要根治性治疗，如结外NK/T细胞淋巴瘤。对局限期结外NK/T细胞淋巴瘤，使用阿霉素为基础的方案单纯化疗，长期生存率低于30%，即使应用新方案，如含左旋门冬酰胺酶和铂类方案化疗，大宗病例报道的5年生存率也未超过30%~40%。而采用放疗为主的治疗，早期结外NK/T细胞淋巴瘤5年生存率在60%~70%以上。来自中国的多中心大宗病例分析显示，早期结外NK/T细胞淋巴瘤应进行风险分层治疗，无预后不良因素（年龄>60岁，LDH增高，ECOG评分≥2分，原发肿瘤侵犯和Ⅱ期）的早期低危结外NK/T细胞淋巴瘤，建议单纯放疗，5年生存率约90%，加入化疗未进一步提高生存率。有预后不良因素的早期中高危结外NK/T细胞淋巴瘤，建议放疗后化疗（含门冬酰胺酶方案）或短疗程化疗后放疗，放疗后化疗的疗效优于单纯放疗或化疗后放疗，5年生存率达到72%。放疗联合新化疗方案较放疗联合旧化疗方案显著提高了早期病人的生存率，现代化放疗可治愈72%的结外NK/T细胞淋巴瘤患者。

（3）化疗耐受或抗拒的淋巴瘤

当化疗无效，或患者无法完成既定方案的化疗，局限期患者可接受根治性放疗。例如局限期霍奇金淋巴瘤，可行根治性次全淋巴结照射。侵袭性淋巴瘤如早期弥漫性大B细胞淋巴瘤放疗的5年生存率约为30%~50%。

2.2 整合治疗

对于早期经典型霍奇金淋巴瘤和侵袭性非霍奇金淋巴瘤，化疗有效时加入放疗的好处主要在于两方面，一是提高疾病控制，免除部分患者失败后的大剂量化疗和骨髓移植，甚至提高总生存率；二是能降低总体治疗强度，减少化疗周期数，从而降低治疗的毒副作用，提高治疗依从性。

早期霍奇金淋巴瘤中，HD10和11研究表明，仅需2或4周期ABVD方案化疗和20Gy或30Gy受累野放疗，5年总生存即能达到90%以上，与更长周期ABVD化疗加更高剂量放疗的疗效无差别。多个临床研究，选择化疗效果特别好、预后指标良好的患者进行单纯化疗而豁免放疗。英国RAPID研究和德国HD16研究结果显示，即使对非大肿块的Ⅰ-Ⅱ期霍奇金淋巴瘤，化疗后早期PET阴性患者中省略放疗，疾病控制率仍显著降低。而EORTC研究组开展的H10研究亦得到同样的结果，致使研究入组提前终止。这三个研究皆表明，对早期预后良好组霍奇金淋巴瘤，PET早期完全缓解（CMR）作为省略放疗的指标并不可靠。目前仍推荐放化疗整合治疗。而对早期预后不良霍奇金淋巴瘤，HD17和H10结果显示在化疗敏感组放疗可被省略。

弥漫大B细胞淋巴瘤前美罗华时代，SWOG8736研究显示，局限期DLBCL3周期CHOP化疗加40~55Gy放疗，无进展生存和总生存皆显著优于8周期单纯化疗。另一个随机分组研究ECOG1484证明，足量化疗达CR后放疗，能显著提高局部控制和无病生存率。美罗华时代大数据显示整合治疗较单纯化疗显著提高总生存约7%~10%。在DLBCL中，放疗还推荐用于结外受侵及疗前大肿块的病例。来自德国侵袭性淋巴瘤研究组的RICOVER-60 NoRTh研究和MinT研究都验证了放疗的作用。放疗对化疗后局部残存病灶的巩固治疗同样有效，甚至达到和疾病完全缓解同等的效果。对疗末PET评效完全缓解（CMR）、疗前无明显不良预后因素，放疗似乎可被安全省略。对早期低危DLBCL（IPI=0-1），接受4周期R-CHOP方案化疗达到CMR，5年生存率超过90%，可以考虑不做放疗。

美国国家数据库的真实治疗情况显示，无论早期霍奇金淋巴瘤，还是DLBCL，整合治疗的总生存率较单纯化疗显著提高。因此，NCCN和ESMO等其他指南中，早期霍奇金淋巴瘤和DLBCL皆推荐短疗程化疗加上局部放疗。

淋巴瘤常见结外部位或器官受累。由于化疗药物难以在这些组织中达到理想的浓度分布，或分子分型更常见不良的预后亚型，常导致结外部位的治疗失败比例较高。放疗作为最有效的局部控制手段，剂量分布不受器官限制，因此在结外受累病变的治疗中更加重要。如睾丸原发、中枢神经系统原发、皮肤受累、骨受累等，推荐放疗以更好地控制疾病。

2.3　化疗后残存和高危病人的巩固治疗

对化疗后残存的侵袭性淋巴瘤，残存病灶的放疗能够提高疾病控制，疗效近似、甚至等同于化疗完全缓解的患者。

对进展期霍奇金淋巴瘤，EORTC研究表明，化疗部分缓解（PR）后补充放疗，无事件生存和总生存与化疗完全缓解（CR）的效果类似，肯定了放疗在这部分患者中的作用。德国霍奇金淋巴瘤研究组HD12和HD15研究中，放疗的指征皆包括化疗后病灶残存。英国淋巴瘤研究组LY09研究显示，ABVD及交替方案化疗后，大肿块和残存病灶放疗，能显著改善无进展生存和总生存。放疗的作用似乎与化疗的密度和强度相关。如果给予高强度的化疗，如BEACOPP加强方案后，放疗的巩固作用即降低。但对剂量强度没那么大及长度不充分的化疗，放疗的巩固作用十分重要。弥漫大B细胞淋巴瘤化疗后局部残存病灶放疗可达与完全缓解相同的疗效。

对化疗失败的患者，行高剂量化疗和干细胞移植之前或之后，常推荐行受累淋巴结、全淋巴结或次全淋巴结放疗，能够进一步提高疾病控制，提高病人治愈率。对化疗失败后仍局限于局部区域的病例，甚至可采用单纯放疗进行挽救治疗，局部扩大野照射。

2.4 姑息治疗

绝大部分淋巴瘤对放疗敏感，放疗是淋巴瘤最有效的治疗手段之一，也是晚期病例的姑息治疗手段，对缓解肿瘤压迫或破坏产生的局部症状效果显著。惰性淋巴瘤细胞对射线高度敏感，常规照射剂量24~30Gy常能获得理想的局部控制，有效缓解局部症状，超低剂量放疗如4Gy/两次照射，在一半以上的病人中有效控制甚至完全缓解病情，70%病灶可达无进展，是有效的姑息治疗方案。

2.5 放疗靶区与剂量

（1）射野定义和分类

受累淋巴结照射（INRT）：化疗前在放疗体位下行PET/CT检查，并融合至化疗后放疗的定位CT中，准确照射所有化疗前大体肿瘤位置，即为受累淋巴结照射。这个定义强调两点，一是射野就是化疗前GTV的范围，二是必须有化疗前精确的治疗体位下的PET/CT评估。

受累部位照射（ISRT）：当无条件获得精准的治疗前影像时，可通过适度增大射野来涵盖治疗中的不确定性因素，由此衍生出受累部位照射的概念。在缺乏化疗前治疗体位的精确影像学资料时，可参考化疗前和后的影像学信息，勾画出化疗前肿瘤位置，外放一定边界（2~5cm）来补偿这种影像学的不确定性，即为受累部位照射。当原发肿瘤位于结外器官，靶区常需包括整个器官，如眼、腮腺、胃、鼻腔等。

国际淋巴瘤放疗协作组已发表指南，指导受累淋巴结/部位照射的靶区勾画。目前回顾性数据和德国HD10和HD11前瞻性研究，初步验证了缩小射野的安全和有效性，成为NCCN指南和欧洲淋巴瘤治疗组织推荐的首选放疗技术。

（2）剂量

成人淋巴瘤所需照射剂量不同，HL的根治剂量为36~40Gy，化疗后达CR（亚临床病灶）20~30Gy。低度恶性NHL的根治性照射剂量为24~30Gy，DLBCL化疗CR后巩固性放疗30~40Gy，结外鼻型NKTCL淋巴瘤的根治照射剂量为50~56Gy。

德国霍奇金淋巴瘤研究组HD10的研究表明，预后良好早期霍奇金淋巴瘤，2周期ABVD化疗后20Gy的放疗能够达到与30Gy同等效果，而HD11显示，预后不良早期霍奇金淋巴瘤4周期ABVD化疗后应给予30Gy照射。英国淋巴瘤研究组的研究证实，侵袭性和惰性非霍奇金淋巴瘤分别将放疗剂量降低至30Gy和24Gy未降低疗效。而惰性淋巴瘤姑息放疗剂量学研究显示，放疗4Gy能使49%的患者肿瘤完全消退，总体上96%肿瘤稳定和有效（SD+PR+CR）。常见亚型放疗见表40-16-1。

表 40-16-1 初诊淋巴瘤放疗指征

淋巴瘤亚型	指征	治疗原则
经典型霍奇金淋巴瘤	ⅠA和ⅡA期，预后良好*	ABVD×2 + ISRT 20Gy
	ⅡA期，预后好**	ABVD×4 + ISRT 30Gy
	Ⅰ-Ⅱ期，预后不良	ABVD×4-6+ISRT 30~36Gy或 BEACOPPesc×2+ABVD×2+ISRT 30~36Gy
	Ⅲ-Ⅳ期	ABVD化疗后，对化疗残留和疗前大肿块行ISRT； BEACOPPesc化疗后对残存直径>2.5cm且PET阳性病灶ISRT
结节性淋巴细胞为主型HL	ⅠA和ⅡA期，非大肿块	ISRT 30Gy
	ⅠB和ⅡB期，或早期大肿块	化疗后ISRT 20~30Gy
	Ⅲ-Ⅳ期	化疗后ISRT或局部放疗，剂量参考以上
弥漫大B细胞淋巴瘤，非特指	Ⅰ-Ⅱ期	RCHOP×3+ISRT或RCHOP×6+ISRT
	Ⅲ-Ⅳ期	对化疗后残存，或者化疗前大肿块及结外受侵部位行ISRT
		化疗CR后推荐放疗剂量30~36Gy；化疗PR或SD后剂量为30~40Gy；化疗后进展行挽救放疗时剂量40~50Gy
结外NK/T细胞淋巴瘤	Ⅰ期无预后不良因素*** Ⅰ期有预后不良因素或Ⅱ期 Ⅲ-Ⅳ期	单纯放疗，受累部位放疗ISRT 50Gy，残存灶补量5~10Gy 放疗联合非阿霉素方案的综合治疗，ISRT 50Gy，残存灶补量5~10Gy 门冬酰胺酶方案化疗，原发灶或残存病灶照射。
外周T细胞淋巴瘤	ALK阳性的ALCL，Ⅰ-Ⅱ期	化疗×3+RT或化疗×6+RT，ISRT 40Gy，可根据具体情况残留部位补量照射。
	PTCL，NOS/ALK阴性的ALCL/AITL/EATL	化疗×6+RT，ISRT 40~50Gy
结外粘膜相关淋巴组织淋巴瘤	Ⅰ-Ⅱ期，非大肿块 Ⅲ-Ⅳ期	ISRT 24~30Gy 姑息性放疗剂量4Gy
滤泡淋巴瘤	Ⅰ-Ⅱ期，非大肿块 Ⅲ-Ⅳ期	ISRT 24~30Gy 姑息性放疗剂量4Gy
CLL/SLL	Ⅰ期	ISRT 24~30Gy 姑息性放疗剂量4Gy
MCL	Ⅰ-Ⅱ期，非大肿块	化疗后放疗或单纯放疗，ISRT 24~30Gy
原发皮肤B细胞淋巴瘤	边缘带或滤泡型，单发或局限于区域	局部放疗，ISRT 24~30Gy
	大B细胞，腿型，单发或局限于区域	RCHOP+RT或单纯放疗，40Gy
蕈样霉菌病	局限的斑块或瘤块	局部放疗或全身电子线照射，24~30Gy，局部肿块可进一步推量

*非大肿块，<3个受累部位，ESR<50，无结外受累。

**非大肿块，<4个受累部位，ESR<50，±结外受累。

***早期预后不良因素：年龄>60岁，LDH增高，ECOG评分≥2分，原发肿瘤侵犯（PTI）和Ⅱ期。

第四节 评估

治疗前要充分评估肿瘤侵犯部位和大小，常规做影像诊断检查，特殊部位肿瘤需要做相关检查。放疗射野需要根据病灶侵犯范围做个体化设计，因此全面精准的病灶评估对淋巴瘤放疗至关重要。淋巴瘤诊断和疗效评估详见相关章节。

第十七章

噬血细胞综合征

第一节　淋巴瘤相关HLH的定义

噬血细胞性淋巴组织细胞增多症（hemophagocytic lymphohistiocytosis，HLH）又称噬血细胞综合征，是一种遗传性或获得性免疫调节功能异常导致的淋巴细胞、单核细胞和巨噬细胞异常激活、增殖和分泌大量炎性细胞因子引起的过度炎症反应综合征。以发热、血细胞减少、肝脾肿大及肝、脾、淋巴结和骨髓组织发现噬血现象为主要临床特征。

按照是否存在明确的HLH相关基因异常，HLH可分为“原发性” 和“继发性”两类。淋巴瘤是继发HLH的常见诱因之一，发病率随着年龄的增长而增高。淋巴瘤诊疗过程中发生的HLH统称为淋巴瘤相关HLH。根据发生诱因不同，淋巴瘤相关HLH可分为淋巴瘤直接导致的HLH、感染导致的HLH及免疫治疗诱发的HLH。

第二节　淋巴瘤相关HLH的诊断标准

推荐采用国际组织细胞协会于2004年修订的HLH-2004标准。在具有明确病理诊断的淋巴瘤的基础上，除外原发HLH，符合HLH-2004诊断标准8条指标中的5条或以上，淋巴瘤相关HLH的诊断可以成立。

第三节　淋巴瘤相关HLH的治疗

对淋巴瘤相关HLH的治疗应该先针对HLH还是先针对淋巴瘤，目前尚无循证学依据，需根据患者的不同状况给予HLH诱因指导下的分层治疗。

对“感染导致的HLH”和“免疫治疗诱发的HLH”，HLH缓解、感染等诱因祛除后，可回归至既往的淋巴瘤治疗。

对“淋巴瘤直接导致的HLH”、器官功能尚可的患者，推荐给予兼顾HLH及淋巴瘤的含依托泊苷的联合化疗方案，如DEP、DA-EPOCH或DEP样方案；对器官功能较差的“脆弱”患者，可考虑予HLH-94方案或非细胞毒性药物治疗。HLH得到控制后应积极过渡到标准的淋巴瘤化疗。

第四节　淋巴瘤相关HLH的预后

淋巴瘤相关HLH疾病凶险，进展迅速，早期死亡率高，若不及时进行合理、有效的早期干预，中位生存期不足2月，早期诊断及治疗是改善患者预后的关键。

第十八章

治疗相关不良反应管理

第一节 常见单克隆抗体药物（CD20）不良反应管理

1 输注反应（IRR）

注射CD20单抗可能导致严重的输液反应，包括致命性超敏反应。约80%的致命性输液反应与首次输注有关，表现为低血压、发热、畏寒、寒战、荨麻疹、支气管痉挛、舌或喉部肿胀感等。发生严重反应者应立即停止输注，并对3或4级的输液反应提供药物治疗。人源化的CD20单抗——奥妥珠单抗与效应细胞上的FcγⅢ受体亲和力增强，这可能导致IRR发生率高于利妥昔单抗。因此，在应用CD20单抗前应该首先做好预防，同时应对患者进行密切监测。

（1）用药前准备

应准备用于治疗超敏反应的药物。

（2）监测是否发生细胞因子释放综合征

表40-18-1 CD20单抗注射液输注相关不良反应处理

输注时间 推荐等级	Ⅰ类推荐	Ⅱ类推荐
首次输注	预防用抗组胺药如苯海拉明20~40mg，输前半小时；皮质类固醇如地塞米松10~20mg，输前半小时；解热镇痛药。 首次反应，滴注速度不能超过原滴注速度的一半。如50mg/h发生反应，以1mg/ml浓度，最低每分钟3~5滴（10mg/h）开始，一般均可以耐受。	
过敏反应	立即停止滴注。 有严重呼吸困难，支气管痉挛和低氧血症的患者应立即使用肾上腺素、抗组胺药（例如苯海拉明）、糖皮质激素以及支气管扩张药物，吸氧。严重时加用升压药物等血管活性药物。	
再输注	预防用抗组胺药、皮质类固醇、解热镇痛药。如再次发生相同的严重不良反应，应考虑永久停药。	首次无反应，状态好者，尝试90分钟快速滴完。

(3) 预先存在肺功能不全或肿瘤肺浸润的患者，必须进行胸部X线检查。

(4) 再启动时机与处理：所有的症状消失和实验室检查恢复正常后才能继续滴注。

2 利妥昔单抗相关的间质性肺病（Rituximab-induced interstitial lung disease RTX-ILD）

淋巴瘤患者的RTX-ILD主要表现为发热、咳嗽及呼吸困难，小部分可出现呼吸衰竭。免疫化疗周期长、利妥昔单抗累积剂量高、使用盐酸阿霉素脂质体、B症状和药物过敏史等是RTX-ILD的高危因素。

参照Fleischer学会RTX-ILD诊断标准：①影像学检查提示肺部新发病变，表现为磨玻璃影，实变影，小叶间隔增厚等。②肺部病变与利妥昔单抗治疗在时间上呈正相关；③除外其他引起肺部病变的病因。对治疗过程中出现不明原因干咳、气短，血氧下降的患者，应尽早完善肺部CT检查。一旦确诊，则立刻停止RTX及其他控瘤药物，及早改用糖皮质激素。关于RTX-ILD治疗中激素的剂量和疗程尚缺乏大规模研究结果证实。临床实践中，可参考间质性肺病分级管理原则。其他如应用免疫球蛋白、抗肺纤维化药物、积极治疗基础疾病及恢复期肺功能的康复训练等。

3 乙肝病毒（HBV）再激活

定义：1HBsAg阳性，符合下列任一条件者可为HBV再激活：①血清HBV-DNA由不可测变为可测或超过基线水平≥1 log10；②HBeAg阴性患者血清HBeAg转阳。③HBsAg阴性/抗-HBc阳性患者，符合下列任一条件者可定义为HBV再激活：①血清HBsAg转阳；②血清HBV-DNA由不可测变为可测。

管理建议：B细胞淋巴瘤患者应用CD20单抗，HBV再激活率可高达70%，病死率达13%。对于计划接受免疫化疗的B细胞淋巴瘤患者，HBsAg阳性、HBsAg阴性/抗-HBc阳性，建议优选强效低耐药的核苷（酸）类抗病毒药物，如恩替卡韦或替诺福韦酯。

4 感染

CD20单抗促B细胞耗竭，与感染风险增加有关。正在接受CD20单抗治疗或结束治疗不到12个月的淋巴瘤患者，体内均不能产生抗新冠病毒抗体，且新冠病毒感染病程出现延长，即“长新冠”。而且新冠病毒重症风险高，建议尽早使用抗病毒治疗，减轻后期炎症因子风暴及继发二重感染的风险。

反复多次使用抗CD20单抗的患者，发生COVID-19相关严重事件（如重症入院、机械通气支持或死亡）的风险可增加。所以维持治疗期的淋巴瘤患者，暂缓继续

CD20单抗维持治疗。最好在CD20单抗治疗结束后至少间隔6个月以上再接种疫苗。

第二节　常见小分子靶向药物不良反应管理

1　小分子靶向药物

目前我国临床上常用的小分子靶向药物包括：布鲁顿酪氨酸激酶（Bruton's tyrosine kinase，BTK）抑制剂，组蛋白去乙酰化酶（histone deacetylase，HDAC）亚型选择性抑制剂，免疫调节剂，PI3K抑制剂，核输出蛋白（Exportin-1，XPO1）抑制剂以及B细胞淋巴瘤因子-2（B-cell lymphoma protein 2，BCL2）抑制剂等。

2　常见小分子靶向药物不良反应管理

2.1　BTK抑制剂（BTKi）

目前国内上市的BTKi有伊布替尼、泽布替尼、奥布替尼，国外上市的有阿卡替尼，均为不可逆共价结合的BTK抑制剂。一般来说，BTK抑制剂的安全性良好，不良事件多数为1~2级，且多随着治疗时间的延长而逐渐消失。常见的不良反应有血液学不良反应（中性粒细胞减少症、血小板减少症、贫血）以及非血液学不良反应（感染、出血、腹泻、乏力、皮疹等），需要关注和特殊管理的不良反应包括房颤、出血、高血压、腹泻、感染等。当出现BTKi相关不良反应时，应密切监测，三级及以上不良事件应暂停给药，请相关学科进行多学科整合诊疗（MDT to HIM）并合理处置，权衡风险及获益，必要时减量甚至终止给药。

2.2　来那度胺

来那度胺是新型控瘤免疫调节类药物，具有抑制血管生成、增强免疫效应细胞的细胞毒活性以及直接控瘤作用，最常见的不良反应为血小板减少症和中性粒细胞减少症；其他的不良反应还包括腹泻、瘙痒、皮疹、疲劳、便秘、恶心、关节痛、发热、背痛、外周性水肿、咳嗽、头昏、头痛、肌肉痛性痉挛、呼吸困难和咽炎等。严重不良反应包括：静脉血栓（深静脉血栓、肺栓塞）、血管性水肿、Stevens-Johnson综合征和中毒性表皮坏死溶解症、肿瘤溶解综合征（TLS）和燃瘤反应、肺炎等。如果出现3级不良反应，应暂停用药并给予对症治疗。待不良反应缓解至≤1级时可恢复来那度胺用药。4级非血液学不良反应，停止本品治疗。恢复用药时可采用降低一个剂量水平（5mg/d）；恢复用药时减量后剂量不应低于2.5mg/d。需要特别指出的是血栓形成风险，治疗中发生了任何血栓事件，必须停止治疗并开始标准的抗凝治疗。稳定并且血栓事件的并发症已得到控制，可按原来的剂量重新开始来那度胺治疗。在来那度胺治疗期间，患者应持续进行抗凝治疗。

2.3 林普利塞（PI3K抑制剂）

林普利塞通过抑制PI3Kδ阻断B细胞受体（BCR）信号通路，抑制肿瘤生长；同时，林普利塞还可通过下调调节性T细胞（Treg）而改变免疫微环境，治疗中主要不良反应有中性粒细胞减少症、肝毒性、皮肤反应、腹泻或结肠炎、高血糖症，严重毒性为致死性肺部感染和间质性肺病。

对感染性肺炎建议对接受林普利塞治疗的患者进行个体化肺孢子虫病预防；患者若出现咳嗽伴胸闷、憋气症状，应停止林普利塞治疗，并立即就医进行鉴别诊断，警惕间质性肺病情况，对腹泻或结肠炎需关注迟发性腹泻，该类型发生时间相对较晚，并且对止泻药或经验性抗菌治疗反应不佳，如出现对抗动力药物无效的2级腹泻及≥3级腹泻的患者应立即停用林普利塞，腹泻缓解后，根据临床判断可考虑低剂量林普利塞治疗，肝脏不良反应主要表现为转氨酶升高，一般停药后患者肝功能可迅速好转，如果肝功能损害没有迅速消退，则通常使用皮质类固醇治疗，而高血糖症则需要动态监测血糖，如配合胰岛素治疗无改善，则永久停药。

2.4 塞利尼索（XPO1抑制剂）

塞利尼索通过抑制XPO1，可促使抑癌基因蛋白和其他调节细胞生存和增殖的蛋白质在瘤细胞内积累，从而抑制肿瘤的增长和扩散。常见不良反应包括血小板减少、中性粒细胞减少、贫血、恶心/呕吐、腹泻、厌食/体重减轻、乏力、低钠血症。

针对血小板、中性粒细胞减少，建议前8周至少每周监测一次血常规。一般通过减量和短暂停药以及对症治疗能够得到缓解。恶心/呕吐建议塞利尼索给药前给予两联止吐药物，必要时考虑三联止吐。发生1~2级恶心、呕吐时无需调整塞利尼索剂量，3级需暂停用药待恢复后降低1个剂量水平重新开始治疗。发生腹泻需同时避免咖啡、酒、奶制品和非水溶性纤维素的摄入。第2次发生2级腹泻时应降低剂量，≥3级需暂停用药待恢复后降低1个剂量水平重新开始治疗。低钠血症，当血钠<130 mmol/L时，根据是否有相应症状，考虑减量或暂停给药，待低钠血症缓解，可按起始剂量或降低1个剂量水平恢复给药。

2.5 维奈克拉（Venetoclax）

维奈克拉是靶向BCL2蛋白的抑制剂，可促进细胞凋亡，进而达到控瘤目的，最常见的任何级别不良反应有中性粒细胞减少症，胃肠道毒性如恶心、呕吐、腹泻、便秘，血小板减少症及出血，贫血及疲劳，肿瘤溶解综合征，外周水肿，皮疹和上呼吸道感染。需要特殊关注为肿瘤溶解综合征（TLS），高肿瘤负荷发生TLS的风险增高。推荐初始剂量为第1周单次给药20mg/d，随后每周增加剂量（依次为50mg/d，100mg/d，200mg/d，400mg/d），经5周达推荐剂量400mg/d，目的是逐步降低肿瘤负荷及TLS风险。在首次给药前，为患者提供充足的水化和抗高尿酸血症药物，并在剂量爬坡期继续使用。

第三节 常见ADC药物不良反应管理

1 概述

抗体偶联药物（antibody-drug conjugate，ADC）是一类通过特定的连接子将特异性单克隆抗体与高杀伤性的细胞毒性药物偶联起来的靶向生物制剂。目前在中国上市治疗淋巴瘤的ADC药物有2种（见表40-18-2）。

表40-18-2 中国已上市的治疗血液肿瘤的ADC药物

药物名称（英文）	靶点	适应证
维布妥昔单抗（Brentuximab vedotin）	CD30	经典型霍奇金淋巴瘤；系统性间变性大细胞淋巴瘤；CD30阳性外周T细胞淋巴瘤；原发性皮肤间变性大细胞淋巴瘤或CD30阳性蕈样肉芽肿
维泊妥珠单抗（Polatuzumab vedotin）	CD79b	弥漫大B细胞淋巴瘤

2 ADC药物相关不良反应及处理

不同ADC药物的AE种类和程度存在差异，在使用ADC药物期间应密切监测可能的不良反应，积极采取预防与治疗措施。对严重、复杂的AE，必要时可以开展多学科整合诊疗（MDT to HIM），共同制定最优方案。主要和重要不良反应处理如下。

（1）血液学毒性

血液学毒性或骨髓抑制是ADC药物常见的不良反应，包括中性粒细胞减少症、血小板减少症和贫血。

ADC药物引起的血小板减少症多为1~2级，应根据每种ADC药物说明书进行调整。可根据血小板减少的程度以及出血的严重程度进行治疗，主要包括输注血小板、应用重组血小板生成素（rhTPO）、应用重组人白介素11（rh-IL11）和应用血小板生成素受体激动剂。

（2）周围神经病变

ADC药物所致周围神经病变（PN）以1~2级为主，在以具有MMAE有效载荷的ADC药物中更容易发生。大部分患者PN可以完全或部分恢复，一部分患者PN症状会持续存在。需要根据分级进行药物调整。

（3）输液反应

输液反应（infusion reaction，IRR）是ADC药物治疗患者的常见不良反应。IRR常为一过性，可以预先使用皮质类固醇激素、对乙酰氨基酚和（或）苯海拉明进行预防。对发生IRR的患者，应立即中断输注，并给予类固醇激素或抗组胺药对症治疗，经对症处理后，如症状全部缓解，可继续完成输注；对发生严重输液反应的患者，建议永久停药。

（4）肝脏不良反应

ADC药物的肝毒性常无特异临床表现，中度和重度肝损害患者发生≥3级不良反应和死亡的频率高于肝功能正常的患者，不宜使用ADC药物治疗。

使用ADC药物期间，应在治疗开始前和治疗期间每4~6周评估并监测、患者肝功能指标，一旦发生严重的肝功能异常，应及时给予对症及保肝治疗，并对ADC用药方案及剂量进行调整。需要特殊关注的是奥加伊妥珠单抗（Inotuzumab ozogamicin，Ino）的肝脏不良反应黑框警告：严重或致死性静脉闭塞性疾病（veno-occlusive disease，VOD），如果发生VOD需要永久停止治疗。

（5）其他

其他不良反应包括呼吸系统不良反应、胃肠道不良反应、皮肤及皮下组织不良反应、感染和机会性感染、心血管不良反应、骨骼肌肉相关不良反应、全身性疾病（如发热、乏力、体重下降）及代谢营养性疾病等，每种ADC药物不尽相同，发生率也有差异，当出现可疑药物不良反应时需分析病情，判定是否与药物相关。

高肿瘤负荷和快速增殖性肿瘤患者使用ADC药物发生肿瘤溶解综合征（tumor lysis syndrome，TLS）的风险可能增加。在开始接受治疗前，应提前做好水化碱化预防TLS发生；治疗期间，应密切监测患者是否出现TLS。

3 ADC药物剂量调整和特殊人群使用

不同ADC药物说明书针对特殊关注的AE规定了剂量调整方案，也针对特殊人群是否需要剂量调整做了说明。对常见不良反应，通用的调整策略为：①1~2级，一般无须特殊处理，可以维持原推荐剂量给药，保持临床监测；②3级需暂停给药直至恢复至≤1级，之后按原剂量，或降低1个剂量水平继续治疗；③4级需暂停给药直至恢复至≤1级，之后降低1个剂量水平继续治疗；若3周内仍不恢复，应考虑终止治疗。以上为当前已批准ADC药物剂量调整的大致原则，临床实践中请务必遵照各个药物最新版本说明书进行剂量调整。

第四节 CAR-T细胞治疗不良反应管理

1 CAR-T细胞治疗不良反应管理

CAR-T治疗相关的不良事件可能累及神经、心血管、血液及淋巴、肌肉及运动、呼吸、胃肠、代谢、免疫等全身各个系统。应根据患者病史、器官功能及检查结果，对准备接受CAR-T治疗的淋巴瘤患者进行风险评估，预判可能发生严重毒副反应的可能性。高危因素包括：ECOG≥3分；年龄≥70岁；高肿瘤负荷；巨块型病灶；病灶临近胃肠、胆管等重要空腔脏器；浆膜腔受累或存在中大量浆膜腔积液；活动性乙肝；重要脏器淋巴瘤受累；存在肿瘤相关性发热等。CAR-T细胞回输后，患者至少住院观察14天。

2 CRS全程管理

细胞因子释放综合征（Cytokine release syndrome，CRS）是由免疫治疗引起的内源性或输注的T细胞以及体内其他免疫细胞激活所产生的一种超生理反应。CRS的特征是与CAR-T细胞扩增相关的全身性免疫激活以及由此导致的血清炎性标记物和细胞因子的升高，细胞因子谱以IL-6，TNF-α，IFN-γ为主。CAR-T细胞治疗相关CRS在淋巴瘤中发生率为30%~95%，严重CRS（≥G3）发生率为10%~30%。CRS中位至发作时间2天（范围1~12天），中位持续约7天。

按发生时间CRS可分为：急性CRS（CAR-T细胞回输后1~3周）、迟发性CRS（CAR-T细胞回输4~6周）及慢性CRS（CAR-T细胞回输6周后）。其中，急性CRS是CRS以及严重CRS发生几率最高的时间段，也是处置的关键时期。CRS可累及全身多个系统，其症状呈进行性发展，起病时常有发热，可能合并低血压、低氧血症和终末器官功能异常等。

2.1 CRS分级标准

常用的CRS分级系统包括Lee等修订的2014改良分级系统和美国移植和细胞治疗学会（ASTCT）分级系统。

表40-18-3 CRS 2014改良分级系统

级别	症状
1	症状不危及生命，只需对症治疗（如发热，恶心，疲倦，头痛，肌痛，不适）
2	症状需中度干预，且中度干预有效；需吸氧<40%，或低血压对补液或用一种低剂量血管加压药有效，或2级器官毒性
3	症状需强干预，且强干预有效；需吸氧>40%，或低血压需使用高剂量或多种血管加压药，或3级器官毒性或4级转氨酶升高
4	危及生命的症状，需呼吸机支持，或4级器官毒性（不包括转氨酶升高）
5	死亡

表40-18-4 美国移植和细胞治疗学会（ASTCT）细胞因子释放综合征分级标准

参数	1级	2级	3级	4级
发热	体温≥38℃	体温≥38℃	体温≥38℃	体温≥38℃
同时合并				
低血压	无	有，无需升压药物治疗	存在，一种升压药物可以维持血压	存在，需要多种升压药物维持血压
合并（或）				
低氧血症	无	有，需要低氧流量鼻导管吸氧*治疗	有，需要高氧流量的鼻导管*或面罩吸氧，或非回吸面罩，或文丘里面罩#吸氧治疗	有，正压通气辅助呼吸（无创机械通气，或气管插管机械通气）

注：*低氧流量氧流量≤6L/min；高氧流量氧流量>6L/min；#文丘里面罩：是根据文丘里原理制成，即氧气经狭窄的孔道进入面罩时在喷射气流的周围产生负压，携带一定量的空气从开放的边缘流入面罩，面罩边缝的大小改变空气与氧的比率。

2.2 CRS分级处理策略

CAR-T治疗的CRS管理目标是预防发生危及生命的情况，同时尽量保留控瘤效应。CRS的临床处置包括监护和治疗两方面，根据CRS的严重程度采取不同强度的监护模式和治疗策略（表40-18-3）。在治疗前、治疗中及治疗后对受试者CRS症状和体征进行密切监测，并积极进行实验室检查，以排除其他引起全身性炎症反应的原因，特别是感染。对症支持治疗应贯穿于各个级别CRS的处置，包括物理降温或配合非甾体药物退热，快速补液或使用血管活性药物维持血压，吸氧以改善低氧血症，保持电解质平衡等。治疗措施实施后观察12~24小时，CRS症状无改善或加重，应升级至下一级处置。高危病例治疗后观察12小时，CRS症状无改善或加重，应升级至下一级处置。对严重或危及生命的CRS，需考虑重症监护支持治疗。

表40-18-5 淋巴瘤CAR-T细胞治疗相关CRS的常规分级处置策略

	1级	2级	3级	4级
支持治疗	密切监测生命体征和神经系统状态	根据指征进行持续心电监护和血氧饱和度监测	在监护病房或重症监护室进行管理	在监护病房或重症监护室进行管理；可能需要机械通气或肾脏替代治疗
细胞因子抗体的使用	发热>3d，托珠8mg/kg（≤800mg/次）	托珠8mg/kg（≤800mg/次），若无改善，每8小时重复一次，24小时内最多3剂，总共最多4剂	托珠按G2给药	托珠按G2给药
糖皮质激素的使用	不推荐	1~2剂托珠后无改善，地米10mg，q12~24h	地米10mg，q6h	大剂量甲强龙100mg，qd，3d
血浆置换	不推荐	不推荐	治疗无效时可考虑	可考虑

3　ICANS全程管理

免疫效应细胞相关神经毒性综合征（immune effector cell-associated neurotoxicity syndrome，ICANS）是指包括CAR-T细胞在内的免疫治疗后，患者内源性或外源性T细胞和（或）其他免疫效应细胞激活或参与而引起的一系列神经系统异常的临床表现。目前已上市的针对CD19、BCMA CAR-T细胞产品治疗相关ICANS发生率差异较大，约28%~87%。ICANS症状或体征为进行性发展，包括表达性失语、意识水平变化、认知功能受损、运动减弱、癫痫和脑水肿等。ICANS的症状和体征常在CAR-T细胞输注后第3~6天出现，第7~8天达到高峰，后随着时间推移而逐渐改善，持续2~3周症状消失。

3.1　ICANS评估指标和分级

在CAR-T回输前，对既往有中枢神经系统疾病病史，或肿瘤累及中枢的患者，需要接受全面的神经系统评估。密切监测患者血常规、生化、凝血功能、铁蛋白、细胞因子等指标。可行腰椎穿刺和脑脊液检查、头颅CT或MRI、脑电图动态监测等检查进一步辅助诊断，并排除颅内感染、颅内出血、原发病中枢累及等可能原因。

评判ICANS的常用国际评分量表包括通用不良事件术语标准5.0（CTCAE 5.0）、CARTOX-10神经系统评分体系（表40-18-6）和对CARTOX改良后的免疫效应细胞相关脑病（ICE）评分表。ICANS分级需要整合ICE评分及神经系统症状和体征进行评判（表40-18-7）。接受CAR-T细胞回输的所有患者，应运用量表每天进行神经系统评估。

表40-18-6　CARTOX-10神经系统评分体系

CARTOX-10神经系统评分体系		
定向定位描述测试	描述当前时间（年、月），所在城市、所在医院、目前国家领导人	满分记5分
命名测试	指出身边3样物体名称（例如：手表、钢笔、纽扣等）	满分记3分
书写测试	写出一个正确的句子（例如：中国国旗是五星红旗）	满分记1分
专注度测试	从100例数至10（100，90，80…20，10）	满分记1分

注：根据回答问题的正确与否计分，答对一项记1分，累计后得出总分。

表 40-18-7 美国移植和细胞治疗学会免疫效应细胞相关神经毒性综合征分级标准

参数	1级	2级	3级	4级
CARTOX评分和/或ICE评分	CARTOX评分7~9分和/或ICE评分7~9分	CARTOX评分3~6分和/或ICE评分3~6分	CARTOX评分0~2分和/或ICE评分0~2分	CARTOX评分无法评估和/或ICE评分0分
意识水平	患者可自主苏醒	患者通过声音可唤醒	患者通过刺激可唤醒	需要强烈或重复的触觉刺激来唤醒或昏迷
癫痫	无	无	可控住的癫痫发作；或脑电图发现非惊厥性癫痫，经过干预可缓解	危及生命不可控的癫痫发作；或间期反复发生临床或电生理发作
运动障碍	无	无	无	深部局部运动减弱如偏瘫或下肢轻瘫
颅内压升高/脑水肿	无	无	神经影像学检查发现局灶性水肿	影像学上弥漫性水肿；去脑或去皮质姿势；颅神经Ⅵ麻痹；视神经乳头水肿；库欣三联征

4 其他不良反应

CAR-T相关的其他不良反应包括骨髓抑制、感染、病毒再激活、B细胞缺乏症/低丙种球蛋白血症、肿瘤溶解综合征、凝血功能异常、过敏反应等。

骨髓抑制是CAR-T细胞治疗后最常见的不良反应之一，其中3级及以上中性粒细胞减少发生率为60%~96%，贫血发生率为20%~70%，血小板减少发生率为30%~63%。CAR-T治疗期间应持续关注患者血细胞计数，必要时给予造血刺激因子，或输注浓缩红细胞和血小板等血液制品。

接受CAR-T细胞治疗后1~2年内，各种感染发生率约为55%，其中≥3级的严重感染约为33%。其中，CAR-T治疗后1个月内感染最为突出，发生率高达40%，大部分为细菌感染。CAR-HEMATOTOX等综合模型可以帮助预测CAR-T后感染并发症和生存风险，联合血清降钙素原可以帮助识别重度感染患者。推荐从预处理化疗开始口服伐昔洛韦或阿昔洛韦以预防病毒感染，并从预处理化疗或回输前1周开始口服复方磺胺甲恶唑预防耶氏肺孢子菌肺炎，直至CAR-T后1年或CD4计数超过0.2×10^9/L。粒细胞缺乏期建议口服氟康唑进行预防性抗真菌治疗；对真菌感染高危人群，包括有造血干细胞移植史、侵袭性真菌感染史或正在使用糖皮质激素等免疫抑制剂的患者，推荐应用泊沙康唑、氟康唑和伏立康唑。根据白细胞或粒细胞减少的分级，给予经验性抗革兰氏阴性菌、革兰阳性菌、真菌以及病毒的预防和治疗。治疗期间，应定期进行CMV和EBV等血清学指标的检测，加强患者护理，注意口腔、消化道和泌尿生殖道清洁。

清除CD19阳性B细胞可能会导致乙型肝炎病毒（HBV）再激活，治疗前应常规筛查HBV血清学标志物和肝功能，有乙型肝炎病史的患者通过定量聚合酶链反应

（PCR）和（或）核酸检测病毒载量。对HBV慢性感染者和HBV-DNA阳性的乙型肝炎患者，应接受抗病毒治疗（如核苷类似物），对HBV-DNA阴性的乙型肝炎康复者，可预防性使用抗病毒药物，并在治疗过程中严密监测HBV-DNA拷贝数及肝功能情况。

由于正常B淋巴细胞表达CD19，CAR-T细胞会清除正常B淋巴细胞，导致B淋巴细胞缺失，从而发生免疫球蛋白下降。持续的B淋巴细胞减少和免疫球蛋白下降会导致感染增加。可考虑输注免疫球蛋白替代治疗，输注频次为：CAR-T回输后1次/月，直至B细胞恢复至正常或CAR-T回输满6个月，高危人群（血IgG≤400mg/dl；严重感染、持续感染或反复感染者）持续1次/月，直至高危因素解除。

针对肿瘤负荷大的患者或肿瘤增殖活性高者，建议预处理前24小时开始水化、碱化，预防性口服别嘌醇片，保持尿液pH值7~7.5，必要时使用利尿剂，保证尿量>3000ml/d。治疗期间监测患者肾功能、电解质，及时处理高磷血症、低钙血症、高钾血症，严重肾功能不全伴电解质紊乱无法纠正时，尽早进行血液透析。

第五节　常见双特异抗体药物不良反应管理

双特异性抗体药物是通过人为构建具有两个不同抗原结合位点的分子，使效应细胞和靶细胞连接，并激活效应细胞，从而形成有效杀伤。目前FDA批准的双特异性抗体主要针对CD19和CD20靶点，包括格菲妥单抗（Glofitamab）、莫妥珠单抗（Mosunetuzumab）、艾可瑞妥单抗（Epcoritamab）和贝林妥欧单抗（Blinatumomab）等，成为治疗淋巴瘤的新型靶向药物。双抗药物安全性可控，最常见不良反应为细胞因子释放综合征（CRS），其他不良反应包括神经毒性、燃瘤反应、中性粒细胞减少症、肿瘤溶解综合征（TLS）、感染、皮疹、疲劳、低磷血症、贫血等，大多数可通过标准治疗控制（表40-18-8）。

1　CRS的分级和管理

参照CAR-T章节CRS处理原则。

2　神经毒性识别、评估和管理

参照CAR-T章节ICANS处理原则。

3　燃瘤反应

燃瘤反应在双抗应用过程中发生率低，主要发生在第一剂双抗应用后，可与CRS伴随，主要表现为病变部位体积的突然增大，伴红肿、发热和疼痛。燃瘤反应可能会对重要解剖部位如气道、心脏、大血管、胃肠道等主要器官产生占位效应，需密切观察并及时处理（糖皮质激素治疗效果迅速）。

4 中性粒细胞减少

治疗相关中性粒细胞减少常发生在首次用药后1月左右，其中多数为3~4级。用药期间全程监测血常规变化，及时应用粒细胞集落刺激因子治疗，中性粒细胞计数小于0.5×10^9/L时暂停药物应用，直至不良事件缓解。应预测该类患者发生感染的风险，并对任何伴发的感染进行评价和治疗。

5 严重感染

在双抗治疗前和治疗中需监测患者感染的症状和体征，并及时进行抗感染治疗，活动性感染的患者需暂停用药。治疗相关最常见的严重感染包括脓毒症、COVID-19、尿路感染、肺炎、上呼吸道感染。此外，可在启动双抗治疗时开始卡氏肺孢子菌肺炎（PJP）、疱疹病毒的预防，并在结束治疗后半年停止。如有乙肝的潜伏感染，需进行抗病毒预防。定期监测免疫球蛋白水平，对反复感染患者可静注补充免疫球蛋白。

6 肿瘤溶解综合征

循环肿瘤细胞（≥25000/mm^3）数目增加或高肿瘤负荷，为TLS发生的危险因素。对有以下危险因素的患者，应考虑TLS预防：病理组织学亚型DLBCL；自发性TLS；白细胞升高；骨髓受累；基线存在高尿酸血症；别嘌醇无效/不耐受；肾脏疾病或肿瘤累及肾脏；小分子抑制剂治疗后疾病进展（CLL/SLL）；大肿块（病灶直径≥10 cm）。评估TLS风险，并在第1~2周期给药前充分水化、碱化尿液，并监测血尿酸、电解质、肌酐等，及时调整药物治疗。

表40-18-8 CD3/CD20双抗的常见不良反应

治疗相关AE（≥10%）	莫妥珠单抗		艾可瑞妥单抗		格菲妥单抗	
	1-4级（%）	≥3级（%）	1-4级（%）	≥3级（%）	1-4级（%）	≥3级（%）
CRS	44	2	49.7	2.5	63	3.9
发热	29	1	23.6	0	18.2	0
腹痛	10	1	23	1.9	N/A	N/A
疲劳	37	0	22.9	1.9	11.7	0.6
中性粒细胞减少	28	26	21.7	14.6	37.7	26.6
腹泻	17	0	20.4	0	N/A	N/A
恶心	17	0	19.7	1.3	11.7	0

治疗相关AE (≥10%)	莫妥珠单抗		艾可瑞妥单抗		格菲妥单抗	
注射部位反应	N/A	N/A	19.7	0	N/A	N/A
贫血	14	8	17.8	10.2	30.5	6.5
皮疹	15	1	15.0	0.6	N/A	N/A
血小板减少	6	0	13.4	5.7	24.7	7.7
头痛	31	1	13.4	0.6	N/A	N/A
便秘	18	0	12.7	0	13.6	0
骨骼肌肉痛	10	1	10.2	0.6	10.4	1.3
呕吐	17	0	12.1	0.6	N/A	N/A
水肿	11	0	10.8	0	N/A	N/A
心律失常	N/A	N/A	10.8	0.6	N/A	N/A
特别关注AE						
CRS	44	2	49.7	2.5	63	21
ICANS	5	0	6.4	0.6	8	3
TLS	1	1	1.3	1.3	1	1
感染	20	14	45.2	14.6	38	12.2
临床试验注册号	NCT02500407		NCT03625037		NCT03075696	

第六节 淋巴瘤的整合康复与护理

整合全程康复与护理旨在帮助患者获得最大的身体、社会、心理和职业功能支持，从诊断开始贯穿诊疗全程，乃至数年的随访期，涵盖运动、营养、心理、躯体功能的恢复等。

1 康复

1.1 精神心理康复

淋巴瘤作为一类复杂的恶性肿瘤，不仅给患者带来身体上的痛苦，更常伴随着深重的精神心理压力。面对疾病的威胁和治疗的挑战，许多淋巴瘤患者会产生焦虑、抑郁、恐惧等负面情绪，这些情绪如果得不到及时有效的干预和治疗，将严重影响患者的治疗效果和生活质量。

淋巴瘤患者的心理状况是一个动态变化的过程，因此，在治疗过程中，需要定期进行心理评估，了解患者的心理状态和情绪变化。评估工具包括焦虑自评量表、抑郁自评量表等，以便及时发现患者的心理问题，为后续的干预提供依据。同时，医护人员也应在日常诊疗过程中密切观察患者的情绪变化，及时发现并处理患者的心理问题。

从诊断开始贯穿诊疗全程的整合康复诊治中，心理调适至关重要，通过心理咨询、放松训练、冥想等方式，特别是音乐治疗，均可减轻治疗中患者恶心呕吐、焦虑水平，还可对恢复期情绪、疼痛和生活质量产生积极的影响，良好的心理状态有助于提高患者免疫力和抵抗力，促进身心康健。可参考《中国肿瘤整合诊治技术指南-心理疗法》和《中国肿瘤整合诊治技术指南-音乐干预》。积极参加病友等组织活动，增强重新融入社会的能力。

1.2 营养康复

患者诊治过程中，由于恶心、呕吐及摄食减少等原因容易出现营养失衡，特别是晚期和大剂量化疗、自体造血干细胞移植和CAR-T等期间，还会出现营养不良。通过营养筛查和评估，为处于不同治疗阶段的患者制定及时、恰当的个体化整合营养治疗方案，可显著改善患者营养状况、预防营养失衡相关并发症，降低相关不良反应风险，提高耐受性、疗效及生活质量。

整合营养治疗的原则要遵循“五阶梯营养治疗原则”，首选营养教育和膳食营养治疗，最常用的是口服营养补充（oral nutritional supplement，ONS），最实用的是部分肠内营养（partial enteral nutrition，PEN）加部分肠外营养（partial parenteral nutrition，PPN），全肠外营养是最后的选择，当下一阶梯不能满足60%目标能量需求3~5天时，应该选择上一阶梯。可参考肿瘤与营养相关指南。

在准备化疗之前，饮食原则为高热量、高蛋白、高维生素、适量纤维素，建议选择鱼、肉、蛋、豆类、新鲜蔬菜和水果等。治疗过程中，一般都有恶心、呕吐的反应，宜进食清淡一些的饮食，可多食半流质、流质、特殊医学用途配方食品（肠内营养剂）以及清淡、易消化的食物。避免油腻的食物和难消化的食物。还要根据患者的食欲和治疗反应调整饮食的内容、数量、餐次和时间，使用化疗药物当天，将早餐提前、晚餐推后，拉开反应时间，可避免或减轻发生恶心、呕吐等消化道反应。注重补充特殊营养剂，如谷氨酰胺改善诱导治疗阶段的全身营养状态，提高免疫功能，降低强化治疗阶段药物如大剂量甲氨蝶呤相关口腔黏膜炎的发生风险。ω-3多不饱和脂肪酸和牛初乳及大豆饮食等可减轻诱导治疗阶段口腔黏膜炎的严重程度。大豆坚果饮食可改善机体营养状态、纠正贫血，减轻疲劳。

1.3 运动康复

整合运动康复是结合患者不同疾病阶段和身体状态，考虑个体化因素和需求，以及外部环境，运动帮助患者延长生存期和改善生活质量。其基本原则是因人而异、循序渐进和持之以恒。可参考相关指南。

治疗期间和骨髓抑制期以休息为主，推迟有氧运动。以促进和维持体能以及健康为目标的运动方案一般须包含有氧运动、抗阻运动、柔韧性运动和神经肌肉功能训练。根据患者自身身体状况选择合适的运动方式，适于大多数患者的普适性运动方案为：推荐癌症患者每周进行3~5次中等强度有氧运动，每次维持运动时长≥

30min。对身体状态较差的患者，低强度有氧运动也可改善癌症相关性疲乏、抑郁症、焦虑症，可从低强度开始，如散步、太极拳、瑜伽等，循序渐进地调整至适宜有氧运动强度。建议患者与家属共同参与，加入病友等组织，增强重新融入社会的能力。

2 护理

护理是淋巴瘤临床诊疗工作重要组成部分，主要包含以下内容：

2.1 整体评估

评估使用药物的性质及副作用；评估血管及静脉通路情况，建议化疗期间选择中心静脉置管；评估患者心理状况、应对能力、社会支持系统及患者和家属对疾病的认知程度。

2.2 整合护理

病情观察：密切观察用药反应或放疗不良反应，并予对症处理；皮肤护理：观察有无皮疹、皮肤瘙痒及破溃，指导患者保持皮肤清洁干燥，修剪指甲，避免抓挠。放疗期间穿柔软宽大衣物，照射野内忌用碱性肥皂清洗和粗糙毛巾擦洗。局部不粘贴胶布、涂抹酒精及刺激性药膏，遵医嘱使用皮肤保护剂。

2.3 常见并发症处理

肿瘤溶解综合征护理：观察有无恶心呕吐、胸闷喘憋、尿量减少、水肿、手足抽搐等症状，并遵医嘱予水化及碱化等治疗，监测肾功能及水电解质等情况。

上腔静脉综合征护理：监测生命体征，观察患者有无呼吸困难、发绀及咳嗽咳痰、意识及瞳孔变化，以及上肢、面颈部、胸腹部肿胀和静脉扩张消退情况。指导患者半卧位或坐位，痰液不易咳出可予雾化吸入，氧气吸入。禁止在上肢静脉、颈外静脉及锁骨下静脉穿刺输液，输注过程中，注意控制滴速。

出血护理：观察有无出血征象：血压下降、脉搏增快且细滑、面色苍白、皮肤湿冷等休克症状；观察静脉充盈程度及尿量的变化，观察皮肤黏膜、末梢循环、甲床颜色、肢体温度等失血性周围循环衰竭症状；监测生命体征、实验室检查结果，及时报告医师并做好抢救准备。

2.4 饮食护理

鼓励患者进食高热量、高蛋白、高维生素饮食，禁辛辣、刺激性食物及腌制品等，放化疗期间进食清淡、易消化食物，食谱多样化，加强营养，避免进食油腻、生冷和容易产气的食物，必要时行肠内或肠外营养支持。

2.5 心理护理

运用医学知识和心理治疗方式帮助患者疏导不良情绪，树立战胜疾病信心，建立良好的家庭支持系统。

2.6 生活指导

建议患者养成良好的生活习惯，根据其身体状况进行可以耐受的活动。保证充分休息、睡眠，适当参与室外锻炼，如散步、打太极拳、体操、慢跑等，以提高机体免疫力。指导患者学会自我观察，定期治疗与复诊。

第七节 中医药在淋巴瘤治疗中的应用

淋巴瘤在中医古籍中可归属为“恶核”“痰核”“瘰疬”等范畴。本病由虚、痰、瘀与癌毒凝结，日久而成，基本病机为脏腑虚损，痰瘀毒结，凝聚成核，其中以“痰”为根本病理因素。

1 治疗原则

中医药治疗淋巴瘤贯穿于疾病病程的各个阶段，淋巴瘤发病早期主要以痰凝结滞为主，故治疗应当以化痰散结为要；发病中后期易出现气血亏虚、阴虚痰结的特征，治疗应以益气补血、滋阴化痰为主，兼以清热解毒。

2 辨证分型

（1）寒痰凝滞证：项颈、耳下、腋下等处肿核，不痛不痒，皮色如常，坚硬如石，兼见面色少华，形寒肢冷，神疲乏力，呕恶纳呆。舌淡，苔薄白，脉沉紧。

治法：散寒解毒，化痰散结。

方药：阳和汤加减。

（2）气滞痰凝证：项颈、耳下、腋下等处肿核，可有皮下硬结，兼见胸闷不舒，胁肋胀痛，烦躁易怒，食欲不振。舌红，舌苔白，脉弦。

治法：疏肝行气，化痰散结。

方药：四海舒郁丸加减。

（3）阴虚痰结证：肿核或胁下痞块，或伴瘙痒，兼见形体消瘦，潮热汗出，五心烦热，口干咽燥，舌质红少津，苔少或无苔，脉细数。

治法：滋补肝肾，化痰散结。

方药：贝母瓜蒌散加减。

（4）痰瘀互结证：局部肿块刺痛，兼见肢体麻木，口唇青紫，形体消瘦，腹大如鼓。舌紫暗，有瘀点或瘀斑，脉弦涩。

治法：活血祛瘀，化痰散结。

方药：小金丹加减。

（5）正虚邪恋证：多处肿核已消，质硬不甚，不痛不痒。面色无华，倦怠自汗，心悸气短，头目眩晕。舌胖大，舌苔薄白，脉细弱。

治法：扶正托毒，调和营卫。

方药：人参养荣汤加减。

3 减轻治疗相关不良反应

（1）乏力

内服：以气血亏虚证为主，选用拯阴理劳汤加减。

外治：针灸气海、关元、三阴交、足三里等穴位。

（2）感染

内服：以肺肾两虚证为主，选用补肺汤合都气丸加减。

外治：常选用延胡索、白芥子贴敷于膻中、大椎等穴位。

（3）胃肠道反应

内服：胃气不降证选用旋覆代赭汤；脾胃不和证选用香砂六君子汤；中焦虚寒证选用理中汤；肝气郁滞证选用柴平汤。

外治：针刺双侧足三里、公孙、内关等穴位。

（4）骨髓抑制

内服：以气血亏虚证为主，选用当归补血汤加味。

外治：常选用黄芪、补骨脂、黄精等贴敷气海、关元、足三里等穴位。

（5）周围神经病变

内服：气虚血瘀证选用黄芪桂枝五物汤，寒湿阻滞证选用薏苡仁汤。

外治：常选用桂枝、红花、当归等中药泡洗以温经通络、活血化瘀。

（6）淋巴回流障碍

内服：以气虚血瘀证为主，选用补阳还五汤加减。

外治：针刺外关、曲池、足三里、肩髃等。

附录

表 40-19-1 淋巴瘤 Ann Arbor-Cotswolds 分期

Ⅰ期	Ⅰ期：单个淋巴结区受累
	$Ⅰ_E$期：单个淋巴外器官或部位局部受侵
Ⅱ期	Ⅱ期：累及横膈同侧两个或两个以上的淋巴结区
	$Ⅱ_E$期：局部累及单个相关淋巴外器官或部位及其区域淋巴结，伴或不伴同侧横膈其他淋巴区受累
Ⅲ期	Ⅲ期：横膈两侧均有淋巴结区受累
	$Ⅲ_E$期：同时伴相关淋巴外器官或部位局部受侵
	$Ⅲ_S$期：伴脾脏受累
	$Ⅲ_{S+E}$期：同时伴相关淋巴外器官或部位局部受侵及脾脏受累
Ⅳ期	扩散性（多部位）一处或多处淋巴外器官受累，伴或不伴相关淋巴受累，或孤立淋巴外器官受累伴远处淋巴受累（非淋巴结区）

注：E：结外病变；S：脾脏病变；H：肝脏病变；M：骨髓病变。病变部位可用下标记录于分期之后（如ⅡE）。

表 40-19-2 2014 版淋巴瘤 Lugano 分期系统

分期	侵犯范围
局限期	
Ⅰ期	仅侵及单一淋巴结区域（Ⅰ期），或侵及单一结外器官不伴有淋巴结受累（ⅠE期）
Ⅱ期	侵及横膈一侧≥2个淋巴结区域（Ⅱ期），可伴有同侧淋巴结引流区域的局限性结外器官受累（ⅡE期）
Ⅱ期伴大包块	包块最大直径≥7.5cm
进展期	
Ⅲ期	侵及横膈肌上下淋巴结区域，或横膈以上淋巴结区受侵伴脾脏受侵（ⅢS期）
Ⅳ期	侵及淋巴结引流区域外的结外器官

注：E：结外病变；S：脾脏病变。

表 40-19-3　国际预后指数（International Prognostic Index，IPI）

项目	0分	1分
年龄（岁）	≤60	>60
ECOG PS评分	0或1	>1
临床分期	Ⅰ-Ⅱ	Ⅲ-Ⅳ
结外受侵部位数目	<2	≥2
LDH	正常	升高

注：0~1分为低危组，2分中低危组，3分为中高危组，4~5分为高危组。

表 40-19-4　IPI和aaIPI模型的危险因素及分值

预后模型	危险因素	分值（分）
IPI	年龄>60岁	1
	晚期疾病（Ⅲ-Ⅳ期）	1
	结外侵犯>1个部位	1
	乳酸脱氢酶水平>正常值	1
	ECOG PS≥2分	1
aaIPI	晚期疾病（Ⅲ-Ⅳ期）	1
	乳酸脱氢酶水平>正常值	1
	ECOG PS≥2分	1

表 40-19-5　基于IPI和aaIPI的危险程度分层

危险分层	IPI评分（分）a	aaIPI评分（分）b
低危组	0~1	0
低中危组	2	1
中高危组	3	2
高危组	4~5	3

注：a适用于所有弥漫大B细胞淋巴瘤患者；b适用于≤60岁弥漫大B细胞淋巴瘤患者。

表 40-19-6　R-IPI的危险因素和分值

危险因素	分值（分）
年龄>60岁	1
晚期疾病（Ⅲ-Ⅳ期）	1
结外侵犯>1个部位	1
乳酸脱氢酶水平>正常值	1
ECOG PS≥2分	1

表 40-19-7　NCCN-IPI的危险因素和分值

危险因素	分值（分）
年龄	
>40岁且≤60岁	1
>60岁且≤75岁	2
>75岁	3
乳酸脱氢酶水平	

续表

危险因素	分值（分）
>正常值1倍且≤正常值3倍	1
>正常值3倍	2
Ann Arbor分期Ⅲ-Ⅳ期	1
结外受累[a]	1
ECOG PS≥2分	1

注：a结外受累部位包括骨髓、中枢神经系统、肝脏、胃肠道或肺。

表40-19-8　IELSG预后指数

危险因素	得分	积分	危险分层
年龄>60岁	1	0~1	低危
LDH升高	1	2~3	中危
ECOG≥2	1	4~5	高危
脑脊液蛋白升高	1		
颅内深部病变*	1		

注：*深部病变：侧脑室旁、基底核、脑干、小脑等。

表40-19-9　Memorial Sloan-Kettering Cancer Center 预后模型

危险因素	危险分层
年龄≤50岁	低危
年龄>50岁+KPS评分≥70分	中危
年龄>50岁+KPS评分<70分	高危

表40-19-10　FLIPI-1和FLIPI-2评分体系

参数	FLIPI-1	FLIPI-2	得分
淋巴结受累部位数量	>4处	-	1
淋巴结最大直径	-	>6 cm	1
年龄	≥60岁	≥60岁	1
血清标记物	LDH>正常值	$β_2$>正常值	1
分期	Ⅲ~Ⅳ	-	1
骨髓累及	-	是	1
血红蛋白	<120 g/L	<120g/L	1

表40-19-11　简易套细胞淋巴瘤国际预后评分系统（s-MIPI）

评分（分）	年龄（岁）	ECOG	LDH值/正常值	WBC（10^9/L）
0	<50	0~1	<0.67	<6.700
1	50~59	-	0.67~0.99	6.700~9.999
2	60~69	2~4	1.00~1.49	10.000~14.999
3	≥70	-	≥1.50	≥15.000

表 40-19-12　MIPI 联合 Ki-67 评估套细胞淋巴瘤患者预后分组（MIPI-C）

MIPI-c 预后	MIPI 预后	Ki-67 指数	中位 OS（European MCL Younger and Elderly cohorts）	中位 OS（GLSG1996/GLSG2000113m cohorts）
低危组	低危组	<30%	NR	113m
低中危组	低危组	≥30%	NR	59m
	中危组	<30%		
高中危组	中危组	≥30%	52m	38m
	高危组	<30%		
高危组	高危组	≥30%	18m	22m

表 40-19-13　PINK 及 PINK-E 模型

PINK 危险因素	预后分组	PINK-E 危险因素	预后分组
年龄>60 岁	低危组 0 分	年龄>60 岁	低危组 0-1 分
Ⅲ或Ⅳ期	中危组 1 分	Ⅲ或Ⅳ期	中危组 2 分
远处淋巴结侵犯	高危组≥2 分	远处淋巴结侵犯	高危组≥3 分
非鼻型		非鼻型	
		血浆 EBV-DNA+	

注：以上每个危险因素记 1 分。分期为 Ann Arbor 分期。

表 40-19-14　列线图修正风险指数（NRI）

危险因素	风险指数	预后分组
年龄>60 岁	1	0=低危
Ⅱ期（vs. Ⅰ期）（Ann Arbor 分期）	1	1=中低危
Ⅲ或Ⅳ期（vs. Ⅰ期）	2	2=中高危
ECOG 评分≥2	1	3=高危
LDH 增高	1	≥4=极高危
PTI	1	

注：PTI 为局部超腔侵犯，指肿瘤超出原发部位，侵犯邻近的结构或组织。

表 40-19-15　早期调整的 NRI

危险因素	风险指数	预后分组
年龄>60 岁	1	0=低危
Ⅱ期（vs. Ⅰ期）（Ann Arbor 分期）	1	1=中低危
ECOG 评分≥2	1	2=中高危
LDH 增高	1	≥3=高危
PTI	1	

表40-19-16　成人伯基特淋巴瘤国际预后指数（BL-IPI）

风险因素
CNS受累 LDH>3倍正常上限 ECOG评分≥2 年龄≥40岁
风险分层
低危组：无风险因素
中危组：伴有1个风险因素
高危组：≥2个风险因素

表40-19-17　Lugano 2014淋巴瘤治疗效果评价标准

疗效	病灶区域	PET/CT评价	CT评价
完全缓解	淋巴结及结外受累部位	完全的代谢缓解a	完全的影像学缓解
		5PS评分（1分、2分、3分b）伴或不伴有残存肿 块影	淋巴结靶病灶长径≤1.5cm，结外病灶消失
	不可测量病灶	不适用	消失
	器官增大	不适用	退至正常
	新病灶	无	无
	骨髓	无FDG代谢增高病变	形态学正常；若形态学不能确定，需免疫组化确认阴性
部分缓解	淋巴结及结外受累部位	部分代谢缓解	部分缓解，包括以下条件：
		5PS评分为4~5分，与基线相比摄取降低，影像残余病灶可为任意大小；中期评效时，上述情况提示治疗有效，治疗结束时评效，提示可 能病变残存	最多6个淋巴结和结外病灶垂直直径乘积之和降低≥50%；当病灶小到CT无法测量，病灶大小统一设为5mm×5mm；当病灶看不见，设为0mm×0mm；当淋巴结大小>5mm×5mm，取实际值
	不可测量病灶	不适用	消失或消退或维持不变，未增大
	器官增大	不适用	脾脏长径较正常脾脏长径增大值降低>50%
	新病灶	无	无
	骨髓	比正常骨髓摄取更高，但较基线减低；如果在 淋巴结缩小的情况下骨髓持续存在局灶异常改变，需考虑活检或再次扫描	不适用

续表

疗效	病灶区域	PET/CT 评价	CT 评价
疾病稳定	淋巴结及结外受累部位	改善	疾病稳定
		中期或治疗结束时评效，5PS 评分为 4~5 分，与基线相比摄取值无明显变化	最多 6 个淋巴结和结外病灶长径与对应垂直直径乘积之和降低<50%
	不可测量病灶	不适用	未达疾病进展
	器官增大	不适用	未达疾病进展
	新病灶	无	无
	骨髓	较基线无变化	不适用
疾病进展	淋巴结靶病灶和（或）淋巴结融合肿块和（或）结外病灶	5PS 评分 4~5 分，摄取较基线升高；和（或）在中期或治疗结束评价时出现新的 FDG 摄取增高病灶	至少满足以下 1 条 1 枚淋巴结和（或）结外病灶需符合以下异常条件：淋巴结和（或）结外病灶长径>1.5cm 且长径与对应垂直直径乘积之和较最小状态增加≥50%；淋巴结和（或）结外病灶长径≤2cm 的病灶而言：长径或短径增加 0.5cm；淋巴结和（或）结外病灶长径>2cm 的病灶而言：长径或短径增加 1cm 脾大时，脾长径增加>既往较基线基础值的 50%；若基线无脾大，脾长径需在基础值上增加>2cm；新发或复发的脾大
	不可测量病灶	无	新发病灶或此前不可测量的病灶明确进展
	新病灶	排除炎症、感染等后出现的新发 FDG 摄取增高病灶，若不确定新发病灶性质，需考虑活检或中期评价	原缓解病灶增大；新发淋巴结任一径线>1.5cm；新发结外病灶任一径线>1cm；如新发结外病灶任一径线<1cm 需确认与淋巴瘤相关；明确与淋巴瘤相关的任何大小的病灶
	骨髓	新发或复发的 FDG 摄取增高灶	新发或复发性浸润

注：5PS：5pointscale，5 分法标准；FDG：fluorodeoxyglucose 氟脱氧葡萄糖；a 韦氏环、结外高代谢摄取器官如脾脏或粒细胞集落刺激因子干预后的骨髓，代谢可能高于纵隔和（或）肝血池，此时浸润部位的摄取不超过周围正常组织时，可判定为完全缓解；b 5PS 评分为 3 分时，在多数患者中通常预示标准治疗下预后良好，尤其是中期评效时，但在涉及 PET 的降阶梯临床试验中，为避免治疗不足，3 分通常认为预后不佳；c 可测量病灶的定义：（1）淋巴结：需按区域划分，最好纳入纵隔和腹膜后区域；（2）非淋巴结病灶：包括实体器官（如肝、脾、肾、肺等）、消化道、皮肤、可触诊的病灶。

表 40-19-18　PET 5分法（Deauville 标准）

评分（分）	PET/CT检查结果
1	无摄取
2	病灶或者其他正常组织的摄取值≤纵隔
3	病灶或者其他正常组织的摄取值>纵隔但≤肝
4	病灶或者其他正常组织的摄取程度较肝脏适度增加
5	病灶或者其他正常组织的摄取值明显高于肝脏和（或）新病灶
X	新的摄取区域不太可能与淋巴瘤有关

表 40-19-19　治疗方案汇总

1.R-CHOP	利妥昔单抗 375mg/m^2，d0 环磷酰胺 750mg/m^2，d1 多柔比星 40~50mg/m^2，d1 长春新碱 1.4mg/ m^2，d1（最大剂量 2mg） 泼尼松 100mg，d1~5 每 21 天重复。
2.R-CHOEP	利妥昔单抗 375mg/ m^2，d0 环磷酰胺 750mg/ m^2，dl 长春新碱 1.4mg/ m^2，d1 多柔比星 40~50mg/ m^2，d1 依托泊苷 100mg/ m^2，d1~3 泼尼松 100mg，d1~5 每21天重复。
3.DA-EPOCH-R	依托泊苷 50mg/（m^2.d），d1~4，q.6h.（每 6h 一次），连续输注 利妥昔单抗 375mg/ m^2，d0 长春新碱 0.4mg/（m^2·d），d1~4，q.6h.，连续输注 多柔比星 10mg/（m^2·d），d1~4，q.6h.，连续输注 环磷酰胺 750mg/ m^2，d5 泼尼松 60mg/（m^2·d），d1~5 每21天重复。
DA-EPOCH 剂量调整原则	每次化疗后都需预防性使用粒细胞集落刺激因子。 如果上周期化疗后中性粒细胞减少未达Ⅳ度，可以在上一周期化疗剂量基础上将依托泊苷、多柔比星和环磷酰胺的剂量上调 20%。 如果上周期化疗后中性粒细胞减少达Ⅳ度，但在1周内恢复，保持原剂量不变。 如果上周期化疗后中性粒细胞减少达Ⅳ度，且持续时间超过1周，或血小板计数下降达Ⅳ度。 在上一周期化疗剂量基础上将依托泊苷、多柔比星和环磷酰胺的剂量下调 20%。 如果剂量调整在起始剂量以上，则上调时依托泊苷、多柔比星和环磷酰胺一起上调；剂量调如果是在起始剂量以下，则下调时仅下调环磷酰胺。
4.Pola-R-CHP	利妥昔单抗 375mg/m^2，d1 维泊妥珠单抗 1.8mg/kg，d1 环磷酰胺 750mg/ m^2，d1 多柔比星 50mg/ m^2，d1 泼尼松 100ms，d1~5 每21天重复。

5.R-miniCHOP	利妥昔单抗 375mg/ m^2，d0 环磷酰胺 400mg/ m^2，d1 多柔比星 25mg/ m^2，d1 长春新碱 1mg，d1 泼尼松 40mg/ m^2，d1~5 每 21 天重复。
6.R-DHAP	利妥昔单抗 375mg/ m^2，d0 地塞米松 40mg/d，d1~4（原方案为该剂量，各中心可酌情调整） 顺铂 100mg/ m^2，24h 连续输注，d1 阿糖胞苷 2g/ m^2，q.12h.（每 12h 一次），d2 每 21 天重复。
7.GDP	吉西他滨 1000mg/ m^2，d1、d8 顺铂 75mg/ m^2，d1 地塞米松 40mg，d1~4 每 21 天重复。
8.R-ICE	利妥昔单抗 375mg/ m^2，d0 异环磷酰胺 5g/ m^2，d2（100% 剂量美司钠解救） 卡铂（按照 AUC=5 计算，单次剂量≤800mg），d2 依托泊苷 100mg/ m^2，d1~3 每21天重复。
9.R-ESHAP	利妥昔单抗 375mg/ m^2，d0 依托泊苷 40mg/ m^2，d1~4 甲泼尼龙 500mg，d1~4 顺铂 25mg/ m^2，连续输注，d1~4 阿糖胞苷 2g/ m^2，d5 每 21 天重复。
10.R-GemOx	利妥昔单抗 375mg/ m^2，d0 吉西他滨 1000mg/ m^2，d1 奥沙利铂 100mg/ m^2，d1 每 14 天重复。
11.R-MINE	利妥昔单抗 375mg/ m^2，d0 异环磷酰胺 1.33g/ m^2，d1~3（100% 剂量美司钠解救） 米托蒽醌 8mg/ m^2，d1 依托泊苷 65mg/ m^2，d1~3 每 21 天重复。
12.R^2	利妥昔单抗 375mg/ m^2，d0 来那度胺 20~25mg，d1~21 每 28 天重复。
13.IR^2	伊布替尼 560mg，d1~21 利妥昔单抗 375mg/ m^2，d0 来那度胺 25mg，dl~21 28天重复。
14.Pola-BR	利妥昔单抗 375mg/ m^2，dl 维泊妥珠单抗 1.8mg/kg，d1 苯达莫司汀 90mg/ m^2，d1~2 每21天重复
15.BR	利妥昔单抗 375mg/ m^2，dl 苯达莫司汀 90mg/ m^2，d1~2 每21天重复。

续表

16.坦昔妥单抗+来那度胺	坦昔妥单抗 12mg/kg –第1周期：d1、d4、d8、d15、d22 第2和第3周期：d1、d8、d15、d22 第4周期及后续每周期：d1、d15 来那度胺 25mg，d1~21 每28天重复。
17.格菲妥单抗单药	第1周期（奥妥珠单抗预处理及剂量递增给药） 奥妥珠单抗 1000mg，d1 格菲妥单抗 2.5mg，d8 格菲妥单抗 10mg，d15 第2~12周期（固定剂量给药） 格菲妥单抗 30mg，d1 每21天重复。 第1~3周期输注格菲妥单抗前至少h完成：静脉注射皮质类固醇（20mg地塞米松或100mg泼尼松/泼尼龙或80mg甲泼尼龙）。 输注格菲妥单抗前至少30min完成：口服镇痛/解热药（例如1000mg对乙酰氨基酚）/扑热息痛抗组胺药（例如50mg苯海拉明）。 第4~12周期输注格菲妥单抗前至少30min完成：口服镇痛/解热药（例如1000mg对乙酰氨基酚）/扑热息痛抗组胺药（例如50mg苯海拉明）。 【对于上一剂给药后发生CRS的患者】输注格菲妥单抗前至少完成：静脉注射皮质类国醇（20mg地米松或100mg泼尼松/泼尼松龙或80mg甲泼尼龙）。
18.来那度胺+利妥昔单抗	利妥昔单抗 375mg/ m²，d1 来那度胺第1周期 20mg，d1~21，后续 25mg，d1~21 每28天重复。
19.BTK抑制剂	伊布尼 560mg，口服，每日1次 泽布替尼 160mg，口服，每日2次 奥布替尼 150mg，口服，每日1次
20.Loncastuximab	第1~2周期：0.15mg/kg，dl 第3周期及后续每周期：0.075mg/kg，d1 每21天重复。
21.HyperCVAD	[A方案] 利妥昔单抗 375mg/ m²，d1 环磷酰胺 300mg/ m²，q.12h.，静脉注射（持续2h以上），d2~4 美司钠 600mg/（m²·d），CTX用药前1h至最后1次CTX后12h 多柔比星 16.6mg/（m²·d），连续输注72h，d5~7 地塞米松 40mg/d，d2~5，d12~15 长春新碱 1.4mg/ m²，最大2mg，d5、d12 [B方案] 利妥昔单抗 375mg/ m²，d1 甲氨蝶呤 1g/ m²，d2（亚叶酸钙解救） 阿糖胞苷 3g/ m²，q.12h.，d3~4（注：鉴于阿糖胞苷骨髓抑制毒性较重，尤其是对血小板的制较重，可导致化疗延迟甚至中止，因此各中心可根据患者年龄、体力情况、淋巴瘤病综合判断，酌情调整剂量）

续表

22.CODOX-M 与 IVAC 交替	A 方案：CODOX-M 环磷酰胺 800mg/ m^2 d1 200mg/ m^2 d2-5 长春新碱 1.5mg/ m^2 最大 2mg d1、d8 多柔比星 40mg/ m^2 d1 泼尼松 60mg/（m^2·d）d1~7 甲氨蝶呤 1 200mg/ m^2 d10，1h 内 240mg/（m^2·h）d10、第 2~24h CNS 预防 阿糖胞苷 70mg i.t d1、d3 甲氨蝶呤 12mg i.t d15 B 方案：IVAC 异环磷酰胺 1 500mg/m d1~5 依托泊苷 60mg/ m^2 d1~5 阿糖胞苷 2 000mg/m q12h. d1、d2（共 4 次） CNS 预防 甲氨蝶呤 12mg i.t d5
23. 大剂量甲氨蝶呤 + 利妥昔单抗	甲氨蝶呤 5.0~8.0g/ m^2，d1 持续静脉滴注 4h 利妥昔单抗 375mg/ m^2，d0 每 14 天重复
24.TEDDi-R	替莫唑胺 100mg/ m^2，d2~4 依托泊苷 50mg/ m^2，d2~5 脂质体多柔比星 50mg/ m^2，d2 地塞米松 10mg/ m^2，d1~5 伊布替尼 560mg/d 利妥昔单抗 375mg/ m^2，d1~2 每 21 天重复。
25. 阿糖胞苷+依托泊苷	阿糖胞苷 2g/（m^2·d），3h 输注、d2~5；阿糖胞苷 50mg/m^2、12h 输注，d1-5 依托泊苷 200mg/ m^2、2h 输注、d2~5 每 28 天重复。
26. 阿糖胞苷+噻替哌	阿糖胞苷 3g/ m^2.d1~2 噻替哌 40mg/ m^2，d2 每 21 天重复。 替莫唑胺：150-200mg/m^2，d1~5 每 28 天重复。
27.MA ±R	甲氨蝶呤 3.5g/ m^2，d1 阿糖胞苷 2.0g/ m^2，q.12h.，d2、d3 利妥昔单抗 375mg/ m^2，d0 每 21 天重复。
28.MATRix	R-MA 基础上增加噻替哌 30mg/ m^2，d4 每 21 天重复。
29.R-MPV	利妥昔单抗 500mg/m^2，d1 甲氨蝶呤 3.5g/ m^2，d2 长春新碱 1.4mg/ m^2，d2 丙卡巴肼 100mg/ m^2，d2~8，奇数周期给药 每 14 天重复。
30.MT±R	甲氨蝶呤 3.5g/ m^2，d1 替莫唑胺 150mg/ m^2，d1~5 利妥昔单抗 375mg/ m^2，d0 每 21 天重复.

续表

31.EA	依托泊苷40mg/g连续输注，q.6h. 阿糖胞苷2.0g/ m^2，q.12h，输注长于2h，d1~4 序贯自体造血干细胞支持 每28天重复。
32.BCNU+TT	莫司汀400mg/ m^2，d6；噻替哌5mg/kg，q.12h，d5、d4
33.TBC	噻替哌250mg/ m^2，d9、d8、d7 白消安3.2mg/kg，d6、d5、d4 环磷酰胺60mg/kg，d3、d2
34.R-大剂量阿糖胞苷	利妥昔单抗375mg/ m^2，d0 阿糖胞苷3g/ m^2，q.12h.，d1~2（备注：年龄>60岁时，剂量调整为2g/ m^2）
35.维布妥昔单抗+CHP方案	维布妥昔单抗1.8mg/kg，d1 环磷酰胺750mg/ m^2，d1 多柔比星40~50mg/ m^2，d1 泼尼松100mg，d1~5 每21天重复。
36.RBAC500	利妥昔单抗375mg/ m^2，d1 苯达莫司汀70mg/ m^2，d2~3 阿糖胞苷500mg/ m^2，d2~4 每28天重复。
37.VR-CAP	硼替佐米1.3mg/ m^2，d1、d4、d8、d11 利妥昔单抗375mg/m m^2，d1 环磷酰胺750mg/ m^2，d1 多柔比星50mg/ m^2，d1 泼尼松100mg，d1~5 每21天重复。
38.RB+伊布替尼	利妥昔单抗375mg/ m^2，d1 苯达莫司汀90mg/ m^2，d2~3 伊布替尼560mg口服，每日1次，d1~28 每28天重复。
39.R+伊布替尼维持治疗(仅在RB+伊布替尼诱导治疗后)	利妥昔单抗375mg/ m^2，每8周重复 伊布替尼560mg口服，每日1次，直至病情进展或不能耐受。
40.硼替佐米	硼替佐米1.3mg/ m^2，d1、d4、d8、d11，每21天重复
41.利妥昔单抗+苯丁酸氮芥	利妥昔单抗375mg/ m^2 d1、d8、d15、d22（第1~8周） 苯丁酸氮芥6mg/m d1（第9~24周服药2周，停药2周） 28天为1个周期
42.利妥昔单抗+苯达莫司汀	利妥昔单抗375mg/ m^2，d0 苯达莫司汀90mg/ m^2，d1~2 每28天重复。
43.R-CVP	利妥昔单抗375mg/ m^2，d0 环磷酰胺750mg/ m^2，d1 长春新碱1.4mg/ m^2，d1（最大剂量2mg） 泼尼松40mg/ m^2，d1~5 每21天重复。
44.利妥昔单抗+氟达拉滨	利妥昔单抗375mg/ m^2 d1 氟达拉滨25mg/ m^2 d1-5 28天为1个周期28天为1个周期
45.维奈克拉+伊布替尼	维奈克拉：从第1周期d22开始口服，经过5周剂量爬坡后（20、50、100、200、400mg/d各1周），持续400mg/d口服12个周期。 伊布替尼：560mg，口服，每日1次。

46. 阿可替尼+奥妥珠单抗	阿可替尼：100mg口服，每日2次。 奥妥珠单抗：第1程：100mg，d1l，900mg，d2，1000mg，d8、d15；第2~6程：1000mg，dl每28天一个周期，共6周期。
47. 维奈克拉+奥妥珠单抗	维奈克拉：从第1周期d22开始口服，经过5周剂量爬坡后（20、50、100、200、400mg/d各1周），持续400mg/d口服12个周期。 奥妥珠单抗：第1周期：100mg，d1，900mg，d2，1000mg，d8、d15；第2-6周期：1000mg d1。 每28天一个周期，共6周期。
48. 氟达拉滨+环磷酰胺+利妥昔单抗	氟达拉滨 25mg/ m^2，d1~3 环磷酰胺 250mg/ m^2，d1~3 利妥昔单抗 375mg/ m^2，d0，第1周期；此后500mg/ m^2 每28天重复。
49. 甲泼尼龙冲击+利妥昔单抗方案	甲泼尼龙 1g/ m^2，d1~5。 利妥昔单抗 375mg/ m^2，每周1次，连用4周。 每28天重复。
50. 度维利塞方案	度维利塞 25mg/次，口服，每日2次，每28天为1个周期。
51. 戈利昔替尼	戈利昔替尼 150mg，口服，每日1次，每21天为1个周期
52. 林普利塞方案	林普利塞 80mg/次，口服，每日1次，每28天为1个周期
53. 阿来替尼方案	阿来替尼 300mg/次，口服，每日2次；体重<35kg者，150mg/次，口服，每日2次。每21天为1个周期。
54. 芦可替尼方案	芦可替尼 20mg/次，口服，每日2次，每28天为1个周期。
55. 盐酸米托蒽醌脂质体方案	盐酸米托蒽醌脂质体 20mg/ m^2，每28天重复。 严密监测不良反应，根据不良反应调整剂量或停止用药
56. 改良 SMILE 方案	甲氨蝶呤 2g/ m^2，连续输注 6h，d1 亚叶酸钙 15mg×4次，d2~4 异环磷酰胺 1500mg/ m^2，d2~4 美司钠 300mg/ m^2×3次，d2~4 地塞米松 40mg/d，d2~4 依托泊苷 100mg/ m^2，d2~4 左旋门冬酰胺酶 6000U/ m^2，d8、d10、d12、d14、d16、d18、d20每28天重复。 第6天开始给予粒细胞集落刺激因子直至白细胞计数>5×10^9。
57.P-GemOx方案	培门冬酶 2000~2 500IU/ m^2，d1（建议最大单次剂量不超过3750TU） 吉西他滨 1000mg/ m^2d1、d8 奥沙利铂 130mg/ m^2，d1 每21天重复。
58.DDGP 方案	地塞米松 15mg/ m^2，dl~5 顺铂 20mg/ m^2，dl~4 吉西他滨 800mg/m^2，d1、d8 培门冬酶 2500IU/ m^2，d1 每21天重复。
59.COEP-L 方案	CTX 750mg/ m^2，dl VCR 1.4mg/ m^2，d1（最大 2mg） VP-16 60mg/ m^2，dl~3 PDN 100mg，d1~5 培门冬酶 2500IU/ m^2，d2 每21天重复。

续表

60.AspaMetDex 方案	左旋门冬酰胺酶6000U/ m^2，d2、d4、d6、d8 甲氨蝶呤 3g/ m^2，d1 地塞米松 40mg/d，d1~4 每 21 天重复。如果年龄>70 岁，甲氨蝶呤减量至2g/ m^2，地塞米松减量至20mg
61.LOP 方案	培门冬酶 2 500IU/ m^2，d1 VCR 1.4mg/ m^2，d1（最大 2mg） PDN 100mg，d1~5 每 14~21 天重复。
62.西达本胺方案	西达本胺 30mg，口服，每周2次。
64.ESA 方案	依托泊苷 200mg，d2~4 地塞米松 40mg/d，d2~4 培门冬酶2500lU/ m^2，d1 每21天重复。
65.GELAD 方案	吉西他滨 1g/ m^2，d1 依托泊苷 60mg/ m^2，d1~3 培门冬酶2000IU/ m^2，d4 地塞米松 40mg，d1~4 每 21天重复。
66.免疫检查点抑制剂	·信迪利单抗（sintilimab）：200mg，iv30~60min，每3周一次，直至出现疾病进展或出现不可 耐受的毒性，最长治疗时间为24个月。 卡瑞利珠单抗（camrelizumab）：200mg，i.v.30~60min，每2周一次，直至疾病进展或出现不可耐受的毒性。 替雷利珠单抗（tislelizumab）：200mg，i.v.首次输注>60min，以后>30min，每3周一次直至疾病进展或出现不可耐受的毒性。 纳武利尤单抗（nivolumab）：3mg/kg，i.v.60min，每2周一次，直至疾病进展或出现不能耐受的毒性。 帕博利珠单抗（pembrolizumab）：200mg，i.v.≥30min，每3周一次，直至疾病进展或出现不能耐受的毒性，最长用药期为2年。 卡瑞利珠单抗+地西他滨：卡瑞利珠单抗200mg，iv，d8+地西他滨10mg/d，d1~5，每3周一次。 纳武利尤单抗+维布妥昔单抗，cHL的一线挽救：纳武利尤单抗3mg/kg，i.v.60min（C1d8，C2~4d1）+维布妥昔单抗1.8mg/kg，i.v.30min，d1每3周一次，<4周期。 纳武利尤单抗+维布妥昔单抗，复发/难治PMBL：纳武利尤单抗240mg，iv. 60min（Cld8，C2及后续周期d1）+维布妥昔单抗1.8mg / kg，iv.30mind1，每3周一次，直至疾病进展或者出现不能耐受的毒性。
67.ABVD 方案	多柔比星 25mg/ m^2 d1、d15 博来霉素 10mg/ m^2 d1、d15 长春花碱 6mg/ m^2 d1、d15 达卡巴嗪 375mg/ m^2 d1、d15 每 28 天重复。

68. 增强剂量 BEACOPP 方案	博来霉素（BLM）10mg/ m^2 依托泊苷（VP-16）200mg/ m^2 多柔比星（ADM）35mg/ m^2 环磷酰胺（CTX）1 250mg/ m^2 长春新碱（VCR）1.4mg/ m^2（最大 2mg） 丙卡巴肼（PCB）100mg/ m^2 泼尼松（PDN）40mg/ m^2 第8天起应用G-CSF 支持治疗 用法。 每 21 天重复。
69.A+AVD 方案	维布妥昔单抗（BV）1.2mg/kg d1、d15 多柔比星（ADM）25mg/ m^2 d1、d15 长春花碱（VLB）6mg/ m^2 d1、d15 达卡巴嗪（DTIC）375mg/ m^2 d1、d15 每 28 天重复。

参考文献

[1]2022年中国恶性肿瘤流行情况分析 - 中华肿瘤杂志[EB/OL]. [2024-03-. https://rs.yiigle.com/cmaid/1495403.

[2]Alaggio R, Amador C, Anagnostopoulos I, et al. The 5th edition of the World Health Organization Classification of Haematolymphoid Tumours: Lymphoid Neoplasms. Leukemia 2022; 36 (7): 1720-48.

[3]沈志祥，朱雄增. 恶性淋巴瘤（第2版）. 人民卫生出版社，2011：105-109.

[4]沈志祥，朱雄增主编. 恶性淋巴瘤（第2版）. 人民卫生出版社，2011：109-123.

[5]Scott DW, Wright GW, Williams PM, et al. Determining cell-of-origin subtypes of diffuse large B-cell lymphoma using gene expression in formalin-fixed paraffin-embedded tissues. Blood, 2014, 123: 1214-1217.

[6]中国医疗保健国际交流促进会肿瘤内科学分会，中国抗癌协会淋巴瘤专业委员会，中国医师协会肿瘤医师分会. 中国淋巴瘤治疗指南（2023年版）[J]. 中国肿瘤临床与康复，2023，30（1）：2-39.

[7]Cheson B D, Fisher R I, Barrington S F, et al. Recommendations for initial evaluation, staging, and response assessment of Hodgkin and non-Hodgkin lymphoma: the Lugano classification[J]. J Clin Oncol, 2014, 32 (27): 3059-68.

[8]Binet J L, Auquier A, Dighiero G, et al. A new prognostic classification of chronic lymphocytic leukemia derived from a multivariate survival analysis[J]. Cancer, 1981, 48 (1): 198-206.

[9]Rai K R, Sawitsky A, Cronkite E P, et al. Clinical staging of chronic lymphocytic leukemia[J]. Blood, 1975, 46 (2): 219-34.

[10]Olsen E, Vonderheid E, Pimpinelli N, et al. Revisions to the staging and classification of mycosis fungoides and Sezary syndrome: a proposal of the International Society for Cutaneous Lymphomas (ISCL) and the cutaneous lymphoma task force of the European Organization of Research and Treatment of Cancer (EORTC) [J]. Blood, 2007, 110 (6): 1713-22.

[11]Kim Y H, Willemze R, Pimpinelli N, et al. TNM classification system for primary cutaneous lymphomas other than mycosis fungoides and Sezary syndrome: a proposal of the International Society for Cutaneous Lymphomas (ISCL) and the Cutaneous Lymphoma Task Force of the European Organization of Research and Treatment of Cancer (EORTC) [J]. Blood, 2007, 110 (2): 479-84.

[12]Ungureanu A, Le Garff-Tavernier M, Costopoulos M, et al. CSF interleukin 6 is a useful marker to distinguish pseudotumoral CNS inflammatory diseases from primary CNS lymphoma[J]. J Neurol, 2021, 268 (8): 2890-2894.

[13]International Non-Hodgkin's Lymphoma Prognostic Factors P. A predictive model for aggressive non-Hodgkin's lymphoma[J]. N Engl J Med, 1993, 329 (14): 987-94.

[14]CHESON BD, ANSELL S, SCHWARTZL L, et al. Refinement of the Lugano Classification lymphoma response criteria in the era of immunomodulatory therapy. Blood, 2016, 128 (21): 2489-2496.

[15]Hans C P, Weisenburger D D, Greiner T C, et al. Confirmation of the molecular classification of diffuse large B-cell lymphoma by immunohistochemistry using a tissue microarray[J]. Blood, 2004, 103 (1): 275-82.

[16]Swerdlow S H, Campo E, Pileri S A, et al. The 2016 revision of the World Health Organization classification of lymphoid neoplasms[J]. Blood, 2016, 127 (20): 2375-90.

[17]Poeschel V, Held G, Ziepert M, et al. Four versus six cycles of CHOP chemotherapy in combination with six applications of rituximab in patients with aggressive B-cell lymphoma with favourable prognosis (FLYER): a randomised, phase 3, non-inferiority trial[J]. Lancet, 2019, 394 (10216): 2271-2281.

[18]Lamy T, Damaj G, Soubeyran P, et al. R-CHOP 14 with or without radiotherapy in nonbulky limited-stage diffuse large B-cell lymphoma[J]. Blood, 2018, 131（2）: 174-181.

[19]Held G, Murawski N, Ziepert M, et al. Role of radiotherapy to bulky disease in elderly patients with aggressive B-cell lymphoma[J]. J Clin Oncol, 2014, 32（11）: 1112-8.

[20]Tilly H, Morschhauser F, Sehn L H, et al. Polatuzumab Vedotin in Previously Untreated Diffuse Large B-Cell Lymphoma[J]. N Engl J Med, 2022, 386（4）: 351-363.

[21]Peyrade F, Jardin F, Thieblemont C, et al. Attenuated immunochemotherapy regimen（R-miniCHOP）in elderly patients older than 80 years with diffuse large B-cell lymphoma: a multicentre, single-arm, phase 2 trial[J]. Lancet Oncol, 2011, 12（5）: 460-8.

[22]Moccia A A, Schaff K, Hoskins P, et al. R-CHOP with Etoposide Substituted for Doxorubicin（R-CEOP）: Excellent Outcome in Diffuse Large B Cell Lymphoma for Patients with a Contraindication to Anthracyclines[J]. Blood, 2009, 114（22）: 408-408.

[23]Fields P A, Townsend W, Webb A, et al. De novo treatment of diffuse large B-cell lymphoma with rituximab, cyclophosphamide, vincristine, gemcitabine, and prednisolone in patients with cardiac comorbidity: a United Kingdom National Cancer Research Institute trial[J]. J Clin Oncol, 2014, 32（4）: 282-7.

[24]Schmitz N, Zeynalova S, Nickelsen M, et al. CNS International Prognostic Index: A Risk Model for CNS Relapse in Patients With Diffuse Large B-Cell Lymphoma Treated With R-CHOP[J]. J Clin Oncol, 2016, 34（26）: 3150-6.

[25]Philip T, Guglielmi C, Hagenbeek A, et al. Autologous bone marrow transplantation as compared with salvage chemotherapy in relapses of chemotherapy-sensitive non-Hodgkin's lymphoma[J]. N Engl J Med, 1995, 333（23）: 1540-5.

[26]Locke F L, Ghobadi A, Jacobson C A, et al. Long-term safety and activity of axicabtagene ciloleucel in refractory large B-cell lymphoma（ZUMA-1）: a single-arm, multicentre, phase 1-2 trial[J]. Lancet Oncol, 2019, 20（1）: 31-42.

[27]Schuster S J, Bishop M R, Tam C S, et al. Tisagenlecleucel in Adult Relapsed or Refractory Diffuse Large B-Cell Lymphoma[J]. N Engl J Med, 2019, 380（1）: 45-56.

[28]Abramson J S, Palomba M L, Gordon L I, et al. Lisocabtagene maraleucel for patients with relapsed or refractory large B-cell lymphomas（TRANSCEND NHL 001）: a multicentre seamless design study[J]. Lancet, 2020, 396（10254）: 839-852.

[29]Ying Z, Yang H, Guo Y, et al. Relmacabtagene autoleucel（relma-cel）CD19 CAR-T therapy for adults with heavily pretreated relapsed/refractory large B-cell lymphoma in China[J]. Cancer Med, 2021, 10（3）: 999-1011.

[30]Ying Z, Zou D, Yang H, et al. Preliminary efficacy and safety of Relmacabtagene autoleucel（Carteyva）in adults with relapsed/refractory follicular lymphoma in China: A phase I/Ⅱ clinical trial[J]. Am J Hematol, 2022, 97（12）: E436-E438.

[31]Jermann M, Jost L M, Taverna C, et al. Rituximab-EPOCH, an effective salvage therapy for relapsed, refractory or transformed B-cell lymphomas: results of a phase Ⅱ study[J]. Ann Oncol, 2004, 15（3）: 511-6.

[32]Mounier N, El Gnaoui T, Tilly H, et al. Rituximab plus gemcitabine and oxaliplatin in patients with refractory/relapsed diffuse large B-cell lymphoma who are not candidates for high-dose therapy. A phase Ⅱ Lymphoma Study Association trial[J]. Haematologica, 2013, 98（11）: 1726-31.

[33]Wang M, Fowler N, Wagner-Bartak N, et al. Oral lenalidomide with rituximab in relapsed or refractory diffuse large cell, follicular and transformed lymphoma: a phase Ⅱ clinical trial[J]. Leukemia, 2013, 27（9）: 1902-9.

[34]Vacirca J L, Acs P I, Tabbara I A, et al. Bendamustine combined with rituximab for patients with re-

lapsed or refractory diffuse large B cell lymphoma[J]. Ann Hematol, 2014, 93 (3): 403-9.

[35]Jacobsen E D, Sharman J P, Oki Y, et al. Brentuximab vedotin demonstrates objective responses in a phase 2 study of relapsed/refractory DLBCL with variable CD30 expression[J]. Blood, 2015, 125 (9): 1394-402.

[36]Wilson W H, Young R M, Schmitz R, et al. Targeting B cell receptor signaling with ibrutinib in diffuse large B cell lymphoma[J]. Nat Med, 2015, 21 (8): 922-6.

[37]Santoro A, Mazza R, Pulsoni A, et al. Bendamustine in Combination With Gemcitabine and Vinorelbine Is an Effective Regimen As Induction Chemotherapy Before Autologous Stem-Cell Transplantation for Relapsed or Refractory Hodgkin Lymphoma: Final Results of a Multicenter Phase Ⅱ Study[J]. J Clin Oncol, 2016, 34 (27): 3293-9.

[38]Morschhauser F, Flinn I W, Advani R, et al. Polatuzumab vedotin or pinatuzumab vedotin plus rituximab in patients with relapsed or refractory non-Hodgkin lymphoma: final results from a phase 2 randomised study (ROMULUS) [J]. Lancet Haematol, 2019, 6 (5): e254-e265.

[39]Salles G, Duell J, González Barca E, et al. Tafasitamab plus lenalidomide in relapsed or refractory diffuse large B-cell lymphoma (L-MIND): a multicentre, prospective, single-arm, phase 2 study[J]. Lancet Oncol, 2020, 21 (7): 978-988.

[40]Sehn L H, Herrera A F, Flowers C R, et al. Polatuzumab Vedotin in Relapsed or Refractory Diffuse Large B-Cell Lymphoma[J]. J Clin Oncol, 2020, 38 (2): 155-165.

[41]Kalakonda N, Maerevoet M, Cavallo F, et al. Selinexor in patients with relapsed or refractory diffuse large B-cell lymphoma (SADAL): a single-arm, multinational, multicentre, open-label, phase 2 trial[J]. Lancet Haematol, 2020, 7 (7): e511-e522.

[42]Alaggio R, Amador C, Anagnostopoulos I, et al. The 5th edition of the World Health Organization Classification of Haematolymphoid Tumours: Lymphoid Neoplasms[J]. Leukemia, 2022; 36 (7): 1720-1748.

[43]Dunleavy K, Fanale M A, Abramson J S, et al. Dose-adjusted EPOCH-R (etoposide, prednisone, vincristine, cyclophosphamide, doxorubicin, and rituximab) in untreated aggressive diffuse large B-cell lymphoma with MYC rearrangement: a prospective, multicentre, single-arm phase 2 study[J]. Lancet Haematol, 2018, 5 (12): e609-e617.

[44]Petrich A M, Gandhi M, Jovanovic B, et al. Impact of induction regimen and stem cell transplantation on outcomes in double-hit lymphoma: a multicenter retrospective analysis[J]. Blood, 2014, 124 (15): 2354-61.

[45]Tumati V, Trivedi L, Li H C, et al. Patterns of Failure in Patients With Double Hit or Double Expressor Lymphomas: Implications for Radiation Therapy[J]. Int J Radiat Oncol Biol Phys, 2018, 100 (5): 1126-1132.

[46]Olszewski A J, Kurt H, Evens A M. Defining and treating high-grade B-cell lymphoma, NOS[J]. Blood, 2022, 140 (9): 943-954.

[47]Herrera A F, Mei M, Low L, et al. Relapsed or Refractory Double-Expressor and Double-Hit Lymphomas Have Inferior Progression-Free Survival After Autologous Stem-Cell Transplantation[J]. J Clin Oncol, 2017, 35 (1): 24-31.

[48]Herrera A F, Rodig S J, Song J Y, et al. Outcomes after Allogeneic Stem Cell Transplantation in Patients with Double-Hit and Double-Expressor Lymphoma[J]. Biol Blood Marrow Transplant, 2018, 24 (3): 514-520.

[49]Locke F L, Ghobadi A, Jacobson C A, et al. Long-term safety and activity of axicabtagene ciloleucel in refractory large B-cell lymphoma (ZUMA-1): a single-arm, multicentre, phase 1-2 trial[J]. Lancet Oncol, 2019, 20 (1): 31-42.

[50]Abramson J S, Palomba M L, Gordon L I, et al. Lisocabtagene maraleucel for patients with relapsed

or refractory large B-cell lymphomas（TRANSCEND NHL 001）：a multicentre seamless design study [J]. Lancet，2020，396（10254）：839-852.

[51]Locke F L，Miklos D B，Jacobson C A，et al. Axicabtagene ciloleucel as second-line therapy for large B-cell lymphoma [J]. N Engl J Med. 2022 Feb 17；386（7）：640-654.

[52]Song Y Q，Zhang H L，Huang H Q，et al. Glofitamab monotherapy induces high complete response rates and manageable safety in Chinese patients with heavily pretreated relapsed or refractory diffuse large B-cell lymphoma [J]. Haematologica. 2024；109（4）：1269-1273.

[53]Yu Y，Dong X，Tu M，Wang H. Primary mediastinal large B cell lymphoma. Thorac Cancer. 2021 Nov；12（21）：2831-2837. doi：10.1111/1759-7714.14155. Epub 2021 Sep 29. PMID：34590432；PMCID：PMC8563158.

[54]Savage KJ. Primary mediastinal large B-cell lymphoma. Blood. 2022 Sep 1；140（9）：955-970. doi：10.1182/blood.2020008376. PMID：34496020.

[55]Hang，Haifang MMa；Zhou，Hui BNa，b；Ma，Liyuan MDa，*. Prognostic factors and clinical survival outcome in patients with primary mediastinal diffuse large B-cell lymphoma in rituximab era：A population-based study. Medicine 103（8）：p e37238，February 23，2024. | DOI：10.1097/MD.0000000000037238

[56]陈吕雯，李建勇，范磊. 原发纵隔大B细胞淋巴瘤的治疗进展[J]. 中华血液学杂志，2024，45（01）：98-102. DOI：10.3760/cma.j.cn121090-20230731-00041

[57]范冰杰，常宇，柳喜洋，张明智，张蕾. 放化疗与单纯化疗对原发纵隔大B细胞淋巴瘤患者生存的影响比较[J]. 肿瘤防治研究，2022，49（3）：205-212.

[58]Zhang，L.，Zhang，Q. A systematic review of primary central nervous system lymphoma. Holist Integ Oncol 3，19（2024）.

[59]Chen T，Liu YB，Wang Y，et al. Evidence-based expert consensus on the management of primary central nervous system lymphoma in China. J Hematol Oncol. 2022 Sep 29；15（1）：136.

[60]Zhang YH，Liu ZH，Gao CW，et al. Role of Rituximab in Treatment of Patients With Primary Central Nervous System Lymphoma（PCNSL）：A Systematic Review and Meta-Analysis. Clin Lymphoma Myeloma Leuk. 2023 Oct；23（10）：733-741.

[61]Wang N，Chen FL，Pan L，et al. Clinical outcomes of newly diagnosed primary central nervous system lymphoma treated with zanubrutinib-based combination therapy. World J Clin Oncol. 2023 Dec 24；14（12）：606-619.

[62]Joerger M，Huitema AD，Illerhaus G，et al. Rational administration schedule for high-dose methotrexate in patients with primary central nervous system lymphoma. Leuk Lymphoma. 2012；53（10）：1867-1875.

[63]Sun XF，Wu YC，Xing RX，et al. Non-Myeloablative Chemotherapy as Consolidation Strategy After High-Dose Methotrexate-Based Chemoimmunotherapy in Patients With Primary CNS Lymphoma：A Retrospective Single Center Study in China. Front Oncol. 2022 Feb 23：12：792274.

[64]Shin SM，Silverman JS，Bowden G，et al. Relapsed or refractory primary central nervous system lymphoma radiosurgery：report of the international gamma knife research foundation. J Radiosurg SBRT. 2017；4（4）：247-253.

[65]Li SJ，Xia ZG，Cao JZ，et al. Proposed new prognostic model using the systemic immune-inflammation index for primary central nervous system lymphoma：A prospective-retrospective multicohort analysis. Front Immunol. 2022 Nov 9：13：1039862.

[66]Zucca E，Conconi A，Mughal TI，et al. Patterns of outcome and prognostic factors in primary large-cell lymphoma of the testis in a survey by the International Extranodal Lymphoma Study Group. J Clin Oncol. 2003；21（1）：20-27.

[67]Menter T，Ernst M，Drachneris J，et al. Phenotype profiling of primary testicular diffuse large B-cell

lymphomas. Hematol Oncol. 2014；32（2）：72-81.

[68]Chapuy B，Roemer MG，Stewart C，Tan Y，Abo RP，Zhang L et al. Targetable genetic features of primary testicular and primary central nervous system lymphomas. Blood. 2016；127（7）：869-81.

[69]Y Wang，Z Y Shi，Q Shi，et al.Clinicopathologic characteristics and prognostic analysis of testicular diffuse large B-cell lymphoma.Zhonghua Xue Ye Xue Za Zhi.2023，44（4）：321-327.

[70]Schmitz R，Wright GW，Huang DW，Johnson CA，Phelan JD，Wang JQ et al. Genetics and Pathogenesis of Diffuse Large B-Cell Lymphoma. N Engl J Med. 2018；378（15）：1396-407.

[71]Cao XX，Li J，Cai H，Zhang W，Duan MH，Zhou DB. Patients with primary breast and primary female genital tract diffuse large B cell lymphoma have a high frequency of MYD88 and CD79B mutations. Ann Hematol. 2017；96（11）：1867-71.

[72]Ye Shen，Lihong Wang，Jinping Ou，et al.Loss of 5-hydroxymethylcytosine as a Poor Prognostic Factor for Primary Testicular Diffuse Large B-cell Lymphoma.Int J Med Sci. 2022 Jan 1；19（2）：225-232.

[73]Xf Wang，Xy Xu，Wz Cai，et al.TBL1XR1 mutation predicts poor outcome in primary testicular diffuse large B-cell lymphoma patients.Biomark Res. 2020 Apr 17：8：10.

[74]VITOLO U，SEYMOUR JF，MARTELLI M，et al. Extranodal difiuse large B-cell lymphoma（DLBCL）and primarymediastinal B-cell lymphoma：ESMO Clinical Practice Guidelines for diagnosis，treatment and follow-up. Ann Oncol.2016，27（suppl 5）：v91-v102.

[75]Kridel R，Telio D，Villa D，Sehn LH，Gerrie AS，Shenkier T et al. Diffuse large B-cell lymphoma with testicular involvement：outcome and risk of CNS relapse in the rituximab era. .Br J Haematol. 2017；176（2）：210-21.

[76]YAN Z，YAO S，WANG Y，et al. Primary testicular lymphoma with central nervous system relapse was suecessfullytreated by a chemo-free regimen：A case report and literature review，Cancer Manag Res，2021，13：9489-9500.

[77]NAYAK L，IWAMOTO FM，LACASCE A，et al. PD-l blockade with nivolumab in relapsed/refractory primary central nervous system and testicular lymphoma，Blood，2017，129（23）：3071-3073.

[78]Deng，L. et al. Primary testicular diffuse large B-cell lymphoma displays distinct clinical and biological features for treatment failure in rituximab era：a report from the International PTL Consortium. Leukemia 30，361-372（2016）.

[79]Zucca，E.，et al. Primary extranodal non-Hodgkin's lymphomas. Part 1：Gastrointestinal，cutaneous and genitourinary lymphomas. Annals of Oncology 8，727-737（1997）.

[80]Chen，B. et al. Adult primary testicular lymphoma：clinical features and survival in a series of patients treated at a high-volume institution in China. BMC Cancer 20，1-11（2020）.

[81]Barta，S. K. et al. Treatment factors affecting outcomes in HIV-associated non-Hodgkin lymphomas：a pooled analysis of 1546 patients. Blood 122，3251-3262（2013）.

[82]聂宝，等. 65例睾丸非霍奇金淋巴瘤的临床病理学特征. 中华血液学杂志 36，765-769（2015）.

[83]Swerdlow，S. H. et al. WHO Classification of Tumours of Haematopoietic and Lymphoid Tissues.（International Agency for Research on Cancer（IARC），69372 Lyon Cedex 08，France，2017）.

[84]Vitolo，U. et al. Extranodal diffuse large B-cell lymphoma（DLBCL）and primary mediastinal B-cell lymphoma：ESMO Clinical Practice Guidelines for diagnosis，treatment and follow-up †. Annals of Oncology 27，v91-v102（2016）.

[85]王玥，等. 65例睾丸非霍奇金淋巴瘤的临床病理学特征. 中华血液学杂志 44，321-327（2023）.

[86]Kraan，W. et al. High prevalence of oncogenic MYD88 and CD79B mutations in diffuse large B-cell lymphomas presenting at immune-privileged sites. Blood Cancer Journal 3，e139-e139（2013）.

[87]Chapuy，B. et al. Targetable genetic features of primary testicular and primary central nervous system lymphomas. Blood 127，869-881（2016）.

[88]Vitolo, U. et al. First-Line Treatment for Primary Testicular Diffuse Large B-Cell Lymphoma With Rituximab-CHOP, CNS Prophylaxis, and Contralateral Testis Irradiation: Final Results of an International Phase Ⅱ Trial. JCO 29, 2766-2772 (2011).

[89]Conconi, A. et al. IELSG30 phase 2 trial: intravenous and intrathecal CNS prophylaxis in primary testicular diffuse large B-cell lymphoma. Blood Adv 8, 1541-1549 (2024).

[90]Avilés, A. et al. Rituximab and Dose-Dense Chemotherapy in Primary Testicular Lymphoma. Clinical Lymphoma and Myeloma 9, 386-389 (2009).

[91]Messina C, Christie D, Zucca E, et al. Primary and secondary bone lymphomas. Cancer Treatment Reviews, 2015, 41 (3): 235-246.

[92]Chisholm K M, Ohgami R S, Tan B, et al. Primary lymphoma of bone in the pediatric and young adult population. Human Pathology, 2017, 60: 1-10.

[93]Cai L, Stauder M C, Zhang Y-J, et al. Early-stage primary bone lymphoma: a retrospective, multicenter Rare Cancer Network (RCN) study. International Journal of Radiation Oncology, Biology, Physics, 2012, 83 (1): 284-291.

[94]Bruno Ventre M, Ferreri A JM, Gospodarowicz M, et al. Clinical features, management, and prognosis of an international series of 161 patients with limited-stage diffuse large B-cell lymphoma of the bone (the IELSG-14 Study). The Oncologist, 2014, 19 (3): 291-298.

[95]施晴，袁跃兴，易红梅，等.原发性骨弥漫性大B细胞淋巴瘤的临床病理特征、突变图谱及预后影响因素分析.中国临床医学，2023，30（05）：772-777.

[96]Vitolo U, Seymour J F, Martelli M, et al. Extranodal diffuse large B-cell lymphoma (DLBCL) and primary mediastinal B-cell lymphoma: ESMO clinical practice guidelines for diagnosis, treatment and follow-up. Annals of Oncology, 2016, 27 (suppl 5): v91-v102.

[97]Han S, Yang X, Jiang D, et al. Surgical outcomes and prognostic factors in patients with diffuse large B-cell lymphoma-associated metastatic spinal cord compression. Spine, 2016, 41 (15): E943-E948.

[98]樊代明.整合肿瘤学·临床卷[M].北京：科学出版社，2021.

[99]中国抗癌协会淋巴瘤专业委员会，中国医师协会肿瘤医师分会，中国医疗保健国际交流促进会肿瘤内科分会.中国淋巴瘤治疗指南（2021年版）[J].中华肿瘤杂志，2021，43（7）：29.

[100]Willemze R, Cerroni L, Kempf W, et al. The 2018 update of the WHO-EORTC classification for primary cutaneous lymphomas[J]. Blood. 2019; 133 (16): 1703-14.

[101]Trautinger F, Eder J, Assaf C, et al. European Organisation for Research and Treatment of Cancer consensus recommendations for the treatment of mycosis fungoides/Sezary syndrome—update 2017[J]. Eur J Cancer. 2017; 77: 57-74.

[102]Brady, J.L., et al., Definitive radiotherapy for localized follicular lymphoma staged by 18F-FDG PET-CT: a collaborative study by ILROG. Blood, 2019. 133 (3): p. 237-245.

[103]Zhou, J., et al., [Follicular lymphoma with a predominantly diffuse growth pattern with 1p36 deletion: a clinicopathologic analysis of eight cases]. Zhonghua Bing Li Xue Za Zhi, 2024. 53 (1): p. 34-39.

[104]Ghione, P., et al., Treatment patterns and outcomes in relapsed/refractory follicular lymphoma: results from the international SCHOLAR-5 study. Haematologica, 2023. 108 (3): p. 822-832.

[105]Zha, J., et al., Clinical features and outcomes of 1845 patients with follicular lymphoma: a real-world multicenter experience in China. J Hematol Oncol, 2021. 14 (1): p. 131.

[106]Morschhauser, F., et al., Tazemetostat for patients with relapsed or refractory follicular lymphoma: an open-label, single-arm, multicentre, phase 2 trial. Lancet Oncol, 2020. 21 (11): p. 1433-1442.

[107]Jacobson, C.A., et al., Axicabtagene ciloleucel in relapsed or refractory indolent non-Hodgkin lym-

phoma（ZUMA-5）：a single-arm，multicentre，phase 2 trial. Lancet Oncol，2022. 23（1）：p. 91-103.

[108]Ying，Z.，et al.，Relmacabtagene autoleucel（relma-cel）CD19 CAR-T therapy for adults with heavily pretreated relapsed/refractory large B-cell lymphoma in China. Cancer Med，2021. 10（3）：p. 999-1011.

[109]Bartlett，N.L.，et al.，Mosunetuzumab Monotherapy Demonstrates Durable Efficacy with a Manageable Safety Profile in Patients with Relapsed/Refractory Follicular Lymphoma Who Received ≥2 Prior Therapies：Updated Results from a Pivotal Phase Ⅱ Study. Blood，2022. 140（Supplement 1）：p. 1467-1470.

[110]Liu，X.，et al.，Efficacy of Autologous Hematopoietic Stem Cell Transplantation versus Chemotherapy or Allogeneic Hematopoietic Stem Cell Transplantation for Follicular Lymphoma：Systematic Review and Meta-Analysis. Oncology，2023. 101（12）：p. 822-835.

[111]Neelapu，S.S.，et al.，Five-year follow-up of ZUMA-1 supports the curative potential of axicabtagene ciloleucel in refractory large B-cell lymphoma. Blood，2023. 141（19）：p. 2307-2315.

[112]Iragavarapu，C. and G. Hildebrandt，Lisocabtagene Maraleucel for the treatment of B-cell lymphoma. Expert Opin Biol Ther，2021. 21（9）：p. 1151-1156.

[113]Swerdlow SH，Campo E，Pileri SA，Harris NL，Stein H，Siebert R，Advani R，Ghielmini M，Salles GA，Zelenetz AD et al：The 2016 revision of the World Health Organization classification of lymphoid neoplasms. Blood 2016，127（20）：2375-2390.

[114]Martín-Garcia D，Navarro A，Valdés-Mas R，Clot G，Gutiérrez-Abril J，Prieto M，Ribera-Cortada I，Woroniecka R，Rymkiewicz G，Bens S et al：CCND2 and CCND3 hijack immunoglobulin light-chain enhancers in cyclin D1（-）mantle cell lymphoma. Blood 2019，133（9）：940-951.

[115]Dreyling M，Doorduijn JK，Gine E，Jerkeman M，Walewski J，Hutchings M，Mey U，Riise J，Trneny M，Vergote VKJ et al：Efficacy and Safety of Ibrutinib Combined with Standard First-Line Treatment or As Substitute for Autologous Stem Cell Transplantation in Younger Patients with Mantle Cell Lymphoma：Results from the Randomized Triangle Trial By the European MCL Network. Blood 2022，140（Supplement 1）：1-3.

[116]Wang XX，Gao Y，Jin J，Cao JN，Feng JF，Wang HQ，Zhang HL，Cai QQ，Li ZM，Jiang WQ，Huang HQ；Lymphoma Committee，Chinese Anti-Cancer Association（CACA）. Bortezomib in combination with fludarabine plus cyclophosphamide for patients with relapsed or refractory mantle-cell lymphoma：results of the LYM-4003 study. Ann Hematol. 2021 Dec；100（12）：2961-2968.

[117]Cai Q，Huang H，Zhang Y，Liu P，Jing H，Yang P，Lin T，Xia Z，Li Z，Li W et al：Efficacy and Safety Analysis of Ibrutinib-Containing Therapy for Relapsed/Refractory（R/R）Mantle Cell Lymphoma（MCL）：Results from a Real-World Study in China. Blood 2020，136（Supplement 1）：1-1.

[118]Walewska R，Eyre TA，Barrington S，et al. Guideline for the diagnosis and management of marginal zone lymphomas：A British Society of Haematology Guideline. Br J Haematol. 2024；204（1）：86-107.

[119]Gao LR，Li X，Wang X，et al. Treatment and survival for patients with localized primary ocular adnexal extranodal marginal zone lymphoma. Leukemia. 2024；38（4）：914-917.

[120]Else M，Marín-Niebla A，de la Cruz F，et al. Rituximab，used alone or in combination，is superior to other treatment modalities in splenic marginal zone lymphoma. Br J Haematol. 2012；159：322-328.

[121]Kalpadakis C，Pangalis GA，Angelopoulou MK，et al. Treatment of splenic marginal zone lymphoma with rituximab monotherapy：progress report and comparison with splenectomy. Oncologist. 2013；18：190-197.

[122]Williams ME, Hong F, Gascoyne RD, et al. Rituximab extended schedule or retreatment trial for low tumour burden non-follicular indolent B-cell non-Hodgkin lymphomas: Eastern Cooperative Oncology Group Protocol E4402. Br J Haematol. 2016; 173: 867-875.

[123]Neelapu SS, Locke FL, Bartlett NL, et al. Axicabtagene Ciloleucel CAR T-Cell Therapy in Refractory Large B-Cell Lymphoma. N Engl J Med. 2017; 377: 2531-2544.

[124]Locke FL, Ghobadi A, Jacobson CA, et al. Long-term safety and activity of axicabtagene ciloleucel in refractory large B-cell lymphoma (ZUMA-1): a single-arm, multicentre, phase 1-2 trial. Lancet Oncol. 2019; 20: 31-42.

[125]Sehn LH, Chua N, Mayer J, et al. Obinutuzumab plus bendamustine versus bendamustine monotherapy in patients with rituximab-refractory indolent non-Hodgkin lymphoma (GADOLIN): a randomised, controlled, open-label, multicentre, phase 3 trial. Lancet Oncol. 2016; 17: 1081-1093.

[126]Vanazzi A, Grana C, Crosta C, et al. Efficacy of ^{90}Yttrium-ibritumomab tiuxetan in relapsed/refractory extranodal marginal-zone lymphoma. Hematol Oncol. 2014; 32: 10-15.

[127]Sacchi S, Marcheselli R, Bari A, et al. Safety and efficacy of lenalidomide in combination with rituximab in recurrent indolent non-follicular lymphoma: final results of a phase Ⅱ study conducted by the Fondazione Italiana Linfomi. Haematologica. 2016; 101: e196-199.

[128]Opat S, Tedeschi A, Linton K, et al. The MAGNOLIA Trial: Zanubrutinib, a Next-Generation Bruton Tyrosine Kinase Inhibitor, Demonstrates Safety and Efficacy in Relapsed/Refractory Marginal Zone Lymphoma. Clin Cancer Res. 2021; 27 (23): 6323-6332.

[129]Deng L, Li Z, Zhang H, et al. Orelabrutinib for the treatment of relapsed or refractory marginal zone lymphoma: A phase 2, multicenter, open-label study. Am J Hematol. 2023; 98 (11): 1742-1750.

[130]Flinn IW, Miller CB, Ardeshna KM, et al. DYNAMO: A Phase Ⅱ Study of Duvelisib (IPI-145) in Patients With Refractory Indolent Non-Hodgkin Lymphoma. J Clin Oncol. 2019; 37: 912-922.

[131]Noy A, de Vos S, Thieblemont C, et al. Targeting Bruton tyrosine kinase with ibrutinib in relapsed/refractory marginal zone lymphoma. Blood. 2017; 129: 2224-2232.

[132]Gopal AK, Kahl BS, de Vos S, et al. PI3Kδ inhibition by idelalisib in patients with relapsed indolent lymphoma. N Engl J Med. 2014; 370: 1008-1018.

[133]Strati P, Coleman M, Champion R, et al. A phase 2, multicentre, open-label trial (ACE-LY-003) of acalabrutinib in patients with relapsed or refractory marginal zone lymphoma. Br J Haematol. 2022; 199 (1): 76-85.

[134]Rossi D, Bertoni F, Zucca E. Marginal-Zone Lymphomas. N Engl J Med. 2022; 386 (6): 568-581.

[135]Jacobson CA, Chavez JC, Sehgal AR, et al. Axicabtagene ciloleucel in relapsed or refractory indolent non-Hodgkin lymphoma (ZUMA-5): a single-arm, multicentre, phase 2 trial. Lancet Oncol. 2022; 23: 91-103.

[136]Neelapu SS, Chavez J, Sehgal AR, et al. 3-year follow-up analysis of ZUMA-5: A phase 2 study of axicabtagene ciloleucel (Axi-Cel) in patients with relapsed/refractory (R/R) indolent non-Hodgkin lymphoma (iNHL). Blood 2022; 140: 10380-10383.

[137]Epperla N, Welkie RL, Torka P, et al. Impact of early relapse within 24 months after first-line systemic therapy (POD24) on outcomes in patients with marginal zone lymphoma: A US multisite study. J Hematol Oncol. 2023; 16 (1): 49.

[138]Casulo C. How do you define treatment success in MZL? Blood. 2024; 143 (5): 382-383.

[139]Horwitz S, O'Connor OA, Pro B, Illidge T, Fanale M, Advani R, Bartlett NL, Christensen JH, Morschhauser F, Domingo-Domenech E et al: Brentuximab vedotin with chemotherapy for CD30-

positive peripheral T-cell lymphoma (ECHELON-2): a global, double-blind, randomised, phase 3 trial. Lancet 2019, 393 (10168): 229-240.

[140]Pro B, Advani R, Brice P, Bartlett NL, Rosenblatt JD, Illidge T, Matous J, Ramchandren R, Fanale M, Connors JM et al: Five-year results of brentuximab vedotin in patients with relapsed or refractory systemic anaplastic large cell lymphoma. Blood 2017, 130 (25): 2709-2717.

[141]Wu M, Wang F, Zhao S, Li Y, Huang W, Nie B, Liu H, Liu X, Li W, Yu H et al: Autologous hematopoietic stem cell transplantation improves survival outcomes in peripheral T-cell lymphomas: a multicenter retrospective real-world study. Ann Hematol 2023, 102 (11): 3185-3193.

[142]Yang P, Cai M, Cao Y, Fan S, Tang W, Ji M, Huang L, Wang F, Zhao W, Niu T et al: Upfront autologous stem cell transplant in peripheral T-cell lymphoma patients achieving complete response after first-line treatment: A multicentre real-world analysis. Br J Haematol 2024, 204 (4): 1414-1421.

[143]Zhu Y, Wei J, Yang C, Xie W, Tong Y, Yu W-J, Jin J: Chidamide As Maintenance in Peripheral T-Cell Lymphoma for Patients in Response after Induction Therapy: A Single Center Retrospective Study. Blood 2023, 142: 6183.

[144]Shi Y, Dong M, Hong X, Zhang W, Feng J, Zhu J, Yu L, Ke X, Huang H, Shen Z et al: Results from a multicenter, open-label, pivotal phase Ⅱ study of chidamide in relapsed or refractory peripheral T-cell lymphoma. Ann Oncol 2015, 26 (8): 1766-1771.

[145]Horwitz SM, Advani RH, Bartlett NL, Jacobsen ED, Sharman JP, O'Connor OA, Siddiqi T, Kennedy DA, Oki Y: Objective responses in relapsed T-cell lymphomas with single-agent brentuximab vedotin. Blood 2014, 123 (20): 3095-3100.

[146]Bossi E, Aroldi A, Brioschi FA, Steidl C, Baretta S, Renso R, Verga L, Fontana D, Sharma GG, Mologni L et al: Phase two study of crizotinib in patients with anaplastic lymphoma kinase (ALK) -positive anaplastic large cell lymphoma relapsed/refractory to chemotherapy. Am J Hematol 2020, 95 (12): E319-e321.

[147]Gao Y, Huang H, Wang X, Bai B, Huang Y, Yang H, Zhang Q, Li Y, Li Y, Zhou M: Safety and efficacy of mitoxantrone hydrochloride liposome in patients with relapsed or refractory peripheral T-cell lymphoma and extranodal NK/T-cell lymphoma: A prospective, single-arm, open-label, multi-center, phase Ⅱ clinical trial. Blood 2020, 136: 36-37.

[148]Damaj G, Gressin R, Bouabdallah K, Cartron G, Choufi B, Gyan E, Banos A, Jaccard A, Park S, Tournilhac O et al: Results from a prospective, open-label, phase Ⅱ trial of bendamustine in refractory or relapsed T-cell lymphomas: the BENTLY trial. J Clin Oncol 2013, 31 (1): 104-110.

[149]O'Connor OA, Pro B, Pinter-Brown L, Bartlett N, Popplewell L, Coiffier B, Lechowicz MJ, Savage KJ, Shustov AR, Gisselbrecht C et al: Pralatrexate in patients with relapsed or refractory peripheral T-cell lymphoma: results from the pivotal PROPEL study. J Clin Oncol 2011, 29 (9): 1182-1189.

[150]Brammer JE, Zinzani PL, Zain J, Mead M, Casulo C, Jacobsen ED, Gritti G, Litwak D, Cohan D, Katz DJ: Duvelisib in patients with relapsed/refractory peripheral T-cell lymphoma from the phase 2 primo trial: results of an interim analysis. Blood 2021, 138: 2456.

[151]Qiu L, Jin J, Cen H, Zhou K, Xu X, Li F, Wu T, Yang H, Wang Z, Li Z: A Study of Linperlisib in the Treatment of Patients with Relapsed and/or Refractory Peripheral T-Cell Lymphoma. Blood 2022, 140 (Supplement 1): 9395-9396.

[152]Song Y, Malpica L, Cai Q, Zhao W, Zhou K, Wu J, Zhang H, Mehta-Shah N, Ding K, Liu Y et al: Golidocitinib, a selective JAK1 tyrosine-kinase inhibitor, in patients with refractory or relapsed peripheral T-cell lymphoma (JACKPOT8 Part B): a single-arm, multinational, phase 2 study. Lancet Oncol 2024, 25 (1): 117-125.

[153]Morschhauser F，Fitoussi O，Haioun C，Thieblemont C，Quach H，Delarue R，Glaisner S，Gabarre J，Bosly A，Lister J et al：A phase 2，multicentre，single-arm，open-label study to evaluate the safety and efficacy of single-agent lenalidomide（Revlimid）in subjects with relapsed or refractory peripheral T-cell non-Hodgkin lymphoma：the EXPECT trial. Eur J Cancer 2013，49（13）：2869-2876.

[154]Zinzani PL，Musuraca G，Tani M，Stefoni V，Marchi E，Fina M，Pellegrini C，Alinari L，Derenzini E，de Vivo A et al：Phase Ⅱ trial of proteasome inhibitor bortezomib in patients with relapsed or refractory cutaneous T-cell lymphoma. J Clin Oncol 2007，25（27）：4293-4297.

[155]Wang L，Mingci C，Huang Y，Xu P，Chen S，Zhao W：Selinexor in Combination with Salvage Regimen for Refractory Peripheral T-Cell Lymphoma（PTCL）Patients. Blood 2023，142：6211.

[156]Liang J，Wang L，Wang X，Cui G，Zhou J，Xing T，Du K，Xu J，Wang L，Liang R et al：Chidamide plus prednisone，cyclophosphamide，and thalidomide for relapsed or refract.

[157]Liu W，Ji X，Song Y，Wang X，Zheng W，Lin N，Tu M，Xie Y，Ping L，Ying Z et al：Improving survival of 3760 patients with lymphoma：Experience of an academic center over two decades. Cancer Med 2020，9（11）：3765-3774.

[158]Advani RH，Skrypets T，Civallero M，Spinner MA，Manni M，Kim WS，Shustov AR，Horwitz SM，Hitz F，Cabrera ME et al：Outcomes and prognostic factors in angioimmunoblastic T-cell lymphoma：final report from the international T-cell Project. Blood 2021，138（3）：213-220.

[159]Hapgood G，Savage KJ：The biology and management of systemic anaplastic large cell lymphoma. Blood 2015，126（1）：17-25.

[160]Parrilla Castellar ER，Jaffe ES，Said JW，Swerdlow SH，Ketterling RP，Knudson RA，Sidhu JS，Hsi ED，Karikehalli S，Jiang L et al：ALK-negative anaplastic large cell lymphoma is a genetically heterogeneous disease with widely disparate clinical outcomes. Blood 2014，124（9）：1473-1480.

[161]Civallero M，Schroers-Martin JG，Horwitz S，Manni M，Stepanishyna Y，Cabrera ME，Vose J，Spina M，Hitz F，Nagler A et al：Long-term outcome of peripheral T-cell lymphomas：Ten-year follow-up of the International Prospective T-cell Project. Br J Haematol 2024.

[162]Zhong HJ，Cheng S，Zhang X，et al. Etoposide，dexamethasone，and pegaspargase with sandwiched radiotherapy in early-stage natural killer/T-cell lymphoma：A randomized phase Ⅲ study[J]. Innovation（Camb），2023 Apr 13；4（3）：100426.

[163]Yamaguchi M，Tobinai K，Oguchi M，et al. Concurrent chemoradiotherapy for localized nasal natural killer/T-cell lymphoma：an updated analysis of the Japan clinical oncology group study JCOG0211 [J]. J Clin Oncol，2012；30：4044-4046.

[164]Sun P，Li Y，Li C，et al. A phase Ⅱ study of sintilimab，anlotinib，and pegaspargase sandwiched with radiotherapy as first-line therapy in patients with newly diagnosed，stage Ⅰ-Ⅱ extranodal natural- killer/T-cell lymphoma[J]. Am J Hematol，2023 Jul；98（7）.

[165]Wang JH，Wang H，Wang YJ，et al. Analysis of the efficacy and safety of a combined gemcitabine，oxaliplatin and pegaspargase regimen for NK/T-cell lymphoma[J]. Oncotarget，2018；7：35412-35422.

[166]Wang X，Zhang L，Liu X，et al. Efficacy and Survival in Newly Diagnosed Advanced Extranodal Natural Killer/T-Cell Lymphoma：A Randomized，Controlled，Multicenter and Open-Labled Study with Ddgp Regimen Versus SMILE Regimen [J]. Blood，2019，134：463.

[167]Wang X，Zhang L，Liu X，et al.Efficacy and Safety of a Pegasparaginase -Based Chemotherapy Regimen vs an L-asparaginase-Based Chemotherapy Regimen for Newly Diagnosed Advanced Extranodal Natural Killer/T-Cell Lymphoma：A Randomized Clinical Trial[J]. JAMA Oncol，2022 Jul 01；8（7）.

[168]Hu S，Lin N，Liu J，et al. A Prospective Phase Ⅱ Study of Pegaspargase-COEP Plus Radiotherapy

in Patients With Newly Diagnosed Extra-Nodal NK/T-Cell Lymphoma [J]. Front Oncol，2022；12.

[169]Wang J，Wei L，Ye J，et al. Autologous hematopoietic stem cell transplantation may improve long-term outcomes in patients with newly diagnosed extranodal natural killer/T-cell lymphoma，nasal type：a retrospective controlled study in a single center[J]. Int J Hematol，2018；107：98-104.

[170]Kwong YL，Kim WS，Lim ST，et al. SMILE for natural killer/T-cell lymphoma：analysis of safety and efficacy from the Asia Lymphoma Study Group [J]. Blood，2012；120：2973-2980.

[171]淋巴瘤诊疗指南（2022年版）[J].中国肿瘤临床与康复，2023，30（03）：135-158.

[172]Bruce D，Cheson，Richard I，Fisher，Sally F，Barrington et al. Recommendations for initial evaluation，staging，and response assessment of Hodgkin and non-Hodgkin lymphoma：the Lugano classification.[J].J Clin Oncol，2014，32：3059-3067.

[173]Fajgenbaum，D.C.，et al.，International，evidence-based consensus diagnostic criteria for HHV-8-negative/idiopathic multicentric Castleman disease. Blood，2017. 129（12）：p. 1646-1657.

[174]中华医学会血液学分会淋巴细胞疾病学组，中国抗癌协会血液肿瘤专业委员会，中国Castleman病协作组. 中国Castleman病诊断与治疗专家共识（2021年版）. 中华血液学杂志，2021，42（07）：529-534.

[175]van Rhee，F.，et al.，International evidence-based consensus diagnostic and treatment guidelines for unicentric Castleman disease. Blood Adv，2020. 4（23）：p. 6039-6050.

[176]Iwaki，N.，et al.，Clinicopathologic analysis of TAFRO syndrome demonstrates a distinct subtype of HHV-8-negative multicentric Castleman disease. Am J Hematol，2016. 91（2）：p. 220-6.

[177]Zhang，L.，et al.，A national，multicenter，retrospective study of Castleman disease in China implementing CDCN criteria. Lancet Reg Health West Pac，2023. 34：p. 100720.

[178]van Rhee，F.，et al.，International，evidence-based consensus treatment guidelines for idiopathic multicentric Castleman disease. Blood，2018. 132（20）：p. 2115-2124.

[179]Yin，X.，et al.，Rituximab-bortezomib-dexamethasone induce high response rates in iMCD in clinical practice. Br J Haematol，2023. 203（5）：p. 803-806.

[180]Liu，J，Han，S，Ding，J，et al.，COX2-related multicentric mixed-type Castleman's disease in a young man. Nat Clin Pract Oncol. 2005-07-01；2（7）：370-5；quiz 376.

[181]Vargo JA，Gill BS，Balasubramani GK，et al. What is the optimal management of early-stage low-grade follicular lymphoma in the modern era? Cancer，2015，121：3325-3334.

[182]Wu Y，Liu X，Imber BS，et al. Influence of age on long-term net survival benefit for early-stage MALT lymphomas treated with radiotherapy：an analysis of the SEER database（2000-2015）. Radiother Oncol. 2022；173：179-187.

[183]Yang Y，Zhu Y，Cao JZ，et al. Risk-adapted therapy for early-stage extranodal nasal-type NK/T-cell lymphoma：analysis from a multicenter study. Blood，2015，126：1424-1432.

[184]Yang Y，Cao JZ，Lan SM，et al. Association of improved locoregional control with prolonged survival in early-stage extranodal nasal-type NK/T-cell lymphoma. JAMA Oncol，2017，3（1）：83-91.

[185]Qi SN，Yang Y，Zhang YJ，et al. Risk-based，response-adapted therapy for early-stage extranodal nasal-type NK/T-cell lymphoma in the modern chemotherapy era：A China Lymphoma Collaborative Group study. Am J Hematol，2020，95（9）：1047-1056.

[186]Liu X，Zhang LL，Qu BL，et al. Evidence of cure for extranodal nasal-type natural killer/T-cell lymphoma with current treatment：an analysis of the CLCG database. Haematologica，2023，108（9）：2467-2475.

[187]Radford J，Illidge T，Counsell N，et al. Results of a trial of PET-directed therapy for early-stage Hodgkin's lymphoma. N Engl J Med，2015，372：1598-1607.

[188]Raemaekers JM，Andre MP，Federico M，et al. Omitting Radiotherapy in Early Positron Emission Tomography-Negative Stage I/Ⅱ Hodgkin Lymphoma Is Associated With an Increased Risk of Early

Relapse: Clinical Results of the Preplanned Interim Analysis of the Randomized EORTC/LYSA/FIL H10 Trial. J Clin Oncol, 2014, 32: 1188-1194.

[189]Olszewski AJ, Shrestha R, Castillo JJ. Treatment selection and outcomes in early-stage classical Hodgkin lymphoma: analysis of the National Cancer Data Base. J Clin Oncol, 2015, 33: 625-633.

[190]Qi SN, Li YX, Specht L, et al. Modern radiation therapy for extranodal nasal-type NK/T-cell lymphoma: risk-adapted therapy, target volume and dose guidelines from the International Lymphoma Radiation Oncology Group. Int J Radiat Oncol Biol Phys. 2021; 110 (4): 1064-1081.

[191]Wang X, Liu X, Zhong QZ, et al. Decreased lymphoma-related deaths and improved long-term relative survival with radiotherapy for early-stage diffuse large B-cell lymphoma in the rituximab era. Radiother Oncol, 2023; 188: 109902.

[192]YaoS, WangY, SunY, et al. Epidemiological investigation of hemophagocytic lymphohistiocytosis in China[J]. Orphanet J Rare Dis, 2021, 16 (1): 342.

[193]LehmbergK, NicholsKE, HenterJI, et al. Consensus recommendations for the diagnosis and management of hemophagocytic lymphohistiocytosis associated with malignancies[J]. Haematologica, 2015, 100 (8): 997-1004.

[194]Henter JI, Horne A, Arico M, et al. HLH-2004: Diagnostic and therapeutic guidelines for hemophagocytic lymphohistiocytosis[J]. Pediatr Blood Cancer, 2007; 48 (2): 124-131.

[195]中国抗癌协会淋巴瘤专业委员会中华医学会血液学分会淋巴细胞疾病学组中国噬血细胞综合征专家联盟.淋巴瘤相关噬血细胞综合征诊治中国专家共识（2022年版）[J].中华医学杂志，2022，102（24）：1794-1801.

[196]Henter JI, Samuelsson-Horne A, Arico M, et al. Treatment of hemophagocytic lymphohistiocytosis with HLH-94 immunochemotherapy and bone marrow transplantation[J]. Blood, 2002; 100 (7): 2367-2373.

[197]Wang Y, Huang W, Hu L, et al. Multicenter study of combination DEP regimen as a salvage therapy for adult refractory hemophagocytic lymphohistiocytosis[J]. Blood, 2015; 126 (19): 2186-2192.

[198]Pi Y, Wang J, Zhou H, et al. Modified DEP regimen as induction therapy for lymphoma-associated hemophagocytic lymphohistiocytosis: a prospective, multicenter study[J]. J Cancer Res Clin Oncol. 2022; Epub ahead of print.

[199]Meng G, Wang Y, Wang J, et al. The DEP regimen is superior to the HLH-1994 regimen as first-line therapy for lymphoma-associated haemophagocytic lymphohistiocytosis[J]. Leuk Lymphoma, 2021; 62 (4): 854-860.

[200]La Rosée P. First prospective clinical trial in adult HLH[J]. Blood, 2015; 126 (19): 2169-71.

[201]Jiayu, Z., Zhang, Q. Hepatitis B virus-associated diffuse large B cell lymphoma: epidemiology, biology, clinical features and HBV reactivation. Holist Integ Oncol 2, 38 (2023).

[202]中国研究型医院学会生物治疗学专委会.CAR T细胞治疗NHL毒副作用临床管理专家共识[J].转化医学杂志2021年10卷1期，1-11页，ISTIC，2021.

[203]Lee DW, Santomasso BD, Locke FL, Ghobadi A, Turtle CJ, Brudno JN, Maus MV, Park JH, Mead E, Pavletic S, Go WY, Eldjerou L, Gardner RA, Frey N, Curran KJ, Peggs K, Pasquini M, DiPersio JF, van den Brink MRM, Komanduri KV, Grupp SA, Neelapu SS. ASTCT Consensus Grading for Cytokine Release Syndrome and Neurologic Toxicity Associated with Immune Effector Cells. Biol Blood Marrow Transplant. 2019 Apr; 25 (4): 625-638.

[204]Lei W, Xie M, Jiang Q, Xu N, Li P, Liang A, Young KH, Qian W. Treatment-Related Adverse Events of Chimeric Antigen Receptor T-Cell (CAR T) in Clinical Trials: A Systematic Review and Meta-Analysis. Cancers (Basel). 2021 Aug 3; 13 (15): 3912.

[205]Pennisi M, Jain T, Santomasso BD, Mead E, Wudhikarn K, Silverberg ML, Batlevi Y, Shouval R, Devlin SM, Batlevi C, Brentjens RJ, Dahi PB, Diamonte C, Giralt S, Halton EF, Maloy M,

Palomba ML, Sanchez-Escamilla M, Sauter CS, Scordo M, Shah G, Park JH, Perales MA. Comparing CAR T-cell toxicity grading systems: application of the ASTCT grading system and implications for management. Blood Adv. 2020 Feb 25; 4 (4): 676-686.

[206]Locke FL, Ghobadi A, Jacobson CA, Miklos DB, Lekakis LJ, Oluwole OO, Lin Y, Braunschweig I, Hill BT, Timmerman JM, Deol A, Reagan PM, Stiff P, Flinn IW, Farooq U, Goy A, McSweeney PA, Munoz J, Siddiqi T, Chavez JC, Herrera AF, Bartlett NL, Wiezorek JS, Navale L, Xue A, Jiang Y, Bot A, Rossi JM, Kim JJ, Go WY, Neelapu SS. Long-term safety and activity of axicabtagene ciloleucel in refractory large B-cell lymphoma (ZUMA-1): a single-arm, multicentre, phase 1-2 trial. Lancet Oncol. 2019 Jan; 20 (1): 31-42.

[207]LeeDW, SantomassoBD, LockeFL, et al. ASTCT Consensus Grading for Cytokine Release Syndrome and Neurologic Toxicity Associated with Immune Effector Cells[J]. Biol Blood Marrow Transplant, 2019, 25 (4): 625-638.

[208]Westin JR, To C, Locke FL. Axicabtagene Ciloleucel in Large B-Cell Lymphoma. Reply. N Engl J Med. 2023 Sep 21; 389 (12): 1152-1153.

[209]Shaikh S, Shaikh H. CART Cell Therapy Toxicity. 2023 Apr 19. In: StatPearls [Internet]. Treasure Island (FL): StatPearls Publishing; 2023 Jan-.

[210]Chanut M, Herbaux C. Cellules CAR-T lisocabtagene maraleucel en deuxième ligne dans le lymphome non hodgkinien B agressif en rechute précoce ou réfractaire [Lisocabtagene maraleucel CAR-T cells - second line treatment in patients with relapsed or refractory large B cell lymphoma]. Bull Cancer. 2023 Oct; 110 (10): 986-988. French.

[211]Ali S, Kjeken R, Niederlaender C, Markey G, Saunders TS, Opsata M, Moltu K, Bremnes B, Grønevik E, Muusse M, Håkonsen GD, Skibeli V, Kalland ME, Wang I, Buajordet I, Urbaniak A, Johnston J, Rantell K, Kerwash E, Schuessler-Lenz M, Salmonson T, Bergh J, Gisselbrecht C, Tzogani K, Papadouli I, Pignatti F. The European Medicines Agency Review of Kymriah (Tisagenlecleucel) for the Treatment of Acute Lymphoblastic Leukemia and Diffuse Large B-Cell Lymphoma. Oncologist. 2020 Feb; 25 (2): e321-e327.

[212]Deshpande A, Wang Y, Munoz J, Jain P. Brexucabtagene autoleucel: a breakthrough in the treatment of mantle cell lymphoma. Drugs Today (Barc) . 2022 Jun; 58 (6): 283-298.

[213]Gust J, Hay KA, Hanafi LA, Li D, Myerson D, Gonzalez-Cuyar LF, Yeung C, Liles WC, Wurfel M, Lopez JA, Chen J, Chung D, Harju-Baker S, Özpolat T, Fink KR, Riddell SR, Maloney DG, Turtle CJ. Endothelial Activation and Blood-Brain Barrier Disruption in Neurotoxicity after Adoptive Immunotherapy with CD19 CAR-T Cells. Cancer Discov. 2017 Dec; 7 (12): 1404-1419.

[214]Gust J, Ponce R, Liles WC, Garden GA, Turtle CJ. Cytokines in CAR T Cell-Associated Neurotoxicity. Front Immunol. 2020 Dec 16; 11: 577027.

[215]Karschnia P, Jordan JT, Forst DA, Arrillaga-Romany IC, Batchelor TT, Baehring JM, Clement NF, Gonzalez Castro LN, Herlopian A, Maus MV, Schwaiblmair MH, Soumerai JD, Takvorian RW, Hochberg EP, Barnes JA, Abramson JS, Frigault MJ, Dietrich J. Clinical presentation, management, and biomarkers of neurotoxicity after adoptive immunotherapy with CAR T cells. Blood. 2019 May 16; 133 (20): 2212-2221.

[216]Neelapu SS, Tummala S, Kebriaei P, Wierda W, Gutierrez C, Locke FL, Komanduri KV, Lin Y, Jain N, Daver N, Westin J, Gulbis AM, Loghin ME, de Groot JF, Adkins S, Davis SE, Rezvani K, Hwu P, Shpall EJ. Chimeric antigen receptor T-cell therapy - assessment and management of toxicities. Nat Rev Clin Oncol. 2018 Jan; 15 (1): 47-62.

[217]Fried S, Avigdor A, Bielorai B, Meir A, Besser MJ, Schachter J, Shimoni A, Nagler A, Toren A, Jacoby E. Early and late hematologic toxicity following CD19 CAR-T cells. Bone Marrow Transplant. 2019 Oct; 54 (10): 1643-1650.

[218]Brudno JN, Kochenderfer JN. Toxicities of chimeric antigen receptor T cells: recognition and management. Blood. 2016 Jun 30; 127 (26): 3321-30.

[219]Hill JA, Li D, Hay KA, Green ML, Cherian S, Chen X, Riddell SR, Maloney DG, Boeckh M, Turtle CJ. Infectious complications of CD19-targeted chimeric antigen receptor-modified T-cell immunotherapy. Blood. 2018 Jan 4; 131 (1): 121-130.

[220]Hill JA, Seo SK. How I prevent infections in patients receiving CD19-targeted chimeric antigen receptor T cells for B-cell malignancies. Blood. 2020 Aug 20; 136 (8): 925-935.

[221]Rejeski K, Wang Y, Albanyan O, Munoz J, Sesques P, Iacoboni G, Lopez-Corral L, Ries I, Bücklein VL, Mohty R, Dreyling M, Baluch A, Shah B, Locke FL, Hess G, Barba P, Bachy E, Lin Y, Subklewe M, Jain MD. The CAR-HEMATOTOX score identifies patients at high risk for hematological toxicity, infectious complications, and poor treatment outcomes following brexucabtagene autoleucel for relapsed or refractory MCL. Am J Hematol. 2023 Nov; 98 (11): 1699-1710. Epub 2023 Aug 16.

[222]Yakoub-Agha I, Chabannon C, Bader P, Basak GW, Bonig H, Ciceri F, Corbacioglu S, Duarte RF, Einsele H, Hudecek M, Kersten MJ, Köhl U, Kuball J, Mielke S, Mohty M, Murray J, Nagler A, Robinson S, Saccardi R, Sanchez-Guijo F, Snowden JA, Srour M, Styczynski J, Urbano-Ispizua A, Hayden PJ, Kröger N. Management of adults and children undergoing chimeric antigen receptor T-cell therapy: best practice recommendations of the European Society for Blood and Marrow Transplantation (EBMT) and the Joint Accreditation Committee of ISCT and EBMT (JACIE). Haematologica. 2020 Jan 31; 105 (2): 297-316.

[223]Bernardes M, Hohl TM. Fungal Infections Associated With the Use of Novel Immunotherapeutic Agents. Curr Clin Microbiol Rep. 2020 Dec; 7 (4): 142-149.

[224]Wei J, Zhu X, Mao X, Huang L, Meng F, Zhou J. Severe early hepatitis B reactivation in a patient receiving anti-CD19 and anti-CD22 CAR T cells for the treatment of diffuse large B-cell lymphoma. J Immunother Cancer. 2019 Nov 21; 7 (1): 315.

[225]Yang C, Xie M, Zhang K, Liu H, Liang A, Young KH, Qian W. Risk of HBV reactivation post CD19-CAR-T cell therapy in DLBCL patients with concomitant chronic HBV infection. Leukemia. 2020 Nov; 34 (11): 3055-3059.

[226]Strati P, Nastoupil LJ, Fayad LE, Samaniego F, Adkins S, Neelapu SS. Safety of CAR T-cell therapy in patients with B-cell lymphoma and chronic hepatitis B or C virus infection. Blood. 2019 Jun 27; 133 (26): 2800-2802.

[227]中国抗癌协会血液肿瘤专业委员会，中华医学会血液学分会.靶向B细胞和浆细胞的CAR-T细胞治疗中防治乙型肝炎病毒再激活的中国专家共识（2021年版）[J].中华血液学杂志，2021，42（6）：6.

[228]Cotangco K, Manrriquez EN, Salani R. Rapidly progressing vulvar soft tissue infection as a result of severe hypogammaglobulinemia following CAR T-cell therapy. Gynecol Oncol Rep. 2022 May 31; 42: 101016.

[229]Yakoub-Agha I, Chabannon C, Bader P, Basak GW, Bonig H, Ciceri F, Corbacioglu S, Duarte RF, Einsele H, Hudecek M, Kersten MJ, Köhl U, Kuball J, Mielke S, Mohty M, Murray J, Nagler A, Robinson S, Saccardi R, Sanchez-Guijo F, Snowden JA, Srour M, Styczynski J, Urbano-Ispizua A, Hayden PJ, Kröger N. Management of adults and children undergoing chimeric antigen receptor T-cell therapy: best practice recommendations of the European Society for Blood and Marrow Transplantation (EBMT) and the Joint Accreditation Committee of ISCT and EBMT (JACIE). Haematologica. 2020 Jan 31; 105 (2): 297-316.

[230]Howard SC, Trifilio S, Gregory TK, Baxter N, McBride A. Tumor lysis syndrome in the era of novel and targeted agents in patients with hematologic malignancies: a systematic review. Ann Hematol.

2016 Mar；95（4）：563-73.

[231]Cheson BD，Heitner Enschede S，Cerri E，Desai M，Potluri J，Lamanna N，Tam C. Tumor Lysis Syndrome in Chronic Lymphocytic Leukemia with Novel Targeted Agents. Oncologist. 2017 Nov；22（11）：1283-1291.

[232]Lee DW，Santomasso BD，Locke FL，Ghobadi A，Turtle CJ，Brudno JN，Maus MV，Park JH，Mead E，Pavletic S，Go WY，Eldjerou L，Gardner RA，Frey N，Curran KJ，Peggs K，Pasquini M，DiPersio JF，van den Brink MRM，Komanduri KV，Grupp SA，Neelapu SS. ASTCT Consensus Grading for Cytokine Release Syndrome and Neurologic Toxicity Associated with Immune Effector Cells. Biol Blood Marrow Transplant. 2019 Apr；25（4）：625-638.

[233]中国营养学会.中国居民膳食指南：2023版[M].北京：人民卫生出版社，2023：1-100.

[234]李融融，于康，中国营养学会肿瘤营养管理分会.恶性肿瘤患者康复期营养管理专家共识（2023版）.中华临床营养杂志，2023，31（02）：65-73.

[235]中国抗癌协会肿瘤营养专业委员会,中华医学会肠外肠内营养学分会.血液系统肿瘤患者的营养治疗专家共识.肿瘤代谢与营养电子杂志，2022，9（2）：185-188.

[236]以功能障碍为中心的中国癌症患者运动康复专家共识。中国康复医学杂志，2023，36（1）：1-7.

白血病

名誉主编

樊代明

主　编

王建祥　李建勇　邱录贵　纪春岩

副主编

徐　卫　秘营昌　魏　辉　叶静静

编　委（按姓氏拼音排序）

白　海　陈国安　陈洁平　陈苏宁　陈协群　杜　欣　杜　新　方美云
冯建明　高春记　高素君　贡铁军　韩艳秋　胡　豫　胡建达　胡晓梅
黄　河　黄晓军　纪春岩　江　明　江　倩　姜尔烈　解文君　金　洁
赖永榕　李　菲　李　娟　李　薇　李　艳　李建勇　李军民　李文倩
李玉华　刘　竞　刘　利　刘　霆　刘兵城　刘代红　刘启发　刘卓刚
罗建民　马　军　秘营昌　倪海雯　欧阳桂芳　邱录贵　任汉云
沈志祥　施文瑜　宋献民　宋永平　孙自敏　王　迎　王季石　王建祥
王健民　王少元　魏　辉　吴　彤　吴德沛　夏小军　徐　兵　徐　卫
颜晓菁　杨建民　杨林花　姚红霞　叶静静　易树华　游　泳　俞文娟
张　梅　张　曦　张　钰　张广森　张连生　张龑莉　章静茹　周　文
周道斌　朱华渊　主鸿鹄

第一章

前言

第一节 流行病学

白血病（leukemia）是起源于造血干、祖细胞的造血系统恶性肿瘤。白血病细胞具有增殖、生存优势，在体内无控性增生、积聚，逐渐抑制正常造血，并侵袭其他器官、系统，使患者出现贫血、出血、感染和浸润征象，最终导致死亡。白血病发病与感染、辐射、化学制剂，与生活方式和遗传等有关，细胞、分子遗传学异常是其致病基础。这些致病因素改变细胞的遗传特性，影响细胞的正常生物学行为，使之恶变，形成白血病。根据白血病细胞的分化程度和自然病程，将白血病分为急性和慢性两大类。急性白血病（acute leukemia，AL）细胞的分化停滞于早期阶段，多为原始细胞和早期幼稚细胞，病情发展迅速，自然病程仅数月。慢性白血病（chronic leukemia，CL）细胞的分化停滞于晚期阶段，多为较成熟细胞或成熟细胞，病情相对缓慢，自然病程可达数年。按照主要受累的细胞系列可将急性白血病分为急性淋巴细胞白血病（acute lymphoblastic leukemia，ALL）和急性髓系白血病（acute myeloid leukemia，AML）。慢性白血病则分为慢性髓性白血病，常称为慢性粒细胞白血病（chronic myeloid leukemia，CML）、慢性淋巴细胞白血病（chronic lymphocytic leukemia，CLL）及少见类型的白血病。

不同类型白血病的发病率、病死率和地区、族群分布有明显差异。1982年，国际癌症研究机构（IARC）根据十余个国家的登记，公布了白血病各亚型的年发病率：ALL 0.6/10万~1.9/10万，CLL 0.1/10万~3.1/10万，AML 0.7/10万~3.1/10万，CML 0.7/10万~2.3/10万。北美肿瘤登记协会报道1997~2002年5年间美国根据人口学特征、不同亚型白血病的发病率，该调查覆盖61%的美国人口。白血病的诊断分类采用第三版的国际肿瘤性疾病分类（ICD-O-3，参考的是WHO分类），所有的发病率均采用根据2000年美国标准人群年龄校正后的发生率（以每10万人的发病率表示）。1997~2002年5年间调查人群共诊断白血病144559例，AL 66067例（占46%）、CL 71860例

（占50%）。CLL 51874例（占36%，第一位）、AML 41746例（占29%，第二位）、ALL 19619例（占14%，居第三位）；CML 15686例（占11%，居第四位）。我国1986~1988年由中国医学科学院血液学研究所杨崇礼牵头进行全国白血病流行病学调查，结果显示：白血病年发病率2.71/10万，标化率为2.62/10万（95% CI 2.85-2.84/10万）。其中AML发病率为1.62/10万，ALL为0.69/10万，CML为0.36/10万，CLL为0.05/10万，特殊类型白血病为0.03/10万。在所有白血病中，AML发病率最高，ALL次之，CML第三。各自构成比分别为58.7%、25.0%和12.9%；CLL及特殊类型白血病较少，占3.4%。在AML各亚型之中，M2a、M3、M5发病率较高，其AML之中的构成比分别为25.2%、18.7%和23.2%。M1、M2b次之，分别为10.8%和10.5%。目前，我国也采用和国际接轨的肿瘤登记模式。2012年国家肿瘤登记中心（NCCR）的数据，共有193个癌症登记处（城市74个，农村119个），覆盖198060406人口（城市100450109；农村97610297）。白血病（C91-C95）发病率5.68/10万，中标率（中国标准人群年龄标化后的发病率）为4.74/10万，世标率（世界标准人群年龄标化后的发病率）4.90/10万，占全部肿瘤的2.02%，白血病发病率居所有肿瘤的第13位。城市的发生率为6.19/10万，农村为5.11/10万。男性发病率（粗率）为6.28/10万，中标率为5.30/10万，世标率为5.46/10万；女性发病率（粗率）为5.07/10万，中标率为4.19/10万，世标率为4.36/10万；男性中标率为女性的1.26倍。2012年全国肿瘤登记地区白血病死亡率4.05/10万，中标率3.14/10万，世标率3.16/10万；居所有肿瘤的第9位。男性死亡率4.67/10万，居各种肿瘤的第7位；女性3.41/10万，居各种肿瘤的第10位。城市白血病死亡率4.42/10万，农村为3.68/10万。死亡率/发病率=0.71（城市、农村均为0.71）。

第二节　预防与筛查

1　预防

白血病的发生是多因素、多基因、多步骤、多阶段的复杂生物学现象。随着现代分子生物学技术的发展，白血病的病因学研究已从群体医学进入细胞生物学和分子生物学水平。研究发现，白血病的发生可能与诸多因素有关，虽然迄今距离阐明白血病的确切病因仍相差甚远，但总体认识到，与实体恶性肿瘤相仿，白血病是机体固有的遗传基因特性与外界致病因素间相互作用的结果。前者包括宿主自身因素如年龄、性别、种族和遗传特性等，后者包括环境因素如物理因素、化学因素、病毒因素等。应尽量避免接触危险因素：①物理因素：避免接触过多放射线，从事放射工作的人员做好个人防护。②化学因素：避免接触致癌物质（如苯等）。③生物因素：防治感染，特别是病毒的感染。④药物因素：勿滥用氯霉素、细胞毒类抗癌药、免疫抑制剂等药物。⑤健康生活方式：保证睡眠充足，营养合理，多吃新鲜蔬菜水果，常做户外体育锻炼，注意保暖，戒烟限酒。

三级预防为康复预防，常指对肿瘤患者经过各种方法治疗后进行康复治疗，减少并发症，防止致残率，提高生存率和生存质量，还包括对晚期患者实行止痛和临终关怀。对接受化疗、靶向药物治疗者应注意对脏器功能的影响，及时发现、及早干预。对接受异基因造血干细胞移植（allogeneic hematopoietic stem cell transplantation，allo-HSCT）后伴有慢性移植物抗宿主病（graft-versus-host disease，GVHD）影响功能的患者，应通过综合措施尽量促进功能恢复，从而提高生活质量。白血病的治疗往往周期长、需要患者密切合作，应及早进行心理干预减少心理问题发生。无论是单纯化疗，还是接受过HSCT的患者，生存仅是基本目标，回归社会才是最终目标。

2 筛查

急性白血病大多起病急骤，症状在几天或1~2周内出现，常以高热、进行性贫血、显著出血倾向或骨关节疼痛等为早期症状。起病缓慢的病例，则常以数周至数月的乏力、虚弱、苍白、劳动后气短、体重减轻、食欲不振或体内某处疼痛或肿胀等开始，乏力、虚弱可能由于贫血，或与白血病细胞代谢异常引起的血钙过高、过低或血镁过低等有关。体重减轻是因进食减少而代谢率增高所致。

慢性白血病病程较长，常是在常规体检时发现血常规指标异常，如白细胞增高，或无意间触及肿大淋巴结或脾脏后就诊。大部分患者就诊时无症状，随疾病进展，可能逐渐出现消瘦等症状及正常血细胞减少和功能障碍、高代谢等疾病相关表现，如全身不适、头晕、乏力、瘀点、瘀斑、感染、盗汗、体重减轻、低热、心悸等。随疾病进展，可出现器官增大相关症状，由于淋巴结和脾脏肿大造成局部压迫，压迫部位不同会出现相应症状。如脾大会引起腹胀、左上腹沉重感或疼痛、食后饱胀等不适。

对白血病的早筛工作应重点注意科普宣传以便有相关症状者能尽早就诊，另外定期进行包含血常规在内的常规查体对白血病的早筛也非常重要。

第三节 诊断

白血病的诊断主要依赖骨髓涂片计数原始细胞比例。其分型早期主要依赖细胞形态学和细胞化学染色，目前白血病分型主要靠免疫表型。遗传学信息主要用于白血病的预后判断，但对伴有特定遗传学异常［如t（8；21）、inv（16）或t（15；

17）］者，不论原始细胞比例如何，可直接诊断为AML。白血病的诊断标准几经变迁，1976年，法、英、美3国7位学者共同研究了大量白血病的骨髓和外周血涂片，结合细胞化学染色，提出了白血病的FAB诊断分型标准，这一标准至今对AML的分型仍有影响。FAB将原始细胞≥30%作为急性白血病的诊断标准。FAB将白血病分为急性淋巴细胞白血病、急性髓细胞白血病、慢性淋巴细胞白血病和慢性粒细胞白血病四类。其中急性淋巴细胞白血病又分为L1、L2和L3三种亚型；急性髓细胞白血病分为M0-M7型；慢性淋巴细胞白血病分为慢性B和T细胞白血病。随着研究深入，发现白血病具有异常的细胞膜和细胞质分子免疫标记，许多白血病类型还有特征性的染色体和分子遗传异常。将细胞免疫表型和细胞遗传学特征与细胞形态诊断结合起来，无疑会使白血病的诊断分型更加客观、合理、精确，更具可重复性。为此，1985~1986年FAB协作组会同免疫学家和遗传学家共同制订了白血病新的形态学-免疫学-细胞遗传学（MIC）分型标准；后来又结合了分子遗传特征，形成了MICM诊断分型标准。经过多年临床实践，认识到一种恶性疾病实体的定义不能仅靠细胞形态、免疫表型和遗传特征，而应综合现在已知的所有疾病要素。1997年WHO召集了130余位世界著名的临床血液学家和病理学家，借鉴淋巴瘤的REAL分型原则，综合病因、既往病史、细胞形态、免疫表型、遗传学特征及临床、治疗和预后特点，于2001年提出了包括白血病在内的血液和淋巴组织肿瘤新的诊断分型标准；经过多年实践，结合新的研究进展，2008年、2016年WHO对该标准又作了补充修订。总的来说，WHO诊断分型标准按细胞类型将血液和淋巴组织肿瘤分为三大类：髓系、淋系和组织细胞/树突细胞肿瘤，每一种类疾病又分若干亚型。WHO分类方案与FAB两个最基本的区别：一是WHO分类综合白血病形态学、免疫表型、遗传学和患者临床特征作为分类诊断标准，尽可能使每一亚类成为具有不同实验、临床、预后特点的特定病种，而FAB分类是简单的形态学分类；另一区别是WHO分类中诊断AML的血或骨髓原始细胞下限从FAB的30%，降为20%。随着近年二代测序应用，根据组学的研究结果提出了Ph样及早期前体T（ETP）急性淋巴细胞白血病。WHO2016年分型同样将这些新的亚型纳入WHO分型中。未来随着组学更加普遍的应用，会有更多根据组学特征确立的疾病亚型出现。随着基因组学、蛋白质组学、代谢组学和生物信息学等技术迅速发展，也为免疫治疗与靶向药物提供了重要指导。现今，从整合医学的角度，开发疾病诊断、分型方法，完善疾病本身及并发症的治疗，从而改善生活质量，提高治疗效果。

由于不同类型白血病的诊断、治疗不同，本文就AML、ALL、CML、CLL四种最常见的白血病类型进行分节阐述。

第二章

成人急性髓系白血病

第一节 成人急性髓系白血病的诊断

1 成人急性髓系白血病的诊断

急性髓系白血病（AML）的诊断标准参照WHO 2016造血和淋巴组织肿瘤分类标准，外周血或骨髓原始细胞≥20%是诊断AML的必要条件。但当患者被证实有克隆性重现性细胞遗传学异常t（8；21）（q22；q22）、inv（16）（p13q22）或t（16；16）（p13；q22）以及t（15；17）（q22；q12）时，即使原始细胞<20%，也应诊断为AML。

在接诊时，病史采集应包含年龄，既往病史及治疗情况，特别是血液病史或肿瘤史，有无重要脏器功能不全，有无髓外浸润，有无家族史，特别是血液病或肿瘤，有无遗传代谢病病史。疑诊白血病时，要进行检查并明确诊断分型，包括骨髓细胞形态学（细胞形态学、细胞化学、组织病理学），免疫分型，细胞遗传学（染色体核型），必要时荧光原位杂交（FISH），白血病相关融合基因、基因突变分子学检测。有可能接受异基因造血干细胞移植者行HLA配型。

2 AML的预后和分层因素

2.1 AML不良预后因素

年龄≥60岁，有骨髓增生异常综合征（myelodysplastic syndromes，MDS）或骨髓增殖性肿瘤（myeloproliferative neoplasm，MPN）病史，治疗相关性/继发性AML，高白细胞（>100×10^9/L），合并中枢神经系统白血病（central nervous system leukemia，CNS-L），合并髓外浸润（除外肝、脾、淋巴结受累）等。

2.2 细胞遗传学/分子遗传学指标危险度分级

根据初诊时AML细胞遗传学和分子遗传学异常行AML遗传学预后分组，具体分组见下表。

表 42-2-1　AML 遗传学预后分组

预后等级	细胞遗传学	分子遗传学
预后良好	inv（16）（p13q22）或 t（16；16）（p13；q22） t（8；21）（q22；q22）	NPM1 突变但不伴有 FLT3-ITD 突变，或者伴有低等位基因比 FLT3-ITD 突变[ad] CEBPAbZIP 框内突变
预后中等	正常核型 t（9；11）（p22；q23） 其他异常	inv（16）（p13；q22）或 t（16；16）（p13；q22）伴有 C-kit D816 突变[b] t（8；21）（q22；q22）伴有 C-kit D816 突变[b] NPM1 突变伴有高等位基因比 FLT3-ITD 突变[a]
预后不良	单体核型 复杂核型（≥3 种），不伴有 t（8；21）（q22；q22）、inv（16）（p13；q22）或 t（16；16）（p13；q22）或 t（15；17）（q22；q12） -5 -7 5q- -17 或 abn（17p） 11q23 染色体易位，除外 t（9；11） t（3；3）（q21q26.2）/ GATA2，MECOM（EVI1） t（3q26.2；v）/MECOM（EVI1）-重排 t（6；9）（p23；q34）/DEK：：NUP214 t（9；22）（q34.1；q11.2）/BCR：：ABL1 11p15/NUP98 基因易位 （8；16）p11；p13）/KAT6A：：CREBBP	TP53 突变 ASXL1、BCOR、EZH2、RUNX1（AML1）、SF3B1、SRSF2、STAG2、U2AF1、ZRSR2 突变[c] 高等位基因比 FLT3-ITD 突变[a，c]

注：a 低等位基因比为<0.5，高等位基因比为≥0.5。如未行 FLT3 等位基因比检测，FLT3-ITD 阳性应按高等位基因比对待。

b C-kit D816 对 t（8；21）（q22；q22）、inv（16）（p13；q22）或 t（16；16）（p13；q22）具有预后影响，为预后中等组，其他突变位点对预后无影响，仍归入预后良好组。

c 这些异常如发生在预后良好组，不应作为不良预后标志。

d AML 患者同时携带不良细胞遗传学异常和 NPM1 突变为不良预后组。e 单体核型：两个或以上常染色体单体，或一个常染色体单体合并至少一个染色体结构异常。

3　复发难治性 AML（relapsed or refractory acute myeloid leukemia，R/R AML）的诊断

3.1　复发性 AML 诊断标准

完全缓解（CR）后外周血再现白血病细胞或骨髓中原始细胞≥0.050（除外巩固化疗后骨髓再生等其他原因）或髓外出现白血病细胞浸润。

3.2　难治性白血病诊断标准

经标准方案治疗 2 个疗程无效的初治病例；CR 后经巩固强化治疗，12 个月内复发者；12 个月后复发但经常规化疗无效者；2 次或多次复发者；髓外白血病持续存在者。

第二节 成人急性髓系白血病及其并发症的治疗及护理

对AML（非APL）均建议首选参加临床研究。若不能参加，按下述建议治疗。AML的治疗以化疗、造血干细胞移植及联合新近出现的靶向治疗为主要治疗方法，目前强化疗仍是可耐受化疗AML患者的推荐治疗方案。AML患者化疗的耐受性要根据年龄、体力状态、共病等多种因素进行整合评估，且在治疗过程中进行动态评估，调整治疗策略。对不耐受化疗患者的评估，指南推荐参照Ferrara 2013标准进行筛选，具体筛选标准见表42-2-2。初诊不能耐受强烈治疗的患者经低强度诱导治疗达完全缓解后，如可耐受强化疗，应按照可耐受强化疗的治疗方案选择。

表42-2-2 急性髓系白血病不适合进行强化疗标准

1.年龄超过75岁
2.伴有充血性心力衰竭或既往有射血分数（EF）≤50%的心肌病史
3.既往有肺部疾病史，肺一氧化碳弥散量（diffusing capacity of the lungs for carbon monoxide，DL-CO）≤65%或第1秒用力呼气容积（forced expiratory volume in 1s，FEV_1）≤65%，或静止时有呼吸困难或需要吸氧，或任何胸膜肿瘤或未得到控制的肺部肿瘤
4.正接受透析治疗且年龄大于60岁，或未得到控制的肾脏肿瘤
5.Child B或C级的肝硬化，或伴有转氨酶大幅升高（>正常值的3倍）的肝病且年龄≥60岁，或任何胆管癌，或未控制的肝癌或急性病毒性肝炎
6.存在抗感染治疗耐药的活动性感染
7.伴有需要在精神病院、管制机构住院治疗及持续频繁门诊治疗的精神疾病，或存在照顾者不能控制的依赖性认知状态（由专科医师确诊）
8.与白血病无关的ECOG体能状态评分≥3
9.医生认为不适合接受常规强化化疗的任何其他合并症

注：满足至少表中一项标准则表明患者不适合进行强化疗

1 初诊AML（非APL）的治疗

1.1 可耐受强化疗的AML的治疗

1.1.1 诱导缓解治疗

表42-2-3 AML诱导治疗方案

化疗方案分类	
常规的诱导缓解方案	标准剂量阿糖胞苷（Ara-C）100~200mg/m²/d×7天联合去甲氧柔红霉素（IDA）12mg/m²/d×3天或柔红霉素（DNR）60-90mg/m²/d×3天。
含中剂量Ara-C的诱导治疗方案	高三尖杉酯碱（HHT）2mg/m²/d×7天，DNR40mg/m²/d×3天，Ara-C前4天为100mg/m²/d，第5、6、7天为1g/m²/q12h。
联合靶向药物的治疗方案	可以酌情考虑在化疗基础上联合靶向药物，中高危组联合维奈克拉（1周）；高危组接受标准强化诱导缓解率低于低中危组，亦可采用维奈克拉联合去甲基化药物诱导；FLT3突变患者可以联合FLT3抑制剂；IDH突变患者可以联合IDH抑制剂
其他诱导方案	IA、DA、MA及HA+蒽环类药物组成的方案，如HAA（HA+阿克拉霉素）、HAD（HA+DNR）等。

有严重合并症者，参照老年不耐受强烈化疗的治疗方案。

1.1.2 诱导治疗后监测

（1）标准剂量Ara-C诱导后治疗监测：

表42-2-4 停化疗后第7-14天复查骨髓

残留白血病细胞	治疗方案
残留白血病细胞≥10%	考虑双诱导治疗[a]或等待观察
残留白血病细胞<10%但无增生低下	可给予双诱导治疗[a]或等待恢复
增生低下且残留白血病细胞<10%	等待恢复

注：a标准剂量Ara-C+蒽环或蒽醌类等药物（IDA或DNR、Mitox等）；或含G-CSF的预激方案（如CAG方案：G-CSF+Ara-C+Acla）。

表42-2-5 停化疗后第21-28天（骨髓恢复）复查骨髓、血象

骨髓缓解情况	治疗方案
完全缓解	进入缓解后治疗
骨髓已恢复，未达到完全缓解标准	按诱导失败对待
增生低下且残留白血病细胞<10%	等待恢复
增生低下且残留白血病细胞≥10%	考虑下一步治疗（参考双诱导治疗的方案或按诱导治疗失败患者的选择治疗方案）

（2）中大剂量Ara-C方案诱导后监测：

表42-2-6 停化疗后第21-28天（骨髓恢复）复查骨髓、血象

骨髓缓解情况	治疗方案
完全缓解	进入缓解后治疗
骨髓已恢复，未达到完全缓解标准	按诱导失败对待
增生低下且残留白血病细胞<10%	等待恢复
增生低下且残留白血病细胞≥10%	按治疗失败对待

1.1.3 AML完全缓解后治疗的选择

按对化疗的耐受性、遗传学预后危险度及可检测残留病（Measurable residual disease，MRD）相结合分层治疗。对化疗的耐受性应进行动态评估，缓解后应再次综合年龄、体力状态、共病等多种因素评估其耐受性。对强化疗耐受好、从化疗中获益大的患者可以积极进行大剂量化疗；对强化疗耐受好、从化疗中获益不大的高危组患者可以积极进行异基因造血干细胞移植；对强化疗耐受差、从化疗中获益不大的患者可以选择新的靶向及免疫治疗策略。不同危险组治疗的选择如表7所示。此外，伴有FLT3突变的中高危组患者可以在巩固治疗中联合FLT3抑制剂。

表42-2-7 AML完全缓解后不同危险组治疗的选择

预后等级	完全缓解后治疗方案
预后良好组	多疗程的大剂量Ara-C[a]
	其他[bcd]

预后等级	完全缓解后治疗方案
预后中等组	异基因造血干细胞移植[e]
	多疗程的大剂量Ara-C[f]
	自体造血干细胞移植[c]
	其他[bd]
预后不良组	尽早行异基因造血干细胞移植[e]
	多疗程的中大剂量Ara-C[f]
	其他[g]
无法进行危险度分层者	参考预后中等细胞遗传学或分子异常组患者治疗 若诊断时白细胞数≥100×10⁹/L，则按预后不良组治疗

注：a大剂量Ara-C（3g/m²/q12h，6个剂量），3~4疗程，单药应用。
b中大剂量Ara-C（1~2g/m²/q12h，6个剂量）为基础的方案，与蒽环/蒽醌类、氟达拉滨等联合应用，2~3个疗程后行标准剂量化疗，总的缓解后化疗周期×4个疗程。
c 2~3疗程中大剂量Ara-C为基础的方案巩固，继而行自体造血干细胞移植。
d标准剂量化疗（Ara-C联合蒽环/蒽醌类、HHT、鬼臼类等），总的缓解后化疗周期×6疗程或标准剂量化疗巩固3~4疗程后行（或不行）自体造血干细胞移植。
e寻找供者期间行1~2疗程中大剂量Ara-C为基础的化疗或标准剂量化疗。
f多疗程的中大剂量Ara-C。中大剂量Ara-C（1.5~3 g/m²/q12h，6个剂量），3~4个疗程，单药应用。
g 2~3疗程的中大剂量Ara-C为基础的化疗，或标准剂量化疗巩固，继而行自体造血干细胞移植；标准剂量化疗巩固（×6个疗程）；维奈克拉联合去甲基化药物（如阿扎胞苷或地西他滨）或者去甲基化药物单药治疗，直至疾病进展。

AML缓解后治疗方案的选择除根据上述的遗传学危险度分组外，还要根据可检测残留病（Measurable residual disease，MRD）进行动态调整。对于MRD持续阳性，或MRD阴转阳，尤其是巩固治疗完成后MRD阳性者，虽然遗传学分层属预后中低危组，仍然建议行造血干细胞移植。MRD可采用多参数流式、PCR等检测。核心结合因子（CBF）白血病2个疗程化疗后，融合基因下降<3个log，建议行异基因造血干细胞移植，无初诊融合基因表达数据时，以>0.1%为阈值。应用流式细胞术进行MRD检测时，初诊预后低危组2个疗程化疗后，MRD阳性患者，建议行异基因造血干细胞移植；预后中等组1个疗程化疗后，MRD阳性患者，建议行异基因造血干细胞移植。

1.1.4　维持治疗

经过诱导和巩固治疗后，中高危组患者可用去甲基化药物（如阿扎胞苷或地西他滨）进行维持治疗，直至疾病进展。

异基因造血干细胞移植后，视复发风险及造血重建状态，FLT3-ITD阳性患者可以选择FLT3抑制剂维持，其他患者可以选择去甲基化药物维持治疗。

1.2 不能耐受强化疗AML

1.2.1 诱导治疗

表42-2-8 不能耐受强化疗AML诱导治疗方案

方案选择	
低强度治疗方案	(1) 维奈克拉(100mg第1天,200mg第2天,400mg第3~28天)联合阿扎胞苷(75mg/m²/d×7d)或地西他滨(20mg/m²/d×5d),每28天1个周期。21天可以骨穿评价疗效,如果原始细胞小于5%,可以停止维奈克拉,等待骨髓恢复。 (2) 阿扎胞苷(75mg/m²/d×7d)或地西他滨(20mg/m²/d×5d)。 (3) 阿扎胞苷或地西他滨联合小剂量化疗;小剂量化疗G-CSF(如小剂量Ara-C为基础的方案CAG、CHG、CMG等,C-阿糖胞苷、A-阿克拉霉素、H-高三尖杉酯碱、M-米托蒽醌)。
IDH1突变AML	除前述治疗方案,可以选择艾伏尼布(500mg,第1~28天)联合阿扎胞苷(75mg/m²/d×7d),每28天1个周期(证据等级1a)或艾伏尼布单药治疗。
FLT3突变AML	除前述治疗方案,可以选择吉瑞替尼(120mg,第1~28天)联合维奈克拉(100mg第1天,200mg第2天,400mg第3~28天),每28天1个周期,或吉瑞替尼(120mg,第1~28天)联合阿扎胞苷(75mg/m²/d×7d),每28天1个周期。
支持治疗	

1.2.2 完全缓解后的治疗选择

继续前期的低强度治疗方案。对于预后良好者,达到完全缓解后,能够耐受标准剂量化疗,可以按照可耐受强化疗AML部分提供的方案进行治疗,包括减剂量/减毒性预处理方案的造血干细胞移植。

1.2.3 维持治疗

经诱导和巩固治疗后,可用去甲基化药物(阿扎胞苷或地西他滨)维持治疗,至疾病进展。

2 急性早幼粒细胞白血病的治疗

近年,规范使用全反式维甲酸(all trans retinoic acid,ATRA)及砷剂治疗急性早幼粒细胞白血病(acute promyelocytic,APL),使之不用造血干细胞移植即可治愈。

表42-2-9 APL治疗选择

初诊WBC≤10×10⁹/L		
ATRA+砷剂治疗方案	诱导治疗	ATRA联合三氧化二砷(简称亚砷酸)复方黄黛片直到完全缓解(CR)[a]
	巩固治疗	ATRA 7个疗程。亚砷酸或复方黄黛片4个疗程[b]
	维持治疗	每3个月为1个周期。第1个月:ATRA 2周,间歇2周;第2个月和第3个月亚砷酸或复方黄黛片×2周,间歇2周[a],完成3个周期
ATRA+砷剂+其他化疗治疗方案	诱导治疗	同ATRA+砷剂治疗方案中诱导治疗[a];蒽环类或蒽醌类药物控制白细胞增高
	巩固治疗	HA、MA、DA、IA方案[c]
	维持治疗	同ATRA+砷剂治疗方案中维持治疗,完成8个周期

初诊WBC≤10×10⁹/L		
ATRA+其他化疗治疗方案（砷剂不耐受或无砷剂药品时）	诱导治疗	使用ATRA直到CR，第2、4、6、8天联合DNR或IDA[a]
	巩固治疗	ATRA 14d联合DNR或IDA 3d，间歇28d，为1个疗程，共2个疗程[a]
	维持治疗	每3个月为1个周期：第1~14天ATRA，第15~90天6-巯基嘌呤（6-MP），每周1次甲氨蝶呤（MTX），共11次。共8个周期[a]

初诊WBC>10×10⁹/L		
ATRA+砷剂+化疗诱导、化疗巩固、ATRA/砷剂交替维持治疗	诱导治疗	使用ATRA联合亚砷酸或复方黄黛片直到CR[a]，第1~3天联合DNR或IDA[a]
	巩固治疗	HA、MA、DA、IA方案[c]
	维持治疗	同初诊WBC≤10×10⁹/L，ATRA+砷剂治疗方案中维持治疗，完成8个周期
ATRA+砷剂+化疗诱导、ATRA+砷剂巩固、ATRA/6-MP/MTX维持治疗	诱导治疗	ATRA（第1~36天）+亚砷酸（第9~36天）+IDA（第2、4、6、8天）[a]
	巩固治疗	①ATRA（第1~28天）+亚砷酸（第1~2天）；②ATRA（第1~7、15~21、29~35天）+亚砷酸（第1~5、8~12、15~19、22~26、29~33天）
	维持治疗	同初诊WBC≤10×10⁹/L中ATRA+其他化疗治疗方案的维持治疗

注：a药物剂量：ATRA 25mg/m²/d；三氧化二砷（简称亚砷酸）0.16mg/m²/d；复方黄黛片60mg/m²/d；DNR 45mg/m²/d；IDA 8mg/m²/d；6-巯基嘌呤（6-MP）50~90mg/m²/d；甲氨蝶呤（MTX）5~15mg/m²/d。

b ATRA 25mg/m²/d×2周，间歇2周，为1个疗程。亚砷酸0.16mg/m²/d或者复方黄黛片60mg/m²/d×4周，间歇4周，为1个疗程。

c HA方案：第1~7天，高三尖杉酯碱（HHT）2 g/m²/d；第1~5天，Ara-C 100mg/m²/d。MA方案：第1~3天，米托蒽醌（MIT）6~8mg/m²/d；第1~5天，Ara-C 100mg/m²/d。DA方案：第1~3天，柔红霉素（DNR）40mg/m²/d；第1~5天，Ara-C 100mg/m²/d。IA方案：第1~3天，去甲氧柔红霉素（IDA）8mg/m²/d；第1~5天，Ara-C 100mg/m²/d。

3 复发难治AML的治疗

复发难治AML应重新进行染色体和分子遗传学检查（如二代测序、RNA测序等），评估疾病状态，选择合适方案或临床试验。早期复发指缓解后12个月内复发者；晚期复发指缓解后12个月以上复发者。

表42-2-10 复发难治AML的治疗原则

年龄		
年龄<60岁	早期复发者	临床试验（强烈推荐）
		靶向药物治疗
		挽救化疗，获得CR后继之行同胞相合或无关供体HSCT
		直接行异基因造血干细胞移植
	晚期复发者	重复初始有效的诱导化疗方案，如达到再次缓解，考虑进行异基因HSCT
		临床试验
		靶向药物治疗
		挽救化疗，CR后行同胞相合或无关供者HSCT
	难治性患者	处理同早期复发者

续表

年龄≥60岁	早期复发者	临床试验（强烈推荐）
		新药（包括靶向药物与非靶向药物）治疗
		最佳支持治疗
		挽救化疗，CR后如体能状况好可考虑异基因HSCT
	晚期复发者	临床试验（强烈推荐）
		重复初始有效的诱导化疗方案
		新药（包括靶向药物与非靶向药物）治疗
		挽救化疗，CR后如体能状况好可考虑异基因HSCT
		最佳支持治疗（用于不能耐受或不愿意进一步治疗的患者）
	难治性患者	处理同早期复发者

表42-2-11　复发难治AML的治疗方案

治疗方案		
靶向治疗±去甲基化药物	FLT3-ITD突变	吉瑞替尼[a]
		索拉菲尼+去甲基化药物（阿扎胞苷或地西他滨）[b]
	FLT3-TKD突变	吉瑞替尼[a]
	IDH1突变	艾伏尼布，可联合去甲基化药物[c]
	IDH2突变	恩西地平，可联合去甲基化药物[d]
联合化疗	强烈化疗方案（一般情况好，耐受性好者）	CLAG±IDA/Mitox方案[e]
		大剂量阿糖胞苷±蒽环类药物[f]
		FLAG±IDA方案[g]
		HAA（HAD）方案[h]
		EA±Mitox方案[i]
		CAG方案[j]
	非强烈化疗方案（体能状况差、耐受较差者）	去甲基化药物（阿扎胞苷，地西他滨）[k]
		小剂量Ara-C[l]
		维奈克拉+去甲基化药物/小剂量Ara-C[m]
异基因造血干细胞移植	条件许可应尽早、尽可能行异基因造血干细胞移植	
免疫治疗	CAR-T等免疫治疗	

注：a 吉瑞替尼：治疗剂量为120mg/天。

b 索拉菲尼+去甲基化药物（阿扎胞苷或地西他滨）：索拉菲尼200mg，Bid；阿扎胞苷75mg/m^2，第1~7天；或地西他滨20mg/m^2，第1~5天。

c 艾伏尼布500mg qd，可联用去甲基化药物，去甲基化药物剂量及用法同上。

d 恩西地平100mg qd，可联用去甲基化药物，去甲基化药物剂量及用法同上。

e CLAG±IDA/Mitox方案：克拉屈滨（Cla）、阿糖胞苷（Ara-C）、G-CSF，加或不加去甲氧柔红霉素（IDA）/米托蒽醌（Mitox）；Cla 5mg/m^2，d1~5；Ara-C 1~2g/m^2，Cla用后4h使用，d1-5，静脉滴注3h，G-CSF 300μg/m^2，d0~5（WBC>20×10^9/L暂停）；IDA 10~12mg/m^2，d1-3或Mitox 10~12mg/m^2，d1~3。

f 大剂量阿糖胞苷±蒽环类药物；Ara-C 1~3g/m^2，q12h，d1，3，5；联合DNR 45mg/m^{2}或IDA 10mg/m^2，d2，4，6或Ara-C（未曾用过大剂量Ara-C者可选择）3g/m^2，q12h，d1~3。

g FLAG±IDA方案：氟达拉滨（Flu）、Ara-C、G-CSF±IDA；Flu 30mg/m^2，d1-5；Ara-C 1-2g/m^2，Flu用后4h使用，d1~5，静滴3h；G-CSF 300μg/m^2，d0~5；IDA 10~12mg/m^2，d1~3。

h HAA（HAD）方案：高三尖杉酯碱（HHT），Ara-C，阿克拉霉素（Acla）或柔红霉素（DNR）：HHT 2mg/m^2，d1~7（或HHT 4mg/m^2，分2次给与，d1~3）；Ara-C 100~200mg/m^2，d1~7；Acla 20mg/d，d1~7（或DNR 45mg/m^2/d，d1~3）。

i EA±Mitox 方案：足叶乙甙（VP16）、Ara-C±Mitox；VP16 100mg/m^2，d1~5，Ara-c 100~150mg/m^2，d1~7 ± Mitox 10mg/m^2，d1~5。
j CAG 方案：Acla、Ara-C 加 G-CSF 方案；G-CSF 150μg/m^2，q12h，d0~14；Acla 20mg/d，d1~4；Ara-C 10mg/m^2，皮下，q12h，d1~14。
k 去甲基化药物：阿扎胞苷 75mg/m^2，d1~7，28 天为一疗程，直至出现疾病恶化或严重不良反应；地西他滨 20mg/m^2，d1~5，28 天为一疗程，直至出现疾病恶化或严重不良反应。
l 小剂量 Ara-C；Ara-C 10mg/m^2，皮下，q12h，d1~14。
m 维奈克拉+去甲基化药物/小剂量 Ara-C。

维奈克拉联合去甲基化药物：维奈克拉剂量为第一天 100mg，第二天 200mg，第三天开始每天 400mg 直至 28 天；去甲基化药物：阿扎胞苷 75mg/m^2，第 1~7 天；地西他滨 25mg/m^2，第 1~5 天；维奈克拉联合小剂量 Ara-C：维奈克拉剂量为第一天 100mg，第二天 200mg，第三天 400mg，第四天开始每天 600mg 直至 28 天；Ara-C 10mg/m^2，皮下，q12h，d1~10。

4 AML 患者并发症的治疗

4.1 中枢神经系统白血病（CNSL）的治疗

AML 中 CNSL 发生率常不到 3%。NCCN 建议对初诊无 CNS 症状者不常规行腰穿。

表 42-2-12 CNSL 的治疗

<table>
<tr><td rowspan="3">有神经系统症状，行 CT/MRI</td><td rowspan="2">无颅内/脊髓肿块，行腰穿</td><td>脑脊液
正常者</td><td>观察</td></tr>
<tr><td>脑脊液发现白血病细胞</td><td>鞘注化疗药物（2 次/周）直至脑脊液正常，以后每周 1 次×4~6 周</td></tr>
<tr><td>有颅内/脊髓肿块或颅压增高</td><td colspan="2">先行放疗；然后鞘注药物（2 次/周）直至脑脊液正常，以后每周 1 次×4~6 周</td></tr>
<tr><td rowspan="2">无神经系统症状</td><td>CR1 后腰穿发现白血病细胞</td><td colspan="2">2 次/周鞘注化疗药直至脑脊液正常，以后每周 1 次×4~6 周
若接受 HD-AraC 治疗，治疗完成后复查脑脊液</td></tr>
<tr><td>CR1 后腰穿正常</td><td colspan="2">已达完全缓解者，行腰穿、鞘注，以进行 CNSL 筛查。无 CNSL 建议 4 次鞘注治疗</td></tr>
</table>

4.2 AML 心脏毒性的治疗

临床观察及研究显示蒽环类药物导致心脏毒性常呈进展性与不可逆性，且第 1 次使用蒽环类药物就可对心脏造成损伤，因此早期监测和提前预防尤为重要。

4.2.1 蒽环类药物心脏毒性分类

蒽环类心脏毒性按发病时间分为急性、慢性和迟发性。

表 42-2-13 蒽环类药物心脏毒性分类

急性	给药后数小时或数天内发生，常表现心内传导紊乱和心律失常，极少数表现心包炎和急性左心衰
慢性	在化疗 1 年内发生，表现为左心室功能障碍，最终可致心衰
迟发性	化疗后数年发生，可表现心衰、心肌病及心律失常等

4.2.2 诊断

药物心脏毒性指具如下一项或多项，但不包含化疗药物使用早期发生的亚临床心血管损伤。

表42-2-14　蒽环类药物心脏毒性表现

左心室射血分数（LVEF）降低的心肌病，表现整体功能降低或室间隔运动明显降低
充血性心衰（CHF）相关症状
CHF相关体征，如第3心音奔马律、心动过速，或两者都有
LVEF较基线降低至少5%至绝对值<55%，伴CHF的症状或体征；或LVEF降低至少10%至绝对值<55%，不伴有症状或体征

4.2.3　治疗

对症处理：心衰常规联用3种药物：血管紧张素转化酶抑制剂（ACEI）、血管紧张素受体拮抗剂（ARB）和β-受体阻滞剂。

心脏保护剂：辅酶Q10、左卡尼汀、N-乙酰半胱氨酸、抗氧化剂（维生素C和维生素E等）及其他铁螯合剂（如去铁敏和EDTA）。

4.3　AML粒缺发热的治疗

4.3.1　AML粒缺发热的诊断

粒细胞缺乏：指外周血中性粒细胞绝对计数（ANC）$<0.5\times10^9/L$，严重粒缺指ANC$<0.1\times10^9/L$。发热：指单次口温≥38.3℃（腋温≥38.0℃），或口温≥38.0℃（腋温≥37.7℃）持续超过1h。

4.3.2　AML粒缺发热的治疗

尽快使用抗菌素初始经验性治疗，原则是覆盖会迅速引起严重并发症或威胁生命的最常见和毒力较强的病原菌，同时必须考虑本区域、本院及本科感染的流行病学覆盖耐药菌，直至获得准确的病原学结果。革兰阴性菌是粒细胞缺乏中感染的主要原因。

对不明原因发热的粒缺抗菌素经验性治疗后若ANC$\geq0.5\times10^9/L$、稳定退热48h，可停用抗菌素；若ANC持续$<0.5\times10^9/L$，抗菌素可用至退热7d后停药。ANC仍$<0.5\times10^9/L$如已停用经验性抗菌素，可加用氟喹诺酮类药物预防治疗。

4.4　预防AML乙型肝炎病毒的再激活

乙型肝炎病毒再激活在行常规化疗的实体瘤和血液恶性肿瘤中相当常见，并可构成严重并发症。

4.4.1　AML乙肝病毒再激活的高危因素

接受蒽环类药物治疗；接受激素治疗每日大于或相当于10~20mg强的松维持4周以上；接受单抗治疗，如：利妥昔单抗、阿托珠单抗、阿仑单抗等；有乳腺癌或淋巴瘤病史。

4.4.2　检查

完善血常规、生化检查以及HBsAg，anti-HBc，anti-HBs，HBV-DNA。

4.4.3 治疗

有乙肝病史者，在免疫抑制治疗同时，使用拉米夫定、恩替卡韦或核苷酸类似物进行抗病毒治疗。免疫抑制剂停药一年后可停止抗病毒治疗。定期检测HBV-DNA和ALT。

4.5 防治尿酸性肾病

化疗致白血病细胞破坏（特别是高白细胞患者），易致尿酸性肾病。注意水化碱化，可予别嘌醇抑制尿酸形成。

4.6 纠正出凝血障碍

严密监测白血病患者的出凝血时间，必要时补充凝血因子以纠正出凝血障碍。

5 AML患者的护理

化疗前向患者介绍AML的治疗方案、不良反应、常见并发症等。粒缺期病室内定期定时消毒，保持洁净，减少探视，必要时住层流病房。告知患者戴医用口罩，进食清洁，预防口腔及肛周感染。缓解期讲解预防复发的重要性。出院后，定期电话询问，了解心理状态。嘱少量多餐，进食清淡、易消化食物，确保蛋白质、维生素、能量摄入，多吃新鲜蔬菜和水果。禁吃油腻、生冷、辛辣的刺激性食物。预防感冒，保持心情舒畅，心理健康。

第三节 成人AML的随访

通过RT-PCR、流式细胞术等对MRD的监测可提早预警复发，以及早采取有效措施。MRD持续阴性有望获得长期无病生存甚至治愈，因此必须定期监测MRD。推荐巩固治疗前、治疗后均应检测MRD，巩固治疗结束后2年内应每3个月监测1次。

第三章

成人急性淋巴细胞白血病

第一节　成人ALL的诊断

临床接诊应注意病史询问（症状、既往病史、家族史等），认真体格检查、必要的理化检查；血常规、生化检查；相关脏器的功能检查。进行综合评估（表42-3-1、表42-3-2）。

ALL诊断应采用MICM（细胞形态学、免疫学、细胞遗传学和分子遗传学）诊断模式，诊断分型采用WHO 2022（第5版）标准。最基本检查应包括细胞形态学、免疫表型，以保证ALL与AML等的鉴别；初诊时应行骨髓穿刺+骨髓活检；骨髓中原始/幼稚淋巴细胞比例≥20%才可诊断ALL（少数患者因发热、使用糖皮质激素可致原始细胞比例不足20%，需结合病史和其他检查鉴别诊断）。骨髓干抽者可考虑外周血、骨髓活检（应进行免疫组化检查）。为准确判断肿瘤负荷，可酌情考虑相关检查（B超、CT等）。病史采集和实验室检查同AML。

免疫分型应采用多参数流式细胞术，最低诊断分型可参考欧洲白血病免疫分型协作组（EGIL）标准（表42-3-1）。同时，除外系列不清的急性白血病（尤其是混合表型急性白血病），建议参照WHO 2008/2016造血及淋巴组织肿瘤分类（表42-3-2），可同时参考EGIL标准（表42-3-3），早期T前体淋巴母细胞白血病（ETP-ALL）免疫表型诊断积分可参考表42-3-4。

表42-3-1　急性淋巴细胞白血病（ALL）的免疫学分型（EGIL，1995）

亚型	免疫学标准
B系ALL[a]	CD19、CD79a、CD22至少两个阳性
早期前B-ALL（B-Ⅰ）	无其他B细胞分化抗原表达
普通型ALL（B-Ⅱ）	$CD10^+$
前B-ALL（B-Ⅲ）	胞质IgM^+
成熟B-ALL（B-Ⅳ）	胞质或膜κ或λ^+
T系ALL[b]	胞质/膜$CD3^+$
早期前T-ALL（T-Ⅰ）	$CD7^+$

续表

亚型	免疫学标准
前T-ALL（T-Ⅱ）	$CD2^+$和（或）$CD5^+$和（或）$CD8^+$
皮质T-ALL（T-Ⅲ）	$CD1a^+$
成熟T-ALL（T-Ⅳ）	膜$CD3^+$，$CD1a^-$
α/β^+T-ALL（A组）[c]	抗TCRα/β^+
γ/δ^+T-ALL（B组）[c]	抗TCRγ/δ^+
伴髓系抗原表达的ALL（My^+ALL）	表达1或2个髓系标志，但又不满足杂合性急性白血病的诊断标准

注：[a]绝大多数B-ALL患者TdT和HLA-DR阳性（B-Ⅳ除外，TdT多为阴性）；[b]绝大多数T-ALL患者TdT阳性，HLA-DR、CD34为阴性（但不为诊断分类必需）；[C]是T-ALL中根据膜表面T细胞受体（TCR）表达情况进行的分组

表42-3-2　WHO2022分类标准对系列诊断的要求

系列	诊断要求
髓系	髓过氧化物酶阳性（强度部分超过成熟中性粒细胞水平的50%） 或 单核细胞分化（NSE、CD11c、CD14、CD64、溶菌酶，至少2项表达）
T细胞系	CD3阳性（胞浆或膜），流式显示强度部分超过成熟T细胞水平的50%或用非ζ链试剂行免疫细胞化学检测显示阳性
B细胞系	CD19强表达，CD79a、CD22、CD10至少一种强阳性。 或 CD19弱表达，CD79a、CD22、CD10至少两种强阳性

表42-3-3　EGIL急性混合型白血病的诊断积分系统（EGIL，1998）

积分	B细胞系	T细胞系	髓系	
2	CD79a	Cy/mCD3	MPO	注： 每一系列2分才可以诊断
	CyIgM、CyCD22	抗TCRα/β、抗TCRγ/δ		
1	CD19	CD2	CD117	
	CD20	CD5	CD13	
	CD10	CD8	CD33	
		CD10	CDw65	
0.5	TdT	TdT	CD14	
	CD24	CD7	CD15	
		CD1a	CD64	

表42-3-4　ETP-ALL免疫表型诊断积分（在CD7阳性、cCD3阳性的基础上，该积分≥8分诊断ETP-ALL）

	表达	不表达
CD1a	−2	2
sCD3	−2	
CD5	−2	2
CD8		2
CD10		1
CD13	1	

续表

	表达	不表达
CD33	1	
CD34	1	
CD117	1	
TdT		1
MPO	-3	

注：表达定义为至少20%白血病细胞染色阳性（CD5，MPO除外），CD5表达定义为≥75%白血病细胞染色阳性，MPO表达定义为≥3%白血病细胞染色阳性（细胞化学和/或流式检测）。

为保证诊断分型的准确性及预后判断合理可靠，应常规进行遗传学检查，包括染色体核型分析及必要的荧光原位杂交（FISH）检查，如KMT2A、CRLF2、JAK2等基因重排和TP53基因缺失。开展相关的分子学检测（融合基因筛查、BCR-ABL1样ALL的筛查，有条件可考虑转录组测序），以满足ALL精准分型；建议开展二代测序技术（NGS）检测基因突变和基因拷贝数变异（如IKZF1和CDKN2A/B缺失等），为诊断分型、预后判断、靶向治疗提供依据。预后分组可参考NCCN 2023临床危险度分组和细胞遗传学预后分组标准（表42-3-5，表42-3-6）。

ALL确诊后，应据具体分型、预后分组，采用规范化分层治疗策略，以获最佳疗效。

表42-3-5 成人急性淋巴细胞白血病（ALL）临床预后危险分层

高危		
	B-ALL	T-ALL
年龄	>35岁	>35岁
WBC	$>30\times10^9/L$	$>100\times10^9/L$
免疫表型	N/A	ETP-ALL
细胞遗传学 / 分子生物学危险度	见表6	RAS/PTEN突变和/或NOTCH1/FBXW7野生型
CR后MRD	阳性/$\geq10^{-4}$	阳性/$\geq10^{-4}$

注：WBC：白细胞计数；CR：完全缓解；MRD：可测量残留病。

表42-3-6 成人急性B淋巴细胞白血病的细胞遗传学和分子生物学预后分组

危险度分组	细胞遗传学和分子学改变
标危组	高超二倍体（51~65条染色体；4、10、17三体预后最好）
	t（12；21）（p13；q22）：ETV6：：RUNX1
	t（1；19）（q23；p13.3）：TCF3：：PBX1
	DUX4重排
	PAX5 P80R
	t（9；22）（q34；q11.2）：BCR：：ABL1[a]不伴IKZF1 plus[b]且无慢性髓性白血病（CML）病史

危险度分组	细胞遗传学和分子学改变
高危组	低二倍体（<44条染色体）
	TP53突变
	KMT2A重排：t（4；11）或其他
	IgH重排
	HLF重排
	ZNF384重排
	MEF2D重排
	MYC重排
	BCR：：ABL1样（Ph样）ALL ▶JAK-STAT（CRLF2，EPOR，JAK1/2/3，TYK2重排；SH2B3，IL7R，JAK1/2/3突变） ▶ABL同源激酶重排（如ABL1，ABL2，PDGFRA，PDGFRB，FGFR1）； ▶其他（NTRK3，FLT3，LYN，PTK2B重排）
	PAX5改变
	t（9；22）（q34；q11.2）：BCR：：ABL1伴IKZF1 plus和/或CML病史
	21号染色体内部扩增（iAMP21）
	IKZF1改变
	复杂染色体异常（携带5种及5种以上染色体异常，不伴有上述常见染色体易位/融合基因、分子异常和倍体异常）

注：[a]有条件的医疗机构可通过FISH检测外周血中性粒细胞是否存在BCR：：ABL1以鉴别初诊CML急变和初诊Ph⁺-ALL。

[b]IKZF1 plus指无ERG缺失时，IKZF1缺失伴CDKN2A,CDKN2B,PAX5,或PAR1中至少一个缺失。

第二节　WHO 2022（第5版）关于前体淋巴细胞肿瘤分类

1　B淋巴母细胞白血病/淋巴瘤（B-ALL/LBL）

1.1　B淋巴母细胞白血病/淋巴瘤非特指型（NOS）

1.2　伴重现性遗传学异常的B淋巴母细胞白血病/淋巴瘤

包括：伴BCR：：ABL1融合基因的B淋巴母细胞白血病/淋巴瘤

· 伴KMT2A重排的B淋巴母细胞白血病/淋巴瘤

· 伴ETV6：：RUNX1融合基因的B淋巴母细胞白血病/淋巴瘤

· 伴高超二倍体的B淋巴母细胞白血病/淋巴瘤

· 伴亚二倍体的B淋巴母细胞白血病/淋巴瘤

· 伴IGH：：IL3融合基因的B淋巴母细胞白血病/淋巴瘤

· 伴TCF3：：PBX1融合基因的B淋巴母细胞白血病/淋巴瘤

· 伴TCF3：：HLF融合基因的B淋巴母细胞白血病/淋巴瘤

· 伴iAMP21的B淋巴母细胞白血病/淋巴瘤

・BCR：：ABL1样B淋巴母细胞白血病/淋巴瘤

・ETV6：：RUNX1样B淋巴母细胞白血病/淋巴瘤

1.3 建议分类

伴其他确定基因异常的B淋巴母细胞白血病/淋巴瘤。

2 T淋巴母细胞白血病/淋巴瘤（T-ALL/LBL）

根据抗原表达分为不同阶段：早期前-T、前-T、皮质-T、髓质-T。

2.1 T淋巴母细胞白血病/淋巴瘤，非特指型（NOS）

2.2 早期T前体淋巴母细胞白血病/淋巴瘤（ETP-ALL/LBL）

注：临床一般采用“急性淋巴细胞白血病（ALL）”替代“淋巴母细胞白血病”。KMT2A=MLL，ETV6-RUNX1=TEL-AML1，TCF3-PBX1=E2A-PBX1。

几种特殊类型ALL的特点：

►BCR：：ABL1样ALL/LBL（BCR：：ABL1-like ALL/LBL）：①与BCR：：ABL1阳性（Ph阳性）ALL患者具有相似的基因表达谱。②共同特征是涉及其他酪氨酸激酶基因的易位、CRLF2易位。还包括EPOR（EPO受体）截短重排、激活等少见情况。CRLF2易位患者常与JAK基因突变有关。③涉及酪氨酸激酶基因的易位可以累及ABL1（伙伴基因并非BCR）、ABL2、PDGFRA、PDGFRB、NTRK3、TYK2、CSF1R、JAK2等，形成多种融合基因。④IKZF1和CDKN2A/B缺失发生率较高。

BCR：：ABL1样ALL的筛查流程建议见图42-3-1。

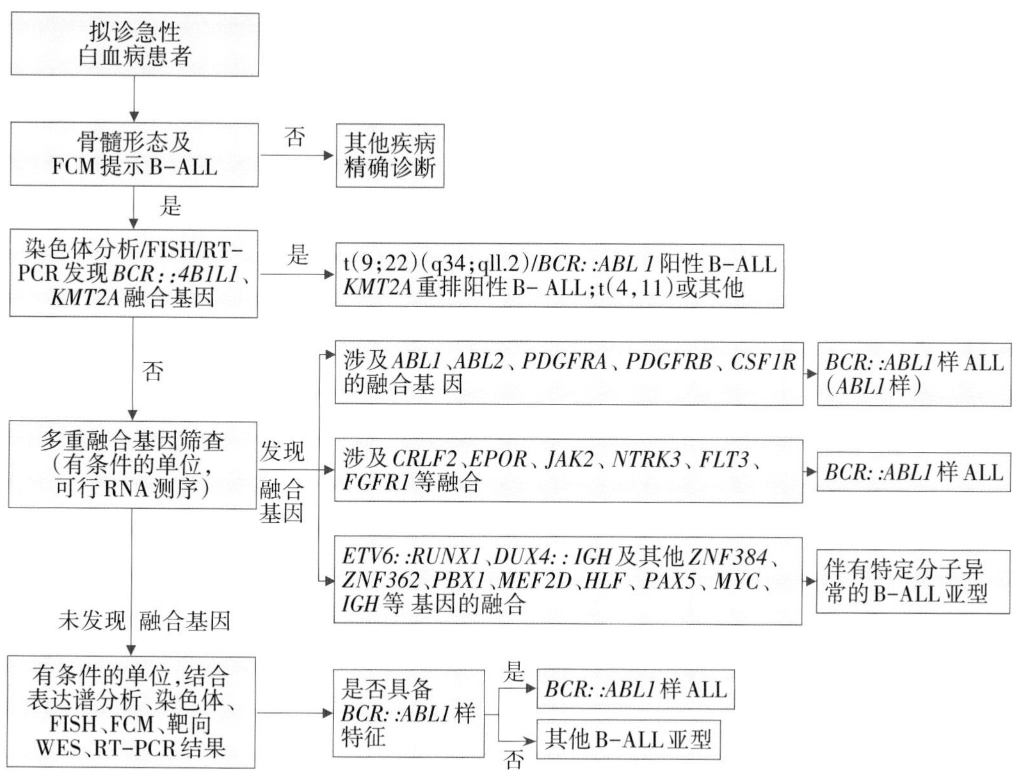

图 42-3-1　BCR::ABL1样急性淋巴细胞白血病（ALL）的筛查流程图

▶早期T前体淋巴母细胞白血病/淋巴瘤（Early T-cell precursor lymphoblastic leukemia/lymphoma，ETP-ALL/LBL）：①CD7阳性，CD1a和CD8阴性。②cCD3阳性（膜CD3阳性罕见），CD2和（或）CD4可以阳性。CD5一般阴性，或阳性率<75%。③髓系/干细胞抗原CD34、CD117、HLA-DR、CD13、CD33、CD11b或CD65一个或多个阳性；MPO阴性（免疫表型积分见表42-3-4）。④常伴有髓系白血病相关基因突变：FLT3、NRAS/KRAS、DNMT3A、IDH1和IDH2等。⑤T-ALL常见的异常，如NOTCH1、CDKN1/2A突变不常见。

▶ETV6::RUNX1样B淋巴母细胞白血病/淋巴瘤：与ETV6::RUNX1阳性ALL患者具有相似的基因表达谱，但是通过FISH、RT-PCR、RNA-seq等检测均未发现ETV6::RUNX1融合基因，这类患者通常同时存在ETV6（形成其他融合基因或缺失）和IKZF1异常，ETV6异常结合IKZF1异常可以引起与经典ETV6::RUNX1融合基因阳性患者相同的转录异常。

▶伴其他确定基因异常的B淋巴母细胞白血病/淋巴瘤：包括未来有可能成为新分类但目前证据尚不足的基因异常，如伴DUX4重排、MEF2D重排、ZNF384重排、NUTM1重排、IG::MYC融合基因、PAX5改变（重排、基因内扩增或突变）或PAX5 p.P80R等异常。

第三节　成人ALL的治疗

ALL的治疗按作用机制大致可分为：①传统的细胞毒化疗；②造血干细胞移植；③分子靶向治疗；④免疫治疗。ALL化疗方案是多药联合方案，需要持续的、长时间的用药，大部分成人ALL仍需造血干细胞移植获得治愈。患者一经确诊应尽快开始治疗，并根据疾病分型采用合适治疗方案。ALL治疗分为诱导治疗（部分病例需要预治疗）、缓解后的巩固强化治疗、维持治疗等几个阶段及髓外白血病（主要是CNSL）的预防和治疗。

1　Ph^{-}-ALL的治疗

1.1　诱导治疗

1.1.1　治疗选择

年轻成人和青少年（<40岁，AYA）：①临床试验；②儿童特点联合化疗方案（优先选择）；③多药联合化疗方案（如VDP/VDCLP/Hyper-CVAD方案）。

成年患者（≥40岁）：①<60岁，可入组临床试验，或用多药联合化疗（如VDP/VDCLP/Hyper-CVAD方案）；②≥60岁，可入组临床试验，或用多药化疗（如VDP/VP方案）诱导。

临床试验：如常规、前瞻性系统治疗方案；CD20阳性的B-ALL可用化疗联合抗CD20单抗方案；其他有科学依据的探索性研究方案等。

1.1.2　治疗方案

一般以4周方案为基础。年轻成人和非老年ALL至少应予长春新碱（VCR）或长春地辛、蒽环/蒽醌类药物（如柔红霉素-DNR、去甲氧柔红霉素-IDA、阿霉素、米托蒽醌等）、糖皮质激素（如泼尼松、地塞米松等）为基础的方案（如VDP、VIP）诱导治疗。

推荐采用VDP联合门冬酰胺酶（ASP：大肠杆菌或欧文氏菌来源，或培门冬酰胺酶）（可再联合环磷酰胺）组成的VD（C）LP方案，鼓励开展临床研究。也可用Hyper-CVAD方案。

蒽环/蒽醌类药物：连用（连续2~3天，第1、3周；或仅第1周用药）；或每周用药一次（每周第一天）。参考剂量：DNR 30~45mg/m²/d、IDA 6~10mg/m²/d、米托蒽醌（Mitox）6~10mg/m²/d。

儿童样方案：重点是化疗强度和周期的加强以及门冬酰胺酶足量使用。

VDCLP方案：VCR 1.5mg/m²/d，最大不超过2mg/每次，第1、8、15、22天（可根据个体情况以长春地辛4mg/次取代VCR）；DNR 30~45mg/m²/d，第1~3天或IDA 6~10mg/m²/d，第1~3天，第15~16天（依照第14天骨髓及临床情况调整）；环磷酰胺

（CTX）750mg/m²/d第1天，第15天（美思钠解救）；L-门冬酰胺酶（L-ASP）6000IU/m²/d，第5、7、9、11、13、15、17、19、21、23天；强的松（Pred）1mg/kg/d，第1~14、0.5mg/kg/d第15~28天。

VDP/VDLP/VP方案分别在VDCLP基础上减去相应药物。

Hyper-CVAD/MA方案：分A、B两个阶段。A方案（Hyper-CVAD）第1、3、5、7疗程；CTX 300mg/m²，静滴，q12h，第1、2、3天；VCR 2mg，静滴，第4、11天；阿霉素（ADM）50mg/m²，静滴，第4天；地塞米松（DEX）40mg/d，静滴或口服，第1~4，11~14天；甲氨蝶呤（MTX）12mg，鞘内注射，第2天；阿糖胞苷（Ara-C）70mg，鞘内注射，第7天。B方案（MA）第2、4、6、8疗程；MTX 1g/m²/d，持续静滴24小时，第1天；四氢叶酸钙：25mg/m²，静滴，q6h，MTX用药后12小时开始解救；Ara-C 3g/m²，持续静滴2小时，q12h，第2、3天。

利妥昔单抗联合方案：白血病细胞如表达CD20，可联合利妥昔抗体，375mg/m²，静滴，于化疗方案前1天。

1.1.3 注意事项

（1）预治疗：WBC≥30×10⁹/L，或肝脾、淋巴结肿大明显；或有发生肿瘤溶解特征（生化检查等结果）进行预治疗，以防肿瘤溶解综合征发生。

预治疗方案：糖皮质激素（如泼尼松或地塞米松等，按泼尼松1mg/kg/d口服或静脉用，连续3~5天）。可联用CTX（200mg/m²/d，静滴，连续3~5天）。

（2）单次应用CTX剂量较大时（超过1g）可以予美司钠解救。

（3）诱导治疗第14天复查骨髓，据骨髓（增生程度、原始细胞比例等）、血常规及并发症调整第3周的治疗（是否需续用DNR和CTX）。

一般于诱导治疗第28（+7）天评估疗效，包括骨髓形态学和MRD水平，未能达CR/CRi的患者进入挽救治疗。

（4）尽早开始腰穿、鞘注，预防CNSL，在血小板计数安全、外周血无原始细胞时进行。

（5）60岁以上老年ALL根据体能状态可用长春碱类、糖皮质激素或长春碱类、糖皮质激素联合巯嘌呤、甲氨蝶呤（POMP）的低强度治疗方案。也可用长春碱类、蒽环类药物、CTX、ASP、糖皮质激素等药物的多药化疗方案（中高强度治疗），酌情调整药物剂量。体能状态较差、伴严重感染（不适合常规治疗）的非老年ALL也可用低强度治疗方案，情况好转后再调整。

1.2 完全缓解后的治疗

1.2.1 治疗选择

各年龄组患者：①MRD持续阳性或上升的患者，CD19/CD3双特异性抗体（Blinatumomab，贝林妥欧单抗）清除残留后行allo-HSCT。②MRD阴性或不详的患者，可继续多药联合化疗±CD19/CD3双特异性抗体巩固，伴预后不良临床特征或遗传学异常的患者行allo-HSCT。

鼓励开展有科学依据的探索性前瞻性临床试验（如CAR-T细胞治疗或抗体药物偶联物清除MRD，巩固治疗采用化疗、免疫治疗、分子靶向治疗等多种治疗手段组合等）。

1.2.2 治疗方案

缓解后强烈的巩固化疗和/或抗体免疫治疗可清除残存白血病细胞，但巩固治疗方案在不同研究组、不同人群并不相同。一般给予多疗程治疗，药物组合包括诱导治疗使用的药物（如长春碱类药物、蒽环类药物、糖皮质激素等）、MTX、Ara-C、6-MP、ASP等。缓解后治疗可以包括1~2个疗程再诱导方案（如VDLP方案），MTX和Ara-C为基础的方案各2~4个疗程；条件允许的患者可包括多个疗程CD19/CD3双特异性抗体（可给予4~5个疗程，如果桥接HSCT，可给予1~2个疗程）。

在整个治疗过程中应参考儿童ALL方案的设计，强调非骨髓抑制性药物的应用（包括糖皮质激素、长春碱类、ASP）。

（1）一般应含有MTX方案：主要为大剂量MTX（HD-MTX）1~5.0g/m^2（成人B-ALL通常3g/m^2，T-ALL可以5g/m^2）。应用HD-MTX应行血清MTX浓度监测，甲酰四氢叶酸钙的解救治疗至血清MTX<0.1μmol/L（或低于0.25μmol/L，可根据本单位界值决定）时结合临床症状停止解救，不能及时获取MTX浓度，应关注血清肌酐变化和黏膜损伤情况。

（2）含Ara-C为基础的方案。Ara-C可选标准剂量、分段应用（如CTX、Ara-C、6-MP为基础的CAM方案），或中大剂量Ara-C为基础的方案（如Hyper-CVAD/MA方案中的MA，见诱导治疗）。

CAMLV方案：

CTX 1000mg/m^2/d（≥55岁者750mg/m^2/d），第1天

Ara-C 75mg/m^2/d，q12h，第1~3，8~10天

6-MP 60mg/m^2/晚，第1~14天

VCR 1.5mg/m^2（最大2mg），第1、8天

L-ASP 6000IU/m^2/d，第3、5、7、9、11、13天

（3）继续用L-ASP，与其他药物（如MTX、Ara-C等）联用。

（4）缓解后6个月左右参考诱导治疗方案（VDLD）予再诱导强化一次。

VDLD方案：

VCR 1.5mg/m^2（最大2mg），第1、8、15天

DNR 40mg/m^2/d，第1、8、15天

L-ASP 6000IU/m^2/d，第5、7、9、11、13、15、17、19天

Dex 8mg/m²/d（≥55y，6mg/m²/d），静滴或口服，第1~7，15~21天

（5）造血干细胞移植：考虑Allo-HSCT应在一定巩固强化治疗后尽快移植。无合适供体的预后不良（尤其是MRD持续阴性者）、预后良好（MRD阴性者）者可以考虑在充分巩固强化治疗后进行Auto-HSCT，其后应继续予一定维持治疗。无移植条件患者、持续属于预后良好者可按计划巩固强化治疗。

（6）老年患者可适当调整治疗强度（如降低阿糖胞苷、MTX、门冬酰胺酶等的用量）。

1.2.3 注意事项

为减少复发、提高生存率，诱导治疗结束后应尽快开始缓解后的巩固强化治疗（诱导缓解治疗和缓解后治疗不要有过长的间歇期）。应根据危险度分组情况和MRD水平判断（详见MRD监测部分）是否需行Allo-HSCT，并积极寻找供体。

1.3 维持治疗

ALL强调维持治疗：6-MP 60~75mg/m²每日一次，MTX 15~20mg/m²每周一次。

注意事项：①6-MP晚上用药效果较好。可用硫鸟嘌呤（6-TG）替代6-MP。维持治疗期间应注意监测血常规和肝功能，调整用药剂量。②维持治疗既可在完成巩固强化治疗后单独连续使用，也可与强化巩固方案交替序贯进行。③自取得CR后总治疗周期至少2年。

1.4 特殊类型ALL的治疗

1.4.1 ETP-ALL的治疗

目前经验证明采用ALL传统诱导治疗方案（如VDCLP等）治疗ETP-ALL的完全缓解率低、缓解质量差（MRD偏高）；单纯化疗的长生存率低。鼓励参加临床试验，取得CR后尽快行allo-HSCT。

1.4.2 BCR-ABL1样ALL的治疗

BCR-ABL1样ALL的重要特点是存在涉及BCR-ABL1外的其他酪氨酸激酶的易位（形成多种融合基因）、CRLF2易位和/或JAK-STAT信号通路基因突变。可根据不同分子学特点联合相应靶向药物治疗，如涉及ABL系列融合基因可联用达沙替尼等酪氨酸激酶抑制剂（TKIs）。用药方法可参考Ph⁺-ALL中TKIs的使用方法。BCR-ABL1样ALL预后较差，应及早行allo-HSCT。

2 Ph⁺-ALL的治疗

2.1 诱导治疗

2.1.1 治疗选择

非老年（<60岁，包括<40岁和≥40岁）Ph⁺-ALL：①临床试验；②中高强度治疗：多药化疗（如VDCP/VDP/Hyper-CVAD方案）+TKIs治疗；③低强度治疗：TKIs+

糖皮质激素±长春碱类（如VP方案）。TKIs优先推荐持续应用，至维持治疗结束。

老年（≥60岁）Ph⁺-ALL：①临床试验；②低强度治疗：TKIs+糖皮质激素±长春碱类（如VP方案）；③中高强度治疗：多药化疗（如VDCP/VDP/miniHCVD方案）+TKIs治疗。TKIs优先推荐持续应用，至维持治疗结束。

2.1.2 治疗方案

（1）60岁以下非老年Ph⁺-ALL诱导化疗与Ph⁻-ALL一样，建议予VCR或长春地辛、蒽环/蒽醌类药物、糖皮质激素为基础的方案（如VDP）诱导治疗，可以联用CTX（组成VDCP方案）剂量见Ph⁻-ALL治疗方案；鼓励临床研究。

一旦融合基因筛查（PCR方法）或染色体核型/荧光原位杂交（FISH）证实为Ph/BCR-ABL1阳性ALL（应明确转录本类型P^{210}、P^{190}或少见类型转录本）则进入Ph⁺-ALL治疗流程，可以不再应用ASP。自确诊之日起即加用（或根据方案设计尽早开始）TKIs，优先推荐TKIs持续应用。对粒缺（尤其是中性粒细胞绝对值$<0.2\times10^9$/L）持续时间较长（超过1周）、出现感染发热等并发症时，可临时停用TKIs，以减少患者严重感染风险。

（2）60岁以上老年Ph⁺-ALL诱导化疗以TKIs为基础，剂量同非老年患者，优先推荐TKIs持续应用。化疗参考老年Ph⁻-ALL。

2.1.3 注意事项

诱导治疗第14天复查骨髓，根据骨髓（造血恢复和原始细胞比例）和血常规调整第3周治疗。诱导治疗第28（+7）天评估疗效，复查骨髓形态学、细胞遗传学（诊断时有异常者）、BCR-ABL1融合基因定量及流式MRD。有干细胞移植条件者行HLA配型、积极寻找供体。

诱导治疗也可在保证TKI用药前提下适当降低化疗强度（如采用长春碱类药物、糖皮质激素联合TKI的方案），以保证安全。尽早开始腰穿、鞘注。

2.2 完全缓解后的治疗

Ph⁺-ALL的缓解后治疗原则上参考一般Ph⁻-ALL的治疗（但可不再用门冬酰胺酶），应保证TKIs的用药（TKIs优先推荐持续应用，至维持治疗结束）；无条件应用TKIs或多种TKIs不耐受者按一般Ph⁻-ALL方案治疗。非老年Ph⁺-ALL的缓解后化疗强度应有一定保证（基本同Ph⁻-ALL）；老年Ph⁺-ALL缓解后可继续TKIs+糖皮质激素，身体条件允许也可用TKIs+化疗巩固。

（1）有合适供体建议Allo-HSCT，合并其他不良预后因素者优先选择Allo-HSCT（如出现ABL1激酶突变、流式MRD持续阳性或融合基因定量持续达不到主要分子学缓解、MRD指标呈上升趋势）。移植后继续用TKIs维持治疗（使用时间为1~2年）。

MRD阳性的Ph⁺-ALL可采用CD19/CD3双抗（Blinatumomab，贝林妥欧单抗）±TKIs清除残留病细胞后行Allo-HSCT，也可以进行探索性研究。MRD阴性患者也可以在巩固治疗中采用TKI+CD19/CD3双特异性抗体。无合适供者的患者，按计划继续CD19/CD3双特异性抗体+TKI和/或多药化疗+TKI治疗。条件允许的患者可给予4~5个疗程CD19/CD3双特异性抗体，如果桥接HSCT，可给予1~2个疗程。

（2）BCR::ABL1融合基因转阴性者（尤其是3个月内转阴性者），可以考虑Auto-HSCT，移植后予TKI维持治疗。

（3）治疗过程中定期监测BCR-ABL1融合基因水平（推荐定量检测）和流式MRD，MRD出现波动者应及时行Allo-HSCT。

（4）CNSL的预防治疗参考Ph^--ALL患者。

2.3 维持治疗

（1）可用TKIs治疗者，采用TKI为基础的维持治疗（可联合VCR、糖皮质激素，或6-MP和MTX；或干扰素），至CR后至少2年，其后可用TKI维持治疗。

（2）不能坚持TKIs治疗者，用干扰素（可以联合VCR、糖皮质激素）维持治疗，300万单位/次，1次/隔日，缓解后至少治疗2年。或参考Ph^--ALL进行维持治疗。

3 中枢神经系统白血病的诊断、预防和治疗

CNSL是急性白血病（尤其是ALL）复发的主要根源之一，严重影响ALL疗效。诊断时有神经系统症状者应先进行头颅CT或MRI，排除出血或占位后再考虑腰穿，无神经系统症状者按计划进行CNSL预防。有条件的机构应尽可能用流式细胞术行脑脊液检测。

3.1 中枢神经系统白血病状态分类

CNS-1：白细胞分类无原始淋巴细胞（不考虑脑脊液白细胞计数）。

CNS-2：脑脊液白细胞计数<5个/μl，可见原始淋巴细胞。

CNS-3：脑脊液白细胞计数≥5个/μl，可见原始淋巴细胞。

3.2 CNSL诊断标准

CNSL尚无统一诊断标准。1985年讨论ALL预后差的危险因素时，提出：脑脊液白细胞计数≥0.005×10^9/L（5个/μl），离心标本证明细胞为原始细胞者，即可诊断CNSL。

流式细胞仪检测脑脊液对CNSL的诊断意义尚无一致意见，出现阳性应按CNSL对待。

3.3 CNSL的预防

任何类型的成人ALL均应强调CNSL的早期预防。措施包括：①鞘内化疗；②放疗；③大剂量全身化疗；④多种措施联用。

（1）鞘内化疗

是预防CNSL的主要措施。诱导治疗无中枢神经系统症状者可在血细胞计数安全

水平后行腰穿、鞘注。鞘注主要用药包括：地塞米松、MTX、Ara-C。常用剂量为MTX 10~15mg/次、Ara-C 30~50mg/次、地塞米松5~10mg/次三联（或两联）用药。

巩固强化治疗中也应积极的CNSL预防，主要是腰穿、鞘注（鞘注总次数一般应达12次以上，拟行HSCT的患者一般在HSCT前应完成4~6次），鞘注频率一般不超过2次/周。

（2）预防性头颅放疗

预防性头颅放疗目前已较少采用，18岁以上高危患者或40岁以上（不考虑干细胞移植）患者可考虑，放疗一般在缓解后的巩固化疗期或维持治疗时进行。预防性照射部位一般为单纯头颅，总剂量1800~2000cGy，分次完成。

3.4 CNSL的治疗

确诊CNSL的ALL，尤其是症状和体征明显者，建议先行腰穿、鞘注，2次/周，直至脑脊液正常；以后每周1次×4~6周。也可在鞘注化疗至脑脊液白细胞数正常、症状体征好转后再行放疗（头颅+脊髓放疗）。建议剂量头颅2000~2400cGy、脊髓1800~2000cGy，分次完成。进行过预防性头颅放疗的患者原则上不进行二次放疗。

4 难治复发ALL的治疗

4.1 难治复发Ph⁻-ALL

难治复发Ph⁻-ALL的治疗目前无统一意见，可选择的方案如下：

（1）临床试验：如新药临床试验，各种靶点的CAR-T细胞治疗（如靶向CD19、CD22、CD20的单靶点或双靶点CAR-T细胞治疗B-ALL，靶向CD7的CAR-T细胞治疗T-ALL等）及研究者发起的临床研究（如CD38单抗治疗CD38阳性的ALL、西达本胺为基础的T-ALL方案，BCL-2抑制剂的应用等）等。

（2）难治复发B-ALL可以根据流式抗原表达考虑CD19 CAR-T细胞（Inaticabtagene Autoleucel，纳基奥仑赛）、CD22抗体偶联药物、或CD19/CD3双特异性抗体为基础的挽救治疗。

（3）CD20阳性B-ALL可联合CD20单抗（利妥昔单抗）治疗。

（4）强化的Hyper-CVAD方案。

（5）中大剂量Ara-C为主的联合化疗方案（如氟达拉滨联合Ara-C方案）。

（6）其他联合化疗方案（如VP-16、异环磷酰胺、米托蒽醌方案）。

（7）T-ALL可采用奈拉滨（Nelarabine）单药或奈拉滨为基础的治疗。

4.2 难治复发Ph⁺-ALL

（1）临床试验：如新药临床试验，各种靶点的CAR-T细胞治疗（如靶向CD19、CD22、CD20的单靶点或双靶点CAR-T细胞等）及研究者发起的临床研究（如BCL-2抑制剂的应用）等。

（2）规范应用TKIs为基础治疗中复发、难治患者：以ABL1激酶区突变结果、前期用药情况为依据，选择适合的TKIs。可继续联合化疗（参考初诊的诱导治疗方案）。

（3）可以根据流式抗原表达及ABL1激酶区突变结果考虑CD19 CAR-T细胞治疗±TKI、CD22抗体偶联药物±TKI、CD19/CD3双特异性抗体±TKI为基础的挽救治疗。

（4）无敏感TKIs选择的患者可采用复发难治Ph^--ALL的治疗方案。

无论是Ph^--ALL、还是Ph^+-ALL，在挽救治疗同时即应考虑造血干细胞移植，及时寻找供体，达到再次缓解后尽快实施Allo-HSCT。

5 ALL治疗反应定义

5.1 ALL治疗反应

5.1.1 疗效标准

（1）完全缓解（CR）：①外周血无原始细胞，无髓外白血病；②骨髓三系造血恢复，原始细胞<5%；③ANC≥1.0×10^9/L；④血小板计数（PLT）≥100×10^9/L。

（2）CR伴部分血液学恢复（CRh）：PLT≥50×10^9/L且ANC≥0.5×10^9/L。其他应满足CR的标准。

（3）CR伴血细胞不完全恢复（CRi）：PLT<100×10^9/L且ANC≥1.0×10^9/L，或者PLT≥100×10^9/L且ANC<1.0×10^9/L。其他应满足CR的标准。

总反应率（ORR）=CR+CRh+CRi

（4）形态学无白血病状态（MLFS）：①原始细胞<5%，且无髓外白血病；②PLT<50×10^9/L且ANC<0.5×10^9/L；③骨髓细胞成分≥10%，骨髓标本取材合格且至少计数200个细胞。

（5）再生障碍性骨髓：骨髓细胞成分<10%和/或无法计数200个细胞，其他符合MLFS标准。

（6）难治性疾病：诱导治疗结束（常指4周方案或Hyper-CVAD方案）未获CR/CRh/CRi。

（7）疾病进展（PD）：外周血出现白血病细胞，或外周血或骨髓原始细胞绝对数增加25%以上，或出现髓外疾病。

（8）疾病复发：已获CR者外周血或骨髓再出现原始细胞（比例≥5%），或出现髓外疾病。

5.2 CNSL的治疗反应

（1）CNS缓解：CNS-2或CNS-3取得CNS-1状态。

（2）CNS复发：新出现的CNS-2或CNS-3状态或出现CNSL的临床症状（如面神经麻痹、脑/眼受累，或下丘脑综合征的表现）。

5.3 髓外疾病的治疗反应

髓外疾病的疗效判断依靠颈部/胸部/腹部/盆腔CT和/或PET/CT。

CR：CT检查淋巴瘤性肿块完全消失；或肿块大小仍有残留但PET阴性。

PR：淋巴瘤性肿块最大垂直直径（SPD）乘积之和缩小>50%，治疗前PET阳性的患者，治疗后至少一个前期累及部位PET阳性。

PD：淋巴瘤性肿块SPD增加>25%，治疗前PET阳性的患者，治疗后至少一个前期累及部位PET阳性。

NR：不满足PR或PD标准。

复发：取得CR的患者又出现淋巴瘤性肿块。

6 MRD的监测

6.1 MRD的监测时间点

ALL治疗全程强调规范的MRD监测，并据结果行动态危险度分层和治疗方案调整。

（1）早期—诱导治疗期间（第14天）和/或结束时（第28天左右）。

（2）缓解后定期监测，应保证治疗第3个月（第12~16周）、6个月（第24~28周）及巩固治疗结束时的MRD监测。

MRD检测可用于预后和危险度预测、治疗策略调整；缓解后MRD持续较高或治疗中MRD由阴转阳者复发危险较高（危险度应上调），缓解后治疗应调整（如Allo-HSCT）。

2.6.2 MRD的监测方法

（1）经典的MRD检测技术：①IgH、TCR定量PCR检测（DNA水平）；②4-6色流式细胞术MRD检测；③融合基因转录本的实时定量PCR（如BCR/ABL1）。

（2）新的高通量MRD检测技术：①基于Euro Flow≥8色二代流式细胞术检测MRD；②IgH、TCR高通量测序。

Ph^{+}-ALL疾病反复时应行ABL1激酶区突变的分析。

第四节 成人ALL的康复和随访

1 并发症处理

1.1 感染

ALL治疗中，并发症不可避免，感染仍是血液肿瘤主要死因之一，随着化疗强度增加，移植广泛开展，尤其是半相合移植及去T细胞药物治疗的应用，感染发生率逐渐增高，尤其是真菌等机会性病原体感染。近几年来，对化疗后支持治疗的改善主要归功于感染控制的进步，从而减少了治疗相关死亡，提高了整体疗效，改善了生存率。有些感染尤其是肺感染，治疗周期长，白血病本病治疗结束后有可能还需继续抗感染治疗。（见AML章）

1.2 营养治疗

大部分患者在整体化疗结束后，随着正常饮食恢复，营养状态通常可以恢复。需要注意的是，异基因HSCT伴慢性GVHD可影响营养状态。有研究表明异基因移植后一年仍可表现体重减轻、口腔过敏、口干、口腔炎、厌食、胃食管反流等营养障碍。也有研究表明慢性GVHD在移植后6~12个月体重明显减轻，脂肪含量增加。慢性GVHD口腔改变常较明显并影响咀嚼及吞咽。吞咽困难可通过改变饮食的质地如进食液态及软食来改善。症状严重时需行食管扩张。如口腔及食管症状影响足够能量与蛋白质摄入，则需放置胃造瘘管来行肠内营养支持。慢性GVHD导致的腹泻及吸收不良与其引起的胰腺外分泌功能不良有关。胰腺导管系统的组织改变可致胰液分泌减少，从而引起脂肪泻。这类患者多可通过口服胰酶及限制脂肪摄入得到改善，同时还可尝试摄入中链甘油三酯。

此外，ALL还需关注治疗相关肥胖。后者主要与治疗中的头颅放疗、使用强的松及地塞米松等糖皮质激素、体力活动减少、低龄、女性和能量消耗减少等有关。因此，建议这类患者在治疗中及治疗后，尽量给予恰当饮食及运动，以尽量避免超重。

2 心理治疗及健康行为辅导

关心爱护患者，给予心理支持，对进行健康教育，讲解有关疾病知识、治疗、护理方法和预防保健常识，了解与解除不安情绪，对长期治疗效果不佳、化疗或移植治疗后发生并发症者做好心理疏导，警惕情绪的异常变化，及时采取措施，防止意外。必要的心理干预和定期随访有助于提高依从性，降低复发率。对完成整体治疗，进入康复随访期的患者做好出院指导，嘱定期复查。重点注意：①保持良好心态、平和、放松、开朗、乐观。②居室环境要求：干净整洁、舒适、定时通风，保持空气清新。③合理安排作息时间，生活工作有规律，不要过劳，避免或少去公共场所。④合理膳食搭配，确保蛋白质、维生素、能量摄入，注意卫生，均衡营养。⑤坚持用软毛牙刷刷牙，进食前后漱口。⑥如还有维持治疗，遵嘱按时服药，定期复查血象，定期复诊，特殊情况随时就诊。

3 随访

成人ALL随访主要通过定量PCR和流式细胞术进行骨髓MRD监测，以便早期发现复发，及时干预处理。完成巩固强化治疗后、治疗进入维持治疗阶段后的随访检查：

（1）第1年（每1~2个月一次）：体格检查、血常规、肝功能（尤其是服用6-MP患者）。

（2）第2年（每3~6个月一次）：同第1年。

（3）第3年及以后（每6~12个月一次或根据病情需要。如持续缓解状态一般至诊断后5年可以停止复查）：同第1年。

每个复查随访时间点均应检测骨髓形态学和MRD（流式MRD和/或特异融合基因定量）。

定期随访中如发现MRD阳性，甚至全面血液学复发，应及时进行干预。

第四章

成人慢性髓性白血病

第一节 慢性髓性白血病的检查和诊断

1 慢性髓性白血病的检查

慢性髓性白血病（CML）是一种造血干细胞恶性克隆性疾病，我国年发病率（0.39~0.55）/10万人。中国患者较西方更为年轻化，中位诊断年龄<50岁。TKI问世使CML治疗取得前所未有的突破性进展，使CML可获得与正常人群相似的长期生存。CML可视为一种慢性疾病，TKI是一线治疗药物。随着OS延长，CML管理越来越重视生活质量，避免长期器官毒性，期望尽可能实现无治疗缓解（TFR）。

CML诊断性筛查包括外周血血常规及分类、BCR-ABL融合基因定量（以国际标准化IS表示）和骨髓细胞学、染色体核型。确诊CML启动治疗前需评估病史、体格检查、体能状态、肝肾功、电解质、LDH、心电图、心脏彩超。部分学者认为还需完善肝炎病毒筛查和腹部B超。若以急变期起病，需评估骨髓免疫分型判断急淋变或急髓变。若Ph染色体阴性而BCR-ABL阳性，需评估骨髓荧光原位杂交（FISH），当骨髓干抽时可采用外周血。部分学者推荐行骨髓二代测序筛查预后高危基因，如ASXL1、IKZF1、RUNX1、SETD1B突变。

2 CML诊断

典型的临床表现、体征，合并Ph染色体和（或）BCR-ABL融合基因阳性即可确诊。

3 CML分期

CML分为慢性期（CP）、加速期（AP）和急变期（BP）。疾病分期见表41-4-1。本指南兼顾2022 WHO、2020 ELN及ICC分期标准，WHO在2022年的最新指南中取消了AP的定义，2020 ELN及ICC中仍保留了上述3个分期。

表42-4-1　CML分期标准

	WHO 2022版	ELN 2020版	ICC标准
CP	未达到急变期标准	未达到加速期标准	未达到加速期标准
AP	无	符合以下至少一项：	
		①外周血或骨髓原始细胞占15%~29% ②外周血或骨髓原始+早幼粒细胞>30%且原始细胞<30% ③外周血嗜碱性粒细胞≥20% ④非治疗引起的持续血小板减少（<100×10^9/L） ⑤治疗过程中出现Ph染色体基础上的主要途径克隆染色体异常[a]	①外周血或骨髓原始细胞占10%~19% ②外周血嗜碱性粒细胞≥20% ③Ph染色体基础上的克隆染色体异常[b]
BP	符合以下至少一项：		
	①外周血或骨髓原始细胞≥20% ②髓外原始细胞浸润 ③外周血或骨髓中原始淋巴细胞增多	①外周血或骨髓原始细胞≥30% ②髓外原始细胞浸润（脾除外）	①外周血或骨髓原始细胞≥20% ②髓系肉瘤 ③形态学上出现原始淋巴细胞（>5%）时需要考虑CML急淋变

注：[a] ELN标准中，强调是治疗中出现的主要途径的克隆染色体异常，包括+8，+Ph，isochromosome 17q，+19，ider（22）（q10）t（9；22）（q34；q11）；[b] ICC标准中，Ph染色体基础上的克隆染色体异常，包括+8，+Ph，isochromosome 17q，+19，复杂核型，或3q26.2异常。

4　CML危险度分层

针对慢性期患者的疾病危险度分层，包括Sokal积分、Euro积分、EUTOS积分和ELTS积分等，其中，ELTS积分被更多认可和使用，用于预测CML相关生存期。Sokal积分不适于二代TKI作为一线治疗的疾病预后分层。近年，中国学者联合临床常用因素建立了一线伊马替尼治疗失败积分系统（IMTF）和一线伊马替尼分子学反应预测模型，分别用于预测治疗失败的可能性和主要分子学反应（MMR）、分子学反应4（MR4）的累积获得率。但无论哪种评分系统，高危均预示治疗反应差和生存期缩短，对治疗药物的选择具有一定的指导意义。此外，初诊时存在高危附加染色体异常也可能与CML患者不良预后相关。

表42-4-2　CML危险度评分

	极低危	低危	中危	高危	极高危
Sokal 评分		<0.8	0.8~1.2	>1.2	
Euro 评分		≤780	>780~1480	>1480	
EUTOS 评分		≤87		>87	

续表

	极低危	低危	中危	高危	极高危
ELTS 评分		≤1.568	>1.568~2.2185	>2.2185	
IMTF 评分	0	1	2	3	≥4
MMR 评分		≥0.3007	−0.8505~0.3007	≤−0.8505	
MR4 评分		≥0.4911	−0.8413~0.4911	≤−0.8413	

注：所有数据应当在任何CML相关治疗开始前获得，仅适用于CP。Sokal评分计算指标：年龄、脾脏大小、外周血原始细胞、血小板。Euro评分计算指标：年龄、脾脏大小、外周血原始细胞、血小板、嗜碱性粒细胞、嗜酸性粒细胞。EUTOS评分计算指标：脾脏大小、嗜碱性粒细胞。ELTS评分计算指标：年龄、脾脏大小、外周血原始细胞、血小板。IMTF评分计算指标：白细胞计数、血红蛋白、嗜碱性粒细胞、ELTS积分（低危，0；中危，1；高危，2）。MMR评分计算指标：性别、白细胞计数、血红蛋白、外周血原始细胞、脾脏大小。MR4评分计算指标：性别、白细胞计数、血红蛋白、外周血原始细胞、脾脏大小。年龄为岁数，性别（女，0；男，1），脾脏大小为肋下厘米数，白细胞计数（$\times10^9$/L），血小板计数（$\times10^9$/L），血红蛋白（g/L），原始细胞、嗜酸性粒细胞、嗜碱性粒细胞为外周血分类百分数。

第二节　CML治疗

1　治疗目标

CML治疗近期目标是尽快获得完全细胞遗传学反应以及更深的分子学反应。近年来，越来越多CML追求的长期治疗目标是能正常生存并有良好的生活质量，且无需终身治疗，即功能性治愈。结合中国国情，CML的治疗目标主要包括：①延长生存寿命；②降低TKI治疗对合并症结局的不良影响；③提高生存质量，减少药物不良反应；④追求停药获得TFR；⑤减少治疗费用；⑥实现年轻CML患者家庭生育计划。

2　依据疾病分期、危险度分层的治疗选择

2.1　慢性期治疗

除妊娠期新诊断者，CML-CP一线治疗药物为TKI。具体选择取决于年龄、危险度分层、共存疾病、合并用药等。对低危、老年或共病多者，伊马替尼是首选；对中高危或有停药追求者，二代TKI更好。对一、二代TKI耐药和/或不耐受者或伴有T315I突变，可选择奥雷巴替尼。有学者认为CML-CP也可选择新型靶向ABL1肉豆蔻酰口袋（STAMP）药物阿思尼布作为一线治疗。CML-CP推荐口服剂量：伊马替尼400mg qd；尼洛替尼 300mg bid；达沙替尼 100mg qd；氟马替尼 600mg qd；奥雷巴替尼 30~40mg qod；阿思尼布 80mg qd。

2.1.1　一线治疗

<65岁的低危患者首选一线药物为伊马替尼、尼洛替尼和氟马替尼，达沙替尼为可选治疗。<65岁中、高危者首选一线药物为尼洛替尼、氟马替尼，部分学者认为达沙替尼也是可选药物。≥65~80岁高危者首选一线药物为尼洛替尼、氟马替尼，也可

选伊马替尼。≥65~80岁低、中危者和≥80岁者，首选一线药物均为伊马替尼。有学者发现新型STAMP药物阿思尼布治疗新诊断CML-CP可实现更高比例的早期和深度分子学反应，且安全性好，可作为CML-CP一线治疗选择。

表42-4-3 慢性期CML一线治疗TKI选择

年龄	疾病危险度	首选治疗推荐
<65岁	低危	伊马替尼、尼洛替尼、氟马替尼
	中/高危	尼洛替尼、氟马替尼
≥65~80岁	低/中危	伊马替尼
	高危	尼洛替尼、氟马替尼
≥80岁	低/中/高危	伊马替尼

2.1.2 二线治疗

伊马替尼一线治疗失败者首选二线药物为尼洛替尼、达沙替尼和氟马替尼。任意一种二代TKI一线治疗失败者首选其余二代TKI或奥雷巴替尼治疗。奥雷巴替尼是我国自主研发的新型三代TKI，对伊马替尼、达沙替尼、尼洛替尼均耐药的CML-CP者耐受性更好，且疗效更佳，适用于一、二代TKI一线治疗失败CML-CP者的二线治疗。

表42-4-4 慢性期CML二线治疗TKI选择

前线治疗情况	首选治疗推荐
伊马替尼一线失败	尼洛替尼、达沙替尼、氟马替尼
尼洛替尼一线失败	达沙替尼、氟马替尼、奥雷巴替尼
达沙替尼一线失败	尼洛替尼、氟马替尼、奥雷巴替尼
氟马替尼一线失败	尼洛替尼、达沙替尼、奥雷巴替尼

2.1.3 后线治疗

接受过2种以上TKI治疗失败者首选奥雷巴替尼、阿思尼布、普纳替尼或使用其余任何一种获批TKI，也可选择临床试验、Allo-HSCT或干扰素。T315I突变者首选奥雷巴替尼、阿思尼布或普纳替尼，Allo-HSCT或干扰素可作为备选。奥雷巴替尼对多线治疗失败的CML-CP者，包括T315I突变及复合突变者，具有良好的安全性和持久的有效性，适用于对≥2种TKI不耐受或/且治疗失败的CML-CP者的三线治疗。新型STAMP药物阿思尼布不仅能克服T315I突变，也能克服普纳替尼耐药的突变，适用于治疗既往接受过≥2种TKI治疗以及T315I突变的CML-CP患者。

2.2 进展期治疗

进展期参照既往治疗史、基础疾病以及BCR-ABL激酶突变情况选择合适TKI。新诊断AP者首选药物为尼洛替尼、达沙替尼或伊马替尼。既往接受过TKI、从CP进展至AP者首选药物为达沙替尼、尼洛替尼或奥雷巴替尼，参与临床试验或Allo-HSCT为备选。BP者是选择TKI单药或联合强烈化疗提高诱导缓解率，缓解后尽快行

Allo-HSCT；对无法耐受强烈化疗者，根据免疫表型选择更缓和的治疗方法；存在T315I突变或二代TKI不敏感突变者尽早行Allo-HSCT。新诊断BP者首选TKI为伊马替尼或达沙替尼。既往接受过TKI、从CP/AP进展至BP者首选TKI为达沙替尼、普纳替尼或奥雷巴替尼，参与临床试验为备选。进展期推荐口服剂量：伊马替尼400~600mg qd；尼洛替尼300~400mg bid；达沙替尼100~140mg qd；奥雷巴替尼30~40mg qod。

表42-4-5　进展期CML治疗选择

分期	前期治疗情况	首选治疗推荐
AP	新诊断	尼洛替尼、达沙替尼或伊马替尼
	既往用过TKI，CP进展	达沙替尼、尼洛替尼、奥雷巴替尼
BP	新诊断	伊马替尼或达沙替尼±化疗桥接Allo-HSCT
	既往用过TKI，CP/AP进展	达沙替尼、普纳替尼、奥雷巴替尼±化疗桥接Allo-HSCT

3　依据共存疾病的治疗选择

合并心血管疾病、胰腺炎、糖脂代谢或肝功异常者，应避免使用尼洛替尼。有学者认为可在有效管理基础疾病和严密监测下使用尼洛替尼，每日剂量不超过600mg。合并肺部疾病、胸腔积液、肺动脉高压、消化道出血或自身免疫性疾病者，应避免使用达沙替尼。合并胃肠道或肝病者，应避免使用氟马替尼。

表42-4-6　合并共存疾病CML TKI治疗选择

共存疾病	推荐TKI药物	不推荐药物
糖尿病	伊马替尼，达沙替尼，氟马替尼，阿思尼布	尼洛替尼
肺部疾病/肺动脉高压	伊马替尼，尼洛替尼，氟马替尼，阿思尼布	达沙替尼
胃肠道相关疾病	尼洛替尼，达沙替尼，阿思尼布	伊马替尼，氟马替尼
心血管疾病	伊马替尼	尼洛替尼，达沙替尼
外周动脉相关疾病	伊马替尼	尼洛替尼
肝脏	伊马替尼，阿思尼布	氟马替尼
肾脏	尼洛替尼，达沙替尼，阿思尼布	伊马替尼

4　依据BCR-ABL突变类型的治疗选择

目前以下类型突变对TKI选择有较为明确的指导意义。

表42-4-7　CML发生特定ABL突变不推荐的治疗

突变状态	不推荐的治疗
T315I/A、F317L/V/I/C、V299L	达沙替尼
T315I、Y253H、E255K/V、F359C/V/I	尼洛替尼
A337T、P465S、F359V/I/C	阿思尼布
复合突变	普纳替尼

第三节　CML疗效监测

1　血液学、细胞遗传学及分子学反应的定义

CML治疗反应分完全血液学反应、细胞遗传学反应、分子学反应三层级，反应定义见表42-4-8。

表42-4-8　CML治疗反应定义

治疗反应	定义
血液学反应	
完全血液学反应（CHR，持续≥4周）	PLT<450×10^9/L
	WBC<10×10^9/L
	外周血中无髓系不成熟细胞，嗜碱性粒细胞<5%
	无疾病的症状、体征，可触及的脾肿大已消失
细胞遗传学反应	
完全细胞遗传学反应（CCyR）	Ph+细胞0
部分细胞遗传学反应（PCyR）	Ph+细胞1%~35%
分子学反应	
主要分子学反应（MMR）	BCR-ABL^{IS}≤0.1%
分子学反应4（MR^4）	BCR- ABL^{IS}≤0.01%
分子学反应4.5（MR$^{4.5}$）	BCR- ABL^{IS}≤0.0032%
分子学反应5（MR^5）	BCR- ABL^{IS}≤0.001%

2　血液学、细胞遗传学及分子学反应的监测频率和方法

表42-4-9　CML疗效监测频率和方法

治疗反应	监测频率	监测方法
血液学	每1-2周1次，直至确认达CHR	血常规及分类
	随后每3个月1次，除非有特殊要求	
细胞遗传学	初诊、TKI治疗3，6，12个月1次	骨髓染色体核型（显带法） 荧光原位杂交（FISH）
	获CCyR后每12~18个月1次	
	未达到最佳疗效增加监测频率	
分子学（外周血）	每3个月1次，直至达稳定MMR后每3~6个月1次	定量聚合酶链反应测BCR-ABL^{IS}
	未达到最佳疗效增加监测频率	
	转录本水平明显升高并丧失MMR时尽早复查	
激酶突变	进展期患者TKI治疗前	聚合酶链反应扩增BCR-ABL转录本后测序
	未达最佳反应或疾病进展时	

3 TKI疗效评价标准

表42-4-10 一线、二线治疗的疗效评价标准

时间	最佳反应	警告	失败
3个月	$BCR-ABL^{IS} \leqslant 10\%$	$BCR-ABL^{IS}>10\%$	经确认，1~3月内$BCR-ABL^{IS}>10\%$
6个月	$BCR-ABL^{IS} \leqslant 1\%$	$BCR-ABL^{IS}>1\%$~10%	$BCR-ABL^{IS}>10\%$
12个月	$BCR-ABL^{IS} \leqslant 0.1\%$	$BCR-ABL^{IS}>0.1\%$~1%	$BCR-ABL^{IS}>1\%$
任何时间	$BCR-ABL^{IS} \leqslant 0.1\%$	$BCR-ABL^{IS}>0.1\%$~1%，丧失MMR[a]	$BCR-ABL^{IS}>1\%$，耐药性突变，高危Ph^+染色体的克隆性异常

注：MMR：主要分子学反应；IS：国际标准化。
旨于TFR的患者，任何时间的最佳反应是$BCR-ABL^{IS} \leqslant 0.01\%$；若经36~48个月的治疗未到达MMR，应考虑更换治疗方案。
[a]丧失MMR意味着TFR后失败。

第四节 CML治疗策略调整

一线TKI治疗反应包括最佳、警告及失败。治疗警告及失败者在评价依从性、药物耐受性、合并用药基础上及时行BCR-ABL激酶区突变检测，适时更换其他TKI。有学者提出早期分子学反应至关重要，特别是TKI治疗3个月BCR-ABL水平及下降速率。若治疗3个月BCR-ABL>10%，建议在其后1~3个月再次确认。还有学者认为对BCR-ABL非突变依赖耐药者，可通过二代测序寻找耐药相关癌症基因。

对TKI不耐受或药物毒副反应重者，更换TKI需根据患者情况、医师对药物的了解、支持治疗情况进行综合判定。对治疗失败/耐药者，必须更换TKI。对有突变者，参照BCR-ABL激酶突变类型进行药物选择。对突变阴性者，二代TKI在二线治疗无直接比较数据，均可能有效，可参考患者年龄、合并症、既往TKI毒性反应综合考虑。对治疗警告者，需参考治疗目标，尤其是追求TFR者，结合年龄、生活方式、合并症及耐药情况综合决定。

表42-4-11 CML治疗策略调整

治疗反应	评估	治疗方案调整
最佳治疗反应		继续原方案治疗
警告	①评价患者依从性	①更换其他TKI
	②评价药物相互作用	②继续原方案
	③BCR-ABL激酶突变分析	③临床试验
		④一线伊马替尼治疗者可考虑提高伊马替尼剂量
治疗失败	①评价患者依从性	①更换其他TKI
	②评价药物相互作用	②造血干细胞移植评估
	③BCR-ABL激酶突变分析	③临床试验

续表

治疗反应	评估	治疗方案调整
不耐受		①更换其他TKI
		②造血干细胞移植评估
		③临床试验

第五节 CML其他治疗

因各种原因无法使用TKI治疗者可考虑以下治疗方案。

1 干扰素为基础的方案

在TKI治疗时代，干扰素为基础的治疗方案逐步成为二、三线选择。结合中国实际情况，以下患者可考虑干扰素为基础的方案：TKI耐药、不耐受且不适合allo-HSCT的CP者；各种原因暂时无法应用TKI或无法坚持长期使用TKI的CP者。

2 allo-HSCT

在TKI治疗时代，allo-HSCT不再是CP者一线治疗选择，原则上至少二线TKI治疗（两种以上TKI）不耐受或耐药者考虑allo-HSCT。因此allo-HSCT可作为二线TKI治疗失败后的三线治疗选择，目标人群包括：①3个月未达EMR的CP者，考虑换药并进行HSCT评估。②TKI治疗期间进展为AP；诊断时为AP期，TKI治疗后根据3、6、12个月治疗反应进行HSCT评估。③BP者，TKI+化疗或TKI单药治疗后序贯HSCT。

3 中医药治疗

3.1 治疗原则

慢髓毒是正虚感邪、正不胜邪，邪气盘踞，逐渐发展所致。辨证时要辨明正、邪的盛衰。初期，邪气虽实，而正气未虚，治宜祛邪解毒为主。中期，邪渐盛而正气渐衰，血液瘀积加重，治宜祛邪解毒，兼以扶正。中晚期，正气衰而邪气盛，此时需依据病状、年龄、体质等因素决定治则。邪气盛者，以攻邪为主，兼以扶正。正气亏虚者，以扶正为主，兼以祛邪。老年及体质虚弱者应扶正治疗，慎重攻邪，坚持“先留人，再治病的原则”，延长生存期是关键。另外，在中医药为主治疗本病同时，也应针对严重并发症辨证治疗。

3.2 常用方剂

青黄散：成分为青黛、雄黄。功能主治清热解毒，化瘀散结。用于肝经热毒、瘀血阻滞、气阴两虚引起的低热、自汗盗汗、消瘦等；急慢性白血病、骨髓纤维化、真性红细胞增多症、血小板增多症，见上述证候者。

大黄䗪虫丸：成分为熟大黄、土鳖虫（炒）、水蛭（制）、虻虫（去翅足，炒）、蛴螬（炒）、干漆（煅）、桃仁、苦杏仁（炒）、黄芩、地黄、白芍、甘草。功能主治活血破瘀，通经消癥。用于瘀血内停所致的癥瘕、闭经，症见腹部肿块、肌肤甲错、面色黯黑、潮热羸瘦、经闭不行；CML见上述证候者。

梅花点舌丸：成分为西红花、红花、雄黄、蟾酥（制）、乳香（制）、没药（制）、血竭、沉香、硼砂、蒲公英、大黄、葶苈子、穿山甲（制）、牛黄、麝香、珍珠、熊胆、蜈蚣、金银花、朱砂、冰片。功能主治清热解毒，消肿止痛。用于各种疮疡初起，无名肿毒，疔疮发背，乳痈肿痛等。

六神丸：成分为牛黄、麝香、蟾酥、雄黄、冰片、珍珠。功能主治清凉解毒，消炎止痛。用于烂喉丹痧，咽喉肿痛，喉风喉痈，单双乳蛾，小儿热疖，痈疡疔疮，乳痈发背等。

牛黄解毒丸：成分为牛黄、雄黄、石膏、大黄、黄芩、桔梗、冰片、甘草。功能主治清热解毒。用于火热内盛，咽喉肿痛，牙龈肿痛，口舌生疮，目赤肿痛。

3.3 养生调护

起居适宜：起居规律，适当运动。改变不良生活习惯，避免熬夜，戒烟限酒。建立良好家庭关系，家庭成员间相互理解、支持和交流。保持乐观情绪，以平和心态对待疾病，树立战胜疾病的信心。加强家庭护理，注意口腔卫生，保持肛周洁净，及时更换内衣、内裤，便后温水擦浴或药浴。

饮食调理：合理安排饮食，进食高蛋白、高热量、富含铁及维生素的食品。疾病治疗中，可出现恶心、呕吐、腹胀、腹泻等脾胃虚弱症状，宜少食多餐，可进食半流质或选择质软的饭菜。注意饮食结构合理搭配，避免进食有刺激性、腌制品及不易消化的食物。

第六节 停止TKI治疗的筛选标准

NCCN 2024版CML指南对停止TKI治疗提出明确建议。ELN 2020版CML指南将TFR筛选要求分为3种：必须满足的要求、最低要求（允许尝试停药）和最佳要求（可考虑停药）。TFR患者筛选必须满足要求：CML首次慢性期；患者充分理解TFR风险及获益并推动TFR；具有可靠的国际标准分子学检测，数据准确、稳定并且解读迅速；患者能够坚持频繁的检测：6个月内，每月监测一次；6~12个月，每2个月监测一次；12个月后，每3个月监测一次。TFR患者筛选最低要求：TKI一线治疗，一线治疗不耐受更换二线治疗（无对任何TKI耐药病史）；具有经典e13a2或e14a2转录本；TKI治疗>5年（二代TKI治疗>4年）；深度分子学反应（MR^4及以上）持续2年以上。TFR患者筛选最佳要求：TKI治疗>5年；MR^4持续>3年；$MR^{4.5}$持续>2年。

结合中国国情，建议临床试验外，满足下列条件可尝试停药：>18岁、CP患者且TKI治疗3年以上；可行国际标准化定量的BCR-ABL（P210）转录本；稳定DMR超过2年；既往无TKI耐药；有条件接受严格规范的国际标准化的分子学监测，结果解读正确迅速；在有经验的医师指导下尝试TFR；能获得及时再治疗及正确的再治疗后分子学监测。

第七节　TKI药物不良反应的管理

1　伊马替尼不良反应

1.1　血液学不良反应

（1）CP：ANC<1.0×10⁹/L或PLT<50×10⁹/L，暂停药，直至ANC≥1.5×10⁹/L、PLT≥75×10⁹/L，恢复伊马替尼400mg/d；若反复发生ANC<1.0×10⁹/L或PLT<50×10⁹/L，停药恢复后伊马替尼300mg/d。若持续中性粒细胞减少，可采用生长因子联合治疗。3~4级贫血建议输注红细胞，不支持使用促红细胞生成素（EPO）治疗。

（2）AP/BP：ANC<0.5×10⁹/L或PLT<10×10⁹/L，行骨髓检查鉴别疾病进展和药物相关性骨髓抑制。非疾病进展所致的全血细胞减少处理：①全血细胞减少持续2周，将伊马替尼减量至400mg/d或300mg/d。②全血细胞减少持续4周，暂停伊马替尼，直至ANC≥1.0×10⁹/L且PLT≥20×10⁹/L，然后重新以伊马替尼300mg/d开始治疗。若顽固性中性粒细胞减少和血小板减少，可采用生长因子联合治疗。建议第一个月内尽量不要停用伊马替尼，剂量至少300mg/d，同时加强输注红细胞、血小板和细胞因子等支持治疗。

1.2　非血液学不良反应

3级不良反应采取相应具体治疗措施，如对症处理无效，按4级不良反应处理。即暂停用药直至症状恢复至1级或更好，然后考虑减量25%~33%（不少于300mg/d）重新开始治疗；亦可考虑换用二代TKI或参加临床试验。具体措施：①≥2级肝脏不良反应：暂停用药直至症状恢复至≤1级，减量25%~33%（不少于300mg）重新开始治疗。评价其他可能具有肝毒性的药物，包括对乙酰氨基酚。可考虑换用2代TKI或参加临床试验。②腹泻：对症支持治疗。③水肿：利尿剂，支持治疗。④体液潴留：利尿剂，支持治疗，药物减量、中断用药或停药。考虑超声心动图检测左室射血分数。⑤胃肠道反应：餐中服药并饮一大杯水送下。⑥肌肉痉挛：补钙，运动饮料。⑦皮疹：局部或全身应用类固醇激素，药物减量、暂时中断用药或停药。

2　尼洛替尼不良反应

2.1　血液学不良反应

ANC<1.0×10⁹/L或PLT<50×10⁹/L，暂停用药，直至ANC≥1×10⁹/L、PLT≥50×10⁹/L恢复用药。如2周内ANC恢复，以原剂量重新开始治疗。如停药后血细胞减少持续超过2周，剂量需减少至400mg/d重新开始治疗。若持续中性粒细胞减少，可采用生长因子联合治疗。3~4级贫血建议输注红细胞，不支持使用EPO治疗。

2.2　非血液学不良反应

（1）Q-T间期延长：Q-T间期>480ms，暂停用药，同时保证血钾、镁在正常范围。如2周内Q-T间期恢复至450ms以内且在基线20ms以内，以原用药剂量重新开始治疗。如超出2周内Q-T间期恢复至450~480ms，剂量需减少至400mg/d重新开始治疗。恢复用药7 d后应复查心电图。

（2）肝脏、胰腺毒性：出现3-4级肝酶、胆红素、脂肪酶、淀粉酶升高，暂停用药，直至症状恢复至≤1级并减量至400mg/d重新开始治疗。

（3）罕见外周动脉闭塞性疾病：一旦出现应永久终止尼洛替尼治疗。

（4）3级不良反应采取相应具体治疗措施，如对症处理无效，按4级不良反应处理。即暂停用药，直至症状恢复至1级或更好，然后考虑减量至400mg/d重新开始治疗。具体措施：①头痛：对症支持。②恶心：对症支持。③腹泻：对症支持。④皮疹：局部或全身应用类固醇激素，药物减量、暂时中断用药或停药。

2.3　尼洛替尼用药注意事项

对低血钾、低血镁以及长Q-T综合征患者应避免使用尼洛替尼。尼洛替尼治疗开始前必须纠正血钾及血镁至正常水平，用药期间定期检测。避免联合使用延长Q-T间期的药物，避免使用强CYP3A4抑制剂。尼洛替尼使用前2h及用药后1h暂停进食。合并肝功能损伤者应减低剂量。心电图监测Q-T间期基线水平，治疗开始后7d及治疗过程中定期监测，及时调整药物治疗。

3　达沙替尼不良反应

3.1　血液学不良反应

（1）CP：ANC<0.5×10⁹/L或PLT<50×10⁹/L，暂停用药，直至ANC≥1.0×10⁹/L、PLT≥50×10⁹/L。若1周内恢复，以原剂量100mg/d重新开始治疗。若1周内不恢复，剂量需减少至第二等级70mg/d重新开始治疗（第三等级为50mg/d）。若持续中性粒细胞减少，可采用生长因子联合治疗。3~4级贫血建议输注红细胞，不支持使用EPO治疗。

（2）AP/BP：ANC<0.5×10⁹/L或PLT<10×10⁹/L，首先明确血细胞减少是否疾病所致。若非疾病相关血细胞减少，暂停用药，直至ANC≥1.0×10⁹/L、PLT≥20×10⁹/L，恢

复原剂量140mg/d治疗。若反复发作血细胞减少，逐步减低剂量至100mg/d（第二等级）、75mg/d（第三等级）。

3.2 非血液学不良反应

3级不良反应采取相应具体治疗措施，如对症处理无效，按4级不良反应处理。即暂停用药直至症状恢复至1级或更好，然后考虑减量重新开始治疗。具体措施：①水钠潴留：渗透性利尿，支持对症治疗。②浆膜腔积液：暂停达沙替尼，渗透性利尿，若症状明显可短疗程应用皮质激素，待症状体征好转后减低剂量重新开始治疗。③罕见肺动脉高压：一旦出现应当立即永久终止达沙替尼治疗。④头痛：对症支持。⑤胃肠道不适：对症支持。⑥腹泻：对症支持。⑦皮疹：局部或全身应用类固醇激素，药物减量、中断用药或停药。

4 氟马替尼不良反应

4.1 血液学不良反应

ANC<1.0×10^9/L或PLT<50×10^9/L，暂停用药，直至ANC≥1.5×10^9/L、PLT≥75×10^9/L。若2周内恢复，以原剂量600mg/d继续治疗。若2~4周内恢复，剂量减低至400mg/d继续治疗。若400mg/d治疗再次发生，剂量减低至300mg/d继续治疗。若4周内不恢复或以300mg/d治疗再次发生，则终止治疗。若持续中性粒细胞减少，可采用生长因子联合治疗。3~4级贫血建议输注红细胞，不支持使用EPO治疗。

4.2 非血液学不良反应

（1）肝功能损害：1级肝功能异常对症支持，密切监测肝功能变化。第1次发生2级肝功能异常，暂停用药，恢复至≤1级后600mg/d继续治疗；第2次发生，暂停用药，恢复至≤1级后400mg/d继续治疗；第3次发生或4周内不恢复至≤1级，终止治疗。第1次发生3级及以上肝功能异常，暂停用药，恢复至≤1级后以600mg/d继续治疗；第2次发生或4周内不恢复至≤1级，终止治疗。

（2）脂肪酶升高：1~2级无需调整剂量。3~4级脂肪酶升高第1次发生，暂停用药，行腹部CT检查，排除胰腺病变。如CT呈阳性，根据医生意见，继续中断治疗并重复CT检查。如CT呈阴性，则恢复到≤1级后400mg/d继续治疗。第2次发生3~4级脂肪酶升高或4周内不恢复至≤1级，终止治疗。

（3）Q-T间期延长：一旦出现Q-T间期延长，暂停用药，同时保证血钾、镁在正常范围。第1次出现Q-T间期>480ms，尽快监测心电图，若Q-T间期仍>480ms，需重复监测，至少每日一次，直到恢复<480ms。若14天内恢复到基线20ms以内且持续>14天，或重新治疗后恢复至450~480ms，则应降低1级剂量水平继续治疗。若继续治疗后再次>480ms，终止治疗。Q-T间期>480ms且持续>14d，必须终止治疗。

5 普纳替尼不良反应

5.1 血液学不良反应

ANC < 1.0×10^9/L或血小板< 50×10^9/L。初次发生：暂停普纳替尼，直至ANC≥1.5×10^9/L且血小板≥75×10^9/L，以45mg初始剂量重新开始服药。第二次发生：暂停普纳替尼，直至ANC≥1.5×10^9/L且血小板≥75×10^9/L，以30mg重新开始给药。第三次发生：暂停普纳替尼，直至ANC≥1.5×10^9/L且血小板≥75×10^9/L，以15mg重新开始给药。对于持续性中性粒细胞减少症和血小板减少症患者，生长因子可以与普纳替尼联合使用。3~4级贫血：应检查网织红细胞计数、铁蛋白、铁饱和度、B_{12}、叶酸并纠正营养不足（如果存在）。如果有症状，建议输注红细胞，不支持使用EPO治疗。

5.2 非血液学不良反应

（1）肝功能损害：AST或ALT≥3倍正常值上限（≥2级）：监测肝功能。暂停药物，直至< 3倍正常值上限。恢复后以较低剂量重新开始给药（若原剂量45mg，则降为30mg；若原剂量30mg，则降为15mg）。若原剂量15mg，则停药。AST或ALT≥3倍正常值上限且胆红素>2倍正常值上限、碱性磷酸酶< 2倍正常值上限：停用普纳替尼。

（2）脂肪酶升高：1~2级且无症状者，考虑中断给药或减少剂量。3~4级且无症状者或无症状影像学胰腺炎：暂停药物直至血清水平<1.5倍正常值上限。恢复后以较低剂量重新开始给药（若原剂量45mg，则降为30mg；若原剂量30mg，则降为15mg）。若原剂量15mg，则停药。

（3）胰腺炎（有症状），3级：暂停药物，直至血清脂肪酶水平≤1级。恢复后以较低剂量重新开始给药（若原剂量45mg，则降为30mg；若原剂量30mg，则降为15mg）。若原剂量15mg，则停药。4级：停用普纳替尼。

5.3 罕见但严重的毒性

（1）出血：临床试验中报道了出血事件。脑和胃肠道出血是最常见的严重出血事件。严重出血者中断给药。

（2）心律失常：告知患者应报告提示心率改变的体征和症状（晕厥、头晕、胸痛或心悸）。

（3）肿瘤溶解综合征：晚期CML患者开始使用普纳替尼进行治疗之前，应确保充足的水分并纠正高尿酸水平。

5.4 具体干预措施

（1）发生液体潴留事件（即浮肿、腹水、胸膜和心包积液）时，根据临床指征，通过中断给药、减少剂量或停用普纳替尼来控制。

（2）高血压：监测并处理血压升高。

（3）皮疹：局部或全身性类固醇激素，减少剂量、中断或停药。

6 阿思尼布不良反应

6.1 血液学不良反应

ANC<1.0×10^9/L或血小板<50×10^9/L，暂停阿思尼布直到ANC≥1.0×10^9/L或血小板≥50×10^9/L。重新给予阿思尼布初始剂量（如2周内恢复）或减低剂量（如2周后恢复）。对于复发严重性血小板减少症和/或中性粒细胞减少症，暂停阿思尼布直到ANC≥1.0×10^9/L和血小板≥50×10^9/L，然后恢复减低剂量。

6.2 非血液学不良反应

（1）淀粉酶和/或脂肪酶升高：>2倍正常值上限者，暂停阿思尼布并在恢复到<1.5倍正常值上限后，恢复阿思尼布到减低剂量。如果减低剂量时再次发生>2倍正常值上限的淀粉酶和/或脂肪酶升高，或不能恢复到<1.5倍正常值上限，则永久停药。进行诊断性检查以排除胰腺炎。

（2）高血压：当临床症状出现时，监测并管理高血压。如果高血压没有得到医学控制，中断、减低或永久停用阿思尼布。

（3）超敏反应：可能引起超敏反应。监测患者的体征和症状，根据临床需要进行适当的治疗。≥3级：暂停阿思尼布直至恢复到≤1级，并恢复减低剂量的阿思尼布。如果症状未消退，永久停药。

（4）心血管毒性：监测既往有心血管疾病危险因素患者的心血管方面体征和症状，根据临床需要进行适当的治疗。≥3级：暂停阿思尼布直至恢复到≤1级，并恢复减低剂量的阿思尼布。如果症状未消退，永久停药。

7 奥雷巴替尼不良反应

7.1 血液学不良反应

ANC<1.0×10^9/L或血红蛋白<8.0g/dL或血小板<50×10^9/L。首次发生时，暂停治疗直至ANC>1.5×10^9/L、血红蛋白>10g/dL和血小板≥75×10^9/L，以40mg每2天1次重新开始治疗。暂停治疗时间最长6周。第二次发生时，暂停治疗并与首次发生时采用相同的恢复治疗标准，但重新开始治疗时需减量至30mg，每2天1次。第三次发生时，暂停治疗并与首次发生时采用相同的恢复治疗标准，但重新开始治疗时需减量至20mg，每2天1次。第四次发生时，应停药。

7.2 非血液学不良反应

3级及以上非血液学不良反应包括血管阻塞、肝功能异常、高血压、心律失常、体液潴留等。首次发生时，暂停治疗直至恢复到0-1级或基线水平，以30mg每2天1

次重新开始治疗。暂停治疗时间最长6周。相同3级及以上非血液学不良反应第二次发生时，暂停治疗直至恢复到0~1级或基线水平，但重新开始治疗时需减量至20mg，每2天1次。相同3级及以上非血液学不良反应第三次发生时，应停药。

第八节　TKI药物与其他合并用药的管理

TKI与质子泵抑制剂、组胺2受体拮抗剂、抗抑郁药、心血管药物、抗感染药物等联合使用，会增加或减少TKI血药浓度，进而影响疗效。因此，建议根据情况及时调整药物用法用量。

表42-4-12　TKI药物与其他合并用药的相互作用和用药调整

药品类别/药物	阿思尼布	伊马替尼	氟马替尼	达沙替尼	尼洛替尼	普纳替尼	奥雷巴替尼
质子泵抑制剂：兰索拉唑、雷贝拉唑、埃索美拉唑、奥美拉唑、泮托拉唑	无相互作用	无相互作用	不详	暴露量减少	暴露量减少	暴露量略减少	暴露量减少
组胺2受体拮抗剂：法莫替丁、雷尼替丁、尼扎替丁	无相互作用	无相互作用	不详；若需合用，可考虑间隔用药	暴露量减少，避免使用；若绝对必要，考虑服用达沙替尼后≥2小时服用组胺2受体拮抗剂	暴露量减少，避免使用；若绝对必要，考虑服用尼洛替尼≥2小时后或≥10小时前服用组胺2受体拮抗剂	无相互作用	暴露量减少
抑酸剂	无相互作用	无相互作用	不详；若需合用，可考虑间隔用药	暴露量减少；服用达沙替尼前/后至少2小时使用抗酸剂	暴露量减少；服用尼洛替尼前/后至少2小时使用抗酸剂	无相互作用	暴露量减少；应尽量避免与抑酸剂联合使用
抗抑郁药：氟西汀、安非他酮、西酞普兰	无相互作用	暴露量略增加；监测Q-T间期	不详	暴露量略增加；监测Q-T间期	因存在累积QTc延长风险，应避免使用	暴露量略增加；监测Q-T间期	使安非他酮的暴露量降低9%；对CYP2B6影响有限
心血管药物：胺碘酮、地尔硫卓、维拉帕米	无相互作用	暴露量增加；强烈考虑其他心脏药物或调整TKI剂量	地尔硫卓与维拉帕米等对CYP3A4具有抑制作用，应避免与氟马替尼联用	增加暴露量和心律失常风险；强烈考虑其他心脏药物或调整TKI剂量	增加暴露量和心律失常风险；应避免使用	暴露量增加；强烈考虑其他心脏药物或调整TKI剂量	不详

续表

药品类别/药物	阿思尼布	伊马替尼	氟马替尼	达沙替尼	尼洛替尼	普纳替尼	奥雷巴替尼
抗感染药物： 唑类抗真菌药： 氟康唑、伏立康唑、伊曲康唑、泊沙康唑、艾沙康唑 克拉霉素； 泰利霉素； 利托那韦	暴露量增加；强烈考虑其他抗感染药物或调整TKI剂量	暴露量增加；强烈考虑其他抗感染药物或调整TKI剂量	克拉霉素、泰利霉素与氟马替尼存在相互作用的可能性较大； 与利托那韦存在潜在的相互作用，应慎重联用	暴露量增加；强烈考虑其他抗感染药物或调整TKI剂量	暴露量增加；强烈考虑其他抗感染药物或调整TKI剂量	暴露量增加；强烈考虑其他抗感染药物或调整TKI剂量	应尽量避免与CYP3A4中效或强效抑制剂同时使用；如合用无法避免，需降低奥雷巴替尼剂量至少50%
抗感染药物： 氟喹诺酮类： 左氧氟沙星、莫西沙星、环丙沙星	无相互作用	无相互作用	与氟喹诺酮类抗感染药物存在相互作用的可能性较低	暴露量略增加；监测Q-T间期	谨慎使用	无相互作用	与环丙沙星联合，暴露量增加，避免合用；如无法避免，需降低奥雷巴替尼剂量至少50%

第九节　TKI药物治疗期间的妊娠管理

1　计划妊娠

在开始TKI治疗前，与所有育龄患者讨论保留生育能力问题。男性患者TKI治疗前可考虑精子冻存，备孕期间无需停用TKI。女性患者TKI治疗前可考虑卵子冻存，TKI治疗期间避免备孕；在尝试自然怀孕前停用TKI并且在孕期保持停药，但最佳停药时机尚不清楚。在尝试怀孕前，向女性患者及其伴侣告知有关停药的潜在风险和益处，并告知若妊娠期间CML复发可能需要重新接受TKI治疗。未获得MMR女性患者避免计划妊娠。满足停药标准的女性患者可停药后妊娠，后续治疗取决于是否丧失MMR和妊娠状态。若丧失MMR时处于妊娠状态，若疾病稳定，无需立即开始TKI再治疗；若丧失MMR时未妊娠，需立即重启TKI治疗。

2　TKI治疗中意外妊娠

确定胎儿孕周及TKI暴露时间，充分权衡药物对患者流产和胎儿畸形的风险及停药对疾病的不利影响。若继续妊娠，立即停用TKI。若血象稳定，妊娠期间无需TKI治疗，但需密切监测。当WBC>100×10⁹/L，可行白细胞分离术，孕中晚期可加用干扰素。当PLT>500×10^9/L或不能有效控制，可予阿司匹林或低分子肝素治疗。

3 妊娠期间确诊CML

BP者尽快终止妊娠，并建议立即开始TKI和（或）化疗。AP者个体化决策。CP者避免应用TKI、羟基脲和白消安等致畸性药物。孕早期可定期行白细胞分离术维持血液学相对稳定，直至孕中晚期；当白细胞分离术控制血小板不能满意，可予阿司匹林或低分子肝素治疗；若上述方法不耐受或疗效不佳，建议在妊娠后6个月加用干扰素。

4 母乳喂养

分娩后可重启TKI治疗。建议接受TKI的妇女避免母乳喂养。未重启治疗者行母乳喂养可能是安全的，但首选用于获得持久DMR者。在分娩后的头2~5天，短时间内避免TKI可初乳喂养。对延长无治疗期进行哺乳喂养者，建议密切分子学监测。若丧失DMR，终止母乳喂养并重启TKI治疗。

第十节 CML心理健康管理

1 治疗前心理健康宣教

采取循序渐进策略向患者透露疾病诊断，用亲切和蔼的言语缓解得知患病后的恐惧、否认、愤怒等负性情绪。详细讲解病因、BCR-ABL融合基因监测、治疗方案、生存结局、不良反应、常见并发症等，帮助提高对疾病的正确认识，引导树立战胜疾病的信心，并做好持久战准备。告知依从性会影响治疗效果，引导与医务人员合作，加强TKI治疗的规范性，以积极心态面对疾病带来的影响。对TKI副作用如恶心、呕吐、皮疹、肌肉痉挛、身体肿胀等要有足够心理准备。

2 不良反应心理干预

耐心倾听患者主诉，对不适症状进行准确、动态评估，并予高效心理疏导，预防心血管意外、肺动脉高压等不良事件发生。帮助患者正确应对疾病和治疗所带来的忧伤、沮丧、焦躁等负性情绪，引导患者尽己之能帮助其他患者，帮助血液学缓解者尽快恢复原有社会角色。

3 TFR患者心理干预

尝试TFR应充分尊重患者意愿，并由患者要求积极主动停药；应充分告知TFR

并不意味治愈，任何时候都可能出现分子学复发（甚至急变），从而需要重启TKI治疗；停药后可能出现TKI停药综合征，应监测戒断症状，并需更密切的分子学监测。超过50%TFR患者会有焦虑、恐惧等负面情绪，可能会导致BCR-ABL水平波动，还可能出现其他心理及情绪问题，必要时应接受专业心理疏导。

第五章

成人慢性淋巴细胞白血病

第一节 慢性淋巴细胞白血病的流行病学

慢性淋巴细胞白血病/小淋巴细胞淋巴瘤（Chronic lymphocytic leukemia/small lymphocytic lymphoma，CLL/SLL）是欧美国家最常见的成人白血病。根据美国国立癌症研究所“监测、流行病学和结果数据库”（SEER）2014~2018年统计，CLL发病率男性6.7/10万，女性3.5/10万。2015~2019年CLL死亡率男性1.6/10万，女性0.7/10万。

CLL发病存在性别、年龄及种族差异。男性多发，发病率随年龄增长，中位发病年龄为70岁。且有种族差异，东亚人群0.1~0.2/10万，我国台湾省0.39/10万，远低于欧美人群。

除发病率外，东西方CLL的临床、生物学特征也有差异。我国CLL中位发病年龄（60岁左右）显著低于欧美患者。此外，免疫球蛋白重链基因可变区（Immunoglobulin heavy chain gene variable region，IGHV）突变状态、片段使用及B细胞受体（B-cell receptor，BCR）同型模式（stereotype）等也存在显著差异。中国患者的IGHV突变比例较高，IGHV3-7、IGHV3-74、IGHV4-39以及IGHV4-59片段的使用率较高，同型模式BCR的比例较低但subset 8（8亚群）的比例较高。中国患者MYD88、KMT2D以及IGLL5基因的突变频率显著高于西方患者，而SF3B1基因的突变频率显著低于西方患者。

第二节 慢性淋巴细胞白血病筛查

在临床实践中，主要对淋巴细胞增多、淋巴结肿大者行CLL筛查。发病的明确危险因素包括老年、男性、高加索人种、CLL或淋巴肿瘤家族史（我国未见相关报道）等，是否对高危人群筛查及其意义尚不明确。出于医学研究目的，可对高危人群进行CLL前期病变单克隆B淋巴细胞增多症（Monoclonal B cell lymphocytosis，MBL）筛查，因为高计数MBL具有发展成CLL的风险。通过4色流式细胞术筛查发现，年龄大于40岁者具有MBL达3.5%，60~89岁高达5.0%。检测灵敏度提高还可进一步提高检出率。在具有CLL家族史（家族中至少2例）的非患病一级亲属检出率高达17%。

1 筛查方法

流式细胞术是筛查MBL的主要手段，采用的抗体组合及检测敏感性不同单位之间存在差异，Ghia等采用CD19/CD5/κ轻链/λ轻链四色组合筛查，分析$CD19^+CD5^+$细胞或$CD19^+CD5^-$细胞的轻链限制性表达（κ/λ比值>3∶1或<1∶3）确定是否存在MBL。

2 筛查策略及随访策略

MBL随年龄增长，推荐老年人群（>60岁）筛查MBL。根据免疫表型将MBL分为3型：CLL样表型、不典型CLL样表型和非CLL样表型。对后二者需全面检查，如影像学、骨髓活检等，以排除B细胞非霍奇金淋巴瘤。对CLL样表型MBL，需据外周血单克隆B淋巴细胞计数（Monoclonal B cell count，MBC）分为“低计数”MBL（克隆性B淋巴细胞$<0.5\times10^9/L$）和“高计数”MBL（克隆性B淋巴细胞$\geq0.5\times10^9/L$），前者无需常规临床随访，但后者的免疫表型、遗传学与分子生物学特征与Rai 0期CLL接近，需定期随访。

第三节 慢性淋巴细胞白血病诊断

1 CLL的临床表现

表42-5-1 CLL的症状与血常规改变

外周血淋巴细胞计数增高	由于其他原因就诊或体检发现外周血淋巴细胞计数增多
淋巴结肿大	是CLL仅次于外周血淋巴细胞计数增多的常见临床表现
B症状	发热、盗汗、体重减轻、疲乏
血细胞减少	贫血、血小板减少、中性粒细胞减少

2 CLL的诊断

CLL的诊断需要满足表42-5-2诊断标准。

表 42-5-2　CLL 诊断标准

	标准
MBC	外周血 MBC≥5×10^9/L，且持续≥3 个月（如有典型 CLL 免疫表型、形态学等特征，时间长短对 CLL 的诊断意义不大）
外周血细胞形态学	外周血涂片特征性表现为小的、形态成熟的淋巴细胞显著增多，其细胞质少、核致密、核仁不明显、染色质部分聚集，易见涂抹细胞；外周血淋巴细胞中不典型淋巴细胞及幼稚淋巴细胞<55%
免疫表型	外周血典型的流式细胞术免疫表型：CD19$^+$、CD5$^+$、CD23$^+$、CD200$^+$、CD10$^-$、FMC7$^-$、CD43$^{+/-}$；表面免疫球蛋白（sIg）、CD20、CD22 及 CD79b 弱表达（dim）。流式细胞术免疫表型确认 B 细胞的克隆性，即 B 细胞表面限制性表达 κ 或 λ 轻链（κ：λ>3：1 或<0.3：1）或>25% 的 B 细胞 sIg 不表达

SLL 与 CLL 为同一疾病的不同表现，约 20%SLL 进展为 CLL。淋巴组织具有 CLL 的细胞形态与免疫表型特征。确诊需病理组织学及免疫组化染色（IHC）检查。临床特征：①淋巴结和（或）脾、肝肿大；②无骨髓浸润所致的血细胞减少；③外周 MBC<5×10^9/L。CLL 与 SLL 的主要区别在于前者主要累及外周血和骨髓，后者则主要累及淋巴结和骨髓。Lugano Ⅰ期 SLL 可局部放疗，其他 SLL 的治疗指征和治疗选择同 CLL，以下均称 CLL。

MBL 的诊断标准为：①B 细胞克隆性异常；②外周血 MBC<5×10^9/L；③无肝、脾、淋巴结肿大（淋巴结长径<1.5cm）；④无贫血及血小板减少；⑤无慢性淋巴增殖性疾病（Chronic lymphoproliferative disease，CLPD）的其他临床症状。

3　CLL 的分期与预后分层

临床上评估预后最常使用 Rai 和 Binet 两种临床分期系统，均仅依赖体检和血常规检查，无需超声、CT 或 MRI 等检查。

表 42-5-3　CLL 的临床分期系统

分期	定义
Binet 分期	
Binet A	MBC≥5×10^9/L，HGB≥100g/L，PLT≥100×10^9/L，<3 个淋巴区域[a]
Binet B	MBC≥5×10^9/L，HGB≥100g/L，PLT≥100×10^9/L，≥3 个淋巴区域
Binet C	MBC≥5×10^9/L，HGB<100g/L 和（或）PLT<100×10^9/L
Rai 分期	
Rai 0	仅 MBC≥5×10^9/L
Rai Ⅰ	MBC≥5×10^9/L+淋巴结肿大
Rai Ⅱ	MBC≥5×10^9/L+肝和（或）脾肿大±淋巴结肿大
Rai Ⅲ	MBC≥5×10^9/L+HGB<110g/L±淋巴结/肝/脾肿大
Rai Ⅳ	MBC≥5×10^9/L+PLT<100×10^9/L±淋巴结/肝/脾肿大

注：[a]5 个淋巴区域包括颈、腋下、腹股沟（单侧或双侧均计为 1 个区域）、肝和脾。

免疫性血细胞[血红蛋白（HGB），血小板（PLT）]减少不作为分期标准。

这两种临床分期系统存在以下缺陷：①处于同一期的患者，疾病发展过程存在异质性；②不能预测早期患者疾病是否进展以及进展的速度，目前大多数患者诊断时处于疾病早期。预后意义比较明确的生物学标志有：IGHV 突变状态、片段使用及BCR同型模式，染色体异常[推荐CpG 寡核苷酸+ 白细胞介素2 刺激的染色体核型分析，荧光原位杂交（Fluorescence in situ hybridization，FISH）检测 del（13q）、+12、del（11q）（ATM 基因缺失）、del（17p）（TP53基因缺失）等]，基因突变[推荐二代基因测序检测TP53、NOTCH1（含非编码区）、SF3B1、BIRC3等基因]。IGHV 无突变患者预后较差；同型模式为 2 亚群（subset 2）的使用IGHV3-21片段的患者无论IGHV 突变状态，预后均较差。染色体复杂核型异常、del（17p）和（或）TP53基因突变的患者预后最差，TP53基因或其他基因的亚克隆突变的预后价值有待探讨。此外，国内数据表明MYD88 突变 、EGR2 突变 、DDX3X 突变 、CD200 表达 、CD49d、EBV 及 HBV 感染状态等均具有一定的预后价值。推荐应用CLL 国际预后指数（CLL international prognostic index，CLL-IPI）对初治患者综合预后评估 。CLL-IPI 通过纳入TP53 缺失和（或）突变、IGHV 突变状态、$β_2$-微球蛋白（β2-microglobulin，β2-MG）、临床分期、年龄，将患者分为低、中、高危与极高危组。上述预后因素主要在接受化疗或化学免疫治疗的患者中总结得出，新药或新的治疗策略可能克服或部分克服上述不良预后。接受靶向治疗的患者的预后变量尚不明确。既往应用共价BTK 抑制剂伊布替尼治疗的患者，通过纳入TP53 异常、前期是否接受过其他治疗、$β_2$-MG、LDH，将患者分为低、中与高危组，可获理想的预后分层效果。

表 42-5-4　CLL 国际预后指数（CLL-IPI）

参数	不良预后因素	积分	CLL-IPI 积分	危险分层	5年生存率（%）
TP53 异常	缺失或突变	4	0~1	低危	93.2
IGHV 突变状态	无突变	2	2~3	中危	79.4
$β_2$-MG	>3.5mg/L	2	4~6	高危	63.6
临床分期	Rai Ⅰ~Ⅳ或 Binet B~C	1	7~10	极高危	23.3
年龄	>65 岁	1			

表 42-5-5　伊布替尼治疗 CLL 患者预后积分

参数	不良预后因素	积分	伊布替尼治疗CLL患者积分	危险分层	3年生存率（%）
TP53 异常	缺失和/或突变	1	0~1	低危	93
是否曾接受治疗	是	1	2	中危	83
$β_2$-MG	≥5mg/dL	1	3-4	高危	63
LDH	> 250U/L	1			

第四节 CLL的治疗

1 CLL的治疗指征

不是所有CLL都需治疗，具备以下至少1项时开始治疗。

表42-5-6 CLL治疗指征

CLL的治疗指征
1.进行性骨髓衰竭的证据：表现为血红蛋白（<100g/L）和（或）血小板（<100×10⁹/L）进行性减少。
2.巨脾（如左肋缘下>6cm）或进行性或有症状的脾肿大。
3.巨块型淋巴结肿大（如最长直径>10cm）或进行性或有症状的淋巴结肿大。
4.进行性淋巴细胞增多，如2个月内淋巴细胞增多>50%，或淋巴细胞倍增时间（Lymphocyte doubling time，LDT）<6个月。如初始淋巴细胞<30×10⁹/L，不能单凭LDT作为治疗指征。
5.自身免疫性溶血性贫血（Autoimmune hemolytic anemia，AIHA）和（或）免疫性血小板减少症（Immune thrombocytopenia，ITP）对皮质类固醇治疗反应不佳。
6.至少存在下列一种疾病相关症状：①在前6个月内无明显原因的体重下降≥10%；②严重疲乏[如美国东部肿瘤协作组（Eastern United States Cancer Collaborative Group，ECOG）体能状态≥2；不能进行常规活动]；③无感染证据，体温>38.0 ℃，≥2周；④无感染证据，夜间盗汗>1个月。
7.终末器官受损。
8.临床试验：符合所参加临床试验的入组条件。

不符合上述治疗指征者，每2~6个月随访1次，内容包括临床症状及体征，肝、脾、淋巴结肿大情况和血常规等。

2 CLL治疗前评估

CLL治疗前（包括复发患者治疗前）必须对患者进行全面评估。

表42-5-7 CLL治疗前评估内容

评估项目	评估内容
病史和体格检查	特别是淋巴结（包括咽淋巴环和肝脾大小）
体能状态	ECOG体能状态和（或）疾病累积评分表（Cumulative illness rating scale，CIRS）评分
B症状	盗汗、发热、体重减轻、乏力
血常规	包括白细胞计数及分类、血小板计数、血红蛋白浓度等
生化指标	包括肝肾功能、电解质、LDH等
血清标志物	β_2-MG
骨髓检查	骨髓涂片、骨髓活检+IHC[a]
核型分析	需要进行CpG寡核苷酸+白细胞介素2刺激的染色体核型分析
FISH	FISH检测del（13q）、+12、del（11q）、del（17p）
基因突变	检测TP53和IGHV等基因突变[b]
感染筛查	HBV、HCV、HIV、EBV等检测

续表

评估项目	评估内容
特殊情况下检测	免疫球蛋白定量及免疫固定电泳；网织红计数和直接抗人球蛋白试验（怀疑溶血时必做）；心电图、超声心动图检查（拟蒽环类或蒽醌类药物治疗时）；妊娠筛查（育龄期妇女，拟放化疗时）；颈、胸、腹、盆腔增强CT检查；PET/CT检查（怀疑Richter转化时）等

注：[a]治疗前、疗效评估及鉴别血细胞减少原因时进行，典型病例诊断、常规随访无需骨髓检查。[b]TP53等基因的亚克隆突变可能有预后意义，故有条件单位，建议二代测序检测基因突变。

对于复发患者，启动治疗前应重新评估del（17p）/TP53突变状态，CpG刺激染色体核型分析。IGHV突变状态不会随时间改变，因此无需重复检测。

3 CLL一线治疗

据TP53缺失和（或）突变、年龄及身体状态行分层治疗。体能状态和实际年龄为重要参考因素，治疗前要评估CIRS评分和身体适应性。CLL仍为难治愈疾病，鼓励参加临床试验。

3.1 无del（17p）/TP53基因突变CLL的治疗

表42-5-8 无del（17p）/TP53基因突变CLL的治疗方案推荐

	优先推荐	次要推荐
身体状态良好者（包括体力活动尚可、肌酐清除率≥70 ml/min及CIRS评分≤6分）	泽布替尼、氟达拉滨+环磷酰胺+利妥昔单抗（用于IGHV有突变，且年龄小于60岁） 苯达莫司汀+利妥昔单抗（用于IGHV突变，且60岁及以上）	伊布替尼、奥布替尼、阿可替尼±奥妥珠单抗 维奈克拉+奥妥珠单抗 伊布替尼+维奈克拉
身体状态欠佳者	泽布替尼 苯丁酸氮芥+利妥昔单抗/奥妥珠单抗	阿可替尼±奥妥珠单抗、伊布替尼、奥布替尼、维奈克拉+奥妥珠单抗、伊布替尼+维奈克拉、苯丁酸氮芥、利妥昔单抗

3.2 伴del（17p）/TP53基因突变CLL的治疗

表42-5-9 伴del（17p）/TP53基因突变CLL的治疗方案推荐

优先推荐	次要推荐
泽布替尼	阿可替尼±奥妥珠单抗、伊布替尼、奥布替尼、维奈克拉+奥妥珠单抗、伊布替尼+维奈克拉、大剂量甲泼尼龙+利妥昔单抗/奥妥珠单抗

临床研究数据显示泽布替尼在一线及复发难治情况下均可显著改善伴del（17p）/TP53基因突变者的预后，因此推荐泽布替尼作为初治的伴del（17p）/TP53的优选推荐。ALPINE研究显示泽布替尼治疗伴del（17p）的难治复发CLL较伊布替尼PFS更长，Ⅲ期SEQUOIA（Arm C）研究也显示泽布替尼一线治疗伴del（17p）者，可获良好疗效。泽布替尼等二代BTK抑制剂选择性高，房颤等不良反应发生率低，而伊布替尼由于心血管毒性特征纳入其他推荐。

4 难治复发CLL治疗

复发的定义为：患者达到完全缓解（CR）或部分缓解（PR）≥6个月后疾病进展（PD）；难治的定义为：治疗失败（未获PR）或最后1次化疗后<6个月PD。

复发、难治患者的治疗指征、治疗前检查同一线治疗（IGHV突变状态在病程中保持不变，不用重复检查），选择治疗方案时除考虑患者年龄、体能状态及遗传学等预后因素外，应同时综合考虑既往治疗方案的疗效（包括持续缓解时间）及耐受性等因素。BTKi治疗后疾病进展或BTKi治疗无反应的患者，应尽可能检测BTK和PLCG2突变状态，在没有疾病进展的情况下，BTK和PLCG2突变状态不是改变治疗的指征。

4.1 无del（17p）/TP53基因突变难治复发CLL的治疗

表42-5-10 无del（17p）/TP53基因突变难治复发CLL的治疗方案推荐

	优先推荐	次要推荐
身体状态良好的患者	泽布替尼、奥布替尼	阿可替尼、伊布替尼 氟达拉滨+环磷酰胺+利妥昔单抗（年龄<60岁）、苯达莫司汀+利妥昔单抗（用于IGHV有突变，且60岁及以上） 维奈克拉+利妥昔单抗/奥妥珠单抗 伊布替尼+维奈克拉 大剂量甲泼尼龙+利妥昔单抗 奥妥珠单抗 来那度胺±利妥昔单抗 参加临床试验
身体状态欠佳的患者	泽布替尼奥布替尼	阿可替尼、伊布替尼 苯丁酸氮芥+利妥昔单抗/奥妥珠单抗 维奈克拉+利妥昔单抗/奥妥珠单抗 伊布替尼+维奈克拉参加临床试验

4.2 伴del（17p）/TP53基因突变难治复发CLL的治疗

表42-5-11 伴del（17p）/TP53基因突变难治复发CLL患者的治疗方案推荐

优先推荐	次要推荐
泽布替尼、奥布替尼 维奈克拉+利妥昔单抗/奥妥珠单抗	阿可替尼 伊布替尼

一项基于中国难治复发CLL/SLL的临床研究也证实包括高危细胞遗传学在内的所有亚组，泽布替尼治疗均获很好的持久缓解，耐受良好，因此作为难治复发的优先推荐。另一种中国自主研发的二代BTK抑制剂奥布替尼具有较高选择性，治疗难治复发取得了理想疗效，特别是在目前报道的所有BTK抑制剂中CR率最高（中位随访31.2个月，CR/CRi[骨髓未恢复的CR]率为26.3%），因此也作为难治复发的优先推荐。如既往一线使用维奈克拉+利妥昔单抗/奥妥珠单抗治疗获得一段时间的缓解，优先使用维奈克拉+奥妥珠单抗进行再治疗。

4.3 BTKi和基于维奈克拉方案治疗后复发难治的患者

推荐：PI3K抑制剂、伊布替尼+维奈克拉、大剂量甲泼尼龙+利妥昔单抗、来那度胺±利妥昔单抗。对于无del（17p）/TP53基因突变复发难治CLL的患者，可考虑奥妥珠单抗、氟达拉滨+环磷酰胺+利妥昔单抗（推荐用于<60岁无合并症的患者）、苯达莫司汀+利妥昔单抗/奥妥珠单抗（用于>60岁患者或<60岁有合并症的患者，不用于衰弱患者）。或优先参加包括非共价可逆BTKi等的临床试验。

对于使用BTKi持续治疗的患者，若出现依从性差或不耐受的情况，可以考虑换用其他共价BTKi。

5 维持治疗

5.1 一线治疗（免疫化疗）后维持

免疫化疗取得CR或PR后，结合微小残留病（MRD）评估和分子遗传学特征进行维持治疗，对于血液中MRD≥10^{-2}或MRD<10^{-2}伴IGHV无突变状态或del（17p）/TP53基因突变的患者，可考虑使用来那度胺（推荐小剂量）进行维持治疗。

5.2 二线治疗后维持

免疫化疗取得CR或PR后，使用来那度胺（推荐小剂量）进行维持治疗。原来使用伊布替尼、泽布替尼、奥布替尼、阿可替尼等BTK抑制剂治疗者，持续治疗。

应用BTKi单药治疗原则上需要持续治疗。如患者因不能耐受、经济或其他原因需要停止治疗，建议在停药前桥接免疫化疗，以防疾病反弹。桥接治疗的疗程依据患者前期BTK抑制剂治疗的时间、缓解深度及耐受性等综合确定。

6 新药治疗与新疗法

目前全球针对CLL的治疗药物开发获得快速发展，非共价BTK抑制剂匹妥布替尼（Pirtobrutinib）、双特异性抗体等正在临床探索中。此外，嵌合抗原受体T细胞免疫疗法在复发/难治CLL临床试验中显示出较好疗效。

7 造血干细胞移植

自体造血干细胞移植有可能改善患者的无进展生存，但并不延长总生存期，不推荐采用。异基因造血干细胞移植目前仍是CLL的唯一治愈手段，但由于CLL主要为老年患者，仅少数适合移植，近年来随着BTK抑制剂、BCL-2抑制剂等小分子靶向药物的使用，异基因造血干细胞移植的地位和使用时机有所变化。主要推荐于多线难治患者和CLL克隆相关Richter转化患者。

8 CLL组织学转化和进展患者的治疗

8.1 组织学转化

对临床疑有转化者，为避免假阴性或假阳性，尽可能行淋巴结切除活检以确诊，无法切检时，可用粗针穿刺，行免疫组化、流式细胞学等确诊 。可用PET/CT指导活检部位（SUV摄取值最高部位）。

组织学转化在组织病理学上主要为弥漫大B细胞淋巴瘤（Diffuse large B-cell lymphoma，DLBCL），少数经典型霍奇金淋巴瘤（Classical Hodgkin lymphoma，cHL）。对前者，尽量行CLL和转化后组织的IGHV测序以明确克隆起源，同一起源患者预后差。

治疗前除行常规CLL治疗前评估外，对转化淋巴瘤的预后相关特征按相应淋巴瘤评估包括分期、预后等。对Richter综合征的患者，需据转化的组织学类型及是否为克隆相关决定治疗方案。

8.1.1 克隆无关的DLBCL

参照DLBCL进行治疗。

8.1.2 克隆相关的DLBCL或不明克隆起源

推荐选用免疫化疗[R-DA-EPOCH、R-HyperCVAD（A方案）、R-CHOP]±维奈克拉或±BTK抑制剂，如获缓解，尽早行异基因造血干细胞移植，否则参照难治复发DLBCL治疗方案。如不选用免疫化疗，可选用PD-1单抗±BTK抑制剂、非共价BTK抑制剂匹妥布替尼、阿可替尼、参加临床试验等。

8.1.3 cHL

参考cHL治疗方案。

8.2 组织学进展

组织学进展包括：①加速期CLL：淋巴结活检增殖中心扩张（大于一个20×视野）或融合且Ki-67>40%或每个增殖中心>2.4个有丝分裂象；②CLL伴幼淋细胞增多（CLL with prolymphocytosis，CLL/PL）：外周血的幼稚淋巴细胞比例增加（10%~55%）。治疗前除行常规CLL治疗前评估外，还需PET/CT或增强CT检查。

CLL/PL或加速期CLL：CLL/PL或加速期CLL不同于Richter综合征，但预后较差，目前无最佳治疗方案。临床参照CLL治疗方案。

第五节 慢性淋巴细胞白血病的支持治疗

1 感染预防

大多发病年龄较大，存在体液免疫缺陷且治疗方案大多含有免疫抑制剂，因此，CLL存在各种病原体（细菌、病毒）感染的较大风险。对反复感染且IgG<5g/L的CLL，需静注丙种球蛋白（ⅣIG）至IgG>5~7g/L以提高非特异性免疫力。

2 HBV再激活

参照《中国淋巴瘤合并HBV感染管理专家共识》行预防和治疗。

3 免疫性血细胞减少

一线治疗采用糖皮质激素，无效可选用选择行ⅣIG、利妥昔单抗、环孢素A及脾切除等治疗。氟达拉滨相关的自身免疫性溶血，应避免再次使用。

4 肿瘤溶解综合征（TLS）

对TLS发生风险较高者，应密切监测相关血液指标（钾、尿酸、钙、磷及LDH等），同时进行充足的水化碱化。尤其维奈克拉治疗应行TLS危险分级并予相应的预防措施。

5 疫苗接种和COVID-19的管理

所有CLL患者应避免所有活疫苗；建议每年接种灭活流感疫苗（尽可能在接种一针剂一月后接种第二针剂）；每5年接种一次肺炎球菌多糖疫苗（PPSV23），或根据血清学检测维持保护性血清学抗体水平；接受BTKi治疗的患者推荐接种重组带状疱疹疫苗（RZV）。

建议所有CLL/SLL患者接种COVID-19疫苗，并尽早完成加强免疫接种，接种疫苗的合适时机包括观察等待者或出现治疗指征但可推迟治疗者；对于完成治疗3个月以上且病情稳定者，异基因造血干细胞移植及CAR-T细胞治疗6个月以上。如感染COVID-19，因根据感染严重程度，暂缓或推迟CLL治疗的启动时间，或暂停CLL现有治疗。当选择抗病毒药物时，应注意是否属于CYP3A抑制剂（如奈玛特韦/利托那韦）而与CLL治疗药物如BTK抑制剂和BCL-2抑制剂存在药物相互作用。

第六节 CLL中医中药治疗

中医无淋巴瘤病名，2009年《规范常见血液病中医病名建议》确定“恶核”为淋巴瘤中医学病名，CLL沿用“恶核”病名，肝脾肿大可参考“癥积”；乏力，全血细胞减少可参考“虚劳”。

中医药治疗淋巴瘤方案众多，但未达成共识，淋巴瘤种类众多，目前CLL/SLL在新药时代慢病管理模式下成为可以长生存的疾病，进一步规范诊疗路径、辨病辨证相结合，精准分期分层为中西整合优化治疗的基本策略。

1 病因病机

中医学对于CLL的认识并无系统论述，缺乏统一标准，对其病机多责之于“痰浊、瘀毒、正虚”，国医大师周仲瑛教授于20世纪90年代率先提出“癌毒”学说，广泛用于中医肿瘤治疗临床，癌毒是肿瘤的特异性致病因子，正虚癌毒是本病核心病机，祛除癌毒贯穿始终；所谓“无痰不成核”，淋巴结肿大、无名肿块，多属痰浊，痰浊有寒热之分，凝滞血脉，郁而化热，耗伤气血，癌毒伤正，于至虚之处肆意生长，其病机多为两种以上的单一病机兼夹、转化、复合为患，即“复合病机”，正气与“癌毒”交争，决定疾病进展速度。临床在消癌解毒基础上以复合病机阐释并发症、兼证。

2 治疗原则

规范诊疗路径，分期分段分群，辨病辨证结合，精准治疗，重视个体；中西内外并举，多法综合，减毒增效，减少并发症，提高生存质量。

3 区分不同时期中药西药的权重，优势互补

早期：一般无明显不适主诉，仅在检查血常规时发现白细胞数增高，此期以邪实为主，是中医药介入的最佳时机，邪气充盛，正气未虚，攻邪为主，在一定程度上降低白细胞计数，延缓病情。此期病情轻，无治疗指征，以单纯中药治疗为主。

中期：体表包块，或脏器肿大，逐渐出现不同程度的乏力，消瘦，潮热盗汗，此期正虚邪实；已有不同程度的正气虚损，此时攻邪一定要注意扶助正气，以中西整合治疗为主。中医治疗重点在于扶正，提高治疗耐受性，减少并发症，提高生活质量为主。

晚期：可见乏力、黄疸、皮肤紫斑、疱疹，丘疹等表现，此时正衰邪盛，病情进展，一派虚劳征象，正气已衰，邪气独盛。此时虽扶正而正气难以恢复，若攻邪但正已虚，恐难任攻伐，此阶段多属复发难治阶段，中西整合治疗，加强支持，中

医药以扶正抗癌兼顾。

4 区分免疫化疗期、维持治疗期

免疫化疗期药毒伤正，西药控制癌毒，中药扶正助力抗癌，重在增加治疗耐受性，减少副作用所导致的治疗中断、调整脏腑功能、平调阴阳、减毒增效；免疫化疗结束后结合疗效评估及肿瘤残留指导治疗，癌毒未尽则扶正抗癌协同增效，进一步清除肿瘤，减少复发；癌毒已祛，则重在扶正调整脏腑功能，勿使攻伐太过徒伤其正。

5 辨证论治

依据《恶性淋巴瘤中医临床路径与诊疗方案（2018年版）》、《淋巴瘤中西医结合诊疗专家共识（2020年）》，证候标准参照《常见血液病中医诊疗范例》结合癌毒病机理论及目前中西医整合治疗文献辨证分型如下：

痰毒凝结型：常见颈部、腹股沟等处淋巴结肿大，舌淡苔白，脉弦滑，治宜化痰解毒散结，方选柴胡疏肝散加消瘰丸加减。

痰热蕴结型：全身多处肿核，或胁下痞块，皮色发红，或伴瘙痒，兼见口舌生疮，伴见口干口苦，舌红苔黄，脉数，治以清热解毒、祛痰散结。推荐方药：黄连解毒汤加消瘰丸加减。元参、煅牡蛎、生地、黄连、黄芩、黄柏、栀子。

寒痰凝滞证：颈项、耳旁、腋下、鼠蹊等处肿核，不痛不痒，皮色如常，坚硬如石，兼见形寒肢冷，神疲乏力，面白少华，舌质淡，苔白或腻，脉沉或细。治法：散寒解毒，化痰散结；推荐方药：阳和汤加减。熟地、肉桂、白芥子、姜炭、生甘草、麻黄、鹿角胶。

瘀毒互结型：常见全身多处肿核，或胁下痞块，时而疼痛，活动差，兼见面色黯黑，舌红苔腻，脉弦涩，治宜解毒活血，推荐方药：和营软坚丸、消瘰丸加减。

气虚痰毒型：常见颈部肿块，肿核质硬、无痛，伴面色无华，颜面或下肢浮肿，乏力倦怠，舌淡苔白，边有齿痕，脉沉细而迟，治宜温阳利水祛湿，方选黄芪防己汤或真武汤加减。

阴虚痰毒型：全身多处肿核，或胁下痞块，伴见午后潮热，盗汗，腰膝酸软，舌红少苔，脉细数，治宜滋补肝肾、解毒散结，可选大补阴丸合消瘰丸加减。

6 对症治疗

本病的伴随症状，如皮肤瘙痒、皮疹、盗汗等，口腔溃疡、放化疗相关的胃肠道反应及便秘等；化疗药物相关的周围神经病变，部分症状西医缺乏对应治疗而中医有较好疗效。

皮肤瘙痒与皮疹：热毒郁表证用麻黄连翘赤小豆汤；风热里实证用防风通圣散；血虚生风证用消风散；BTK抑制剂使用中皮肤瘀斑可 用犀角地黄汤。

淋巴瘤发热：青蒿鳖甲汤合泻心汤加减。

自汗与盗汗：营卫不调证用桂枝汤、气虚不固证用玉屏风散；气阴两虚证用生脉饮；阴虚火旺证用当归六黄汤。

胃肠道反应：多属寒热错杂证，以半夏泻心汤加减，腹泻属湿热内蕴可加白头翁汤、胃气不降证用旋覆代赭汤、脾胃不和证用香砂六君子汤；中焦虚寒证用理中汤。

口腔溃疡：外用锡类散、养阴生肌散、六神丸等。

周围神经病变：气虚血瘀证用黄芪桂枝五物汤；肝气瘀滞证用柴胡桂枝汤；寒湿阻滞证用薏苡仁汤。

7 注意事项

要注意有毒中药的正确使用，攻毒不必祛邪务尽，而伤其正，同时应通过配伍达到减毒增效的目的，重视有毒药物的量效关系，更要重视扶正与祛邪的关系，避免过度治疗。

与BTK抑制剂同时使用时注意中药对于CYP3A4的影响。BTK抑制剂如伊布替尼、泽布替尼主要通过细胞色素P450 3A4酶（CYP3A4）代谢成多种代谢产物，使用中药过程中注意避免对于CYP3A4酶的影响。

8 扶正与康复

中医药康复可参与太极拳、五禽戏、易筋经等传统功法，引导调气，也可配合针灸，改善化疗药物相关神经毒性、骨痛、腰痛等症状。

中药外敷：大黄、川乌、草乌等适量研末，蜂蜜调敷肿大之淋巴结，纱布固定；大黄研末水调敷于神阙穴，减轻化疗后便秘。

针灸疗法：三阴交、丰隆、足三里、阴陵泉，颈部恶核可加外关、天井。

情绪调节：太极拳、五禽戏、易筋经等传统功法，引导调气，慢性淋巴细胞白血病患者进行正念认知疗法辅助治疗，可以有效降低患者的焦虑、抑郁水平，提高患者生活质量。

第七节 慢性淋巴细胞白血病的疗效标准

在CLL患者的治疗中应定期进行疗效评估，诱导治疗通常以6个疗程为宜，建议治疗3~4个疗程时进行中期疗效评估。CLL疗效评估采用A组标准（用于评价肿瘤负荷）和B组标准（评价骨髓造血功能）。SLL疗效评估参照2014 Lugano淋巴瘤疗效评估标准。对于初步疗效评估为CR的患者，应进行骨髓穿刺及活检检查。骨髓检查时机：化疗或化学免疫治疗方案结束后治疗2个月；伊布替尼、泽布替尼、奥布替尼等需要持续治疗的患者，应在患者达到最佳反应至少2个月后。骨髓活检是确认CR的必需检查，对于其他条件符合CR而免疫组织化学显示CLL细胞组成的淋巴小结的患者，评估为结节性部分缓解（nPR）。

1 CR（满足以下所有标准）

A组：淋巴结<1.5cm、无肝脾肿大、骨髓示增生正常，淋巴细胞比例<30%，无B细胞性淋巴小结；骨髓增生低下则为CR伴骨髓造血不完全恢复、外周血ALC<4×10^9/L。B组：外周血PLT计数（不使用生长因子）>100×10^9/L、外周血HGB（无输血、不使用生长因子）>110g/L、外周血ANC（不使用生长因子）>1.5×10^9/L。

2 PR（至少需要改善A组2项参数及B组1项参数；如果治疗前A组和B组均仅有1项参数异常，则只需要改善1项即可）

A组：淋巴结缩小≥50%；肝脾缩小≥50%；骨髓浸润较基线降低≥50%，或出现B细胞性淋巴小结；外周血ALC较基线降低≥50%。B组：外周血PLT计数（不使用生长因子）>100×10^9/L或较基线升高≥50%；外周血HGB（无输血、不使用生长因子）>110g/L或较基线升高≥50%；外周血ANC（不使用生长因子）>1.5×10^9/L或较基线升高>50%。

3 伴有淋巴细胞增高的PR（PR-L）

A组：淋巴结缩小≥50%；肝脾缩小≥50%；骨髓浸润较基线降低≥50%，或出现B细胞性淋巴小结；外周血ALC升高或较基线下降≥50%。B组：外周血PLT计数（不使用生长因子）>100×10^9/L或较基线升高≥50%；外周血HGB（无输血、不使用生长因子）>110g/L或较基线升高≥50%；外周血ANC（不使用生长因子）>1.5×10^9/L或较基线升高>50%。

B细胞受体信号通路的小分子抑制剂如BTK抑制剂和磷脂酰肌醇3激酶δ（Phosphatidylinositol 3 kinase δ，PI3Kδ）抑制剂治疗后出现短暂淋巴细胞增高，淋巴结、脾脏缩小，淋巴细胞增高在最初几周出现，并会持续数月，此时单纯的淋巴细胞增高不作为疾病进展。

4 PD（符合以下1项A组标准或1项B组标准）

A组：淋巴结增大≥50%；肝脾增大≥50%；外周血ALC较基线升高≥50%。B组：

外周血PLT计数（不使用生长因子）由于CLL本病下降≥50%；外周血HGB（无输血、不使用生长因子）由于CLL本病下降>20g/L。

5 疾病稳定（Stable disease，SD）

疾病无进展同时不能达到PR。

6 复发

患者达到CR或PR，≥6个月后PD。

7 难治

治疗失败（未获CR或PR）或最后1次化疗后<6个月PD。

8 微小残留病灶（Minimal residual lesions，MRD）阴性

多色流式细胞学检测残存白血病细胞$<1\times10^{-4}$。

第八节 CLL的随访与康复

完成诱导治疗（一般6个疗程）达CR或PR后，应定期随访，包括每3个月血细胞计数及肝、脾、淋巴结触诊检查等。伊布替尼、泽布替尼、奥布替尼等BTK抑制剂需长期治疗至疾病进展或不耐受，因此在BTK抑制剂治疗期间应定期随访，包括每1~3个月血细胞计数，肝、脾、淋巴结触诊，以及BTK抑制剂相关不良反应检查等。还应特别注意继发恶性肿瘤（包括骨髓增生异常综合征、AML及实体瘤等）的出现。

康复治疗是肿瘤整合治疗的一个重要部分，目前缺乏针对CLL康复治疗的研究，合理使用康复训练、将中医治疗纳入CLL的康复治疗可能改善预后和生活质量。

参考文献

[1]樊代明主编.整合肿瘤学·临床卷.科学出版社，北京，2021.

[2]樊代明主编.整合肿瘤学·基础卷.世界图书出版西安有限公司，西安，2021.

[3]Arber DA，Orazi A，Hasserjian R，et al. The 2016 revision to the World Health Organization classification of myeloid neoplasms and acute leukemia. Blood 2016；127（20）：2391-405.

[4]Dohner H，Estey E，Grimwade D，et al. Diagnosis and management of AML in adults：2017 ELN recommendations from an international expert panel. Blood 2017；129（4）：424-447.

[5]Mi Y，Xue Y，Yu W，et al. Therapeutic experience of adult acute myeloid leukemia in a single institution of China and its relationship with chromosome karyotype. Leuk Lymphoma 2008；49（3）：524-530.

[6] Jin J，Wang J-X，Chen F-F，et al. Homoharringtonine-based induction regimens for patients with denovo acute myeloid leukaemia：a multicentre，open-label，randomised，controlled phase 3 trial. The Lancet Oncology 2013；14（7）：599-608.

[7]Wei H，Zhou C，Lin D，et al. Benefit of intermediate-dose cytarabine containing induction in molecular subgroups of acute myeloid leukemia. Haematologica 2020；106（5）：1491-1495.

[8]Wei H，Wang Y，Gale RP，et al. Randomized Trial of Intermediate-dose Cytarabine in Induction and Consolidation Therapy in Adults with Acute Myeloid Leukemia. Clin Cancer Res 2020；26（13）：3154-3161.

[9]Wei S，Wang S，Qiu S，et al. Clinical and laboratory studies of 17 patients with acute myeloidleukemia harboring t（7；11）（p15；p15）translocation. Leuk Res 2013；37（9）：1010-1015.

[10]Papaemmanuil E，Gerstung M，Bullinger L，et al. Genomic Classification and Prognosis in Acute Myeloid Leukemia. N Engl J Med 2016；374（23）：2209-2221.

[11]Gale RE，Lamb K，Allen C，et al. Simpson's Paradox and the Impact of Different DNMT3A Mutations on Outcome in Younger Adults With Acute Myeloid Leukemia. J Clin Oncol 2015；33（18）：2072-2083.

[12]Fernandez HF SZ，Yao X，Litzow MR，et al. Anthracycline dose intensification in acute myeloid leukemia. N Engl J Med 2009；361（13）：1249-1259.

[13]Ohtake S，Miyawaki S，Fujita H，et al. Randomized study of induction therapy comparing standard-dose idarubicin with high-dose daunorubicin in adult patients with previously untreated acute myeloid leukemia：the JALSG AML201 Study. Blood 2011；117（8）：2358-2365.

[14]Burnett AK，Russell NH，Hills RK，et al. A randomized comparison of daunorubicin 90mg/m^2 vs 60mg/m2 in AML induction：results from the UK NCRI AML17 trial in 1206 patients. Blood 2015；125（25）：3878-3885.

[15]Liu J，Mi Y，Fu M，et al. Intensive induction chemotherapy with regimen containing intermediate dose cytarabine in the treatment of de novo acute myeloid leukemia. Am J Hematol 2009；84（7）：422-427.

[16]Mayer RJ DR，Schiffer CA，Berg DT，et al. Intensive postremission chemotherapy in adults with acute myeloid leukemia. Cancer and Leukemia Group B. N Engl J Med 1994；331（14）：896-903.

[17]Burnett AK，Russell NH，Hills RK，et al. Optimization of chemotherapy for younger patients with acute myeloid leukemia：results of the medical research council AML15 trial. J Clin Oncol 2013；31（27）：3360-3368.

[18]Cornelissen JJ，Versluis J，Passweg JR，et al. Comparative therapeutic value of post-remission approaches in patients with acute myeloid leukemia aged 40-60 years. Leukemia 2015；29（5）：1041-1050.

[19]Zittoun RA MF，Willemze R，de Witte T，et al. Autologous or allogeneic bone marrow transplantation compared with intensive chemotherapy in acute myelogenous leukemia. European Organization for Research and Treatment of Cancer（EORTC）and the Gruppo Italiano Malattie Ematologiche Maligne dell'Adulto（GIMEMA）Leukemia Cooperative Groups. N Engl J Med 1995；332（4）：217-223.

[20]Cassileth PA HD，Appelbaum FR，Lazarus HM，et al. Chemotherapy compared with autologous or allogeneic bone marrow transplantation in the management of acute myeloid leukemia in first remission. N Engl J Med 1998；339（23）：1649-1656.

[21]秘营昌，卞寿庚，薛艳萍，王建祥，孟庆祥，赵耀忠，肖志坚，钱林生.急性髓系白血病完全缓解后治疗周期的初步探讨.中华血液学杂志 2001；22（10）：520-523.

[22]Koreth J SR，Kopecky KJ，Honda S，et al. Allogeneic stem cell transplantation for acute myeloid leukemia in first complete remission：systematic review and meta-analysis of prospective clinical trials. JAMA 2009；301（22）：2349-2361.

[23]Pautas C，Merabet F，Thomas X，et al. Randomized study of intensified anthracycline doses for induction and recombinant interleukin-2 for maintenance in patients with acute myeloid leukemia age 50 to 70 years：results of the ALFA-9801 study. J Clin Oncol 2010；28（5）：808-814.

[24]Gardin C，Turlure P，Fagot T，et al. Postremission treatment of elderly patients with acute myeloid leukemia in first complete remission after intensive induction chemotherapy：results of the multicenter randomized Acute Leukemia French Association（ALFA）9803 trial. Blood 2007；109（12）：5129-5135.

[25]Gardin C，Chevret S，Pautas C，et al. Superior long-term outcome with idarubicin compared with high-dose daunorubicin in patients with acute myeloid leukemia age 50 years and older. J Clin Oncol 2013；31（3）：321-327.

[26]Lowenberg B OG，van Putten W，Schouten HC，et al.. High-dose daunorubicin in older patients with acute myeloid leukemia. N Engl J Med 2009；361（13）：1235-1248.

[27]DiNardo CD，Pratz KW，Letai A，et al. Safety and preliminary efficacy of venetoclax with decitabine or azacitidine in elderly patients with previously untreated acute myeloid leukaemia：a non-randomised，open-label，phase 1b study. The Lancet Oncology 2018；19（2）：216-228.

[28]DiNardo CD，Pratz K，Pullarkat V，et al. Venetoclax combined with decitabine or azacitidine in treatment-naive，elderly patients with acute myeloid leukemia. Blood 2019；133（1）：7-17.

[29]DiNardo CD，Jonas BA，Pullarkat V，et al. Azacitidine and Venetoclax in Previously Untreated Acute Myeloid Leukemia. N Engl J Med 2020；383（7）：617-629.

[30]Dombret H，Seymour JF，Butrym A，et al. International phase 3 study of azacitidine vs conventional care regimens in older patients with newly diagnosed AML with >30% blasts. Blood 2015；126（3）：291-299.

[31]Fenaux P，Mufti GJ，Hellstrom-Lindberg E，et al. Azacitidine prolongs overall survival compared with conventional care regimens in elderly patients with low bone marrow blast count acute myeloid leukemia. J Clin Oncol 2010；28（4）：562-569.

[32]Kantarjian HM，Thomas XG，Dmoszynska A，et al. Multicenter，randomized，open-label，phase Ⅲ trial of decitabine versus patient choice，with physician advice，of either supportive care or low-dose cytarabine for the treatment of older patients with newly diagnosed acute myeloid leukemia. J Clin Oncol 2012；30（21）：2670-2677.

[33]Qian SX，Li JY，Tian T，et al. Effect of low-dose cytarabine and aclarubicin in combination with granulocyte colony-stimulating factor priming（CAG regimen）on the outcome of elderly patients with acute myeloid leukemia. Leuk Res 2007；31（10）：1383-1388.

[34]Li J CY，Zhu Y，Zhou J，et al. Efficacy and safety of decitabine in combination with G-CSF，low-dose cytarabine and aclarubicin in newly diagnosed elderly patients with acute myeloid leukemia. Onco-

target 2015; 6 (8): 6448-6458.

[35]Storb R. Can reduced-intensity allogeneic transplantation cure older adults with AML? Best Pract Res Clin Haematol 2007; 20 (1): 85-90.

[36]Versluis J, Hazenberg CLE, Passweg JR, et al. Post-remission treatment with allogeneic stem cell transplantation in patients aged 60 years and older with acute myeloid leukaemia: a time-dependent analysis. The Lancet Haematology 2015; 2 (10): e427-e436.

[37]Huls G, Chitu DA, Havelange V, et al. Azacitidine maintenance after intensive chemotherapy improves DFS in older AML patients. Blood 2019; 133 (13): 1457-1464.

[38]Wei AH, Dohner H, Pocock C, et al. Oral Azacitidine Maintenance Therapy for Acute Myeloid Leukemia in First Remission. N Engl J Med 2020; 383 (26): 2526-2537.

[39]Lo- Coco F, Avvisati G, Vignetti M, et al. Retinoic acid and arsenic trioxide for acute promyelocytic leukemia. N Engl J Med 2013; 369 (2): 111-121.

[40]Burnett AK, Russell NH, Hills RK, et al. Arsenic trioxide and all- trans retinoic acid treatment for acute promyelocytic leukaemia in all risk groups (AML17): results of a andomised, controlled, phase 3 trial. Lancet Oncol 2015; 16 (13): 1295-1305.

[41]Zhu HH, Wu DP, Du X, et al. Oral arsenic plus retinoic acidversus intravenous arsenic plus retinoic acid for non- high risk acute promyelocytic leukemia—a multi- center RCT. Blood 2017; 130 Suppl 1: 641.

[42]Zhu HH, Wu DP, Jin J, et al. Oral tetra- arsenic tetra- sulfide formula versus intravenous arsenic trioxide as first- line treatment of acute promyelocytic leukemia: a multicenter randomized controlled trial. J Clin Oncol 2013; 31 (33): 4215-4221.

[43]Iland HJ, Collins M, Bradstock K, et al. Use of arsenic trioxide in remission induction and consolidation therapy for acute promyelocytic leukaemia in the Australasian Leukaemia and Lymphoma Group (ALLG) APML4 study: a non- randomised phase 2 trial. Lancet Haematol 2015; 2 (9): e357-366.

[44]Perl AE, Altman JK, Cortes J, et al. Selective inhibition of FLT3 by gilteritinib in relapsed or refractory acute myeloid leukaemia: a multicentre, first-in-human, open-label, phase 1 - 2 study. The Lancet Oncology 2017; 18 (8): 1061-1075.

[45]Perl AE MG, Cortes JE, et al. Gilteritinib or chemotherapy for relapsed or refractory FLT3-mutated AML. N Engl J Med 2019; 381: 1728 - 1740.

[46]DiNardo CD, Stein EM, de Botton S, et al. Durable Remissions with Ivosidenib in IDH1-Mutated Relapsed or Refractory AML. N Engl J Med 2018; 378 (25): 2386-2398.

[47]DiNardo CD SA, Stein EM, et al. Mutant Isocitrate Dehydrogenase 1 Inhibitor Ivosidenib in Combination With Azacitidine for Newly Diagnosed Acute Myeloid Leukemia. J Clin Oncol 2021; 39 (1): 57-65.

[48]Stein EM, DiNardo CD, Pollyea DA, et al. Enasidenib in mutant IDH2 relapsed or refractory acute myeloid leukemia. Blood 2017; 130 (6): 722-731.

[49]Ram R, Amit O, Zuckerman T, et al. Venetoclax in patients with acute myeloid leukemia refractory to hypomethylating agents-a multicenter historical prospective study. Ann Hematol 2019; 98 (8): 1927-1932.

[50]Aldoss I YD, Aribi A, Ali H, Sandhu K, Al Malki MM, et al. Efficacy of the combination of venetoclax and hypomethylating agents in relapsed/refractory acute myeloid leukemia. Haematologica 2018; 103 (9): e404 - e407.

[51]Lou Y, Shao L, Mao L, et al. Efficacy and predictive factors of venetoclax combined with azacitidine as salvage therapy in advanced acute myeloid leukemia patients: A multicenter retrospective study. Leuk Res 2020; 91: 106317.

[52]Barry E AJ, Scully RE, et al. . Anthracycline-induced cardiotoxicity: course, pathophysiology, pre-

vention and management. Expert Opin Pharmacother 2007; 8: 1039-1058.

[53]Cvetkovi×c RS SL. Dexrazoxane: a review of its use for cardioprotection during anthracycline chemotherapy. Drugs 2005; 65: 1005-1024.

[54]Seidman A HC, Pierri MK, et al . Cardiac dysfunction in the trastuzumab clinical trials experience J Clin Oncol 2002; 20: 1215 - 1221.

[55]中华医学会血液学分会、中国医师协会血液科医师分会. 中国中性粒细胞缺乏伴发热患者抗菌药物临床应用指南（2020年版）. 中华血液学杂志 2020; 41（12）: 969-978.

[56]Sandherr M, Hentrich M, von Lilienfeld-Toal M, et al. Antiviral prophylaxis in patients with solid tumours and haematological malignancies--update of the Guidelines of the Infectious Diseases Working Party（AGIHO）of the German Society for Hematology and Medical Oncology（DGHO）. Ann Hematol 2015; 94（9）: 1441-1450.

[57]Mallet V, van Bömmel F, Doerig C, et al. Management of viral hepatitis in patients with haematological malignancy and in patients undergoing haemopoietic stem cell transplantation: recommendations of the 5th European Conference on Infections in Leukaemia（ECIL-5）. The Lancet Infectious Diseases 2016; 16（5）: 606-617.

[58]Schuurhuis GJ HM, Freeman S, Bene MC, et al. Minimal/measurable residual disease in AML: a consensus document from the European LeukemiaNet MRD Working Party. Blood 2018; 131（12）: 1275-1291.

[59]中华医学会血液学分会白血病淋巴瘤学组、中国抗癌协会血液肿瘤专业委员会。中国成人急性淋巴细胞白血病诊断与治疗指南（2024年版）。中华血液学杂志，2024

[60]NCCN Clinical Practice Guidelines in Oncology—Acute Lymphoblastic Leukemia（2023 Version 3.0）

[61]Alaggio R, Amador C, Anagnostopoulos I, et al. The 5th edition of the World Health Organization Classification of Haematolymphoid Tumours: Lymphoid Neoplasms. Leukemia, 2022 Jul; 36（7）: 1720-1748.

[62]Fischer U, Forster M, Rinaldi A, Risch T, Sungalee S, Warnatz HJ, et al. Genomics and drug profiling of fatal TCF3-HLF-positive acute lymphoblastic leukemia identifies recurrent mutation patterns and therapeutic options. Nat Genet.2015; 47: 1020 - 1029.

[63]Mi JQ, Wang X, Yao Y, et al. Newly diagnosed acute lymphoblastic leukemia in China（Ⅱ）: Prognosis related to genetic abnormalities in a series of 1091 patients. Leukemia, 2012; 26: 1507 - 1516.

[64]Lilljebjörn H, Henningsson R, Hyrenius-Wittsten A, Olsson L, Orsmark-Pietras C, von Palffy S, et al. Identification of ETV6-RUNX1-like and DUX4-rearranged subtypes in paediatric B-cell precursor acute lymphoblastic leukaemia. Nat Commun. 2016; 7: 11790.

[65]Herold T, Gökbuget N. Philadelphia-Like Acute Lymphoblastic Leukemia in Adults. Curr Oncol Rep.2017 May; 19（5）: 31.

[66]Khogeer H, Rahman H, Jain N, et al. Early T precursor acute lymphoblastic leukaemia/lymphoma shows differential immunophenotypic characteristics including frequent CD33 expression and in vitro response to targeted CD33 therapy. Br J Haematol.2019 Aug; 186（4）: 538-548.

[67]弓晓媛，王迎，刘兵城，等. 成人早期前体T细胞急性淋巴细胞白血病的临床特征和预后分析. 中华血液学杂志，2018，39（12）: 977-982.

[68]Huguet F, Chevret S, Leguay T, et al. Intensified Therapy of Acute Lymphoblastic Leukemia in Adults: Report of the Randomized GRAALL-2005 Clinical Trial. J Clin Oncol. 2018, 36: 2514-2523.

[69]Gong XY, Fang QY, Gu RX, et al. Pediatric-inspired regimen for adolescent and adult patients with Philadelphia chromosome-negative acute lymphoblastic leukemia: a prospective study from China. Haematologica.2024 Jan 18.

[70]Wang Z, Fan Z, Wu Z, et al. PASS-ALL study of paediatric-inspired versus adult chemotherapy regi-

mens on survival of high-risk Philadelphia-negative B-cell acute lymphoblastic leukaemia with allogeneic haematopoietic stem cell transplantation. Br J Haematol. 2023 Dec 5.

[71]Qi HZ，Xu J，Yang QQ，et al. Effect of pediatric- versus adult-type chemotherapy regimens on outcomes of allogeneic hematopoietic stem cell transplants for adult T-cell acute lymphoblastic leukemia in first complete remission. Bone Marrow Transplant，2022 Nov；57（11）：1704-1711.

[72]Huguet F，Chevret S，Leguay T，et al. Intensified Therapy of Acute Lymphoblastic Leukemia in Adults：Report of the Randomized GRAALL-2005 Clinical Trial. J Clin Oncol. 2018，36：2514-2523.

[73]Stock W，Luger SM，Advani AS，et al. A pediatric regimen for older adolescents and young adults with acute lymphoblastic leukemia：results of CALGB 10403. Blood. 2019；133（14）：1548-1559

[74]赵邢力，魏辉，林冬等。成人Ph阴性急性淋巴细胞白血病的优化治疗。中华血液学杂志，2014，35（10）：873-879。

[75]王婧，江滨，刘开彦等。2000-2013年成人急性淋巴细胞白血病患者疗效单中心分析。中华血液学杂志，2015，36（09）：726-732.

[76]Jabbour E，Short NJ，Jain N，et al. Hyper-CVAD and sequential blinatumomab for newly diagnosed Philadelphia chromosome-negative B-cell acute lymphocytic leukaemia：a single-arm，single-centre，phase 2 trial. Lancet Haematol 2022；9：e878-e885.

[77]Maury S，Chevret S，Thomas X，et al. Rituximab in B-lineage adult acute lymphoblastic leukemia. N Engl J Med 2016；375：1044-1053.

[78]Litzow MR，Sun Z，Paietta E，et al. Consolidation therapy with blinatumomab improves overall survival in newly diagnosed adult patients with B-lineage acute lymphoblastic leukemia inmeasurable residual disease negative remission：Results from the ECOG-ACRIN E1910 randomized phase Ⅲ National Cooperative Clinical Trials Network trial. Blood 2022；140（Suppl2）：LBA-1

[79]Chiaretti S，Messina M，Foà R. BCR/ABL1 - Like Acute Lymphoblastic Leukemia：How to Diagnose and Treat? Cancer. 2019；125：194-204

[80]Abaza Y，Kantarjian HM，Fader S，et al. Hyper-CVAD plus nelarabine in newly diagnosed adult T-cell acute lymphoblastic leukemia and T-lymphoblastic lymphoma. Am J Hematol. 2018；93：91 - 99.

[81]Jabbour E，Short NJ，Senapati J，et al. Mini-hyper-CVD plus inotuzumab ozogamicin，with or without blinatumomab，in the subgroup of older patients with newly diagnosed Philadelphia chromosome-negative B-cell acute lymphocytic leukaemia：long-term results of an open-label phase 2 trial. Lancet Haematol 2023；10：e433-e444.

[82]Conter V，Valsecchi MG，Buldini B，et al. Early T-cell precursor acute lymphoblastic leukaemia in children treated in AIEOP centres with AIEOP-BFM protocols：a retrospective analysis. Lancet Haematol. 2016；3：e80 - 86

[83]Jabbour E，Short NJ，Jain N，et al. Hyper-CVAD and sequential blinatumomab for newly diagnosed-Philadelphia chromosome-negative B-cell acute lymphocytic leukaemia：a single-arm，single-centre，phase 2trial. Lancet Haematol 2022；9：e878-e885.

[84]Martell MP，Atenafu EG，Minden MD，et al. Treatment of elderly patients with acute lymphoblastic leukaemia using a paediatric-based protocol. Br J Haematol. 2013，163：458 - 464

[85]Bassan R，Ross Gi，Pogliani EM，et al. Chemotherapy-Phased Imatinib Pulses Improve Long-Term Outcome of Adult Patients With Philadelphia Chromosome-Positive Acute Lymphoblastic Leukemia：Northern Italy Leukemia Group Protocol 09/00. J Clin Oncol. 2010，28：3644-3652.

[86]Foa R，Bassan R，Vitale A，et al. Dasatinib-blinatumomab for Ph-positive acutelymphoblastic leukemia in adults. N Engl J Med 2020；383：1613-1623.

[87]Malagola M，Papayannidis C，Baccarani M. Tyrosine kinase inhibitors in Ph+ acute lymphoblastic leukaemia：facts and perspectives. Ann Hematol. 2016，95：681 - 693

[88]Sasaki K, Jabbour EJ, Ravandi F, et al. Hyper-CVAD Plus Ponatinib Versus Hyper-CVAD Plus Dasatinib as Frontline Therapy for Patients with Philadelphia Chromosome-Positive Acute Lymphoblastic Leukemia: A Propensity Score Analysis. Cancer. 2016; 122: 3650-6.

[89]Giebel S, Labopin M, Potter M, et al. Comparable results of autologous and allogeneic haematopoietic stem cell transplantation for adults with Philadelphia-positive acute lymphoblastic leukaemia in first complete molecular remission: An analysis by the Acute Leukemia Working Party of the EBMT. Eur J Cancer. 2018, 96: 73-81

[90]Giebel S, Czyz A, Ottmann O, et al. Use of Tyrosine Kinase Inhibitors to Prevent Relapse After Allogeneic Hematopoietic Stem Cell Transplantation for Patients With Philadelphia Chromosome - Positive Acute Lymphoblastic Leukemia: A Position Statement of the Acute Leukemia Working Party of the European Society for Blood and Marrow Transplantation. Cancer. 2016; 122: 2941-2951

[91]Rousselot P, Coude MM, Gokbuget N, et al. Dasatinib and low-intensity chemotherapy in elderly patients with Philadelphia chromosome - positive ALL. Blood. 2016; 128 (6): 774-782

[92]Wang Y, Wei XD, Yan DM, et al. Sustained Remission and Decreased Severity of CAR-T Cell Related Adverse Events: A Pivotal Study of CNCT19 (inaticabtagene autoleucel) Treatment in Adult Patients with Relapsed/Refractory B-cell Acute Lymphoblastic Leukemia (R/R B-Cell ALL) in China. Blood (2022) 140 (Supplement 1): 1598 - 1600.

[93]Kantarjian HM, DeAngelo DJ, Stelljes M, et al. Inotuzumab ozogamicin versus standard therapy for acute lymphoblastic leukemia. N Engl J Med 2016; 375: 740-753.

[94]Kantarjian H, Stein A, Gökbuget N, et al. Blinatumomab versus chemotherapy for advanced acute lymphoblastic leukemia. N Engl J Med 2017; 376: 836-847.

[95]Kadia TM, Kantarjian HM, Thomas DA, et al. Phase Ⅱ study of methotrexate, vincristine, pegylated-asparaginase, and dexamethasone (MOpAD) in patients with relapsed/refractoryacute lymphoblastic leukemia. Am J Hematol 2015; 90: 120-124.

[96]Gong X; Lin D; Wang H, et al. Significance of Flow Cytometric Analysis of Cerebrospinal Fluid 37.in Adult Patients with Acute Lymphoblastic Leukemia. Eur J Haematol. 2018, 100 (3): 279-285

[97]van Dongen JM, van der Velden HJ, Bruggemann M, et al. Minimal residual disease diagnostics in acute lymphoblastic leukemia: need for sensitive, fast, and standardized technologies. Blood. 2015; 125 (26): 3996-4009

[98]刘凯奇，弓晓媛，王慧君等。微小残留病（MRD）监测在Ph（-）B细胞急性淋巴细胞白血病的意义。中华血液学杂志，2018，39（9）：724-728

[99]李宗儒 赵婷 刘艳荣等。微小残留病在高危Ph阴性急性淋巴细胞白血病中的意义。中华血液学杂志，2019，40（7）：554-560

[100]Kantarjian H, Ravandi F, Short NJ, et al. Inotuzumab ozogamicin in combination with low-intensity chemotherapy for older patients with Philadelphia chromosome-negative acute lymphoblastic leukaemia: a single-arm, phase 2 study. Lancet Oncol. 2018; 19: 240 - 248

[101]Pan J, Niu Q, Deng B, et al. CD22 CAR T-cell therapy in refractory or relapsed B acute lymphoblastic leukemia. Leukemia. 2019, 33: 2854 - 2866

[102]Hu Y, Zhou Y, Zhang M, et al. CRISPR/Cas9-Engineered Universal CD19/CD22 Dual-Targeted CAR-T Cell Therapy for Relapsed/Refractory B-cell Acute Lymphoblastic Leukemia. Clin Cancer Res. 2021, 27 (10): 2764-2772.

[103]Chen Y, Zhang X, Cheng Y, et al. Long-term follow-up of CD19 chimeric antigen receptor T-cell therapy for relapsed/refractory acute lymphoblastic leukemia after allogeneic hematopoietic stem cell transplantation. Cytotherapy. 2020, 22 (12): 755-761

[104]Siegel R L, Miller K D, Jemal A. Cancer statistics, 2020[J]. CA Cancer J Clin, 2020, 70 (1): 7-30.

[105]Susan Branford , Paul Wang , David T Yeung, et al. Integrative genomic analysis reveals cancer-associated mutations at diagnosis of CML in patients with high-risk disease. Blood. 2018 Aug 30; 132 (9): 948-961..

[106]Hochhaus A, Baccarani M, Silver R T, et al. European LeukemiaNet 2020 recommendations for treating chronic myeloid leukemia[J]. Leukemia, 2020, 34 (4): 966-984.

[107]Khoury JD, Solary E, Abla O, et al. The 5th edition of the World Health Organization Classification of Haematolymphoid Tumours: Myeloid and Histiocytic/Dendritic Neoplasms. Leukemia. 2022; 36 (7): 1703-1719.

[108]Arber DA, Orazi A, Hasserjian RP, et al. International Consensus Classification of Myeloid Neoplasms and Acute Leukemias: integrating morphologic, clinical, and genomic data. Blood. 2022; 140 (11): 1200-1228.

[109]Pfirrmann M, Clark R E, Prejzner W, et al. The EUTOS long-term survival (ELTS) score is superior to the Sokal score for predicting survival in chronic myeloid leukemia[J]. Leukemia, 2020, 34 (8): 2138-2149.

[110]Sokal J E, Cox E B, Baccarani M, et al. Prognostic discrimination in "good-risk" chronic granulocytic leukemia[J]. Blood, 1984, 63 (4): 789-799.

[111] Hasford J, Pfirrmann M, Hehlmann R, et al. A new prognostic score for survival of patients with chronic myeloid leukemia treated with interferon alfa. Writing Committee for the Collaborative CML Prognostic Factors Project Group[J]. J Natl Cancer Inst, 1998, 90 (11): 850-858.

[112]Castagnetti F, Gugliotta G, Breccia M, et al. The Use of EUTOS Long-Term Survival Score Instead of Sokal Score Is Strongly Advised in Elderly Chronic Myeloid Leukemia Patients[J]. Blood, 2018, 132 (Supplement 1): 44.

[113] Zhang XS, Gale RP, Zhang MJ, et al. A predictive scoring system for therapy-failure in persons with chronic myeloid leukemia receiving initial imatinib therapy. Leukemia. 2022; 36 (5): 1336-1342.

[114] Zhang XS, Gale RP, Li ZY, et al. Predictive scoring systems for molecular responses in persons with chronic phase chronic myeloid leukemia receiving initial imatinib therapy. Leukemia. 2022; 36 (8): 2042-2049.

[115] Cortes J E, Saglio G, Kantarjian H M, et al. Final 5-Year Study Results of DASISION: The Dasatinib Versus Imatinib Study in Treatment-Naïve Chronic Myeloid Leukemia Patients Trial[J]. J Clin Oncol, 2016, 34 (20): 2333-2340.

[116] Khoury H J, Williams L A, Atallah E, et al. Chronic Myeloid Leukemia: What Every Practitioner Needs to Know in 2017[J]. Am Soc Clin Oncol Educ Book, 2017, 37: 468-479.

[117] 慢性髓性白血病中国诊断与治疗指南（2020年版）[J]. 中华血液学杂志，2020（05）：E1.

[118] Hochhaus A, Larson R A, Guilhot F, et al. Long-Term Outcomes of Imatinib Treatment for Chronic Myeloid Leukemia[J]. N Engl J Med, 2017, 376 (10): 917-927.

[119]Wang J, Shen Z X, Saglio G, et al. Phase 3 study of nilotinib vs imatinib in Chinese patients with newly diagnosed chronic myeloid leukemia in chronic phase: ENESTchina[J]. Blood, 2015, 125 (18): 2771-2778.

[120]Timothy P Hughes, Michael J Mauro, Jorge E Cortes et al. Asciminib in Chronic Myeloid Leukemia after ABL Kinase Inhibitor Failure. N Engl J Med. 2019 Dec 12; 381 (24): 2315-2326.

[121]Wen Z, Zhao Y, Li G, et al. Flumatinib for Newly Diagnosed Chronic Phase Chronic Myeloid Leukemia: An Open-Label, Multi-Center Study. Blood. 2023; 142 (Supplement 1): 3175-3175.

[122] Hochhaus A, Wang J, Kim DW, et al. Asciminib in Newly Diagnosed Chronic Myeloid Leukemia. N Engl J Med. 2024.

[123]Jiang Q, Li Z, Qin Y, et al. Olverembatinib (HQP1351), a well-tolerated and effective tyrosine ki-

nase inhibitor for patients with T315I-mutated chronic myeloid leukemia: results of an open-label, multicenter phase 1/2 trial. J Hematol Oncol. 2022; 15 (1): 113.

[124][23] Réa D, Mauro MJ, Boquimpani C, et al. A phase 3, open-label, randomized study of asciminib, a STAMP inhibitor, vs bosutinib in CML after 2 or more prior TKIs. Blood. 2021; 138 (21): 2031-2041.

[125] Yang S, Zhang X, Gale RP, et al. Imatinib compared with second-generation tyrosine kinase-inhibitors in persons with chronic myeloid leukemia presenting in accelerated phase. Am J Hematol. 2023; 98 (7): E183-e186.

[126]Mauro MJ, Hughes TP, Kim DW, et al. Asciminib monotherapy in patients with CML-CP without BCR:: ABL1 T315I mutations treated with at least two prior TKIs: 4-year phase 1 safety and efficacy results. Leukemia. 2023; 37 (5): 1048-1059.

[127]Pérez-Lamas L, Luna A, Boque C, et al. Toxicity of Asciminib in Real Clinical Practice: Analysis of Side Effects and Cross -Toxicity with Tyrosine Kinase Inhibitors. Cancers (Basel) . 2023; 15 (4) .

[128] Hughes T P, Ross D M. Moving treatment-free remission into mainstream clinical practice in CML[J]. Blood, 2016, 128 (1): 17-23.

[129]Baccarani M, Pileri S, Steegmann J L, et al. Chronic myeloid leukemia: ESMO Clinical Practice Guidelines for diagnosis, treatment and follow-up[J]. Ann Oncol, 2012, 23 Suppl 7: i72-i77.

[130]Baccarani M, Druker B J, Branford S, et al. Long-term response to imatinib is not affected by the initial dose in patients with Philadelphia chromosome-positive chronic myeloid leukemia in chronic phase: final update from the Tyrosine Kinase Inhibitor Optimization and Selectivity (TOPS) study [J]. Int J Hematol, 2014, 99 (5): 616-624.

[131]Hehlmann R, Lauseker M, Saußele S, et al. Assessment of imatinib as first-line treatment of chronic myeloid leukemia: 10-year survival results of the randomized CML study Ⅳ and impact of non-CML determinants[J]. Leukemia, 2017, 31 (11): 2398-2406.

[132]Marin D, Ibrahim A R, Lucas C, et al. Assessment of BCR-ABL1 transcript levels at 3 months is the only requirement for predicting outcome for patients with chronic myeloid leukemia treated with tyrosine kinase inhibitors[J]. J Clin Oncol, 2012, 30 (3): 232-238.

[133]Hanfstein B, Müller M C, Hehlmann R, et al. Early molecular and cytogenetic response is predictive for long-term progression-free and overall survival in chronic myeloid leukemia (CML) [J]. Leukemia, 2012, 26 (9): 2096-2102.

[134]Shah N P, García-Gutiérrez V, Jiménez-Velasco A, et al. Dasatinib discontinuation in patients with chronic-phase chronic myeloid leukemia and stable deep molecular response: the DASFREE study [J]. Leuk Lymphoma, 2020, 61 (3): 650-659.

[135]Rea D, Nicolini F E, Tulliez M, et al. Discontinuation of dasatinib or nilotinib in chronic myeloid leukemia: interim analysis of the STOP 2G-TKI study[J]. Blood, 2017, 129 (7): 846-854.

[136]Ross D M, Masszi T, Gómez C M, et al. Durable treatment-free remission in patients with chronic myeloid leukemia in chronic phase following frontline nilotinib: 96-week update of the ENESTfreedom study[J]. J Cancer Res Clin Oncol, 2018, 144 (5): 945-954.

[137]Mahon F X, Boquimpani C, Kim D W, et al. Treatment-Free Remission After Second-Line Nilotinib Treatment in Patients With Chronic Myeloid Leukemia in Chronic Phase: Results From a Single-Group, Phase 2, Open-Label Study[J]. Ann Intern Med, 2018, 168 (7): 461-470.

[138]NCCN Chronic Myeloid Leukemia Version 2.2024-December 5, 2023

[139] van Leeuwen R W, van Gelder T, Mathijssen R H, et al. Drug-drug interactions with tyrosine-kinase inhibitors: a clinical perspective[J]. Lancet Oncol, 2014, 15 (8): e315-e326.

[140]Palani R, Milojkovic D, Apperley J F. Managing pregnancy in chronic myeloid leukaemia[J]. Ann He-

matol, 2015, 94Suppl 2: S167-176.

[141]Kuwabara A, Babb A, Ibrahim A, et al. Poor outcome after reintroduction of imatinib in patients with chronic myeloid leukemia who interrupt therapy on account of pregnancy without having achieved an optimal response[J]. Blood, 2010, 116 (6): 1014-1016.

[142]Sharf G, Marin C, Bradley JA, Pemberton-Whiteley Z, Bombaci F, Christensen RIO, Gouimi B, Deekes NB, Daban M, Geissler J.Treatment-free remission in chronic myeloid leukemia: the patient perspective and areas of unmet needs. Leukemia. 2020 Aug; 34 (8): 2102-2112.

[143]https: //seer.cancer.gov/statfacts/html/clyl.html.

[144]Yang S, Varghese AM, Sood N, et al. . Ethnic and geographic diversity of chronic lymphocytic leukaemia. Leukemia 2021; 35: 433-439.

[145]Miao Y, Zou YX, Gu DL, et al. . SF3B1 mutation predicts unfavorable treatment-free survival in Chinese chronic lymphocytic leukemia patients. Ann Transl Med 2019; 7: 176.

[146]Yang SM, Li JY, Gale RP, Huang XJ. The mystery of chronic lymphocytic leukemia (CLL): Why is it absent in Asians and what does this tell us about etiology, pathogenesis and biology? Blood Rev 2015; 29: 205-213.

[147]Marinelli M, Ilari C, Xia Y, et al. . Immunoglobulin gene rearrangements in Chinese and Italian patients with chronic lymphocytic leukemia. Oncotarget 2016; 7: 20520-20531.

[148]Yi S, Yan Y, Jin M, et al. . High incidence of MYD88 and KMT2D mutations in Chinese with chronic lymphocytic leukemia. Leukemia 2021; 35: 2412-2415.

[149]Miao Y, Xia Y, Fan L, Xu W, Li J. Genomic Landscape of Chronic Lymphocytic Leukemia in China By Targeted Gene Sequencing. Blood 2017; 130: 4298.

[150]Miao Y, Xia Y, Zhu H, et al. . Genomic Landscape of Chinese Patients with Chronic Lymphocytic Leukemia By Whole-Exome Sequencing. Blood 2019; 134: 2784.

[151]Swerdlow SH, Campo E, Pileri SA, et al. . The 2016 revision of the World Health Organization classification of lymphoid neoplasms. Blood 2016; 127: 2375-2390.

[152]Hallek M, Cheson BD, Catovsky D, et al. . iwCLL guidelines for diagnosis, indications for treatment, response assessment, and supportive management of CLL. Blood 2018; 131: 2745-2760.

[153]Xu W, Li JY, Wu YJ, et al. . Clinical features and outcome of Chinese patients with monoclonal B-cell lymphocytosis. Leuk Res 2009; 33: 1619-1622.

[154]Rawstron AC, Green MJ, Kuzmicki A, et al. . Monoclonal B lymphocytes with the characteristics of "indolent" chronic lymphocytic leukemia are present in 3.5% of adults with normal blood counts. Blood 2002; 100: 635-639.

[155]Dagklis A, Fazi C, Sala C, et al. . The immunoglobulin gene repertoire of low-count chronic lymphocytic leukemia (CLL) -like monoclonal B lymphocytosis is different from CLL: diagnostic implications for clinical monitoring. Blood 2009; 114: 26-32.

[156]Nieto WG, Almeida J, Romero A, et al. . Increased frequency (12%) of circulating chronic lymphocytic leukemia-like B-cell clones in healthy subjects using a highly sensitive multicolor flow cytometry approach. Blood 2009; 114: 33-37.

[157]Goldin LR, Lanasa MC, Slager SL, et al. . Common occurrence of monoclonal B-cell lymphocytosis among members of high-risk CLL families. Br J Haematol 2010; 151: 152-158.

[158]Ghia P, Prato G, Scielzo C, et al. . Monoclonal CD5+ and CD5- B-lymphocyte expansions are frequent in the peripheral blood of the elderly. Blood 2004; 103: 2337-2342.

[159]Strati P, Shanafelt TD. Monoclonal B-cell lymphocytosis and early-stage chronic lymphocytic leukemia: diagnosis, natural history, and risk stratification. Blood 2015; 126: 454-462.

[160]Hallek M, Cheson BD, Catovsky D, et al. . Guidelines for the diagnosis and treatment of chronic lymphocytic leukemia: a report from the International Workshop on Chronic Lymphocytic Leukemia up-

dating the National Cancer Institute-Working Group 1996 guidelines. Blood 2008； 111： 5446-5456.

[161]WHO classification of tumours of haematopoietic and lymphoid tissues （IARC WHO Classification of Tumours） revised edition.

[162]Xia Y， Fan L， Wang L， et al. . Frequencies of SF3B1， NOTCH1， MYD88， BIRC3 and IGHV mutations and TP53 disruptions in Chinese with chronic lymphocytic leukemia： disparities with Europeans. Oncotarget 2015； 6： 5426-5434.

[163]Zou YX， Tang HN， Zhang J， et al. . Low prevalence and independent prognostic role of del （11q） in Chinese patients with chronic lymphocytic leukemia. Transl Oncol 2021； 14： 101176.

[164]Qin SC， Xia Y， Miao Y， et al. . MYD88 mutations predict unfavorable prognosis in Chronic Lymphocytic Leukemia patients with mutated IGHV gene. Blood Cancer J 2017； 7： 651.

[165]Miao Y， Fan L， Wu YJ， et al. . Low expression of CD200 predicts shorter time-to-treatment in chronic lymphocytic leukemia. Oncotarget 2016； 7： 13551-13562.

[166]Liang JH， Gao R， Dai JC， et al. . The prognostic role of HBV infection in chronic lymphocytic leukemia. J Cancer Res Clin Oncol 2018； 144： 1309-1315.

[167]Liang JH， Gao R， Xia Y， et al. . Prognostic impact of Epstein-Barr virus （EBV） -DNA copy number at diagnosis in chronic lymphocytic leukemia. Oncotarget 2016； 7： 2135-2142.

[168]International CLLIPIwg. An international prognostic index for patients with chronic lymphocytic leukaemia （CLL-IPI）： a meta-analysis of individual patient data. Lancet Oncol 2016； 17： 779-790.

[169]Soumerai JD， Ni A， Darif M， et al. . Prognostic risk score for patients with relapsed or refractory chronic lymphocytic leukaemia treated with targeted therapies or chemoimmunotherapy： a retrospective， pooled cohort study with external validations. Lancet Haematol 2019； 6： e366-e374.

[170]Ahn IE， Tian X， Ipe D， et al. . Prediction of Outcome in Patients With Chronic Lymphocytic Leukemia Treated With Ibrutinib： Development and Validation of a Four-Factor Prognostic Model. J Clin Oncol 2021； 39： 576-585.

[171]Burger JA， Tedeschi A， Barr PM， et al. . Ibrutinib as Initial Therapy for Patients with Chronic Lymphocytic Leukemia. N Engl J Med 2015； 373： 2425-2437.

[172]Woyach JA， Ruppert AS， Heerema NA， et al. . Ibrutinib Regimens versus Chemoimmunotherapy in Older Patients with Untreated CLL. N Engl J Med 2018； 379： 2517-2528.

[173]Shanafelt TD， Wang XV， Kay NE， et al. . Ibrutinib-Rituximab or Chemoimmunotherapy for Chronic Lymphocytic Leukemia. N Engl J Med 2019； 381： 432-443.

[174]Fischer K， Al-Sawaf O， Bahlo J， et al. . Venetoclax and Obinutuzumab in Patients with CLL and Coexisting Conditions. N Engl J Med 2019； 380： 2225-2236.

[175]Hallek M， Fischer K， Fingerle-Rowson G， et al. . Addition of rituximab to fludarabine and cyclophosphamide in patients with chronic lymphocytic leukaemia： a randomised， open-label， phase 3 trial. Lancet 2010； 376： 1164-1174.

[176]Xu W， Yang S， Zhou K， et al. . Treatment of relapsed/refractory chronic lymphocytic leukemia/small lymphocytic lymphoma with the BTK inhibitor zanubrutinib： phase 2， single-arm， multicenter study. J Hematol Oncol 2020； 13： 48.

[177]Roberts AW， Davids MS， Pagel JM， et al. . Targeting BCL2 with Venetoclax in Relapsed Chronic Lymphocytic Leukemia. N Engl J Med 2016； 374： 311-322.

[178]Seymour JF， Kipps TJ， Eichhorst B， et al. . Venetoclax-Rituximab in Relapsed or Refractory Chronic Lymphocytic Leukemia. N Engl J Med 2018； 378： 1107-1120.

[179]Xu W， Miao KR， Zhu DX， et al. . Enhancing the action of rituximab by adding fresh frozen plasma for the treatment of fludarabine refractory chronic lymphocytic leukemia. Int J Cancer 2011； 128： 2192-2201.

[180]Xu W， Song Y， Wang T， Yang S. Orelabrutinib Monotherapy in Patients with Relapsed or Refractory

Chronic Lymphocytic Leukemia/Small Lymphocytic Lymphoma：Updated Long Term Results of Phase Ⅱ Study. Blood 2021.

[181]中华医学会血液学分会，中国抗癌协会淋巴瘤专业委员会，中华医学会肝病学分会. 中国淋巴瘤合并HBV感染患者管理专家共识. 中华血液学志 2013；34：988-993

[182]陈信义，麻柔，李冬云. 规范常见血液病中医病名建议. 中国中西医结合杂志 2009；29：1040-1041.

[183]95个中医优势病种的中医临床路径和中医诊疗方案（2018年版）[EB/OL].[2020-06-30].http：//www.cacm.org.cn/zhzyyxh/tzgg/lanmutzgg.shtml.

[184]中国中西医结合学会血液学专业委员会淋巴瘤专家委员会.淋巴瘤中西医结合诊疗专家共识（2020年）[J].中国中西医结合杂志，2021，41（09）：1036-1041. .

[185]程海波，周仲瑛.癌毒病机科学内涵的现代诠释[J].南京中医药大学学报，2021，37（05）：637-641.

[186]李柳，程海波，叶放，吴勉华，周仲瑛.国医大师周仲瑛谈中医肿瘤防治的若干问题[J].南京中医药大学学报，2020，36（03）：303-306.

[187]郭爽，于姗姗，刘丽，彭昳.正念认知疗法对降低慢性淋巴细胞白血病患者焦虑抑郁情绪的作用[J].吉林医学，2019，40（09）：2132-2134.

多发性骨髓瘤

名誉主编

樊代明

主　编

邱录贵

副主编

安　刚　蔡　真　陈文明　侯　健

编　委（按姓氏拼音排序）

鲍　立　陈　兵　陈丽娟　陈协群　邓书会　丁凯阳　董玉君　杜　鹃

杜心如　房佰俊　冯　茹　付　蓉　傅琤琤　傅卫军　高　力　高广勋

贡铁军　郝　牧　胡晓梅　黄湘华　黄仲夏　纪春岩　江松福　解文君

靳凤艳　李　菲　李　剑　李炳宗　李春蕊　李振宇　刘　竞　刘　澎

罗　军　梅　恒　糜坚青　牛　挺　邱录贵　施菊妹　史哲新　孙春艳

王　华　王慧君　王鲁群　王晓波　王亚非　魏永强　夏　爽　夏忠军

徐　兵　徐　燕　许贞书　阎　骅　颜晓菁　张　丽　周　文　庄俊玲

邹德慧

第一章

多发性骨髓瘤概述和流行病学

多发性骨髓瘤（multiple myeloma，MM）是一种主要发生于中老年人的恶性浆细胞血液肿瘤，特征为克隆性浆细胞在骨髓中增殖，血、尿中出现单克隆免疫球蛋白或其片段。浆细胞的恶性增殖或其产生的单克隆免疫球蛋白等产物造成骨髓、骨骼、肾脏等相关靶器官损害。临床上，主要表现为贫血、骨病、肾功能不全和高钙血症等症状。

MM的发病占血液肿瘤的比例约为10%，在许多国家是仅次于恶性淋巴瘤的第二常见血液恶性肿瘤。MM的年发病率大约在3~6/10万人之间，这一数字在不同地区和种族之间存在明显差异，亚洲人的发病率大约在1~2/10万人之间。随着对MM的发病机制和生物学行为的深入研究，多种有效的治疗药物和方法已被用于临床实践。这些进展使MM成为一种治疗反应率高、并可实现深度缓解的肿瘤。尽管如此，MM目前仍无法治愈。

第二章

多发性骨髓瘤的筛查和诊断

第一节　多发性骨髓瘤的高危因素和筛查

MM的病因至今尚不明确，环境、免疫和遗传因素均可能与之相关。与其他类型的恶性肿瘤类似，MM的发病机制不仅与患者本身的细胞生物学和遗传学改变有关，也与外来危险因素的暴露有关。有报告指出，长期接触某些化学物质如石棉、杀虫剂、石油化学产品、橡胶以及金属和皮革等行业的工人，MM的发病风险可能增加。然而，目前尚无确凿证据证明这些因素与MM的直接相关性。发病率较低的亚裔移民在美国的后裔仍保持着较黑人及白人更低的发病率。此外，MM患者的直系亲属中发病风险显著升高。以上均提示遗传因素在MM发病中起一定作用。MM的发生是肿瘤细胞与其微环境相互作用的结果。在病理机制上，MM展现出基因组的高度不稳定性这一内部特征，以及对微环境的高依赖性这一外部特性。两个因素共同促进了MM的发生和发展。

MM早期症状不典型，易被忽视或误诊。对有不明原因的贫血或血沉加快、长期腰背痛、蛋白尿或肌酐升高的老年患者，应警惕MM的可能性。患有意义未明单克隆免疫球蛋白血症或冒烟型骨髓瘤患者，需定期随诊。随着我国逐渐进入老龄化社会，MM的发病率逐年上升，且有证据表明高危冒烟型骨髓瘤患者可从早期干预中获益。因此，建议将血清蛋白电泳检测纳入生化检查项目中，作为老年人常规体检的一部分。

第二节　多发性骨髓瘤的临床表现

多数MM患者在就诊时已表现出单克隆浆细胞增殖相关的靶器官损害，这些损害包括贫血、肾功能不全、骨痛和高钙血症等。大约70%的初诊MM患者会出现贫血，主要与骨髓瘤细胞浸润骨髓、慢性病引起的贫血以及肾功能不全导致的促红细胞生成素不足有关。约80%的初诊MM患者伴溶骨性损害、骨质疏松或压缩性骨折，患者常会有骨痛症状，约25%的患者还伴高钙血症。肾功能不全在初诊MM患者中的发生率约为20%~40%，主要原因是单克隆轻链沉积导致的管型肾病，此外，脱水、高钙血症和使用肾毒性药物也可直接导致肾小管受损。MM患者的其他临床表现还包括高黏滞血症、继发淀粉样变性，以及因正常免疫球蛋白受抑而引起的反复感染等。

第三节　多发性骨髓瘤诊断所需检测项目

MM的检查项目主要分为三类：确认单克隆浆细胞增殖的检查、评估MM相关靶器官损害的检查和对MM进行预后分层的检查。对临床上疑似MM的患者，应完成所有基本检查。基于这些检查结果，进一步进行预后分层相关检查（表42-2-1）。

1　确认单克隆浆细胞增殖的检查

主要包括单克隆免疫球蛋白和/或其轻链（M蛋白）和骨髓细胞学及病理组织学检查。M蛋白检测手段有：血清蛋白电泳、血尿免疫固定电泳、血清游离轻链以及尿M蛋白定性和定量分析。若用这些检测手段未能检测到M蛋白，该患者被归类为非分泌型MM，这类病例仅占所有MM的1%~2%。鉴于部分MM患者不产生M蛋白，国际骨髓瘤工作组（IMWG）的最新诊断标准不再强制要求M蛋白阳性作为诊断条件。骨髓中克隆性浆细胞增多是诊断MM的关键指标。根据IMWG 2016年的诊断标准，要求骨髓中单克隆浆细胞的比例≥10%，和/或骨或髓外活检证实存在浆细胞瘤。由于MM中的肿瘤性浆细胞常呈灶性分布，因此可能需要在多个部位进行穿刺以确定浆细胞比例。通常，骨髓活检能显示更高比例的浆细胞。免疫分型是确认浆细胞克隆性的重要方法，但通过流式细胞术得到的浆细胞比例常较低，因此这种方法一般不用于计算浆细胞比例。

2　评估多发性骨髓瘤相关靶器官损害的检查

血细胞计数、生化检查、影像学检查等可用于评估靶器官损害程度。当骨髓中浆细胞比例较低时，应注意其与靶器官损害的相关性。

3　多发性骨髓瘤预后分层的检查

在明确诊断后，所有患者都应接受危险度分层评估。MM的预后评估需要综合考虑多个因素，包括患者的年龄、生化指标[如白蛋白、$β_2$微球蛋白（$β_2$-MG）和乳酸脱氢酶（LDH）]、分子遗传学指标、是否存在髓外病变及循环浆细胞的数量。分子遗传学异常对危险度分层起核心作用。为确保分子遗传学检测的准确性，必须在进行染色体荧光原位杂交（FISH）检测前，对MM患者的浆细胞进行富集或标记处理。

表 42-2-1　初诊MM需要进行的检查

		具体内容
基本检查项目	血液检查	血常规、肝肾功能（包括白蛋白、乳酸脱氢酶、尿酸）、电解质（包括钙离子）、凝血功能、血清蛋白电泳（包括M蛋白含量）、免疫固定电泳（包括IgD）、β_2-MG、C反应蛋白、外周血涂片（浆细胞百分数）、血清免疫球蛋白定量（包括轻链）、血清游离轻链；
	尿液检查	尿常规、尿蛋白电泳、尿免疫固定电泳、24 h尿M蛋白（尿蛋白谱）、24 h尿轻链；
	骨髓检查	骨髓细胞学涂片分类，骨髓活检+免疫组化（骨髓免疫组化建议应包括针对如下分子的抗体：CD19、CD20、CD38、CD56、CD138、κ轻链、λ轻链、BCMA、BCL2、P53、纤维染色），流式细胞术（建议抗体标记采用4色以上，应包括针对如下分子的抗体：CD38、CD138、CD45、CD19、CD56、CD20、CD27、CD28、CD81、CD117、CD200、CD269、κ轻链、λ轻链）；
	影像学检查	全身骨骼低剂量CT（包括头颅、骨盆、股骨、肱骨、胸椎、腰椎、颈椎）或全身扩散加权MRI成像（包括颅骨、颈椎、胸椎、腰椎、骨盆、长骨、肋骨）或PET/CT；
	其他检查	胸部CT、心电图、腹部B超、心脏超声；
对诊断或预后分层有价值的项目	血液检查	怀疑合并淀粉样变性患者，检测心肌酶谱、肌钙蛋白、N末端B型利钠肽原；非常年轻患者有条件行异基因干细胞移植的进行HLA配型；
	骨髓检查	荧光原位杂交（建议CD138磁珠分选骨髓瘤细胞或行胞浆免疫球蛋白轻链染色以区别浆细胞），检测位点建议包括：超二倍体、IgH重排、17p缺失（p53缺失）、13q14缺失、1q21扩增、1p缺失、MYC基因异常*；若荧光原位杂交检测IgH易位阳性，则进一步检测t（4；14）、t（11；14）、t（14；16）、t（14；20）、t（6；14）； 取得VGPR或以上疗效患者使用EuroFlow或相当方法进行微小残留病检测：第一管CD45、CD138、CD38、CD56、CD19、CD27、CyIgκ、CyIgλ；第二管CD45、CD138、CD38、CD56、CD19、CD27、CD117、CD81；收取细胞数>10^6； 二代测序（NGS）*：检测与MM密切相关基因的全部蛋白编码区域或指定区域，包括但不限于*ACTG1*、*ARID4B*、*ATM*、*ATP13A4*、*ATR*、*BRAF*、*BRCA1*、*BRCA2*、*CCND1*、*CCND2*、*CCND3*、*CDK4*、*CDKN2C*、*CKS1B*、*CRBN*、*CREBBP*、*CXCR4*、*CYLD*、*DIS3*、*DNAH11*、*DNAH5*、*DNMT3A*、*EGFR*、*EGR1*、*FAM46C*、*FAT1*、*FAT3*、*FAT4*、*FGFR1*、*FGFR3*、*FUBP1*、*HIST1H1E*、*HLA-A*、*HUWE1*、*IDH1*、*CKS1B*、*IKZF1*、*IKZF3*、*IRF4*、*KMT2D*、*KRAS*、*LRP1B*、*LTB*、*LYST*、*MAF*、*MAFB*、*MAGED1*、*MAX*、*MYC*、*MYD88*、*NCOR1*、*NFKBIA*、*NRAS*、*PARK2*、*PCDH8*、*PCLO*、*PIK3CA*、*PKHD1*、*PRDM1*、*PRDM9*、*PRKD2*、*PSMB5*、*PTPN11*、*RASA2*、*RB1*、*ROBO1*、*ROCO2*、*RPL5*、*RYR2*、*SETD2*、*SF3B1*、*SP140*、*SPEN*、*STAT3*、*TET2*、*TGDS*、*TP53*、*TRAF2*、*TRAF3*、*USP29*、*UTX*、*WHSC1*、*XBP1*、*ZFHX4*；
	其他检查	怀疑淀粉样变性者，需行受累器官或腹壁皮下脂肪、骨髓活检，并行刚果红染色。怀疑心功能不全及怀疑合并心脏淀粉样变性者，需行超声心动图、心脏增强MRI检查；孤立性溶骨病灶活检；
备注：*有条件的诊疗中心可以开展		

4 单克隆免疫球蛋白（M蛋白）

M蛋白检测对所有MM患者都是必要的。血清蛋白电泳（SPEP）能在82%MM患者中检出M蛋白。相比之下，血清免疫固定电泳（IFE）更敏感，M蛋白检出率高达93%。约20%的MM患者会出现重链表达缺失，被称为轻链型骨髓瘤。对这类患者，尿蛋白电泳（UPEP）和尿免疫固定电泳（UIFE）尤为重要。即使在血液和尿液的IFE检测中未能检出M蛋白，采用血清游离轻链（sFLC）方法仍能保持高达60%的检出率。如经过上述所有检查后仍无法检出M蛋白，这种情况被认为是真正的不分泌性骨髓瘤，这种类型的骨髓瘤在MM中仅占1%~2%。双克隆或三克隆型的MM则极为罕见。

5 骨髓细胞学及病理组织学检查

骨髓中克隆性浆细胞的增多是诊断MM的关键指标之一。根据IMWG最新标准，诊断要求骨髓中克隆性浆细胞比例至少达到10%。由于MM患者的骨髓浆细胞分布不均匀，且多呈灶性分布，因此有时需进行多部位穿刺以准确测定浆细胞比例。为区分反应性浆细胞增多，可通过流式细胞分析或免疫组化以确定表达κ或λ轻链浆细胞的比例（即轻链的限制性表达），辨别浆细胞是否为克隆性增殖。诊断骨浆细胞及髓外浆细胞瘤均需病理学检查。

6 浆细胞免疫表型检测

骨髓浆细胞免疫表型检测有助MM诊断。CD38和CD138是常用浆细胞标志物，常采用CD138和CD45作为设门，结合胞浆κ和λ轻链的检查，可对骨髓浆细胞进行克隆性分析。正常浆细胞免疫表型为CD38+，CD138+，CD45+，CD19+，CD56-，CD27+，CD81+，CD28-，CD33-，CD117-，CD200-。典型MM细胞免疫表型为CD38+，CD138+，CD45-，CD19-，CD56+。MM细胞免疫表型检测的另一重要功能是监测微小残留病（MRD）。对达到≥CR或更好疗效的患者，使用EuroFlow、NGS或其他相当方法进行MRD检测。

7 细胞遗传学检查

遗传学异常是MM危险度分层的核心指标。遗传学异常的主要检测技术包括染色体核型分析、染色体荧光原位杂交（FISH）、基因表达谱、二代测序和微阵列比较基因组杂交等。基因表达谱检测在不同研究队列中的高危基因可重现性较差。基因测序技术复杂且成本高，大部分突变基因对预后的价值有限，因此目前不适合常规临床应用。对初诊MM患者，染色体核型分析和FISH技术是目前临床最常用的遗传学检测技术。

MM瘤细胞增殖率较低，传统染色体制备很难获得足够分裂象，加之送检标本中瘤细胞比例常较低，故核型异常检出率低。MM的核型改变多同时包含数量和结构改变的复杂核型异常。绝大多数为非整倍体核型，其中超二倍体（48~74条染色体）常见（30%~70%），常伴有3、5、7、9、11、15、17和19号染色体三体，非超二倍体（<48或>74条染色体），常伴有13、14、16和22号染色体缺失以及14q32易位。

FISH技术具有快速、灵敏、特异性高的特点，能分析中期分裂象和间期细胞，弥补了常规染色体核型检测需中期分裂象、分辨率低的不足，成为MM遗传学检测的主要方法。MM的FISH检测有其特殊性，与白血病等其他恶性血液病不同，许多MM患者的瘤细胞在骨髓中比例较低且分布不均匀，加之骨髓抽吸过程中会发生外周血稀释，浆细胞比例在遗传学检测样本中的比例一般仅占有核细胞的1%~20%。即使骨髓涂片中浆细胞比例较高患者，遗传学检测样本中浆细胞比例仍然可能非常低。因此，对MM进行FISH检测时，如何准确识别瘤细胞而不被正常细胞信号所干扰是首先需要解决的问题。用FISH行MM遗传学检测前，需行浆细胞的富集或标记，不能直接用全骨髓标本行FISH检测。如用未经处理的骨髓标本行FISH检测，结果易受实验条件、检测人员等干扰，并易出现接近阈值的结果，难以判读。FISH检测靶点至少应包括与MM危险分层密切相关的靶点del 13、del17p13、t（4；14）、t（11；14）、t（14；16）、t（14：20）、1q21获得/扩增、1p缺失。建议参考欧洲骨髓瘤工作组（EMN）的阳性阈值：基因拷贝数数目缺失阳性阈值为20%，基因拷贝数扩增、基因断裂和双色双融合探针融合基因阳性阈值为10%。细胞遗传学异常是MM危险分层体系中的核心指标，但目前对高危细胞遗传学异常（HRCAs）的定义仍存在一定争议。2016年IMWG指南将t（4；14）、t（14；16）、t（14；20）、del（17/17p）、1q21获得和扩增、非超二倍体核型、核型del（13）、高危基因表达谱归为HRCAs。在此基础上，美国国立综合癌症网络（NCCN）指南2024 V1版将MYC易位、del（1p32）也归为HRCAs。如同时存在多个HRCAs，患者预后更差。Mayo诊所的mSMART 3.0指南引入双打击和三打击MM的概念，即出现t（4；14）t（14；16），t（14；20），del 17p，p53突变，1号染色体异常（1q21获得/扩增和del 1p）中的任何两种或三种及以上遗传学异常。MM基因组不稳定，复发或进展时可获新的遗传学异常。因此，MM复发或进展时应重新进行遗传学检查。

8 影像学检查

多发性骨髓瘤骨病（MM bone disease，MBD）是MM的特征性临床表现之一。全身低剂量CT扫描是目前诊断MBD的标准手段，能够发现骨皮质溶骨性破坏，但其无法区分陈旧骨质破坏病变部位是否有活性骨髓瘤细胞。全身扩散加权MRI（WB-DW

MRI）无电离辐射，是目前最敏感的骨髓成像技术，被视为评估MM骨髓浸润的金标准。因此，IMWG推荐所有MM患者使用WB-DW MRI技术作为一线成像方法。对于低剂量CT未显示溶骨性病灶的无症状冒烟型骨髓瘤和意义未明的单克隆丙种球蛋白病（MGUS）患者，应常规进行WB-DW MRI检查。WB-DW MRI在MM的诊断、治疗反应评估、微小残留病灶检测以及预后评估中扮演着重要角色。另外，PET/CT也可以评估髓外疾病和微小残留病灶，但由于其存在电离辐射，应用受到一定限制。

第四节　诊断标准

1　意义未明单克隆免疫球蛋白血症（MGUS）诊断标准

同时符合以下两条标准：①血清单克隆M蛋白（IgG型或IgA型）<30g/L，且尿M蛋白<500mg/24小时，且骨髓单克隆浆细胞比例<10%；②无相关器官及组织的损害（无SLiM、CARB等终末器官损害表现，无浆细胞增殖导致的淀粉样变性）。

2　无症状骨髓瘤（冒烟型骨髓瘤）诊断标准

需满足第3条，加上第1条和/或第2条：①血清单克隆M蛋白≥30g/L或尿M蛋白≥500mg；②骨髓单克隆浆细胞比例10%~59%；③无相关器官及组织的损害（无SLiM、CRAB等终末器官损害表现、无浆细胞增殖导致的淀粉样变性）。

3　有症状多发性骨髓瘤的诊断标准

（1）骨髓中单克隆浆细胞比例≥10%和/或骨或者髓外活检证明有浆细胞瘤；

（2）骨髓瘤引起的相关临床表现（≥1项）

①靶器官损害（CRAB）

[C]血钙升高：较正常上限升高>0.25mmol/L或者校正钙[a]>2.75mmol/L

[R]肾功能不全：肌酐清除率（CrCl）<40 ml/分钟或者肌酐>177μmol/L

[A]贫血：血红蛋白<100g/L或较正常值低限下降20g/L

[B]骨病：使用X线、CT或PET/CT发现一个部位或以上溶骨性损害。

②无靶器官损害表现，但出现以下1项或多项指标异常（SLiM）

[S]骨髓单克隆浆细胞比例≥60%[b]

[Li]受累/非受累血清游离轻链比≥100[c]

[M]MRI检查出现>1处5 mm或以上局灶性病灶

注：a校正血清钙（mmol/L）=血清总钙（mmol/L）−0.025×血清白蛋白浓度（g/L）+1.0（mmol/L），或校正血清钙（mg/dl）=血清总钙（mg/dl）−血清白蛋白浓度（g/L）+4.0（mg/dl）；b浆细胞单克隆

性可通过流式细胞术、免疫组化、免疫荧光的方法鉴定其轻链κ/λ限制性表达，判断骨髓浆细胞比例应采用骨髓细胞涂片和骨髓活检方法而不是流式细胞术进行计数，在穿刺和活检比例不一致时，选用浆细胞比例高的数值；c需要受累轻链数值至少≥100mg/L。

第五节 多发性骨髓瘤的分型

依照M蛋白类型分为：IgG型、IgA型、IgD型、IgM型、轻链型、双克隆型以及不分泌型。进一步可根据M蛋白的轻链型别分为κ型和λ型。

第六节 多发性骨髓瘤的分期及危险度分层

1 多发性骨髓瘤的临床分期

1975年提出的Durie-Salmon分期（D-S分期）是常规化疗时代广泛应用的MM分期体系。该分期体系通过血红蛋白水平、血清钙、肌酐、血/尿M蛋白量和溶骨性破坏病灶数进行临床分期，旨在判断肿瘤负荷（表42-2-2）。D-S分期操作简便易行，但存在明显缺陷。首先，溶骨性破坏的判定依赖于检查者的经验。其次，MM细胞分泌M蛋白的能力与肿瘤负荷并不完全平行。更为重要的是，临床实践已证明D-S分期不能很好反映MM患者的预后。随着蛋白酶体抑制剂等新药的应用，反映肿瘤负荷的D-S临床分期在指导治疗方面的价值已经不大。

表42-2-2 Durie-Salmon分期

分期	分期标准
Ⅰ	符合下列各项： 血红蛋白>100g/L 血钙正常 X线正常或只有孤立的溶骨病变 M蛋白较低（IgG<50g/L，IgA<30g/L，尿本周蛋白<4g/24h）
Ⅱ	介于Ⅰ期和Ⅲ期两者之间
Ⅲ	符合下列至少任何一项： 1.血红蛋白<85g/L 2.血钙>12mg/dL 3.X线多处进行性溶骨性损害 4.M蛋白较高（IgG>70g/L，IgA>50g/L，尿本周氏蛋白>12g/24h）

注：A：肾功能正常，血肌酐<2mg/dL；B：肾功能不全，血肌酐≥2mg/dL。

目前已有多个经过验证的MM预后评估体系在临床中实践中应用，其中，R-ISS为临床应用最为广泛的分期系统，其他常见的分期系统包括ISS、R2-ISS、IMWG危险分层、mSMART 3.0，MASS分期等。中国医学科学院血液病医院团队提出了新的加权骨髓瘤预后评分系统MPSS（Myeloma Prognostic Score System），该系统纳入多种遗传学异常，ISS分期及血小板减少因素，相较R-ISS、R2-ISS等模型，可对中国MM患者实现更好的预后分层。建议在治疗过程中，应根据患者的缓解深度和缓解维持时间动态评估患者危险度。

表42-2-3 常用的MM疾病分期和危险度分层体系

分期	ISS	R-ISS	IMWG	MASS[a]	R2-ISS[b]	MPSS[c]
Ⅰ	$β_2$-MG<3.5mg/L 血清白蛋白≥3.5 g/dL	ISS Ⅰ期，细胞遗传学标危，同时LDH水平正常	ISS Ⅰ或Ⅱ期；年龄<55；无t（4；14），del 17p，1q获得	Ⅰ期：0分	低危：0分	Ⅰ期：0分
Ⅱ	Ⅰ和Ⅲ期之间	Ⅰ和Ⅲ期之间	Ⅰ和Ⅲ期之间	Ⅱ期：1分	低-中危：0.5~1分	Ⅱ期：1分
Ⅲ	$β_2$-MG≥5.5mg/L	ISS Ⅲ期，同时伴有细胞遗传学异常[t（4；14），t（14；16），17p（-）]或LDH升高	ISS Ⅱ/Ⅲ期同时伴t（4；14）或者del 17p	Ⅲ期：2+分	中-高危：1.5~2.5分（mOS：56.2个月）	Ⅲ期：2~3分
Ⅳ					高危：3~5分	Ⅳ期：4~7分

注：

a.加权得分：高危IgH异位、1q获得/扩增、17号染色体异常、ISS-Ⅲ期、高LDH为各1分

b.加权得分：ISS-Ⅱ期（1分）、ISS-Ⅲ期（1.5分）、del（17p）（1分）、高LDH（1分）、t（4，14）（1分）、1q21 gain（0.5分）

c.加权得分：低血小板（2分）、高LDH（1分）、ISS-Ⅲ期（2分）、伴有t（4，14）、t（4，16）、del（17p）、1q21 gain中一个HRCA（1分）、伴有2+HRCA（2分）

2 多发性骨髓瘤的危险度分层

目前的临床分期和危险度分层体系，可有效辅助临床医生识别高危多发性骨髓瘤（HRMM），但仍存在不完善之处。新的预后因素（如髓外病变、循环浆细胞等）的加入，使得HRMM的定义不断演化。当前各种危险度分层系统存在差别，高危遗传学异常的界定也存在混乱。此外，目前已确定的高危预后因素可能会被新的治疗方式所克服。具备如下任何一项的初诊MM可认为是HRMM：R-ISS Ⅲ期、非骨旁髓外病变、存在循环浆细胞[a]、具有一种及以上高危遗传学异常[t（4；14）、t（14；16）、t（14；20）、del（17/17p）、1q21获得/扩增[b]、del（1p32）、TP53突变]；接受自体造血干细胞移植并序贯维持治疗MM患者，从开始治疗到复发不足2年；未接受自体造血干细胞移植患者，从开始治疗到复发不足18月；功能性高危；髓外复发/继发浆细胞白血病；复发时新出现1q21获得/扩增和/或del（17/17p）/TP53突变。

a：外周血浆细胞比例≥5%，定义为浆细胞白血病；b：单独的1q21获得或者扩增不能定义为HRMM。

第三章

多发性骨髓瘤的治疗

第一节　治疗时机

目前无证据表明需要对MGUS患者进行治疗，主要采取临床观察。MGUS患者前两年应每6个月接受一次随访，之后每年进行一次。对SMM患者，则需更密切随访，即每3至6个月至少一次，且每年进行一次骨骼影像学筛查。研究显示，高危SMM患者可能因早期干预而获益，因此建议这些患者参与合适的临床试验。

对有症状的MM患者，须开始治疗。在2014年，IMWG更新了治疗指征，包括骨髓单克隆浆细胞比例≥60%（Sixty percent），受累/非受累血清游离轻链（Light chain）比值≥100，或MRI显示>1处（直径≥5mm）局灶性病灶。这些指标构成了“SLiM-CRAB”诊断标准。这一标准的引入，允许对即将出现CRAB症状的SMM患者进行早期干预。

第二节　治疗策略

尽管近年来MM的预后有了显著改善，但仍是一种无法治愈的疾病。因此，治疗MM的主要目的是尽可能降低肿瘤负荷实现深度缓解，从而改善症状、延长生存期并提高生活质量，同时尽量减少与治疗相关的不良反应。对初诊的MM患者，在选择治疗方案前，应根据患者年龄、一般健康状况及有无合并症来决定是否适合自体造血干细胞移植（ASCT）。国内接受ASCT的MM患者年龄一般限制在65岁及以下。然而，对身体状况良好且无合并症患者，这一限制可以放宽至70岁。根据患者是否适合进行ASCT，应采用不同的治疗策略。适合移植的患者应考虑使用包含蛋白酶体抑制剂和免疫调节剂的诱导治疗方案，随后进行ASCT。而不适合移植患者，则需根据体能状况和是否有合并症来选择分层治疗策略。特别是对身体虚弱的老年患者，应适当降低化疗强度，以减轻化疗毒性或防止治疗中断。

在过去的十余年里，MM的治疗效果取得了里程碑式的进展，中位生存期从3~4年延长至接近10年。这主要得益于ASCT和新型抗MM药物的出现。以硼替佐米、卡非佐米、来那度胺、泊马度胺、达雷妥尤单抗等为代表的新药纳入MM诱导、巩固、维持各个治疗阶段，为患者带来了显著生存获益。已经明确，治疗深度与患者生存存在明显相关性，获得深度缓解已经成为MM的治疗目标。微小残留病（minimal residual disease，MRD）阴性患者可获最佳生存，MRD阴性已成为最重要的动态预后指标，尤其对高危MM，但目前MRD检测指导临床诊疗尚需更多数据。

新药和新治疗手段的出现，使得危险度分层治疗成为可能。患者在诊断明确后，应行危险度分层评估，并采取相应治疗策略。对标危患者，应用目前最有效的一线治疗方案。而对高危MM患者，可考虑试验性疗法，旨在根除所有肿瘤克隆并达到MRD阴性状态。

第四章 适合移植的初诊MM的治疗

第一节　治疗原则

对有症状的MM，需要启动治疗。抗浆细胞治疗是多发性骨髓瘤治疗的核心。治疗原则包括对患者进行危险度分层和实施个体化治疗，目标是努力实现深度缓解。ASCT作为诱导化疗后的巩固治疗，为适合进行ASCT的MM患者提供了显著的生存优势。因此，对年龄不超过65岁、体能状况良好患者，或虽超过65岁但全身体能状态评分良好患者，在经过有效诱导治疗后，进行自体干细胞移植是首选的治疗方案。

第二节　移植患者的筛选

一般选择在65岁以下且无严重脏器功能障碍的患者中进行ASCT。然而，年龄并不是决定是否可行ASCT的唯一因素。研究表明，在大于65岁但体格健壮的MM患者中实施ASCT，可延长无进展生存期（PFS）和总生存期（OS），且不会显著增加与移植相关的死亡率。MM患者常常伴有肾功能损害。尽管肾功损害本身不是接受ASCT的禁忌证，但会增加接受移植患者的毒副作用。因此，需根据肌酐清除率调整美法仑的预处理剂量。

第三节　移植前的诱导治疗

初始治疗的目的包括迅速控制肿瘤和避免对重要脏器的损害，同时也为ASCT的干细胞采集创造条件。目前，蛋白酶体抑制剂、免疫调节剂、CD38单抗及地塞米松为MM的骨架治疗药物。对于符合ASCT条件的患者，在诱导治疗中应尽量避免使用美法仑，因为长期使用美法仑可能损害干细胞产量。此外，过量接触来那度胺（超过4~6个疗程）也会损害干细胞产量。尚无随机对照试验来确定干细胞采集前的最佳诱导疗程数，现阶段三联疗法的试验数据表明，大多数患者在4个周期内能获VGPR及以上缓解。在第一个治疗周期之后，M蛋白水平一般就出现显著下降，在第3~4个疗程后，M蛋白的减少幅度相对较小。因此，建议计划进行ASCT患者进行3~6个疗程的诱导治疗，达到≥部分缓解（PR）疗效患者，可行自体造血干细胞采集。

（1）首选方案：达雷妥尤单抗/来那度胺/硼替佐米/地塞米松（D-RVd）[a]；来那度胺/硼替佐米/地塞米松（RVd）；卡非佐米/来那度胺/地塞米松（KRd）[a]；

（2）其他推荐方案：艾沙妥昔单抗单抗/来那度胺/硼替佐米/地塞米松（ISA-RVd）[a]；

（3）特殊情况下可用方案包括：硼替佐米/环磷酰胺/地塞米松（BCD）[b]；卡非佐米/环磷酰胺/地塞米松（KCd）[c]；达雷妥尤单抗/硼替佐米/环磷酰胺/地塞米松（D-BCd）[b]；达雷妥尤单抗/卡非佐米/来那度胺/地塞米松（D-KRd）[a]；艾沙妥昔单抗单抗/卡非佐米/来那度胺/地塞米松（ISA-KRd）[a]；地塞米松/沙利度胺/顺铂/多柔比星/环磷酰胺/依托泊苷/硼替佐米（VTD-PACE）[d]。

a：高危患者可能更加适用；b：作为急性肾功能不全患者或那些无法获得蛋白酶体抑制剂/来那度胺/地塞米松的患者的初始治疗，肾功能改善后考虑改用蛋白酶体抑制剂/来那度胺/地塞米松；c：可以作为肾功能不全和/或周围神经病变患者的治疗选择；d：一般用于治疗侵袭性MM

第四节　移植时机的选择

早期移植是指在诱导治疗缓解后立即进行的自体移植，常在诊断后一年内进行。晚期移植是诱导治疗后采集干细胞，但推迟到首次复发后才行自体移植。推荐将早期移植作为标准治疗方法，而避免将自体移植延迟到复发时。目前，尚无随机对照试验评估进行ASCT前需达到的理想缓解深度。研究显示，即使对靶向药物耐药的MM也能对含大剂量美法仑的预处理方案产生治疗反应。因此，诱导治疗的缓解深度不应是判断是否进行自体移植的唯一标准。由于自体移植是治疗MM最有效的方法之一，将其作为整体治疗的一部分可以加深治疗深度，因此达到≥PR疗效患者即可行ASCT。

第五节　自体造血干细胞动员、采集和保存

外周血造血干细胞动员方法包括稳态动员和化疗动员。稳态动员是通过基于G-CSF的单药或联合使用普乐沙福进行的。G-CSF按10μg/kg/d（可分两次）应用5~7天。普乐沙福是一种趋化因子受体（CXCR4）拮抗剂，与G-CSF联使用可显著提高

干细胞动员效率。化疗动员是在大剂量化疗基础上联合G-CSF。常用化疗药物包括环磷酰胺3~5g/m^2，或依托泊苷（Vp16）1.6g/m^2。动员时采集时间窗应根据骨髓抑制恢复的情况来决定，常在第10~14天。监测外周血CD34+细胞达到≥10/μL可指导最佳采集时间。单次ASCT需要的CD34阳性细胞数最低值为2×10^6/kg。大多数患者在ASCT后维持治疗期间接受来那度胺治疗，来那度胺的长期暴露会损害对干细胞的采集。因此，建议尽可能在第一次动员后采集足够两次ASCT所需的造血干细胞数量，为高危MM患者的双次移植或标危患者挽救性移植储备所需的干细胞。干细胞保存应在有资质的单位进行，一般采用细胞冷冻保护剂二甲基亚砜（DMSO）进行干细胞低温保存。采集后的干细胞加入含DMSO的细胞营养液，DMSO终浓度为10%，然后分装于血液冻存袋内。经过程控冷冻系统降温至-80℃后，再置入液氮（-196℃）贮存。

第六节　预处理方案的选择

大剂量美法仑（200mg/m^2）是MM患者接受ASCT的标准预处理方案。一些随机试验和队列研究对比不同预处理方案的疗效，包括单独使用大剂量美法仑、大剂量美法仑加全身放疗以及大剂量美法仑与其他化疗药物（例如白消安、环磷酰胺、硼替佐米）的联合治疗。然而，这些方案均未显示明显的优越性。根据患者的年龄、体质、肾功能状况，医生可调整美法仑的剂量。对肾功能不全患者（即血清肌酐清除率低于60ml/min），将美法仑剂量减少到140mg/m^{2}能显著提高安全性，同时无进展生存期（PFS）和总生存期（OS）并未明显受影响。

第七节　自体移植后造血重建

由于G-CSF的使用，大部分患者会在干细胞回输后大约2周内造血功能恢复（粒细胞>0.5×10^9/L、血小板>20×10^9/L）。然而，对接受二次移植患者，其造血重建时间可能会有所延长。如采集到的造血干细胞数量不足（CD34+细胞<2×10^6/kg）或质量较差（即CD34比例较低），都可能导致造血延迟。造血重建的延迟可能会影响维持治疗的进行，进而增加疾病复发的风险。患者出院后应每1~2周进行一次血常规检查，以监测中性粒细胞和血小板的变化。若血小板恢复延迟，可考虑使用TPO受体激动剂进行治疗。极少数患者在3个月后仍未能完成造血重建，此时应进行骨髓穿刺检查以明确原因。对于ASCT后仍需输血的少数患者，可考虑回输前储存的造血干细胞。

第八节　自体移植后的巩固治疗

巩固治疗是指ASCT后进行的短期联合治疗，旨在进一步提高缓解深度。关于自体移植后进行巩固治疗的必要性，目前仍有较大争议。两个重要研究BMT CTN 0702（STaMINA）和EMN02/HO95的结果不一致。此外，虽然有研究表明巩固治疗能提高缓解深度并延长无进展生存期（PFS），但其是否能延长总生存期（OS）还需更多数据支持。自体移植后是否需进行巩固治疗，很大程度上取决于诱导治疗达到的缓解质量。对接受硼替佐米、环磷酰胺和地塞米松（VCd）作为诱导治疗的患者，建议ASCT后采用两个周期的RVd方案进行巩固。双次移植或串联移植（Tandem transplantation），指的是在首次ASCT后的6个月内，按计划执行第二次ASCT。在两次移植期间，不建议进行巩固或维持治疗。两次移植的预处理方案均采用大剂量美法仑。对首次ASCT后未能达到非常好部分缓解（VGPR）的患者，进行第二次ASCT可能会带来益处。大多数临床试验已证实，高风险MM患者可从双次移植中受益。对高风险MM患者，建议将双次移植作为巩固治疗的一部分，即无论首次移植后疗效如何，都应在六个月内进行第二次移植。

第九节　自体移植后的维持治疗

维持治疗是MM治疗中不可或缺的一部分。自体移植后使用来那度胺进行维持治疗，可改善PFS和OS，且能将死亡风险降低25%。应在自体移植后3~4个月开始进行来那度胺维持治疗，剂量为每天10~15mg。考虑到长期使用糖皮质激素可能带来的毒副作用，在来那度胺的维持治疗中，可不与地塞米松联用，且不影响疗效。对那些不能耐受或无法接受来那度胺的患者，可考虑伊沙佐米或硼替佐米进行维持治疗。对高风险多发性骨髓瘤（HRMM）患者，应考虑加入由蛋白酶体抑制剂、免疫调节剂以及CD38单克隆抗体组成的两种或三种药物的联合维持治疗方案，直到疾病进展或出现不耐受。目前尚无充分证据表明需要根据治疗的反应深度（例如是否达到完全缓解或MRD阴性）来调整维持治疗的时间。无论治疗后反应深度如何，至少应维持治疗3年。未来的临床试验将探讨患者的MRD状态是否可用于指导维持治疗。

第十节　异基因造血干细胞移植

异基因造血干细胞移植长期疗效仍有待商榷，鉴于不一致的临床研究结果、尚不明确的移植物抗骨髓瘤免疫作用及MM治疗出现更多新的选择（单抗、双特异性抗体和CAR-T细胞治疗等），应仅在临床试验的背景下，在特定的高危患者中选择进行异基因造血干细胞移植。

第五章

不适合移植初诊MM的治疗

第一节 老年人身体状况评估

MM属中老年疾病，发病率随年龄增加。西方国家的发病年龄高峰为65~74岁，诊断时中位年龄为69岁。来自中国医学科学院血液病医院的统计资料显示：我国MM的发病年龄高峰为55~65岁，中位发病年龄为57岁。由于病例选择的偏倚，以及老龄化的加剧，实际中位发病年龄应更高。老年患者具较强异质性，在评估时不仅要考虑到年龄因素，还需综合考虑生活自理能力、基础脏器状况等。

目前，国际IMWG的老年评估（GA）体系应用最广泛。该体系包括三个主要工具：ADL用于评估个体的自我照顾能力；IADL用于评估使用工具的能力；而Charlson合并症指数（CCI）则用于评估合并症的情况。建议在临床评估中系统性地、前瞻性地应用这一GA体系（参见表42-5-1至42-5-3）。

表42-5-1 ADL和IADL

ADL	IADL
洗澡	打电话
穿衣	购物
上厕所	做饭
轮椅与床之间的转移	整理房间
自主控制大小便	洗衣服
吃饭	外出交通
	管理自己的服药
	处理财务
能做到得1分，不能做到得0分，评分0-6分 0分：完全依赖；6分：完全独立	能做到得1分，不能做到得0分，评分0-8分 0分：完全依赖；8分：完全独立

表 42-5-2　Charlson 合并症指数（CCI）

积分	合并症	积分	合并症
1	心梗	2	偏瘫
	充血性心衰		中度至重度肾损害
	外周血管病（包括主动脉瘤≥6cm）		糖尿病伴终末器官损害
	脑血管病		肿瘤病史（无转移）
	老年痴呆		白血病（急性或慢性）
	慢性肺病		淋巴瘤
	结缔组织病	3	中度至重度肝损害
	消化性溃疡	6	实体瘤转移
	轻度肝病（无门脉高压）		AIDS
	糖尿病（无终末器官损害）		

表 42-5-3　GA 评分细则

参数	0分	1分	2分
年龄	≤75	76-80	>80
ADL	>4	≤4	
IADL	>5	≤5	
CCI	≤1	>1	

GA评分：0：健康；1：一般健康；2~5：虚弱

第二节　治疗

新药和更优的支持治疗显著改善了老年MM患者预后。然而，由于多种基础疾病和对化疗的耐受性较差，75岁及以上的老年MM与年轻患者相比，其结局仍不理想。对不适合移植的MM患者，初始治疗方案应基于医生和患者的共同决策。在选择时需考虑以下因素：疾病特异性因素，例如疾病阶段、细胞遗传学异常；以及患者特定的因素，包括年龄、合并症、器官功能状态、虚弱状态等。老年MM患者中能接受后续治疗的比例相对年轻患者也明显下降，因此，选择合适的初始治疗方案尤为重要，并注意剂量调整。

化疗方案选择：

（1）体能状况良好者：可考虑标准三药或四药治疗方案。首选硼替佐米/来那度胺/地塞米松（VRd）、达雷妥尤单抗/来那度胺/地塞米松（Dara-Rd）的三药联合方案，或艾沙妥昔单抗/硼替佐米/来那度胺/地塞米松（Isa-VRd）（适用于<80岁且非虚弱患者）。其他可选择方案包括硼替佐米/环磷酰胺/地塞米松±达雷妥尤单抗/（BCD±Dara）、卡非佐米/来那度胺/地塞米松（KRd）、达雷妥尤单抗/硼替佐米/美法仑/泼尼松（Dara-VMP）、伊沙佐米/来那度胺/地塞米松（IRd）。

（2）体能状况一般者：可考虑减量的三药治疗方案或者标准的两药联合方案。可选择的治疗方案包括硼替佐米/来那度胺/地塞米松（VRd-lite）、来那度胺/地塞米松±达雷妥尤单抗（Rd±Dara）、伊沙佐米/来那度胺/地塞米松（IRd）；硼替佐米/环磷酰胺/地塞米松（BCd）。

（3）衰弱患者：可考虑减量的两药治疗方案或最佳支持治疗。可选择的治疗方案包括硼替佐米/地塞米松（BD）、来那度胺/地塞米松（Rd）、伊沙佐米/地塞米松（Id），与达雷妥尤单抗（Dara）联合或不联合。

第六章

复发/难治多发性骨髓瘤

第一节　治疗原则

进展和复发MM（RRMM）的定义参考治疗反应章节。一旦出现临床症状复发，应立即开始治疗。对只有生化复发且M蛋白上升速度缓慢患者，不必立即开始治疗，但建议密切随访。如出现快速生化复发，则需开始治疗。快速生化复发的定义包括：M蛋白在连续两个月的检测中翻倍（基线需达到5g/L），或连续两次检测满足以下任何一项：血M蛋白绝对值增加≥10g/L；24小时尿M蛋白增加≥500mg；受累游离轻链（FLC）增加≥20mg/dL（且比例异常）或增加25%（不要求具体数值）。对高危或高侵袭性的MM复发者，一旦生化诊断明确，也应立即开始治疗。高危或侵袭性复发患者应该启动治疗，定义包括：不良的细胞遗传学异常，例如t（4；14）、17p-、1q21+、亚二倍体；在治疗过程中病情进展，或对前期治疗的反应持续时间少于6个月；高β_2-微球蛋白（>5.5mg/L）或低白蛋白（<35g/L）；存在髓外浆细胞瘤；高乳酸脱氢酶（LDH）；循环中存在浆细胞；侵袭性的临床表现，如迅速出现症状、实验室检查或病理或影像学广泛的疾病进展以及与疾病相关的器官功能不全等；类别转化（轻链逃逸或转变为寡分泌）；髓外复发。

RRMM应进行危险度分层，ISS分期和R-ISS分期同样可以用于RRMM的危险度评估。RRMM患者应重新进行遗传学检测，复发时新出现1q21获得/扩增和/或del（17/17p）/TP53突变预后差。对接受自体造血干细胞移植并序贯维持治疗的MM患者，若从开始治疗到复发时间不足2年，以及未接受自体造血干细胞移植的患者，从开始治疗到复发不足18月，预后较差。髓外复发或继发浆细胞白血病预后差。

在治疗复发患者时，需考虑多种因素，包括启动治疗时机、前期治疗方案、前期治疗反应及持续时间、前期治疗毒性、患者身体状况及骨髓储备等。应将RRMM分为首次复发和多次复发，两者的治疗目标和方式有所不同，均首选推荐参加临床试验。

第二节　首次复发MM的治疗

首次复发MM的治疗目标是获得最大程度缓解，并尽可能延长PFS。在制定治疗方案时，需考虑首次缓解持续的时间。如患者在6个月内复发，应选择与复发前作用机制不同的药物组合进行治疗。对复发时间超过6个月者，可考虑重复使用原先的治疗方案，或采用具有不同作用机制的药物。对适合ASCT者，如果之前未接受过移植，或首次移植后缓解超过2~3年，在首次复发时应该考虑将ASCT作为挽救性治疗的一部分。

来那度胺常用于维持治疗，很多患者在使用期间经历疾病进展。因此，将首次复发的患者分类为对来那度胺耐药和敏感两组，这有助确定合适的挽救治疗方案（图42-6-1）。

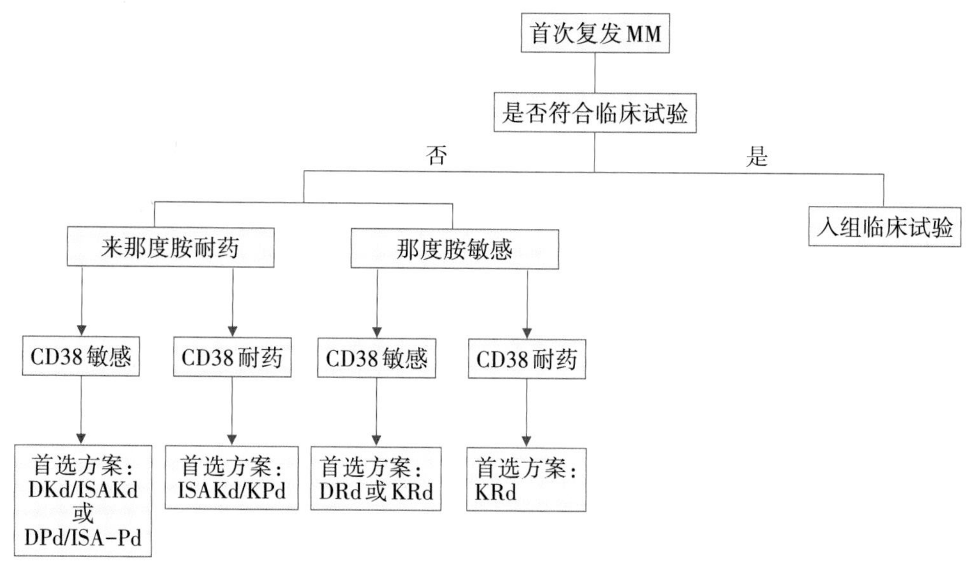

图42-6-1　首次复发MM的治疗流程

第三节　多次复发MM的治疗

对经历过两次或以上复发的患者，治疗目标是控制疾病、减轻症状，避免对重要脏器造成损害并提升患者的生活质量。在此基础上努力达到病情的最大缓解。研究表明，若患者对PIs、IMiDs和CD38单抗这三种药物均产生耐药性，预后极差，其中位生存期仅为10~12个月。这些患者更适合进行CAR-T细胞治疗和双特异性抗体等新型免疫治疗。

对≥2线RRMM的挽救治疗，方案通常比较个体化。常采用三药整合方案，其中至少应包含1~2种尚未产生耐药的新药，例如CD38单抗联合泊马度胺和地塞米松

(DPd)、达雷妥尤单抗联合卡非佐米和地塞米松（DKd)、或卡非佐米联合泊马度胺和地塞米松（KPd)，艾沙妥昔联合卡非佐米和地塞米松（ISA-Kd、IKEMA研究）、艾沙妥昔联合泊马度胺和地塞米松（ISA-Pd，ICARIA研究）等。此外，其他可用的治疗药物包括塞利尼索、Belantamab mafodotin、VdT-PACE以及维奈托克（仅适于IGH/CCND1 MM患者)。对继发浆细胞白血病或存在广泛髓外浆细胞瘤的患者，需要使用包含细胞毒药物的多药联合方案，如VDT-PACE。CART细胞治疗和双特异性抗体等治疗方法在多次复发的MM治疗中取得了显著疗效，逐渐占据了重要位置，且开始被纳入早期治疗中。

第七章

高危多发性骨髓瘤

第一节 高危多发性骨髓瘤的定义

目前缺乏对高危多发性骨髓瘤（HRMM）的准确定义，参考国际骨髓瘤工作组（International Myeloma Working Group，IMWG）对HRMM定义，专家委员会认为在规范治疗情况下，接受自体造血干细胞移植者总生存期（OS）<3年或未接受自体造血干细胞移植者OS<2年定义为HRMM，接受自体造血干细胞移植者OS<2年则定义为超高危MM（Ultra-high risk MM，UHRMM）。

第二节 高危多发性骨髓瘤的治疗

1 初治HRMM的治疗原则

由于缺乏HRMM的针对性临床试验，且不同临床试验中HRMM的定义存在差别，因此HRMM标准治疗尚未确定。HRMM的总体治疗策略包括：①接受不同作用机制的药物联合治疗；②HRMM治疗的目标是根除所有肿瘤克隆，尽可能获得并维持骨髓内外MRD阴性；③HRMM应采取根据疗效调整的治疗策略；④HRMM目前疗效尚不满意，鼓励探索试验性疗法。

2 适合移植的初治HRMM的治疗

①诱导治疗：HRMM移植前诱导治疗方案推荐使用CD38单克隆抗体联合蛋白酶体抑制剂和免疫调节剂为基础的方案，推荐方案包括：达雷妥尤单抗/卡非佐米/来那度胺/地塞米松（Dara+KRd）；艾沙妥昔单抗/卡非佐米/来那度胺/地塞米松（ISA-KRd）；达雷妥尤单抗/硼替佐米/来那度胺/地塞米松（Dara+VRd）；艾沙妥昔单抗/硼替佐米/来那度胺/地塞米松（ISA+VRd）；不能接受四药者，可选用卡非佐米/来那度

胺/地塞米松（KRd）；对有明显髓外侵犯（软组织或者外周血）者，可在此基础上加用细胞毒药物，必要时联合放疗；②自体造血干细胞移植：早期自体造血干细胞移植是HRMM的标准治疗；接受ASCT且无明显毒性患者，推荐移植后半年内进行串联移植；③巩固治疗：对未行串联移植者，建议使用原诱导治疗方案继续巩固治疗2~4疗程；④维持治疗：推荐蛋白酶体抑制剂（卡非佐米、硼替佐米）、免疫调节剂及CD38单抗联合的两药或三药方案维持治疗，建议治疗直到疾病进展或不耐受；⑤鼓励开展针对HRMM的临床研究，建议HRMM患者首选入组临床试验。

3　不适合移植初治HRMM的治疗

推荐不适合移植患者先行老年体能状态评估；对体能状况良好和中等健康的高危患者推荐与适合移植患者相同的方案持续治疗；对虚弱的高危患者，应根据耐受情况选择个体化治疗，推荐虚弱患者参加免疫疗法的临床研究。

4　复发HRMM的治疗

复发HRMM患者推荐选择新一代药物或不同作用机制药物的联合方案。鼓励复发HRMM患者参加CAR-T细胞或双特异性抗体等免疫治疗临床研究。

第八章

多发性骨髓瘤的免疫治疗

MM的免疫治疗主要包括四种类型：单克隆抗体、CAR-T细胞治疗、双特异性抗体及抗体药物偶联物（ADC）。其中，单克隆抗体和CAR-T细胞疗法已进入临床治疗阶段。

第一节　单克隆抗体

1　适合移植初治多发性骨髓瘤

目前蛋白酶体抑制剂联合免疫调节剂及地塞米松的三药联合方案是一线治疗方案，基础一线治疗方案中加入CD38单抗可进一步提高缓解质量，加深缓解深度。达雷妥尤单抗为基础的四药联合方案D-VRd（PERSEUS研究和GRIFFIN研究）、D-KRd（MASTER研究），以艾沙妥昔单抗为基础的四药联合方案ISA-VRd（GMMG-HD7研究）、ISA-KRd（EMN24/IsKia研究）用于移植前诱导治疗可以获得更好的MRD阴性率和良好的PFS预后，且在ISS Ⅲ期及HRMM人群也显示出一致的缓解深度及长期生存获益。

2　不适合移植初治多发性骨髓瘤

达雷妥尤单抗/来那度胺/地塞米松（DRd）（MAIA研究）的三药联合方案，长期随访数据以及在老年虚弱患者亚组数据均证明了该方案在不适合移植患者诱导治疗的安全性及有效性。艾沙妥昔单抗/硼替佐米/来那度胺/地塞米松（ISA-VRd）的四药联合方案（IMROZ研究），与单独使用VRd标准治疗相比，ISA+VRd方案显著降低不适合移植的新诊断多发性骨髓瘤患者的复发或死亡风险达40.4%，ISA-VRd组的中位PFS尚未达到，而VRd组的中位PFS为54.34个月。

3 复发难治多发性骨髓瘤

以达雷妥尤单抗为基础的治疗DRd（POLLUX研究）、DVd（CASTOR研究和LEPUS研究）、DPd（APOLLO研究）、DKd（CANDOR研究），以艾沙妥昔为基础的ISA-Kd（IKEMA研究）、ISA-Pd（ICARIA研究）在复发难治MM中均显示出很好的缓解及生存获益。

第二节 嵌合抗原受体T细胞（CAR-T）治疗及毒副作用

1 CAR-T细胞疗法及疗效

嵌合抗原受体T细胞（chimeric antigen receptor T cells，CAR-T细胞）疗法是指通过基因修饰技术将带有特异性抗原识别结构域及T细胞激活信号的遗传物质转入T细胞，使T细胞直接与瘤细胞表面的特异性抗原结合而被激活、增殖，从而发挥靶向杀伤瘤细胞的作用。迄今，国内外已有四种CAR-T细胞产品获得批准，国内获批的分别是伊基奥仑赛、泽沃基奥仑赛和西达基奥仑赛，国外获批的是idecabtagene vicleucel（ide-cel）和ciltacabtagene autoleucel（cilta-cel）。中国国家药品监督管理局（NMPA）对伊基奥仑赛与泽沃基奥仑赛批准的既往经过至少3线治疗后进展的RRMM患者。有效率为73%~100%，部分研究中严格意义的完全缓解（sCR）/完全缓解（CR）率超过50%，其中微小残留病（MRD）1个月转阴率最高超过80%。除抗BCMA CAR-T外，GPRC5D为靶点的CAR-T也已进入临床试验。

2 CAR-T细胞治疗相关毒副作用管理

CART治疗MM的毒副作用包括细胞因子释放综合征（cytokine release syndrome，CRS）、免疫效应细胞相关神经毒性综合征（immune effector cell-associated neurotoxicity syndrome，ICANS）、血细胞减少、感染、第二肿瘤等。

CRS定义为任何免疫治疗后导致内源性或输注T细胞和/或其他免疫效应细胞激活或参与的免疫治疗后的超过敏反应。其症状可能是渐进性的，但发病时必须包括发热，可能包括低血压、毛细血管渗漏（缺氧）和终末器官功能障碍。发热是CRS常见的首发表现。如果3周内出现以下4种症状或体征之一，即应考虑CRS：①发热，体温≥38℃；②低血压，收缩压<90mmHg（1mmHg=0.133kPa）；③动脉血氧饱和度<90%；④出现器官毒性。鉴于以上均为非特异性临床表现，诊断CRS必须排除其他并发症，包括感染、肿瘤溶解综合征及过敏反应等，且诊断时必须与细胞疗法存在合理的时间关系。CRS的评估建议采用ASTCT评估标准，托珠单抗和糖皮质激素是治疗严重

或危及生命CRS的主要药物。

表 42-8-1 细胞因子释放综合征（CRS）分级评估指标及依据

CRS分级	评估指标及依据
1级	发热（体温>38°C，伴或不伴其他体征），且排除其他发热原因
2级	发热伴低血压（不需应用升压药）和（或）低血氧（需要低流量吸氧）
3级	发热伴低血压（需要一种或不需应用升压药）和（或）低血氧（需要高流量鼻导管、面罩吸氧，但不需要借助机械通气）
4级	发热伴低血压（需要多种升压药，但不包括血管加压素）和（或）低血氧（需正压通气，包括持续气道正压通气、气管插管和机械通气）

表 42-8-2 细胞因子释放综合征（CRS）分级管理建议

CRS分期	
1级	密切监护，支持治疗，评估感染，检测体液平衡，按需使用解热镇痛药物[a]
2级	密切监护，支持治疗，监测心脏和其他脏器功能，老年或合并并发症的患者可使用托珠单抗[b]和（或）糖皮质激素
3级	密切监护，支持治疗，使用托珠单抗和（或）糖皮质激素（在托珠单抗静脉输注1~2次后低血压持续存在时，地塞米松可以每6h 10mg静脉滴注，如为难治性，增加至每6h 20mg静脉滴注）
4级	密切监护，支持治疗，使用托珠单抗和（或）糖皮质激素，可予甲泼尼龙1g/d静脉输注

注：a:对于持续的1级CRS或早期或快速发作的CRS，可以使用托珠单抗，加用或不加用地塞米松；b:托珠单抗用法为8mg/kg（单次剂量不超过800mg），静脉滴注时间大于1h，控制不佳者可8h后再次使用，24h内不超过4次，总次数不得超过4次。

免疫效应细胞相关神经毒性综合征（ICANS）是指，包括CAR-T细胞在内的免疫治疗后，患者内源性或外源性T细胞和（或）其他免疫效应细胞激活或参与而引起的一系列神经系统异常的临床表现。ICANS临床表现多样，早期症状常表现为注意力减弱、语言障碍、书写能力减退等，可进一步发展为定向力障碍、情绪异常、失语、嗜睡、意识模糊和震颤等，大多数患者ICANS临床症状呈可逆性。少数患者可出现严重的临床症状，表现为癫痫发作、精神错乱、颅内压增高等。最严重的ICANS临床表现是急性脑水肿，患者可在数小时内从轻度的嗜睡进展为神志不清，进一步发展导致死亡。ICANS的诊断依据包括：①患者在CAR-T细胞治疗后出现神经和（或）精神症状及相应体征；②经CSF、头颅MRI、脑电图等检查，符合ICANS表现；③排除其他神经系统疾病。ICANS临床处理主要根据评分量表进行分层治疗。对已出现神经系统症状的患者，应依据量表进行动态监测，根据病情变化，随时调整治疗策略。对评分达到3~4级ICANS患者，建议转入重症监护病房，必要时予机械通气支持。

表 42-8-3 ICANS分级体系

神经毒性分级	1级	2级	3级	4级
ICE评分[a]	7-9	3-6	0-2	0（患者无知觉或无法行ICE评分）

续表

神经毒性分级	1级	2级	3级	4级
意识水平[b]	自发唤醒	声音可唤醒	仅触觉刺激可唤醒	难以唤醒或需要剧烈或重复的触觉刺激才能唤醒，昏睡或昏迷
癫痫	N/A	N/A	任何通过干预可解决的临床局灶性癫痫发作或EEG非惊厥性癫痫发作	危及生命的长时间发作（>5分钟），反复发作，难以回到基线
运动无力[c]	N/A	N/A	N/A	深度局灶性运动障碍，例如轻偏瘫或下肢轻瘫
颅内压/脑水肿[d]	N/A	N/A	局灶/局部脑水肿的神经影像学表现	神经影像弥漫性脑水肿；去大脑强直，颅神经Ⅵ麻痹，视乳头水肿，Cushing综合征

ICANS等级取决于最严重的事件（ICE评分、意识水平、癫痫发作、运动表现、颅内压升高/脑水肿），排除其他原因；例如，ICE评分为3，但癫痫全身发作的患者被分类为3级ICANS。

N/A：不适用。

a：ICE评分为0的患者如果清醒但伴有整体失语症，可以被分类为3级ICANS；但是ICE评分为0的患者如果不能被唤醒，则可以被分类为4级ICANS。

b：意识水平下降应该排除其他原因（例如，没有镇静药物）。

c：可以根据CTCAE v5.0对与免疫效应细胞疗法相关的震颤和肌阵挛进行分级，但它们不会影响ICANS分级。

d：有或没有相关性水肿的颅内出血不被认为是神经毒性特征，并且被排除在ICANS分级之外。可以根据CTCAE v5.0对其评分。

表42-8-4　免疫效应细胞相关神经毒性综合征（ICANS）分级管理建议

ICANS分级	处理
1级	· 支持治疗 · 如果合并CRS反应：托珠单抗8mg/kg，静脉输注
2级	· 支持治疗 · 地塞米松10mg，每6h 1次，静脉滴注；或甲泼尼龙1mg/kg，每12h 1次，静脉滴注 · 若并发≥2级CRS，考虑将患者转移至ICU
3级	· 建议转移至ICU · 支持治疗 · 地塞米松10mg，每6h 1次，静脉滴注；或甲泼尼龙1mg/kg，每12h 1次，静脉输注 · 若ICANS持续≥3级，每2~3d重复进行神经影像学（CT或MRI）检查
4级	· 支持治疗 · ICU监护，建议机械通气 · 大剂量激素（甲泼尼龙1g/d），静脉输注 · 若ICANS持续≥3级，每2~3d重复进行神经影像学（CT或MRI）检查 · 参照指南治疗惊厥性癫痫持续状态患者

第九章

多发性骨髓瘤的康复和支持治疗

第一节 骨病

溶骨性骨病是MM最常见的并发症。所有MM患者应使用抗骨吸收药物，如唑来膦酸或地舒单抗进行治疗。地舒单抗显示更好的肾脏安全性，但低钙血症的发生更为常见。常规放射检查评估无骨病患者也应接受骨骼靶向药物治疗。在SMM中，不建议使用双膦酸盐或地舒单抗；如果MGUS或SMM中出现骨质疏松症，则必须根据骨质疏松症指南使用抗骨吸收药物。对已获得完全缓解（CR）或非常好的部分缓解（VGPR）的患者，应使用唑来膦酸治疗12~24个月。在初始治疗后未达到部分缓解（PR）的患者中，应继续使用唑来膦酸两年以上。复发时，应重新启动唑来膦酸治疗。在使用双膦酸盐前行口腔检查，并在使用期间避免进行口腔侵袭性操作。如需进行口腔侵袭性操作，应在操作前后停用双膦酸盐3个月，并加强抗感染治疗。一旦出现下颌骨坏死（ONJ），必须停用双膦酸盐或地舒单抗；若ONJ已经愈合，可在专家组一致同意后重新使用。对肌酐清除率小于30ml/min的患者，不建议应用双膦酸盐类药物。尽管肌酐清除率小于30ml/min的MM患者的数据有限，但地舒单抗不通过肾脏清除，可在这些患者安全使用。地舒单抗应持续用药，在停止使用地舒单抗后，应在6~9个月内至少使用一次唑来膦酸，以防反弹现象。唑来膦酸疗效不佳者，可考虑换用地舒单抗，在双膦酸盐和地舒单抗治疗期间，必须补充维生素D和钙。

低剂量放疗（不超过30Gy）适于药物无效的骨痛、病理性骨折和脊髓压迫的姑息治疗。对伴有难治性疼痛的症状性椎体压迫性骨折，应考虑采用球囊椎体后凸成形术。长骨的病理性骨折、脊椎骨折导致的脊髓压迫或椎体不稳定，建议外科手术，不仅能显著缓解症状，还能提升生活质量和延长生存期，使患者更易接受后续治疗。

第二节　肾功不全

肾功损害（RI）是MM的常见并发症，在诊断时高达20%~40%的患者合并RI，应接受水化、碱化、利尿，减少尿酸形成和促进尿酸排泄；避免使用非甾体消炎药（NSAIDs）等肾毒性药物；避免使用静脉造影剂；合并肾功衰竭者，应合理选择肾脏替代治疗。长期接受双膦酸盐治疗者需监测肾功能（表42-9-1）。

以硼替佐米为基础的治疗方案仍是治疗骨髓瘤相关RI的基石。CD38单抗对严重RI患者，包括需要透析患者，显示良好疗效。在初始治疗的第一个月，可予高剂量的地塞米松。来那度胺对轻度至中度RI患者是有效且安全的，但需根据肌酐清除率（CrCl）调整剂量。泊马度胺不需根据CrCl调整剂量，但对透析患者，剂量需要减少到每天3mg。ASCT在RI骨髓瘤患者中是可行的，预处理使用的美法仑剂量应限制在100~140mg/m^2。

表42-9-1　RI患者用药剂量调整（参考NCCN多发性骨髓瘤指南2022.V1）

肾损害程度	肾功能（Cockcroft-Gault CrCl）	来那度胺	帕米磷酸	唑来磷酸
无	≥60ml/min	25mg po qn	90mg iv 输注时间>2h，3~4周一次	4mg iv 输注时间>5min
轻中度	≥30ml/min且<60ml/min	10mg/24h	标准剂量	减量
重度	<30ml/min（无需透析）	15mg/48h	60~90mg 输注时间4~6h	-
终末期肾病	<30ml/min（需要透析）	5mg，每日一次；透析当天，于透析后服药	-	-

第三节　凝血/血栓

对接受免疫调节剂治疗的患者，需行静脉血栓栓塞的风险评估，并据发生血栓的风险予预防性抗凝或抗血栓治疗（参见表42-9-2）。

表42-9-2　静脉血栓（VTE）风险评估和IMPEDE/SAVED评分系统（参考NCCN多发性骨髓瘤指南2022.V1）

IMPEDE评分			
个人风险因素	分值	骨髓瘤风险因素	分值
阳性因素			
中心静脉导管	+2	免疫调节药物（IMiD）	+4
骨盆髋部或股骨骨折	+4	促红细胞生成剂	+1
肥胖（BMI≥25）	+1	低剂量地塞米松	+2
既往有VTE病史	+5	大剂量地塞米松	+4
		阿霉素或多药化疗	+3

阴性因素			
族裔/种族=亚洲/太平洋岛民	-3		
现有血栓预防 预防性低分子肝素（LMWH）或阿司匹林	-3		
现有血栓预防 治疗性LMWH或华法林	-4		

SAVED评分	
影响因素	分值
90天以内接受外科手术	+2
亚洲人种	-3
VTE病史	+3
年龄≥80岁	+1
地塞米松（方案剂量） 标准剂量（120~160毫克/周期） 高剂量（>160毫克/周期）	 +1 +2

1 VTE预防管理

VTE的最高风险期为MM确诊后的前6个月。在无出血或其他禁忌证的情况下，若伴有急性内科疾病（如充血性心衰、急性呼吸衰竭、急性感染、急性风湿性疾病和炎症性肠病）或行动不便，应接受药物预防。对已经发生过VTE者，可选择低分子肝素（LMWH）、磺达肝素或利伐沙班作为起始治疗药物。正接受持续性抗肿瘤治疗的患者，可用LMWH、新型口服抗凝药物或维生素K拮抗剂进行超过6个月的抗凝治疗。如需长期抗凝治疗，推荐使用LMWH或利伐沙班（详见表42-9-3）。

骨髓瘤住院患者：对那些接受有血栓形成高风险的抗血管生成治疗者，即接受免疫调节剂（沙利度胺/来那度胺/泊马度胺）和地塞米松或阿霉素等药物整合化疗的MM患者，或具有两个或更多VTE风险因素的MM患者，推荐预防性治疗措施包括使用低分子量肝素（LMWH）或华法林（调整至INR 2-3）。对具有一个或没有VTE风险因素的MM患者，建议预防性治疗措施为每日服用75~150mg的阿司匹林。

骨髓瘤门诊患者，于门诊评估为中、高风险的MM患者，推荐预防治疗包括：利伐沙班或LMWH。

表42-9-3 VTE预防性和治疗性抗凝治疗药物用法用量（CSCO肿瘤患者静脉血栓防治指南2020）

药物名称	预防性用法用量	治疗性用法用量
普通肝素	5000U ih q8h	负荷剂量80U/kg iv，继以18U/kg/h输注（治疗目标APTT达到2.0~2.5倍正常值）
低分子肝素	2~5ku ih qd，或2~2.5ku ih q12h	80~100U/kg ih q12h

续表

药物名称	预防性用法用量	治疗性用法用量
磺达肝素	2.5mg ih qd	体重50~100kg推荐剂量7.5mg ih qd <50kg　5mg ih qd >100kg　10mg ih qd
华法林	维持INR 2~3	2.5~5mg po qd（维持INR 2~3，用于长期治疗预防复发）
利伐沙班	10mg po qd	急性期初始治疗推荐剂量15mg po bid，3周后调整为20mg qd
艾多沙班		必须先使用5~10天非口服抗凝剂，然后方可换用本药 常规剂量60mg po qd（Ccr30~50ml/min或体重<60kg或使用p-糖蛋白抑制剂时需减量到30mg po qd）

2　VTE治疗管理

如发生VTE，需根据临床表现、实验室检查等明确是深静脉血栓（DVT）和是否合并肺栓塞（PE）。DVT的可疑表现包括：单侧肢体肿胀、疼痛；沉重感；原因不明的持续腓肠肌痉挛；面部、颈部、锁骨上区的肿胀；以及静脉导管不畅。诊断检查包括：D-二聚体检测；血管超声；及其他成像方法，优先选择增强CT、MRI、静脉造影（适于超声结果阴性或不确定时）。

3　DVT治疗推荐

放置下腔静脉滤器（ⅣC）：对有抗凝治疗绝对禁忌的急性近端下肢深静脉血栓（DVT）患者，需考虑放置ⅣC。抗凝药物包括非口服抗凝剂（如普通肝素UFH、低分子量肝素LMWH、磺达肝素）、口服直接Ⅹa因子抑制剂（例如利伐沙班、艾多沙班）以及维生素K拮抗剂（如华法林）。患者应根据病情接受至少3~6个月的抗凝治疗；若合并肺栓塞（PE），则应延长至6~12个月或更长时间。在急性期抗凝治疗中，非口服抗凝剂至少使用5天。对出血风险较高的患者，推荐使用LMWH和口服Ⅹa因子抑制剂（如利伐沙班）作为替代方案。

溶栓：可促进血凝块快速溶解，并降低血栓后综合征（PTS）的发生率。

第四节　高钙血症

针对严重高钙血症，除积极治疗原发病外，还应实施其他治疗措施，如水化和利尿。若患者尿量正常，则建议每日补液量为2000~3000ml。同时应合理使用利尿剂，确保每日尿量维持在超过1500ml。其他药物治疗选项包含使用大剂量糖皮质激素和降钙素。对合并肾功能衰竭的患者，可考虑实施血液透析或腹膜透析。双膦酸盐和地舒单抗能有效降低血钙水平。特别是地舒单抗，不受肾功影响，适于肾功不全者。

第五节　贫血

对持续的症状性贫血（血红蛋白水平<10g/dL）且EPO水平较低者，可考虑促红细胞生成素治疗；但需注意其可能对血压和血液高凝状态的影响。酌情补充铁剂、叶酸、维生素B_{12}等造血原料。对重度贫血者，可考虑输注红细胞悬液。由于达雷妥尤单抗与红细胞表面的CD38结合可能会干扰输血的相容性测试，因此，在用前应做血型鉴定和抗体筛查，并采用二硫苏糖醇法进行血液匹配。

第六节　神经炎

神经系统异常可能由骨髓瘤对脊髓或脑神经的压迫引起，应行相应鉴别诊断。多发性神经炎见于淀粉样物质在神经或血管周围沉积者。当患者表现出明显的肌无力或非对称性体征时，应邀请神经科医生会诊，并行肌电图和神经传导速度检测。

药物相关神经炎主要硼替佐米、伊沙佐米和沙利度胺有关。在诊断硼替佐米和沙利度胺引起的周围神经病变时，需排除其他可能的病因，例如M蛋白相关的神经病变、使用具有神经毒性的化疗药物（如长春新碱或顺铂）、糖尿病以及AL淀粉样变性等。为减少神经毒性，推荐以皮下注射方式使用硼替佐米，也可选择神经毒性较低的二代蛋白酶体抑制剂卡非佐米。治疗相关性神经病变的药物包括加巴喷丁、普加巴林和三环类抗抑郁药（参见表42-9-4）。

表42-9-4　与治疗相关周围神经病毒性的剂量调整指南

PN级别	毒性表现	剂量调整
1级	无症状、无疼痛或功能丧失	无需采取任何措施
	1级伴疼痛	降低一个剂量水平
2级	中度症状：IADL受限（做饭、购买杂货或衣物、使用电话、理财），2级无疼痛	降低一个剂量水平
	中度症状：IADL受限（做饭、购买杂货或衣物、使用电话、理财），2级伴疼痛	中止治疗直至毒性恢复至基线水平，降低2个剂量水平（必要时延长给药间隔），重新开始给药
3级	重度症状：自理性ADL受限（洗澡、穿脱衣、用餐、上厕所、服药、非卧床不起）	同2级伴疼痛
4级	危及生命的情况	需要紧急干预，停用与PN相关的药物

第七节　感染

建议接种流感疫苗、水痘带状疱疹（灭活）疫苗和肺炎球菌灭活疫苗。同时，对接受蛋白酶体抑制剂（PI）和达雷妥尤单抗治疗的患者，建议使用阿昔洛韦或伐昔洛韦以预防带状疱疹病毒复发。使用大剂量地塞米松方案时，需预防耶氏肺孢子菌肺炎和真菌感染。乙型肝炎病毒（HBV）血清学呈阳性者，应预防性使用抑制病毒复制的药物，并监测病毒载量。接受达雷妥尤单抗治疗者，在治疗期间及治疗后至少6个月内，应监测HBV-DNA。对在治疗中HBV再激活的患者，应暂停达雷妥尤单抗治疗，并予相应治疗。对以下情况，强烈推荐预防性使用人免疫球蛋白：接受双特异性抗体或CAR-T细胞治疗且IgG水平低于4g/L者；以及过去一年中因严重感染需住院治疗两次及以上者。一旦发生急性感染，应立即采用广谱抗生素治疗。

第八节　高黏血症

不到10%的骨髓瘤患者会发生高黏血症，表现为脑、肺、肾和其他器官功能不全。IgA分子易形成多聚体，因此比IgG型骨髓瘤更易出现高粘血症；在IgG型骨髓瘤中IgG3亚类更易发生高粘血症。血浆置换可作为症状性高黏血症的辅助治疗。

第十章

多发性骨髓瘤的中医药治疗

根据本病的发病特点及临床表现，中医病名可归属于“骨痹”“骨蚀”“骨瘤”“虚劳”等范畴。2009年国家中医药管理局全国中医血液病重点专科协作组将本病命名为“骨髓瘤”。中医治疗分辨证论治及对症论治两方面。

第一节 辨证论治

辨证治疗就是运用中医理论对患者疾病及整体进行辨证分型论治。分四个证型：

气血亏虚型：临床表现为面色少华，倦怠乏力，心悸气短，食少纳呆，腹胀便溏，舌质淡，苔白或少苔，脉濡细或细弱等。治以补气养血，填精益髓。十全大补汤加减。常用药物：人参、肉桂、川芎、地黄、茯苓、白术、炙甘草、黄芪、当归、白芍。

肝肾阴虚型：临床表现为低热盗汗，五心烦热，口渴咽干，大便干结，舌红，质暗或有瘀斑，少苔，脉细数等。治以滋补肝肾，通络止痛。六味地黄丸加减。常用药物：熟地黄、山萸肉、山药、茯苓、牡丹皮、泽泻。

脾肾阳虚型：临床表现为面色㿠白，纳呆食少，双下肢浮肿酸重，怯寒神疲，大便溏薄，小便清长，舌质淡胖，苔白腻，脉沉细。治以温补脾肾，活血通络。真武汤加减。常用药物：茯苓、芍药、生姜、附子（制）、炒白术。

痰瘀痹阻型：临床表现为骨痛剧烈，痛有定处，疼痛难忍，转侧不利，肢体麻木，痰核肿大，癥瘕痞块，胸闷，痰多，面色黧黑，精神萎靡，舌体胖大，质暗，苔厚腻，脉涩或紧或弦滑等。治以活血化瘀，祛痰通络。涤痰汤合身痛逐瘀汤加减。常用药物：制南星、半夏、枳实、茯苓、橘红、石菖蒲、人参、竹茹、甘草、秦艽、川芎、桃仁、红花、羌活、没药、当归、灵脂、香附、牛膝、地龙。

第二节　对症论治

对症治疗就是针对患者患病过程中的某一症状或治疗相关并发症进行中医治疗。

骨痛：多为瘀血阻滞，不通则痛所致。治以活血化瘀，通经止痛。身痛逐瘀汤加减。常用药物：秦艽、川芎、桃仁、红花、羌活、甘草、没药、当归、五灵脂、香附、牛膝、地龙等。

神经炎：多为正气不足，筋脉失养；或邪滞经络，经络不通所致。治以补气活血通络。黄芪桂枝五物汤加减。如神经炎疼痛明显，可同时参考骨病治疗。常用药物：黄芪、芍药、桂枝、生姜、大枣、全蝎、蜈蚣；或黄芪、当归尾、赤芍、地龙、川芎、红花、桃仁。

肾病：多由肾阳虚、水湿内停所致。治以温补肾阳，化气行水。选用金匮肾气丸加减。常用药物：熟地黄、山药、山茱萸、茯苓、牡丹皮、桂枝、附子（制）、牛膝、车前子、大腹皮、五加皮等。

贫血：多为气血不足所致。治以温补气血。十全大补汤加减。常用药物：熟地黄、山药、当归、川芎、党参、茯苓、白术、甘草、黄芪、肉桂等。

感染：一般为热毒蕴结所致。治以清热泻火、凉血解毒。清瘟败毒饮加减。常用药物：生石膏、水牛角、生地黄、栀子、黄芩、连翘、知母、丹皮、黄连、赤芍、玄参、竹叶、桔梗、甘草。若属肺部感染，咳嗽咳痰，憋喘，可加黄芩、天花粉、芦根、鱼腥草、杏仁、桑白皮、葶苈子等。

化疗致消化道不良反应：由胃气上逆所致。治以理气和胃、降逆止呕。小半夏汤或温胆汤加减。常用药物：半夏、生姜、黄芩、陈皮、甘草、积实、黄连、竹茹等。

第十一章

多发性骨髓瘤的疗效评估

精确的疗效评估对MM调整治疗方案和判断预后均非常重要。由于肿瘤的灶性分布特点，给MM的疗效评估带来一定困难。传统上，疗效评估主要依据血清和尿液的M蛋白浓度、骨髓中的浆细胞以及髓外的浆细胞瘤。随着新药应用及治疗理念的进步，越来越多的患者能达到深度缓解。因此，能更准确地评估残留肿瘤负荷的微小残留病（MRD）检测在MM疗效评估中的地位越来越重要。多参数流式细胞术、二代测序、PET/CT等技术均为检测MRD的良好手段。然而，这些技术均有局限，需进一步标准化。MRD检测方法及其状态对治疗的指导意义尚需进一步确认。

第一节 传统的IMWG疗效评估

MM的疗效评估按照IMWG标准确定。传统的IMWG疗效评估方法主要基于对血清和尿液的M蛋白浓度、骨髓浆细胞比例及髓外浆细胞瘤的评估。准确测量M蛋白水平是疗效评估的关键。通常用血清蛋白电泳测定血液中单克隆蛋白的水平。对某些难以通过血清蛋白电泳量化的免疫球蛋白（如IgA），可用浊度法进行定量分析。尿液中的M蛋白可通过与血液相似的电泳技术测量，为确保准确性，需收集24小时尿液样本评估总尿蛋白和尿M蛋白水平。值得注意的是，在少数情况下，MM在复发后可能会转变为寡分泌型、不分泌型或轻链型（参见表42-11-1）。

表42-11-1 MM疗效判断标准

疗效分级	标 准
完全缓解（CR）	①血清和尿免疫固定电泳阴性，软组织浆细胞瘤消失，骨髓中浆细胞<5%； ②对仅依靠血清游离轻链（FLC）水平作为可测量病变的患者，除满足以上CR的标准外，还要求FLC的比率恢复正常（0.26~1.65）； ③以上指标均需连续两次评估（骨髓检查不需要重复）。
严格意义的CR（sCR）	①满足CR标准的基础上要求FLC比率正常以及经免疫组化检测证实骨髓中无克隆性浆细胞（针对轻链为κ型或λ型患者，计数≥100个浆细胞，κ/λ比值≤4∶1或者≥1∶2）； ②以上指标均需连续两次评估（骨髓检查不需要重复）。

续表

疗效分级	标 准
非常好的部分缓解（VGPR）	①蛋白电泳检测不到M蛋白，但血清和尿免疫固定电泳阳性； ②或血清M蛋白降低≥90%且尿M蛋白<100mg/24h； ③在仅依 靠血清FLC水平作为可测量病变的患者，除满足以上VGPR的标准外，还要求受累和未受累FLC之间的差值缩小>90%； ④以上指标均需连续两次评估。
部分缓解（PR）	①血清M蛋白减少≥50%，同时24h尿M蛋白减少≥90%或降至<200mg/24h； ②若血清和尿中M蛋白无法检测，则要求受累与非受累FLC之间的差值缩小≥50%； ③若血清和尿中M蛋白以及血清FLC都不可测定，并且基线骨髓浆细胞比例≥30%时，则要求骨髓内浆细胞数目减少≥50%； ④除上述标准外，若基线存在软组织浆细胞瘤，则要求浆细胞瘤SPD缩小≥50%； ⑤以上指标均需连续两次评估。如做影像学检查，则应无新的骨质病变或原有骨质病变进展的证据。
微小缓解（MR）（仅用于难治/复发MM的评价）	①血清M蛋白减少25%~49%，同时24h尿M蛋白减少50%~89%； ②除上述标准外，若基线存在软组织浆细胞瘤，则要求浆细胞瘤缩小25%~49%； ③溶骨性病变数量和大小没有增加（可允许压缩性骨折的发生）。 ④以上指标均需连续两次评估。
疾病稳定（SD）	不符合CR、VGPR、PR、MR及PD标准。如做影像学检查，则应无新的骨质病变或原有骨质病变进展的证据。
疾病进展（PD）	诊断至少应符合以下1项（以下数据均为与获得的最低数值相比）： ①血清M蛋白升高≥25%（升高绝对值须≥5g/L），若基线血清M蛋白≥50g/L，M蛋白增加≥10g/L即可； ②尿M蛋白升高≥25%（升高绝对值须≥200mg/24h）； ③若血清和尿M蛋白无法检出，则要求血清受累与非受累FLC之间的差值增加≥25%（增加绝对值须>100mg/L）； ④若血清和尿中M蛋白以及血清FLC都不可测定，则要求骨髓浆细胞比例升高≥25%（增加绝对值≥10%）； ⑤出现新的软组织浆细胞瘤病变；或原有1个以上的可测量病变SPD从最低点增加≥50%；或原有的横轴≥1cm病变的长轴增加≥50%； ⑥循环浆细胞增加≥50%（在仅有循环中浆细胞作为可测量病变时应用，绝对值要求至少200个细胞/μl）。 ⑦以上指标均需连续两次评估。
临床复发	符合以下1项或多项： ①出现新的骨病变或者软组织浆细胞瘤（骨质疏松性骨折除外）； ②明确的已有的浆细胞瘤或骨病变增加（可测量病变SPD增加50%且绝对值≥1cm）； ③高钙血症（>2.75mmol/L）； ④Hb下降≥20g/L（与治疗和非MM因素无关）； ⑤从MM治疗开始，血肌酐上升≥2mg/dl，并且与MM相关。 ⑥血清M蛋白相关的高黏滞血症。 ⑦以上指标均需连续两次评估。
CR后复发（只有终点研究是无病生存期时才使用）	符合以下之一： ①免疫固定电泳或者蛋白电泳证实血或尿M蛋白再次出现； ②骨髓浆细胞比例≥5%； ③出现以上PD的标准之一。 ④以上指标均需连续两次评估。

第二节　IMWG微小残留病疗效评估

随着新药和自体干细胞移植（ASCT）的广泛应用，目前，约有75%的初诊MM患者可达或超过VGPR的疗效。因此，需要引入更精准、更敏感的检测方法监测残留瘤细胞。在这种背景下，MRD检测技术受到广泛关注。在过去十余年里，经过方法学的不断改进和大量研究的验证，MRD已被公认为MM中最重要的动态预后因素。实现并维持MRD阴性状态可能会成为未来治疗的主要目标。MRD评估的疗效判断见表42-11-2。

在MM尽管MRD阴性预示较长生存期，但MM目前仍被视为不可治愈疾病，MRD阴性并不能完全阻止复发。目前尚无明确推荐或共识关于如何利用MRD来指导MM的治疗。明确的观点是，在同一危险度分层的患者中，MRD阴性者的预后显著优于阳性者。因此，MRD阴性被认为是MM最重要的动态预后指标之一。特别是对高危患者，达到MRD阴性状态可显著改善其不良预后，应将MRD阴性视为这部分患者的治疗目标。2024年的肿瘤药物咨询委员会（ODAC）决定将MRD作为MM临床试验的快速审批替代终点。

表42-11-2　MRD疗效判断标准

疗效	标 准
持续MRD阴性（sustained MRD-negative）	新一代流式（new generation flow，NGF）或/和新一代测序（new generation sequencing，NGS）检测骨髓MRD阴性并且影像学检测阴性，至少间隔1年两次检测均为阴性。进一步的评估用MRD阴性持续时间描述，例如“5年MRD阴性”。
流式MRD阴性（flow MRD- negative）	NGF检测显示骨髓无表型异常的克隆性浆细胞，流式采用EuroFlow标准操作规程（或者应用经过验证的等效方法），最低检测敏感度为10^5个有核细胞中可检测出1个克隆性浆细胞。
测序MRD阴性（sequencing MRD-negative）	采用NGS深度测序方法（Lympho SIGHT平台或经过验证的等效方法），检测患者骨髓中无克隆性浆细胞（定义为同样的测序读长少于2个）。最低检测敏感度为10^5个有核细胞中可检测出1个克隆性浆细胞。
原有影像学阳性的MRD阴性（imaging-positive MRD-negative）	要求NGF或NGS检测MRD阴性，并且原有PET/CT上所有高代谢病灶消失，或者病灶标准摄取值（SUV）低于纵隔血池，或者低于周围正常组织的SUV值。
MRD阴性后复发（relapse from MRD negative）（仅用于临床研究）	符合以下任意一项或多项标准： 失去MRD阴性状态（NGF或者NGS证实存在克隆性浆细胞，或影像学提示MM复发）；固定电泳或蛋白电泳检测血清或尿中M蛋白再现；骨髓中克隆浆细胞≥5%；出现任何其他疾病进展情况（例如新的浆细胞瘤、溶骨性破坏或高钙血症）。

第十二章

少见浆细胞疾病的诊断与治疗

第一节 淀粉样变性

淀粉样变性（Amyloidosis）是由于蛋白质代谢紊乱，产生特殊的淀粉样蛋白并在细胞外组织中沉积，导致沉积部位的组织和器官结构及功能的改变，从而引发相应临床表现，这是一组异质性疾病。常见的受累组织和器官包括肾脏、心脏、肝脏、皮肤软组织、外周神经以及舌体等。大约有31种不同的蛋白质沉积可致不同类型的淀粉样变性疾病。本节主要讨论系统性轻链型淀粉样变性（Systemic light chain amyloidosis，AL）。AL是由浆细胞或较少见的淋巴细胞肿瘤引起，其中结构异常的免疫球蛋白轻链或其片段在不同组织中沉积，形成β片层结构（即淀粉样轻链），进而导致脏器功能损害。

1 系统性AL型淀粉样变性的诊断

需要同时满足以下5条标准：①存在淀粉样变性相关的症状（如：肾脏、肝、心脏、胃肠道或外周神经受累）；②任何组织刚果红染色阳性（如：受累器官、脂肪抽吸组织、骨髓等）；③提供淀粉样物为轻链相关的直接证据，包括基于蛋白质谱分析的蛋白质组学分析、免疫电镜、免疫组化的结果；④证明单克隆浆细胞增殖性疾病的存在，可通过血液或尿液中单克隆球蛋白、异常的rFLC比率，或骨髓中克隆性浆细胞的发现来证实；⑤排除MM、华氏巨球蛋白血症或其他B细胞淋巴肿瘤的可能性。

在AL型淀粉样变性的诊断明确后，重要的是评估受累器官的数量和受损程度。常见受累器官包括肾脏、心脏、肝脏以及周围和自主神经系统。①肾脏受损表现：包括肢体水肿和尿中泡沫增多。通过实验室检查可能发现蛋白尿或肾病综合征，晚期可能出现肾功不全。评估肾脏受损严重度常用24小时尿蛋白定量和肾小球滤过率（eGFR）；②心脏受损表现：主要表现为活动后气短、肢体水肿、腹水和晕厥等限制性心功能不全的症状。心电图常见肢导低电压和胸前导联R波递增不良，并可能伴多种心律失常。超声心动图显示全心增厚和心肌内回声不均匀（俗称“雪花状”回声），左室射血分数多数正常或轻度下降。心脏MR延迟显像可见心内膜下环形强化，伴T1 mapping和ECV增高。血清肌钙蛋白T/I（cTnT/I）和N末端前体脑钠肽（NT-proBNP）升高是心脏受损的敏感标志；③肝脏受损表现：可能表现为轻微不适或疼痛，但多数无症状，常在体检时发现异常。影像学检查可能显示肝大和血清胆管酶（如碱性磷酸酶和谷氨酰转肽酶）升高。疾病晚期可能出现胆红素增高和肝衰；④周围神经和自主神经受损表现：表现为对称性的四肢感觉和（或）运动功能障碍，肌电图和神经传导速度测试常显示波幅下降和神经传导速度减慢。自主神经异常多表现为体位性低血压、胃轻瘫、假性肠梗阻和阳痿等；⑤胃肠道受损表现：胃肠道可能全面受累，尤其是胃部和小肠。常见症状包括上腹不适、消化不良、腹泻、便秘、吸收不良综合征和消化道出血等。内镜下组织活检可以确诊；⑥软组织受损表现：舌体受累可能导致巨舌、舌体活动障碍和构音异常。皮肤黏膜受损可能表现为皮肤紫癜和瘀斑，特别是在眼眶周围和颈部皮肤松弛部位较为常见。还可能出现指甲萎缩脱落和毛发脱落等情况；⑦凝血功能异常：AL型淀粉样变性患者常伴凝血因子X缺乏，导致相应的出血表现（表42-12-1）。

表42-12-1　AL受累器官诊断标准：

受累脏器	诊断标准
肾脏	24 h尿蛋白>0.5g，主要为白蛋白尿
心脏	超声心动图提示平均室壁厚度>12mm（无其他病因）； 或NT-proBNP>332ng/L（无肾功能不全或房颤）
肝脏	肝脏总界>15cm（无心功能不全时）；或碱性磷酸酶超过正常上限的1.5倍
神经	周围神经：临床表现，对称性下肢感觉运动周围神经病变 自主神经：胃排空障碍，假性梗阻和与脏器直接浸润无关的排尿功能障碍
胃肠道	有症状者需经活检验证
肺	有症状者经活检验证；肺间质影像学检查
软组织	舌肿大，关节病，跛行（推测为血管淀粉样蛋白所致），皮肤病变，肌病（活检或假性肥大），淋巴结（可能局限分布），腕管综合征

2　AL型淀粉样变性的分期

建议采用梅奥诊所的2004分期或者2012分期，以及肾脏分期系统（表42-12-2；42-12-3；42-12-4）。

表 42-12-2 梅奥 2004 分期

分期	分期标准
Ⅰ	cTnT（cTnI）<0.035（0.1）μg/L 且 NT-proBNP < 332ng/L
Ⅱ	其他
Ⅲ	cTnT（cTnI）≥0.035（0.1）μg/L 且 NT- proBNP≥332ng/L

注：可以按照NT-proBNP是否≥8500 ng/L将Ⅲ期患者进一步分成Ⅲa期和Ⅲb期。

表 42-12-3 梅奥 2012 分期

危险因素	
cTnT	≥0.025ng/ml（或超敏 cTnT≥40pg/ml）
NT-proBNP	≥1800ng/L
dFLC	≥180mg/L
分期：	
Ⅰ期	无危险因素
Ⅱ期	1个危险因素
Ⅲ期	2个危险因素
Ⅳ期	3个危险因素

表 42-12-4 肾脏分期

分期	分期标准
Ⅰ	eGFR<50mL/（min · 1.73m²） 且尿蛋白<5g/24h
Ⅱ	其他
Ⅲ	eGFR<50mL/（min · 1.73m²） 且尿蛋白>5g/24h

3 系统性AL型淀粉样变性的治疗

AL常累及多个组织和器官，需全身治疗。治疗主要针对浆细胞，抑制致病性免疫球蛋白轻链的产生，目标是获得≥VGPR的血液学缓解。ASCT在AL型淀粉样变性中有明确疗效。对初治患者，首先评估其是否适合ASCT治疗；符合条件者应考虑将ASCT作为一线治疗方案。然而，由于AL患者多合并器官功能障碍，需严格把握适应证，只有大约15%~20%的AL患者可行ASCT。建议在完成诱导治疗后重新评估能否进行ASCT。ASCT适应证包括：年龄≤65岁，ECOG评分≤2分，Mayo 2004分期Ⅰ期，NYHA心功1级，左室射血分数>50%，收缩压>90 mmHg、肺功能氧饱和度>95%、总胆红素<2mg/dL、eGFR>60ml/min、无大量胸腔积液。治疗流程见图42-12-1。

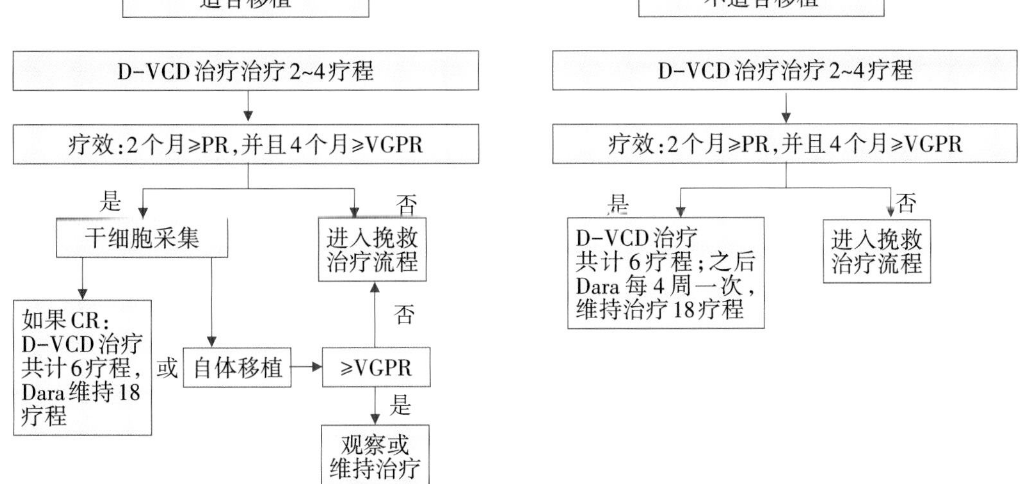

图42-12-1　轻链淀粉样变性的治疗流程

初治患者首选达雷妥尤单抗+BCD方案：达雷妥尤单抗、硼替佐米、环磷酰胺和地塞米松（D-BCD）治疗6疗程，之后使用达雷妥尤单抗维持治疗18疗程。

其他联合方案还包括硼替佐米+环磷酰胺+地塞米松；硼替佐米±地塞米松；硼替佐米±美法仑±地塞米松；来那度胺±环磷酰胺±地塞米松；来那度胺±地塞米松；口服美法仑±地塞米松。需注意的是，AL患者对来那度胺耐受性差，并且来那度胺有可能升高AL患者的NT-proBNP。梅奥分期Ⅲ期患者应避免使用沙利度胺。

对复发难治患者，如既往未用过达雷妥尤单抗，或非达雷妥尤单抗难治，建议首选以达雷妥尤单抗为基础的整合方案；其他还包括以蛋白酶体抑制剂、免疫调节剂等为基础的联合方案。对伴t（11；14）的患者，可考虑BCL-2抑制剂。

4　AL型淀粉样变性的疗效评价

AL的治疗目标是迅速获得高质量的血液学缓解，即达到VGPR或更好疗效。器官缓解常在获得血液学缓解后的3~12个月内发生。每个化疗疗程后都应监测血液学缓解状态。一旦确认治疗无效或病情进展，应尽快改用其他治疗方案。若治疗2疗程后疗效未达到PR，或3个疗程后疗效未达到VGPR，则应调整治疗方案。目前尚无证据支持维持治疗的效果。对诊断时肿瘤负荷重、携带高危遗传学异常或治疗反应不佳者，可考虑维持治疗。疗效评价应同时考虑血液学和器官两个方面的标准（表42-12-5，表42-12-6）。

表 42-12-5　血液学疗效评价标准

疗效	评价标准
完全缓解（CR）	血尿免疫固定电泳阴性，及血清游离轻链（FLC）水平和比值正常
非常好的部分缓解（VGPR）	FLC差值（dFLC）下降到<40mg/L
部分缓解（PR）	dFLC下降超过50%
疾病稳定（SD）	疗效未达到PR和PD标准
疾病进展（PD）	对于CR患者，新出现的单克隆免疫球蛋白或者FLC比值异常（致淀粉样变FLC水平必须加倍） 对于PR患者，血清单克隆免疫球蛋白增加≥50%并超过了5g/L，或者尿单克隆免疫球蛋白增加≥50%并超过了200mg/d，或者受累FLC水平增加≥50%并超过了100mg/L，或者受累FLC水平增加≥50%并超过了100mg/L

注：一般认为dFLC≥50mg/L，同时rFLC异常为可测量病灶。虽然98%的AL患者都存在FLC中受累轻链水平升高和比值异常，但约10%~15%的患者dFLC数值低于可测量范畴。对这部分患者，如血M蛋白高于5g/L，可参考用于血液学疗效判断。基线时dFLC 20~50mg/L的患者，治疗后dFLC<10mg/L，定义为低dFLC缓解（Low- dFLC response）。

表 42-12-6　器官疗效评价标准及进展标准：

器官	缓解定义	进展标准
心脏	基线NT-proBNP水平≥650ng/L者NT-proBNP水平下降>300ng/L且>30%；纽约心脏病协会（NYHA）心功能分级基线3或4级者改善≥2个级别	NT-proBNP水平增加>300ng/L且>30%；或cTnT增加≥33%；或射血分数下降≥10%
肾脏	24h尿蛋白下降≥30%或降至<0.5g，无肾功能进行性下降	eGFR下降≥25%
肝脏	基线异常的碱性磷酸酶下降≥50%；经影像学评价的肝脏缩小≥2cm	碱性磷酸酶水平较最低值增加≥50%
周围神经	经肌电图/神经传导速度检测证实的神经改善	经肌电图/神经传导速度检测证实的神经病变进展

第二节　原发浆细胞白血病（PCL）

1　浆细胞白血病（PCL）诊断标准

外周血单克隆浆细胞占分化成熟白细胞总数的5%以上（≥5%）；根据既往是否有MM病史，包括原发性浆细胞白血病（PPCL）和继发性浆细胞白血病（SPCL）。所有浆细胞白血病危险度分层列为极高危。

2　浆细胞白血病治疗

适合移植PPCL的治疗：鉴于PCL的高侵袭性，需迅速控制病情以预防相关并发症和早期死亡。由于缺少随机前瞻性研究，目前治疗建议主要依据小型前瞻性研究和回顾性研究结果，以及MM的研究数据。如有合适的临床研究，首先推荐参加临床研究，特别是包含CAR-T细胞治疗相关的临床研究。在诱导治疗阶段，考虑采用多种药物组合疗法，包括蛋白酶体抑制剂、免疫调节剂和单克隆抗体。可选择化疗方案包括D-VRD、D-KRD、D-VDR-PACE、D-KDR-PACE等。建议进行两次ASCT或一次ASCT联合异体干细胞移植（allo-SCT）。具体治疗流程请参见图42-12-2。

不适合移植PPCL患者的治疗：诱导化疗方案首选VRd+X（首选CD38单抗，或CTX，或脂质体阿霉素），其他可以选择的方案包括IRd、VRd-lite、Rd、Id、BD等。需根据患者年龄和身体状况调整化疗药物的剂量；

复发PPCL和SPCL的治疗原则：以提高生活质量为主要治疗目标，其次尽可能获得最大程度缓解，积极入组临床试验，使用未用过的新方案和新药。具体诱导治疗方案参考MM章节。

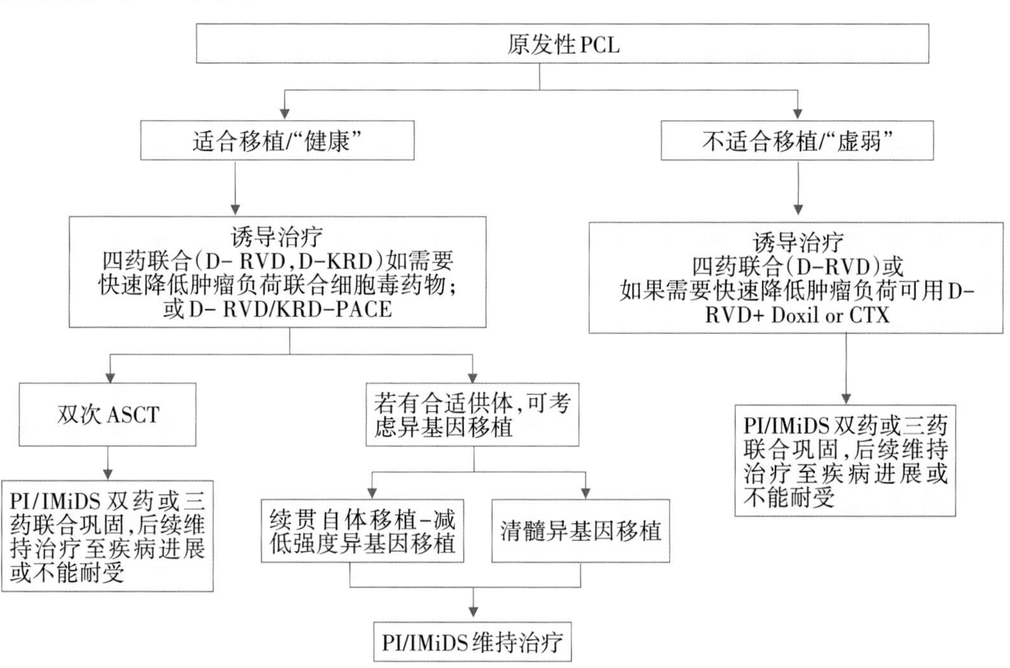

图42-12-2　原发浆细胞白血病治疗流程

3　PCL疗效评价标准（表42-12-7）

表42-12-7　PCL疗效判断的IMWG共识（2013）

疗效分级	血清学标准[a]	骨髓标准	外周血标准	髓外病灶
严格意义的CR（sCR）	血尿固定电泳阴性 rFLC恢复正常	浆细胞<5% 流式未发现恶性浆细胞	形态学及流式阴性	无
完全缓解（CR）	血尿免疫固定电泳阴性[b]	浆细胞<5%	形态学未见浆细胞	无

续表

疗效分级	血清学标准[a]	骨髓标准	外周血标准	髓外病灶
非常好的部分缓解（VGPR）	血清M蛋白减少≥90%且24h尿M蛋白降至<100mg/24h[c]	浆细胞<5%	形态学未见浆细胞	无
部分缓解（PR）	血清M蛋白减少≥50% 24h尿M蛋白降低≥90%且尿M蛋白<200mg/24h[d]	浆细胞占5%~25%	形态学浆细胞占1%~5%	浆细胞瘤缩小≥50%。
疾病稳定	不符合PR或疾病进展的标准			
进展	血清M蛋白升高>25%（升高绝对值须≥5g/L），或者 24h尿轻链升高>25%（升高绝对值须≥200mg／24h）	浆细胞增加>25%或者绝对数增加≥10%	形态学浆细胞绝对数增加>5%	浆细胞瘤的数目和大小增加
CR后复发	血尿免疫固定电泳重现M蛋白	浆细胞增加>10%	浆细胞重现（无论多少数目）	任何髓外软组织浆细胞瘤

注：a.维持至少6周。对血清学参数不可测的患者需根据骨髓评价。b.如血和尿M蛋白不可测，需血清游离轻链比值（rFLC）正常。c.如血和尿M蛋白不可测，需受累与非受累游离轻链差值（dFLC）下降≥90%。d.如血和尿M蛋白不可测，需受累与非受累游离轻链差值（dFLC）下降≥50%。

第三节　孤立性浆细胞瘤

1　孤立性浆细胞瘤的诊断

孤立性浆细胞瘤（SP）是一种罕见的浆细胞恶性疾病，发病率为0.15/10万。孤立性浆细胞瘤可分两种类型：骨孤立性浆细胞瘤（SBP）和髓外孤立性浆细胞瘤（EMP）。SBP定义为由于单克隆浆细胞浸润引起的单个溶骨性病变，可能伴或不伴周围软组织扩展。EMP定义为由于单克隆浆细胞浸润引起的、不与骨相连的软组织肿块。SBP占所有SP病例的70%，主要发生在含红骨髓的骨骼中，如椎骨、股骨、骨盆和肋骨。EMP可发生在任何部位或器官，最常见于头颈部（如鼻窦、鼻腔和口咽）、胃肠道及肺部。约50%的SBP患者和30%的EMP患者在诊断后10年内会发展成多发性骨髓瘤。根据是否存在骨髓浸润，孤立性浆细胞瘤患者可被分为以下两类：

孤立性浆细胞瘤（无骨髓浸润）的诊断标准：通过组织活检证实由克隆性浆细胞引起的孤立性骨骼或软组织损害；其余部位骨髓活检未显示克隆性浆细胞的存在；通过MRI或CT检查，未在其他部位发现骨骼或组织损害；且无出现因浆细胞增殖而导致的终末器官损害（CRAB，即高钙血症、肾功能损害、贫血、多发骨质损害）。

孤立性浆细胞瘤伴骨髓微浸润的诊断标准包括：组织活检证实由克隆性浆细胞导致的孤立性骨骼或软组织损害；骨髓检查发现浆细胞且比例小于10%（一般需通过

流式细胞术证实其克隆性；若该比例大于10%，则应诊断为MM），以及通过MRI或CT检查未发现其他部位存在骨骼或组织损害，且无因浆细胞增殖导致的终末器官损害（CRAB）。

在SP诊断明确后，应判断患者进展为活动性MM的风险。肯定的危险因素包括：年龄大于65岁、骨髓中存在克隆性浆细胞（小于10%）、肿块大于5cm和放疗后持续存在单克隆球蛋白达1年。

2 孤立性浆细胞瘤的治疗

SP对放疗敏感。分次放疗剂量率为1.8~2.0Gy/次，总剂量为40~50Gy。照射野应覆盖影像学发现的所有受累组织，并包括至少2cm的边缘正常组织。对脊柱的照射，应包含两侧至少1个未受累的椎体。对SBP，外科手术是一种治疗手段，适于病理性骨折、神经压迫并发症及高骨折风险情况。对EMP，外科手术可用于切除巨大、界限清楚的包块，但术后必须进行序贯放疗。此外，对那些具较高进展为有症状MM风险的患者，以及放疗后PET/CT提示病灶持续存在者，可考虑联合化疗。

第四节 有临床意义的单克隆免疫球蛋白血症（MGCS）

有临床意义的单克隆免疫球蛋白血症（monoclonal gammopathies of clinical significance，MGCS）是一组以血或尿中存在单克隆免疫球蛋白（M蛋白）及其所造成的器官损害为主要临床特征的疾病。MGCS的疾病谱非常广泛、疾病表现多样，临床表现高度异质性，且大多为少见/罕见疾病，因此易漏诊和误诊。确诊MGCS常需满足以下条件：①血或尿中存在M蛋白；②M蛋白造成了直接或间接的器官损害；③排除多发性骨髓瘤、华氏巨球蛋白血症和B细胞淋巴瘤等肿瘤性疾病。

1 原发性轻链型淀粉样变性

见第一节。

2 POEMS综合征

诊断：强制性诊断标准：①多发周围神经病；②单克隆浆细胞异常增殖（几乎均为λ轻链）。主要诊断标准：①Castleman病；②硬化性骨病；③血清或血浆血管内皮生长因（VEGF）水平升高。次要诊断标准：①脏器肿大（肝大、脾大或淋巴结大）；②血管外容量过多（外周水肿、腹腔积液或胸腔积液）；③内分泌改变（肾上腺、甲状腺、垂体功能、性腺、甲状旁腺、胰腺）（单纯糖尿病或甲状腺功能异常不能作为诊断标准）；④皮肤病变（皮肤变黑、多毛、肾小球样血管瘤、多血质、发绀和白甲）；⑤视乳头水肿；⑥血小板增多或红细胞增多。诊断需同时满足两条强制性诊断标准、1条主要诊断标准和1条次要诊断标准。预后和治疗：POEMS综合征为慢性病程，预后明显优于多发性骨髓瘤和原发性轻链型淀粉样变，10年生存率约为75%。治疗主要为抗浆细胞治疗，如来那度胺联合地塞米松、硼替佐米联合地塞米松、美法仑联合地塞米松和自体造血干细胞移植。

3 轻链沉积病（LCDD）

诊断：①临床表现为无症状性镜下血尿、蛋白尿、高血压和（或）肾功能不全等。②肾活检病理是诊断轻链沉积病的金标准：光镜下可见结节硬化性肾小球肾炎、肾小管萎缩和间质纤维化伴无定形物质沉积；刚果红染色阴性；免疫荧光可见单一轻链沿基底膜线状沉积；电镜可见特征性颗粒状电子致密物沿基底膜下沉积。③血尿中存在单克隆免疫球蛋白，大部分为κ型轻链。肾脏受累最为常见，其他器官如心脏、肝脏、肺脏等亦可受累。治疗和预后：治疗原则与治疗目标均遵从轻链型淀粉样变的治疗。

4 轻链近端肾小管病（LCPT）

是轻链（主要为κ型轻链）沉积在近端肾小管造成获得性近端肾小管功能障碍，临床上可表现为Fanconi综合征。诊断：①主要临床表现：尿糖阳性（血糖正常）、氨基酸尿、低尿酸血症、低钙血症和低磷血症，以及高尿磷、代谢性酸中毒和骨软化。②血或尿中可检测到M蛋白，κ型轻链最为常见。③肾活检：光镜：肾小球病变轻微，肾小管上皮空泡样变性；免疫荧光：免疫荧光常阴性或单一轻链在近端小管内点状沉积；电镜：可见近端肾小管上皮细胞内晶状体沉积和溶酶体增多。预后和治疗：轻链近端肾小管病的肾脏病变进展缓慢。治疗方面，应积极纠正酸中毒和钙磷代谢异常。积极抗浆细胞治疗可逆转肾功能，改善临床症状。

5 硬化性黏液水肿

是一种慢性黏蛋白沉积伴纤维细胞增生及纤维化的临床综合征。临床表现主要为丘疹样皮疹和皮肤硬化，也可出现咽部和上气道受累、阻塞性肺病和肺动脉高压等。诊断：①广泛的丘疹样皮疹和皮肤硬化；②黏蛋白沉积伴成纤维细胞增生及纤维化；③IgG型M蛋白；④排除甲状腺疾病。预后和治疗：以抗浆细胞治疗为主，局部治疗无效。

6 特发性系统性毛细血管渗漏综合征

又称特发性系统性毛细血管渗漏综合征。发病机制不明。诊断：①有前驱期：

多表现为发热、头痛、肌痛、乏力等；②有诱发因素；③发作期表现为分布性休克、高血红蛋白和低白蛋白血症；④恢复期可出现多尿及肺水肿；⑤自发缓解；⑥同时存在M蛋白，多为IgG-κ型，M蛋白在本病中作用机制不明；⑦除外其他继发因素。预后和治疗：主要死亡原因在于休克发作期未得到及时救治。积极抗休克治疗可有效降低并发症发生率与死亡率。氨茶碱和特布他林可能有助预防复发。抗浆细胞治疗可能有效。

7　TEMPI综合征

诊断：需要满足以下五联征：毛细血管扩张（telangiectasias），毛细血管扩张主要发生在面部、躯干和上肢；促红细胞生成素（EPO）升高和红细胞增多；M蛋白；肾周积液（perinephric fluid collections）；肺内分流（intrapulmonary shunting），肺内分流可造成低氧血症甚至呼吸衰竭。部分患者还可出现多浆膜腔积液。预后和治疗：TEMPI综合征为慢性病程，预后相对较好，抗浆细胞治疗有效，少数难治复发患者也可考虑自体造血干细胞移植。

8　SLONM

诊断：①主要临床表现为进行性加重的肌无力、肌肉萎缩；②肌电图提示肌源性损害；③肌肉活检：光镜和电镜下可见杆状体；④成人起病，无家族史；⑤同时存在M蛋白，多为IgG型。预后和治疗：发病时间短的患者早期治疗预后好，发病时间较长患者预后较差。抗浆细胞治疗有效。

9　有肾脏意义的单克隆免疫球蛋白血症（MGRS）

MGRS指的是一组M蛋白直接或间接累及肾脏，并造成肾功损害的疾病。诊断：①存在M蛋白；②存在肾脏病变；③M蛋白和肾脏病变间存在直接因果关系。肾活检病理是诊断MGRS的关键，是建立M蛋白和肾病因果关系的主要手段；完整的肾活检病理至少应当包括光镜、免疫荧光（包括免疫球蛋白重链和轻链染色）和电镜。分类：根据电镜下的沉积物形态可将MGRS分为纤维素样沉积（如AL），微管样沉积（Ⅰ型和Ⅱ型冷球蛋白血症和免疫触须样肾病），无定形物质沉积（如轻链沉积病、重链沉积病、轻重链沉积病和伴免疫球蛋白沉积的增殖性肾病），晶状体样沉积（FS）及非沉积性疾病（POEMS综合征和C3肾炎）。预后和治疗：治疗目标主要为保护并逆转肾功能，并预防移植肾复发。具体治疗方案可依据不同的致病细胞选择抗浆细胞治疗或去B细胞治疗。

10 冷凝集素病

为一种少见的冷抗体型自身免疫性溶血性贫血。诊断：①有溶血性贫血的临床表现和体征；②Coombs试验：C3d阳性和（或）IgM阳性；③血中冷凝集素滴度≥1:64；④除外其他感染和肿瘤导致的继发性CAD。预后和治疗：基于利妥昔单抗的联合化疗如苯达莫司汀联合利妥昔单抗，氟达拉滨、环磷酰胺联合利妥昔单抗或硼替佐米联合利妥昔单抗等。抗C1s单抗对难治复发性CAD也有较好疗效。BTK抑制剂对难治复发性CAD也有效。糖皮质激素或脾切除的效果不佳。

11 冷球蛋白血症

冷球蛋白是一种当温度<37 ℃时沉淀，当温度≥37 ℃时可重新溶解的免疫球蛋白。诊断：①典型临床表现包括关节痛、皮肤紫癜、蛋白尿、血尿、肾功能不全以及周围神经病等；皮肤病理可见白细胞破碎性血管炎。肾脏病理可见膜增生性肾小球肾炎、毛细血管血栓形成或小血管炎表现。②血中存在冷球蛋白。分类：根据冷球蛋白的蛋白组成可分为Ⅰ型、Ⅱ型和Ⅲ型。Ⅰ型冷球蛋白血症为单克隆免疫球蛋白（IgG或IgM），常见于多发性骨髓瘤、巨球蛋白血症和淋巴瘤；Ⅱ型冷球蛋白血症为多克隆IgG和单克隆IgM，多见于丙型肝炎感染、自身免疫性疾病（如干燥综合征、系统性红斑狼疮、类风湿关节炎等）；Ⅲ型冷球蛋白血症为多克隆IgM和多克隆IgG。Ⅲ型冷球蛋白血症不属于MGCS范畴。预后和治疗：治疗原发病为主。如丙型肝炎相关的冷球蛋白血症首先要抗丙肝治疗；MM相关需抗骨髓瘤治疗。对血管炎表现严重者可予糖皮质激素、免疫抑制剂和（或）利妥昔单抗等免疫抑制治疗

12 IgM相关性周围神经病变（IgM-PN）

诊断：①周围神经病变：以缓慢进展的、对称性的、远端周围神经病为主要表现，感觉异常多见。少数也可表现为颅神经麻痹和单发或多发周围神经病。神经病理多为脱髓鞘病变。②IgM型M蛋白。③血抗髓磷脂相关糖蛋白（MAG）抗体阳性（约占50%）或抗神经节苷脂（GM）抗体阳性（占10%~20%）；抗体阴性不能排除IgM-PN可能。④除外冷球蛋白血症、肿瘤直接浸润或淀粉样变等引起的神经病变。其中出现IgM-PN（GM抗体相关）、并发眼肌麻痹以及血冷凝集素阳性者可诊断为CANOMAD综合征。预后和治疗：以含利妥昔单抗方案为主。对发病时间短者，早期治疗可能逆转神经病变；对发病时间较长者，治疗并不能逆转神经病变。可联合BTK抑制剂治疗。

13 Schnitzler 综合征

是一种罕见的MGCS。疾病发生可能与NLRP3基因突变造成IL-1β大量生成有关，M蛋白在疾病中的作用机制不明。诊断：强制性诊断标准：①反复发作的慢性荨麻疹；②IgM单克隆免疫球蛋白血症（主要为IgM-κ型，少见为IgG型）。次要标准：①反复发热；②提示骨骼异常重塑的客观指标（ALP升高或骨骼X线、MRI中看到成骨性改变）；③C反应蛋白水平升高；④白细胞增多；⑤皮肤活检可见白细胞浸润。诊断需满足2条强制性诊断标准和2条次要标准。若满足2条强制性诊断标准和1条次要标准，提示可能诊断。若为IgG型，则诊断需满足2条强制性诊断标准和3条次要标准，满足2条强制性诊断标准和2条次要标准提示可能诊断。预后和治疗：首选白细胞介素受体拮抗剂（阿那白滞素）。15%~20%的患者最终可进展为淋巴增殖性疾病。

第十三章

随访与监测

第一节　冒烟型骨髓瘤

每3个月复查相关指标，包括血常规、血液和尿液中的M蛋白检测（血液中的β_2-MG、血清免疫球蛋白定量、24小时尿蛋白量测定、血清蛋白电泳（SPE）、尿蛋白电泳（UPE）及血液和尿液的免疫固定电泳（IFE））、血肌酐、白蛋白、乳酸脱氢酶、血清钙。检测血清FLC有助评估疾病进展。骨骼检查应每年进行一次，或在出现临床症状时进行检查。

第二节　孤立性浆细胞瘤

在随访期间，每4周进行一次疗效评估。若浆细胞瘤治疗后M蛋白完全消失，则每3~6个月评估一次，或在出现临床症状时进行评估。若M蛋白持续存在，应继续每4周监测一次。此外，每6~12个月进行一次影像学检查。

第三节　活动性骨髓瘤

在诱导治疗期间，每个疗程进行一次生化评估。在诱导治疗结束时，需进行全面疗效评价，包括血尿M蛋白鉴定、骨髓以及影像学检查。在巩固和维持治疗期间，每3个月进行一次疗效评估。对非分泌型骨髓瘤的疗效评估，需血清FLC和骨髓检查。骨骼检查应每6个月进行一次，或根据临床症状决定。如伴有髓外病灶，需行影像学检查。

参考文献

[1]樊代明.整合肿瘤 临床卷.科学出版社.2021.

[2]Kumar SK, Rajkumar V, Kyle RA, et al. Multiple myeloma[J]. Nat Rev Dis Primers, 2017, 3: 17046. doi: 10.1038/nrdp.2017.46

[3]NCCN Clinical Practice Guidelines in Oncology: Multiple Myeloma. Version.1.2022.

[4]中国医师协会血液科医师分会，中华医学会血液学分会，中国医师协会多发性骨髓瘤专业委员会.中国多发性骨髓瘤诊治指南（2020年修订）[J].中华内科杂志，2020，59（5）：341-346.

[5]Dimopoulos MA, Moreau P, Terpos E, et al. Multiple myeloma: EHA-ESMO Clinical Practice Guidelines for diagnosis, treatment and follow-up（dagger）[J]. Ann Oncol, 2021, 32（3）: 309-322. doi: 10.1016/j.annonc.2020.11.014

[6]Mikhael J, Ismaila N, Martin T. Treatment of Multiple Myeloma: ASCO and CCO Joint Clinical Practice Guideline Summary[J]. Journal of Oncology Practice, 2019, 15（5）: 279-286. doi: 10.1200/jop.18.00782

[7]Rajkumar SV, Dimopoulos MA, Palumbo A, et al. International Myeloma Working Group updated criteria for the diagnosis of multiple myeloma [J]. Lancet Oncol, 2014, 15（12）: e538-48. DOI: 10.1016/s1470-2045（14）70442-5

[8]Kumar S, Paiva B, Anderson KC, et al. International Myeloma Working Group consensus criteria for response and minimal residual disease assessment in multiple myeloma [J]. Lancet Oncol, 2016, 17（8）: e328-e46.DOI: 10.1016/s1470-2045（16）30206-6)

[9]Moreau P, Kumar SK, San Miguel J, et al. Treatment of relapsed and refractory multiple myeloma: recommendations from the International Myeloma Working Group[J]. Lancet Oncol, 2021, 22（3）: e105-e118. doi: 10.1016/S1470-2045（20）30756-7.

[10]Terpos E, Zamagni E, Lentzsch S, et al. Treatment of multiple myeloma-related bone disease: recommendations from the Bone Working Group of the International Myeloma Working Group [J]. Lancet Oncol, 2021, 22（3）: e119-e30.DOI: 10.1016/s1470-2045（20）30559-3.

[11]An G, Li Z, Tai YT, et al. The impact of clone size on the prognostic value of chromosome aberrations by fluorescence in situ hybridization in multiple myeloma[J]. Clin Cancer Res, 2015, 21（9）: 2148-2156. doi: 10.1158/1078-0432.CCR-14-2576.

[12]陈丽娟，安刚.多发性骨髓瘤遗传学检测专家共识[J].中华医学遗传学杂志，2019，36（2）：99-102.

[13]An G, Yan Y, Xu Y, et al. Monitoring the cytogenetic architecture of minimal residual plasma cells indicates therapy-induced clonal selection in multiple myeloma[J]. Leukemia, 2020, 34（2）: 578-588. doi: 10.1038/s41375-019-0590-x.

[14]Hillengass J, Usmani S, Rajkumar SV, et al. International myeloma working group consensus recommendations on imaging in monoclonal plasma cell disorders[J]. Lancet Oncol, 2019, 20（6）: e302-e312. doi: 10.1016/S1470-2045（19）30309-2

[15]Palumbo A, Bringhen S, Mateos MV, et al. Geriatric assessment predicts survival and toxicities in elderly myeloma patients: an International Myeloma Working Group report [J]. Blood, 2015, 125（13）: 2068-74.DOI: 10.1182/blood-2014-12-615187

[16]Merlini G, Dispenzieri A, Sanchorawala V, et al. Systemic immunoglobulin light chain amyloidosis [J]. Nat Rev Dis Primers, 2018, 4（1）: 38.DOI: 10.1038/s41572-018-0034-3.

[17]Dispenzieri A. POEMS syndrome: 2021 Update on diagnosis, risk-stratification, and management [J]. Am J Hematol, 2021, 96（7）: 872-88.DOI: 10.1002/ajh.26240.

[18]Fernandez de Larrea C, Kyle RA, Durie BG, et al. Plasma cell leukemia: consensus statement on di-

agnostic requirements, response criteria and treatment recommendations by the International Myeloma Working Group [J]. Leukemia, 2013, 27（4）：780-91.DOI：10.1038/leu.2012.336

[19]国际骨髓瘤基金会中国多发性骨髓瘤工作组外科治疗专家.多发性骨髓瘤骨病外科治疗中国专家共识[J].中华骨科杂志，2016（4）.DOI：10.3760/cma.j.issn.0253-2352.2016.04.001

[20]Huang X，Ren G，Chen W，Guo J，Zhao L，Zeng C，Ge Y，Liu Z. The role of induction therapy before autologous stem cell transplantation in low disease burden AL amyloidosis patients. Amyloid，2021，28（2）：75-83.

[21]Shen KN，Fu WJ，Wu Y，et al. Doxycycline Combined With Bortezomib-Cyclophosphamide-Dexamethasone Chemotherapy for Newly Diagnosed Cardiac Light-Chain Amyloidosis：A Multicenter Randomized Controlled Trial. Circulation，2022，145：8-17.

[22]Mao X，Yan W，Mery D，et al. Development and validation of an individualized and weighted Myeloma Prognostic Score System（MPSS）in patients with newly diagnosed multiple myeloma[J]. Am J Hematol，2024，99（4）：523-533. doi：10.1002/ajh.27207

[23]中华医学会血液学分会浆细胞疾病学组，中国医师协会多发性骨髓瘤专业委员会.中国多发性骨髓瘤自体造血干细胞移植指南（2021年版）[J].中华血液学杂志，2021，42（5）：353-357.

[24]Sonneveld P，Avet-Loiseau H，Lonial S，et al. Treatment of multiple myeloma with high-risk cytogenetics：a consensus of the International Myeloma Working Group[J]. Blood，2016，127（24）：2955-2962. doi：10.1182/blood-2016-01-631200

[25]中国抗癌协会血液肿瘤专业委员会骨髓瘤与浆细胞疾病学组，中国临床肿瘤学会多发性骨髓瘤专家委员会.高危多发性骨髓瘤诊断与治疗中国专家共识（2024年版）[J].中华血液学杂志，2024，45（5）：430-435.

[26]中华医学会血液学分会，中国抗癌协会血液肿瘤专业委员会，中国少见浆细胞病协作组.有临床意义的单克隆免疫球蛋白血症的诊断及鉴别诊断中国专家共识（2022年版）[J].中华血液学杂志，2022，43（08）：631-635.

软组织肉瘤

名誉主编

樊代明

主　编

沈靖南　蔡建强　牛晓辉　肖建如

副主编

陈　静　邵增务　屠重棋　张晓晶　张　星

编　委（按姓氏拼音排序）

毕新宇　董　扬　樊征夫　郭　卫　郭　征　华莹奇　李建民　李　靖

林建华　汤小东　王　植　徐海荣　闫　东　杨吉龙　依荷芭丽·迟

尹军强　应建明　周健国　周宇红　曾　平　张伟玲

第一章

流行病学

软组织肉瘤（soft tissue sarcoma，STS）是指来源于非上皮性骨外组织的一类恶性肿瘤，但不包括网状内皮系统、神经胶质细胞和各个实质器官的支持组织。STS主要来源于中胚层，部分来源于神经外胚层，包括肌肉、脂肪、纤维组织、血管及外周神经。

STS占人类所有恶性肿瘤的0.72%~1.05%，我国年发病率约为2.91/10万，男女发病比例接近1∶1。STS的发病与年龄相关，随年龄增长，发病率明显增高。根据年龄校准后的发病率，80岁时发病率约为30岁时的8倍。STS最常见部位是肢体，约占53%，其次是腹膜后（19%）、躯干（12%）、头颈部（11%）。STS依据组织来源共分12大类，根据不同形态和生物学行为，有50余种亚型。最常见亚型包括未分化多形性肉瘤（undifferentiated pleomorphic sarcoma，UPS）、脂肪肉瘤（liposarcoma，LPS）、平滑肌肉瘤（leiomyosarcoma，LMS）、滑膜肉瘤（synovial sarcoma，SS）。儿童和青少年最常见的STS为横纹肌肉瘤（rhabdomyosarcoma，RMS）。

STS总的5年生存率为60%~80%。影响STS生存预后的主要因素有年龄、肿瘤部位、大小、组织学分级、是否存在转移及转移部位等。影响STS局部复发的因素主要有不充分的外科边界、多次复发、肿瘤体积大、组织学分级高等。按AJCC分期ⅠA期、ⅠB期、Ⅱ期、ⅢA期、ⅢB期和Ⅳ期的5年总生存率分别为85.3%、83.0%、79.0%、62.4%、50.1%、13.9%。

第二章

诊断与分期

第一节 诊断

疑似STS患者的标准诊断步骤包括病史采集、体检、原发肿瘤部位的影像学检查，以及病变区域和全身影像学检查，然后进行活检（首选穿刺活检）获得组织学诊断，完成STS的诊断和分期。由于STS病理组织学和影像学的特点，其诊断应遵循临床-影像-病理三结合原则。

接诊STS患者，需对肿瘤发现时间、病变部位、疼痛、压痛、肿瘤大小、移动性、皮肤颜色、有无血管怒张等进行仔细询问和详细检查，这是确立诊断的基础。影像学主要是对STS进行定位、定性、肿瘤范围、分期、治疗方案制定、预后和疗效评估以及鉴别诊断等。

超声对软组织具有良好的空间分辨率和对比度分辨率，能区分实性和囊性病变，动态观察肿物内部回声和血供情况，甚至可帮助确定某些STS的起源，如神经源性肿瘤，并且评价与周围大血管、神经等重要结构的关系，如腘窝、肘窝的曲窝肿瘤，也是软组织引导下穿刺活检主要手段。超声在淋巴结转移检查时起重要作用，对血管肉瘤、横纹肌肉瘤、滑膜肉瘤、上皮样肉瘤、腺泡状肉瘤及透明细胞肉瘤等应行超声进行区域淋巴结检查。

X线片可对肿瘤进行初步评估，显示钙化、脂肪和邻近骨质受累。CT常用于评估位于头颈部、纵隔和腹膜后的STS，对肿瘤内钙化、骨化、结石、坏死、囊变、出血和脂肪成分显示清晰，并可评估肿瘤邻近结构的侵犯情况。

MRI是评价STS的金标准，能准确显示肿瘤与邻近肌肉、皮下脂肪、关节，以及与主要神经血管束的关系，指导制定术前计划。软组织通常T1WI为中等信号，T2WI为高信号，增强MRI可了解肿瘤的血运情况。此外，MRI可很好地显示肿瘤在软组织内和骨髓腔内的侵及范围和水肿范围、发现跳跃病灶。MRI对脂肪、出血、囊变、黏液、纤维、血管、神经等成分有较明确的提示作用。根据软组织肿瘤的位置、信号特点、肿瘤大小等特点结合临床特征可初步判断STS的来源。

随着MRI软、硬件的不断发展，DWI、ⅣIM、DCE、APT等MRI定量检查方法对STS的鉴别诊断、分期、预后、疗效评价等方面发挥越来越重要的作用。CTA、MRA、MR神经成像等检查方法可对STS的血供情况和是否侵犯肿瘤周围血管神经进行精确诊断。有条件的地区和单位建议用PET/CT对肿瘤进行分期检查，同时可为新辅助化疗或放疗的疗效评估提供基线数据。PET/CT不仅可显示原发肿瘤部位的代谢状况，更重要的是可评价患者的局部和全身情况。肺是STS最常见的转移部位，肺转移也是影响预后的重要因素，因此胸部CT是必需的影像学检查。黏液性脂肪肉瘤需行腹部CT检查。黏液性/圆细胞脂肪肉瘤和尤文肉瘤可行全脊髓MRI检查。对腺泡状STS及血管肉瘤可行中枢神经系统检查。

组织病理学是STS诊断和分级的金标准，对指导临床放化疗、靶向治疗、免疫治疗和预后判断具有重要作用。STS病理检查方法包括石蜡包埋HE染色、特殊染色、免疫组化、分子检测、基因检测等，分子病理学诊断是STS病理学的新领域，是疾病精准化、个体化治疗的基础，目前研究较多。

病理学诊断可通过活检或手术获得肿瘤组织后进行。临床医师应详尽填写病理申请单信息，并获取尽可能多的肿瘤组织送检。送检肿瘤组织过少会影响STS病理诊断的准确性。手术切除标本切缘应定位。标本通过规范化的前处理及取材，制成HE切片后行组织学评估，参照最新版STS WHO分类（2020，第五版）进行组织学分类，以及推荐采用FNCLCC分级法进行分级。根据需要合理加做辅助检查，包括免疫组化和分子检测。免疫组化和分子检测的选择应结合临床病理特征具有针对性。病理诊断报告应规范化。少数鉴别诊断困难及需要分型的STS可以借助二代基因检测NGS。术前治疗后的标本应行治疗反应评估。

第二节　分期

1　AJCC分期系统

对新诊断的STS进行准确而完整的分期，是制定和实施精准治疗的重要基础，不同分期的STS也具不同预后。目前STS的分期采用的是AJCC 2017年更新的第8版分期系统。该分期特别强调原发肿瘤大小、淋巴结转移、组织学分级对于分期及预后的影响，进一步反映出肿瘤生物学行为对临床诊治的指导意义。同时，不同原发部位局部复发和远处转移的风险存在差异，其分期标准也不尽相同，其中四肢/躯干、腹膜后肿瘤的分期标准相似，但头颈部肉瘤、胸部和腹部内脏器官有各自独立的分期标准，特别是T分期的标准不同，需要区别对待，也反映了不同部位STS从分期开始就需要多学科整合诊治（MDT to HIM）团队参与。

在第8版AJCC分期系统中，四肢/躯干原发、腹膜后的STS，根据肿瘤大小，分别划分为T1（≤5cm）、T2（>5cm且≤10cm）、T3（>10cm且≤15cm）及T4（>15cm）。将是否伴有淋巴结（N）和远处转移（M）分别区分为N0/N1及M0/M1。

在G分级上，采用法国癌症中心联合会（French Federation of Cancer Centers Sarcoma Group，FNCLCC）肿瘤分级评分，不仅考虑到肿瘤分化程度，还纳入了肿瘤核分裂计数和坏死率，通过对这三个参数的量化计算，总分2~3分为G1，4~5分为G2，6~8分为G3。肿瘤复发后需要再次分期，应采用相同的分期系统，并使用前缀r（rTNM）加以标注。

表 43-2-1

T---原发肿瘤	
TX	原发肿瘤无法评估
T0	无原发肿瘤证据
T1	肿瘤最大径≤5cm
T2	5cm<肿瘤最大径≤10cm
T3	10cm<肿瘤最大径≤15cm
T4	肿瘤最大径>15cm

N---区域淋巴结
N0 无区域淋巴结转移
N1 区域淋巴结转移

M---远处转移
M0 无远处转移
M1 有远处转移

肿瘤分级
GX 无法评估
G1 2~3分
G2 4~5分
G3 6~8分

肿瘤分化
1分 肿瘤分化接近正常成熟间质组织（如低级别平滑肌肉瘤）
2分 组织学分型确定的肉瘤（如黏液样/圆形细胞脂肪肉瘤）
3分 未分化胚胎性肉瘤、滑膜肉瘤、软组织骨肉瘤、尤文/PNET

核分裂
1分 0~9/10HPF
2分 10~19/10HPF
3分 ≥20/10HPE

坏死率
1分 肿瘤无坏死
2分 <50% 坏死
3分 ≥50% 坏死

表 43-2-2

分期	原发肿瘤（T）	区域淋巴结（N）	远处转移（M）	病理分级（G）
ⅠA	T1	N0	M0	G1，GX
ⅠB	T2，T3，T4	N0	M0	G1，GX
Ⅱ	T1	N0	M0	G2，G3
ⅢA	T2	N0	M0	G2，G3
ⅢB	T3，T4	N0	M0	G2，G3
Ⅳ	任何T	N1	M0	任何G
	任何T	任何N	M1	任何G

2 外科分期

对肢体原发的STS，Enneking提出的SSS外科分期系统是目前临床上使用比较广泛的分期系统，此分期系统与外科治疗密切相关，因此被美国骨骼肌肉系统肿瘤协会（Musculoskeletal Tumor Society，MSTS）及国际保肢协会（International Society Of Limb Salvage，ISOLS）采纳，又称MSTS外科分期。此系统根据肿瘤的组织学级别、局部累及范围和有无远隔转移对骨及软组织肿瘤进行分期。肿瘤完全位于一块肌肉内的称为间室内（A）肿瘤，而穿透肌肉侵犯到另一块肌肉或侵犯邻近骨骼、血管或神经，称为间室外（B）肿瘤；通过影像学分期，无转移证据的患者被归于M0，有转移者为M1。其病理分级定义为低恶（G1）和高恶（G2）。

表 43-2-3

分期	病理分级	部位	转移
ⅠA	低恶（G1）	间室内（T1）	无转移（M0）
ⅠB	低恶（G1）	间室外（T2）	无转移（M0）
ⅡA	高恶（G2）	间室内（T1）	无转移（M0）
ⅡB	高恶（G2）	间室外（T2）	无转移（M0）
Ⅲ	任何G	任何T	区域或远处转移（M1）

3 AJCC和MSTS分期系统的评价

AJCC分期系统对预后的判断更加合理有效，反映出肿瘤生物学行为对放化疗等整合治疗决策的影响，而手术方案的制定更多遵从SSS分期系统。需要在临床实践中将两者有机整合，以制定更为合理的整合治疗策略。

第三章 治疗

第一节 外科治疗

STS治疗通常采用以手术为主的整合治疗模式，治疗强调多学科整合诊治（MDT to HIM）协作。手术策略依据肿瘤的外科分期和部位决定，不影响功能的安全外科边界是肿瘤外科医生争取的目标。多种因素影响手术治疗成功率，包括肿瘤分期、解剖部位、解剖深度、肿瘤大小、浸润周围组织的情况、是否需要一期关闭伤口或需整形外科组织重建等。患者的一般情况，手术范围、方式及手术技巧亦是重要影响因素。因此，在明确肿瘤组织学诊断基础上，制定完善的术前计划至关重要。

目前常用外科手术边界评价标准包括美国骨骼肌肉系统肿瘤协会（musculoskeletal tumor society，MSTS）的MSTS外科边界和UICC的R切除手术分类两种。MSTS提出4种切除边界为囊内切除、边缘切除、广泛切除和根治切除。MSTS手术边界是根据术前和化疗前MRI影像确定的计划性手术，STS推荐进行广泛或根治切除外科边界。R切除手术分类包括3种手术切除边界，包括R0切除，是指显微镜下无肿瘤残留，R1切除，是指显微镜下肿瘤残留，R2切除，是指肉眼肿瘤残留。R切除手术分类对判断局限性STS切缘和指导手术后放疗更为合理，肿瘤外科医生在处理软组织肿瘤时，可以充分运用切缘概念，制定合理有效的整合手术方案。

第二节 药物治疗

1 化疗

STS围术期的药物治疗主要是指手术前后的化疗、靶向治疗和免疫治疗。目前靶向治疗和免疫治疗尚无循证医学证据，对多数病理亚型而言，化疗仍是主要选择。

化疗敏感性是STS是否选择化疗的重要依据。常见STS的化疗敏感性大致分为：

①高度敏感：尤文肉瘤、胚胎性/腺泡状横纹肌肉瘤；②中高度敏感：滑膜肉瘤、黏液性/圆细胞脂肪肉瘤、子宫平滑肌肉瘤、多形性未分化肉瘤；③中度敏感：多形性横纹肌肉瘤、多形性脂肪肉瘤、黏液纤维肉瘤、上皮样肉瘤、血管肉瘤、平滑肌肉瘤等；④不敏感：去分化脂肪肉瘤、透明细胞肉瘤；⑤极不敏感：腺泡状软组织肉瘤。

横纹肌肉瘤可分为胚胎型横纹肌肉瘤、腺泡型横纹肌肉瘤、多形性横纹肌肉瘤及梭形细胞/硬化性横纹肌肉瘤四类，其中多形性横纹肌肉瘤的化疗方案参考非特指型STS。胚胎型/腺泡状横纹肌肉瘤主要以儿童多见，能完整切除者推荐直接手术，手术困难者可在明确诊断后予术前化疗，术后无论分期如何均需行辅助化疗。化疗方案需根据病理类型、是否存在FOXO1融合基因、年龄、TNM分期和IRS分组、是否中枢受累等因素，进行危险度分级来选择，主要药物包括长春新碱、更生霉素、环磷酰胺、伊立替康等。梭形细胞/硬化性横纹肌肉瘤是非多形性横纹肌肉瘤中的罕见类型，化疗敏感性及预后比胚胎型/腺泡状横纹肌肉瘤要差，目前并无标准化疗方案推荐，有研究表明可将VAC作为初始化疗方案。成人横纹肌肉瘤按照儿童横纹肌肉瘤方案化疗，能取得与儿童相似的疗效。

未分化小圆细胞肉瘤包括尤文肉瘤、伴有EWSR1-non-ETS融合的圆细胞肉瘤、CIC重排肉瘤、伴有BCOR遗传学改变的肉瘤。其中尤文肉瘤对化疗高度敏感，其他三种罕见类型的临床研究较少，化疗方案可参考尤文肉瘤。尤文肉瘤术前至少需行9周多药整合化疗，术后均推荐辅助化疗，化疗药物包括长春新碱（V）、多柔比星（D）、环磷酰胺（C）、放线菌素D、异环磷酰胺（I）和依托泊甙（E）等，其中VDC/IE交替方案应用最为广泛，总化疗疗程建议49周。针对复发或难治性尤文氏肉瘤，近期一项Ⅱ期临床试验NCT03359005显示，与较短的长春新碱（V）、伊立替康（I）、替莫唑胺（T）方案相比，延长的d×5×2 VIT方案在复发或难治性尤文氏肉瘤患者中显示出优越疗效和患者耐受性。

非特指型STS指除外化疗高度敏感、极不敏感或需特殊处理的肉瘤，不常规推荐术前化疗。如手术困难选择术前化疗，依据ISG-STS1001前瞻性研究证据，推荐蒽环类药与异环磷酰胺的整合化疗。术后化疗并非必须，对化疗敏感的Ⅲ期和Ⅱ期伴高危因素患者（肿瘤位置深，肿瘤累及周围血管，包膜不完整或突破间室，局部复发二次切除术等）可考虑术后化疗，以改善无复发生存时间和总生存时间。化疗方案可选择以蒽环类为基础的单药或多药整合化疗，多柔比星与异环磷酰胺的整合在改善总生存方面更具优势。NCT03268772前瞻性临床研究报道了聚乙二醇化脂质体多柔比星（PLD）联合异环磷酰胺（IFO）对晚期或转移性STS患者一线治疗的有效性和安全性。

2 靶向免疫治疗

靶向药物治疗主要分为两类，以靶向血管生成的治疗和针对特异靶向信号转导通路分子治疗。目前治疗STS的抗血管生成药物包括培唑帕尼、安罗替尼、瑞戈非尼和伊马替尼等。安罗替尼成为晚期或不可手术STS的二线治疗选择，培唑帕尼和瑞戈非尼可作为除脂肪肉瘤外STS接受含阿霉素药物治疗后进展的治疗选择。其他血管生成抑制剂在一些特定亚型的STS中也显示一定的控瘤活性，例如索拉非尼用于治疗血管肉瘤，伊马替尼最早是被批准用于胃肠道间质瘤的首选治疗药物，对硬纤维瘤、脊索瘤和隆突型皮肤纤维肉瘤也有较好疗效。 靶向特定信号转导通路治疗用于晚期或不可手术的特定肉瘤亚型，如mTOR抑制剂对恶性血管上皮样细胞瘤疗效较好；CDK4/6抑制剂治疗高分化脂肪肉瘤和去分化脂肪肉瘤；ALK抑制剂克唑替尼用于炎性肌纤维母细胞瘤患者；NTRK抑制剂拉罗替尼用于治疗NTRK融合肉瘤患者；靶向表观遗传EZH2抑制剂对上皮样肉瘤有效，作用于Notch的γ分泌酶抑制剂Nirogacestat推荐用于治疗硬纤维瘤。

在免疫治疗方面，目前临床研究显示PD-1抗体对腺泡状软组织肉瘤、多形性未分化肉瘤、皮肤血管肉瘤 病理亚型效果较好。PD-1单抗Pembrolizumab可用于治疗不可切除或转移性的MSI-H或dMMR的STS患者。此外，PD-1抗体整合其他治疗如化疗、抗血管生成靶向药物等的临床试验正在进行，细胞免疫治疗如TCR -T和CAR -T免疫治疗也正在临床试验中。

近年来分子靶向药物和免疫治疗在STS治疗取得了一定进展，可作为部分晚期或不可切除肉瘤患者的治疗方案选择。前瞻性研究ChiCTR1900024928报道了安罗替尼整合表柔比星后再以安罗替尼维持的治疗方案作为部分晚期及不可切除的软组织肉瘤患者一线治疗的安全性和疗效。TQB2450-Ib-02临床研究显示PD-L1单抗TQB2450整合安罗替尼在局部晚期或转移性腺泡状软组织肉瘤（ASPS）患者中具有良好的治疗效果，并预示了在其他肉瘤中的治疗效果趋势。这些治疗方法在个体化治疗及安全性方面展现出突出优势，为肉瘤患者提供了新治疗手段，改善了部分患者的疗效和预后。

第三节 放疗

局限原发的肢体STS的治疗以计划性根治性的肿瘤切除术为主，局部复发风险高的患者，放疗可显著降低局部复发率。局部复发风险评估的因素包括：肿瘤因素如FNCLCC分级、大小、位置、组织病理学亚型；手术因素如切缘、复发后果（影响功能、挽救手术的潜在并发症）。通常Ⅱ期、Ⅲ期、选择性的Ⅳ期（TanyN1M0），即G2-3的患者，需行放疗（术前或术后，更推荐术前）。低风险患者（ⅠB期）若术后切缘阳性，或出现预期外的不良病理学特征如近切缘、浸透筋膜、分级变高、浸润性或非连续性播散等，考虑扩大切除及术后放疗。若患者已经接受了非计划性切除，则评估患者是否有行计划性根治性切除的机会。如有，且需要放疗，则推荐术前放疗及根治性切除；如没有，则推荐直接行放疗。不可切除的患者可行根治性放疗，Ⅳ期患者可行姑息减症放疗。

术前放疗与术后放疗的局部控制率相同，但可显著提高R0切除率。术前放疗增加急性期伤口并发症的风险，而术后放疗的远期毒性为永久性的，限制功能的。因此推荐术前放疗，尤其是在需要保留重要器官时。

腹膜后STS，局部复发风险高者选择性行放疗，需从切缘、病理类型、年龄、PS评分、手术考虑、局部复发的影响等多方面整合评估。

推荐个体化定位，注意保护健侧肢体、睾丸等重要器官。靶区勾画请参考AS-TRO指南。

第四节 其他治疗

1 微创介入治疗

1.1 血管介入治疗

（1）动脉灌注化疗/栓塞：经皮穿刺血管将导管输送至肿瘤滋养血管，用携药微球或注入抗瘤药物后用栓塞剂堵塞血管。适于腹膜后、盆腔及四肢STS。

（2）隔离肢体热灌注/输注：利用肢体局部高浓度药物及高热度来控制肿瘤，达到缩瘤保肢等目的。主要药物有顺铂、马法兰及肿瘤坏死因子等。

1.2 非血管性介入治疗

经皮穿刺至病灶，利用化学或物理方法破坏肿瘤。适于STS原发或转移病灶局部治疗。

（1）化学消融：注射无水乙醇或乙酸。

（2）热消融：通过射频消融、微波消融、激光诱导间质热疗、高强度聚焦超声等加热≥50℃，使不耐热肿瘤细胞死亡。

（3）冷冻消融：借助冷冻治疗仪、液氮、氩氦刀等制冷到超低温，使肿瘤细胞坏死。

（4）不可逆电穿孔（纳米刀）：利用高压电场破坏瘤细胞磷脂双分子层完整性，进而失去内稳态而死亡。

2 内分泌治疗

依据激素受体（ER、PR或AR）检测结果给予治疗，如女性韧带样纤维瘤抗雌激素治疗部分有效。ER和AR在分化良好或去分化脂肪肉瘤（LS）良好分化区中普遍表达，并随复发时间而改变，内分泌治疗有效。

3 放射性粒子植入

在精确三维植入计划下，把I^{-125}投送到无法切除肉瘤部位，在局部形成持续精准放疗，适用于STS姑息治疗。

第五节 复发及转移的整合诊治

1 复发转移STS的化疗

STS复发和转移时如不能手术治疗，可以行姑息性化疗，目的是使肿瘤缩小、稳定，以减轻症状，延长生存期，提高生活质量。考虑到STS病理亚型的多样性和化疗较重的毒副反应，化疗方案的制定需因人而异。

对转移的非多形性横纹肌肉瘤，一线化疗方案应按高危组选择VAC/VI/VDC /IE交替，有中枢受侵者可采用VAI/VACa/VDE/VDI交替，有部分化疗效果好但仍存在病灶残留者也可积极选择手术或放疗等局部治疗。二线化疗可选方案包括：环磷酰胺+托泊替康，长春瑞滨，环磷酰胺+长春瑞滨，吉西他滨+多西紫杉醇，多柔比星+异环磷酰胺，卡铂+依托泊苷。多形性横纹肌肉瘤化疗方案参照非特指型STS。

转移或不可切除的尤文肉瘤采用高强度整合化疗方案在客观缓解率方面更具优势，但不能改善总生存，仅适于疗效较好且潜在可切除的患者。一线化疗方案可采用VCD、 VCD/IE交替、VAIA等多种化疗方案。二线化疗方案可采用：异环磷酰胺+卡铂+依托泊苷、环磷酰胺+托泊替康、伊立替康+替莫唑胺、吉西他滨+多西紫杉醇等。

非特指型STS的姑息性化疗一线方案仍以蒽环类±异环磷酰胺为主，单药蒽环类药物化疗的缓解率为10%~25%，联合异环磷酰胺使缓解率提高10%的同时也明显增加毒副反应，未能带来总生存获益。二线化疗目前无公认方案，如一线化疗已用过AI方案，二线方案可参照病理类型选择，如平滑肌肉瘤可选择吉西他滨整合达卡巴嗪、吉西他滨整合多西紫杉醇，或仑伐替尼整合艾立布林、曲贝替定；脂肪肉瘤可以选择曲贝替定或艾立布林；滑膜肉瘤可以选择大剂量异环磷酰胺；未分化多形性肉瘤可以选择吉西他滨整合多西紫杉醇；血管肉瘤可选择紫杉醇等。

2 复发转移STS的外科治疗及其他治疗

STS复发，高风险进展期病灶，需要在全身治疗、稳定病灶基础上，行根治性手术。低风险病灶，可直接手术切除。手术范围包括既往手术后皮肤及软组织瘢痕。不可切除病灶，需要新辅助治疗，然后行根治性手术，仍然不可切除，需考虑截肢。对高龄或全身情况较差的复发者，考虑放疗、介入、射频、冷冻等局部姑息性治疗。

对单发转移灶，如全身治疗后可控制，应予根治性切除，否则需完整切除或尝试局部姑息治疗。对多发转移灶，全身治疗控制后，可对主要影响病灶行局部姑息性治疗，如全身治疗无法控制，仍可局部姑息性治疗明显进展病灶。

第六节　MDT to HIM团队建立和管理实施

1　完善STS MDT to HIM团队诊疗规范的必要性

恶性肿瘤的多学科整合诊疗（MDT to HIM）模式作为医院医疗体系的重要组成部分，已成为肿瘤治疗的国际标准。目前国内肿瘤的MDT to HIM模式仍处于学习和发展的起步阶段。截至目前，我国尚未有完善的软组织MDT to HIM指南，且我国各地区间医疗资源和经济条件差异较大，客观上造成STS诊疗规范化程度和规模建设滞后等不足。

MDT to HIM可通过多学科的共同参与，发挥各学科的优势，解决患者在诊断和治疗中的难题。STS诊疗中心的专业性是影响STS患者生存率的最重要因素，各个学科通过MDT to HIM制订最合理的治疗方案，动态评估STS的治疗效果，并适时调整治疗方案，改善疗效。由肉瘤MDT to HIM专家在肉瘤中心管理患者会取得更好的临床效果。

2　人员组成、科室组成和不同科室的具体要求

肉瘤MDT to HIM团队通常应由肉瘤外科和内科专家、影像科和病理科专家，最好有专门的肉瘤病理学家、影像科医师、临床护士、姑息治疗专家及相关支持治疗人员组成。

STS多学科协作组策略及学科构成：

MDT to HIM核心科室：骨与软组织肿瘤外科、影像科、病理科（包括分子病理检测）、肿瘤（包括儿童肿瘤）内科、放疗科。

可能需要学科：整形外科、重建外科、血管外科、介入科、胸外科、普外科、泌尿外科、神经外科、麻醉科、康复科、心理科。必要时邀请相关学科：如护理、营养方面的专家及社会团体等进行讨论

MDT to HIM成员由相关科室具有丰富的临床经验、能够独立处理本学科方面相关问题、了解专业相关前沿知识的人员组成。

STS MDT to HIM应以固定时间、固定地点、固定人员的相关学科会诊模式定期进行，会诊地点配备教学演示系统。

3 MDT to HIM的主要服务对象

MDT to HIM的主要服务对象包括难以明确诊断或病情复杂的初诊STS患者，或经过治疗后病情变化、需要更改治疗方案的STS患者均需进入MDT to HIM讨论。

下述患者应优先进入MDT to HIM讨论：规范或指南所推荐的首选治疗效果不佳或不适宜执行者；前期治疗效果不佳或不能继续者；需要多学科整合治疗者；潜在可转化手术病例的阶段性评估后；或综合其他各种原因，主管医生认为需要进行MDT to HIM讨论的患者。

4 MDT to HIM的实施流程和运行管理

参加MDT to HIM的各科室指定一位临床秘书负责协调MDT to HIM的工作，临床秘书负责收集拟讨论患者的资料并提前发给讨论专家。

主管医生汇报患者的病史和讨论目的。

影像诊断科专家解读患者影像学资料。

病理科专家解读患者病理资料，提供相关的病理诊断、必要的分子标记。

各学科专家围绕患者的资料，确定肿瘤分期，商讨形成建议的治疗方案，并应由主管医生在病历中做好记录，落实患者至相应专科实施治疗。最后由记录人员打印出书面会诊意见，一式三份，由主要参与科室副高级及以上人员签字后分别交患者、上报医务处和病历留存。

MDT to HIM应由各医院医疗行政主管部门和指定的MDT to HIM负责人共同管理，建议列入医院医疗质量管理体系中，定期对MDT to HIM开展情况进行总结和改进。基层医院如因条件所限难以实施MDT to HIM，建议通过“医联体”或“远程医疗”等方式实施。MDT to HIM会诊制度的实施形成了STS多学科整合治疗体系，从而避免STS单一学科治疗的局限性。

MDT to HIM的运行过程应遵从“三要三不要” 原则。

三要：要以患者为中心，要以疗效为目的，要以循证医学为依据。

三不要：不要以自己一技之长决定患者的治疗方案，不要过多的单一治疗，不要以经济利益来决定治疗方案。

通过MDT to HIM为软组织肿瘤患者提供多学科一站式的医疗服务，实现“以患者为中心”，提高生存率，改善生存质量。

总之，MDT to HIM是目前国际国内普遍提倡的肿瘤诊疗模式，对疑难复杂肿瘤，尤其对STS等治疗效果不佳且易复发的肿瘤，MDT to HIM治疗获益会更大。MDT to

第一章

流行病学

第一节 临床特点

骨肉瘤（Osteosarcoma，OS）是儿童及年轻患者最常见的原发性恶性肿瘤，年发病为2~3/100万，占人类恶性肿瘤的0.2%，占原发骨肿瘤的11.7%。中位发病年龄为20岁，小于6岁或大于60岁发病相对罕见。本病男性多于女性，比例约为1.4：1，这种差异在20岁前尤其明显。65岁以上的OS常继发于Paget病。

OS主要有髓内、表面、骨外三种亚型。髓内高级别OS是经典病理类型，约占全部OS的80%。最常见的病变部位为生长活跃的股骨远端、胫骨近端的干骺端，其次是肱骨近端。低级别髓内OS占全部OS不到2%，发病部位与经典OS类似。皮质旁和骨膜OS发生于皮质旁或皮质表面。皮质旁OS为低度恶性，约占全部OS的5%。最常见的部位为股骨远端后方，肿瘤很少发生转移。24%~43%的低级别骨旁OS可能转变为高级别肉瘤。骨膜OS为中度恶性肿瘤，好发于股骨及胫骨。骨表面高级别OS十分罕见，占骨表面OS的10%。

疼痛及肿胀是OS早期最常见的症状。疼痛最初多为间断性，渐转为持续性剧烈疼痛，尤以夜间为甚。常与生长痛混淆，因而导致确诊较晚。骨端近关节处肿大，硬度不一，有压痛，局部温度高，静脉曲张，有时可触及搏动，可有病理骨折。OS可通过血行播散，最常见的转移部位为肺。

以TP53基因突变为特征的Li-Fraumeni综合征患者发生OS的风险较高。有视网膜母细胞瘤病史的患者，OS是最常见的继发恶性肿瘤，这类患者的特征是视网膜母细胞瘤基因RB1突变。OS患病风险的增高还与其他一系列遗传倾向综合征相关。OS是最常见的放射诱导的骨起源恶性肿瘤。

多药方案的新辅助化疗和其他辅助治疗措施使OS患者预后得到了改善。通过目前的整合治疗，约2/3的OS患者能够治愈，保肢率达90%~95%。

第二节 预后因素

肿瘤部位、大小、年龄、出现转移、转移灶部位、化疗效果、手术类型、外科边界是肢体及躯干OS的主要预后因素。骨肉瘤区域转移与远处转移具有相同的预后，出现区域+/-远处转移都定义为晚期肿瘤（AJCC分期Ⅳ期，SSS分期为Ⅲ期）。应用COSS方案治疗的1702例躯干或肢体OS随访研究表明，年龄、部位、转移是影响预后的因素。在肢体OS中，除上述因素外，就诊时瘤体大小及肢体部位不同对预后有显著影响。在多因素分析中，除年龄外其他因素均影响预后，其中手术切除边界及化疗反应是关键预后因素。一项4838例OS新辅助化疗荟萃分析表明，女性患者接受化疗后的肿瘤坏死率较高，总体生存率（OS）较高，儿童患者较青少年及成年患者疗效更好。一项联合3个欧洲OS协作组的随机对照研究，术前化疗疗效较好、部位位于肢体远端（膝关节、肘关节、踝关节周围）、女性患者的预后较好。此外，高BMI患者预后较差。

在出现转移的OS患者中，转移灶数目及可否彻底切除是影响预后的因素。对肺部有一个或少量可切除病灶的患者，其预后与无转移的患者接近。

血清碱性磷酸酶（ALP）、乳酸脱氢酶（LDH）水平升高为影响OS的预后因素。一项包括1421例肢体OS研究中，Bacci等报道有转移者LDH水平较无转移者高（36.6% vs. 18.8%；$P<0.0001$），五年无病生存率（DFS）亦与LDH水平相关（LDH升高者为39.5%，正常者为60%）。一项789例肢体OS患者的回顾性研究，Bacci等报道ALP水平对于无事件生存率（EFS）有显著影响。ALP水平升高4倍以上患者5年EFS为24%，而低于此水平的患者5年EFS为46%（$P<0.001$）。但在多因素预后分析中，血清LDH及ALP水平并未表现出显著性。新辅助化疗后碱性磷酸酶和乳酸脱氢酶水平降低可能提示化疗有效。化疗中或化疗后出现碱性磷酸酶和乳酸脱氢酶大幅度增高可能提示肿瘤复发或远处转移。

第二章

预防及筛查

目前尚无证据支持OS相关的预防及筛查措施。疼痛是OS早期最常见症状，常与生长痛混淆，若出现同一部位反复疼痛或伴肿胀，应及时就诊骨肿瘤专科并行相应检查协助诊断。

第三章

诊断

第一节 辅助检查

OS除病史和体检外，应完善病变部位增强MRI和增强CT，胸部影像学主要为胸部CT，同时还应行PET/CT和/或全身骨扫描检查；发现转移灶，则行增强MRI和增强CT检查；LDH和ALP水平是常规检查。切开活检和穿刺活检（粗针）是骨与软组织肿瘤两种诊断方法。首选穿刺活检获得组织学诊断，完成骨肉瘤分期诊断。切开活检是最准确的方法。可提供较多标本进行免疫组化或细胞遗传学检查。切开活检常需在手术室接受全麻或局麻，特殊部位的切开活检还易造成局部血肿和肿瘤播散。在保证获取足够标本前提下，优先选择穿刺活检。穿刺活检可在局麻下进行，诊断准确率为88%~96%。随着影像学技术发展，影像学定位下的穿刺活检逐渐在诊断原发和继发骨肿瘤中得到应用。活检应在患者将会接受进一步治疗的医疗机构进行。活检后应妥善固定病变骨以防止病理骨折发生。活检实施对保肢手术非常重要，活检不当会影响预后。如果切开或穿刺活检的瘢痕组织在随后的肿瘤切除过程中未能一并切除，有导致肿瘤局部复发可能。穿刺活检导致肿瘤播散风险相对较低。在计划活检路径时，应保证活检切口或穿刺针道在后续计划切除的范围内。肺转移是骨肉瘤最常见的转移部位，也是影响患者预后的重要因素，因此胸部CT是必需的影像学检查。全身骨扫描可显示全身其他部位骨骼的病灶，有助于诊断多中心骨肉瘤或跳跃转移病灶，为化疗后评估提供基线值，有条件者可行PET/CT检查全身其他部位病灶情况。虽然骨肉瘤的区域淋巴结转移很少见，但淋巴结也可受到骨肉瘤的侵犯，因此区域淋巴结B超和MRI检查是诊断区域淋巴结转移的可选策略。

第二节 病理学特点

OS是发生在骨内的恶性成骨性肿瘤，最重要特征是恶性肿瘤细胞直接成骨。OS

包括低、中和高级别三型，低级别中心型OS和骨旁OS是低级别OS。骨膜OS是中级别OS。普通型OS、小细胞OS、毛细血管扩张型OS和骨表面高级别OS属于高级别恶性OS。OS可以是原发性的，也可继发于多种骨疾患，如骨Paget病、骨梗死、放疗后及其他骨病变等。

肉眼观察，经典型OS常位于长骨干骺端，体积较大，最大径可达5~10cm或以上，可局部或多处穿破皮质骨并在软组织内形成半球状或不规则肿块。典型OS切面呈灰白色，质硬有沙砾感或质地软并呈鱼肉状；富含软骨的区域呈灰白色透明样，局部可呈黏液样，出血和囊变。瘤组织可形成卫星结节，发生同一骨内，也可跨关节存在，称为“跳跃”灶。

镜下观察OS组织学形态多样，肿瘤性成骨的判读是诊断关键。肿瘤性成骨偏嗜酸性着色，如出现矿化也可嗜碱性着色。瘤骨量可多可少，可呈编织状、花边状、细网状、斑片状、Paget骨病样等，肿瘤性软骨很常见。OS常呈浸润性生长方式，包围并浸润宿主骨小梁侵蚀髓腔组织生长，破坏正常骨的哈弗氏系统。OS的瘤细胞异型性及多形性常明显，可呈上皮样，浆细胞样，小细胞型，梭形细胞型等，但有时由于骨样基质围绕，瘤细胞小且看似正常。瘤细胞胞浆常嗜酸或透亮，坏死及病理学核分裂象易见。经典型OS最常见的亚型依次为成骨型（76%~80%）、成软骨型（10%~13%）和成纤维型（10%）。在Mayo Clinic OS病例统计中这三个亚型的发病比例为56%，20%和24%。新辅助化疗后OS常出现大片坏死、肉芽及纤维化，Huvos分级判读有助于预测预后。

免疫组化，经典型OS具有广泛的免疫组化表达谱，但诊断意义有限，常用抗体包括Osteocalcin，Osteonectin，Osteoprotegerin，RUNX2，FOS，Vim，S100，Actin，SMA，CK，CD99，SATB2，IMP3，MDM2，CDK4，Ki67、P53和P16等，其中免疫组化抗体SATB2是提示骨母细胞分化的抗体，比较敏感但缺乏特异性。部分OS亦可表达Keratin和EMA。MDM2和CDK4免疫组化抗体联用在低级别OS中有较好的敏感性和特异性，分子检测（FISH或PCR等方法）是必需的辅助手段。

分子病理，OS拥有高度不稳定且复杂的基因组，存在大量的结构变异，常短时间内爆发出现大量高频度和高密度基因异常，直接导致染色体碎裂和畸变等结构改变，这些以非整倍体不稳定形式存在的染色体是导致OS肿瘤内部和肿瘤间异质性的原因。胚系突变常见TP53和RB1，少见RECQ解旋酶基因。OS体细胞突变体现在数量和结构上的变化，而特异性点突变非常少。约40%~50%的普通型OS6p12-p21会携带RUNX2，VEGFA，E2F3和CDC5，主要表现为重复扩增；约45%~55%的经典型OS8q和17p会携带MYC基因。大约10%的普通型OS可检测到MDM2基因扩增，提示这部分病例可能为低级别OS发生去分化成为高级别OS。少部分OS病例还会出现包括FGFR1，IGF，CDKN2A，RB1，PTEN，PI3K/mTOR，ATRX，LSAMP，DLG2和

WWOX的基因异常。部分OS也可出现*BRCA2*基因突变，导致的体细胞杂合性缺失会影响瘤细胞DNA双链断裂的同源重组修复过程。*HIC1*，*WIF1*，*TSSC3*，*ESR1*，*RASSF1A*，*GADD45*和*RUNX2*基因在普通型OS中会出现过度甲基化从而影响转录活性，其中雌激素受体（ESR1）甲基化还参与成骨细胞分化。

骨肉瘤的大体标本应进行边界评估，规范化取材后注意观察骨内边界和软组织边界。对可疑边界受累的部位应着重取材，在显微镜下判断边界是否安全。

新辅助化疗后组织学评估（坏死率）是预测骨肉瘤患者预后的重要指标。将骨肿瘤标本沿长轴锯开，取最大径薄片（包括肿瘤主体和周围组织，以及邻近的皮质、骨膜、骨髓、关节软骨及软组织交界区域等），对标本照相，并复习手术前影像学资料，核对肿瘤位置大小，对薄片进行脱钙处理后进行“网格”样地图分割，每厘米取材一块并逐一编号，取材部分应包括累及软组织的部分，肿瘤与正常组织交界处等，进行逐块评估，最后汇总数据。根据Huvos评级系统，发出报告。

第四章

治疗

第一节 概述

1 治疗原则

1.1 无转移的OS

对低级别OS（包括髓内型和表面型）及骨膜OS首选广泛切除。骨膜OS患者可考虑术前化疗。广泛切除术后病理检测发现高级别OS成分，推荐术后辅助化疗。尽管新辅助化疗及辅助化疗已应用于骨膜OS，但实际上并无证据支持其与单纯广泛切除相比能改善预后。

对高级别OS（包括髓内型和表面型）推荐在广泛切除前进行术前化疗（1A），化疗后通过胸部CT、局部X光平片、局部增强MRI和增强CT、PET/CT或骨扫描等重新评估及再分期。儿童肿瘤协作组（Children's Oncology Group，COG）一项前瞻临床试验提示，无转移的肢体OS行术前化疗并不改善总OS。欧洲骨肉瘤协作组一项临床试验也提示40岁以上的OS行术前化疗并不改善OS。然而，术前化疗具有改善肿瘤水肿反应区、缩小瘤体进而改善手术边界、预防围术期远处转移、判断肿瘤对药物的敏感性等作用，目前仍然推荐使用。

对可切除肿瘤，应予广泛切除。对高级别无转移OS，术后辅助化疗可显著提高DFS和OS。当切缘阴性、化疗反应良好时，则继续化疗；化疗反应差，可考虑更改化疗方案。切缘阳性、化疗反应良好，则继续化疗，同时考虑再次局部治疗（手术、放疗等）；化疗反应差，可考虑更改化疗方案，同时考虑再次局部治疗（手术、放疗等）。

对不可切除或不完全切除OS，可考虑行光子/质子整合放疗或质子束放疗控制局部病灶。

1.2 初诊时即存在转移病灶的OS

约10%~20%初诊时即发现有转移。尽管化疗能显著改善无转移的高级别OS的预后，但对初诊时即存在转移者则差很多。转移灶数量、所有临床可及病灶是否可行完整切除是独立预后因素。肺转移患者，单侧转移、肺部结节数量较少与预后良好相关。只有1~2处转移灶2年DFS显著高于3处及以上转移灶者（分别为78%和28%）。在初诊时即有转移的OS中，通过化疗和外科治疗切除转移灶者长期生存率高于那些无法切除转移灶者（分别为48%和5%）。积极化疗联合外科同时切除原发灶和转移灶可改善初诊时即有肺转移的肢体OS的预后。

对就诊时即有转移灶（包括肺、腹腔脏器或骨）的OS，若所有转移灶均可切除，本指南推荐术前化疗继以广泛切除原发肿瘤，并积极切除所有转移灶，术后继续化疗。不可切除的转移灶应当行化疗和/或放疗，继以对原发肿瘤进行再评估。

1.3 复发和难治性OS

无转移OS中约30%、诊断时即有转移者中约80%会复发或转移。孤立的转移灶、初次复发时间、初次复发时病变可完整切除是最重要的改善生存的预后因素，而无法耐受手术、二次以上复发者预后不佳。原发无转移OS，发生肺转移的间隔时间越长，生存状况明显更佳。COSS试验通过大宗队列研究，报道多次复发患者的预后与其外科切除情况相关。

对复发和难治性OS，本指南推荐药物治疗为主、手术治疗为辅的策略。在药物控制有效基础上，建议完整切除所有寡转移灶，不适合手术者可使用放疗手段加强局部控制。药物治疗包括二线化疗如依托泊苷联合环磷酰胺或异环磷酰胺、抗血管生成靶向药如拮索拉菲尼、帕唑帕尼、阿帕替尼、瑞格菲尼、卡博替尼、安罗替尼、仑伐替尼等。钐-153-乙烯二胺四亚甲基膦酸（^{153}Sm-EDTMP）是一类亲骨性放射性治疗物，已于局部复发或转移性OS及骨转移癌患者中行评估，但目前证据不足，不作为优先推荐。对肿瘤微卫星灶不稳定或肿瘤突变负荷高的OS，可考虑使用免疫检测点抑制剂。

2 外科治疗

手术（截肢或保肢）仍是OS治疗的主要方式。对无转移的高级别OS，研究表明截肢术与保肢术在复发率及生存率上无显著差异，而保肢术常能带来更好功能。对新辅助化疗反应较好的高级别OS，如能达到广泛外科边界，应首选保肢治疗。当保肢治疗无法达满意外科边界时应行截肢治疗。成功的保肢手术是建立在安全的外科边界和良好的化疗反应上。随着新辅助化疗的应用，保肢手术能获得更好的功能。研究表明，良好化疗反应后的保肢与截肢术后的生存率和局部复发率无显著差异。如果化疗效果不佳，或未行化疗的患者，根治或广泛外科边界的截肢仍是肿瘤局部控制的最好方法。因外科边界不够而致的局部复发将是灾难性的后果。

骨肉瘤的外科手术需要有周密的术前设计，术中按计划严格实施，术后准确评估外科边界，这一系列术前设计-术中实施-术后评估系统是保证手术成功的关键。

3 药物治疗

手术基础上整合辅助化疗和新辅助化疗可明显改善非转移性OS的预后。早期临床试验使用多药整合方案，包括以下药物中至少三种：多柔比星、顺铂、博来霉素、环磷酰胺或异环磷酰胺、放线菌素D和大剂量甲氨蝶呤。其后的临床试验证实，包含以顺铂、多柔比星的短期密集化疗方案（含或不含大剂量甲氨蝶呤和异环磷酰胺）可获得类似远期结果，也有临床试验认为在以下四个药物中：多柔比星、顺铂、大剂量甲氨蝶呤、异环磷酰胺中使用2种或2种以上进行最密集强度整合即可，整体的生存预后与欧美骨肉瘤协作组研究多药整合方案（MAP：大剂量甲氨蝶呤、多柔比星和顺铂）效果大致相同，5年OS可达71%（95% CI：68%~73%）。

为减轻远期心脏毒性和耳毒性，针对非转移性OS，研究者设计了不包括多柔比星和顺铂的方案。在法国肉瘤协作组的研究中，在术前及术后使用大剂量甲氨蝶呤序贯异环磷酰胺整合依托泊苷的方案，在年龄小于25岁青少年OS中，5年OS达到71%。

无论何种方案的化疗，对新辅助化疗具有高组织病理学反应率（坏死率是否大于90%）是判断预后的重要因素。Rizzoli Institute进行一项包括881例非转移性肢体OS的新辅助化疗研究，Bacci等发现5年DFS和OS与化疗的组织学坏死率相关。COG的报告也确认了上述发现；反应好者，8年术后EFS和OS分别为81%和87%；反应差者，8年EFS和OS分别为46%和52%。然而，Campanacci等研究证实手术切缘对生存的影响远大于组织学反应率对生存的影响。

近20年来，小分子酪氨酸激酶抑制剂的发展在肿瘤领域取得了长足进步。近年来，阻断VEGFR的TKI在OS中的研究取得令人兴奋的效果，包括索拉菲尼、帕唑帕尼、阿帕替尼、瑞戈非尼、卡博替尼、仑伐替尼等，如何选择合适的TKI并延迟其耐药发生，成为最近研究的热门。目前，在OS二线治疗中，靶向药整合化疗正成为热点，各类临床试验在开展中。由于暂无总体生存率获益的二线治疗方案，OS患者一线化疗失败后，参加临床试验是一个获得更好疗效或最新治疗的机会，更有可能获得免费的药物和检查，以大大减轻患者的经济负担，同时很可能为后来的患者提供宝贵治疗经验和方向。文献报道认为，临床试验中有效药物标准认为是3个月PFS率>40%。

在非转移、可切除的患者中，加用米伐木肽后6年OS显著提高（70%升至78%），EFS有改善趋势，但在转移性疾病中，对生存改善并不显著。在小分子干扰素α-2b、免疫截点抑制剂PD-1或PD-L1的系列临床试验及抗神经节苷脂等的临床研究中，OS并未见显著生存改善，仅有个案出现免疫应答，生物学标志物研究正在进行中。中医药对OS的治疗作用尚不明确，目前主要临床认识尚局限于辩证分型和作为辅助治疗配合化疗使用。

年龄是否影响化疗效果目前尚存在争议，荟萃分析发现儿童肿瘤化疗坏死率高于成人。有文献表明40岁以上骨肉瘤化疗风险大、受益率低，但也有观点认为41~60岁的骨肉瘤患者应用新辅助化疗仍可获益。

自20世纪70年代术前化疗+手术+术后化疗的整合治疗方案用于骨肉瘤治疗后，5年生存率获得了显著提高，由原来的10%~20%提高到60%~80%，但近30年来进入了平台期，尚未发现证据级别较高的、能显著提高生存率的药物。在有限的证据内，某些药物的使用可提高生存率，例如米伐木肽（MTP-PE），恩度。由于米伐木肽未在中国上市，因而在本指南中未做推荐。重组人血管内皮抑制素（recombinant human endostatin）在体外能显著抑制内皮细胞增殖、迁移和管状结构形成，在体内能抑制肿瘤生长。动物实验的体内和体外实验结果，重组人血管内皮抑制素单药对OS具抑瘤作用，与多柔比星联合用药具有协同作用，整合治疗的协同作用支持重组人血管内皮抑制素促使“肿瘤血管正常化”理论。有研究结果显示，围术期给予重组人血管内皮抑制素治疗OS能增加5年总生存率，安全性好，有一定参考价值。另外，与普通多柔比星相比，脂质体多柔比星的安全性已获广泛认可，在骨肉瘤治疗中，已有报道脂质体多柔比星与普通多柔比星疗效相当，但仅为回顾性研究，有待前瞻性研究证实。如考虑使用脂质体多柔比星，在单次给药前提下，当顺铂为100mg/m^{2}时，脂质体多柔比星的最大耐受剂量为50mg/m^2，多疗程治疗时，需注意患者的耐受情况。

骨肉瘤化疗疗效评估包括以下几点。①症状与体征：肢体疼痛有无改善、皮温（与健侧对比）、肢体肿胀及表浅静脉怒张（与化疗前比较）、关节活动度（与化疗前比较）、患肢周径变化。②实验室检查：碱性磷酸酶、乳酸脱氢酶的变化趋势。③影像学：X线、CT、MRI、ECT变化。需要根据以上结果，进行综合评估，判断新辅助化疗效果。④肿瘤坏死率的评估。

术后化疗需详细评估患者的体力状态、术前化疗的疗效和毒性，整合考虑以制定治疗方案。术前化疗的疗效影响着术后化疗方案的选择。

（1）已行术前化疗且疗效好（TNR≥90%）的患者，术后可维持术前化疗药物种类和剂量强度。

（2）已行术前化疗但疗效不好（TNR<90%）的患者，过去认为应换用新方案，但通过更换方案来改善预后的尝试尚未成功。EURAMOS-1前瞻性试验根据术前化疗的TNR决定可切除骨肉瘤的治疗策略，发现对术前MAP方案TNR<90%的患者，术后

增加异环磷酰胺和依托泊苷与继续使用MAP方案化疗患者相比，未能提高患者生存率。因此除非一线化疗药物使用不充分或剂量不足时可在一线化疗药物中调整化疗方案，还是推荐维持原化疗方案。另外，术前化疗疗效不好提示患者整体预后可能不好，需在复查时密切注意。

（3）术前未进行化疗的，术后进行一线常规化疗。

表44-4-1 常用化疗药物整合

一线治疗（初始/新辅助/辅助治疗或转移）	
优先选择：	顺铂联合多柔比星
	大剂量甲氨蝶呤、顺铂、多柔比星
其次选择：	多柔比星、顺铂、异环磷酰胺，联合大剂量甲氨蝶呤
二线治疗（复发/难治或转移）	
优先选择：	异环磷酰胺、依托泊苷
	瑞戈非尼
	索拉菲尼
	阿帕替尼
	安罗替尼
其次选择：	卡博替尼
	环磷酰胺、拓扑替康
	多西他赛和吉西他滨
	吉西他滨
	索拉菲尼和依维莫司
某些情况下使用：	环磷酰胺和依托泊苷（异环磷酰胺和依托泊苷敏感，但异环磷酰胺导致严重脑白质病）
	异环磷酰胺、卡铂、依托泊苷
	大剂量甲氨蝶呤
	大剂量甲氨蝶呤、依托泊苷、异环磷酰胺
	^{153}Sm-EDTMP用于难治或复发的超二线治疗

4 放疗

骨肉瘤R0手术切除整合化疗的局部控制率已达90%~98%。然而，未获得根治性切除甚至无法接受手术的病例预后差，特别是盆腔、脊柱和颅骨等，放疗成为治疗的选择之一。

新辅助化疗反应差和手术切缘不充分是影响躯干的OS总生存的预后不良因素。多个研究同样发现切缘不充分导致躯干部位OS局部复发率高，盆腔部位、脊柱和颅骨分别达到70%、68%和50%。此类患者可能从放疗中获益。然而，即使是非R0手术切除整合放疗的预后也优于单纯放疗。因此，OS的放疗应尽量结合手术切除。

不能接受手术的OS单纯放疗效果较差，治疗策略可考虑整合化疗。研究报道，新辅助化疗后再接受辅助放疗患者的10年局部控制率、无病生存率和总生存率可达到82%、58%和73%。但是有学者认为新辅助化疗不敏感的患者预后较差。对化疗敏感的病例，放疗后的5年局控率可达100%，不敏感者则局部均失败。因此，OS对放疗不敏感，单纯放疗效果差，可作为整合治疗的一种手段。

5 随访和监测

随访监测在第一、二年应每3个月一次，第三年每4个月一次，第4、5年每半年一次，此后每年一次。每次均应完善影像学及实验室检查。每次随访应重新评估患者功能。发现复发，应行化疗，如可能尽量考虑手术切除。治疗反应良好则继续监测，当出现复发或疾病进展，如有可能则考虑手术切除，或参与相关临床实验性治疗，也可考虑姑息性放疗或核素内照射治疗，同时给予支持治疗。

随访的内容包括：全面体检、B超、MRI或CT、骨扫描、肢体功能评分等。其中，全面体检、局部B超和胸部CT检查是每次随访均应包括的检查项目，有助于评估患者器官功能、并早期发现局部复发或远处转移。如怀疑有复发可能，需行局部增强MRI和或CT检查；有累及骨的患者，全身骨扫描在治疗结束后5年内每6个月检查1次，5年后每年检查1次。

第二节 外科治疗详解

1 四肢病变

1.1 四肢OS的外科治疗方式：截肢和保肢选择

在20世纪70年代以前，由于局部复发率高且瘤段截除后缺乏有效重建方法，临床上常采用截肢术。直到现在，截肢仍是治疗OS的重要手段之一。截肢的适应证包括：患者要求截肢、化疗无效的ⅡB期肿瘤、重要血管神经束受累、缺乏保肢所需骨或软组织重建条件、预计义肢功能优于保肢。截肢包括经骨截肢和关节离断术，其优点在于能最大限度地切除原发病灶，手术操作简单，无需特别技术及设备，而且费用低廉，术后并发症少，术后即可尽快施行化疗以及其他辅助治疗，控制和杀灭原发病灶以外的转移。

目前，大约90%可接受保肢治疗，保肢适应证为：ⅡA期肿瘤、化疗有效的ⅡB期肿瘤、重要血管神经束未受累、软组织覆盖完好、预计保留肢体功能优于义肢。远隔转移不是保肢的禁忌证，因此对Ⅲ期肿瘤，也可行保肢治疗，甚至可行姑息性保肢治疗。但需强调的是，化疗反应好仍是保肢治疗的前提。Ⅲ期骨肉瘤患者在局部病灶和转移瘤化疗均有效前提下，推荐进行局部截肢手术和转移瘤切除。术前化疗反应不好，预示患者疗效不好，不建议行局部根治术，推荐放疗。

病理骨折不是保肢的绝对禁忌证，肢体OS发生病理骨折，由于间室破坏及血肿污染，建议行术前化疗后再行评估保肢治疗。部分研究显示病理骨折截肢率更高，复发率增加且病理骨折患者的生存率较低，但在术前化疗有效前提下，多个研究表明病理骨折保肢治疗复发率并不增加。

肢体OS保肢手术包括肿瘤切除和功能重建两个步骤，需满足肿瘤学及骨科学两方面要求，即完整、彻底切除肿瘤和重建因切除肿瘤所造成的骨骼肌肉系统功能损失。普通骨科医生最常犯的错误是过分重视肢体功能的保留及重建，而牺牲肿瘤治疗的外科边界。OS的生物学行为是影响肢体及生命是否得以存留的主要因素。如肿瘤复发，后果不仅是增加再截肢的风险以及加重患者的痛苦和医疗费用负担，还使复发者肺转移率远高于无复发者，而绝大部分OS患者的生命终结都是因为出现肺转移。

保肢手术的重建方法包括骨重建与软组织重建。骨重建即重建力学支撑及关节各向活动功能，软组织重建包括修复动力和提供良好覆盖。按照重建特点又可分为生物重建和非生物重建。目前临床上可供选择的重建方法有：①人工假体：可提供足够的稳定性和强度，允许早期负重行走，目前组配式假体功能良好，易于操作，但人工假体最主要的问题仍是感染、远期松动和机械性损坏；②异体骨关节移植：既往在OS治疗中曾经起过重要作用，最大优点是可以提供关节表面、韧带和肌腱附丽，缺点是并发症发生率高，有报道包括感染、骨折等在内的并发症发生率高达40%~50%；③异体骨-人工假体复合体：一般认为可以结合人工假体和异体骨两者的特点，肢体功能恢复快，但同样也存在两种重建方式的缺点；④游离的带血管蒂腓骨或髂骨移植：常与其他生物重建方法同时使用，带血管蒂的自体骨随负重刺激会逐渐增粗，实现力学传导的替代；⑤瘤段灭活再植术：该重建方式在国内外也曾广泛应用，虽然存在肿瘤灭活不确切、复发率高、无法进行术后化疗评估、死骨引起的并发症高等问题，但随近年灭活技术和重建技术的改进，目前仍有较广泛应用；⑥可延长式人工假体：适宜儿童患者，须定期实行延长手术；⑦旋转成型术：适宜于儿童患者，但年龄较大者容易存在心理接受方面的问题。无论是截肢还是保肢，术后都应积极进行康复训练。

1.2 肢体OS的术前计划和术后评估

不管采取什么手术方法，外科手术切除的原则仍是以最大限度上减少局部复发为首要目标，其次是最大限度地减少对功能的影响。术前计划对手术实施非常重要。广泛切除意味着手术切缘为组织学阴性，以达到最佳的局部控制效果。对部分病例而言，截肢可能是达到这一目标最适当的选择。然而，能够合理保全功能时，应首选保肢手术。虽然在不同的专家之间，保肢治疗方法可能存在相当大的差异，但对外科切除，确实需要一个统一的评价标准。Enneking首先提出这个问题，并提出了外科边界评价的概念，主要分成四类：根治性边界、广泛性边界、边缘性边界和囊内边界。对OS这类高度恶性的肿瘤，手术切除应获广泛性或根治性边界。

1.3 局部复发的处理

肢体OS局部复发的预后很差。外科处理应遵循原则仍是安全的肿瘤边界。对复发病灶需行局部X线、B超、CT和MRI的评估，以及全身骨扫描排除多发转移病灶。MD Anderson骨肿瘤中心Takeuchi等报道对局部复发病灶5年和10年OS分别为30%和13%。多因素分析如果合并转移或复发肿块直径大于5cm者为独立危险因素，足够外科边界是局部复发手术治疗的关键。当复发病变弥漫或肿块临近神经血管时应首选根治性截肢手术。

2 骨盆病变

2.1 骨盆OS保肢治疗适应证

随着化疗药物、外科手术和骨科重建技术长足发展，自20世纪70年代起OS保肢率与长期生存率都有显著提高，大量长期临床研究显示保肢治疗和截肢治疗效果相似。保肢治疗有其适应证，如盲目给不适合患者实施保肢治疗会带来较差疗效。保肢治疗的适应证包括：①保肢手术能达到满意切除边界；②半骨盆截肢术并不能提供更好切除边界（特别是存在弥漫血管内瘤栓）；③保肢治疗术后功能必须优于截肢治疗。禁忌证包括：①截肢手术的外科边界显著优于保肢手术；②肿瘤侵及坐骨神经及髂血管致使无法保留有功能肢体；③同侧远端肢体存在复发转移病灶。

2.2 外科边界

对任何病理类型和分级的OS，首选初始治疗方案均为切缘阴性的广泛切除。骨盆OS为少见病变，临床有效证据少。由于其复杂的解剖结构，毗邻重要脏器，血管及神经等结构使难以获得与肢体OS一样的外科边界。位于骨盆的OS常致高复发率和低生存率，完整彻底的切除是长期生存的前提，切除边缘残留的瘤组织和局部复发密切相关，且最终导致较差的预后。多数研究表明广泛切除边界可降低术后局部复发率，但鲜有文献定义距离肿瘤边缘多远属安全边界。在一些著名教科书上建议截骨边界距瘤至少3cm以上才能保证切除边缘无瘤残留。但Andreou等统计1355例接受保肢治疗OS治疗结果后否定了截骨范围大于3cm的必要性，认为在广泛切除肿瘤前提下，截骨量与局部复发率并无关系。相反截骨量越少，保肢后的关节功能会相对越好。对骨盆OS，很难获得2~3cm安全边界。周密的术前计划，术中导航技术、截骨导板的应用可辅助外科医生获得更好切缘。此外，骨盆OS常因广泛血管内瘤栓而无法获得满意外科边界。

化疗作为重要的辅助手段以获得全身和局部控制，如化疗无效且不能达到广泛的外科边界，不建议手术治疗，众多研究表明骨盆OS的局部复发率和转移率均高于肢体，预后较差。

有研究表明，肿瘤大小、边界、早期发生转移、是否累及骶骨是影响骨盆OS预后的因素。手术治疗中外科边界是关键因素，对外科治疗失败和难以达到足够外科边界的骨盆OS，局部放疗和全身化疗非常必要，可改善患者生存率。

2.3 Ⅰ区OS切除后重建

单纯累及Ⅰ区的肿瘤如不侵及骶髂关节和髋臼区，可获满意术后功能和预后。Ⅰ区切除后需重建骨盆连续性。钉棒系统重建是常用方法，内固定周围的软组织瘢痕有助维持钉棒内固定系统的长期稳定性。常可在内固定周围辅以骨水泥、残余髂骨回植或钛网提升稳定性，降低术后内固定失败发生率。使用带或不带血管蒂的自体游离腓骨重建骨缺损同样是常用方法之一。骨愈合后可达生物重建效果。结合内固定可降低植骨段骨折风险，使患者早期负重活动。根据术前影像学资料设计截骨导板和3D打印骨长入型金属假体等数字骨科技术为骨盆Ⅰ区的修复重建提供了更多方法和选择。

2.4 Ⅱ区OS切除后重建

髋臼周围肿瘤切除后如不重建会导致连枷髋，肢体不等长，术后功能欠佳。较多文献显示重建后患者MSTS功能评分更高。与单纯Ⅰ区或Ⅲ区受累的患者相比，累及Ⅱ区（髋臼周围）OS切除重建术后功能损失较大，并发症发生率也较高。手术相关并发症发生率文献报道可达30%~90%。Ⅱ区切除后的重建方法较多，包括关节融合、髋关节移位、异体骨重建、假关节重建、加强环重建和假体重建等。生物重建和假体重建均有各自优缺点，鉴于OS的特点，手术应着眼于尽快恢复患者运动功能，同时降低并发症的发生率。

髋关节融合是以牺牲髋关节活动度来重建骨盆稳定性。术后常发生步态异常和长期疼痛，疗效常较差。Capanna等建议可建立髂骨和股骨间假关节来取代关节融合，研究中患者治疗结果与融合相似，但假关节愈合更快，技术要求更低且并发症发生率也更低。

异体骨结合或不结合假体重建能恢复肢体长度，且术后获得较好功能结果。但全部由异体骨重建时要求与宿主骨尽量贴合以提高骨愈合率，并减少术后骨折发生，这间接地延长了手术时间并提高了手术技术要求，术后常发生感染、排异等并发症。Christian等研究发现儿童和青少年接受异体骨重建后的MSTS评分明显高于成年人。

Hoffmann等尝试在切除Ⅱ区OS后，利用铆钉和缝线将股骨头移位至髂骨残端。虽然术后肢体会有5~12cm的短缩。但患者身体、社会和情感功能恢复良好。疼痛和肢体残疾等并发症发生率较异体骨或假体重建低。

假体置换是目前最常使用的重建术方法。假体股骨侧为全髋关节置换，近端针对不同的肿瘤切缘有不同的固定设计，包括：鞍状假体、定制型半骨盆假体和组配式半骨盆假体等，Guo等报道3D打印技术辅助的组配式半骨盆假体术后功能、并发症发生率和假体长期保有率等指标均优于国内外相关报道。总之，假体重建髋关节周围骨缺损的功能结果较连枷假关节、半骨盆截肢好得多，并发症发生率也低于灭活再植和异体半骨盆移植重建。

2.5 Ⅲ区OS切除后的重建

累及坐骨与耻骨的Ⅲ区OS在切除后不是必须进行重建，Ham等研究显示未重建患者术后肢体功能较满意。利用自体带血管蒂腓骨重建骨盆连续性，也是可供选择的治疗方案。耻骨区域骨性结构消失会导致术后盆底局部区域张力薄弱，易发生切口疝，术中应进行适当的软组织修补加固腹股沟管和盆底。

2.6 Ⅳ区OS切除后的重建

骨盆Ⅳ区是OS常累及部位。肿瘤侵犯骶骨翼甚至整个骶骨，手术难度极大。在保证满意切缘前提下，需切除骶髂关节、部分或全部骶骨，肿瘤切除术后需重建腰骶和骨盆的连续性。Guo等根据Enneking骨盆分区制定不同术式：累及Ⅰ+Ⅳ区采用钉棒系统内固定、自体腓骨或髂骨植骨或采用钉棒系统整合骨水泥重建骨盆环稳定性；累及Ⅰ+Ⅱ+Ⅳ区或Ⅰ+Ⅱ+Ⅲ+Ⅳ区采用钉棒整合半骨盆假体重建，骨缺损较大时采用自体股骨头植骨。Guo等2018年提出髂骨肿瘤累及骶骨的Beijing分型，根据肿瘤是否累及同侧和对侧骶神经孔和髋臼决定手术切除范围、手术入路和术后重建方式。

2.7 半骨盆截肢术

适于瘤体过大、侵犯范围较广、不符合保肢指证的病例。半骨盆截肢作为涉及大腿、腹股沟及髋臼周围区域的巨大骨盆肿瘤的标准治疗手段已有数十年之久。骨盆的切除范围可据肿瘤范围进行调整，为达到满意切除边界，扩大半骨盆切除范围可达到骶骨神经孔甚至全骶骨，术后需行相应钉棒重建。半骨盆截骨后可用标准的前侧或后侧肌瓣覆盖残端，如肿瘤从后方侵及臀部及大腿上段，而股管未受侵，建议使用前侧股直肌肌瓣覆盖。

2.8 局部复发

局部复发的骨盆OS常见并发症，化疗是否敏感等因素决定是否再次手术。由于骨盆的解剖结构较特殊，达到满意的切除边界难度较大，局部复发率较四肢OS高，约30%~60%。Fuchs等回顾性分析单中心骨盆OS的疗效，发现局部复发和远处转移都是降低生存率的风险因素。且对局部复发病例是否进行手术和进行何种手术都对生存率无明显影响。如半骨盆截肢等根治性手术能达到广泛边界，则建议再次手术。术前评估无法再次获得满意外科边界的患者建议接受化疗、靶向治疗或参加药物临床试验。

3　骶骨病变外科治疗

发生在骶骨上的原发OS较少见，约占全部原发骶骨肿瘤的4%。骶骨OS由于解剖结构深在，涉及重要盆腔脏器和骶神经，以及血运丰富，外科治疗并发症和风险较高。对化疗有效的骶骨OS，有研究表明安全的外科边界切除有利于减少局部复发和提高无疾病生存。有学者采用局部放疗及全身化疗治疗骶骨OS，但预后不佳。近年来，骶骨肿瘤的手术切除技术有较大进步，部分病例经外科治疗取得了良好疗效。肿瘤大小、对化疗的反应、远处转移直接影响预后，尽管骶神经受损，患者的生活质量下降，但仍不推荐牺牲边界而保留功能。因此对化疗无效的骶骨骨肉瘤，放疗作为局部控制的重要手段。

3.1　手术入路的选择

正确的骶骨肿瘤手术入路可减少术中出血和术后并发症，同时有助术者顺利完成手术。目前采用的手术入路主要有单纯后方入路和前后方联合入路等。单纯后方入路适于切除病变局限的低位骶骨OS；对累及S2及以上的肿瘤或瘤体明显向前突入盆腔者宜用前后联合入路，能充分暴露骶骨的前后侧及其边缘，容易达到广泛的切除边界，降低出血、盆腔脏器损伤等并发症风险。对病灶累及较高骶椎节段或全骶骨受累者，宜采用前后方联合入路。高度恶性OS术前需化疗，并评估肿瘤对药物的反应。高分化骶骨OS可直接手术切除，但也应获得较广泛的手术边缘。Guo等报道一期后路全骶骨切除术，能有效切除累及全骶骨的OS，获得满意边界，同时极大缩短手术时间、减少术中出血量，显著提高围术期安全性。该术式还能较方便地保留双侧L5神经根，极大地保证术后患者的下肢运动功能。

3.2　术后稳定性重建

骶骨不仅是骨盆环的重要组成部分，还有支撑脊椎的功能。因此，重建缺损与切除肿瘤一样重要。Gunterberg等通过生物力学试验证实当高位骶骨作横向截骨并累及骶骨翼时，骨盆抵抗垂直重力的能力会减弱。Hugate等进一步研究发现，若骶骨横向截骨面在S1神经以近，则需要重建。椎弓根螺钉及髂骨螺钉固定是目前骶骨肿瘤切除术后重建腰骶骨稳定性的标准方法。对非全骶骨切除的重建，使用钉棒系统进行腰椎髂骨固定即可获得足够稳定性。对全骶骨切除术后的重建，Bederman等提出需要进行多重复合重建方可恢复满意的腰髂稳定性。该多重复合重建应包括脊柱骨盆固定（SPF）、后骨盆环固定（PPRF）、脊柱前柱固定（ASCF）。使用传统的固定方式可实现SPF+PPRF+ASCF的复合固定，如钉棒系统后路固定复合自体腓骨移植支撑前柱，但这种重建手术步骤繁琐且耗时，术后并发症风险较高。经L5下终板向L5椎体内拧入螺钉1枚，同时用钛棒将其和两侧髂骨螺钉连接，能有效重建骨盆后环完整性及脊柱前柱的力学传导，短期内效果好，但长期随访有可能因应力过大和金属疲劳而出现内固定失败。Guo等报道3D打印全骶骨假体用于全骶骨切除术后骨缺损，能有效、便捷地实现SPF+PPRF+ASCF的复合重建，缩短了手术时间及术中出血量，术后并发症率低，患者功能状态良好。

3.3 手术并发症及预防措施

3.3.1 术中出血

骶骨肿瘤手术失血较多，尤其是高位骶骨的次全切除或全切术有可能发生失血性休克。因此，术前应做好充分准备：术前备好充足血源；电刀和射频止血装置的使用可加速凝血；术中开放2个或2个以上静脉通路并详细记录术中出血量、尿量及液体输入量；出血较多时快速加压输血；术中先处理出血少部位后处理出血多部位。另外，对低位肿瘤，一般无需结扎髂内血管；对高位肿瘤，可行双侧髂内动脉分支超选栓塞，或经前路结扎双侧髂内动脉从而减少出血的同时充分分离肿瘤前方组织。对巨大或高位骶骨肿瘤切除患者采用控制性低血压麻醉或低温低压麻醉。若术前血管造影显示瘤体血供不丰富可考虑不行血管栓塞。国内外学者认为：使用球囊扩张导管（BDC）术中暂时阻断腹主动脉可获很好效果。

3.3.2 神经功能损伤

骶骨肿瘤尤其是高位肿瘤切除术后困扰患者最严重的问题是大小便失禁或/和行走困难。一般讲，仅保留双侧L5神经可保持正常步态但将无法控制括约肌且失去正常的肠道和膀胱功能；保留双侧S1、S2神经，患者可能保持正常肠道功能（40%）及正常膀胱功能（25%）；保留双侧S1，S2神经及单侧S3神经，患者可能保持正常肠道功能（67%）及正常膀胱功能（60%）；保留双侧S1-S3神经，患者可能保持正常肠道功能（100%）及正常膀胱功能（69%）；保留单侧S1-S5神经，患侧会阴部感觉麻木，但不影响性功能，患者可能保持正常肠道功能（87%）以及正常膀胱功能（89%）。因此，术中保留神经数目越多，术后患者神经功能越好。

总之，骶骨OS的外科治疗首先要明确手术目的。对医生而言，手术切除方式取决于肿瘤体积、肿瘤累及范围等；然而，对患者而言，术后神经功能的需求也要临床治疗着重考虑。因此，术前应告知患者各种术式的利弊，医患双方及时沟通。对不愿进行广泛切除手术的患者或合并广泛转移的原发骶骨OS也可采取放疗、射频消融进行姑息性局部治疗。

4 脊柱病变

脊柱OS为少见病变，临床有效证据少，安全有效的外科边界仍是成功的关键。但基于解剖结构的局限性，外科治疗具有其局限性，辅助放疗在脊柱骨肉瘤中具有重要意义。外科治疗选择需要根据术前化疗反应、病灶部位、是否存在脊髓及神经根压迫等因素考虑。同样，化疗有效对脊柱肿瘤外科治疗意义重大。总之，脊柱肿瘤由于本身解剖结构的限制，局部复发率高及远处转移，尤其是如果化疗无效，其生存率很低。对不可切除或难以整块切除的病例，辅助放疗和化疗仍是重要的治疗手段。

4.1 切除边界的选择

发生于脊柱活动节段的原发或继发OS，在可能情况下均应选择边缘阴性的全脊椎肿瘤整块切除术。

脊柱OS占所有OS3%左右，常见于胸腰椎，也见于颈椎。骨骼肌肉系统的原发恶性肿瘤需施行广泛的手术切除并获得阴性边界。肿瘤刮除、囊内切除及肿瘤分块切除等病灶内切除方法会导致肿瘤切除不彻底，易出现肿瘤术后复发及远处转移，导致预后不良。

目前随着手术技术的进步，边缘阴性的全脊椎肿瘤整块切除已成为脊柱肿瘤的治疗金标准，样本量相对大的病例研究显示，对OS进行广泛切除或至少边缘切除能最大限度地避免因手术操作带来的瘤细胞污染，对降低术后肿瘤局部复发率、提高生存率有显著积极的作用。

脊柱OS切除过程中，全脊椎切除、整块切除和边缘阴性切除是并行的概念，对手术技术提出了更高要求，肿瘤发生部位、侵及范围大小及周围的解剖结构在一定程度上限制了手术方法的选择。发生于胸椎及腰椎部位的OS，Tomita脊柱肿瘤外科分期中的1-3型可采用全脊椎肿瘤整块切除术并获边缘阴性，而Tomita 4-7型的患者多需采用囊内切除；对颈椎OS，由于椎动脉系统以及参与臂丛形成的颈神经根等因素存在而几乎难以实现肿瘤边缘阴性的整块切除，目前关于颈椎OS的整块切除偶见个案报道，常采用矢状切除、椎体切除及全脊椎切除等方式对肿瘤实行全切除，但切除方式仍属病灶内分块切除，肿瘤的污染、种植难以避免，术后肿瘤复发率高。

4.2 复发及转移病例的治疗

脊柱OS具有较高复发率及转移率，复发灶及转移灶处理依据患者的具体情况和病灶的具体位置来决定。

多个系列病例报道均指出，脊柱OS外科术后的复发率与初次手术的术式密切相关，其总体复发率为27%~60%，而边缘阴性术后的肿瘤复发率为0~6%，虽然术前及术后的化疗及放疗也会影响复发率，但初次手术外科边界仍是OS复发的重要影响因素。在患者个体许可情况下，即使多次复发，也应尝试切除所有可切除的病灶，部分患者可获更多的治疗选择及更长的生存期。

4.3 脊柱OS切除后的稳定性重建

几乎所有脊柱OS在切除后都应进行脊柱稳定性重建。脊柱作为人体的中轴骨骼，在受到肿瘤破坏及外科切除后，重建稳定性是必须完成的手术步骤。脊柱的重建包括前中柱重建及后柱的重建，后柱重建国内外主要使用椎弓根螺钉，国内前中柱重建主要为钛网和人工椎体支撑，考虑到OS的高复发性及转移性，钛网内很少使用瘤骨灭活再植、自体腓骨移植或异体骨等生物重建方式，而是填充骨水泥等化合物材料。

3　治疗的多学科协作

肿瘤的诊断与治疗是一个多学科的问题，需要多学科整合诊治MDT to HIM，OS也不例外。目前OS的诊断是临床、影像、病理三者相整合，其后续治疗还涉及多个学科，因此多学科协整合诊治MDT to HIM在OS诊治中起重要作用。

OS多学科整合诊治MDT to HIM协作组的核心学科为：骨肿瘤外科、骨影像科、骨病理科、肿瘤（包括儿童肿瘤）内科；可能需要的学科有胸外科、整形外科、介入科、血管外科、泌尿外科、肛肠外科、神经外科、麻醉手术室、康复科、心理科及放疗科。

骨肿瘤外科、骨影像科、骨病理科、肿瘤（包括儿童肿瘤）内科医师是OS MDT to HIM协作团队的核心，是OS治疗队伍中不可缺少的一部分，他们与OS患者的接触时间最早、最密切、也最频繁，在OS患者的诊断和治疗中扮演着非常重要的角色。骨肿瘤外科、骨影像科及病理科医师三者整合方能正确诊断OS。

OS的治疗是一个综合过程：OS肺转移灶的治疗可能需要外科手术，就需要胸外科医师的参与；部分OS患者的外科治疗需要进行皮瓣、肌瓣移植，需要整形外科医师的参与；OS诊断与治疗的多学科协作在OS化疗中，部分药物可以通过动脉灌注的形式给药，也可能需要栓塞治疗或血管造影，脊椎深部病灶在CT引导下穿刺活检和消融治疗，因此需要介入科医师参与；有些四肢和骨盆OS侵及重要血管，为行保肢治疗，有时需要血管外科医师辅助进行游离或血管移植术；骨盆巨大肿瘤术前术中，需要输尿管插管或结直肠修补造瘘，需要普外科医师的辅助；OS患者保肢术后，其关节及肌肉功能恢复至关重要，可能需要康复科医师的辅助；OS患者，尤其是青少年患者，在治疗过程中可能经历截肢、化疗、手术等重大事件，心理科医师能评估患者的心理状态，并提供适宜的心理干预，帮助他们建立治疗肿瘤的信心。

第五章

康复

OS在术后进行康复治疗有助于恢复功能状态。康复治疗的目标包括：改善可纠正的躯体障碍、增加肌肉强度和耐受力、提高剩余肢体功能和代偿能力、纠正躯体平衡感和协调性障碍、学会使用辅助器械、改善疼痛和疲劳、指导家属帮助患者自理生活等。康复训练方案应根据具体切除范围、重建方式及患者的身体状态来制定，并遵循骨科术后康复的一般原则。康复训练计划应分阶段制定，包括术后急性期（术后2周内）、术后亚急性期（术后2~6周）和术后慢性期（术后6周以后）。

术后急性期的康复目标是促进伤口康复、预防围术期并发症。手术部位临近关节以制动为主，但提倡术区肌群行等长收缩训练，鼓励非术区的躯体关节运动。在良好保护下，患者可下地活动，但患肢是否负重应具体而定。

术后亚急性期的康复目标是尽可能地恢复躯体功能，逐步达到独立自理的状态。手术部位临近关节逐步开展被动及主动训练，以尽可能地恢复关节活动度；患侧肢体逐渐增加负重；训练量逐步增大以提高活动耐受力；逐步脱离支具和辅助器械的保护。由于这个阶段大部分患者处于术后化疗期，应注意处理化疗带来的不良反应，如体质衰弱、免疫力低下等。

术后慢性期的康复目标是进一步改善患者的体能和肢体功能，最终让患者融入正常生活。患者需继续增加活动强度和提高活动耐受力。对下肢受累患者应注意步态和平衡感的改善，为此需要有针对性地训练特定肌群，如臀肌群和股四头肌。患者可逐步开展低强度的体育锻炼，如骑自行车、游泳等。此阶段可能会出现内植入物松动、断裂、磨损、感染及肿瘤复发等并发症，一旦发现应及时就诊处理。

参考文献

[1]Youn P，Milano MT，Constine LS，Travis LB：Long-term cause-specific mortality in survivors of adolescent and young adult bone and soft tissue sarcoma：a population-based study of 28，844 patients. Cancer 2014，120（15）：2334-2342.

[2]Klein MJ，Siegal GP：Osteosarcoma：anatomic and histologic variants. Am J Clin Pathol 2006，125（4）：555-581.

[3]Antonescu CR，Huvos AG：Low-grade osteogenic sarcoma arising in medullary and surface osseous locations. Am J Clin Pathol 2000，114 Suppl：S90-103.

[4]Sheth DS，Yasko AW，Raymond AK，Ayala AG，Carrasco CH，Benjamin RS，Jaffe N，Murray JA：Conventional and dedifferentiated parosteal osteosarcoma. Diagnosis，treatment，and outcome. Cancer 1996，78（10）：2136-2145.

[5]Bertoni F，Bacchini P，Staals EL，Davidovitz P：Dedifferentiated parosteal osteosarcoma：the experience of the Rizzoli Institute. Cancer 2005，103（11）：2373-2382.

[6]Winkler K，Beron G，Kotz R，Salzer-Kuntschik M，Beck J，Beck W，Brandeis W，Ebell W，Erttmann R，Gobel U et al：Neoadjuvant chemotherapy for osteogenic sarcoma：results of a Cooperative German/Austrian study. J Clin Oncol 1984，2（6）：617-624.

[7]Staals EL，Bacchini P，Bertoni F：High-grade surface osteosarcoma：a review of 25 cases from the Rizzoli Institute. Cancer 2008，112（7）：1592-1599.

[8]Bacci G，Longhi A，Ferrari S，Briccoli A，Donati D，De Paolis M，Versari M：Prognostic significance of serum lactate dehydrogenase in osteosarcoma of the extremity：experience at Rizzoli on 1421 patients treated over the last 30 years. Tumori 2004，90（5）：478-484.

[9]Bacci G，Longhi A，Versari M，Mercuri M，Briccoli A，Picci P：Prognostic factors for osteosarcoma of the extremity treated with neoadjuvant chemotherapy：15-year experience in 789 patients treated at a single institution. Cancer 2006，106（5）：1154-1161.

[10]Whelan JS，Jinks RC，McTiernan A，Sydes MR，Hook JM，Trani L，Uscinska B，Bramwell V，Lewis IJ，Nooij MA et al：Survival from high-grade localised extremity osteosarcoma：combined results and prognostic factors from three European Osteosarcoma Intergroup randomised controlled trials. Ann Oncol 2012，23（6）：1607-1616.

[11]Ferrari S，Bertoni F，Mercuri M，Picci P，Giacomini S，Longhi A，Bacci G：Predictive factors of disease-free survival for non-metastatic osteosarcoma of the extremity：an analysis of 300 patients treated at the Rizzoli Institute. Ann Oncol 2001，12（8）：1145-1150.

[12]Altaf S，Enders F，Jeavons E，Krailo M，Barkauskas DA，Meyers P，Arndt C：High-BMI at diagnosis is associated with inferior survival in patients with osteosarcoma：a report from the Children's Oncology Group. Pediatr Blood Cancer 2013，60（12）：2042-2046.

[13]Collins M，Wilhelm M，Conyers R，Herschtal A，Whelan J，Bielack S，Kager L，Kuhne T，Sydes M，Gelderblom H et al：Benefits and adverse events in younger versus older patients receiving neoadjuvant chemotherapy for osteosarcoma：findings from a meta-analysis. J Clin Oncol 2013，31（18）：2303-2312.

[14]Bacci G，Briccoli A，Ferrari S，Saeter G，Donati D，Longhi A，Manfrini M，Bertoni F，Rimondini S，Monti C et al：Neoadjuvant chemotherapy for osteosarcoma of the extremities with synchronous lung metastases：treatment with cisplatin，adriamycin and high dose of methotrexate and ifosfamide. Oncol Rep 2000，7（2）：339-346.

[15]Heck RK，Jr.，Peabody TD，Simon MA：Staging of primary malignancies of bone. CA Cancer J Clin 2006，56（6）：366-375.

[16]Bernthal NM, Federman N, Eilber FR, Nelson SD, Eckardt JJ, Eilber FC, Tap WD: Long-term results (>25 years) of a randomized, prospective clinical trial evaluating chemotherapy in patients with high-grade, operable osteosarcoma. Cancer 2012, 118 (23): 5888-5893.

[17]Davis AM, Bell RS, Goodwin PJ: Prognostic factors in osteosarcoma: a critical review. J Clin Oncol 1994, 12 (2): 423-431.

[18]Bielack SS, Kempf-Bielack B, Delling G, Exner GU, Flege S, Helmke K, Kotz R, Salzer-Kuntschik M, Werner M, Winkelmann W et al: Prognostic factors in high-grade osteosarcoma of the extremities or trunk: an analysis of 1, 702 patients treated on neoadjuvant cooperative osteosarcoma study group protocols. J Clin Oncol 2002, 20 (3): 776-790.

[19]Daw NC, Billups CA, Rodriguez-Galindo C, McCarville MB, Rao BN, Cain AM, Jenkins JJ, Neel MD, Meyer WH: Metastatic osteosarcoma. Cancer 2006, 106 (2): 403-412.

[20]Huang AJ, Kattapuram SV: Musculoskeletal neoplasms: biopsy and intervention. Radiol Clin North Am 2011, 49 (6): 1287-1305, vii.

[21]Liu PT, Valadez SD, Chivers FS, Roberts CC, Beauchamp CP: Anatomically based guidelines for core needle biopsy of bone tumors: implications for limb-sparing surgery. Radiographics 2007, 27 (1): 189-205; discussion 206.

[22]Ashford RU, McCarthy SW, Scolyer RA, Bonar SF, Karim RZ, Stalley PD: Surgical biopsy with intra-operative frozen section. An accurate and cost-effective method for diagnosis of musculoskeletal sarcomas. J Bone Joint Surg Br 2006, 88 (9): 1207-1211.

[23]Skrzynski MC, Biermann JS, Montag A, Simon MA: Diagnostic accuracy and charge-savings of outpatient core needle biopsy compared with open biopsy of musculoskeletal tumors. J Bone Joint Surg Am 1996, 78 (5): 644-649.

[24]Welker JA, Henshaw RM, Jelinek J, Shmookler BM, Malawer MM: The percutaneous needle biopsy is safe and recommended in the diagnosis of musculoskeletal masses. Cancer 2000, 89 (12): 2677-2686.

[25]Mitsuyoshi G, Naito N, Kawai A, Kunisada T, Yoshida A, Yanai H, Dendo S, Yoshino T, Kanazawa S, Ozaki T: Accurate diagnosis of musculoskeletal lesions by core needle biopsy. J Surg Oncol 2006, 94 (1): 21-27.

[26]Adams SC, Potter BK, Pitcher DJ, Temple HT: Office-based core needle biopsy of bone and soft tissue malignancies: an accurate alternative to open biopsy with infrequent complications. Clin Orthop Relat Res 2010, 468 (10): 2774-2780.

[27]Davies NM, Livesley PJ, Cannon SR: Recurrence of an osteosarcoma in a needle biopsy track. J Bone Joint Surg Br 1993, 75 (6): 977-978.

[28]Saghieh S, Masrouha KZ, Musallam KM, Mahfouz R, Abboud M, Khoury NJ, Haidar R: The risk of local recurrence along the core-needle biopsy tract in patients with bone sarcomas. Iowa Orthop J 2010, 30: 80-83.

[29]The WHO Classification of Tumours Editorial Board. WHO Classifcation of Soft Tissue and Bone Tumours, 5th edn: Lyon (France): IARC; 2020.

[30]Judith Bovée ea: Bone Tumor Pathology, An Issue of Surgical Pathology Clinics, vol. 10-3, 1st edn: Elsevier; 2017.

[31]K.Krishnan Unni CYI: Dahlin' s Bone Tumor, 6th edn. Philadelphia (USA): Wolters Kluwer 2010.

[32]Picci P, Bacci G, Campanacci M, Gasparini M, Pilotti S, Cerasoli S, Bertoni F, Guerra A, Capanna R, Albisinni U et al: Histologic evaluation of necrosis in osteosarcoma induced by chemotherapy. Regional mapping of viable and nonviable tumor. Cancer 1985, 56 (7): 1515-1521.

[33]Anderson WJ, Jo VY: Diagnostic Immunohistochemistry of Soft Tissue and Bone Tumors: An Update on Biomarkers That Correlate with Molecular Alterations. Diagnostics (Basel) 2021, 11 (4) .

[34]Baumhoer D, Amary F, Flanagan AM: An update of molecular pathology of bone tumors. Lessons learned from investigating samples by next generation sequencing. Genes Chromosomes Cancer 2019, 58 (2): 88-99.

[35]Grimer RJ, Bielack S, Flege S, Cannon SR, Foleras G, Andreeff I, Sokolov T, Taminiau A, Dominkus M, San-Julian M et al: Periosteal osteosarcoma--a European review of outcome. Eur J Cancer 2005, 41 (18): 2806-2811.

[36]Cesari M, Alberghini M, Vanel D, Palmerini E, Staals EL, Longhi A, Abate M, Ferrari C, Balladelli A, Ferrari S: Periosteal osteosarcoma: a single-institution experience. Cancer 2011, 117 (8): 1731-1735.

[37]Bacci G, Ferrari S, Tienghi A, Bertoni F, Mercuri M, Longhi A, Fiorentini G, Forni C, Bacchini P, Rimondini S et al: A comparison of methods of loco-regional chemotherapy combined with systemic chemotherapy as neo-adjuvant treatment of osteosarcoma of the extremity. Eur J Surg Oncol 2001, 27 (1): 98-104.

[38]Bramwell VH, Burgers M, Sneath R, Souhami R, van Oosterom AT, Voute PA, Rouesse J, Spooner D, Craft AW, Somers R et al: A comparison of two short intensive adjuvant chemotherapy regimens in operable osteosarcoma of limbs in children and young adults: the first study of the European Osteosarcoma Intergroup. J Clin Oncol 1992, 10 (10): 1579-1591.

[39]Souhami RL, Craft AW, Van der Eijken JW, Nooij M, Spooner D, Bramwell VH, Wierzbicki R, Malcolm AJ, Kirkpatrick A, Uscinska BM et al: Randomised trial of two regimens of chemotherapy in operable osteosarcoma: a study of the European Osteosarcoma Intergroup. Lancet 1997, 350 (9082): 911-917.

[40]Fuchs N, Bielack SS, Epler D, Bieling P, Delling G, Korholz D, Graf N, Heise U, Jurgens H, Kotz R et al: Long-term results of the co-operative German-Austrian-Swiss osteosarcoma study group's protocol COSS-86 of intensive multidrug chemotherapy and surgery for osteosarcoma of the limbs. Ann Oncol 1998, 9 (8): 893-899.

[41]Ferrari S, Smeland S, Mercuri M, Bertoni F, Longhi A, Ruggieri P, Alvegard TA, Picci P, Capanna R, Bernini G et al: Neoadjuvant chemotherapy with high-dose Ifosfamide, high-dose methotrexate, cisplatin, and doxorubicin for patients with localized osteosarcoma of the extremity: a joint study by the Italian and Scandinavian Sarcoma Groups. J Clin Oncol 2005, 23 (34): 8845-8852.

[42]Lewis IJ, Nooij MA, Whelan J, Sydes MR, Grimer R, Hogendoorn PC, Memon MA, Weeden S, Uscinska BM, van Glabbeke M et al: Improvement in histologic response but not survival in osteosarcoma patients treated with intensified chemotherapy: a randomized phase Ⅲ trial of the European Osteosarcoma Intergroup. J Natl Cancer Inst 2007, 99 (2): 112-128.

[43]Meyers PA, Schwartz CL, Krailo MD, Healey JH, Bernstein ML, Betcher D, Ferguson WS, Gebhardt MC, Goorin AM, Harris M et al: Osteosarcoma: the addition of muramyl tripeptide to chemotherapy improves overall survival--a report from the Children's Oncology Group. J Clin Oncol 2008, 26 (4): 633-638.

[44]Basaran M, Bavbek ES, Saglam S, Eralp L, Sakar B, Atalar AC, Bilgic B, Ozger H, Onat H: A phase Ⅱ study of cisplatin, ifosfamide and epirubicin combination chemotherapy in adults with nonmetastatic and extremity osteosarcomas. Oncology 2007, 72 (3-4): 255-260.

[45]Le Deley MC, Guinebretiere JM, Gentet JC, Pacquement H, Pichon F, Marec-Berard P, Entz-Werle N, Schmitt C, Brugieres L, Vanel D et al: SFOP OS94: a randomised trial comparing preoperative high-dose methotrexate plus doxorubicin to high-dose methotrexate plus etoposide and ifosfamide in osteosarcoma patients. Eur J Cancer 2007, 43 (4): 752-761.

[46]Bacci G, Briccoli A, Ferrari S, Longhi A, Mercuri M, Capanna R, Donati D, Lari S, Forni C, DePaolis M: Neoadjuvant chemotherapy for osteosarcoma of the extremity: long-term results of the

Rizzoli's 4th protocol. Eur J Cancer 2001, 37 (16): 2030-2039.

[47]Goorin AM, Schwartzentruber DJ, Devidas M, Gebhardt MC, Ayala AG, Harris MB, Helman LJ, Grier HE, Link MP, Pediatric Oncology G: Presurgical chemotherapy compared with immediate surgery and adjuvant chemotherapy for nonmetastatic osteosarcoma: Pediatric Oncology Group Study POG-8651. J Clin Oncol 2003, 21 (8): 1574-1580.

[48]Ferrari S, Bielack SS, Smeland S, Longhi A, Egerer G, Sundby Hall K, Donati D, Kevric M, Brosjo O, Comandone A et al: EURO-B.O.S.S.: A European study on chemotherapy in bone-sarcoma patients aged over 40: Outcome in primary high-grade osteosarcoma. Tumori 2018, 104 (1): 30-36.

[49]Xie L, Xu J, Dong S, Gao J, Tang X, Yan T, Yang R, Guo W: Gain and loss from transcatheter intra-arterial limb infusion of cisplatin for extremity osteosarcoma: a retrospective study of 99 cases in the past six years. Cancer Manag Res 2019, 11: 7183-7195.

[50]DeLaney TF, Park L, Goldberg SI, Hug EB, Liebsch NJ, Munzenrider JE, Suit HD: Radiotherapy for local control of osteosarcoma. Int J Radiat Oncol Biol Phys 2005, 61 (2): 492-498.

[51]Ciernik IF, Niemierko A, Harmon DC, Kobayashi W, Chen YL, Yock TI, Ebb DH, Choy E, Raskin KA, Liebsch N et al: Proton-based radiotherapy for unresectable or incompletely resected osteosarcoma. Cancer 2011, 117 (19): 4522-4530.

[52]Kager L, Zoubek A, Potschger U, Kastner U, Flege S, Kempf-Bielack B, Branscheid D, Kotz R, Salzer-Kuntschik M, Winkelmann W et al: Primary metastatic osteosarcoma: presentation and outcome of patients treated on neoadjuvant Cooperative Osteosarcoma Study Group protocols. J Clin Oncol 2003, 21 (10): 2011-2018.

[53]Meyers PA, Heller G, Healey JH, Huvos A, Applewhite A, Sun M, LaQuaglia M: Osteogenic sarcoma with clinically detectable metastasis at initial presentation. J Clin Oncol 1993, 11 (3): 449-453.

[54]Bacci G, Briccoli A, Mercuri M, Ferrari S, Bertoni F, Gasbarrini A, Fabbri N, Cesari M, Forni C, Campanacci M: Osteosarcoma of the extremities with synchronous lung metastases: long-term results in 44 patients treated with neoadjuvant chemotherapy. J Chemother 1998, 10 (1): 69-76.

[55]Bacci G, Briccoli A, Rocca M, Ferrari S, Donati D, Longhi A, Bertoni F, Bacchini P, Giacomini S, Forni C et al: Neoadjuvant chemotherapy for osteosarcoma of the extremities with metastases at presentation: recent experience at the Rizzoli Institute in 57 patients treated with cisplatin, doxorubicin, and a high dose of methotrexate and ifosfamide. Ann Oncol 2003, 14 (7): 1126-1134.

[56]Winkler K, Torggler S, Beron G, Bode U, Gerein V, Jurgens H, Kusnierz-Glaz C, Kotz R, Salzer-Kuntschik M, Schmoll HJ et al: [Results of treatment in primary disseminated osteosarcoma. Analysis of the follow-up of patients in the cooperative osteosarcoma studies COSS-80 and COSS-82]. Onkologie 1989, 12 (2): 92-96.

[57]Bacci G, Mercuri M, Briccoli A, Ferrari S, Bertoni F, Donati D, Monti C, Zanoni A, Forni C, Manfrini M: Osteogenic sarcoma of the extremity with detectable lung metastases at presentation. Results of treatment of 23 patients with chemotherapy followed by simultaneous resection of primary and metastatic lesions. Cancer 1997, 79 (2): 245-254.

[58]Tabone MD, Kalifa C, Rodary C, Raquin M, Valteau-Couanet D, Lemerle J: Osteosarcoma recurrences in pediatric patients previously treated with intensive chemotherapy. J Clin Oncol 1994, 12 (12): 2614-2620.

[59]Saeter G, Hoie J, Stenwig AE, Johansson AK, Hannisdal E, Solheim OP: Systemic relapse of patients with osteogenic sarcoma. Prognostic factors for long term survival. Cancer 1995, 75 (5): 1084-1093.

[60]Ferrari S, Briccoli A, Mercuri M, Bertoni F, Picci P, Tienghi A, Del Prever AB, Fagioli F, Co-

mandone A, Bacci G: Postrelapse survival in osteosarcoma of the extremities: prognostic factors for long-term survival. J Clin Oncol 2003, 21 (4): 710-715.

[61]Briccoli A, Rocca M, Salone M, Guzzardella GA, Balladelli A, Bacci G: High grade osteosarcoma of the extremities metastatic to the lung: long-term results in 323 patients treated combining surgery and chemotherapy, 1985-2005. Surg Oncol 2010, 19 (4): 193-199.

[62]Buddingh EP, Anninga JK, Versteegh MI, Taminiau AH, Egeler RM, van Rijswijk CS, Hogendoorn PC, Lankester AC, Gelderblom H: Prognostic factors in pulmonary metastasized high-grade osteosarcoma. Pediatr Blood Cancer 2010, 54 (2): 216-221.

[63]Bielack SS, Kempf-Bielack B, Branscheid D, Carrle D, Friedel G, Helmke K, Kevric M, Jundt G, Kuhne T, Maas R et al: Second and subsequent recurrences of osteosarcoma: presentation, treatment, and outcomes of 249 consecutive cooperative osteosarcoma study group patients. J Clin Oncol 2009, 27 (4): 557-565.

[64]Gentet JC, Brunat-Mentigny M, Demaille MC, Pein F, Avet-Loiseau H, Berger C, De Lumley L, Pacquement H, Schmitt C, Sariban E et al: Ifosfamide and etoposide in childhood osteosarcoma. A phase Ⅱ study of the French Society of Paediatric Oncology. Eur J Cancer 1997, 33 (2): 232-237.

[65]Berger M, Grignani G, Ferrari S, Biasin E, Brach del Prever A, Aliberti S, Saglio F, Aglietta M, Fagioli F: Phase 2 trial of two courses of cyclophosphamide and etoposide for relapsed high-risk osteosarcoma patients. Cancer 2009, 115 (13): 2980-2987.

[66]Grignani G, Palmerini E, Dileo P, Asaftei SD, D'Ambrosio L, Pignochino Y, Mercuri M, Picci P, Fagioli F, Casali PG et al: A phase Ⅱ trial of sorafenib in relapsed and unresectable high-grade osteosarcoma after failure of standard multimodal therapy: an Italian Sarcoma Group study. Ann Oncol 2012, 23 (2): 508-516.

[67]Elete KR, Albritton KH, Akers LJ, Basha R, Ray A: Response to Pazopanib in Patients With Relapsed Osteosarcoma. J Pediatr Hematol Oncol 2020, 42 (4): e254-e257.

[68]Longhi A, Paioli A, Palmerini E, Cesari M, Abate ME, Setola E, Spinnato P, Donati D, Hompland I, Boye K: Pazopanib in relapsed osteosarcoma patients: report on 15 cases. Acta Oncol 2019, 58 (1): 124-128.

[69]Xie L, Xu J, Sun X, Tang X, Yan T, Yang R, Guo W: Apatinib for Advanced Osteosarcoma after Failure of Standard Multimodal Therapy: An Open Label Phase Ⅱ Clinical Trial. Oncologist 2019, 24 (7): e542-e550.

[70]Duffaud F, Mir O, Boudou-Rouquette P, Piperno-Neumann S, Penel N, Bompas E, Delcambre C, Kalbacher E, Italiano A, Collard O et al: Efficacy and safety of regorafenib in adult patients with metastatic osteosarcoma: a non-comparative, randomised, double-blind, placebo-controlled, phase 2 study. Lancet Oncol 2019, 20 (1): 120-133.

[71]Italiano A, Mir O, Mathoulin-Pelissier S, Penel N, Piperno-Neumann S, Bompas E, Chevreau C, Duffaud F, Entz-Werle N, Saada E et al: Cabozantinib in patients with advanced Ewing sarcoma or osteosarcoma (CABONE): a multicentre, single-arm, phase 2 trial. Lancet Oncol 2020, 21 (3): 446-455.

[72]Lina Tang XN, Zhen Wang, Qiqing Cai, Chongqi Tu, Zhengfu Fan, Yang Yao: A phase Ⅱ study of anlotinib in treating patients with relapsed or metastatic primary malignant bone tumor. ASCO conference 2020 (poster): abstract no. P11525.

[73]Nathalie Gaspar FJBS, Rajkumar Venkatramani , Alessandra Longhi , Cyril Lervat , Michela Casanova , Isabelle Aerts , Stefan Bielack , Natacha Entz Werle , Sandra J. Strauss , Cixin He , Estelle Thebaud , Franco Locatelli , Bruce Morland , Soledad Gallego Melcon , Adela Canete Nieto , Perrine Marec Berard , Marion Gambart , Claudia Rossig , Quentin Campbell Hewson: Phase 1 combination dose finding/phase 2 expansion cohorts of levantinib +etoposide +ifofamide in patients

aged 2 to ≤ 25 years with relapsed/regractory (R/R) osteosarocma. ESMO annual meeting 2019: abstract no. 1676PD.

[74]Anderson PM, Wiseman GA, Dispenzieri A, Arndt CA, Hartmann LC, Smithson WA, Mullan BP, Bruland OS: High-dose samarium-153 ethylene diamine tetramethylene phosphonate: low toxicity of skeletal irradiation in patients with osteosarcoma and bone metastases. J Clin Oncol 2002, 20 (1): 189-196.

[75]Loeb DM, Garrett-Mayer E, Hobbs RF, Prideaux AR, Sgouros G, Shokek O, Wharam MD, Jr., Scott T, Schwartz CL: Dose-finding study of 153Sm-EDTMP in patients with poor-prognosis osteosarcoma. Cancer 2009, 115 (11): 2514-2522.

[76]Marulanda GA, Henderson ER, Johnson DA, Letson GD, Cheong D: Orthopedic surgery options for the treatment of primary osteosarcoma. Cancer Control 2008, 15 (1): 13-20.

[77]Bacci G, Ferrari S, Lari S, Mercuri M, Donati D, Longhi A, Forni C, Bertoni F, Versari M, Pignotti E: Osteosarcoma of the limb. Amputation or limb salvage in patients treated by neoadjuvant chemotherapy. J Bone Joint Surg Br 2002, 84 (1): 88-92.

[78]Simon MA, Aschliman MA, Thomas N, Mankin HJ: Limb-salvage treatment versus amputation for osteosarcoma of the distal end of the femur. 1986. J Bone Joint Surg Am 2005, 87 (12): 2822.

[79]Mavrogenis AF, Abati CN, Romagnoli C, Ruggieri P: Similar survival but better function for patients after limb salvage versus amputation for distal tibia osteosarcoma. Clin Orthop Relat Res 2012, 470 (6): 1735-1748.

[80]Aksnes LH, Bauer HC, Jebsen NL, Folleras G, Allert C, Haugen GS, Hall KS: Limb-sparing surgery preserves more function than amputation: a Scandinavian sarcoma group study of 118 patients. J Bone Joint Surg Br 2008, 90 (6): 786-794.

[81]Nagarajan R, Neglia JP, Clohisy DR, Robison LL: Limb salvage and amputation in survivors of pediatric lower-extremity bone tumors: what are the long-term implications? J Clin Oncol 2002, 20 (22): 4493-4501.

[82]Link MP, Goorin AM, Miser AW, Green AA, Pratt CB, Belasco JB, Pritchard J, Malpas JS, Baker AR, Kirkpatrick JA et al: The effect of adjuvant chemotherapy on relapse-free survival in patients with osteosarcoma of the extremity. N Engl J Med 1986, 314 (25): 1600-1606.

[83]Eilber F, Giuliano A, Eckardt J, Patterson K, Moseley S, Goodnight J: Adjuvant chemotherapy for osteosarcoma: a randomized prospective trial. J Clin Oncol 1987, 5 (1): 21-26.

[84]Link MP, Goorin AM, Horowitz M, Meyer WH, Belasco J, Baker A, Ayala A, Shuster J: Adjuvant chemotherapy of high-grade osteosarcoma of the extremity. Updated results of the Multi-Institutional Osteosarcoma Study. Clin Orthop Relat Res 1991 (270): 8-14.

[85]Meyers PA, Heller G, Healey J, Huvos A, Lane J, Marcove R, Applewhite A, Vlamis V, Rosen G: Chemotherapy for nonmetastatic osteogenic sarcoma: the Memorial Sloan-Kettering experience. J Clin Oncol 1992, 10 (1): 5-15.

[86]Bacci G, Ferrari S, Bertoni F, Ruggieri P, Picci P, Longhi A, Casadei R, Fabbri N, Forni C, Versari M et al: Long-term outcome for patients with nonmetastatic osteosarcoma of the extremity treated at the istituto ortopedico rizzoli according to the istituto ortopedico rizzoli/osteosarcoma-2 protocol: an updated report. J Clin Oncol 2000, 18 (24): 4016-4027.

[87]Gaspar N, Occean BV, Pacquement H, Bompas E, Bouvier C, Brisse HJ, Castex MP, Cheurfa N, Corradini N, Delaye J et al: Results of methotrexate-etoposide-ifosfamide based regimen (M-EI) in osteosarcoma patients included in the French OS2006/sarcome-09 study. Eur J Cancer 2018, 88: 57-66.

[88]Provisor AJ, Ettinger LJ, Nachman JB, Krailo MD, Makley JT, Yunis EJ, Huvos AG, Betcher DL, Baum ES, Kisker CT et al: Treatment of nonmetastatic osteosarcoma of the extremity with preop-

erative and postoperative chemotherapy: a report from the Children's Cancer Group. J Clin Oncol 1997, 15 (1): 76-84.

[89]Bacci G, Mercuri M, Longhi A, Ferrari S, Bertoni F, Versari M, Picci P: Grade of chemotherapy-induced necrosis as a predictor of local and systemic control in 881 patients with non-metastatic osteosarcoma of the extremities treated with neoadjuvant chemotherapy in a single institution. Eur J Cancer 2005, 41 (14): 2079-2085.

[90]Picci P, Sangiorgi L, Rougraff BT, Neff JR, Casadei R, Campanacci M: Relationship of chemotherapy-induced necrosis and surgical margins to local recurrence in osteosarcoma. J Clin Oncol 1994, 12 (12): 2699-2705.

[91]Chou AJ, Kleinerman ES, Krailo MD, Chen Z, Betcher DL, Healey JH, Conrad EU, 3rd, Nieder ML, Weiner MA, Wells RJ et al: Addition of muramyl tripeptide to chemotherapy for patients with newly diagnosed metastatic osteosarcoma: a report from the Children's Oncology Group. Cancer 2009, 115 (22): 5339-5348.

[92]Bielack SS, Smeland S, Whelan JS, Marina N, Jovic G, Hook JM, Krailo MD, Gebhardt M, Papai Z, Meyer J et al: Methotrexate, Doxorubicin, and Cisplatin (MAP) Plus Maintenance Pegylated Interferon Alfa-2b Versus MAP Alone in Patients With Resectable High-Grade Osteosarcoma and Good Histologic Response to Preoperative MAP: First Results of the EURAMOS-1 Good Response Randomized Controlled Trial. J Clin Oncol 2015, 33 (20): 2279-2287.

[93]D'Angelo SP, Mahoney MR, Van Tine BA, Atkins J, Milhem MM, Jahagirdar BN, Antonescu CR, Horvath E, Tap WD, Schwartz GK et al: Nivolumab with or without ipilimumab treatment for metastatic sarcoma (Alliance A091401): two open-label, non-comparative, randomised, phase 2 trials. Lancet Oncol 2018, 19 (3): 416-426.

[94]Tawbi HA, Burgess M, Bolejack V, Van Tine BA, Schuetze SM, Hu J, D'Angelo S, Attia S, Riedel RF, Priebat DA et al: Pembrolizumab in advanced soft-tissue sarcoma and bone sarcoma (SARC028): a multicentre, two-cohort, single-arm, open-label, phase 2 trial. Lancet Oncol 2017, 18 (11): 1493-1501.

[95]Le Cesne A, Marec-Berard P, Blay JY, Gaspar N, Bertucci F, Penel N, Bompas E, Cousin S, Toulmonde M, Bessede A et al: Programmed cell death 1 (PD-1) targeting in patients with advanced osteosarcomas: results from the PEMBROSARC study. Eur J Cancer 2019, 119: 151-157.

[96]Xie L, Xu J, Sun X, Guo W, Gu J, Liu K, Zheng B, Ren T, Huang Y, Tang X et al: Apatinib plus camrelizumab (anti-PD1 therapy, SHR-1210) for advanced osteosarcoma (APFAO) progressing after chemotherapy: a single-arm, open-label, phase 2 trial. J Immunother Cancer 2020, 8 (1).

[97]Navid F, Sondel PM, Barfield R, Shulkin BL, Kaufman RA, Allay JA, Gan J, Hutson P, Seo S, Kim K et al: Phase I trial of a novel anti-GD2 monoclonal antibody, Hu14.18K322A, designed to decrease toxicity in children with refractory or recurrent neuroblastoma. J Clin Oncol 2014, 32 (14): 1445-1452.

[98]樊代明主编：整合肿瘤学·基础卷.西安：世界图书出版西安有限公司；2021.

[99]樊代明主编：整合肿瘤学·临床卷.北京：科学出版社；2021.

[100]Bacci G, Picci P, Ruggieri P, Mercuri M, Avella M, Capanna R, Brach Del Prever A, Mancini A, Gherlinzoni F, Padovani G et al: Primary chemotherapy and delayed surgery (neoadjuvant chemotherapy) for osteosarcoma of the extremities. The Istituto Rizzoli Experience in 127 patients treated preoperatively with intravenous methotrexate (high versus moderate doses) and intraarterial cisplatin. Cancer 1990, 65 (11): 2539-2553.

[101]Scully SP, Temple HT, O'Keefe RJ, Mankin HJ, Gebhardt M: The surgical treatment of patients with osteosarcoma who sustain a pathologic fracture. Clin Orthop Relat Res 1996 (324): 227-232.

[102]Wittig JC，Bickels J，Priebat D，Jelinek J，Kellar-Graney K，Shmookler B，Malawer MM：Osteosarcoma：a multidisciplinary approach to diagnosis and treatment. Am Fam Physician 2002，65（6）：1123-1132.

[103]Picci P：Osteosarcoma（osteogenic sarcoma）. Orphanet J Rare Dis 2007，2：6.

[104]Bielack S，Jurgens H，Jundt G，Kevric M，Kuhne T，Reichardt P，Zoubek A，Werner M，Winkelmann W，Kotz R：Osteosarcoma：the COSS experience. Cancer Treat Res 2009，152：289-308.

[105]Ferrari S，Palmerini E，Staals EL，Mercuri M，Franco B，Picci P，Bacci G：The treatment of nonmetastatic high grade osteosarcoma of the extremity：review of the Italian Rizzoli experience. Impact on the future. Cancer Treat Res 2009，152：275-287.

[106]Mei J，Zhu XZ，Wang ZY，Cai XS：Functional outcomes and quality of life in patients with osteosarcoma treated with amputation versus limb-salvage surgery：a systematic review and meta-analysis. Arch Orthop Trauma Surg 2014，134（11）：1507-1516.

[107]Vijayakumar V，Lowery R，Zhang X，Hicks C，Rezeanu L，Barr J，Giles H，Vijayakumar S，Megason G：Pediatric osteosarcoma：a single institution's experience. South Med J 2014，107（11）：671-675.

[108]牛晓辉等：ⅡB期肢体骨肉瘤189例综合治疗临床分析. 中华骨科杂志 2005（24）：1576-1579.

[109]Durr HR，Bakhshai Y，Rechl H，Tunn PU：[Resection margins in bone tumors：what is adequate?]. Unfallchirurg 2014，117（7）：593-599.

[110]Campanacci M，Bacci G，Bertoni F，Picci P，Minutillo A，Franceschi C：The treatment of osteosarcoma of the extremities：twenty year's experience at the Istituto Ortopedico Rizzoli. Cancer 1981，48（7）：1569-1581.

[111]Uchida A，Myoui A，Araki N，Yoshikawa H，Shinto Y，Ueda T：Neoadjuvant chemotherapy for pediatric osteosarcoma patients. Cancer 1997，79（2）：411-415.

[112]Dincbas FO，Koca S，Mandel NM，Hiz M，Dervisoglu S，Secmezacar H，Oksuz DC，Ceylaner B，Uzel B：The role of preoperative radiotherapy in nonmetastatic high-grade osteosarcoma of the extremities for limb-sparing surgery. Int J Radiat Oncol Biol Phys 2005，62（3）：820-828.

[113]Jaffe N：Osteosarcoma：review of the past，impact on the future. The American experience. Cancer Treat Res 2009，152：239-262.

[114]蔡槱伯等：肢体原发成骨肉瘤综合治疗的远期结果. 中华外科杂志 2000（5）：8-10.

[115]Ness KK，Neel MD，Kaste SC，Billups CA，Marchese VG，Rao BN，Daw NC：A comparison of function after limb salvage with non-invasive expandable or modular prostheses in children. Eur J Cancer 2014，50（18）：3212-3220.

[116]牛晓辉：恶性骨肿瘤外科治疗的术前计划及术后评估. 中华外科杂志 2007（10）：699-701.

[117]Lascelles BD，Dernell WS，Correa MT，Lafferty M，Devitt CM，Kuntz CA，Straw RC，Withrow SJ：Improved survival associated with postoperative wound infection in dogs treated with limb-salvage surgery for osteosarcoma. Ann Surg Oncol 2005，12（12）：1073-1083.

[118]Li J，Wang Z，Guo Z，Chen GJ，Yang M，Pei GX：Irregular osteotomy in limb salvage for juxta-articular osteosarcoma under computer-assisted navigation. J Surg Oncol 2012，106（4）：411-416.

[119]Enneking WF，Spanier SS，Goodman MA：A system for the surgical staging of musculoskeletal sarcoma. Clin Orthop Relat Res 1980（153）：106-120.

[120]Weeden S，Grimer RJ，Cannon SR，Taminiau AH，Uscinska BM，European Osteosarcoma I：The effect of local recurrence on survival in resected osteosarcoma. Eur J Cancer 2001，37（1）：39-46.

[121]Takeuchi A，Lewis VO，Satcher RL，Moon BS，Lin PP：What are the factors that affect survival and relapse after local recurrence of osteosarcoma? Clin Orthop Relat Res 2014，472（10）：3188-3195.

[122]Simon MA，Aschliman MA，Thomas N，Mankin HJ：Limb-salvage treatment versus amputation for

osteosarcoma of the distal end of the femur. J Bone Joint Surg Am 1986, 68 (9): 1331-1337.

[123]Goorin AM, Perez-Atayde A, Gebhardt M, Andersen JW, Wilkinson RH, Delorey MJ, Watts H, Link M, Jaffe N, Frei E, 3rd et al: Weekly high-dose methotrexate and doxorubicin for osteosarcoma: the Dana-Farber Cancer Institute/the Children's Hospital--study Ⅲ. J Clin Oncol 1987, 5 (8): 1178-1184.

[124]Rougraff BT, Simon MA, Kneisl JS, Greenberg DB, Mankin HJ: Limb salvage compared with amputation for osteosarcoma of the distal end of the femur. A long-term oncological, functional, and quality-of-life study. J Bone Joint Surg Am 1994, 76 (5): 649-656.

[125]O'Connor MI, Sim FH: Salvage of the limb in the treatment of malignant pelvic tumors. J Bone Joint Surg Am 1989, 71 (4): 481-494.

[126]O'Connor MI: Malignant pelvic tumors: limb-sparing resection and reconstruction. Semin Surg Oncol 1997, 13 (1): 49-54.

[127]Pring ME, Weber KL, Unni KK, Sim FH: Chondrosarcoma of the pelvis. A review of sixty-four cases. J Bone Joint Surg Am 2001, 83 (11): 1630-1642.

[128]Sherman CE, O'Connor MI, Sim FH: Survival, local recurrence, and function after pelvic limb salvage at 23 to 38 years of followup. Clin Orthop Relat Res 2012, 470 (3): 712-727.

[129]CP. HR: General principles of tumors. Philadelphis, PA: Mosby; 2003.

[130]Gitelis S MM MDDG: Principles of limb salvage surgery. Philadelphia, PA: Lippincott Williams and Wikins; 2001.

[131]Andreou D, Bielack SS, Carrle D, Kevric M, Kotz R, Winkelmann W, Jundt G, Werner M, Fehlberg S, Kager L et al: The influence of tumor- and treatment-related factors on the development of local recurrence in osteosarcoma after adequate surgery. An analysis of 1355 patients treated on neoadjuvant Cooperative Osteosarcoma Study Group protocols. Ann Oncol 2011, 22 (5): 1228-1235.

[132]Kumta SM, Chow TC, Griffith J, Li CK, Kew J, Leung PC: Classifying the location of osteosarcoma with reference to the epiphyseal plate helps determine the optimal skeletal resection in limb salvage procedures. Arch Orthop Trauma Surg 1999, 119 (5-6): 327-331.

[133]Cho HS, Oh JH, Han I, Kim HS: Joint-preserving limb salvage surgery under navigation guidance. J Surg Oncol 2009, 100 (3): 227-232.

[134]Liang H, Guo W, Tang X, Yang R, Yan T, Yang Y, Ji T, Sun X, Xie L, Xu J: Venous Tumor Thrombus in Primary Bone Sarcomas in the Pelvis: A Clinical and Radiographic Study of 451 Cases. J Bone Joint Surg Am 2021, 103 (16): 1510-1520.

[135]Sakuraba M, Kimata Y, Iida H, Beppu Y, Chuman H, Kawai A: Pelvic ring reconstruction with the double-barreled vascularized fibular free flap. Plast Reconstr Surg 2005, 116 (5): 1340-1345.

[136]Gerrand CH, Wunder JS, Kandel RA, O'Sullivan B, Catton CN, Bell RS, Griffin AM, Davis AM: Classification of positive margins after resection of soft-tissue sarcoma of the limb predicts the risk of local recurrence. J Bone Joint Surg Br 2001, 83 (8): 1149-1155.

[137]Ozaki T, Hillmann A, Bettin D, Wuisman P, Winkelmann W: High complication rates with pelvic allografts. Experience of 22 sarcoma resections. Acta Orthop Scand 1996, 67 (4): 333-338.

[138]Hillmann A, Hoffmann C, Gosheger G, Rodl R, Winkelmann W, Ozaki T: Tumors of the pelvis: complications after reconstruction. Arch Orthop Trauma Surg 2003, 123 (7): 340-344.

[139]Yuen A, Ek ET, Choong PF: Research: Is resection of tumours involving the pelvic ring justified?: A review of 49 consecutive cases. Int Semin Surg Oncol 2005, 2 (1): 9.

[140]Bell RS, Davis AM, Wunder JS, Buconjic T, McGoveran B, Gross AE: Allograft reconstruction of the acetabulum after resection of stage-ⅡB sarcoma. Intermediate-term results. J Bone Joint Surg Am 1997, 79 (11): 1663-1674.

[141]Frassica FJ, Chao EY, Sim FH: Special problems in limb-salvage surgery. Semin Surg Oncol 1997,

13（1）：55-63.
[142]Satcher RL，Jr.，O'Donnell RJ，Johnston JO：Reconstruction of the pelvis after resection of tumors about the acetabulum. Clin Orthop Relat Res 2003（409）：209-217.
[143]Hoffmann C，Gosheger G，Gebert C，Jurgens H，Winkelmann W：Functional results and quality of life after treatment of pelvic sarcomas involving the acetabulum. J Bone Joint Surg Am 2006，88（3）：575-582.
[144]Hugate R，Jr.，Sim FH：Pelvic reconstruction techniques. Orthop Clin North Am 2006，37（1）：85-97.
[145]Schwameis E，Dominkus M，Krepler P，Dorotka R，Lang S，Windhager R，Kotz R：Reconstruction of the pelvis after tumor resection in children and adolescents. Clin Orthop Relat Res 2002（402）：220-235.
[146]Sys G，Uyttendaele D，Poffyn B，Verdonk R，Verstraete L：Extracorporeally irradiated autografts in pelvic reconstruction after malignant tumour resection. Int Orthop 2002，26（3）：174-178.
[147]Tang X，Guo W，Yang R，Yan T，Tang S，Li D：Acetabular Reconstruction With Femoral Head Autograft After Intraarticular Resection of Periacetabular Tumors is Durable at Short-term Followup. Clin Orthop Relat Res 2017，475（12）：3060-3070.
[148]Abudu A，Grimer RJ，Cannon SR，Carter SR，Sneath RS：Reconstruction of the hemipelvis after the excision of malignant tumours. Complications and functional outcome of prostheses. J Bone Joint Surg Br 1997，79（5）：773-779.
[149]Grimer RJ，Carter SR，Tillman RM，Spooner D，Mangham DC，Kabukcuoglu Y：Osteosarcoma of the pelvis. J Bone Joint Surg Br 1999，81（5）：796-802.
[150]Wirbel RJ，Schulte M，Mutschler WE：Surgical treatment of pelvic sarcomas：oncologic and functional outcome. Clin Orthop Relat Res 2001（390）：190-205.
[151]Campanacci M，Capanna R：Pelvic resections：the Rizzoli Institute experience. Orthop Clin North Am 1991，22（1）：65-86.
[152]Delloye C，Banse X，Brichard B，Docquier PL，Cornu O：Pelvic reconstruction with a structural pelvic allograft after resection of a malignant bone tumor. J Bone Joint Surg Am 2007，89（3）：579-587.
[153]Guo W，Li D，Tang X，Yang Y，Ji T：Reconstruction with modular hemipelvic prostheses for periacetabular tumor. Clin Orthop Relat Res 2007，461：180-188.
[154]Ji T，Yang Y，Tang X，Liang H，Yan T，Yang R，Guo W：3D-Printed Modular Hemipelvic Endoprosthetic Reconstruction Following Periacetabular Tumor Resection：Early Results of 80 Consecutive Cases. J Bone Joint Surg Am 2020，102（17）：1530-1541.
[155]Yang Y GW，Yang R，Tang X，Yan T，Ji T，Wei R.：Reimplantation of devitalized tumor-bearing bone in pelvic reconstruction after en-bloc tumor resection. Zhonghua Wai Ke Za Zhi 2014，52（10）：754-759.
[156]Ham SJ，Schraffordt Koops H，Veth RP，van Horn JR，Eisma WH，Hoekstra HJ：External and internal hemipelvectomy for sarcomas of the pelvic girdle：consequences of limb-salvage treatment. Eur J Surg Oncol 1997，23（6）：540-546.
[157]Guo W，Sun X，Ji T，Tang X：Outcome of surgical treatment of pelvic osteosarcoma. J Surg Oncol 2012，106（4）：406-410.
[158]Zhang Y，Guo W，Tang X，Yang R，Ji T，Yang Y，Wang Y，Wei R：En bloc resection of pelvic sarcomas with sacral invasion：a classification of surgical approaches and outcomes. Bone Joint J 2018，100-B（6）：798-805.
[159]Malawer MM SPBJ：Musculoskeletal Cancer Surgery：Kluwer Academic Publishers；2004.
[160]Fahey M，Spanier SS，Vander Griend RA：Osteosarcoma of the pelvis. A clinical and histopathologi-

cal study of twenty-five patients. J Bone Joint Surg Am 1992，74（3）：321-330.

[161]Ham SJ，Kroon HM，Koops HS，Hoekstra HJ：Osteosarcoma of the pelvis--oncological results of 40 patients registered by The Netherlands Committee on Bone Tumours. Eur J Surg Oncol 2000，26（1）：53-60.

[162]Matsuo T，Sugita T，Sato K，Hotta T，Tsuchiya H，Shimose S，Kubo T，Ochi M：Clinical outcomes of 54 pelvic osteosarcomas registered by Japanese musculoskeletal oncology group. Oncology 2005，68（4-6）：375-381.

[163]Fuchs B，Hoekzema N，Larson DR，Inwards CY，Sim FH：Osteosarcoma of the pelvis：outcome analysis of surgical treatment. Clin Orthop Relat Res 2009，467（2）：510-518.

[164]Simpson AH，Porter A，Davis A，Griffin A，McLeod RS，Bell RS：Cephalad sacral resection with a combined extended ilioinguinal and posterior approach. J Bone Joint Surg Am 1995，77（3）：405-411.

[165]Gitsch G，Jensen DN，Hacker NF：A combined abdominoperineal approach for the resection of a large giant cell tumor of the sacrum. Gynecol Oncol 1995，57（1）：113-116.

[166]陈晓亮等：原发性骶骨肿瘤的手术治疗.中国脊柱脊髓杂志 1998（02）：16-18.

[167]Liuhong W，Minming Z：Well-differentiated intraosseous osteosarcoma in the sacrum：a case report. Iran J Radiol 2013，10（3）：175-178.

[168]Zang J，Guo W，Yang R，Tang X，Li D：Is total en bloc sacrectomy using a posterior-only approach feasible and safe for patients with malignant sacral tumors? J Neurosurg Spine 2015，22（6）：563-570.

[169]Gunterberg B，Romanus B，Stener B：Pelvic strength after major amputation of the sacrum. An exerimental study. Acta Orthop Scand 1976，47（6）：635-642.

[170]Gunterberg B：Effects of major resection of the sacrum. Clinical studies on urogenital and anorectal function and a biomechanical study on pelvic strength. Acta Orthop Scand Suppl 1976，162：1-38.

[171]Hugate RR，Jr.，Dickey ID，Phimolsarnti R，Yaszemski MJ，Sim FH：Mechanical effects of partial sacrectomy：when is reconstruction necessary? Clin Orthop Relat Res 2006，450：82-88.

[172]Bederman SS，Shah KN，Hassan JM，Hoang BH，Kiester PD，Bhatia NN：Surgical techniques for spinopelvic reconstruction following total sacrectomy：a systematic review. Eur Spine J 2014，23（2）：305-319.

[173]Houdek MT，Wellings EP，Moran SL，Bakri K，Dozois EJ，Mathis KL，Yaszemski MJ，Sim FH，Rose PS：Outcome of Sacropelvic Resection and Reconstruction Based on a Novel Classification System. J Bone Joint Surg Am 2020，102（22）：1956-1965.

[174]Wei R，Guo W，Yang R，Tang X，Yang Y，Ji T，Liang H：Reconstruction of the pelvic ring after total en bloc sacrectomy using a 3D-printed sacral endoprosthesis with re-establishment of spinopelvic stability：a retrospective comparative study. Bone Joint J 2019，101-B（7）：880-888.

[175]Mi C，Lu H，Liu H：Surgical excision of sacral tumors assisted by occluding the abdominal aorta with a balloon dilation catheter：a report of 3 cases. Spine（Phila Pa 1976）2005，30（20）：E614-616.

[176]Tang X，Guo W，Yang R，Tang S，Dong S：Use of aortic balloon occlusion to decrease blood loss during sacral tumor resection. J Bone Joint Surg Am 2010，92（8）：1747-1753.

[177]徐懋等：球囊阻断低位腹主动脉在腰骶骨肿瘤手术中的应用.中国微创外科杂志 2010（02）：147-149.

[178]Huang L，Guo W，Yang R，Tang X，Ji T：Proposed Scoring System for Evaluating Neurologic Deficit after Sacral Resection：Functional Outcomes of 170 Consecutive Patients. Spine（Phila Pa 1976）2016，41（7）：628-637.

[179]范胜利等：骶骨肿瘤骶神经切除后肛门直肠及膀胱排便功能的观察.中国肿瘤临床 2005（08）：

466-468.

[180]郑龙坡与蔡郑东：国际骨科学杂志.射频消融技术在骨肿瘤治疗中的应用 2006（04）：220-224.

[181]Boriani S，Biagini R，De Iure F，Bertoni F，Malaguti MC，Di Fiore M，Zanoni A：En bloc resections of bone tumors of the thoracolumbar spine. A preliminary report on 29 patients. Spine（Phila Pa 1976）1996，21（16）：1927-1931.

[182]Boriani S，Weinstein JN，Biagini R：Primary bone tumors of the spine. Terminology and surgical staging. Spine（Phila Pa 1976）1997，22（9）：1036-1044.

[183]Tomita K，Kawahara N，Baba H，Tsuchiya H，Fujita T，Toribatake Y：Total en bloc spondylectomy. A new surgical technique for primary malignant vertebral tumors. Spine（Phila Pa 1976）1997，22（3）：324-333.

[184]Krepler P，Windhager R，Bretschneider W，Toma CD，Kotz R：Total vertebrectomy for primary malignant tumours of the spine. J Bone Joint Surg Br 2002，84（5）：712-715.

[185]Mazel C，Grunenwald D，Laudrin P，Marmorat JL：Radical excision in the management of thoracic and cervicothoracic tumors involving the spine：results in a series of 36 cases. Spine（Phila Pa 1976）2003，28（8）：782-792；discussion 792.

[186]Fisher CG，Keynan O，Boyd MC，Dvorak MF：The surgical management of primary tumorsof the spine：initial results of an ongoing prospective cohort study. Spine（Phila Pa 1976）2005，30（16）：1899-1908.

[187]Liljenqvist U，Lerner T，Halm H，Buerger H，Gosheger G，Winkelmann W：En bloc spondylectomy in malignant tumors of the spine. Eur Spine J 2008，17（4）：600-609.

[188]Barwick KW，Huvos AG，Smith J：Primary osteogenic sarcoma of the vertebral column：a clinicopathologic correlation of ten patients. Cancer 1980，46（3）：595-604.

[189]Shives TC，Dahlin DC，Sim FH，Pritchard DJ，Earle JD：Osteosarcoma of the spine. J Bone Joint Surg Am 1986，68（5）：660-668.

[190]Tigani D，Pignatti G，Picci P，Savini R，Campanacci M：Vertebral osteosarcoma. Ital J Orthop Traumatol 1988，14（1）：5-13.

[191]Picci P，Mercuri M，Ferrari S，Alberghini M，Briccoli A，Ferrari C，Pignotti E，Bacci G：Survival in high-grade osteosarcoma：improvement over 21 years at a single institution. Ann Oncol 2010，21（6）：1366-1373.

[192]Krepler P，Windhager R，Toma CD，Kitz K，Kotz R：Dura resection in combination with en bloc spondylectomy for primary malignant tumors of the spine. Spine（Phila Pa 1976）2003，28（17）：E334-338.

[193]Fujita T，Ueda Y，Kawahara N，Baba H，Tomita K：Local spread of metastatic vertebral tumors. A histologic study. Spine（Phila Pa 1976）1997，22（16）：1905-1912.

[194]Ozaki T，Flege S，Liljenqvist U，Hillmann A，Delling G，Salzer-Kuntschik M，Jurgens H，Kotz R，Winkelmann W，Bielack SS：Osteosarcoma of the spine：experience of the Cooperative Osteosarcoma Study Group. Cancer 2002，94（4）：1069-1077.

[195]Schoenfeld AJ，Hornicek FJ，Pedlow FX，Kobayashi W，Garcia RT，DeLaney TF，Springfield D，Mankin HJ，Schwab JH：Osteosarcoma of the spine：experience in 26 patients treated at the Massachusetts General Hospital. Spine J 2010，10（8）：708-714.

[196]Schwab J，Gasbarrini A，Bandiera S，Boriani L，Amendola L，Picci P，Ferrari S，Boriani S：Osteosarcoma of the mobile spine. Spine（Phila Pa 1976）2012，37（6）：E381-386.

[197]Feng D，Yang X，Liu T，Xiao J，Wu Z，Huang Q，Ma J，Huang W，Zheng W，Cui Z et al：Osteosarcoma of the spine：surgical treatment and outcomes. World J Surg Oncol 2013，11（1）：89.

[198]Lim JB，Sharma H，MacDuff E，Reece AT：Primary osteosarcoma of the spine：a review of 10 cas-

es. Acta Orthop Belg 2013，79（4）：457-462.

[199]Zils K，Bielack S，Wilhelm M，Werner M，Schwarz R，Windhager R，Hofmann-Wackersreuther G，Andus T，Kager L，Kuehne T et al：Osteosarcoma of the mobile spine. Ann Oncol 2013，24（8）：2190-2195.

[200]Cohen ZR，Fourney DR，Marco RA，Rhines LD，Gokaslan ZL：Total cervical spondylectomy for primary osteogenic sarcoma. Case report and description of operative technique. J Neurosurg 2002，97（3 Suppl）：386-392.

[201]Chou D，Wang V：Two-level en bloc spondylectomy for osteosarcoma at the cervicothoracic junction. J Clin Neurosci 2009，16（5）：698-700.

[202]肖建如等：前、后联合入路全脊椎切除附加内固定治疗颈椎骨肿瘤39例报告. 中华外科杂志 2005（12）：795-798.

[203]Kempf-Bielack B，Bielack SS，Jurgens H，Branscheid D，Berdel WE，Exner GU，Gobel U，Helmke K，Jundt G，Kabisch H et al：Osteosarcoma relapse after combined modality therapy：an analysis of unselected patients in the Cooperative Osteosarcoma Study Group（COSS）. J Clin Oncol 2005，23（3）：559-568.

[204]Abe E，Kobayashi T，Murai H，Suzuki T，Chiba M，Okuyama K：Total spondylectomy for primary malignant，aggressive benign，and solitary metastatic bone tumors of the thoracolumbar spine. J Spinal Disord 2001，14（3）：237-246.

[205]Punzalan M，Hyden G：The role of physical therapy and occupational therapy in the rehabilitation of pediatric and adolescent patients with osteosarcoma. Cancer Treat Res 2009，152：367-384.

骨巨细胞瘤

名誉主编

樊代明

主　编

郭　卫　王国文

副主编

牛晓辉　肖建如　蔡郑东

编　委（按姓氏拼音排序）

丁　宜　董　扬　汤小东　徐海荣　于秀淳

第一章

流行病学

骨巨细胞瘤（Giant Cell Tumor，GCT）是一种原发交界性骨肿瘤，首次由Copper于1818年描述，占所有原发性骨肿瘤的3%~5%及良性骨肿瘤的15%，在东亚人群中更常见。GCT好发于20~40岁。常见部位包括股骨远端、胫骨近端、桡骨远端和肱骨近端等四肢长骨，同时也常见于骨盆和脊柱等中轴骨。术后局部复发率较高，且有1%~9%患者会出现肺转移。极少数可转化为高度恶性的恶性纤维组织细胞瘤，预后不佳。偶尔也会出现多中心GCT的个案报道。

第二章

预防及筛查

由于GCT好发于20~40岁且常位于长骨骨端，呈偏心性生长，因此对该年龄段患者出现上述部位临床症状时，应行必要的影像学检查，以早期诊断和治疗，避免误诊漏诊。对无法进行正规治疗的基层医院，应加强初筛，完善相关部位的影像学检查，包括X线、CT及MRI等，并将患者转诊至专业的具有骨肿瘤科的上级医院。

第三章

诊断

第一节 影像学诊断

初始检查应包括详细的病史记录、全面的体检，以及对原发病灶进行X线片、CT和MRI等影像学检查。其中，X线检查是最基本且首选的方式，CT可帮助确定骨皮质破坏范围，MRI是评估肿瘤侵犯周围软组织及神经血管时的首选方法。此外，CT和MRI增强扫描还能提供有关肿瘤血供信息。骨扫描可用于排除多中心GCT。PET/CT已用于治疗前分期、监测肿瘤进展速度以及评估辅助治疗效果。至关重要的是通过胸部影像学确定是否肺转移。此外，血清钙、磷水平和甲状旁腺激素水平也可用于排除甲状旁腺亢进棕色瘤。

第二节 活检及病理学诊断

1 病理活检

临床上，GCT的诊断需与甲状旁腺功能亢进性棕色瘤、动脉瘤样骨囊肿、软骨母细胞瘤、毛细血管扩张性骨肉瘤等鉴别。活检是最为重要的确诊手段，其中切开活检和穿刺活检（粗针）是最常用的两种方法。切开活检最为准确且提供了更多标本进行免疫组化或细胞遗传学检查，但要全身或局部麻醉，并可导致局部血肿和肿瘤播散。因此，在保证获取足够标本前提下，尽量采取穿刺活检，在局麻下进行准确率可达88%~96%。随着影像学技术发展，影像学定位下的穿刺活检在诊断原发和继发骨肿瘤中得到越来越广泛的应用。患者将会在接受进一步治疗的中心进行活检，妥善固定病变骨以防止病理性骨折对保肢手术非常重要。活检在保肢手术中的实施至关重要，不当的活检会对患者的预后产生影响。活检瘢痕未整块切除时，切开活检和穿刺活检可能导致肿瘤局部复发，与活检道的肿瘤播散有关。穿刺活检的肿瘤播散风险较低。如不当活检，可能会影响患者预后并致复发风险增加。因此，在计划活检路径时应特别注意其范围以确保与原发肿瘤达到同样广泛边缘。

2 病理学诊断

GCT是骨巨细胞病变中最常见的类型。经典型GCT呈现局部侵袭性并偶尔转移，恶性GCT可分为原发和继发两型。肿瘤在肉眼下常位于长骨骨端，生长呈偏心性，边界较清晰，可见骨皮质变薄或明显破坏。瘤组织常质地柔软且呈棕红色，但也可能出现淡黄色区域（泡沫细胞增生）或质硬的白色区域（纤维化）。有时还可看到血液充盈的囊性区域。

GCT在镜下观察时呈现出明显的组织学异质性。经典型GCT肿瘤由成片的卵圆形/梭形单核细胞和散在分布的破骨细胞样多核巨细胞构成。其中，单核细胞可分两类：一类是真正的肿瘤成分，即梭形基质细胞；另一类是属于反应性成分的单核巨噬细胞样细胞，它们是破骨细胞样多核巨细胞的前体。巨细胞的体积可很大，核数量可达50~100个。单核细胞的核与巨细胞的形态相似，染色质疏松，有1~2个小核仁。单核基质细胞的胞质界限不清，可观察到核分裂象，甚至高达20/10HPF，但通常缺乏病理性核分裂。在部分区域中多核巨细胞数量减少，而卵圆形或梭形核的单核细胞增生显著，并可伴出血、坏死、含铁血黄素沉积及泡沫细胞聚集等现象，且周围会出现反应性梭形纤维细胞增生。此外，在GCT中还可见小灶性或片状新生骨和软骨、脉管内瘤栓等特征。需要注意：在这些组织学改变中，坏死、轻-中度异型性、丰富的核分裂象以及脉管内瘤栓并不足以证实恶性GCT，且与整体预后无关。然而，脉管内瘤栓和大片出血可能提示存在更高的肺转移率。值得注意：恶性GCT常表现为经典型区域与“肉瘤样”区域之间有明显界限，并且过渡较为突然。

免疫组化检测显示，GCT单核基质细胞对H3.3G34W、H3.3G34R、H3.3G34L等抗体呈阳性反应，与基因检测结果一致。同时还可利用H3K36M，SATB2，RANK，RANKL，SMA，P53，P16，CD68，P63和Ki67等标记物进行辅助诊断和鉴别诊断。

分子病理学进展主要集中在两个方面：一是对GCT与OPG-RANK-RANKL通路以及Denosumab药物使用之间关系的认识。GCT梭形基质细胞高表达核因子κB受体活化因子配体（Receptor activator of nuclear factor kappa-β ligand，RANKL），通过与单核巨噬细胞表面的核因子κB受体活化因子（Receptor activator of nuclear factor kappa-β，RANK）受体结合，启动单核细胞的招募融合过程，从而形成有溶骨作用的破骨细胞。Denosumab这种相关药物正是抑制了这种结合过程，从而控制GCT肿瘤进程。另一方面，约95%的GCT存在H3F3A基因突变，其中90%表现为p.Gly34Leu（p.G34W），少部分表现为p.Gly34Met，p.Gly34Arg和p.Gly34Val等，极少数为野生型突变。

第四章

治疗

第一节 治疗原则

对无远端转移患者，如原发灶可通过手术切除，建议行手术切除治疗。对那些虽然原发灶可切除但可能导致严重并发症和功能损失，或存在中轴骨病变无法切除患者，建议采用连续选择性动脉栓塞联合Denosumab治疗，并可考虑整合干扰素或聚乙二醇-干扰素以及放疗。对不能接受手术治疗者，在接受上述治疗后应定期随访监测和评估。如果肿瘤稳定或明显缩小，则可考虑手术切除，并在切除后定期随访监测；若仍无法切除则可继续上述治疗后再行评估。如病情进展，建议在接受上述治疗前提下参加临床试验或适时采取根治性手术。

对已发生转移者，在原发灶可切除情况下，可按上述方案治疗；如转移灶可手术切除，则应考虑手术并辅以有效的辅助治疗措施，并进行随访监测；如转移灶无法切除，则可考虑采取Denosumab、干扰素或聚乙二醇-干扰素、放疗等方案，并密切观察转移灶的变化。

第二节 治疗方法

1 外科治疗

可切除的GCT主要手术包括广泛切除和病灶内刮除。广泛切除的复发率为0~12%，而病灶内刮除的复发率为12%~65%。有研究表明，病灶内手术和肿瘤分期是导致局部复发的危险因素。Backley等报道了59例Companacci Ⅱ–Ⅲ级患者采用刮除加高速磨钻及植骨治疗后，局部复发率为12%。Prosser等在137例以刮除术为主要治疗方式的临床随访结果中发现，局部复发率为19%。其中Ⅰ–Ⅱ级的复发率仅为7%，而伴骨外累及的Ⅲ级则达29%。

手术中常结合物理化学等辅助措施以降低病灶内刮除术的复发率。有研究指出，液氮、石碳酸、高渗盐水等理化方法可有效减少局部复发。然而也有报道认为，术中辅助理化治疗措施并未对局部复发率产生影响。

大多数GCT患者可获长期无瘤生存，然而广泛切除术常致较差的远期功能和更高的远期并发症发生率。因此，在处理Companacci Ⅰ-Ⅱ级肿瘤时，应优先考虑扩大刮除术。广泛切除手术主要适于Ⅲ级或其他无法进行刮除的肿瘤。

2 放疗

手术切缘阳性、不可切除、进展期或复发病灶的治疗方案可采用放疗或手术整合放疗，以提高局部控制率及PFS。一项回顾性研究包含58例GCT（45例初治，13例复发），结果显示单纯接受放疗后5年局部控制率为85%，OS为94%，平均随访时间为8年。该研究指出，年龄是影响局部控制率（青年为96%，老年为73%）、OS（青年100%，老年87%）以及PFS（青年为96%，老年为65%）的唯一因素。其他相关研究表明肿瘤大于4cm、复发灶及放疗剂量小于40Gy是导致局部控制率降低的因素。在手术完整切除难度较大时，采用三维适形调强放射等方法可提高GCT的局控率。

手术可能会引发严重的并发症或功能损失，对不可切除、进展期或复发的病例，以及连续选择性动脉栓塞、Denosumab、IFN或PEG IFN治疗无效者，应考虑放疗（50~60Gy）。大多数指南共识未将放疗作为GCT首选辅助治疗，这是因为有研究表明放疗会增加GCT恶变风险。

3 全身系统治疗

Denosumab（人源RANK配体单抗）在不可切除的GCT治疗中显示显著疗效。一项Ⅱ期开放实验显示，Denosumab对不可切除或复发的GCT有效率为86%（30/35），即肿瘤巨细胞减少90%或靶病灶影像学25周无进展。Chawla等进行了一项开放Ⅱ期平行对照研究，将282例GCT分为3组：组1为不可切除GCT，组2为切除可能导致严重并发症者，组3为曾参与过Denosumab研究者。结果显示，在中位随访时间13个月内，组1中96%（163/169）的患者PFS；在组2中，74%（74/100）的患者未接受手术治疗，并有62%（16/26）接受了低风险手术。Denosumab治疗后使肿瘤缩小并实现外科降级。

2013年6月，FDA批准Denosumab用于治疗骨发育成熟的未成年及成年人群中不可切除或切除后导致严重并发症和功能损失的GCT。有学者提出新辅助治疗模式和外科降级概念，但目前尚缺乏高质量的随机对照研究。过度用药可能导致大量骨化、纤维增生和骨性分隔，给手术刮除造成困难，并增加复发风险。一些研究显示，术前3~4次用药即可达到降低血供、抑制肿瘤的效果，同时不增加骨化和纤维化。Ⅱ期临床试验表明FDG-PET是评估Denosumab早期疗效较敏感的工具。在Denosumab用药期间应避免口腔医学操作，以防止下颌骨坏死。

中药制剂对改善患者围术期整体抵抗力有一定疗效，同时对减轻术后肢体肿胀等也显示良好效果。必要时，可用中药制剂缓解手术引起的肿胀和疼痛。

第三节 不同分期GCT的治疗原则

1 局灶GCT病变，无远处转移

针对可切除的肿瘤，根据病变位置、范围和残留骨质来决定采取囊内刮除或广泛切除清除病灶。连续选择性动脉栓塞对皮质明显受损或关节受累的肢体巨大GCT以及较大的骨盆、脊柱（骶骨）GCT是有效的。有研究表明干扰素或长效干扰素治疗GCT也是有效的。

对那些不适合手术切除且可能导致严重并发症的中轴骨肿瘤，建议首选连续选择性动脉栓塞、Denosumab、干扰素或长效干扰素作为治疗方案。由放疗存在导致肿瘤恶变风险，当患者无法接受栓塞、Denosumab及干扰素治疗时可考虑放疗。如情况稳定或肿块明显缩小，应考虑手术治疗，并在切除后定期随访监测；如仍无法完全切除，则可继续上述治疗后再次评估；如情况进展，建议在接受上述治疗前参加临床试验或适时进行彻底手术处理。

2 转移病变

对可切除转移灶，建议对原发灶采取上述治疗或对转移灶进行病灶切除术；若无法切除转移灶，则可考虑使用Denosumab、干扰素及长效干扰素、观察和放疗等方法。

第四节 四肢病灶外科治疗

1 手术方式与预后

手术是治疗肢体GCT的主要方法。常见术式包括：①病灶内刮除，②边缘或广泛切除。

病灶刮除术是治疗GCT最常用的术式，它在清除肿瘤同时尽可能保留骨关节结构和功能。然而，该手术存在较高复发率，部分报道复发率可达12%~65%，有些研究表明肿瘤分期是导致局部复发的危险因素。Prosser等报告137例主要接受刮除术治疗的患者，局部复发率为19%。其中Campanacci Ⅰ-Ⅱ级肿瘤的复发率仅为7%，而伴有骨外累及的Campanacci Ⅲ级肿瘤则为29%。郭卫等报道对96例四肢GCT采用刮除治疗Campanacci Ⅰ-Ⅱ级、Enneking静止期或活跃期时，其局部复发率为11.9%~13.5%。因此目前建议对Ⅰ-Ⅱ级GCT采取刮除术治疗。

边缘或广泛切除可显著降低GCT的复发率，为0~12%，但可能会致术后功能较差和更高的并发症发生率。广泛切除主要适用于Ⅲ级肿瘤或其他无法切除者，也适于腓骨近端、桡骨近端和尺骨远端的GCT，以及其他非承重骨上的GCT。对恶性GCT，广泛切除也是一个比较合适的疗法。郭卫等报道使用广泛切除治疗Campanacci Ⅲ级、Enneking侵袭性四肢32例GCT，局部复发率为6.1%。

2 肿瘤刮除后局部病灶的辅助处理

GCT最常用的术式是刮除病灶。在刮除过程中，常会辅以物理或化学方法进行局部处理，以消灭瘤腔壁残存的瘤细胞，包括高速磨钻、苯酚、液氮、氯化锌、过氧化氢等。可使病灶边缘产生近似广泛刮除的坏死区域，从而达到彻底刮除的目的。

单纯病灶刮除联合植骨术复发率高达30%~60%，研究显示不同物理或化学方法局部处理消灭残存的瘤细胞后，局部复发率降低至10%~25%。Blackley对59例GCT行局部病灶刮除后用高速磨钻磨除瘤壁的方法，局部复发率仅为12%。Capanna等对138例GCT行局部刮除及苯酚处理，局部复发率为19%。Malawer等对86例GCT行局部刮除及液氮处理，局部复发率为8%。有研究显示92例四肢GCT行病灶内刮除及氯化锌处理，经长达11年的随访发现仅13%病例出现局部复发。Balke等对42例四肢GCT行病灶内刮除辅助高速磨钻、过氧化氢灭活、骨水泥填充后局部复发率为11%，明显低于无辅助灭活者。

3 骨缺损的修复与重建

肢体骨软组织肉瘤刮除术后，可用植骨或骨水泥填充瘤腔，并结合钢板内固定重建肢体功能。对广泛切除术后造成的骨关节缺损，需行复杂的个体化关节功能重建。

病灶刮除后，填充物选择包括自体骨、人工骨、异体骨和骨水泥。据报道，采用高速磨钻辅助刮除并行异体骨移植的复发率为12%，而采用高速磨钻辅助刮除并行骨水泥充填的复发率为14%，两者复发率相近。联用病灶内刮除和骨水泥充填对GCT有一定优势，费用低、恢复期短，且术后出现的复发在X线片上易于识别。此外，由于聚合过程中释放的热量及材料本身细胞毒性，使深部2~3mm处产生坏死，在控瘤中起作用。目前尚无大样本、前瞻性、随机对比试验来比较不同填充物在局部刮除后对四肢GCT疗效的差异。单纯填充适于受累程度较轻的情况，而当受累程度加重时，则需要考虑联合钢板内固定。

肢体骨GCT广泛切除术常涉及关节，术后患者的肢体功能会受限。常用的功能重建方法包括：关节融合术、异体半关节或大段异体骨移植术、人工关节置换术以及复合体置换术。目前看，人工关节置换是应用最广泛的方法。

4 复发及转移病灶的处理

对局部复发的四肢GCT，仍按首发病例相同原则选择术式，但在刮除病灶后填充物倾向使用骨水泥。对于伴有肺转移的GCT，在治疗原发病灶同时，如可切除转移灶，则考虑手术切除，并联合一种有效的辅助治疗，其后进行随访观察。对局部复发或转移者，如无法切除病灶或切除后导致严重功能缺失，则考虑采用Denosumab（人源RANKL单抗）、干扰素、放疗以及继续观察等处理方式。

对局部复发的四肢GCT，如未侵犯关节面，骨皮质仍完整且周围无明显的软组织肿块，可考虑病灶刮除、联合局部辅助处理和骨水泥填充；否则应该进行广泛切除和重建手术。Klenke回顾性分析46例局部复发的GCT患者，结果显示对局部复发灶行病灶内刮除并骨水泥填充后的再次复发率为14%，而仅行骨材料填充的复发率为50%。

对局部复发或转移的病例，如无法切除肿瘤或切除后会导致严重功能缺失者，可采用Denosumab、干扰素、放疗等辅助治疗方法。一项Ⅱ期开放实验中（n=37），Denosumab在不可切除或复发的GCT中显示86%的有效率（即巨细胞减少90%或靶病灶25周内无进展）。Chawla等报道一项开放式Ⅱ期平行对照研究，将282例GCT患者分为3组：组1为不可切除患者、组2为切除后可能导致严重并发症患者、组3为曾参与过Denosumab试验的患者。结果显示，Denosumab治疗后可使肿瘤缩小或降低高风险手术需求。中位随访13个月，组1有96%（163/169）达到PFS。组2平均随访为9.2个月，74%（74/100）可评估患者未接受手术治疗，且62%（16/26）接受了低风险手术。2013年6月FDA批准Denosumab用于骨成长完全停止但尚未成年及成年患者身上，以治疗不可切除或切除后导致严重并发事件的GCT。Kaiser等报告使用干扰素治疗GCT肺转移患者取得12个月PFS。Malone等回顾性分析表明，在13例局部复发GCT中使用局部放疗时5年局控率达到85%。

在所有GCT中，大约1%~3%会出现肺转移，在局部复发病例中，肺转移比例约为6%。Tubbs对13例肺转移的四肢GCT进行回顾性分析，发现手术切除转移灶可获长期无瘤生存。

5 肿瘤影像分级与术式选择

影像和临床表现与GCT的预后密切相关，因此GCT的临床和影像分级对手术选择至关重要。

Jaffe将GCT的病理分为三级，但仅靠病理学分级在临床上常无法反映GCT的生物学行为。因此，Enneking和Campanacci根据影像学及临床表现提出不同的GCT分期方法。Enneking分期是基于临床、X线表现和病理学三者整合进行的临床分期：Ⅰ期为无临床症状，X线显示有病灶，病理变化呈良性；Ⅱ期为有临床症状，X线显示明显膨胀性骨肿块，但骨皮质尚未穿透，并伴良性的病理变化；Ⅲ期为有临床症状，X线显示明显侵袭性骨肿块，并伴骨皮质缺损和软组织肿块形成，在某些情况下可扩展至软骨下甚至关节内，并具有良性、侵袭性或恶性的不同程度的疾患特征。Campanacci根据X线表现将GCT分为三个阶段：Ⅰ期是稳定阶段，X线片呈现边界清晰完整局限性骨肿块，并无对周围骨组织造成明显影响；Ⅱ期是活跃阶段，虽然肿块边界仍清晰可见并观察到膨胀式生长，但周围骨皮质已经变薄；Ⅲ期边界已难以区别，肿块呈恶型方式增长，可能会穿透骨质并紧邻软组织，另外还可能发生病理性骨折。

GCT临床分级越高，局部复发的可能性也越大。Prosser进行了137例初发GCT的回顾性分析，结果显示病灶被刮除后，CampanacciⅠ、Ⅱ期的局部复发率仅为7%，而Ⅲ期达29%。目前建议对Enneking Ⅰ、Ⅱ期或Campanacci Ⅰ、Ⅱ期的四肢GCT常可实行病灶内刮除术，而对Enneking Ⅲ期或Campanacci Ⅲ期的四肢GCT则要考虑广泛切除术。

国内杨迪生等报道指出，当病骨最大破坏横截面在50%以下或受累关节面破坏在25%以下时，可行病灶刮除和植骨填充。而当病骨最大破坏横截面达50%~80%或受累关节面破坏达25%~50%时，存在发生病理性骨折的风险，应考虑联合应用内固定。对病骨损伤较为严重、关节面损伤超过50%，以及桡骨和尺骨远端以及其他非承重部位的巨细胞肉芽肿，广泛切除是比较适宜的治疗方法。

第五节 骨盆环GCT（骨盆、骶骨）

骨盆及骶骨的GCT是常见的原发性骨肿瘤之一，其中骶骨和骨盆分别约占全身GCT的4%~5%和1.5%~6.1%。由于其侵袭性较高、局部解剖复杂、症状隐匿、术中出血多以及复发率高等特点，外科治疗仍面临诸多挑战。难点主要集中在外科切除边界的选择、术中出血的控制、保留骶神经以及选择合适的辅助疗法等。

骶骨及骨盆GCT的局部复发率较高，主要受肿瘤分级和外科切除边界等因素影响。这些肿瘤常与盆腔大血管毗邻，周围解剖结构复杂，术中出血量大且会干扰外科操作。针对初发的骶骨GCT，常用保守的手术治疗方式（如刮除或部分切除），在有效控制术中出血情况下，可降低复发率并保持良好功能状态。

1 骶骨GCT外科边界的选择和预后

针对首诊骶GCT患者，不论Campanacci分级如何，应优先考虑采用高位骶椎（S1和S2）刮除术，或低位骶椎（S3及以下）的广泛或边缘切除手术。

尽管GCT在组织学上表现良性，但有明显侵袭性，特别是骶骨位置的GCT，其局部复发率较高，术后复发率甚至高于四肢位置的GCT。囊内刮除手术可充分保留神经根、保护盆腔脏器和维持骨盆环稳定，但也会增加术后复发风险。一些研究显示复发率超50%。骶骨GCT位置深，瘤体大，术中出血较多。在分离瘤体时需保护骶神经根，大多数肿瘤常侵犯高位骶椎及骶髂关节，所以广泛切除难以实施。有研究建议采用保守的外科切除方案：对高位骶椎（S1和S2），首选刮除术，并且在刮除后辅以高速磨钻处理，达到近似于完全切除的效果；而对低位骶椎（S3及以下），首选广泛或边缘切除，在情况允许的情况下尽量保留S3神经根；对同时侵犯高位和低位部分的肿瘤，则采取不同的术式：S3及以下部分行广泛或边缘切除，而S2及以上部分则采用刮除术。这种手术策略得到了许多学者的认同，且具有一些优点：能保持脊柱和骨盆连续性、手术操作相对容易并且快速、降低了潜在的出血和致死风险。同时也能确保彻底处理肿瘤壁，减少医源性神经根损伤和相关并发症发生的可能性。

2 骶骨GCT复发病例的处理

骶骨GCT复发病例，可在充分控制术中出血和Denosumab保护下进行二次刮除或整块切除。对侵及S2以上椎体者，切除后应行腰骶髂重建以恢复骨盆环稳定，而未受侵犯的S2椎体，仅需进行单纯整块切除，无需重建腰骶髂稳定性。

骶骨GCT术后发，可据肿瘤侵犯情况再行手术切除。然而，复发肿瘤常具更大的病变范围和丰富的血供，在充分控制术中出血情况下需行保留神经根的刮取手术，并在术后进行辅助放疗和药物治疗等。完整切除肿瘤必然能够减少复发，但牺牲神经功能可能会带来相关并发症，这不容忽视。对部分个案，可反复栓塞骶骨GCT的供血血管以达到局部控制效果，特别是对较大肿瘤。一些学者强调该疗法的优势，并提出在反复栓塞供血血管基础上选择其他治疗措施，包括手术等。

关于骶骨切除程度与是否重建一直是争论焦点。以往临床研究表明，手术保留至少1/2S1者，术后并不会出现腰骶髂不稳。Gunterberg等研究发现，S1以下切除者，骨盆环稳定性降低30%，骶骨岬下1cm以远切除者降低50%，并认为骶骨次全切除术后早期患者站立时可完全负重。研究显示经S1神经孔下缘水平切除骶骨组能承受术后活动不发生骨折，而经上缘水平切除者则难以承受。也有研究发现，经S1椎体以下平面切除骶骨时，虽然影响了部分的稳定性但不是行腰-髂局部重建的绝对指征，可据年龄、体重、钙质条件、经济情况等因素整合考虑，决定是否进行重建。而当涉及S1椎体（下¼~½ S1平面）时，长时间过度集中在腰-髂关节上，整个盆腔稳定性大幅下降，易致残余坐耻股角或脊柱沉没，因此需行局部手术重建来增强其稳定性。

3 骶骨GCT再次复发病例的处理

骶骨GCT再次复发的病例，应根据肿瘤侵袭情况和患者需求个性化制定手术策略，部分患者可能会从手术中受益。

骶骨GCT术后再次复发时，可根据肿瘤侵犯情况决定需否再次手术切除。对年轻患者，如肿瘤未广泛浸润，且主要神经血管和盆腔器官未受累，经征求患者及家属意见后，可考虑第二次手术。在可能导致严重并发症的完整切除肿瘤的情况下，可考虑保留神经根的刮取手术，并在术后辅以放疗和药物等其他治疗方案。对难以切除的广泛浸润性肿瘤，进一步的刮取手术可能会减小肿块大小，但牺牲神经功能所带来的相关并发症也不能忽视。因此，在这些情况下以及老年患者再次复发时，可选择反复栓塞供应肿块血管，在3~4个月后常会减轻疼痛，并且数年后肿块体积有不同程度缩小。选择性动脉栓塞治疗骶骨GCT可作为手术切除的替代方法之一，从而达到局部控制效果。部分情况也可通过单纯放疗控制，放射剂量通常在40~70Gy之间，优势在于避免与手术相关的并发症，但同时也会引起局部皮肤损伤、纤维化以及与放射线相关的恶变或肉瘤变。

4 骨盆GCT外科边界的选择和预后

骨盆GCT的初始治疗方案常为切缘阴性的广泛切除，边缘和囊内切除适于病灶较小、边界清楚、术野易于清晰暴露的病例。

由于骨盆解剖复杂且GCT具有侵袭性，目前尚无针对骨盆GCT特别是涉及骨盆Ⅱ区的标准治疗策略。先前的疗法包括放疗、囊内刮除和广泛切除等。未行广泛切除的骨盆GCT局部复发率为43%，而囊内刮除后复发率约为41%。然而，广泛切除可确保肿瘤周围肌肉附着点被完全清除，在短期随访中未见到复发案例。

考虑到GCT局部侵袭性生长的特点，首次外科切除对肿瘤局部控制至关重要，广泛切除有助于控制局部复发。当骨盆GCT侵犯髋臼内上壁时，行囊内刮除后并无可供植骨或骨水泥填充的腔室。外科切除方式的选择需平衡患者局部复发率及肿瘤切除相关并发症的发生率。

骨盆GCT的治疗一直是一个挑战，主要争议在如何选择有效控制局部复发的切除方式以及切除后髋关节的功能重建方式。尽管广泛切除后假体重建相关并发症发生率较高，但局部复发率较低，在征得患者同意后，可选择广泛切除方式。

5 骨盆GCT复发病例的处理

骨盆GCT复发病例，治疗策略应根据肿瘤侵犯情况和患者需求个性化制定，部分患者可能会从手术中获益。

骨盆GCT复发病例，若复发肿瘤未广泛浸润，主要神经血管、盆腔脏器等未受累，可在充分控制术中出血前提下实现整块切除情况，并征求患者及家属同意后进行再次手术。当肿瘤广泛浸润周围血管及盆腔脏器时，完整切除已难以实现且手术势必导致严重并发症及较差的肢体功能时，选择放疗及药物等其他治疗方案可能更适合患者。

6 骨盆/骶骨GCT外科手术出血控制

术中有效控制出血对清晰显示肿瘤切缘、彻底切除肿瘤以降低术后复发率至关重要。有多种方法可减少术中出血，需要根据个体情况选择。相较于低压麻醉、供瘤血管栓塞及临时阻断髂动脉的方法，应用腹主动脉内球囊阻断技术有一定优势。

骶骨GCT术中出血量较大，有研究表明，最高出血量甚至超过35000ml。在缺乏充分止血或备足输血情况下，术中视野不清和瘤细胞随着出血扩散等问题导致骶骨GCT刮除术具有极大困难。通过降低术中出血量，达到充分显露、减少瘤细胞污染可能性、彻底处理肿瘤壁并降低术后手术相关并发症的发生率，以确保手术安全性并减少局部复发风险。

为了控制骶骨及骨盆术中出血，临床曾尝试使用低压麻醉，即在整个手术过程中保证各个生命器官足够的血液灌注。然而，由于对麻醉医生综合素质和术中监护要求较高、风险极大，并且控制效果欠佳而应用受限。预先前路结扎单侧或双侧髂内动脉，甚至经腹切开临时阻断腹主动脉，在临床应用较少，因其手术损伤大、术后并发症多。经股动脉穿刺栓塞双侧髂内动脉及可栓塞的供瘤动脉能显著减少术中出血，提高手术安全性。但该法常需行多条供血动脉栓塞才能达到良好的控制出血效果，并可能增加下肢缺血损伤、局部缺血性疼痛等并发症的发生，甚至有误栓风险。应用腹主动脉内球囊阻断术在体外控制血流，其球囊位于腹主动脉的分支肾动脉水平以下，腹主动脉分叉以上，约在第2~3腰椎间隙水平。在此处腹主动脉供血范围内无对缺血敏感的器官，止血效果显著，使得操作更为方便，同时理论上也可充分延长手术时间，因此，采用这种方法具有一定优势。

7 骨盆/骶骨GCT的Denosumab治疗

Denosumab是治疗骨盆、骶骨GCT安全有效的手段。对体积庞大的肿瘤，术前使用药物可降低手术难度和减少术中出血，但建议术前用药次数为3~4次，且用药时间不宜超过3周。在囊内刮除术后长期使用药物可将局部复发率降低至约15%，但停药后仍存在复发风险。需注意长期使用药物可能导致下颌骨坏死和肉瘤变等并发症。外科手术仍应作为彻底清除骨盆GCT的基本手段，而Denosumab在恶性GCT中的疗效尚不确定。

第六节　脊柱GCT

1　手术方式的选择和预后

由于脊柱GCT存在较高复发风险，大范围全脊椎切除术是首选术式。对无法接受全脊椎切除术的患者，可考虑采用切缘灭活处理和其他药物治疗进行病灶刮除或椎体次全切除术、动脉栓塞和放疗等经典治疗方法。

降低肿瘤局部复发风险的主要措施是进行全脊椎整块切除术（en-blok切除），然而全脊椎切除仍然存在较高的局部复发率。全脊椎整块切除术的难度和风险相对于病灶刮除或分块切除而显著增加，特别是在一些部位如颈椎GCT中，常只能实现瘤内刮除或次全切除，其复发率甚至可高达40%以上。

根据影像学表现，术前按照WBB外科分期系统设计手术方案。当肿瘤主体位于椎体内且至少一侧椎弓根未受侵犯时（4~8区或5~9区），可选择进行一期后路全脊椎切除术（Tomita方法）或前后路联合全脊椎切除术（Boriani方法），以显著降低脊椎肿瘤切除后的局部复发率。对呈偏心性生长并累及一侧椎弓根或/和横突的肿瘤（3~5区或8~10区），为确保良好手术边界，应考虑病椎矢状切除。对单纯影响后方附件结构的病变（3~10区），可考虑单纯后弓切除。在可能情况下，尽量避免分块切除以保留尽可能多的正常组织。

首次选择彻底的术式对降低脊柱GCT局部复发至关重要。病灶内手术和肿瘤分期被认为是导致局部复发的危险因素。研究表明，全脊椎切除并长期应用双磷酸盐可显著减少脊柱GCT的复发率，而年龄<40岁的患者预后更好。对接受病灶刮除术者，在局部应用乙醇、苯酚或过氧化氢处理后填充骨水泥可在一定程度上降低局部复发率。

2　复发病例的处理

局部复发病例仍可考虑采用前后路联合全脊椎切除术。然而，脊柱GCT手术后的复发会显著降低再次手术治愈的可能性。

Teixeira的回顾性分析表明，肿瘤大小和Ⅲ级肿瘤是局部复发的高风险因素。有研究指出GCT初次手术后的短期复发率为9%，而局部复发后再次手术后的复发率为16%。郭卫等人观察到二次手术后GCT的复发率达57.1%。Fidler报告了9例胸腰椎GCT患者，均接受前、后联合入路全脊椎切除术，结果显示仅有1例在二次手术后出现了局部复发。

3 动脉栓塞的应用

脊柱GCT血供丰富，因此在行全脊椎切除术前应尽可能进行节段动脉栓塞，以减少术中的出血并改善预后。

脊柱GCT的节段动脉栓塞是一项重要的辅助治疗措施，术前动脉栓塞可最大限度地减少富血管性肿瘤切除术中的出血量。对无法耐受全脊椎切除术或可能导致严重神经功能障碍的患者，可考虑节段动脉栓塞及病灶刮除术。

4 脊柱GCT切除后的功能重建

椎体全切或次全切除术后应进行脊柱功能重建，常用材料包括自体骨、同种异体骨、骨水泥、钛网、前路钛板和后路椎弓根螺钉。根据不同的手术类型选择合适的重建材料组合使用。

由于术式的多样性，脊柱GCT切除术后的重建材料选择主要依据病例报道，尚缺乏对照研究。在治疗过程中，常参考其他脊柱肿瘤切除术后的力学性能需求来进行脊柱稳定性的重建。

第七节 随访与监测

随访内容包括定期体检、手术部位的影像学检查（X线、CT、MRI）以及胸部影像学检查（2年内每3个月复查一次、2年后每半年复查一次）。在局部复发情况下，若可切除复发灶，则建议选择Denosumab保护下手术治疗；若二次手术可能导致严重并发症和功能损失，或中轴骨病变无法切除时，建议采用连续选择性动脉栓塞、Denosumab、干扰素或聚乙二醇-干扰素以及放疗等保守治疗方法。

第五章

康复

术后早期康复锻炼对预防深静脉血栓、关节僵直和肌肉萎缩，以及维持有效的关节活动度具有显著效果。对接受肢体和骨盆GCT行肿瘤型假体置换的患者，术后进行患肢肌力和关节活动度的康复训练至关重要。在进行肌力康复训练时，应首先从等长运动开始，并逐渐过渡到等张运动，同时确保活动幅度在无痛范围内。而对接受刮除术的患者，则可建议术后早期拄拐下地部分负重，以避免卧床相关并发症的发生。

参考文献

[1]R.E. Turcotte, J.S. Wunder, M.H. Isler, R.S. Bell, N. Schachar, B.A. Masri, G. Moreau, A.M. Davis, Giant cell tumor of long bone: a Canadian Sarcoma Group study, Clinical orthopaedics and related research (397) (2002) 248-58.

[2]F.M. Klenke, D.E. Wenger, C.Y. Inwards, P.S. Rose, F.H. Sim, Giant cell tumor of bone: risk factors for recurrence, Clinical orthopaedics and related research 469 (2) (2011) 591-9.

[3]X. Niu, Q. Zhang, L. Hao, Y. Ding, Y. Li, H. Xu, W. Liu, Giant cell tumor of the extremity: retrospective analysis of 621 Chinese patients from one institution, J Bone Joint Surg Am 94 (5) (2012) 461-7.

[4]P.J. McGrath, Giant-cell tumour of bone: an analysis of fifty-two cases, J Bone Joint Surg Br 54 (2) (1972) 216-29.

[5]K.K. Unni, K.K.J.L.W. Unni, Wilkins, Dahlin's bone tumors: general aspects and data on 11, 087 cases, (1996).

[6]G.c.t.I.S.F. Schajowicz F, Sundaram M, Gitelis S, McDonald DJ, eds. Tumors and Tumorlike Lesions of Bone. 2nd ed. 1996, New York, NY: Springer-Verlag. 257-295.

[7]N.G. Sanerkin, Malignancy, aggressiveness, and recurrence in giant cell tumor of bone, Cancer 46 (7) (1980) 1641-9.

[8]M. Dominkus, P. Ruggieri, F. Bertoni, A. Briccoli, P. Picci, M. Rocca, M. Mercuri, Histologically verified lung metastases in benign giant cell tumours-14 cases from a single institution, International orthopaedics 30 (6) (2006) 499-504.

[9]S. Viswanathan, N.A. Jambhekar, Metastatic giant cell tumor of bone: are there associated factors and best treatment modalities? Clinical orthopaedics and related research 468 (3) (2010) 827-33.

[10]S. Tsukamoto, A.F. Mavrogenis, G. Leone, A. Righi, M. Akahane, P. Tanzi, A. Kido, K. Honoki, Y. Tanaka, D.M. Donati, C. Errani, Denosumab does not decrease the risk of lung metastases from bone giant cell tumour, International orthopaedics 43 (2) (2019) 483-489.

[11]T. Yamagishi, H. Kawashima, A. Ogose, T. Sasaki, T. Hotta, S. Inagawa, H. Umezu, N. Endo, Disappearance of giant cells and presence of newly formed bone in the pulmonary metastasis of a sacral giant-cell tumor following denosumab treatment: A case report, Oncology letters 11 (1) (2016) 243-246.

[12]Y. Yang, Z. Huang, X. Niu, H. Xu, Y. Li, W. Liu, Clinical characteristics and risk factors analysis of lung metastasis of benign giant cell tumor of bone, Journal of bone oncology 7 (2017) 23-28.

[13]J. Wang, X. Liu, Y. Yang, R. Yang, X. Tang, T. Yan, W. Guo, Pulmonary metastasis of giant cell tumour: a retrospective study of three hundred and ten cases, International orthopaedics 45 (3) (2021) 769-778.

[14]P. Anract, G. De Pinieux, P. Cottias, P. Pouillart, M. Forest, B. Tomeno, Malignant giant-cell tumours of bone. Clinico-pathological types and prognosis: a review of 29 cases, International orthopaedics 22 (1) (1998) 19-26.

[15]F. Bertoni, P. Bacchini, E.L. Staals, Malignancy in giant cell tumor of bone, Cancer 97 (10) (2003) 2520-9.

[16]D.N. Tornberg, H.M. Dick, A.D. Johnston, Multicentric giant-cell tumors in the long bones. A case report, J Bone Joint Surg Am 57 (3) (1975) 420-2.

[17]S. Purohit, D.N. Pardiwala, Imaging of giant cell tumor of bone, Indian J Orthop 41 (2) (2007) 91-6.

[18]D.M. Thomas, K.M. Skubitz, Giant cell tumour of bone, Curr Opin Oncol 21 (4) (2009) 338-44.

[19]H.E. Daldrup-Link, C. Franzius, T.M. Link, D. Laukamp, J. Sciuk, H. Jürgens, O. Schober, E.J. Rummeny, Whole-body MR imaging for detection of bone metastases in children and young adults: comparison with skeletal scintigraphy and FDG PET, AJR Am J Roentgenol 177 (1) (2001) 229-36.

[20]J. Kumar, A. Seith, A. Kumar, R. Sharma, S. Bakhshi, R. Kumar, S. Agarwala, Whole-body MR imaging with the use of parallel imaging for detection of skeletal metastases in pediatric patients with small-cell neoplasms: comparison with skeletal scintigraphy and FDG PET/CT, Pediatr Radiol 38 (9) (2008) 953-62.

[21]S.M. Schuetze, Utility of positron emission tomography in sarcomas, Curr Opin Oncol 18 (4) (2006) 369-73.

[22]T. Völker, T. Denecke, I. Steffen, D. Misch, S. Schönberger, M. Plotkin, J. Ruf, C. Furth, B. Stöver, H. Hautzel, G. Henze, H. Amthauer, Positron emission tomography for staging of pediatric sarcoma patients: results of a prospective multicenter trial, J Clin Oncol 25 (34) (2007) 5435-41.

[23]A. J. Huang, S. V. Kattapuram, Musculoskeletal neoplasms: biopsy and intervention, Radiol Clin North Am 49 (6) (2011) 1287-305, vii.

[24]P.T. Liu, S.D. Valadez, F.S. Chivers, C.C. Roberts, C.P. Beauchamp, Anatomically based guidelines for core needle biopsy of bone tumors: implications for limb-sparing surgery, Radiographics 27 (1) (2007) 189-205; discussion 206.

[25]R.U. Ashford, S.W. McCarthy, R.A. Scolyer, S.F. Bonar, R.Z. Karim, P.D. Stalley, Surgical biopsy with intra-operative frozen section. An accurate and cost-effective method for diagnosis of musculoskeletal sarcomas, J Bone Joint Surg Br 88 (9) (2006) 1207-11.

[26]G. Mitsuyoshi, N. Naito, A. Kawai, T. Kunisada, A. Yoshida, H. Yanai, S. Dendo, T. Yoshino, S. Kanazawa, T. Ozaki, Accurate diagnosis of musculoskeletal lesions by core needle biopsy, J Surg Oncol 94 (1) (2006) 21-7.

[27]M.C. Skrzynski, J.S. Biermann, A. Montag, M.A. Simon, Diagnostic accuracy and charge-savings of outpatient core needle biopsy compared with open biopsy of musculoskeletal tumors, J Bone Joint Surg Am 78 (5) (1996) 644-9.

[28]J.A. Welker, R.M. Henshaw, J. Jelinek, B.M. Shmookler, M.M. Malawer, The percutaneous needle biopsy is safe and recommended in the diagnosis of musculoskeletal masses, Cancer 89 (12) (2000) 2677-86.

[29]S.C. Adams, B.K. Potter, D.J. Pitcher, H.T. Temple, Office-based core needle biopsy of bone and soft tissue malignancies: an accurate alternative to open biopsy with infrequent complications, Clinical orthopaedics and related research 468 (10) (2010) 2774-80.

[30]N.M. Davies, P.J. Livesley, S.R. Cannon, Recurrence of an osteosarcoma in a needle biopsy track, J Bone Joint Surg Br 75 (6) (1993) 977-8.

[31]S. Saghieh, K.Z. Masrouha, K.M. Musallam, R. Mahfouz, M. Abboud, N.J. Khoury, R. Haidar, The risk of local recurrence along the core-needle biopsy tract in patients with bone sarcomas, Iowa Orthop J 30 (2010) 80-3.

[32]T. W. C. o. T. E. Board., WHO classifcation of soft tissue and bone tumours, 5th edition, Lyon (France): IARC; 2020.

[33]E.A. Judith Bovée, Bone Tumor Pathology, An Issue of Surgical Pathology Clinics. 1st Edition ed. Vol. Volume 10-3. 2017: Elsevier.

[34]C.Y.I. K. Krishnan Unni, Dahlin' s Bone Tumor. 6th Edition ed. 2010: Philadelphia (USA) .Wolters Kluwer.

[35]J. Bovée, Bone tumor pathology, an issue of surgical pathology clinics, volume 10-3, 1st edition, elsevier. 2017.

[36]M. Alberghini, K. Kliskey, T. Krenacs, P. Picci, L. Kindblom, R. Forsyth, N.A. Athanasou, Morphological and immunophenotypic features of primary and metastatic giant cell tumour of bone, Virchows Arch 456 (1) (2010) 97–103.

[37]D. B, F. A, A.M. Flanagan; , An update of molecular pathology of bone tumors. Lessons learned from investigating samples by next generation sequencing., Genes, chromosomes & cancer 58 (2) (2019) 88–99.

[38]B. S, T. PS, P. N, Distinct H3F3A and H3F3B driver mutations define chondroblastoma and giant cell tumor of bone., Nat Genet 45 (2013) 1479–1482.

[39]I.M. Schaefer, J.L. Hornick, Diagnostic Immunohistochemistry for Soft Tissue and Bone Tumors: An Update, Adv Anat Pathol 25 (6) (2018) 400–412.

[40]M. Campanacci, N. Baldini, S. Boriani, A. Sudanese, Giant-cell tumor of bone, J Bone Joint Surg Am 69 (1) (1987) 106–14.

[41]C. Errani, P. Ruggieri, M.A. Asenzio, A. Toscano, S. Colangeli, E. Rimondi, G. Rossi, A. Longhi, M. Mercuri, Giant cell tumor of the extremity: A review of 349 cases from a single institution, Cancer Treat Rev 36 (1) (2010) 1–7.

[42]A.H. Kivioja, C. Blomqvist, K. Hietaniemi, C. Trovik, A. Walloe, H.C. Bauer, P.H. Jorgensen, P. Bergh, G. Follerås, Cement is recommended in intralesional surgery of giant cell tumors: a Scandinavian Sarcoma Group study of 294 patients followed for a median time of 5 years, Acta Orthop 79 (1) (2008) 86–93.

[43]F. Malek, P. Krueger, Z.N. Hatmi, A.A. Malayeri, H. Faezipour, R.J. O'Donnell, Local control of long bone giant cell tumour using curettage, burring and bone grafting without adjuvant therapy, International orthopaedics 30 (6) (2006) 495–8.

[44]D.J. McDonald, F.H. Sim, R.A. McLeod, D.C. Dahlin, Giant-cell tumor of bone, J Bone Joint Surg Am 68 (2) (1986) 235–42.

[45]P. Saiz, W. Virkus, P. Piasecki, A. Templeton, S. Shott, S. Gitelis, Results of giant cell tumor of bone treated with intralesional excision, Clinical orthopaedics and related research (424) (2004) 221–6.

[46]H.R. Blackley, J.S. Wunder, A.M. Davis, L.M. White, R. Kandel, R.S. Bell, Treatment of giant-cell tumors of long bones with curettage and bone-grafting, J Bone Joint Surg Am 81 (6) (1999) 811–20.

[47]R.J. O'Donnell, D.S. Springfield, H.K. Motwani, J.E. Ready, M.C. Gebhardt, H.J. Mankin, Recurrence of giant-cell tumors of the long bones after curettage and packing with cement, J Bone Joint Surg Am 76 (12) (1994) 1827–33.

[48]G.H. Prosser, K.G. Baloch, R.M. Tillman, S.R. Carter, R.J. Grimer, Does curettage without adjuvant therapy provide low recurrence rates in giant-cell tumors of bone?, Clinical orthopaedics and related research (435) (2005) 211–8.

[49]M. Balke, L. Schremper, C. Gebert, H. Ahrens, A. Streitbuerger, G. Koehler, J. Hardes, G. Gosheger, Giant cell tumor of bone: treatment and outcome of 214 cases, J Cancer Res Clin Oncol 134 (9) (2008) 969–78.

[50]W.T. Becker, J. Dohle, L. Bernd, A. Braun, M. Cserhati, A. Enderle, L. Hovy, Z. Matejovsky, M. Szendroi, K. Trieb, P.U. Tunn, Local recurrence of giant cell tumor of bone after intralesional treatment with and without adjuvant therapy, J Bone Joint Surg Am 90 (5) (2008) 1060–7.

[51]F.M. Klenke, D.E. Wenger, C.Y. Inwards, P.S. Rose, F.H. Sim, Recurrent giant cell tumor of long bones: analysis of surgical management, Clinical orthopaedics and related research 469 (4) (2011) 1181–7.

[52]M.F. Pietschmann, R.A. Dietz, S. Utzschneider, A. Baur-Melnyk, V. Jansson, H.R. Dürr, The in-

fluence of adjuvants on local recurrence rate in giant cell tumour of the bone, Acta Chir Belg 110 (6) (2010) 584-9.

[53]P. Ruggieri, A.F. Mavrogenis, G. Ussia, A. Angelini, P.J. Papagelopoulos, M. Mercuri, Recurrence after and complications associated with adjuvant treatments for sacral giant cell tumor, Clinical orthopaedics and related research 468 (11) (2010) 2954-61.

[54]K. Trieb, P. Bitzan, S. Lang, M. Dominkus, R. Kotz, Recurrence of curetted and bone-grafted giant-cell tumours with and without adjuvant phenol therapy, Eur J Surg Oncol 27 (2) (2001) 200-2.

[55]H.W. Boons, L.C. Keijser, H.W. Schreuder, M. Pruszczynski, J.A. Lemmens, R.P. Veth, Oncologic and functional results after treatment of giant cell tumors of bone, Arch Orthop Trauma Surg 122 (1) (2002) 17-23.

[56]Y. Oda, H. Miura, M. Tsuneyoshi, Y. Iwamoto, Giant cell tumor of bone: oncological and functional results of long-term follow-up, Jpn J Clin Oncol 28 (5) (1998) 323-8.

[57]S. Rastogi, I. Prashanth, S.A. Khan, V. Trikha, R. Mittal, Giant cell tumor of bone: Is curettage the answer?, Indian J Orthop 41 (2) (2007) 109-14.

[58]Y.P. Su, W.M. Chen, T.H. Chen, Giant-cell tumors of bone: an analysis of 87 cases, International orthopaedics 28 (4) (2004) 239-43.

[59]C.J. Bennett, Jr., R.B. Marcus, Jr., R.R. Million, W.F. Enneking, Radiation therapy for giant cell tumor of bone, Int J Radiat Oncol Biol Phys 26 (2) (1993) 299-304.

[60]S. Bhatia, L. Miszczyk, M. Roelandts, T.D. Nguyen, T. Boterberg, P. Poortmans, L. Vallow, F.O. Dincbas, Y. Lassen-Ramshad, M. Botros, R.C. Miller, Radiotherapy for marginally resected, unresectable or recurrent giant cell tumor of the bone: a rare cancer network study, Rare Tumors 3 (4) (2011) e48.

[61]J.J. Caudell, M.T. Ballo, G.K. Zagars, V.O. Lewis, K.L. Weber, P.P. Lin, R.A. Marco, A.K. El-Naggar, R.S. Benjamin, A.W. Yasko, Radiotherapy in the management of giant cell tumor of bone, Int J Radiat Oncol Biol Phys 57 (1) (2003) 158-65.

[62]A. Chakravarti, I.J. Spiro, E.B. Hug, H.J. Mankin, J.T. Efird, H.D. Suit, Megavoltage radiation therapy for axial and inoperable giant-cell tumor of bone, J Bone Joint Surg Am 81 (11) (1999) 1566-73.

[63]D.C. Dahlin, Caldwell Lecture. Giant cell tumor of bone: highlights of 407 cases, AJR Am J Roentgenol 144 (5) (1985) 955-60.

[64]S.J. Feigenberg, R.B. Marcus Jr, R.A. Zlotecki, M.T. Scarborough, B.H. Berrey, W.F. Enneking, Radiation therapy for giant cell tumors of bone, Clinical orthopaedics and related research (411) (2003) 207-16.

[65]S. Malone, B. O'Sullivan, C. Catton, R. Bell, V. Fornasier, A. Davis, Long-term follow-up of efficacy and safety of megavoltage radiotherapy in high-risk giant cell tumors of bone, Int J Radiat Oncol Biol Phys 33 (3) (1995) 689-94.

[66]L. Miszczyk, J. Wydmański, J.J.I.J.o.R.O. Spindel, Efficacy of radiotherapy for giant cell tumor of bone: given either postoperatively or as sole treatment, 49 (5) (2001) 1239-1242.

[67]M.K. Nair, R. Jyothirmayi, Radiation therapy in the treatment of giant cell tumor of bone, Int J Radiat Oncol Biol Phys 43 (5) (1999) 1065-9.

[68]W. Ruka, P. Rutkowski, T. Morysiński, Z. Nowecki, M. Zdzienicki, D. Makula, K. Ptaszyński, E. Bylina, U. Grzesiakowska, The megavoltage radiation therapy in treatment of patients with advanced or difficult giant cell tumors of bone, Int J Radiat Oncol Biol Phys 78 (2) (2010) 494-8.

[69]E.B. Hug, M.W. Muenter, J.A. Adams, A. de Vries, A.E. Rosenberg, J.E. Munzenrider, 3-D-conformal radiation therapy for pediatric giant cell tumors of the skull base, Strahlenther Onkol 178 (5) (2002) 239-44.

[70]F. Roeder, C. Timke, F. Zwicker, C. Thieke, M. Bischof, J. Debus, P.E. Huber, Intensity modulated radiotherapy (IMRT) in benign giant cell tumors--a single institution case series and a short review of the literature, Radiat Oncol 5 (2010) 18.

[71]D.G. Branstetter, S.D. Nelson, J.C. Manivel, J.Y. Blay, S. Chawla, D.M. Thomas, S. Jun, I. Jacobs, Denosumab induces tumor reduction and bone formation in patients with giant-cell tumor of bone, Clin Cancer Res 18 (16) (2012) 4415-24.

[72]S. Chawla, R. Henshaw, L. Seeger, E. Choy, J.Y. Blay, S. Ferrari, J. Kroep, R. Grimer, P. Reichardt, P. Rutkowski, S. Schuetze, K. Skubitz, A. Staddon, D. Thomas, Y. Qian, I. Jacobs, Safety and efficacy of denosumab for adults and skeletally mature adolescents with giant cell tumour of bone: interim analysis of an open-label, parallel-group, phase 2 study, Lancet Oncol 14 (9) (2013) 901-8.

[73]D. Thomas, R. Henshaw, K. Skubitz, S. Chawla, A. Staddon, J.Y. Blay, M. Roudier, J. Smith, Z. Ye, W. Sohn, R. Dansey, S. Jun, Denosumab in patients with giant-cell tumour of bone: an open-label, phase 2 study, Lancet Oncol 11 (3) (2010) 275-80.

[74]P. Rutkowski, S. Ferrari, R.J. Grimer, P.D. Stalley, S.P. Dijkstra, A. Pienkowski, G. Vaz, J.S. Wunder, L.L. Seeger, A. Feng, Z.J. Roberts, B.A. Bach, Surgical downstaging in an open-label phase Ⅱ trial of denosumab in patients with giant cell tumor of bone, Ann Surg Oncol 22 (9) (2015) 2860-8.

[75]杨毅，郭卫，杨荣利，汤小东，燕太强，姬涛，谢璐，许婕，董森，唐J.中国骨与关节杂志，地诺单抗治疗复发或难治骨巨细胞瘤疗效和安全性的初步观察，5（01）（2016）19-23.

[76]T.D.C.S. Skubitz KM, Response to treatment with denosumab in patients with giant cell tumor of bone (GCTB): FDG PET results from two phase 2 trials, in ASCO Meeting Abstracts 32 (2004).

[77]V. Fusco, M. Rossi, I. De Martino, M. Alessio, A. Fasciolo, G. Numico, Incidence of osteonecrosis of the jaw (ONJ) in cancer patients with bone metastases treated with bisphosphonates and/or denosumab: some comments and questions, Acta Clin Belg 73 (2) (2018) 163-164.

[78]樊代明，整合肿瘤学基础卷.世界图书出版社 2021

[79]樊代明，整合肿瘤学临床卷.科学出版社 2021

[80]M. Emori, M. Kaya, M. Sasaki, T. Wada, T. Yamaguchi, T. Yamashita, Pre-operative selective arterial embolization as a neoadjuvant therapy for proximal humerus giant cell tumor of bone: radiological and histological evaluation, Jpn J Clin Oncol 42 (9) (2012) 851-5.

[81]H.S. Hosalkar, K.J. Jones, J.J. King, R.D. Lackman, Serial arterial embolization for large sacral giant-cell tumors: mid- to long-term results, Spine (Phila Pa 1976) 32 (10) (2007) 1107-15.

[82]P.P. Lin, V.B. Guzel, M.F. Moura, S. Wallace, R.S. Benjamin, K.L. Weber, F.A. Morello, Jr., Z. L. Gokaslan, A.W. Yasko, Long-term follow-up of patients with giant cell tumor of the sacrum treated with selective arterial embolization, Cancer 95 (6) (2002) 1317-25.

[83]H. Onishi, M. Kaya, T. Wada, S. Nagoya, M. Sasaki, T. Yamashita, Giant cell tumor of the sacrum treated with selective arterial embolization, Int J Clin Oncol 15 (4) (2010) 416-9.

[84]U. Kaiser, K. Neumann, K. Havemann, Generalised giant-cell tumour of bone: successful treatment of pulmonary metastases with interferon alpha, a case report, J Cancer Res Clin Oncol 119 (5) (1993) 301-3.

[85]F. Wei, X. Liu, Z. Liu, L. Jiang, G. Dang, Q. Ma, L. Dang, Interferon alfa-2b for recurrent and metastatic giant cell tumor of the spine: report of two cases, Spine (Phila Pa 1976) 35 (24) (2010) E1418-22.

[86]J.C. Cheng, J.O. Johnston, Giant cell tumor of bone. Prognosis and treatment of pulmonary metastases, Clinical orthopaedics and related research (338) (1997) 205-14.

[87]K.A. Siebenrock, K.K. Unni, M.G. Rock, Giant-cell tumour of bone metastasising to the lungs. A

long-term follow-up，J Bone Joint Surg Br 80（1）（1998）43-7.

[88]K.A. Raskin，J.H. Schwab，H.J. Mankin，D.S. Springfield，F.J. Hornicek，Giant cell tumor of bone，J Am Acad Orthop Surg 21（2）（2013）118-26.

[89]R.E. Turcotte，Giant cell tumor of bone，Orthop Clin North Am 37（1）（2006）35-51.

[90]郭卫，杨毅，李晓，姬.J. 中华骨科杂志，四肢骨巨细胞瘤的外科治疗，27（3）（2007）177-182.

[91]F. Gouin，V. Dumaine，Local recurrence after curettage treatment of giant cell tumors in peripheral bones：retrospective study by the GSF-GETO（French Sarcoma and Bone Tumor Study Groups），Orthop Traumatol Surg Res 99（6 Suppl）（2013）S313-8.

[92]W. Zhen，H. Yaotian，L. Songjian，L. Ge，W. Qingliang，Giant-cell tumour of bone. The long-term results of treatment by curettage and bone graft，J Bone Joint Surg Br 86（2）（2004）212-6.

[93]L. van der Heijden，P.D. Dijkstra，M.A. van de Sande，J.R. Kroep，R.A. Nout，C.S. van Rijswijk，J. V. Bovée，P.C. Hogendoorn，H. Gelderblom，The clinical approach toward giant cell tumor of bone，Oncologist 19（5）（2014）550-61.

[94]L. Campanacci，N. Alì，J.M. Casanova，J. Kreshak，M. Manfrini，Resurfaced allograft-prosthetic composite for proximal tibial reconstruction in children：intermediate-term results of an original technique，J Bone Joint Surg Am 97（3）（2015）241-50.

[95]R. Capanna，N. Fabbri，G. Bettelli，Curettage of giant cell tumor of bone. The effect of surgical technique and adjuvants on local recurrence rate，Chir Organi Mov 75（1 Suppl）（1990）206.

[96]M.M. Malawer，J. Bickels，I. Meller，R.G. Buch，R.M. Henshaw，Y. Kollender，Cryosurgery in the treatment of giant cell tumor. A long-term followup study，Clinical orthopaedics and related research（359）（1999）176-88.

[97]S.A. Bini，K. Gill，J.O. Johnston，Giant cell tumor of bone. Curettage and cement reconstruction，Clinical orthopaedics and related research（321）（1995）245-50.

[98]R. Malhotra，G.N. Kiran Kumar，K.D. V，V. Kumar，The clinical and radiological evaluation of the use of an allograft-prosthesis composite in the treatment of proximal femoral giant cell tumours，Bone Joint J 96-b（8）（2014）1106-10.

[99]M.H. Taraz-Jamshidi，M. Gharadaghi，S.M. Mazloumi，M. Hallaj-Moghaddam，M.H. Ebrahimzadeh，Clinical outcome of en-block resection and reconstruction with nonvascularized fibular autograft for the treatment of giant cell tumor of distal radius，J Res Med Sci 19（2）（2014）117-21.

[100]Z.H. Gao，J.Q. Yin，X.B. Xie，C.Y. Zou，G. Huang，J. Wang，J.N. Shen，Local control of giant cell tumors of the long bone after aggressive curettage with and without bone cement，BMC Musculoskelet Disord 15（2014）330.

[101]D. Zuo，L. Zheng，W. Sun，D. Fu，Y. Hua，Z. Cai，Contemporary adjuvant polymethyl methacrylate cementation optimally limits recurrence in primary giant cell tumor of bone patients compared to bone grafting：a systematic review and meta-analysis，World J Surg Oncol 11（2013）156.

[102]F. Vult von Steyern，H.C. Bauer，C. Trovik，A. Kivioja，P. Bergh，P. Holmberg Jörgensen，G. Follerås，A. Rydholm，Treatment of local recurrences of giant cell tumour in long bones after curettage and cementing. A Scandinavian Sarcoma Group study，J Bone Joint Surg Br 88（4）（2006）531-5.

[103]杨迪生，严世贵，范顺武，陶惠民，叶招明，何荣新，病损内处置与整块切除治疗邻膝关节骨巨细胞瘤的比较观察，中国矫形外科杂志（08）（1999）565-567.

[104]杨正明，陶惠民，杨迪生，叶招明，李.J. 中华外科杂志，邻膝关节骨巨细胞瘤外科治疗的选择，044（024）（2006）1693-1698.

[105]M. Balke，H. Ahrens，A. Streitbuerger，G. Koehler，W. Winkelmann，G. Gosheger，J. Hardes，Treatment options for recurrent giant cell tumors of bone，J Cancer Res Clin Oncol 135（1）（2009）

149-58.

[106]J. Wojcik, A.E. Rosenberg, M.A. Bredella, E. Choy, F.J. Hornicek, G.P. Nielsen, V. Deshpande, Denosumab-treated Giant Cell Tumor of Bone Exhibits Morphologic Overlap With Malignant Giant Cell Tumor of Bone, Am J Surg Pathol 40 (1) (2016) 72-80.

[107]W.S. Tubbs, L.R. Brown, J.W. Beabout, M.G. Rock, K.K. Unni, Benign giant-cell tumor of bone with pulmonary metastases: clinical findings and radiologic appearance of metastases in 13 cases, AJR Am J Roentgenol 158 (2) (1992) 331-4.

[108]H. Wang, N. Wan, Y. Hu, Giant cell tumour of bone: a new evaluating system is necessary, International orthopaedics 36 (12) (2012) 2521-7.

[109]W.M. Mendenhall, R.A. Zlotecki, M.T. Scarborough, C.P. Gibbs, N.P. Mendenhall, Giant cell tumor of bone, Am J Clin Oncol 29 (1) (2006) 96-9.

[110]W. Guo, T. Ji, X. Tang, Y. Yang, Outcome of conservative surgery for giant cell tumor of the sacrum, Spine (Phila Pa 1976) 34 (10) (2009) 1025-31.

[111]W. Guo, X.D. Tang, X. Li, T. Ji, X. Sun, [The analysis of the treatment of giant cell tumor of the pelvis and sacrum], Zhonghua Wai Ke Za Zhi 46 (7) (2008) 501-5.

[112]J. Teuscher, P. Aeberhard, R. Ganz, [Combined abdominosacral excision of a giant-cell tumor of the os sacrum], Helv Chir Acta 46 (5-6) (1980) 751-3.

[113]G.R. Dawson, Jr., Giant-cell tumor of the pelvis at the acetabulum, ilium, ischium, and pubis, J Bone Joint Surg Am 37-a (6) (1955) 1278-80.

[114]W. Guo, X. Sun, J. Zang, H. Qu, Intralesional excision versus wide resection for giant cell tumor involving the acetabulum: which is better?, Clinical orthopaedics and related research 470 (4) (2012) 1213-20.

[115]B.K. Sanjay, F.J. Frassica, D.A. Frassica, K.K. Unni, R.A. McLeod, F.H. Sim, Treatment of giant-cell tumor of the pelvis, J Bone Joint Surg Am 75 (10) (1993) 1466-75.

[116]C. Mi, H. Lu, H. Liu, Surgical excision of sacral tumors assisted by occluding the abdominal aorta with a balloon dilation catheter: a report of 3 cases, Spine (Phila Pa 1976) 30 (20) (2005) E614-6.

[117]X. Tang, W. Guo, R. Yang, S. Tang, T. Ji, Risk factors for blood loss during sacral tumor resection, Clinical orthopaedics and related research 467 (6) (2009) 1599-604.

[118]X.D. Tang, W. Guo, R.L. Yang, S. Tang, S. Dong, Use of aortic balloon occlusion to decrease blood loss during sacral tumor resection., J Bone Joint Surg Am. 92 (8) (2010) 1747-1753.

[119]P.L. Althausen, P.D. Schneider, R.J. Bold, M.C. Gupta, J.E. Goodnight, Jr., V.P. Khatri, Multimodality management of a giant cell tumor arising in the proximal sacrum: case report, Spine (Phila Pa 1976) 27 (15) (2002) E361-5.

[120]R.C. Marcove, D.S. Sheth, E.W. Brien, A.G. Huvos, J.H. Healey, Conservative surgery for giant cell tumors of the sacrum. The role of cryosurgery as a supplement to curettage and partial excision, Cancer 74 (4) (1994) 1253-60.

[121]M. Doita, T. Harada, T. Iguchi, M. Sumi, H. Sha, S. Yoshiya, M. Kurosaka, Total sacrectomy and reconstruction for sacral tumors, Spine (Phila Pa 1976) 28 (15) (2003) E296-301.

[122]R.L. Randall, Giant cell tumor of the sacrum, Neurosurg Focus 15 (2) (2003) E13.

[123]K. Tomita, H. Tsuchiya, Total sacrectomy and reconstruction for huge sacral tumors, Spine (Phila Pa 1976) 15 (11) (1990) 1223-7.

[124]P. Wuisman, O. Lieshout, S. Sugihara, M. van Dijk, Total sacrectomy and reconstruction: oncologic and functional outcome, Clinical orthopaedics and related research (381) (2000) 192-203.

[125]R.E. Leggon, R. Zlotecki, J. Reith, M.T. Scarborough, Giant cell tumor of the pelvis and sacrum: 17 cases and analysis of the literature, Clinical orthopaedics and related research (423) (2004)

196-207.

[126]C. Martin, E.F. McCarthy, Giant cell tumor of the sacrum and spine: series of 23 cases and a review of the literature, Iowa Orthop J 30 (2010) 69-75.

[127]T. Ozaki, U. Liljenqvist, H. Halm, A. Hillmann, G. Gosheger, W. Winkelmann, Giant cell tumor of the spine, Clinical orthopaedics and related research (401) (2002) 194-201.

[128]X.C. Yu, X.P. Liu, Z.H. Fu, [Long-term effect of repeated selective arterial embolization and curettage on high-level sacral giant cell tumor of bone], Zhonghua Zhong Liu Za Zhi 35 (3) (2013) 233-5.

[129]Z. Ming, C. Kangwu, Y. Huilin, W. Genlin, L. Jian, J. Yiming, W. Chunshen, C. Chao, Analysis of risk factors for recurrence of giant cell tumor of the sacrum and mobile spine combined with preoperative embolization, Turk Neurosurg 23 (5) (2013) 645-52.

[130]K. Min, N. Espinosa, B. Bode, G.U. Exner, Total sacrectomy and reconstruction with structural allografts for neurofibrosarcoma of the sacrum. A case report, J Bone Joint Surg Am 87 (4) (2005) 864-9.

[131]K. Nishizawa, K. Mori, Y. Saruhashi, S. Takahashi, Y. Matsusue, Long-term clinical outcome of sacral chondrosarcoma treated by total en bloc sacrectomy and reconstruction of lumbosacral and pelvic ring using intraoperative extracorporeal irradiated autologous tumor-bearing sacrum: a case report with 10 years follow-up, Spine J 14 (5) (2014) e1-8.

[132]R.P. Hays, Resection of the sacrum for benign giant cell tumor; a case report, Ann Surg 138 (1) (1953) 115-20.

[133]B. Stener, B. Gunterberg, High amputation of the sacrum for extirpation of tumors. Principles and technique, Spine (Phila Pa 1976) 3 (4) (1978) 351-66.

[134]R. Thangaraj, R.J. Grimer, S.R. Carter, A.J. Stirling, J. Spilsbury, D. Spooner, Giant cell tumour of the sacrum: a suggested algorithm for treatment, European spine journal: official publication of the European Spine Society, the European Spinal Deformity Society, and the European Section of the Cervical Spine Research Society 19 (7) (2010) 1189-94.

[135]W. Shi, D.J. Indelicato, J. Reith, K.B. Smith, C.G. Morris, M.T. Scarborough, C.P. Gibbs, Jr., W.M. Mendenhall, R.A. Zlotecki, Radiotherapy in the management of giant cell tumor of bone, Am J Clin Oncol 36 (5) (2013) 505-8.

[136]I.C. Gibbs, S.D. Chang, Radiosurgery and radiotherapy for sacral tumors, Neurosurg Focus 15 (2) (2003) E8.

[137]M. Kanamori, K. Ohmori, Curettage and radiotherapy of giant cell tumour of the sacrum: a case report with a 10-year follow-up, J Orthop Surg (Hong Kong) 13 (2) (2005) 171-3.

[138]S. Osaka, S. Toriyama, Surgical treatment of giant cell tumors of the pelvis, Clinical orthopaedics and related research (222) (1987) 123-31.

[139]M. Kanamori, K. Ohmori, Curettage and radiotherapy of giant cell tumour of the sacrum: a case report with a 10-year follow-up., J Orthop Surg (Hong Kong) 13 (2) (2005) 171-173.

[140]M.J. Clarke, P.L. Zadnik, M.L. Groves, H.H. Dasenbrock, D.M. Sciubba, W. Hsu, T.F. Witham, A. Bydon, Z.L. Gokaslan, J.P. Wolinsky, En bloc hemisacrectomy and internal hemipelvectomy via the posterior approach, J Neurosurg Spine 21 (3) (2014) 458-67.

[141]S. Gitelis, B.A. Mallin, P. Piasecki, F. Turner, Intralesional excision compared with en bloc resection for giant-cell tumors of bone, J Bone Joint Surg Am 75 (11) (1993) 1648-55.

[142]J. Chiras, G. Gagna, M. Rose, G. Saillant, J. Bories, R. Roy-Camille, [Arteriography and embolization of tumors of the sacrum], Rev Chir Orthop Reparatrice Appar Mot 73 (2) (1987) 99-103.

[143]M. Salai, A. Garniek, Z. Rubinstein, A. Segal, B. Morag, Preoperative angiography and embolization of large pelvic tumors, J Surg Oncol 70 (1) (1999) 41-4.

[144]R.J. Wirbel, R. Roth, M. Schulte, B. Kramann, W. Mutschler, Preoperative embolization in spinal and pelvic metastases, J Orthop Sci 10 (3) (2005) 253-7.

[145]T. Ji, Y. Yang, Y. Wang, K. Sun, W. Guo, Combining of serial embolization and denosumab for large sacropelvic giant cell tumor: Case report of 3 cases, Medicine 96 (33) (2017) e7799.

[146]Y. Luo, H. Duan, W. Liu, L. Min, R. Shi, W. Zhang, Y. Zhou, C. Tu, Clinical evaluation for lower abdominal aorta balloon occluding in the pelvic and sacral tumor resection, J Surg Oncol 108 (3) (2013) 148-51.

[147]M. Zhou, H. Yang, K. Chen, G. Wang, J. Lu, Y. Ji, C. Wu, C. Chen, H. Hu, Surgical treatment of giant cell tumors of the sacrum and spine combined with pre-operative transarterial embolization, Oncology letters 6 (1) (2013) 185-190.

[148]S. Boriani, R. Biagini, F. De Iure, F. Bertoni, M.C. Malaguti, M. Di Fiore, A. Zanoni, En bloc resections of bone tumors of the thoracolumbar spine. A preliminary report on 29 patients, Spine (Phila Pa 1976) 21 (16) (1996) 1927-31.

[149]S. Boriani, J.N. Weinstein, R. Biagini, Primary bone tumors of the spine. Terminology and surgical staging, Spine (Phila Pa 1976) 22 (9) (1997) 1036-44.

[150]M.W. Fidler, Surgical treatment of giant cell tumours of the thoracic and lumbar spine: report of nine patients, European spine journal: official publication of the European Spine Society, the European Spinal Deformity Society, and the European Section of the Cervical Spine Research Society 10 (1) (2001) 69-77.

[151]R.A. Hart, S. Boriani, R. Biagini, B. Currier, J.N. Weinstein, A system for surgical staging and management of spine tumors. A clinical outcome study of giant cell tumors of the spine, Spine (Phila Pa 1976) 22 (15) (1997) 1773-82; discussion 1783.

[152]M.B. Michalowski, A. Pagnier-Clémence, J.P. Chirossel, F. Nugues, H. Kolodié, B. Pasquier, D. Plantaz, Giant cell tumor of cervical spine in an adolescent, Med Pediatr Oncol 41 (1) (2003) 58-62.

[153]W. Xu, X. Li, W. Huang, Y. Wang, S. Han, S. Chen, L. Xu, X. Yang, T. Liu, J. Xiao, Factors affecting prognosis of patients with giant cell tumors of the mobile spine: retrospective analysis of 102 patients in a single center, Ann Surg Oncol 20 (3) (2013) 804-10.

[154]H. Yin, X. Yang, W. Xu, B. Li, B. Li, T. Wang, T. Meng, P. Wang, T. Liu, W. Zhou, J. Xiao, Treatment and outcome of primary aggressive giant cell tumor in the spine, European spine journal: official publication of the European Spine Society, the European Spinal Deformity Society, and the European Section of the Cervical Spine Research Society 24 (8) (2015) 1747-53.

[155]郭卫，李大森，杨毅，董.J. 中国脊柱脊髓杂志，脊柱骨巨细胞瘤的手术治疗策略，(12) (2009) 25-29.

[156]石磊，姜亮，刘晓光，刘忠军，韦峰，于淼，吴奉梁，党镭，胸腰椎骨巨细胞瘤手术治疗后复发的原因分析.，中国脊柱脊髓杂志 (09) (2013) 815-820.

[157]许炜，徐乐勤，李磊，李博，吴志鹏，杨兴海，刘铁龙，严望军，宋.J. 中华骨科杂志，脊柱骨巨细胞瘤术后复发的预后因素，34 (4) (2014) 487-493.

[158]K.B. Jones, B.R. DeYoung, J.A. Morcuende, J.A. Buckwalter, Ethanol as a local adjuvant for giant cell tumor of bone, Iowa Orthop J 26 (2006) 69-76.

[159]L.E. Teixeira, J.C. Vilela, R.H. Miranda, A.H. Gomes, F.A. Costa, V.C. de Faria, Giant cell tumors of bone: nonsurgical factors associated with local recurrence, Acta Orthop Traumatol Turc 48 (2) (2014) 136-40.

[160]T.J. Kremen, Jr., N.M. Bernthal, M.A. Eckardt, J.J. Eckardt, Giant cell tumor of bone: are we stratifying results appropriately?, Clinical orthopaedics and related research 470 (3) (2012) 677-83.

[161]R. Guzman, S. Dubach-Schwizer, P. Heini, K.O. Lovblad, D. Kalbermatten, G. Schroth, L. Remonda, Preoperative transarterial embolization of vertebral metastases, European spine journal: official publication of the European Spine Society, the European Spinal Deformity Society, and the European Section of the Cervical Spine Research Society 14（3）(2005) 263-8.

[162]B. Tang, T. Ji, W. Guo, X. Tang, L. Jin, S. Dong, L. Xie, Which is the better timing between embolization and surgery for hypervascular spinal tumors, the same day or the next day?: A retrospective comparative study, Medicine 97（23）(2018) e10912.

[163]B. Tang, T. Ji, X. Tang, L. Jin, S. Dong, W. Guo, Risk factors for major complications in surgery for hypervascular spinal tumors: an analysis of 120 cases with adjuvant preoperative embolization, European spine journal: official publication of the European Spine Society, the European Spinal Deformity Society, and the European Section of the Cervical Spine Research Society 24（10）(2015) 2201-8.

[164]M. Mestiri, M. Bouabdellah, R. Bouzidi, S. Kammoun, N. Mnif, S. Hawet, M. Kooli, M. Zlitni, Giant cells tumor recurrence at the third lumbar vertebra, Orthop Traumatol Surg Res 96（8）(2010) 905-9.

软骨肉瘤

名誉主编

樊代明

主　编

郭　卫

副主编

叶招明　李建民　邵增务

编　委（按姓氏拼音排序）

丁　宜　李　靖　林　鹏　谢　璐　燕太强　杨　毅

第一章

流行病学

软骨肉瘤（Chondrosarcoma，CS）约占全部原发恶性骨肿瘤的9.2%，年发病率约1/200000，可发生在任何年龄，平均发病年龄50岁左右，男性多于女性（55%vs.45%）。中轴骨CS约占30%，以骨盆最好发，肢体长骨约占45%，以股骨最常见。另有10%的CS发生于软组织内，多为黏液型CS。

经典型CS占所有CS的85%，包括原发性和继发性两大类。目前国内外常用的病理学分级为三级法，根据软骨细胞丰富程度和异形性、双核细胞和核分裂象多少、以及黏液变性程度将经典型CS分为1、2、3级。值得注意的是，2013年开始WHO骨与软组织肿瘤分类标准已将1级CS归入交界性肿瘤。遗传性多发骨软骨瘤病、Ollier's病（多发性内生软骨瘤病）和Maffucci综合征（内生软骨瘤病伴软组织血管瘤）经常会恶变为继发性CS。后者通常恶性程度低，转移率低。大约一半的CS和几乎所有的Ollier's病和Maffucci综合征存在异柠檬酸脱氢酶（IDH1或IDH2）突变。

除经典型CS外，还有一些特殊亚型，占所有CS的10%~15%，包括透明细胞型、去分化型、黏液型、皮质旁型、间叶型CS及恶性软骨母细胞瘤。原发于骨的黏液型CS相对少见，具有明显的临床病理特点，是一类中度到高度恶性的CS，常见于髋关节周围。研究表明，绝大部分透明细胞型、去分化型及间叶性CS中存在视网膜母细胞瘤（Rb）通路的改变。

第二章

筛查及预防

CS目前病因尚不明确，故无有效预防措施，早诊早治是改善CS预后、提高疗效最重要的手段。大多数CS症状比较轻微，由肿瘤大小及部位决定。病变位于骨盆或中轴骨者常在疾病后期肿瘤增大明显时才表现症状，疼痛发作较隐匿。中心型CS在X线片上表现为骨皮质破坏及骨髓内向外生长的包块，瘤内可见钙化。MRI示髓内病变及肿瘤向外侵袭范围。继发病变由先前存在的病变引起，序贯性X线片会显示骨软骨瘤或内生软骨瘤缓慢增大。成年后原有病变或新发病变的软骨帽厚度超过2cm时应怀疑肉瘤变。

第三章

诊断

第一节 临床诊断

大多数CS症状轻微，由肿瘤大小及部位决定。CS的影像学检查包括X线平片、CT、MR和核素扫描，不同方法各有优缺点：平片简单易行，容易显示骨质破坏、钙化及骨膜反应，但细微钙化及软组织侵犯显示不佳；CT显示骨质破坏、细微钙化及软组织包块优于平片；MRI显示肿瘤边界、水肿、软组织侵犯最佳，但钙化显示差。CT和MRI增强扫描还可提供肿瘤的血供信息。PET/CT是一种可选择的影像学技术，已用于治疗前分期和监测肿瘤进展速度。

典型CS在放射学上容易诊断，但低度恶性CS与良性软骨类肿瘤的鉴别诊断，在临床、放射学、甚至病理上都存在困难。对高级别CS，影像学特征包括MRI上软组织侵犯、皮质破坏及病灶周围水肿，CT上常无骨内膜扇贝征，以此鉴别内生软骨瘤。

怀疑CS的患者要在活检前进行分期，并不是所有CS患者均需活检。基于X线、CT、PET/CT和MRI的放射学评分系统提供了足够的数据来识别低级别或高级别CS，标准步骤包括胸部CT检测肺转移情况，原发部位的影像学包括平片、MRI、CT、骨扫描。治疗前实验室检查包括全血细胞计数（CBC），乳酸脱氢酶（LDH）和碱性磷酸酶（ALP）。但在MRI不能确定情况下，为保证广泛切除，可行活检以确认CS诊断。

切开活检和穿刺活检（粗针或针吸）是骨与软组织肿瘤术前组织学诊断的两种方法。切开活检最准确，可提供较多标本行免疫组化或细胞遗传学检查。但需在手术室全麻或区域麻醉下进行，此外，特殊部位的切开活检还易造成局部血肿和肿瘤播散污染。穿刺活检可在局麻下进行，诊断准确率为88%~96%。影像学定位下的穿刺活检越来越多在诊断原发和继发骨肿瘤中应用。活检应在接受进一步治疗的中心进行。活检时，应妥善固定病变骨，采取适当措施防止病理骨折。活检对保肢手术非常重要，活检不当会影响预后。如活检瘢痕在肿瘤切除时未一并切除，有致肿瘤局部复发可能，与活检通道肿瘤播散有关。穿刺活检肿瘤播散风险低。在计划活检路径时，应保证活检带在计划切除的范围内。

第二节　病理学诊断

经典型CS（1~3级）是产生透明软骨/软骨样基质呈侵袭性-恶性的肿瘤。发生在四肢的非典型性软骨性肿瘤和发生在中轴部位（含颅底、肋骨、骨盆，肩胛骨）的1级经典型CS组织形态学类似，主要以发病位置区分，前者属交界性肿瘤，后者属低度恶性肿瘤。2级与3级经典型CS属中等恶性和高恶性肿瘤。其他少见类型包括去分化CS和间叶性CS（二者均为高度恶性）、透明细胞CS（低度恶性）。

肉眼观察经典型CS常呈分叶状，切面为半透明或白色透明质脆组织甚至凝胶状，可见黏液和囊变。因钙化或矿化原因，可有沙砾感呈黄白色或粉笔灰样区域，质韧也可质软，常见对宿主皮质骨的侵蚀和破坏。

镜下观察，经典型CS低倍镜下可见分叶状丰富蓝染软骨样基质伴有多少不一的钙化区域，软骨细胞可有不同程度异型性，基质黏液变性常见，常见包裹或侵蚀宿主松质骨小梁或皮质骨。经典型CS仍用Evans组织学分级系统。1级CS细胞轻微增多，核较肥硕且染色深，偶见双核细胞，无核分裂象。2级CS细胞密度增加，核增大，染色质增粗出现异型性和双核细胞，可见核分裂象。3级CS细胞密度更高，多形性和异型性明显，坏死和核分裂象易见，小叶周边梭形细胞分化不成熟。去分化CS镜下特点体现在高级别肉瘤和低级别软骨性肿瘤两种成分的构成上，两者关系常泾渭分明且转变突然，高级别肉瘤成分可以是骨肉瘤、纤维肉瘤、未分化多形性肉瘤等。间叶性CS由分化差的小圆/小梭形原始间叶细胞和高分化透明软骨岛构成。透明细胞CS常由成片的胞质透亮核仁居中的圆形核细胞构成，细胞异型性不明显，其间可见均匀分布的小梁骨和多核巨细胞。

免疫组化，经典型CS中仅少数（约20%）病例免疫组化IDH1抗体呈阳性表达，S-100、SOX9在多数软骨细胞中阳性。去分化CS的非软骨性成分可表达CK、EMA、SMA、Myogenin和Desmin，部分也表达P53和MDM2。少数可出现H3K27me3丢失。新近报道AMACR和Periostin有助内生软骨瘤和CS的鉴别诊断。间叶性CS瘤细胞S-100阳性，CD99和SOX9阳性，近来报道NKX3.1有很好的敏感性和特异性，偶可见EMA、Desmin、Myogenin和MyoD1阳性，INI-1无缺失。透明细胞CS瘤细胞S-100和SOX-9阳性，Ⅱ型和Ⅹ型胶原阳性。

分子病理方面，经典型CS热点突变主要集中在IDH1pArg132和IDH2pArg172，而IDH1pArg140较少见，文献统计38%~70%原发中心性CS，会出现前两种突变。其他COL2A1基因、TP53基因、RB1基因及YEATS2基因突变，CDKN2A基因丢失及

CDK4基因扩增等也可见到。另外，86%的高级别CS受RB1通路影响，部分CSIHH/PTHLH信号通路会发生异常等。DNA倍体分析显示非典型性软骨性肿瘤/CS1级几乎全部为二倍体核型，而部分2级CS和几乎所有3级CS核型为非整倍体。50%~87%去分化CS也可出现IDH1和IDH2突变，复杂的染色体畸变表现在TP53、RB1、H-ras等基因突变。几乎所有间叶性CS（>90%）都存在HEY1-NCOA2融合基因，少数病例存在罕见的IRF2BP2-CDX1融合基因，无IDH1/IDH2突变。部分透明细胞CS存在克隆异常，二倍体和近二倍体占优势，9号染色体缺失或结构异常，以及20号染色体增益，无IDH1/IDH2突变。

第四章 治疗

第一节 治疗原则

1 低度恶性、间室内CS或非典型性软骨性肿瘤（ACT）

1.1 治疗

对可切除病灶，建议广泛、边缘切除、或囊内切除±辅助治疗。对不可切除病灶，应考虑放疗。对有影像学进展或病变引起新的疼痛患者，可行刮除术，但局部复发风险高。高达40%的间室内CS为2级或以上，对这类患者进行刮除可能会降低疾病特异性生存率。整块切除降低了局部复发的风险，但伴随较高的手术并发症风险。

1.2 随访与监测

前两年每6~12个月行体检、胸片及病变X线检查，之后改为每年一次。有限证据表明，ACT转移风险很低，对ACT行放射学监测是安全的。局部复发如可切除，继续广泛切除。对切缘阳性者，可考虑放疗或再手术获得外科阴性边界。对切缘阴性者，继续观察。复发病灶不可切除者，建议放疗。

2 高度恶性（2~3级）、透明细胞、间室外CS

2.1 治疗

对可切除病灶，行广泛切除；对不可切除病灶，考虑放疗。

2.2 随访与监测

随访包括体检、原发部位影像学检查。CS的术后监测应按高风险和低风险方案进行分层。低风险患者可考虑行胸部和患处的X线片。高风险患者应考虑行手术部位的MRI和胸部CT。前5年每3~6个月行相应放射学检查，之后每年一次，至少为期10年。出现局部复发，对可切除病灶继续行广泛切除，切缘阳性建议放疗或再次手术获得阴性外科边界。对切缘阴性者继续观察。不可切除的病灶建议放疗。对全身转移者，可考虑免疫治疗，也可选择手术切除转移灶。

3 去分化CS

去分化CS是一种侵袭性很强的疾病，有较高比例的患者出现病理性骨折或转移，但约25%的患者在5年后仍存活。治疗上参照骨肉瘤治疗方案，即术前化疗+手术+术后化疗相整合的新辅助治疗模式。对表现为孤立疾病者，手术应具有治愈的目的，应行边缘广泛切除。在允许获得宽切缘情况下，首先考虑保肢手术，因为保肢手术和截肢的生存率似乎无差异。但如果保肢手术不能获得宽切缘，则应考虑截肢。药物以阿霉素、顺铂、甲氨蝶呤和异环磷酰胺为主。

4 间叶性CS

参照尤文肉瘤治疗，即术前化疗+手术+术后化疗相整合的新辅助治疗模式。药物以阿霉素、长春新碱、环磷酰胺、足叶乙甙和异环磷酰胺为主。手术方式参照去分化CS的治疗。

第二节 治疗方法

1 手术

手术完整切除仍是治疗CS的主要方法。

对肿瘤较大或累及中轴骨CS，切缘阴性的广泛切除是首选初始治疗。详细说，对传统的骨内和外周CS，切缘>1mm是安全的，但对高级别和去分化CS，较宽切缘可获得更好的肿瘤学结局（理想切缘为>4mm）。进行充分外科边界广泛切除的中轴骨及骨盆CS10年OS和PFS更高，分别为61%和44%；而非充分外科边界切除的患者仅为17%和0。高级别CS切除过程中意外出现部分切缘阳性时，可执行如下两个方案进行补救：①仔细观察局部组织，尽可能更激进地切除周围可疑病灶；②二次手术进行广泛切除。此外，可考虑术后放疗（例如，质子放疗等）或化疗，但该措施并无可靠的证据支持。

对某些低度恶性、影像学侵袭较少的非骨盆、中轴骨部位的CS，瘤内切除或窄切缘可替代广泛切除且无不良后果。瘤内刮除术加冷冻辅助治疗可降低间室内1级CS复发率。然而，术前预测肿瘤的分级困难。术前对切缘的选择应考虑临床表现、影像学表现和组织学诊断。

富有侵袭性的CS更易出现病理性骨折。出现病理性骨折可增加肿瘤术后局部复发率。然而，对高级别和去分化的CS，病理性骨折对生存率的影响尚不清楚。尽管在病理性骨折情况下，保肢手术可能导致更高的局部复发率，但相对于足够边界且阴性切缘的保肢手术，截肢手术并不能提高患者生存率。因此，在可获得足够切缘或患者有保肢意愿情况下，保肢手术可行且相对安全。但对四肢去分化CS，Sambri等发现病理性骨折并不会影响其预后。

对局部复发的CS，如无远处转移证据，则应采取广泛切除的积极治疗。如果采用截肢等损毁性手术治疗复发CS，应告知患者局部复发和转移的概率依然很高。对出现转移的CS，治疗的目标应是维持功能和生活质量。

2 放疗

对肿瘤高度恶性或难以切除者，放疗可作为切缘阳性术后的补救措施或缓解症状的疗法。在一项60例颅外高风险CS术后回顾性分析中，术前或术后放疗作为一种辅助治疗手段，可减少复发率，延长复发时间。一项间叶性CS回顾性研究表明，辅助性放疗可降低局部复发率。

对低度恶性颅底及颈椎CS患者，质子束放疗或质子+光子束放疗可减少肿瘤局部复发及延长生存期。在两项独立研究中，光子束放疗对颅底CS的局部控制率分别为92%及94%。Noel报告26例颅底及上颈椎CS术后质子+光子束放疗的3年局部控制率为26%。在一项包含299例颅底CS的研究中，质子+光子束放疗的10年局部控制率为94%。碳离子放疗也报道对颅底CS局部控制率高。

2.1 放疗原则

颅底肿瘤：术后放疗或不可切除病灶放疗：>70Gy专业技术放疗。

颅外病灶：考虑术后放疗（60~70Gy），尤其对有瘤细胞相近或切缘阳性的高度恶性/去分化/间叶亚型；不可切除病例考虑大剂量专业技术放疗。

3 化疗及靶向治疗

化疗对CS效果有限，特别是经典型CS。如无禁忌证，去分化CS的化疗可能改善四肢肿瘤预后，但证据仍然有限。盆腔去分化CS常规使用化疗的证据较少。

Mitchell等报告，顺铂、阿霉素辅助化疗可提高去分化CS生存率。但未被其他研究证实。Cesari等报告，辅助化疗可提高间叶型CS生存率。另一来自德国的研究也证实，间叶性CS的年轻患者接受化疗的效果更好。2013年一篇文献显示，应用蒽环类药物为主的化疗，RECIST评估的客观反应率分别为间叶型CS31%、去分化CS20.5%、经典CS11.5%、透明细胞CS0。目前尚无前瞻性随机试验证据，CS化疗的治疗作用还未得到确认。

3.1 CS的化疗

传统CS（1~3级）：目前无证据支持常规使用化疗，也无标准化疗方案；环磷酰胺和西罗莫司用于高度恶性CS全身性复发。

间叶型CS：遵从尤文肉瘤治疗方案。

去分化CS：遵从骨肉瘤治疗方案。如无禁忌证，去分化CS的化疗可能改善四肢肿瘤的结局，但证据仍有限。盆腔去分化CS常规使用化疗的证据较少。

4 其他治疗

一些证据表明，高级别传统CS以及无法切除的肿瘤在发现手术切缘阳性后，重离子治疗可能使患者获益。

在使用刮除术治疗低级别CS时，冷冻疗法是有效辅助手段。

ECRT是一种成熟安全的手段，可用于治疗所有级别的CS。

经皮射频消融术和冷冻消融术在治疗原发性肿瘤的作用有限，但在一定程度上可延缓肿瘤进展。

第三节 不同部位的外科手术

1 四肢

肢体CS术式选择需考虑多种因素：肿瘤分期（局灶病变、多中心继发恶变、远处转移）、肿瘤组织学分级（1~3级、间叶性CS、去分化CS、透明细胞CS）、受累骨所处位置（上肢、下肢、肢端）、肿瘤起源部位和骨质破坏范围（周围型、中心型）、病变累及长骨位置（骨干、干骺端）、患者年龄和一般状况等。

总之，继发性CS的预后优于原发性CS。继发于遗传性多发骨软骨瘤病、Ollier's病或Maffucci综合征的肢体CS并不多见，发生率远低于骨盆脊柱。

肢体1级中央型CS初次手术可采用囊内刮除，能保留更好的肢体功能，也不会影响生存率，对出现局部复发患者二期行扩大完整切除的手术后仍可获满意的局部控制率。Veth、Ahlmann、Mohler等分别报道囊内切除加冷冻治疗1级CS，均获理想临床效果。采用囊内刮除的另一个重要原因是1级CS和良性内生软骨瘤在临床表现、影像学，甚至病理组织学都难鉴别，以至于2013年开始WHO骨与软组织肿瘤分类标准已将1级CS归入交界性肿瘤范畴。文献回顾显示，肢体1级中央型CS初次手术采用囊内刮除，局部复发率为0~7.7%，MSTS评分平均为27~30。

低级别周围型CS（软骨帽厚度大于2cm）应手术完整切除，并争取切除肿瘤表面有正常组织覆盖，必要时可选择长骨瘤段截除或皮质骨矢状位截骨。

发生于肢端（手指、足趾）的CS较少见，当骨质破坏严重且对功能影响不大时可选择截指（趾）术。Zhou等提出，对发生在足趾的CS，可表现为溶骨性改变并侵犯跖骨远端，建议广泛切除。发生于桡骨近端、尺骨远端、腓骨上段等部位的CS可选择广泛或边缘切除，这些部位的骨质缺失对术后功能并无显著影响。但AlSanawi等利用3D打印技术制备了植入物，重建桡骨近端CS切除术后的缺损，发现较好患肢功能，认为这相对于不重建的手术方案是一种可替代方法。

2~3级CS、间叶性CS、去分化CS、透明细胞CS应行足够广泛且边缘阴性的切除术。术后根据组织学类型和切缘决定是否辅以放疗或全身药物治疗。

大多数CS患者术后可长期生存，肿瘤切除后功能重建应充分考虑这一因素。四肢1级中央型CS采用囊内刮除后可选择植骨（自体骨、异体骨、人工骨）和钢板固定，必要时可选择腓骨或髂骨的结构性植骨。对四肢CS切除后大段骨缺损的修复，可选择灭活再植、异体骨、带血管蒂腓骨移植等生物重建方法。如选择金属假体重建，可尝试通过3D打印金属骨小梁等技术实现假体与自体骨的整合，以提高假体长期保有率，降低远期并发症。

2 骨盆和骶骨

2.1 外科边界的选择和预后

对任何病理分级的骨盆和骶骨CS，首选初始治疗均为切缘阴性的广泛切除，如有可能，达到软组织边缘>2mm（理想）和骨边缘>1cm（理想）。在导板或计算机导航技术辅助下进行骨盆CS的切除，可获得更好手术切缘，降低局部复发率，但对肿瘤学结果的长期影响尚不清楚。

盆腔CS比四肢CS有更差的预后因素和更差的肿瘤预后。骨盆起源的CS的预后远比四肢差。骨盆CS10年生存率为51%~88%，低于四肢CS。

低级别CS发生于四肢可选择囊内切除，对骨盆CS无论病理分级如何，都必须选择切缘阴性的广泛切除。Andreou等2011年的对照研究显示，中轴骨及骨盆CS在获得满意外科边界广泛切除后10年OS与PFS分别为61%和44%；而切缘阳性的10年OS与PFS仅为17%和0。其他骨盆CS的回顾性队列研究显示，切缘阴性的广泛切除后局部控制率为25%~82%，囊内刮除后局部复发率较高。因此，即使是1级CS也不宜采用刮除术。

骨盆CS具体的发病部位同样是重要预后因子。普遍认为，骨盆Ⅰ区（髂骨翼）未累及骶髂关节的CS预后最好，髋臼周围CS预后不良。Sheth和Ozaki分别报道Ⅲ区CS预后不良。Guo等报道累及骶髂关节的Ⅳ区CS预后不良。有研究显示外生性CS预后优于内生性CS。

骶骨CS发病率较低，国内外多为个案报道，研究者一致认为对可切除病灶实施广泛切除是提高长期生存率的有效方法。依据Guo等报道的骶骨肿瘤外科分区方法指导切除范围可提高局控率。

年龄也是预后影响因素，年轻患者的术后功能较好，总生存率较高。存在骨外软组织肿块的患者，远处转移发生率较高。

综上，外科边界的满意度是骨盆CS预后最重要的影响因素。手术治疗的目标应是广泛边缘，如可能，达到软组织边缘>2mm（理想）和骨边缘>1cm（理想）。

2.2 复发病例的处理

高级别骨盆和骶骨CS复发率高，复发病例是否接受二次手术需据个体情况决定，部分可从中受益。

骨盆CS复发率18%~45%，初次手术边界满意度是最重要影响因素。大多数研究示局部复发与预后不良密切相关，也有研究示复发与生存期无显著相关。

Pring等提示，高级别骨盆CS易复发。有研究示二次手术可提高生存率，但例数较少，统计学差异不显著。骨盆CS复发外科治疗后再次复发概率较高。

2.3 截肢和保肢的选择

体积巨大的骨盆CS累及主要血管神经，或复发、放疗等因素造成局部软组织条件不良者应选择截肢。

截肢和保肢手术获得满意外科边界的比例无统计学差异，Deloin的研究中截肢组63%取得满意外科边界，保肢组为81%。其他多项研究均获同样结论。仅有2项研究示截肢可获更好边界。1972年，Marcove报道半骨盆离断术可获更好预后。2005年，Donati报道125例骨盆CS，截肢比保肢获更好外科边界（80%vs.61%，P=0.077），并降低局部复发率，但统计学差异不显著。此外，上述两项研究术前影像学检查仅为X线片。随影像学和导航技术发展，目前临床判断骨盆CS的外科边界已更加精确。有学者推荐仅对体积巨大且不伴远处转移的高级别CS病例实施截肢术。

综上，骨盆CS切除方式的选择需充分考虑主要血管神经受累情况、周围软组织条件及肿瘤生物学行为等因素。

2.4 骨盆CS切除后的功能重建

低级别CS在术中条件允许情况下应行恢复肢体功能的骨盆重建。

接受保肢治疗的骨盆CS患者术后功能评分较高，骨盆CS接受保肢治疗后长期随访，48%~92%在末次随访时仍保留患肢，并靠其行走，提示在切除肿瘤后一期完成功能重建是必要的。

Ⅰ、Ⅳ区CS切除后应重建骨盆环连续性。Ⅲ区CS切除后一般无需重建，且术后功能较好。髋臼周围（Ⅱ区）CS切除后功能损失最大，在国内，髋臼重建主要采用可调式人工半骨盆假体，术后功能和并发症发生率优于国外马鞍式假体，国外文献报道的其他重建方式包括冰激凌假体等。Guo等报道累及骶髂关节（Ⅳ区）恶性肿瘤的分区和切除重建策略，对外科手术有指导意义。

鉴于CS患者生存期较长，治愈率高，在选择重建方式时应兼顾内固定的持久性。条件允许下，可选择瘤骨灭活再植、自体腓骨移植或异体半骨盆移植等生物重建。

Guo等报道骶骨恶性肿瘤的外科分区系统，对低位骶骨（骶2、3间盘以下）的恶性肿瘤，外科切除后无须重建。高位骶骨（骶2、3间盘以上）恶性肿瘤切除后需重建骶髂关节连续性。

3 脊柱

3.1 脊柱CS外科治疗的适应证

大多数TomitaⅠ-Ⅳ型及部分Ⅴ、Ⅵ型的脊柱CS病例适合enbloc切除术，Ⅶ型则不推荐。大多数EnnekingⅠ、Ⅱ期适合enbloc切除术，Ⅲ期则不推荐。

3.2 外科边界的选择和预后

对脊柱CS，任何病理分级，首选初治方案均为切缘阴性的广泛切除。脊柱CS的五年生存率为33%~71%，低于其他部位的CS。

对脊柱CS，手术干预是目前最佳治疗手段。全脊椎切除可获满意外科边界。其中的enbloc切除，相对于其他手术，肿瘤污染可能更小，局控率更好，复发率更低。HuabinYin等在2014年发表的回顾性研究，enbloc切除是影响复发、远处转移和OS的独立预后因素。对难治性复发性脊柱CS，Wei等在2021年发表的研究中报道，广泛切除（切缘>4mm）可获更好的RFS和OS。

但是，enbloc切除并非适于所有脊柱CS。因为其实施受保护脊髓等重要生理结构制约，需术前周密计划和较高手术技术水平。如enbloc切除涉及脊柱重要结构，可能无法实施。此时，更加传统的手术干预配合术前、术中乃至术后的辅助治疗至关重要。

3.2.1 颈椎

对颈椎CS，enbloc切除有时很难实施。相对于胸腰椎，颈椎有更多的重要血管神经结构毗邻，其复杂的血供和神经分布给外科医师带来不小困难。有报道称可结扎脊髓以获理想的颈椎enbloc切除结果，但显然大部分无法接受随之而来的神经功能缺损。且对前后侧都受侵犯的椎体，为追求阴性边缘而实施enbloc切除，也增加了污染的可能性。

对只有前侧或后侧侵犯的颈椎CS，在重要解剖结构不受明显影响前提下，首选enbloc切除。

对前后侧皆有侵犯的颈椎CS，周密计划的大剂量三维适型放疗配合辅助治疗能达不亚于enbloc切除的效果，且风险更低，从而成为首选。

对无条件行全脊柱切除的颈椎CS，有研究及病例报告称，全病灶切除配合辅助治疗或行环椎骨切除术也能获得较长的PFS及神经功能保留。

3.2.2　胸椎

脊柱CS最好发于胸椎。首选手术仍是enbloc切除。除脊柱本身及其周围的重要结构外，需注意胸腔内的重要结构。有病例报告，当肿瘤十分靠近主动脉时，可在周密准备下，行主动脉切除加置换术，以完成理想的enbloc切除术，从而获得理想的手术边界。

可根据肿瘤侵袭具体情况，选择前路或前后路手术，Hu等的回顾性研究显示，选择一侧卧位的手术体位可一次性完成前后路操作，有足够的术野暴露，减轻了神经血管损伤，减少了术中失血，缩短了手术时间。Xiao等回顾性研究报道，通过离断胸长肌单一后方入路，对伴有巨大椎旁肿块的胸椎CS进行一期整体切除术，是安全可靠的。

有报告显示，在手术过程中使用冰冻治疗，通过液氮形成的低温，从细胞层面上杀伤瘤细胞，有助于肿瘤切除更加彻底。

3.2.3　腰椎

首选手术方案仍是enbloc切除。可根据肿瘤侵袭具体情况，选择前路或前后路手术，条件允许也可选择一侧卧位的手术体位可一次性完成前后路操作，以期更好预后。

3.3　复发病例的处理

高级别脊柱CS复发率高，复发病例是否接受二次手术需根据个体情况决定，部分患者可从中受益。

脊柱CS在实施了enbloc切除术同时获得满意边界前提下，复发率可低至3%~8%。如未行enbloc切除术，或边界不甚满意，复发率可高达80%。所以初次手术外科边界的满意度是最重要影响因素。局部复发与预后不良密切相关。

有研究显示二次手术可能提高生存率，但例数较少，统计学差异不显著。

3.4　脊柱CS切除后的功能重建

低级别CS术中条件允许下应行恢复肢体功能的脊柱重建。

手术干预条件允许选择enbloc切除术已成共识，因而一期完成功能重建是必要的。一期软组织重建可降低潜在严重伤口并发症的发生率。对软组织状况不好者，清创及覆盖有血管的组织可控制并发症的发生，同时保持固定装置稳定。

在国内，脊柱重建主要采用钛网和人工椎体，术后功能和并发症发生率较优，

国外文献有报道用其他重建方式如前脊柱关节融合加结构性皮层移植。

CS患者生存期较长，肿瘤治愈率高，在选择重建方式时应兼顾内固定的持久性。

4 颅骨

颅内肿瘤好发于儿童，完整手术切除整合放疗是治疗首选。

5 颞下颌关节

需广泛切除来减少肿瘤复发，但在切除过程中需注意保护面神经。肿瘤切除后，推荐使用金属髁假体和血管化游离皮瓣进行重建。

第五章

预后及康复

CS整体5年生存率约为70%，预后与分级和亚型密切相关。单纯中心型经典CS的转移潜力非常低，骨外肿块是侵袭性的重要预后标志。在特定的侵袭性亚型中，如去分化CS，尽管是中心型，其转移风险相对经典CS较高。文献报道，经典型1、2、3级CS的5年生存率分别为90%、81%和29%，肺转移率分别为0、10%和66%。一项对SEER数据库中2890例CS分析表明，不同亚型5年生存率存在巨大差异，去分化型CS的5年生存率为0，透明细胞型达100%，其他亚型5年生存率分别为黏液型71%、皮质旁型93%、间叶型48%、恶性软骨母细胞瘤85%。由此可见，去分化CS是一种侵袭性很强的疾病，且有较高比例患者出现病理性骨折或转移性疾病。

统计学分析显示CS重要的预后因素包括：病变为原发或继发、中心型或周围型、解剖部位、组织学级别及体积大小。SEER资料显示：女性、低度恶性和无远处转移在单因素分析中有显著疾病相关生存优势，而多因素分析中只有分级与分期与预后有明显相关。一项针对去分化CS的随访显示，其5年OS仅为18%，发生于中轴骨、肿瘤最大径>8cm、伴肺转移者预后更差，通过手术达到广泛外科边界可提高生存率。针对间叶型CS的荟萃分析显示，其5年、10年、20年生存率分别为55.0%、43.5%、15.7%，发生于30岁以上、病变位于中轴骨、非手术治疗、切缘阳性等因素与预后不良相关，化疗能否提高生存率仍有争议，切缘阳性术后接受放疗可有效降低复发风险。中长期随访结果显示，CS的10年和30年的PFS均为72.8%。

无论肿瘤级别如何，局部复发对经典CS患者的生存和预后产生不利影响，且在2级和3级肿瘤中更为明显。低级别CS患者行广泛切除术后生存期可能延长，手术切缘的充分性可减少局部复发率。此外，高级别CS经瘤切除会极大增加局部复发和远处转移风险。然而，即便进行广泛切除，肿瘤局部复发和远处转移仍可能发生。

对接受手术治疗的CS，应根据不同手术部位的具体术式选择适宜的康复方案。由于复发病例在康复过程中强调随访的重要性，一旦发现复发，应积极对其行外科治疗，同时注意全身检查以及时发现转移灶，并及时对转移灶行相应治疗。

参考文献

[1] GELDERBLOM H，HOGENDOORN P C，DIJKSTRA S D，et al. The clinical approach towards chondrosarcoma [J]. Oncologist，2008，13（3）：320-9.

[2] RIEDEL R F，LARRIER N，DODD L，et al. The clinical management of chondrosarcoma [J]. Curr Treat Options Oncol，2009，10（1-2）：94- 106.

[3] THE WHO CLASSIFICATION OF TUMOURS EDITORIAL BOARD. WHO Classifcation of Soft Tissue and Bone Tumours，5th Edition [J]. Lyon（France）：IARC，2020.

[4] VERDEGAAL S H，BOVEE J V，PANSURIYA T C，et al. Incidence，predictive factors，and prognosis of chondrosarcoma in patients with Ollier disease and Maffucci syndrome：an international multicenter study of 161 patients [J]. Oncologist，2011，16（12）：1771-9.

[5] AHMED A R，TAN T S，UNNI K K，et al. Secondary chondrosarcoma in osteochondroma：report of 107 patients [J]. Clin Orthop Relat Res，2003，411：193-206.

[6] AMARY M F，BACSI K，MAGGIANI F，et al. IDH1 and IDH2 mutations are frequent events in central chondrosarcoma and central and periosteal chondromas but not in other mesenchymal tumours [J]. The Journal of pathology，2011，224（3）：334-43.

[7] AMARY M F，DAMATO S，HALAI D，et al. Ollier disease and Maffucci syndrome are caused by somatic mosaic mutations of IDH1 and IDH2 [J]. Nature genetics，2011，43（12）：1262-5.

[8] PANSURIYA T C，VAN EIJK R，D'ADAMO P，et al. Somatic mosaic IDH1 and IDH2 mutations are associated with enchondroma and spindle cell hemangioma in Ollier disease and Maffucci syndrome [J]. Nature genetics，2011，43（12）：1256-61.

[9] MEIJER D，DE JONG D，PANSURIYA T C，et al. Genetic characterization of mesenchymal，clear cell，and dedifferentiated chondrosarcoma [J]. Genes Chromosomes Cancer，2012，51（10）：899-909.

[10] KILPATRICK S E，INWARDS C Y，FLETCHER C D，et al. Myxoid chondrosarcoma（chordoid sar- coma）of bone：a report of two cases and review of the literature [J]. Cancer，1997，79（10）：1903- 10.

[11] ANTONESCU C R，ARGANI P，ERLANDSON R A，et al. Skeletal and extraskeletal myxoid chondrosarcoma：a comparative clinicopathologic，ultrastructural，and molecular study [J]. Cancer，1998，83（8）：1504-21.

[12] BRUNS J，ELBRACHT M，NIGGEMEYER O. Chondrosarcoma of bone：an oncological and func- tion- al follow-up study [J]. Ann Oncol，2001，12（6）：859-64.

[13] BERGH P，GUNTERBERG B，MEIS-KINDBLOM J M，et al. Prognostic factors and outcome of pelvic，sacral，and spinal chondrosarcomas：a center-based study of 69 cases [J]. Cancer，2001，91（7）：1201- 12.

[14] ENNEKING W F，DUNHAM W K. Resection and reconstruction for primary neoplasms involving the innominate bone [J]. J Bone Joint Surg Am，1978，60（6）：731-46.

[15] NORMAN A，SISSONS H A. Radiographic hallmarks of peripheral chondrosarcoma [J]. Radiology，1984，151（3）：589-96.

[16] KUMAR J，SEITH A，KUMAR A，et al. Whole-body MR imaging with the use of parallel imaging for detection of skeletal metastases in pediatric patients with small-cell neoplasms：comparison with skeletal scintigraphy and FDG PET/CT [J]. Pediatric radiology，2008，38（9）：953-62.

[17] DALDRUP-LINK H E，FRANZIUS C，LINK T M，et al. Whole-body MR imaging for detection of bone metastases in children and young adults：comparison with skeletal scintigraphy and FDG PET [J]. AJR Am J Roentgenol，2001，177（1）：229-36.

[18] SCHUETZE S M. Utility of positron emission tomography in sarcomas [J]. Curr Opin Oncol，2006，18（4）：369-73.

[19] VOLKER T，DENECKE T，STEFFEN I，et al. Positron emission tomography for staging of pediatric sarcoma patients：results of a prospective multicenter trial [J]. Journal of clinical oncology：official journal of the American Society of Clinical Oncology，2007，25（34）：5435-41.

[20] LIU P T，VALADEZ S D，CHⅣERS F S，et al. Anatomically based guidelines for core needle biopsy of bone tumors：implications for limb-sparing surgery [J]. Radiographics，2007，27（1）：189-205; discussion 6.

[21] HUANG A J，ATTAPURAM S V. Musculoskeletal neoplasms：biopsy and intervention [J]. Radiol Clin North Am，2011，49（6）：1287-305，vii.

[22] ASHFORD R U，MCCARTHY S W，SCOLYER R A，et al. Surgical biopsy with intra-operative fro-zen section. An accurate and cost-effective method for diagnosis of musculoskeletal sarcomas [J]. The Journal of bone and joint surgery British volume，2006，88（9）：1207- 11.

[23] SKRZYNSKI M C，BIERMANN J S，MONTAG A，et al. Diagnostic accuracy and charge-savings of outpatient core needle biopsy compared with open biopsy of musculoskeletal tumors [J]. J Bone Joint Surg Am，1996，78（5）：644-9.

[24] WELKER J A，HENSHAW R M，JELINEK J，et al. The percutaneous needle biopsy is safe and rec-ommended in the diagnosis of musculoskeletal masses [J]. Cancer，2000，89（12）：2677-86.

[25] MITSUYOSHI G，NAITO N，KAWAI A，et al. Accurate diagnosis of musculoskeletal lesions by core needle biopsy [J]. J Surg Oncol，2006，94（1）：21-7.

[26] ADAMS S C，POTTER B K，PITCHER D J，et al. Office-based core needle biopsy of bone and soft tissue malignancies：an accurate alternative to open biopsy with infrequent complications [J]. Clin Or-thop Relat Res，2010，468（10）：2774-80.

[27] DAVIES N M，LⅣESLEY P J，CANNON S R. Recurrence of an osteosarcoma in a needle biopsy track [J]. The Journal of bone and joint surgery British volume，1993，75（6）：977-8.

[28] SAGHIEH S，MASROUHA K Z，MUSALLAM K M，et al. The risk of local recurrence along the core-needle biopsy tract in patients with bone sarcomas [J]. Iowa Orthop J，2010，30：80-3.

[29] BOVÉE，J. Bone Tumor Pathology，An Issue of Surgical Pathology Clinics，Volume 10-3，1st Edi-tion [J]. Elsevier，2017.

[30] UNNI K K，INWARD C Y. Dahlin ’ s Bone Tumor. 6th Edition. [J]. Philadelphia（USA）：Wolters Kluwer，2010.

[31] ANDERSON W J，JO V Y. Diagnostic Immunohistochemistry of Soft Tissue and Bone Tumors：An Up- date on Biomarkers That Correlate with Molecular Alterations [J]. Diagnostics（Basel，Switzer-land），2021，11（4）：690.

[32] BAUMHOER D，AMARY F，FLANAGAN A M. An update of molecular pathology of bone tumors . Lessons learned from investigating samples by next generation sequencing [J]. Genes Chromosomes Can- cer，2019，58（2）：88-99.

[33] JEONG W，KIM H J. Biomarkers of chondrosarcoma [J]. J Clin Pathol，2018，71（7）：579-83.

[34] LI L，HU X，EID J E，et al. Mutant IDH1 Depletion Downregulates Integrins and Impairs Chondro-sarcoma Growth [J]. Cancers（Basel），2020，12（1）：141.

[35] SYED M，MUSHTAQ S，LOYA A，et al. NKX3.1 a useful marker for mesenchymal chondrosarcoma：An immunohistochemical study [J]. Ann Diagn Pathol，2021，50（151660.

[36] TALLEGAS M，MIQUELESTORENA-STANDLEY É，LABIT-BOUVIER C，et al. IDH mutation sta- tus in a series of 88 head and neck chondrosarcomas：different profile between tumors of the skull base and tumors involving the facial skeleton and the laryngotracheal tract [J]. Human pathology，2019，84：183-91.

[37] MOHAMMAD N，WONG D，LUM A，et al. Characterisation of isocitrate dehydrogenase 1/isocitrate dehydrogenase 2 gene mutation and the d-2-hydroxyglutarate oncometabolite level in dedifferentiated chondrosarcoma [J]. Histopathology，2020，76（5）：722-30.

[38] FIORENZA F，ABUDU A，GRIMER R J，et al. Risk factors for survival and local control in chondrosarcoma of bone [J]. The Journal of bone and joint surgery British volume，2002，84（1）：93-9.

[39] SHETH D S，YASKO A W，JOHNSON M E，et al. Chondrosarcoma of the pelvis. Prognostic factors for 67 patients treated with definitive surgery [J]. Cancer，1996，78（4）：745-50.

[40] PRING M E，WEBER K L，UNNI K K，et al. Chondrosarcoma of the pelvis. A review of sixty-four cases [J]. J Bone Joint Surg Am，2001，83（11）：1630-42.

[41] ANDREOU D，RUPPIN S，FEHLBERG S，et al. Survival and prognostic factors in chondrosarcoma：results in 115 patients with long-term follow-up [J]. Acta Orthop，2011，82（6）：749-55.

[42] FUNOVICS P T，PANOTOPOULOS J，SABETI-ASCHRAF M，et al. Low-grade chondrosarcoma of bone：experiences from the Vienna Bone and Soft Tissue Tumour Registry [J]. Int Orthop，2011，35（7）：1049-56.

[43] VETH R，SCHREUDER B，VAN BEEM H，et al. Cryosurgery in aggressive，benign，and low-grade malignant bone tumours [J]. Lancet Oncol，2005，6（1）：25-34.

[44] AHLMANN E R，MENENDEZ L R，FEDENKO A N，et al. Influence of cryosurgery on treatment out- come of low-grade chondrosarcoma [J]. Clin Orthop Relat Res，2006，451：201-7.

[45] MOHLER D G，CHIU R，MCCALL D A，et al. Curettage and cryosurgery for low-grade cartilage tu - mors is associated with low recurrence and high function [J]. Clin Orthop Relat Res，2010，468（10）：2765-73.

[46] LEERAPUN T，HUGATE R R，INWARDS C Y，et al. Surgical management of conventional grade I chondrosarcoma of long bones [J]. Clin Orthop Relat Res，2007，463：166-72.

[47] DONATI D，COLANGELI S，COLANGELI M，et al. Surgical treatment of grade I central chondrosar- coma [J]. Clin Orthop Relat Res，2010，468（2）：581-9.

[48] HICKEY M，FARROKHYAR F，DEHESHI B，et al. A systematic review and meta-analysis of intral- esional versus wide resection for intramedullary grade I chondrosarcoma of the extremities [J]. Ann Surg Oncol，2011，18（6）：1705-9.

[49] GODA J S，FERGUSON P C，O'SULLⅣAN B，et al. High-risk extracranial chondrosarcoma：long-term results of surgery and radiation therapy [J]. Cancer，2011，117（11）：2513-9.

[50] KAWAGUCHI S，WEISS I，LIN P P，et al. Radiation therapy is associated with fewer recurrences in mesenchymal chondrosarcoma [J]. Clin Orthop Relat Res，2014，472（3）：856-64.

[51] HUG E B，LOREDO L N，SLATER J D，et al. Proton radiation therapy for chordomas and chondrosarcomas of the skull base [J]. J Neurosurg，1999，91（3）：432-9.

[52] MUNZENRIDER J E，LIEBSCH N J. Proton therapy for tumors of the skull base [J]. Strahlenther Onkol，1999，175 Suppl 2：57-63.

[53] NOËL G，FEUVRET L，FERRAND R，et al. Radiotherapeutic factors in the management of cervical-basal chordomas and chondrosarcomas [J]. Neurosurgery，2004，55（6）：1252-60；discussion 60-2.

[54] NOEL G，HABRAND J L，MAMMAR H，et al. Combination of photon and proton radiation therapy for chordomas and chondrosarcomas of the skull base：the Centre de Protontherapie D'Orsay experience [J]. Int J Radiat Oncol Biol Phys，2001，51（2）：392-8.

[55] ARES C，HUG E B，LOMAX A J，et al. Effectiveness and safety of spot scanning proton radiation therapy for chordomas and chondrosarcomas of the skull base：first long-term report [J]. Int J Radiat Oncol Biol Phys，2009，75（4）：1111-8.

[56] SCHULZ-ERTNER D，NIKOGHOSYAN A，HOF H，et al. Carbon ion radiotherapy of skull base

chondrosarcomas [J]. Int J Radiat Oncol Biol Phys，2007，67（1）：171-7.

[57] SCHULZ-ERTNER D，NIKOGHOSYAN A，THILMANN C，et al. Results of carbon ion radiotherapy in 152 patients [J]. Int J Radiat Oncol Biol Phys，2004，58（2）：631-40.

[58] UHL M，MATTKE M，WELZEL T，et al. High control rate in patients with chondrosarcoma of the skull base after carbon ion therapy：first report of long-term results [J]. Cancer，2014，120（10）：1579-85.

[59] AMICHETTI M，AMELIO D，CIANCHETTI M，et al. A systematic review of proton therapy in the treatment of chondrosarcoma of the skull base [J]. Neurosurg Rev，2010，33（2）：155-65.

[60] ROSENBERG A E，NIELSEN G P，KEEL S B，et al. Chondrosarcoma of the base of the skull：a clinicopathologic study of 200 cases with emphasis on its distinction from chordoma [J]. Am J Surg Pathol，1999，23（11）：1370-8.

[61] MITCHELL A D，AYOUB K，MANGHAM D C，et al. Experience in the treatment of dedifferentiated chondrosarcoma [J]. The Journal of bone and joint surgery British volume，2000，82（1）：55-61.

[62] DICKEY I D，RSE P S，FUCHS B，et al. Dedifferentiated chondrosarcoma：the role of chemotherapy with updated outcomes [J]. J Bone Joint Surg Am，2004，86（11）：2412-8.

[63] GRIMER R J，GOSHEGER G，TAMINIAU A，et al. Dedifferentiated chondrosarcoma：prognostic factors and outcome from a European group [J]. Eur J Cancer，2007，43（14）：2060-5.

[64] STAALS E L，BACCHINI P，BERTONI F. Dedifferentiated central chondrosarcoma [J]. Cancer，2006，106（12）：2682-91.

[65] CESARI M，BRTONI F，BACCHINI P，et al. Mesenchymal chondrosarcoma. An analysis of patients treated at a single institution [J]. Tumori，2007，93（5）：423-7.

[66] DANTONELLO T M，INT-VEEN C，LEUSCHNER I，et al. Mesenchymal chondrosarcoma of soft tis- sues and bone in children，adolescents，and young adults：experiences of the CWS and COSS study groups [J]. Cancer，2008，112（11）：2424-31.

[67] ITALIANO A，MIR O，CIOFFI A，et al. Advanced chondrosarcomas：role of chemotherapy and survival [J]. Ann Oncol，2013，24（11）：2916-22.

[68] BERNSTEIN-MOLHO R，KOLLENDER Y，ISSAKOV J，et al. Clinical activity of mTOR inhibition in combination with cyclophosphamide in the treatment of recurrent unresectable chondrosarcomas [J]. Cancer Chemother Pharmacol，2012，70（6）：855-60.

[69] MARCO R A，GITELIS S，BREBACH G T，et al. Cartilage tumors：evaluation and treatment [J]. J Am Acad Orthop Surg，2000，8（5）：292-304.

[70] MAVROGENIS A F，ANGELINI A，DRAGO G，et al. Survival analysis of patients with chondrosarcomas of the pelvis [J]. J Surg Oncol，2013，108（1）：19-27.

[71] MOCHIZUKI K，YAMAGUCHI H，UMEDA T. The management of pelvic chondrosarcoma in Japan . Japanese Musculo-Skeletal Oncology Group [J]. Int Orthop，2000，24（2）：65-70.

[72] OZAKI T，HILLMANN A，LINDNER N，et al. Chondrosarcoma of the pelvis [J]. Clin Orthop Relat Res，1997，337)：226-39.

[73] BJORNSSON J，MCLEOD R A，UNNI K K，et al. Primary chondrosarcoma of long bones and limb girdles [J]. Cancer，1998，83（10）：2105- 19.

[74] SÖDERSTRÖM M，EKFORS T O，BÖHLING T O，et al. No improvement in the overall survival of 194 patients with chondrosarcoma in Finland in 1971- 1990 [J]. Acta orthopaedica Scandinavica，2003，74（3）：344-50.

[75] BALL A B，BARR L，WESTBURY G. Chondrosarcoma of the pelvis：the role of palliative debulking surgery [J]. Eur J Surg Oncol，1991，17（2）：135-8.

[76] GITELIS S，BERTONI F，PICCI P，et al. Chondrosarcoma of bone. The experience at the Istituto Ortopedico Rizzoli [J]. J Bone Joint Surg Am，1981，63（8）：1248-57.

[77] GUO W, LI D, TANG X, et al. Surgical treatment of pelvic chondrosarcoma involving periacetabu - lum [J]. J Surg Oncol, 2010, 101 (2): 160-5.

[78] HEALEY J H, LANE J M. Chondrosarcoma [J]. Clin Orthop Relat Res, 1986, 204): 119-29.

[79] KAWAI A, HEALEY J H, BOLAND P J, et al. Prognostic factors for patients with sarcomas of the pelvic bones [J]. Cancer, 1998, 82 (5): 851-9.

[80] LEE F Y, MANKIN H J, FONDREN G, et al. Chondrosarcoma of bone: an assessment of outcome [J]. J Bone Joint Surg Am, 1999, 81 (3): 326-38.

[81] MARCOVE R C. Chodrosarcoma: diagnosis and treatment [J]. Orthop Clin North Am, 1977, 8 (4): 811-20.

[82] SHIN K H, ROUGRAFF B T, SIMON M A. Oncologic outcomes of primary bone sarcomas of the pel-vis [J]. Clin Orthop Relat Res, 1994, 304): 207- 17.

[83] WEBER K L, PRING M E, SIM F H. Treatment and outcome of recurrent pelvic chondrosarcoma [J]. Clin Orthop Relat Res, 2002, 397): 19-28.

[84] NORMAND A N, CANNON C P, LEWIS V O, et al. Curettage of biopsy-diagnosed grade 1 periace-tabular chondrosarcoma [J]. Clin Orthop Relat Res, 2007, 459: 146-9.

[85] OZAKI T, LINDNER N, HILLMANN A, et al. Influence of intralesional surgery on treatment out-come of chondrosarcoma [J]. Cancer, 1996, 77 (7): 1292-7.

[86] ZANG J, GUO W, YANG Y, et al. Reconstruction of the hemipelvis with a modular prosthesis after resection of a primary malignant peri-acetabular tumour involving the sacroiliac joint [J]. Bone Joint J, 2014, 96-B (3): 399-405.

[87] HSIEH P C, XU R, SCIUBBA D M, et al. Long-term clinical outcomes following en bloc resections for sacral chordomas and chondrosarcomas: a series of twenty consecutive patients [J]. Spine (Phila Pa 1976), 2009, 34 (20): 2233-9.

[88] PURI A, AGARWAL M G, SHAH M, et al. Decision making in primary sacral tumors [J]. Spine J, 2009, 9 (5): 396-403.

[89] 尉然，郭卫，杨荣利 . 整块切除与分块切除治疗骶骨软骨肉瘤的预后分析 [J]. 中国脊柱脊髓杂志，2014，24（11）：979-83.

[90] LI D, GUO W, TANG X, et al. Surgical classification of different types of en bloc resection for prima - ry malignant sacral tumors [J]. Eur Spine J, 2011, 20 (12): 2275-81.

[91] DONATI D, EL GHONEIMY A, BERTONI F, et al. Surgical treatment and outcome of conventional pelvic chondrosarcoma [J]. The Journal of bone and joint surgery British volume, 2005, 87 (11): 1527-30.

[92] EVANS H L, AYALA A G, ROMSDAHL M M. Prognostic factors in chondrosarcoma of bone: a clini- copathologic analysis with emphasis on histologic grading [J]. Cancer, 1977, 40 (2): 818-31.

[93] HENDERSON E D, DAHLIN D C. Chondrosarcoma of Bone--a Study of Two Hundred and Eighty-Eight Cases [J]. J Bone Joint Surg Am, 1963, 45: 1450-8.

[94] DELOIN X, DUMAINE V, BIAU D, et al. Pelvic chondrosarcomas: surgical treatment options [J]. Orthop Traumatol Surg Res, 2009, 95 (6): 393-401.

[95] SPRINGFIELD D S, GEBHARDT M C, MCGUIRE M H. Chondrosarcoma: a review [J]. Instr Course Lect, 1996, 45: 417-24.

[96] MARCOVE R C, MIKE V, HUTTER R V, et al. Chondrosarcoma of the pelvis and upper end of the femur. An analysis of factors influencing survival time in one hundred and thirteen cases [J]. J Bone Joint Surg Am, 1972, 54 (3): 561-72.

[97] CHO H S, OH J H, HAN I, et al. The outcomes of navigation-assisted bone tumour surgery: mini-mum three-year follow-up [J]. The Journal of bone and joint surgery British volume, 2012, 94 (10): 1414-20.

[98] JEYS L, MATHARU G S, NANDRA R S, et al. Can computer navigation–assisted surgery reduce the risk of an intralesional margin and reduce the rate of local recurrence in patients with a tumour of the pelvis or sacrum? [J]. Bone Joint J, 2013, 95–b (10): 1417–24.

[99] KRETTEK C, GEERLING J, BASTIAN L, et al. Computer aided tumor resection in the pelvis [J]. In– jury, 2004, 35 Suppl 1: S–A79–83.

[100] HOFFMANN C, GOSHEGER G, GEBERT C, et al. Functional results and quality of life after treat– ment of pelvic sarcomas involving the acetabulum [J]. J Bone Joint Surg Am, 2006, 88 (3): 575– 82.

[101] HUGATE R, JR., SIM F H. Pelvic reconstruction techniques [J]. Orthop Clin North Am, 2006, 37 (1): 85–97.

[102] O'CONNOR M I, SIM F H. Salvage of the limb in the treatment of malignant pelvic tumors [J]. J Bone Joint Surg Am, 1989, 71 (4): 481–94.

[103] ABOULAFIA A J, BUCH R, MATHEWS J, et al. Reconstruction using the saddle prosthesis follow – ing excision of primary and metastatic periacetabular tumors [J]. Clin Orthop Relat Res, 1995, 314): 203– 13.

[104] BELL R S, DAVIS A M, WUNDER J S, et al. Allograft reconstruction of the acetabulum after resec – tion of stage – Ⅱ B sarcoma. Intermediate–term results [J]. J Bone Joint Surg Am, 1997, 79 (11): 1663–74.

[105] FRASSICA F J, CHAO E Y, SIM F H. Special problems in limb–salvage surgery [J]. Semin Surg On– col, 1997, 13 (1): 55–63.

[106] HARRINGTON K D. The use of hemipelvic allografts or autoclaved grafts for reconstruction after wide resections of malignant tumors of the pelvis [J]. J Bone Joint Surg Am, 1992, 74 (3): 331–41.

[107] MARCO R A, SHETH D S, BOLAND P J, et al. Functional and oncological outcome of acetabular reconstruction for the treatment of metastatic disease [J]. J Bone Joint Surg Am, 2000, 82 (5): 642–51.

[108] GUO W, LI D, TANG X, et al. Reconstruction with modular hemipelvic prostheses for periacetabu – lar tumor [J]. Clin Orthop Relat Res, 2007, 461: 180–8.

[109] JI T, GUO W, YANG R L, et al. Modular hemipelvic endoprosthesis reconstruction––experience in 100 patients with mid–term follow–up results [J]. Eur J Surg Oncol, 2013, 39 (1): 53–60.

[110] FISHER N E, PATTON J T, GRIMER R J, et al. Ice–cream cone reconstruction of the pelvis: a new type of pelvic replacement: early results [J]. The Journal of bone and joint surgery British vol – ume, 2011, 93 (5): 684–8.

[111] GILLIS C C, STREET J T, BOYD M C, et al. Pelvic reconstruction after subtotal sacrectomy for sacral chondrosarcoma using cadaveric and vascularized fibula autograft: Technical note [J]. Journal of neurosurgery Spine, 2014, 21 (4): 623–7.

[112] WAFA H, GRIMER R J, JEYS L, et al. The use of extracorporeally irradiated autografts in pelvic reconstruction following tumour resection [J]. Bone Joint J, 2014, 96–b (10): 1404– 10.

[113] YANG Y, GUO W, YANG R, et al. [Reimplantation of devitalized tumor–bearing bone in pelvic re– construction after en–bloc tumor resection] [J]. Zhonghua Wai Ke Za Zhi, 2014, 52 (10): 754–9.

[114] CLOYD J M, ACOSTA F L, JR., POLLEY M Y, et al. En bloc resection for primary and metastatic tumors of the spine: a systematic review of the literature [J]. Neurosurgery, 2010, 67 (2): 435– 44; discussion 44–5.

[115] MUKHERJEE D, CHAICHANA K L, PARKER S L, et al. Association of surgical resection and sur– vival in patients with malignant primary osseous spinal neoplasms from the Surveillance, Epidemi– olo– gy, and End Results (SEER) database [J]. Eur Spine J, 2013, 22 (6): 1375–82.

[116] HASEGAWA K, HOMMA T, HIRANO T, et al. Margin-free spondylectomy for extended malignant spine tumors: surgical technique and outcome of 13 cases [J]. Spine (Phila Pa 1976), 2007, 32 (1): 142-8.

[117] MARTIN N S, WILLIAMSON J. The role of surgery in the treatment of malignant tumours of the spine [J]. The Journal of bone and joint surgery British volume, 1970, 52 (2): 227-37.

[118] WINDHAGER R, WELKERLING H, KASTNER N, et al. [Surgical therapy of pelvis and spine in primary malignant bone tumors] [J]. Orthopade, 2003, 32 (11): 971-82.

[119] MARULLI G, DURANTI L, CARDILLO G, et al. Primary chest wall chondrosarcomas: results of surgical resection and analysis of prognostic factors [J]. Eur J Cardiothorac Surg, 2014, 45 (6): e 194-201.

[120] BORIANI S, DE IURE F, BANDIERA S, et al. Chondrosarcoma of the mobile spine: report on 22 cases [J]. Spine (Phila Pa 1976), 2000, 25 (7): 804- 12.

[121] YIN H, ZHOU W, YU H, et al. Clinical characteristics and treatment options for two types of osteo - blastoma in the mobile spine: a retrospective study of 32 cases and outcomes [J]. Eur Spine J, 2014, 23 (2): 411-6.

[122] KREPLER P, WINDHAGER R, BRETSCHNEIDER W, et al. Total vertebrectomy for primary malignant tumours of the spine [J]. The Journal of bone and joint surgery British volume, 2002, 84 (5): 712-5.

[123] CHEN B, YANG Y, CHEN L, et al. Unilateral lateral mass fixation of cervical spinal low-grade chondrosarcoma with intralesional resection: A case report [J]. Oncol Lett, 2014, 7 (5): 1515-8.

[124] MAYORGA-BUIZA M J, ALCÁNTARA R, ALMARCHA J M. Tracheal stent-implanted patients who underwent nonrelated cervical surgery: endoprosthesis management when removed it is possible [J]. Journal of neurosurgical anesthesiology, 2011, 23 (1): 62-3.

[125] OHUE S, SAKAKI S, KOHNO K, et al. Primary spinal chondrosarcoma localized in the cervical spinal canal and intervertebral foramen--case report [J]. Neurol Med Chir (Tokyo), 1995, 35 (1): 36-9.

[126] O'TOOLE J E, CONNOLLY E S, JR., KHANDJI A G, et al. Clinicopathological review: cord compression secondary to a lesion of the cervical spine in an 11-year-old girl [J]. Neurosurgery, 2004, 54 (4): 934-7; discussion 8.

[127] GIETZEN L, POKORSKI P. Chondrosarcoma of the cervical spine [J]. JAAPA, 2017, 30 (12): 23-5.

[128] SIMSEK S, BELEN D, YIGITKANLI K, et al. Circumferential total resection of cervical tumors: report of two consecutive cases and technical note [J]. Turk Neurosurg, 2009, 19 (2): 153-8.

[129] DRUSCHEL C, DISCH A C, MELCHER I, et al. Surgical management of recurrent thoracolumbar spinal sarcoma with 4-level total en bloc spondylectomy: description of technique and report of two cases [J]. Eur Spine J, 2012, 21 (1): 1-9.

[130] LI Y H, YAO X H. Primary intradural mesenchymal chondrosarcoma of the spine in a child [J]. Pediatric radiology, 2007, 37 (11): 1155-8.

[131] NOIRHOMME P, D'UDEKEM Y, MUNTING E, et al. Resection of a chest chondrosarcoma invading the spine and the aorta [J]. Ann Thorac Surg, 1998, 65 (2): 534-5.

[132] VERTZYAS N, CUMMINE J, BIANKIN S, et al. Chondrosarcoma of the thoracic spine in an 8-year-old child with 12 years follow-up: A case report [J]. J Orthop Surg (Hong Kong), 2000, 8 (1): 89-92.

[133] GOSLING T, PICHLMAIER M A, LANGER F, et al. Two-stage multilevel en bloc spondylectomy with resection and replacement of the aorta [J]. Eur Spine J, 2013, 22 (Suppl 3): S363-8.

[134] HU Y, XIA Q, JI J, et al. One-stage combined posterior and anterior approaches for excising thora

- columbar and lumbar tumors: surgical and oncological outcomes [J]. Spine (Phila Pa 1976), 2010, 35 (5): 590-5.
[135] ALPANTAKI K, DATSIS G, ZORAS O, et al. The value of cryosurgery in treating a case of thoracic chondrosarcoma [J]. Case Rep Med, 2011, 2011: 2432-43.
[136] MATSUDA Y, SAKAYAMA K, SUGAWARA Y, et al. Mesenchymal chondrosarcoma treated with total en bloc spondylectomy for 2 consecutive lumbar vertebrae resulted in continuous disease-free survival for more than 5 years: case report [J]. Spine (Phila Pa 1976), 2006, 31 (8): E231-6.
[137] OZAKI T, HILLMANN A, BLASIUS T S, et al. Skeletal metastases of intermediate grade chondrosarcoma without pulmonary involvement. A case report [J]. Int Orthop, 1998, 22 (2): 131-3.
[138] KAWAHARA N, TOMITA K, MURAKAMI H, et al. Total excision of a recurrent chondrosarcoma of the thoracic spine: a case report of a seven-year-old boy with fifteen years follow-up [J]. Spine (Phila Pa 1976), 2010, 35 (11): E481-7.
[139] LEWANDROWSKI K U, HECHT A C, DELANEY T F, et al. Anterior spinal arthrodesis with struc- tural cortical allografts and instrumentation for spine tumor surgery [J]. Spine (Phila Pa 1976), 2004, 29 (10): 1150-8; discussion 9.
[140] CHANG D W, FRIEL M T, YOUSSEF A A. Reconstructive strategies in soft tissue reconstruction af- ter resection of spinal neoplasms [J]. Spine (Phila Pa 1976), 2007, 32 (10): 1101-6.
[141] MAZEL C, HOFFMANN E, ANTONIETTI P, et al. Posterior cervicothoracic instrumentation in spine tumors [J]. Spine (Phila Pa 1976), 2004, 29 (11): 1246-53.
[142] RAWLINS J M, BATCHELOR A G, LIDDINGTON M I, et al. Tumor excision and reconstruction of the upper cervical spine: a multidisciplinary approach [J]. Plast Reconstr Surg, 2004, 114 (6): 1534-8.
[143] SANERKIN N G. The diagnosis and grading of chondrosarcoma of bone: a combined cytologic and his- tologic approach [J]. Cancer, 1980, 45 (3): 582-94.
[144] GIUFFRIDA A Y, BURGUENO J E, KONIARIS L G, et al. Chondrosarcoma in the United States (1973 to 2003): an analysis of 2890 cases from the SEER database [J]. J Bone Joint Surg Am, 2009, 91 (5): 1063-72.
[145] STROTMAN P K, REIF T J, KLIETHERMES S A, et al. Dedifferentiated chondrosarcoma: A survival analysis of 159 cases from the SEER database (2001-2011) [J]. J Surg Oncol, 2017, 116 (2): 252-7.
[146] XU J, LI D, XIE L, et al. Mesenchymal chondrosarcoma of bone and soft tissue: a systematic review of 107 patients in the past 20 years [J]. PLoS One, 2015, 10 (4): e0122216.
[147] SHARIF B, LINDSAY D, SAIFUDDIN A. Update on the imaging features of the enchondromatosis syndromes [J]. Skeletal radiology, 2022, 51 (4): 747-762.
[148] SHARIF B, LINDSAY D, SAIFUDDIN A. The role of imaging in differentiating low-grade and high-grade central chondral tumours [J]. European journal of radiology, 2021, 137: 109579.
[149] GUNDAVDA MK, LAZARIDES AL, BURKE ZDC, et al. Is a radiological score able to predict resection-grade chondrosarcoma in primary intraosseous lesions of the long bones [J]. The bone & joint journal, 2023, 105-b (7): 808-814.
[150] WELLS ME, ECKHOFF MD, KAFCHINSKI LA, et al. Conventional Cartilaginous Tumors: Evaluation and Treatment [J]. JBJS reviews, 2021, 9 (5) .
[151] LAITINEN MK, PARRY MC, MORRIS GV, et al. Chondrosarcoma of the Femur: Is Local Recurrence Influenced by the Presence of an Extraosseous Component [J]. Cancers, 2024, 16 (2) .
[152] Deckers C, van Zeijl NT, van Hooff ML, et al. Active surveillance of atypical cartilaginous tumours of bone: short term quality of life measurements [J]. Journal of orthopaedic surgery and research, 2023, 18 (1): 208.

[153] Zając W, Dróżdż J, Kisielewska W, et al. Dedifferentiated Chondrosarcoma from Molecular Pathology to Current Treatment and Clinical Trials [J]. Cancers, 2023, 15 (15) .

[154] Dudzisz-Śledź M, Kondracka M, Rudzińska M, et al. Mesenchymal Chondrosarcoma from Diagnosis to Clinical Trials [J]. Cancers, 2023, 15 (18) .

[155] Bus MPA, Campanacci DA, Albergo JI, et al. Conventional Primary Central Chondrosarcoma of the Pelvis: Prognostic Factors and Outcome of Surgical Treatment in 162 Patients [J]. The Journal of bone and joint surgery American volume 2018, 100 (4): 316-325.

[156] Lee FY, Mankin HJ, Fondren G, et al. Chondrosarcoma of bone: an assessment of outcome [J]. The Journal of bone and joint surgery American volume 1999, 81 (3): 326-338.

[157] Bindiganavile S, Han I, Yun JY, et al. Long-term Outcome of Chondrosarcoma: A Single Institutional Experience [J]. Cancer research and treatment 2015, 47 (4): 897-903.

[158] Kask G, Laitinen MK, Stevenson J, et al. Chondrosarcoma of the hands and feet [J]. The bone & joint journal 2021, 103-b (3): 562-568.

[159] Catanzano AA, Kerr DL, Lazarides AL, et al. Revisiting the Role of Radiation Therapy in Chondrosarcoma: A National Cancer Database Study [J]. Sarcoma 2019, 2019: 4878512.

[160] Goda JS, Ferguson PC, O'Sullivan B, et al. High-risk extracranial chondrosarcoma: long-term results of surgery and radiation therapy [J]. Cancer 2011, 117 (11): 2513-2519.

[161] Scholte CHJ, Dorleijn DMJ, Krijvenaar DT, et al. Wait-and-scan: an alternative for curettage in atypical cartilaginous tumours of the long bones [J]. The bone & joint journal 2024, 106-b (1): 86-92.

[162] Deckers C, van Zeijl NT, van Hooff ML, et al. Active surveillance of atypical cartilaginous tumours of bone: short term quality of life measurements [J]. Journal of orthopaedic surgery and research 2023, 18 (1): 208.

[163] Gelderblom H, Hogendoorn PC, Dijkstra SD, et al. The clinical approach towards chondrosarcoma [J]. The oncologist 2008, 13 (3): 320-329.

[164] Xu J, Li D, Xie L, et al. Mesenchymal chondrosarcoma of bone and soft tissue: a systematic review of 107 patients in the past 20 years [J]. PloS one 2015, 10 (4): e0122216.

[165] Gulbrandsen TR, Skalitzky MK, Russell MD, et al. Characteristics and Long-Term Outcome of Surgically Managed High-Grade Extremity Chondrosarcoma [J]. The Iowa orthopaedic journal 2023, 43 (1): 71-75.

[166] Veth R, Schreuder B, van Beem H, et al. Cryosurgery in aggressive, benign, and low-grade malignant bone tumours [J]. The Lancet Oncology 2005, 6 (1): 25-34.

[167] Rivas R, Overbosch J, Kwee T, et al. Radiofrequency ablation of atypical cartilaginous tumors in long bones: a retrospective study [J]. International journal of hyperthermia: the official journal of European Society for Hyperthermic Oncology, North American Hyperthermia Group 2019, 36 (1): 1189-1195.

[168] Dierselhuis EF, van den Eerden PJ, Hoekstra HJ, et al. Radiofrequency ablation in the treatment of cartilaginous lesions in the long bones: results of a pilot study [J]. The bone & joint journal 2014, 96-b (11): 1540-1545.

[169] Ahlmann ER, Menendez LR, Fedenko AN, et al. Influence of cryosurgery on treatment outcome of low-grade chondrosarcoma [J]. Clinical orthopaedics and related research 2006, 451: 201-207.

[170] Sambri A, Tuzzato G, Donati DM, et al. Pathological fracture does not affect prognosis in dedifferentiated chondrosarcoma of the limbs [J]. Journal of orthopaedic science: official journal of the Japanese Orthopaedic Association 2021, 26 (3): 473-477.

[171] Ravindran PK, Keizer ME, Kunst H, et al. Skull-Base Chondrosarcoma: A Systematic Review of the Role of Postoperative Radiotherapy [J]. Cancers 2024, 16 (5) .

[172] Holtzman AL, Seidensaal K, Iannalfi A, et al. Carbon Ion Radiotherapy: An Evidence-Based Review and Summary Recommendations of Clinical Outcomes for Skull-Base Chordomas and Chondrosarcomas [J]. Cancers 2023, 15 (20) .

[173] Zhou LB, Zhang HC, Dong ZG, et al. Chondrosarcoma of the toe: A case report and literature review [J]. World journal of clinical cases 2022, 10 (25): 9132-9141.

[174] AlSanawi H, Albishi W, AlDhaheri M, et al. Chondrosarcoma of the proximal radius treated by wide resection and reconstructed by 3D printed implant: A case report and description of surgical technique [J]. International journal of surgery case reports 2022, 91: 106770.

[175] Gazendam A, Popovic S, Parasu N, et al. Chondrosarcoma: A Clinical Review [J]. Journal of clinical medicine 2023, 12 (7) .

[176] Laitinen MK, Thorkildsen J, Morris G, et al. Intraosseous conventional central chondrosarcoma does not metastasise irrespective of grade in pelvis, scapula and in long bone locations [J]. Journal of bone oncology 2023, 43: 100514.

[177] Zhang Y, He S, Bi Y, et al. Refractory recurrent spinal chondrosarcoma: What is the role of salvage surgery [J]. Clinical neurology and neurosurgery 2021, 210: 106999.

[178] Xu W, Ye C, Zhang D, et al. One-stage En bloc resection of thoracic spinal chondrosarcoma with huge paravertebral mass through the single posterior approach by dissociate longissimus thoracis [J]. Frontiers in surgery 2022, 9: 844611.

[179] Kumarasamy S, Garg K, Garg A, et al. Extra-skeletal intracranial mesenchymal chondrosarcoma: systematic-literature review [J]. Child's nervous system: ChNS: official journal of the International Society for Pediatric Neurosurgery 2024.

[180] Oh HJ, Yoon HJ, Huh KH, et al. Surgical management and final outcomes of chondrosarcoma of the temporomandibular joint: case series and comprehensive literature review [J]. World journal of surgical oncology 2023, 21 (1): 253.

[181] Kattepur AK, Jones RL, Gulia A . Dedifferentiated chondrosarcoma: current standards of care [J]. Future oncology (London, England), 2021, 17 (35): 4983-4991.

[182] Coşkun HS, Erdoğan F, Büyükceran İ, et al. Evaluation of prognostic factors affecting survival in chondrosarcoma treatment and comparison with literature [J]. Joint diseases and related surgery, 2022, 33 (2): 440-448.

[183] Laitinen MK, Parry MC, Le Nail LR, et al. Locally recurrent chondrosarcoma of the pelvis and limbs can only be controlled by wide local excision [J]. The bone & joint journal, 2019, 101-b (3): 266-271.

[184] 樊代明 . 整合肿瘤学 · 基础卷 [M]. 西安：世界图书出版西安有限公司，2021.

[185] 樊代明 . 整合肿瘤学 · 临床卷 [M]. 北京：科学出版社，2021.

[186] LI B, LI G, YAN X, et al. Fresh Tissue Multi-omics Profiling Reveals Immune Classification and Suggests Immunotherapy Candidates for Conventional Chondrosarcoma [J]. Clinical cancer research, 2021, 27 (23): 6543-6558.

[187] L. M. JEYS, J. THORKILDSEN, V. KURISUNKAL, et al. Controversies in orthopaedic oncology [J]. The bone & joint journal, 2024, 106-B (5): 425-429.

尤文肉瘤

名誉主编

樊代明

主　编

郭　卫　王国文

副主编

张伟滨　郭　征　屠重棋

编　委（按姓氏拼音排序）

鲍其远　陈　静　丁　宜　黄　纲　汤小东　曾　平　张　星

第一章

流行病学

第一节　概述

尤文肉瘤（Ewing's Sarcoma，ES）是一种好发于青少年与年轻成人的高度侵袭性骨与软组织肿瘤，发病率为每150万人中1例，中位年龄为15岁，男性略多于女性（男女比例为1.6：1.0）。ES占所有骨肿瘤的10%~15%，是儿童中仅次于骨肉瘤的第二大常见原发性恶性骨肿瘤。ES根据不同发病部位包括骨尤文肉瘤、骨骼外尤文肉瘤、胸壁恶性小细胞瘤（阿斯金瘤）和软组织原始神经外胚层肿瘤。根据细胞遗传学，ES被分为三大类：CIC重组肉瘤（如CIC：：DUX4）、BCOR重组肉瘤和EWSR1与非ETS基因融合的圆形细胞肉瘤。由于组织学和免疫组化特征相似，这些肉瘤都起源于独特的间充质祖细胞。ES可发生在身体的任何部位，但最常见于骨盆和近端长骨。骨盆、股骨、胫骨和肋骨是ES最常见的发病部位。约80%的ES病例发生在骨骼中，而约20%的病例为骨外ES，可发生于多个器官。骨外ES更常见于成人，而儿童主要发生在骨骼中。

ES患者常会在数周或数月内出现局部症状，如疼痛、僵硬或肿胀。50%以上ES患者有间歇性疼痛，夜间疼痛加剧，但有时无明显疼痛，唯一征兆可能是偶然触及坚实肿块。10%~15%的病例会出现病理性骨折，在晚期病例中，可能会出现非特异性症状，包括发热、盗汗、乏力和体重减轻。血液学检查可能显示炎症和骨重塑的非特异性标志物水平升高，如碱性磷酸酶。血清乳酸脱氢酶（LDH）水平升高与肿瘤负荷相关，具有诊断和预后价值。

ES家族肿瘤的特点是非随机染色体易位，产生编码异常转录因子的融合基因。85%的肿瘤与t（11；22）（q24；q12）易位有关，并导致EWS-FLI-1的形成，而t（21；12）（q22；q12）和其他较少见的易位诱导EWS-ERG融合，占其余病例的10%至15%。根据WHO 2020版分型，有EWSR1或FUS重排的肿瘤可据其融合的伙伴基因分为两种：EWSR1或FUS基因与ETS家族转录因子融合者定义为ES；EWSR1或

FUS与非ETS伙伴基因融合者定义为"有EWSR1-非ETS融合的小圆细胞肉瘤"，取消了之前ES家族肿瘤的定义。除EWSR1或FUS重排外，此前一些小圆细胞肿瘤如BCOR-CCNB3、CIC-DUX4也被归为尤文家族肿瘤名下。但据WHO 2020版分型，这两种基因异常的肿瘤被单独列出，从尤文家族肿瘤中分列出来，单独以融合基因名称命名。

ES的放射学检查多表现为典型的多发性、融合性和溶解性骨病变。患处可能会显示破坏性融合性“虫蚀样”病变、骨膜隆起的“Codman三角”或多层“洋葱皮”样骨膜反应。转移和对治疗的反应常通过CT或MRI进行监测。诊断依赖于对活检标本或手术切除的肿瘤组织进行组织学和分子分析，超过80%的病例显示CD99高表达。除MIC2基因产物CD99外，尤文细胞还常表达CD45、突触素、嗜铬粒蛋白、波形蛋白、角蛋白、desmin、神经元特异性烯醇化酶和S-100。需要使用荧光原位杂交和反转录聚合酶链反应进行分子遗传学研究，以明确区分。CD99的缺乏可基本排除ES的诊断。

第二节　预后因素

ES最重要的预后因素是确诊时存转移。最常见的转移部位是肺、骨和骨髓，ES也可转移至淋巴结、肝和脑等多种器官。转移局限于肺部患者比转移至骨骼或骨髓的患者预后更好。对多模式疗法有反应的局部疾病患者的5年生存率超过70%。相比之下，只有不到30%伴转移灶患者可存活5年。在无转移情况下，肿瘤部位是唯一最重要的预后因素，与远端肿瘤（如肢体骨）患者相比，近端原发肿瘤（即骨盆和骶骨中的肿瘤）患者的预后较差。其他影响预后的因素还包括肿瘤大小（肿瘤直径超过8cm的患者预后较差）、组织学反应（≥90%坏死预后较差）、患者年龄（确诊时>18岁的患者预后较差）、对治疗的敏感性、LDH水平，以及分子和遗传特征。

郭卫团队研究回顾了187名肺/胸膜广泛转移的ES患者的临床数据。研究发现，转移性疾病患者的预后较差，中位无事件生存期（EFS）为9.3个月，总生存期（OS）为37.5个月。该研究强调了监测复发模式的重要性，并强调了有针对性维持治疗的必要性，包括化疗和靶向治疗。华科大协和医院的一项对伊立替康联合替莫唑胺治疗复发尤文肉瘤的回顾性研究进行的综合分析表明，联合用药的总体客观反应率（ORR）为44%，疾病控制率（DCR）为66%。中位无进展生存期（PFS）为3.8~8.3个月，中位总生存期（OS）为12~14.1个月。这项分析强调了这种化疗方案的潜在益处和局限性。欧洲ES合作研究组（EICESS）对975例回顾性分析中发现，诊断时即有转移者5年无进展生存期（PFS）为22%，诊断时无转移者为55%。在有转移灶患者中，单纯肺转移比骨转移或肺骨同时转移的生存时间更长。一项对30例患者进行的回顾性研究表明，肿瘤转移至肺和骨以外的其他脏器（如脑、肝、脾）预后更差。无转移患者对化疗反应不佳，是 PFS 的一个不良预后因素。ES 研究协作组（IESS）303 例 ES 患者的临床病理学特征回顾资料显示，原发病变位于骨盆者较四肢者生存率低。在一项 53 例 ES 化疗预后的多因素分析中，Gupta 及其同事对 53 例接受化疗的尤文肉瘤患者（24 例成人患者和 29 例儿童患者）进行了分析，在一项多变量分析中发现，骨盆疾病和局部治疗时间是与 EFS 相关的重要预后因素。Lee 及其同事在另一项对来自大型人群癌症登记处的尤文肉瘤患者进行的回顾性分析中发现，成年年龄、西班牙裔血统、转移性疾病、肿瘤体积大以及社会经济地位低是影响 OS 的不良预后因素。

第二章

预防及筛查

ES常是在出现症状与体征时才被发现，主要包括骨痛、肿胀、触痛和骨折。青少年和年轻成人出现上述临床表现时，需考虑ES的诊断，建议患者进行体格检查和发病部位的影像学检查，如X线、MRI、CT扫描或PET/CT。此外，还可能进行全血细胞计数（CBC）和乳酸脱氢酶（LDH）检测等血液检查。

第三章

诊断

ES常有特征性染色体平衡易位，即位于22号染色体的EWSR1基因与ETS转录因子家族成员易位形成融合基因。ES与CIC重排肉瘤、伴有BCOR遗传学改变的肉瘤和EWSR1-non-ETS融合的圆细胞肉瘤共同构成了骨与软组织未分化小圆细胞肉瘤这一独立类别。

肉眼观察ES一般呈灰白色，质软，常伴坏死和出血区，骨内病变常突破骨皮质伴软组织侵犯。

镜下观察，ES呈巢、片状分布，细胞巢之间可见纤维性间隔。肿瘤主体由一致小圆形细胞构成，细胞核类圆形，染色质细颗粒状较细腻，胞质少或仅见少量透亮或嗜酸性胞质，核仁和细胞膜常不清晰。少数ES瘤细胞体积较大，有明显核仁，细胞轮廓不规则，部分还可有上皮样或神经内分泌样分化特点。化疗后ES常出现不同程度细胞坏死及肉芽组织，评估新辅助化疗后切除标本的坏死率有助预测ES患者的预后。

免疫组化，95%ES瘤细胞膜弥漫表达CD99，该法敏感性好，但缺乏特异性。NKX2.2比CD99对ES有更高特异性。大约25%的ES细胞可表达Keratin。FLi1基因是尤文肉瘤中与EWS基因发生易位最主要的ETS家族成员，其编码的FLi1蛋白免疫组化表达于瘤细胞核。当ES出现ERG基因重排时，免疫组化检测ERG有助诊断。曾经的原始神经外胚层瘤（PNET）与ES不再区分，因此部分ES可呈现神经内分泌分化，NSE、S-100、Syn、CD56均可出现不同程度的阳性表达。极罕见的釉质瘤样ES，常表达鳞状上皮标记物。

分子病理，融合基因的形成是ES重要特点之一。大约85%的ES会发生t（11；22）（q24；q12）染色体易位，形成EWSR1-FLi1融合基因。10%病例具有t（21；22）（q22；q12）易位，即EWS基因与21q22上的ERG基因发生融合。还有不足5%ES为EWS与其他ETS家族基因（FEV，ETV1，ETV4，ZSG）异位形成相应融合基因，极少数病例存在FUS-ERG或FUS-FEV易位。这些融合基因编码嵌合转录因子调控多个基因功能，从而影响ES发生和发展。部分ES还会出现其他基因突变包括STAG2（15%~22%），CDKN2A（12%），TP53（7%）。

怀疑ES都应行详细病史采集及体检，在活检前应行全面肿瘤分期。应包括胸部CT，原发病变部位MRI、CT、PET扫描和/或骨扫描及骨髓活检，同时建议行脊柱及骨盆MRI除外骨髓侵犯。在一项系统性回顾和meta分析，Treglia等报道将PET/CT与传统影像学结合对ES分期及治疗后再分期很有价值，敏感性96%，特异性92%。

由于ES有显著遗传易感性（90%ES拥有四种特定染色体易位），因此强烈建议病人行细胞遗传学和/或分子生物学检测（可能因此需要再次活检）。活检标本应行细胞遗传学和/或分子生物学分析评估t（11；22）易位。初步报道认为EWS-FLi1易位较其他变异预后更好。与上述观点不同，来自EURO-EWING99及儿童肿瘤组的研究报道认为，运用当前有效治疗后的疗效预后与融合基因亚型无关。除EWS外，在分子学诊断上为了确诊罕见的带有FUS-ERG或FUS-FEV融合基因转录的ES病例，FUS也应作为融合基因检测靶点。

为完善诊断和分期，应常规进行骨髓活检。血清LDH已被证明是一种具有判断预后意义的肿瘤标志物，本指南将该检验列为ES初步评估手段。患者在接受放化疗前建议至生殖医学科行相关咨询。

第四章

治疗

第一节 治疗原则

无论有无转移，患者的标准治疗方法都包括化疗和局部治疗（包括手术和放疗）等多学科治疗。由于ES多为化疗高度敏感的肿瘤，因此建议在局部治疗前至少行9周的化疗，并在化疗后对肿瘤再次分期。对初诊无转移的局灶病变，再次分期评估包括胸部及原发部位影像检查，可考虑行PET扫描或骨扫描检查。而对转移性ES，除行上述检查外，还需对初次检查过程中所有异常结果做再次评估。若肿瘤对化疗有反应（病情稳定或缓解），则对可切除的局部病灶进行广泛切除，对不可切除的病灶行根治性放疗或继续化疗（根据治疗反应，对转移性疾病可考虑延长初始化疗时间）。

手术切除后需对切缘行病理学评估，对切缘阳性者，术后继续化疗后放疗，或放疗后化疗。化疗时长28~49周，具体化疗周期数取决于化疗方案及剂量，此后定期随访。对切缘阴性者，术后继续辅助化疗，此后定期随访。

对初始化疗后再评估肿瘤进展者，考虑先对原发病灶行放疗和/或手术治疗，以达到局部控制或姑息治疗目的。此后继续化疗或接受姑息支持治疗。

中医中药对于骨肿瘤的治疗，需要更多临床实践。中医认为骨肿瘤多由虚实夹杂的病机导致，扶正祛邪是治疗骨肿瘤的基本原则。

第二节 随访与监测

ES患者的随访至关重要。即使是接受了适当手术且边缘阴性患者，其复发率也约为9%，而且术后可能会发现之前无法检测到的转移性疾病。一般来说，患者在术后最初的2年中每3个月接受一次随访，随后的3年中每6个月接受一次随访，之后每年接受一次随访。对于低级别ES患者，随访的频率可以低一些，比如头两年每

6个月随访一次，之后每年随访一次。晚期转移、局部复发、功能障碍以及与治疗相关的并发症可能会在确诊后10年以上出现，目前还无公认的肿瘤监测停止点。监测内容包括原发部位的体检、影像学检查及胸部CT，并同时行血常规及LDH、ALP等实验室检查，可考虑PET扫描或骨扫描进行监测。随访中发现早期或晚期复发者，需再次化疗（对晚期复发病例，可考虑应用前期有效的治疗方案再治疗）和/或放疗。

第三节　治疗方法说明

1　局部控制治疗（手术和放疗）

手术切除及放疗是非转移ES最常用局控法。目前无比较此两种方法的随机研究。

多中心研究显示，治疗非转移性ES时，局控手段的选择（手术、放疗或手术加放疗）未见对OS和PFS产生显著影响。在CESS86临床试验中，虽然根治性手术和手术联合放疗后的局控率（分别为100%和95%），较单纯适形放疗（86%）更高，但因术后有转移风险，在OS无提高。在INT-0091研究中，单用手术或放疗治疗后局控失败发生率相近（25%），但手术加放疗后的局控失败发生率更低（10.5%）。5年PFS同样在组间无显著差别（手术、放疗、手术加放疗组分别为42%、52%、47%）。其他回顾性分析数据表明手术（加或不加术后放疗）对局限性病变的局控能力优于单纯放疗。1058例CESS81、CESS86及EICESS92临床试验联合分析表明手术（加或不加术后放疗）后局部控制失败率，较单纯适形放疗明显降低（分别为7.5%和26.3%，*P*=0.001），而术前放疗组的局控率与手术组（5.3%）相当。由儿童肿瘤组开展的回顾性分析（INT-0091、INT-0154或AEWS0031）表明：适形放疗与手术加放疗相比有更高的局控失败风险，但对远隔部位治疗失败无影响。

适形放疗可作为无法实现手术广泛切除者一种有效疗法。一项针对CESS81/86与EICESS92研究，治疗椎体ES的回顾性分析显示，适形放疗的局控率为22.6%，与其他部位肿瘤接受适形放疗后的水平相当；5年PFS和OS分别为47%和58%。对接受化疗和适形放疗的非转移性ES，肿瘤大小和放疗剂量被证实可以用于预测局控率。

ES放疗原则

原发肿瘤治疗

根治性放疗：应在VAC/IE化疗方案12周或VIDE化疗方案18周后开始

放疗范围和剂量：

肿瘤区（GTV）45Gy照射剂量，临床靶区1（CTV1）扩大1~1.5cm，计划靶区1（PTV1）再扩大0.5~1cm

锥形下区（CD）覆盖病变骨范围，化疗后软组织区（GTV2）总量55.8Gy照射剂

量，CTV2扩大1~1.5cm，PTV2再扩大0.5~1cm

化疗反应（体积缩小）<50%的肿瘤，考虑增加到总量59.4Gy的增强剂量

术前放疗：拟行边缘切除的肿瘤可考虑术前放疗

放疗范围和剂量：

36~45Gy剂量照射初始GTV，扩大2cm

术后放疗：术后60天内开始放疗，可与巩固性化疗同时进行

照射范围和剂量：

R0切除：组织学反应差，即使边界切除充分，仍考虑放疗（GTV2 45Gy照射剂量，CTV1扩大1~1.5cm，PTV1扩大0.5~1cm）

R1切除：GTV2 45Gy照射剂量，CTV1扩大1~1.5cm，PTV1再扩大0.5~1cm

R2切除：GTV2 45Gy照射剂量，CTV1扩大1~1.5cm，PTV1再扩大0.5~1cm

继续对残余病灶行CD照射，GTV2总量55.8Gy照射剂量，CTV2扩大1~1.5cm，PTV2再扩大0.5~1cm

半胸照射：原发于胸壁合并胸膜受累

15~20Gy（1.5Gy/fx），继续对原发病灶行CD照射（最终剂量以切除边缘为基础）

转移病灶治疗：全肺照射后行彻底化疗/转移灶切除

14岁以下患者15Gy（1.5Gy/fx）

14岁以上患者行18Gy

COG研究以年龄在6岁上下进行分层（12Gy vs.15Gy）

2 化疗

美国和欧洲的单中心及多中心合作临床研究表明，包含异环磷酰胺和/或环磷酰胺、依托泊苷、多柔比星和/或放线菌素D、长春新碱的多药整合化疗对非转移性ES有效。术前新辅助化疗可缩减瘤体，增加完整切除并获镜下阴性边缘的几率。外科切除术后辅助化疗可提高大部分患者的RFS和OS。

IESS-1和IESS-2证明，在病灶局限的、非转移性ES患者，放疗整合VACD方案辅助化疗（长春新碱、放线菌素D、环磷酰胺和多柔比星）比VAC方案（长春新碱、放线菌素D和环磷酰胺）疗效好，5年RFS分别为60%和24%（$P<0.001$），相应OS分别为65%和28%（$P<0.001$），提示阿霉素在ES化疗中有重要作用。

IESS-2研究探索VACD方案给药方式对疗效的影响，214例初治尤文肉瘤患者被随机分为高剂量间歇治疗组（阿霉素75mg/m^2，化疗药物每3周重复）和中剂量连续治疗组（阿霉素60mg/m^2，长春新碱和环磷酰胺为周疗），5年RFS分别为73%和56%（$P=0.03$），5年OS分别为77%和63%（$P=0.05$），由此奠定了ES多药整合辅助化疗时3周疗法的地位。

对初治无转移的ES患者，在VACD方案的基础上单独加用异环磷酰胺或同时整合依托泊苷可提高疗效。儿童癌症协作组（POG-COG）的研究（INT-0091），398例非转移性ES随机接受共计17周期VACD或VACD-IE（VACD-异环磷酰胺+依托泊苷）整合方案化疗。VACD-IE组的5年EFS显著高于VACD组（分别为69%及54%，*P*=0.005），5年OS也显著提高（分别为72%及61%，*P*=0.01）。无论局部治疗方式如何，与VACD组相比，VACD-IE组局部复发率更低（分别为30%和11%）。

但对初治即有转移，加用异环磷酰胺/依托泊苷并不能改善预后。INT0091试验共纳入120例转移性患者，VACD-IE组与VACD组的5年EFS均为22%，5年OS分别为34%和35%，均无显著区别。Miser等报道该研究长期随访结果，转移性ES8年EFS和OS在VCD-IE组为20%及29%，而在VCD组为20%和32%，亦无明显区别。

VAC-IE方案中烷化剂剂量的提高不能改善非转移性患者的预后，但缩短化疗间期的方案可改善非转移性患者的预后。一项针对50岁以内非转移性ES（n=568）的随机临床试验，Womer等报道VAC-IE双周方案比3周方案更有效，2组5年EFS分别为73%和65% *P*=0.048），5年OS分别为83%和77%（*P*=0.056），且药物毒性无增加。

EICESS-92试验旨在探索在标准危险度（瘤体<100ml）ES患者中环磷酰胺是否与异环磷酰胺有类似疗效，以及在高危患者（瘤体≥100ml或初治即有转移）已使用异环磷酰胺基础上再加用依托泊苷能否提高生存率。标准危险度患者接受4周期VAIA方案（长春新碱、放线菌素D、异环磷酰胺和多柔比星）化疗后被随机分配至VAIA（n=76）或VACA组（长春新碱、放线菌素D、环磷酰胺和多柔比星，n=79）。VACA组和VAIA组的3年EFS分别为73%和74%，说明在此类患者中，环磷酰胺与异环磷酰胺疗效相当，但VACA组血液学毒性明显增加。高危患者被随机分配至VAIA组或EVAIA组（VAIA加依托泊苷），两组3年EFS分别为47%和52%（*P*=0.12）。但亚组分析表明，加用依托泊苷的非转移性患者EFS风险降低21%（*P*=0.18），而转移性患者无更多获益（*P*=0.84）。

为进一步评估环磷酰胺和异环磷酰胺在疗效和安全性上的差异，Euro-EWING99-R1试验纳入856例标准危险度ES，在使用6周期VIDE方案（长春新碱，异环磷酰胺，多柔比星，依托泊苷）和1周期VAI方案（长春新碱，放线菌素D，异环磷酰胺）后，随机分为VAC组和VAI组，两组3年EFS率分别为75.4%和78.2%。发生严重血液学毒性的比例在VAC组略高，但VAI组患者肾小管功能损伤更为显著。

3 大剂量化疗后行干细胞移植

大剂量化疗后行干细胞移植（HDT/SCT）在非转移性及转移性ES患者中均有评估。HDT/SCT在未转移性患者中可提高生存率，但针对转移性患者的研究得出相反结论。

EURO-EWING 99是第一个大型随机临床试验，旨在评估6周期VIDE的多药整合方案，局部治疗（手术和/或放疗），和HDT/SCT在281例初治转移性ES中的疗效。中位随访3.8年后，全部患者3年EFS和OS分别为27%和34%。HDT/SCT后获得完全或部分缓解的患者，其EFS分别为57%和25%。患者年龄、肿瘤体积、疾病进展程度都是相关危险因素。由于非移植组早期偏倚较大（82%未行HDT/SCT的患者在平均1年内死亡），HDT/SCT对预后影响未得出最终结论。

第四节　治疗步骤

所有ES均采取以下方案治疗：初始诱导化疗，之后接受局控治疗（手术和/或放疗），再后继续辅助化疗。

初始治疗包括多药化疗及粒细胞集落刺激因子支持，至少12周。已有转移者据化疗反应适当延长初始诱导化疗周期。VAC/IE（长春新碱、阿霉素和环磷酰胺与异环磷酰胺和依托泊苷交替）是局部ES的首选方案，而VAC（长春新碱、阿霉素和环磷酰胺）是有转移灶患者的首选方案。

初始治疗后应据病变部位MRI和胸部检查再分期。根据初诊时所用影像学技术，PET和/或骨扫描也可用于再分期。初始治疗后患者维持稳定状态或肿瘤缩小应行局控治疗。

局控疗法包括局部切除、适形放疗，甚至截肢。局控方法选择应个性化，根据肿瘤位置、大小、化疗反应、患者年龄、功能预期来制定。

无论手术切缘如何，建议对所有患者行术后辅助化疗。强烈建议广泛切除后化疗持续时间为28~49周，根据方案和剂量制定具体时间。对切缘阳性或外科边缘非常临近者，建议在化疗基础上增加术后放疗。Denbo等报道在小体积肿瘤（<8cm）及切缘阴性者，未行术后放疗不影响OS。接受辅助放疗患者的15年预计OS为80%，未经辅助放疗者为100%。

初始治疗后如出现肿瘤进展，最好疗法是对原发病灶行放疗和/或手术，之后采取化疗或适当的姑息支持性治疗。

第五节　复发或难治性疾病

约30%~40%ES会出现局部复发和/或远处转移，预后很差。首次复发间隔时间越长，病人生存机会越大。晚期复发（首诊后≥2年）、只有肺部转移、可积极手术切除局部复发和密集化疗是预后良好因素，而有肺部和/或其他部位转移的早期复发（首诊后<2年）、同时出现复发和转移、首诊LDH升高被认为是不良预后因素。一项回顾

性分析显示初次复发的部位及间隔时间对成人局限性ES是重要的预后因素。局部复发和远处转移患者的复发后5年预计生存几率分别为50%和13%，晚期复发患者的复发后5年预计生存率明显高于早期复发患者。

有临床试验评估整合异环磷酰胺与依托泊苷（加或不加卡铂）治疗复发或难治性肉瘤患者的效果。在一个Ⅱ期研究中，对儿童及年轻人的复发性ES，用异环磷酰胺及依托泊苷整合治疗在可接受的毒性范围内可获明显疗效。由儿童肿瘤组开展的Ⅰ/Ⅱ期研究表明，复发性或难治性肉瘤患者的总反应率为51%；1年及2年的总生存率分别为49%和28%。肿瘤有完全或部分反应者的OS明显提高。

不以异环磷酰胺为基础的化疗方案在复发性或难治性骨组织肉瘤患者中也显示有效果。多西他赛与吉西他滨整合被证实有很好的耐受性，治疗后患有难治性骨组织肉瘤的儿童及年轻人的总体客观反应率为29%；中位反应持续时间为4.8个月，其纳入的2例ES中有1例达到SD。拓扑异构酶Ⅰ抑制剂（拓扑替康和伊立替康）与环磷酰胺与替莫唑胺整合治疗复发或难治性骨组织肉瘤有可观的反应率。对54例复发或难治性肉瘤患者，环磷酰胺和拓扑替康在44%患者中显示了治疗反应（35%完全反应，9%部分反应）。在中位随访时间23个月之后，26%患者处于持续性缓解期。对患有复发性或进展期ES的回顾性分析中，伊立替康和替莫唑胺治疗后的总体客观反应率为63%。所有可评估患者（20例）的肿瘤进展中位时间（TTP）为8.3个月（复发患者为16.2个月）。与诊断后两年内复发和诊断时即有转移的患者比较，2年以上晚期复发和原发局限性肿瘤患者的中位TTP更好。复发或难治性ES对长春新碱、伊立替康与替莫唑胺整合用药的反应好且耐受性好，总体反应率为68.1%。

复发或难治性患者的疗法包括参加临床试验和化疗（加或不加放疗）。ES有时会出现延迟复发，采用以前有效方案可能有作用。所有复发和转移者均应考虑参加研究新型治疗方法的临床试验。

表47-4-1　ES的常用化疗方案

一线治疗方案（初始/新辅助/辅助治疗）
VAC/IE（长春新碱、阿霉素联合环磷酰胺或异环磷酰胺联合足叶乙甙）
VAI（长春新碱、阿霉素联合异环磷酰胺）
VIDE（长春新碱、异环磷酰胺、阿霉素联合足叶乙甙）
就诊即存在转移病灶初始治疗
VAdriaC（长春新碱、阿霉素联合环磷酰胺）
VAC/IE
VAI
VIDE
二线治疗方案（复发/难治性或转移）
环磷酰胺联合拓扑替康
伊立替康±替莫唑胺

续表

异环磷酰胺联合足叶乙甙
异环磷酰胺、卡铂、足叶乙甙
多西紫杉醇联合吉西他滨

第六节　不同部位ES的外科手术

1　四肢ES的外科治疗

1.1　外科边界的选择与预后

对肢体ES，在完成术前新辅助化疗后且可保肢时，应首选切缘阴性的广泛切除或根治性手术。保肢手术指征主要包括：①Enneking外科分期ⅡA或ⅡB期；②化疗反应良好；③无主要的血管神经受累、病理性骨折、局部感染和弥漫性皮肤浸润；④能在肿瘤外将肿瘤完整切除，有足够的皮肤和软组织覆盖。⑤保留的肢体经重建后，功能预期要比假肢好。⑥保肢手术的局部复发率不会高于截肢，预期生存率不会低于截肢。⑦患者及其家属均有保留肢体的强烈愿望。

肢体ES的5年生存率在50%~75%之间，高于脊柱及骨盆ES的5年生存率。ES恶性程度高，易发生远处转移，尤其是肺，远处转移率为60%左右。因此肢体ES必须选择切缘阴性的广泛性切除或根治性手术。

M. Sluga等在2001年发表数据显示，无转移的肢体ES做切缘阴性的广泛切除后与囊内切除患者的五年OS分别为60.2%和40.1%。肢体ES的其他回顾性研究显示，切缘阴性的广泛切除或根治术的局部复发率为10%左右，而囊内刮除术后局部复发率较高，约为30%，因此切缘阴性的广泛切除或根治性手术较囊内刮除术可减少肢体ES的局部复发率，且五年OS亦有所提高。

综上所述，外科边界的满意度是肢体ES预后重要的影响因素之一，外科手术应追求R0切除。

2　复发病例的处理

复发病例是否接受二次手术需据个体情况决定，部分患者可能从中受益。

肢体ES局部复发率约为20%~30%，初次手术外科边界的满意度是最重要的影响因素。局部复发与预后不良密切相关。局部复发患者要根据患者实际情况考虑给予放疗、再次手术或化疗。对复发病灶体积较小、远离重要血管神经、预期可达安全外科边界，应首选再次手术切除，切除后根据手术切缘行辅助放疗或化疗。

3 截肢和保肢的选择

肿瘤累及主要神经血管结构是截肢的绝对指征。此外，如可进行根治性手术，而肢体挽救性切除不太可能获得阴性边缘或功能正常的肢体，则应考虑截肢。截肢切口和技术的选择取决于是否存在活检切口以及肿瘤软组织肿块的位置。如神经血管结构未被包绕（即动脉或运动神经被包绕的比例不超过50%），则可保留这些结构。如动脉被包裹，使用反向穿插静脉移植物、合成移植物或静脉异体移植物进行动脉切除，可实现血管旁路，并将包裹的结构与切除标本一起留作整体切除。原发性ES患者的病理性骨折不应被视为截肢的绝对指征。对有病理骨折（尤其是化疗后合并骨折）的特定患者进行肢体清创术，似乎不会增加局部复发或死亡风险。患者应接受新辅助化疗，然后以安全的手术切缘切除肿瘤。肿瘤对化疗的反应预示着骨折的愈合、总生存率的提高和局部疾病的控制。骨折移位的程度并不预示着预后较差，骨折稳定的类型也不会对预后产生重大影响。化疗耐受性原发性骨肉瘤的病理骨折是肢体修复手术的相对禁忌证。

综上所述，肢体ES术式的选择需充分考虑外科边界、新辅助化疗敏感性、肿瘤是否累及主要血管神经、软组织条件等因素，其中，通过安全外科边界达到肿瘤局控，防止复发并在有效辅助治疗帮助下改善预后是外科手术的目的。

4 手术方案的选择

ES切除术后要行巨型假体或异体移植重建。在某些肿瘤部位，如肱骨近端和胫骨近端，同种异体假体组合是非常有价值的选择，可实现软组织与同种异体的最佳重连。在股骨部位，最好使用模块化巨型假体。生物重建技术包括同种异体移植物或自体移植物，如血管化腓骨，尤其适用于骺端缺损的桥接。在生长期儿童中，ES切除后的重建具有挑战性，尤其是在解决腿长不等方面。一般情况下，除非切除涉及关节，否则会进行异体移植重建。在这种情况下，应考虑使用可扩张假体或旋转成形术。在部分病例中，可通过骨骺牵引来保留骨骺部分和关节面；但这只适于骨骺仍然开放的患者。

5 肢体ES切除后的功能重建

对接受保肢术的ES患者，在切除肿瘤后应行缺损区域的功能重建，以恢复肢体功能。重建方法选择应根据患者年龄、病变部位等综合因素考虑。重建方式主要有生物学重建、机械性重建以及复合重建。

机械性重建的优点主要包括近期功能好、来源及重建范围不受限等，是较为常用的重建方式，尤其是对骨骼成熟者，对肿瘤切除后的缺损区域可采用机械性重建方法，如关节缺损可采用关节假体置换的重建方法，骨干缺损则可采用中段假体置换的重建方法。但机械性重建存在难以避免的松动、断裂和假体周围感染等风险，常致远期肢体功能的下降甚至丧失，随着骨量丢失，翻修手术的难度也会明显升高。羟基磷灰石涂层、多孔钽金属骨小梁、银离子涂层等假体设计有助于改善松动和感染，而3D打印假体也在四肢骨不规则切除后重建中显示独有的优越性。

常见的生物学重建方法包括自体瘤骨灭活再植、大段异体骨、带血管腓骨移植等，其主要优点在于移植骨愈合后机械并发症较低，可拥有较好的远期肢体功能，并在一定程度上避免翻修手术，但近期肢体功能较差、移植骨不愈合、疲劳骨折等风险也始终存在。复合型重建采用人工关节假体和自体或异体骨整合方式，希望可以以机械重建获得较好的近期肢体功能，而在远期通过移植骨的愈合来降低远期机械并发症。

2 脊柱ES的外科治疗

2.1 新辅助化疗有利于提高OS和手术方式的制定

原发脊柱占所有ES的3.5%~10%。平均发病年龄为13岁，常源于单一脊椎(61%)，胸腰椎占绝大多数（91%）。脊柱ES单纯手术或放疗的5年OS为5%~20% 。多药整合化疗结合手术或放疗使脊柱ES的5年OS提高至41%~80%，局控率达50%~80%。Oberlin等报道一组67例患者，化疗对ES有效率为61%。

新辅助化疗的益处包括三个方面：①对化疗敏感的脊柱ES的软组织包块能很快缩小，脊髓的受压能很快减轻，并使部分原先不能切除的肿瘤变成可以切除。Vogin等报道了一组脊柱ES病例，实行新辅助化疗组的患者37%获得了R0切除，而未行新辅助化疗直接行椎板减压组无一例获得R0切除；②系统化疗可消灭循环瘤细胞和微转移灶；③肿瘤对化疗的敏感性利于制定术后化疗方案。对脊髓神经功能稳定患者，活检确诊后即开始新辅助化疗，对确诊时脊髓功能已受损害患者，在行椎管减压后开始化疗。

2.2 术前动脉栓塞有利于手术的安全进行

动脉栓塞逐渐成为原发和继发脊柱肿瘤治疗有效和安全的辅助措施。术前栓塞可有效减少肿瘤血供，使瘤体缩小，术中出血减少，改善总体预后。脊柱ES的出血倾向虽不如肾癌、甲状腺癌等转移瘤，但仍推荐患者接受术前栓塞治疗。

2.3 就诊时有脊髓功能损害需紧急进行椎管减压手术

脊柱ES虽然初始瘤体不大（平均60ml)，但由于肿瘤向椎管内生长导致脊髓或马尾症状，需行紧急椎管减压术（全椎板切除减压或前方减压)。Vogin等报道了75例脊柱ES，57例（79%）患者在就诊时表现神经受压症状，69%行减压手术。Marco等报道13例脊柱ES患者有10例行椎板切除减压术。Indelicato等报道27例脊柱ES中6

例行紧急椎板切除减压。Sharafuddin等报道的7例脊柱ES有4例行椎板切除减压，1例行前方减压。椎管减压后超三分之二患者神经功能可以恢复。

2.4 切缘阴性的整块切除为无转移脊柱ES局部治疗的首选方法

与瘤内切除或单纯放疗相比，整块切除局部复发风险低，并可提高长期生存率。Boriani等报道27例脊柱ES，OS为40.7%，而6例行整块切除且切缘阴性患者中5例长期无瘤生存，OS为83.3%。Ulf等报道7例行整块切除的脊柱ES，5例达到广泛切除，1例边缘切除，1例瘤内切除，随访10~96月，5例无瘤生存，1例由于其他疾病死亡，1例带瘤生存。李晓等报道整块切除可降低局部复发率，7例中1例复发，2例出现肺转移。分块切除20例，局部复发8例。但脊柱肿瘤整块切除技术要求高，容易出现大的并发症，死亡率可达7.7%（0~7.7%），最常见死亡原因为呼衰，术后并发症发生率为10%~30%，主要包括血管神经损伤、伤口预后不良、感染和内固定失败等，故采取整块切除应据肿瘤的分期和患者的状况在专业的骨肿瘤中心进行。

2.5 脊柱ES是否采用瘤内切除尚存在争议

瘤内切除相对于整块切除技术要求低，对脊柱稳定性影响小，多数医生可以实施，术后患者的局部症状可很快部分缓解。但由于局部仍有肿瘤残留，局部复发率较整块切除高，术后需行辅助放疗。瘤内切除或边缘切除后辅助放疗是否比单纯根治性放疗更使患者获益尚存争议。Vogin等报道一组脊柱ES病例，56例行手术切除，其中R0切除11例，R1切除8例，R2切除37例，术后50例行辅助放疗，与19例单纯行根治性放疗患者相比，前者局控率为83%，后者为74%，但两者无统计学差异。Schuck等观察了111例脊柱尤文肉瘤，单纯放疗组75例局控率为77.4%，手术结合放疗组32例局控率为81.3%，两组之间无统计学差异，47例患者出现放疗相关的急性并发症。Indelicato等报道了一组27例脊柱ES，其中5例在确诊时已有转移。单纯放疗21例，手术结合放疗6例，单纯放疗组平均放疗剂量为55Gy。肿瘤局控率在单纯放疗组为84%，手术结合放疗组为100%，因例数少两组之间无统计学差异。5年OS分别为50%和80%，PFS分别为35%和69%，因例数少两组均无统计学差异。10例患者（37%）出现严重并发症，其中3例与放疗相关，包括食道狭窄、顽固性恶性呕吐和膀胱肥大导致的双肾积水。Boriani等报道27例脊柱ES，其中瘤内切除并辅以放疗的11例患者均死亡，而单纯放疗的9例中5例存活。但术后放疗与单纯放疗相比，由于瘤内切除后局部只有少量肿瘤残留，所需放疗剂量低，低剂量放疗也降低了放疗相关的肉瘤变和放射性脊髓病的风险。

2.6 放疗在脊柱ES局部治疗中具重要作用，瘤内切除或单纯椎板减压术后需行辅助放疗

ES对放疗相对敏感，长期以来放疗在ES局控中占重要地位，单纯放疗所需剂量为55~60Gy，超过了脊髓的耐受剂量，易引起放射性脊髓病。另外放疗可导致脊柱畸

形、软组织纤维化、挛缩和第二恶性肿瘤的发生风险。多数学者对肿瘤较大，侵及范围较广，无法手术者倾向于单纯放疗。放疗的范围为包括病变脊椎和其上下各一个脊椎。Marco等报道13例单纯局部放疗的治疗结果：放疗剂量为30~66Gy，平均48Gy，5年无瘤生存率为49%，局控率为77%。瘤内切除或单纯椎板减压术后由于局部有肿瘤残留，需行术后辅助放疗，放疗剂量一般低于45Gy，以降低放疗相关脊髓病的发生，也可降低放疗相关肉瘤发生的风险。放疗后局部复发的原因在于在放疗区域内有活的瘤细胞残存。Tellers等通过尸解在化疗整合放疗的20例患者中13例发现肿瘤残留。

2.7 椎板切除减压或整块切除术后需行脊柱稳定性重建

单纯椎板减压后易于发生远期脊柱的畸形和神经系统的并发症，Vogin报道一组脊柱ES，在存活超5年的患者中神经和脊柱畸形的并发症发生率分别为32%和73%，而在儿童患者，脊柱畸形的发生率可达95%~100%。最常见的脊柱畸形为椎板减压后的后凸畸形，发生率为40%~75%。单纯放疗可导致椎体前方或一侧的楔形变，随后发生脊柱的侧弯或后凸畸形，发生率为10%~100%。脊柱尤文肉瘤行椎板减压后的患者一般需行辅助放疗，在已行椎板减压的患者再行放疗可致严重脊柱畸形。故在行单纯椎板切除减压后需行脊柱稳定手术，如椎板成型术或后外侧融合术并辅以外固定以预防脊柱畸形发生，行全脊椎整块切除的患者则应进行包括前柱在内的360度稳定性重建。

3 骨盆/骶骨ES的外科治疗

3.1 外科边缘

建议采用UICC手术切缘（“R”切缘），因为多数病人需考虑术后放疗。对骨盆/骶骨的ES病例，在化疗和/或放疗基础上，为使患者获得更高的局控率以及更好预后，首选外科初始治疗方案均为切缘阴性（R0切除）的广泛切除，尽量避免囊内切除。

国际抗癌联盟手术切缘定义为：手术切缘镜下观察，R0为无微小病灶残留，R1为微小病灶残留，R2为肉眼可见病灶残留。经多学科整治诊疗（MDT to HIM）的协作治疗，骨盆/骶骨ES的5年OS在45%~75%之间，而四肢ES患者的5年PFS、OS以及局控率分别为：24.1%，43.5%~64%，以及55%。骨盆/骶骨ES患者的预后差，对骨盆/骶骨ES，无论病理分级如何，外科手术都首选切缘阴性的广泛切除。满意的外科边界可能能够降低局部复发的风险。Hoffmann，C等报道的大样本对照研究长达13年的随访结果显示，接受外科手术的骨盆/骶骨ES，广泛切除使无转移的入组治疗患者PFS达到60%，边缘切除与囊内切除为52%；广泛切除使无转移的随访患者其PFS达到37%，而边缘切除与囊内切除为0。尽量避免囊内切除，因为此种手术与单纯放疗相比并无获益。非常接近肿瘤的骨盆/骶骨尤文肉瘤R0边缘，也建议采用术后放疗。由于骨盆/骶骨的ES来源特性、解剖部位、放化疗敏感性等特征，NCCN推荐的广泛切除概念即为R0切除。

局部治疗中手术切除是最佳方法；外科手术边界不足时应予以术后放疗；术后组织学反应不良时应考虑放疗（与放疗医生讨论）。

如可能，切缘阴性的广泛切除是局部的最佳选择，局部放疗也是对局限性病变的局控方法，但目前尚无比较此两种方法的随机研究。合作性研究小组的ES局控方式的对比研究发现，局部控制手段（手术、放疗或手术加放疗）未对OS以及PFS产生十分显著影响。在CESS86临床试验中，虽然积极手术和切除再加放疗后的局控率（分别为100%和95%）较适形放疗（86%）更高，但因外科手术后发生转移的风险更高，在无复发生存率或总体生存率方面无显著提高。在INT-0091研究中，患者单用手术或放疗后局部控制失败的发生率相近（25%），但手术加放疗后的局控失败的发生率更低（10.5%）。5年PFS同样在组间无显著差别（手术、放疗、手术加放疗组分别为42%、52%、47%）。其他回顾性分析的数据表明手术（加或不加术后放疗）对局限性病变的局控能力优于单纯放疗。1058例CESS81、CESS86及EICESS92临床试验联合分析表明手术（加或不加术后放疗）后局控失败率，较适形放疗明显降低（分别为7.5%和26.3%，P=0.001），而术前放疗组的局控率与手术组（5.3%）相当。由儿童肿瘤组开展的对序贯性研究（INT-0091、INT-0154或AEWS0031）的回顾性分析表明：适形放疗与手术加放疗相比有更高的局部控制失败风险，但对远隔部位治疗失败无影响。然而，对手术边界不足的患者，术后应当给予局部放疗，以期提高局控率。当术后标本的组织学应答不良（即瘤细胞存活率>10%）时应与放疗科专业医生讨论是否予以术后放疗。

3.2 复发、转移病例的处理

建议对骨复发或转移病灶进行手术治疗或放疗。

ES较易复发，单纯局部病灶患者复发率为30%~40%，存在原发转移及播散的患者复发率为60%~80%。对复发患者，目前发现唯一的预后因素是复发时间：初始诊断2年后复发者预后较好（P<0.0001）。而且，局部复发患者的5年OS为13%~30%，优于全身复发患者。对复发性骨病灶，建议行手术切除和（或）放疗，部分患者可从中获益。20%~25%患者在诊断时已有转移（10%：肺；10%：骨/骨髓；5%：上述两种部位或其他），单纯肺转移预后优于骨转移患者以及同时肺转移、骨转移的患者，5年PFS分别为：29%、19%和8%（P<0.001）。对单纯骨转移者建议行手术切除和（或）放疗，对肺转移患者进行全肺放疗可能会提高生存率。

3.3 骨盆重建手术

术中条件允许应行恢复肢体功能的骨盆重建。

骨盆功能是传导躯体的重量和参与构成髋关节。如在肿瘤切除后，股骨一骶骨之间的骨连续性和髋关节的结构不完整，则需重建。对Ⅲ型或骶髂关节稳定性未受到影响的Ⅰ型切除，常不需重建。对骶髂关节的稳定性受到影响的Ⅰ型或Ⅰ+Ⅳ型切除，需要重建，恢复骨盆环的连续性。骨盆恶性肿瘤切除后的功能重建是骨肿瘤医生的一大挑战，重建方法包括人工假体和骨水泥、马鞍式假体、病灶骨灭活或辐照再植、近端股骨自体骨移植、同种异体骨移植以及带血管蒂的腓骨瓣移植等，国内王臻团队也提出了儿童及青少年ES“髋臼挽救”的概念。同种异体移植骨重建方法的优点在于能重建复杂的骨盆骨结构，但文献报道注意此种方法的并发症，如：感染、异体骨吸收等发生率较高。文献报道可调式人工半骨盆假体的术后功能及并发症发生率均优于马鞍式假体。

3.4 截肢手术的选择

当体积巨大的骨盆CS累及主要血管神经，或复发、放疗等因素造成局部软组织条件不良的情况下应选择截肢。

局部控制可通过保肢或截肢来实现。对部分病例而言，截肢可能是达到这一目标的最佳选择。但是，能够合理保全功能，应选择保肢手术。保留髋臼患者MSTS评分高于髋臼切除的骨盆ESMSTS评分。截肢和保肢手术获得满意的外科边界的比例无统计学差异。

3.5 切除技术与重建技术

建议采用数字导航技术以及数字化骨科技术（3D打印模型与假体、3D打印截骨导板）

骨盆肿瘤导航手术便于骨盆区域深部骨性结构和肿瘤的观察，可做到内植物的精确放置，减少并发症，避免因反复透视增加辐射危害。计算机导航侧重于术中影像学辅助肿瘤定位，引导切除肿瘤和骨盆截骨。计算机导航辅助肿瘤切除和个体化定制髋臼假体重建能满足髋臼肿瘤精确切除和重建的要求，肿瘤切除彻底、髋臼重建满意、并发症发生率低、近期效果良好，是外科治疗恶性髋臼肿瘤的一种有效方法。3D打印手术导板很好地适应了骨肿瘤手术个体化要求，可在术中实现术前设计，不同3D打印技术制备的手术导板各有优势，需根据具体术式选择。

3.6 腰骶稳定

建议对骶髂关系不稳的进行稳定性重建。

国内郭卫团队报道新的骶骨恶性肿瘤的外科分区系统，对低位骶骨（骶2、3间盘以下）的恶性肿瘤，外科切除后无需重建。高位骶骨（骶2、3间盘以上）恶性肿瘤切除后需重建骶髂关节连续性。也有其他研究支持这一结论。

4 计算机辅助导航

虽然MRI和CT等先进的成像技术可以提供手术区域的解剖细节，但要将这些信息成功地从视屏转移到术中现场却很困难。计算机辅助手术允许手术团队将计算机技术、新开发的软件、现代成像技术和手术器械以更精确、更协调的方式整合在一起。在肌肉骨骼肉瘤手术中使用计算机辅助导航的目的是提高肿瘤切除率和更好的植入物定位，从而提高患者的治疗效果和满意度，延长植入物的存活时间。术前，该技术可改善手术区域的可视化，方便手术规划。术中，实时成像数据可与MRI和CT相整合，创建手术区域的虚拟地图。从重建角度看，准确性和精确度的提高对患者都有好处，特别是在植入物的定位和功能方面。腿长差异可减至最小；关节线的恢复和植入物的对齐可得到改善。骨盆和骶骨肿瘤的导航辅助切除术使阴性边缘切除的可能性很高，并发症相对较少，但仍需进一步研究以确定其对局部复发和其他肿瘤结果的确切影响。计算机辅助导航的局限性在于需要增加手术时间、学习曲线和成本。随着计算机辅助手术的应用越来越广泛，手术的成本和时间都能随之降低，从而改善手术效果以及患者预后。

第五章

康复

ES康复的目标包括恢复肢体功能、预防和管理治疗相关的副作用和长期并发症、提高生活质量并早日重返社会。康复计划需个体化，整合考虑手术、治疗方式及患者自身的恢复情况。功能恢复的程度也是因人而异，取决于手术中肌肉、神经和其他组织的保留情况。锻炼的内容涉及肌肉力量训练以及关节活动恢复。锻炼过程要遵循循序渐进原则，从被动活动逐渐过渡到主动活动。对下肢手术患者，康复需经历从卧床锻炼到床边活动，再到下床活动的过程。按照时间，可分为康复早期（术后第1~2周），康复中期（术后第3~6周），康复后期（术后第7周开始）。在康复早期，要达到的目标是拔除引流管，促进切口愈合以及预防术后并发症。训练包括肌肉等长收缩和被动活动，增强肌肉力量并防止关节僵直。同时注意疼痛管理和创面护理。在康复中期，由于肌腱或韧带逐渐愈合，可适当增加关节活动范围和负荷。循序渐进，由被动活动过渡到主动活动，活动范围由小到大。到了康复后期，主要目标是恢复正常的日常生活活动，提高整体功能和体力。训练需进行更加复杂的主动关节活动，增加肌肉的力量和协调性。

青少年和年轻成人患者的存活率往往比同龄人低，而且存活者往往会受到更明显的长期身体影响。此外，这一群体的患者在治疗前、中和后获得医疗服务方面的障碍也最大。能够克服获得医疗保健方面障碍的患者，最好在拥有高度专业化手术和辅助治疗资源的专业机构接受治疗。

近年来，越来越认识到癌症患者康复服务的重要性，肉瘤幸存者也从多学科整合康复护理中受益。随着患者存活时间的延长和治愈率的提高，人们更加关注这些患者的长期经历。肉瘤及其治疗导致的身体功能低下与生活质量下降和重返工作岗位的比例降低有关。疼痛、疲劳、认知障碍、焦虑和抑郁以及社会参与受损也很常见。对这些患者及其症状的管理应植根于对患者所接受的治疗以及对所经历的症状管理选择的理解。在癌症治疗前进行康复治疗，即所谓的预康复治疗，有助提高患者对毒副作用和有害副作用的耐受性。治疗前康复的一个重要组成部分是对患者进行咨询；如必须在肢体挽救和截肢之间做出选择，则应让患者充分了解每种手术的优缺点，包括潜在的功能障碍。手术后，患者可立即从住院康复中获益。有研究表明，因肉瘤而接受截肢手术的患者在住院康复期间的康复效果明显优于血管功能障碍的对照组患者，其中大部分患者可出院回家。同样，接受保肢手术的患者也可能需要住院康复治疗，尤其是在神经严重受损或出现其他术后并发症的情况下。这一阶段的康复目标主要是增强患者的体质，提供适应性设备和解决功能障碍的策略，所有这些都以安全出院回家为目标。在为每位患者量身定制康复计划时，应考虑家庭设置、朋友和家人的可用帮助、患者就业等因素。

参考文献

[1]DELATTRE O, ZUCMAN J, MELOT T, et al. The Ewing family of tumors--a subgroup of small-round-cell tumors defined by specific chimeric transcripts [J]. N Engl J Med, 1994, 331 (5): 294-9.

[2]Renzi S, Anderson ND, Light N, et al. Ewing-like sarcoma: An emerging family of round cell sarcomas [J]. J Cell Physiol, 2019, 234 (6): 7999-8007.

[3]Orth MF, Surdez D, Faehling T, et al. Systematic multi-omics cell line profiling uncovers principles of Ewing sarcoma fusion oncogene-mediated gene regulation [J]. Cell Rep, 2022, 41 (10): 111761.

[4]NG T L, O'SULLⅣAN M J, PALLEN C J, et al. Ewing sarcoma with novel translocation t (2; 16) producing an in-frame fusion of FUS and FEV [J]. The Journal of molecular diagnostics: JMD, 2007, 9 (4): 459-63.

[5]Aran V, Devalle S, Meohas W, et al. Osteosarcoma, chondrosarcoma and Ewing sarcoma: Clinical aspects, biomarker discovery and liquid biopsy [J]. Crit Rev Oncol Hematol, 2021, 162: 103340.

[6]P Weiss KR, Bailey KM. A Druggable Rheostat for Ewing Sarcoma? [J]. Clin Cancer Res, 2022, 28 (20): 4360-4362.

[7]Riggi N, Suvà ML, Stamenkovic I. Ewing's Sarcoma [J]. N Engl J Med, 2021, 384 (2): 154-164.

[8]BERNSTEIN M, KOVAR H, PAULUSSEN M, et al. Ewing's sarcoma family of tumors: current management [J]. Oncologist, 2006, 11 (5): 503-19.

[9]Xu J, Xie L, Sun X, et al. Longer versus Shorter Schedules of Vincristine, Irinotecan, and Temozolomide (VIT) for Relapsed or Refractory Ewing Sarcoma: A Randomized Controlled Phase 2 Trial [J]. Clin Cancer Res, 2023, 29 (6): 1040-1046.

[10]Dong S, Sun K, Xie L, et al. Quality of life and Q-TWiST were not adversely affected in Ewing sarcoma patients treated with combined anlotinib, irinotecan, and vincristine: (Peking University People's Hospital Ewing sarcoma trial-02, PKUPH-EWS-02) [J]. Medicine (Baltimore), 2021, 100 (51): e28078.

[11]Setty BA, Gikandi A, DuBois SG. Ewing Sarcoma Drug Therapy: Current Standard of Care and Emerging Agents [J]. Paediatr Drugs, 2023, 25 (4): 389-397.

[12]BACCI G, LONGHI A, FERRARI S, et al. Prognostic factors in non-metastatic Ewing's sarcoma tumor of bone: an analysis of 579 patients treated at a single institution with adjuvant or neoadjuvant chemotherapy between 1972 and 1998 [J]. Acta oncologica (Stockholm, Sweden), 2006, 45 (4): 469-75.

[13]RODRíGUEZ-GALINDO C, LIU T, KRASIN M J, et al. Analysis of prognostic factors in Ewing sarcoma family of tumors: Review of St. Jude Children's Research Hospital studies [J]. Cancer, 2007, 110 (2): 375-84.

[14]BACCI G, BORIANI S, BALLADELLI A, et al. Treatment of nonmetastatic Ewing's sarcoma family tumors of the spine and sacrum: the experience from a single institution [J]. Eur Spine J, 2009, 18 (8): 1091-5.

[15]COTTERILL S J, AHRENS S, PAULUSSEN M, et al. Prognostic factors in Ewing's tumor of bone: analysis of 975 patients from the European Intergroup Cooperative Ewing's Sarcoma Study Group [J]. Journal of clinical oncology: official journal of the American Society of Clinical Oncology, 2000, 18 (17): 3108-14.

[16]Xu J, Zhi X, Xie L, et al. Long-term outcome and relapse patterns in Ewing sarcoma patients with extensive lung/pleural metastases after a complete response to systemic therapy [J]. BMC Cancer, 2022, 22 (1): 500.

[17]PAULINO A C, MAI W Y, TEH B S. Radiotherapy in metastatic Ewing sarcoma [J]. Am J Clin Oncol,

2013, 36 (3): 283-6.

[18]OBERLIN O, DELEY M C, BUI B N, et al. Prognostic factors in localized Ewing's tumours and peripheral neuroectodermal tumours: the third study of the French Society of Paediatric Oncology (EW88 study) [J]. Br J Cancer, 2001, 85 (11): 1646-54.

[19]PAULUSSEN M, AHRENS S, DUNST J, et al. Localized Ewing tumor of bone: final results of the cooperative Ewing's Sarcoma Study CESS 86 [J]. Journal of clinical oncology: official journal of the American Society of Clinical Oncology, 2001, 19 (6): 1818-29.

[20]Shi Q, Guo W, Ji T, et al. Lumbar functional evaluation of pelvic bone sarcomas after surgical resection and spinal pelvic fixation: A clinical study of 304 cases [J]. Cancer Med, 2024, 13 (11): e7282.

[21]GUPTA A A, PAPPO A, SAUNDERS N, et al. Clinical outcome of children and adults with localized Ewing sarcoma: impact of chemotherapy dose and timing of local therapy [J]. Cancer, 2010, 116 (13): 3189-94.

[22]LEE J, HOANG B H, ZIOGAS A, et al. Analysis of prognostic factors in Ewing sarcoma using a population-based cancer registry [J]. Cancer, 2010, 116 (8): 1964-73.

[23]THE WHO CLASSIFICATION OF TUMOURS EDITORIAL BOARD. WHO Classification of Soft Tissue and Bone Tumours [C]. 5th Edition ed. 2020: Lyon (France): IARC.

[24]JUDITH BOVÉE, E.A. Bone Tumor Pathology, An Issue of Surgical Pathology Clinics [J]. Elsevier. 2017, 10 (3) .

[25]K. Krishnan Unni, C.Y.I., Dahlin' s Bone Tumor. 6th Edition ed. 2010: Philadelphia (USA) . Wolters Kluwer.

[26]GRUNEWALD, T, CIDRE-ARANAZ F, SURDEZ D, et al., Ewing sarcoma [J]. Nat Rev Dis Primers, 2018, 4 (1): 5.

[27]GALLEGOS Z R, TAUS P, GIBBS Z A, et al. EWSR1-FLI1 Activation of the Cancer/Testis Antigen FATE1 Promotes Ewing Sarcoma Survival [J]. Molecular and cellular biology, 2019, 39 (14): e00138-19.

[28]KINNAMAN M D, ZHU C, WEISER D A, et al. Survey of Paediatric Oncologists and Pathologists regarding Their Views and Experiences with Variant Translocations in Ewing and Ewing-Like Sarcoma: A Report of the Children's Oncology Group [J]. Sarcoma, 2020, 2020: 3498549.

[29]MACHADO I, YOSHIDA A, MORALES M G N, et al. Review with novel markers facilitates precise categorization of 41 cases of diagnostically challenging, "undifferentiated small round cell tumors". A clinicopathologic, immunophenotypic and molecular analysis [J]. Ann Diagn Pathol, 2018, 34: 1-12.

[30]SBARAGLIA M, RIGHI A, GAMBAROTTI M, et al. Ewing sarcoma and Ewing-like tumors [J]. Virchows Archiv: an international journal of pathology, 2020, 476 (1): 109-19.

[31]TREGLIA G, SALSANO M, STEFANELLI A, et al. Diagnostic accuracy of 18F-FDG-PET and PET/CT in patients with Ewing sarcoma family tumours: a systematic review and a meta-analysis [J]. Skeletal Radiology, 2012, 41 (3): 249-56.

[32]AVIGAD S, COHEN I J, ZILBERSTEIN J, et al. The predictive potential of molecular detection in the nonmetastatic Ewing family of tumors [J]. Cancer, 2004, 100 (5): 1053-8.

[33]Li L, Zhang M, Chen S, et al. Detection of BCOR gene rearrangement in Ewing-like sarcoma: an important diagnostic tool [J]. Diagn Pathol, 2021, 16 (1): 50.

[34]ZOUBEK A, DOCKHORN-DWORNICZAK B, DELATTRE O, et al. Does expression of different EWS chimeric transcripts define clinically distinct risk groups of Ewing tumor patients? [J]. Journal of clinical oncology: official journal of the American Society of Clinical Oncology, 1996, 14 (4): 1245-51.

[35]LE DELEY M C, DELATTRE O, SCHAEFER K L, et al. Impact of EWS-ETS fusion type on disease progression in Ewing's sarcoma/peripheral primitive neuroectodermal tumor: prospective results from the cooperative Euro-E.W.I.N.G. 99 trial [J]. Journal of clinical oncology: official journal of the American Society of Clinical Oncology, 2010, 28 (12): 1982-8.

[36]VAN DOORNINCK J A, JI L, SCHAUB B, et al. Current treatment protocols have eliminated the prognostic advantage of type 1 fusions in Ewing sarcoma: a report from the Children's Oncology Group [J]. Journal of clinical oncology: official journal of the American Society of Clinical Oncology, 2010, 28 (12): 1989-94.

[37]Shulman DS, Merriam P, Choy E, et al. Phase 2 trial of palbociclib and ganitumab in patients with relapsed Ewing sarcoma [J]. Cancer Med, 2023, 12 (14): 15207-15216.

[38]YOCK T I, KRAILO M, FRYER C J, et al. Local control in pelvic Ewing sarcoma: analysis from INT-0091--a report from the Children's Oncology Group [J]. Journal of clinical oncology: official journal of the American Society of Clinical Oncology, 2006, 24 (24): 3838-43.

[39]SCHUCK A, AHRENS S, PAULUSSEN M, et al. Local therapy in localized Ewing tumors: results of 1058 patients treated in the CESS 81, CESS 86, and EICESS 92 trials [J]. Int J Radiat Oncol Biol Phys, 2003, 55 (1): 168-77.

[40]KRASIN M J, DAVIDOFF A M, RODRIGUEZ-GALINDO C, et al. Definitive surgery and multiagent systemic therapy for patients with localized Ewing sarcoma family of tumors: local outcome and prognostic factors [J]. Cancer, 2005, 104 (2): 367-73.

[41]SCHUCK A, AHRENS S, VON SCHORLEMER I, et al. Radiotherapy in Ewing tumors of the vertebrae: treatment results and local relapse analysis of the CESS 81/86 and EICESS 92 trials [J]. Int J Radiat Oncol Biol Phys, 2005, 63 (5): 1562-7.

[42]KRASIN M J, RODRIGUEZ-GALINDO C, BILLUPS C A, et al. Definitive irradiation in multidisciplinary management of localized Ewing sarcoma family of tumors in pediatric patients: outcome and prognostic factors [J]. Int J Radiat Oncol Biol Phys, 2004, 60 (3): 830-8.

[43]PAULINO A C, NGUYEN T X, MAI W Y, et al. Dose response and local control using radiotherapy in non-metastatic Ewing sarcoma [J]. Pediatric blood & cancer, 2007, 49 (2): 145-8.

[44]GRIER H E, KRAILO M D, TARBELL N J, et al. Addition of ifosfamide and etoposide to standard chemotherapy for Ewing's sarcoma and primitive neuroectodermal tumor of bone [J]. N Engl J Med, 2003, 348 (8): 694-701.

[45]Duffaud F, Blay JY, Le Cesne A, et al. Regorafenib in patients with advanced Ewing sarcoma: results of a non-comparative, randomised, double-blind, placebo-controlled, multicentre Phase Ⅱ study [J]. Br J Cancer, 2023, 129 (12): 1940-1948.

[46]SHAMBERGER R C, LAQUAGLIA M P, GEBHARDT M C, et al. Ewing sarcoma/primitive neuroectodermal tumor of the chest wall: impact of initial versus delayed resection on tumor margins, survival, and use of radiation therapy [J]. Annals of surgery, 2003, 238 (4): 563-7; discussion 7-8.

[47]Koch R, Haveman L, Ladenstein R, et al. Zoledronic Acid Add-on Therapy for Standard-Risk Ewing Sarcoma Patients in the Ewing 2008R1 Trial [J]. Clin Cancer Res, 2023, 29 (24): 5057-5068.

[48]KOLB E A, KUSHNER B H, GORLICK R, et al. Long-term event-free survival after intensive chemotherapy for Ewing's family of tumors in children and young adults [J]. Journal of clinical oncology: official journal of the American Society of Clinical Oncology, 2003, 21 (18): 3423-30.

[49]Casanova M, Bautista F, Campbell-Hewson Q, et al. Regorafenib plus Vincristine and Irinotecan in Pediatric Patients with Recurrent/Refractory Solid Tumors: An Innovative Therapy for Children with Cancer Study [J]. Clin Cancer Res, 2023, 29 (21): 4341-4351.

[50]Abdelhafeez AH, Mothi SS, Pio L, et al. Feasibility of indocyanine green-guided localization of pulmonary nodules in children with solid tumors [J]. Pediatr Blood Cancer, 2023, 70 (10): e30437.

[51]Bozzo A, Yeung CM, Van De Sande M, et al. Operative Treatment and Outcomes of Pediatric Patients with an Extremity Bone Tumor: A Secondary Analysis of the PARITY Trial Data [J]. J Bone Joint Surg Am, 2023, 105 (Suppl 1): 65-72.

[52]Cash T, Jonus HC, Tsvetkova M, et al. A phase 1 study of simvastatin in combination with topotecan and cyclophosphamide in pediatric patients with relapsed and/or refractory solid and CNS tumors [J]. Pediatr Blood Cancer, 2023, 70 (8): e30405.

[53]MISER J S, KRAILO M D, TARBELL N J, et al. Treatment of metastatic Ewing's sarcoma or primitive neuroectodermal tumor of bone: evaluation of combination ifosfamide and etoposide--a Children's Cancer Group and Pediatric Oncology Group study [J]. Journal of clinical oncology: official journal of the American Society of Clinical Oncology, 2004, 22 (14): 2873-6.

[54]GRANOWETTER L, WOMER R, DEVIDAS M, et al. Dose-intensified compared with standard chemotherapy for nonmetastatic Ewing sarcoma family of tumors: a Children's Oncology Group Study [J]. Journal of clinical oncology: official journal of the American Society of Clinical Oncology, 2009, 27 (15): 2536-41.

[55]WOMER R B, WEST D C, KRAILO M D, et al. Randomized controlled trial of interval-compressed chemotherapy for the treatment of localized Ewing sarcoma: a report from the Children's Oncology Group [J]. Journal of clinical oncology: official journal of the American Society of Clinical Oncology, 2012, 30 (33): 4148-54.

[56]PAULUSSEN M, CRAFT A W, LEWIS I, et al. Results of the EICESS-92 Study: two randomized trials of Ewing's sarcoma treatment--cyclophosphamide compared with ifosfamide in standard-risk patients and assessment of benefit of etoposide added to standard treatment in high-risk patients [J]. Journal of clinical oncology: official journal of the American Society of Clinical Oncology, 2008, 26 (27): 4385-93.

[57]LE DELEY M C, PAULUSSEN M, LEWIS I, et al. Cyclophosphamide compared with ifosfamide in consolidation treatment of standard-risk Ewing sarcoma: results of the randomized noninferiority Euro-EWING99-R1 trial [J]. Journal of clinical oncology: official journal of the American Society of Clinical Oncology, 2014, 32 (23): 2440-8.

[58]FERRARI S, SUNDBY HALL K, LUKSCH R, et al. Nonmetastatic Ewing family tumors: high-dose chemotherapy with stem cell rescue in poor responder patients. Results of the Italian Sarcoma Group/Scandinavian Sarcoma Group Ⅲ protocol [J]. Ann Oncol, 2011, 22 (5): 1221-7.

[59]GASPAR N, REY A, BéRARD P M, et al. Risk adapted chemotherapy for localised Ewing's sarcoma of bone: the French EW93 study [J]. Eur J Cancer, 2012, 48 (9): 1376-85.

[60]KUSHNER B H, MEYERS P A. How effective is dose-intensive/myeloablative therapy against Ewing's sarcoma/primitive neuroectodermal tumor metastatic to bone or bone marrow? The Memorial Sloan-Kettering experience and a literature review [J]. Journal of clinical oncology: official journal of the American Society of Clinical Oncology, 2001, 19 (3): 870-80.

[61]JUERGENS C, WESTON C, LEWIS I, et al. Safety assessment of intensive induction with vincristine, ifosfamide, doxorubicin, and etoposide (VIDE) in the treatment of Ewing tumors in the EURO-E.W.I.N.G. 99 clinical trial [J]. Pediatric blood & cancer, 2006, 47 (1): 22-9.

[62]BURDACH S, THIEL U, SCHöNIGER M, et al. Total body MRI-governed involved compartment irradiation combined with high-dose chemotherapy and stem cell rescue improves long-term survival in Ewing tumor patients with multiple primary bone metastases [J]. Bone marrow transplantation, 2010, 45 (3): 483-9.

[63]LADENSTEIN R, PöTSCHGER U, LE DELEY M C, et al. Primary disseminated multifocal Ewing sarcoma: results of the Euro-EWING 99 trial [J]. Journal of clinical oncology: official journal of the American Society of Clinical Oncology, 2010, 28 (20): 3284-91.

[64]OBERLIN O, REY A, DESFACHELLES A S, et al. Impact of high-dose busulfan plus melphalan as consolidation in metastatic Ewing tumors: a study by the Société Française des Cancers de l'Enfant [J]. Journal of clinical oncology: official journal of the American Society of Clinical Oncology, 2006, 24 (24): 3997-4002.

[65]ROSENTHAL J, BOLOTIN E, SHAKHNOVITS M, et al. High-dose therapy with hematopoietic stem cell rescue in patients with poor prognosis Ewing family tumors [J]. Bone marrow transplantation, 2008, 42 (5): 311-8.

[66]HAEUSLER J, RANFT A, BOELLING T, et al. The value of local treatment in patients with primary, disseminated, multifocal Ewing sarcoma (PDMES) [J]. Cancer, 2010, 116 (2): 443-50.

[67]DENBO J W, SHANNON ORR W, WU Y, et al. Timing of surgery and the role of adjuvant radiotherapy in Ewing sarcoma of the chest wall: a single-institution experience [J]. Ann Surg Oncol, 2012, 19 (12): 3809-15.

[68]BACCI G, FORNI C, LONGHI A, et al. Long-term outcome for patients with non-metastatic Ewing's sarcoma treated with adjuvant and neoadjuvant chemotherapies. 402 patients treated at Rizzoli between 1972 and 1992 [J]. Eur J Cancer, 2004, 40 (1): 73-83.

[69]BACCI G, FERRARI S, LONGHI A, et al. Therapy and survival after recurrence of Ewing's tumors: the Rizzoli experience in 195 patients treated with adjuvant and neoadjuvant chemotherapy from 1979 to 1997 [J]. Ann Oncol, 2003, 14 (11): 1654-9.

[70]LEAVEY P J, MASCARENHAS L, MARINA N, et al. Prognostic factors for patients with Ewing sarcoma (EWS) at first recurrence following multi-modality therapy: A report from the Children's Oncology Group [J]. Pediatric blood & cancer, 2008, 51 (3): 334-8.

[71]Italiano A, Mir O, Mathoulin-Pelissier S, et al. Cabozantinib in patients with advanced Ewing sarcoma or osteosarcoma (CABONE): a multicentre, single-arm, phase 2 trial [J]. Lancet Oncol, 2020, 21 (3): 446-455.

[72]ROBINSON S I, AHMED S K, OKUNO S H, et al. Clinical outcomes of adult patients with relapsed Ewing sarcoma: a 30-year single-institution experience [J]. Am J Clin Oncol, 2014, 37 (6): 585-91.

[73]STAHL M, RANFT A, PAULUSSEN M, et al. Risk of recurrence and survival after relapse in patients with Ewing sarcoma [J]. Pediatric blood & cancer, 2011, 57 (4): 549-53.

[74]Brennan B, Kirton L, Marec-Bérard P, et al. Comparison of two chemotherapy regimens in patients with newly diagnosed Ewing sarcoma (EE2012): an open-label, randomised, phase 3 trial [J]. Lancet, 2022, 400 (10362): 1513-1521.

[75]VAN WINKLE P, ANGIOLILLO A, KRAILO M, et al. Ifosfamide, carboplatin, and etoposide (ICE) reinduction chemotherapy in a large cohort of children and adolescents with recurrent/refractory sarcoma: the Children's Cancer Group (CCG) experience [J]. Pediatric blood & cancer, 2005, 44 (4): 338-47.

[76]NAVID F, WILLERT J R, MCCARVILLE M B, et al. Combination of gemcitabine and docetaxel in the treatment of children and young adults with refractory bone sarcoma [J]. Cancer, 2008, 113 (2): 419-25.

[77]BERNSTEIN M L, DEVIDAS M, LAFRENIERE D, et al. Intensive therapy with growth factor support for patients with Ewing tumor metastatic at diagnosis: Pediatric Oncology Group/Children's Cancer Group Phase Ⅱ Study 9457--a report from the Children's Oncology Group [J]. Journal of clinical oncology: official journal of the American Society of Clinical Oncology, 2006, 24 (1): 152-9.

[78]CASEY D A, WEXLER L H, MERCHANT M S, et al. Irinotecan and temozolomide for Ewing sarcoma: the Memorial Sloan-Kettering experience [J]. Pediatric blood & cancer, 2009, 53 (6): 1029-34.

[79]HUNOLD A, WEDDELING N, PAULUSSEN M, et al. Topotecan and cyclophosphamide in patients with refractory or relapsed Ewing tumors [J]. Pediatric blood & cancer, 2006, 47 (6): 795-800.

[80]KUSHNER B H, KRAMER K, MEYERS P A, et al. Pilot study of topotecan and high-dose cyclophosphamide for resistant pediatric solid tumors [J]. Medical and pediatric oncology, 2000, 35 (5): 468-74.

[81]SAYLORS R L, 3RD, STINE K C, SULLIVAN J, et al. Cyclophosphamide plus topotecan in children with recurrent or refractory solid tumors: a Pediatric Oncology Group phase Ⅱ study [J]. Journal of clinical oncology: official journal of the American Society of Clinical Oncology, 2001, 19 (15): 3463-9.

[82]WAGNER L M, CREWS K R, IACONO L C, et al. Phase I trial of temozolomide and protracted irinotecan in pediatric patients with refractory solid tumors [J]. Clin Cancer Res, 2004, 10 (3): 840-8.

[83]WAGNER L M, MCALLISTER N, GOLDSBY R E, et al. Temozolomide and intravenous irinotecan for treatment of advanced Ewing sarcoma [J]. Pediatric blood & cancer, 2007, 48 (2): 132-9.

[84]RACIBORSKA A, BILSKA K, DRABKO K, et al. Vincristine, irinotecan, and temozolomide in patients with relapsed and refractory Ewing sarcoma [J]. Pediatric blood & cancer, 2013, 60 (10): 1621-5.

[85]MCNALL-KNAPP R Y, WILLIAMS C N, REEVES E N, et al. Extended phase I evaluation of vincristine, irinotecan, temozolomide, and antibiotic in children with refractory solid tumors [J]. Pediatric blood & cancer, 2010, 54 (7): 909-15.

[86]BLANEY S, BERG S L, PRATT C, et al. A phase I study of irinotecan in pediatric patients: a pediatric oncology group study [J]. Clin Cancer Res, 2001, 7 (1): 32-7.

[87]DuBois SG, Krailo MD, Glade-Bender J, et al. Randomized Phase Ⅲ Trial of Ganitumab With Interval-Compressed Chemotherapy for Patients With Newly Diagnosed Metastatic Ewing Sarcoma: A Report From the Children's Oncology Group [J]. J Clin Oncol, 2023, 41 (11): 2098-2107.

[88]MCGREGOR L M, STEWART C F, CREWS K R, et al. Dose escalation of intravenous irinotecan using oral cefpodoxime: a phase I study in pediatric patients with refractory solid tumors [J]. Pediatric blood & cancer, 2012, 58 (3): 372-9.

[89]Leavey PJ, Laack NN, Krailo MD, et al. Phase Ⅲ Trial Adding Vincristine-Topotecan-Cyclophosphamide to the Initial Treatment of Patients With Nonmetastatic Ewing Sarcoma: A Children's Oncology Group Report [J]. J Clin Oncol, 2021, 39 (36): 4029-4038.

[90]IWAMOTO Y. Diagnosis and treatment of Ewing's sarcoma [J]. Jpn J Clin Oncol, 2007, 37 (2): 79-89.

[91]AVEDIAN R S, HAYDON R C, PEABODY T D. Multiplanar osteotomy with limited wide margins: a tissue preserving surgical technique for high-grade bone sarcomas [J]. Clin Orthop Relat Res, 2010, 468 (10): 2754-64.

[92]RUGGIERI P, ANGELINI A, MONTALTI M, et al. Tumours and tumour-like lesions of the hip in the paediatric age: a review of the Rizzoli experience [J]. Hip international: the journal of clinical and experimental research on hip pathology and therapy, 2009, 19 Suppl 6: S35-45.

[93]LIU C Y, YEN C C, CHEN W M, et al. Soft tissue sarcoma of extremities: the prognostic significance of adequate surgical margins in primary operation and reoperation after recurrence [J]. Ann Surg Oncol, 2010, 17 (8): 2102-11.

[94]MCKEE M D, LIU D F, BROOKS J J, et al. The prognostic significance of margin width for extremity and trunk sarcoma [J]. J Surg Oncol, 2004, 85 (2): 68-76.

[95]KANDEL R, COAKLEY N, WERIER J, et al. Surgical margins and handling of soft-tissue sarcoma in extremities: a clinical practice guideline [J]. Current oncology (Toronto, Ont), 2013, 20 (3): e247-54.

[96]LI J, GUO Z, PEI G X, et al. Limb salvage surgery for calcaneal malignancy [J]. J Surg Oncol, 2010, 102 (1): 48-53.

[97]LAURENCE V, PIERGA J Y, BARTHIER S, et al. Long-term follow up of high-dose chemotherapy with autologous stem cell rescue in adults with Ewing tumor [J]. Am J Clin Oncol, 2005, 28 (3): 301-9.

[98]WHELAN J, MCTIERNAN A, COOPER N, et al. Incidence and survival of malignant bone sarcomas in England 1979-2007 [J]. International journal of cancer, 2012, 131 (4): E508-17.

[99]ESIASHVILI N, GOODMAN M, MARCUS R B, JR. Changes in incidence and survival of Ewing sarcoma patients over the past 3 decades: Surveillance Epidemiology and End Results data [J]. Journal of pediatric hematology/oncology, 2008, 30 (6): 425-30.

[100]ELOMAA I, BLOMQVIST C P, SAETER G, et al. Five-year results in Ewing's sarcoma. The Scandinavian Sarcoma Group experience with the SSG IX protocol [J]. Eur J Cancer, 2000, 36 (7): 875-80.

[101]HOFFMANN C, AHRENS S, DUNST J, et al. Pelvic Ewing sarcoma: a retrospective analysis of 241 cases [J]. Cancer, 1999, 85 (4): 869-77.

[102]SUCATO D J, ROUGRAFF B, MCGRATH B E, et al. Ewing's sarcoma of the pelvis. Long-term survival and functional outcome [J]. Clin Orthop Relat Res, 2000, 373): 193-201.

[103]RöDL R W, HOFFMANN C, GOSHEGER G, et al. Ewing's sarcoma of the pelvis: combined surgery and radiotherapy treatment [J]. J Surg Oncol, 2003, 83 (3): 154-60.

[104]GRONCHI A, LO VULLO S, COLOMBO C, et al. Extremity soft tissue sarcoma in a series of patients treated at a single institution: local control directly impacts survival [J]. Annals of surgery, 2010, 251 (3): 506-11.

[105]SLUGA M, WINDHAGER R, LANG S, et al. A long-term review of the treatment of patients with Ewing's sarcoma in one institution [J]. Eur J Surg Oncol, 2001, 27 (6): 569-73.

[106]LILJENQVIST U, LERNER T, HALM H, et al. En bloc spondylectomy in malignant tumors of the spine [J]. Eur Spine J, 2008, 17 (4): 600-9.

[107]TALAC R, YASZEMSKI M J, CURRIER B L, et al. Relationship between surgical margins and local recurrence in sarcomas of the spine [J]. Clin Orthop Relat Res, 2002, 397): 127-32.

[108]Subbiah V, Braña I, Longhi A, et al. Antitumor Activity of Lurbinectedin, a Selective Inhibitor of Oncogene Transcription, in Patients with Relapsed Ewing Sarcoma: Results of a Basket Phase Ⅱ Study [J]. Clin Cancer Res, 2022, 28 (13): 2762-2770.

[109]AKHAVAN A, BINESH F, HASHEMI A, et al. Clinicopathologic characteristics and outcome of childhood and adolescent Ewing's sarcoma in center of Iran [J]. Iranian journal of pediatric hematology and oncology, 2014, 4 (3): 97-102.

[110]HONG A M, MILLINGTON S, AHERN V, et al. Limb preservation surgery with extracorporeal irradiation in the management of malignant bone tumor: the oncological outcomes of 101 patients [J]. Ann Oncol, 2013, 24 (10): 2676-80.

[111]KUTLUK M T, YALçIN B, AKYüZ C, et al. Treatment results and prognostic factors in Ewing sarcoma [J]. Pediatric hematology and oncology, 2004, 21 (7): 597-610.

[112]PéREZ-MUñOZ I, GRIMER R J, SPOONER D, et al. Use of tissue expander in pelvic Ewing's sarcoma treated with radiotherapy [J]. Eur J Surg Oncol, 2014, 40 (2): 197-201.

[113]ARPACI E, YETISYIGIT T, SEKER M, et al. Prognostic factors and clinical outcome of patients with Ewing's sarcoma family of tumors in adults: multicentric study of the Anatolian Society of Medical Oncology [J]. Medical oncology (Northwood, London, England), 2013, 30 (1): 469.

[114]MARULANDA G A, HENDERSON E R, JOHNSON D A, et al. Orthopedic surgery options for the treatment of primary osteosarcoma [J]. Cancer control: journal of the Moffitt Cancer Center, 2008, 15

(1): 13-20.
[115]MAVROGENIS A F, ABATI C N, ROMAGNOLI C, et al. Similar survival but better function for patients after limb salvage versus amputation for distal tibia osteosarcoma [J]. Clin Orthop Relat Res, 2012, 470 (6): 1735-48.
[116]SCHRAGER J, PATZER R E, MINK P J, et al. Survival outcomes of pediatric osteosarcoma and Ewing's sarcoma: a comparison of surgery type within the SEER database, 1988-2007 [J]. Journal of registry management, 2011, 38 (3): 153-61.
[117]Koch R, Gelderblom H, Haveman L, et al. High-Dose Treosulfan and Melphalan as Consolidation Therapy Versus Standard Therapy for High-Risk (Metastatic) Ewing Sarcoma [J]. J Clin Oncol, 2022, 40 (21): 2307-2320.
[118]MALEK F, SOMERSON J S, MITCHEL S, et al. Does limb-salvage surgery offer patients better quality of life and functional capacity than amputation? [J]. Clin Orthop Relat Res, 2012, 470 (7): 2000-6.
[119]MEI J, ZHU X Z, WANG Z Y, et al. Functional outcomes and quality of life in patients with osteosarcoma treated with amputation versus limb-salvage surgery: a systematic review and meta-analysis [J]. Archives of orthopaedic and trauma surgery, 2014, 134 (11): 1507-16.
[120]OTTAVIANI G, ROBERT R S, HUH W W, et al. Sociooccupational and physical outcomes more than 20 years after the diagnosis of osteosarcoma in children and adolescents: limb salvage versus amputation [J]. Cancer, 2013, 119 (20): 3727-36.
[121]AKSNES L H, BAUER H C, JEBSEN N L, et al. Limb-sparing surgery preserves more function than amputation: a Scandinavian sarcoma group study of 118 patients [J]. The Journal of bone and joint surgery British volume, 2008, 90 (6): 786-94.
[122]KOUDELOVá J, KUNESOVá M, KOUDELA K, JR., et al. [Peripheral primitive neuroectodermal tumor -- PNET][J]. Acta chirurgiae orthopaedicae et traumatologiae Cechoslovaca, 2006, 73 (1): 39-44.
[123]MASROUHA K Z, MUSALLAM K M, SAMRA A B, et al. Correlation of non-mass-like abnormal MR signal intensity with pathological findings surrounding pediatric osteosarcoma and Ewing's sarcoma [J]. Skeletal Radiol, 2012, 41 (11): 1453-61.
[124]SANFORD Z, ISRAELSEN S, SEHGAL R, et al. Atypical growth on MRI in a case of Ewing's sarcoma despite lower SUV on PET [J]. Skeletal Radiol, 2014, 43 (6): 819-25.
[125]BORKOWSKI P, PAWLIKOWSKI M, SKALSKI K. Expandable Non-invasive Prostheses - an Alternative to Pediatric Patients with Bone Sarcoma [J]. Conference proceedings: Annual International Conference of the IEEE Engineering in Medicine and Biology Society IEEE Engineering in Medicine and Biology Society Annual Conference, 2005, 2005: 4056-9.
[126]MUSCOLO D L, AYERZA M A, APONTE-TINAO L A, et al. Partial epiphyseal preservation and intercalary allograft reconstruction in high-grade metaphyseal osteosarcoma of the knee [J]. J Bone Joint Surg Am, 2004, 86 (12): 2686-93.
[127]BERNTHAL N M, GREENBERG M, HEBERER K, et al. What are the functional outcomes of endoprosthestic reconstructions after tumor resection? [J]. Clin Orthop Relat Res, 2015, 473 (3): 812-9.
[128]GEBERT C, WESSLING M, HOFFMANN C, et al. Hip transposition as a limb salvage procedure following the resection of periacetabular tumors [J]. J Surg Oncol, 2011, 103 (3): 269-75.
[129]NATARAJAN M V, CHANDRA BOSE J, VISWANATH J, et al. Custom prosthetic replacement for distal radial tumours [J]. Int Orthop, 2009, 33 (4): 1081-4.
[130]PURI A, GULIA A. The results of total humeral replacement following excision for primary bone tumour [J]. The Journal of bone and joint surgery British volume, 2012, 94 (9): 1277-81.
[131]PURI A, GULIA A, CHAN W H. Functional and oncologic outcomes after excision of the total femur

in primary bone tumors: Results with a low-cost total femur prosthesis [J]. Indian journal of orthopaedics, 2012, 46 (4): 470-4.

[132]CAMPANACCI D A, PUCCINI S, CAFF G, et al. Vascularised fibular grafts as a salvage procedure in failed intercalary reconstructions after bone tumour resection of the femur [J]. Injury, 2014, 45 (2): 399-404.

[133]HU Y C, JI J T, LUN D X. Intraoperative microwave inactivation in-situ of malignant tumors in the scapula [J]. Orthopaedic surgery, 2011, 3 (4): 229-35.

[134]RABITSCH K, MAURER-ERTL W, PIRKER-FRüHAUF U, et al. Intercalary reconstructions with vascularised fibula and allograft after tumour resection in the lower limb [J]. Sarcoma, 2013, 2013: 160295.

[135]MORAN M, STALLEY P D. Reconstruction of the proximal humerus with a composite of extracorporeally irradiated bone and endoprosthesis following excision of high grade primary bone sarcomas [J]. Archives of orthopaedic and trauma surgery, 2009, 129 (10): 1339-45.

[136]Saulnier-Sholler G, Duda DG, Bergendahl G, et al. A Phase I Trial of TB-403 in Relapsed Medulloblastoma, Neuroblastoma, Ewing Sarcoma, and Alveolar Rhabdomyosarcoma [J]. Clin Cancer Res, 2022, 28 (18): 3950-3957.

[137]Koscielniak E, Sparber-Sauer M, Scheer M, et al. Extraskeletal Ewing sarcoma in children, adolescents, and young adults. An analysis of three prospective studies of the Cooperative Weichteilsarkomstudiengruppe (CWS) [J]. Pediatr Blood Cancer, 2021, 68 (10): e29145.

[138]Davis KL, Fox E, Isikwei E, et al. A Phase I/Ⅱ Trial of Nivolumab plus Ipilimumab in Children and Young Adults with Relapsed/Refractory Solid Tumors: A Children's Oncology Group Study ADVL1412 [J]. Clin Cancer Res, 2022, 28 (23): 5088-5097.

[139]Corvest V, Marec-Bérard P, Lervat C, et al. Late toxicity comparison of alkylating-based maintenance regimen with cyclophosphamide (VAC) vs ifosfamide (VAI) in Ewing sarcoma survivors treated in the randomized clinical trial Euro-EWING99-R1 in France [J]. Int J Cancer, 2023, 152 (8): 1659-1667.

[140]Attia S, Bolejack V, Ganjoo KN, et al. A phase Ⅱ trial of regorafenib in patients with advanced Ewing sarcoma and related tumors of soft tissue and bone: SARC024 trial results [J]. Cancer Med, 2023, 12 (2): 1532-1539.

[141]VOGIN G, HELFRE S, GLORION C, et al. Local control and sequelae in localised Ewing tumours of the spine: a French retrospective study [J]. Eur J Cancer, 2013, 49 (6): 1314-23.

[142]Davis KL, Fox E, Merchant MS, et al. Nivolumab in children and young adults with relapsed or refractory solid tumours or lymphoma (ADVL1412): a multicentre, open-label, single-arm, phase 1-2 trial [J]. Lancet Oncol, 2020, 21 (4): 541-550.

[143]Uezono H, Indelicato DJ, Rotondo RL, et al. Treatment Outcomes After Proton Therapy for Ewing Sarcoma of the Pelvis [J]. Int J Radiat Oncol Biol Phys, 2020, 107 (5): 974-981.

[144]INDELICATO D J, KEOLE S R, SHAHLAEE A H, et al. Spinal and paraspinal Ewing tumors [J]. Int J Radiat Oncol Biol Phys, 2010, 76 (5): 1463-71.

[145]MUKHERJEE D, CHAICHANA K L, GOKASLAN Z L, et al. Survival of patients with malignant primary osseous spinal neoplasms: results from the Surveillance, Epidemiology, and End Results (SEER) database from 1973 to 2003 [J]. Journal of neurosurgery Spine, 2011, 14 (2): 143-50.

[146]DuBois SG, Krailo MD, Buxton A, et al. Patterns of Translocation Testing in Patients Enrolling in a Cooperative Group Trial for Newly Diagnosed Metastatic Ewing Sarcoma [J]. Arch Pathol Lab Med, 2021, 145 (12): 1564-1568.

[147]Chin M, Yokoyama R, Sumi M, et al. Multimodal treatment including standard chemotherapy with vincristine, doxorubicin, cyclophosphamide, ifosfamide, and etoposide for the Ewing sarcoma fami-

ly of tumors in Japan: Results of the Japan Ewing Sarcoma Study 04 [J]. Pediatr Blood Cancer, 2020, 67 (5): e28194.

[148]S Laskar S, Sinha S, Chatterjee A, et al. Radiation Therapy Dose Escalation in Unresectable Ewing Sarcoma: Final Results of a Phase 3 Randomized Controlled Trial [J]. Int J Radiat Oncol Biol Phys, 2022, 113 (5): 996-1002.

[149]MARCO R A, GENTRY J B, RHINES L D, et al. Ewing's sarcoma of the mobile spine [J]. Spine (Phila Pa 1976), 2005, 30 (7): 769-73.

[150]Collier AB 3rd, Krailo MD, Dang HM, et al. Outcome of patients with relapsed or progressive Ewing sarcoma enrolled on cooperative group phase 2 clinical trials: A report from the Children's Oncology Group [J]. Pediatr Blood Cancer, 2021, 68 (12): e29333.

[151]RADELEFF B, EIERS M, LOPEZ-BENITEZ R, et al. Transarterial embolization of primary and secondary tumors of the skeletal system [J]. Eur J Radiol, 2006, 58 (1): 68-75.

[152]林俊，邱贵兴，吴志宏．脊柱原发性尤文氏肉瘤的治疗进展 [J]. 中国骨与关节外科，2010，3 (03)：245-9.

[153]GRUBB, M.R., CURRIER BL, PRITCHARD DJ, et al., Primary Ewing's sarcoma of the spine [J]. Spine (Phila Pa 1976), 1994, 19 (3): 309-13.

[154]TOMITA K, KAWAHARA N, KOBAYASHI T, et al. Surgical strategy for spinal metastases [J]. Spine (Phila Pa 1976), 2001, 26 (3): 298-306.

[155]BORIANI S, AMENDOLA L, CORGHI A, et al. Ewing's sarcoma of the mobile spine [J]. European review for medical and pharmacological sciences, 2011, 15 (7): 831-9.

[156]李晓，郭卫，杨荣利，等．脊柱原发尤文家族肿瘤的治疗及预后 [J]. 中国脊柱脊髓杂志，2014，24 (02)：127-32.

[157]YAMAZAKI T, MCLOUGHLIN G S, PATEL S, et al. Feasibility and safety of en bloc resection for primary spine tumors: a systematic review by the Spine Oncology Study Group [J]. Spine (Phila Pa 1976), 2009, 34 (22 Suppl): S31-8.

[158]BORIANI S, BANDIERA S, DONTHINENI R, et al. Morbidity of en bloc resections in the spine [J]. Eur Spine J, 2010, 19 (2): 231-41.

[159]Dirksen U, Brennan B, Le Deley MC, et al. High-Dose Chemotherapy Compared With Standard Chemotherapy and Lung Radiation in Ewing Sarcoma With Pulmonary Metastases: Results of the European Ewing Tumour Working Initiative of National Groups, 99 Trial and EWING 2008 [J]. J Clin Oncol, 2019, 37 (34): 3192-3202.

[160]PATEL S R. Radiation-induced sarcoma [J]. Curr Treat Options Oncol, 2000, 1 (3): 258-61.

[161]Chugh R, Ballman KV, Helman LJ, et al. SARC025 arms 1 and 2: A phase 1 study of the poly (ADP-ribose) polymerase inhibitor niraparib with temozolomide or irinotecan in patients with advanced Ewing sarcoma [J]. Cancer, 2021, 127 (8): 1301-1310.

[162]Oesterheld JE, Reed DR, Setty BA, et al. Phase Ⅱ trial of gemcitabine and nab-paclitaxel in patients with recurrent Ewing sarcoma: A report from the National Pediatric Cancer Foundation [J]. Pediatr Blood Cancer, 2020, 67 (7): e28370.

[163]MACBETH F. Radiation myelitis and thoracic radiotherapy: evidence and anecdote [J]. Clinical oncology (Royal College of Radiologists (Great Britain)), 2000, 12 (5): 333-4.

[164]MARANZANO E, BELLAVITA R, FLORIDI P, et al. Radiation-induced myelopathy in long-term surviving metastatic spinal cord compression patients after hypofractionated radiotherapy: a clinical and magnetic resonance imaging analysis [J]. Radiotherapy and oncology: journal of the European Society for Therapeutic Radiology and Oncology, 2001, 60 (3): 281-8.

[165]WARSCOTTE L, DUPREZ T, LONNEUX M, et al. Concurrent spinal cord and vertebral bone marrow radionecrosis 8 years after therapeutic irradiation [J]. Neuroradiology, 2002, 44 (3): 245-8.

[166]Schafer ES, Rau RE, Berg SL, et al. Phase 1/2 trial of talazoparib in combination with temozolomide in children and adolescents with refractory/recurrent solid tumors including Ewing sarcoma: A Children's Oncology Group Phase 1 Consortium study (ADVL1411) [J]. Pediatr Blood Cancer, 2020, 67 (2): e28073.

[167]Sparber-Sauer M, Ferrari A, Kosztyla D, et al. Long-term results from the multicentric European randomized phase 3 trial CWS/RMS-96 for localized high-risk soft tissue sarcoma in children, adolescents, and young adults [J]. Pediatr Blood Cancer, 2022, 69 (9): e29691.

[168]Liu L, Li L, Ding Y, et al. Report and literature review of four cases of EWSR1: NFATC2 round cell sarcoma [J]. Diagn Pathol, 2024, 19 (1): 19.

[169]Gazendam AM, Schneider P, Spiguel A, et al. Neoadjuvant Chemotherapy and Endoprosthetic Reconstruction for Lower Extremity Sarcomas: Does Timing Impact Complication Rates? [J]. Ann Surg Oncol, 2022, 29 (12): 7312-7317.

[170]Federico SM, Pappo AS, Sahr N, et al. A phase I trial of talazoparib and irinotecan with and without temozolomide in children and young adults with recurrent or refractory solid malignancies [J]. Eur J Cancer, 2020, 137: 204-213.

[171]Pollack SM, Redman MW, Baker KK, et al. Assessment of Doxorubicin and Pembrolizumab in Patients With Advanced Anthracycline-Naive Sarcoma: A Phase 1/2 Nonrandomized Clinical Trial [J]. JAMA Oncol, 2020, 6 (11): 1778-1782.

[172]DE JONGE T, SLULLITEL H, DUBOUSSET J, et al. Late-onset spinal deformities in children treated by laminectomy and radiation therapy for malignant tumours [J]. Eur Spine J, 2005, 14 (8): 765-71.

[173]Amoroso L, Castel V, Bisogno G, et al. Phase Ⅱ results from a phase Ⅰ/Ⅱ study to assess the safety and efficacy of weekly nab-paclitaxel in paediatric patients with recurrent or refractory solid tumours: A collaboration with the European Innovative Therapies for Children with Cancer Network [J]. Eur J Cancer, 2020, 135: 89-97.

[174]Bukowinski A, Chang B, Reid JM, et al. A phase 1 study of entinostat in children and adolescents with recurrent or refractory solid tumors, including CNS tumors: Trial ADVL1513, Pediatric Early Phase-Clinical Trial Network (PEP-CTN) [J]. Pediatr Blood Cancer, 2021, 68 (4): e28892.

[175]ZANG J, GUO W, QU H Y. [Ewing's sarcoma of the pelvis: treatment results of 31 patients][J]. Zhonghua Wai Ke Za Zhi, 2012, 50 (6): 524-8.

[176]DUBOIS S G, KRAILO M D, GEBHARDT M C, et al. Comparative evaluation of local control strategies in localized Ewing sarcoma of bone: a report from the Children's Oncology Group [J]. Cancer, 2015, 121 (3): 467-75.

[177]Li Z, Luo Y, Lu M, et al. Biomimetic design and clinical application of Ti-6Al-4V lattice hemipelvis prosthesis for pelvic reconstruction [J]. J Orthop Surg Res, 2024, 19 (1): 210.

[178]Modak S, Zanzonico P, Grkovski M, et al. B7H3-Directed Intraperitoneal Radioimmunotherapy With Radioiodinated Omburtamab for Desmoplastic Small Round Cell Tumor and Other Peritoneal Tumors: Results of a Phase I Study [J]. J Clin Oncol, 2020, 38 (36): 4283-4291.

[179]BISWAS B, RASTOGI S, KHAN S A, et al. Outcomes and prognostic factors for Ewing-family tumors of the extremities [J]. J Bone Joint Surg Am, 2014, 96 (10): 841-9.

[180]SEKER M M, KOS T, OZDEMIR N, et al. Treatment and outcomes of Ewing sarcoma in Turkish adults: a single centre experience [J]. Asian Pacific journal of cancer prevention: APJCP, 2014, 15 (1): 327-30.

[181]RACIBORSKA A, BILSKA K, RYCHLOWSKA-PRUSZYNSKA M, et al. Internal hemipelvectomy in the management of pelvic Ewing sarcoma - are outcomes better than with radiation therapy? [J]. Journal of pediatric surgery, 2014, 49 (10): 1500-4.

[182]Cole KA, Pal S, Kudgus RA, et al. Phase I Clinical Trial of the Wee1 Inhibitor Adavosertib (AZD1775) with Irinotecan in Children with Relapsed Solid Tumors: A COG Phase I Consortium Report (ADVL1312) [J]. Clin Cancer Res, 2020, 26 (6): 1213-1219.

[183]PAULUSSEN M, AHRENS S, CRAFT A W, et al. Ewing's tumors with primary lung metastases: survival analysis of 114 (European Intergroup) Cooperative Ewing's Sarcoma Studies patients [J]. Journal of clinical oncology: official journal of the American Society of Clinical Oncology, 1998, 16 (9): 3044-52.

[184]Zheng C, Zhou Y, Luo Y, et al. Case Report: Primary Ewing Sarcoma of the Penis With Multiple Metastases [J]. Front Pediatr, 2021, 8: 591257.

[185]HUGATE, R.J. AND F.H. Sim, Pelvic reconstruction techniques [J]. Orthop Clin North Am, 2006, 37 (1): 85-97.

[186]JOHNSON J T. Reconstruction of the pelvic ring following tumor resection [J]. J Bone Joint Surg Am, 1978, 60 (6): 747-51.

[187]GUO W, LI D, TANG X, et al. Reconstruction with modular hemipelvic prostheses for periacetabular tumor [J]. Clin Orthop Relat Res, 2007, 461 (180-8) .

[188]JI T, GUO W, YANG R L, et al. Modular hemipelvic endoprosthesis reconstruction--experience in 100 patients with mid-term follow-up results [J]. Eur J Surg Oncol, 2013, 39 (1): 53-60.

[189]ABOULAFIA A J, BUCH R, MATHEWS J, et al. Reconstruction using the saddle prosthesis following excision of primary and metastatic periacetabular tumors [J]. Clin Orthop Relat Res, 1995, 314): 203-13.

[190]HARRINGTON K D. The use of hemipelvic allografts or autoclaved grafts for reconstruction after wide resections of malignant tumors of the pelvis [J]. J Bone Joint Surg Am, 1992, 74 (3): 331-41.

[191]SATCHER R L, JR., O'DONNELL R J, JOHNSTON J O. Reconstruction of the pelvis after resection of tumors about the acetabulum [J]. Clin Orthop Relat Res, 2003, 409): 209-17.

[192]SYS G, UYTTENDAELE D, POFFYN B, et al. Extracorporeally irradiated autografts in pelvic reconstruction after malignant tumour resection [J]. Int Orthop, 2002, 26 (3): 174-8.

[193]WAFA H, GRIMER R J, JEYS L, et al. The use of extracorporeally irradiated autografts in pelvic reconstruction following tumour resection [J]. Bone Joint J, 2014, 96-b (10): 1404-10.

[194]LAFFOSSE J M, POURCEL A, REINA N, et al. Primary tumor of the periacetabular region: resection and reconstruction using a segmental ipsilateral femur autograft [J]. Orthop Traumatol Surg Res, 2012, 98 (3): 309-18.

[195]Cash T, Kralio MD, Buxton AB, et al. Long-Term Outcomes in Patients With Localized Ewing Sarcoma Treated With Interval-Compressed Chemotherapy on Children's Oncology Group Study AEWS0031 [J]. J Clin Oncol, 2023, 41 (30): 4724-4728.

[196]Zhu D, Fu J, Wang L, et al. Reconstruction with customized, 3D-printed prosthesis after resection of periacetabular Ewing's sarcoma in children using "triradiate cartilage-based" surgical strategy: a technical note [J]. J Orthop Translat, 2021, 28: 108-117.

[197]LANGLAIS F, LAMBOTTE J C, THOMAZEAU H. Long-term results of hemipelvis reconstruction with allografts [J]. Clin Orthop Relat Res, 2001, (388): 178-86.

[198]OZAKI T, HILLMANN A, BETTIN D, et al. High complication rates with pelvic allografts. Experience of 22 sarcoma resections [J]. Acta orthopaedica Scandinavica, 1996, 67 (4): 333-8.

[199]WANG W, WANG Y, BI W, et al. [Allogeneic bone transplantation for pelvic reconstruction of large skeletal defects after tumor resection][J]. Zhongguo xiu fu chong jian wai ke za zhi = Zhongguo xiufu chongjian waike zazhi = Chinese journal of reparative and reconstructive surgery, 2014, 28 (3): 331-4.

[200]DELLOYE C, BANSE X, BRICHARD B, et al. Pelvic reconstruction with a structural pelvic al-

lograft after resection of a malignant bone tumor [J]. J Bone Joint Surg Am，2007，89（3）：579-87.
[201]CLEMENS M W，CHANG E I，SELBER J C，et al. Composite extremity and trunk reconstruction with vascularized fibula flap in postoncologic bone defects：a 10-year experience [J]. Plast Reconstr Surg，2012，129（1）：170-8.
[202]范宏斌，王臻，郭征，等 . 经"Y"型软骨截骨髋臼挽救术治疗儿童和青少年 Type Ⅱ 型骨盆尤文肉瘤 [J]. 中华骨科杂志，2014，34（04）：460-5.
[203]FU J，GUO Z，WANG Z，et al. [Treatment of pelvic Ewing's sarcoma in children and the effect on the skeletal growth and development][J]. Zhonghua zhong liu za zhi Chinese journal of oncology，2012，34（12）：927-31.
[204]郭卫，王臻，郭征，等 . 尤文肉瘤肿瘤家族（ESFT）临床循证诊疗指南 [J]. 中华骨与关节外科杂志，2018，11（4）：260-275.
[205]PURI A，PRUTHI M，GULIA A. Outcomes after limb sparing resection in primary malignant pelvic tumors [J]. Eur J Surg Oncol，2014，40（1）：27-33.
[206]Xu J，Xie L，Sun X，et al. Anlotinib，Vincristine，and Irinotecan for Advanced Ewing Sarcoma After Failure of Standard Multimodal Therapy：A Two-Cohort，Phase Ib/Ⅱ Trial [J]. Oncologist，2021，26（7）：e1256-e1262.
[207]WONG K C，KUMTA S M，CHIU K H，et al. Precision tumour resection and reconstruction using image-guided computer navigation [J]. The Journal of bone and joint surgery British volume，2007，89（7）：943-7.
[208]WONG K C，KUMTA S M，CHIU K H，et al. Computer assisted pelvic tumor resection and reconstruction with a custom-made prosthesis using an innovative adaptation and its validation [J]. Computer aided surgery：official journal of the International Society for Computer Aided Surgery，2007，12（4）：225-32.
[209]张涌泉 . 计算机导航辅助髋臼肿瘤切除与个体化定制假体重建的临床应用研究 [D]；第四军医大学，2013：102.
[210]LI D，GUO W，TANG X，et al. Surgical classification of different types of en bloc resection for primary malignant sacral tumors [J]. Eur Spine J，2011，20（12）：2275-81.
[211]B Wang J，Du Z，Yang R，et al. Analysis of mechanical complications for patients with extremity sarcoma after biological reconstruction [J]. Orthop Traumatol Surg Res，2022，108（4）：102872.
[212]樊代明 . 整合肿瘤学・临床卷[M]. 北京：科学出版社，2021.
[213]樊代明 . 整合肿瘤学・基础卷[M]. 西安：世界图书出版西安有限公司，2021.

黑色素瘤

名誉主编

樊代明

主　编

高天文　杨吉龙　宋建民　陈　勇　粟　娟　姚　煜

副主编

朱冠男　李春英　李　涛　郭　伟　石　琼　刘业强　史季桐　陶　娟

郭伟楠　王　璐

编　委（按姓氏拼音排序）

蔡　涛　陈　飞　陈加社　陈丽红　陈韶展　谌程程　董励耘　杜进涛

樊　平　房永宏　冯建刚　付宏伟　付来华　高力英　郭也也　黄　楠

贾东东　江　山　康晓静　孔蕴毅　雷学迪　李　军　李　卉　李　静

李久宏　李淑萍　李　涛　李永海　林　晶　刘　宇　刘新兰　刘远成

刘月明　罗国栋　吕娇洁　马宝镇　马旭辉　毛光华　蒲兴祥　邱泽群

沈旭霞　石　斌　宋　丹　唐君霞　王　晶　王　蓉　王婷婷　王筱雯

王兴东　王　焱　王玉栋　吴曹英　吴　荻　谢永怡　徐晓燕　徐　宇

许方方　许雪珠　杨　柳　杨　蕴　杨镇洲　杨子灿　姚春丽　袁振超

张晓伟　张　宇　赵玲娣　赵　爽　赵玉兰　郑巧梅　朱惠军

第一章

黑色素瘤的流行病学和病因学

第一节 黑色素瘤的流行病学

1 全球黑色素瘤的发病和死亡

根据世界卫生组织国际癌症研究中心（International Agency for Research on Cancer，IARC）2020年的最新统计，2020年黑色素瘤全球新发病例32.5万例，占全球新发癌症病例的1.7%，死亡约5.7万例，占全球癌症病例的0.6%。预计到2040年，全球黑色素瘤新发例数将达到51万例，死亡将达到9.6万例。

黑色素瘤的年龄标化发病率和标化死亡率在不同地区存在显著差异。该病好发于北美、欧洲和大洋洲等白色人种占主导比例的地区，而非洲和亚洲的大部分地区标化发病率低。标化发病率最高为澳大利亚/新西兰地区（男性为42/10万人年，女性为31/10万人年），其次为西欧（男性和女性年标化率均为19/10万人年）和北美（男性为18/10万人年，女性为14/10万人年）。非洲和亚洲的大部分地区（中非、南非和西亚除外）的年标化发病率低于1/10万人年。澳大利亚/新西兰地区黑色素瘤标化死亡率最高（男性为4/10万人年，女性为2/10万人年），世界其他地区的标化死亡率较低，在每10万人年为0.2~1.0。

黑色素瘤死亡率的地区分布与发病率并不一致。2020年IRAC数据显示，西欧（20.1%）和北美（32.4%）的黑色素瘤新发病例比例高，但死亡病例占比较低（西欧为13.0%，北美为14.7%）。尽管亚洲新发病例占全球7.3%，但死亡病例占全球的21.0%。这说明死亡率除了受发病率影响外，还可能受临床类型差异、社会经济水平和治疗水平的影响。

2 中国黑色素瘤发病和死亡

从全球来看，中国黑色素瘤发病、死亡水平低于欧洲、北美地区。据2020年IARC的统计，中国黑色素瘤男性和女性标化发病率分别为0.4/10万人年、1.3/10万人年；男性和女性的标化死亡率均为0.2/10万人年。然而，中国黑色素瘤占全球死亡率的7.2%，高于发病率（2.4%），提示中国黑色素瘤患者的死亡风险较高。

据中国国家癌症中心数据显示，2022年全国新发黑色素瘤病例约8800例，男性和女性新发病例均约为4400例，粗发病率为0.62/10万，世界标化发病率为0.37/10万。2022年全国黑色素瘤死亡病例约5400例，男性和女性死亡病例分别约为2900、2500例，粗死亡率为0.38/10万，世界标化死亡率为0.20/10万，其中男性世界标化死亡率为0.23/10万，女性为0.18/10万。

一项对我国1990年至2019年黑色素瘤发病率及死亡率变化的研究表明，这30年来，中国男性和女性的标化死亡率都有所下降，但粗发病率、标化发病率、粗死亡率均有所上升。由于人口老龄化，黑色素瘤可能会极大威胁中国老年人的健康。

调查研究显示，我国大学生对黑色素瘤的健康素养水平较低，得分率仅35%。我国黑色素瘤患者就诊延迟（发病到就医）的中位时间为8个月，诊断延迟（就医到确诊）的中位时间为1个月。且肢端无色素性黑色素瘤的诊断延迟时间更长，误诊率更高，为提升黑色素瘤的早期发现率，应提高公众认识。

3 中国黑色素瘤的特点

3.1 年龄分布

根据全球疾病负担数据库显示，2019年我国黑色素瘤发病人数随年龄呈先上后下的趋势，男性发病人数峰值年龄组为55~59岁，女性为50~54岁。但经年龄分层后，发病率随年龄而增长，自60岁后明显增快。2019年我国黑色素瘤死亡人数随年龄呈先上后下的趋势，男性死亡人数峰值年龄组为55~59岁，女性晚于男性，为75~79岁，年龄分层后的死亡率随年龄而增长，60岁后明显增快。

3.2 性别分布

黑色素瘤男性和女性发病人数比例基本相近，男性发病人数占比为49.7%~53.0%，女性发病人数占比为47.0%~50.3%。男性死亡风险略高于女性，男性死亡人数占比为53.7%~54.9%，女性为46.3%~45.1%。

3.3 临床病理类型分布

我国黑色素瘤临床类型以肢端型为主，其次为黏膜型、皮肤型。肢端型黑色素瘤占38.4%~41.8%，黏膜型占22.6%~26.2%，皮肤型占20.1%~26.6%，其他类型占9.0%~15.3%。

3.4　分期分布

我国黑色素瘤确诊时临床分期主要以Ⅱ期为主，其次为Ⅲ期。Ⅰ期占6.1%~14.0%，Ⅱ期占34.9%~55.93%，Ⅲ期占23.6%~25.1%，Ⅳ期占11.8%~12.8%。

3.5　主要基因突变类型

我国黑色素瘤主要癌基因突变类型为BRAF基因突变（25.5%~29.7%），NRAS基因突变（7.0%~10.8%）及KIT基因突变（7.2%~16.7%）。

第二节　黑色素瘤的病因

黑色素瘤是基因突变与环境交互的结果，基因突变会改变细胞增殖、分化和死亡。紫外线暴露是皮肤型黑色素瘤发生的主要相关因素，而创伤和慢性炎症主要与肢端型黑色素瘤发生相关。

1　紫外线照射

据估计，白种人中超过75%的皮肤黑色素瘤由紫外线的诱变效应引起。紫外线照射主要引起DNA损伤，诱导癌基因如STK19、FBXW7和IDH1的激活突变。紫外线照射的来源主要包括太阳光和使用日光浴床。

1.1　太阳

对皮肤致癌性最强的是波长在290~320nm之间的UVB。每天在户外工作期间接受的慢性阳光照射不会增加患黑色素瘤的风险；而间歇性阳光照射，特别是在周末或节假日接受的大量紫外线冲击，是紫外线促进黑色素瘤发展的主要形式。此外，还有流行病学研究表明，过度的太阳光暴露和频繁的晒伤，特别是在儿童或年轻时期，会显著增加患皮肤黑色素瘤的风险。

1.2　室内晒黑

使用日光浴床会增加患黑色素瘤的风险（OR：1.41；95%CI：1.01-1.96）。这种关联还与初次接触室内晒黑设备的年龄有关，若小于35岁，则患黑色素瘤的风险更大（相对风险为1.75，95%CI 1.35-2.26）。据估计，年龄在18-29岁之间、使用过日光浴床的黑色素瘤患者中，约76%可归因于使用日光浴床。此外，患黑色素瘤的风险随着室内晒黑的年限、小时数和疗程的增加而升高。

1.3　与紫外线照射相互作用的表型因素

Fitzpatrick皮肤分类为Ⅰ型和Ⅱ型的人群，特征为皮肤白皙、雀斑、金色/红色头发、蓝色眼睛，其黑素细胞产生真黑素的能力不足，导致该人群对紫外线的抵抗力较低，进而更易患上皮肤黑色素瘤。

2 创伤和慢性炎症

一项对685名中国黑色素瘤患者进行的研究显示，肢端黑色素瘤与创伤病史之间存在显著相关性。除创伤以外，感染和慢性溃疡的病变也会导致肢端黑色素瘤的发生。创伤和慢性炎症可能通过增加细胞因子和ROS的表达，诱导遗传不稳定或激活黑素细胞中的致癌途径来发挥促瘤作用。

3 色素痣

色素痣与黑色素瘤的发展密切相关，约80%的黑色素瘤患者先前存在的色素痣发生了变化；约33%的黑色素瘤直接源于已存在的色素痣。由色素痣进一步进展为中间病变和原位黑色素瘤需更多基因的突变，如TERT、CDKN2A、ARID2、TP53的突变。手臂上较多的痣数与躯干和四肢黑色素瘤的患病风险之间存在密切关联。与无痣或痣数量较少的人相比，痣数量超过100个的人患黑色素瘤的相对风险是前者的7倍。此外，与普通类型的痣相比，非典型痣更易发生恶变，其中包括发育不良痣、具有多个不同颜色或形状的色素痣、大痣等。

4 机械应力

在我国一项129例足底黑色素瘤患者研究中，足底最常见的发病部位是足跟（50.39%），其余依次是足前部（24.03%）、足趾底面（11.63%）、足中部外侧（8.53%）、足弓（5.43%）；承重区较非承重区更易患黑色素瘤，提示机械应力刺激可能是肢端黑色素瘤的危险因素，其可能通过影响细胞核膜稳定性、基因组完整性参与肢端黑色素瘤发生。

5 遗传因素

有家族史者患病风险更高（增加约两倍），提示遗传因素参与黑色素瘤的发生。约5%~10%的黑色素瘤发生在具遗传易感患者。大约40%的家族性黑色素瘤与染色体9p有关。20%~40%的家族性黑色素瘤患者存在*CDKN2A*基因的胚系突变，该基因位于染色体9p21上，编码两种不同的蛋白质p16INK4和p14ARF。另一种黑色素瘤易感基因*CDK*4位于染色体12q14上，通常与p16INK4A相互作用。RB1是另一种黑色素瘤易感基因，其突变携带者患黑色素瘤的风险增加4~80倍。MITF的功能获得性突变（Mi-E318K）导致黑色素瘤风险增加五倍。

6 黑色素瘤相关的基因通路特征

与皮肤型、肢端型和黏膜黑色素瘤密切相关的五个重要通路包括MAPK、PI3K、

p16、p53以及端粒维持通路。相比之下，葡萄膜黑色素瘤在这些通路中的变异较少，而17染色体上TP53区域的杂合性丢失（LOH）是其更为关键的分子事件。高达98%的葡萄膜黑色素瘤携带GPCR通路中的基因改变，这些改变涉及GNAQ、GNA11、PLCB4和CYSLTR2等基因，进而激活蛋白激酶C及其下游基因。在除葡萄膜黑色素瘤外的其他亚型中，MAPK通路内的基因存在高频突变，突变率为83%~95%。PI3K和p16/细胞周期通路也呈现出类似的变异情况。同时，端粒维持通路基因在89%的皮肤型、47%的肢端型和42%的黏膜型中也存在突变。总之，皮肤黑色素瘤具有更多的各通路内基因的单核苷酸变异（SNV）或插入/缺失（indel）突变，从而呈现出更高的肿瘤突变负荷（TMB），而黏膜型和肢端型的变异则更多地为结构变异（SV）和拷贝数改变（CNA）事件。此外，中国肢端黑色素瘤患者较为特异的遗传特征是染色体22q11.21拷贝数扩增。

7　其他因素

黑色素瘤的发生可能与器官或造血细胞移植后的免疫抑制、其他免疫缺陷和一些遗传性皮肤病如着色性干皮病相关。

第二章

黑色素瘤的筛查与诊断

第一节　黑色素瘤的早期筛查

黑色素瘤筛查是指通过有效、简便、经济的检查措施，识别和发现早期或隐匿性黑色素瘤，以早期发现、早期诊断及早期治疗，降低人群黑色素瘤的死亡率。

筛查策略：

1　高危人群

皮肤黑色素瘤的高危人群包括35岁以前的间歇日晒伤史、多发性痣、家族史（黑色素瘤家族史/个人史）以及白皙的皮肤、浅色眼睛和头发。回顾性研究显示创伤、慢性炎症是中国肢端黑色素瘤的危险因素。黏膜黑色素瘤的高危因素尚不明确。

肉眼观察包括足底、头皮、手掌、会阴部、肛周在内的全部体表皮肤是否有35岁后新发的褐色/黑色皮疹；原有色素性皮疹是否出现：短期内体积快速增大、颜色分布不均一、渗血、渗液，伴或不伴疼痛/瘙痒。成年后出现的线状黑甲是否继续增宽或明显变化。

2　基层医务人员/全科医生

全身摄影可提高对高危人群黑色素瘤的早期检测效率。通过目视检查初步评估皮损，对皮肤病变适用ABCDE法则：即皮损不对称（Asymmetry）、边缘不规则（Border irregularity）、颜色多样（Colour variegation）、直径>6mm（Diameter）、渐增大（Elevation、Extention）；但结节性黑色素瘤、无色素/少色素黑色素瘤可能缺乏上述特征。

在同一患者体表寻找与其他同类病变不同的病变（丑小鸭征）。

根据既往可用的资料评估病情演变，可借助无创检查辅助评估。如果怀疑黑色素瘤应行组织病理学检查。

为提高黑色素瘤的早期检出率，对全科医师的培训非常必要。对皮肤黏膜可疑色素性病变，推荐转诊给有经验的皮肤科医生。

3 专业医生

3.1 皮肤镜

已广泛用于皮肤肿瘤诊断，在黑色素瘤诊断中占重要地位，其诊断价值比是裸眼诊断的15.6倍。对经验丰富的检查者，皮肤镜的应用极大地提高了良恶性黑素细胞增生性疾病诊断的准确性，减少盲目手术活检。皮肤镜分析模式包括模式分析法、ABCD法、Menzies法、七分法、三分测评法等。灵敏度和特异度因地区、不同模式以及操作人员的经验差异而异。

表48-2-1 不同类型黑色素瘤典型皮肤镜表现

恶性雀斑样痣/恶性雀斑样黑色素瘤	①毛囊开口处的不对称性色素沉着；②环状颗粒状模式；③附属器开口周围及开口之间的多边形短线条；④菱形结构；⑤污斑；⑥毛囊周围线性投影
浅表扩散型黑色素瘤	①多种色调；②不典型色素网；③负性色素网；④晶状体结构和污斑；⑤不规则条纹；⑥蓝白幕；⑦蓝灰色小点；⑧伪足和放射流；⑨周边黑点/小球；⑩周边淡褐色无结构区及不典型血管。
肢端黑色素瘤	非甲部位：①皮嵴平行模式；②不规则弥漫性色素沉着；③多组分模式。 甲：①棕褐色背景上出现不规则条带；②Hutchinson征（甲皱襞和周围皮肤色素沉着）；③微Hutchinson征（指肉眼不可见但皮肤镜下可见甲皱襞和周围皮肤色素沉着）；④甲板破坏，远端裂隙；⑤宽度大于全甲40%。
结节型黑色素瘤	①多种色调；②蓝白幕；③亮白色条纹；④不典型血管模式；⑤无结构区域 无色素性或低色素型表现为：①负性色素网；②亮白色条纹；③乳红色区域；④突出的多形性不规则血管模式。
黏膜黑色素瘤	①无结构区和灰色区域②结构不对称③多种色调④蓝白幕不规则污斑、不规则条纹、退行性结构。

3.2 反射式共聚焦激光扫描显微镜（RCM）检查

也称“皮肤CT”，可提供病变组织水平方向细胞层面的影像，与组织病理有较好的一致性。RCM诊断黑色素瘤的敏感性为92%~93%，特异性为70%~78.3%；一项多中心前瞻性研究显示在黑素细胞增生性疾病的诊断中，RCM比皮肤镜检查的敏感性更高，尤其在恶性雀斑样痣和无色素或少色素黑色素瘤的诊断中。对仅使用目视检查和皮肤镜检查难以诊断的病变，RCM可作为二级检查或联合，可提高诊断准确性，减少不必要的手术切除。黑色素瘤的RCM特征包括：①真表皮交界处的不典型细胞增生；②无边缘的真皮乳头。次要标准：①圆形Paget样细胞；②表皮广泛的Paget样浸润；③真皮乳头层可见有核细胞；④真皮中有脑回状细胞簇。符合2个主要标准或1个主要标准加2个次要标准考虑诊断为黑色素瘤。

第二节　黑色素瘤的临床诊断

早期诊断黑色素瘤是挽救患者生命最简单的方法，然而黑色素瘤临床诊断正确率仅70%左右，早期黑色素瘤的诊断非常困难，但形成丘疹、结节、溃疡后，含色素的黑色素瘤临床诊断非常容易。对黑色素瘤的临床及病理分型虽已形成一些习惯，但实际应用中主要分为原位黑色素瘤及侵袭性黑色素瘤。

1　早期黑色素瘤：不规则黑斑

特指处于水平生长期的皮肤、甲、黏膜原位黑色素瘤及ⅠA期黑色素瘤。初发年龄常30岁以上，中国人多见于肢端，但全身皮肤均可发生。初发时一般数毫米，逐渐增大，能诊断黑色素瘤时大于6mm，病史数月至数年不等，但恶性雀斑样痣可达数10年，周径达20cm多仍为原位阶段，少数肢端雀斑样黑色素瘤的水平生长期也可长达数年及大至数厘米。早期黑色素瘤一般无自觉症状，少数患者可有局部疼痛或轻度瘙痒。皮损多呈黑色斑疹或微高于皮面，亦可为褐色、淡红色等，有时色素不均，边界模糊，形态不规则，多符合ABCDE规则（见筛查部分）。皮肤镜检查对早期黑色素瘤的鉴别诊断意义极大，必要时可辅以反射共焦显微镜检查（详见筛查部分）。对疑似黑色素瘤，应选择完整切除活检，切除方式见外科部分。

2　侵袭性黑色素瘤：丘疹、结节、溃疡

特指皮肤黑色素瘤由水平生长期变为垂直生长期后，增长明显加快，由初期的斑疹变为丘疹、斑块、结节，多为黑色。斑块高低不平、边缘不齐，出现糜烂结痂、溃疡等，周边可出现卫星灶，进一步发展则出现区域淋巴结转移、移行转移、远处转移，病程多超过2年。足部黑色素瘤病史中约20%有外伤史，不少患者曾贴“鸡眼膏”、街边药物腐蚀等。结节型黑色素瘤无水平生长期，病史常较短。恶性雀斑样痣进展成恶性雀斑样黑色素瘤常需数年至数十年不等。除无色素性黑色素瘤外，侵袭性黑色素瘤临床诊断常容易，特别是形成明显的黑色斑块、结节、溃疡后，无需套用ABCDE特点，亦无需取小的活检帮助诊断。若影像学检查未发现肿瘤转移，可直接扩大2cm切除并行前哨淋巴结检查（专家经验）。尚未形成明显的斑块、结节时，常扩大1cm切除，待病理报告病变厚度后根据外科手术指南扩大切除或补做前哨淋巴结检查（专家经验）。

3　黏膜黑色素瘤：黑斑、出血、鼻塞、排便困难

位于口腔、鼻腔、肛管及周边、女性外阴及生殖道黏膜以及眼内的黑色素瘤，约占中国黑色素瘤的30%，口腔、肛周、外阴及眼结膜黑色素瘤初期多呈黑斑，部分

为结节，正常查体时多能发现。对查体发现的黑斑或结节可行皮肤镜等检查帮助诊断，或直接行病理检查确定诊断。未常规查体的患者，鼻腔、肛管的黑色素瘤多于出现阻塞症状或出血时就诊，就诊时肿瘤常已较大甚至已发生转移，可根据影像学检查等综合评估，能手术的话可以完全切除，不能手术者则切取部分组织病检及基因检测。

4 甲黑色素瘤：成年后发生的甲线状黑斑

属于肢端黑色素瘤的亚型，占肢端黑色素瘤的42%，其中58%首诊时为原位黑色素瘤。最常累及部位为拇指/拇趾甲下，多数发生于30岁以后，少数源于年幼时的甲母痣恶变。甲母痣恶变者病史可长达10~30年。甲黑色素瘤初发时为甲板下线状棕色或黑色斑，部分边缘模糊，进展后可出现全甲变黑，颜色不均一，可出现Hutchinson征（累及后甲襞及侧襞皮肤），周围皮肤出现黑斑。进入浸润生长阶段后，甲床变形、破坏、形成溃疡、结节、淋巴结转移及远处转移。

5 先天性痣恶变：先天性痣发生明显变化

中国人约13%黑色素瘤发生于先天性小痣，后天性痣恶变比例较小。先天性巨痣因发生率低，其恶变在黑色素瘤中所占比例不足1%。先天性小痣恶变多见于30岁后，20岁前恶变者少见。恶变特征为原皮损明显增大；斑疹上出现丘疹或丘疹旁出现斑疹；色素明显加深，周围出现红晕；皮损易受损出血；部分呈息肉状、菜花状；少数出现疼痛、瘙痒。先天性中型和巨型痣中快速增长的结节并非均为恶变，需特别注意评估。少数恶变转移的先天性巨痣可不出现结节，无论临床还是PET/CT等影像学均难以确定发生恶变的具体位置。超声等影像学检查对黑色素瘤原发灶诊断价值有限，但对患者肿瘤转移评估有较大价值，超声可初步判断淋巴结转移情况。

6 转移性黑色素瘤：视诊、触诊、影像学检查

通过问、视、触诊及B超、CT等影像学检查多可明确。70%黑色素瘤主要通过淋巴途径转移。一项研究发现，3001例原发性皮肤黑色素瘤中，466例发生转移，50.2%首次转移发生在区域淋巴结，21.7%为卫星或移行转移，28.1%直接远处转移。所以检查首先应触摸引流区淋巴结，并行B超等检查确定，不建议对肿大淋巴结行穿刺或切除活检。查体时尚需注意卫星灶、移行转移灶。对瘤体大并出现溃疡的肿瘤，可考虑行PET/CT检查。转移性黑色素瘤仍应完整切除原发肿瘤，Ⅲ期黑色素瘤应按根治手术切除，Ⅳ期黑色素瘤可按姑息手术切除。不能完全切除的肿瘤可切取部分肿瘤行病理检查及基因检测。来源不明的肿瘤可通过穿刺、切取全部或部分肿瘤行相关检查。对Ⅲ期黑色素瘤扩大切除原发灶后，建议行区域淋巴结清扫手术。目前

有研究建议转移的淋巴结可给予新辅助治疗。但目前多数指南仍推荐根治性区域淋巴清扫。

第三节　黑色素瘤的临床鉴别诊断

临床上需与黑色素瘤鉴别的疾病有20余种，但主要有下列几种。临床鉴别诊断时，建议辅以皮肤镜及皮肤CT检查，诊断符合率可获极大提升。

1　色素痣

色素痣是良性黑素细胞增生性疾病的总称，临床上最易与黑色素瘤混淆的色素痣主要包括：普通后天性色素痣、先天天性色素痣、肢端痣、甲色素痣、复发痣、细胞型蓝痣。色素痣的重要性在于其与黑色素瘤的相关性，组织学检查发现约1/3黑色素瘤与色素痣相关，色素痣数目的增多提示黑色素瘤风险增加。

（1）普通后天性色素痣：主要发生于儿童期及青春期，30岁后极少新发且常不再增大，老年期退化消失。妊娠期可增大、增多。皮损可为斑疹、斑丘疹、丘疹，直径2~5mm，很少大于10mm。呈棕色或黑褐色，色泽均匀，界限清楚。肢端痣常为斑疹。面、额、上颈的痣主要为丘疹，面部痣常终生存在。头顶、枕部、下颈、背部的皮损常为乳头瘤样，此型痣有时呈正常皮色，软纤维瘤样。与先天性痣相比，极少发生恶变。若30岁后新发，并逐渐增大超过6mm时，首先需考虑早期黑色素瘤。

（2）先天性色素痣：出生时即有，亦可于出生后数周至数月发现。可为斑点、斑片、斑块，亦可为圆形、卵圆形隆起性丘疹，黑色、棕色、褐色、深棕色或红褐色，临床表现差异可很大。较大的皮损常有粗毛。有的损害可不对称，边界可不清楚、不整齐，表面可不平，色泽亦可不均匀，有些虽符合黑色素瘤的“ABCDE”特点，但并非恶性。关于先天性痣大小较为科学的定义应为：小于患者拇指甲者为先天性小痣，大于患者1掌为先天性巨痣，介于患者拇指甲至1掌者称中型先天性痣。由先天性小痣恶变者约占皮肤黑色素瘤总数的13%。恶变一般发生于30岁以后，极少数发生于20岁前。恶变征兆为明显增大，斑疹上出现丘疹，或丘疹边缘出现斑疹，周围出现红晕，疼痛或瘙痒，特别易受伤出血。先天性巨痣恶变率占1%~7%，约半数恶变发生于5岁前。先天性痣特别是巨痣可出现快速增生的结节，常被误判为恶变。

（3）肢端痣：发生于跖、掌及趾（指）腹侧，斑疹为主，少数为丘疹。后天性肢端痣常2~4mm大小，偶大于10mm，生长缓慢。先天性肢端痣则大小不一，成年后常不再增大。若发生于30岁后，持续增大超过6mm，特别是出现形状不规则时，建议按肢端原位黑色素瘤扩大0.5cm切除病检。

（4）甲色素痣：多发生于15岁前，先天发生者约占1/10，15岁后发生者约占1/7。主要为始于甲母质的甲母痣，初约1mm宽的纵形色素斑，呈棕色或黑色，缓慢增宽。增长快者近端明显宽于游离端，少数可在1年左右累及全甲，亦可出生即累及全甲。累及多个甲的灰色条纹常是色素代谢异常导致而不是黑素细胞增生。发生年龄是鉴别诊断的关键因素，15岁前的线状黑素细胞增生常为甲母痣，但少数可于成年后恶变。30岁后发生者常是甲黑色素瘤。

（5）复发痣：又称假性黑色素瘤，一般是色素痣采用激光、冷冻、微波等物理治疗或手术治疗后痣细胞残留所致，皮损表现为手术/物理治疗部位周围色素沉着，境界清楚，边界及形态不规则，皮损不会延伸至白色瘢痕以外，部分复发痣组织病理学上类似黑色素瘤。

（6）细胞型蓝痣：细胞型蓝痣好发于臀部和骶尾部，损害表现为大而坚实的结节或斑块，直径1~3cm或更大，蓝色或蓝黑色，表面光滑或高低不平呈分叶状，界限清楚，可恶变为黑色素瘤。床上主要与结节性黑色素瘤相鉴别，后者多见于中老年人群，好发于躯干及四肢，表现为生长迅速的黑色斑块、结节呈菜花状或蕈状。

2 脂溢性角化病

多见于中老年人，亦可见于年轻人，多发生于30~40岁，皮损可单发或多发。多见于面部、头皮、躯干及上肢，不累及掌跖。早期损害呈小的扁平、境界清楚的淡褐色、黑褐色斑片，临床上主要与恶性雀斑样痣相鉴别。皮损随病程逐渐增大、直径数毫米至数厘米，边缘清楚，表面干燥粗糙无光泽呈乳头瘤样，呈褐色至黑色。皮损可因刺激而发生炎症反应及上皮组织不规则增生，即激惹型脂溢性角化病。临床上主要与恶性雀斑样痣、结节性黑色素瘤、浅表扩散型黑色素瘤相鉴别。

3 基底细胞癌

主要见于50岁以上中老年人，好发于曝光部位，尤其是面部如眼内眦、鼻部、鼻唇沟和面颊部多见。皮损表现为表面光亮，边缘呈蜡样或珍珠状外观的黑色结节。临床上主要与结节性黑色素瘤相鉴别。

4 黑踵

好发于青少年，尤其是喜好运动者多见，无明显自觉症状或轻微疼痛。多发生于单侧或双侧足跟侧缘或后面，皮肤角化过度，边缘呈浅褐色、黑褐色、黑色或紫罗兰色斑疹或斑片，压之不褪色，可相互融合，祛除诱因后皮损可逐渐消退。临床上主要与肢端原位黑色素瘤相鉴别。

5 甲下出血

多因轻微外伤或挤压甲床所致，患者多否认有明确外伤史，无自觉症状，表现为突然发现甲片状颜色异常，呈紫红色、黑色，部分皮损边缘呈铁锈色，系出血所致含铁血黄素。好发于拇趾（指）和食指，多于数月后逐渐消退。临床上主要与甲下黑色素瘤相鉴别。

6 孤立性血管角皮瘤

少见，多发生于青年人，下肢多见，直径2~10mm的黑色疣状丘疹。临床上有时需与以丘疹为主要表现的黑色素瘤鉴别。

7 化脓性肉芽肿

发病多与皮肤外伤有关，任何年龄均可发生，常见于身体易受外伤部位如面部、手足、头皮、躯干上部等，早期损害为红色丘疹，迅速增大形成结节，表面光滑或疣状，一般直径5~10mm，也可达数厘米，质软，轻微外伤易出血。临床上主要与无色素性黑色素瘤相鉴别，后者主要表现为粉红色、红色结节性损害，伴破溃出血，主要有赖于组织病理学及免疫组化检查确诊。

第四节 黑色素瘤的病理诊断及临床分期

1 活检及病理学报告主要内容

（1）送检标本处理：对于临床初步判断无远处转移的黑色素瘤患者，一般建议完整切除活检，避免穿刺活检或局部切除。部分切取活检不利于组织学诊断和厚度测量，增加了误诊和错误分期风险，还可能增加转移风险。已有远处转移或肿瘤不能完整切除时，基于确诊或行基因检测需要，可行局部切取活检。标本需完整送检，手术医师做好标记切缘，10%中性甲醛溶液固定标本达6~48h。不推荐术中冰冻病理。

（2）病理报告中必须包括的内容为肿瘤厚度、是否伴有溃疡，这两个指标与T分期直接相关，也是判断预后最重要的特征。出于精确性和可操作性的目的，肿瘤厚度要求精确到小数点后一位即可。

（3）有丝分裂率（mitotic rate，MR）作为肿瘤增殖的关键指标，以每平方毫米的有丝分裂细胞数表示。MR的上升与黑色素瘤特异性生存期（MSS）的减少显著相关，应纳入病理评估中。

（4）对组织学阳性切缘，应详述在外周或深部边缘是否存在原位或侵袭性黑色素瘤，一次性彻底切除的早期黑色素瘤及面部恶性雀斑样痣需报告肿瘤与标记外侧边缘之间阴性切缘的显微测量距离。

（5）新定义微卫星灶指原发性黑色素瘤周边或深层组织中，存在显微镜下的皮肤或皮下转移灶及瘤栓，微卫星灶与原发肿瘤之间应有明确的结缔组织分隔，目前暂无瘤团大小及距离的定义。基于微卫星灶、临床卫星灶或移行转移，一个N“c”子类别被添加到N1、N2和N3类别（即N1c、N2c、N3c）。微卫星灶预示着相对较差的预后，与临床卫星、移行转移一起，均视为局部/区域转移。

2 免疫组化及和荧光原位杂交检查

（1）HMB45在黑色素瘤中敏感性和特异性均较高。因能表达于表皮内及真皮浅层痣细胞，对原位、浅表黑色素瘤诊断及鉴别诊断无意义。PRAME在细胞核内表达，敏感性和特异性均较高。阳性时对原位、浅表黑色素瘤诊断及鉴别诊断有意义。P16用于评估肿瘤抑制基因状态，间接反映细胞周期调控，Spitz痣中表达，而Spitz痣样黑色素瘤阴性。H3K27me3为组蛋白甲基化标志物，有助于鉴别发生于先天巨痣基础上的黑色素瘤及良性增生性结节。

（2）SOX-10及S100在黑素细胞及其他神经嵴来源肿瘤中具有高敏感性和特异性，Melan-A/MART1为黑素细胞特异性抗原，常用于确认黑色素细胞肿瘤的诊断，但敏感性不一。常在表皮内和毛囊内黑素细胞表达。而在神经化或梭形黑素细胞可能为阴性，促纤维增生性黑色素瘤的侵袭性梭形细胞成分Melan-A/MART1常阴性。MITF在大多数黑素细胞痣和原发性黑色素瘤中均匀表达。PNL2与Melan-A/MART1相似，敏感性高，主要用于标记黑素细胞和黑色素瘤。

（3）Ki-67为肿瘤增殖活性抗原，PHH3是鉴别良恶性肿瘤的主要抗原，核分裂标志物，与肿瘤的组织学分级及预后评估密切相关。

（4）PD-L1高表达者与PD-1抗体治疗效果密切相关。检测PD-L1表达对治疗药物选择有重要参考意义，建议行常规检测。

（5）VE-1是BRAFV600E突变相关抗体，对肿瘤负荷大的患者尽早使用，对选用靶向药有参考意义。

（6）CD31、D2-40用于标记血管与淋巴管，可观察管腔内有无瘤细胞。目前仅瘤栓被纳入微卫星灶。

（7）荧光原位杂交检测可用于极少数特殊病例的鉴别诊断，推荐使用六色荧光原位杂交检测（CCND1、RREB1、MYB和6号染色体着丝粒、MYC和CDKN2A）。

3 前哨淋巴结（SLN）组织处理方法及病理报告

目前国际上无统一的切片方法及报告模式。根据临床工作需求及实际操作的可行性，本指南建议：沿淋巴结长轴一分为三，共2个切面3个石蜡包埋块，中间的包埋块切片时尽可能修至淋巴结中轴。3个面切片各切1张片行HE染色，阳性直接出报告。全部切片均阴性的淋巴结，每个蜡块切片2张行MelanA及SOX10染色。阳性淋巴结应在报告中打印瘤细胞最多的图片供临床医生参考。

4 黑色素瘤病理及临床分期

黑色素瘤临床分期根据病理的肿瘤浸润深度（T）、区域淋巴结转移（N）及远处转移（M）综合后分为临床Ⅰ、Ⅱ、Ⅲ、Ⅳ期。下列各表根据文献改进而得。

4.1 肿瘤浸润深度（T）分级

表 48-2-2

原发肿瘤（T）分期	厚度	溃疡
TX：原发肿瘤厚度不能测量	不适用	不适用
T0：无原发肿瘤的证据	不适用	不适用
Tis：原位黑色素瘤	不适用	不适用
T1	≤1mm	不知道或未明确指出
T1a	<0.8mm	无溃疡
T1b	<0.8mm 0.8~1.0mm	有溃疡 有或无溃疡
T2	>1.0~2.0mm	不知道或未明确指出
T2a	>1.0~2.0mm	无溃疡
T2b	>1.0~2.0mm	有溃疡
T3	>2.0~4.0mm	不知道或未明确指出
T3a	>2.0~4.0mm	无溃疡
T3b	>2.0~4.0mm	有溃疡
T4	>4.0mm	不知道或未明确指出
T4a	>4.0mm	无溃疡
T4b	>4.0mm	有溃疡

4.2 肿瘤区域性转移（N）分级

根据淋巴转移数量分为N1、N2、N3，再将淋巴转移为临床隐匿或临床显性细分为a、b。c为有移行转移、卫星灶和/或微卫星灶，根据淋巴结受累个数分级：0个N1c；1个N2c；2个N3c。

表 48-2-3

区域淋巴结（N）分期	淋巴结受累个数
NX	区域淋巴结无法评估
N0	无区域淋巴结转移

续表

区域淋巴结（N）分期	淋巴结受累个数
N1	1个淋巴结受累
N1a	1个临床隐匿淋巴结受累
N1b	1个临床显性淋巴结受累
N1c	有移行转移、卫星灶和/或微卫星灶，0个淋巴结受累
N2	2~3个淋巴结受累
N2a	2~3个临床隐匿淋巴结受累
N2b	2~3个淋巴结受累，其中至少1个为临床显性淋巴结
N2c	有移行转移、卫星灶和/或微卫星灶，1个淋巴结受累
N3	4个及以上淋巴结受累，或任何融合淋巴结
N3a	4个及以上临床隐匿淋巴结受累
N3b	4个及以上淋巴结受累，至少1个为临床显性淋巴结，或有融合淋巴结
N3c	有移行转移、卫星灶和/或微卫星灶，2个淋巴结受累

4.3 肿瘤远处转移（M）分级

以M0表示无远处转移，M1表示远处转移。再根据转移部位分为a、b、c、d 4级。

表 48-2-4

M0	没有远处转移的证据
M1	有远处转移
M1a	远处转移至皮肤、软组织和/或非区域淋巴结
M1b	远处转移至肺，包含或不包含M1a中的部位
M1c	远处转移至非中枢神经系统的内脏器官，包含或不包含M1a和M1b中的部位
M1d	远处转移至中枢神经系统，包含或不包含M1a，M1b或M1c中的部位

血清乳酸脱氢酶（LDH）水平正常，在分级后标记为（0），升高标记为（1），如：M1a（0）、M1a（1）……M1d（1），未测或不明则不加标记，如M1a、M1b等。LDH升高是预后不良的指标，但临床需除外众多非肿瘤因素导致的LDH升高。

4.4 临床分期（TNM）

临床分期通过病理及影像学资料，根据肿瘤浸润深度（T）、区域转移（N）综合评估而得下表。Ⅳ期在文献中以M1a、M1b、M1c、M1d表示，本指南建议将黑色素瘤Ⅳ期以对应的ⅣA、ⅣB、ⅣC、ⅣD表示，从而使临床Ⅰ期、Ⅱ期、Ⅲ期及Ⅳ期一目了然。

表 48-2-5

	N0	N1a	N1b	N1c	N2a	N2b	N2c	N3a	N3b	N3c
Tis	0	--	--	–	–	–		–		
T0	–	–	ⅢB	ⅢB	–	ⅢC	ⅢC	–	ⅢC	ⅢC

续表

	N0	N1a	N1b	N1c	N2a	N2b	N2c	N3a	N3b	N3c
T1a	ⅠA	ⅢA	ⅢB	ⅢB	ⅢA	ⅢB	ⅢC	ⅢC	ⅢC	ⅢC
T1b	ⅠA	ⅢA	ⅢB	ⅢB	ⅢA	ⅢB	ⅢC	ⅢC	ⅢC	ⅢC
T2a	ⅠB	ⅢA	ⅢB	ⅢB	ⅢA	ⅢB	ⅢC	ⅢC	ⅢC	ⅢC
T2b	ⅡA	ⅢB	ⅢB	ⅢB	ⅢB	ⅢB	ⅢC	ⅢC	ⅢC	ⅢC
T3a	ⅡA	ⅢB	ⅢB	ⅢB	ⅢB	ⅢB	ⅢC	ⅢC	ⅢC	ⅢC
T3b	ⅡB	ⅢC	ⅢC	ⅢC	ⅢC	ⅢC	ⅢC	ⅢC	ⅢC	ⅢC
T4a	ⅡB	ⅢC	ⅢC	ⅢC	ⅢC	ⅢC	ⅢC	ⅢC	ⅢC	ⅢC
T4b	ⅡC	ⅢC	ⅢC	ⅢC	ⅢC	ⅢC	ⅢC	ⅢD	ⅢD	ⅢD

第五节 黑色素瘤的分子诊断

恶性黑色素瘤的分子检测可发现一些特定的基因突变如BRAF、NRAS、KIT等，以及一些不太常见的基因融合及突变位点及基因变异。这些基因变异与恶性黑色素瘤的发生、发展、诊断、治疗及预后密切相关。

常见的分子检测方法包括免疫组化（IHC）、比较基因组杂交（CGH）、荧光原位杂交（FISH）、Sanger-PCR、基因表达谱分析（GEP）、单核苷酸多态性（SNP）分析和下一代基因测序（NGS）、单细胞测序（single cell RNA sequencing，sc-RNA Seq）、空间转录组测序（spatial sequencing）等。

1 与靶向治疗相关的基因变异

1.1 BRAF基因突变

BRAF基因是一个原癌基因，其编码的BRAF蛋白是一种丝氨酸苏氨酸激酶，可激活丝裂原活化激酶通路。该基因突变会导致细胞生长和增殖不受抑制。中国黑色素瘤人群中BRAF突变率是25.9%，BRAF突变型黑色素瘤预后更差。

BRAF基因突变最常见于第600位密码子（V600），最常见的是V600E（80%），但也包括V600K（15%）和V600 R/M/D/G（5%）。BRAF的V600突变与BRAF抑制剂的敏感性相关。不存在BRAF激活突变的患者不应使用BRAF抑制剂。

约5%的黑色素瘤中也发现了BRAF基因外显子15中第600位密码子（V600突变）之外的BRAF突变（如BRAF L597和BRAF K601）和BRAF融合。外显子15中V600附近的密码子突变显示对MEK抑制剂以及BRAF和MEK抑制剂联合使用产生应答。BRAF融合也显示对MEK抑制剂和非特异性BRAF抑制剂（如索拉非尼）产生反应。但是外显子11或外显子15中其他密码子突变未显示对BRAF或MEK抑制剂产生反应。

目前BRAF突变恶性黑色素瘤患者的BRAF抑制剂联合MEK抑制剂的靶向治疗在晚期及辅助治疗中都发挥了重要的作用。如BRAF突变阳性的Ⅲ期皮肤及肢端恶性黑色素瘤的辅助治疗在RFS方面有显著差距，但OS无明显差距。

1.2 C-KIT突变

KIT是一种受体酪氨酸激酶，可促进细胞生长和增殖。KIT突变存在于10%~15%的黏膜和肢端来源的黑色素瘤。KIT突变可能发生在基因的多个“热点”中，并且它们对KIT抑制剂（例如伊马替尼、舒尼替尼、尼罗替尼）治疗的敏感性不同。如KIT外显子11及13突变（V559D、L576P、K642E、W557R）等对KIT抑制具有高度的敏感性。KIT外显子17突变（如D816H突变）和KIT扩增对KIT抑制剂具有极轻微敏感性或没有敏感性。

1.3 NRAS突变

NRAS是一种GTP酶，可激活丝裂原活化蛋白激酶信号传导和其他信号传导通路，从而导致细胞生长和增殖。NRAS突变存在于约15%的皮肤、肢端和黏膜黑色素瘤中。MEK抑制剂如司美替尼、妥拉美替尼、考比替尼、曲美替尼等可能在部分NRAS突变患者中产生反应。目前认为NRAS突变的患者存在KIT及BRAF突变的概率较低，NRAS突变的存在可能会识别出无法从其他分子检测获益的患者，且对免疫治疗的疗效有一定的影响，因此NRAS突变与局部和晚期黑色素瘤的较低生存率相关。

2 具有潜在免疫治疗效用的生物标志物

2.1 PD-L1

PD-L1是一种共刺激分子，可由肿瘤细胞和肿瘤浸润性巨噬细胞等表达，并抑制T细胞介导的抗肿瘤反应。PD-1（T细胞上的一种受体）与PD-L1结合，从而抑制T细胞活化。作为黑色素瘤的主要治疗方式，抗PD-1治疗在恶性黑色素瘤的治疗中占据重要的地位。PD-L1的免疫组织化学检测可能有助于识别更有可能对免疫检查点抑制剂产生反应的黑色素瘤患者。

PD-L1表达能否区分ICBs治疗获益的患者，受多方面因素的影响，如IFN-γ信号通路情况、STAT3及NF-κB通路情况、MAPK或PI3K/Akt通路等调节PD-L1表达等。肿瘤微环境中浸润的免疫细胞亦可表达PD-L1，且PD-L1的表达存在时空异质性；不同的试验使用不同公司的PD-L1免疫组化抗体，且没有设定统一的阳性截断值，导致临床上无法形成统一标准；肿瘤细胞可以同时表达其他多种免疫检查点如TIGIT，LAG-3，TIM-3和CTLA-4等，以逃避免疫系统的监测。

2.2 肿瘤浸润性淋巴细胞

肿瘤浸润性淋巴细胞（tumor infiltrating lymphocytes，TILs）是机体抗肿瘤免疫的

主要效应细胞，也是ICBs作用的靶细胞。在多种实体瘤中肿瘤组织内TILs的浸润程度和类型显著影响肿瘤患者的预后。研究发现，响应抗PD-1单抗治疗的患者治疗前肿瘤边缘和间质内的$CD8^+$ T淋巴细胞的浸润密度显著高于肿瘤进展的患者。

第三章

黑色素瘤的内科治疗

第一节 Ⅰ-Ⅳ期黑色素瘤术后辅助治疗

临床Ⅰ期-Ⅳ期黑色素瘤术后辅助治疗推荐及依据如下。

1 ⅠA期

建议观察。

2 ⅠB期~ⅡA期

（1）建议观察或临床试验。

（2）免疫治疗：干扰素α1b600μg隔日1次治疗6个月，300μg隔日1次治疗6个月[a]。

3 ⅡB-ⅡC期

（1）免疫治疗：帕博利珠单抗治疗1年[b]；或纳武利尤单抗治疗1年[c]；或干扰素α1b600 μg隔日1次治疗1年[a]。

（2）靶向治疗：ⅡC期携带$BRAF^{V600E}$突变：维莫非尼治疗1年[d]。

4 ⅢA-ⅢD期（可切除的淋巴结转移，包含前哨淋巴结阳性、移行转移或卫星灶）

（1）免疫治疗：帕博利珠单抗1年[e]；或纳武利尤单抗1年[f]；或干扰素α1b600 μg隔日1次治疗1年，建议联合PD-1抑制剂治疗[g]；或特瑞普利单抗1年[h]；或长效干扰素α2b治疗1年[i]；或伊匹木单抗3年[j]；或粒细胞-巨噬细胞集落刺激因子（GM-CSF）1年[k]。

（2）靶向治疗：携带$BRAF^{V600}$突变：达拉非尼＋曲美替尼[l]；ⅢA、ⅢB期携带

BRAF^{V600}突变：维莫非尼1年[m]。

（3）其他治疗

1）肿瘤疫苗：或肿瘤细胞裂解物负载的树突状细胞疫苗（TLPLDC）/单纯肿瘤细胞裂解液疫苗（TLPO）[n]。

2）其他临床试验。

5 Ⅳ期（可切除远处转移）

干扰素α1b600 μg隔日1次治疗1年，建议联合PD-1抑制剂治疗；余治疗推荐同ⅢA-ⅢD期。

【注释】

a.对于Ⅱ期黑色素瘤患者，推荐高剂量干扰素α1b术后辅助治疗，干扰素α1b治疗完全切除ⅡB，ⅡC，ⅢB，ⅢC期患者的临床数据回顾性分析结果显示，中位无进展生存时间为43个月，3年和5年生存率分别为87%和80.9%。在此基础上《人干扰素α1b治疗黑色素瘤专家共识（2024版）》对具体推荐剂量及疗程进行了进一步的明确。

b.2022年8月，FDA批准帕博利珠单抗（Pembrolizumab）单药作为12岁及以上ⅡB/C期黑色素瘤患者的术后辅助治疗。该获批基于KEYNOTE-716随机、双盲、安慰剂对照3期临床研究，其结果显示，帕博利珠单抗组的12个月无复发生存率为90%、安慰剂组为83%。帕博利珠单抗组18个月无复发生存率为86%、安慰剂组为77%，中位随访时间20.9个月时两组均未达到中位无复发生存期。第三次中期分析显示，中位随访时间27.4个月，帕博利珠单抗组中位无复发生存期为37.2个月，安慰剂组未达到，两组均未达到中位无远处转移生存期，与安慰剂相比，帕博利珠单抗显著改善了无远处转移生存期（HR=0.64）。帕博利珠单抗组有49例（10%）患者发生治疗相关严重不良事件，安慰剂组有11例（2%）患者发生治疗相关严重不良事件。无与治疗相关的死亡报告。

c.2023年10月13日FDA批准纳武利尤单抗（nivolumab）单药用于12岁及以上完全切除的ⅡB/C黑色素瘤患者的辅助治疗。这一获批是基于3期临床研究CheckMate 76K数据，纳入完全切除的ⅡB/C期患者790例，随机分组接受纳武利尤单抗（480 mg，1次/4周）或安慰剂治疗12个月。结果显示纳武利尤单抗1年无复发生存率为89.0%，安慰剂组为79.4%，在纳武利尤单抗治疗各亚组中均观察到临床获益。纳武利尤单抗组治疗相关的3/4级不良事件发生率为10.3%，安慰剂组为2.3%。纳武利尤单抗组发生1例治疗相关死亡（0.2%）。

d.BRIM8研究是维莫非尼单药辅助治疗的随机、双盲、安慰剂对照Ⅲ期临床研究。入组患者为ⅡC~ⅢC期术后BRAF V600突变的黑色素瘤患者，结果显示在ⅡC~

ⅢB期患者中，安慰剂组中位无远处转移生存期为36.9个月，维莫非尼组尚未达到，维莫非尼可降低46%的复发转移风险，但上述获益未在ⅢC期患者中观察到。

e.2017年FDA批准帕博利珠单抗用于Ⅲ期黑色素瘤手后辅助治疗。这一获批是基于3期临床研究KEYNOTE-054。该研究结果显示，与安慰剂相比，帕博利珠单抗辅助治疗1年能显著延长无复发生存期。帕博利珠单抗组1年无复发生存率为75.4%，安慰剂组为61%，无复发风险下降43%。在随后的3年随访期间，帕博利珠单抗辅助治疗持续改善患者无复发生存率。

f.2017年12月，FDA批准纳武利尤单抗作为ⅢB、ⅢC和Ⅳ期黑色素瘤患者术后辅助治疗。该获批基于Ⅲ期临床研究CheckMate238的数据。该研究交接过显示，纳武利尤单抗治疗组12个月无复发生存率为70.5%，伊匹木单抗组为60.8%，纳武利尤单抗组3~4级不良反应发生率仅为14.4%，显著低于伊匹木单抗组的45.9%。

g.一项干扰素α 1b治疗ⅢB期或ⅢC期黑色素瘤临床数据回顾性研究结果显示，12个月、24个月、36个月的无复发生存率分别为75.4%、47.4%、37.2%；无远处转移生存率分别为83.6%、65.5%、62.2%；总生存率分别为100%、81.9%和71.5%。仅8.2%的患者出现3/4级毒性，未观察到与治疗相关的死亡。在此基础上《人干扰素α 1b治疗黑色素瘤专家共识（2024版）》对具体推荐剂量、联合用药及疗程进行了进一步的明确。

h.我国的回顾性多中心队列研究比较PD-1单抗与维莫非尼在Ⅲ期恶性黑色素瘤辅助治疗的结果，纳入中国3所癌症中心120例已切除的Ⅲ期恶性黑色素瘤患者，接受帕博利珠单抗/特瑞普利单抗或维莫非尼的术后辅助治疗。结果显示，对于BRAF ^{V600E}突变的患者，PD-1单抗辅助治疗与维莫非尼辅助治疗相比，患者的无复发生存无显著差异。

i.EORTC 18991随机对照临床试验结果显示，在1256名Ⅲ期黑色素瘤术后人群中，长效干扰素在RFS方面有明显优势，但DMFS和OS无显著差别。

j.2015年10月FDA批准伊匹木单抗（Ipilimumab，CTLA-4单抗）用于Ⅲ期黑色素瘤患者术后辅助治疗。该获批基于Ⅲ期随机对照研究NCT00636168，该研究结果提示，伊匹木单抗组与安慰剂组5年无复发生存率分别为40.8%和30.3%；两组5年总生存率分别为65.4%和54.4%；两组5年无远处转移生存率分别为48.3%和38.9%。伊匹木单抗组免疫相关的3/4级不良事件发生率较高，达到41.6%，安慰剂组仅为2.7%；伊匹木单抗组中有5例患者（1.1%）因免疫相关不良事件而死亡。

k.一项Ⅱ期临床试验评价了粒细胞-巨噬细胞集落刺激因子（GM-CSF）作为Ⅲ-Ⅳ期恶性黑色素瘤患者术后辅助治疗的疗效。与对照组相比，接受GM-CSF治疗的患者OS和PFS均显著延长。研究组和对照组的中位生存期分别为37.5个月和12.2个月（$P<0.001$）。

l.COMBI-AD研究是达拉非尼联合曲美替尼术后辅助治疗BRAF ^{V600E}或BRAF ^{V600K}突变Ⅲ期黑色素瘤的随机、双盲、安慰剂对照的多中心Ⅲ期临床试验。该研究中显示，与安慰剂辅助治疗相比，达拉非尼联合曲美替尼显著改善3年无复发生存率。基于此证据，FDA批准达拉非尼联合曲美替尼作为BRAF $^{V600E/V600K}$突变Ⅲ期黑色素瘤辅助治疗药物。一项系统评价纳入两项BRAF $^{V600E/V600K}$突变Ⅲ期黑色素瘤术后辅助治疗随机对照试验，结果显示，与安慰剂相比，达拉非尼联合曲美替尼组的4年无复发生存期有显著改善（54% vs. 38%，HR = 0.49，95% CI = 0.40-0.59）。另一项系统评价及meta分析研究纳入评估黑色素瘤辅助免疫治疗或靶向治疗的11项随机对照试验，发现单用维莫非尼治疗（*P*=0.479）或者使用达拉非尼联合曲美替尼治疗（HR，0.66；95% CI，0.53-0.83）对无复发生存期都有改善；在评估总生存期时，纳入8项研究，结果显示，使用达拉非尼联合曲美替尼治疗的总生存期仅次于伊匹木单抗3mg/kg联合纳武利尤单抗。另外有研究比较了纳武利尤单抗单药与达拉非尼/曲美替尼联合治疗的有效性。该研究纳入19项Ⅲ/Ⅳ期黑色素瘤术后辅助治疗随机对照研究，结果显示达拉非尼联合曲美替尼组在12个月的复发风险与纳武利尤单抗组相似，但12个月后纳武利尤单抗组患者的复发风险较低（24个月时HR [95%CI]=0.46 [0.27-0.78]；36个月时HR[95%CI]=0.28 [0.14-0.59]），且两组之间远处转移风险没有显著差异。

m.BRIM8研究是维莫非尼单药辅助治疗的随机、双盲、安慰剂对照Ⅲ期临床研究。入组患者为ⅡC~ⅢC期术后BRAF V600突变的黑色素瘤患者，结果显示在ⅡC~ⅢB期患者中，安慰剂组中位无远处转移生存期为36.9个月，维莫非尼组尚未达到，维莫非尼可降低46%的复发转移风险，但上述获益未在ⅢC期患者中观察到。

n.一项前瞻性、随机、双盲、安慰剂对照Ⅱb期试验评价了肿瘤细胞裂解物负载的树突状细胞疫苗（TLPLDC）和单纯肿瘤细胞裂解液疫苗（TLPO）作为Ⅲ/Ⅴ期黑色素瘤患者术后辅助治疗的疗效，结果显示，与安慰剂组相比，TLPO和TLPLDC疫苗接种组能36个月的DFS和OS延长。

第二节　晚期黑色素瘤治疗原则

1　晚期非肢端型皮肤黑色素瘤的治疗原则

1.1　驱动基因阴性非肢端型皮肤黑色素瘤的治疗原则

（1）一线治疗

1）免疫治疗：PD-1单抗[a]；或PD-1单抗联合CTLA-4单抗[b]；或PD-1单抗联合LAG3单抗[c]；或PD-1单抗联合大剂量干扰素α1b，600 μg隔日1次，治疗有效患者需用药至肿瘤完全消退后1年[d]。

2）化疗或化疗联合抗血管药物[e]。

（2）二线治疗

1）免疫治疗：如一线未使用过PD-1单抗，可使用PD-1单抗[f]；CTLA-4单抗联合溶瘤病毒瘤内注射[g]。

2）化疗：福莫司汀[h]；或化疗联合抗血管药物[i]。

3）免疫治疗联合抗血管生成治疗：PD-1单抗联合抗血管药物[j]。

【注释】

a.PD-1单抗在晚期黑色素瘤的治疗中发挥重要作用。CheckMate-066研究对比了纳武利尤单抗和达卡巴嗪在既往未经治疗的BRAF野生型晚期黑色素瘤患者的一线治疗的疗效。结果显示：达卡巴嗪组的5年OS率和PFS率分别为17%和3%，而纳武利尤单抗治疗组为39%和28%。纳武利尤单抗组的ORR为42%，达卡巴嗪组的ORR仅为14%。

b.CheckMate-067是一项随机、双盲、Ⅲ期临床研究，纳入了945例既往未接受治疗的不可切除的Ⅲ期或Ⅳ期黑色素瘤患者，评估了纳武利尤单抗或伊匹木单抗或纳武利尤单抗联合伊匹木单抗在转移性黑色素瘤患者中的疗效。结果表明：联合治疗组的中位PFS为11.5个月，纳武利尤单抗和伊匹木单抗的中位PFS分别为6.9个月和2.9个月。联合治疗组的免疫相关3/4级不良反应发生率为55.0%，纳武利尤单抗和伊匹木单抗分别为16.3%和27.3%。另一项研究CheckMate-511纳入了360例既往未治疗的不可切除的Ⅲ期或Ⅳ期黑色素瘤患者，分别接受纳武利尤单抗1mg/kg+伊匹木单抗3mg/kg与纳武利尤单抗3mg/kg+伊匹木单抗1mg/kg治疗。结果显示：两组间的ORR、PFS或OS没有显著差异。

c.RELATⅣITY-047是一项2-3期、全球双盲、随机试验，评估了与纳武利尤单抗治疗相比，瑞拉利单抗和纳武利尤单抗联合治疗既往未治疗的转移性或不可切除黑色素瘤患者中的疗效。结果显示：联合治疗组中位PFS为10.1个月，单药治疗组中位PFS为4.6个月，12个月无进展生存率分别为47.7%和36.0%，3级或4级治疗相关不良事件发生率分别为18.9%和9.7%。

d.一项纳入70例中国人群晚期黑色素瘤单中心回顾性研究结果提示：PD-1单抗联合大剂量人干扰素α1b联合方案一线治疗的ORR为32.8%，中位OS为18个月。在此基础上《人干扰素α1b治疗黑色素瘤专家共识（2024版）》对具体推荐剂量、联合用药及疗程进行了进一步的明确。

e.多项研究表明化疗可改善晚期非肢端型皮肤黑色素瘤的无进展生存期（PFS）和总生存期（OS），化疗药物主要包括：达卡巴嗪、替莫唑胺、铂类、白蛋白紫杉醇或紫杉醇等。

一项基于中国人群的多中心随机、对照、双盲的Ⅱ期临床试验发现：达卡巴嗪联合恩度（重组人血管内皮抑制素）可以改善晚期黑色素瘤患者的PFS和OS。达卡巴嗪联合恩度组的中位PFS和OS分别为4.5个月和12.0个月，优于达卡巴嗪组（PFS：1.5个月和OS：8.0个月）。

英国的一项Ⅲ期临床研究纳入了305例晚期黑色素瘤患者，研究结果显示：接受替莫唑胺治疗的患者中位OS为7.7个月，达卡巴嗪的中位OS为6.4个月，中位PFS分别1.9个月 和1.5个月，两者疗效相当。

与达卡巴嗪相比，白蛋白紫杉醇可以改善患者的PFS和OS。一项Ⅲ期随机、对照临床研究评估了白蛋白紫杉醇与达卡巴嗪在转移性黑色素瘤患者中的疗效。结果显示：白蛋白紫杉醇组的中位PFS和OS分别为4.8个月和12.6个月，优于达卡巴嗪组（PFS：2.5个月和OS：10.5个月）。

f.2018年至今，国家药品监督管理局已批准3种PD-1单抗用于不可切除或转移性黑色素瘤的二线治疗，分别为帕博利珠单抗、特瑞普利单抗和普特利单抗。

帕博利珠单抗的获批基于KEYNOTE-151研究。该研究结果显示：帕博利珠单抗在中国晚期黑色素瘤患者二线治疗中ORR为17.6%，中位DOR为13.8个月，中位PFS为2.8个月，中位OS为13.2个月，36个月 PFS率和OS率分别为5.0%和22.3%。3/4级的不良反应发生率为12.6%。

特瑞普利单抗是首个获批二线治疗黑色素瘤的国产免疫检查点抑制剂。POLARIS-01研究纳入了128例中国晚期黑色素瘤患者，评估特瑞普利单抗在标准治疗失败的晚期黑色素瘤患者中的安全性和有效性。结果显示：ORR为17.3%，DCR为57.5%，中位PFS为3.6个月，中位OS为22.2个月。一项中国人群的单臂、多中心、Ⅱ期研究，评估了普特利单抗用于标准治疗失败的局部晚期或转移性黑色素瘤患者的疗效，ORR为20.17%，中位PFS为2.89个月，中位OS为16.59个月。≥3级的治疗相关不良事件发生率为15.1%（18/119）。

g.MITCI研究是一项开放标签、单臂、Ⅰb期研究，纳入50例转移性或不可切除的ⅢB/C或Ⅳ期黑色素瘤患者，给予伊匹木单抗联合溶瘤病毒瘤内注射治疗。结果显示：在所有接受治疗的患者中，ORR为30%。在未接受过PD-1单抗治疗的患者中为47%，在接受过PD-1单抗治疗的疾病进展患者中为21%。中位无免疫相关进展生存期为6.2个月，中位OS为45.1个月。14%的患者发生了与治疗相关的3级或4级不良反应，均被认为与伊匹木单抗有关。

h.一项Ⅲ期随机、对照研究纳入229例晚期皮肤黑色素瘤患者，随机分为达卡巴嗪组和福莫司汀组。结果表明：福莫司汀组的最佳ORR和中位OS高于达卡巴嗪组（15.2% vs 6.8%；7.3个月 vs 5.6个月），两组的中位反应持续时间（5.8个月 vs 6.9个月）和进展时间（1.8个月 vs 1.9个月）相似。福莫司汀组的不良反应发生率高于达卡巴嗪组：3/4级中性粒细胞减少的发生率为51% vs 5%，血小板减少的发生率分别为43%和6%。

i. 一项来自美国的回顾性研究纳入了31例转移性黑色素瘤患者，所有患者接受紫杉醇联合卡铂的治疗，中位治疗线数为2线。结果显示：紫杉醇联合卡铂治疗的患者ORR为45%，中位PFS为3个月，中位OS为7.8个月。14例患者获得的中位临床获益持续时间为5.7个月。由于该研究为回顾性研究，治疗的有效性和安全性亟待进一步的前瞻性研究验证。

j. 对PD-1失败的黑色素瘤患者，LEAP004研究显示，仑伐替尼联合帕博利珠单抗的ORR为21.4%，中位OS为13.9个月。

1.2 BRAF基因突变阳性非肢端型皮肤黑色素瘤的治疗原则

（1）一线治疗

1）免疫治疗：PD-1单抗联合CTLA-4单抗[a]；PD-1单抗联合LAG3单抗[a]；或PD-1单抗联合大剂量干扰素α1b，600 μg隔日1次，治疗有效患者需用药至肿瘤完全消退后1年[b]。

2）靶向治疗：BRAF抑制剂联合MEK抑制剂[c]；BRAF抑制剂[d]。

3）靶向治疗联合免疫治疗：BRAF抑制剂联合PD-L1单抗。

【注释】

a. 多项研究证实免疫检查点抑制剂在BRAF突变的晚期黑色素瘤患者中具有一定的疗效。双免治疗在晚期黑色素瘤BRAF突变患者获益似乎与野生型相当，Check-Mate-067研究中纳武利尤单抗联合伊匹木单抗在BRAFV600突变患者的ORR为52%。另一项RELATⅣITY-047研究显示纳武利尤单抗联合瑞拉利单抗在BRAF突变型与野生型的疗效相似，HR分别为0.74和0.76。

b. CheckMate-037和KEYNOTE-001研究均显示出抗PD1单抗单药在BRAF突变的晚期黑色素瘤患者中疗效低于野生型，ORR均不足30% 。KEYNOTE-151显示：在BRAF突变的中国人群黑色素瘤患者中，帕博利珠单抗治疗的ORR仅为15%。一项纳入70例中国人群晚期黑色素瘤单中心回顾性研究结果提示：PD-1单抗联合大剂量人干扰素α1b联合方案一线治疗的ORR为32.8%，中位OS为18个月。在此基础上《人干扰素α1b治疗黑色素瘤专家共识（2024版）》对具体推荐剂量、联合用药及疗程进行了进一步的明确。

c. 多项大型临床研究表明：达拉非尼联合曲美替尼可改善BRAF V600突变阳性不可切除或转移性黑色素瘤患者的生存率。COMBI-d研究是一项大型随机、双盲、对照临床试验，比较达拉非尼联合曲美替尼和达拉非尼联合安慰剂作为不可切除或转移BRAF V600E或V600K突变阳性黑色素瘤患者的一线治疗的疗效。研究结果显示：达拉非尼+曲美替尼组中位PFS和OS分别11.0个月和25.1个月，优于达拉非尼组

（PFS：8.8个月和OS：18.7个月）。达拉非尼联合曲美替尼组的1年、2年总生存率分别为74%和51%，而达拉非尼组为68%和42%。另一项来自东亚人群的Ⅱa期临床研究，纳入了77例不可切除或转移性BRAF V600突变皮肤黑色素瘤的患者，达拉非尼联合曲美替尼组的ORR达到61%，中位DOR和PFS分别为11.3个月和7.9个月。

d.维莫非尼是首个在我国获批用于BRAF V600突变阳性的不可切除或转移性黑色素瘤的BRAF抑制剂。维莫非尼在中国BRAFV600突变阳性不可切除或转移性黑色素瘤患者中的最佳ORR为52.2%，中位DFS为8.3个月，中位OS为13.5个月。

e.IMspire150是一项随机、双盲、安慰剂对照的Ⅲ期临床研究，纳入了514例BRAF V600突变阳性晚期或转移性黑色素瘤患者，分别接受阿替利珠单抗联合维莫非尼和考比替尼（阿替利珠单抗组）或安慰剂联合维莫非尼和考比替尼（对照组）治疗，研究结果显示：阿替利珠单抗组与对照组相比，PFS明显延长（15.1个月 vs 10.6个月）。

1.3 KIT基因突变阳性非肢端型皮肤黑色素瘤的治疗原则

（1）一线治疗

同驱动基因阴性。

（2）二线治疗

1）靶向治疗：c-KIT抑制剂[a, b]。

2）其他可选方案同驱动基因阴性。

【注释】

a.一项基于中国人群的Ⅱ期、开放标签、单臂临床试验评估了伊马替尼在c-Kit突变阳性的转移性黑色素瘤患者中的有效性，结果显示：中位PFS为3.5个月，6个月PFS率为36.6%，DCR为53.5%，1年OS率为51.0%。

b.一项全球单臂Ⅱ期TEAM临床试验纳入了42例KIT突变晚期黑色素瘤患者，评估了尼洛替尼在既往未接受过KIT抑制剂治疗的KIT突变晚期黑色素瘤患者中的疗效。研究结果表明：ORR为26.2%，中位PFS和OS分别为4.2个月和18.0个月。

1.4 NRAS基因突变阳性非肢端型皮肤黑色素瘤的治疗原则

（1）一线治疗

同驱动基因阴性。

（2）二线治疗

1）靶向治疗：MEK抑制剂[a, b]。

2）其他可选方案同驱动基因阴性。

【注释】

a.一项国内多中心、开放标签、单臂、Ⅱ期临床研究，纳入了100例NRAS突变阳性不可切除的Ⅲ期或Ⅳ期黑色素瘤患者，接受妥拉美替尼治疗。结果显示：中位

PFS为4.2个月，1年OS率为57.2%。亚组分析显示：在既往接受过免疫治疗的患者中，ORR为39.1%，≥3级的不良反应发生率为68.0%。另一项基于国内人群的多中心Ⅰ期临床试验评估了妥拉美替尼在NRAS突变阳性的晚期黑色素瘤患者中的安全性和有效性，妥拉美替尼的ORR为26.7%，DCR为86.7%，中位缓解持续时间为2.9个月，中位PFS为3.6个月。

b.一项多中心、随机开放标签的Ⅲ期临床研究，评估了比美替尼与达卡巴嗪在晚期NRAS突变黑色素瘤患者中的疗效和安全性，共纳入402例患者。比美替尼组的中位PFS为2.8个月，优于达卡巴嗪组（1.5个月）。比美替尼和达卡巴嗪的不良事件发生率分别为34%和22%。

2 特殊部位转移晚期皮肤黑色素瘤的治疗原则

2.1 伴有脑转移的皮肤黑色素瘤的治疗原则

（1）局部治疗

1）手术。

2）放疗：立体定向放疗[a]；全脑放疗[b]。

3）PD-1单抗鞘内注射[c]。

（2）全身治疗

1）化疗：替莫唑胺[d]。

2）化疗±抗血管药物。

3）免疫治疗：PD-1单抗；或PD-1单抗联合CTLA-4单抗。

【注释】

a.放疗在黑色素瘤脑转移的治疗中发挥着关键作用。立体定向放疗（SRS）可以用于辅助治疗或一线治疗，实现较高的局部控制率。

一项来自美国的回顾性研究纳入了103例黑色素瘤脑转移患者，评估了SRS在黑色素瘤脑转移中的疗效。结果显示：所有接受SRS治疗的患者的1年局部控制率为49%。在仅接受初始SRS治疗的患者中，肿瘤体积≤2cm^{3}的患者的1年局部控制率（LC）为75.2%，优于体积>2cm^{3}肿瘤（42.3%）。另一项回顾性研究分析了SRS用于治疗≥5个黑色素瘤脑转移灶的疗效。结果发现：6个月和12个月时的LC分别为91.3%和82.2%。自诊断为脑转移和接受SRS治疗起，中位OS分别为9.4个月和7.6个月。

尽管SRS经常用于治疗脑转移瘤，但其所带来的潜在毒性限制了其在较大病灶或敏感区域的应用。分段立体定向放疗（SRT）可作为SRS替代治疗，减轻放射毒性。来自美国的一项回顾性研究显示：接受SRT治疗的脑转移患者中位OS为10.7个月，中位局部进展时间为17个月，6个月和1年时的LC分别为68%和56%。另一项来自意大利的研究结果表明：接受SRT治疗的脑转移瘤患者，1年和2年LC分别为

88%和72%，1年、2年OS率分别为57%和25%。

b.澳大利亚开展的一项前瞻性、多中心、开放标签、Ⅲ期随机对照临床试验评估了全脑放疗、手术和/或SRS局部治疗颅内黑色素瘤的疗效。至今该研究仍在进行中。

c.英国的一项Ⅲ期临床研究结果显示：晚期黑色素瘤中替莫唑胺与达卡巴嗪两者疗效相当。另一项多中心、开放标签、Ⅱ期临床研究纳入151例黑色素瘤脑转移患者，评估替莫唑胺对不需要立即放疗的黑色素瘤脑转移患者的安全性和有效性。结果显示：在既往未经治疗的患者中，25%的患者有超过4个脑部病变，ORR为7%（1例完全缓解，7例部分缓解），中位OS为3.5个月。在既往接受治疗的患者中，21%的患者有超过4个脑部病变，1名患者出现部分缓解，6名患者（18%）的脑转移病情稳定，中位OS为2.2个月。

d.美国的一项Ⅰ期临床试验招募了25例黑色素瘤脑转移患者，同时于鞘内和静脉注射纳武利尤单抗。结果表明：纳武利尤单抗在任何剂量水平下均无剂量限制性毒性。中位OS为4.9个月，26周和52周的OS率分别为44%和26%。

2.2 伴有肝转移的皮肤黑色素瘤的治疗原则

（1）一线治疗

同驱动基因阴性治疗方案。

（2）二线治疗

1）同驱动基因阴性治疗方案。

2）免疫治疗：抗PD-1单抗联合溶瘤病毒瘤内注射[a]。

【注释】

基于中国人群的一项Ⅰ期临床研究，纳入30例伴有肝转移的黑色素瘤患者，评估特瑞普利单抗联合肝内注射OrienX010治疗肝转移Ⅳ期黑色素瘤患者的疗效。研究结果表明：中位PFS为7.0个月，中位OS未达到，3年OS率为51.5%。研究者评估的总体ORR为20.7%，DCR为48.3%，注射病灶的缓解率为31.0%，肝内非注射病灶的缓解率为30.0%，肝外转移病灶的缓解率为27.8%。

第四章

黑色素瘤的外科治疗

黑色素瘤诊疗过程的外科手术涉及活检、原发灶切除、前哨淋巴结活检、区域淋巴结清扫及姑息性手术如移行灶、寡转移灶的处理等。对于皮肤和肢端恶性黑色素瘤来说，需要按照临床和病理分期进行后续的外科治疗及综合治疗。

第一节 原发灶活检

1 活检规范要点

（1）对黑色素瘤患者实施根治性外科治疗前，必须通过活检，得到原发灶的恶性证据，并尽量充分提供临床相关因素，以决定后续的外科治疗方式。

（2）对可疑皮肤黑色素瘤的病变，切缘1~3mm、深度达皮肤全层至皮下组织的完整切除活检，是最理想的皮肤病灶活检方式。

（3）椭圆形/纺锤形切除活检的切口方向要和后续扩大切除的方向一致，要考虑到肢体淋巴管的引流方向。

（4）当受到一定因素限制无法进行完整切除活检时，对病灶最可疑恶性部分的部分活检可替代完整活检，但提供的临床信息有限。

（5）甲床纵行黑线的活检，不仅是活检指甲上的病灶，还要求切除活检甲床根部组织内的色素性病灶。

（6）黏膜及眼部可疑黑色素瘤病变的活检需要与专科医师沟通或由专科医师进行。

2 皮肤病灶的活检

皮肤病灶的活检需遵从原发灶活检规范。最理想的皮肤黑色素瘤活检是切缘1~3mm的完整切除活检。建议对可疑病灶的活检切缘不大于3mm，以免影响局部皮肤的正常淋巴回流，对后续前哨淋巴结示踪造成干扰。如可疑病灶较大不能完整切除活检，可多点取材。

皮肤原发灶或浅表性淋巴结病变的细针穿刺活检（Fine Needle Aspiration Cytology，FNAC）有助于肢端和皮肤黑色素瘤患者的诊断，但可能对预后有不利影响（中位恶黑特异性生存mMSS，FNAC vs no-FANC：95月 vs 144月，P=0.0508；中位总生存mOS，FNAC vs no-FANC：91月 vs 104月，P=0.024）。

3 甲床纵行黑线的活检

甲床纵行黑线的活检仍遵从原发灶活检的规范，强调不是单纯的拔除指甲，应探查并活检甲根部甲母质返折下的指甲生发层区域内的黑斑组织。若黑斑已出现甲下或甲旁区域皮肤的浸润，也应一并切取活检。如结合皮肤镜等无创性检测显示有典型恶性黑色素瘤表现，同时甲及甲周皮肤出现典型的黑色丘疹、结节或溃疡，经跟患者充分沟通，可行全甲切除活检。

4 活检注意事项

（1）甲根部神经阻滞麻醉。

（2）拔除指（趾）甲或切除下半部的指（趾）甲角化部分。

（3）切开两侧甲母表面覆盖的皮肤，掀起皮瓣暴露甲母质区域。

（4）若甲母质有黑斑，尽量完整切除活检，切缘1~2mm。

（5）将受侵甲旁皮肤或甲床组织一并切除活检。

建议留取甲床黑线病活检前的照片。活检如未证实恶性，在未来随访中若出现再发甲床黑线，可比对其位置。

第二节 初治恶性黑色素瘤的外科处理流程

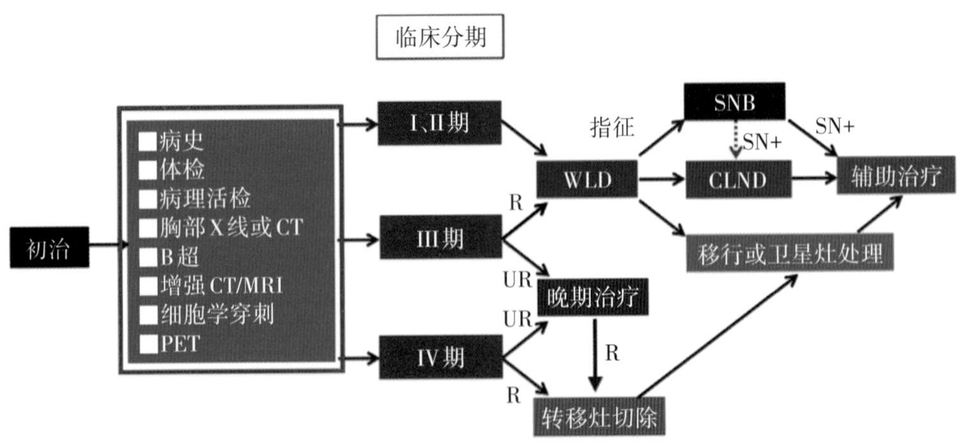

R可切除；UR不可切除；WLD原发灶广泛切除；SNB；前哨淋巴结活检；CLND完整淋巴结清扫

图48-4-1 初治恶性黑色素瘤的外科处理流程图

对于初治的皮肤及肢端黑色素瘤患者，外科治疗前的临床检查至关重要。应根据充分的临床评估结果，进行初步临床分期，以决定后续治疗策略。

除了通过活检获得原发灶的相关信息外，在外科治疗前，还需对区域淋巴结和远处转移的状态做详细的临床评估，以确保准确的临床分期。

体格检查是临床诊断的第一步。通过对区域淋巴结的触诊，了解淋巴结的大小、质地、活动度、有无压痛等，判断淋巴结的转移状态。除淋巴结转移外，体格检查也有助于发现卫星灶、移行转移灶及远处浅表的皮肤和皮下转移等病灶。

影像学检查用于评估患者区域淋巴结和远处脏器的转移情况。常见的影像学检查包括：胸部X线及CT检查排除肺部转移；增强CT或MRI检查排除淋巴结、腹盆腔脏器转移；转移性黑色素瘤MRI可表现为典型的短T1高信号及短T2低信号，常常用于肿瘤脑转移的诊断；骨扫描检查可在怀疑骨转移的情况下进行；PET/CT检查价格昂贵，不作常规推荐，但对于易发生全身转移的黏膜黑色素瘤、头颈部黑色素瘤、鼻咽部黑色素瘤、眼黑色素瘤或未发现原发灶的转移性黑色素瘤，可考虑行PET/CT检查以进行分期诊断。

对于区域淋巴结的临床评估，应至少包括：①临床触诊体格检查；②多普勒超声检查；③增强CT或MRI检查等影像学检查；④对于可触及的可疑的肿大淋巴结，可行细针穿刺进行细胞学病理检查。

第三节　Ⅰ/Ⅱ期病变的手术处理

尽管需要活检来获得黑色素瘤的病理诊断和病变厚度，为后续的外科手术切缘选择奠定基础，但临床工作中可灵活掌握，以避免患者的多次手术。对临床明确诊断的大的皮肤黑色素瘤，预计厚度超过2mm，可直接扩大2cm切除，避免二次手术；对高度疑为原位至Ⅰ期的皮肤黑色素瘤，可直接扩大0.5~1.0cm切除。对于肢端黑色素瘤来说，证据不足且可能对肢体功能影响较大，建议仍按照规范进行治疗。

1　一般的外科手术切缘有以下原则

1.1　原位癌

手术切缘距病变边缘0.5~1cm.某些部位可采用慢Mohs显微手术。

病变厚度≤1mm：手术切缘距病变边缘1cm。

病变厚度>1.0~2.0mm：手术切缘距病变边缘1~2cm。

病变厚度>2.0~4.0mm：手术切缘距病变边缘2cm。

病变厚度>4.0mm：手术切缘距病变边缘2cm。

1.2 注意点

（1）切缘的定义：在实际临床手术开始前，在患者躯体患处用尺测量的距离肿瘤边缘的距离，即肿瘤活体切缘，而非肿瘤离体后测量侧切缘。这是因为肿瘤离体后和经福尔马林固定后，标本组织会出现皱缩。

（2）原位黑色素瘤：目前暂无RCT研究评估原位病灶的切缘；切除到皮下脂肪的深度可能是足够的。

（3）慢Mohs显微描记手术：对部分原位癌切除有帮助。头、颈部黑色素瘤切缘选择的循证医学证据亦尚不足。对由于解剖结构或功能要求限制无法达到理想切缘的，有条件的医院可考虑选择Mohs手术。对按照上述切缘规范切除但仍未达到阴性切缘的病灶，应进一步扩大切除，或选择Mohs手术。

（4）肢端型的黑色素瘤：目前切缘选择的循证医学证据尚不足，需参考其他。

（5）部位的切缘标准：对肢体末端的黑色素瘤，由于拇指（趾）截指和半足截肢等对功能影响较大，可能需要更精准的切缘，避免盲目扩大切缘或截指/趾手术。目前国内多中心回顾性研究表明，对厚度>2mm的肢端型恶黑，切缘缩小到1~2cm并未影响局部复发、远处转移及总生存。在充分活检情况下，保留指（趾）的手术可能是甲下原位或厚度<0.8mm黑色素瘤的一种选择，尽管还有待进一步研究。

（6）切缘的争议：目前有多项前瞻性随机临床试验用于评估原发恶性黑色素瘤的手术切除范围。《新英格兰医学杂志》发表的一项前瞻性随机临床试验提示对厚度小于1mm的恶性黑色素瘤，切缘从3cm缩小至1cm并未明显增加局部复发率。对中等及以上厚度恶性黑色素瘤切缘的确定亦基于多项前瞻性随机对照临床试验。《Lancet》发表的临床试验研究显示经长达19.6年的中位随访时间，发现对厚度大于2mm的黑色素瘤，切缘从4cm缩小到2cm是安全的。另一项纳入900例患者的随机对照研究对比了在厚度大于2mm的黑色素瘤中，切缘从3cm缩小到1cm的安全性，发现更小的切缘并未影响总生存，但会导致更差的黑色素瘤特异性生存（melanoma-specific survival，mMSS：HR：P=0.041）。

2 原发性黑色素瘤广泛切除的其他手术原则

（1）对于非原位黑色素瘤，通常情况下三维垂直切除需包括全层皮肤及深达肌筋膜的皮下组织，可保留深部的肌肉筋膜。但对浸润较深（Breslow厚度>4mm）、合并严重溃疡等不良因素的原发病灶，可考虑切除肌筋膜。

（2）对无色素型的黑色素瘤，切缘有时较难测量，可适当选择较大的切除范围，以保证切缘的阴性。

（3）扩大切除后的修复：修复方法应遵循由简入繁的原则，依次考虑直接缝合、植皮和皮瓣修复等。当受到解剖结构限制无法修复创面时，可酌情考虑进行局部肢体的切除。足底创面修补的原则是尽量恢复足底的三点受重区域，即足跟部、第一跖骨头及前跖外侧缘的皮肤完整性和耐压性，保证足的承重稳定性。

（4）危险因素包括：①合并溃疡；②Clark≥Ⅳ级；③结节型生长；④有丝分裂指数≥2/mm^2；⑤消退现象等。

3　前哨淋巴结活检（SLNB）的适应证和一般原则

（1）SLNB的适应证为病变厚度>1.0mm或者病变合并溃疡。对于原位癌、厚度<0.8mm且不伴溃疡的病变不建议行SLNB。对于厚度介于0.8~1.0mm或者<0.8mm，但伴有其他危险因素的患者可行SLNB，需要MDT或者与患者沟通。这些危险因素包括：①Clark≥Ⅳ级；②结节型生长；③有丝分裂指数≥2/mm^2；④色素消退现象等。

（2）SLNB是评估无大体转移征象临床Ⅰ、Ⅱ期黑色素瘤患者是否存在区域淋巴结微转移最准确也是创伤最小的分期手段。理论上前哨淋巴结的阴性状态反映其他引流区域尚未发生肿瘤转移，前哨淋巴结也应该作为阻止肿瘤细胞从淋巴结扩散的屏障。

（3）MSLT-1和MSLT-Ⅱ研究中高加索黑色素瘤人群前哨淋巴结阳性率分别为16%和12%。中国黑色素瘤患者前哨淋巴结阳性率较高。据国内回顾性临床数据，T1期黑色素瘤前哨淋巴结转移概率为11.9%，T2期转移率为26%，T3期的转移概率31.9%，T4期的黑色素瘤约40.2%会发生前哨淋巴结转移。总体前哨淋巴结转移率约为28%。

（4）不同部位的皮肤病灶，其淋巴回流的区域不同。四肢的淋巴回流相对简单和固定。一般认为，上肢皮肤病灶第一站回流至同侧腋窝，下肢回流至同侧腹股沟，但也有肘部淋巴结、中肱淋巴结、腘窝淋巴结等中间淋巴站点。躯干的回流相对复杂，特别是背部、臀部、会阴部的回流。一般而言，单侧的病灶仅引流至同侧的区域淋巴结，但跨越中线的病灶存在双侧回流的可能。垂直方向上，一般以脐上2cm为界，以上的病灶回流至同侧腋窝，以下的病灶回流至同侧腹股沟，但跨越分界线的病灶也常伴有双侧转移可能。臀部和会阴部皮肤可直接回流至盆腔深部淋巴结。

（5）头颈部恶黑的淋巴回流复杂，常有多个淋巴结回流的区域。前哨淋巴结活检的特异性较差，前哨淋巴结活检的临床意义尚不能确定。

4　前哨淋巴结的示踪方法

（1）目前临床常用方法包括术前核素摄片定位、术中美兰等染料、吲哚菁绿染色定位以及伽马核素探测仪定位。临床常用于皮肤恶性黑色素瘤前哨淋巴结定位的同位素制剂为99m锝（Tc）标记的硫胶体（SCI）或美罗华单抗。

（2）核素摄片一般在术前进行，将示踪剂分多点注射于病灶周围，15~30分钟后进行摄平片或CT，并在患者体表定位标记。

（3）美兰/异硫兰/纳米碳等染色定位是一种视觉定位方法，相对核素示踪较为简便，且无放射性风险。缺点在于蓝染淋巴结的药物选择至今无定论，缺乏统一性。常用染色剂有亚甲基蓝（美兰，methylene blue）、异硫兰（isosulfan）、还有Patent Blue V（三苯甲烷染料，triphenylmethane dye）。据文献报道，美兰定位可能会引起局部疼痛、过敏等不适反应。所以，为减轻患者的痛苦，在注射美兰时应同时局部注射适量利多卡因溶液以减少疼痛。一般染色定位的方法为术前10~20分钟于病灶周围分点注射1-2ml染色剂，局部按摩后即可在淋巴回流区域看到蓝染的淋巴结。

（4）核素示踪是在术中利用核素探测仪，探测术前核素摄片时停留在淋巴结内的核素量。理论上前哨淋巴结中的同位素摄取值最高，即为探测值最高的热点（Hot Spot）。切除后术野的核素摄取值将明显下降。在实际操作中要求切除探测最高值10%以上的所有淋巴结，即前哨淋巴结标本移除后，局部术野残腔摄取不高于前哨淋巴结探测最高值的10%。

（5）吲哚菁绿荧光定位是近年来新兴前哨淋巴结示踪方法。在一篇共纳入13项研究的系统综述分析中，皮肤型黑色素瘤使用吲哚菁绿的前哨淋巴结检出率为86%~100%。

（6）核素示踪和美兰染色、吲哚菁绿荧光定位各有利弊。核素示踪在原发病灶过于靠近区域淋巴结情况下，由于整个核素的高摄取背景，可能无法定位淋巴结，且核素的放射性和需要探测仪等这些缺点使其很难广泛应用。美兰染色有一定过敏概率，且易造成原发灶术野的染料残留。吲哚菁绿荧光定位简单易行，可无创定位到前哨淋巴结，但在皮肤较厚的患者中存在体外显影困难等问题。因此，在实际临床上，推荐两种方法的合用以提高SLN定位的准确性。根据国外的文献报道，单纯染色定位的成功率为85%~92%不等，单纯核素示踪的成功率约为92%~95%，两者相结合后的成功率可高达97%。

（7）对原发灶位于躯干中轴线、脐周等引流方向较多或不明确的部位，推荐使用核素或吲哚菁绿定位。

（8）SLNB建议于扩大切除之前完成示踪剂的注射和淋巴结定位。原发灶较大范围的切除，甚至复杂的皮瓣修补，可能改变局部皮肤的淋巴回流，造成SLN定位的不准确或定位困难。

第四节 完整的区域淋巴结清扫（CLND）

1 完整区域淋巴结清扫（CLND）的原则

1.1 皮肤型病变

若无淋巴结转移的证据，不做预防性区域淋巴结清扫。

若临床显性淋巴结转移或者SLNB阳性，建议做区域淋巴结清扫。

对于经SLNB证实的临床隐匿性淋巴结转移不做清扫的话，必须在规范治疗的基础上进行区域淋巴结的密切随访。

1.2 肢端型病变

若无淋巴结转移的证据，不做预防性区域淋巴结清扫。

若临床显性淋巴结转移，建议做区域淋巴结清扫。

对于经SLNB证实的临床隐匿性淋巴结转移且>1个前哨淋巴结转移，建议做区域淋巴结清扫。若不做清扫的话，必须在规范治疗的基础上进行区域淋巴结的密切随访。

对于经SLNB证实有1个前哨淋巴结转移且原发灶同时伴有厚度>2mm和/或Clark分级Ⅳ-Ⅴ级的危险因素时，建议做区域淋巴结清扫。若不做清扫的话，必须在规范治疗的基础上进行区域淋巴结的密切随访。

【注释】

a.区域淋巴结清扫的免除应是在患者可以进行及时规范治疗、密切且规范区域淋巴结随访的条件下尝试。否则仍建议进行即刻区域淋巴结清扫。

b.根据国内回顾性数据，厚度>2~4mm及>4mm，non-SLN阳性的风险分别增加1倍和3倍。Clark分级Ⅳ-Ⅴ级，non-SLN阳性的风险增加1.3倍。

2 淋巴结清扫术的原则

（1）区域淋巴结须充分清扫。

（2）除非皮肤受累，皮瓣游离至清扫边界时皮瓣的厚度应不小于5mm，可疑淋巴结周围正常脂肪组织的切缘不小于2cm，肿瘤紧邻或压迫神经血管束时，可将外鞘甚至外膜一并切除。

（3）通常各部位清扫淋巴结个数应达到一定数目：腹股沟>10个，腋窝>15个，颈部>15个。

（4）在腹股沟区，临床影像检查证实存在髂窝淋巴结转移，或腹股沟淋巴结转移数>3个，或证实Cloquet（股管）淋巴结转移，可同时行髂窝和闭孔区淋巴结清扫。

（5）对头颈部原发皮肤恶性黑色素瘤，若存在腮腺淋巴结显性或微转移，建议在颈部引流区域淋巴结清扫同时行浅表腮腺切除术。

（6）如受客观条件所限，仅行转移淋巴结的切除，需采用超声或CT、MRI严密监测淋巴结复发情况。

（7）目前有少量文献报道腔镜下行腹股沟淋巴结清扫。在一项前瞻性随机对照研究中纳入了102例患者对比了开放和腔镜下腹股沟淋巴结清扫的优劣，其中包括了部分恶性黑色素瘤患者。对黑色素瘤患者，中位总生存期为68.8个月，无复发生存期为18.5个月，腹股沟中位无复发生存期未达到。余多为小样本回顾性分析和个案报道，证据级别较低。本指南不建议常规性腔镜下腹股沟淋巴结清扫术，但可作为临床试验开展。

3 SLN阳性后即刻CLND的争议

近年来，多项回顾性非随机研究否定了CLND对前哨淋巴结转移患者的价值。此外，两项重要的Ⅲ期前瞻性多中心随机对照临床研究，即MSLT-Ⅱ和DeCOG-SLT研究表明，在前哨淋巴结转移患者中，即刻CLND并未提高黑色素瘤特异性生存率。这些试验为SLN阳性患者免除即刻CLND提供了强有力的证据。然而，在MSLT-Ⅱ和DeCOG-SLT中，80%以上的入组患者只有一个SLN阳性，且大部分即刻CLND的患者并未再次检出转移淋巴结。更重要的是，两个临床试验入组的患者绝大部分为非肢端型恶性黑色素瘤。因此，对非肢端皮肤型患者，如有条件行密切区域淋巴结随访且有规范及时的治疗，可以考虑免除即刻CLND。对于肢端型恶黑，目前国内仅有少量回顾性研究可参考。在一项多中心回顾性临床研究中，共入组328例SLN阳性且进行了即刻CLND的患者，其中有220例为肢端型患者。研究发现，非前哨淋巴结（Non-SLN）黑色素瘤转移阳性的患者DFS和OS更差，而Breslow厚度、Clark分级和SLN阳性个数为Non-SLN阳性与否的独立预测因素。且根据我国黑色素瘤患者的统计，原发灶平均的Breslow>3.5mm，溃疡率可高达60%，SLN阳性率近30%，清扫术后非前哨淋巴结的阳性率也近30%。因此，中国黑色素瘤患者的肿瘤负荷明显高于欧美，在临床实践中，SLN阳性后能否放弃即刻CLND，还有待商榷。综上，结合国情，对肢端型患者，如前哨淋巴结单个阳性且合并危险因素或>1个阳性的患者，仍然建议行即刻CLND。免除CLND应在MDT to HIM讨论及与患者充分知情讨论后决定。

第五节　移行转移灶的外科处理

移行转移的外科处理应根据不同的肿瘤负荷采取适当的治疗模式。对于肿瘤负荷较大的患者应考虑局部治疗和全身系统性治疗相结合的模式。

目前，对于无法接受手术的多发移行转移，可考虑进行脉管内热药治疗，主要分为隔离热灌注化疗（ILP）和隔离热输注化疗（ILI）。两者治疗的共同点在于，在肿瘤累及部位的肢体近端动静脉内插管并将其暂时阻断，将有效的化疗药物加热后送入局部的血管内，使其在局部达到较高的血药浓度产生杀瘤作用，同时药物又不会进入全身的循环系统，减少了全身的毒性和不良反应。但对于预防性的肢体灌注，目前无临床证据支持。

除外科切除和介入治疗外，目前对于移行转移的患者还有一些局部治疗的报道。例如瘤内注射，注射的药物包括免疫源性的药物，例如卡介苗、干扰素、白细胞介素、灭活病毒和化学消融物质等，也有配合瘤内注射化疗的电刺激治疗，或冷冻治疗等。其共同特点是除了局部直接杀伤病灶外，也使得病灶内的肿瘤免疫源性物质释放，引起机体的全身免疫抗肿瘤作用。Ⅲ期临床OPTiM研究已证实，瘤内注射单纯疱疹病毒疫苗T-VEC，客观缓解率可达26.4%，完全消退（CR）率10.8%。其中，注射病灶、非注射病灶和脏器转移灶的缓解率分别为33%、18%和14%。此外，瘤内治疗联合免疫检查点抑制剂治疗后疗效进一步提高。

第六节　可完全切除的Ⅳ期患者的外科治疗

对于有单个或者多个可完全切除的Ⅳ期黑色素瘤患者，外科治疗可以选择原发灶广泛切除+转移灶RO切除。若有残留病灶，则应按照不可切除Ⅳ期患者进行治疗。

1　腋窝淋巴结清扫要点

基本同乳腺癌的清扫范围，但需注意不同部位的病灶易出现转移的部位可能略有差别。胸壁的病灶同乳腺癌，易在前锯肌背阔肌表面出现淋巴结，但上肢的病灶易沿腋血管走向出现转移直至腋顶。具体手术步骤如下：体位取平卧位，患侧上肢肩关节外展活动，肩部可抬高放置。切口取腋中线小反“S”切口，自胸大肌下缘至背阔肌前缘，并沿背阔肌前缘延伸2~3cm。分离两侧皮瓣，前方至胸大肌外缘，后方至背阔肌前缘，上方在胸大肌与三角肌交界处，下方至肋弓第5或第6肋间水平，并暴露内侧的前锯肌。外侧于邻近胸大肌止点下缘水平切开锁骨下区的深筋膜，暴露腋静脉，打开血管鞘，然后沿腋静脉主干小心分离，依次于腋静脉下方水平断扎腋动静脉的各细小分支，至胸小肌外侧缘，向上方拉开胸小肌，继续分离腋静脉至腋尖淋巴结及脂肪组织与静脉分离。内侧沿胸大肌外缘将脂肪组织连同胸大肌肌膜掀起，将胸大小肌间脂肪组织及淋巴结向外牵引，同样将胸小肌肌膜掀起，达胸壁。标本向外侧牵引，可见到贴胸壁的胸长神经，应将标本与胸长神经予以分离避免损伤。后方于背阔肌表面将肌膜掀起，下方至胸背神经血管入肌点以下，自腋动静脉起点至入肌点将胸背血管神经游离保护，脂肪组织及其内淋巴结牵向内侧，于前锯肌表面贴胸壁与前方会合。标本向下牵引，再次牵开胸小肌，将腋尖脂肪组织及淋巴结游离，必要时可延至锁骨下，标本整块断离。

2 腹股沟淋巴结清扫要点

腹股沟淋巴结清扫的要点在于股三角区的解剖，但对于会阴部或下腹壁的病灶，也应注意会阴部浅血管分支周围或腹股沟韧带表面区域的淋巴结的清扫。具体步骤如下：体位一般选择平卧位，患侧下肢髋关节略外旋外展，膝关节屈曲30°~45°，可于关节处抬高。切口起自髂前上棘上内侧两横指，向下略向内侧至腹股沟韧带中外1/3处，然后沿腹股沟韧带向内侧达股血管表面，再沿血管体表投影纵形向下达股三角顶点。清扫范围上至腹股沟韧带中点上5cm，下至股三角顶点，外侧至缝匠肌外侧缘，内侧至股内收肌群（长收肌）内缘，近端通常暴露精索或子宫圆韧带。深度在腹股沟韧带上方达腹外斜肌腱膜表面，内外侧达上述二肌肌膜下。从外向内依次暴露股神经、股动脉和股静脉，内外侧股血管表面常规将血管鞘打开。向下暴露股三角尖的大隐静脉主干，断扎大隐静脉，然后由外下至内上掀起标本，依次断扎股动静脉的各属支，于腹股沟韧带下方股静脉内侧探查Cloquet淋巴结，必要时送术中病理检查，最后于卵圆窝处根部断扎大隐静脉，标本完整切除。

3 髂窝淋巴结清扫要点

髂窝淋巴结清扫术一般在腹股沟清扫基础上进行，当Cloquet淋巴结（股管淋巴结）阳性，或腹股沟淋巴结转移数目超过3枚或影像学提示已经存在髂窝淋巴结转移时，应考虑行髂窝淋巴结清扫。具体步骤如下：体位同腹股沟清扫，消毒铺单时要求保持下肢活动方便，出现出血等紧急情况时变化下肢体位，术前进行导尿排空膀胱。切口一般以腹股沟韧带切口向上朝第11肋尖方向延长切口，切开腹股沟韧带，依次切开腹壁肌肉，将腹膜后脂肪向内侧推开，并向内侧推开后腹膜，显露髂外血管和闭孔。髂窝清扫的重点主要有两方面。首先是沿髂外血管清扫的清扫，显露动静脉主干，注意辨认腹股沟韧带上方的分支腹壁下动静脉，如肿瘤累及该分支可结扎切掉，将血管周围脂肪组织连同淋巴结向外牵引，达髂内外血管分叉处。探查上方髂总周围如有可疑淋巴结应予以一并清扫。其次是闭孔淋巴结的清扫，在腹股沟韧带水平髂外血管内侧暴露闭孔神经和血管，注意保留，清扫周围的淋巴结上至髂内血管，下至闭孔内缘，注意保护内侧膀胱等脏器，将标本完整移除。

4 腘窝淋巴结清扫要点

腘窝淋巴结清扫非常规清扫部位，通常只有在明确存在大体转移时才行清扫手术。具体步骤如下：患者取俯卧位，患肢伸直，膝关节垫高，近端取止血带止血，患肢驱血。切口取S型，视肿瘤解剖位置从内上至外下或相反，分离两侧皮瓣，暴露股二头肌、半腱半膜肌的肌腱和腓肠肌的内外侧头，其所围成的菱形区域即为清扫的范围，四周沿肌筋膜表面将脂肪组织分离，胫神经和腓总神经可锐性游离保护，转移肿大的淋巴结往往位置较深，位于静脉表面，深部打开腘动静脉血管鞘，结扎细小分支，小心分离保护血管，标本完整移除。

第五章

ⅢB-Ⅳ期可切除黑色素瘤的新辅助治疗

1 ⅢB-Ⅳ期可切除皮肤黑色素瘤的免疫检查点阻断剂新辅助治疗

表 48-5-1

临床分期	分层	治疗推荐
ⅢB-ⅢD期		帕博丽珠单抗200mg，3周1次，共3次[a] 纳武利尤单抗3mg/kg联合伊匹木单抗1mg/kg，3周1次，共2次[b]
Ⅳ期		帕博丽珠单抗200mg，3周1次，共3次[c]

【注释】

a. 根据SWOG 1801（NCT03698019）的研究结果，与帕博丽珠单抗单药辅助治疗组相比，Ⅲ-Ⅳ期可切除黑色素瘤患者帕博丽珠单抗单药新辅助治疗组2年EFS率显著提高至72%，MPR为53%，pCR为38%。此研究使帕博丽珠单抗在澳洲获批新辅助治疗适应证。

b. 根据PRADO（NCT02977052扩展队列）的研究结果，Ⅲ期可切除黑色素瘤患者纳武利尤单抗联合伊匹木单抗新辅助治疗组2年EFS率显著提高至85%，MPR为61%，pCR为49%。但要注意3-4级免疫相关不良反应发生率为22%。根据NADINA（NCT04949113）的研究结果，Ⅲ期可切除黑色素瘤患者纳武利尤单抗联合伊匹木单抗新辅助治疗组1年EFS率显著提高至83.7%，MPR为59%。但要注意3-4级免疫相关不良反应发生率为29.7%。

c. 考虑到中国皮肤黑色素瘤患者抗PD-1治疗的ORR率不超过20%，抗PD-1治疗用于新辅助治疗有一定的风险，可能使部分能手术的患者延误治疗。因此新辅助治疗不作为常规推荐，可以做探索性应用或开展临床实验；若患者有抗PD-1治疗疗效预测指标提示可能获益，如PD-L1高表达、TMB高、MSI高度不稳定、DNA错配修复基因高表达等，则新辅助治疗获益的可能性更大，可以积极探索。

2 ⅢB-Ⅳ期可切除BRAFV600E突变黑色素瘤的靶向药物新辅助治疗目前无Ⅲ期临床试验依据推荐。但对于肿瘤负荷较重，处于边界可切除的BRAF突变的黑色素瘤，可考虑进行靶向术前缩瘤治疗

表 48-5-2

临床分期	分层	治疗推荐
ⅢB-Ⅳ期	肿瘤负荷较重，或考虑切除有困难时	达拉非尼 3mg bid + 曲美替尼 2mg qd 术前治疗 8-12 周

【注释】

尽管对于ⅢB-Ⅳ期可切除BRAFV600E突变黑色素瘤的靶向药物新辅助治疗目前无Ⅲ期临床试验依据推荐。目前已有包括Combi-neo、NeoCombi、NeoTrio、NeoActivate但Ⅱ期研究，证实了双靶术前治疗稳定的缩瘤率，此外REDUCTOR研究也显示，对于局部晚期无法切除的黑色素瘤，达拉非尼联合曲美替尼的术前治疗可使肿瘤缩小，重新获得根治切除机会。因此鉴于在这些新辅助治疗研究中，双靶治疗方案早期优异表现，如可能导致较严重的功能损毁或预期可能发生手术相关并发症，或为快速缩瘤以降低手术及修复难度，可考虑新辅助/术前靶向治疗。

3 ⅢB-Ⅳ期可切除黏膜和肢端黑色素瘤新辅助治疗目前无Ⅲ期临床试验依据推荐，但黏膜黑色素瘤有小样本Ⅱ期临床研究可以参考

表 48-5-3

临床分期	分层	治疗推荐
外科确认可切除的局灶性、区域淋巴结转移性及寡转移的黏膜恶性黑色素瘤		1. 特瑞普利单抗 3 mg/kg 静脉注射，每 2 周 1 次，阿西替尼 5mg 口服，每日 2 次，共 2 个周期[a] 2. 替莫唑胺 200mg/m²/d+顺铂 75mg/ m²，4 周 1 次，至少 2 个周期[a] 3. 特瑞普利单抗 3mg/kg 静脉注射,每 2 周 1 次（或帕博丽珠单抗 2mg/kg 静脉注射,每 3 周 1 次）+干扰素 α1b 注射液 600μg 皮下注射,隔日 1 次,至少 4 个周期[b]

【注释】

a. 一项特瑞普利单抗联合阿昔替尼用于可切除黏膜黑色素瘤新辅助治疗的Ⅱ期研究（NCT04180995）结果显示，在24例接受手术切除的患者中，病理缓解率达33.3%(8/24)，其中4人达病理完全缓解（pCR），4例获得病理部分缓解（pPR），中位无事件生存时间（mEFS）达11.1个月，中位总生存时间（mOS）尚未达到。然而，鉴于该方案联合用药较高的毒性，目前在临床实践中很难重复出相应结果。真实世界和回顾性研究中仍将化疗作为黏膜黑色素瘤晚期和辅助治疗的一线首选。因此本指南建议可切除的黏膜黑色素瘤，如进行新辅助治疗，在临床试验之外首选化疗，后线可考虑以免疫治疗为基础的多治疗模式结合。对于肢端黑色素瘤，免疫检查点抑制

剂联合抗血管生成抑制剂在晚期未见疗效突破，不推荐作为新辅助治疗方法。但由于免疫检查点抑制剂联合化疗显示出一定的响应率，建议积极开展相应的临床研究并引入多学科治疗方式来提高疗效。

b.对于Ⅲ期可切除肢端黑色素瘤的新辅助治疗，西京医院皮肤科高天文教授团队采用大剂量干扰素α1b注射液联合PD-1单抗（特瑞普利/帕博丽珠单抗）进行治疗（干扰素α1b注射液600μg皮下注射，1次/隔日；特瑞普利单抗静滴1次/2周或特瑞普利单抗静滴1次/3周，共4次）。在接受上述治疗方案、纳入临床观察的34例患者中，有11例患者达病理完全缓解。

3.1 原发灶和转移灶的手术时机及方式

（1）手术时机

若没有出现药物相关的不良反应，应在末次治疗后的3~4周进行手术。若出现了药物相关的不良反应，一般推荐在纠正新辅助治疗的急性毒性后，方能进行外科手术治疗。

（2）手术方式

根治性R0切除术是手术治疗原则，包括原发灶的扩大切除、治疗性淋巴结清扫术（therapeutic lymph node dissection，TLND），以及转移灶的完整切除。

3.2 新辅助治疗病理学缓解的评价标准

（1）病理完全缓解（pCR）

在治疗的瘤床中完全没有存活的肿瘤细胞近pCR：治疗瘤床中≤10%存活的肿瘤细胞。

（2）病理部分缓解（pPR）

>10%但≤50%的治疗瘤床被存活的肿瘤细胞占据。

（3）无病理缓解（pNR）

>50%的治疗瘤床被存活的肿瘤细胞占据。

3.3 执行新辅助治疗的可能风险

（1）对于新辅助治疗无效的患者，可能在期间发生局部肿瘤进展，增加手术难度和创伤，增加并发症率发生率，甚至出现远处脏器转移，丧失外科治疗的机会。

（2）新辅助治疗可能带来短期或长期的毒性，推迟外科手术时间，或增加围手术期并发症风险。

第六章

黏膜黑色素瘤的诊疗

中国人群中黏膜黑色素瘤的发病率显著高于高加索人种，可累及头颈部黏膜、泌尿生殖道、消化道等黏膜部位，在诊疗上十分困难。首先，因大部分黏膜黑色素瘤发病部位隐匿，常不易进行早期筛查和自查，且黏膜部位血供丰富，患者就诊时疾病多处于中晚期；其次，黏膜部位的解剖结构特殊，按照皮肤型黑色素瘤的扩大切除原则进行原发灶手术常会造成较大损伤，对于原发于泌尿生殖道和下消化道的肿瘤，部分患者难以接受造瘘手术，因此在临床实践中异质性较强；第三，在多种系统治疗药物的大型临床试验亚组分析中，黏膜黑色素瘤的治疗反应率均较差；大量测序研究也发现黏膜黑色素瘤的基因突变类型与皮肤型、肢端型存在显著差异，在一定程度上解释了黏膜黑色素瘤独特的生物学行为和较高的治疗难度。

由于黏膜黑色素瘤病例发病较为分散，目前高质量临床研究，尤其是针对中国人群的研究数量十分有限，故本指南中的推荐意见基于有限的证据，结合临床实践中的专家意见进行制订，未来根据新出现的证据将进行及时更新修订。

第一节　黏膜黑色素瘤的诊断原则

1　黏膜黑色素瘤的诊断

1.1　临床筛查及诊断

（1）临床筛查：根据不同的解剖部位进行相应临床筛查，包括全面的口腔检查[a]；鼻内镜检查[b]；全面的外阴黏膜检查[c]；肠道黏膜内镜检查[d]。

（2）影像学检查：头颈部增强CT（加冠状位）或MRI[e]；鼻窦增强CT、MRI[e]；区域淋巴结B超、胸部（X线或CT）、腹部超声、增强CT或MR、全身骨扫描及头颅检查（CT或MRI）[f]，怀疑有远处转移的患者可酌情行PET-CT[g]排查。

【注释】

a. 口腔颌面黏膜黑色素瘤（oral mucosal melanoma，OMM）临床表现基本遵循ABCDE法则：A—非对称（asymmetry）；B—边缘不规则（border irregularity）；C—颜色改变（color Variation）；D—直径（diameter）要留心直径>5mm的色素斑。E—隆起（elevation），一些早期肿瘤，瘤体会有轻微的隆起，高出正常黏膜表面。OMM进一步发展可出现卫星灶、溃疡、出血、牙齿松动及区域淋巴结肿大等。

b. 低于原发鼻腔及鼻窦的黑色素瘤，鼻内镜检查可直观反映原发灶的大概范围。由于该部位的黑色素瘤的临床表现及CT、MRI等影像学表现缺乏特异性，尤其是缺乏黑色素的鼻腔鼻窦原发恶性黑色素瘤（SMM），需依靠病理和免疫组织化学确诊。

c. 外阴黑色素瘤的主要临床表现有外阴肿块、疼痛、出血和瘙痒等，少数患者无任何症状。病灶通常为不规则着色且边界不对称的结节、息肉、丘疹或斑点，表面可有溃疡。约20%患者在初诊时有2个或以上的病灶。大多数病灶有色素沉着，主要为污浊的黑色，也可呈棕褐色、粉色、蓝色等，病变好发于大小阴唇，其次是阴蒂和尿道周围，约15%的病灶位于外阴毛发覆盖区。外阴黑色素瘤常为新发病灶，全面黏膜筛查包括：色素病变不对称；边缘不规则，有切迹或呈锯齿状；颜色较多；通常直径>5mm或短期内（几周或几个月内）明显增大；早期黑色素瘤的瘤体可有轻微隆起。任何绝经后新出现的外阴色素性病变均应行活检或切除，以排除黑色素瘤。

d. 胃肠道黑色素瘤最常见的发病部位为直肠肛管，来源于胃、小肠等其他部位者极为罕见，故本指南仅涉及肛管直肠恶性黑色素瘤（anorectal malignant melanoma，ARMM），ARMM约占结直肠恶性肿瘤的0.05%，占肛管癌的1%。原发部位是直肠或肛管的病例分别占42%和33%，其余病例则不能确定原发部位。虽然ARMM的病因不明，但流行病学资料显示HⅣ感染可增加风险。临床表现无特异性，主要症状为出血、肿块、肛门直肠疼痛或排便习惯改变。ARMM偶发现于痔切除术或肛门息肉标本的病理评估，仅1/3存在色素沉着，多表现为厚度大于2mm的病变。约60%的患者就诊时可见区域淋巴结受累，约30%的患者在诊断时发现远处转移。诊断主要依靠临床表现，但ARMM临床症状出现较晚且无特异性，早期发现、早期诊断困难，一旦患者出现相应的临床症状，如肛门刺激症状、黏液便或脓血便、肛门部黑色肿物脱出等，应及时进行相应检查。内镜检查有助于发现病灶，肿瘤多出于肠腔，一般质地较软，当肿瘤较小时表面光滑，部分呈紫蓝或褐色，需与直肠癌、痔、息肉等相鉴别。

e. 对于原发头颈部位的黏膜黑色素瘤病灶，CT及MRI相结合有助于明确发灶形态范围、邻近骨质破坏情况及周围组织如颈部及腮腺受侵情况。

f. 黏膜黑色素瘤易出现转移，考虑存在淋巴结转移者可行彩超检查，胸部CT、腹盆腔影像学检查、全身骨扫描可明确全身转移情况。

g.PET-CT能比常规显像方法更好地发现远处转移灶，方便临床分期以便明确治疗方案、追踪治疗效果及复发情况。

1.2 病理学诊断

（1）推荐以切除方法[a]获取活检组织，对口腔颌面部黏膜可考虑冷冻下切取活检[b]。

（2）病理报告内容应包括：侵犯深度（黏膜/黏膜下层/肌层/外膜/邻近结构）、相关免疫组化检测[c]；有无脉管浸润[d]，肿瘤浸润淋巴细胞（TIL）的报告有助于判断肿瘤侵犯和局部免疫反应情况。

（3）基因检测：推荐c-KIT、BRAF、NRAS基因突变检测[e]；NGS热点基因检测有助于更全面了解患者的基因突变情况

【注释】

疑似早期的黏膜恶性黑色素瘤建议完整切除可疑病灶，获取准确的T分期。

如果OMM原发灶肿瘤体积较大难以切除，或已明确发生转移，推荐冷冻切取活检，不推荐直接切取活检。冷冻切取活检应保证一定的深度，以获取较为准确的T分期，咀嚼黏膜如腭部及牙龈，建议活检应切至骨膜而非咀嚼黏膜，如颊部、口底黏膜，建议切至正常黏膜和肌组织。

因黏膜部位解剖结构特殊，现有黏膜型黑色素瘤T分期系统与皮肤型差别较大，并非以Breslow深度、溃疡情况等进行分层，而是关注肿瘤侵犯的解剖层次，故推荐在病理学诊断中以肿瘤侵犯层次进行报告，黑色素瘤特异性的免疫组化检测标记可参考本指南第二章中相关内容。

黏膜部位血供丰富，肿瘤易通过脉管系统发生转移，建议以CD31及D2-40免疫组化染色进行血管及淋巴管管腔标记以了解脉管浸润情况国外的资料显示黏膜型黑色素瘤发生KIT基因变异较多，其次为BRAF突变。我国原发502例原发黑色素瘤标本KIT基因检测结果显示黏膜型突变率、基因扩增率为9.6%和10.2%。我国468例原发黑色素瘤标本BRAF突变率为25.9%，黏膜黑色素瘤的突变率分12.5%，多因素分析显示KIT基因和BRAF基因突变均是黑色素瘤的独立预后因素。

2 黏膜黑色素瘤的临床分期原则

（1）口腔颌面、鼻腔鼻窦黏膜黑色素瘤：推荐根据中国抗癌协会口腔颌面肿瘤整合医学专委会提出的口腔颌面黏膜黑色素瘤诊断分期[a]进行分期。

（2）消化道、泌尿生殖道黏膜黑色素瘤：推荐根据北京大学肿瘤医院提出的黏膜黑色素瘤诊断分期[b]进行分期。

2.1 中国抗癌协会口腔颌面肿瘤整合医学专委会提出的口腔颌面黏膜恶性黑色素瘤分期标准

表 48-6-1

原发肿瘤（T）分期		区域淋巴结（N）分期		远处转移（M）分期	
T0	无原发肿瘤证据	N0	无区域淋巴结转移	M0	无远处转移证据
T1	原位黑色素瘤	N1	有区域淋巴结转移	M1	有远处转移证据
T2	微浸润性黑色素瘤				
T2a	肿瘤浸润黏膜固有层乳头				
T2b	肿瘤浸润黏膜固有层网状层				
T3	浸润性黑色素瘤（肿瘤浸润至黏膜下层或骨膜）				
T4	进展期				
T4a	中度进展期。肿瘤侵犯深部软组织、软骨、骨或者累及皮肤；				
T4b	高度进展期。肿瘤侵犯脑组织、硬脑膜，后组颅神经（Ⅸ、Ⅹ、Ⅺ、Ⅻ）；颈动脉，椎前间隙，纵隔结构。				

分期	原发肿瘤（T）分期	区域淋巴结（N）分期	远处转移（M）分期
Ⅰ期	T1	N0	M0
ⅡA期	T2a	N0	M0
ⅡB期	T2b	N0	M0
Ⅲ期	T3	T2a	T2a
ⅣA期	T4a	任何N	M0
	T1-3	N1	M0
ⅣB期	T4b	任何N	M0
ⅣC期	任何T	任何N	M1

2.2 北京大学肿瘤医院提出的黏膜黑色素瘤分期标准

表 48-6-2

T分期	范围	
T1	侵犯黏膜或黏膜下层	
T2	侵犯固有肌层	
T3	侵犯外膜	
T4	侵入邻近结构	
N分期	范围	
N0	无区域淋巴结转移	
N1	1个区域淋巴结转移	
N1	2个或更多的区域淋巴结转移	
M分期	转移部位	血清LDH水平
M0	没有远处转移证据	不适用
M1	有远处转移	

第二章

临床表现

第一节 功能性神经内分泌肿瘤（Functional neuroendocrine neoplasms，F-NENs）

F-NENs是指能分泌激素，并导致激素相关临床症状的NENs，约占所有NENs的20%。功能性肿瘤好发于垂体和胰腺，其次是小肠、支气管肺以及胸腺、肾上腺。功能性PitNETs包括生长激素瘤（临床表现为肢端肥大症）、泌乳素瘤、促肾上腺皮质激素（adrenocorticotropic hormone，ACTH）瘤（库欣病）、促甲状腺激素瘤等，胰腺F-NENs包括胰岛素瘤、胃泌素瘤、胰高血糖素瘤、异位ACTH瘤、血管活性肠肽（vasoactive intestinal polypeptide，VIP）瘤、甲状旁腺素相关肽瘤、生长激素释放激素瘤等。小肠和支气管肺功能性肿瘤常见为伴类癌综合征的肿瘤。胸腺常见的为异位ACTH瘤。肾上腺的功能性肿瘤为分泌儿茶酚胺类激素的嗜铬细胞瘤。极少部分F-NENs可同时或异时分泌两种或以上不同的激素，尤以胃泌素合并其他功能性激素分泌最为多见，可同时表现两种或以上激素相应的临床综合征（表25-2-1）。

表25-2-1　F-NENs的临床分类与特征

类型	发病率（n/10⁶/年）	分泌激素	常见部位	转移比例	主要症状
胰岛素瘤	1~4	胰岛素	胰腺	5%~10%	发作性低血糖症候群
胃泌素瘤	0.5~3	胃泌素	十二指肠、胰腺	<50%	卓-艾综合征
VIP瘤	0.05~0.2	VIP	胰腺	40%~80%	水样泻、低钾血症、胃酸缺乏、酸中毒
胰高糖素瘤	0.01~0.1	胰高糖素	胰腺	50%~80%	坏死游走性红斑、贫血、葡萄糖不耐受、体重下降
生长抑素瘤	罕见	生长抑素	胰腺、十二指肠、空肠	50%~60%	糖尿病、胆石症、腹泻、胃酸缺乏、低血糖
产生ACTH的神经内分泌瘤	少见	ACTH	胰腺、胸腺垂体	>90%	库欣综合征
产生5-羟色胺的神经内分泌瘤	少见	5-羟色胺	小肠、肺、胰腺	>60%	类癌综合征
产生甲状旁腺激素相关肽的神经内分泌肿瘤	罕见	甲状旁腺激素相关肽	胰腺	>90%	高钙低磷血症
降钙素瘤	罕见	降钙素	胰腺	>90%	腹泻，潮红
产生生长激素释放激素的神经内分泌肿瘤	罕见	生长激素释放激素	胰腺、肺	>60%	异位肢端肥大症
嗜铬细胞瘤	0.2~0.8	儿茶酚胺激素	肾上腺	15%~20%	高血压、心悸、头痛、出汗
生长激素瘤	0.2~1.1	生长激素	垂体	0.2%	肢端肥大症
泌乳素瘤	2.1~5.4	泌乳素	垂体	0.2%	闭经、异常泌乳、男性性功能障碍
促甲状腺素瘤	0.03~0.04	促甲状腺素	垂体	0.2%	甲亢

1　功能性胃肠神经内分泌肿瘤（Functional gastrointestinal neuroendocrine neoplasms，F-GINENs）

F-GINENs以伴随类癌综合征的小肠NENs及胃泌素瘤最为常见。

伴随类癌综合征的小肠NENs患者，多存在肝转移。因肿瘤分泌5-羟色胺等血管活性激素导致突发性或持续性的头面部、躯干部皮肤潮红，可因酒精、剧烈活动、精神压力或进食含3-对羟基苯胺的食物如巧克力、香蕉等诱发；轻度或中度的腹泻伴有腹痛，腹泻不一定与皮肤潮红同时存在，可能与肠蠕动增加有关；部分患者可出现肠系膜纤维化相关症状，表现为肠梗阻、肠缺血以及输尿管梗阻等。患者也可伴发类癌心脏病或类癌危象。前者多表现为三尖瓣或肺动脉瓣狭窄或关闭不全，后者是由于类癌综合征相关激素快速释放入血而诱发的危象，表现为持续性皮肤潮红、支气管哮喘发作进而导致呼吸困难、血压异常升高或降低、心律失常、意识模糊甚至昏迷等，抢救不及时可有生命危险。少数3型胃NET（分型见第三章第六节）由于分泌血管活性激素可致不典型类癌综合征，具体表现为皮肤潮红、水肿、头痛、支气管痉挛等。

十二指肠胃泌素瘤占散发性胃泌素瘤患者的50%~88%，极少部分胃泌素瘤发生于胃窦，此类肿瘤常表现为“卓-艾综合征”，主要症状常见腹痛、反酸、腹泻，呈间歇性腹泻，存在顽固、多发或非典型部位的消化性溃疡，反酸及腹泻等症状多在服用质子泵抑制剂后明显好转，停用质子泵抑制剂后症状反复。

生长抑素瘤作为一种罕见的F-GINENs，可发生于十二指肠和空肠。肿瘤分泌生长抑素，可抑制多种激素分泌导致相关临床症状：抑制胰岛素的释放可引发糖尿病；抑制胰高血糖素也可导致低血糖。抑制胃泌素的分泌可引起患者出现消化不良或进食后上腹部饱胀感的症状。生长抑素还可影响胆囊收缩功能进而引发胆石症，糖类和脂类的代谢异常，使患者粪便中渗透压增高，进而引起脂肪泻症状。

2 功能性胰腺神经内分泌肿瘤（Functional pancreatic neuroendocrine neoplasms，F-pNENs）

F-pNENs约占所有pNENs的34.4%。临床常据F-pNENs异常分泌激素的种类对其命名，故准确识别患者的激素相关表现是诊断F-pNENs的前提。部分F-pNENs可同时或先后分泌多种激素，临床表现亦可相对复杂。

胰岛素瘤是最常见的F-pNENs，约占所有F-pNENs的94.8%，多位于胰腺内，散发性常为单发，遗传相关性（多为MEN1相关）常为多发，恶性度低。胰岛素瘤的典型临床表现为“Whipple三联征”，包括：发作性低血糖症候群、发作时血糖低于2.8mmol/L、补充葡萄糖后症状消失。发作性低血糖症候群具体表现为：自主神经症状（包括肾上腺素能症状，如：心悸、震颤等，以及胆碱能症状，如：出汗、饥饿、感觉异常等）和中枢神经症状（如：焦虑、反应迟钝、意识模糊、短暂意识丧失、癫痫发作等）。长期发作性低血糖还可影响患者认知功能，并因反复加餐导致肥胖。

胃泌素瘤是第二常见的F-pNENs，多数位于“胃泌素瘤三角”（即由胆囊管/胆总管交汇处、胰头/胰颈交汇处、十二指肠降部/水平部交汇处围成的三角形区域），表现为散发性（常为单发）或遗传相关性（MEN1相关，常为多发）特征。胃泌素瘤的典型临床表现是“卓-艾综合征”，主要包括难治性消化性溃疡和慢性腹泻。腹泻以水样泻为特征，并可作为唯一的临床表现。其他临床症状常包括：反酸、烧心、恶心、呕吐，以及因消化性溃疡导致的慢性腹痛甚至消化道出血及穿孔等。

其他F-pNENs统称为罕见功能性胰腺神经内分泌肿瘤（rare functional pancreatic neuroendocrine tumors，RFTs），主要包括：VIP瘤、胰高血糖素瘤、生长抑素瘤、产生5-羟色胺的NENs；以及更罕见的产生ACTH、促肾上腺皮质激素释放激素、生长激素释放激素、甲状旁腺素相关肽、降钙素等的NENs。

3 功能性支气管肺NENs

小部分的支气管肺NENs属于功能性肿瘤，临床常表现为特异性的综合征。包括分泌5-羟色胺引起的类癌综合征；分泌ACTH引起的库欣综合征以及分泌生长激素释放激素引起的异位肢端肥大症。支气管肺NENs类癌综合征的发生率可达13%。由于功能性支气管肺NENs还分泌组胺代谢产物，因此其所引起的类癌综合征的表现与起源于GEP-NENs的临床表现略有不同，特异性症状包括流泪、喘息和流汗，并且由于激素经肺内直接进入左心，所以此类患者更容易发生类癌心脏病且潮红持续时间更长，分布范围更广。

4 功能性胸腺NENs

胸腺NENs比较少见，其中功能性肿瘤约占14%。最常见的是肿瘤分泌ACTH引起以满月脸、向心性肥胖、痤疮、紫纹、高血压和继发性糖尿病为主要表现的异位库欣综合征，以及合并多发性内分泌腺瘤病1型（multiple endocrine neoplasia type 1，MEN1）所引起的垂体瘤、甲状旁腺瘤以及F-pNENs所引起的相关症状。

5 垂体神经内分泌瘤（Pituiary neuroendocrine tumor，PitNETs）

PitNETs临床表现包括肿瘤占位导致的临床症状，以及垂体激素异常分泌表现出的一系列激素相关症状。大于1cm的PitNETs即有可能引起各种压迫症状，如压迫、浸润垂体及其周围组织，可引发垂体前叶激素分泌不足导致垂体前叶功能减退；压迫视神经、视交叉，可引起视野缺损和视力减退；若肿瘤向两侧生长，包绕海绵窦，可引起海绵窦综合征表现；亦可出现头痛、恶心、呕吐和颅压增高表现，且部分垂体神经内分泌瘤还可出现垂体卒中。若同时存在激素分泌异常，也会出现相应激素相关症状。最常见的为肿瘤分泌泌乳素，会造成育龄期女性的溢乳、月经周期紊乱甚至影响排卵，导致不孕。肿瘤分泌生长激素则表现为肢端肥大症，若儿童期起病可表现为巨人症。肿瘤分泌ACTH，则会引起库欣综合征的表现。肿瘤分泌促甲状腺激素，可导致甲状腺激素合成和分泌增加，患者出现甲亢。此外，部分肿瘤可分泌两种及以上的激素，根据激素混合类型的不同，出现不同临床表现的组合，最常见的混合瘤为同时分泌生长激素和泌乳素的肿瘤。

6 嗜铬细胞瘤/副神经节瘤（pheochromocytoma and paragangliomas，PPGLs）

PPGLs的临床表现极其多样，取决于解剖位置、肿瘤大小、累及范围及是否分泌儿茶酚胺激素（catecholamines，CMNs）。无激素分泌的PPGLs无特征性表现，常表现为占位效应所引起的一些局部压迫症状。起源于交感神经副神经节的PPGLs主要发生于肾上腺（嗜铬细胞瘤）、颅底以及胸、腹部和盆腔的脊椎旁，以肾上腺素和去甲肾上腺素相关症状为特征，经典的三联征包括心悸、头痛、出汗或震颤伴面色苍白以及呼吸困难。但高血压是最严重及常见表现，可伴肥厚性或扩张性心肌病。其他激素相关症状可包括基础代谢增加、2型糖尿病、便秘、缺血性结肠炎、视力改变、白细胞增多、精神症状及罕见的高钙血症和红细胞增多症。症状持续时间和频率各不相同，可以是自发或由各种刺激引起，如高酪胺含量的食物、持续的体力活动、创伤等。头颈部的PPGLs多起源于副交感神经副神经节，通常不产生儿茶酚胺激素，具有低转移潜力，常表现为头颈部肿块，伴有与肿瘤体积和局部压迫相关的症状，或在常规影像检查中偶然发现。

7 甲状腺癌髓样癌（Medullary thyroid carcinoma，MTC）

甲状腺癌髓样癌是起源于甲状腺C细胞的一类NENs，分为遗传性和散发性两大类，75%~80%为散发性。早期症状主要为甲状腺区肿块，通常颈部淋巴结较早出现转移。极少数肿瘤可分泌5-HT、ACTH及降钙素基因相关肽等激素，导致患者出现腹泻、潮红、异位库欣综合征及血钙异常的表现。遗传性MTC则多以多发性内分泌肿瘤综合征（MEN2）中的一部分发病，根据最新的美国甲状腺学会甲状腺髓样癌临床指南描述，可分为多发性内分泌腺瘤2A（MEN2A）和多发性内分泌腺瘤2B（MEN2B）。

MEN2A：约占所有MEN2病人的95%，又可分为4个亚型。①经典型MEN2A：最为常见，除了MTC外还可并发嗜铬细胞瘤和/或甲状旁腺功能亢进（Hyperparathyroidism，HPTH），95%的患者*RET*基因突变在10号外显子的第609、611、618、620以及11号外显子的第634密码子；②MEN2A伴皮肤苔藓淀粉样变（Cutaneous lichen amyloidosis，CLA）：CLA的典型临床表现为脊柱T2-T6对应的背部肩胛区皮肤病损和瘙痒，几乎所有该类患者均携带*RET*基因第634密码子突变；③MEN2A伴先天性巨结肠（Hirschsprung’s disease，HD）：约占MEN2A的7%，一般为由于*RET*基因10号外显子突变所致；④家族非多发性内分泌性MTC（FMTC）：即携带*RET*基因胚系突变，但不合并嗜铬细胞瘤或HPTH的FMTC。

MEN2B：以MTC并发黏膜多发性为特点，50%的患者还可伴有肾上腺嗜铬细胞瘤，一般不伴有HPTH。除此之外大部分患者还可表现为Marfan氏外貌、眼部异常、骨骼畸形、消化道梗阻及其他临床表现。该类型恶性程度最高，早期即可发生淋巴结甚至远处转移。95%的MEN2B患者携带*RET*基因第16号外显子M918T突变，不足5%的患者携带15号外显子A883F突变。

第二节 非功能性NENs的临床表现

大部分NENs都是无功能性的，患者可多年甚至终生无症状，临床上也无特异性表现，大多在体检时偶然发现，或因一些非特异性肿瘤相关临床症状如压迫、梗阻、出血和转移征象而被发现。不同部位非特异性肿瘤相关临床症状不尽相同。如中央型肺NENs常表现为呼吸道症状，如咳嗽、咯血、胸痛等，胸腺和周围型肺NENs则多以体检偶然发现为主。胰腺NENs可出现梗阻性黄疸、胰源性门脉高压及胰腺炎等表现。胃NENs可表现为腹痛、腹胀、反酸、嗳气、烧心等症状，若肿瘤较大还可出现消化道梗阻及出血等表现。肠道NENs可表现为腹痛、腹胀、排便习惯改变、肠梗阻和消化道出血等。总之，非功能性NENs常起病隐匿，临床表现缺乏特异性。临床上，少数NENs发病初期为非功能性肿瘤，但随病程进展，逐渐出现激素分泌，成为功能性肿瘤，因此对NENs的临床表现需行动态观察和评估。

Merkel细胞癌（Merkel cell carcinoma，MCC）是原发于皮肤的神经内分泌癌，常表现为粉红色或红紫色、无痛、坚硬、快速生长的圆形或红色斑块样皮肤病变，大小常为1~2cm，部分病变中央还可能出现溃疡。MCC好发于老年患者且常暴露于阳光的皮肤区域。好发部位主要集中在头颈部（45%）、上肢（24%）、下肢（10%）和躯干或其他部位（<10%），且有11%的患者可无明显的原发病灶。MCC的皮肤肿块常迅速增大，可出现淋巴结转移及骨骼、肝脏和大脑等部位的远处转移。临床上MCC常易与鳞状细胞癌、基底细胞癌、无色素性黑色素瘤、原发性皮肤B细胞淋巴瘤等一些皮肤疾病混淆。

第三节 遗传综合征相关性NENs

有不到10% NENs的发生与遗传因素有关，往往为胚系常染色体显性突变或者大片段缺失。以下为几种重要的遗传综合征相关性NENs（表25-2-2）。

表 25-2-2 NENs相关的常见遗传综合征

遗传综合征	遗传方式	基因	主要临床表现
MEN1	常染色体显性遗传	*MEN1*	甲状旁腺瘤/增生、PitNETs、肺、胸腺、十二指肠、胰腺NETs、肾上腺皮质腺瘤
MEN2A	常染色体显性遗传	*RET*	MTC、嗜铬细胞瘤、甲状旁腺瘤/增生、皮肤苔藓淀粉样变、先天性巨结肠
FMTC	常染色体显性遗传	*RET*	MTC
MEN2B	常染色体显性遗传	*RET*	MTC、嗜铬细胞瘤、特殊面容、马凡综合征样体型、舌黏膜神经瘤、肠道神经节瘤等
MEN4	常染色体显性遗传	*CDKN1A*、*CDKN1B*、*CDKN1C*	甲状旁腺瘤/增生、PitNETs、pNET或十二指肠NET、肾上腺皮质腺瘤
MEN5	常染色体显性遗传	*MAX*	PPGLs、PitNETs、pNET等
VHL	常染色体显性遗传	*VHL*	PPGLs、pNET、胰腺多发囊肿、肾透明细胞癌、中枢/视网膜血管母细胞瘤
NF1	常染色体显性遗传	*NF1*	皮肤多发牛奶咖啡斑、皮肤多发神经纤维瘤、虹膜Lisch结节、胶质瘤、嗜铬细胞瘤、pNET
TSC	常染色体显性遗传	*TSC1*或*TSC2*	低黑色素斑疹、鲨鱼皮斑、肾血管平滑肌脂肪瘤、多发性和弥漫性错构瘤、精神发育迟滞、pNET
遗传性PGL/PCC综合征	常染色体显性遗传/父系遗传	*MAX*、*SDHA*、*SDHAF2*、*SDHB*、*SDHC*、*SDHD*、*TMEM127*	多发或早发PPGLs
MAFA相关性胰岛素瘤	常染色体显性遗传	*MAFA*（p.Ser64Phe）	家族性胰岛素瘤病或糖尿病

MEN1是一种常染色体显性遗传疾病，其发生与*MEN1*基因突变或大片段缺失有关，基因突变/缺失导致多个部位内分泌和神经内分泌瘤形成，包括甲状旁腺腺瘤/增生（>95%），胰腺或十二指肠NETs（20%~80%），其中功能性肿瘤胃泌素瘤较为常见（20%~61%），其他包括胰岛素瘤（7%~31%），胰高血糖素瘤（1%~5%），VIP瘤/生长抑素瘤（<2%）；此外也有非功能性肿瘤；部分患者可以功能性肿瘤和非功能性肿瘤并存，PitNETs（30%~40%），支气管/胸腺类癌（<8%），肾上腺腺瘤（27%~36%）。原发性甲状旁腺功能亢进症（primary hyperparathyroidism，pHPT）是MEN1患者最常见的临床表现，由于甲状旁腺素过度分泌引起高血钙、低血磷、高碱性磷酸酶血症以及由此引起的肾结石、骨质疏松、神经肌肉改变如疲乏及认知改变等。胰腺或十二指肠NETs也比较常见，由于肿瘤类型和分泌的激素不同，临床表现也不同，最常见的为胃泌素瘤引起的“卓-艾综合征”。PitNETs中泌乳素瘤较为常见，女性患者表现为闭经和不育，男性患者可出现阳痿。患者还可出现血管纤维瘤、胶原瘤、脂肪瘤和脑膜瘤。

多发性内分泌腺瘤病2型（Multiple endocrine neoplasia type 2，MEN2），也是一种常染色体显性遗传疾病，其发生与*RET*基因功能获得性突变有关，临床表现以MTC为基础，根据临床表现不同，进一步分为MEN2A和MEN2B（详见第二章第一节的7甲状腺癌髓样癌）。

多发性内分泌腺瘤病4型（Multiple endocrine neoplasia type 4，MEN4）是近年才明确的一类常染色体显性遗传的内分泌腺瘤病，发病率极低，临床表现与MEN1相似。约10%达到MEN1诊断标准且具有MEN1临床表现的患者并无*MEN1*基因的胚系突变，而在这部分患者中，大约3%可检测到*CDKN1A*、*CDKN1B*、*CDKN1C*基因的胚系突变，现被称为MEN4。

多发性内分泌腺瘤病5型（Multiple endocrine neoplasia type 5，MEN5）被称为新型MEN综合征。*MAX*是一种经典的肿瘤抑制基因，可编码MAX蛋白，此蛋白是一种转录因子，可调节细胞增殖、分化、血管生成和凋亡。*MAX*基因的胚系突变/缺失会引发包括副神经节瘤、嗜铬细胞瘤（双侧和/或转移性）和PitNETs等多种肿瘤。在*MAX*胚系变异患者中报告的其他内分泌瘤还包括神经节细胞瘤、神经节细胞母细胞瘤、肾上腺髓质增生和pNET。

林道综合征（Von Hippel-Lindau syndrome，VHL综合征）亦是一种常染色体显性遗传疾病，其发生与*VHL*基因突变/缺失有关。患者常发生PPGLs（10%~20%），pNET（5%~17%），也会出现血管母细胞瘤（视网膜或中枢神经系统）、肾透明细胞癌、内淋巴囊肿瘤及囊腺瘤。胰腺占位发生于3/4的VHL患者，除pNET外，亦可表现为单纯多发囊肿及浆液性囊腺瘤等。

1型多发性神经纤维瘤病（Neurofibromatosis type 1，NF1）是一种相对常见的常染色体显性遗传疾病，其发生与抑癌基因*NF1*基因突变失活密切相关。NF1表现为神经系统以及全身其他系统多发肿瘤形成和色素异常改变，部分患者可有嗜铬细胞瘤（3%）及pNET（罕见）。患者可表现为皮肤多发牛奶咖啡斑、皮肤多发神经纤维瘤、虹膜Lisch结节和胶质瘤。

结节性硬化症（Tuberous sclerosis，TSC）也是一种常染色体显性遗传疾病，其发生与*TSC1*或*TSC2*基因突变有关。临床表现为典型的皮肤改变（低黑色素斑疹、鲨鱼皮斑）、肾血管平滑肌脂肪瘤、多发性和弥漫性错构瘤、精神发育迟滞和神经系统改变，少数患者可出现pNET。

遗传性副神经节瘤-嗜铬细胞瘤（PGL/PCC）综合征的特征是副神经节瘤（源自沿椎旁轴从颅底到骨盆分布的副神经节的肿瘤）和嗜铬细胞瘤（局限于肾上腺髓质的副神经节瘤）。肾上腺外交感神经副神经节瘤发生转移的风险高于嗜铬细胞瘤。患有遗传性PGL/PCC综合征的患者还可能罹患其他肿瘤包括胃肠道间质瘤、肺软骨瘤和肾透明细胞癌。对患有多发性、多灶性、复发性或早发性副神经节瘤或嗜铬细胞瘤和/或有副神经节瘤或嗜铬细胞瘤家族史的患者，需要高度怀疑患有遗传性PGL/PCC综合征。对于有副神经节瘤或嗜铬细胞瘤个人或家族史的先证者，通过分子遗传学检测确定*MAX*、*SDHA*、*SDHAF2*、*SDHB*、*SDHC*、*SDHD*或*TMEM127*基因的胚系杂合致病变异，可得到确诊。

MAFA相关性胰岛素瘤是一种成人发病的复发性高胰岛素血症性低血糖症。胰腺β细胞富含MAFA转录因子，在调节葡萄糖刺激的胰岛素分泌方面起核心作用，同时还表现出体外致癌转化潜力。*MAFA* p.Ser64Phe错义突变通过影响MAFA蛋白稳定性和转录激活能力，导致家族性胰岛素瘤病或糖尿病。

由于遗传综合征相关性NENs临床表现复杂，涉及多个脏器，建议对存在以下任何一种情况的患者推荐进行遗传风险评估和基因检测：①发生于十二指肠、胰腺的胃泌素瘤，以及导致2型胃NET（分型见第三章第六节）的胃泌素瘤；②肾上腺皮质癌；③PPGLs；④多灶性pNET；⑤患者在30岁以前出现甲状旁腺腺瘤或原发性甲状旁腺功能亢进、多发性甲状旁腺腺瘤、无明显继发原因的多发性腺体增生或反复发作的原发性甲状旁腺功能亢进；⑥临床上对存在甲状腺髓样癌或MEN2相关特征的患者需要怀疑MEN2可能；⑦一级亲属中有符合上述任一标准但因各种原因未能进行检测者。同时，也建议符合以下2种或2种以上，或满足1种且家族史中符合以下1种或1种以上而被临床怀疑患有MEN1的患者进行评估：原发性甲状旁腺功能亢进，十二指肠或胰腺NETs，发生于支气管、胸腺、胃这些前肠器官的NETs和PitNETs。

第三章

诊断

第一节　病理学诊断

1　病理分类与分级

NENs在人体各部位均可发生，分类和分级标准会因解剖部位的不同而有所差异。为统一评估标准，2022年世界卫生组织（WHO）发布了上皮型NENs的统一分类分级标准。该标准总体上把神经内分泌肿瘤分为分化好的神经内分泌瘤（NET）与分化差的神经内分泌癌（NEC），而分化好的神经内分泌瘤则根据核分裂象和Ki-67指数分为G1、G2和G3三个不同的级别。该标准特别关注与肿瘤增殖活性相关的三个指标：核分裂象、Ki-67指数和肿瘤性坏死（表25-3-1）。

表 25-3-1　不同解剖部位上皮型神经内分泌肿瘤的分类标准

部位	类型	分级/亚型	诊断标准
胃肠胰肝胆系统	NET	G1	<2个核分裂/2mm^{2}和/或Ki-67<3%
		G2	2-20个核分裂/2mm^{2}和/或Ki-67：3%~20%
		G3	>20个核分裂/2mm^{2}和/或Ki-67>20%
	NEC	SCNEC	>20个核分裂/2mm^{2}和/或Ki-67>20% （常>70%，具有小细胞癌的形态特征）
		LCNEC	>20个核分裂/2mm^{2}和/或Ki-67>20% （常>70%，具有大细胞NEC的形态特征）
上呼吸消化道和唾液腺	NET	G1	<2个核分裂/2mm^{2}和没有坏死，和Ki-67<20%
		G2	2-10个核分裂/2mm^{2}和/或坏死，和Ki-67<20%
		G3	>10个核分裂/2mm^{2}和/或Ki-67>20%
	NEC	SCNEC	>10个核分裂/2mm^{2}和/或Ki-67>20% （常>70%，具有小细胞癌的形态特征）
		LCNEC	>10个核分裂/2mm^{2}和/或Ki-67>20% （常>55%，具有大细胞NEC的形态特征）
肺和胸腺	NET	典型类癌/NET，G1	<2个核分裂/2mm^{2}和没有坏死
		不典型类癌/NET，G2	2-10个核分裂/2mm^{2}和/或坏死（常常是点状坏死）
		伴核分裂和/或Ki-67指数增高的类癌（相当于NET，G3）	具有非典型类癌形态， 但>10个核分裂/2mm^{2}和/或Ki-67>30%
	NEC	小细胞癌	>10个核分裂/2mm^2，常伴坏死和小细胞癌的形态
		大细胞NEC	>10个核分裂/2mm^2，几乎总伴坏死和具有大细胞NEC的形态
甲状腺	甲状腺髓样癌（MTC）	低级别MTC	<5个核分裂/2mm^{2}和没有坏死和Ki-67<5%
		高级别MTC	下列三个指标中至少有一个： ≥5个核分裂/2mm^2； 出现坏死； Ki-67%≥5%

注：NET为神经内分泌瘤；NEC为神经内分泌癌。乳腺NET目前无统一的分级标准，可参见导管癌的诺丁汉标准，其他部位（女性生殖、泌尿系统和男性生殖等）可参考胃肠胰NENs分类分级标准。

区分高分化神经内分泌瘤（NET）和低分化神经内分泌癌（NEC）的诊断需从细胞形态、组织结构和免疫组化三方面综合考量。病理形态特征是诊断NENs的关键，高分化的NET常具有特征性“胡椒盐”样染色质和器官样结构，低分化NEC常见为均一的少胞浆（小细胞癌）或显著胞浆（大细胞NEC）。NENs的免疫组化检测也同样重要，要求在形态学基础上利用免疫组化染色确认肿瘤具有神经内分泌分化。推荐应用包括突触素（Synaptophysin，Syn）、嗜铬粒蛋白A（Chromogram A，CgA）和胰岛素瘤相关蛋白1（Insulinoma-associated protein 1，INSM1）在内的多个抗体染色以明确。同时，还需明确NENs表达上皮标记（如CK、CK8/18等）。肿瘤分级依赖于核分裂和Ki-67（MIB-1 clone）指数，推荐在所有NENs进行Ki-67检测。部位特异性转录因子的检测可协助寻找NET转移灶的原发部位（表25-3-2），而NEC则无法通过标记物染色明确组织起源。对F-NENs，推荐特定激素（如胰岛素、生长抑素、胰高血糖素、胃泌素、促肾上腺皮质激素等）免疫组化检测。预后预测和治疗相关标志物检测大多用于NET（表25-3-3）。

表25-3-2　用于标记NENs起源或分化的常用免疫组化抗体

抗体名称	起源/分化
PIT-1/T-PIT/SF-1	垂体NET
CDX2，serotonin	小肠NET、十二指肠NET
Islet-1	胰腺NET
TTF1	肺NET、胸腺NET、甲状腺髓样癌、下丘脑NET；各部位NEC
SATB2	直肠NET
Claudin18.2	胃NET
PSAP	泌尿生殖系统NET
CK20	Merkel细胞癌
GATA3	PPGLs、甲状旁腺和垂体及乳腺等上皮型NET；各部位NEC

表25-3-3　神经内分泌肿瘤的预后预测/治疗相关标志物

基因	NENs类型	用途	治疗选择	检测方法
SSTRs	NET>>NEC	鉴别NET vs NEC	是（SSA和PRRT治疗）	IHC
DAXX/ATRX	NET	鉴别NET G3 vs NEC；预后	是，按NET还是NEC方向治疗	IHC
RET	NET	预后	是（RET靶向酪氨酸激酶抑制剂）	测序
SDHB	PPGLs	预后	否	IHC/测序
Rb和P53	NEC	鉴别NET G3 vs NEC	是（含铂化疗）	IHC
MGMT	NET	预后	是（TMZ）	测序/IHC

注：SSTRs：生长抑素受体；SSA：生长抑素类似物；PRRT：肽受体放射性核素治疗；IHC：免疫组织化学；TMZ：替莫唑胺；PPGLs：副神经节瘤/嗜铬细胞瘤；MGMT：O6-甲基鸟嘌呤-DNA甲基转移酶

对胃NET不仅需要分级，还要提供背景胃黏膜病理信息协助临床分型（分型见第三章第六节胃神经内分泌肿瘤的分型诊断）。胃NET基于临床、实验室检测和病理检测，分为1型、2型和3型。各型NET在肿瘤细胞形态上是相似的，但背景胃黏膜存在差异，这有助胃NET的分型。因此，在进行胃镜活检时，对胃NET患者（特别是临床怀疑为1型或2型）的取材建议是：病变区至少在2个部位各取材2块（推荐采用挖掘式深取材），非病变区的胃体、胃底和胃窦各取2块标本，以全面评估胃黏膜背景病理情况。

混合性神经内分泌-非神经内分泌肿瘤（Mixed neuroendocrine non-neuroendocrine neoplasm，MiNEN）是一种同时含有神经内分泌和非神经内分泌成分的混合型上皮肿瘤，在组织学和免疫组化上两种成分独立，且每种成分至少占30%。这类肿瘤常出现在NENs的好发部位，特别是消化系统。MiNEN的两类成分起源于同一类原始上皮细胞，诊断时需鉴别类似肿瘤，如含有小灶（<30%）的NEN、双向分化的混合性腺癌-神经内分泌癌（两性癌）和碰撞瘤等。MiNEN的治疗选择依赖于详尽的病理信息，包括两类肿瘤的类型、占比、分级和转移灶（含阳性淋巴结）的肿瘤类型。

2 肺和胸腺NENs的病理诊断

肺（支气管）及胸腺NENs是一个独特的肿瘤亚群，2022（第五版）WHO NENs统一分类框架中虽然将肺（支气管）及胸腺NENs根据核分裂象、Ki-67指数和肿瘤性坏死分为分化好的NET（G1/G2/G3）和分化差的NEC（小细胞癌和大细胞神经内分泌癌），但在其中依然保留了2021（第五版）WHO胸部肿瘤对肺（支气管）及胸腺NENs的命名，包括典型类癌（Typical carcinoid，TC）（相当于NET G1）、不典型类癌（Atypical carcinoid， AC）（相当于NET G2）。2021（第五版）WHO胸部肿瘤提出存在一类灰区NENs，其组织学形态类似于不典型类癌，但核分裂数（>10/2mm^2），和/或Ki-67指数>30%，且分子遗传学更接近于类癌，而不同于大细胞神经内分泌癌/小细胞癌（TP53、RB1共突变）。该类肿瘤在胸腺和肺部均可发生，但其在胸腺更为常见。肺部病例常出现在转移灶，而肺原发灶极为罕见。2022版（第五版）WHO NENs也保留了这类NENs，称为“伴核分裂和/或Ki-67指数增高的类癌”，相当于NET G3。

对于肺（支气管）及胸腺NENs，Ki-67有助于鉴别低级别NET和高级别NEC，尤其是活检小标本。但Ki-67在TC和AC的分类诊断中的作用有限，主要诊断标准还是以2mm^{2}中肿瘤的核分裂象数及是否有坏死灶存在来界定。在非完整切除标本，如穿刺标本（包括转移灶的活检标本），因观察局限，推荐诊断为类癌，非特指（not otherwise specified，NOS），而不是直接诊断为TC或AC，同时写明核分裂象数（个/2mm^2），有无坏死（灶性或广泛），以及Ki-67指数。活检标本中LCNEC和SCLC可能受组织挤压或广泛坏死影响难以鉴别时，可诊断为高级别NEC，NOS。

肺（支气管）及胸腺NENs的神经内分泌标记物包括Syn、CgA和CD56以及INSM1。只有当组织学提示有NENs形态特征时才使用上述标记物进一步证实。TTF-1在肺的NENs常阳性，但在胸腺NENs常阴性。约90%肺小细胞癌表达TTF-1，但TTF-1不能区分肺或肺外小细胞癌。CD56在其他部位是最不特异的神经内分泌标记物，但它是肺小细胞癌中最敏感的神经内分泌标记物。高级别神经内分泌癌（特别是小细胞癌）Rb1免疫组化核表达缺失，p53免疫组化呈表达缺失或弥漫强阳性。近年来小细胞癌分子分型的研究表明，对神经内分泌标志物低表达的小细胞癌，可使用POU2F3辅助诊断。LCNEC或小细胞癌可与任何比例的非神经内分泌癌成分（如腺癌、鳞癌等）混合（命名为复合性LCNEC或复合性小细胞癌）。诊断时需注明混合癌的类型、占比和分化程度。

3 PPGLs的病理诊断

PPGLs起源于肽能神经元，被归类为非上皮性NENs（也称为神经型NENs），现统一命名为副神经节瘤（Paragangliomas，PGLs），其中肾上腺嗜铬细胞瘤为原发于肾上腺髓质的PGLs。PGLs有极高的遗传易感性。病理诊断PGLs除了表达神经内分泌标志物如INSM1、Syn和CgA外，通常不表达上皮标记（比如角蛋白），但表达一些高度特异性标志物，如GATA3转录因子和酪氨酸羟化酶等。此外，PGLs内存在表达SOX10和S100阳性的支持细胞网络，但这一特点不再用于鉴别诊断，因为其他上皮性NENs也可能含有支持细胞。由于任何PGLs都有可能发生转移，因此不再将其划为良性或恶性。目前尚无确切临床病理特征能预测PGLs转移的发生。推荐使用Ki-67标记检测协助PGLs的预后预测。同时，建议对所有PGLs进行SDHB蛋白的免疫组化检测。如发现细胞质染色缺失，可诊断为“SDHx缺陷的PGLs”，这类PGLs可能存在*SDHx*基因的胚系、体细胞或表观遗传改变。通过分子基因学检测，可明确与遗传易感性综合征相关的PGLs。

4 特殊部位神经内分泌肿瘤

垂体神经内分泌肿瘤（PitNETs）曾被称为垂体腺瘤。根据新的WHO分类，PitNETs现在根据瘤细胞谱系、细胞类型和相关特征进行组织学亚型分型。为了精确地分型，需行包括垂体转录因子（PIT1、TPIT、SF1、GATA3和ERα）的免疫组化检测。PIT1、TPIT和SF1是PitNETs的主要亚型，具有独特的形态学、分子学和临床特征。部分PitNETs，特别是促性腺激素型PitNETs，可能会表达GATA3同时缺乏上皮标记的表达，故易与PGLs混淆。然而，任何垂体转录因子如PIT1、TPIT和SF1的表达都可明确NENs的腺垂体细胞来源，从而有助鉴别诊断PitNETs与其他NET和PGLs。在一些PitNETs中，可能出现p53异常表达。为避免将其与NEC混淆，建议用“转移性PitNETs”这个术语取代之前所称的“垂体癌”。

Merkel细胞癌（MCC）是一种原发于皮肤的神经内分泌癌，与紫外线的暴露和Merkel细胞多瘤病毒（MCPyV）的感染有关。病理学上，MCC具独特临床病理特征，治疗方式与其他NEC存在差异，因此诊断时需将其与其他部位大细胞型和小细胞型NEC区分开来。形态学上，MCC主要由中等大小细胞组成，胞质稀少，核圆形或卵圆形，染色质呈细颗粒状。MCC肿瘤细胞同时表达上皮和神经内分泌标志物。CK20抗体在MCC中的核周点状染色是其特有表现，也是确诊MCC的有效手段。此外，针对MCPyV的免疫组化检测（CM2B4抗体）或分子检测，对MCC的确诊、与其他类型NEC的鉴别以及预后评估都十分有帮助。

5 NENs的病理报告需要包含的基本内容

NENs的病理报告应当详细包含以下内容：标本类型、肿瘤部位、肿瘤大小和数目、肿瘤浸润深度和范围、脉管和神经累及情况、核分裂象计数[个/$2mm^2$]和（或）Ki-67指数（热点区）、神经内分泌标志物（包括Syn、CgA和INSM1）以及其他标志物情况、切缘情况、淋巴结转移及远处转移情况、肿瘤类型和分级。对于混合性肿瘤，必须明确指出肿瘤的类型以及各种组成成分的占比，以及淋巴结或远处转移的成分。

NENs均具有复发转移的潜能，不同部位（空间）和不同时间点的病灶在病理分化、分级或分子改变方面可能表现不同，最常见的情况是低级别的NENs转变为高级别的NENs。鉴于同一患者在不同时间的复发/转移病灶可能表现出肿瘤进化的现象，建议根据临床需求，对有转移的患者多时多部位进行取材并送病理检查，以明确肿瘤的异质性和进展情况，从而指导治疗方案的调整。

第二节 实验室诊断

1 通用循环标志物

通用循环标志物是指无论是否为功能性NENs，都可能存在升高并有一定诊断价值的循环标志物，多为NENs肿瘤细胞分泌的蛋白或多肽类激素。常用的传统通用循环标志物包括血清嗜铬粒蛋白（Chromogranin A，CgA）、神经元特异性烯醇化酶（Neuron-specific enolase，NSE）、胃泌素释放肽前体（Pro-gastrin-releasing peptide，ProGRP）等。CgA是目前使用最广泛的标志物，在NENs诊断、疗效评估及复发进展预测等方面均有重要价值，其诊断胃肠胰NENs的灵敏度为60%~90%，但特异度不高，易受质子泵抑制剂的使用、肾功能下降等因素影响。NSE和ProGRP升高多见于NEC或高级别NET，对于NENs的诊断价值有限，但对患者预后评估具有重要意义，其水平升高提示患者预后差。血清降钙素原（procalcitonin，PCT）升高可见于约40%的胃肠胰NENs中，以NEC或高级别NET升高明显，是患者总生存的独立预后因素。其他循环标志物还包括嗜铬粒蛋白B、胰抑素、胰多肽等，但这些标志物敏感度或特异度都欠佳，临床应用较少。

与传统通用循环标志物相对应，目前也有多种新型循环标志物，如循环肿瘤细胞（circulating tumor cell，CTC）、微小分子RNA（miRNA）、基于数学模型的多组分分析系统（multianalyte assays with algorithmic analyses，MAAA）在研究或已在临床应用。其中，基于MAAA的NETest是最有应用前景的标志物。NETest以实时荧光定量

PCR为基础，检测血液中51个与NENs相关的基因转录产物的水平，并利用数学模型构建积分系统。该标志物是目前诊断NENs最准确的循环标志物，其敏感度及特异度均超过90%，远远优于CgA等传统标志物，且在患者术后复发预测、药物疗效预测等方面均有较高的准确性。目前NETest在欧美国家部分神经内分泌肿瘤中心已常规开展，并且被纳入了多项前瞻性药物临床试验，作为基线检测指标。不过，该标志物尚未正式进入国内。

2　特异性激素及相应标志物检测

由于F-NENs肿瘤细胞大量分泌特异性激素并引起相应临床综合征，对于疑诊F-NENs的患者，通过检测相应激素或激素代谢物水平，可协助F-NENs的诊断。此外，部分F-NENs所分泌的激素可以引起全身水、电解质、血糖代谢等异常，检测激素的同时应进行相应水、电解质、糖代谢等效应指标检测（表25-3-4）。

表25-3-4　F-NENs特异性激素及相应效应指标检测汇总

类型	分泌激素	检测项目
胰岛素瘤	胰岛素	饥饿试验或低血糖发作时血糖↓、血清胰岛素↑、C肽↑
胃泌素瘤	胃泌素	血清胃泌素↑
VIP瘤	VIP	血清VIP↑、血钾↓、血钙↑、CO_2结合力↓
胰高血糖素瘤	胰高血糖素	血浆胰高血糖素↑、血常规（正细胞正色素贫血）及凝血常规（血液高凝）、口服葡萄糖耐量试验（糖耐量异常或达到糖尿病诊断标准）、糖化血红蛋白↑、血清胰岛素及C肽↑
生长抑素瘤	生长抑素	血浆生长抑素↑、血糖↑或↓
产生ACTH的神经内分泌瘤	ACTH	血清ACTH↑、24小时尿皮质醇↑、小剂量和大剂量地塞米松抑制试验不能被抑制、血钾↓、血糖↑、糖化血红蛋白↑
产生5-羟色胺的神经内分泌瘤	5-羟色胺	24小时尿5-羟基吲哚乙酸↑、NT-proBNP↑
产生甲状旁腺激素相关肽的神经内分泌肿瘤	甲状旁腺激素相关肽	血浆甲状旁腺激素相关肽↑、血浆甲状旁腺素↓、血钙↑、血磷↓
降钙素瘤	降钙素	血清降钙素↑、血钙↓、甲状旁腺素↑
产生生长激素释放激素的神经内分泌肿瘤或生长激素瘤	生长激素释放激素或生长激素	血浆生长激素释放激素/血清生长激素↑、口服葡萄糖耐量试验生长激素不被抑制、血清胰岛素样生长因子-1（IGF-1）↑、血糖↑、糖化血红蛋白↑
嗜铬细胞瘤	儿茶酚胺激素	24小时尿甲氧基去甲肾上腺素及去甲变肾上腺素（MNs）↑、儿茶酚胺或甲氧酪胺↑
泌乳素瘤	泌乳素	血清泌乳素↑
促甲状腺素瘤	促甲状腺素	TSH正常或↑、游离T_4↑

MTC患者中应检测降钙素（Calcitonin，Ctn）和癌胚抗原（carcinoembryonic antigen，CEA）。降钙素是一类多肽类激素，主要由甲状腺滤泡旁C细胞表达并分泌释放，故在MTC患者中特征性地表达。对于怀疑恶性的甲状腺肿瘤患者，术前应常规

行血清Ctn检测。考虑检测方法的差别及更新，血清Ctn尚无统一的参考范围。除Ctn外，C细胞也能分泌CEA，因此MTC患者的CEA也可能升高。尽管CEA的特异性不强，无法作为一个理想的MTC筛查指标，但一经诊断为MTC，仍建议同时检测血清Ctn和CEA浓度作为诊断和随访指标。部分MTC患者可表现为血清Ctn和CEA均低表达（非分泌型MTC）。

3　基因突变检测

NENs基因突变检测包括胚系基因突变检测及体系基因突变检测。

胚系基因突变检测用于疑诊遗传性NENs患者，通过检测相应基因是否存在胚系突变而进一步确诊遗传性NENs。包括*MEN1*、*RET*、*CDKN1B*、*VHL*、*TSC*、*NF1*、*MAX*、*SDHx*等基因胚系突变检测，通常采集全血标本或口腔脱落细胞进行检测。需注意的是，部分遗传性NENs患者携带大片段基因变异，单纯点突变检测容易漏诊，需同时采用多重连接探针扩增技术（Multiplex Ligation-dependent Probe Amplification，MLPA）检测相应基因大片段改变，包括拷贝数或结构变异。

体系基因突变检测用于多线治疗失败的晚期NENs患者，尤其是高级别NET或NEC患者，建议重新活检肿瘤组织进行二代测序检测，并联合免疫组化等方法，探索是否存在可靶向治疗的基因改变，以及肿瘤突变负荷高低、是否微卫星不稳定、是否表达程序性死亡配体1（PD-L1）等，继而制定下一步治疗方案。如*BRAF*^{V600E}体细胞突变可见于接近20%的结肠NEC患者中，在多线治疗失败后，对存在该突变的患者可采取达拉非尼+曲美替尼靶向治疗。少部分高级别NET或NEC患者肿瘤突变负荷高、微卫星不稳定和/或表达PD-L1等，可考虑使用免疫检查点抑制剂。

第三节　常规影像学诊断

常规影像检查包括CT、MRI和超声。对NENs，常规影像检查具有重要价值，主要用于定位及初步定性诊断、临床分期、疗效评估和随访监测。疗效评估和随访监测均建议用同一种影像检查，以保证可比性和准确性。

不同常规影像学检查各有优势，可整合应用优势互补。CT作为常规选择应用最为广泛，优点包括快速全身扫描、标准化扫描、可重复性高等；MRI因无辐射、软组织分辨率高、可多参数成像等优势亦可作为特定部位的优选检查，如中枢神经系统；超声具有无辐射和可动态观察等优点，可作为某些器官的首选检查，如心脏和甲状腺。

1 CT

CT是肿瘤定位诊断和分期的重要手段，临床应用最广泛，对预测预后具较大帮助。CT是胸部病变最佳成像方法，MRI可能会遗漏小的肺内病灶及淋巴结转移灶。CT对纵隔来源病变的定位诊断及判断可切除性具优势，推荐首选，也可通过CT引导下穿刺协助病理诊断。胃肠道病变中优选多期增强CT，小肠病变推荐CT小肠造影。CT对小的淋巴结转移（<1cm）及腹膜转移诊断价值不高，不作为首选。CT可准确区分成骨、溶骨及混合性骨转移，但其对形态学未发生改变的早期骨转移价值不高（灵敏度仅为61%左右），不作为首选推荐。在疗效评估和随访中，CT因可全身扫描、可重复性高等优势作为常规检查手段，主要以肿瘤大小或体积变化为评估标准，RECIST1.1是目前临床最常用的疗效评估标准。

2 MRI

MRI可多参数成像，包括常规成像（T1WI、T2WI）、弥散加权成像（DWI）、动态增强成像（DCE-MRI）等。MRI软组织分辨率高，对头颈部、腹部、中枢神经系统NENs的定位诊断及判断可切除性较CT优势明显，可作为优选检查或CT检查的补充手段。MRI是垂体显像的最佳方法，特别是MRI增强薄层多平面扫描，有利于检出垂体微小病变。肝细胞特异性造影剂可提高肝转移瘤诊断的敏感性，尤其对小散转移瘤显示效果极佳、可对肝脏转移瘤的负荷评估提高准确率。基于组织内水分子布朗运动的DWI已被常规用于临床，对肝内微小转移灶的准确诊断有较好作用。MRI检测淋巴结转移的灵敏度为91%（82%~98%），优于CT（平均灵敏度83%）。对年轻患者，也应视情况优选MRI以减少辐射。近年来，MRI多参数半定量评估肿瘤功能学变化在疗效评估方面也具一定价值。

3 超声

超声是甲状腺和甲状旁腺病变首选常规影像检查，在协助诊断MEN1和MEN2中具重要价值。某些可疑病变可行经超声引导下细针穿刺活检，得到明确诊断。经胸超声心动图（Transthoracic echocardiography，TTE）是诊断类癌心脏病的首选影像学方法。经支气管超声内镜（Endobroncheal Ultrasonography，EBUS）对胸腺来源病变、肺内及淋巴结病变性质的判断具有很大帮助。对CT/MRI未能检出的肝脏病灶，可选择超声造影（Contrast-enhanced Ultrasonography，CEUS）或术中超声（Intraoperative Ultrasonography，IOUS）进行诊断。在疗效评估方面，超声受操作者手法和经验影响，不推荐作为常规检查方法。

第四节　分子影像诊断

分子影像诊断是在细胞和分子水平对疾病进行诊疗的一种无创、实时、可视化及特异性手段，能为肿瘤早期诊断、治疗策略制定及预后判断等提供有效的临床数据，目前已成为诊断NENs的重要影像学方法。分子影像诊断包括单光子发射计算机断层显像（single photon emission computed tomography，SPECT）和正电子发射计算机断层显像（positron emission tomography imaging，PET）。SPECT是通过单光子核素标记药物来反映组织器官血液灌注、功能代谢等信息，早年用于NENs的SPECT药物包括^{111}In-喷曲肽、^{99m}Tc-HYNIC-TOC、^{131}I-MIBG等，由于标记核素的半衰期长，易于制备和运输，价格低，便于推广，在NENs的诊断中具一定价值，但由于设备的分辨率局限性，灵敏度明显低于PET。PET显像通过注射正电子核素标记的相关生化过程的类似物（如葡萄糖、氨基酸、核酸等物质），在体状态下显示机体的能量代谢、细胞增殖、血流灌注、受体表达及脏器功能等重要信息，从而达到诊断目的，进而指导临床制定精准诊疗方案。PET显像有高灵敏性、高分辨率、高特异性等特点，在NENs中通过多种分子影像探针的显像，协助病灶定性定位、肿瘤分期、判断受体表达及代谢、评估肿瘤异质性、预测生存预后等。

1　生长抑素受体显像

约80%的NENs表达生长抑素受体（somatostatin receptors，SSTRs），因此使用放射性核素标记生长抑素类似物（somatostatin analogues，SSAs）的生长抑素受体显像（包括SPECT/CT和PET/CT）被广泛用于NENs的诊断，其中^{68}Ga-SSA是最常用的SSTR PET/CT的示踪剂，通常包括^{68}Ga-DOTATOC、^{68}Ga-DOTATATE及^{68}Ga-DOTANOC，三者间诊断效能相仿，在患者通量较低或生产条件有限的单位，也可用^{18}F-SSA替代^{68}Ga-SSAs。SSTR PET/CT常用于分化好的神经内分泌瘤（NET），诊断SSTR高表达的NET的灵敏度及准确性明显优于增强CT，主要用于可疑NET的定性定位诊断、转移性NET的原发灶探测、判断NET的整体瘤负荷及SSTR表达的表达情况，以指导治疗选择，筛选长效SSAs与肽类受体放射性核素治疗（peptide receptor radionuclide therapy，PRRT）的受益人群。目前SSTR PET/CT基本已取代分辨率有限的生长抑素受体SPECT/CT显像。2023版ENETS指南建议SSTR PET/CT用于所有胰腺NET、1型胃NET合并转移或具有转移风险、3型胃NET、转移性胃肠道NET存在影像病理不符合的情况。此外，在GEP-NET中，基于SSTR PET/CT的肝转移灶和全身SSTR阳性表达肿瘤体积（somatostatin receptor-expressing tumor volume，SRETV）高者长效SSAs控制时间短、无进展生存期（progression free survival，PFS）及总生存期（overall survival，OS）均较短，而且SSTR PET/CT的低摄取也常提示预后不良。对PRRT

治疗，基线SSTR PET/CT除了筛选患者以外，SSTR阳性的肿瘤负荷以及存在SSTR低表达的大病灶同样是预后不良因素。对纵隔及肺来源的类癌及不典型类癌，SSTR表达阳性率较低，常规不推荐SSTR PET/CT，若免疫组化SSTR2提示阳性，可考虑SSTR PET/CT显像。

2 糖代谢显像

^{18}F-FDG是脱氧葡萄糖的类似物，绝大多数恶性肿瘤主要的能量代谢途径为糖酵解，可在体反映肿瘤的葡萄糖代谢情况。^{18}F-FDG PET/CT对增殖活跃的G2、G3 NET和分化差的神经内分泌癌（neuroendocrine carcinoma，NEC）具有更高的诊断价值。对高级别的NET，若SSTR PET/CT存在阴性病灶，则推荐联合^{18}F-FDG PET/CT。SSTR及FDG的PET/CT双扫有助判断NET的肿瘤异质性，通常肿瘤FDG代谢越高，则提示Ki-67指数越高、侵袭性越强，需针对FDG代谢最高的病灶进行穿刺活检，以确定体内肿瘤的最高级别。^{18}F-FDG PET/CT对肿瘤的生物学行为有一定预测价值，前瞻性研究随访十年的结果显示^{18}F-FDG PET/CT有助于NET患者的风险分层、判断患者的整体预后，其价值甚至优于组织病理学分级，而且PET/CT双扫不一致的病灶总体积越低，显像不一致的肝转移灶少于两个，则总生存期越长。此外，近10%的NENs患者可合并第二原发肿瘤，^{18}F-FDG PET/CT作为广谱肿瘤显像，可用于探测第二原发恶性肿瘤。值得强调的是，PET/CT双扫不推荐常规用于NENs的疗效评估及定期随访，通常用于基线评估以及判断肿瘤进展后的生物学行为变化。

3 ^{18}F-DOPA

^{18}F-DOPA（6-^{18}F-fluoro-L-dihydroxyphenylalanine）是靶向儿茶酚胺代谢的一种显像剂，部分NENs细胞高表达芳香族L-氨基酸脱氢酶（aromatic acid decarboxylase，AADC），该酶可将摄取的^{18}F-DOPA转化成多巴胺的类似物^{18}F-FDA（^{18}F-fluorodopamine），滞留于NENs细胞中从而显像。^{18}F-DOPA PET/CT补充用于SSTR低表达或不表达的NENs，尤其对中肠起源的NET，相较于SSTR PET/CT具有更高的诊断灵敏度，且有研究显示转移性中肠NET的DOPA高摄取常提示肿瘤预后不良。PPGLs的肿瘤病灶存在高度异质性，^{18}F-DOPA、^{18}F-FDG及SSTR PET/CT相互补充用于PPGLs的诊断。推荐SSTR PET/CT用于头颈部PPGLs，^{18}F-DOPA PET/CT用于腹盆腔PPGLs，^{18}F-FDG PET/CT用于SDHx缺失的PPGLs。对于PPGLs，去甲肾上腺素的类似物^{123}I-MIBG SPECT/CT是一种高特异性的显像，虽然诊断灵敏度明显低于PET/CT，但可作为^{131}I-MIBG放射性核素治疗的筛选手段。此外，^{18}F-DOPA PET/CT对甲状腺髓样癌的诊断价值较高，其灵敏度和特异性分别为95%和93%，且^{18}F-DOPA PET/CT阴性患者具有更长生存期。

4 ^{68}Ga-exendin-4

胰高血糖素样肽-1（glucagon-like peptide-1，GLP-1）是促进葡萄糖依赖性胰岛素分泌的内源性激素，而GLP-1受体在胰腺β细胞和胰岛素瘤细胞表面高表达。胰岛素瘤是最常见的功能性胰腺神经内分泌瘤，通常体积较小，常规影像技术难以定位，而且约50%的胰岛素瘤不表达SSTRs，难以通过SSTR PET/CT寻找病灶，因此，通过放射性核素标记GLP-1及其类似物可高度特异性地靶向肿瘤的GLP-1R受体，在早期胰岛素瘤的诊治中展现独特优势。2016年国内开展的应用放射性核素^{68}Ga标记GLP-1类似物艾塞那肽（exenatide）（^{68}Ga-DOTA-exendin-4）的前瞻性临床研究表明，其对胰岛素瘤的诊断灵敏度高达97%。近年的研究显示，与SSTR PET/CT对比，^{68}Ga-DOTA-exendin-4 PET/CT具有更高的诊断灵敏度。而且，10%的胰岛素瘤与遗传相关，若出现胰腺多发NET，SSTR与^{68}Ga-DOTA-exendin-4 PET/CT联合显像有助于明确胰岛素分泌的病灶，确定手术范围。但是，转移性胰岛素瘤常不表达GLP-1受体，所以^{68}Ga-DOTA-exendin-4 PET/CT可能价值有限。

第五节　内镜诊断

内镜检查是对空腔脏器NENs行定位及定性诊断的重要手段。中央型支气管肺NENs可通过支气管镜技术或超声支气管镜检查诊断。对中央型支气管肺NENs，首选电子支气管镜检查获取组织标本，在出血风险高患者，可选用硬质支气管镜。肿瘤在支气管镜下呈光滑、界限清楚的红色或黄色肿块。超声支气管镜引导下的经支气管针吸活检能明确纵隔淋巴结性质，有助明确判断N分期，该法显著优于传统影像学技术的诊断率，有可能取代纵隔镜检查。对外周型支气管肺NENs，也可通过内镜经支气管穿刺获得组织标本。

胃肠NENs（GI-NENs）主要通过内镜检查和活检组织病理学诊断。因发病机制不同，1、2和3型g-NET内镜下的表现呈显著差异。1型胃NET白光内镜下常为多发息肉样病灶或黏膜下隆起，直径多小于1cm，形态不规则，多伴有红斑或中央凹陷，病灶常位于胃体或胃底，胃底体黏膜常呈萎缩性胃炎改变；2型g-NET白光内镜下也可表现为胃体或胃底多发息肉样病灶或黏膜下隆起，直径多小于1cm，但胃黏膜呈肥厚、充血水肿改变，黏膜表面常见多发糜烂甚至溃疡；3型g-NET多为单发，病灶可位于全胃，形态多样，可呈息肉样、溃疡型病变或黏膜下肿物，边界清晰且独立，直径多大于2cm，肿瘤浸润常超过黏膜下层，周围黏膜组织大多正常，表现出比1型和2型g-NET更具侵袭性的生物学行为；g-NEC白光内镜下表现与胃腺癌类似，可发生于胃的任何部位。窄带放大内镜对g-NET的性质判断亦有较好帮助。在窄带放大内镜下，大部分g-NET表面可见胃小凹结构，但在中央凹陷区胃小凹消失，可见异常扩张的黑褐色上皮下血管或/及青色的螺旋状毛细血管。

十二指肠NET（d-NET）多位于球部和降部，内镜下与胃NET相似，常表现为单个无蒂的淡黄色或发红的息肉样或黏膜下病变，可伴有中央凹陷。在窄带放大内镜下，肿瘤表面光滑，但中央凹陷区隐窝开口消失，白区扩大，可见增粗的青色螺旋状毛细血管。d-NEC与十二指肠腺癌内镜下表现类似。

大多数小肠NET发生在远端回肠，可通过胶囊内镜、小肠镜或结肠镜发现，内镜下表现为无蒂息肉样改变，或伴有溃疡的隆起型黏膜下病变，与正常黏膜分界清晰，质硬，表面可附着凝固物。胶囊内镜在发现隐匿小肠NENs方面具一定优势，不足在于无法实现精确定位及活检。小肠NENs因可能存在肠系膜纤维化及病灶多发特点，因此小肠镜对小肠NENs病变的检查价值有限。

结肠NET在白光内镜下常表现为淡黄色息肉或扁平的甜甜圈状病变，可有中心性溃疡，NEC表现与相应部位的腺癌类似。直肠NET多位于直肠中下部，多为单发，也可多发。白光内镜下典型表现为孤立的圆形、广基或无蒂的丘状黏膜下隆起，黏膜表面完整光滑，呈淡黄或苍白色，质地较硬。非典型表现如半息肉状、蕈伞状、甜甜圈状、黏膜表面充血、糜烂或溃疡，常提示生物学行为较恶；直肠NEC内镜下表现与直肠腺癌类似。在窄带内镜下，多数直肠NET可见圆形腺管开口（PP分型1型），网状毛细血管不可见（Sano分型1型）。

EUS可将胃肠道层次结构及周围邻近脏器病变清晰呈现出来，是食管、胃、十二指肠、胰腺和直肠NENs局部分期的首选方法，另外结合细针穿刺活检对肿瘤的病理诊断及其周围淋巴结性质的判断具重要价值。在EUS下，GI-NENs典型表现为边界清楚均匀低回声病灶，一般位于黏膜肌层或黏膜下层，若侵犯胃肠壁全层，则表明恶性程度高。直径超过1cm的直肠NENs推荐使用EUS检查明确侵犯深度和排查肠周淋巴结转移。pNENs在EUS下常表现为低回声、界限清楚、圆形、均匀的病变，部分病灶可有囊性变或钙化。部分胰腺NEC可表现为等回声病变，在少数情况下，还可表现为高回声、边缘不规则的病变。EUS对pNENs的检出率平均可达86%，诊断准确性可高达98%。EUS对胃泌素瘤和胰岛素瘤的检出率为79%~94%，其对胰头部的灵敏度较高，胰尾部的灵敏度较低。彩色多普勒超声内镜成像、EUS弹性成像、对比增强等辅助技术对pNENs与胰腺癌的鉴别及侵袭性预测具较好敏感性。EUS对pNET还可观察病灶与血管、胰腺导管的距离，进而评估手术可行性并指导选择术式。

第六节　胃神经内分泌肿瘤的分型诊断

胃神经内分泌肿瘤（g-NETs）的诊治较其他原发部位更为复杂，除分级分期外，根据细胞起源、病因及发病机制还分为不同的临床亚型。临床分型、分级、分期共同决定了患者的预后及治疗决策。

胃NENs来源于胃内分布的4种不同类型的神经内分泌细胞，包括分布于胃底和胃体、分泌组胺的肠嗜铬样细胞（enterochromaffin-like cell，ECL），分布于胃窦、分泌胃泌素的G细胞，分布于全胃、分泌生长抑素的D细胞，以及分泌5-羟色胺的肠嗜铬细胞（enterochromaffin cell，EC）。ECL细胞会受到G细胞所分泌胃泌素的刺激而增殖。胃NET可分为3型：1型胃NET最常见，占80%~90%。其发病机制是由于患者体内壁细胞抗体、内因子抗体等自身抗体导致自身免疫性萎缩性胃炎，引起胃酸匮乏，反馈性刺激胃窦G细胞分泌胃泌素，长期高胃泌素作用下，ECL增殖并逐渐转变为1型胃NET；2型胃NET最少见，仅占5%~7%。其发病是由于胃泌素瘤患者中（大部分为MEN1相关胃泌素瘤），胃泌素瘤分泌大量胃泌素，促进胃黏膜壁细胞和ECL增殖，形成2型胃NET；3型胃NET占10%~15%，具体发病机制尚不明确，可来源于所有胃内的神经内分泌细胞，其发生与胃泌素无关，也不存在特定的背景疾病。

1型胃NET的诊断要点包括：血清胃泌素水平升高；壁细胞和/或内因子抗体呈阳性；胃内pH值上升；胃镜下可见慢性萎缩性胃炎背景下，胃底和胃体多发息肉样或黏膜下隆起病变；肿瘤分级通常为G1级；极少发生转移（转移率为1%~3%）。2型胃NET的诊断要点包括：血清胃泌素明显升高（可以达到正常参考值的10倍以上）；胃内pH值明显下降；原发于胰腺、十二指肠等部位的胃泌素瘤；胃镜下见胃底和胃体泌酸黏膜粗大、水肿、充血、糜烂，甚至形成溃疡，在此基础上胃底和胃体多发息肉样或黏膜下隆起病变；肿瘤分级多为G1级；转移率为10%~30%。3型胃NET的诊断要点包括：血清胃泌素水平在正常参考值范围内；肿瘤可分布于全胃；胃镜下通常单发，可表现为黏膜下肿物、带蒂大息肉、火山口样病变等多种形态；肿瘤分级多为G2级；远处转移率约为50%。胃NEN的临床特征和诊断流程见表25-3-5和图25-3-1。

表25-3-5　2019WHO g-NET分型及其临床病理特征

特征	1型ECL细胞NET	2型ECL细胞NET	3型NET
男：女	0.4：1	1：1	2.8：1
所占比例	80%~90%	5%~7%	10%~15%
高胃泌素血症	是	是	否
胃窦G细胞增生	是	否	否
胃酸分泌	低胃酸/胃酸缺乏	高胃酸	正常
背景黏膜	萎缩性胃炎	壁细胞肥大/增生	无特异改变
ECL细胞增殖	是	是	否
病理分级	G1	G1	G1（罕见）
	G2（罕见）	G2（罕见）	G2
	G3（个别）		G3（罕见）
转移率	1%~3%	10%~30%	50%
5年生存率	90%~100%	60%~90%	<50%

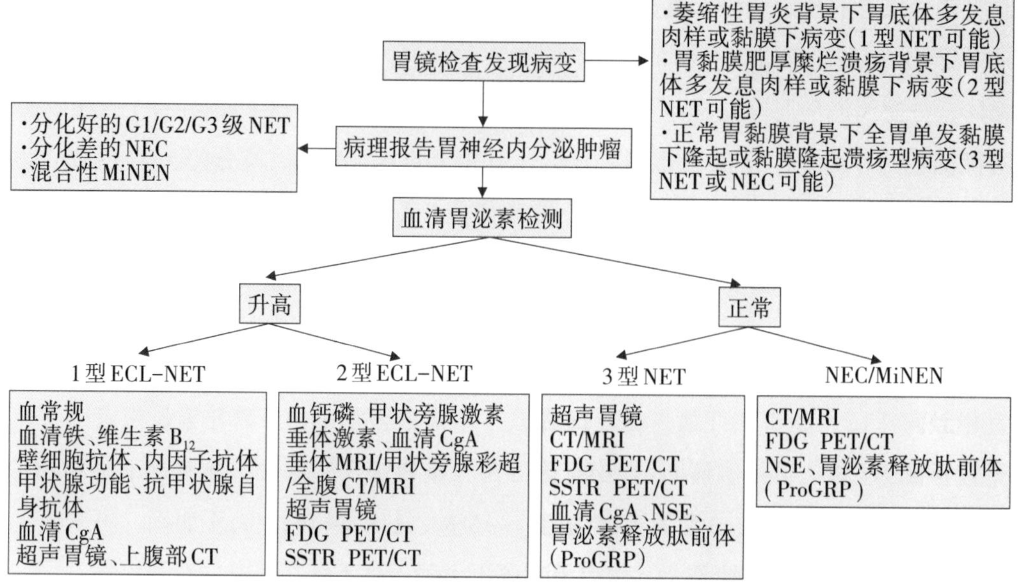

图25-3-1 胃神经内分泌肿瘤分型诊断流程图

第七节 分期诊断

NENs的分期目前多用AJCC的TNM分期，尤其需要注意的是来源于胃肠胰分化良好的NET，所采用的分期系统有别于相应部位其他种类的肿瘤，而来源于胃肠胰分化差的NEC和MiNEN、以及胃肠胰以外的NENs，所采用的分期系统则与相应部位的其他种类肿瘤相同。截至2024年10月，第9版AJCC分期系统已发布了分化良好的胃肠胰NET、肺及胸腺肿瘤的分期系统更新。由于篇幅所限，本指南总结了高分化胃肠胰NET（表25-3-6）和胸部NENs（表25-3-7和表25-3-8）最新AJCC分期系统，其余部位NENs分期标准建议参考相应部位AJCC分期手册。

表 25-3-6　AJCC 第 9 版胃肠胰神经内分泌瘤 TNM 分期

TNM定义	
Tx	原发肿瘤无法评估
T1	侵犯黏膜固有层或黏膜下层，且肿瘤直径≤1cm（胃、十二指肠、空回肠）； 局限于Oddi氏括约肌，且肿瘤直径≤1cm（壶腹部）； 肿瘤最大径≤2cm（阑尾）； 侵犯黏膜固有层或黏膜下层，且肿瘤直径≤2cm（结直肠）：肿瘤直径≤1cm为T1a，肿瘤直径>1cm但≤2cm为T1b； 局限于胰腺内，且肿瘤直径≤2cm（胰腺）
T2	侵犯固有肌层，或肿瘤直径>1cm（胃、十二指肠、空回肠）； 侵犯十二指肠固有肌层或黏膜下层，或肿瘤直径>1cm（壶腹部）； 2cm<肿瘤直径≤4cm（阑尾）； 侵犯固有肌层，或侵犯黏膜固有层或黏膜下层，且肿瘤直径>2cm（结直肠）； 局限于胰腺内，且肿瘤直径>2cm而≤4cm（胰腺）
T3	穿透固有肌层至浆膜下层，未突破浆膜层（胃、空回肠、结直肠）； 侵犯胰腺或胰周脂肪组织（十二指肠、壶腹部）； 肿瘤直径>4cm，或侵犯浆膜下层，或侵犯阑尾系膜（阑尾）； 局限于胰腺内，且肿瘤直径>4cm；或侵犯十二指肠、壶腹部或胆管（胰腺）
T4	侵犯脏层腹膜或其他器官或邻近组织（胃、十二指肠、壶腹部、空回肠、结直肠、阑尾）； 侵犯邻近器官，如胃、脾、结肠、肾上腺，或大血管壁，如腹腔干、肠系膜上动脉/静脉、脾动脉/静脉、胃十二指肠动脉/静脉、门静脉（胰腺）
Nx	区域淋巴结无法评估
N0	无区域淋巴结转移（所有部位）
N1	区域淋巴结转移，数量不限（除空回肠外其他部位） 区域淋巴结转移数量<12颗（空回肠）
N2	直径>2cm的肠系膜根部肿物和/或广泛淋巴结转移（大于12颗），尤其是包绕肠系膜上血管的淋巴结（仅针对空回肠）
M0	无远处转移（所有部位）
M1	有远处转移（所有部位）
M1a	转移局限于肝脏
M1b	转移到至少一个肝外部位（如肺、卵巢、非区域淋巴结、腹膜、骨）
M1c	肝脏和肝外转移瘤

分期	T	N	M
Ⅰ	T1	Nx（除胰腺外）和N0	M0
Ⅱ	T2	Nx（仅阑尾）和N0	M0
	T3	N0	M0
ⅡA[*]	T2	N0	M0
ⅡB[*]	T3	N0	M0
Ⅲ	T4 任何T	N0 N1、N2（空回肠）	M0 M0
ⅢA[*]	T4	N0	M0
ⅢB[*]	任何T	N1	M0
Ⅳ	任何T	任何N	M1

[*]仅适用于结直肠NET

表 25-3-7　AJCC 第 9 版肺神经内分泌肿瘤 TNM 分期

TNM定义	
Tx	原发肿瘤无法评估，或痰液或支气管灌洗液中存在恶性细胞，但支气管镜未观察到原发肿瘤
T0	没有原发肿瘤的证据
Tis	原位癌
T1	肿瘤最大径≤3cm，周围被肺或脏层胸膜包绕，支气管镜未发现肿瘤侵犯超过叶支气管近端（即主支气管未见肿瘤侵犯）
T1a	肿瘤最大径≤1cm
T1b	肿瘤最大径>1cm，≤2cm
T1c	肿瘤最大径>2cm，≤3cm
T2	肿瘤最大直径>3cm，≤5cm或有以下任一特征： ①累及主支气管，无论距离气管隆突多远，但不包括气管隆突 ②侵犯脏层胸膜（PL1或PL2） ③合并肺不张或阻塞性肺炎，延伸至肺门，累及部分或全肺。具有以上特征的T2肿瘤，若直径≤4cm或直径无法测量，归类于T2a；直径>4cm，≤5cm，则归类于T2b
T2a	肿瘤最大径>3cm，≤4cm
T2b	肿瘤最大径>4cm，≤5cm
T3	肿瘤最大径>5cm，≤7cm，或直接侵犯以下部位：壁层胸膜（PL3），胸壁（包括肺上沟），膈神经，心包壁层，或与原发灶同一叶内的单个或多个分散的瘤结节
T4	肿瘤>7cm，或任何大小的肿瘤侵犯下列任一结构：横膈膜，纵隔，心脏，大血管，气管，喉返神经，食管，椎体，气管隆突，或与原发灶同侧但不同肺叶的单个或多个分散的瘤结节
Nx	区域淋巴结无法评估
N0	无区域淋巴结转移
N1	转移至同侧支气管周围和/或同侧肺门淋巴结，包括直接侵犯
N2	转移至同侧纵隔和/或锁骨下淋巴结
N2a	转移至1站同侧纵隔和/或锁骨下淋巴结
N2b	转移至同侧纵隔多站淋巴结，包括/不包括锁骨下淋巴结侵犯
N3	转移至对侧纵隔，对侧肺门，同侧或对侧斜角肌或锁骨上淋巴结
M0	无远处转移
M1	有远处转移
M1a	对侧肺叶出现散在的肿瘤结节；出现胸膜结节、心包结节、恶性胸腔或心包积液。大部分胸腔（心包）积液是肿瘤引起的。但在少数患者中，胸腔（心包）积液多次显微镜检查，肿瘤细胞均是阴性，且积液是非血性、非渗出液。综合考虑这些因素和临床判断确定积液与肿瘤无关时，积液应不作为分期参考因素
M1b	单个器官内单一胸外转移（包括单个非区域性结节的累及）
M1c	单个器官或多个器官发生多个胸外转移
M1c1	单个器官发生多个胸外转移
M1c2	多个器官发生多个胸外转移

续表

分期	T	N	M
隐匿性癌	Tx	N0	M0
0	Tis	N0	M0
ⅠA1	T1a	N0	M0
ⅡA	T1a	N1	M0
ⅡB	T1a	N2a	M0
ⅢA	T1a	N2b	M0
ⅢB	T1a	N3	M0
ⅠA2	T1b	N0	M0
ⅡA	T1b	N1	M0
ⅡB	T1b	N2a	M0
ⅢA	T1b	N2b	M0
ⅢB	T1b	N3	M0
ⅠA3	T1c	N0	M0
ⅡA	T1c	N1	M0
ⅡB	T1c	N2a	M0
ⅢA	T1c	N2b	M0
ⅢB	T1c	N3	M0
ⅠB	T2a	N0	M0
ⅡB	T2a	N1	M0
ⅢA	T2a	N2a	M0
ⅢB	T2a	N2b	M0
ⅢB	T2a	N3	M0
ⅡA	T2b	N0	M0
ⅡB	T2b	N1	M0
ⅢA	T2b	N2a	M0
ⅢB	T2b	N2b	M0
ⅢB	T2b	N3	M0
ⅡB	T3	N0	M0
ⅢA	T3	N1	M0
ⅢA	T3	N2a	M0
ⅢB	T3	N2b	M0
ⅢC	T3	N3	M0
ⅢA	T4	N0	M0
ⅢA	T4	N1	M0
ⅢB	T4	N2a	M0
ⅢB	T4	N2b	M0
ⅢC	T4	N3	M0
ⅣA	任何T	任何N	M1a
ⅣA	任何T	任何N	M1b
ⅣB	任何T	任何N	M1c1、M1c2

表 25-3-8 AJCC 第 9 版胸腺神经内分泌肿瘤 TNM 分期

TNM定义	
Tx	原发肿瘤无法评估
T0	没有原发肿瘤的证据
T1	局限于胸腺和胸腺周围脂肪，可侵犯纵隔胸膜，但不侵犯其他任何纵隔内结构
T1a	肿瘤直径≤5cm
T1b	肿瘤直径>5cm
T2	肿瘤直接侵犯心包（部分或全层）、肺、膈神经
T3	肿瘤直接侵犯以下任何部位：头臂静脉、上腔静脉、胸壁、心包外肺动静脉
T4	肿瘤直接侵犯以下任何部位：主动脉（升主动脉，主动脉弓或降主动脉）、弓血管、心包内肺动脉、心肌、气管、食管
Nx	区域淋巴结无法评估
N0	无区域淋巴结转移
N1	前纵隔（胸腺周围）淋巴结转移
N2	胸部深部或颈部淋巴结转移
M0	无胸膜、心包或远处转移
M1 M1a M1b	胸膜、心包或远处转移 胸膜或心包转移 肺实质或远处器官转移

分期	T	N	M
Ⅰ	T1a、T1b	N0	M0
Ⅱ	T2	N0	M0
ⅢA	T3	N0	M0
ⅢB	T4	N0	M0
ⅣA	任何T	N1	M0
ⅣA	任何T	N0、N1	M1a
ⅣB	任何T	N2	M0、M1a
ⅣB	任何T	任何N	M1b

第八节 不明原发灶NENs的诊断

不明原发灶NENs是指在综合考虑患者临床特征、病理及影像学等多种因素后，仍无法明确原发部位的NENs。不明原发灶NENs发病率约为0.84/10万人年，约占所有NENs的12%~22%，但随着临床诊断水平的提高，其占比在逐渐下降。明确原发部位对患者后续治疗选择具有重要意义，因此，对病理确诊NENs的不明原发灶患者，应积极寻找其原发部位。可通过以下几方面协助寻找原发部位。

（1）临床表现：非功能性NENs可能存在原发部位占位效应相关临床表现，而对功能性NENs，不同类型的功能性NENs可提示临床寻找相应的原发灶，例如类癌综合征（中肠、肺）、胃泌素瘤（十二指肠、胰腺）、VIP瘤（胰腺）、胰高血糖素瘤（胰腺）、生长抑素瘤（胰腺、十二指肠、空肠）、异位ACTH瘤（胰腺、胸腺）等。

（2）转移模式：不同原发部位NENs的好发转移模式有差异，可根据转移瘤分布协助判断可能的原发部位，例如肝转移最常见于GEP-NENs，骨转移最常见于胸腺、肺、肠道NENs及PPGLs，脑转移主要见于肺NENs，皮肤或皮下转移最常见于喉、支气管肺和胰腺NENs。此外，根据淋巴结引流区域亦可协助判断原发部位。

（3）影像学检查：综合多种影像学检查是寻找原发部位的重要方式，除常规影像学检查外，胃肠镜检查可发现胃肠道原发灶，针对不同类型NENs采取不同核素显像剂PET/CT联合检查也可协助发现隐匿的原发灶：NET（^{68}Ga-SSTR）、高级别NET或NEC（^{18}F-FDG）、PPGLs（^{18}F-DOPA）、胰岛素瘤（^{68}Ga-exendin-4）等。

（4）病理学检查：不同原发部位NENs具有不同病理学形态，通过免疫组化检测部位特异标记物（参见表25-3-2）也是协助明确原发部位的重要方法，此外，不同原发部位NENs基因改变有所不同，例如*DAXX/ATRX*突变主要见于胰腺来源NET，*APC*、*BRAF*基因突变主要见于结肠来源NEC等。

第四章

治疗

第一节 内镜治疗

随着内镜技术的不断发展，内镜下治疗也成为NET综合治疗的一个重要组成部分。内镜治疗主要适用于局限于黏膜和黏膜下层，无区域淋巴结和远处转移，病灶最大直径≤20mm的胃（1型和部分3型）、十二指肠及结直肠的低级别（G1/G2级）、分化好的NET。目前多种内镜技术包括内镜下黏膜切除术（Endoscopic mucosal resection，EMR）、各种改良EMR（modified-endoscopic mucosal resection，m-EMR）、内镜黏膜下剥离术（Endoscopic submucosal dissection，ESD）、内镜下全层切除术（Endoscopic full-thickness resection，EFTR）对神经内分泌瘤（NET）切除可获良好效果。超声内镜（Endoscopic ultrsonography，EUS）引导下无水乙醇注射及超声内镜引导射频消融（EUS-RFA）也可用于肿瘤直径<20mm的部分胰腺神经内分泌瘤的治疗。对神经内分泌癌（NEC），无内镜下治疗适应证。

1 胃NET（g-NET）的内镜治疗

对肿瘤直径≤10mm，G1或低G2级（ki-67<10%）的1型g-NET可内镜下随访，如果病变单发或者为少量息肉样病变，可行ESD/EMR/EFTR直接切除，若为R1切除（切缘阳性），还可继续内镜下随访。但病理分级G3的1型g-NET，需经EUS评估未浸润肌层和无淋巴结转移者方可在内镜下切除。对肿瘤直径在10~20mm，经EUS评估未浸润肌层的G1-G2且无转移的1型g-NET可在内镜下切除，内镜切除方式包括EMR、ESD和EFTR。对肿瘤直径>20mm及肿瘤直径在10~20mm的G3级1型g-NET须行外科手术治疗。对直径大于10mm内镜下R1切除患者，推荐再次EMR、ESD、EFTR或外科手术补切。由于1型g-NET易复发，且在自身免疫性萎缩性胃炎的背景下，部分患者还可能发生胃腺癌，因此，每年消化内镜精细检查十分必要。若NET复发，可同样按上述原则治疗。

3型g-NET经充分EUS和影像学评估，必要时SSTR PET/CT和^{18}F-FDG PET/CT双核素扫描评估后，对直径≤10mm、局限在黏膜内或黏膜下未浸润肌层和无淋巴结及远处转移的G1级3型g-NET，可在内镜下行ESD或EMR治疗；对肿瘤直径≤15mm，增殖活性较低的G2级肿瘤（Ki-67<10%），若患者手术不耐受，可实行内镜下切除，若R1切除，可再行内镜切除或外科补救手术治疗。

2 十二指肠非功能性NET（NF-dNET）的内镜治疗

直径<5mm，在十二指肠上部的NF-dNET常常在内镜下被当作普通息肉钳除，这个大小的NET极少复发或者转移，因此这种情况可以随访。对直径5~15mm，G1或Ki-67指数较低的G2级，未浸润肌层和无淋巴结及远处转移的NF dNET患者，推荐内镜下切除并随访，方式包括EMR或ESD。然而，EMR或EMR-L的组织学完全切除率较低，ESD可实现肿瘤整块切除，但出血和穿孔并发症发生率较高；可通过在内镜下使用“Over-the-scope clip（OTSC）”或用聚乙醇酸片覆盖来闭合创面，预防并发症。Vater壶腹区域或壶腹周围区域的d-NET，容易侵犯固有肌层或出现淋巴结转移，即便直径<10mm，也应采取外科切除并淋巴结活检或清扫。

3 结直肠NET的内镜治疗

结肠NENs绝大部分病理类型为NEC或者MiNEN，需要外科治疗。仅极少部分直径≤10mm，病理分级为G1的结肠NET（c-NET），在完善EUS及影像学检查后可行内镜下ESD和EMR治疗。

直肠NENs大部分为小于<10mm、G1/G2和T1期的NET，因此直肠NET大部分仅需要内镜下治疗。直肠NET（r-NET）内镜治疗的适应证包括肿瘤直径<20 mm，局限于黏膜或黏膜下层（T1期）的G1/G2级病变，原则上应完善EUS、全腹增强CT或增强MRI，必要时SSTR PET/CT和^{18}F-FDG PET/CT双核素扫描评估，在排除肿瘤浸润固有肌层和淋巴结转移后可经内镜切除，内镜切除术式包括ESD、m-EMR（包括套扎-EMR、EMR-L、预切开-EMR、透明帽-EMR）、EFTR、内镜下肌间剥离术，均能获得R0切除。对仅切缘阳性，肿瘤未浸润固有肌层和无淋巴管血管浸润的R1切除患者，推荐补救性内镜下切除，包括ESD和EFTR，若病理发现肿瘤浸润固有肌层或淋巴管血管浸润则需外科补救切除。对切缘阳性的部分患者，若病理为G1且直径<10mm，也可随访。对直径>20mm肿瘤，推荐外科切除。

4. 胰腺NET（pNET）的内镜下治疗

EUS推荐用于pNET术前定位，判断肿瘤与胰管、邻近血管和组织的关系，明确肿瘤分期、周围淋巴结和器官转移的情况。对胰岛素瘤，如果肿瘤直径<10mm，G1/

G2，有外科手术禁忌或者拒绝外科手术者，可以尝试EUS引导下无水乙醇注射或射频消融（EUS-RFA）治疗；对肿瘤直径<20mm、无临床症状、G1的非功能性无转移的散发胰腺神经内分泌瘤（pNET），与病人充分沟通后可严密随访。近期2项大样本回顾性研究显示，EUS引导下无水乙醇注射及射频消融治疗<20mm的非功能性pNET和胰岛素瘤病人，在疾病复发率、低血糖症状控制等方面并不会显著劣于外科手术治疗，但在术后并发症方面优于外科手术治疗。因此，EUS引导下消融治疗可尝试作为<20mm pNET的治疗方式，但仍需多中心前瞻性研究。

第二节　外科治疗

1　pNENs的外科治疗

外科治疗是pNENs整合治疗的重要环节（图25-4-1）。手术方案需充分考虑患者一般情况、肿瘤功能特点、遗传相关性、肿瘤分级与分期等因素，肿瘤可切除性需借助增强CT（或MRI）评估。对功能性肿瘤，还应重点评估患者激素相关症状严重程度，并在围术期行相应治疗。对pNEC，应采用胰腺癌标准行手术治疗。

1.1　局限期NF-pNET的外科治疗

对瘤径<2cm的G1级小NF-pNET，若无症状、无区域淋巴结转移或局部侵犯征象（如胰管扩张），可每6个月行影像学随访，第4年后可每年随访；对G2级小NF-pNET，可相对积极地行手术治疗。对G3级或随访期内肿瘤持续生长的小NF-pNET，应行手术治疗。术式可优选微创下肿瘤剜除术；对位于胰腺深部等不宜行剜除的肿瘤，可行胰腺节段切除或保留器官功能的规则性胰腺切除术。低危小NF-pNET（如瘤径小于1cm、G1级、CT/MR及SSTR PET/CT无淋巴结转移证据、术中未见淋巴结肿大）可不行淋巴结清扫，其他仍推荐行淋巴结清扫或至少行淋巴结活检。

对直径≥2cm的NF-pNET，优选微创下行规则性胰腺切除并行淋巴结清扫。其中，胰头部肿瘤可优先行保留幽门的胰十二指肠切除术，亦可行胰十二指肠切除术或保留器官的胰头切除术；胰体部肿瘤可行节段性胰腺切除术；胰尾部肿瘤可行远端胰腺切除术，包括联合脾脏切除术。淋巴结清扫的数量应力争达到胰腺癌手术的相关标准，以实现准确分期。

1.2　局部进展期/转移性NF-pNET的外科治疗

pNET的局部进展或转移并非手术绝对禁忌，但手术价值需全面考量。除腹盆增强CT/MR外，可联合肝脏特异性造影剂增强MR、SSTR PET/CT、^{18}F-FDG PET/CT以实现准确分期和手术规划，必要时可通过多点活检全面了解肿瘤异质性以协助手术决策。

对G1/G2级局部进展期NF-pNET，应力争根治性手术，可考虑原发灶联合受累器官或组织的扩大切除。若肿瘤伴发肝转移，应视原发灶及肝转移灶的可切除性制定手术方案。原发灶可切除性常参考胰腺癌的相关标准；肝转移瘤可切除常指在残肝体积≥30%前提下可实现R0/R1切除。具体而言，当原发灶及转移灶均可切除时，应力争根治性手术，转移灶可优选保留肝实质的肝切除手术。当原发灶可切除但转移灶切除难度较大时，可通过手术联合介入治疗力争实现无疾病状态（no evidence of disease）。当转移灶无法切除时，原发灶切除可能带来一定获益，但需要综合考虑原发灶的大小和部位，过小的原发灶切除对于减瘤意义不大，位于胰头的肿瘤，手术也应相对谨慎。当原发灶不可切除但转移灶可切除时，也需综合考虑转移灶的大小和肿瘤负荷，通常不推荐仅行转移灶切除，但若转移灶切除可以带来肿瘤负荷显著减少的获益时，可以考虑切除。此外，对拟行胰十二指肠切除术的患者，在时序上应优先处理肝转移灶；对术后需要长期应用SSAs的患者，可同期行胆囊切除术。

对生物学行为较好（Ki-67指数较低、生长缓慢、SSTR阳性）且存在根治性手术可能的局部进展期G3级NF-pNET，应力争手术治疗；符合前述条件的转移性NF-pNET G3患者，可能在严格筛选的前提下从手术中获益。对生物学行为较差（Ki-67指数较高、生长迅速、SSTR阴性）的局部进展期G3级NF-pNET及pNEC，根治性手术的决策应更加谨慎，转移性患者则常不行根治性手术治疗。对合并或即将出现肿瘤相关并发症的患者，可行姑息手术。

1.3 F-pNENs的外科治疗

手术不仅可改善F-pNENs患者的预后，亦可缓解激素相关症状，故对一般情况良好的局限期F-pNENs患者，均推荐积极手术。对胰岛素瘤患者，可在肿瘤定位满意（包括肿瘤位置及数量）前提下优选肿瘤剜除术。其他F-pNENs常具较高恶性潜能，推荐行规则性胰腺切除及区域淋巴结清扫。对局部进展期/转移性F-pNENs，仍应力争根治性手术，或行有效减瘤手术（减瘤比例>70%）并联合肝转移灶介入治疗。

1.4 遗传相关性pNENs的外科治疗

遗传相关性pNENs的外科治疗原则与散发性pNENs类似，但此类肿瘤常具早发、多发、复发特点，故在治疗选择上常更加保守。手术时机和方案需结合多学科讨论和患者意愿。对遗传相关性小NF-pNET，除非患者明确的手术指征，否则常不推荐首选手术治疗；对肿瘤直径较大或持续生长的患者可行手术。对多数遗传相关性F-pNET，仍推荐行手术治疗；但直径较小（<2cm）的遗传相关性胃泌素瘤患者预后良好、药物控制症状效果满意，可考虑在密切复查下行药物治疗。

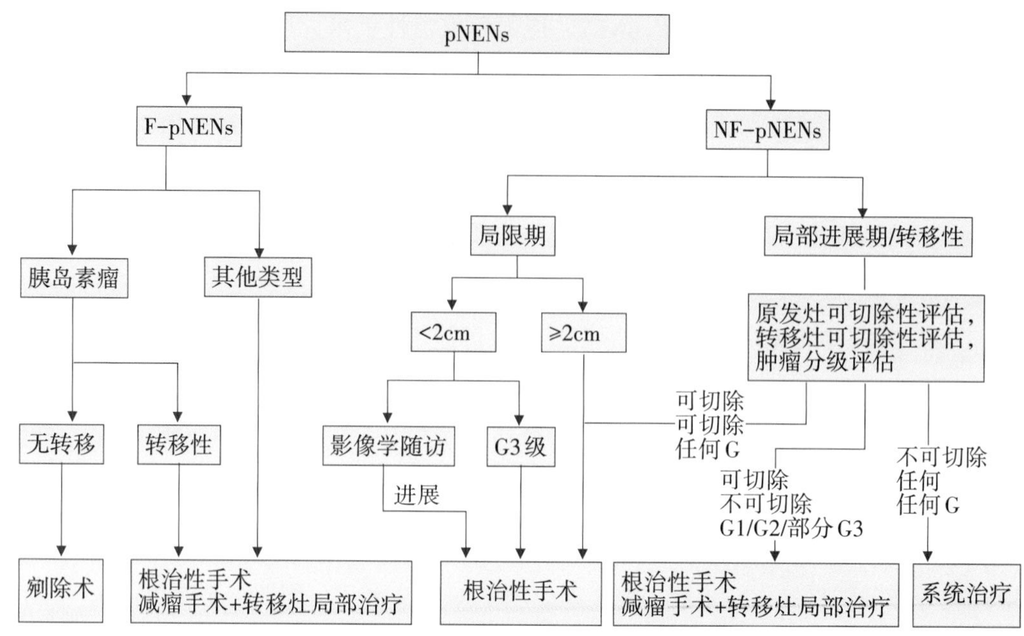

图25-4-1 胰腺神经内分泌肿瘤手术治疗流程

2 胃肠NENs外科治疗

2.1 g-NENs外科治疗

1型g-NET：对肿瘤1~2cm且伴高危因素（肿瘤浸润固有肌层及以上、Ki-67指数较高的G2级或G3级）或肿瘤>2cm、伴淋巴结转移的患者，需积极外科手术。术式可据肿瘤大小、数目、最大病灶所在部位及是否伴淋巴结转移等情况，选择胃局部切除术、胃远端切除术+淋巴结清扫或全胃切除术+淋巴结清扫等。

2型g-NET：术前充分评估原发胃泌素瘤和g-NET位置、大小、浸润深度和可切除性。如胃泌素瘤可切除，应行原发胃泌素瘤及g-NET切除。根据患者一般情况及原发胃泌素瘤（部位/大小）选择不同术式，包括十二指肠局部切除、胰腺局部切除或肿物剜除、胰腺节段切除、胰十二指肠切除+淋巴结清扫、胰体尾切除+脾切除+淋巴结清扫等；对g-NET，同样应基于肿物大小、浸润深度及有无淋巴结转移选择内镜下切除、胃局部切除和部分切除±淋巴结清扫等。

3型g-NET：术前充分评估肿瘤大小、部位、浸润深度、有无淋巴结转移及远处转移情况。对肿瘤1~2cm、G2级、无淋巴结转移者，可考虑局部/楔形切除，对肿瘤>2cm、G3级、伴淋巴结转移时，应行根治性切除+淋巴结清扫术（可酌情考虑D1淋巴结清扫）。对内镜下R1切除的患者，亦可考虑补救性手术切除。

g-NEC：鉴于此类肿瘤的高恶性度，对术前未发现明确远处转移的患者，经充分肿瘤评估后应积极外科手术治疗，切除范围及淋巴结清扫范围可参照胃腺癌标准（如远端胃大部切除+D2淋巴结清扫、全胃切除+D2淋巴结清扫等），要求手术清扫淋巴结数目≥15枚以确保清扫范围及精确分期。

2.2 d-NENs外科治疗

d-NENs的外科治疗原则应综合考虑肿瘤原发部位、肿瘤大小、浸润深度、分级及是否伴有淋巴结转移。对直径>1cm、肿瘤侵犯固有肌层、Ki-67指数较高的G2级或G3级、淋巴血管浸润、伴有淋巴结转移或功能性的肿瘤，应采取外科手术切除，包括局部切除术或胰十二指肠切除术±淋巴结清扫等。方案选择需考虑十二指肠解剖部位的特殊性及手术的复杂性，建议经充分多学科讨论后合理评估并制定整合治疗方案。对壶腹或壶腹周围者，鉴于肿瘤侵袭性更强，对于术前或术中明确淋巴结转移者，建议胰十二指肠切除术+淋巴结清扫。但对肿瘤直径<2cm者，局部切除+淋巴结清扫也可以考虑。淋巴结清扫需不少于8枚淋巴结。

2.3 空回肠NENs外科治疗

对于局限性可切除的空回肠NET，首选根治性原发灶切除+淋巴结清扫（≥8枚），其中，如原发灶距回盲瓣<2cm，联合右半结肠切除或回盲部切除；对合并肝转移的空回肠NET，鉴于大多数空回肠NENs患者为较低级别肿瘤，但临床易出现梗阻、出血、穿孔、肠系膜纤维化等症状，如原发灶和转移灶可同期或分期切除，应考虑手术切除原发灶、区域淋巴结及肝转移。如转移灶不可切除，但存在原发肿瘤相关症状，可考虑行原发灶切除。手术切除及淋巴结清扫过程中应注意保护小肠系膜血管以保障足够长度的小肠及血运。因可能存在多发肿瘤，术中应仔细触摸探查整段空回肠。腹腔镜手术虽然创伤较小，但可能存在切除不完全风险，尤其当肿瘤多发时，其作用并未得到高级别证据支持。因此，对肠系膜区肿瘤转移范围较大及多发性肿瘤而言，腹腔镜手术可能不是合适术式。

2.4 阑尾NENs外科治疗

总体而言，阑尾NENs预后较好，外科治疗主要焦点在于手术切除范围是单纯阑尾切除术还是以达到肿瘤学根治为目标的扩大手术切除（回盲部切除或右半结肠切除），尤其是对于直径1~2cm的阑尾NET。但近期的大样本回顾性研究提示，对肿瘤直径1~2cm的阑尾NET，单纯阑尾切除术和右半结肠切除术患者OS并无差别，且既往认为的高危因素，包括淋巴结转移、系膜侵犯范围等均与患者OS无关，因此，右半结肠切除应更加谨慎。推荐对于肿瘤直径>2cm、或肿瘤直径<2cm但肿瘤为Ki-67较高的G2级或G3级，行右半结肠切除术，但对较年轻的患者，可考虑回盲部切除；肿瘤直径<1cm或肿瘤直径1~2cm且Ki-67指数不高的患者，单纯阑尾切除术即可。

2.5 结肠NENs（c-NENs）外科治疗

局限性c-NEN手术的选择与结肠腺癌类似。c-NENs发现时直径多大于2cm，浸润深度超过固有肌层常见，因此，根治性切除加淋巴结清扫是常用治疗方式，具体可参照结肠腺癌。此外，对内镜下未能完整切除肿瘤或病理提示为神经内分泌癌时，应追加根治性手术及淋巴结清扫。

2.6 直肠NENs（r-NENs）外科治疗

对r-NENs的外科治疗，肿瘤直径、浸润深度及病理分级同样是影响治疗决策的最主要因素。对肿瘤小于1cm但肿瘤侵犯固有肌层G1或G2的患者，在排除淋巴结转移后，建议内镜下全层切除或外科局部手术。而对肿瘤直径大于2cm的患者，其发生远处转移的概率大大升高（60%~80%），应行全身影像学检查排除远处转移，若未发现远处转移，建议根治性切除，肿瘤位于中低位者应行全直肠系膜切除术（total mesorectal excision，TME），如直肠前切除术（anterior resection，AR），或腹会阴联合切除术（abdomino-perineal extirpation，APE）；肿瘤位于高位者推荐追加广泛系膜切除术（切除肿瘤下缘至少5cm的直肠系膜）。对直径在1~2cm的r-NENs，应兼顾根治及功能保全，建议先行MRI/CT等影像学评估排除局部淋巴结和远处转移，对存在淋巴结转移、R1切除且淋巴/血管浸润阳性或G2/G3级，建议按照肿瘤直径大于2cm的原则进行手术切除。对少数病理提示为NEC而无远处转移者，无论肿瘤直径多大，均按相应部位腺癌术式处理。而对明确发生远处转移的r-NENs患者，手术仅适于缓解局部症状，如梗阻、出血等。

2.7 伴远处转移的胃肠NENs的外科治疗

对伴有远处转移的胃肠NENs，鉴于目前尚无大型前瞻性随机对照研究比较系统治疗和姑息手术对转移性胃肠NENs的生存获益，现有外科治疗原则主要依赖肿瘤的生物学行为（主要包括分化、分级、肿瘤大小、部位、侵犯范围等），以及多学科讨论的结果而定。针对功能性胃肠NET，尤其是空回肠NET，基于可控制激素分泌症状及潜在的生存获益，根治性切除及较高程度的减瘤术均可作为选择方案，建议术前予生长抑素类似物控制激素分泌症状，积极预防类癌危象；针对无功能性胃肠NET，在可获得较好的疾病控制、存在肿瘤相关压迫症状、预计可获得较高比例（如70%以上）减瘤率情况下，亦可考虑行减瘤手术；关于切缘状态，无论是R0（完全切除）、R1（切缘阳性）还是R2（肉眼残留）切除，生存期并无显著差异。几乎所有肝转移的患者都有超出术前和术中影像学检查所能识别的微转移。对肝转移灶的处理，结合肝转移灶的分布情况（如Ⅰ/Ⅱ/Ⅲ型），射频消融（Radiofrequency ablation，RFA）、肝动脉栓塞（Transarterial emboli-zation，TAE）、分步手术（two-step surgery）等均可作为可选治疗手段；对于伴远处转移的胃肠NEC，不推荐外科手术治疗。对分化好、级别低（常Ki-67<5%）、无肝外病灶、移植前疾病控制稳定的高选择性患者，肝移植亦可作为选择之一。

综上所述，胃肠NENs总体外科治疗原则归纳如下：对无远处转移的胃肠NENs的治疗应首选根治性手术切除，包括原发灶的完整切除±区域淋巴结清扫。随着新型外科技术和器械的发展，传统开放手术及内镜下切除、腹腔镜手术及腹腔镜内镜联合手术等微创外科技术在有经验的医师亦可作为术式选择。值得重视的是，鉴于部分肿瘤直径较小（如<2cm）、分化良好、级别低（如G1级）的胃肠NENs的生物学行为相对惰性，及部分胃肠NENs解剖部位的特殊性（如壶腹周围、低位直肠等），在注重肿瘤根治性的同时应强调保全相应器官的功能以提高患者生活质量。而对分化差的NEC，鉴于极高的肿瘤恶性度，应严格参照相应部位的腺癌行根治性手术及彻底的区域淋巴结清扫。

3　支气管肺和胸腺NENs的外科治疗

在外科治疗前，必须要明确肿瘤是否具有功能。对功能性肿瘤，在外科治疗前必须控制好激素分泌所引起的各种症状。支气管肺和胸腺NET的外科治疗策略需根据肿瘤大小、位置、范围、分期及有无功能来分别讨论。而支气管肺和胸腺NEC的外科治疗则参照其相应部位癌的外科治疗策略。

3.1　肺NET（TC/AC）的外科治疗

根治性手术切除是Ⅰ-ⅢB期可切除的支气管和肺NET首选的治疗方式。如果能耐受手术，即使存在N2淋巴结转移，根治性手术切除亦是治疗首选。对分期为cT1N0的遗传相关或合并多种并发症的肺TC患者，此类肿瘤生长较为惰性，可考虑密切随访。

（1）外科治疗原则

分期治疗是支气管肺NET的外科治疗原则。完整彻底切除是保证手术根治性、分期准确性、加强局控和长期生存的关键。外科手术根治性切除是Ⅰ、Ⅱ期支气管肺NENs的优选局部治疗方式。Ⅲ期支气管肺NET是一类异质性明显的肿瘤，对Ⅲ期可切除者，治疗模式应以外科为主的综合治疗，不可切除者，治疗应结合病灶位置、生长速度及有无功能，采取内科为主的综合治疗策略，内科治疗有效的基础上可以再次评估手术完整切除的可能性。

（2）外科治疗方式

1）切除范围：解剖性肺切除肺叶切除是推荐的标准术式。对部分中央型肺NET，在保证切缘情况下，支气管和（或）肺动脉袖式切除围手术期风险小而疗效优于全肺切除，为推荐术式。对部分外周型、T1a-T1b、N0患者，可考虑肺段切除术，对肺功能储备差或存在其他重大合并症不适宜解剖性肺切除术的高危患者，可考虑肺楔形切除术。

2）手术路径：开胸和微创手术具备同样的肿瘤学效果，外科医师可根据习惯和熟练程度选择。已证实胸腔镜（包括机器人辅助）等微创手术安全可行，围手术期安全性优于开胸手术，长期疗效不亚于开胸手术。因此，在技术可行且不牺牲肿瘤学原则的前提下推荐胸腔镜（包括机器人辅助）等微创手术路径。

3）淋巴结清扫：由于17%的肺TC和46%的肺AC存在淋巴结转移，淋巴结清扫范围将影响患者预后，因此推荐系统性清扫，建议行至少6站淋巴结清扫，包括三站肺内和肺门淋巴结、三组纵隔淋巴结，且必须包括第7组（隆突下淋巴结）。

4）新辅助治疗：局部进展期（Ⅱ-Ⅲ期）可手术的支气管肺NET新辅助治疗旨在提高手术切除率，但目前仍缺乏高级别证据。临床实践中，新辅助治疗可尝试选择化疗、部分抗血管生成药物治疗等。

3.2 胸腺NET（TC/AC）的外科治疗

胸腺NET患者的外科治疗原则上遵从胸腺上皮肿瘤的外科治疗原则，最佳治疗计划应经过胸外科医师、影像科专家、肿瘤内科医师和放疗科医师多学科（MDT）评估后制定。确定肿块是否可被手术根治性切除至关重要，需由有经验的胸外科医师负责决策。

（1）外科治疗原则

分期治疗同样是胸腺NET的外科治疗原则。肿瘤完整切除是胸腺NET最重要的预后因素。对可耐受手术者，手术是所有可切除的胸腺NET的推荐治疗。对可根治性切除的肿瘤（T1-T3），推荐直接手术。对局部进展期肿瘤（部分T3-T4），也可在新辅助诱导治疗后再次评估手术指征。对瘤床或局部淋巴结复发的NET，如MDT讨论后，满足手术条件，可考虑再次手术切除。

（2）外科治疗方式

1）切除范围：推荐手术范围是肿瘤及受侵组织切除和全胸腺切除。

2）手术路径：在遵循肿瘤学原则、保障手术安全的前提下，外科医生可根据情况选择经典胸骨正中切口或微创手术，微创手术以胸腔镜或机器人辅助的侧胸或剑突下入路为主。目前推荐微创手术用于早期肿瘤（Ⅰ期）外科治疗。在微创技术较为成熟的大的临床中心，在遵循根治性切除原则下，对Ⅱ-Ⅲa期可尝试行微创胸腺手术。经典手术径路是胸骨正中切口，该切口可较好暴露前纵隔及双侧胸膜腔，评估大体包膜侵犯、胸腺周围和纵隔脂肪浸润、瘤周胸膜粘连和周围结构受累。

3）淋巴结清扫：胸腺NET淋巴结转移率高（50%~62.3%），所以对术前高度怀疑胸腺NET或已经病理明确为胸腺NET患者，推荐行双侧N2淋巴结采样/清扫。

4 PtiNETs、PPGLs、MTC、MCC的外科治疗原则

4.1 PitNETs的外科治疗原则

PitNETs手术治疗目的包括：切除肿瘤、缓解肿瘤对周围结构的压迫；纠正过度分泌的垂体激素；尽可能保留正常垂体前叶及后叶功能。除垂体泌乳素瘤首选药物治疗外，其他类型的垂体瘤多数首选手术治疗。然而对于存在垂体瘤卒中、占位效应导致视力视野受损、不能耐受药物的不良反应或药物抵抗的垂体泌乳素瘤患者，

应选择手术治疗。在制定手术方案时需考虑以下相关因素：瘤体的大小、瘤体的质地与血供情况、鞍隔面是否光滑完整、颅内及海绵窦侵袭的范围大小、鼻窦发育与鼻腔病理情况、患者全身状况及手术意愿。对于不能行经鼻蝶入路的或有鼻腔感染的患者，可选择开颅切除。对于肿瘤主体位于鞍内、鞍上、鞍旁发展呈哑铃形的患者，可行联合入路手术。有明显的垂体功能低下者，主要是肾上腺轴和甲状腺轴低下者，需纠正后再行手术治疗。难治性垂体神经内分泌瘤病灶常广泛侵袭鞍底、斜坡或海绵窦等重要结构，手术常难以完全切除原发鞍区病灶，手术后应结合病理分型进行多学科讨论，辅以放射治疗和药物治疗。

4.2 PPGLs的外科治疗原则

手术切除是大多数局限性PPGLs唯一可能治愈的疗法。常需仔细术前计划以选择最合适的术式，包括对原发肿瘤（或多灶性肿瘤）位置及邻近结构的侵犯的评估，以及充分的围手术期管理。手术目标是实现完整肿瘤切除而不破裂，包括必要时整体切除邻近受累器官。部分患者手术或应激会引起大量儿茶酚胺突然释放，导致严重甚至危及生命的高血压，因此，术前应接受α-肾上腺素能受体阻滞治疗，同时需积极的体液补充和高盐饮食，持续10~14天或直到血压稳定，术中亦可用非选择性α阻滞剂进行额外的血压控制，以保证围手术期安全，具体药物使用见下文药物治疗部分。对腹部局限性PPGLs，建议完全切除。双侧肾上腺受累需双侧肾上腺切除术。保留皮质的部分肾上腺切除术可以预防肾上腺功能不全，但仅推荐用于低恶性风险者，如MEN2或VHL综合征，而不适于其他有较高远处扩散或局部复发风险的遗传综合征如*SDHx*或*MAX*基因突变者。存在转移性疾病的情况下，可考虑完全或部分姑息性切除以减轻疾病负担并改善激素综合征控制。

4.3 MTC的外科治疗原则

手术是MTC的主要疗法。术前应对所有患者进行甲状旁腺功能亢进和嗜铬细胞瘤的评估并检测是否存在胚系*RET*原癌基因突变。如血儿茶酚胺升高，诊断嗜铬细胞瘤，在甲状腺切除前先行单侧或双侧肾上腺病灶切除。如术前诊断为甲状旁腺功能亢进症，在甲状腺原发灶手术同时需行甲状腺旁腺病灶的切除。无论遗传性MTC还是散发性MTC，均推荐全甲状腺切除作为初治手术方式。对于单侧病灶且肿瘤较小的散发性MTC，也可考虑行患侧腺叶+峡部切除，但仍有争议。对单侧腺叶切除后才确诊的MTC患者来说，如为遗传性的，应补充对侧腺叶切除，若为散发性的，如存在*RET*基因突变、术后降钙素水平升高或影像提示肿瘤残留，仍建议完善全甲状腺切除。MTC患者均推荐行中央区淋巴结清扫，cN1b患者应行侧颈+中央区淋巴结清扫手术。而对于cN0患者的预防性侧颈清扫，则仍存在争议。有研究表明，侧颈淋巴结转移率与颈中央区淋巴结转移数量密切相关，≥4个中央区淋巴结转移时，同侧侧颈淋巴结转移率最高可达到98%。术前基础血清Ctn水平也可部分反应淋巴结转移程度。

MEN2A儿童遗传性MTC的预防性甲状腺切除：高风险类别（表25-4-1）儿童通常在出生后几年就发展为MTC，因此应从3岁开始每年进行查体、颈部超声和血清Ctn水平检查。中风险类别的儿童通常稍年长时发展出侵袭性较低的MTC，因此建议中风险类别儿童从5岁起每年进行体检，颈部超声和Ctn检查。高风险类别儿童应在5岁之前进行甲状腺切除术，并根据Ctn水平指导手术时间和范围。中风险类别的儿童应在儿童期或成年期进行甲状腺切除术，手术时间主要取决于Ctn水平。

MEN2B儿童遗传性MTC的预防性甲状腺切除：对于MEN2B和携带*RET*密码子M918T突变（表25-4-1）的极高危风险患者，应尽早进行甲状腺切除术。极高危类别婴儿出生后应立即进行基因检测，具体干预时间由外科医生或儿科医生与患儿父母沟通决定。

表25-4-1　常见*RET*基因突变位点与MEN2A和MEN2B侵袭性MTC的相关性及与相关伴随疾病发生的相关性

*RET*突变位点	外显子	MTC风险度	伴PHEO（%）	伴HPTH（%）	CLA	HD
G533C	8	中危	10	–	无	无
C609F/G/R/S/Y	10	中危	10–30	10	无	有
C611F/G/S/Y/W	10	中危	10–30	10	无	有
C618F/R/S	10	中危	10–30	10	无	有
C620F/R/S	10	中危	10–30	10	无	有
C630R/Y	11	中危	10–30	10	无	无
D631Y	11	中危	50	–	无	无
C634F/G/R/S/W/Y	11	高危	50	20–30	有	无
K666E	11	中危	10	–	无	无
E768D	13	中危	–	–	无	无
L790F	13	中危	10	–	无	无
V804L	14	中危	10	10	无	无
V804M	14	中危	10	10	有	无
A883F	15	高危	50	–	无	无
S891A	15	中危	10	10	无	无
R912P	16	中危	–	–	无	无
M918T	16	极高危	50	–	无	无

注：MTC：甲状腺髓样癌；PHEO：嗜铬细胞瘤；HPTH：甲状旁腺亢进；CLA：皮肤苔藓淀粉样变；HD：先天性巨结肠。

4.4　甲状旁腺功能亢进外科治疗原则

原发性甲状旁腺功能亢进症是MEN1最常见的表现。对于血钙水平高于正常上限0.25mmol/L的患者或确诊MEN1且伴有高钙血症临床症状或体征的患者（骨密度减低、病理性骨折、肾结石、肾脏损害或神经认知功能障碍等）需行手术治疗。外科治疗手术范围包括：

（1）甲状旁腺全部切除术+自体旁腺移植（4个腺体，total parathyroidectomy with autotransplantation，TPTX-AT）；

（2）甲状旁腺次全切除术（3.5个腺体，subtotal parathyroidectomy，SPTX）；

（3）小于甲状旁腺次全切除（少于3.5个腺体，lessthan subtotal parathyroidectomy，LSPTX）；

（4）单腺体切除术（single gland excision，SGE）。

上述4种手术类型，术后持续性/复发性HPT/再次手术率递增，术后永久性甲旁减发生率递减。复发时的治疗策略取决于先前切除情况。常通过多学科团队讨论决定是二次手术还是药物治疗。

4.5 MCC的外科治疗原则

手术治疗适于局限期的MCC患者。术式为原发灶切除，若存在明确的区域淋巴结转移，同时行区域淋巴结清扫。对术前不明确是否存在区域淋巴结转移者，均需在术前或术中行前哨淋巴结活检。原发灶的切缘建议为1~2cm，若技术上无法实现，0.5~1cm的切缘亦能接受，但必须加做术后辅助放疗。术中如涉及到组织结构重建，建议在病理确认切缘阴性且足够、并完成前哨淋巴结活检后再进行。由于术后常需术区放疗，手术的缝合方式应选择能快速启动放疗的方式，如原位缝合。有一些新的术式如Mohs手术可代替传统的扩大切除，根据回顾性研究显示这两种术式的复发率无统计学差异，但目前无前瞻性随机研究证实。

5 NENs肝转移的外科治疗

神经内分泌肿瘤肝转移（neuroendocrine neoplasms liver metastases，NENs-LM）发生率60%~95%，是最重要的独立预后因素（5年生存率伴肝转移13%~54%，无肝转移75%~99%），也常是肿瘤进展最快的转移部位。外科手术是唯一根治手段，R0/R1切除术后5年总生存率可达85%。外科治疗主要依据肝转移分型、肿瘤分级、原发灶部位及临床症状等条件综合评估，需经多学科讨论做出决策。

外科学评估根据病灶数目及分布情况，肝转移分为3型：1型（占20%~25%，肝转移灶局限于1侧肝叶或相邻2个可切除肝段）、2型（占10%~15%，一侧肝叶较大转移灶，伴有对侧肝叶多发小转移灶）和3型（占60%~70%，肝脏弥漫多发转移灶）。肝转移外科治疗基本原则是在保证功能性残肝体积足够（≥30%）的前提下，原发灶可切除（或已切除）、排除肝外转移，以达到R0/R1切除的目标。在此框架下，达到根治（1型）或减瘤（2型）的目的。

NENs-LM的外科治疗姑息性意义往往大于根治性意义。针对非功能性NENs-LM，充分减瘤或能够达到提高SSAs等药物治疗疗效、延长患者无进展生存期和总生存期的作用。对难治性功能性NENs-LM，尚有缓解激素症状的作用。外科术中推荐采用保留肝实质的肝切除方式，允许尽可能多地切除减瘤，同时保留足够有功能的肝实质。必要时可联合术中消融治疗。由于疗效接近，可接受的减瘤阈值由原来的>90%放宽至目前的>70%，平衡可能的切除获益和潜在并发症发生率。需要注意，对预期接受长期SSAs治疗的NENs-LM患者进行手术时，建议同时行胆囊切除术，以避免较高的胆道症状、胆囊炎和胆囊结石风险。另外胰十二指肠切除术后NENs-LM的肝切除及消融治疗与胆管炎和肝脓肿的风险增加相关。外科治疗的禁忌包括体能状态差、有肝功能障碍或肝硬化证据及肝肿瘤负荷高（>70%）的患者。

病理分级为G1/G2级NENs-LM推荐多学科讨论评估手术切除。对于生物学行为良好的G3级NENs-LM，大部分研究认为会有潜在生存获益，故也可考虑手术切除。NEC生物学行为很差，肝转移灶常呈多发、双叶分布，且术后复发率高，生存期短，不推荐手术治疗。

由于60%~70%的NENs-LM在诊断时已为3型转移，肝转移灶无法被完全切除或达到R0切除标准。加之在GEP-NENs中，高达60%的病例仅在肝脏出现远处转移（即寡部位转移），而G1/G2级的NENs-LM常表现为较低的生物侵袭性和进展缓慢特性，因此，经严格选择的不可切除NENs-LM是肝移植适应证。目前，全球已有超过1100例NENs-LM患者接受了肝移植手术，术式包括普通肝移植、活体肝移植和多器官联合移植等。由于不同研究在受体选择标准上有差异，预后也存在差异。Mazzaferro等人经过对预后影响因素分析提出了肝移植Milan-NET标准：即组织学证实为低级别（G1/G2）NET；原发肿瘤由门静脉系统引流并切除，所有肝外肿瘤在移植前进行根治性切除；肝转移瘤负荷小于肝总体积的50%；移植前的病情稳定或至少6个月对治疗有反应；年龄＜60岁（相对标准）。符合该标准的受体5年和10年生存率分别达97.2%和88.8%，复发率为13.1%。近来随着NENs综合治疗手段的不断进展，符合Milan-NET标准的NENs-LM患者常可通过其他治疗手段获得长期生存，而移植后肿瘤复发患者也可通过其他有效治疗手段获得长期生存收益，后又有学者提出UNOS标准和ENETS标准。其中ENETS标准为：分化好的低级别神经内分泌瘤，原发灶已切除，PET/CT确定无肝外病灶，预计移植术后死亡率<10%。和Milan-NET标准比较，ENETS标准部分程度上放宽了肝移植的适应证。

6 NENs的术前转化、术后辅助与围手术期治疗

术前转化治疗或新辅助治疗旨在提高进展期NENs的手术切除率，并通过治疗效果评估肿瘤生物学行为。部分研究提示其在GEP-NET中的价值，但目前仍缺乏高级别循证医学证据。临床实践中，由于SSAs的客观缓解率较低，通常不作为新辅助治疗药物。新辅助或术前转化治疗可尝试选择化疗、抗血管生成靶向治疗及PRRT治疗。近期发表的多中心前瞻性研究NEOLUPANET及一项来自印度的回顾性多中心研

究证明了GEP-NET新辅助PRRT治疗的疗效及安全性，因此，对于临界可切除的GEP-NET患者，可考虑新辅助PRRT治疗。

NENs的围术期治疗以控制F-NENs患者的激素相关症状为主。对胰岛素瘤患者，可维持静脉滴注葡萄糖或使用二氮嗪，SSAs可能加重部分患者的低血糖症状，临床使用要非常慎重。对胃泌素瘤患者，建议用PPI或SSAs，并注意避免术后突然停药。对胰高血糖素瘤患者，可用低分子肝素预防血栓，并使用SSAs控制高血糖及皮肤坏死游走性红斑。对VIP瘤患者，可用SSAs控制腹泻并注意纠正水电解质紊乱。对表现为库欣综合征的RFTs患者，可使用肾上腺皮质激素合成酶抑制剂或受体拮抗剂。对合并类癌综合征的患者，需额外警惕术中出现类癌危象的风险（特别是减瘤手术），必要时可提高SSAs剂量并延长用药时间；对合并类癌性心脏病患者，应视心功能情况术前予以必要的专科治疗。

NENs的术后辅助治疗适用于接受根治性手术但术后复发风险较高者，此类患者常有肿瘤分级较高、分期较晚、切缘阳性等特点。对G1/G2级GEP-NET，术后不常规推荐辅助治疗。对部分生物学行为不好的G3级GEP-NET（包括Ki-67高、SSTRs不表达以及肿瘤生长迅速者），术后可个体化考虑卡培他滨联合替莫唑胺方案（CAPTEM）辅助治疗。多数肺支气管及胸腺NET同样无须常规术后辅助治疗；对分期较晚的AC患者（如N2期肺支气管NET、Ⅲ期胸腺NET等），可结合具体情况选择术后化疗（替莫唑胺）和/或放疗。对各部位NEC，推荐行术后化疗（EP/EC方案等）和/或放疗。2期临床试验提示，与观察对比，MCC根治术后使用纳武利尤单抗可显著提高1年和2年无病生存率，因此，MCC术后或可考虑免疫治疗作为辅助治疗方案。PitNETs、MTC、PPGLs术后辅助治疗尚缺乏证据，暂不作推荐。

第三节　内科治疗

1　主要治疗药物介绍

NENs的复杂性及异质性为其治疗带来了诸多挑战。为制定合理的治疗方案，需对肿瘤部位、功能状态、分化情况、增殖指数、SSTR表达水平、肿瘤负荷、基因突变情况以及疾病的进展状态进行整合分析，从而为NENs选择精准的药物治疗方案。NENs药物治疗的目的主要包括两方面：①缓解功能性NENs激素分泌相关的临床症状或综合征；②控制肿瘤生长。

1.1　缓解激素相关症状或综合征的药物

对胸部及消化系统NENs，生长抑素类似物（somatostatin analogues，SSAs）包括长效奥曲肽（Octreotide long-acting release，Octreotide LAR）及兰瑞肽水凝胶（Lanreotide Autogel）和长效帕瑞肽（Pasiereotide long-acting release，Pasireotide LAR），是改善大部分功能性NENs激素相关症状的一线治疗。生长抑素类似物通过作用于神经内分泌肿瘤细胞表达的SSTRs，发挥抗激素分泌与抗肿瘤增殖双重作用。生长抑素受体包括5个亚型，其中SSTR2和SSTR5是优势受体亚型，也是奥曲肽和兰瑞肽的主要作用靶点。帕瑞肽则可作用于SSTR1、SSTR2、SSTR3和SSTR5。生长抑素受体推荐的标准方案为长效奥曲肽每4周20~30mg肌肉注射，或兰瑞肽水凝胶每4周90~120mg皮下注射。如症状控制效果不理想，可缩短用药间期为每3周、每2周或每10天等，也可增加单次用药剂量。短效奥曲肽皮下注射可用于症状间歇性加重的补救治疗，常用剂量为每6~8小时0.1~0.5mg。若常规方案治疗失败，亦可考虑长效帕瑞肽，长效帕瑞肽的起始剂量为每4周40mg，根据症状控制情况可增量至每4周60mg并维持。而对难治性类癌综合征，可用干扰素（Interferon，IFN）（IFN-α2b：3-5MU，每周3次；IFN-α2a：3-4.5MU，每周3次）或长效制剂聚乙二醇IFN-α-2b（50~150μg，每周）联合SSAs作为二线治疗方案。特罗司他乙酯是口服色氨酸羟化酶抑制剂，已在欧美国家批准用于SSAs治疗后仍有顽固腹泻的类癌综合征患者，建议与SSAs联用。

对转移性胰岛素瘤或进展期难治性类癌综合征，可考虑使用依维莫司。在部分胰岛素瘤中，SSAs可能加剧低血糖发作，用药期间需严密监测血糖水平。二氮嗪可通过抑制胰岛素释放控制低血糖发作，常用剂量为50~600mg/天，分2~3次服用。大剂量质子泵抑制剂（proton pump inhibitor，PPI）可用于控制胃泌素瘤导致的胃酸相关症状。其他类型的F-pNET，如VIP瘤、胰高血糖素瘤等，SSAs作为标准抗激素分泌治疗用药。对异位ACTH瘤，可用皮质醇合成抑制剂或受体拮抗剂控制库欣综合征相关症状，具体见下文垂体ACTH瘤部分。

功能性PitNETs根据所分泌激素类型不同，治疗药物选择有所不同。对生长激素瘤，包括长效奥曲肽和兰瑞肽在内的第一代SSAs，或第二代SSAs长效帕瑞肽，是首选控制激素分泌的药物。常用剂量为长效奥曲肽10~40mg/4周、兰瑞肽水凝胶60~120mg/4周，长效帕瑞肽40~60mg/4周，根据生化控制情况，必要时可采用SSAs增量或缩短用药间隔的方式提高生化控制率。生长激素受体拮抗剂培维索孟对控制胰岛素样生长因子1（Insulin-like Growth Factor 1，IGF-1）水平亦有较好疗效，初始使用负荷剂量40mg皮下注射，第2天开始每天10mg，根据IGF-1水平控制情况调整剂量。生长激素瘤治疗过程中需密切复查血随机GH和IGF-1以监测治疗反应，当随机GH和IGF-1水平不匹配时，建议以IGF-1水平为准，尤其对用培维索孟的患者，因其并不减少生长激素分泌，而通过拮抗生长激素功能而发挥作用。对于IGF-1轻度升高的患者，可选用多巴胺受体激动剂治疗，但其剂量要大于治疗泌乳素瘤的剂量。对于泌乳素瘤，我国推荐多巴胺受体激动剂溴隐亭作为控制泌乳素分泌的首选治疗药物，剂量范围为每天2.5~15mg；对于溴隐亭耐药的患者可改用卡麦角林，药物剂量范围为每周0.5~3.5mg，疗效优于溴隐亭。对ACTH瘤，由于瘤细胞相对高表达SSTR5，但低表达SSTR2和多巴胺受体，因此，推荐第二代SSAs长效帕瑞肽用于抑制肿瘤过量分泌ACTH。此外，由于库欣病分泌的大量ACTH本身促进肾上腺皮质激素过量释放，往往需要加用抑制肾上腺皮质激素合成或分泌的药物，如美替拉酮（500mg~6g/天，每天分3~4次服用）、米托坦（500mg~8g/天，每天分3~4次服用）、酮康唑（400~1600mg/天，每天分3~4次服用）、或奥西卓司他（2~7mg/天维持，每天分2次服用，最大剂量为30mg/天）等。其中，长期大剂量使用米托坦可达到药物性损毁肾上腺皮质的作用。由于上述药物可及性问题，尚可使用糖皮质激素受体拮抗剂米非司酮（300~1200mg/天，每天单次服用），拮抗过量糖皮质激素分泌导致的糖代谢紊乱，但使用该药物时仅能通过血糖情况间接了解库欣综合征控制情况，且对低钾血症控制欠佳。对分泌促甲状腺激素的PitNETs，SSAs也是首选药物。

功能性PPGLs需α受体拮抗剂治疗肿瘤相关高血压，对计划手术治疗者，建议在术前进行10~14天治疗，并注意高盐饮食及扩充循环容量。可用的药物包括选择性α1受体拮抗剂，如多沙唑嗪、特拉唑嗪和哌唑嗪，以及非选择性α受体拮抗剂，如酚苄明。其中，多沙唑嗪的起始剂量为1mg/次，每天2次，逐渐增量至10~14mg/天；酚苄明的起始剂量为10mg/次，每天2次，每2~3天增加10~20mg，直至达到1mg/kg体重。血压目标为<130/80mmHg，直立时收缩压略高于90mmHg。术前12小时和24小时需停用多沙唑嗪和酚苄明。非选择性α受体拮抗剂如酚妥拉明可以在手术过程中持续静脉泵注，必要时可单次静注1mg。根治性手术治疗后，患者可出现低血糖和低血压，注意静脉补液扩充循环容量及补充葡萄糖以维持血糖。在进行α受体拮抗剂治疗后，如血压控制仍不理想，可加入二氢吡啶类钙通道拮抗剂。此外，β受体拮抗剂美托洛尔也可与α受体拮抗剂联用，以稳定血压。对出现心动过速者，可在α受体拮抗剂基础上加用β受体拮抗剂，但一般不建议使用广谱的能同时拮抗β和α受体的拮抗剂。

MEN1患者合并原发性甲状旁腺亢进或功能性pNET分泌甲状旁腺素相关肽，均可引起高钙血症，长期高钙血症可引起多尿、肾结石、慢性肾衰竭、急性胰腺炎、恶心、便秘、消化性溃疡、认知或意识改变、骨质疏松等。当血清钙高于3.5mmol/L（14mg/dL）时可出现影响多器官功能的高钙危象，此时需进行积极降血钙治疗。治疗措施包括：①大量水化：往往需要短期内输注1~2L生理盐水，后以150~300ml/h盐水维持，以达到尿量75ml/h为目标；②早期使用双磷酸盐，以唑来膦酸（4mg静脉滴注）常用，或使用地舒单抗（120mg皮下注射），起效相对较慢，需1~3天开始起效，但持续时间长；③降钙素治疗：每12小时4~8U/kg肌注或皮下注射。降钙素起效迅速，但往往在使用48小时内就产生耐药；④血液透析：对肾功能不全或药物降钙效果欠佳患者，可予血液透析；⑤其他治疗：糖皮质激素和袢利尿剂。此外，对于分泌甲状旁腺素相关肽的pNET，可加用SSAs抑制肿瘤激素分泌。对于原发性甲状旁腺亢进，可应用拟钙剂西那卡塞，该药物作用于甲状旁腺细胞表面存在的钙受体，抑制PTH的分泌而降低血清PTH浓度，进而降低血钙。起始剂量一般为每天口服25mg，根据PTH和血钙水平控制情况，可每3周以上增量25mg，最大剂量为每天100mg。

1.2　控制肿瘤生长的药物

NENs的抗肿瘤增殖治疗药物包括以下几类：①生物治疗药物：如SSAs、IFN-α；②靶向药物：如哺乳动物雷帕霉素靶蛋白（mammalian target of rapamycin，mTOR）抑制剂、抗血管生成的多靶点酪氨酸激酶抑制剂（tyrosine kinase inhibitors，TKIs）；③细胞毒性化学治疗药物；④核素治疗：包括肽受体放射性核素治疗（Peptide receptor radionuclide therapy，PRRT）和常规核素治疗，后者主要指^{131}碘标记间碘苄胍（^{131}I-radiolabelled metaiodobenzylguanidine，^{131}I-MIBG）；⑤其他：包括免疫治疗、特殊靶点治疗药物、多巴胺受体激动剂等分别针对一些特殊类型和部位的神经内分泌肿瘤治疗。

1.2.1　生物治疗

SSAs：长效奥曲肽及兰瑞肽水凝胶是常用的SSAs，主要通过结合生长抑素2和5两个优势受体（SSTR2和SSTR5）发挥抗肿瘤增殖和促凋亡作用，其延缓GEP-NET和不明原发灶NET肿瘤进展的疗效分别在PROMID和CLARINET两大经典Ⅲ期临床研究中得到证实。PROMID研究共纳入85例转移性中肠NET患者（Ki-67≤2%），与安慰剂对比，长效奥曲肽治疗将中位无进展生存期从6个月延长到了14.3个月；CLARINET研究共纳入了204例胰腺、肠道来源及不明原发灶的转移性NET患者（Ki-67≤10%），与安慰剂（中位PFS：18个月）对比，兰瑞肽水凝胶（开放标签前中位PFS未达到）显著延长患者无进展生存期。因此，SSAs被推荐作为SSTR阳性，生长缓慢且Ki-67指数≤10%的晚期GEP-NET和不明原发灶NET的一线治疗方案。对于肺和胸腺来源NET，前瞻性临床研究较少。SPINET试验研究了兰瑞肽水凝胶对照安慰剂在SSTR阳性支气管肺典型类癌及不典型类癌的疗效及安全性，虽然该临床试验因入组缓慢提前终止，但其结果提示，兰瑞肽治疗对SSTR阳性典型类癌有临床获益。基于该研究及既往回顾性研究结果，对SSTR阳性的生长缓慢的肺和胸腺类癌，也推荐SSAs作为一线治疗。其标准剂量分别为长效奥曲肽每4周30mg和兰瑞肽水凝胶每4周120mg。SSAs对肿瘤生长的控制也具有增量效应，标准剂量治疗肿瘤进展后增加剂量肿瘤可再控制稳定一段时间。CLARINET FORTE研究共纳入了经标准剂量兰瑞肽水凝胶（每4周120mg）治疗后进展的51例中肠NET和48例胰腺NET患者（G1/G2），采用缩短兰瑞肽水凝胶治疗间隔治疗（每2周120mg），中肠NET和胰腺NET患者仍能获得8.6个月和8.0个月的中位PFS时间，且患者生活质量未受明显影响，无严重不良反应。此外，在PRRT对照大剂量长效奥曲肽治疗GEP-NET的两大重要3期临床研究中，NETTER-1研究结果提示，增量长效奥曲肽（每4周60mg）对标准剂量治疗失败的肠道NET可以有8.4个月的PFS获益；而NETTER-2研究结果则证实一线使用增量长效奥曲肽（每4周60mg）对高级别G2/G3级（Ki-67指数≥10%）的GEP-NET亦能发挥抗肿瘤作用，其PFS为8.5个月。鉴于此，对一线标准剂量SSAs治疗进展或高级别GEP-NET患者，均可尝试增量SSAs抗肿瘤增殖治疗。类似地，对垂体生长激素瘤和促甲状腺素瘤，SSAs不仅能有效控制生长激素分泌，也能控制肿瘤生长，推荐SSAs用于垂体生长激素瘤和促甲状腺素瘤治疗。其中，第二代SSAs帕瑞肽可能具有更高的缩瘤率。

IFN：IFN-α或长效制剂聚乙二醇IFN-α-2b在NET中也可发挥一定抗增殖作用，但主要在早期回顾性研究中用于小肠NET。由于IFN单药抗增殖作用缺乏前瞻性研究证据，且IFN与SSAs联合也并未显著提高抗增殖效果，一般不推荐将IFN作为一线治疗，只有在少数无法接受其他抗瘤药物、多种抗肿瘤方案治疗失败、合并难治性类癌综合征的情况下才谨慎考虑，在使用前也应综合考虑其副作用。

1.2.2　分子靶向药物

mTOR抑制剂：PI3K/AKT/mTOR信号通路是NET发生、发展过程中的核心信号通路之一，抑制这一信号通路的mTOR抑制剂依维莫司，在NET中的抗增殖作用，被RADIANT系列研究所证实。其中，RADIANT-3纳入了410例晚期G1/G2级pNET患者，尽管依维莫司治疗的ORR仅约5%，但与安慰剂（中位PFS：4.6个月）对比，依维莫司显著提升了pNET患者PFS（中位PFS：11.0个月）；RADIANT-4纳入了302例胃肠道、肺、不明原发灶及胸腺（仅1例）NET患者，依维莫司治疗的中位PFS为11.0个月，而对照组中位PFS仅3.9个月。因此，推荐依维莫司用于化疗或未化疗过的进展期G1/G2胃肠胰、肺以及不明原发灶NET。对于胸腺NET，目前缺乏前瞻性或回顾性大样本临床研究，基于RADIANT-4的结果及小样本回顾性研究，亦推荐依维莫司用于晚期胸腺NET患者。在RADIANT-2（依维莫司+长效奥曲肽vs安慰剂+长效奥曲肽）和COOPERATE-2（依维莫司+长效帕瑞肽vs依维莫司+安慰剂）研究中，依维莫司联合SSAs对进展期pNET、胃肠及肺NET患者较依维莫司单药未能提升PFS，因此不推荐常规使用SSAs与依维莫司联用控瘤生长。但在RADIANT-2研究结直肠NET亚组分析中，与安慰剂联合长效奥曲肽（中位PFS 6.6个月）相比，依维莫司联合长效奥曲肽显著延长患者PFS（中位PFS 29.9个月）。因此，在结直肠原发的NET患者中，可尝试SSAs与依维莫司联用。目前，无证据支持依维莫司在高级别NENs中的应用，但有小样本的回顾性研究表明依维莫司在G3 pNET中可能发挥一定疗效。临床实践发现，标准剂量依维莫司（每天10mg）耐受性较低，近60%的患者需药物减量，常见不良反应为口腔溃疡、血糖血脂升高、机会性感染、非感染性间质性肺炎等，起始治疗前应常规评估患者肺功能、血糖血脂，包括乙型肝炎病毒、结核等潜在感染情况，推荐依维莫司每天5mg作为起始剂量，每1-2周评估患者的不良反应，对可耐受者可考虑增量，每次增量为2.5mg，直至可耐受最大剂量维持治疗（不超过每天10mg）。

TKIs：NET大部分是富血供肿瘤，因此抗血管生成靶向药物TKIs是NET治疗中应用最广泛的药物之一，也是开展临床试验最多的药物。目前国内外用于NET的TKI包括舒尼替尼、索凡替尼、卡博替尼等，不同TKI的治疗靶点及对靶点亲和力有所不同，但总体而言，多以肿瘤血管生成关键通路受体VEGFR为基础治疗靶点。基于临床研究设计及结果，不同TKIs的适应证范围有所不同，详见表25-4-2。其中，舒尼替尼和索凡替尼是临床应用最多的TKIs。抗血管生成靶向药物常见的不良反应包括高血压、蛋白尿、腹泻、甲状腺功能低下、水肿、出血穿孔瘘、骨髓抑制、肝功能损害、手足综合征等，约1/3患者不能耐受标准剂量给药。临床使用时，建议舒尼替尼和索凡替尼分别以每天25mg和每天200mg作为起始剂量，用药前及用药期间，动态监测甲状腺功能、血压及尿蛋白等情况，根据患者的耐受性缓慢加量直至可耐受剂量或标准剂量（舒尼替尼37.5mg；索凡替尼300mg）。

表 25-4-2 用于NET的常用TKIs的主要靶点、临床研究结果及应用推荐

药物名	主要靶点	研究结果	临床使用推荐
舒尼替尼	VEGFR1-3 PDGFR，c-KIT，RET，FLT3，CSF-1R	a.pNET 3期试验：安慰剂对照，171例进展期pNET患者，舒尼替尼vs安慰剂mPFS：11.4个月vs 5.5个月，ORR：9.3% vs 0 b.MTC 2期试验（THYSU）：单臂，71例晚期甲状腺癌患者，26例MTC中，ORR：38.5%，mPFS：16.5个月，mOS：29.4个月 c.PPGLs 2期试验（FIRSTMAPPP）：安慰剂对照，78例晚期PPGLs患者，舒尼替尼vs安慰剂12个月PFS率：35.9% vs 18.9%，ORR：36.1% vs 8.3%	a.进展期G1/G2 pNET b.局部进展或晚期MTC c.晚期PPGLs
索凡替尼	VEGFR1-3，FGFR1，CSF1R	a.pNET 3期试验（SANET-p）：安慰剂对照，172例进展期G1/G2级pNET患者，索凡替尼vs安慰剂mPFS：13.9个月vs 4.6个月，ORR：14% vs 2% b.胰腺以外NET 3期试验（SANET-ep）：安慰剂对照，198例进展期胃肠道、肺、胸腺、肝、不明原发灶G1/G2 NET患者，索凡替尼vs安慰剂mPFS：7.4个月vs 3.9个月，ORR：8% vs 0 c.MTC 2期试验：开放标签，局部进展或晚期未分化甲状腺癌或MTC，包括27例MTC，ORR：22.2%，mPFS：11.1个月	a.进展期G1/G2级胃肠胰、胸部、不明原发灶NET b.局部进展或晚期MTC
仑伐替尼	VEGFR1-3，FGFR1-4，PDGFR，RET，c-KIT	a.GEP-NET 2期试验（TALENT）：单臂，55例G1/G2 pNET和56例G1/G2 GI-NET患者，ORR：总体29.9%，pNET 44.2%，GI-NET 16.4%。mPFS：15.7个月 b.MTC 2期试验：单臂，59例进展期MTC患者，ORR：36%，mPFS：9.0个月	局部进展或晚期MTC
卡博替尼（Cabozantinib）	VEGFR1-3，KIT，TRKB，FLT-3，AXL，RET，MET，TIE-2	a.NET 3期试验（CABINET）：安慰剂对照，298例前线治疗进展的NET患者（G1/G2/G3，95例pNET，203例胰腺外NET），pNET Cabozantinib vs安慰剂mPFS：13.8个月vs 4.4个月；胰腺外NET Cabozantinib vs安慰剂mPFS：8.4个月vs 3.9个月 d.MTC 3期试验：安慰剂对照，330例晚期MTC患者，Cabozantinib vs安慰剂mPFS：11.2个月vs 4.0个月，ORR：28% vs 0	（国内尚未上市） a.进展期G1/G2级胃肠胰、胸部、不明原发灶NET b.局部进展或晚期MTC
凡德他尼（Vandetanib）	RET，VEGFR，EGFR	d.MTC 3期试验：安慰剂对照，331例晚期MTC患者，Vandetanib vs安慰剂mPFS：未达到vs 19.3个月，6个月PFS率：83% vs 63%，ORR：45% vs 13%	（国内尚未上市） 局部进展或晚期MTC
安罗替尼	VEGFR2-3，FGFR1-4，PDGFR，RET，c-KIT	MTC 2期试验：安慰剂对照，91例局部晚期或转移性MTC患者，安罗替尼vs安慰剂mPFS：20.7 vs 11.1个月，ORR：48.4% vs 6.9%	局部进展或晚期MTC

1.2.3 细胞毒性化疗药物

细胞毒性化疗药物是NENs治疗的重要药物，常用方案包括卡培他滨联合替莫唑胺（CAPTEM）、奥沙利铂联合氟尿嘧啶（FOLFOX）、顺铂联合依托泊苷（EP）等（表25-4-3）。

表25-4-3 NENs常用化疗方案及其用法用量

方案	药物	具体用法用量
CAPTEM	卡培他滨、替莫唑胺	卡培他滨：750mg/m²，PO，BID，第1~14天；替莫唑胺：200mg/m²，PO，QD，第10~14天；每28天
FOLFOX	奥沙利铂、亚叶酸钙、氟尿嘧啶	奥沙利铂85mg/m²，ivdrip，第1天；亚叶酸钙：400mg/m²，ivdrip，第1天；5-Fu：400mg/m²，iv，第1天；5-Fu 2400mg/m²，CⅣ持续46小时；每14天
XELOX	奥沙利铂、卡培他滨	奥沙利铂130mg/m²，ivdrip，第1天；卡培他滨1000mg/m²，PO，BID，第1~14天；每21天
S-1/替莫唑胺	替吉奥、替莫唑胺	替吉奥：40~60mg，PO，BID，第1~14天；替莫唑胺：200mg，PO，第10~14天；每21天
EP	依托泊苷、顺铂	依托泊苷：100mg/m²，ivdrip，第1~3天；顺铂：总量75mg/m²，分3天ivdrip，第1~3天；每21天
EC	依托泊苷、卡铂	依托泊苷：100mg/m²，ivdrip，第1~3天；卡铂：AUC 4-6，ivdrip，第1天；每21天
IP	伊立替康、顺铂	伊立替康：60mg/m²，ivdrip，第1、8、15天；顺铂：60mg/m²，ivdrip，第1天；每28天
FOLFIRI	伊立替康、亚叶酸钙、氟尿嘧啶	伊立替康：180mg/m²，ivdrip，第1天；亚叶酸钙：400mg/m²，ivdrip，第1天；5-Fu：400mg/m²，iv，第1天；5-Fu：2400mg/m²，CⅣ持续46小时；每14天

（1）化疗在G1/G2 GEP-NET中的应用

用于G1/G2 GEP-NET的化疗方案主要包括CAPTEM、FOLFOX、替莫唑胺/S-1、链脲霉素联合氟尿嘧啶或阿霉素等。E2211研究对比了替莫唑胺单药和CAPTEM方案在晚期G1/G2 pNET中的疗效及安全性，该研究提示CAPTEM方案（中位PFS：22.7个月）较替莫唑胺单药（14.4个月）显著延长患者PFS，此外，该研究证实，瘤细胞甲基鸟嘌呤甲基转移酶（methylguanine Methyltransferase，MGMT）状态，包括MGMT启动子甲基化或免疫组化染色低表达时，肿瘤对替莫唑胺为基础的化疗具更高反应率。一项包含151例胃肠胰NENs的大样本回顾性研究也提示CAPTEM方案在胃肠胰NENs中的有效性（ORR 26.5%，PFS 12个月），肿瘤Ki-67指数在10%~40%时，该方案可获得更高的ORR。国内学者对比了S-1/替莫唑胺与S-1/替莫唑胺/沙利度胺在晚期NET中的疗效及安全性，结果提示，加用沙利度胺并未能获得更高的ORR及PFS，其中，S-1+替莫唑胺的ORR及中位PFS分别为25.4%及11.5个月。FOLFOX方案在NENs中的应用缺乏前瞻性研究，回顾性研究提示，FOLFOX治疗晚期pNET ORR为30%~45%，中位PFS 6~9个月。胃肠道NET ORR为12.5%~17%，中位PFS 3~14个月，直肠NET中位PFS较差。此外，回顾性研究提示FOLFOX联合贝伐珠单抗在进展性转移性NET中亦有较好疗效，其中，pNET ORR可达53%，G1/G2级ORR为31%，G3级ORR可达57%。以链脲霉素为基础的化疗方案在国外应用较多，但链脲霉素在国内未上市，故不在此阐述链脲霉素为基础的方案。总的来说，G1/G2 GEP-NET化疗方案选择不多，推荐在肿瘤负荷大、快速进展、Ki-67指数水平较高（>10%）、其他方案（包括生物治疗、靶向药治疗、PRRT）均失败时可考虑，推荐的化疗方案包CAPTEM、FOLFOX等。

（2）化疗在G3 NET中的应用

对晚期G3 NET，目前尚无统一标准方案。2013年NORDIC NEC研究发现，Ki-67<55%患者比Ki-67≥55%患者对一线铂类为主的化疗敏感性显著降低，分别为15%和42%。该研究对G3 NENs治疗具重要指导意义，强调G3 NENs的异质性，应实施个体化精准治疗。回顾性研究提示，以替莫唑胺为基础的化疗方案在晚期G3 NET中，可取得较好疗效，ORR可达41%，中位PFS 5.7~20.7个月，联合卡培他滨、胰腺原发、一线使用与更高的ORR相关。国内多中心回顾性研究提示，CAPTEM方案在GEP-NENs患者中的ORR为26.5%，中位PFS 12个月，其疗效与Ki-67指数相关，Ki-67指数在10%~40%区间的患者中位PFS最长，为16个月，而小于10%和大于40%者PFS分别为12个月和3个月。其他用于晚期G3的化疗方案主要为FOLFOX方案，一项多中心回顾性研究提示，在晚期G3 NET患者中，FOLFOX一线方案的ORR可高达56.4%，中位PFS为6.4个月，该方案的中位PFS较CAPTEM方案略差。基于上述有限研究数据，建议参考Ki-67指数对晚期G3 NET采用不同化疗方案，Ki-67指数≥55%患者可尝试EP/EC等化疗方案；而对Ki-67指数<55%的患者，使用CAPTEM或FOLFOX方案化疗。

（3）化疗在肺及胸腺TC/AC中的应用

多项回顾性研究提示，替莫唑胺为基础化疗方案在肺及胸腺NET中具有一定的疗效，ORR为10%~30%，中位PFS 5~13个月。奥沙利铂为基础化疗方案也有一定疗效，ORR可高达20%，中位PFS 8~15个月。对晚期或进展期肺及胸腺TC/AC，推荐替莫唑胺（±卡培他滨）或奥沙利铂为基础方案化疗方案。

（4）化疗在PitNETs、MTC、PPGLs、MCC中的应用

由于PitNETs、MTC、PPGLs、MCC的罕见性，缺乏化疗的前瞻性研究，基于多项小样本回顾性研究，可在侵袭性或晚期PitNETs、MTC、PPGLs、MCC中应用化疗。对PitNETs，替莫唑胺治疗PitNETs的缓解率近40%，联合卡培他滨等药物并不能显著提高疗效，因此，对侵袭性或转移性PitNETs患者，考虑使用替莫唑胺单药化疗；对MTC，TKI治疗后进展或有TKI药物禁忌证者，可使用包括阿霉素单药或联合顺铂，或5-氟尿嘧啶联合达卡巴嗪等方案进行化疗；对PPGLs，可尝试使用环磷酰胺+长春新碱+达卡巴嗪方案或替莫唑胺为基础的联合化疗方案。肿瘤携带*SDHB*基因突

变的患者对替莫唑胺为基础的方案反应可能更好；对转移性MCC，可尝试使用EP、EC、环磷酰胺+阿霉素+长春新碱等联合化疗方案，但建议用于免疫治疗无效或存在免疫治疗禁忌证的患者中。

（5）化疗在NEC中的应用

不同分期治疗决策不同，通过影像学及相关实验室检查进行准确分期和患者状况评估，选择合理治疗方法至关重要。无远处转移，且可根治性切除的NEC，新辅助化疗不作常规推荐，根据术后分期决定是否行辅助化疗。无论原发部位，需术后辅助化疗者，推荐EP方案化疗4~6周期。

转移性NEC，首选全身药物控瘤治疗，在治疗过程中，可能需手术、肝动脉介入治疗、放疗或射频消融等其他局部治疗手段的介入。因此，强烈建议在开始治疗前进行多学科讨论，根据具体情况将患者分类，并设定治疗目标，制订治疗决策。治疗过程中及治疗后需及时充分评估疗效，以指导后续治疗方案。对Ki-67指数较高，或经评估考虑生物学行为差的转移性NEC，除非为缓解因肿瘤导致的严重并发症而行手术外，常不建议手术治疗。

原发于肺的NEC主要包括肺的大细胞神经内分泌癌和小细胞肺癌，两者的治疗方案不完全一样。

肺大细胞神经内分泌癌的标准治疗存在争议。一线治疗推荐依托泊苷联合顺铂（EP）或卡铂（EC）方案进行化疗，进展后二线治疗推荐伊立替康/拓扑替康、紫杉类、培美曲塞等方案化疗。一些回顾性研究显示少数携带驱动基因变异的患者可从靶向治疗中获益，包括EGFR突变、ALK融合等。

小细胞肺癌：

1）局限期：推荐EP或EC方案进行一线化疗4周期，可同步联合局部放疗。术后应接受EP或EC方案辅助化疗。免疫治疗在局限期SCLC也进行过初步探索，ADRIATIC研究结果显示，放化疗后进行度伐利尤单抗巩固治疗可显著延长患者生存。进展后二线可考虑伊立替康、拓扑替康、紫杉类、吉西他滨或长春瑞滨等药物化疗，同时也推荐进入临床试验。

2）广泛期：一线治疗首选EC方案联合免疫治疗，目前国内已获得适应证的药物包括斯鲁利单抗、阿得贝利单抗、阿替利珠单抗、度伐利尤单抗、特瑞普利单抗和替雷丽珠单抗，治疗4周期后疾病未进展者可继续免疫维持治疗直至疾病进展。或EP/EC方案化疗；在某些情况下也可考虑伊立替康联合顺铂（IP）或卡铂（IC）方案化疗。二线治疗基本同上述局限期进展后的方案，但对于停止治疗超过6个月以上进展者，可以考虑重复原治疗方案。安罗替尼是小分子多靶点抗血管药物，已在中国附条件批准用于三线及后线治疗。

晚期或转移性肺外NEC的药物治疗：

肺外转移性高级别小细胞或大细胞NEC，推荐EP或EC方案进行一线化疗，也可考虑IP方案。NABNEC研究一线治疗晚期GI-NENs的非对比Ⅱ期随机研究，证明白蛋白结合型紫杉醇联合卡铂方案是G3 GI-NENs的一种有效治疗方案。NORDIC NEC回顾性研究结果显示，EP/EC（联合卡铂）方案治疗NEC的ORR为31%，mPFS为4个月，mOS为11个月。Ki-67<55%的患者，对铂类为基础的化疗有效率显著低于Ki-67>55%的患者，建议对Ki-67>55%首选EP/EC方案，而Ki-67<55%的NEC一线治疗可考虑替莫唑胺为主的方案，同时结合分化程度选择。一线化疗后进展者，目前无标准二线推荐方案，EP进展者可考虑替莫唑胺联合卡培他滨方案（CAPTEM）化疗，或伊立替康（IRI）为基础方案，或奥沙利铂（OXA）为基础方案（XELOX或FOLF-OX）化疗或可联合贝伐珠单抗。脂质体伊立替康/5-FU/亚叶酸钙也是治疗选择之一。对dMMR/MSI-H者，二线治疗也可考虑免疫检查点抑制剂单药治疗。对既往已接受过系统治疗且持续进展，缺乏标准治疗的转移性NEC患者，也可尝试免疫检查点抑制剂如伊匹木单抗联合纳武利尤单抗治疗或其他免疫检查点抑制剂单药治疗或联合抗血管小分子TKI药物。

1.2.4　核素治疗

包括PRRT和常规核素治疗。其中，PRRT是将发射α或β射线的放射性核素标记在肿瘤靶向多肽上，通过多肽与瘤细胞膜上受体结合，发挥放射性核素射线局部照射能力，破坏DNA达到杀伤肿瘤目的。由于分化好的神经内分泌肿瘤往往高表达SSTRs，因此PRRT可用于这类肿瘤的治疗。常用治疗NET的PRRT是将发射β射线的^{90}Y、^{177}Lu标记在生长抑素类似物（如DOTATATE）上，由于较低的肾毒性及可行治疗后显像的优势，^{177}Lu已基本取代^{90}Y成为最常用的治疗核素。目前，^{177}Lu-DOTATATE已被美国及欧盟批准，用于生长抑素受体表达阳性的胃肠胰NET治疗。中国正在进行多项三期PRRT临床试验，有望近期在国内批准PRRT治疗。

对中肠原发的NET，3期随机对照NETTER-1研究显示在转移性高分化中肠NET G1/G2 NET中，^{177}Lu-DOTATATE联合标准剂量长效奥曲肽（30mg/4周）相对于大剂量长效奥曲肽（60mg/4周）有PFS获益（中位PFS：28.4月 vs 8.5月），且ORR高于对照组（18% vs 3%）。虽然在后续OS随访中PRRT治疗相对于对照组大剂量长效奥曲肽治疗未获得有统计学意义的OS获益（48月 vs 36月，*P*=0.3），但一个很重要的原因是对照组中有36%的患者在出组后选择了PRRT治疗。同时PRRT治疗在控制症状及提高生活质量方面优于对照组。在其他原发部位的NET中，多项Ⅱ期临床研究以及回顾性研究的数据均支持PRRT在SSTRs表达阳性的胃肠胰NET及肺NET的应用。一项回顾性研究纳入443例胃肠胰、支气管及不明原发灶NET患者，^{177}Lu-DOTATATE治疗总体客观有效率39%（CR+PR），43%患者SD，中位PFS 29个月；中位OS 63个月，各部位疗效无显著差异。另外多项回顾性研究也支持PRRT作为后线方案治疗高级别NET。PRRT一线治疗高级别神经内分泌瘤的疗效也被NETTER-2研究所证实。NETTER-2研究是一项针对Ki-67≥10%的分化好的G2/G3级胃肠胰NET，评估^{177}Lu-DOTATATE联合小剂量（30mg/4周）长效奥曲肽作为一线治疗对照大剂量（60mg/4周）长效奥曲肽疗效的3期随机对照临床试验，结果显示PRRT组有PFS获益（22.8个月vs 8.5个月），且ORR显著高于对照组（43% vs 9.3%）。目前另一项三期随机对照研究COMPOSE研究正在招募中，旨在比较PRRT与对照组（依维莫司或化疗）在G2/3神经内分泌肿瘤中作为一线或二线治疗的效果。但要注意，由于神经内分泌肿瘤的病理时空异质性，随着肿瘤级别增高，可能出现SSTR表达下降，FDG活性增高，PRRT治疗筛选时要注意除外SSTR阴性表达患者。

对转移性PPGLs，由于部分患者肿瘤也高表达生长抑素受体，因此PRRT也是可选治疗方案。目前基于少量小样本研究的数据显示PRRT对转移性PPGLs DCR较高（42%~100%），但ORR较胃肠胰NET偏低（7%~28%），中位PFS异质性较大（10个月~91个月）。

目前有多项PRRT新技术在前期临床实验中显示出优秀的应用前景，如α核素标记的PRRT、生长抑素受体拮抗剂PRRT、PRRT联合其他治疗等，但仍需更高级别的证据证明其在NENs中的疗效。

在血液系统安全性方面，NETTER-1研究显示PRRT治疗后分别有2%、9%、1%的患者出现3/4级血小板、淋巴细胞及中性粒细胞的减少。在长期随访中，大部分骨髓抑制可自行恢复，远期发生治疗相关血液系统肿瘤（包括骨髓增生异常综合征和白血病）的比例约为2%。在肾毒性方面，目前认为在PRRT治疗时常规行氨基酸溶液保护肾脏的基础上，^{177}Lu-DOTATATE基本无肾毒性。在NETTER-1研究中，PRRT组与对照组发生G3/4肾毒性的比例及年肌酐清除率下降的速度无明显差别。

用于NENs的常规核素治疗主要是^{131}I-MIBG。^{131}I-MIBG是一种高能β粒子发射碘胍类似物，在结构上与去甲肾上腺素类似，可选择性地富集在细胞膜表达去甲肾上腺素再摄取和囊泡单胺转运蛋白的组织中。主要用于^{123}I-MIBG SPECT/CT显像阳性的不可手术切除PPGLs患者，其ORR可达30%，疾病控制率可达82%。

1.2.5 免疫治疗

近年，免疫治疗，尤其是靶向细胞程序性死亡受体1/配体1（programmed cell death protein 1/ligand 1，PD-1/L1）的免疫检查点抑制剂（immune checkpoint inhibitors，ICIs）在多种肿瘤类型中显示了不同程度的临床疗效。但对多数NENs而言，ICIs还处于临床探索阶段，现有临床试验结果总体有效率很低。ICIs尚不推荐作为MCC和小细胞肺癌外其他类型NENs的标准治疗手段，仅对已接受规范系统的多线治疗后仍持续进展者，可在综合评估后考虑尝试ICIs治疗。评估有高度微卫星不稳定

（microsatellite instability–High，MSI–H），错配修复缺陷（mismatch repair deficiency，dMMR）和肿瘤突变负荷高（Tumor mutation burden–High，TMB–H）的患者，是潜在的ICIs获益人群。因此，对既往已接受正规系统治疗但仍持续进展的NENs患者，在行上述免疫评估后可考虑尝试以PD–1/L1为靶点的免疫治疗。

MCC的发病与紫外线的暴露和MCPyV的感染有关，这两种独特的发病机制导致前者肿瘤突变负荷高、肿瘤新生抗原多、$CD8^+$ T细胞浸润多；后者虽然肿瘤突变负荷低，但肿瘤细胞PD–L1表达高、$CD8^+$ T细胞浸润也多。因此，MCC总体表现为“免疫热肿瘤”，免疫治疗在MCC的治疗中发挥重要作用。实际上，多个PD–1/L1抑制剂已完成2期临床试验，包括目前已在国内上市的纳武利尤单抗和帕博利珠单抗，客观反应率为33%~68%，包括11.4%~30%的患者出现疾病完全缓解。鉴于转移性MCC治疗药物有限，尽管目前尚无3期临床试验结果发表，仍推荐免疫治疗作为晚期MCC的首选药物治疗。此外，2期临床试验初步数据提示，MCC根治性手术切除术后使用纳武利尤单抗，和观察对照组相比可显著降低肿瘤复发风险（1年DFS率降低9%，2年DFS率降低10%）。因此，MCC根治术后可尝试使用纳武利尤单抗作为辅助治疗药物。

对侵袭性或转移性PitNETs，小样本回顾性研究提示，在替莫唑胺化疗失败后，库欣病和泌乳素瘤患者ICIs治疗可达50%的肿瘤缓解率，这可能与替莫唑胺治疗所诱导的肿瘤高突变负荷有关。鉴于侵袭性或转移性垂体瘤十分罕见，开展大规模前瞻性研究进一步验证ICIs的作用十分困难，因此，临床上对替莫唑胺治疗失败者，可尝试ICIs治疗。

1.2.6　特殊靶点治疗药物

对于存在*RET*基因致病突变的MTC患者，3期临床试验发现，与安慰剂相比，塞普替尼可显著延长MTC患者无进展生存期。因此，推荐塞普替尼用于*RET*基因致病突变的MTC患者。此外，尚可选择的药物为普拉替尼，但其疗效尚需要3期临床试验证实。$BRAF^{V600E}$突变可见于部分NEC患者，约20%的结肠NEC患者肿瘤中携带该突变。对晚期结肠NEC，在常规化疗失败后，可检测该位点突变情况，对携带$BRAF^{V600E}$突变的患者可使用靶向药物达拉非尼联合曲美替尼。

1.2.7　其他类型药物

多巴胺受体激动剂，是治疗泌乳素瘤最重要的药物。不仅能有效降低泌乳素分泌，也具控制肿瘤生长作用。文献报道，卡麦角林治疗泌乳素瘤使肿瘤缩小率高达70%。尽管溴隐亭治疗使肿瘤缩小率低于卡麦角林，但溴隐亭是目前国内唯一可及的药物，因此，也推荐溴隐亭作为控制泌乳素瘤生长的首选药物。

2 胃肠胰及不明原发灶 NENs 药物选择策略

图25-4-2所示为控制不同激素相关症状或综合征常用药物的选择，需注意，局部治疗减瘤及系统性控瘤治疗（图25-4-2和图25-4-3）也是控制激素相关症状或综合征的重要手段。不同治疗手段需相互整合以期达到良好症状控制。

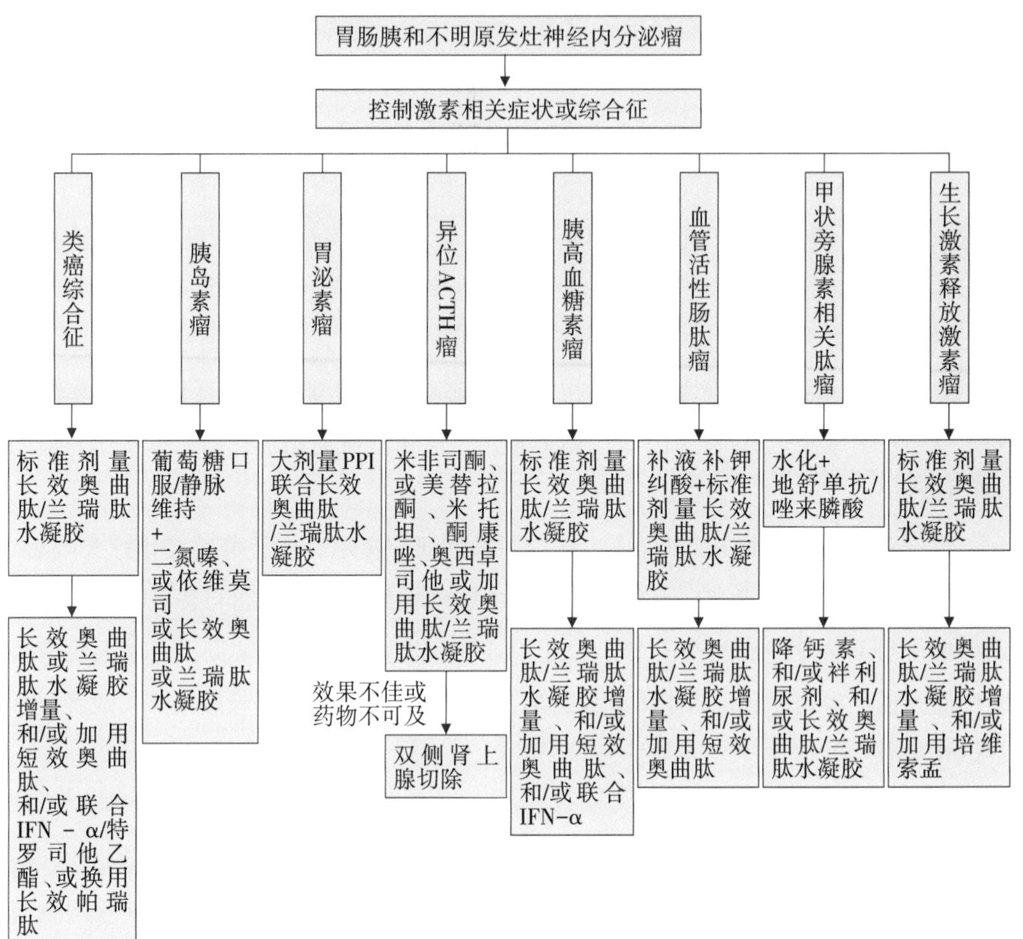

图25-4-2 胃肠胰和不明原发灶神经内分泌肿瘤控制激素相关症状或综合征药物治疗选择策略

注：ACTH：促肾上腺皮质激素；PPI：质子泵抑制剂；IFN-α：α干扰素。

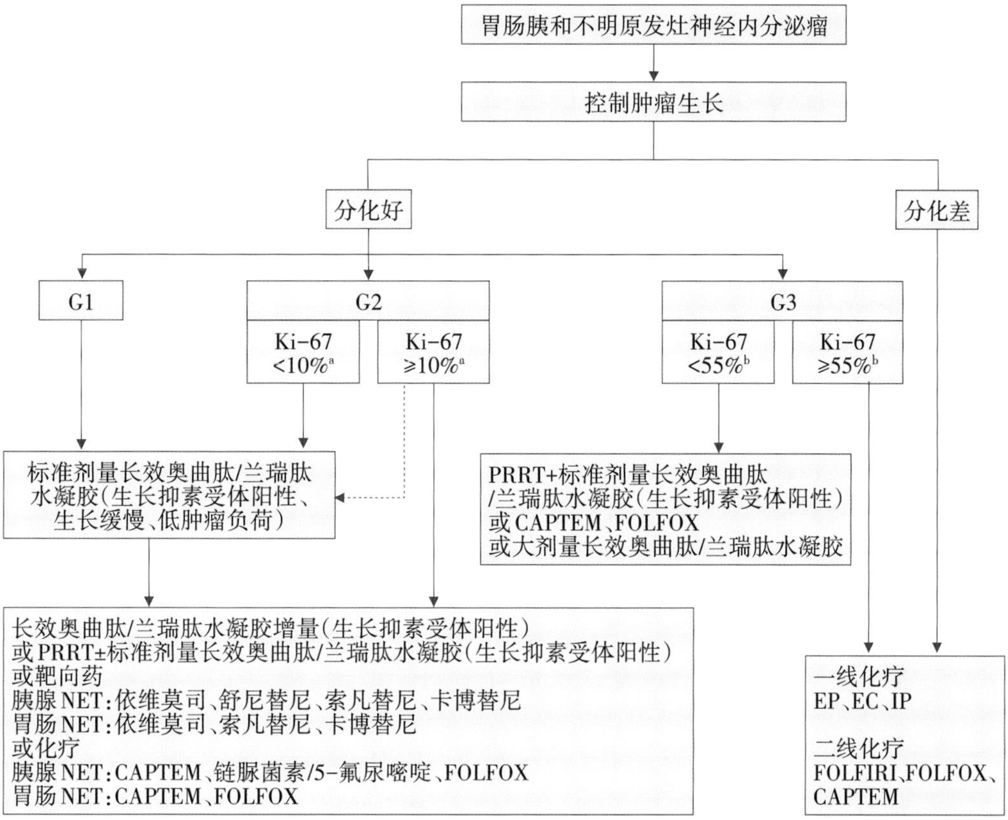

胃肠胰和不明原发灶神经内分泌瘤

↓

控制肿瘤生长

- 分化好
  - G1
    - → 标准剂量长效奥曲肽/兰瑞肽水凝胶（生长抑素受体阳性、生长缓慢、低肿瘤负荷）
  - G2
    - Ki-67 <10%[a] → 标准剂量长效奥曲肽/兰瑞肽水凝胶（生长抑素受体阳性、生长缓慢、低肿瘤负荷）
    - Ki-67 ≥10%[a] → 长效奥曲肽/兰瑞肽水凝胶增量（生长抑素受体阳性）或PRRT±标准剂量长效奥曲肽/兰瑞肽水凝胶（生长抑素受体阳性）或靶向药……（虚线：→ 标准剂量长效奥曲肽/兰瑞肽水凝胶）
  - G3
    - Ki-67 <55%[b] → PRRT+标准剂量长效奥曲肽/兰瑞肽水凝胶（生长抑素受体阳性）或CAPTEM、FOLFOX或大剂量长效奥曲肽/兰瑞肽水凝胶
    - Ki-67 ≥55%[b] → 一线化疗/二线化疗
- 分化差
  - → 一线化疗/二线化疗

标准剂量长效奥曲肽/兰瑞肽水凝胶（生长抑素受体阳性、生长缓慢、低肿瘤负荷）→

长效奥曲肽/兰瑞肽水凝胶增量（生长抑素受体阳性）
或PRRT±标准剂量长效奥曲肽/兰瑞肽水凝胶（生长抑素受体阳性）
或靶向药
胰腺NET：依维莫司、舒尼替尼、索凡替尼、卡博替尼
胃肠NET：依维莫司、索凡替尼、卡博替尼
或化疗
胰腺NET：CAPTEM、链脲菌素/5-氟尿嘧啶、FOLFOX
胃肠NET：CAPTEM、FOLFOX

一线化疗
EP、EC、IP

二线化疗
FOLFIRI、FOLFOX、CAPTEM

图25-4-3 胃肠胰和不明原发灶神经内分泌肿瘤控制肿瘤生长药物治疗选择策略

注：PRRT为肽受体放射性核素治疗；CAPTEM为替莫唑胺联合卡培他滨；EP为依托泊苷+顺铂；EC为依托泊苷+卡铂；IP为伊立替康+顺铂；FOLFOX为奥沙利铂+亚叶酸钙+5-氟尿嘧啶；FOLFIRI为伊立替康+亚叶酸钙+5-氟尿嘧啶。

[a] 此Ki-67截断值基于CLARINET神经内分泌瘤研究；[b] 此Ki-67截断值基于NORDIC神经内分泌癌研究。

3 肺/胸腺NET药物选择策略

肺/胸腺NET药物选择策略见图25-4-4。

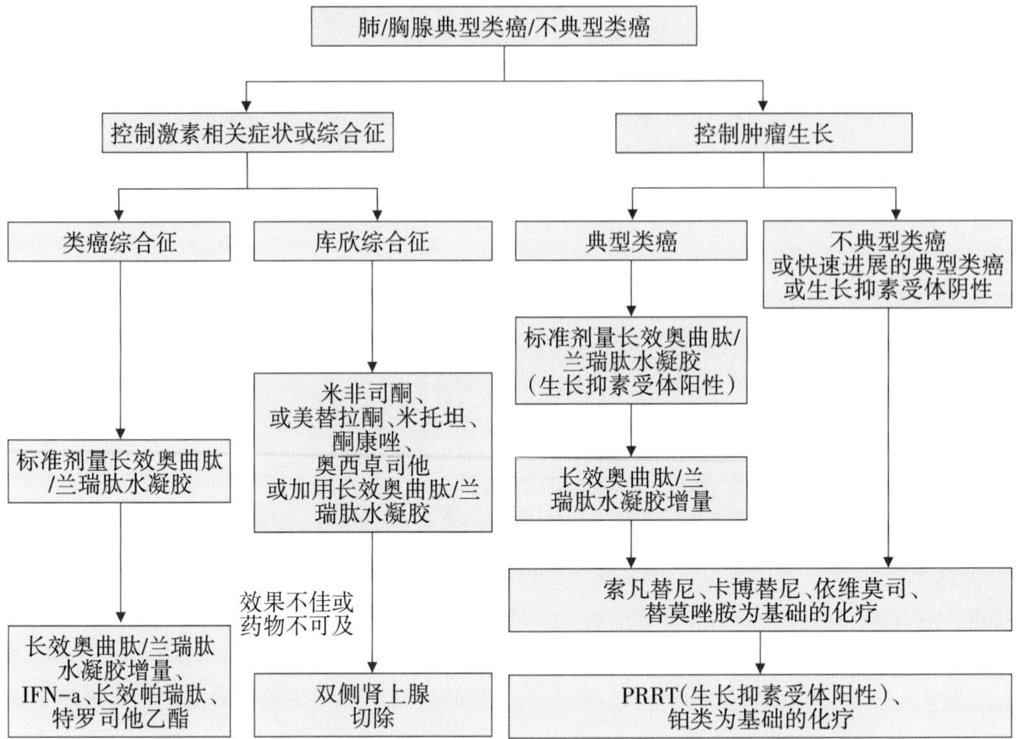

图25-4-4 肺/胸腺典型类癌/不典型类癌内科药物治疗选择策略

注：IFN-α为α干扰素；PRRT为肽受体放射性核素治疗。

4 PitNETs的药物选择策略

PitNETs的药物选择策略见图25-4-5。

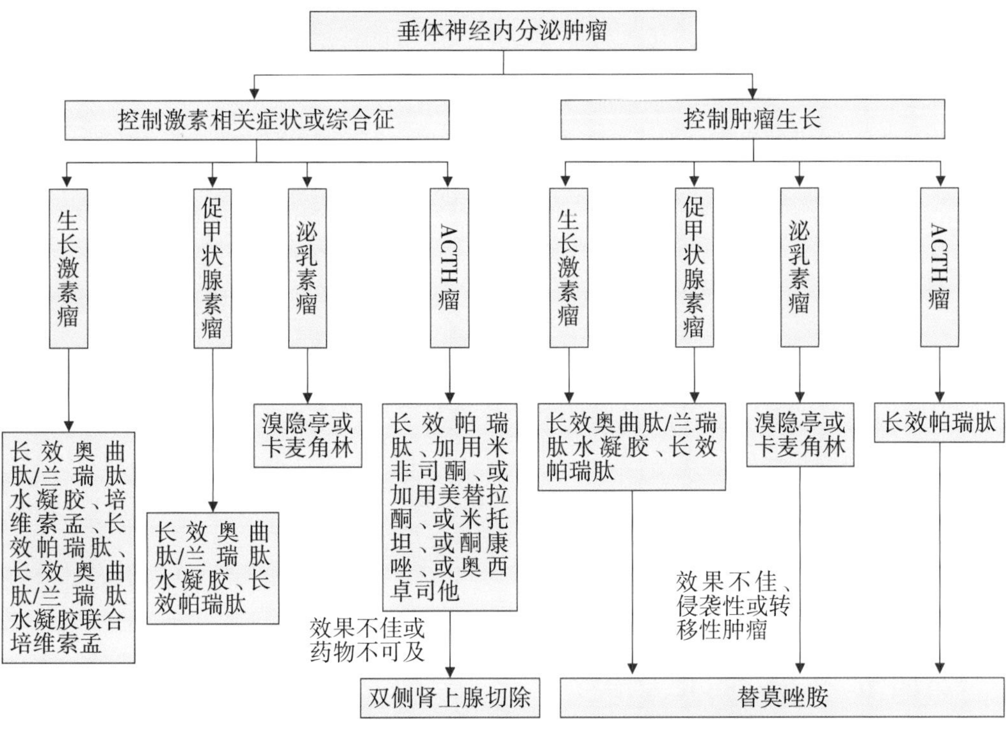

图25-4-5 垂体神经内分泌肿瘤内科药物治疗选择策略

注：ACTH指促肾上腺皮质激素。

5 PPGLs的药物选择策略

PPGLs的药物选择策略见图25-4-6。

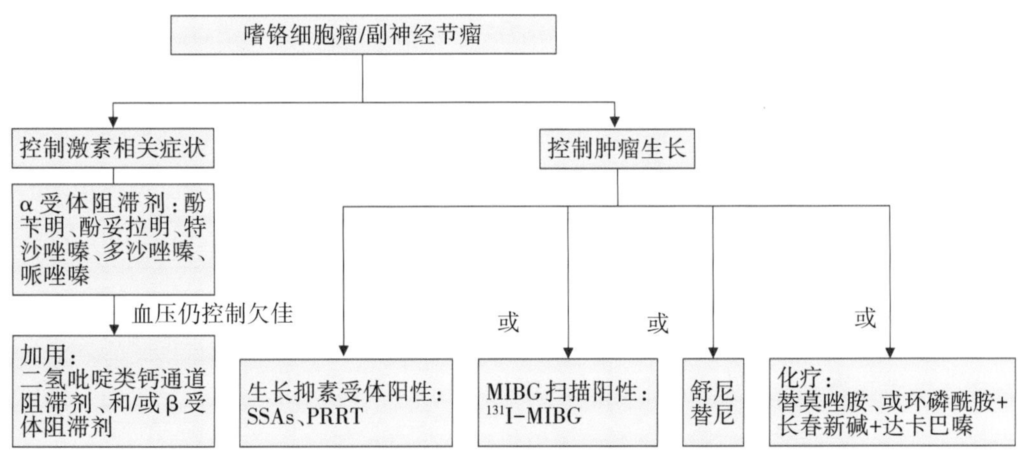

图25-4-6 嗜铬细胞瘤/副神经节瘤内科药物治疗选择策略

注：SSAs指生长抑素类似物；PRRT指肽受体放射性核素治疗。

6 MTC与MCC的药物治疗选择策略

对不可手术切除或伴远处转移、病情持续进展的MTC治疗首选的药物是卡博替尼、凡德他尼、赛普替尼，其次为普拉替尼，但卡博替尼及凡德他尼在国内尚未上市，而赛普替尼及普拉替尼仅用于存在*RET*基因突变患者。对上述药物治疗失败、不可及、或不适用的患者，基于2期临床试验结果，可考虑的药物有舒尼替尼、仑伐替尼、安罗替尼、索凡替尼等。对上述药物治疗失败或不耐受患者，可选择常规化疗，可选择的方案包括：阿霉素单药±顺铂、5-氟尿嘧啶+达卡巴嗪。此外，多线治疗失败的患者，如存在TMB-H、MSI-H、dMMR，可使用帕博利珠单抗等免疫治疗方案。

对无法进行根治性手术和/或放疗的晚期或转移性MCC，全身药物治疗推荐纳武利尤单抗或帕博利珠单抗等抗PD-1或抗PD-L1治疗作为一线治疗。如抗PD-1或抗PD-L1治疗有禁忌证，或单药免疫治疗后疾病进展，则可考虑EP或EC、CAV（环磷酰胺+多柔比星/表柔比星+长春新碱）或拓扑替康等进行化疗。

第四节 NENs的介入治疗

介入治疗作为新兴微创高效方法，是肿瘤治疗的良好手段之一。在神经内分泌肿瘤这一罕见肿瘤领域也有良好疗效，但仍需规范化。肝脏、淋巴结、骨骼及肺是NENs最常见的转移部位。肝转移是重要预后不良因素，PROMID研究和CLARINET研究的数据提示，肝内肿瘤负荷大的患者药物治疗效果不佳且PFS明显缩短。研究表明，经过成功肝内减瘤的患者药物治疗也可获更好的疗效。

对不可切除的肝转移瘤，肝脏局部治疗尤为重要。常用手段有经肝动脉途径介入治疗，如肝动脉栓塞术（Trans-arterial Embolization，TAE）/肝动脉化疗栓塞术（Trans-arterial Chemoembolization，TACE）和肝动脉放射性微球栓塞（Trans-arterial Radio-Embolization，TARE）等；也可采用消融治疗方式，如射频消融、微波消融和冷冻消融等。由于NENs-LM血供大多数来源于肝动脉，故适于肝动脉途径治疗，为一种针对“全肝”的治疗手段。

消融治疗适于肝内转移瘤病灶在4个以内，最大直径不超过3cm。消融可经皮或在腹腔镜或开腹术中应用。对肝内肿瘤较局限者，肝转移瘤消融应在全身治疗基础上尽早进行。射频消融或微波消融后5年生存率为57%~84%，影响消融生存预后的主要因素有原发灶处理、肿瘤直径及级别等。F-NENs患者，消融治疗症状缓解率可达90%以上。消融并发症包括出血、肝脓肿、胆漏等，总体发生率约9%，需要注意的是胰十二指肠切除术后将增加肝脓肿机会。

3型肝转移瘤患者及由于病灶所在解剖位置导致难以外科手术切除的复杂2型肝转移瘤，需经肝动脉途径介入治疗。肝动脉途径介入治疗的适应人群是：无功能性患者经治疗后进展、功能性患者或无功能性患者但肝肿瘤高负荷。经肝动脉途径介入治疗的ORR最高可达80%以上，五年生存率可达57%。肿瘤的分级、血供情况、瘤负荷分布，甚至肿瘤的生长形态对于介入栓塞效果均有影响。

低级别（G1/G2）分化良好的NENs-LM患者较适合肝动脉途径介入治疗，G3级别患者的疗效仍有接近60%的PR率，但Ki-67指数>50%的患者动脉介入治疗的疗效明显变差。NEC肝转移生物学行为极为恶性，目前介入治疗不推荐采用。肝内肿瘤负荷<10%的患者，研究表明其行肝动脉途径介入治疗的PFS时间和单纯药物治疗相近，故不主张太早期进行肝动脉途径介入治疗。对肝内肿瘤负荷超过50%的患者，主张分次行介入治疗，以减轻肿瘤溶解综合征等严重并发症的发生。

低级别NENs-LM经肝动脉途径介入治疗的方式以单纯栓塞为佳，采用小粒径固体栓塞剂（推荐直径40-120uM的空白微球联合100uM的聚乙烯醇颗粒）可达更佳疗效。目前研究表明TAE和TACE的疗效无明显统计学差异，但TAE具较高ORR，且可避免TACE术中所用化疗药物带来的不良反应。值得注意的是术中应用链脲霉素的TACE术在pNENs肝转移治疗疗效好于非胰腺来源NENs肝转移。TARE与TAE/TACE疗效相近，欧洲多中心回顾性研究表明低级别、肝转移瘤血供较丰富、二线治疗的患者疗效较好。英国一项多中心^{90}Y放射性微球在NENs-LM的前瞻性临床研究表明：即使大部分患者为后线治疗，仍可达到中位PFS 13.3个月，肝内转移瘤的PFS为48.1个月，中位OS为49.9个月，不良反应可耐受。但TARE存在放射性肝炎和远期肝纤维化等并发症，尤其多见于肝脏双叶病灶接受TARE治疗的患者，有报道提示超过50%患者在接受TARE后两年出现慢性放射性肝损害，进而出现肝纤维化等改变，值得密切关注。但在胰十二指肠切除术后患者，TARE引起肝脓肿机会较低，约为8%。此外由于高昂的治疗费用及严格的核素控制政策等因素，TARE在NENs-LM的应用还需积累更多的经验及对患者的高度选择。载药微球在NENs-LM患者应用大大增加肝胆损伤机会，肝脓肿发生率增加6.6倍，故不建议在NENs-LM应用。

仍有20%以上的NENs-LM患者在接受肝动脉栓塞治疗后疗效欠佳。经肝动脉灌注化疗（Hepatic Arterial Infusion Chemotherapy，HAIC）可达到肝内化疗药物高浓度，并减少全身副作用。对经肝动脉栓塞效果欠佳的患者，可尝试行HAIC术，对Ki-67指数较高的G2/3患者疗效可能更佳，但尚需进一步研究研究。全身肿瘤负荷主要位于肝脏的NEC患者，也可以谨慎考虑HAIC，但远期疗效尚需进一步验证。目前HAIC术中所用化疗方案最常用的是mFOLFOX6方案，该方案在静脉应用于G2/3级别的NENs全身治疗，疗效确切，并已经在肝细胞癌和肠癌肝转移治疗中证实其安全性及有效性。

PPGLs肝转移瘤可通过肝动脉途径介入治疗或消融等方式治疗，术前术后必须密切关注血压控制。许多患者在仅行血管造影时就可出现高血压危象。一般主张术前使用α受体阻滞剂，术中术后一旦出现高血压危象也应立即使用。术后瘤细胞坏死，会释放大量儿茶酚胺，引起血压升高，两周内多能恢复正常。

NENs-LM在经肝动脉途径介入治疗后，大部分病人都会出现栓塞后综合征，如发热、一过性肝酶升高等，一般对症处理后一周内可缓解。介入术前后须用短效SSA，可有效预防NENs-LM在治疗后因肿瘤坏死释放激素而引起的激素相关症状。对肝内肿瘤负荷较大者，栓塞后还要注意肿瘤溶解综合征的可能。值得注意，既往接受胰十二指肠切除术、胆道支架置入术或胆道内外引流术的患者，在接受介入治疗时，发生肝脓肿或胆管炎的概率接近20%，故此类患者介入治疗应慎重。患者在接受HAIC治疗时，常出现肝区疼痛，常为肝动脉痉挛所致，可予血管活性药物及止痛药物缓解。

NENs肝外病灶的介入治疗可采用经血管途径和非血管途径。对肝外病灶的消融而言，孤立性或寡转移肺转移瘤，在充分评估患者全身治疗的疗效后，可进行影像引导下肺部结节消融术。一般直径<3cm病灶的肺部病变，可行消融治疗。目前应用较多的手段是微波消融及射频消融等热消融，冷冻消融也是一种疗效可靠的方式。消融方式的选取需要充分评价安全性，避开大血管及支气管等，注意避免胸膜等邻近组织的损伤。

头颈部的副节瘤，如局部侵袭性颈动脉体瘤或者直径>4cm的颈静脉球体瘤等，建议在外科手术前行超选择性供血动脉栓塞术，以减少术中出血及保持术野清晰，有利于保护神经血管，减少外科手术死亡率，保证完整切除率。

第五节　NENs的放疗

1　头颈部小细胞癌的放疗

头颈部小细胞癌（small cell carcinomas of the head and neck，SmCCHN）是一种罕见的头颈部肿瘤亚型，80%以上初诊时为Ⅲ-Ⅳ期，预后较头颈部鳞癌更差。美国国家癌症数据库（National Cancer Data Base，NCDB）分析表明，对Ⅰ/Ⅱ期患者，手术或放化疗的OS无明显差异。对局部晚期SmCCHN，手术联合放化疗与仅接受放疗和化疗相比，OS无明显差异，提示放化疗可能是局部晚期SmCCHN最合适治疗方式。而对转移性SmCCHN，放化疗较化疗组OS无显著提高，故治疗上仍应以化疗为主。

2　PitNETs的放疗

对药物与手术无效的垂体瘤患者，可行放疗。立体定向放疗与常规分割放疗相比，能更快减少激素分泌，且不良反应较小。既往研究表明，接受放疗的垂体瘤患者4年肿瘤控制率达88%~97%。但放疗导致垂体功能减退的风险较高，5年达到20%。而对术后MRI提示肿瘤残留的患者，推荐术后辅助放疗。

3　MTC的放疗

随着靶向药物的发展，术后辅助放疗在局部晚期MTC的应用逐渐减少，对改善局部疾病及OS均无明显影响。

4　支气管肺和胸腺NENs的放疗

SCLC是一种侵袭性强、分化差的NEC，局限期SCLC接受胸部放疗和预防性脑照射（Prophylactic Cranial Irradiation，PCI）可有5年生存获益，并且，局限期SCLC患者接受高剂量60Gy/40Fx的超分割放疗获益更明显；广泛期SCLC接受胸部原发灶放疗和化疗后部分缓解或完全缓解者接受全脑预防性照射也能改善OS。

肺LCNEC中，Ⅰ-Ⅱ期患者推荐根治性手术治疗，术后辅助放疗无明显获益；Ⅲ期患者手术联合放疗可显著提高OS。

支气管肺和胸腺AC手术切除后复发率高。NCDB数据库分析表明，支气管肺及胸腺AC手术完整切除后，术后辅助放疗或化疗无明显获益。而对手术切缘阳性或伴纵隔淋巴结受累者，推荐术后行辅助放疗或化疗或放化疗。

5　泌尿生殖系统小细胞癌的放疗

膀胱小细胞癌（small cell carcinoma of the urinary bladder，SCCB）是一种预后差的罕见肿瘤，建议手术、放疗及化疗多种治疗方式综合应用以提高患者生存率。宫颈小细胞癌（small cell neuroendocrine cervical carcinoma，SCNEC）侵袭性强，预后比相同分期的鳞状细胞癌差。早期SCNEC建议根治性手术，术后辅助化疗或放化疗；晚期宜用放疗联合化疗来提高OS。

6　MCC的放疗

MCC术后局部复发率高达40%，对放疗敏感。临床切缘大于1cm的局部切除联合辅助放疗可改善总生存。1/3的MCC会出现区域淋巴结转移，区域淋巴结放疗（包括淋巴引流区清扫术后辅助放疗）可减少淋巴结阳性MCC患者的复发和死亡，特别是有多个受累淋巴结或较大淋巴结病灶的患者。

7 PPGLs的放疗

放疗主要适用于颈部PGLs，尤其是手术风险较高的部位或不适合手术的患者（例如颈动脉或颅内受累的患者）。PGLs对常规分割放疗的反应不明显（20%~30%），但立体定向消融放疗（stereotactic ablative radiotherapy，SABR），放疗剂量达到20~25Gy/3~5Fx或12~15Gy/1Fx，可使肿瘤局部控制率达到90%~100%，80%的患者症状得到改善。

晚期PPGLs常转移至骨骼并引起骨相关不良事件（如疼痛、骨折、脊髓压迫），局部放疗可改善局部控制和缓解症状。

8 其他晚期NENs的放疗

对其他晚期转移性NENs，全身系统治疗占主导地位，放疗可起到局部减瘤及止痛作用。对无法切除的肿瘤或广泛转移，应根据肿瘤负荷、分级和生物学特征，尤其是化疗后寡残留、寡进展或寡复发的病灶，可评估放疗参与的时机。

第六节 中医治疗

中医药在NENs的综合治疗中发挥一定作用，临床以“扶正抑瘤”为总则，主张分类、分期治疗。在中医临床实践中，中药治疗具有缓解患者临床症状、改善治疗相关不良反应以及改善生活质量的作用。在神经内分泌肿瘤治疗领域，中药联合SSAs/化疗/靶向药物可起到减轻各类药物不良反应的作用。其中，疏木六君子方和芪贞抑瘤方是NENs领域现有的有初步循证依据的代表方药，目前疏木六君子方作为1型胃NET内镜治疗后的中药辅助治疗，已在国内开展多中心随机双盲安慰剂对照研究。

对于早期可手术治疗的NENs患者，中药治疗的范围包括：①1型g-NET。1型g-NET患者常见胃内多发、散在、息肉样隆起，推荐内镜下切除治疗，但由于疾病容易复发的特性，反复内镜下切除使患者生活质量下降。此外，由于1型胃NET的背景疾病为自身免疫性萎缩性胃炎，临床常伴有饭后饱胀、嗳气等症状。队列研究提示疏木六君子方作为1型g-NET内镜治疗后的中药辅助治疗，可减缓复发，改善患者胃部不适、失眠等症状。②胰腺NET术后患者，术后应用中药如芪贞抑瘤方治疗，可改善术后消化不良、腹泻等临床症状。

晚期转移不可手术或不耐受手术的患者，在西医药物治疗的基础上联合中药治疗可一定程度改善治疗相关不良反应：①中药联合SSA类药物治疗。SSA类药物治疗ORR较低，且有腹胀、腹泻、胆囊结石等消化道不良反应。中药联合SSA类药物治疗可减缓腹泻、腹胀的症状。②中药联合索凡替尼治疗。索凡替尼常见不良反应如高血压、腹泻等，可导致肿瘤患者治疗时减量甚至停药，继而影响抗肿瘤治疗的疗效。中药联合治疗可减轻部分索凡替尼引起的不良反应。例如索凡替尼相关腹泻临床应用升阳益胃汤加减具有一定疗效。索凡替尼相关高血压除选择恰当的降压药外，可联合中药天麻钩藤饮加减协同控制血压。③中药联合化疗。CAPTEM方案长期应用后，患者常见乏力、纳差、易感冒等症状，化疗期间联合扶正抑瘤中药治疗，能提高患者生活质量，改善上述不良反应，芪贞抑瘤方是临床常用方剂。此外，NEC患者化疗后常出现骨髓抑制、乏力等不良反应，联合中药治疗，也可不同程度减轻化疗不良反应。目前中药治疗循证等级较低，一般推荐中药仍需开展全方位、深层次研究，进一步提高临床疗效及循证等级。

第七节　心理干预

心理因素在肿瘤的发生、发展及转归中起重要作用，痛苦已被列为肿瘤患者的“第六大生命体征”。患者在任一阶段都可能产生不同程度的心理痛苦，因此建议全病程痛苦筛查、识别患者特定的心理社会需求并适时、适当干预。NCCN痛苦管理指南建议在患者首诊时即进行筛查，并持续随访、多次评估，尤其在病情变化等重要节点。中国肿瘤心理临床实践指南也对“心理社会筛查及转诊”做出重要阐述。

焦虑和抑郁是癌症患者最常见的心理症状。临床诊疗中，理解非病理状态的担忧、悲伤、不确定感和绝望与特定精神综合征即焦虑、抑郁障碍间的区别尤为重要。ESMO成人癌症患者焦虑抑郁临床实践指南指出，共病精神障碍的肿瘤患者对躯体症状更敏感、痛苦增加、自杀风险升高、死亡率高，生活质量、治疗依从性、预后均更差。

可使用以下方法帮助肿瘤患者应对疾病及治疗相关的心理挑战：适当的心理教育可为患者提供疾病相关知识，减少不确定性和焦虑；训练患者应对疾病的技巧将有助于解决现实问题；认知行为治疗可助患者识别并改变负性思维；基于正念的治疗、支持-表达性疗法也被证实对肿瘤患者有效；对特定肿瘤情景（如生命末期）的患者，可采用意义中心疗法或尊严疗法。

形成良好的社会支持也是肿瘤患者康复的重要环节，如形成患者支持小组，促进经验分享和情感支持；提供照护者教育及支持，帮助更好地理解患者；链接社区资源，联络社工、慈善机构等。

将心理社会肿瘤学人员纳入多学科团队，从身、心、社、灵维度为患者提供照护，将形成更加个性、精准的治疗方案。

第五章

NENs多学科诊疗原则

MDT诊疗能给予患者精准和个体化的诊断和治疗方案，在多种肿瘤诊治过程中发挥重要作用。NENs高度异质性，且分类、分型、分期相对复杂的特点，决定了MDT诊疗在NENs中必不可少。MDT诊疗原则至少包括两个方面：

（1）MDT团队需由核心医师领导，根据患者疾病状态动态协调核心团队。

（2）MDT诊疗需贯穿于患者疾病状态改变和/或治疗方案制定/改变时。

一般而言，针对NENs的MDT需要一名核心医师负责领导和协调团队的运行，在此基础上，根据患者疾病状态，构建核心团队及协助团队，而随着患者疾病状态的变化，核心团队及协助团队之间是可以相互转化的，即MDT的学科构成是动态变化的。例如，对于早期的胃泌素瘤的诊治所需的MDT核心学科包括消化科、内分泌科、胰腺外科、放射科、核医学科及病理科等，而对于发生了远处转移的胃泌素瘤患者，核心团队就需要包括肿瘤科、介入科等学科。MDT的必要性并不意味着患者的每一次就诊都需要经过MDT讨论，而是指在患者疾病状态改变时或可能改变时，需由MDT讨论进行确认，在此基础上，进一步讨论如何调整或制定患者新的治疗方案。

第六章

NENs预防及早筛

尽管目前尚无针对遗传性NENs致病基因的药物用于预防NENs发生，但对遗传性NENs患者的亲属，通过检测相应基因，可早期发现携带致病基因者，并进行早期、定期影像学检查，有助于早期筛查发现NENs并进行相应治疗，从而达到预防肿瘤转移的目的。不过，对明确携带相应致病基因的患者，何时开始随访尚无高级别证据支持。MEN1相关肿瘤多在20岁之前发生，可于8岁开始每1~3年随访，VHL相关肿瘤可于15岁开始每2年随访。

散发性NENs的发病机制还远未能明确，因此，大部分散发性NENs目前尚无法预防。对F-NENs患者，早期识别其相对特异的临床表现并进行鉴别诊断，有助早期发现F-NENs。对NF-GI-NENs患者，通常在胃肠镜检查时发现病灶，1型g-NET生长速度较慢，每年常规内镜筛查并处理较大的病灶，可避免1型g-NET发生转移；2型g-NET可通过切除胃泌素瘤而预防，并通过切除较大的g-NET病灶，避免肿瘤转移；通过早期肠镜筛查发现并及时处理r-NENs病灶，也可预防其转移。

第七章

预后及随访

肿瘤的部位、功能状态、病理分级和分化程度、分期及治疗方式决定患者的预后。分化好的NET即使出现远处转移，亦能获得较长生存期，行根治性切除术后的患者，生存期可长达5年甚至10年。而分化差的NEC其预后远差于同部位的其他恶性肿瘤，文献报道的中位生存期仅12~19个月。

除行R0切除且无不良组织学特征的G1级直肠或阑尾的小肿瘤（最大径<1cm）患者可不进行长期随访外，大部分患者需终生随访。随访间隔取决于患者的肿瘤分级、分期、有无功能及预后相关危险因素。G1和Ki-67指数<5%的G2患者建议每6~12个月复查1次，Ki-67指数>5%的G2患者每3~6个月复查1次，G3和NEC患者建议每2~3个月复查1次。类癌与非典型类癌患者建议根据肿瘤分类、生长速度以及激素症状控制情况，每3~12个月随访1次。尤其是胸腺NET，预后相对较差，即使肿瘤分化好、分级低、R0切除后也建议密切定期随访。垂体神经内分泌肿瘤建议在术后1及3个月进行全面垂体激素检测，以评估垂体功能，根据需要进行激素替代治疗。术后3个月复查垂体增强MRI，根据术后3个月随访结果，在术后6个月选择性复查垂体激素和垂体增强MRI等。控制良好的患者，术后每年复查1次垂体激素水平及垂体增强MRI，推荐终身随访。PPGLs在完全切除后应在12周至12个月内进行1次复查，随后前3年建议每6~12个月进行1次复查，之后每年进行1次复查直至10年。而遗传性PPGLs患者由于复发风险更高，需要更频繁和终身随访。甲状腺髓样癌患者在初次手术后3个月应检测降钙素及CEA水平，评估手术疗效，肿瘤标志物低于检测水平以下者，可随访观察，间隔可为6~12个月。对术后持续升高者，或降至正常后再升高者，应计算降钙素倍增时间，并至少连续检测4次，每次间隔至少6个月，随访间隔为3~6个月。术后降钙素和CEA高于正常，应行影像学检查寻找持续或复发病灶。MCC患者中位复发时间为8到9个月，预后相对更差，因此建议进行密切的临床随访，在前3年内每3~6个月进行1次完整的皮肤和淋巴结检查以及影像检查，然后每6个月进行1次检查至5年观察期后满后，可每12个月进行1次全面的检查。

随访主要观察肿瘤进展及功能性肿瘤激素相关症状的控制，同时对有遗传相关综合征的患者需警惕其他部位病变，对长期服用抗瘤药物治疗的患者需监测药物不良反应。随访内容包括临床症状观察、生化指标检测及胸腹盆增强CT或MRI等常规影像学检查。根据临床需要可加做SSTR PET/CT或PET/MRI以及^{18}F-FDG PET/CT。如在随访过程中出现新发转移，同时肿瘤生物学行为发生变化（如短时间快速进展或FDG代谢和SSTR表达较前改变），需要重新活检进行病理再评估。

参考文献

[1]Dasari A, Shen C, Halperin D, Zhao B, Zhou S, Xu Y, Shih T, Yao JC: Trends in the Incidence, Prevalence, and Survival Outcomes in Patients With Neuroendocrine Tumors in the United States. JAMA oncology 2017, 3 (10): 1335–1342.

[2]Fang C, Wang W, Zhang Y, Feng X, Sun J, Zeng Y, Chen Y, Li Y, Chen M, Zhou Z et al: Clinicopathologic characteristics and prognosis of gastroenteropancreatic neuroendocrine neoplasms: a multicenter study in South China. Chin J Cancer 2017, 36 (1): 51.

[3]Jinhu F, Yuqing Z, Susheng S, Yuanjia C, Xinghua Y, Liming J, Shaoming W, Li M, Yutong H, Changyan F et al: A Nation Wide Retrospective Epidemiology Study of Gastroenteropancreatic Neuroendocrine Neoplasms in China. Oncotarget 2017.

[4]Lavrentaki A, Paluzzi A, Wass JA, Karavitaki N: Epidemiology of acromegaly: review of population studies. Pituitary 2017, 20 (1): 4–9.

[5]Miranda–Filho A, Lortet–Tieulent J, Bray F, Cao B, Franceschi S, Vaccarella S, Dal Maso L: Thyroid cancer incidence trends by histology in 25 countries: a population–based study. Lancet Diabetes Endocrinol 2021, 9 (4): 225–234.

[6]Garcia–Carbonero R, Matute Teresa F, Mercader–Cidoncha E, Mitjavila–Casanovas M, Robledo M, Tena I, Alvarez–Escola C, Aristegui M, Bella–Cueto MR, Ferrer–Albiach C et al: Multidisciplinary practice guidelines for the diagnosis, genetic counseling and treatment of pheochromocytomas and paragangliomas. Clin Transl Oncol 2021, 23 (10): 1995–2019.

[7]Stang A, Becker JC, Nghiem P, Ferlay J: The association between geographic location and incidence of Merkel cell carcinoma in comparison to melanoma: An international assessment. European Journal of Cancer 2018, 94: 47–60.

[8]Youlden DR, Soyer HP, Youl PH, Fritschi L, Baade PD: Incidence and Survival for Merkel Cell Carcinoma in Queensland, Australia, 1993–2010. JAMA Dermatology 2014, 150 (8): 864–872.

[9]Minnetti M, Grossman A: Somatic and germline mutations in NETs: Implications for their diagnosis and management. Best Pract Res Clin Endocrinol Metab 2016, 30 (1): 115–127.

[10]Hofland J, Falconi M, Christ E, Castano JP, Faggiano A, Lamarca A, Perren A, Petrucci S, Prasad V, Ruszniewski P et al: European Neuroendocrine Tumor Society 2023 guidance paper for functioning pancreatic neuroendocrine tumour syndromes. J Neuroendocrinol 2023, 35 (8): e13318.

[11]Rindi G, Mete O, Uccella S, Basturk O, La Rosa S, Brosens LAA, Ezzat S, de Herder WW, Klimstra DS, Papotti M et al: Overview of the 2022 WHO Classification of Neuroendocrine Neoplasms. Endocrine pathology 2022, 33 (1): 115–154.

[12]Panzuto F, Ramage J, Pritchard DM, van Velthuysen MF, Schrader J, Begum N, Sundin A, Falconi M, O'Toole D: European Neuroendocrine Tumor Society (ENETS) 2023 guidance paper for gastroduodenal neuroendocrine tumours (NETs) G1–G3. J Neuroendocrinol 2023, 35 (8): e13306.

[13]Raymond E, Hammel P, Dreyer C, Maatescu C, Hentic O, Ruszniewski P, Faivre S: Sunitinib in pancreatic neuroendocrine tumors. Targeted oncology 2012, 7 (2): 117–125.

[14]Caplin ME, Pavel M, Cwikla JB, Phan AT, Raderer M, Sedlackova E, Cadiot G, Wolin EM, Capdevila J, Wall L et al: Lanreotide in metastatic enteropancreatic neuroendocrine tumors. The New England journal of medicine 2014, 371 (3): 224–233.

[15]Yao JC, Pavel M, Lombard–Bohas C, Van Cutsem E, Voi M, Brandt U, He W, Chen D, Capdevila J, de Vries EG et al: Everolimus for the Treatment of Advanced Pancreatic Neuroendocrine Tumors: Overall Survival and Circulating Biomarkers From the Randomized, Phase Ⅲ RADIANT–3 Study. J Clin Oncol 2016.

[16]Xu J, Shen L, Bai C, Wang W, Li J, Yu X, Li Z, Li E, Yuan X, Chi Y et al: Surufatinib in advanced pancreatic neuroendocrine tumours (SANET-p): a randomised, double-blind, placebo-controlled, phase 3 study. Lancet Oncol 2020, 21 (11): 1489-1499.

[17]Xu J, Shen L, Zhou Z, Li J, Bai C, Chi Y, Li Z, Xu N, Li E, Liu T et al: Surufatinib in advanced extrapancreatic neuroendocrine tumours (SANET-ep): a randomised, double-blind, placebo-controlled, phase 3 study. The Lancet Oncology 2020.

[18]Singh S, Halperin D, Myrehaug S, Herrmann K, Pavel M, Kunz PL, Chasen B, Tafuto S, Lastoria S, Capdevila J et al: [(177) Lu]Lu-DOTA-TATE plus long-acting octreotide versus high-dose long-acting octreotide for the treatment of newly diagnosed, advanced grade 2-3, well-differentiated, gastroenteropancreatic neuroendocrine tumours (NETTER-2): an open-label, randomised, phase 3 study. Lancet (London, England) 2024, 403 (10446): 2807-2817.

[19]Liu Y, Chen W, Cui W, Liu H, Zhou X, Chen L, Li J, Chen M, Chen J, Wang Y: Quantitative Pretreatment CT Parameters as Predictors of Tumor Response of Neuroendocrine Tumor Liver Metastasis to Transcatheter Arterial Bland Embolization. Neuroendocrinology 2020, 110 (7-8): 697-704.

[20]樊代明.中国肿瘤整合诊治技术指南(CACA)·神经内分泌肿瘤.天津:天津科学技术出版社,2022.

[21]Cingam SR, Botejue M, Hoilat GJ, Karanchi H: Gastrinoma. In: StatPearls. edn. Treasure Island (FL) ineligible companies; 2024.

[22]Falconi M, Eriksson B, Kaltsas G, Bartsch DK, Capdevila J, Caplin M, Kos-Kudla B, Kwekkeboom D, Rindi G, Kloppel G et al: ENETS Consensus Guidelines Update for the Management of Patients with Functional Pancreatic Neuroendocrine Tumors and Non-Functional Pancreatic Neuroendocrine Tumors. Neuroendocrinology 2016, 103 (2): 153-171.

[23]Wu W, Jin G, Li H, Miao Y, Wang C, Liang T, Ou J, Zhao Y, Yuan C, Li Y et al: The current surgical treatment of pancreatic neuroendocrine neoplasms in China: a national wide cross-sectional study. Journal of Pancreatology 2019, 2 (2): 35-42.

[24]Wu W, Jin G, Li H, Miao Y, Wang C, Liang T, Ou J, Zhao Y, Yuan C, Li Y et al: The current surgical treatment of pancreatic neuroendocrine neoplasms in China: a national wide cross-sectional study. Journal of Pancreatology 2019, 2 (2): 35-42.

[25]García-Yuste M, Matilla JM, Cueto A, Paniagua JM, Ramos G, Cañizares MA, Muguruza I: Typical and atypical carcinoid tumours: analysis of the experience of the Spanish Multi-centric Study of Neuroendocrine Tumours of the Lung. Eur J Cardiothorac Surg 2007, 31 (2): 192-197.

[26]Baudin E, Caplin M, Garcia-Carbonero R, Fazio N, Ferolla P, Filosso PL, Frilling A, de Herder WW, Horsch D, Knigge U et al: Lung and thymic carcinoids: ESMO Clinical Practice Guidelines for diagnosis, treatment and follow-up (☆). Annals of oncology: official journal of the European Society for Medical Oncology 2021, 32 (4): 439-451.

[27]Halperin DM, Shen C, Dasari A, Xu Y, Chu Y, Zhou S, Shih YT, Yao JC: Frequency of carcinoid syndrome at neuroendocrine tumour diagnosis: a population-based study. Lancet Oncol 2017, 18 (4): 525-534.

[28]Baudin E, Hayes AR, Scoazec JY, Filosso PL, Lim E, Kaltsas G, Frilling A, Chen J, Kos-Kudla B, Gorbunova V et al: Unmet Medical Needs in Pulmonary Neuroendocrine (Carcinoid) Neoplasms. Neuroendocrinology 2019, 108 (1): 7-17.

[29]Filosso PL, Yao X, Ahmad U, Zhan Y, Huang J, Ruffini E, Travis W, Lucchi M, Rimner A, Antonicelli A et al: Outcome of primary neuroendocrine tumors of the thymus: a joint analysis of the International Thymic Malignancy Interest Group and the European Society of Thoracic Surgeons databases. J Thorac Cardiovasc Surg 2015, 149 (1): 103-109.e102.

[30]中国垂体腺瘤协作组,中华医学会神经外科学分会.中国复发性垂体腺瘤诊治专家共识

（2019）. 中华医学杂志，2019，99（19）：1449-1453.

[31]中国垂体腺瘤协作组. 中国垂体腺瘤外科治疗专家共识. 中华医学杂志，2015，95（5）：324-329.

[32]Garcia-Carbonero R，Matute Teresa F，Mercader-Cidoncha E，Mitjavila-Casanovas M，Robledo M，Tena I，Alvarez-Escola C，Arístegui M，Bella-Cueto MR，Ferrer-Albiach C et al：Multidisciplinary practice guidelines for the diagnosis，genetic counseling and treatment of pheochromocytomas and paragangliomas. Clin Transl Oncol 2021，23（10）：1995-2019.

[33]Network NCC：NCCN Clinical Practice Guidelines in Oncology：Thyroid Carcinoma，V.4.2024. Available at https：//www.nccn.org/guidelines/category_1；2024.

[34]Goudet P，Cadiot G，Barlier A，Baudin E，Borson-Chazot F，Brunaud L，Caiazzo R，Cardot-Bauters C，Castinetti F，Chanson P et al：French guidelines from the GTE，AFCE and ENDOCAN-RENATEN（Groupe d' étude des Tumeurs Endocrines/Association Francophone de Chirurgie Endocrinienne/Reseau national de prise en charge des tumeurs endocrines）for the screening，diagnosis and management of Multiple Endocrine Neoplasia Type 1. Annales d'Endocrinologie 2024，85（1）：2-19.

[35]Wells SA，Jr.，Asa SL，Dralle H，Elisei R，Evans DB，Gagel RF，Lee N，Machens A，Moley JF，Pacini F et al：Revised American Thyroid Association guidelines for the management of medullary thyroid carcinoma. Thyroid：official journal of the American Thyroid Association 2015，25（6）：567-610.

[36]Lugowska I，Becker JC，Ascierto PA，Veness M，Blom A，Lebbe C，Migliano E，Hamming-Vrieze O，Goebeler M，Kneitz H et al：Merkel-cell carcinoma：ESMO-EURACAN Clinical Practice Guideline for diagnosis，treatment and follow-up. ESMO Open 2024，9（5）：102977.

[37]Network NCC：NCCN Clinical Practice Guidelines in Oncology：Merkel Cell Carcinoma，V.1.2024. Available at https：//www.nccn.org/guidelines/category_1；2024.

[38]Nosé V，Gill A，Teijeiro JMC，Perren A，Erickson L：Overview of the 2022 WHO Classification of Familial Endocrine Tumor Syndromes. Endocrine pathology 2022，33（1）：197-227.

[39]Tang LH，Basturk O，Sue JJ，Klimstra DS：A Practical Approach to the Classification of WHO Grade 3（G3）Well-differentiated Neuroendocrine Tumor（WD-NET）and Poorly Differentiated Neuroendocrine Carcinoma（PD-NEC）of the Pancreas. The American journal of surgical pathology 2016，40（9）：1192-1202.

[40]Bellizzi AM：Immunohistochemistry in the diagnosis and classification of neuroendocrine neoplasms：what can brown do for you? Human pathology 2020，96：8-33.

[41]Mete O，Asa SL，Gill AJ，Kimura N，de Krijger RR，Tischler A：Overview of the 2022 WHO Classification of Paragangliomas and Pheochromocytomas. Endocrine pathology 2022，33（1）：90-114.

[42]Asa SL，Mete O，Perry A，Osamura RY：Overview of the 2022 WHO Classification of Pituitary Tumors. Endocrine pathology 2022，33（1）：6-26.

[43]陈洛海，陈旻湖，陈洁. 胃肠胰神经内分泌肿瘤循环生物标记物研究进展. 中华胃肠外科杂志，2017，20（3）：357-360.

[44]Hofland J，Zandee WT，de Herder WW：Role of biomarker tests for diagnosis of neuroendocrine tumours. Nature reviews Endocrinology 2018，14（11）：656-669.

[45]Marotta V，Zatelli MC，Sciammarella C，Ambrosio MR，Bondanelli M，Colao A，Faggiano A：Chromogranin A as circulating marker for diagnosis and management of neuroendocrine neoplasms：more flaws than fame. Endocrine-related cancer 2018，25（1）：R11-r29.

[46]Kaltsas G，Caplin M，Davies P，Ferone D，Garcia-Carbonero R，Grozinsky-Glasberg S，Hörsch D，Tiensuu Janson E，Kianmanesh R，Kos-Kudla B et al：ENETS Consensus Guidelines for the Standards of Care in Neuroendocrine Tumors：Pre- and Perioperative Therapy in Patients with Neuro-

endocrine Tumors. Neuroendocrinology 2017, 105 (3): 245-254.

[47]Nobels FR, Kwekkeboom DJ, Coopmans W, Schoenmakers CH, Lindemans J, De Herder WW, Krenning EP, Bouillon R, Lamberts SW: Chromogranin A as serum marker for neuroendocrine neoplasia: comparison with neuron-specific enolase and the alpha-subunit of glycoprotein hormones. The Journal of clinical endocrinology and metabolism 1997, 82 (8): 2622-2628.

[48]Baudin E, Gigliotti A, Ducreux M, Ropers J, Comoy E, Sabourin JC, Bidart JM, Cailleux AF, Bonacci R, Ruffié P et al: Neuron-specific enolase and chromogranin A as markers of neuroendocrine tumours. British journal of cancer 1998, 78 (8): 1102-1107.

[49]Chen L, Zhang Y, Lin Y, Deng L, Feng S, Chen M, Chen J: The role of elevated serum procalcitonin in neuroendocrine neoplasms of digestive system. Clin Biochem 2017, 50 (18): 982-987.

[50]Meijer WG, Kema IP, Volmer M, Willemse PH, de Vries EG: Discriminating capacity of indole markers in the diagnosis of carcinoid tumors. Clinical chemistry 2000, 46 (10): 1588-1596.

[51]Modlin IM, Drozdov I, Kidd M: The identification of gut neuroendocrine tumor disease by multiple synchronous transcript analysis in blood. PloS one 2013, 8 (5): e63364.

[52]Modlin IM, Drozdov I, Alaimo D, Callahan S, Teixiera N, Bodei L, Kidd M: A multianalyte PCR blood test outperforms single analyte ELISAs (chromogranin A, pancreastatin, neurokinin A) for neuroendocrine tumor detection. Endocrine-related cancer 2014, 21 (4): 615-628.

[53]Modlin IM, Kidd M, Falconi M, Filosso PL, Frilling A, Malczewska A, Toumpanakis C, Valk G, Pacak K, Bodei L et al: A multigenomic liquid biopsy biomarker for neuroendocrine tumor disease outperforms CgA and has surgical and clinical utility. Annals of oncology: official journal of the European Society for Medical Oncology 2021, 32 (11): 1425-1433.

[54]Kim M, Kim BH: Current Guidelines for Management of Medullary Thyroid Carcinoma. Endocrinol Metab (Seoul) 2021, 36 (3): 514-524.

[55]Boileve A, Faron M, Fodil-Cherif S, Bayle A, Lamartina L, Planchard D, Tselikas L, Kanaan C, Scoazec JY, Ducreux M et al: Molecular profiling and target actionability for precision medicine in neuroendocrine neoplasms: real-world data. European journal of cancer (Oxford, England: 1990) 2023, 186: 122-132.

[56]Puccini A, Poorman K, Salem ME, Soldato D, Seeber A, Goldberg RM, Shields AF, Xiu J, Battaglin F, Berger MD et al: Comprehensive Genomic Profiling of Gastroenteropancreatic Neuroendocrine Neoplasms (GEP-NENs) . Clinical Cancer Research 2020, 26 (22): 5943-5951.

[57]Chen L, Liu M, Zhang Y, Guo Y, Chen MH, Chen J: Genetic Characteristics of Colorectal Neuroendocrine Carcinoma: More Similar to Colorectal Adenocarcinoma. Clinical colorectal cancer 2021, 20 (2): 177-185 e113.

[58]Eisenhauer EA, Therasse P, Bogaerts J, Schwartz LH, Sargent D, Ford R, Dancey J, Arbuck S, Gwyther S, Mooney M et al: New response evaluation criteria in solid tumours: revised RECIST guideline (version 1.1) . European Journal of Cancer 2009, 45 (2): 228-247.

[59]Yu R, Wachsman A: Imaging of Neuroendocrine Tumors: Indications, Interpretations, Limits, and Pitfalls. Endocrinol Metab Clin North Am 2017, 46 (3): 795-814.

[60]Pavel M, Oberg K, Falconi M, Krenning EP, Sundin A, Perren A, Berruti A, clinicalguidelines@esmo.org EGCEa: Gastroenteropancreatic neuroendocrine neoplasms: ESMO Clinical Practice Guidelines for diagnosis, treatment and follow-up. Annals of oncology: official journal of the European Society for Medical Oncology 2020, 31 (7): 844-860.

[61]Lo GC, Kambadakone A: MR Imaging of Pancreatic Neuroendocrine Tumors. Magn Reson Imaging Clin N Am 2018, 26 (3): 391-403.

[62]Sundin A, Arnold R, Baudin E, Cwikla JB, Eriksson B, Fanti S, Fazio N, Giammarile F, Hicks RJ, Kjaer A et al: ENETS Consensus Guidelines for the Standards of Care in Neuroendocrine Tumors:

Radiological, Nuclear Medicine & Hybrid Imaging. Neuroendocrinology 2017, 105 (3): 212–244.

[63]Davar J, Connolly HM, Caplin ME, Pavel M, Zacks J, Bhattacharyya S, Cuthbertson DJ, Dobson R, Grozinsky-Glasberg S, Steeds RP et al: Diagnosing and Managing Carcinoid Heart Disease in Patients With Neuroendocrine Tumors: An Expert Statement. J Am Coll Cardiol 2017, 69 (10): 1288–1304.

[64]Juchems M: [Neuroendocrine tumors of the abdomen]. Radiologe 2018, 58 (1): 36–44.

[65]Srirajaskanthan R, Kayani I, Quigley AM, Soh J, Caplin ME, Bomanji J: The role of 68Ga-DOTATATE PET in patients with neuroendocrine tumors and negative or equivocal findings on 111In-DTPA-octreotide scintigraphy. J Nucl Med 2010, 51 (6): 875–882.

[66]Pobłocki J, Jasińska A, Syrenicz A, Andrysiak-Mamos E, Szczuko M: The Neuroendocrine Neoplasms of the Digestive Tract: Diagnosis, Treatment and Nutrition. Nutrients 2020, 12 (5).

[67]Beiderwellen K, Sabet A, Lauenstein TC, Lahner H, Poeppel TD: [Pancreatic neuroendocrine neoplasms]. Radiologe 2016, 56 (4): 348–354.

[68]Pauwels E, Cleeren F, Bormans G, Deroose CM: Somatostatin receptor PET ligands – the next generation for clinical practice. Am J Nucl Med Mol Imaging 2018, 8 (5): 311–331.

[69]Bonazzi N, Fortunati E, Zanoni L, Argalia G, Calabrò D, Tabacchi E, Allegri V, Campana D, Andrini E, Lamberti G et al: Real-Life Use of [68Ga]Ga-DOTANOC PET/CT in Confirmed and Suspected NETs from a Prospective 5-Year Electronic Archive at an ENETS Center of Excellence: More Than 2000 Scans in More Than 1500 Patients. Cancers (Basel) 2024, 16 (4).

[70]Haeger A, Soza-Ried C, Kramer V, Hurtado de Mendoza A, Eppard E, Emmanuel N, Wettlin J, Amaral H, Fernández R: Al[(18)F]F-NOTA-Octreotide Is Comparable to [(68)Ga]Ga-DOTATATE for PET/CT Imaging of Neuroendocrine Tumours in the Latin-American Population. Cancers (Basel) 2023, 15 (2).

[71]Hou G, Cheng X, Yang Y, Zhao D, Wang G, Zhao H, Zheng R, Wang X, Chen X, Chi Y et al: Diagnostic performance and clinical impact of (18) F-AlF-NOTA-octreotide in a large cohort of patients with neuroendocrine neoplasms: A prospective single-center study. Theranostics 2024, 14 (8): 3213–3220.

[72]Chen L, Jumai N, He Q, Liu M, Lin Y, Luo Y, Wang Y, Chen MH, Zeng Z, Zhang X et al: The role of quantitative tumor burden based on [(68)Ga]Ga-DOTA-NOC PET/CT in well-differentiated neuroendocrine tumors: beyond prognosis. European journal of nuclear medicine and molecular imaging 2023, 50 (2): 525–534.

[73]Akhavanallaf A, Joshi S, Mohan A, Worden FP, Krauss JC, Zaidi H, Frey K, Suresh K, Dewaraja YK, Wong KK: Enhancing precision: A predictive model for (177) Lu-DOTATATE treatment response in neuroendocrine tumors using quantitative (68) Ga-DOTATATE PET and clinicopathological biomarkers. Theranostics 2024, 14 (9): 3708–3718.

[74]Lee H, Kipnis ST, Niman R, O'Brien SR, Eads JR, Katona BW, Pryma DA: Prediction of (177) Lu-DOTATATE Therapy Outcomes in Neuroendocrine Tumor Patients Using Semi-Automatic Tumor Delineation on (68) Ga-DOTATATE PET/CT. Cancers (Basel) 2023, 16 (1).

[75]Al-Toubah T, Montilla-Soler J, El-Haddad G, Haider M, Strosberg J: Somatostatin Receptor Expression in Lung Neuroendocrine Tumors: An Analysis of DOTATATE PET Scans. J Nucl Med 2023, 64 (12): 1895–1898.

[76]Binderup T, Knigge U, Loft A, Mortensen J, Pfeifer A, Federspiel B, Hansen CP, Højgaard L, Kjaer A: Functional imaging of neuroendocrine tumors: a head-to-head comparison of somatostatin receptor scintigraphy, 123I-MIBG scintigraphy, and 18F-FDG PET. J Nucl Med 2010, 51 (5): 704–712.

[77]Ambrosini V, Caplin M, Castaño JP, Christ E, Denecke T, Deroose CM, Dromain C, Falconi M,

Grozinsky-Glasberg S, Hicks RJ et al: Use and perceived utility of [(18) F]FDG PET/CT in neuroendocrine neoplasms: A consensus report from the European Neuroendocrine Tumor Society (ENETS) Advisory Board Meeting 2022. J Neuroendocrinol 2024, 36 (1): e13359.

[78]Kaewput C, Vinjamuri S: Role of Combined (68) Ga DOTA-Peptides and (18) F FDG PET/CT in the Evaluation of Gastroenteropancreatic Neuroendocrine Neoplasms. Diagnostics (Basel) 2022, 12 (2) .

[79]Rinzivillo M, Partelli S, Prosperi D, Capurso G, Pizzichini P, Iannicelli E, Merola E, Muffatti F, Scopinaro F, Schillaci O et al: Clinical Usefulness of (18) F-Fluorodeoxyglucose Positron Emission Tomography in the Diagnostic Algorithm of Advanced Entero-Pancreatic Neuroendocrine Neoplasms. Oncologist 2018, 23 (2): 186-192.

[80]Binderup T, Knigge U, Johnbeck CB, Loft A, Berthelsen AK, Oturai P, Mortensen J, Federspiel B, Langer SW, Kjaer A: (18) F-FDG PET is Superior to WHO Grading as a Prognostic Tool in Neuroendocrine Neoplasms and Useful in Guiding PRRT: A Prospective 10-Year Follow-up Study. J Nucl Med 2021, 62 (6): 808-815.

[81]Chan DL, Hayes AR, Karfis I, Conner A, Mileva M, Bernard E, Schembri G, Navalkissoor S, Gnanasegaran G, Pavlakis N et al: [(18) F]FDG PET/CT-Avid Discordant Volume as a Biomarker in Patients with Gastroenteropancreatic Neuroendocrine Neoplasms: A Multicenter Study. J Nucl Med 2024, 65 (2): 185-191.

[82]De Rycke O, Perrier M, Ouvrard É, Mennetrey C, Lachachi C, Bando-Delaunay A, Morland D, Goichot B, Taieb D, Walter T et al: High Tumor Uptake on (18) F-FDOPA PET/CT Indicates Poor Prognosis in Patients with Metastatic Midgut Neuroendocrine Tumors: A Study from the Groupe d'étude des Tumeurs Endocrines and ENDOCAN-RENATEN Network. J Nucl Med 2023, 64 (11): 1699-1705.

[83]He Q, Zhang Z, Zhang L, Zhang B, Long Y, Zhang Y, Liao Z, Zha Z, Zhang X: Head-to-head comparison between [(68) Ga]Ga-DOTA-NOC and [(18) F]DOPA PET/CT in a diverse cohort of patients with pheochromocytomas and paragangliomas. European journal of nuclear medicine and molecular imaging 2024, 51 (7): 1989-2001.

[84]Bozkurt MF, Virgolini I, Balogova S, Beheshti M, Rubello D, Decristoforo C, Ambrosini V, Kjaer A, Delgado-Bolton R, Kunikowska J et al: Guideline for PET/CT imaging of neuroendocrine neoplasms with (68) Ga-DOTA-conjugated somatostatin receptor targeting peptides and (18) F-DOPA. European journal of nuclear medicine and molecular imaging 2017, 44 (9): 1588-1601.

[85]Zhang Z, Yu J, Rainer E, Hargitai L, Jiang Z, Karanikas G, Traub-Weidinger T, Crevenna R, Hacker M, Li S: The role of [18F]F-DOPA PET/CT in diagnostic and prognostic assessment of medullary thyroid cancer: a 15-year experience with 109 patients. Eur Thyroid J 2024, 13 (4) .

[86]Chang L, Bi X, Li S, Tong Q, Gu Y, He Z, Li Y, Chen Q, Cui J, Yu H et al: The comparison of three different molecular imaging methods in localization and grading of insulinoma. Front Endocrinol (Lausanne) 2023, 14: 1163176.

[87]Vesterinen T, Peltola E, Leijon H, Hannula P, Huhtala H, Mäkinen MJ, Nieminen L, Pirinen E, Rönty M, Söderström M et al: Immunohistochemical Glucagon-like Peptide-1 Receptor Expression in Human Insulinomas. Int J Mol Sci 2023, 24 (20) .

[88]Ganguly T, Bauer N, Davis RA, Foster CC, Harris RE, Hausner SH, Roncali E, Tang SY, Sutcliffe JL: Preclinical Evaluation of (68) Ga- and (177) Lu-Labeled Integrin α (v) β (6) -Targeting Radiotheranostic Peptides. J Nucl Med 2023, 64 (4): 639-644.

[89]Luo Y, Pan Q, Yao S, Yu M, Wu W, Xue H, Kiesewetter DO, Zhu Z, Li F, Zhao Y et al: Glucagon-Like Peptide-1 Receptor PET/CT with 68Ga-NOTA-Exendin-4 for Detecting Localized Insulinoma: A Prospective Cohort Study. J Nucl Med 2016, 57 (5): 715-720.

[90]Hörsch D, Schmid KW, Anlauf M, Darwiche K, Denecke T, Baum RP, Spitzweg C, Grohé C, Presselt N, Stremmel C et al: Neuroendocrine tumors of the bronchopulmonary system (typical and atypical carcinoid tumors): current strategies in diagnosis and treatment. Conclusions of an expert meeting February 2011 in Weimar, Germany. Oncol Res Treat 2014, 37 (5): 266-276.

[91]Caplin ME, Baudin E, Ferolla P, Filosso P, Garcia-Yuste M, Lim E, Oberg K, Pelosi G, Perren A, Rossi RE et al: Pulmonary neuroendocrine (carcinoid) tumors: European Neuroendocrine Tumor Society expert consensus and recommendations for best practice for typical and atypical pulmonary carcinoids. Annals of oncology: official journal of the European Society for Medical Oncology 2015, 26 (8): 1604-1620.

[92]Tabaksblat EM, Langer SW, Knigge U, Grønbæk H, Mortensen J, Petersen RH, Federspiel BH, Ladekarl M: Diagnosis and treatment of bronchopulmonary neuroendocrine tumours: State of the art. Acta Oncol 2016, 55 (1): 3-14.

[93]Singh S, Bergsland EK, Card CM, Hope TA, Kunz PL, Laidley DT, Lawrence B, Leyden S, Metz DC, Michael M et al: Commonwealth Neuroendocrine Tumour Research Collaboration and the North American Neuroendocrine Tumor Society Guidelines for the Diagnosis and Management of Patients With Lung Neuroendocrine Tumors: An International Collaborative Endorsement and Update of the 2015 European Neuroendocrine Tumor Society Expert Consensus Guidelines. Journal of thoracic oncology: official publication of the International Association for the Study of Lung Cancer 2020, 15 (10): 1577-1598.

[94]Guo X, Zhao X, Huang G, Yu Y: Advances in Endoscopic Diagnosis and Treatment of Gastric Neuroendocrine Neoplasms. Dig Dis Sci 2024, 69 (1): 27-35.

[95]Borbath I, Pape UF, Deprez PH, Bartsch DK, Caplin M, Falconi M, Garcia-Carbonero R, Grozinsky-Glasberg S, Jensen RT, Arnold R et al: ENETS standardized (synoptic) reporting for endoscopy in neuroendocrine tumors. J Neuroendocrinol 2022, 34 (3): e13105.

[96]Panzuto F, Parodi MC, Esposito G, Massironi S, Fantin A, Cannizzaro R, Milione M, De Angelis CG, Annibale B: Endoscopic management of gastric, duodenal and rectal NETs: Position paper from the Italian Association for Neuroendocrine Tumors (Itanet), Italian Society of Gastroenterology (SIGE), Italian Society of Digestive Endoscopy (SIED) . Dig Liver Dis 2024, 56 (4): 589-600.

[97]Lamberti G, Panzuto F, Pavel M, O'Toole D, Ambrosini V, Falconi M, Garcia-Carbonero R, Riechelmann RP, Rindi G, Campana D: Gastric neuroendocrine neoplasms. Nat Rev Dis Primers 2024, 10 (1): 25.

[98]Choné A, Walter T, Rivory J, Lavrut PM, Forestier J, Saurin JC, Pioche M: Gastric neuroendocrine tumors display deep invasive features, with amorphous pit and irregular vascular pattern, using narrow-band imaging and magnification. Endoscopy 2018, 50 (8): E199-e201.

[99]Sato Y, Hashimoto S, Mizuno K, Takeuchi M, Terai S: Management of gastric and duodenal neuroendocrine tumors. World J Gastroenterol 2016, 22 (30): 6817-6828.

[100]Ramage JK, De Herder WW, Delle Fave G, Ferolla P, Ferone D, Ito T, Ruszniewski P, Sundin A, Weber W, Zheng-Pei Z et al: ENETS Consensus Guidelines Update for Colorectal Neuroendocrine Neoplasms. Neuroendocrinology 2016, 103 (2): 139-143.

[101]Rinke A, Ambrosini V, Dromain C, Garcia-Carbonero R, Haji A, Koumarianou A, van Dijkum EN, O'Toole D, Rindi G, Scoazec JY et al: European Neuroendocrine Tumor Society (ENETS) 2023 guidance paper for colorectal neuroendocrine tumours. J Neuroendocrinol 2023, 35 (6): e13309.

[102]O'Toole D, Palazzo L: Endoscopy and Endoscopic Ultrasound in Assessing and Managing Neuroendocrine Neoplasms. Frontiers of hormone research 2015, 44: 88-103.

[103]Chen L, Guo Y, Zhang Y, Liu M, Zhang Y, Lin Y, Chen MH, Chen J: Development of a novel

scoring system based on endoscopic appearance for management of rectal neuroendocrine tumors. Endoscopy 2021，53（7）：702–709.

[104]Veyre F，Lambin T，Fine C，Fenouil T，Rostain F，Walter T，Pioche M：Endoscopic characterization of rectal neuroendocrine tumors with virtual chromoendoscopy：differences between benign and malignant lesions. Endoscopy 2021，53（6）：E215–e216.

[105]Khashab MA，Yong E，Lennon AM，Shin EJ，Amateau S，Hruban RH，Olino K，Giday S，Fishman EK，Wolfgang CL et al：EUS is still superior to multidetector computerized tomography for detection of pancreatic neuroendocrine tumors. Gastrointestinal endoscopy 2011，73（4）：691–696.

[106]Di Leo M，Poliani L，Rahal D，Auriemma F，Anderloni A，Ridolfi C，Spaggiari P，Capretti G，Di Tommaso L，Preatoni P et al：Pancreatic Neuroendocrine Tumours：The Role of Endoscopic Ultrasound Biopsy in Diagnosis and Grading Based on the WHO 2017 Classification. Dig Dis 2019，37（4）：325–333.

[107]Costa RDD，Kemp R，Santos JSD，Costa D，Ardengh JC，Ribas–Filho JM，Ribas C：THE ROLE OF CONVENTIONAL ECHOENDOSCOPY（EUS）IN THERAPEUTIC DECISIONS IN PATIENTS WITH NEUROENDOCRINE GASTROINTESTINAL TUMORS. Arq Bras Cir Dig 2020，33（2）：e1512.

[108]Pellicano R，Fagoonee S，Altruda F，Bruno M，Saracco GM，De Angelis C：Endoscopic imaging in the management of gastroenteropancreatic neuroendocrine tumors. Minerva Endocrinol 2016，41（4）：490–498.

[109]Rustagi T，Farrell JJ：Endoscopic diagnosis and treatment of pancreatic neuroendocrine tumors. J Clin Gastroenterol 2014，48（10）：837–844.

[110]Puli SR，Kalva N，Bechtold ML，Pamulaparthy SR，Cashman MD，Estes NC，Pearl RH，Volmar FH，Dillon S，Shekleton MF et al：Diagnostic accuracy of endoscopic ultrasound in pancreatic neuroendocrine tumors：a systematic review and meta analysis. World J Gastroenterol 2013，19（23）：3678–3684.

[111]Kos–Kudła B，Blicharz–Dorniak J，Strzelczyk J，Bałdys–Waligórska A，Bednarczuk T，Bolanowski M，Boratyn–Nowicka A，Borowska M，Cichocki A，Ćwikła JB et al：Diagnostic and therapeutic guidelines for gastro–entero–pancreatic neuroendocrine neoplasms（recommended by the Polish Network of Neuroendocrine Tumours）. Endokrynologia Polska 2017，68（2）：79–110.

[112]Kim MK：Endoscopic ultrasound in gastroenteropancreatic neuroendocrine tumors. Gut Liver 2012，6（4）：405–410.

[113]Iglesias–Garcia J，Larino–Noia J，Abdulkader I，Forteza J，Dominguez–Munoz JE：Quantitative endoscopic ultrasound elastography：an accurate method for the differentiation of solid pancreatic masses. Gastroenterology 2010，139（4）：1172–1180.

[114]van Asselt SJ，Brouwers AH，van Dullemen HM，van der Jagt EJ，Bongaerts AH，Kema IP，Koopmans KP，Valk GD，Timmers HJ，de Herder WW et al：EUS is superior for detection of pancreatic lesions compared with standard imaging in patients with multiple endocrine neoplasia type 1. Gastrointestinal endoscopy 2015，81（1）：159–167.e152.

[115]Battistella A，Tacelli M，Mapelli P，Schiavo Lena M，Andreasi V，Genova L，Muffatti F，De Cobelli F，Partelli S，Falconi M：Recent developments in the diagnosis of pancreatic neuroendocrine neoplasms. Expert Rev Gastroenterol Hepatol 2024，18（4–5）：155–169.

[116]中华医学会消化病学分会胃肠激素与神经内分泌肿瘤学组. 胃肠胰神经内分泌肿瘤诊治专家共识（2020・广州）. 中华消化杂志，2021，41（2）.

[117]Nagtegaal ID，Odze RD，Klimstra D，Paradis V，Rugge M，Schirmacher P，Washington KM：WHO Classification of Tumours. Digestive System Tumours. Fifth Edition：World Health Organization Press；2019.

[118]Ruffini E, Huang J, Cilento V, Goren E, Detterbeck F, Ahmad U, Appel S, Bille A, Boubia S, Brambilla C et al: The International Association for the Study of Lung Cancer Thymic Epithelial Tumors Staging Project: Proposal for a Stage Classification for the Forthcoming (Ninth) Edition of the TNM Classification of Malignant Tumors. J Thorac Oncol 2023, 18 (12): 1655-1671.

[119]Rami-Porta R, Nishimura KK, Giroux DJ, Detterbeck F, Cardillo G, Edwards JG, Fong KM, Giuliani M, Huang J, Kernstine KH, Sr. et al: The International Association for the Study of Lung Cancer Lung Cancer Staging Project: Proposals for Revision of the TNM Stage Groups in the Forthcoming (Ninth) Edition of the TNM Classification for Lung Cancer. J Thorac Oncol 2024, 19 (7): 1007-1027.

[120]Alexandraki KI, Tsoli M, Kyriakopoulos G, Angelousi A, Nikolopoulos G, Kolomodi D, Kaltsas GA: Current concepts in the diagnosis and management of neuroendocrine neoplasms of unknown primary origin. Minerva Endocrinol 2019, 44 (4): 378-386.

[121]Corti F, Rossi RE, Cafaro P, Passarella G, Turla A, Pusceddu S, Coppa J, Oldani S, Guidi A, Longarini R et al: Emerging Treatment Options for Neuroendocrine Neoplasms of Unknown Primary Origin: Current Evidence and Future Perspectives. Cancers (Basel) 2024, 16 (11).

[122]Berner AM, Pipinikas C, Ryan A, Dibra H, Moghul I, Webster A, Luong TV, Thirlwell C: Diagnostic Approaches to Neuroendocrine Neoplasms of Unknown Primary Site. Neuroendocrinology 2020, 110 (7-8): 563-573.

[123]Schmidt M, Hinterleitner C, Singer S, Lauer UM, Zender L, Hinterleitner M: Diagnostic Approaches for Neuroendocrine Neoplasms of Unknown Primary (NEN-UPs) and Their Prognostic Relevance-A Retrospective, Long-Term Single-Center Experience. Cancers (Basel) 2023, 15 (17).

[124]Juhlin CC, Zedenius J, Höög A: Metastatic Neuroendocrine Neoplasms of Unknown Primary: Clues from Pathology Workup. Cancers (Basel) 2022, 14 (9).

[125]中国抗癌协会神经内分泌肿瘤专业委员会.中国抗癌协会神经内分泌肿瘤诊治指南(2022年版).中国癌症杂志，2022，32(6)：545-580.

[126]Delle Fave G, O'Toole D, Sundin A, Taal B, Ferolla P, Ramage JK, Ferone D, Ito T, Weber W, Zheng-Pei Z et al: ENETS Consensus Guidelines Update for Gastroduodenal Neuroendocrine Neoplasms. Neuroendocrinology 2016, 103 (2): 119-124.

[127]Basuroy R, Srirajaskanthan R, Prachalias A, Quaglia A, Ramage JK: Review article: the investigation and management of gastric neuroendocrine tumours. Aliment Pharmacol Ther 2014, 39 (10): 1071-1084.

[128]Maione F, Chini A, Milone M, Gennarelli N, Manigrasso M, Maione R, Cassese G, Pagano G, Tropeano FP, Luglio G et al: Diagnosis and Management of Rectal Neuroendocrine Tumors (NETs). Diagnostics (Basel) 2021, 11 (5).

[129]Kos-Kudla B, Castano JP, Denecke T, Grande E, Kjaer A, Koumarianou A, de Mestier L, Partelli S, Perren A, Stattner S et al: European Neuroendocrine Tumour Society (ENETS) 2023 guidance paper for nonfunctioning pancreatic neuroendocrine tumours. J Neuroendocrinol 2023: e13343.

[130]So H, Ko SW, Shin SH, Kim EH, Son J, Ha S, Song KB, Kim HJ, Kim MH, Park DH: Comparison of EUS-guided ablation and surgical resection for nonfunctioning small pancreatic neuroendocrine tumors: a propensity score-matching study. Gastrointestinal endoscopy 2023, 97 (4): 741-751.e741.

[131]Crinò SF, Napoleon B, Facciorusso A, Lakhtakia S, Borbath I, Caillol F, Do-Cong Pham K, Rizzatti G, Forti E, Palazzo L et al: Endoscopic Ultrasound-guided Radiofrequency Ablation Versus Surgical Resection for Treatment of Pancreatic Insulinoma. Clin Gastroenterol Hepatol 2023, 21 (11): 2834-2843.e2832.

[132]Partelli S, Massironi S, Zerbi A, Niccoli P, Kwon W, Landoni L, Panzuto F, Tomazic A, Bon-

giovanni A, Kaltsas G et al: Management of asymptomatic sporadic non-functioning pancreatic neuroendocrine neoplasms no larger than 2 cm: interim analysis of prospective ASPEN trial. The British journal of surgery 2022, 109 (12): 1186-1190.

[133]Crosby DA, Donohoe CL, Fitzgerald L, Muldoon C, Hayes B, O'Toole D, Reynolds JV: Gastric neuroendocrine tumours. Digestive surgery 2012, 29 (4): 331-348.

[134]Kaltsas G, Grozinsky-Glasberg S, Alexandraki KI, Thomas D, Tsolakis AV, Gross D, Grossman AB: Current concepts in the diagnosis and management of type 1 gastric neuroendocrine neoplasms. Clin Endocrinol (Oxf) 2014, 81 (2): 157-168.

[135]Matsumoto S, Miyatani H, Yoshida Y: Future directions of duodenal endoscopic submucosal dissection. World J Gastrointest Endosc 2015, 7 (4): 389-395.

[136]Hoteya S, Kaise M, Iizuka T, Ogawa O, Mitani T, Matsui A, Kikuchi D, Furuhata T, Yamashita S, Yamada A et al: Delayed bleeding after endoscopic submucosal dissection for non-ampullary superficial duodenal neoplasias might be prevented by prophylactic endoscopic closure: analysis of risk factors. Dig Endosc 2015, 27 (3): 323-330.

[137]Matsumoto S, Miyatani H, Yoshida Y, Nokubi M: Duodenal carcinoid tumors: 5 cases treated by endoscopic submucosal dissection. Gastrointestinal endoscopy 2011, 74 (5): 1152-1156.

[138]Mori H, Shintaro F, Kobara H, Nishiyama N, Rafiq K, Kobayashi M, Nakatsu T, Miichi N, Suzuki Y, Masaki T: Successful closing of duodenal ulcer after endoscopic submucosal dissection with over-the-scope clip to prevent delayed perforation. Dig Endosc 2013, 25 (4): 459-461.

[139]Takimoto K, Imai Y, Matsuyama K: Endoscopic tissue shielding method with polyglycolic acid sheets and fibrin glue to prevent delayed perforation after duodenal endoscopic submucosal dissection. Dig Endosc 2014, 26 Suppl 2: 46-49.

[140]Makhlouf HR, Burke AP, Sobin LH: Carcinoid tumors of the ampulla of Vater: a comparison with duodenal carcinoid tumors. Cancer 1999, 85 (6): 1241-1249.

[141]刘雪梅，庹必光.胃肠神经内分泌肿瘤的内镜诊断与治疗.中华胃肠外科杂志，2021，24 (10)：854-860.

[142]Ito T, Masui T, Komoto I, Doi R, Osamura RY, Sakurai A, Ikeda M, Takano K, Igarashi H, Shimatsu A et al: JNETS clinical practice guidelines for gastroenteropancreatic neuroendocrine neoplasms: diagnosis, treatment, and follow-up: a synopsis. J Gastroenterol 2021, 56 (11): 1033-1044.

[143]Moon CM, Huh KC, Jung SA, Park DI, Kim WH, Jung HM, Koh SJ, Kim JO, Jung Y, Kim KO et al: Long-Term Clinical Outcomes of Rectal Neuroendocrine Tumors According to the Pathologic Status After Initial Endoscopic Resection: A KASID Multicenter Study. The American journal of gastroenterology 2016, 111 (9): 1276-1285.

[144]Sun D, Ren Z, Xu E, Cai S, Qi Z, Chen Z, Liu J, Shi Q, Zhou P, Zhong Y: Long-term clinical outcomes of endoscopic submucosal dissection in rectal neuroendocrine tumors based on resection margin status: a real-world study. Surg Endosc 2023, 37 (4): 2644-2652.

[145]Wu W, Cai S, Chen R, Fu D, Ge C, Hao C, Hao J, Huang H, Jian Z, Jin G et al: Consensus of clinical diagnosis and treatment for non-functional pancreatic neuroendocrine neoplasms with diameter <2 cm. Journal of Pancreatology 2023, 6 (3): 87-95.

[146]Partelli S, Cirocchi R, Crippa S, Cardinali L, Fendrich V, Bartsch DK, Falconi M: Systematic review of active surveillance versus surgical management of asymptomatic small non-functioning pancreatic neuroendocrine neoplasms. Br J Surg 2017, 104 (1): 34-41.

[147]Kuo EJ, Salem RR: Population-level analysis of pancreatic neuroendocrine tumors 2 cm or less in size. Annals of surgical oncology 2013, 20 (9): 2815-2821.

[148]Jie C, Wenming W, Chunmei B, Yihebali C, Li H, Liming J, Yuan J, Jie L, Jie L, Jingnan L

et al：Consensus on the clinical diagnosis and treatment of grade 3 pancreatic neuroendocrine tumors. 胰腺病学杂志（英文）2024，07（2）：97-105.

[149]Zhang XF，Xue F，Dong DH，Lopez-Aguiar AG，Poultsides G，Makris E，Rocha F，Kanji Z，Weber S，Fisher A et al：New Nodal Staging for Primary Pancreatic Neuroendocrine Tumors：A Multi-institutional and National Data Analysis. Ann Surg 2021，274（1）：e28-e35.

[150]Al-Hawary MM，Francis IR，Chari ST，Fishman EK，Hough DM，Lu DS，Macari M，Megibow AJ，Miller FH，Mortele KJ et al：Pancreatic ductal adenocarcinoma radiology reporting template：consensus statement of the society of abdominal radiology and the american pancreatic association. Gastroenterology 2014，146（1）：291-304 e291.

[151]Schurr PG，Strate T，Rese K，Kaifi JT，Reichelt U，Petri S，Kleinhans H，Yekebas EF，Izbicki JR：Aggressive surgery improves long-term survival in neuroendocrine pancreatic tumors：an institutional experience. Ann Surg 2007，245（2）：273-281.

[152]Jin K，Xu J，Chen J，Chen M，Chen R，Chen Y，Chen Z，Cheng B，Chi Y，Feng ST et al：Surgical management for non-functional pancreatic neuroendocrine neoplasms with synchronous liver metastasis：A consensus from the Chinese Study Group for Neuroendocrine Tumors（CSNET）. International journal of oncology 2016，49（5）：1991-2000.

[153]Bertani E，Fazio N，Botteri E，Chiappa A，Falconi M，Grana C，Bodei L，Papis D，Spada F，Bazolli B et al：Resection of the primary pancreatic neuroendocrine tumor in patients with unresectable liver metastases：possible indications for a multimodal approach. Surgery 2014，155（4）：607-614.

[154]De Jong MC，Farnell MB，Sclabas G，Cunningham SC，Cameron JL，Geschwind JF，Wolfgang CL，Herman JM，Edil BH，Choti MA et al：Liver-directed therapy for hepatic metastases in patients undergoing pancreaticoduodenectomy：a dual-center analysis. Ann Surg 2010，252（1）：142-148.

[155]Oberg K，Kvols L，Caplin M，Delle Fave G，de Herder W，Rindi G，Ruszniewski P，Woltering EA，Wiedenmann B：Consensus report on the use of somatostatin analogs for the management of neuroendocrine tumors of the gastroenteropancreatic system. Annals of oncology：official journal of the European Society for Medical Oncology 2004，15（6）：966-973.

[156]Han X，Lou W：Concomitant pancreatic neuroendocrine tumors in hereditary tumor syndromes：who，when and how to operate? Journal of Pancreatology 2019，2（2）：48-53.

[157]Chen L，Zhou L，Zhang M，Shang L，Zhang P，Wang W，Fang C，Li J，Xu T，Tan H et al：Clinicopathological features and prognostic validity of WHO grading classification of SI-NENs. BMC cancer 2017，17（1）：521.

[158]Nesti C，Brautigam K，Benavent M，Bernal L，Boharoon H，Botling J，Bouroumeau A，Brcic I，Brunner M，Cadiot G et al：Hemicolectomy versus appendectomy for patients with appendiceal neuroendocrine tumours 1-2 cm in size：a retrospective，Europe-wide，pooled cohort study. Lancet Oncol 2023，24（2）：187-194.

[159]Kaltsas G，Walter T，Knigge U，Toumpanakis C，Santos AP，Begum N，Pape UF，Volante M，Frilling A，Couvelard A：European Neuroendocrine Tumor Society（ENETS）2023 guidance paper for appendiceal neuroendocrine tumours（aNET）. J Neuroendocrinol 2023，35（10）：e13332.

[160]Partelli S，Inama M，Rinke A，Begum N，Valente R，Fendrich V，Tamburrino D，Keck T，Caplin ME，Bartsch D et al：Long-Term Outcomes of Surgical Management of Pancreatic Neuroendocrine Tumors with Synchronous Liver Metastases. Neuroendocrinology 2015，102（1-2）：68-76.

[161]Chi Y，Jiang L，Shi S，He S，Bai C，Cao D，Cai J，Chen Q，Chen X，Deng Y et al：Chinese expert consensus on multidisciplinary diagnosis and treatment of pancreatic neuroendocrine liver metastases. Journal of Pancreatology 2023，6（4）：139-150.

[162]Frilling A, Modlin IM, Kidd M, Russell C, Breitenstein S, Salem R, Kwekkeboom D, Lau WY, Klersy C, Vilgrain V et al: Recommendations for management of patients with neuroendocrine liver metastases. Lancet Oncol 2014, 15 (1): e8-21.

[163]Machairas N, Daskalakis K, Felekouras E, Alexandraki KI, Kaltsas G, Sotiropoulos GC: Currently available treatment options for neuroendocrine liver metastases. Ann Gastroenterol 2021, 34 (2): 130-141.

[164]Grozinsky-Glasberg S, Davar J, Hofland J, Dobson R, Prasad V, Pascher A, Denecke T, Tesselaar MET, Panzuto F, Albage A et al: European Neuroendocrine Tumor Society (ENETS) 2022 Guidance Paper for Carcinoid Syndrome and Carcinoid Heart Disease. J Neuroendocrinol 2022, 34 (7): e13146.

[165]Kaltsas G, Caplin M, Davies P, Ferone D, Garcia-Carbonero R, Grozinsky-Glasberg S, Horsch D, Tiensuu Janson E, Kianmanesh R, Kos-Kudla B et al: ENETS Consensus Guidelines for the Standards of Care in Neuroendocrine Tumors: Pre- and Perioperative Therapy in Patients with Neuroendocrine Tumors. Neuroendocrinology 2017, 105 (3): 245-254.

[166]Van Den Heede K, van Beek DJ, Van Slycke S, Borel Rinkes I, Norlén O, Stålberg P, Nordenström E: Surgery for advanced neuroendocrine tumours of the small bowel: recommendations based on a consensus meeting of the European Society of Endocrine Surgeons (ESES). The British journal of surgery 2024, 111 (4).

[167]Lewis A, Raoof M, Ituarte PHG, Williams J, Melstrom L, Li D, Lee B, Singh G: Resection of the Primary Gastrointestinal Neuroendocrine Tumor Improves Survival With or Without Liver Treatment. Ann Surg 2019, 270 (6): 1131-1137.

[168]Norlén O, Stålberg P, Zedenius J, Hellman P: Outcome after resection and radiofrequency ablation of liver metastases from small intestinal neuroendocrine tumours. The British journal of surgery 2013, 100 (11): 1505-1514.

[169]Frilling A, Li J, Malamutmann E, Schmid KW, Bockisch A, Broelsch CE: Treatment of liver metastases from neuroendocrine tumours in relation to the extent of hepatic disease. The British journal of surgery 2009, 96 (2): 175-184.

[170]Scott AT, Breheny PJ, Keck KJ, Bellizzi AM, Dillon JS, O'Dorisio TM, Howe JR: Effective cytoreduction can be achieved in patients with numerous neuroendocrine tumor liver metastases (NETLMs). Surgery 2019, 165 (1): 166-175.

[171]Mayo SC, de Jong MC, Pulitano C, Clary BM, Reddy SK, Gamblin TC, Celinksi SA, Kooby DA, Staley CA, Stokes JB et al: Surgical management of hepatic neuroendocrine tumor metastasis: results from an international multi-institutional analysis. Annals of surgical oncology 2010, 17 (12): 3129-3136.

[172]Fairweather M, Swanson R, Wang J, Brais LK, Dutton T, Kulke MH, Clancy TE: Management of Neuroendocrine Tumor Liver Metastases: Long-Term Outcomes and Prognostic Factors from a Large Prospective Database. Annals of surgical oncology 2017, 24 (8): 2319-2325.

[173]Williams JK, Schwarz JL, Keutgen XM: Surgery for metastatic pancreatic neuroendocrine tumors: a narrative review. Hepatobiliary Surg Nutr 2023, 12 (1): 69-83.

[174]Huang XT, Xie JZ, Chen LH, Cai JP, Chen W, Liang LJ, Zhang N, Yin XY: Values of debulking surgery for unresectable well-differentiated metastatic pancreatic neuroendocrine tumors: a comparative study. Gastroenterol Rep (Oxf) 2023, 11: goad010.

[175]Maxwell JE, Sherman SK, O'Dorisio TM, Bellizzi AM, Howe JR: Liver-directed surgery of neuroendocrine metastases: What is the optimal strategy? Surgery 2016, 159 (1): 320-333.

[176]Saxena A, Chua TC, Perera M, Chu F, Morris DL: Surgical resection of hepatic metastases from neuroendocrine neoplasms: a systematic review. Surg Oncol 2012, 21 (3): e131-141.

[177]Eriksson J, Stålberg P, Nilsson A, Krause J, Lundberg C, Skogseid B, Granberg D, Eriksson B, Akerström G, Hellman P: Surgery and radiofrequency ablation for treatment of liver metastases from midgut and foregut carcinoids and endocrine pancreatic tumors. World journal of surgery 2008, 32 (5): 930-938.

[178]Morgan RE, Pommier SJ, Pommier RF: Expanded criteria for debulking of liver metastasis also apply to pancreatic neuroendocrine tumors. Surgery 2018, 163 (1): 218-225.

[179]Hallet J, Clarke CN: ASO Practice Guidelines Series: Surgical Management of Gastrointestinal (Midgut) Neuroendocrine Neoplasms. Annals of surgical oncology 2024, 31 (3): 1704-1713.

[180]Sorbye H, Grande E, Pavel M, Tesselaar M, Fazio N, Reed NS, Knigge U, Christ E, Ambrosini V, Couvelard A et al: European Neuroendocrine Tumor Society (ENETS) 2023 guidance paper for digestive neuroendocrine carcinoma. J Neuroendocrinol 2023: e13249.

[181]Eads JR, Halfdanarson TR, Asmis T, Bellizzi AM, Bergsland EK, Dasari A, El-Haddad G, Frumovitz M, Meyer J, Mittra E et al: Expert Consensus Practice Recommendations of the North American Neuroendocrine Tumor Society for the management of high grade gastroenteropancreatic and gynecologic neuroendocrine neoplasms. Endocrine-related cancer 2023, 30 (8) .

[182]Galleberg RB, Knigge U, Tiensuu Janson E, Vestermark LW, Haugvik SP, Ladekarl M, Langer SW, Grønbæk H, Österlund P, Hjortland GO et al: Results after surgical treatment of liver metastases in patients with high-grade gastroenteropancreatic neuroendocrine carcinomas. Eur J Surg Oncol 2017, 43 (9): 1682-1689.

[183]Asano D, Kudo A, Akahoshi K, Maekawa A, Murase Y, Ogawa K, Ono H, Ban D, Tanaka S, Tanabe M: Curative Surgery and Ki-67 Value Rather Than Tumor Differentiation Predict the Survival of Patients With High-grade Neuroendocrine Neoplasms. Ann Surg 2022, 276 (2): e108-e113.

[184]Du S, Wang Z, Sang X, Lu X, Zheng Y, Xu H, Xu Y, Chi T, Zhao H, Wang W et al: Surgical resection improves the outcome of the patients with neuroendocrine tumor liver metastases: large data from Asia. Medicine (Baltimore) 2015, 94 (2): e388.

[185]Crippa S, Partelli S, Bassi C, Berardi R, Capelli P, Scarpa A, Zamboni G, Falconi M: Long-term outcomes and prognostic factors in neuroendocrine carcinomas of the pancreas: Morphology matters. Surgery 2016, 159 (3): 862-871.

[186]Yoshida T, Hijioka S, Hosoda W, Ueno M, Furukawa M, Kobayashi N, Ikeda M, Ito T, Kodama Y, Morizane C et al: Surgery for Pancreatic Neuroendocrine Tumor G3 and Carcinoma G3 Should be Considered Separately. Annals of surgical oncology 2019, 26 (5): 1385-1393.

[187]Soga J, Yakuwa Y, Osaka M: Carcinoid syndrome: a statistical evaluation of 748 reported cases. J Exp Clin Cancer Res 1999, 18 (2): 133-141.

[188]Frilling A, Clift AK: Therapeutic strategies for neuroendocrine liver metastases. Cancer 2015, 121 (8): 1172-1186.

[189]Valvi D, Mei X, Gupta M, Shah MB, Ancheta A, Marti F, Gedaly R: Younger Age Is Associated with Improved Survival in Patients Undergoing Liver Transplantation Alone for Metastatic Neuroendocrine Tumors. Journal of gastrointestinal surgery: official journal of the Society for Surgery of the Alimentary Tract 2021, 25 (6): 1487-1493.

[190]Line PD, Dueland S: Liver transplantation for secondary liver tumours: The difficult balance between survival and recurrence. Journal of hepatology 2020, 73 (6): 1557-1562.

[191]Lim C, Lahat E, Osseis M, Sotirov D, Salloum C, Azoulay D: Liver Transplantation for Neuroendocrine Tumors: What Have We Learned? Semin Liver Dis 2018, 38 (4): 351-356.

[192]Spolverato G, Bagante F, Tsilimigras DI, Pawlik TM: Liver transplantation in patients with liver metastases from neuroendocrine tumors. Minerva Chir 2019, 74 (5): 399-406.

[193]Mazzaferro V, Pulvirenti A, Coppa J: Neuroendocrine tumors metastatic to the liver: how to select

patients for liver transplantation? Journal of hepatology 2007，47（4）：460–466.

[194]Rossi RE，Burroughs AK，Caplin ME：Liver transplantation for unresectable neuroendocrine tumor liver metastases. Annals of surgical oncology 2014，21（7）：2398–2405.

[195]Mazzaferro V，Sposito C，Coppa J，Miceli R，Bhoori S，Bongini M，Camerini T，Milione M，Regalia E，Spreafico C et al：The Long–Term Benefit of Liver Transplantation for Hepatic Metastases From Neuroendocrine Tumors. Am J Transplant 2016，16（10）：2892–2902.

[196]Kim J，Zimmerman MA，Hong JC：Liver transplantation in the treatment of unresectable hepatic metastasis from neuroendocrine tumors. J Gastrointest Oncol 2020，11（3）：601–608.

[197]Pavel M，Baudin E，Couvelard A，Krenning E，Oberg K，Steinmuller T，Anlauf M，Wiedenmann B，Salazar R，Barcelona Consensus Conference p：ENETS Consensus Guidelines for the management of patients with liver and other distant metastases from neuroendocrine neoplasms of foregut，midgut，hindgut，and unknown primary. Neuroendocrinology 2012，95（2）：157–176.

[198]Chen L，Chen J：Perspective of neo–adjuvant/conversion and adjuvant therapy for pancreatic neuroendocrine tumors. Journal of Pancreatology 2019，2（3）：91–99.

[199]Partelli S，Landoni L，Bartolomei M，Zerbi A，Grana CM，Boggi U，Butturini G，Casadei R，Salvia R，Falconi M：Neoadjuvant 177Lu–DOTATATE for non–functioning pancreatic neuroendocrine tumours（NEOLUPANET）：multicentre phase Ⅱ study. The British journal of surgery 2024，111（9）.

[200]Parghane RV，Bhandare M，Chaudhari V，Ostwal V，Ramaswamy A，Talole S，Shrikhande SV，Basu S：Surgical Feasibility，Determinants，and Overall Efficacy of Neoadjuvant（177）Lu–DOTATATE PRRT for Locally Advanced Unresectable Gastroenteropancreatic Neuroendocrine Tumors. J Nucl Med 2021，62（11）：1558–1563.

[201]Vezzosi D，Bennet A，Rochaix P，Courbon F，Selves J，Pradere B，Buscail L，Susini C，Caron P：Octreotide in insulinoma patients：efficacy on hypoglycemia，relationships with Octreoscan scintigraphy and immunostaining with anti–sst2A and anti–sst5 antibodies. Eur J Endocrinol 2005，152（5）：757–767.

[202]Woltering EA，Wright AE，Stevens MA，Wang YZ，Boudreaux JP，Mamikunian G，Riopelle JM，Kaye AD：Development of effective prophylaxis against intraoperative carcinoid crisis. J Clin Anesth 2016，32：189–193.

[203]Wolin EM，Benson Iii AB：Systemic Treatment Options for Carcinoid Syndrome：A Systematic Review. Oncology 2019，96（6）：273–289.

[204]Broder MS，Beenhouwer D，Strosberg JR，Neary MP，Cherepanov D：Gastrointestinal neuroendocrine tumors treated with high dose octreotide–LAR：a systematic literature review. World J Gastroenterol 2015，21（6）：1945–1955.

[205]Wolin EM，Jarzab B，Eriksson B，Walter T，Toumpanakis C，Morse MA，Tomassetti P，Weber MM，Fogelman DR，Ramage J et al：Phase Ⅲ study of pasireotide long–acting release in patients with metastatic neuroendocrine tumors and carcinoid symptoms refractory to available somatostatin analogues. Drug design，development and therapy 2015，9：5075–5086.

[206]Pavel M，Valle JW，Eriksson B，Rinke A，Caplin M，Chen J，Costa F，Falkerby J，Fazio N，Gorbounova V et al：ENETS Consensus Guidelines for the Standards of Care in Neuroendocrine Neoplasms：Systemic Therapy – Biotherapy and Novel Targeted Agents. Neuroendocrinology 2017，105（3）：266–280.

[207]Pavel M，Gross DJ，Benavent M，Perros P，Srirajaskanthan R，Warner RRP，Kulke MH，Anthony LB，Kunz PL，Horsch D et al：Telotristat ethyl in carcinoid syndrome：safety and efficacy in the TELECAST phase 3 trial. Endocrine–related cancer 2018，25（3）：309–322.

[208]Ito T，Lee L，Jensen RT：Treatment of symptomatic neuroendocrine tumor syndromes：recent ad-

vances and controversies. Expert Opinion on Pharmacotherapy 2016, 17 (16): 2191-2205.

[209]Giustina A, Barkhoudarian G, Beckers A, Ben-Shlomo A, Biermasz N, Biller B, Boguszewski C, Bolanowski M, Bollerslev J, Bonert V et al: Multidisciplinary management of acromegaly: A consensus. Rev Endocr Metab Disord 2020, 21 (4): 667-678.

[210]Trainer Peter J, Drake William M, Katznelson L, Freda Pamela U, Herman-Bonert V, van der Lely AJ, Dimaraki Eleni V, Stewart Paul M, Friend Keith E, Vance Mary L et al: Treatment of Acromegaly with the Growth Hormone - Receptor Antagonist Pegvisomant. New England Journal of Medicine, 342 (16): 1171-1177.

[211]Petersenn S, Fleseriu M, Casanueva FF, Giustina A, Biermasz N, Biller BMK, Bronstein M, Chanson P, Fukuoka H, Gadelha M et al: Diagnosis and management of prolactin-secreting pituitary adenomas: a Pituitary Society international Consensus Statement. Nature reviews Endocrinology 2023, 19 (12): 722-740.

[212]Fleseriu M, Auchus R, Bancos I, Ben-Shlomo A, Bertherat J, Biermasz NR, Boguszewski CL, Bronstein MD, Buchfelder M, Carmichael JD et al: Consensus on diagnosis and management of Cushing's disease: a guideline update. Lancet Diabetes Endocrinol 2021, 9 (12): 847-875.

[213]Delivanis DA, Sharma A, Hamidi O, Shah M, Bancos I: Chapter 15 - Advances in the Diagnosis and Medical Management of Cushing's Syndrome. In: Advances in Treatment and Management in Surgical Endocrinology. edn. Edited by Shifrin AL: Elsevier; 2020: 151-174.

[214]Lenders JW, Eisenhofer G, Mannelli M, Pacak K: Phaeochromocytoma. Lancet (London, England) 2005, 366 (9486): 665-675.

[215]Fagundes GFC, Almeida MQ: Perioperative Management of Pheochromocytomas and Sympathetic Paragangliomas. Journal of the Endocrine Society 2022, 6 (2) .

[216]Zagzag J, Hu MI, Fisher SB, Perrier ND: Hypercalcemia and cancer: Differential diagnosis and treatment. CA Cancer J Clin 2018, 68 (5): 377-386.

[217]Junaid SZS, Patel P, Patel JB: Cinacalcet. In: StatPearls. edn. Treasure Island (FL) ineligible companies. Disclosure: Preeti Patel declares no relevant financial relationships with ineligible companies. Disclosure: Jayesh Patel declares no relevant financial relationships with ineligible companies.: StatPearls Publishing Copyright © 2024, StatPearls Publishing LLC.; 2024.

[218]Rinke A, Muller HH, Schade-Brittinger C, Klose KJ, Barth P, Wied M, Mayer C, Aminossadati B, Pape UF, Blaker M et al: Placebo-controlled, double-blind, prospective, randomized study on the effect of octreotide LAR in the control of tumor growth in patients with metastatic neuroendocrine midgut tumors: a report from the PROMID Study Group. J Clin Oncol 2009, 27 (28): 4656-4663.

[219]Baudin E, Capdevila J, Hörsch D, Singh S, Caplin ME, Wolin EM, Buikhuisen W, Raderer M, Dansin E, Grohe C et al: Treatment of advanced BP-NETS with lanreotide autogel/depot vs placebo: the phase Ⅲ SPINET study. Endocrine-related cancer 2024, 31 (9) .

[220]Pavel M, Cwikla JB, Lombard-Bohas C, Borbath I, Shah T, Pape UF, Capdevila J, Panzuto F, Truong Thanh XM, Houchard A et al: Efficacy and safety of high-dose lanreotide autogel in patients with progressive pancreatic or midgut neuroendocrine tumours: CLARINET FORTE phase 2 study results. European journal of cancer (Oxford, England: 1990) 2021, 157: 403-414.

[221]Strosberg J, El-Haddad G, Wolin E, Hendifar A, Yao J, Chasen B, Mittra E, Kunz PL, Kulke MH, Jacene H et al: Phase 3 Trial of 177Lu-Dotatate for Midgut Neuroendocrine Tumors. The New England journal of medicine 2017, 376 (2): 125-135.

[222]Singh S, Halperin D, Myrehaug S, Herrmann K, Pavel M, Kunz PL, Chasen B, Tafuto S, Lastoria S, Capdevila J et al: [¹⁷⁷Lu]Lu-DOTA-TATE plus long-acting octreotide versus high‑ dose long-acting octreotide for the treatment of newly diagnosed, advanced grade

2– 3, well-differentiated, gastroenteropancreatic neuroendocrine tumours (NETTER-2): an open-label, randomised, phase 3 study. The Lancet 2024, 403 (10446): 2807-2817.

[223]Raverot G, Burman P, McCormack A, Heaney A, Petersenn S, Popovic V, Trouillas J, Dekkers OM, European Society of E: European Society of Endocrinology Clinical Practice Guidelines for the management of aggressive pituitary tumours and carcinomas. Eur J Endocrinol 2018, 178 (1): G1-G24.

[224]Yao JC, Fazio N, Singh S, Buzzoni R, Carnaghi C, Wolin E, Tomasek J, Raderer M, Lahner H, Voi M et al: Everolimus for the treatment of advanced, non-functional neuroendocrine tumours of the lung or gastrointestinal tract (RADIANT-4): a randomised, placebo-controlled, phase 3 study. The Lancet 2016, 387 (10022): 968-977.

[225]Lang M, Hackert T, Anamaterou C: Long-term effect of everolimus in recurrent thymic neuroendocrine neoplasia. Clin Endocrinol (Oxf) 2021, 95 (5): 744-751.

[226]Pavel ME, Hainsworth JD, Baudin E, Peeters M, Hörsch D, Winkler RE, Klimovsky J, Lebwohl D, Jehl V, Wolin EM et al: Everolimus plus octreotide long-acting repeatable for the treatment of advanced neuroendocrine tumours associated with carcinoid syndrome (RADIANT-2): a randomised, placebo-controlled, phase 3 study. The Lancet 2011, 378 (9808): 2005-2012.

[227]Fazio N, Granberg D, Grossman A, Saletan S, Klimovsky J, Panneerselvam A, Wolin EM: Everolimus plus octreotide long-acting repeatable in patients with advanced lung neuroendocrine tumors: analysis of the phase 3, randomized, placebo-controlled RADIANT-2 study. Chest 2013, 143 (4): 955-962.

[228]Pavel ME, Baudin E, Oberg KE, Hainsworth JD, Voi M, Rouyrre N, Peeters M, Gross DJ, Yao JC: Efficacy of everolimus plus octreotide LAR in patients with advanced neuroendocrine tumor and carcinoid syndrome: final overall survival from the randomized, placebo-controlled phase 3 RADIANT-2 study. Annals of oncology: official journal of the European Society for Medical Oncology 2017.

[229]Castellano D, Bajetta E, Panneerselvam A, Saletan S, Kocha W, O'Dorisio T, Anthony LB, Hobday T, Group R-S: Everolimus plus octreotide long-acting repeatable in patients with colorectal neuroendocrine tumors: a subgroup analysis of the phase Ⅲ RADIANT-2 study. Oncologist 2013, 18 (1): 46-53.

[230]Panzuto F, Rinzivillo M, Spada F, Antonuzzo L, Ibrahim T, Campana D, Fazio N, Delle Fave G: Everolimus in Pancreatic Neuroendocrine Carcinomas G3. Pancreas 2017, 46 (3): 302-305.

[231]Wang Y, Jin K, Tan H, Zhang P, Yang Q, Wang W, Li J, Shao C, Xue L, Feng S et al: Sunitinib is effective and tolerable in Chinese patients with advanced pancreatic neuroendocrine tumors: a multicenter retrospective study in China. Cancer chemotherapy and pharmacology 2017, 80 (3): 507-516.

[232]Raymond E, Dahan L, Raoul JL, Bang YJ, Borbath I, Lombard-Bohas C, Valle J, Metrakos P, Smith D, Vinik A et al: Sunitinib malate for the treatment of pancreatic neuroendocrine tumors. New England Journal of Medicine 2011, 364 (6): 501-513.

[233]Ravaud A, de la Fouchardière C, Caron P, Doussau A, Do Cao C, Asselineau J, Rodien P, Pouessel D, Nicolli-Sire P, Klein M et al: A multicenter phase Ⅱ study of sunitinib in patients with locally advanced or metastatic differentiated, anaplastic or medullary thyroid carcinomas: mature data from the THYSU study. European journal of cancer (Oxford, England: 1990) 2017, 76: 110-117.

[234]Baudin E, Goichot B, Berruti A, Hadoux J, Moalla S, Laboureau S, Nolting S, de la Fouchardiere C, Kienitz T, Deutschbein T et al: Sunitinib for metastatic progressive phaeochromocytomas and paragangliomas: results from FIRSTMAPPP, an academic, multicentre, international, randomised, placebo-controlled, double-blind, phase 2 trial. Lancet (London, England) 2024, 403

(10431)：1061–1070.

[235]Chen J，Ji Q，Bai C，Zheng X，Zhang Y，Shi F，Li X，Tang P，Xu Z，Huang R et al：Surufatinib in Chinese Patients with Locally Advanced or Metastatic Differentiated Thyroid Cancer and Medullary Thyroid Cancer：A Multicenter，Open–Label，Phase Ⅱ Trial. Thyroid：official journal of the American Thyroid Association 2020，30（9）：1245–1253.

[236]Capdevila J，Fazio N，Lopez C，Teulé A，Valle JW，Tafuto S，Custodio A，Reed N，Raderer M，Grande E et al：Lenvatinib in Patients With Advanced Grade 1/2 Pancreatic and Gastrointestinal Neuroendocrine Tumors：Results of the Phase Ⅱ TALENT Trial（GETNE1509）. J Clin Oncol 2021，39（20）：2304–2312.

[237]Schlumberger M，Jarzab B，Cabanillas ME，Robinson B，Pacini F，Ball DW，McCaffrey J，Newbold K，Allison R，Martins RG et al：A Phase Ⅱ Trial of the Multitargeted Tyrosine Kinase Inhibitor Lenvatinib（E7080）in Advanced Medullary Thyroid Cancer. Clinical cancer research：an official journal of the American Association for Cancer Research 2016，22（1）：44–53.

[238]Chan JA，Geyer S，Zemla T，Knopp MV，Behr S，Pulsipher S，Ou FS，Dueck AC，Acoba J，Shergill A et al：Phase 3 Trial of Cabozantinib to Treat Advanced Neuroendocrine Tumors. The New England journal of medicine 2024.

[239]Elisei R，Schlumberger MJ，Müller SP，Schöffski P，Brose MS，Shah MH，Licitra L，Jarzab B，Medvedev V，Kreissl MC et al：Cabozantinib in Progressive Medullary Thyroid Cancer. Journal of Clinical Oncology 2013，31（29）：3639–3646.

[240]Wells SA，Jr.，Robinson BG，Gagel RF，Dralle H，Fagin JA，Santoro M，Baudin E，Elisei R，Jarzab B，Vasselli JR et al：Vandetanib in patients with locally advanced or metastatic medullary thyroid cancer：a randomized，double–blind phase Ⅲ trial. J Clin Oncol 2012，30（2）：134–141.

[241]Li D，Chi Y，Chen X，Ge M，Zhang Y，Guo Z，Wang J，Chen J，Zhang J，Cheng Y et al：Anlotinib in Locally Advanced or Metastatic Medullary Thyroid Carcinoma：A Randomized，Double–Blind Phase Ⅱ B Trial. Clinical cancer research：an official journal of the American Association for Cancer Research 2021，27（13）：3567–3575.

[242]Kunz PL，Graham NT，Catalano PJ，Nimeiri HS，Fisher GA，Longacre TA，Suarez CJ，Martin BA，Yao JC，Kulke MH et al：A Randomized Study of Temozolomide or Temozolomide and Capecitabine in Patients with Advanced Pancreatic Neuroendocrine Tumors（ECOG – ACRIN E2211）. J Clin Oncol 2022：101200JCO2201013.

[243]Wang W，Zhang Y，Peng Y，Jin KZ，Li YL，Liang Y，Tan HY，Yu XJ，Zhou ZW，Chen J：A Ki–67 Index to Predict Treatment Response to the Capecitabine Temozolomide（CAPTEM）Regimen in Neuroendocrine Neoplasms：A Retrospective Multicenter Study. Neuroendocrinology 2020.

[244]Chi Y，Song L，Liu W，Zhou Y，Miao Y，Fang W，Tan H，Shi S，Jiang H，Xu J et al：S–1/temozolomide versus S–1/temozolomide plus thalidomide in advanced pancreatic and non–pancreatic neuroendocrine tumours（STEM）：A randomised，open–label，multicentre phase 2 trial. EClinicalMedicine 2022，54：101667.

[245]Al–Toubah T，Morse B，Pelle E，Strosberg J：Efficacy of FOLFOX in Patients with Aggressive Pancreatic Neuroendocrine Tumors After Prior Capecitabine/Temozolomide. Oncologist 2021，26（2）：115–119.

[246]Girot P，Baudin E，Senellart H，Bouarioua N，Hentic O，Guimbaud R，Walter T，Ferru A，Roquin G，Cadiot G et al：Oxaliplatin and 5–Fluorouracil in Advanced Well–Differentiated Digestive Neuroendocrine Tumors：A Multicenter National Retrospective Study from the French Group of Endocrine Tumors. Neuroendocrinology 2022，112（6）：537–546.

[247]Lacombe C，Perrier M，Hentic O，Brixi H，De Rycke O，Cros J，Rebours V，Cadiot G，Ruszniewski P，de Mestier L：FOLFOX–bevacizumab chemotherapy in patients with metastatic neu-

roendocrine tumors. J Neuroendocrinol 2023, 35 (1): e13227.

[248]Lamarca A, Elliott E, Barriuso J, Backen A, McNamara MG, Hubner R, Valle JW: Chemotherapy for advanced non-pancreatic well-differentiated neuroendocrine tumours of the gastrointestinal tract, a systematic review and meta-analysis: A lost cause? Cancer Treat Rev 2016, 44: 26-41.

[249]Sorbye H, Welin S, Langer SW, Vestermark LW, Holt N, Osterlund P, Dueland S, Hofsli E, Guren MG, Ohrling K et al: Predictive and prognostic factors for treatment and survival in 305 patients with advanced gastrointestinal neuroendocrine carcinoma (WHO G3): the NORDIC NEC study. Annals of oncology: official journal of the European Society for Medical Oncology 2013, 24 (1): 152-160.

[250]Apostolidis L, Dal Buono A, Merola E, Jann H, Jager D, Wiedenmann B, Winkler EC, Pavel M: Multicenter Analysis of Treatment Outcomes for Systemic Therapy in Well Differentiated Grade 3 Neuroendocrine Tumors (NET G3). Cancers (Basel) 2021, 13 (8).

[251]Raverot G, Ilie MD, Lasolle H, Amodru V, Trouillas J, Castinetti F, Brue T: Aggressive pituitary tumours and pituitary carcinomas. Nature Reviews Endocrinology 2021, 17 (11): 671-684.

[252]Hadoux J, Schlumberger M: Chemotherapy and tyrosine-kinase inhibitors for medullary thyroid cancer. (1878-1594 (Electronic)).

[253]Niemeijer ND, Alblas G, van Hulsteijn LT, Dekkers OM, Corssmit EPM: Chemotherapy with cyclophosphamide, vincristine and dacarbazine for malignant paraganglioma and pheochromocytoma: systematic review and meta-analysis. Clin Endocrinol 2014, 81 (5): 642-651.

[254]Ayala-Ramirez M, Feng L, Habra MA, Rich T, Dickson PV, Perrier N, Phan A, Waguespack S, Patel S, Jimenez C: Clinical benefits of systemic chemotherapy for patients with metastatic pheochromocytomas or sympathetic extra-adrenal paragangliomas. Cancer 2012, 118 (11): 2804-2812.

[255]Lugowska I, Becker JC, Ascierto PA, Veness M, Blom A, Lebbe C, Migliano E, Hamming-Vrieze O, Goebeler M, Kneitz H et al: Merkel-cell carcinoma: ESMO-EURACAN Clinical Practice Guideline for diagnosis, treatment and follow-up. ESMO Open 2024, 9 (5): 102977.

[256]Faivre-Finn C, Snee M, Ashcroft L, Appel W, Barlesi F, Bhatnagar A, Bezjak A, Cardenal F, Fournel P, Harden S et al: Concurrent once-daily versus twice-daily chemoradiotherapy in patients with limited-stage small-cell lung cancer (CONVERT): an open-label, phase 3, randomised, superiority trial. Lancet Oncol 2017, 18 (8): 1116-1125.

[257]Skarlos DV, Samantas E, Briassoulis E, Panoussaki E, Pavlidis N, Kalofonos HP, Kardamakis D, Tsiakopoulos E, Kosmidis P, Tsavdaridis D et al: Randomized comparison of early versus late hyperfractionated thoracic irradiation concurrently with chemotherapy in limited disease small-cell lung cancer: a randomized phase Ⅱ study of the Hellenic Cooperative Oncology Group (HeCOG). Annals of oncology: official journal of the European Society for Medical Oncology 2001, 12 (9): 1231-1238.

[258]Horn L, Mansfield AS, Szczęsna A, Havel L, Krzakowski M, Hochmair MJ, Huemer F, Losonczy G, Johnson ML, Nishio M et al: First-Line Atezolizumab plus Chemotherapy in Extensive-Stage Small-Cell Lung Cancer. The New England journal of medicine 2018, 379 (23): 2220-2229.

[259]Paz-Ares L, Dvorkin M, Chen Y, Reinmuth N, Hotta K, Trukhin D, Statsenko G, Hochmair MJ, Özgüroğlu M, Ji JH et al: Durvalumab plus platinum-etoposide versus platinum-etoposide in first-line treatment of extensive-stage small-cell lung cancer (CASPIAN): a randomised, controlled, open-label, phase 3 trial. Lancet (London, England) 2019, 394 (10212): 1929-1939.

[260]Cheng Y, Han L, Wu L, Chen J, Sun H, Wen G, Ji Y, Dvorkin M, Shi J, Pan Z et al: Effect of First-Line Serplulimab vs Placebo Added to Chemotherapy on Survival in Patients With Extensive-Stage Small Cell Lung Cancer: The ASTRUM-005 Randomized Clinical Trial. Jama 2022, 328 (12): 1223-1232.

[261]Wang J, Zhou C, Yao W, Wang Q, Min X, Chen G, Xu X, Li X, Xu F, Fang Y et al: Adebrelimab or placebo plus carboplatin and etoposide as first-line treatment for extensive-stage small-cell lung cancer (CAPSTONE-1): a multicentre, randomised, double-blind, placebo-controlled, phase 3 trial. Lancet Oncol 2022, 23 (6): 739-747.

[262]Evans WK, Shepherd FA, Feld R, Osoba D, Dang P, Deboer G: VP-16 and cisplatin as first-line therapy for small-cell lung cancer. J Clin Oncol 1985, 3 (11): 1471-1477.

[263]Okamoto H, Watanabe K, Nishiwaki Y, Mori K, Kurita Y, Hayashi I, Masutani M, Nakata K, Tsuchiya S, Isobe H et al: Phase Ⅱ study of area under the plasma-concentration-versus-time curve-based carboplatin plus standard-dose intravenous etoposide in elderly patients with small-cell lung cancer. J Clin Oncol 1999, 17 (11): 3540-3545.

[264]Noda K, Nishiwaki Y, Kawahara M, Negoro S, Sugiura T, Yokoyama A, Fukuoka M, Mori K, Watanabe K, Tamura T et al: Irinotecan plus cisplatin compared with etoposide plus cisplatin for extensive small-cell lung cancer. The New England journal of medicine 2002, 346 (2): 85-91.

[265]Schmittel A, Fischer von Weikersthal L, Sebastian M, Martus P, Schulze K, Hortig P, Reeb M, Thiel E, Keilholz U: A randomized phase Ⅱ trial of irinotecan plus carboplatin versus etoposide plus carboplatin treatment in patients with extended disease small-cell lung cancer. Annals of oncology: official journal of the European Society for Medical Oncology 2006, 17 (4): 663-667.

[266]Cheng Y, Wang Q, Li K, Shi J, Liu Y, Wu L, Han B, Chen G, He J, Wang J et al: Anlotinib vs placebo as third- or further-line treatment for patients with small cell lung cancer: a randomised, double-blind, placebo-controlled Phase 2 study. British journal of cancer 2021, 125 (3): 366-371.

[267]Moertel CG, Kvols LK, O'Connell MJ, Rubin J: Treatment of neuroendocrine carcinomas with combined etoposide and cisplatin. Evidence of major therapeutic activity in the anaplastic variants of these neoplasms. Cancer 1991, 68 (2): 227-232.

[268]Zhang P, Li J, Li J, Zhang X, Zhou J, Wang X, Peng Z, Shen L, Lu M: Etoposide and cisplatin versus irinotecan and cisplatin as the first-line therapy for patients with advanced, poorly differentiated gastroenteropancreatic neuroendocrine carcinoma: A randomized phase 2 study. Cancer 2020, 126 Suppl 9 (Suppl 9): 2086-2092.

[269]Chantrill LA, Ransom D, Chan D, Nagrial A, Pavlakis N, Markman B, Karapetis CS, Sjoquist KM, Simes J, Gebski V et al: NABNEC: A randomised phase Ⅱ study of <i>nab</i>-paclitaxel in combination with carboplatin as first line treatment of gastrointestinal neuroendocrine carcinomas (GI-NECs). Journal of Clinical Oncology 2024, 42 (3_suppl): 589-589.

[270]Fine RL, Gulati AP, Krantz BA, Moss RA, Schreibman S, Tsushima DA, Mowatt KB, Dinnen RD, Mao Y, Stevens PD et al: Capecitabine and temozolomide (CAPTEM) for metastatic, well-differentiated neuroendocrine cancers: The Pancreas Center at Columbia University experience. Cancer chemotherapy and pharmacology 2013, 71 (3): 663-670.

[271]Okita NT, Kato K, Takahari D, Hirashima Y, Nakajima TE, Matsubara J, Hamaguchi T, Yamada Y, Shimada Y, Taniguchi H et al: Neuroendocrine tumors of the stomach: chemotherapy with cisplatin plus irinotecan is effective for gastric poorly-differentiated neuroendocrine carcinoma. Gastric cancer: official journal of the International Gastric Cancer Association and the Japanese Gastric Cancer Association 2011, 14 (2): 161-165.

[272]Bajetta E, Catena L, Procopio G, De Dosso S, Bichisao E, Ferrari L, Martinetti A, Platania M, Verzoni E, Formisano B et al: Are capecitabine and oxaliplatin (XELOX) suitable treatments for progressing low-grade and high-grade neuroendocrine tumours? Cancer chemotherapy and pharmacology 2007, 59 (5): 637-642.

[273]McNamara MG, Swain J, Craig Z, Sharma R, Faluyi O, Wadsley J, Morgan C, Wall LR, Chau

I, Reed N et al: NET-02: a randomised, non-comparative, phase Ⅱ trial of nal-IRI/5-FU or docetaxel as second-line therapy in patients with progressive poorly differentiated extra-pulmonary neuroendocrine carcinoma. EClinicalMedicine 2023, 60: 102015.

[274]Le DT, Durham JN, Smith KN, Wang H, Bartlett BR, Aulakh LK, Lu S, Kemberling H, Wilt C, Luber BS et al: Mismatch repair deficiency predicts response of solid tumors to PD-1 blockade. Science (New York, NY) 2017, 357 (6349): 409-413.

[275]Klein O, Kee D, Markman B, Michael M, Underhill C, Carlino MS, Jackett L, Lum C, Scott C, Nagrial A et al: Immunotherapy of Ipilimumab and Nivolumab in Patients with Advanced Neuroendocrine Tumors: A Subgroup Analysis of the CA209-538 Clinical Trial for Rare Cancers. Clinical cancer research: an official journal of the American Association for Cancer Research 2020, 26 (17): 4454-4459.

[276]Mulvey C, Raj NP, Chan JA, Aggarwal RR, Cinar P, Hope TA, Kolli K, Zhang L, Calabrese S, Grabowsky JA et al: Phase Ⅱ study of pembrolizumab-based therapy in previously treated extrapulmonary poorly differentiated neuroendocrine carcinomas: Results of Part A (pembrolizumab alone). Journal of Clinical Oncology 2019, 37 (4_suppl): 363-363.

[277]Fottner C, Apostolidis L, Ferrata M, Krug S, Michl P, Schad A, Roth W, Jaeger D, Galle PR, Weber MM: A phase Ⅱ, open label, multicenter trial of avelumab in patients with advanced, metastatic high-grade neuroendocrine carcinomas NEC G3 (WHO 2010) progressive after first-line chemotherapy (AVENEC). Journal of Clinical Oncology 2019, 37 (15_suppl): 4103-4103.

[278]Lu M, Zhang P, Zhang Y, Li Z, Gong J, Li J, Li J, Li Y, Zhang X, Lu Z et al: Efficacy, Safety, and Biomarkers of Toripalimab in Patients with Recurrent or Metastatic Neuroendocrine Neoplasms: A Multiple-Center Phase Ib Trial. Clinical cancer research: an official journal of the American Association for Cancer Research 2020, 26 (10): 2337-2345.

[279]Yao JC, Strosberg J, Fazio N, Pavel ME, Bergsland E, Ruszniewski P, Halperin DM, Li D, Tafuto S, Raj N et al: Spartalizumab in metastatic, well/poorly-differentiated neuroendocrine neoplasms. Endocrine-related cancer 2021.

[280]Hicks RJ, Kwekkeboom DJ, Krenning E, Bodei L, Grozinsky-Glasberg S, Arnold R, Borbath I, Cwikla J, Toumpanakis C, Kaltsas G et al: ENETS Consensus Guidelines for the Standards of Care in Neuroendocrine Neoplasia: Peptide Receptor Radionuclide Therapy with Radiolabeled Somatostatin Analogues. Neuroendocrinology 2017, 105 (3): 295-309.

[281]Carlsen EA, Fazio N, Granberg D, Grozinsky-Glasberg S, Ahmadzadehfar H, Grana CM, Zandee WT, Cwikla J, Walter MA, Oturai PS et al: Peptide receptor radionuclide therapy in gastroenteropancreatic NEN G3: a multicenter cohort study. Endocrine-related cancer 2019, 26 (2): 227-239.

[282]Strosberg JR, Caplin ME, Kunz PL, Ruszniewski PB, Bodei L, Hendifar A, Mittra E, Wolin EM, Yao JC, Pavel ME et al: (177) Lu-Dotatate plus long-acting octreotide versus high-dose long-acting octreotide in patients with midgut neuroendocrine tumours (NETTER-1): final overall survival and long-term safety results from an open-label, randomised, controlled, phase 3 trial. Lancet Oncol 2021, 22 (12): 1752-1763.

[283]Strosberg J, Wolin E, Chasen B, Kulke M, Bushnell D, Caplin M, Baum RP, Kunz P, Hobday T, Hendifar A et al: Health-Related Quality of Life in Patients With Progressive Midgut Neuroendocrine Tumors Treated With (177) Lu-Dotatate in the Phase Ⅲ NETTER-1 Trial. J Clin Oncol 2018, 36 (25): 2578-2584.

[284]Ohlendorf F, Werner RA, Henkenberens C, Ross TL, Christiansen H, Bengel FM, Derlin T: Predictive and Prognostic Impact of Blood-Based Inflammatory Biomarkers in Patients with Gastroenteropancreatic Neuroendocrine Tumors Commencing Peptide Receptor Radionuclide Therapy. Diagnos-

tics (Basel) 2021, 11 (3) .

[285]Sundlov A, Gleisner KS, Tennvall J, Ljungberg M, Warfvinge CF, Holgersson K, Hallqvist A, Bernhardt P, Svensson J: Phase Ⅱ trial demonstrates the efficacy and safety of individualized, dosimetry-based (177) Lu-DOTATATE treatment of NET patients. European journal of nuclear medicine and molecular imaging 2022, 49 (11): 3830-3840.

[286]Brabander T, van der Zwan WA, Teunissen JJM, Kam BLR, Feelders RA, de Herder WW, van Eijck CHJ, Franssen GJH, Krenning EP, Kwekkeboom DJ: Long-Term Efficacy, Survival, and Safety of [(177) Lu-DOTA (0), Tyr (3)]octreotate in Patients with Gastroenteropancreatic and Bronchial Neuroendocrine Tumors. Clinical cancer research: an official journal of the American Association for Cancer Research 2017, 23 (16): 4617-4624.

[287]Mak IYF, Hayes AR, Khoo B, Grossman A: Peptide Receptor Radionuclide Therapy as a Novel Treatment for Metastatic and Invasive Phaeochromocytoma and Paraganglioma. Neuroendocrinology 2019, 109 (4): 287-298.

[288]Strosberg J, Mizuno N, Doi T, Grande E, Delord JP, Shapira-Frommer R, Bergsland E, Shah M, Fakih M, Takahashi S et al: Efficacy and Safety of Pembrolizumab in Previously Treated Advanced Neuroendocrine Tumors: Results From the Phase Ⅱ KEYNOTE-158 Study. Clinical cancer research: an official journal of the American Association for Cancer Research 2020, 26 (9): 2124-2130.

[289]Capdevila J, Hernando J, Teule A, Lopez C, Garcia-Carbonero R, Benavent M, Custodio A, Garcia-Alvarez A, Cubillo A, Alonso V et al: Durvalumab plus tremelimumab for the treatment of advanced neuroendocrine neoplasms of gastroenteropancreatic and lung origin. Nat Commun 2023, 14 (1): 2973.

[290]Becker JC, Stang A, DeCaprio JA, Cerroni L, Lebbé C, Veness M, Nghiem P: Merkel cell carcinoma. Nat Rev Dis Primers 2017, 3: 17077.

[291]Kim S, Wuthrick E, Blakaj D, Eroglu Z, Verschraegen C, Thapa R, Mills M, Dibs K, Liveringhouse C, Russell J et al: Combined nivolumab and ipilimumab with or without stereotactic body radiation therapy for advanced Merkel cell carcinoma: a randomised, open label, phase 2 trial. (1474-547X (Electronic)) .

[292]Nghiem Paul T, Bhatia S, Lipson Evan J, Kudchadkar Ragini R, Miller Natalie J, Annamalai L, Berry S, Chartash Elliot K, Daud A, Fling Steven P et al: PD-1 Blockade with Pembrolizumab in Advanced Merkel-Cell Carcinoma. New England Journal of Medicine, 374 (26): 2542-2552.

[293]Nghiem P, Bhatia S, Lipson EJ, Sharfman WH, Kudchadkar RR, Brohl AS, Friedlander PA, Daud A, Kluger HM, Reddy SA et al: Three-year survival, correlates and salvage therapies in patients receiving first-line pembrolizumab for advanced Merkel cell carcinoma. J Immunother Cancer 2021, 9 (4) .

[294]Becker JC, Ugurel S, Leiter U, Meier F, Gutzmer R, Haferkamp S, Zimmer L, Livingstone E, Eigentler TK, Hauschild A et al: Adjuvant immunotherapy with nivolumab versus observation in completely resected Merkel cell carcinoma (ADMEC-O) : disease-free survival results from a randomised, open-label, phase 2 trial. (1474-547X (Electronic)) .

[295]Subbiah V, Hu MI, Wirth LJ, Schuler M, Mansfield AS, Curigliano G, Brose MS, Zhu VW, Leboulleux S, Bowles DW et al: Pralsetinib for patients with advanced or metastatic RET-altered thyroid cancer (ARROW): a multi-cohort, open-label, registrational, phase 1/2 study. Lancet Diabetes Endocrinol 2021, 9 (8): 491-501.

[296]Pavel M, O'Toole D, Costa F, Capdevila J, Gross D, Kianmanesh R, Krenning E, Knigge U, Salazar R, Pape UF et al: ENETS Consensus Guidelines Update for the Management of Distant Metastatic Disease of Intestinal, Pancreatic, Bronchial Neuroendocrine Neoplasms (NEN) and NEN of

Unknown Primary Site. Neuroendocrinology 2016，103（2）：172-185.

[297]Carmona-Bayonas A，Jimenez-Fonseca P，Lamarca A，Barriuso J，Castano A，Benavent M，Alonso V，Riesco-Martinez MDC，Alonso-Gordoa T，Custodio A et al：Prediction of Progression-Free Survival in Patients With Advanced，Well-Differentiated，Neuroendocrine Tumors Being Treated With a Somatostatin Analog：The GETNE-TRASGU Study. J Clin Oncol 2019，37（28）：2571-2580.

[298]Caplin ME，Pavel M，Ćwikła JB，Phan AT，Raderer M，Sedláčková E，Cadiot G，Wolin EM，Capdevila J，Wall L et al：Anti-tumour effects of lanreotide for pancreatic and intestinal neuroendocrine tumours：the CLARINET open-label extension study. Endocrine-related cancer 2016，23（3）：191-199.

[299]Fiore F，Del Prete M，Franco R，Marotta V，Ramundo V，Marciello F，Di Sarno A，Carratù AC，de Luca di Roseto C，Colao A et al：Transarterial embolization（TAE）is equally effective and slightly safer than transarterial chemoembolization（TACE）to manage liver metastases in neuroendocrine tumors. Endocrine 2014，47（1）：177-182.

[300]Network NCC：NCCN Clinical Practice Guidelines in Oncology：Neuroendocrine and Adrenal Tumors，V.2.2021. Available at https：//www.nccn.org/professionals/physician_gls/f_guidelines.asp；2021.

[301]Goering JD，Mahvi DM，Niederhuber JE，Chicks D，Rikkers LF：Cryoablation and liver resection for noncolorectal liver metastases. American journal of surgery 2002，183（4）：384-389.

[302]Mohan H，Nicholson P，Winter DC，O'Shea D，O'Toole D，Geoghegan J，Maguire D，Hoti E，Traynor O，Cantwell CP：Radiofrequency ablation for neuroendocrine liver metastases：a systematic review. J Vasc Interv Radiol 2015，26（7）：935-942.e931.

[303]Akyildiz HY，Mitchell J，Milas M，Siperstein A，Berber E：Laparoscopic radiofrequency thermal ablation of neuroendocrine hepatic metastases：long-term follow-up. Surgery 2010，148（6）：1288-1293；discussion 1293.

[304]Strosberg JR，Cheema A，Kvols LK：A review of systemic and liver-directed therapies for metastatic neuroendocrine tumors of the gastroenteropancreatic tract. Cancer control：journal of the Moffitt Cancer Center 2011，18（2）：127-137.

[305]Pericleous M，Caplin ME，Tsochatzis E，Yu D，Morgan-Rowe L，Toumpanakis C：Hepatic artery embolization in advanced neuroendocrine tumors：Efficacy and long-term outcomes. Asia Pac J Clin Oncol 2016，12（1）：61-69.

[306]刘一铭，连帆，周翔飞，陈文川，刘海宽，姚望，范文哲，李家平，陈洁，王于.肝动脉栓塞术联合长效奥曲肽降低中低级别神经内分泌瘤肝转移负荷的疗效及安全性分析.中华医学杂志，2019，99（15）：1142-1146.

[307]刘海宽，陈文川，刘一铭，姚望，范文哲，李家平，陈洁，王于.肝动脉栓塞术治疗42例低-中级别乏血供型神经内分泌肿瘤肝转移的近期疗效及安全性分析.中华介入放射学电子杂志，2020，8（2）：130-134.

[308]陈洁.胰腺神经内分泌肿瘤复杂肝转移的介入及药物治疗策略.协和医学杂志，2020，11（4）.

[309]21st Annual ENETs Conference Abstracts. Journal of Neuroendocrinology 2024，36（S1）：e13383.

[310]Liu Y，Liu H，Chen W，Yu H，Yao W，Fan W，Li J，Chen M，Chen J，Wang Y：Prolonged progression-free survival achieved by octreotide LAR plus transarterial embolization in low-to-intermediate grade neuroendocrine tumor liver metastases with high hepatic tumor burden. Cancer Med 2022，11（13）：2588-2600.

[311]Del Prete M，Fiore F，Modica R，Marotta V，Marciello F，Ramundo V，Di Sarno A，Carratù A，di Roseto Cde L，Tafuto S et al：Hepatic arterial embolization in patients with neuroendocrine tumors. J Exp Clin Cancer Res 2014，33（1）：43.

[312]Zener R, Yoon H, Ziv E, Covey A, Brown KT, Sofocleous CT, Thornton RH, Boas FE: Outcomes After Transarterial Embolization of Neuroendocrine Tumor Liver Metastases Using Spherical Particles of Different Sizes. Cardiovasc Intervent Radiol 2019, 42 (4): 569–576.

[313]Schaarschmidt BM, Wildgruber M, Kloeckner R, Nie J, Steinle V, Braat A, Lohoefer F, Kim HS, Lahner H, Weber M et al: (90) Y Radioembolization in the Treatment of Neuroendocrine Neoplasms: Results of an International Multicenter Retrospective Study. J Nucl Med 2022, 63 (5): 679–685.

[314]Saxena A, Chua TC, Bester L, Kokandi A, Morris DL: Factors predicting response and survival after yttrium–90 radioembolization of unresectable neuroendocrine tumor liver metastases: a critical appraisal of 48 cases. Ann Surg 2010, 251 (5): 910–916.

[315]Bhagat N, Reyes DK, Lin M, Kamel I, Pawlik TM, Frangakis C, Geschwind JF: Phase Ⅱ study of chemoembolization with drug–eluting beads in patients with hepatic neuroendocrine metastases: high incidence of biliary injury. Cardiovasc Intervent Radiol 2013, 36 (2): 449–459.

[316]Taïeb D, Wanna GB, Ahmad M, Lussey–Lepoutre C, Perrier ND, Nölting S, Amar L, Timmers H, Schwam ZG, Estrera AL et al: Clinical consensus guideline on the management of phaeochromocytoma and paraganglioma in patients harbouring germline SDHD pathogenic variants. Lancet Diabetes Endocrinol 2023, 11 (5): 345–361.

[317]Bean MB, Liu Y, Jiang R, Steuer CE, Patel M, McDonald MW, Higgins KA, Beitler JJ, Shin DM, Saba NF: Small Cell and Squamous Cell Carcinomas of the Head and Neck: Comparing Incidence and Survival Trends Based on Surveillance, Epidemiology, and End Results (SEER) Data. Oncologist 2019, 24 (12): 1562–1569.

[318]van der Laan TP, Iepsma R, Witjes MJ, van der Laan BF, Plaat BE, Halmos GB: Meta–analysis of 701 published cases of sinonasal neuroendocrine carcinoma: The importance of differentiation grade in determining treatment strategy. Oral Oncol 2016, 63: 1–9.

[319]Pointer KB, Ko HC, Brower JV, Witek ME, Kimple RJ, Lloyd RV, Harari PM, Baschnagel AM: Small cell carcinoma of the head and neck: An analysis of the National Cancer Database. Oral Oncol 2017, 69: 92–98.

[320]Molitch ME: Diagnosis and Treatment of Pituitary Adenomas: A Review. Jama 2017, 317 (5): 516–524.

[321]Dumot C, Mantziaris G, Dayawansa S, Peker S, Samanci Y, Nabeel AM, Reda WA, Tawadros SR, Abdelkarim K, El–Shehaby AMN et al: Stereotactic radiosurgery for nonfunctioning pituitary tumor: A multicenter study of new pituitary hormone deficiency. Neuro–oncology 2024, 26 (4): 715–723.

[322]Kanner AA, Corn BW, Greenman Y: Radiotherapy of nonfunctioning and gonadotroph adenomas. Pituitary 2009, 12 (1): 15–22.

[323]Loeffler JS, Shih HA: Radiation therapy in the management of pituitary adenomas. The Journal of clinical endocrinology and metabolism 2011, 96 (7): 1992–2003.

[324]Tritos NA, Miller KK: Diagnosis and Management of Pituitary Adenomas: A Review. Jama 2023, 329 (16): 1386–1398.

[325]Boucai L, Zafereo M, Cabanillas ME: Thyroid Cancer: A Review. Jama 2024, 331 (5): 425–435.

[326]Maniakas A, Sullivan A, Hu MI, Busaidy NL, Cabanillas ME, Dadu R, Waguespack SG, Fisher SB, Graham PH, Gross ND et al: Decreasing utilization for postoperative radiation therapy in locoregionally advanced medullary thyroid cancer. Head Neck 2024, 46 (2): 328–335.

[327]Chun SG, Simone CB, 2nd, Amini A, Chetty IJ, Donington J, Edelman MJ, Higgins KA, Kestin LL, Movsas B, Rodrigues GB et al: American Radium Society Appropriate Use Criteria: Radia-

tion Therapy for Limited-Stage SCLC 2020. J Thorac Oncol 2021，16（1）：66-75.
[328]Grønberg BH，Killingberg KT，Fløtten Ø，Brustugun OT，Hornslien K，Madebo T，Langer SW，Schytte T，Nyman J，Risum S et al：High-dose versus standard-dose twice-daily thoracic radiotherapy for patients with limited stage small-cell lung cancer：an open-label，randomised，phase 2 trial. Lancet Oncol 2021，22（3）：321-331.
[329]Higgins KA，Simone CB，2nd，Amini A，Chetty IJ，Donington J，Edelman MJ，Chun SG，Kestin LL，Movsas B，Rodrigues GB et al：American Radium Society Appropriate Use Criteria on Radiation Therapy for Extensive-Stage SCLC. J Thorac Oncol 2021，16（1）：54-65.
[330]May MS，Kinslow CJ，Adams C，Saqi A，Shu CA，Chaudhary KR，Wang TJC，Cheng SK：Outcomes for localized treatment of large cell neuroendocrine carcinoma of the lung in the United States. Transl Lung Cancer Res 2021，10（1）：71-79.
[331]Wegner RE，Abel S，Hasan S，Horne ZD，Colonias A，Weksler B，Verma V：The role of adjuvant therapy for atypical bronchopulmonary carcinoids. Lung Cancer 2019，131：90-94.
[332]Uprety D，Halfdanarson TR，Molina JR，Leventakos K：Pulmonary Neuroendocrine Tumors：Adjuvant and Systemic Treatments. Curr Treat Options Oncol 2020，21（11）：86.
[333]Zhao Y，Gu H，Fan L，Han K，Yang J，Zhao H：Comparison of clinical features and survival between thymic carcinoma and thymic carcinoid patients. Eur J Cardiothorac Surg 2017，52（1）：33-38.
[334]Cattrini C，Cerbone L，Rubagotti A，Zinoli L，Latocca MM，Messina C，Zanardi E，Boccardo F：Prognostic Variables in Patients With Non-metastatic Small-cell Neuroendocrine Carcinoma of the Bladder：A Population-Based Study. Clin Genitourin Cancer 2019，17（4）：e724-e732.
[335]Lim JH，Sundar S：Prognosis of early stage small cell bladder cancer is not always dismal. ESMO Open 2019，4（6）：e000559.
[336]Niu Q，Lu Y，Xu S，Shi Q，Guo B，Guo Z，Huang T，Wu Y，Yu J：Clinicopathological characteristics and survival outcomes of bladder neuroendocrine carcinomas：a population-based study. Cancer Manag Res 2018，10：4479-4489.
[337]Tempfer CB，Tischoff I，Dogan A，Hilal Z，Schultheis B，Kern P，Rezniczek GA：Neuroendocrine carcinoma of the cervix：a systematic review of the literature. BMC cancer 2018，18（1）：530.
[338]Pang L，Yang H，Ning Y，Zheng C：Retrospective Analysis of Clinicopathological Features and Prognosis of Gynecological Small-Cell Carcinoma. Cancer Manag Res 2021，13：4529-4540.
[339]Dong M，Gu X，Ma T，Mi Y，Shi Y，Fan R：The role of radiotherapy in neuroendocrine cervical cancer：SEER-based study. Sci Prog 2021，104（2）：368504211009336.
[340]Lin LM，Lin Q，Liu J，Chu KX，Huang YX，Zhang ZK，Li T，Dai YQ，Li JL：Prognostic factors and treatment comparison in small cell neuroendocrine carcinoma of the uterine cervix based on population analyses. Cancer Med 2020，9（18）：6524-6532.
[341]Bhatia S，Storer BE，Iyer JG，Moshiri A，Parvathaneni U，Byrd D，Sober AJ，Sondak VK，Gershenwald JE，Nghiem P：Adjuvant Radiation Therapy and Chemotherapy in Merkel Cell Carcinoma：Survival Analyses of 6908 Cases From the National Cancer Data Base. Journal of the National Cancer Institute 2016，108（9）.
[342]Andruska N，Fischer-Valuck BW，Mahapatra L，Brenneman RJ，Gay HA，Thorstad WL，Fields RC，MacArthur KM，Baumann BC：Association Between Surgical Margins Larger Than 1 cm and Overall Survival in Patients With Merkel Cell Carcinoma. JAMA Dermatol 2021，157（5）：540-548.
[343]Andruska N，Mahapatra L，Brenneman RJ，Huang Y，Paniello RC，Puram SV，Mansour M，Rich JT，Baumann BC，Thorstad WL et al：Regional lymph node irradiation in locally advanced Merkel cell carcinoma reduces regional and distant relapse and improves disease-specific survival. Radiother Oncol 2021，155：246-253.

[344]Jansen TTG，Timmers H，Marres HAM，Kaanders J，Kunst HPM：Results of a systematic literature review of treatment modalities for jugulotympanic paraganglioma，stratified per Fisch class. Clin Otolaryngol 2018，43（2）：652-661.

[345]Gigliotti MJ，Hasan S，Liang Y，Chen D，Fuhrer R，Wegner RE：A 10-year experience of linear accelerator-based stereotactic radiosurgery/radiotherapy（SRS/SRT）for paraganglioma：A single institution experience and review of the literature. J Radiosurg SBRT 2018，5（3）：183-190.

[346]Yazici G，Kahvecioglu A，Yuce Sari S，Ozyigit G，Yildiz D，Cengiz M：Stereotactic radiotherapy for head and neck paragangliomas：How long should we wait for treatment response? Radiother Oncol 2024，195：110232.

[347]Kohlenberg J，Welch B，Hamidi O，Callstrom M，Morris J，Sprung J，Bancos I，Young W，Jr.：Efficacy and Safety of Ablative Therapy in the Treatment of Patients with Metastatic Pheochromocytoma and Paraganglioma. Cancers（Basel）2019，11（2）.

[348]窦豆，邱旭东，陈莹莹，李远良，祁志荣，刘继喜，罗杰，谭煌英．“疏木六君子汤”加减治疗1型胃神经内分泌肿瘤的临床观察．临床肿瘤学杂志，2019，24（9）：824-827.

[349]Chen Y，Han D，Zhu J，Chen J，Hu H，Dou D，Wang X，Yuan B，Wang C，Qi Z et al：A Prospective and Retrospective Clinical Controlled Observation of Chinese Herbal Decoction（SMLJ01）for Type 1 Gastric Neuroendocrine Tumors. Integr Cancer Ther 2020，19：1534735420958488.

[350]陈儒鹜，陈琦双，程梓轩，余芙欢，陈晓莹，谭煌英．芪贞抑瘤方联合生长抑素类似物治疗晚期胰腺神经内分泌肿瘤的回顾性队列研究．中日友好医院学报，2024，38（3）：139-143.

[351]李梅，窦豆，罗杰，邹国铭，刘青，谭煌英．中药联合生长抑素类似物治疗晚期胃肠胰腺神经内分泌肿瘤的疗效分析．临床肿瘤学杂志，2017，22（3）：238-242.

[352]陈琦双，陈儒鹜，余芙欢，李远良，郑佳彬，谭煌英．中西医结合治疗局限期胃神经内分泌癌的回顾研究．中日友好医院学报，2024，38（3）：158-161.

[353]Lamb BW，Sevdalis N，Vincent C，Green JS：Development and evaluation of a checklist to support decision making in cancer multidisciplinary team meetings：MDT-QuIC. Annals of surgical oncology 2012，19（6）：1759-1765.

[354]Tamagno G，Sheahan K，Skehan SJ，Geoghegan JG，Fennelly D，Collins CD，Maguire D，Traynor O，Brophy DP，Cantwell C et al：Initial impact of a systematic multidisciplinary approach on the management of patients with gastroenteropancreatic neuroendocrine tumor. Endocrine 2013，44（2）：504-509.

[355]Pieterman CRC，Valk GD：Update on the clinical management of multiple endocrine neoplasia type 1. Clin Endocrinol（Oxf）2022，97（4）：409-423.

[356]Network NCC：NCCN Clinical Practice Guidelines in Oncology：Neuroendocrine and Adrenal Tumors，V.1.2024. Available at https：//www.nccn.org/professionals/physician_gls/f_guidelines.asp；2024.

[357]Network NCC：NCCN Clinical Practice Guidelines in Oncology：Kidney Cancer，V.1.2025. Available at https：//www.nccn.org/professionals/physician_gls/f_guidelines.asp. 2024.